Gebler · Kindl
Pharmazie für die Praxis

Pharmazie für die Praxis

Ein Lehrbuch für den 3. Ausbildungsabschnitt
Ein Handbuch für die Apotheke

Herausgegeben von Herbert Gebler und Gerd Kindl
Unter Mitarbeit von Martin Thomsen

5., neu bearbeitete Auflage
422 Abbildungen, davon 74 vierfarbige Abbildungen, und 260 Tabellen

Mit Beiträgen von
Karsten Albert
Ute Arndt
Peter Aurnhammer
Michael Baehr
Diethard Baron
Annekarin Bertelsmann
Ulrike Birnbaum
Henning Blume
Harald Csallner
Christiane Eickhoff
Monika Epping
Axel Fehlauer
Herbert Gebler
Andrea Gerdemann
Annette Heiny
Torsten Herting
Gerd Kindl
Ursula Kindl
Wolfgang Kircher
Johannes Krämer
Michael Krohn
Karl-Heinz Kuhlmann
Andreas Lacher
Ute Lange
Kaija Leitner
Walter Leven
Hermann Liekfeld
Irene v. Majewski
Sandra Mangiapane
Albert Mehler
Hartmut Morck
Ernst Pallenbach
Johannes Pieck
Wolfgang Raab
Jürgen Reimann
Wolfram von Rhein
Heinz Schilcher
Hans-Joachim Schneider
Horst Wilhelm Schuchmann
Franz-Josef Schulte-Löbbert
Martin Schulz
Franz Schwarz
Fritz Stanislaus
Martin Thomsen
Paul Ulmer
Hartmut Vaitiekunas
Frank Verheyen
Hermann Vogel
Sabine Wanderburg
Axel Witte
Markus Zieglmeier
Birgit Zutschke

Deutscher Apotheker Verlag Stuttgart

Anschriften der Herausgeber:

Dr. Herbert Gebler
Apothekerkammer Niedersachsen
An der Markuskirche 4
30163 Hannover

Dr. Gerd Kindl
Post-Apotheke
Neue Poststr. 7
85598 Baldham

1. und 2. Auflage erschienen im Georg Thieme Verlag, Stuttart 1990, 1996
1. Nachdruck der 2. Auflage erschienen im Gustav Fischer Verlag, Stuttgart 1997
Ab der 3. Auflage erschienen im Deutschen Apotheker Verlag, Stuttgart

Bibliografische Information der Deutschen Bibliothek
Die Deutsche Bibliothek verzeichnet diese Publikation in der Deutschen Nationalbibliografie; detaillierte bibliografische Daten sind im Internet unter http://dnb.ddb.de abrufbar.

ISBN 3-7692-3195-3

Printed in Germany
Satz und Druck: Stürtz GmbH, Würzburg
Einbandgestaltung: Atelier Schäfer, Esslingen

Vorwort zur 5. Auflage

Anfang 1990 ist das Buch „Pharmazie für die Praxis“ zum ersten Mal erschienen. Unser Ziel war damals, dem Pharmaziepraktikanten ein Buch anzubieten, das, aufbauend auf dem Hochschulstudium, vor allem die Belange der Apothekenpraxis berücksichtigt. Für den Apotheker als Ausbilder sollte es ein nützlicher Leitfaden für die Betreuung seines Praktikanten sein. Darüber hinaus kann es ihm als Handbuch oder als Nachschlagewerk zur Lösung der Probleme in der Apothekenpraxis dienen. Das Konzept, die Auswahl der Themen und die Bearbeitung der Beiträge kamen offensichtlich sehr gut an. Dies zeigt nicht nur der Erfolg am Markt – immerhin liegt mit dieser Ausgabe bereits die fünfte Auflage vor. Auch die zahlreichen zustimmenden Kommentare der Studenten, der Apotheker und vieler Dozenten zeigen uns, dass wir mit diesem Buch ein für die Ausbildung und die praktische Tätigkeit in der Apotheke nützliches Werk geschaffen haben.

An der erfolgreichen Grundkonzeption brauchte deshalb gegenüber den früheren Auflagen nicht allzuviel geändert werden. Änderungen ergaben sich durch neue gesetzliche Bestimmungen und Aktualisierungen, die zum Teil aufwändige Überarbeitungen nach sich zogen. Dies gilt insbesondere für die Kapitel „Pharmazeutisches Recht“ mit der „Betäubungsmittelverschreibungsverordnung“, „Gefahrstoffrecht“, „Preisbildung in der Apotheke“ und „Betriebswirtschaftliche Grundlagen des Apothekenbetriebes“. Gerade diese beiden Themen mussten mit neuen Zahlen, Fakten und Schlussfolgerungen an die veränderte Situation der Apotheken angepasst werden. Notwendig wurde dies durch die Maßnahmen der unterschiedlich strukturierten Gesundheitsreformen der letzten Jahre. Nach den für die Apotheken noch vergleichsweise moderaten Einflüssen des Gesundheitsstrukturgesetzes (GSG) und des Arzneimittelausgabenbegrenzungsgesetzes (AABG) führte das Beitragssatzsicherungsgesetz (BSSichG) zu existenzbedrohenden finanziellen Einbußen. Weiterhin hat das seit Januar 2004 gültige Gesundheitsmodernisierungsgesetz gravierende Veränderungen im Apothekenbereich zur Folge: Der Versandhandel mit Medikamenten ist eingeführt, der Besitz von mehreren – vorerst vier – Apotheken ist erlaubt, möglicherweise fällt in Zukunft auch das Verbot des Fremdbesitzes. Die Arzneimittelpreisverordnung wurde umgestaltet und durch ein Fixaufschlagsystem ersetzt, das Prinzip der einheitlichen Verkaufspreise für OTC-Produkte wurde aufgehoben, nicht rezeptpflichtige Arzneimittel werden bis auf wenige Ausnahmen nicht mehr erstattet und Krankenhäuser dürfen Patienten ambulant mit Medikamenten versorgen. Dies sind Maßnahmen, die das bisherige System der Arzneimittelversorgung durch die Apotheke total verändern, die enorme Auswirkungen auf die wirtschaftliche Situation der Apotheken haben und damit auch die Tätigkeit des Apothekers beeinflussen. In Zukunft wird der Apotheker daher noch mehr als bisher kaufmännisch denken und handeln müssen.

Deshalb nehmen die Ausführungen über die Grundzüge der Betriebswirtschaft auch in dieser Auflage wieder breiten Raum ein, um zumindest die theoretischen Grundlagen zur Führung einer wirtschaftlich gesunden Apotheke zu schaffen.

Trotz der zu befürchtenden Kommerzialisierung wird der Apotheker auch weiterhin als Fachmann in allen Fragen der Arzneimittelwirkung ein unersetzlicher Ansprechpartner für Arzt und Patient bleiben. Um ihn in seiner Beratungstätigkeit zu unterstützen sind Kapitel wie „Pharmazeutische Betreuung“ und „Qualitätssicherung“ erweitert und aktualisiert worden. Andere Themen wurden in ihrer inhaltlichen Konzeption noch mehr auf die praktischen Anforderungen in der Apotheke zugeschnitten.

Um den Tendenzen gerecht zu werden, die den Apotheker nicht nur als Berater für Arzneimittel sehen, sondern ihn auch in der Gesundheitsvorsorge etablieren wollen, wurden die Kapitel über „Mittel und Gegenstände zur Körperpflege und Hygiene“ sowie pharmazeutische Dienstleistungen, wie Reiseberatung, Blutdruckmessung, Bluntuntersuchungen, erweitert bzw. aktualisiert. Auf vielfachen Wunsch sind die Autoren dazu übergegangen, Präparatenamen anzuführen, soweit dies der Beratung dienen kann.

Änderungen ergaben sich aber auch durch Vorschläge aus den Reihen der Leser, die in manchen Beiträgen andere Schwerpunkte gesetzt oder auch neue Themen bearbeitet haben wollten.

Das Kapitel „EDV in der Apotheke“ wurde dem neuesten Stand der Technik angepasst, da heutzutage keine Apotheke die Warenbewirtschaftung ohne EDV-Systeme und ohne moderne Scannerkassen bewältigen kann. Auch eine umfassende Information über Wirkungen, Nebenwirkungen und Wechselwirkungen von Arzneimitteln ist ohne umfangreiche Datenbanken nicht mehr möglich. Außerdem gibt es inzwischen zahlreiche computergestützte Beratungsprogramme für die Selbstmedikation, deren Nutzen vorgestellt wird.

Um die Arbeit mit weiterführender Literatur zu erleichtern, wurden die entsprechenden Angaben an das Ende des jeweiligen Kapitels gesetzt.

Die Herausgeber bedanken sich bei den zahlreichen Autoren für ihre kooperative Mitarbeit, die nützlichen Vorschläge, das Verständnis für notwendige Kürzungen und Änderungen und für die Disziplin bei der pünktlichen Abgabe der Manuskripte.

Wir hoffen, dass das Buch „Pharmazie für die Praxis" die Erwartungen der Pharmaziepraktikanten und der Apotheker weiterhin erfüllt und sich als nützliches Lehrbuch für die Praktikanten und als gern zu Rate gezogenes Handbuch für die Apotheke etabliert.

Während der Laufzeit der vierten Auflage sind unsere Autoren Frau Helma Weber-Oldecop und die Herren Karl-Heinz Kraft und Tomas Laubinger-Jorks verstorben. Sie haben uns seit der ersten Auflage begleitet und waren unermüdliche und verlässliche Mitarbeiter.

Ohne sie wäre dieses Buch nicht zu dem geworden, was es heute ist. Wir denken an sie in dankbarer Erinnerung.

Ihre Beiträge sind nunmehr von Frau Dr. Irene v. Majewski, Frau Monika Epping und Herrn Dr. Horst-W. Schuchmann bearbeitet worden. Als neuen Mitherausgeber haben wir Herrn Dr. Martin Thomsen, Geschäftsführer der Apothekerkammer Niedersachsen, gewinnen können.

Hannover und Baldham
Frühjahr 2005

Herbert Gebler
Gerd Kindl

Vorwort zur 1. Auflage

Die Rahmenbedingungen zur Ausübung des Apothekerberufs haben sich im letzten Jahrzehnt sehr verändert: Arzneimittelgesetz, Apothekenbetriebsordnung, Ausbildungsordnung, Gesundheitsreformgesetz und das Erscheinungsbild der Apotheke waren die Themen, die die Diskussion in der Berufsöffentlichkeit beherrschten. Die seit 1987 gültige Apothekenbetriebsordnung hatte nicht nur Auswirkungen auf Führung und Organisation der Apotheke, sondern brachte als wichtigste Neuerung die Beratungspflicht. Die Approbationsordnung wurde mit der Einführung eines achten Semesters dem europäischen Standard angeglichen, die Ausbildung an der Hochschule den Erfordernissen der Apothekenpraxis angepasst, die Famulatur soll einen ersten Einblick in den späteren Beruf ermöglichen.

Das Gesundheitsreformgesetz mit dem völlig neuen System der Festbetragsregelungen und der Erweiterung der Negativliste ist für den Apotheker nicht nur eine wirtschaftliche Herausforderung, durch die Ausweitung der Kompetenzen, d.h. die Beteiligung an der Arzneimittelauswahl, ist auch die permanente Überprüfung des Wissenstandes erforderlich. Fortbildung – ohnehin ein wichtiger Bestandteil unseres Berufes – wird notwendiger denn je. Durch die zunehmende Selbstmedikation wird der Apotheker immer mehr als Berater über Wirkungen und Nebenwirkungen der Arzneimittel gefordert sein.

Aus all diesen Gründen schien es uns sinnvoll zu sein, dem Pharmaziepraktikanten und dem Apotheker als Ausbilder ein Buch anzubieten, das in seiner inhaltlichen Konzeption den veränderten Rahmenbedingungen der Berufsausübung Rechnung trägt und die Möglichkeiten apothekerischen Wirkens unterstützend begleiten soll. Dabei war es unser oberstes Ziel, bei Auswahl und Bearbeitung der entsprechenden Themen vornehmlich die Belange der Apothekenpraxis zu berücksichtigen. Die Autoren haben bis auf wenige Ausnahmen langjährige Erfahrung im Unterricht des 3. Ausbildungsabschnittes und sind zum Teil Mitglied der Prüfungskommissionen.

Die Grundkonzeption des Buches ist durch die Empfehlungen des Bundesministers für Jugend, Familie, Frauen und Gesundheit von 1973 vorgegeben, dementsprechend stehen Beiträge über die Herstellung von Arzneimitteln in der Apotheke sowie die Abgabe von Fertigarzneimitteln und die damit verbundenen gesetzlichen Bestimmungen im Mittelpunkt.

Um jedoch neueren Tendenzen, die den Apotheker nicht nur als Berater für Arzneimittel sehen, sondern auch als Berater auf dem Gebiet der Gesundheitsvorsorge etablieren wollen, gerecht zu werden, haben wir auch Themen ausgewählt, die über den üblichen Rahmen des Lehrstoffes im dritten Ausbildungsabschnitt hinausgehen und die die Beratungstätigkeit auch auf anderen Tätigkeitsfeldern, wie z. B. Kosmetik, Untersuchung von Blut- und Körperflüssigkeiten, Home Care und Aids unterstützen sollen.

Da fundierte Kenntnisse zur Führung einer wirtschaftlich gesunden Apotheke immer wichtiger werden, um die Folgen der Kostendämpfungsmaßnahmen und die Herausforderungen des kommenden EG-Binnenmarktes bewältigen zu können, nehmen Ausführungen über die Grundzüge der Betriebswirtschaft einen breiten Raum ein. Auch dabei hat sich der Autor bemüht, mit zahlreichen Beispielen den Bezug zur Wirklichkeit des Apothekenalltags herzustellen.

Dieses Buch soll den Besuch der Unterrichtsveranstaltungen im dritten Ausbildungsabschnitt nicht ersetzten. Vielmehr ist es gedacht als Lehrbuch zur Vertiefung des Unterrichtsstoffes und Ergänzung der praktischen Ausbildung sowie zur Vorbereitung auf die Prüfung. Dem Offizinapotheker kann es als Handbuch und als Nachschlagewerk zur Lösung von Problemen oder einfach nur zur Aktualisierung seines Wissens dienen, und, soweit er Ausbilder ist, ein nützlicher Leitfaden für die Betreuung seines Pharmaziepraktikanten sein.

Bleibt zum Schluss noch, dem Verlag und allen Autoren herzlich für ihre Ideen, nützlichen Vorschläge und vor allem für ihre kooperative Mitarbeit zu danken.

Den Firmen Beiersdorf AG, Hamburg, Paul Hartmann AG, Heidenheim, und Lohmann KG, Feldkirchen, danken wir für die Überlassung des Bildmaterials.

Oktober 1989

Herbert Gebler
Gerd Kindl

Anschriften der Autoren

Albert, Karsten, Dr.
Leiter des Zentralen Prüflaboratoriums des
Deutschen Arzneimittel-Codex
Carl-Mannich-Str. 20
65760 Eschborn
E-Mail: albert@govi.de

Arndt, Ute, Dr.
Deutsches Grünes Kreuz e.V.
Im Kilian. Schuhmarkt 4
35037 Marburg
E-Mail: ute.arndt@kilian.de

Aurnhammer, Peter, Dr.
Inhaber der Apotheke Dr. Aurnhammer,
Ismaning. Dozent in den begleitenden
Unterrichtsveranstaltungen zum
3. Prüfungsabschnitt und Mitglied
der Prüfungskommission
im 3. Prüfungsabschnitt
nach der Approbationsordnung
für Apotheker in Bayern
Bahnhofstr. 22
85737 Ismaning
E-Mail: dr.aurnhammer@t-online.de

Baehr, Michael, Dr.
Fachapotheker für Pharmazeutische Technologie,
Chefapotheker der Apotheke des
Universitätsklinikums
Hamburg-Eppendorf
Martinistr. 52
20246 Hamburg
E-Mail: baehr@uke.uni-hamburg.de

Baron, Diethard, Prof. Dr.
Dipl.-Biologe,
Lehrgebiet Biochemie und Gentechnik
Fachhochschule Weihenstephan,
Fachbereich Biotechnologie
Am Hofgarten 10
85350 Weihenstephan
E-Mail: diethard.baron@fh-weihenstephan.de

Bertelsmann, Annekarin, Prof. Dr.
Apothekerin, Epidemiologin, Direktorin und
Professorin i. R.
Bismarckstr. 30
14109 Berlin

Birnbaum, Ulrike
Apothekerin, Dipl.-Pharm.
Institut für Klinische Pharmakologie
Medizinische Fakultät der
Humboldt-Universität/Charité
Invalidenstr. 115
10115 Berlin

Blume, Henning, Prof. Dr.
Apl. Professor für Pharmazeutische Chemie
der Universität Frankfurt/M.,
Geschäftsführer der SocraTec R&D GmbH.
Oberursel
Friedrichsdorfer Weg 17b
61532 Bad Homburg
E-Mail: henning.blume@socratec-pharma.de

Csallner, Harald
Fachapotheker für Offizinpharmazie
Inhaber der Schloss-Apotheke
Altdorfer Str. 39
91207 Lauf/Pegnitz

Eickhoff, Christiane, Dr.
Apothekerin, Zentrum für Arzneimittelinformation
und Pharmazeutische Praxis (ZAPP) der ABDA
Jägerstr. 49/50
10117 Berlin
E-Mail: zapp@abda.aponet.de

Epping, Monika,
Apothekerin
Apothekerverband Rheinland-Pfalz e. V.
Weißliliengasse 3
55116 Mainz
E-Mail: apothekerverband@lav-rp.de

Fehlauer, Axel, Prof. Dr.
Dipl.-Chemiker, Direktor und Professor im
Bundesinstitut für Arzneimittel- und
Medizinprodukte, Bonn,
Abt. Pharmazeutische Chemie,
jetzt tätig am Robert-Koch-Institut, Berlin
Seestr. 10
13353 Berlin

Gebler, Herbert, Dr.
Fachapotheker für Offizinpharmazie,
Stv. Vorsitzender
der Prüfungskommission im
3. Prüfungsabschnitt nach der Approbationsordnung
für Apotheker in Niedersachsen
Apothekerkammer Niedersachsen
An der Markuskirche 4
30163 Hannover
E-Mail: r.eickenrodt@apothekerkammer-nds.de

Gerdemann, Andrea, Dr.
Apothekerin, Zentrum für Arzneimittelinformation
und Pharmazeutische Praxis (ZAPP) der ABDA
Jägerstr. 49/50
10117 Berlin
E-Mail: zapp@abda.aponet.de

Heiny, Annette
Fachapothekerin für klinische Pharmazie
Apotheke des Städt. Klinikums
Braunschweig
Celler Str. 38
38114 Braunschweig
E-Mail: a.heiny@klinikum-braunschweig.de

Herting, Torsten, Dr.
Fachapotheker für Offizinpharmazie, Pharmazierat
Dozent in den begleitenden Unterrichts-
veranstaltungen zum 3. Ausbildungsabschnitt
nach der Approbationsordnung
für Apotheker in Niedersachsen
Inhaber der Löwen-Apotheke
Spittaplatz 7
31303 Burgdorf
E-Mail: dr.herting@loewenap.de

Kindl, Gerd, Dr.
Fachapotheker für Offizinpharmazie
und Arzneimittelinformation,
Inhaber der Post-Apotheke
Neue Poststr. 7
85598 Baldham
E-Mail: post.apo.kindl@t-online.de

Kindl, Ursula
Fachapothekerin für Offizinpharmazie
und Arzneimittelinformation,
Mitglied der Redaktion PZ-Dermopharmazie
Vorstandsmitglied der Gesellschaft für
Dermopharmazie, Mitglied der Arzneimittel-
kommission der Deutschen Apotheker
Inhaberin der Margarethen-Apotheke
Heinrich-Marschner-Str. 70
85598 Baldham
E-Mail: margarethen.apo@t-online.de

Kircher, Wolfgang, Dr.
Fachapotheker für Offizinpharmazie
und Arzneimittelinformation,
Pharmazierat bei der Regierung
von Oberbayern, Dozent in den begleitenden
Unterrichtsveranstaltungen zum 3. Prüfungs-
abschnitt und Mitglied der Prüfungskommission
im 3. Prüfungsabschnitt nach der Approbations-
ordnung für Apotheker in Bayern
Inhaber der St. Barbara-Apotheke
Hauptstr. 24
82380 Peißenberg
E-Mail: wo.kircher@t-online.de

Krämer, Johannes, Dr.
Fachapotheker für Pharmazeutische Analytik,
Geschäftsführer der PHAST GmbH, Dozent in
den begleitenden Unterrichtsveranstaltungen
zum 3. Ausbildungsabschnitt nach der
Approbationsordnung für Apotheker in
Hessen
PHAST GmbH
Kardinal-Wendel-Str. 16
66424 Homburg/Saar
E-Mail: jkraemer@phast.de

Krohn, Michael, Dr.
Generalapotheker a. D.
Inspizient Wehrpharmazie der Bundeswehr
Sanitätsamt der Bundeswehr
Dachauerstr. 128
80637 München
E-Mail: SanABwlnspWehr@Bundeswehr.org

Kuhlmann, Karl-Heinz, Dr.
Fachapotheker für Offizinpharmazie
und Arzneimittelinformation,
Dozent in den begleitenden Unterrichtsveran-
staltungen zum 3. Ausbildungsabschnitt nach
der Approbationsordnung für Apotheker
in Schleswig-Holstein
Inhaber der Schwentine-Apotheke
Schönbergstr. 11
24148 Kiel
E-Mail. apokuhl@t-online.de

Lacher, Andreas, Dr.
Geschäftsführer der VSA Verrechnungsstelle
Süddeutscher Apotheken
Tomannweg 6
81673 München
E-Mail: andreas.lacher@vsa.de

Lange, Ute
Dipl.-Volkswirt, Geschäftsführerin des ADA,
Mitglied der Geschäftsführung des Apotheker-
verbandes Westfalen-Lippe
Bismarckallee 25
48151 Münster
E-Mail: ute.lange@avwl.de

Inhaltsverzeichnis

Pharmazeutische Praxis

Betriebswirtschaft und Steuerrecht

12 Preisbildung in der Apotheke

13 Organisationsformen im Gesundheitswesen

Spezielle Rechtsgebiete für Pharmazeuten

14 Pharmazeutisches Recht

Pharmazeutische Praxis

1 Information und Beratung durch den Apotheker

1.1 Beratung in der Apotheke – Rechtsgrundlagen, Pflichten, Grenzen

Johannes Pieck

„Die ordnungsgemäße Arzneimittelversorgung der Bevölkerung erfordert eine sachgerechte Information und Beratung der Kunden, aber auch der zur Ausübung der Heilkunde, Tierheilkunde oder Zahnheilkunde berechtigten Personen durch den Arzneimittelfachmann Apotheker. Daher werden Information und Beratung nunmehr als Verpflichtung in der Apothekenbetriebsordnung ausdrücklich festgeschrieben" (Amtliche Begründung zu § 20 Apothekenbetriebsordnung – ApBetrO).

Dementsprechend hat der Bundesminister für Jugend, Familie, Frauen und Gesundheit, jetzt Bundesminister für Gesundheit und soziale Sicherung in § 20 Abs. 1 ApBetrO folgende Neuregelung getroffen.

„Der Apotheker hat Kunden und die zur Ausübung der Heilkunde, Zahnheilkunde oder Tierheilkunde berechtigten Personen zu informieren und zu beraten, soweit dies aus Gründen der Arzneimittelsicherheit erforderlich ist. Durch die Information und Beratung der Kunden darf die Therapie der zur Ausübung der Heilkunde, Zahnheilkunde oder Tierheilkunde berechtigten Personen nicht beeinträchtigt werden. Soweit Arzneimittel ohne Verschreibung abgegeben werden, hat der Apotheker dem Kunden die zur sachgerechten Anwendung erforderlichen Informationen zu geben."

Die Festschreibung der Informations- und Beratungspflicht des Apothekers in der Apothekenbetriebsordnung bedeutet nicht, dass vor Inkrafttreten dieser Verordnung am 1. Juli 1987 entsprechende Pflichten des Apothekers nicht bestanden hätten. Die Rechtsprechung, insbesondere das Bundesverfassungsgericht, aber auch das juristische Schrifttum haben stets betont, dass die Beratungsfunktion zum anerkannten Berufsbild des Apothekers zählt. Sie war immer schon eine Neben- und Sorgfaltspflicht, auf die ein haftungsrechtlich sanktionierter Individualanspruch des Kunden bestand und besteht. Durch die ausdrückliche Verankerung in § 20 ApBetrO sind daher nicht neue Rechtspflichten konzipiert worden, der Verordnungsgeber hat vielmehr, gleichsam als Staatsnotar, öffentlich beurkundet und in das Bewusstsein aller gerückt, was bereits seit jeher vertragliche Pflicht des Apothekers gewesen ist.

Die Verpflichtung des Apothekers zur Information und Beratung des Kunden sowie der zur Ausübung der Heilkunde, Zahnheilkunde oder Tierheilkunde berechtigten Personen wurde erstmals in die Apothekenbetriebsordnung vom 8. Februar 1987 eingefügt, die mit ihrem Inkrafttreten am 1. Juli 1987 die Apothekenbetriebsordnung vom 7. August 1968 abgelöst hatte. In einer Novelle zur Apothekenbetriebsordnung vom 9. August 1994 wurde ferner bestimmt, dass die Offizin der Apotheke so eingerichtet sein muss, dass die Vertraulichkeit der Beratung gewahrt werden kann.

1.1.1 Beratung und Information

Der Verordnungsgeber verwendet nebeneinander die Begriffe „Information" und „Beratung".

Information ist die wertungsfreie, zumeist knappe Weitergabe objektiven pharmazeutischen, ggf. auch pharmakologischen Wissens über Arzneimittel.

Beratung umfasst über den Kernbestand objektiver Informationen hinaus das Eingehen auf die individuelle Situation des einzelnen Kunden oder auch des einzelnen Arztes. Aus der Frage des Kunden oder aus der für den Apotheker erkennbaren persönlichen Situation kann sich die Notwendigkeit ergeben, über objektive Mitteilungen und generalisierende Hinweise für individuelles Verhalten hinaus dem Einzelnen zu raten, wie er sich in einer konkreten Situation verhalten muss, zweckmäßigerweise verhalten sollte oder ohne Gefährdung von Leib und Leben verhalten könnte. Während die Information, soweit vom Apotheker zu verantworten und zu beeinflussen ist, bereits „stattgefunden" hat, wenn sie dem Kunden oder dem Arzt zugegangen ist, also nur das Zuhören von Kunde oder Arzt voraussetzt, erfolgt Beratung regelmäßig im Rahmen eines Gesprächs, an dem der Kunde durch Fragen oder Rückfragen aktiv teilnimmt und auch bereit ist, dem Apotheker Informationen zu liefern, damit dieser ihn sodann beraten kann.

In der Praxis der Apotheke wird zwischen „Information" und „Beratung" nicht immer streng zu trennen sein. Auch eine „objektive" Information enthält zumeist subjektive, auf die individuelle Situation von Kunde oder Arzt zielende Elemente; „individualisierte" Informationen und „systematisierte" Beratung können weitgehend identisch sein.

Information und Beratung werden in der Regel durch mündliche Hinweise bzw. im gegenseitigen Gespräch erfolgen. Nicht ausgeschlossen ist es, die geschuldete und mündlich erteilte Auskunft durch schriftliche Hinweise, die ausgehängt werden, zu ergänzen oder zu wiederholen, weil auf diese Weise die erteilte Auskunft auch später zur Verfügung steht und jederzeit „abgerufen" werden kann. Die mündliche Auskunft im Einzelfall gänzlich durch Aushändigung von Merkzetteln zu ersetzen, wäre nur dann zulässig, wenn der Inhalt des jeweiligen schriftlichen Hinweises im Einzelfall uneingeschränkt der gestellten Frage bzw. der geschuldeten Auskunft entspräche. Dies ist bei einer geschuldeten „Information" theoretisch möglich, aber kaum für alle apothekentypischen Situationen praktikabel. Seiner Verpflichtung zur „Beratung" kann sich der Apotheker daher durch Überreichung von Handzetteln oder deren Auslegung auf dem Handverkaufstisch in keinem Fall generell entledigen.

1.1.2 Inhalt und Umfang der Informations- und Beratungspflicht

Die Pflicht, zu informieren und zu beraten, besteht gegenüber Kunden und Ärzten (auch Zahnärzten und Tierärzten), „soweit dies aus Gründen der Arzneimittelsicherheit erforderlich ist".

Der Begriff „Arzneimittelsicherheit" konkretisiert sich insbesondere in den Stichworten **Interaktionen**, **Inkompatibilität**, **Kontraindikationen** und **Überdosierungen**. Ist einer oder sind mehrere dieser Tatbestände gegeben oder denkbar, ist der Apotheker verpflichtet, den Arzt oder den Kunden zu informieren, ggf. auch zu beraten. Zum Teil handelt es sich hierbei um Sachverhalte, die auch als sonstige Bedenken i. S. v. § 17 Abs. 5 Satz 2 ApBetrO zu qualifizieren sind und die daher ausgeräumt sein müssen, bevor eine Verschreibung beliefert werden darf.

Die Funktion des Apothekers, über Arzneimittelwirkungen zu informieren und bezüglich der Anwendung von Arzneimitteln zu beraten, schließt ein, dass der Apotheker Arzneimittel, Arzneimittelwirkungen und -nebenwirkungen bewertet, bewertend vergleicht und somit im Einzelfall Arzneimittel kritisiert bzw. negativ bewertet. Ein genereller Verzicht auf kritische Bewertung, zumal im sogenannten „Handverkauf", würde die Beraterfunktion des Apothekers substantiell aushöhlen, ihre Glaubwürdigkeit und gesundheitspolitische Notwendigkeit relativieren. Zugleich ist zu bedenken, dass Urteile und Bewertungen, die der Apotheker formuliert, sich auf Arzneimittel beziehen, die nach den Vorschriften des Arzneimittelgesetzes und den darauf beruhenden Entscheidungen des Bundesinstituts für Arzneimittel und Medizinprodukte grundsätzlich verkehrsfähig sind; das heißt, insbesondere in dem Sinne unbedenklich sind, dass bei ihnen nach dem jeweiligen Stand der wissenschaftlichen Erkenntnisse kein begründeter Verdacht besteht, „dass sie bei bestimmungsgemäßen Gebrauch schädliche Wirkungen haben, die über ein nach den Erkenntnissen der medizinischen Wissenschaft vertretbares Maß hinausgehen" (§ 5 Abs. 2 AMG). Insbesondere unter wettbewerbsrechtlichen Gesichtspunkten sollte daher bei Kritik und kritischen Bewertungen gegenüber einzelnen Arzneimitteln vorab sorgfältig recherchiert und sodann sorgfältig formuliert werden. Kritik, zumal Schmähkritik, gegenüber Arzneimitteln und einzelnen Arzneimittelherstellern birgt ansonsten das Risiko, dass der Apotheker auf Unterlassung, ggf. auch auf Schadensersatz in Anspruch genommen wird. Die Verpflichtung zur Information und zur Beratung ist stets begrenzt durch die sachlich-fachliche Kompetenz des Apothekers als Pharmazeut. Auskünfte über Arzneimittelpreise wird er daher auf Fragen des Kunden stets erteilen. Weder aus der Apothekenbetriebsordnung noch aus allgemeinen kaufrechtlichen Erwägungen lässt sich indessen die Verpflichtung des Apothekenleiters oder seines pharmazeutischen Personals herleiten, gegenüber dem detailliert vorgetragenen Kaufwunsch eines Kunden auf die Möglichkeit der Abgabe preiswerterer Präparate gleicher Zusammensetzung oder glei-

dafür sprechen, dass er das Arzneimittel in anderer Form verwenden will, als es in der Packungsbeilage beschrieben ist oder aber der Handhabung offensichtlich unkundig ist oder die Gefahr besteht, dass er es kombiniert mit anderen Arzneimitteln einnimmt oder anwendet, wogegen aus pharmazeutischer Sicht Bedenken bestehen.

Es muss natürlich auch die Person beraten werden, die aktiv um Auskunft bittet. Eine generelle Beratungspflicht, wie bei einigen Testkäufen immer wieder unterstellt, besteht hingegen nicht. Wer namentlich ein bestimmtes Präparat verlangt, kann dieses auch ohne beratende Worte ausgehändigt bekommen, soweit die Situation ein solches Vorgehen möglich erscheinen lässt oder aber der Kunde spürbar keine Beratung wünscht. Aus juristischer Sicht darf eine Gefährdung der Arzneimittelsicherheit nicht allein aus der Anwendung eines Medikaments angenommen werden [1, 8]. Diese Rechtsauffassung leitet sich aus dem Arzneimittelgesetz ab, wonach die Zulassung eines Medikaments an die Voraussetzung gebunden ist, dass es bei sachgerechter Anwendung als unbedenklich zu gelten hat. Beratung muss insoweit immer auch individuell sein. Anderenfalls wäre es möglich, durch standardisierte Merkzettel oder Warnhinweise in der Apotheke oder an der Ware der Beratungsverantwortung zu genügen.

1.2.3 Beratung bei Rezeptbelieferung und im OTC-Bereich

In § 20 Abs. 1 Satz 2 ApBetrO heißt es: „Durch die Information und Beratung darf die Therapie der zur Ausübung der Heilkunde, Zahnheilkunde oder Tierheilkunde berechtigten Personen nicht beeinträchtigt werden.“ Dieser Nachsatz zur Informations- und Beratungspflicht widmet sich dem speziellen Dreiecks-Verhältnis Arzt – Patient – Apotheker. Der Patient vertraut darauf, dass die Verordnung des Arztes ordnungsgemäß und sorgfältig ausgeführt ist. Dieses Vertrauen soll auch dann erhalten bleiben, wenn sich aus der Verordnung Probleme im Hinblick auf die Arzneimittelsicherheit ergeben. Bereits in § 17 Abs. 5 ApBetrO wird ausgeführt, wie in Fällen zu verfahren ist, in denen eine Verschreibung einen erkennbaren Irrtum enthält, sie unleserlich ist oder sonstige Bedenken bestehen: Das Arzneimittel darf erst abgegeben werden, wenn diese Unklarheit beseitigt ist. Eine Möglichkeit, um eine Unklarheit zu beseitigen, besteht beispielsweise darin, den Patienten behutsam auf die Problematik anzusprechen. Vielleicht erfolgt die Verordnung nicht zum ersten Mal und der Patient kennt den Sachverhalt. Oder der Arzt hat auf Unstimmigkeiten in der Medikation hingewiesen, diese aber mit dem Patienten vorbesprochen und beispielsweise durch eine spezielle Anwendungsweise gelöst. Vielleicht hat aber auch der Kunde bereits selbst gewisse Mängel auf dem Rezept erkannt, möchte diese aber nicht von allein äußern. Alle Erkenntnisse, die so gewonnen werden, können als gute Grundlage für ein klärendes Gespräch mit dem Arzt dienen, soweit dieses noch erforderlich ist. Auch dabei darf der Kommunikationsfaden zum Kunden nicht abreißen, sondern er sollte über die Notwendigkeit einer Rückfrage informiert werden, damit er sich die Verzögerung bei der Belieferung plausibel erklären kann und nicht über irgendwelche Gründe spekuliert, die ihn eventuell verunsichern.

In den letzten Jahren haben zunehmend auch diverse regulatorische Eingriffe zu einem vermehrten Erklärungsbedarf bei der Rezeptbelieferung geführt. Aus Vereinbarungen mit den gesetzlichen Krankenkassen, Stichwort „Import-Quote“, und Bestimmungen im Sozialgesetzbuch, namentlich die „aut-idem-Regelung“ sowie die „Negativliste“, resultiert in der Praxis häufig ein Erklärungsbedarf in der Gestalt, dass das verordnete Arzneimittel nicht abgegeben werden darf oder der Kunde im namensgleichen Importpräparat nicht „sein“ Arzneimittel wiedererkennt, weil Aufmachung und Aussehen der Verpackung erheblich von dem gewohnten Bild abweichen. Der Apotheker, der in dieser Situation gehalten ist, nach rein merkantilen Erwägungen den Austausch vorzunehmen, soll dennoch, der Apothekenbetriebsordnung entsprechend, das Rezept ohne Störung der Zufriedenheit von Arzt und Patient beliefern. Eine Forderung, die sich mitunter nicht störungsfrei umsetzen lässt, wenn es sich um den unmittelbaren Austausch von Präparaten gemäß „aut-idem-Regelung“ handelt. Welcher Kunde versteht schon, dass der Apotheker einerseits gezwungen ist, dem Präparate-Austausch aus monetären Gründen vorzunehmen, diesen andererseits aber aus fachlichen Gründen nicht vornehmen darf. Im konkreten Fall ist es hierbei sicherlich auch ratsam, den Arzt über den Austausch zu informieren, damit im Arzt-Patienten-Gespräch nicht der Eindruck entsteht, in der Apotheke sei das falsche Arzneimittel ausgehändigt worden.

Die Apothekenbetriebsordnung geht in Satz 3 des Paragraph 20 auch auf die Arzneimittelabgabe an den Kunden im Rahmen der Selbstmedikation ein: „Soweit Arzneimittel ohne Verschreibung abgegeben werden, hat der Apotheker die zur sachgerechten Anwendung erforderlichen Informationen zu geben“ [7]. Anders als bei der Belieferung einer Verordnung ist der Apotheker in der Selbstmedikation gehalten, Hinweise zur sachgerechten Anwendung zu geben. An erster Stelle stehen dabei Dosierungshinweise, gefolgt von speziellen Einnahme- oder Anwendungstipps. Wie ausführlich solche Informationen sind, ist abhängig vom Einzelfall. Mit der kurzen Frage „Kennen Sie das Medikament?“ lässt sich rasch abklären, ob und inwieweit Beratungs- und Informationsbedarf besteht. Der Kunde, der „sein“ Präparat kennt und lediglich den Kaufwunsch äußert, kann anders behandelt werden als jemand, der über die Werbung oder durch die Medien auf das Medikament aufmerksam geworden ist und dessen Kaufinteresse noch von anderen Informationen bestimmt wird. Vor allem multimorbide und/oder ältere Menschen sind für Arzneimittelwerbung zugänglich, weil sie sich häufig eine Linderung ihrer meist chronischen Beschwerden erhoffen und auch stärker bereit sind, dafür Geld auszugeben. Gerade in solchen Fällen ist eine gezielte Beratung ausgesprochen hilfreich und nützlich, denn es kommt nicht selten vor, dass entweder die bestehende Dauermedikation dabei außer Acht gelassen wird oder die werbliche beziehungsweise mediale Botschaft zu Missverständnissen oder Verwechslungen führt. Beispielsweise wird im Laienverständnis schon mal Kalium mit Calcium vertauscht oder die Eigenschaft „durchblutungsfördernd“ mit einem ganzen Bündel an Indikationen, das vom Kopf bis zu den Füßen reicht, in Verbindung gebracht, was im Einzelfall vielleicht gar nicht indiziert ist. Solche Unklarheiten und Missverständnisse müssen behutsam und keinesfalls belehrend ausgeräumt werden. Auch wenn der Kunde am Ende eigenverantwortlich über seinen Kauf entscheiden darf und dabei dem pharmazeutischen Rat nicht unbedingt folgen muss, so soll er doch den Eindruck gewinnen, dass er immer unabhängig beraten worden ist.

Neben diesen beiden Fällen gibt es natürlich auch Situationen, in denen der Kunde nicht weiß, welches Präparat er wählen soll, um seine Befindlichkeitsstörung zu beheben. Hier ist der Apotheker gefordert, seine Empfehlung zu geben. Im Unterschied zum Arzt darf der Apotheker dabei keine Diagnose stellen [8]. Er hat dazu zweifellos auch keine direkten Möglichkeiten, denn eine der ärztlichen Diagnose vorausgehende Untersuchung scheidet aus. Dennoch sind einige Kunden nicht abgeneigt, auch vom Apotheker „diagnostische“ Hinweise zu erhalten. Diesem Ansinnen muss aber mit äußerster Zurückhaltung begegnet werden. Auch wenn es durch gezieltes Fragen möglich erscheint, diagnostisch verwertbare Anhaltspunkte zu erhalten und der Kunde gerne begründet haben möchte, warum die Medikamentenempfehlung so und nicht anders ausfällt, sollte keine diagnostische Festlegung gegenüber dem Kunden erfolgen. Besser ist es, der Kunde stellt selbst eine Diagnose und darauf aufbauend wird die Medikamentenauswahl getroffen, so wie es immer hilfreich sein kann, den Kunden nach seiner eigenen Einschätzung zu fragen. Häufig ist ihm die Krankheitssymptomatik bereits vertraut und nicht selten hat er bereits diverse Arzneimittel ausprobiert, über deren Wirksamkeit er berichten kann.

Die Selbstmedikation hat selbstverständlich da ihre Grenzen, wo im Sinne einer verantwortlichen Beratung die Empfehlung gegeben werden muss, den Arzt aufzusuchen. Vorsicht ist immer dann geboten wenn der Kunde Schlüsselsymptome nennt, die als Indiz für eine ernsthafte Erkrankung gewertet werden müssen: Unklares Fieber, unklare Beschwerden im Bauchraum, beim Wasserlassen oder beim Stuhlgang, unklare Schwellungen, unklare Augenerkrankungen, infektiöse Wunden. In solchen Situationen, deren Aufzählung hier nur exemplarisch und nicht abschließend ist und die je nach Einzelfall stark variieren, muss man den Kunden über mögliche Komplikationen aufklären und ihm anraten, die Ursache abklären zu lassen.

Erhebliche Unterschiede im Beratungsmuster bestehen bei speziellen Personengruppen, dazu zählen hauptsächlich Kinder und Schwangere. Kinder können nicht wie „kleine Erwachsene“ behandelt werden, deren Arzneimittelbedarf lediglich in der Höhe der Dosierung angepasst werden muss, sondern sie unterliegen eigenen Regeln, die sich am individuellen Entwicklungsstand orientieren. Infolgedessen können Empfehlungen wie sie bei typischen Selbstmedikationsindikationen – Magen-Darm-Erkrankungen, Einschlafstörungen oder Erkältungssymptome – gegeben werden, nicht unverändert auf Kinder angewandt werden. Kinder leiden sehr viel häufiger als Erwachsene unter ernsthaften Gesundheitsstörungen und sind deshalb in ärztlicher Betreuung oft besser aufgehoben als unter einer elterlichen Selbstmedikation. Gerade deshalb sollte man als Ansprechpartner in Fragen der kindlichen Arzneimitteltherapie kompetente Empfehlungen geben können.

Das Thema Schwangerschaft und Arzneimitteltherapie unterliegt ganz besonderen Regeln. Vorbelastet durch entsprechende Vorfälle in der Vergangenheit, namentlich Contergan®, haben sich neben Vorsicht auch Unsicherheit in der medikamentösen Behandlung eingeschlichen. Gerade in der Schwangerschaft kann die Frau jedoch auch massive gesundheitliche Störungen entwickeln, die einer konsequenten Arzneimitteltherapie bedürfen. Die Beratung muss deshalb immer mit größter Sorgfalt erfolgen und darf nicht zu einer generellen Verunsicherung bei der Betroffenen führen. Das gilt nicht nur für die verordneten Medikamente, sondern auch für die Selbstmedikation. Zweifellos sind geringfügige Befindlichkeitsstörungen kein genereller Grund für die Anwendung eines Arzneimittels, aber aus einer leichten Erkältung kann sich bei Schwangeren durch die geschwächte Abwehrlage auch eine handfeste Infektion entwickeln, deren medikamentöse Therapie eventuell problematischer zu bewerten ist als die Einnahme pflanzlicher Mittel in der Entstehungsphase der Erkrankung. Die Beratung Schwangerer muss insoweit sorgfältig und sensibel durchgeführt werden. In der Praxis wird die erhöhte Aufmerksamkeit bei der Beratung in der Regel dankend von den Kundinnen angenommen.

1.2.4 Quellen und Techniken für das Informations- und Beratungsgespräch

Wer als Student nach erfolgreichem Pharmaziestudium die Universität verlässt, hat ein immenses Fachwissen angehäuft, dessen nutzbringende Wirkung für die Praxis erst erschlossen werden muss. Der Arzneimittelmarkt bildet mit seinen über fünfzigtausend Fertigarzneimitteln ein nahezu unüberschaubares Sortiment. Um diese Vielfalt zu überblicken, bedarf es einer längeren Einarbeitungszeit. Dabei kommt die im Studium erworbene Fähigkeit zur Geltung, die Arzneimittel von ihrer stofflichen Seite aus zu sehen und zu verstehen. So gelingt es, das Angebot zu strukturieren und die verwirrende Anzahl zu bändigen. Der entscheidende Schritt ist die Ableitung praktischer Beratungskonzepte aus theoretischen Überlegungen. Bezogen auf die konkrete Kundensituation heißt die Zielsetzung, es müssen konkrete Verfahrensweisen erarbeitet und eingeübt werden, deren Anwendung in der Beratungspraxis vom Kunden angenommen werden und so zum Erfolg führen.

In welcher Weise Theorie und Praxis zusammenhängen lässt sich vielleicht an folgendem Beispiel verdeutlichen:

Ein Kunde, dem auf einem Rezept ein Diuretikum verordnet worden ist, erhält damit ein Medikament, dessen pharmakologische Eigenschaften dem Absolventen des Pharmaziestudiums bekannt sein dürften. Vielleicht kann er noch die Strukturformel aufzeichnen und anhand des Moleküls funktionelle Gruppen benennen, die für die Struktur-Wirkungs-Beziehung verantwortlich sind. Doch der Kunde wird diese Informationen wahrscheinlich nicht zu schätzen wissen. Probleme, die ihn hingegen bewegen, sind rein praktischer Natur. Ihn interessiert zunächst einmal die Dosierung des Arzneimittels, dann der Anwendungszeitpunkt, häufig auch die Verträglichkeit und für den Fall, dass er noch andere Medikamente einnimmt, das Problem, ob er davon ggf. etwas weglassen muss oder einsparen kann. Es geht dem Kunden also zunächst um Anwendungsfakten: Dosierung und häufig damit verbunden, Einnahmezeitpunkt. Wer erfolgreich beraten will, sollte deshalb unbedingt über dieses Basiswissen verfügen. Beide Daten können auch gut dazu dienen, das Gespräch mit dem Kunden zu eröffnen. Mit der Frage „Wissen Sie, wie Sie das Medikament einnehmen müssen?“ kann der Kunde entscheiden, welchen Beratungsbedarf er dem Apotheker gegenüber bekundet. Durch die Frageform wird gleichzeitig beim Kunden die Bereitschaft geweckt zuzuhören. Deshalb ist die offene Fragetechnik eine elegante Methode zur Einleitung der Gesprächsführung. Schnell entwickelt sich aus den kurzen Angaben, die im konkreten Fall der Anwendung des Diuretikums auch den Tipp enthalten sollten, die Einnahme möglichst morgens zu beginnen, um die Störung der Nachtruhe zu vermeiden, ein Gespräch, das auch komplexe Inhalte zur Verträglichkeit und Kontraindikation oder Kombinationstherapie beinhalten kann. So spannt sich der Bogen vom praktischen zum theoretischen Wissen, vom anwendungsorientierten Wissen in der Apothekenpraxis zum universitären Grundlagenwissen. Und da fühlt sich vielleicht jeder Pharmaziepraktikant wieder zu Hause.

Eine erfolgreiche Beratungs- und Informationstätigkeit setzt also voraus, dass man sich Gedanken über die Inhalte macht, die im Kundengespräch nachgefragt werden können. Es gibt den primären Bereich, der von Fakten bestimmt wird (Anwendung, Dosierung, Einnahme- und Anwendungszeitpunkt) und einen sekundären Bereich, der einen stärker analytischen Charakter hat (Neben- und Wechselwirkungen, Kontraindikationen). Ausgehend von der vorhergehend skizzierten Verordnungssituation lässt sich folgendes Schema für ein Kundengespräch auf Dialogbasis entwerfen:

Fakten

- ☐ Wissen Sie, **wogegen** Sie das Medikament anwenden?
- ☐ Wissen Sie, **wie viel** Sie einnehmen/applizieren müssen?
- ☐ Wissen Sie, **wann** und wie Sie das Präparat einnehmen/anwenden sollen?

Analyse

- ☐ Wissen Sie, auf was Sie bei diesem Arzneimittel achten müssen? (Stichwort: **Nebenwirkungen**)
- ☐ Wie bekommt Ihnen das Medikament?
- ☐ Nehmen Sie zusätzlich andere Arzneimittel ein? (Stichwort: **Wechselwirkungen**)
- ☐ Haben Sie in der Vergangenheit Medikamente nicht vertragen oder ist Ihnen bekannt, dass Sie auf die Anwendung bestimmter Arzneimittel verzichten sollten? (Stichwort: **Kontraindikationen**)

Unter dem Titel „Information und Beratung des Patienten bei der Abgabe von Arzneimitteln – Selbstmedikation“ wurde von der Bundesapothekerkammer im Rahmen des Qualitätsmanagementsystems eine allgemeine Leitlinie (www.abda.de) erstellt, die ebenfalls mit den notwendigen Fragen beginnt und über die Auswahl des geeigneten Präparates bei der angemessenen Beratung und Information des Patienten und eventuell sogar im Angebot einer pharmazeutischen Betreuung endet (s. Abb. 1.2-1).

„Selbstmedikation für die Kitteltasche“ [13] versucht, die ersten Schritte einer qualifizierten Beratung indikationsbezogen mit Leben zu füllen.

Quellen, aus denen sich die Inhalte für das Beratungs- und Informationsgespräch zusammenstellen lassen, sind in der Apotheke u. a. die ABDA-Datenbank, die „Rote Liste“, die Fachinformationen sowie die Packungsbeilagen. Diesen Nachschlagewerken ist gemeinsam, dass sie sich eng am Produkt orientieren und jeweils die Angaben nach einem einheitlichen Muster präsentieren. Allerdings ist das Informationsangebot häufig nicht so zusammengestellt, wie es den praktischen Erfordernissen im Beratungsgespräch entspricht. Fachinformation und Packungsbeilage müssen nicht nur fachlichen, sondern auch formalen Kriterien des Verbraucherschutzes genügen. Deshalb folgen Angaben zur Dosierung und zum Anwendungszeitpunkt erst nach Auflistung sämtlicher Kontraindikationen und Warnhinweise. Die in nahezu allen gängigen EDV-Systemen integrierte ABDA-Datenbank ist, was Art und Fülle der arzneimittel- und wirkstoffbezogenen Inhalte anbe-

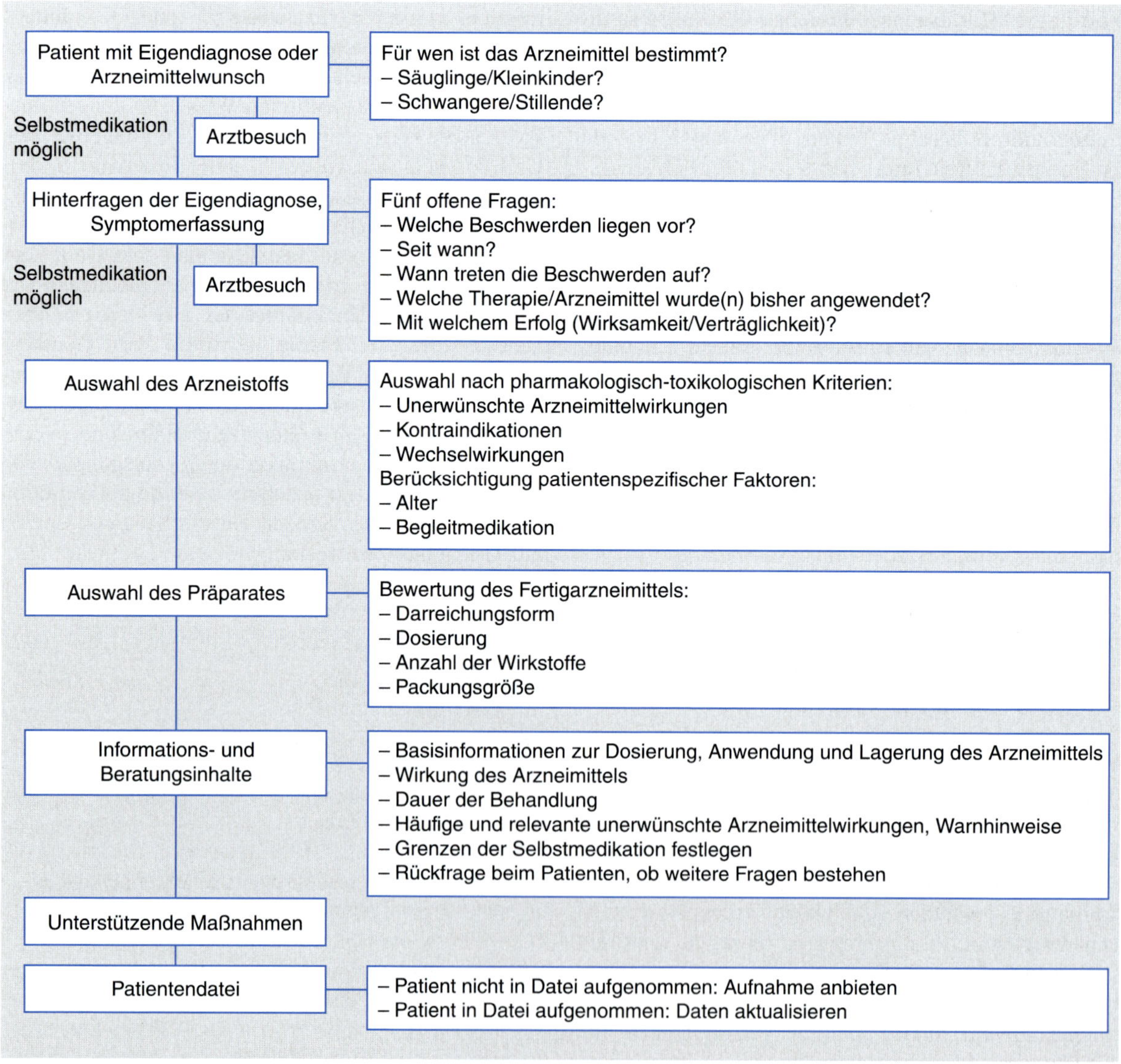

Abb. 1.2-1: Information und Beratung bei der Abgabe von Arzneimitteln in der Selbstmedikation (nach Leitlinie zur Qualitätssicherung der Bundesapothekerkammer 2000)

langt, ausgesprochen umfangreich. Doch auch hier finden sich in der Darstellung der Fakten mitunter Defizite. Dies wird besonders bei den Dosierungsangaben deutlich. Das Auffinden einer „üblichen" Standarddosierung gelingt häufig erst nach einem längeren Textstudium. Aber dennoch, die ABDA-Datenbank ist ein wichtiges Hilfsmittel zur Informationsgewinnung in der Apotheke, denn sie enthält nicht nur eine Menge an aktuellen produkt- und stoffbezogenen Angaben, sondern sie stellt auch hilfreiche Analysefunktionen zur Verfügung und weist gute Gliederungsstrukturen auf. Wer sich im Umgang mit den verschiedenen Datenbeständen auskennt, kann schnell wertvolle Ergebnisse für die Arzneimittelberatung gewinnen. Speziell für die Beratungspraxis empfiehlt sich eine Zusammenstellung der Basisfakten, wie dies in den Büchern „Arzneimittelprofile für die Kitteltasche" [4] und „Arzneistoffdialog" [6] für eine Reihe Wirkstoffe geschehen ist. Eine solche Arbeitsunterlage, die kurze und prägnante Hinweise gibt, lässt sich am ehesten in das unmittelbare Kundengespräch einbeziehen.

Ein anderes Recherchemedium mit wachsender Bedeutung ist das Internet. Aufgrund der gesetzlichen Regelungen sind leider die frei verfügbaren Inhalte zu den Arzneimitteln in Deutschland begrenzt. Wichtige Angaben lassen sich erst in geschlossenen Bereichen abrufen, für deren Zugang ein Passwort notwendig ist. Im internationalen Bereich sind die Informationsmöglichkeiten unbeschränkter. Bei der europäischen EMEA (www.emea.eu.int) und der amerikanischen FDA (www.fda.gov) stehen interessante Datenbanken mit Arzneimittel-Informationen frei zur Verfügung. Diese Quellen sind vor allem bei der Abfrage zu neuen Wirkstoffen aktuell und umfangreich.

1.2.5 Anwendungszuverlässigkeit – Grundlage einer erfolgreichen Arzneimitteltherapie

Wie eingangs bereits erwähnt, sollen Information und Beratung dazu dienen, die Arzneimittelsicherheit bei der Anwendung zu gewährleisten. So sieht es der Gesetzgeber und so ist es auch therapeutisch sinnvoll. Unter dem Gesichtspunkt der Therapie gewinnt aber auch der Gedanke der Compliance, in neuerer Zeit auch Adherence genannt, Bedeutung. Erst wenn ein Arzneimittel zuverlässig in ausreichender Menge über einen ausreichend langen Zeitraum eingenommen wird, kann es sein therapeutisches Potenzial entfalten. Das heißt, die richtige Beratungsleistung zeichnet sich auch dadurch aus, dass der potentielle Anwender Vertrauen in das Medikament gewinnt und den Nutzen für sich erkennt. Die Förderung der Compliance fängt beispielsweise bei der Antibiotikaverordnung an und ist von zunehmender Bedeutung bei der Kombinations- und/oder Dauertherapie. Menschen, denen mehr als ein Arzneimittel verordnet worden ist, verstehen diese Zweifachgabe vielleicht als Alternativangebot und halten die gleichzeitige Anwendung nicht für erforderlich. Sie lassen ggf. das Antibiotikum weg und nehmen nur das Schmerzmittel ein oder sie reduzieren die Vielzahl der Antibiotika bei der Ulkustherapie auf eins. Patienten mit einer Dauermedikation neigen tendenziell zur „sparsamen Einnahme". Sie sehen verständlicherweise das Arzneimittel nur als Mittel zum Zweck. Und wenn der Blutdruck normale Werte zeigt, dann ist, einfach gesagt, der Zweck erfüllt und die Medikation kann geändert, bestenfalls, meint der Patient, eingestellt werden. Personen mit mehreren Arzneimitteln in der Dauertherapie sind sich über den Stellenwert der einzelnen Wirkstoffe vielleicht nicht im Klaren. Sie variieren die Einnahme ggf. nach eigenen Vorstellungen, lassen beispielsweise das Corticoid weg und wenden nur das Betamimetikum gegen die asthmatischen Beschwerden an. Damit ist das therapeutische Ziel, wenn nicht verfehlt, so doch erheblich in Frage gestellt. Hier bietet sich dem Apotheker ein Beratungsfeld, das im umfänglichsten Sinn bis zur pharmazeutischen Betreuung reicht und das, um mit Leben gefüllt zu werden, allerdings einer Voraussetzung bedarf: Neben dem Blick auf das Arzneimittel muss auch Wissen über das gesamte therapeutische Konzept einer Krankheit vorhanden sein. Eine nützliche Quelle, um solche Konzepte zu erlernen, ist das Buch „Therapie-Profile für die Kitteltasche" [12] oder sind die Leitlinien der verschiedenen medizinischen Fachgesellschaften (www.leitlinie.de). Hier wird aktuell und kompakt Auskunft über die Behandlungsstrategien vielfältiger Krankheitsbilder gegeben. Nachzulesen sind die Leitlinien fast ausnahmslos im Internet.

Kurt Tucholsky beschrieb vor knapp achtzig Jahren den Apotheker als Laienprediger der medizinischen Wissenschaften [11]. Was damals Gültigkeit besaß, hat auch heute nichts an Aktualität verloren. Alles, was beim Arzt ungesagt bleibt, kommt beim Apotheker zur Sprache. Ob über Allergien, zur Zahngesundheit, zum Nichtrauchen, zum Übergewicht, zum Alkoholmissbrauch, zum Sonnenschutz oder zum Reizmagen: Der Apotheker leistet viel in Sachen medizinischer Basisaufklärung und es gibt nahezu kein Gebiet der gesundheitlichen Fürsorge, das in der Apotheke nicht durch Aktionen und Aktionstage angesprochen wird. Wir leben in einer Zeit, in der viele zwar nicht gesund, aber doch scheinbar gesundheitsbewusst leben. Der Prämisse folgend, wonach der Kunde bei leichten Gesundheitsstörungen zuerst die Apotheke aufsuchen soll, um mit Mitteln der Selbstmedikation behandelt zu werden, ist es obligatorisch, gemäß dem Trend Hilfen anzubieten. Inwieweit das oftmals hierbei von der Industrie gegebene Unterstützungsangebot genutzt wird, muss jeder von Fall zu Fall prüfen. Der Apotheker sollte aber in den Augen seiner Kunden stets der neutrale Sachwalter der Patienteninteressen bleiben, auch wenn dies in Zeiten immer enger werdender wirtschaftlicher Rahmenbedingungen nicht gerade erleichtert wird und viele gesellschaftliche Gruppen eine Sonderstellung der Arzneimittelversorgung gegenüber anderen Konsumartikeln verneinen, ohne dabei zu berücksichtigen, dass ein Mehr an Arzneimittelkonsum eventuell auch gesundheitliche Gefahren beinhalten kann, deren Folgen von der Allgemeinheit in Form höherer Krankheitskosten zu begleichen wären.

1.2.6 Beratung und Information nicht nur zu Arzneimitteln

Der Informations- und Beratungsbedarf in der Apotheke geht traditionell über den Arzneimittelbereich hinaus. Wichtige Neben- bzw. Randsortimente sind Verband- und Hilfsmittel, Medizinprodukte, Nahrungsergänzungsmittel sowie Diätprodukte und Kosmetika. Auch wenn über diese Sortimente während des Studiums höchstens am Rande gesprochen wird, so ist ihre Bedeutung im Berufsalltag doch durchaus relevant. Der Kunde merkt in der Regel schnell, inwieweit Empfehlungen auf fundiertem Produktwissen beruhen oder aus Verlegenheit, vielleicht sogar Unkenntnis, gegeben werden und macht seine Kaufentscheidung häufig auch von der Beratungsqualität abhängig. Es ist deshalb im Sinne einer guten Kundenbindung empfehlenswert, über die Funktion, die Beschaffenheit und den Nutzen der Produkte Kenntnis zu haben oder sie sich zu verschaffen. Egal, ob Verbandstoffe, Harnableitungssysteme, Kompressionstrümpfe, Blutzucker- und Blutdruckmessgeräte, Schwangerschaftstests, Insulinpens, Kanülen oder Spritzen usw., der Kunde erwartet, dass er auch hierzu ebenso kompetent beraten wird wie zu Arzneimitteln. Um dies zu gewährleisten, ist es hilfreich, sich über die praktische Anwendung zu informieren und über Vor- und Nachteile unterschiedlicher Lösungen aufklären zu lassen. Dies kann entweder durch spezielle Schulungen geschehen oder durch gezieltes Nachfragen bei Personen, die mit den Produkten täglich Umgang haben, Krankenschwestern, Pflegern oder Betroffenen. Dadurch entsteht Sicherheit im Umgang mit den verschiedenartigen Artikeln und es entwickelt sich die Basis für eine zielgerichtete Empfehlung, die im Kundengespräch oft dankbar aufgegriffen wird.

Dankbar ist ein Kunde auch, wenn er sich auf die Beratungskompetenz „seiner“ Apotheke in heiklen Situationen verlassen kann. Eine solche Situation liegt beispielsweise vor, wenn der Kunde angeregt über die Zeitungswerbung die Apotheke betritt und nach typischen Modeartikeln fragt. Dazu zählen u. a. Schlankheitsmittel. Grundsätzlich sollte man den Wunsch des Kunden, ein Schlankheitsmittel zu erwerben, nicht herablassend würdigen, sondern man sollte sein Problem „Übergewicht“ hinter dem Kaufwunsch aufgreifen und ihm eine sinnvolle Problemlösung anbieten, entweder indem man seinen Kaufwunsch unterstützt oder aber indem man ihm eine konkrete Alternative anbietet, die geeignet ist, sein Problem zu lösen. Nichts ist unbefriedigender als ein Kunde, der mit seinem Problem allein gelassen wird. Zweifellos ist es manchmal auch angebracht, den Kunden vor einer Kaufentscheidung zu schützen, wenn das gewünschte Produkt lediglich Kosten verursacht, aber nach sorgfältiger Prüfung keinen Nutzen erkennen lässt. „Wundermittel“, wie sie regelmäßig auftauchen, sind solche Produkte, deren Nutzen kritisch zu hinterfragen ist. Eine Frage, die auch immer wieder in Verbindung mit einer sorgfältigen Beratung und Information angesprochen wird, ist die Frage der Preisberatung. Auch wenn die allgemeine Überzeugung besteht, dass sich Qualität in irgendeiner Weise immer auch am Preis bemisst, so trifft man im Arzneimittelbereich häufig die Einstellung an, dass das billigste Medikament gerade gut genug ist. Nun mag der teilweise rapide Preisverfall bei einigen Wirkstoffgruppen diesem Glauben Nahrung geben, letztlich ist es jedoch nicht Aufgabe oder Auftrag des Beratenden, auf preisgünstige Alternativen hinzuweisen, sonst müsste jeder Einzelhändler seine Kunden ebenfalls auf Sonderangebote aufmerksam machen. Zweifellos sensibilisiert auch die Industrie den Verbraucher, beim Arzneimittelkauf auf den Preis zu achten, und ein Kunde, der gezielt ein preiswertes Produkt verlangt, fühlt sich deshalb in der Regel gut beraten, wenn man sein preissensibles Verhalten nicht in Frage stellt.

1.2.7 Vertraulichkeit im Kundengespräch

Gerade was die Beratung im Bereich der Heil- und Hilfsmittel anbelangt, kommt eine Einrichtung in der Apotheke dem Ziel einer vertraulichen Atmosphäre besonders entgegen. Dies ist die nach der ApBetrO von 1994 vorgeschriebene Beratungsecke oder in vielen Fällen das Beratungszimmer [2,5]. Kompressionsstrümpfe lassen sich nicht am Handverkaufstisch anmessen und die Funktionsweise eines Blutzuckermessgerätes ist in abgeschirmter Umgebung angenehmer zu demonstrieren. Deshalb sollte man immer, wenn die Möglichkeit besteht, die zusätzliche Einrichtung der Beratungsecke nutzen, um dem Kunden auch die Möglichkeit zu geben, offen und unbeobachtet seine Wünsche und Vorstellungen an- und auszusprechen.

Literatur

[1] Baltzer, J. (1984): Die Pflicht des Apothekers zur Aufklärung und Beratung über Arzneimittelwirkungen. Pharm. Ztg.: 2172–2184

[2] Brauer, K. G. (1997): Alles Beratungsecken oder was?. Dtsch. Apoth. Ztg.: 3876

[3] Framm, J. (1992): Beratung aus ostdeutscher Sicht. Pharm. Ztg.: 2578–2582

[4] Framm, J., Anschütz, M., Derendorf, H. et al. (2005): Arzneimittelprofile für die Kitteltasche. Deutscher Apotheker Verlag, Stuttgart

[5] Gebler, H. (1997): Die Beratungsecke. Pharm. Ztg.: 1269

[6] Leven, W., Nipper, E., Nipper, R. (2002): Arzneistoffdialog. Govi Verlag, Pharmazeutischer Verlag GmbH, Eschborn

[7] May, U. (2003): Pharmazeutische Beratung im Handverkauf. Dtsch. Apoth. Ztg.: 1906–1918

[8] Pieck, J. (1972): Arzt und Apotheker. Zur Abgrenzung ihrer Aufgabenbereiche. Pharm. Ztg.: 1534–1541

[9] Pieck, J. (1973): Beratung durch den Apotheker. Möglichkeiten und Grenzen aus rechtlicher Sicht. Pharm. Ztg.: 943–949

[10] Schaefer, M. (1995): Wie entbehrlich sind die Apotheker?. Pharm. Ztg.: 3019–3027

[11] Tucholsky, K.: Panter, Tiger & Co. Rowohlt

[12] Lennecke, K., Lengeling, S., Hagel, K., Grasmäder, K., Liekweg, A. (2003): Therapie-Profile für die Kitteltasche. Wissenschaftliche Verlagsgesellschaft, Stuttgart

[13] Lennecke, K., Hagel, K., Przondziono, K. (2004): Selbstmedikation für die Kitteltasche. Deutscher Apotheker Verlag, Stuttgart

1.3 Informationsquellen in der Apotheke

Hartmut Morck

Die Verpflichtung des Apothekers zur Information und Beratung des Arztes und Patienten (§ 20 ApBetrO) macht es notwendig, geeignetes Informationsmaterial in der Apotheke zur Verfügung zu haben.

Die Möglichkeiten, sich zu informieren, sind mannigfaltig, so dass es für den einzelnen Apotheker oft schwierig ist, sich zurecht zu finden, objektive von Interessen gelenkte, unabhängige von bezahlten Informationen unterscheiden zu können. Es ist daher notwendig, sich zunächst über die Herkunft bzw. den Absender einer Information zu unterrichten, dann die Information zu bewerten, bevor man sie zum Bestandteil der eigenen Aussage macht.

1.3.1 Fachzeitschriften

Während vor 30 Jahren lediglich zwei Fachzeitschriften, Pharmazeutische Zeitung und Deutsche Apotheker Zeitung, die Zielgruppe der Apotheker ansprachen, sind es inzwischen wesentlich mehr geworden (Tab. 1.3-1). Fast alle Zeitungen vermitteln neben den berufspolitischen Nachrichten mehr oder weniger wissenschaftliche Informationen aus dem Bereich der Pharmazie und Medizin, so dass sie alle als Informationsquellen in Frage kommen. Der Apotheker sollte aber eine Auswahl treffen und prüfen, ob die Informationen sachlich richtig sind und eine objektive Bewertung der Inhalte zulassen oder ob die Informationen mehr oder weniger redaktionelle Werbung sind. Indizien für die zweite Beurteilung sind die mehrfache Nennung eines einzigen Fertigarzneimittels in einem Bericht oder der Hinweis auf ein von einer pharmazeutischen Firma geführtes Symposium. Dabei werden häufig Pressetexte einer vom Hersteller beauftragten PR-Agentur verwendet, es findet also keine eigene redaktionelle Verarbeitung der Symposiumsthemen statt. Auch wird häufig die generische INN-Bezeichnung in einem Beitrag mit einer (rein zufällig) daneben positionierten Anzeige des entsprechenden Fertigarzneimittels verbunden. Solche Informationen sind zwar erfahrungsgemäß nicht falsch, sie zeichnen aber unter Umständen durch Weglassen negativer Fakten oder fehlender Vergleiche zu anderen Arzneistoffen ein zu gutes und damit nicht objektives Bild eines Arzneimittels und lassen dadurch auf gesponserte Firmenbeiträge schließen. Als negativ ist ebenfalls zu bewerten, wenn in einem Übersichtsbeitrag durch fehlende Literaturangaben nicht die Möglichkeit gegeben wird, sich über weitere Literaturstellen, ggf. über Primärliteratur, tiefer und umfassender mit dem Thema zu beschäftigen. Über Neuerscheinungen auf dem Arzneimittelmarkt kann man sich auf dem Laufenden halten, indem man die entsprechenden Serien der Deutschen Apotheker Zeitung oder der Pharmazeutischen Zeitung sammelt. In ihnen werden neue Arzneimittel vorgestellt und kritisch bewertet.

Tab. 1.3-1: Deutschsprachige Fachzeitschriften mit der Hauptzielgruppe Apotheker(in)

Mit Magazincharakter
Deutsche Apotheker Zeitung
Pharmazeutische Zeitung
Pharma-Rundschau
Pharmazie in unserer Zeit
Mit vorwiegend wissenschaftlichen Beiträgen
(Übersichtsbeiträge, Besprechungen, keine Primärliteratur)
Medizinische Monatszeitschrift für Pharmazeuten
Krankenhauspharmazie
Apotheke und Krankenhaus
Der Arzneimittelbrief
Arznei-telegramm
pharma kritik
PZ Prisma
Mit vorwiegend wissenschaftlicher Primärliteratur
(auch in englischer Sprache)
Archiv der Pharmazie
European Journal of Pharmaceutics and Biopharmaceutics
Planta Medica
Arzneimittel-Forschung
Die Pharmazie

1.3.2 Herstellerinformationen

Neben den Fachzeitschriften als Informationsquellen lassen sich zu einzelnen Arzneimitteln auch die vom Hersteller verfassten Medien zur Unterrichtung heranziehen.

Zur Verfügung stehen neben den obligatorischen Beipackzetteln nach § 11 des Arzneimittelgesetzes (AMG) die seit dem 1. Februar 1987 im Zulassungsverfahren durch das Bundesinstitut für Arzneimittel und Medizinprodukte zu genehmigenden Fachinformationen (§ 11 a AMG), die auf Anforderung den Heilberufen vom Hersteller zur Verfügung gestellt werden müssen. Vorläufer dieses Mediums waren die auf freiwilliger Basis durch den Hersteller verfassten Gebrauchsinformationen für Fachkreise.

Durch den Bundesverband der Pharmazeutischen Industrie (BPI) werden die Fachinformationen zusätzlich auf Datenträgern angeboten. In ihnen wird in 19 vorgegebenen Punkten (Tab. 1.3-2) das Profil des jeweiligen Arzneimittels beschrieben. Da diese herstellerabhängigen Informationsmedien dem Heilmittelwerbegesetz genügen müssen, werden in den Fachinformationen keine offenen Vergleiche mit Konkurrenzprodukten veröffentlicht, was die vergleichende Bewertung des Arzneimittels durch den Apotheker oder Arzt ausschließlich mit dieser Information erschwert.

Durchaus vergleichbar mit den Fachinformationen sind die Standardinformationen für Krankenhausapotheker, deren inhaltliche Gestalt zwischen der Arbeitsgemeinschaft Deutscher Krankenhaus-Apotheker und dem BPI vereinbart worden ist.

Eine weitere Informationsquelle ist selbstverständlich auch der nach § 11 AMG vorgeschriebene Beipackzettel, der in der Regel aber keine Informationen enthält, die über die der Fachinformation und Standardinformation für Krankenhausapotheker hinausgehen.

Neben diesen streng formatierten Informationen stellt die Industrie weitere wissenschaftliche Informationsschriften (oft als „Hochglanzbroschüren" bezeichnet) her, die inhaltlich keinen gesetzlichen Vorgaben unterliegen, sondern in erster Linie unter Berücksichtigung des Heilmittelwerbegesetzes nach Marketing-Gesichtspunkten zusammengestellt sind und als Zielgruppe den verordnenden Arzt ansprechen sollen. Es empfiehlt sich, diese Broschüren einer kritischen Prüfung zu unterziehen und dem Arzt eine Wertung bzw. eine Interpretation zukommen zu lassen, denn es gibt genügend Beispiele, die belegen, dass gerade diese Informationsmittel die objektive Beurteilung des beworbenen Arzneimittels nicht zulassen.

Damit Informationen aus Zeitungen oder Herstellerinformationen nicht verloren gehen, empfiehlt es sich, die Literaturstellen zu dokumentieren und ein Ordnungssystem zu schaffen, das den Zugriff auf bereits dokumentierte Literaturstellen ohne Schwierigkeiten ermöglicht.

Bewährt haben sich Systeme, die als Ordnungsprinzip die Indikationsgruppen der Roten Liste benutzen. Bei diesem System werden sowohl Beschreibungen der Krankheitsbilder, Therapiekonzepte, aber auch Berichte über einzelne Arzneimittel unter der entsprechenden Nummer der Roten Liste abgelegt. Als Alternative bietet sich ein System mit zwei Registern an. Ein Register mit den Krankheitsbildern bzw. medizinischen Beiträgen, das zweite Re-

Tab. 1.3-2: Fachinformation nach § 11 a Arzneimittelgesetz

	Die Fachinformation (Gebrauchsinformation für Fachkreise) muss enthalten
1	die Bezeichnung des Arzneimittels; § 10 Abs. 1 a AMG findet entsprechende Anwendung
2	bei Arzneimitteln, die nur auf ärztliche, zahnärztliche oder tierärztliche Verschreibung abgegeben werden dürfen, den Hinweis „Verschreibungspflichtig", bei Betäubungsmitteln den Hinweis „Betäubungsmittel", bei sonstigen Arzneimitteln, die nur in Apotheken an Verbraucher abgegeben werden dürfen, den Hinweis „Apothekenpflichtig", bei Arzneimitteln, die einen Stoff oder eine Zubereitung nach § 49 AMG enthalten, den Hinweis, dass dieses Arzneimittel einen Stoff enthält, dessen Wirkung in der medizinischen Wissenschaft noch nicht allgemein bekannt ist und für das der pharmazeutische Unternehmer der zuständigen Bundesoberbehörde einen Erfahrungsbericht nach § 49 Abs. 6 AMG vorzulegen hat
3	die Stoff- oder Indikationsgruppe, die wirksamen Bestandteile nach Art und Menge; § 10 Abs. 6 AMG findet Anwendung
4	die Anwendungsgebiete
5	die Gegenanzeigen
6	die Nebenwirkungen
7	die Wechselwirkungen mit anderen Mitteln
8	die Warnhinweise, soweit dies für Behältnisse, äußere Umhüllungen, die Packungsbeilage oder die Fachinformation durch Auflagen der zuständigen Bundesoberbehörde nach § 28 Abs. 2 Nr. 1 Buchstabe a AMG angeordnet oder durch Rechtsverordnung nach § 12 Abs. 1 Nr. 3 oder nach § 36 Abs. 1 AMG vorgeschrieben ist
9	die wichtigsten Inkompatibilitäten
10	die Dosierung mit Einzel- und Tagesgaben
11	die Art der Anwendung und bei Arzneimitteln, die nur begrenzte Zeit angewendet werden sollen, die Dauer der Anwendung
12	Notfallmaßnahmen, Symptome und Gegenmittel
13	die pharmakologischen und toxikologischen Eigenschaften und Angaben über die Pharmakokinetik und Bioverfügbarkeit, soweit diese Angaben für die therapeutische Verwendung erforderlich sind
14	soweit erforderlich sonstige Hinweise, insbesondere Hinweise für die Anwendung bei bestimmten Patientengruppen
15	die Dauer der Haltbarkeit und, soweit erforderlich, die Haltbarkeit nach der Öffnung des Behältnisses oder nach Herstellung der gebrauchsfertigen Zubereitung durch den Anwender
16	die besonderen Lager- und Aufbewahrungshinweise
17	die Darreichungsformen und Packungsgrößen
18	den Zeitpunkt der Herausgabe der Information
19	den Namen oder die Firma und die Anschrift des pharmazeutischen Unternehmens

gister für Arzneimittel und Arzneimittelgruppen. In beiden Registern wird nach Alphabet geordnet. Als andere Alternative ist ein Generalalphabet für alle abgelegten Literaturstellen zu nennen.

Will man die abgelegten Dokumentationen optimal nutzen, empfiehlt es sich, aus jedem Dokument charakteristische Schlüsselwörter herauszusuchen und diese mit der Fundstelle in einer alphabetisch geordneten Kartei zu erfassen. Auf diese Weise kann der Benutzer in seine Dokumentation über mehrere Stichworte einsteigen und wird automatisch zu allen Literaturstellen, in denen das Stichwort behandelt wird, hingeführt. Dieses Schlüsselwortsystem, das von vielen Fachzeitschriften durch Angabe entsprechender Stichworte zu jedem Beitrag unterstützt wird, lässt sich selbstverständlich auch durch EDV erfassen. Der Zugriff erfolgt damit schneller und kann durch Schlüsselwortkombinationen speziell eingeengt werden. Entsprechende Software für Literaturzitaten-Datenbanken werden kommerziell angeboten.

Außerdem stehen natürlich auch zentrale Literaturdatenbanken für eine Recherche zur Verfügung, z. B. DIMDI (Deutsches Institut für medizinische Dokumentation und Information), die inzwischen auch über Internet abgerufen werden können.

1.3.3 Bücher als Informationsquelle

Neben Zeitschriften bieten sich Bücher als Arzneimittelinformationsquellen an. Als herstellerabhängige Quelle ist die Rote Liste zu nennen, bei der von den Mitgliedsfirmen des BPI, VFA, BAH und des

Deutschen Generikaverbandes e.V. jährlich neu in Kurzform ca. 9000 Fertigarzneimittel mit Zusammensetzung, Indikation, Gegenanzeigen, Neben- und Wechselwirkungen sowie toxikologischen Angaben und Anwendungshinweisen vorgestellt werden. Ähnliches gilt für „die Liste Pharmindex“. Beide Listen sind zur schnellen Orientierung über ein Arzneimittel geeignet.

Unabhängige, bewertende Informationen über Arzneimittel werden in den letzten Jahren den Fachkreisen immer mehr auch in Buchform angeboten, z. B. Fricke/Klaus „Neue Arzneimittel“ (Wissenschaftliche Verlagsgesellschaft, Stuttgart) oder Buchreihe „Offizin und Praxis“ (Govi-Verlag, Eschborn). Darüber hinaus sollten neben den Lehrbüchern aus dem Bereich der Hochschule, wie z. B. Mutschler, Arzneimittelwirkungen, oder Ammon, Arzneimittelneben- und -wechselwirkungen, die in Tab. 1.3-3 angegebenen Nachschlagewerke als Informationsquellen genutzt werden.

Tab. 1.3-3: Nachschlagewerke zur Arzneimittelinformation

- ☐ Pharmazeutische Stoffliste
- ☐ Präparateliste Naturheilkunde 2003
- ☐ Graue Liste – Verzeichnis homöopathischer Arzneimittel
- ☐ Gelbe Liste – Verschreibungspflichtige Arzneistoffe
- ☐ Arzneimittel (Helwig/Otto)
- ☐ Tabellen für die pharmazeutische Praxis (Gebler)
- ☐ Normdosen der gebräuchlichsten Arzneimittel und Drogen (Haffner/Schultz/Schmid/Braun)
- ☐ Pädiatrische Dosistabellen (Harnack/Janssen)
- ☐ Index Nominum

1.3.4 Elektronische Medien

Neben den Printmedien lassen sich auch elektronische Medien als Informationsquellen in der Apotheke nutzen; dazu wird entweder ein dezentrales System auf autonomen Apothekencomputern angeboten oder der Zugang zu den Daten auf zentralen Großrechnern online oder über Internet ermöglicht. Die bisher umfangreichste Arzneimittel-Informationsdatenbank wurde von der ABDA (ABDATA) aufgebaut. Dort sind zu etwa 30 000 deutschen Fertigarzneimitteln Basisinformationen, wie z. B. Warnhinweise, Indikationen, Kontraindikationen und Interaktionen sowie Dosierungs- und Einnahmevorschriften abgespeichert. Zusätzlich können für ca. die Hälfte der Fertigarzneimittel weitergehende, detaillierte Informationen abgerufen werden, die pharmakokinetische und -dynamische Stoffeigenschaften, Dosierungshinweise, Nebenwirkungen und Kontraindikationen enthalten. Durch Verknüpfungen lassen sich über die Zusammensetzung unter Angabe der Inhaltsstoffe oder Indikationen die entsprechenden Fertigarzneimittel abrufen. Außerdem besteht die Möglichkeit, nach Eingabe verschiedener Arzneimittel die theoretisch abgeleiteten Interaktionen transparent zu machen. Zusätzlich bietet ABDATA (früher Arzneibüro der ABDA) tagesaktuelle Informationen zu Änderungen und Neueinführungen auf dem Arzneimittelmarkt sowie BfArM-Entscheidungen und Mitteilungen der Arzneimittelkommissionen über „Info-Aktuell“ an. Neben der ABDA-Datenbank werden von mehreren Verlagen und Software-Häusern zusätzliche Informationsprogramme angeboten zu Themenbereichen, wie Reiseprophylaxe, Impfungen, Homöopathie, Dermopharmazie, Rezepturen, Tierarzneimittel u. a. m.

Die Pharmazeutische Stoffliste ist die Datenbasis für medizinische und pharmazeutisch verwendete Stoffe. Aufgenommen werden Stoffe, deren Bedeutung für das In- und Ausland ausreichend dokumentiert ist und die für die Apothekenpraxis relevant sind. Eine Stoffmonographie enthält Titel und Herkunftsbezeichnungen, Referenznummern und Synonyme, außerdem die Summen- und Strukturformel sowie physikalisch-chemische Daten. Jedem Stoff werden alphabetisch deutsche und internationale Fertigarzneimittel zugeordnet. Inzwischen sind über 100 000 ausländische Arzneimittel aus über 40 Ländern mit Handelsnamen, Darreichungsformen, Hersteller, qualitativer Zusammensetzung und Herkunftsland erfasst.

1.3.5 ABDA-Lochkarte als Informationsträger

Als Basis für die ABDA-Lochkarte wurde ein einheitlicher Code geschaffen, auf den sich im Jahr 1969 der pharmazeutische Großhandel und der Deutsche Apothekerverein geeinigt hatten, und der, aus 6 Ziffern und einer Prüfziffer bestehend, die Pharmazentralnummer verschlüsselt enthält. In der Kopfzeile (Abb. 1.3-1) ist das Feld **2** für Warn- und Hinweiszeichen vorgesehen. Im Textfeld sind die Bezeichnung für die jeweilige therapiegerechte Packungsgröße (Normpackungsbezeichnung N 1, N 2, N 3) sowie andere Normpackungsgrößen aufgenommen. Außerdem können dort auch Hinweise über die Art der Lagerung stehen. Im Feld **11** wird die jeweils kleinste Anstaltspackung angegeben (über die Bedeutung der übrigen Felder s. die Erläuterung zu Abb. 1.3-1).

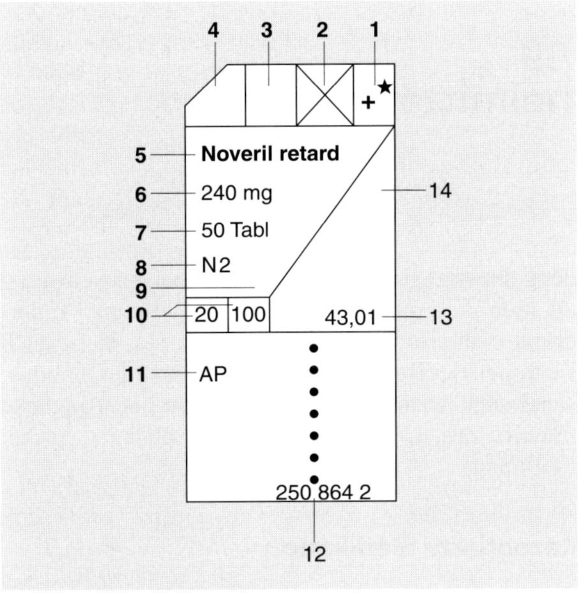

Abb. 1.3-1: ABDA-Lochkarte:

1 Rezeptpflicht
2 Warn- und Hinweiszeichen
3 Bestellmenge
4 Bestellpunkt
5 Artikelbezeichnung
6 Stärke
7 Packungsgröße – Darreichungsform
8 Normpackungsbezeichnung
9 Art der Lagerung, z. B. < 6° C, < 20° C
10 weitere Normpackungsgrößen
11 Hinweis auf kleinste Anstaltspackung
12 Pharmazentralnummer
13 Verkaufspreis
14 Diagonalstrich als Verfallshinweis

Bei der Auswahl der Warn- und Hinweiszeichen (Abb. 1.3-2) für Problemarzneimittel bzw. deren Einnahmevorschriften im Feld **2** der Abbildung 1.3-1 ist die Kombination der Zeichen nur begrenzt möglich. Aus den Ziffern ergeben sich die jeweiligen Zeichen, die auf der ABDA-Lochkarte enthalten sein können, in ihrer Kombination (Abb. 1.3-3). Die Warn- und Hinweiszeichen werden angegeben, wenn das Arzneimittel eine Nebenwirkung, Kontraindikation bzw. Interaktion mit den bestimmten Arzneimittelgruppen haben kann.

Für das Beispiel Noveril retard (Abb. 1.3-1) ist die Nebenwirkung Tachykardie angegeben. Somit können gleichzeitig eingenommene Antihypertonika in ihrer Wirkung beeinflusst werden. Die betreffende Lochkarte erhält demzufolge das Symbol, das in Abbildung 1.3-2 unter **4** aufgeführt ist.

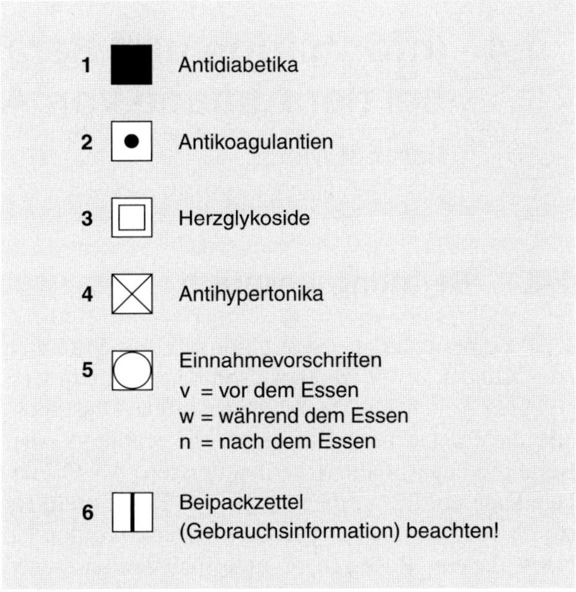

Abb. 1.3-2: Warn- und Hinweiszeichen

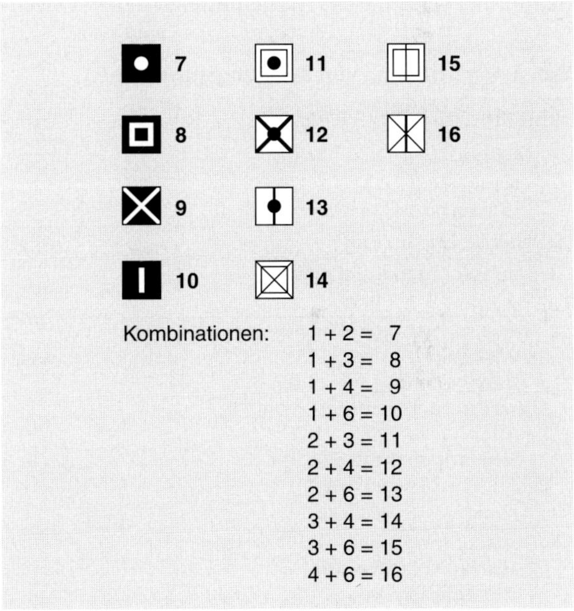

Abb. 1.3-3: Kombination der Warn- und Hinweiszeichen

1.4 Information und Beratung bei der Abgabe von Arzneimitteln

Hartmut Morck

1.4.1 Beratungsgespräch

Jede Beratung oder jedes Gespräch mit Patienten oder Kunden in der Apotheke sollte nach einem festgelegten Schema (Tab. 1.4-1) ablaufen. Dies muss alle die Punkte berücksichtigen, die während einer Beratung angesprochen werden müssen. Als Grundlage kann ein Raster dienen, der von H. Liekfeld für das Praktikum „Davos 1988" entwickelt worden ist. Nach diesem Raster wird unterschieden zwischen Beratung bei rezeptierter Medikation und bei Selbstmedikation. Während die Schwerpunkte der Information bei rezeptierten Arzneimitteln in der Anwendung des Arzneimittels liegen, steht bei der Selbstmedikation die Auswahl des Arzneimittels im Vordergrund (weiterführende Literatur s. S. 71). Siehe auch Leitlinien der Bundesapothekerkammer für Qualitätssicherung: Arzneimittelinformation in der Apotheke (Pharm. Ztg. 148 (2003) 709, www.abda.de; Suche: Leitlinien).

Rezeptierte Medikation

Wird in der Apotheke ein Rezept vorgelegt, muss zunächst festgestellt werden, ob es sich um eine Erst- oder um eine Wiederholungsverordnung han-

Tab. 1.4-1: Strategie von Beratungsgesprächen

Rezeptierte Medikamente	Selbstmedikation
1 Rezeptvorlage – Neuverordnung – Wiederholungsverordnung	**1** Kundenwunsch – Symptom, Beschwerdeschilderung – Arzneimittelwunsch
2 Welche Erkrankung	**2** Diagnosestellung, -sicherung
3 Therapieregime, -schema	**3** Therapiemöglichkeit, Arztbesuch und Verhaltensmaßnahmen
4 Hinweise zur Complianceförderung bezüglich – Wirkung – Nebenwirkung Unter Berücksichtigung von – Alter – Schwangerschaft, Stillzeit – Anderen Erkrankungen	**4** Auswahl des „richtigen" Arzneimittels mit Hinweisen auf – Wirkung – Nebenwirkung – Kontraindikationen Unter Berücksichtigung von – Alter – Schwangerschaft, Stillzeit – Anderen Erkrankungen
5 Dosierung erfragen nach Menge pro Dosis/Tag/Woche sowie – Therapiebeginn – Absetzphänomene – Anwendungsdauer	**5** Dosierung festlegen nach Menge pro Dosis/Tag/Woche sowie – Therapiebeginn – Therapiebeendigung – Anwendungsdauer
6 Anwendungsart, Einnahmeverhalten – Tageszeit – Mahlzeiten – Begleitflüssigkeit – Körperhaltung – Art und Weise der Einnahme	**6** Anwendungsart, Einnahmeverhalten – Tageszeit – Mahlzeiten – Begleitflüssigkeit – Körperhaltung – Art und Weise der Einnahme
7 Gefahrenhinweise – Kontraindikationen – Interaktionen – Nebenwirkungen	**7** Interaktionen – Rezeptierte Arzneimittel – Andere Arzneimittel der Selbstmedikation
8 Erläuterungen, Ergänzungen zum Beipackzettel	**8** Erläuterungen, Ergänzungen zum Beipackzettel
9 Zusatzempfehlungen – Diätetische Maßnahmen – Verhaltensregeln – Zusatzmedikation	**9** Zusatzempfehlungen – Diätetische Maßnahmen – Verhaltensregeln – Zusatzmedikation

delt. Dies ist insbesondere bei chronischen Erkrankungen wichtig, da zum Beispiel bei Bluthochdruck oder einer Herzinsuffizienz die Beratung zur Erstverordnung wesentlich intensiver sein muss als bei Wiederholung der Medikation. Der Apotheker kann dies, ohne zu fragen, an den verordneten Packungsgrößen erkennen. N1-Packungen leiten meist eine Primärtherapie ein. N2-Packungen oder größer stehen für Wiederholungsverordnungen, die sich bereits bewährt haben.

Aus dem Rezept kann der Apotheker auch die Daten entnehmen, die er bei der Beratung berücksichtigen muss, wie z.B. Alter oder Geschlecht, falls Dritte das Rezept einlösen.

Aus den verordneten Arzneimitteln lassen sich außerdem Überlegungen zur Erkrankung anstellen und Symptome ableiten. Ist z.B. ein Goldpräparat verordnet worden, kann auf eine progredient verlaufende chronische Polyarthritis geschlossen werden. Außerdem sollten aus den verordneten Arzneimitteln Folgerungen für das passende Therapieregime bzw. das passende Therapieschema gezogen werden. Ergebnis dieser Überlegungen werden gezielte Hinweise zur Wirkung und Nebenwirkungen sein, um die Einnahmedisziplin des Patienten zu fördern. Dabei sind das Alter des Patienten, sein Zustand (Schwangerschaft, Stillzeit) sowie etwaige andere Erkrankungen, wie z.B. Hyperthyreose oder Niereninsuffizienz zu berücksichtigen, da diese die Pharmakodynamik und -kinetik der Arzneimittel beeinflussen können.

Gleiches gilt für die Dosierung, die, meistens vom Arzt vorgegeben, im Gespräch noch einmal erfragt werden sollte, um kontrollieren zu können, ob sie richtig verstanden worden ist, und um beispielsweise bei einschleichender Dosierung deren Sinn zu erklären, Therapieabbrüche und Absetzphänomene mit den daraus folgenden Komplikationen zu vermeiden. Außerdem muss die Anwendungsdauer noch einmal erläutert werden; dies ist insbesondere bei Antibiotika und Antihypertonika notwendig. Auf jeden Fall muss der Patient über die Anwendungsart aufgeklärt werden, ob das Arzneimittel vor, während oder nach einer Mahlzeit, also im unmittelbaren Zusammenhang mit einer Mahlzeit oder unabhängig von einer Mahlzeit, d.h., im Abstand von mindestens zwei Stunden zu einer Nahrungsaufnahme eingenommen werden soll. Die Flüssigkeitsmenge, mit der eine feste orale Arzneiform appliziert werden muss, sollte vorgegeben und außerdem erläutert werden, in welcher Körperhaltung Arzneimittel eingenommen werden. Um Ösophagusulzera zu vermeiden, empfiehlt es sich, Arzneimittel immer in aufrechter Haltung einzunehmen. Auch bettlägrige Patienten sollten, wenn möglich, ihre Arzneimittel in Sitzposition einnehmen. Sind zirkadiane Einnahmevorschriften gemacht worden, die aus pharmakodynamischen oder -kinetischen Gründen einen optimaleren Therapieerfolg erwarten lassen, sollten diese noch einmal erklärt und auf strikte Einhaltung hingewiesen werden (s. auch „Hinweise zur richtigen Handhabung und Aufbewahrung von Arzneimitteln“, S. 112f.).

Ohne den Patienten zu verunsichern, müssen in einem Beratungsgespräch außerdem auch Kontraindikationen und Interaktionen berücksichtigt werden, soweit daneben noch andere Erkrankungen, z.B. Glaukom oder Prostatahyperplasie vorliegen, oder weil zusätzlich noch andere Arzneimittel eingenommen werden. Soweit sich Gefahren bzw. die Beeinträchtigung normaler Körperfunktionen aus der verordneten Arzneitherapie ergeben können, sollten dazu Hinweise gegeben werden, z.B. zur Beeinträchtigung der Fahrtüchtigkeit oder der intellektuellen Leistungsfähigkeit.

Jeder Apotheker sollte dem Patienten anbieten, bei der Lektüre des Beipackzettels behilflich zu sein. Trotz der gesetzlichen Vorgabe, „diesen verständlich in deutscher Sprache zu verfassen“, sind die meisten Gebrauchsinformationen für den Laien nicht verständlich und verunsichern so, dass in vielen Fällen, wie Studien gezeigt haben, die Arzneimittel nicht eingenommen werden.

Bei vielen Erkrankungen kann die Therapie mit Arzneimitteln sinnvoll durch adjuvante Maßnahmen unterstützt werden, was unter Umständen den therapeutischen Erfolg beschleunigt. Als adjuvante Maßnahmen bieten sich diätetische Maßnahmen, allgemeine Verhaltensregeln oder die zusätzliche Applikation anderer Arzneimittel an. Hinweise auf diese Möglichkeiten würden das Beratungsgespräch mit dem Patienten sinnvoll ergänzen und abschließen.

Beratung bei Selbstmedikation

Vom Grundsatz her verläuft das Gespräch mit dem Kunden, der nach Schilderung der Symptome oder seiner Beschwerden die Lösung seiner Probleme durch den Apotheker erwartet oder mit dem Wunsch nach einem bestimmten Arzneimittel in die Apotheke kommt, nach dem gleichen Muster wie das Beratungsgespräch bei rezeptierter Medikation ab, obwohl die Ausgangslage eine andere ist und die Überlegungen des Apothekers zunächst auf Absicherung der vom Patienten gestellten Diagnose gerichtet sein müssen. Der Apotheker sollte zuerst entscheiden, ob aufgrund der Angaben die Selbstmedikation überhaupt in Frage kommt oder ob die Diagnose durch einen Arzt abgeklärt werden muss. Hierbei sollte immer nach bereits mit oder ohne Erfolg durchgeführten Therapieversuchen geforscht werden. Erst wenn sicher ist, dass die medikamentöse Maßnahme ohne ärztliche Untersuchung vertretbar ist, kann unter Berücksichtigung der Wirkweise, Nebenwirkungen und Kontraindikationen sowie der persönlichen Situation des Kunden (Alter, Schwangerschaft, Stillzeit etc.) das „richtige" Arzneimittel ausgewählt und die Dosierung und Anwendungsdauer mit dem Kunden festgelegt werden.

Ähnlich wie bei rezeptierten Arzneimitteln müssen die Anwendungsart erklärt und begleitende Einnahmehinweise gemacht werden. Bei der Auswahl des Arzneimittels müssen mögliche Interaktionen bedacht und Erläuterungen zum Beipackzettel angeboten werden. Auch in der Selbstmedikation empfiehlt es sich, den Kunden auf adjuvante Therapiemöglichkeiten hinzuweisen.

In Tab. 1.4-1 sind die Inhalte der Beratungsgespräche noch einmal in einer Checkliste zusammengefasst.

An einem Beispiel soll die Strategie eines Beratungsgesprächs nachempfunden werden. Das Beispiel ist entnommen aus der von Uwe Fricke, Adalbert Keseberg und Hermann Liekfeld in der Pharmazeutischen Zeitung veröffentlichten Serie „Empfehlungen für die Selbstmedikation nach Leitsymptomen" (Pharm. Ztg. 137 (1993) 33: Leitsymptom Gerötetes Auge).

Ein Kunde klagt über Fremdkörpergefühl im Auge, begleitet mit Brennen, vermehrter Tränensekretion, zeitweise Juckreiz und Lichtscheu, zusätzlicher ein- oder beidseitiger diffuser Rötung vornehmlich des Bindehautsackes.

Zur Diagnosesicherung muss der Apotheker durch Befragung ausschließen, dass die Schädigung durch mechanische oder physikalisch-chemische Ursachen ausgelöst wurde. In diesem Falle liegt es nahe, die geschilderten Symptome einer Conjunctivitis catarrhalis zuzuordnen, die als Begleiterscheinung bei Infektionen im Hals-Nasen-Ohren-Bereich häufig ist.

Trotz der relativ einfachen Diagnosesicherung muss der Apotheker bei dem Therapievorschlag immer berücksichtigen, dass trotzdem eine Hornhautschädigung vorliegen kann, insbesondere dann, wenn eine längerandauernde schwerwiegende (virale) Infektion mit Hornhautbeteiligung durchgemacht worden ist. Die vom Apotheker empfohlene Selbstmedikation kann deshalb nur kurzfristig sein.

Angewandt werden sollte ein Alpha-Sympathomimetikum zur lokalen Applikation, am besten in viskositätserhöhter Lösung, zum Beispiel Oxymetazolin in Polyvinylalkohol oder Tetryzolin plus Polyvinylpyrrolidon; Tetryzolin ist wegen der kurzen Wirkdauer und der danach zu erwartenden reflektorischen Gefäßerweiterung nicht Mittel der ersten Wahl.

Bei Überempfindlichkeit gegen Konservierungsmittel empfiehlt sich die Verwendung von Einmaldosen ohne Konservierung. Dabei muss vom Apotheker beachtet werden, dass einige Einmaldosenapplikationsformen für das Auge auch mit Benzalkoniumchlorid konserviert sind.

1.4.2 Schmerzmittel

Analgetika stehen nicht nur bei den verordneten Arzneimitteln auf Platz 1, sie führen auch in der Selbstmedikation die Liste der von Kunden am meisten gewünschten Arzneimittel an. Rund 80 % der Analgetika werden ohne Rezept gekauft. Bei 5 % der Bevölkerung wird ein zu hoher Analgetikakonsum vermutet, bei Frauen ist der Missbrauch häufiger anzutreffen als bei Männern.

Dieser Sachverhalt macht die große Verantwortung des Abgebenden deutlich, zumal die Auswahl des geeigneten Analgetikums in der Selbstmedikation Kenntnisse über Art und Ursache der Schmerzen voraussetzt. Dabei muss beachtet werden, dass die Wahrnehmung des Schmerzes von vielen Faktoren, wie z. B. Müdigkeit, Angst oder der Schmerzerwartung, abhängig ist. Darüber hinaus konnte in Studien gezeigt werden, dass die Persönlichkeit sich ebenfalls auf die Schmerzwahrnehmung auswirkt. Der introvertierte Mensch hat eine niedrigere Schmerzempfindungsschwelle als der extrovertierte. Auch Suggestion kann die Schmerzempfindlichkeit modifizieren. Nahezu 35 % der in einer Studie zusammengefassten Patienten mit Schmerzen verschiedener Genese berichteten nach Einnahme von Placebos, dass die Schmerzen nachgelassen hätten.

Schmerzen sind in aller Regel ein Schutzmechanismus, da sie auf Störungen des Organismus hinweisen; dabei weisen die so genannten organischen Schmerzen auf defekte Gewebe oder Zelluntergang und die psychisch bedingten Schmerzen auf emotionale Störungen hin. Sie werden entsprechend ihrem Ursprung in somatische und viszerale (oder Eingeweide-)Schmerzen eingeteilt (Abb. 1.4-1).

Somatische Schmerzen

Zu ihnen gehört der **Kopfschmerz** als häufigste Art. Schätzungen gehen davon aus, dass jede Woche rund 15 % der Bevölkerung unter Kopfschmerzen leiden. Es werden zwei Arten von Kopfschmerzen unterschieden, die **intrakraniellen** und die **extrakraniellen Kopfschmerzen.**
Die intrakraniellen Schmerzen werden durch Entzündungen oder Druck auf empfindliche, primär

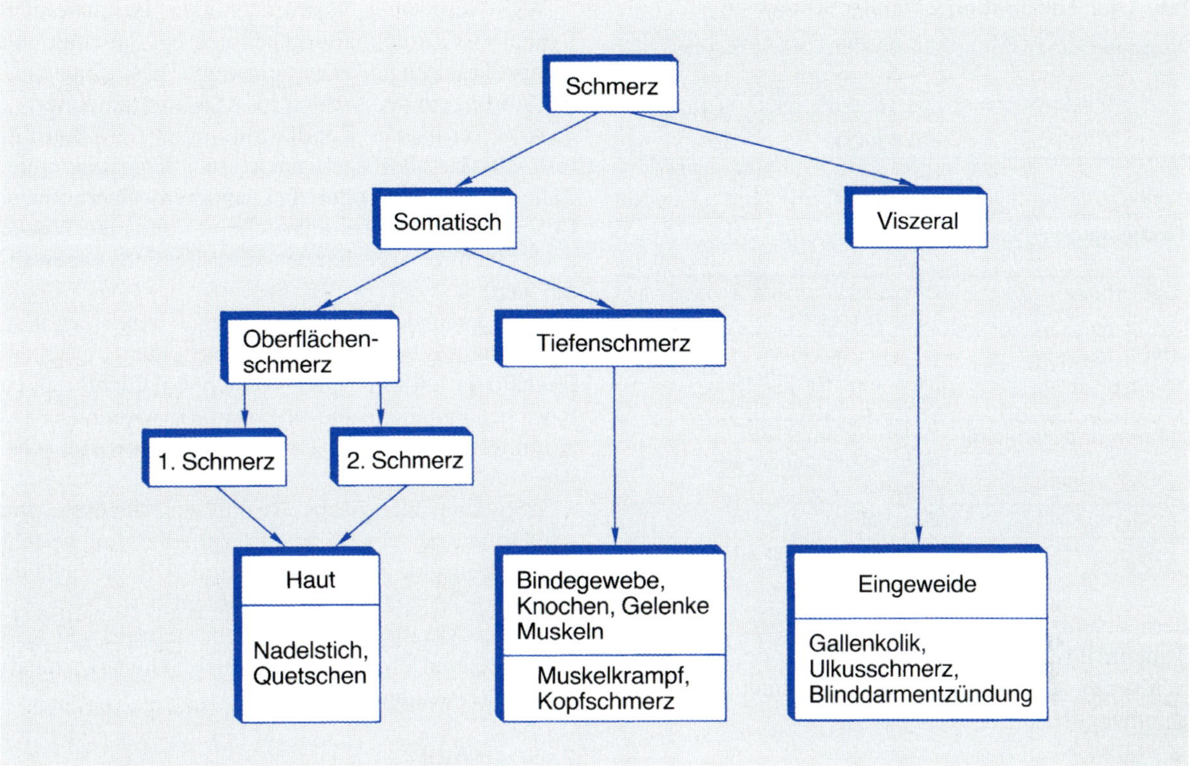

Abb. 1.4-1: Schmerzqualitäten und -beispiele

vaskuläre intrakranielle Strukturen verursacht. Ursache können u. a. Hämatome, Abszesse oder Tumore sein. Intrakranielle Kopfschmerzen sind tiefe, andauernde, stechende, aber auch dumpfe und selten rhythmisch pochende Schmerzen, die meistens morgens intensiver sind und mit Schwindel und Erbrechen einhergehen können. Außerdem werden Beeinträchtigungen des Seh- und Hörvermögens, Persönlichkeitsveränderungen sowie Sprach- und Verhaltensstörungen beobachtet. Sollte in Zusammenhang mit Kopfschmerzen eines dieser zusätzlichen Symptome vom Patienten genannt werden, muss der beratende Apotheker den Patienten zum Arzt schikken, um eine sofortige diagnostische Abklärung der Schmerzen herbeizuführen.

Der gewöhnliche Kopfschmerz gehört zu den extrakraniellen Schmerzen, die verschiedene Ursachen haben können. Zu dieser Gruppe zählt auch die **Migräne,** die durch intensive pochende, meist halbseitige Kopfschmerzen gekennzeichnet ist und über einige Stunden bis zu zwei Tagen andauern kann.

Des Weiteren werden **Spannungskopfschmerzen** zu den extrakraniellen Kopfschmerzen gerechnet. Sie beruhen auf Spasmen und lokalisieren sich meist auf beiden Seiten der Stirn. Ebenfalls im Bereich der Stirn konzentrieren sich die **Sinuskopfschmerzen** (auch Clusterkopfschmerzen genannt), die zusätzlich auch im Bereich der Augenregion auftreten können. Sie kehren oft wieder und lassen in der Regel zur gleichen Tageszeit nach.

Als **Neuralgien** werden die entlang der sensorischen Nerven auftretenden Schmerzen benannt. Häufig ist der Trigeminusnerv befallen. Die dann auftretenden Schmerzen sind stechend, ziehend, kurzzeitig auch qualvoll und konzentrieren sich im Bereich der Gesichts- und der Kieferregion. Die Schmerzmittel, die zur Selbstmedikation zur Verfügung stehen, sind meist nicht ausreichend, um diese Schmerzen auszuschalten.

Als **Myalgien** werden Muskelschmerzen bezeichnet, die durch Weichteilrheumatismus, Überanstrengungen oder Erkältungen verursacht werden können.

Dem **Gelenkschmerz** liegt in den meisten Fällen eine Arthritis, also ein entzündliches rheumatisches Geschehen (Entzündung der Membrana synovialis), eine Schleimbeutelentzündung oder auch eine Gelenkdeformation, eine Arthrose, zugrunde.

Viszerale Schmerzen

Viszerale Schmerzen (Eingeweideschmerzen) gehen von bestimmten Organen aus, werden aber vom Gehirn nicht diesen Organen zugeordnet, sondern äu-

Tab. 1.4-2: Lokalisation viszeraler Schmerzen

Ausgangsorgan	Lokalisation des Schmerzes
Blinddarm	Nabelgegend, verschoben zum rechten unteren Quadranten des Bauches
Blase	Unterbauch, unmittelbar über der Blase
Ösophagus	Schlund, unterer Nacken-, Armbereich, mittlere Brustregion
Gallenblase	Oberbauch, unterer rechter Schulterbereich
Herz	Nacken-, Schulter-, oberer Brust-, Unterarmbereich, häufiger auf der linken Seite
Nieren und Harnleiter	Tiefer Rückenbereich in der Gegend der genannten Organe
Magen	Oberbauch
Uterus	Unterer Bauchbereich

ßern sich als Schmerzen anderer Körperregionen. In Tabelle 1.4-2 sind die Lokalisationen der viszeralen Schmerzen in Abhängigkeit des Ausgangsorgans zusammengefasst.

Therapie

Analgetika, die in der Selbstmedikation zur Auswahl stehen, können vor allem bei der Behandlung somatischer Schmerzen angewandt werden. Viszerale Schmerzen müssen als Warnsignal schwerer Erkrankungen angesehen werden; sie bedürfen unbedingt der ärztlichen Diagnose. Selbstbehandlung darf nur vorübergehend als Überbrückungsmaßnahme bis zum Besuch beim Arzt durchgeführt werden.

Für die Selbstbehandlung stehen in erster Linie vier Substanzen mit eindeutig nachgewiesener Wirksamkeit zur Verfügung:

- ☐ Acetylsalicylsäure
- ☐ Paracetamol
- ☐ Ibuprofen
- ☐ Naproxen

Bei der Abgabe sollten vom Apotheker folgende Hinweise für seine Beratung beachtet werden.

Acetylsalicylsäure

Aufgrund der entzündungshemmenden Wirkung kann Acetylsalicylsäure (ASS) bei Schmerzen verabreicht werden, die von Entzündungen begleitet werden, ASS wirkt darüber hinaus fiebersenkend.

Aufgrund der Thrombozytenaggregationshemmung ist ASS nicht für Patienten mit Gerinnungsstörungen, Blutungsneigung oder unter Antikoagulanzientherapie geeignet.

ASS verursacht gastrointestinale Beschwerden. Deshalb ist Zurückhaltung geboten bei Patienten mit Ulkuserkrankungen oder sonstigen gastrointestinalen Störungen; bei Asthma ist ASS kontraindiziert.

ASS verursacht Kapillarblutungen im Gastrointestinaltrakt, aber auch nach einer Tonsillektomie, Zahnextraktionen oder bei anderen Operationen. Deshalb sollte ASS eine Woche vor und eine Woche nach einem entsprechenden Eingriff nicht angewendet werden.

ASS kann den Harnsäurespiegel durch negative Beeinflussung der renalen Ausscheidung erhöhen. Deshalb darf ASS nur mit Vorsicht bei Gichtkranken bzw. bei Patienten, die urikosurisch wirkende Arzneimittel (Probenecid) einnehmen, angewandt werden.

ASS kann allergische Reaktionen auslösen. Die Abklärung, ob eine Neigung zu Allergien besteht oder bereits eine ASS- oder Phenol-Allergie bekannt ist, ist vor Abgabe dringend geboten.

Wegen Verzögerung des Geburtstermins soll ASS in den letzten drei Monaten einer Schwangerschaft vermieden werden.

Paracetamol

Bei Schmerzen ohne entzündliche Begleiterscheinungen, z.B. Arthroseschmerzen, ist Paracetamol das Mittel der Wahl, da es nur sehr geringe antientzündliche Eigenschaften hat und den Schmerz vorwiegend zentral ausschaltet. Außerdem wirkt es fiebersenkend.

Paracetamol steigert nicht den Harnsäurespiegel und hat keine Wechselwirkung mit Antikoagulanzien.

Überdosierungen von Paracetamol führen zu Lebernekrosen. Chronischer exzessiver Gebrauch (5 g/Tag) über mehrere Wochen kann die Leber schädigen.

Die üblichen Dosierungen von ASS und Paracetamol sind in der Tab. 1.4-3 zusammengefasst.

Tab. 1.4-3: Dosierungen für Acetylsalicylsäure und Paracetamol

Alter (Jahre)	mg/4 h	Maximale 24-h-Dosierung (mg)
Unter 2	Es gibt keine empfohlene Dosierung in der Selbstmedikation; in diesem Alter sollte der Arzt entscheiden	
2–4	160	800
4–6	240	1200
6–9	320	1600
9–11	400	2000
11–12	480	2400
Erwachsene	1000	4000

Ibuprofen

Ibuprofen ist als antientzündlich wirkendes Analgetikum in Dosierungen von 200 bis 400 mg alle 4 bis 6 h, aber in der Selbstmedikation nicht mehr als 1,2 g in 24 h anzuwenden. Für Kinder wird eine Dosis bis zu 40 mg pro kg Körpergewicht je Tag empfohlen.

Wie bei ASS, aber seltener, treten unerwünschte gastrointestinale Wirkungen auf, die die Verwendung von Ibuprofen bei Ulkusanamnese verbieten.

Als Kontraindikationen für Ibuprofen werden Schwangerschaft und Stillzeit sowie Blutgerinnungsstörungen (auch unter der Therapie mit Antikoagulanzien) und Asthma beschrieben. Ähnlich wie bei ASS erhöht Ibuprofen den Harnsäurespiegel, so dass diese Substanz für Gichtpatienten und bei gleichzeitiger Therapie mit Urikosurika (Probenecid) nicht geeignet ist.

Naproxen

Neben Ibuprofen wurde zum 1. Juli 2002 in Deutschland auch Naproxen zur Therapie „leichter bis mäßig starker Schmerzen und Fieber“ in einer Einzeldosis von 250 mg beziehungsweise einer Tagesdosis bis 750 mg in der Anwendung für Erwachsene und Kinder ab 12 Jahren von der Verschreibungspflicht freigestellt.

Bezüglich der unerwünschten Wirkungen konnte nach der Auswertung von 48 Studien, die zum Teil gegen Ibuprofen, Paracetamol und Placebo durchgeführt wurden, gezeigt werden, dass die Inzidenzrate der unerwünschten Wirkungen in der Placebo- und der Naproxen-Gruppe fast gleich ist. Damit gehört Naproxen zu den gut verträglichen Analgetika.

Die Kontraindikationen sind deckungsgleich mit denen von Ibuprofen.

Kombinationspräparate

Insbesondere für die Selbstmedikation sind eine Vielzahl Kombinationsmittel im Handel. Inwieweit die Kombination zweier oben beschriebener Arzneistoffe Vorteile bringt, ist ungewiss; Das Bundesinstitut für Arzneimittel und Medizinprodukte, vormals Bundesgesundheitsamt, hat allerdings eine positive Monographie für die ASS/Paracetamol-Kombination verabschiedet. Die bisher veröffentlichten Studien jedenfalls sind den Beweis schuldig geblieben. Auch die Kombination mit Coffein bringt bei gewöhnlichen Kopfschmerzen oder allgemeinen Schmerzen keine oder nur geringfügige Therapievorteile. Vielmehr wird in Fachkreisen kontrovers diskutiert, ob durch die Coffeinwirkung ein Mehrverbrauch induziert wird, der zu einer Art Abhängigkeit von diesen Mitteln und zu Nierenschäden führen kann. Trotzdem hat die Deutsche Migräne- und Kopfschmerzgesellschaft die Kombination ASS/Paracetamol und Coffein in die Therapieempfehlung bei Schmerzen aufgenommen.

1.4.3 Laxanzien

Neben den Analgetika gehören die Laxanzien zu den umsatzstärksten Arzneimittelgruppen der Selbstmedikation und werden nach wie vor häufig falsch und missbräuchlich angewandt.

Die gesundheitlichen Schäden als Folgen des Fehlgebrauchs haben eine grundsätzlich neue Nutzen-Risiko-Bewertung der Abführmittel notwendig werden lassen. Dantronhaltige Arzneimittel sind inzwischen aufgrund lebertoxischer und kanzerogener Eigenschaften nicht mehr im Handel. Auch für anthrachinon- und bisacodylhaltige Abführmittel sind die Risiken bekannt, so dass deren Abgabe stets mit einer Beratung bzw. Information des Anwenders begleitet werden sollte.

Wie notwendig das ist, wird durch Zahlen belegt. Ca. 30 % der Bundesbürger nehmen mehr oder weniger regelmäßig Abführmittel ein. Davon betreiben ca. 10 % einen Abusus. Andererseits haben Untersuchungen in England gezeigt, dass von 200 vermeintlich obstipierten Patienten nur zwei wirklich eine der Definition entsprechende Obstipation hatten.

Wird ein Abführmittel von einem Kunden in der Apotheke gewünscht, sollte der Apotheker deshalb im Gespräch zunächst feststellen, ob wirklich eine Obstipation vorliegt.

Zur Abklärung der Obstipation sind folgende Fragen zu beantworten:

- ☐ Ist die Ernährung so zusammengesetzt, dass eine ausreichende Füllung des Darmes durch faserreiche Kost erreicht wird?
- ☐ Werden ausreichende Mengen Flüssigkeit zugeführt?
- ☐ Ist ein ungestörtes Funktionieren der Peristaltik und des Defäkationsreflexes gewährleistet?
- ☐ Wie ist das Stuhlverhalten? Wie lange liegt die letzte Entleerung zurück?

Obstipation

Werden eine, zwei oder alle vier Bedingungen nicht erfüllt, kann es zur Obstipation kommen, die als überlange Retention des Darminhaltes im Intestinaltrakt oder als verzögerte und oft schwierige Entleerung eines trockenen und harten Stuhles definiert ist.

Bezüglich der Frequenz der Entleerungen des Darmes ist allgemein anerkannt, dass drei Defäkationen pro Woche bis dreimal täglich als normal anzusehen sind.

Diese Erkenntnisse über die normale Defäkationsfrequenz an den Kunden weiterzugeben, ist eine der wichtigsten Aufgaben der Beratung und Information bei der Abgabe eines Abführmittels. Aufgrund der traditionellen, bereits im Säuglingsalter beginnenden falschen Hygieneerziehung, jeden Tag mindestens einmal Stuhl absetzen zu müssen, fühlen sich viele Menschen bereits verstopft, wenn z. B. wegen ernährungsbedingter unzureichender Darmfüllung nur jeden zweiten Tag Stuhl produziert wird. Gerade bei dieser Personengruppe ist der unnötige Griff zum Laxans vorprogrammiert.

Eine leichte, nicht unbedingt behandlungsbedürftige Obstipation liegt dann vor, wenn der Zeitraum zwischen zwei spontanen Darmentleerungen 3 bis 7 Tage beträgt.

Von einer schweren Obstipation spricht man, wenn nur mit Hilfsmitteln alle 8 bis 14 Tage Stuhlgang provoziert werden kann.

Klinisch wird außerdem zwischen der akuten und der chronischen, auch habituell genannten Obstipation unterschieden.

Ursachen der Obstipation

Eine plötzlich auftretende akute Obstipation oder die dramatische Verschlechterung einer chronischen Obstipation muss immer als Hinweis auf organische, intestinale Krankheitsprozesse (Tumore, Stenosen) gewertet werden, die unbedingt einer differentialdiagnostischen Abklärung durch einen Arzt bedürfen. Andere Ursachen einer akuten Obstipation können schmerzhafte Hämorrhoiden, Analfissuren, Fisteln, Abszesse oder Analthrombosen sein.

Im Gespräch mit dem Kunden sollte der Apotheker außerdem nach der Einnahme anderer Arzneimittel fragen, denn Sedativa, Tranquilizer und Antazida gehören zu den häufig angewandten Arzneimitteln, die als unerwünschte Wirkung auch eine Obstipation verursachen können.

Bei der chronischen Obstipation steht die Motilitätsstörung im Vordergrund, die in erster Linie in einer Fehlernährung, d. h., zuwenig Zufuhr von Ballaststoffen, ihre Ursache hat. Die Folgen der zu geringen Füllung des Darmes sind der Hypertonus der Kolonmuskulatur, die zirkuläre Engstellung des Darmlumens und das Ausbleiben der peristaltischen Massenbewegungen, die den Weitertransport des Darminhaltes erst garantieren.

Zeichen einer chronischen, auch manchmal spastisch genannten Obstipation sind stechende, krampfartige Leibschmerzen und ein schafkotähnlicher Stuhl. Gelegentlich wird die chronische Obstipation von einer „falschen" Diarrhö unterbrochen.

Neben falscher Ernährung wird eine chronische Obstipation häufig durch Laxanzien selbst verursacht. Klinische Studien haben gezeigt, dass ungefähr zwei Drittel aller chronischen Obstipationen auf Laxanzienabusus zurückgeführt werden können.

Richtige Anwendung der Laxanzien

Als Abführmittel stehen zur Verfügung:

- ☐ Hydragog wirkende Stoffe (Anthrachinone, Diphenylmethane, Rizinusöl)
- ☐ Stoffe mit physikalischem Wirkungsmechanismus (salinische Mittel, Polyalkohole, als Gleitmittel Paraffin, Quell- und Füllmittel)
- ☐ Stoffe mit mikrobiologischem Wirkungsmechanismus (Lactose, Lactulose, Lactitol).

Da in den meisten Fällen eine chronische Obstipation vorliegt, wird die Normalisierung des Stuhlgangs nicht mit der einmaligen Gabe eines Abführmittels erreicht werden können.

Wichtigste Voraussetzung einer Normalisierung ist die Umstellung der Ernährung auf faserreiche Kost. Zur medikamentösen Dauertherapie können nur Quell- und Füllmittel, wie Leinsamen, Flohsamen, Kleie oder entsprechende Fertigarzneimittel, die diese Arzneidrogen enthalten, empfohlen werden. Sie unterstützen gewissermaßen die Umstellung der Ernährung und fördern durch Quellung nach Ab- und Adsorption von Wasser die Volumenzunahme des Darminhalts und über den Dehnungsreiz reflektorisch auch die Peristaltik des Darmes.

Der erwünschte Effekt wird erst nach mehrmaliger Einnahme von ca. 10 bis 20 g pro Tag bei gleichzeitiger Zufuhr ausreichender Mengen Flüssigkeit erzielt. Zuwenig Flüssigkeit kann zur Verstärkung der Obstipation führen, da die Quell- und Füllmittel dann nur oberflächlich anquellen, im Übrigen aber einen trockenen, zusammenhängenden Brei bilden, der im Extremfall einen Obstruktionsileus verursachen kann.

Lactulose, Lactose und Lactitol, die nach mikrobiellem Abbau im Dickdarm über Milch- bzw. Essigsäure osmotisch und peristaltik-stimulierend wirken, können ebenfalls über längere Zeit eingenommen werden. Außer Blähungen sind keine Nebenwirkungen bekannt.

Alle anderen in Abführmitteln verarbeiteten Substanzen oder Pflanzenteile sind nur für den einmaligen oder gelegentlichen Gebrauch, auf keinen Fall für den Dauergebrauch geeignet. Anthrachinone, Diphenylmethane und Rizinusöl lösen als hydragog wirkende Abführmittel eine Malabsorption der Elektrolyte aus dem Darm aus, die sekundär zu einer Hemmung der Wasseraufnahme führt.

Über die Vermehrung der Flüssigkeitsmenge im Darmlumen wird der Stuhl wässrig und voluminöser und damit das Darmlumen gefüllt. Über den dadurch provozierten Dehnungsreiz wird die Entleerung des Darmes durch reflektorisch ausgelöste peristaltische Massenbewegungen eingeleitet. Die Elektrolytverluste bei einmaliger oder gelegentlicher Gabe sind so gering, dass Folgeschäden nicht auftreten.

Die chronische Gabe dieser Mittel kann allerdings zu Störungen des Elektrolythaushaltes führen. Im Vordergrund steht die Hypokaliämie. Normalerweise werden pro Tag mit dem Stuhl ca. 10 mval Kalium-Ionen ausgeschieden. Bei Einnahme von Laxanzien steigt dieser Wert unter Umständen auf 100 bis 140 mval an. Der gleichzeitige Wasserentzug aus dem Interstitium führt zusätzlich zu einem Natrium-Ionendefizit im Serum, das durch eine hormonell gesteuerte, erhöhte, renale Natriumretention ausgeglichen wird. Die erhöhte Natriumretention in der Niere ist aber mit einer erhöhten Ausscheidungsrate der Kalium-Ionen verknüpft, so dass die Hypokaliämie weiter verstärkt wird. Symptome einer (laxanzieninduzierten) Hypokaliämie sind Lähmungen der Darmmuskulatur, dadurch Verstärkung der Obstipation, Apathie, allgemeine Muskelschwäche und Herzrhythmusstörungen.

Andere unerwünschte Nebenwirkungen der Anthrachinone sowie der anthrachinonhaltigen Pflanzenextrakte und der entsprechenden Fertigarzneimittel sind:

- ☐ Veränderungen des intermuralen Nervengeflechtes (reversibel)
- ☐ Schädigungen der Kolonepithelzellen (irreversibel)
- ☐ Braunfärbung der Kolon- und Rektumschleimhaut, Melanosis coli (harmlos)

Außerdem werden in den letzten Jahren verstärkt gentoxische Effekte der Anthranoide diskutiert, die in In-vitro-Testen mit einigen Anthrachinonen nachgewiesen wurden, am Menschen aber noch nicht gesehen worden sind.

Bei Diphenylmethanen (Phenolphthalein, Bisacodyl, Natriumpicosulfat) ist neben Elektrolytverlusten, insbesondere bei Phenolphthalein, auf eine hohe allergene Potenz zu achten, es wird deshalb als Abführmittel nicht mehr angewandt. Die hinsichtlich der Elektrolytverluste beschriebenen Nebenwirkungen können beim Bisacodyl durch entsprechende Galenik (Freisetzung erst im Dickdarm) und sachgerechte Anwendung ausgeschlossen werden. Vorteil des nicht resorbierbaren Natriumpicosulfats ist, dass es in Tropfenform individuell dosiert werden kann und kaum Nebenwirkungen hat.

Wichtig für die Anwendung hydragog wirksamer Abführmittel ist es zu wissen, wann der erwünschte Erfolg eintritt. Anthrachinone entfalten ihre Wirkung erst nach 8 bis 10 h, Bisacodyl nach 6 bis 8 h, während bei Natriumpicosulfat in wässriger Lösung bereits nach 3 bis 5 h mit Stuhlgang gerechnet werden kann.

Salinische Abführmittel, wie Glaubersalz (Natriumsulfat-Decahydrat) und Bittersalz (Magnesiumsulfat-Heptahydrat) sind schlecht resorbierbare Salze, die über osmotische Eigenschaften abführend wirken, indem sie, als hypertone Lösungen gegeben, Wasser im Darmlumen zurückhalten (Wassermalabsorption). Richtig angewandt, 1 Esslöffel Salz auf 200 ml Wasser, kann vermieden werden, dass auch aus dem Interstitium Wasser ins Darmlumen einströmt.

Auch diese Salze eignen sich nicht zur Dauertherapie, da bei Überdosierung Elektrolytstörungen unvermeidbar sind. Glaubersalz kann eine Hypernatriämie hervorrufen, die Bluthochdruck provozieren kann. Von Bittersalz sind nach Dauergebrauch vereinzelt Magnesiumintoxikationen beschrieben worden, die sich in Reflexausfällen und Blutdruckabfall äußerten.

Paraffin als Gleitmittel ist inzwischen obsolet. Es verhindert die Resorption der fettlöslichen Vitamine A, D, E und K sowie der essentiellen Fettsäuren; dies kann bei chronischem Gebrauch zu entsprechenden Mangelerscheinungen führen.

Glycerolzäpfchen sind nach wie vor ein im Säuglings- und Kleinkindalter geeignetes Mittel, feste Stühle aufzuweichen und die Stuhlentleerung zu erleichtern. Ähnlich wirken Mikroklistiere mit salinischen Abführmitteln oder Glycerol.

Die Anwendung der Laxanzien beim Säugling oder Kleinkind ist grundsätzlich auf Einzelgaben zu beschränken, andernfalls besteht die Gefahr, dass dem Kind eine chronische Darmträgheit anerzogen wird, von der es, insbesondere später als Erwachsener nur schwer wieder loskommt. Der Mutter muss klar gemacht werden, dass Stuhlgang alle 2 bis 3 Tage kein Grund zur Aufregung ist, sofern dieser weiche Konsistenz hat. Dem regelmäßig auftretenden Defäkationsreiz muss unbedingt nachgegeben werden. Hat das Kind seltener als jeden dritten Tag Stuhlgang oder besteht dieser aus harten Bällchen, so muss die Ernährung auf große Mengen faserreiche Kost umgestellt werden (s. hierzu auch „Ernährungslehre und Diätetik“, S. 231). Bis zur Umstellung auf Gemüsebreie kann man sich bei Säuglingen damit helfen, dass man dem Fläschchen 1 bis 3 Teelöffel bis 1 bis 3 Esslöffel oder mehr Milchzucker ohne Bedenken zusetzen kann. Die richtige Menge muss individuell ermittelt werden.

1.4.4 Diarrhö und Antidiarrhoika

Eine Diarrhö ist keine Krankheit, sondern ein Leitsymptom zahlreicher akuter oder chronischer Erkrankungen des Dünn- und Dickdarmes. Definiert ist sie als eine zu häufige (mehr als dreimal tägliche) Entleerung eines zu dünnen, wässrigen (mehr als 200 ml) Stuhls, der über 80 % Wasser enthält.

Die Ursachen der Diarrhöen lassen sich durch fünf pathologische Mechanismen beschreiben, von denen mehrere nebeneinander auftreten können:

- ☐ Osmotisch bedingte Diarrhö. Verzögerung der Wasser- und Elektrolytresorption durch Einnahme schlecht resorbierbarer Substanzen, wie z. B. Magnesiumsulfat, durch Maldigestion oder Malabsorption und spezielle Transportstörungen einzelner Stoffe, z. B. Glukose.
- ☐ Sekretorische Diarrhö. Endogene und exogene Stoffe u. a. Toxine können eine Aktivierung der membranständigen Adenylatcyclase bewirken, die über den Anstieg des cyclischen Adenosinmonophosphats in den Mukosazellen der Darmschleimhaut eine verstärkte Elektrolytsekretion auslöst. Eine sekretorische Diarrhö ist meist Begleiterscheinung bakterieller Infektionen des Gastrointestinaltraktes, z. B. Cholera, Reisediarrhöen durch *Escherichia coli*, Salmonellose oder Shigellose.
- ☐ Diarrhö durch Störung des normalen Ionentransport-Mechanismus. Sie ist Folge von Infektionen, bei denen die Mukosazellen bzw. die Epithelzellschichten des Dünn- und Dickdarmes geschädigt werden.
- ☐ Gesteigerte Permeabilität der Mukosazellen.
- ☐ Gestörte Motilität des Darmes.

Die Gefahren einer persistierenden Diarrhö liegen in den hohen Verlusten an Wasser und Elektrolyten, insbesondere Kalium, so dass die primäre Therapie bei allen Diarrhöen die Substitution des Wasser- und Elektrolytverlustes sein muss. Bewährt haben sich Glukose-Elektrolyt-Trinklösungen, deren (von der WHO empfohlene) Zusammensetzung wie folgt sein sollte:

Glukose (oder 40,0 g Saccharose), wasserfreie		20,0 g
Natriumchlorid		3,5 g
Natriumcitrat		2,9 g
Kaliumchlorid		1,5 g
Wasser	ad	1000,0 ml

Darüber hinaus sollte sich die Therapie nach den Ursachen der Diarrhö richten; dabei ist zu beachten, dass eine akute Diarrhö, z. B. als Reise- oder Sommerdiarrhö, eine selbstlimitierende Erkrankung ist. Sie heilt mit oder ohne Medikation ab. Neben dem Flüssigkeitsersatz und der Elektrolytsubstitution können Adsorbentien gegeben werden: Kaolin, Pektin, Gerbsäure, Siliciumdioxid oder medizinische Kohle. Als weitere Maßnahmen sind unter Umständen die Verlangsamung der Kolonpassage durch Spasmolytika sowie eine antibiotische Behandlung angezeigt, die aber durch einen Arzt vorgenommen werden muss.

Seit dem 1. Januar 1993 steht in der Bundesrepublik Deutschland das Antidarrhoikum **Loperamid** mit bestimmten Auflagen als apothekenpflichtiges Arzneimittel für die Selbstmedikation zur Verfügung. Damit kann Loperamid zur oralen Anwendung bei akuten Diarrhöen in Tagesdosen bis 12 mg und in Packungsgrößen bis zu 24 mg zur Anwendung bei Erwachsenen und Kindern ab zwölf Jahren ohne ärztliche Verschreibung durch den Apotheker abgegeben werden. Im Einzelnen ist der Wirkungsmechanismus von Loperamid noch nicht bekannt. Als synthetisches Opioid ohne analgetische Wirkung bindet es an zentrale und periphere Opioidrezeptoren. Loperamid reduziert die Motilität des Darmes durch Effekte auf die glatte Ring- und Längsmuskulatur. Als Folge wird eine Tonuserhöhung im Darm und eine Verhinderung der propulsiven Peristatik beobachtet, Effekte, die sowohl durch das autonome Nervensystem als auch über periphere Opioidrezeptoren vermittelt werden. Außerdem wird aufgrund von In-vitro-Versuchen diskutiert, ob Loperamid über die Bildung von Calmodulin die Aktivität von calciumabhängigen Enzymen hemmt und damit antisekretorisch wirkt.

Als Kontraindikationen gelten Diarrhöen mit hohem Fieber und Blut im Stuhl, chronische Diarrhö, Diarrhöen nach Antibiotikagabe sowie die Anwendung bei Kindern unter zwölf Jahren. Der Apotheker sollte den Patienten auf jeden Fall darauf hinweisen, dass die empfohlene maximale Tagesdosis von 12 mg und die Anwendungsdauer von höchstens zwei Tagen nicht überschritten werden sollten. Die Anfangsdosis für Erwachsene beträgt 4 mg, danach 2 mg nach jedem ungeformten Stuhl.

Der Apotheker kann als adjuvante Maßnahmen eine Wärmeapplikation auf den Bauch sowie eine Schonkost über drei Tage empfehlen: Banane, Haferschleim mit Wasser, kleine häufige Gaben von schwarzem Tee ohne Zucker, kein Fett, dann Übergang zu leichter Kost und allmählich zu Normalkost.

Eine andere Ursache der Diarrhö kann die Malabsorption von Nahrungsfetten (Steatorrhö) sein, die durch eine Störung des enterohepatischen Kreislaufes der Gallensäure verursacht werden kann. Außerdem sind Auslöser die exokrine Pankreasinsuffizienz, Morbus Crohn, Colitis ulcerosa und andere gastrointestinale Störungen, die alle der ärztlichen Abklärung bedürfen und für die Selbstmedikation nicht geeignet sind.

1.4.5 Antazida

Pro Jahr werden in der Bundesrepublik Deutschland 71 Mio. Erkrankungen des Gastrointestinaltraktes registriert. Rund 17 Mio. betreffen den Magen, in 10 % der Fälle wird ein Ulkus oder eine Refluxösophagitis diagnostiziert. Bei 90 % der Magenerkrankungen handelt es sich um eine Magenfunktionsstörung oder eine Gastritis. Zur Linderung dieser Beschwerden werden jährlich etwa 16 Mio. Packungen Antazida verschrieben oder zur Selbstmedikation in den Apotheken abgegeben. Für den Laien ist es schwer zu entscheiden, welche Ursachen den Magenbeschwerden zugrunde liegen, so dass insbesondere bei der Selbstmedikation im Informationsgespräch der Apotheker die Hintergründe erfragen muss, um ggf. den Arztbesuch empfehlen bzw. bei der Abgabe eines Antazidums die notwendigen Hinweise geben zu können.

Magenbeschwerden

In vielen Fällen haben Magenbeschwerden psychische Ursachen, so dass in akuten Fällen bereits die Vermeidung von Ärger, Erregung, Ängsten und Stress sowie die Anwendung psychotherapeutischer Maßnahmen zur Wiederherstellung des Wohlbefindens hilfreich sind.

Hauptaufgabe des Magens ist, durch Sezernierung von Salzsäure und Pepsinogen, der Vorstufe des Pepsins, aus den Belegzellen der Magenschleimhaut die hydrolytische Spaltung der Eiweiße im sauren Milieu einzuleiten. Da unter diesen Bedingungen auch die Magenschleimhaut angedaut werden kann, ist die Schleimhaut durch eine Schleimschicht geschützt. Gleichzeitig produzieren die Epithelzellen der Oberfläche Hydrogencarbonat-Ionen (HCO_3^-), die die Protonen der sezernierten Salzsäure neutralisieren. Für den Schutz der Schleimhaut haben Prostaglandine zentrale Bedeutung. Insbesondere Prostaglandin E_2 fördert die Schleimproduktion, steigert die HCO_3^--Produktion, begünstigt die Abdichtung der Zellmembran, treibt die Regeneration der Epithelzellen voran und fördert die Durchblutung. Normalerweise ist die Physiologie der Magenfunktionen so „eingestellt", dass ein Gleichgewicht zwischen den aggressiven Komponenten und den Schutzfaktoren besteht. Verschiebt sich dieses Gleichgewicht auf die Seite der Aggressoren, kann es zu Schleimhautschäden kommen; diese äußern sich zunächst als Reizmagen ohne organischen Befund oder in einer Gastritis mit diffuser oberflächlicher Entzündung oder kleinen Defekten der Schleimhaut. Später entstehen dann aus diesen Schäden Ulzera. Eine Gastritis kann auch auftreten, wenn Duodenalsaft mit Gallensäuren, Pankreassekret und Lysolecithin durch Reflux aus dem Zwölffingerdarm in den Magen gelangt.

Ähnliche Reizungen werden beobachtet, wenn Magensaft durch Reflux mit der Epithelschicht des Ösophagus in Kontakt kommt. Bei rund zwei Drittel der Patienten mit häufigem „Sodbrennen" kann endoskopisch eine Refluxösophagitis nachgewiesen werden.

Der Schädigungsprozess kann durch exogene Faktoren unterstützt werden, zu denen die so genannten Säurelocker, wie Kaffee, Alkohol oder Nikotin gehören. Auch Arzneimittel leisten den peptischen Läsionen durch lokale Reizung oder Hemmung der Prostaglandin-Synthese Vorschub. Zu ihnen zählen beispielsweise Acetylsalicylsäure und andere nichtsteroidale Antirheumatika.

Informationsgespräch

Vor dem Hintergrund möglicher Ursachen gastrointestinaler Störungen und des ungewissen Schweregrades der Magenschädigung ist es für den Apotheker notwendig, vor der Abgabe eines Arzneimittels durch gezielte Fragen in einem Beratungsgespräch herauszufinden, ob die geschilderten Beschwerden überhaupt vom Patienten selbst behandelt werden können oder ob ein Arztbesuch empfohlen werden muss.

Nur akute Gastritisfälle ohne Blutung und der Ösophagusreflux mit Sodbrennen dürfen ohne ärztliche Intervention behandelt werden. Um dies beurteilen zu können, muss der Apotheker wissen, ob die Beschwerden akut sind und möglicherweise auf zuviel „falsches" Essen, zuviel Alkohol oder auf Aufregungen zurückgeführt werden können. Ist die Abklärung nicht möglich, muss der Patient zum Arzt geschickt werden.

Kommt ein Patient häufiger mit akuten Magenbeschwerden in die Apotheke, ist ebenfalls der Arztbesuch anzuraten, denn hinter häufigen vermeintlichen Gastritiden kann sich bereits ein Ulkus verbergen, das endoskopisch abgeklärt werden muss.

Außerdem sollte der Apotheker auf die Symptome hinweisen, die eine ernsthafte Magenerkrankung begleiten und die sofortige Konsultation eines Arztes erfordern: Dazu gehören Blut im Stuhl oder Teerstuhl, Erbrechen mit Blut oder Verstopfung mit gleichzeitigen kolikartigen Schmerzen.

Behandlung mit Antazida

Die meisten gebräuchlichen Antazida enthalten entweder Aluminiumhydroxid, -phosphat, Calciumcarbonat, Magnesiumhydroxid, -carbonat und -trisilicat, Natriumhydrogencarbonat oder Komplexe mit die-

Tab. 1.4-4: Wirkprofile antazider Stoffe

Eigenschaften	Calciumcarbonat	Aluminiumhydroxid	Magnesiumhydroxid
Säureneutralisationsverhalten	Hoch	Mittel	Hoch
Säurebindung postprandial	Sehr hoch	Eingeschränkt	Mittel
Aggressorenabschwächung, z. B. Gallensäure-Bindung	Niedrig	Sehr hoch	Mittel
Wirkungseintritt	Schnell	Protrahiert	Mittelschnell
Wirkungsdauer	Relativ kurz	Lange	Mittel
Systemische Wirkung, Resorption	Gering	Gering	Dosisabhängig
Wirkung auf Darmpassage	Neutral	Stopfend	Abführend
Zytoprotektion	Nein	Ja	Nein

sen Substanzen oder Schichtgitterkristalle, wie Hydrotalcit oder Magaldrat. In vielen Fertigarzneimitteln werden ein oder mehrere Arzneistoffe mit anderen Substanzen, wie Bismut-Salzen, Radix Liquiritiae oder Pankreasenzymen, kombiniert.

Inzwischen sind die H_2-Rezeptorenblocker Ranitidin und Famotidin unter bestimmten Voraussetzungen für die Selbstmedikation, insbesondere für Anwendung bei Sodbrennen, von der Verschreibungspflicht ausgenommen.

Studien konnten belegen, dass die Kombination zweier Hydroxide, z. B. Aluminium- und Magnesiumhydroxid, zu einer Wirkungsverstärkung führt.

Aluminiumphosphat ist aufgrund der geringen Neutralisationskapazität in den neueren Antazida-Kombinationen nicht mehr vertreten. Auch Natriumhydrogencarbonat, das durch Alkalisierung die Nierensteinbildung fördert, sollte nicht mehr empfohlen werden. Der immer wieder zitierte Säure-Rebound-Effekt, insbesondere nach der Einnahme calciumhaltiger Antacida, hat sich inzwischen als Artefakt einer überholten, inadäquaten Methode erwiesen, der so genannten Aspirationsmethode, bei der der Mageninhalt abgesaugt wird und der pH extrakorporal bestimmt wird. Bei Untersuchungen, die die physiologischen Verhältnisse wenig stören, z. B. intergastrale pH-Metrie, konnte gezeigt werden, dass die postprandiale Gabe calciumcarbonathaltiger Antacida nach der Neutralisation der Magensäure keinen Säure-Rebound-Effekt verursacht.

Wirkprofile der gebräuchlichen Antazida

Die Hauptwirkung der Antazida liegt in der Neutralisation der sezernierten Magensäure. Die Neutralisationskapazität ist abhängig von den chemischen Eigenschaften, aber auch vom Zeitpunkt der Applikation und der Magenentleerungsgeschwindigkeit. Da Aluminium-Salze offensichtlich die Magenentleerung verzögern, haben sie trotz mittleren Säureneutralisationsverhaltens eine relativ lange Wirkungsdauer. In der Tab. 1.4-4 sind die Wirkprofile der drei gebräuchlichsten Antazida zusammengefasst. Die verschriebenen Darreichungsformen – Tablette, Kautablette, Suspension – bedingen keine wesentlichen Unterschiede hinsichtlich Wirkungseintritt und -dauer.

Abgabebegleitende Hinweise

Aufgrund der breiten Anwendung der Antazida und der mit der Einnahme verbundenen Risiken kommt der Information des Apothekers bei Abgabe der Antazida große Bedeutung zu. Auf die folgenden Punkte sollte besonders hingewiesen werden:

- ☐ Kindern unter sechs Jahren sollten Antazida ohne ärztliche Verordnung nicht gegeben werden. Dies gilt insbesondere für aluminiumhaltige Präparate mit Ausnahme Aluminiumphosphat, da diese Salze im Darm mit Phosphaten schwer lösliche Komplexe bilden und die Phosphat-Resorption beeinflussen können. Es kann zu einer Verarmung an Phosphat kommen, die im Kindesalter zur Störung des Knochenwachstums führt.
- ☐ In den ersten drei Monaten einer Schwangerschaft sollte von der Einnahme eines Antazidums über längere Zeit abgesehen werden, da Schäden am Fetus nicht ausgeschlossen werden können. In den letzten sechs Monaten sind Schäden für das Kind nicht zu erwarten.
- ☐ Dialysepflichtige Patienten sollten keine aluminiumhaltige Antazida erhalten, da durch Ablagerungen von Aluminium in der grauen Hirnsubstanz eine Enzephalopathie entstehen kann.
- ☐ Antazida sollen nicht zum Essen eingenommen werden. Die beste Wirkung haben Antazida, wenn sie 1 und 3 Stunden nach den Mahlzeiten sowie vor dem Schlafengehen (doppelte Dosis) eingenommen werden.
- ☐ Tabletten sollen gelutscht werden bzw. langsam im Mund zerfallen, bevor sie heruntergeschluckt werden.
- ☐ Antazida sollen – außer bei ärztlich verordneter Therapie des Ulkusleidens – nur bei entsprechenden Beschwerden (Sodbrennen, Magendrücken, -schmerzen) eingenommen werden. Keine chronische oder chronisch-prophylaktische Medikation!

- ☐ Patienten mit Bluthochdruck müssen beachten, dass viele Antazida größere Mengen Natrium-Ionen enthalten. Insbesondere bei hochdosierten Therapien über längere Dauer kann es zur Flüssigkeitsretention kommen, die den Bluthochdruck fördert.
- ☐ Bei der Einnahme von Antazida neben anderen Arzneimitteln muss mit Beeinflussung der Resorption durch Interaktionen gerechnet werden.

Interaktionen

Die gleichzeitige Einnahme von Antazida und anderen Arzneimitteln führt sehr häufig zu Wechselwirkungen, die im Wesentlichen durch eine verminderte Resorption und damit durch eine geringe biologische Verfügbarkeit des zusätzlich gegebenen Pharmakons erklärt werden können. Um solche Interaktionen zu minimieren, sollte generell die Empfehlung ausgesprochen werden, dass zusätzliche Pharmaka entweder mehr als eine Stunde vor oder zwei Stunden nach der Einnahme eines Antazidums verabreicht werden müssen (Tab. 1.4-5).

Tab. 1.4-5: Wechselwirkungen mit Antazida (Medikament 1). Da es sich bei Antazida um eine heterogene Arzneimittelgruppe handelt, wird auf eine weitergehende Differenzierung verzichtet.

Medikament 2	Interaktionen	Bemerkungen
Tetracycline, Ethambutol	2 ↓	Zeitlich getrennte Einnahme
Orale Antikoagulantien, Chinidin, Procainamid	2 ↑	Getrennte Einnahme, nur bei Magnesium-Verbindungen
Digoxin, Eisen-Präparate, Cimetidin, Ranitidin	2 ↓	Zeitlich getrennte Einnahme
Chenodeoxycholsäure	2 ↓	Nur bei Aluminium-Verbindungen
Lithium-Präparate	2 ↓	Nur bei Natriumhydrogencarbonat

Unerwünschte Wirkungen

Die unerwünschten Wirkungen der Antazida werden im Wesentlichen von der chemischen Zusammensetzung, Dosierung und Dauer der Anwendung bestimmt. Auf die Symptome der Nebenwirkungen sollte der Apotheker im Informationsgespräch unbedingt hinweisen. So kann z. B. die langfristige Neutralisierung des Mageninhaltes eine Alkalisierung des Mageninhaltes bewirken, die das Aufsteigen gramnegativer Darmkeime in den Magen begünstigt und Magenbeschwerden verursacht. Im Einzelnen muss mit folgenden unerwünschten Nebenwirkungen gerechnet werden:

Aluminiumhaltige Antazida
- ☐ Obstipation und Übelkeit
- ☐ Bei chronischer Einnahme Hypophosphatämie
- ☐ Osteomalazie, Osteoporose mit Spontanfrakturen
- ☐ Bei Dialysepatienten Enzephalopathie

Magnesiumhaltige Antazida
- ☐ In seltenen Fällen Hypermagnesiämie mit zentraler Dämpfung und neuromuskulären Störungen
- ☐ Durchfall
- ☐ Begünstigung der Nierensteinbildung

Calciumhaltige Antazida
- ☐ Unangenehmer kreideartiger Geschmack
- ☐ Metabolische Alkalose

Natriumhydrogencarbonathaltige Antazida
- ☐ Metabolische Alkalose
- ☐ Begünstigung der Nierensteinbildung
- ☐ Wasserretention

1.4.6 Hämorrhoiden

Aus Untersuchungen geht hervor, dass gerade bei Hämorrhoiden die Möglichkeit der Beratung durch den Apotheker relativ groß ist, da kaum ein Patient mit einem direkten Präparatewunsch in die Apotheke kommt, sondern kein bestimmtes Mittel gegen seine Hämorrhoiden verlangt.

Bevor ein Mittel abgegeben werden kann, muss der Apotheker die Diagnose des Patienten hinterfragen. Der medizinische Laie bezeichnet nachweislich fast jede Missempfindlichkeit am Anus als Hämorrhoidalbeschwerden und kommt mit der vermeintlich richtigen Diagnose „Hämorrhoiden" in die Apotheke. Er klagt über so unterschiedliche Symptome, wie Blut- und Schleimabgang, Juckreiz, Nässen und Wundsein, Vorfall von Knoten und Defäkationsschwierigkeiten. Diese Beschwerden können durch Hämorrhoiden hervorgerufen werden, können aber auch Folgeerscheinungen eines Rektumkarzinoms und andere Erkrankungen des Enddarms und des Afters sein.

Sollten solche Beschwerden vom Patienten erstmalig beobachtet worden sein, muss die Empfehlung des Apothekers lauten, die vermeintliche Diagnose „Hämorrhoiden" ärztlich abklären zu lassen. Erst wenn diese gesichert ist, können die oben beschriebenen Beschwerden auch in der Selbstmedikation behandelt werden.

Die Symptomatik ist abhängig vom jeweiligen Entwicklungsstand der Hämorrhoiden:

- ☐ Im **primären** Stadium lassen sich Hämorrhoiden als weiche knotige Vorwölbungen im Bereich der sphinkternahen Rektumschleimhaut nur im Proktoskop nachweisen. In dieser Phase werden die Patienten durch Blutabgang und Juckreiz auf ihr Leiden aufmerksam. Die ärztliche Abklärung sollte vorgenommen werden.
- ☐ Im **sekundären** Stadium treten Hämorrhoiden während der Defäkation aus dem Analbereich aus. Die Patienten geben an, dass sie Defäkationsschwierigkeiten und Knotenvorfall hätten.
- ☐ Im **tertiären** Stadium kommt es zum Analprolaps, die Hämorrhoiden gleiten nicht mehr spontan in den Analkanal zurück. Der Patient muss den Knoten manuell zurückdrücken, weil er sonst starke Schmerzen bekommt.

Für die Selbstmedikation steht dem Apotheker eine große Anzahl Fertigarzneimittel als Salben, Zäpfchen und Tamponaden zur Lokalbehandlung zur Verfügung. Die Zusammensetzung ist sehr variationsreich, so dass es sinnvoll ist, nach einem anerkannten Therapieschema vorzugehen. Dabei sollte klar sein, dass es auch bei langfristiger Applikation derartiger Lokaltherapeutika nicht möglich ist, einen Hämorrhoidalknoten zu beseitigen. Die Wirksamkeit beschränkt sich also nur auf die Beseitigung der Symptome.

Die zu behandelnden Symptome sind Schmerzen, Juckreiz und leichtes Bluten. Daher sollte das empfohlene Hämorrhoidenmittel auf jeden Fall ein Lokalanästhetikum enthalten, am besten aus der Reihe der „Nicht-Para-Stoffe“, wie Lidocain oder Hydroxypolyethoxydodecan (Polidocanol), da die Lokalanästhetika vom *p*-Aminobenzoesäure-Typ mit erhöhtem Allergierisiko belastet sind.

Blutstillende Eigenschaften haben Adstringenzien, zu denen auch Metall-Salze (Zink-, Bismut- und Aluminium-Salze) gehören. Sie wirken durch eine leichte oberflächige Eiweißfällung adstringierend. Es kommt zu geringer Schorfbildung und zu einer leichten Schrumpfung des Schleimhautepithels und damit zur Blutstillung.

Corticoidhaltige Hämorrhoidenmittel, die ohnehin nur auf ärztliche Verordnung abgegeben werden dürfen, sollten nur kurzfristig im akuten entzündlichen Stadium angewandt werden, da die bekannten Nebenwirkungen, wie Hautatrophie und Teleangiektasien, nicht auszuschließen sind.

Für die Wirkung der Arzneistoffe ist die Darreichungsform von ausschlaggebender Bedeutung. Gegen Zäpfchen spricht, dass die applizierten Substanzen nicht in den gewünschten Konzentrationen an den Ort des Analbereiches gelangen, an dem sie therapeutisch zur Wirkung kommen sollen. Wird ein Zäpfchen in den After eingeführt, so wird es durch den Reflex der Ringmuskeln sehr schnell durch den Analkanal gedrückt und bleibt im unteren Rektum liegen.

Die ideale Applikationsform ist das Tamponadezäpfchen, das so gefertigt ist, dass es im Analkanal liegenbleibt und den Arzneistoff vollständig am Wirkort abgeben kann. Aber auch Salben, die über Applikatoren an die Hämorrhoiden gebracht werden können, sind Zäpfchen vorzuziehen. Orale Hämorrhoidenmittel sind den Wirksamkeitsnachweis bisher schuldig geblieben.

1.4.7 Schlafmittel und Beruhigungsmittel

Unruhe und Schlaflosigkeit ist ein sehr häufiges Symptom. 10 bis 20 % der Erwachsenen geben an, unter Schlafstörungen zu leiden; dabei wird in den meisten Fällen über verspätetes Einschlafen, zu frühes Erwachen oder zu oft unterbrochenem Schlaf geklagt.

Bevor schlaffördernde Mittel zur Selbstmedikation unkritisch abgegeben werden, muss die vom Patienten rein subjektiv vorgenommene Beurteilung der Schlafstörung objektiviert werden.

Da es sich um eine individuelle Beurteilung der Schlafdauer handelt, die sich an keiner allgemeingültigen Norm messen lässt, schlafen „schlafgestörte Patienten“ oft länger als andere, die ihren Schlaf als normal bewerten. Dies trifft insbesondere bei älteren Menschen zu, die tagsüber keinen großen körperlichen Anstrengungen ausgesetzt sind und daher nachts nicht mehr soviel Schlaf benötigen, um zu regenerieren.

Es ist also notwendig, zur Beurteilung der Schlafstörungen den eigentlichen Schlafbedarf zu kennen. Als Mittelwerte der Schlafzeiten werden in Abhängigkeit vom Lebensalter pro 24 h angegeben:

☐ Neugeborene	16 h
☐ Kinder (2 bis 10 Jahre)	12 bis 9 h
☐ Jugendliche (10 bis 18 Jahre)	9 bis 8 h
☐ Erwachsene (19 bis 50 Jahre)	7 h
☐ Erwachsene (50 bis 70 Jahre)	6 h
☐ Greise (über 70 Jahre)	5,75 h

Im Laufe des Lebens nimmt also der Schlafbedarf ab. Das Wissen um diese Zahlen ist um so bedeutsamer, da viele Menschen, die über 60 Jahre sind, 6 h schlafen, dies aber als zu wenig empfinden und daher mit dem Wunsch nach Schlafmittel in die Apotheke kommen oder zum Arzt gehen.

Spricht man mit diesen vermeintlich schlafgestörten Patienten, so stellt sich in den meisten Fällen heraus, dass sie gewöhnlich noch einen 1 bis 1,5 h dauernden Mittagsschlaf abhalten, so dass von einem Schlafdefizit überhaupt keine Rede sein kann. Die Beratung eines solchen Patienten kann also nur darauf gerichtet sein, ihn davon zu überzeugen, dass er genug schläft, keine Schlafstörungen hat und dass er, will er nachts länger schlafen, den Mittagsschlaf durch einen Spaziergang ersetzen und abends statt um 22.00 Uhr erst um 24.00 Uhr zu Bett gehen sollte.

Umfangreiche Studien haben darüber hinaus ergeben, dass die Einschätzung der eigenen Schlafdauer oder -tiefe nicht möglich ist. In der Regel wird die Schlafmenge unterschätzt. Leichtschlafstadien oder Wachphasen werden häufig als stundenlang empfunden, obwohl sie wesentlich kürzer sind.

Physiologie des Schlafes

Der Schlaf ist ein rhythmisch wiederkehrender aktiver Erholungsvorgang des Organismus. Im Verlauf des normalen Nachtschlafes kommt es gewöhnlich viermal zu Schwankungen der Schlaftiefe. Die größte Schlaftiefe wird im ersten Drittel der Nacht, d. h., während der ersten Schlafvertiefungsphase erreicht. Die Schlaftiefe kann ziemlich exakt mit dem Elektroenzephalogramm (EEG) ermittelt werden. Nach dem EEG-Bild werden vier Schlafstadien unterschieden:

- ☐ Stadium 1 = Einschlafstadium
- ☐ Stadium 2 = Leichtschlaf
- ☐ Stadium 3 = mittlerer Schlaf
- ☐ Stadium 4 = Tiefschlaf

Ein weiteres Stadium ist der REM-Schlaf (rapid eye movement), welcher jeweils in den Phasen flachen Schlafes auftritt, also weitgehend mit dem Stadium 1 identisch ist. Der REM-Schlaf ist charakterisiert durch Salven schneller Augenbewegungen, flaches EEG (ähnlich dem des Stadiums 1), stark reduziertem Muskeltonus, Anstieg des Blutdrucks und der Herzfrequenz. Aufgrund zahlreicher Befunde wird angenommen, dass die REM-Phasen diejenigen Schlafstadien sind, die mit Traumerlebnissen korrelieren. Der größte Teil der Träume wird sofort amnestiert, d. h., viele Menschen können sich beim morgendlichen Erwachen nicht mehr an Träume erinnern.

Die Bedeutung der verschiedenen Schlafphasen für reparative oder krankhafte Vorgänge ist noch nicht geklärt. Auch ist noch unklar, inwieweit die medikamentöse oder experimentelle Unterdrückung des REM-Schlafes Folgen für die Schlafqualität haben kann. Gesichert ist nur, dass bei längerem Entzug des REM-Schlafes dieser „nachgeholt" wird und die Patienten über traumerfüllten und unruhigen Schlaf klagen.

Schlafstörungen

Nach den Ursachen unterscheidet man drei Gruppen:

- ☐ Symptomatische Schlafstörungen
- ☐ Schlafstörungen bei Psychosen
- ☐ Funktionelle Schlafstörungen

Symptomatische Schlafstörungen treten auf als Folge nächtlicher Schmerzen, z. B. bei einem Ulkusleiden oder als Begleitsymptom anderer Grundkrankheiten, wie Herzinsuffizienz, Hypertonie, Asthma etc. Schlafstörungen infolge dieser Ursachen werden in der Regel durch Behandlung der Grunderkrankungen oder durch Beseitigung der Ursachen aufgehoben. Andere symptomatische Schlafstörungen treten im Alter auf, die meist auf der durch eine Hirnarteriosklerose bedingten Minderdurchblutung des Gehirns beruhen. Die Behandlung der Schlafstörungen mit dieser Ursache kann mit durchblutungsfördernden Arzneimitteln oder durch Psychostimulation, z. B. Coffein, versucht werden. Sedativa sind kontraindiziert.

Schlafstörungen bei Psychosen entziehen sich der Selbstmedikation. Sie müssen aber erkannt werden. Bei der Befragung entsprechender Patienten werden häufig Stimmungsschwankungen mitgeteilt, die abends gebessert sind. Außerdem sind diese Schlafstörungen von Konzentrations- und Denkschwächen begleitet. Psychotisch bedingte Schlafstörungen sind in vielen Fällen Vorläufer depressiver und/oder manischer Zustände. Ärztliche Abklärung mit gezielter Therapie ist unbedingt angezeigt.

Die funktionellen Schlafstörungen kommen am weitaus häufigsten vor und haben als akut auftretende Störungen größte Bedeutung für die Selbstmedikation. Zur Abklärung funktioneller Schlafstörungen muss daher im Gespräch sichergestellt werden, dass die Schlafqualität durch organische Grundleiden oder Depressionen nicht beeinflusst wird.

Beratungsgespräch

Im Gespräch sollte zunächst nach der Art der äußeren Schlafbedingungen gefragt werden, denn nicht selten sind Lärm, Helligkeit, unbequemes Bett, Kälte oder Hitze die äußere Gründe für Störungen. Außerdem können veränderte Schlafgewohnheiten, z. B. Änderung des Schlafrhythmus oder vorübergehend ungewohnte Stresszustände (Prüfungen), Ursache für funktionelle „psychoreaktive" Schlafstörungen sein.

Die Empfehlungen bei akut auftretenden funktionellen Schlafstörungen sollten sich primär auf nicht medikamentöse Maßnahmen beschränken:

- ☐ Regelung der Lebensweise, sinnvolle Gestaltung des Feierabends
- ☐ Abstellen äußerer Ursachen
- ☐ Autogenes Training, Stressbewältigung
- ☐ Physikalische, kreislaufaktivierende Maßnahmen

Sollten diese Maßnahmen nicht zum Erfolg führen, können Schlafmittel aus der Reihe der Antihistaminika zur Unterstützung der nichtmedikamentösen Maßnahmen verabreicht werden.

Schlafmittel sollten bei akuten Schlafstörungen nicht länger als 1 oder 2 Wochen eingenommen werden. Zu warnen ist vor dem prophylaktischen Einsatz dieser Mittel, besonders am Abend vor Prüfungen. Wenn überhaupt, sollten in diesem Fall nur pflanzliche Sedativa angewandt werden.

Bei chronischen Schlafstörungen muss zunächst geklärt werden, ob überhaupt ein Schlafdefizit vorliegt bzw. ob die beim Patienten vorhandenen Vorstellungen über den notwendigen Schlafbedarf korrigiert werden müssen. Erst wenn sicher ist, dass keine Fehleinschätzung über den notwendigen Schlafbedarf besteht, sollte die „Ursachenforschung" weitergehen, bezüglich organischer Erkrankungen, nicht bewältigter Konfliktsituationen und arzneimittelbedingter Schlaflosigkeit (zentral stimulierende Arzneimittel, z. B. Appetitzügler).

Die Möglichkeiten, diese Schlafstörungen durch Selbstmedikationsmaßnahmen zu beheben, sind beschränkt. An erster Stelle steht daher die ärztliche Diagnose möglicher Grunderkrankungen und deren Therapie. Nichtmedikamentöse, psychotherapeutische Maßnahmen, wie autogenes Training, können eine wertvolle Ergänzung sein.

Chronische Schlafstörungen können zwar durch Schlafmittel behandelt werden, es wird jedoch nur das Wachliegen beseitigt. Die Schlafstörung selbst bleibt bestehen, verstärkt sich unter Umständen sogar. Außerdem kann die chronische Einnahme des Schlafmittels zur Abhängigkeit führen. Der Organismus verlernt es, den Schlaf als eigene aktive Leistung zu organisieren, das Schlafprofil wird verändert, indem die Traumphasen verkürzt und die Schlafmotorik vermindert werden. Nach Absetzen des Schlafmittels entstehen dann unruhige, traumerfüllte Schlafphasen, die vom Patienten als unangenehm empfunden werden und häufig zu erneutem Gebrauch der Schlafmittel führen.

Außerdem führt der chronische Gebrauch der Schlafmittel zu kumulativen Effekten („hangover") mit Schläfrigkeit am Morgen, verminderter Reaktions- und Leistungsfähigkeit sowie negativer Stimmungsbeeinflussung.

Regelmäßiger Gebrauch der Schlafmittel hat zwangsläufig Gewöhnungseffekte mit Wirkungsverlusten durch beschleunigten und vermehrten enzymatischen Abbau zur Folge, die Dosissteigerungen mit erhöhter Belastung der Leber nach sich ziehen.

Schlafmittel in der Selbstmedikation

Ein ideales Schlafmittel sollte subjektiv zu morgendlichem Frischegefühl führen, den Schlaf schneller einleiten, ohne das Profil der Schlafstadienfolge wesentlich zu verändern. Solche Mittel gibt es aber nicht. In der Selbstmedikation sind die Antihistaminika Diphenhydramin und Doxylamin mit Dosierungen zwischen 25 und 75 mg je Einzelgabe (30 min. vor dem Schlafengehen) gebräuchlich. Sie verkürzen die Einschlafphase und verlängern die Schlafdauer bei mäßiger Verkürzung der REM-Phase und deutlicher Toleranzentwicklung. Als unerwünschte Wirkungen, auf die der Apotheker hinweisen sollte, müssen Obstipation, Mundtrockenheit, Bronchialobstruktionen, Miktionsstörungen und Erhöhung des Augeninnendrucks beachtet werden.

Als pflanzliche Sedativa werden Baldrianwurzel, Hopfenblüten und Passionsblumen angewandt. Mit keinem dieser Produkte konnte bisher klinisch ein hypnotischer Effekt nachgewiesen werden, während die schlaffördernden und tranquilisierenden Effekte, insbesondere von Baldrian, unbestritten sind. Die empfohlenen Dosierungen dürften jedoch zu niedrig sein, so dass in vielen Fällen lediglich ein (gewünschter) Placeboeffekt beobachtet wird.

1.4.8 Wundversorgung

Verletzungen der Haut werden sehr häufig von Laien, aber auch von medizinisch vorgebildeten Personen falsch versorgt. In Erste-Hilfe-Kursen wird zwar der Notfall geübt, die Versorgung der Bagatellverletzungen spielt dagegen kaum eine Rolle. Für viele ist das Pflaster das einzige Mittel zur Behandlung einer Wunde. Die Folge solcher Falschbehandlungen sind Entzündungen.

Als Bagatellverletzungen werden Schädigungen der Körperoberfläche verstanden, die aus mehr oder weniger klaffenden Durchtrennungen des Gewebes bestehen. Da die Haut, wie kaum ein anderes Organ, die Eigenschaft hat, sich zu regenerieren, heilen offene Wunden nach einem physiologischen Schema in der Regel von selbst ab. Die biologische Potenz der Spontanheilung ist groß, vorausgesetzt, der Heilungsprozess wird nicht gestört. Die Entscheidung, wann eine unterstützende Maßnahme sinnvoll oder erforderlich wird, ist also nicht einfach.

Physiologischer Ablauf der Wundheilung

Der Wundheilungsprozess läuft in mehreren Stadien ab. Dabei wird grundsätzlich zwischen primärer und sekundärer Wundheilung (Abb. 1.4-2) unterschieden.
Bei der primären Heilung, die bei nicht infizierten Wunden ohne Substanzverlust geschieht, legen sich die Wundränder zwanglos oder durch eine Primärversorgung mit einer Naht aneinander und heilen mit einer strichförmigen, fast unsichtbaren Narbe ab.

Offene Wunden, infiziert und mit Substanzverlust, können nicht primär heilen. In der Wunde wird die Gewebslücke durch Granulation und Gewebeneubildung aufgefüllt. Dabei wird zunächst durch Schorf ein vorläufiger Wundverschluss als Infektionsschutz und zur Blutstillung geschaffen. Danach wird die Wunde durch Leukozyten und Phagozyten sowie Makrophagen und proteolytischen Enzymen physiologisch gesäubert. Schließlich kommt es über die Bildung des Granulationsgewebes zur Regenerierung der Hautoberfläche.

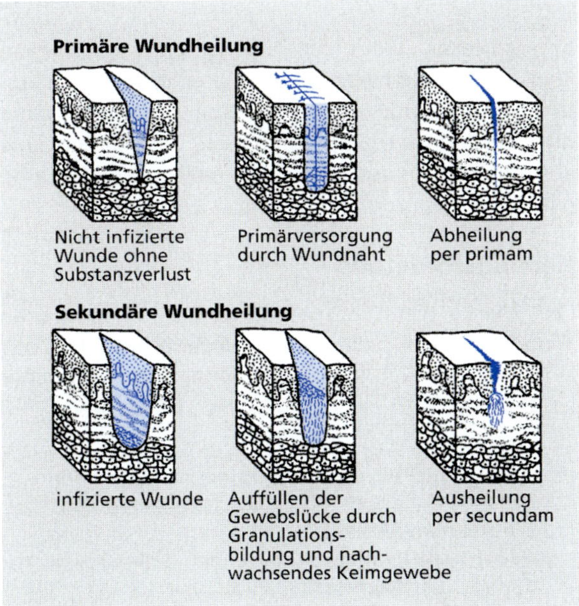

Abb. 1.4-2: Primäre und sekundäre Wundheilung

Störungen der physiologischen Heilung

Verschiedene Störfaktoren können den physiologischen Heilungsprozess erheblich verzögern oder behindern, z. B. manifeste Stoffwechselstörungen, wie Diabetes, außerdem Durchblutungsstörungen und Fettleibigkeit. Auch einige Arzneistoffe greifen in den Heilungsprozess nachteilig ein. So hemmen Corticoide das Wachstum der Fibroblasten und stören damit die Regeneration der Haut. Antibiotika hemmen die Kollagenbiosynthese und verzögern ebenfalls den Heilungsvorgang. Gleiches gilt für Antikoagulanzien, die bereits in der ersten Phase des provisorischen Wundverschlusses negativ eingreifen.

Als schwerwiegende Komplikation wird die Invasion von Keimen in die Wunde angesehen. Dabei können auch sonst apathogene Keime, die normalerweise in friedlicher Koexistenz auf der Haut und den Schleimhäuten leben, zu dramatischen Infektionen führen, wenn die körpereigenen Schutzmechanismen versagen. Eine klinisch manifeste Wundinfektion greift mit zwei Faktoren in die Wundheilung ein:

- ☐ Nekrosebildung und damit Verzögerung der Regeneration der Haut
- ☐ Toxinen, die lokal und systemisch toxisch wirken

Richtige Wundbehandlung

Bevor die Wundversorgung durch den Apotheker vorgenommen wird, sollte geklärt werden, inwieweit zur Behandlung der Verletzung ärztliche Hilfe notwendig ist. Diese sollte auf jeden Fall dann in Anspruch genommen werden, wenn Infektionsgefahr besteht oder die Wunde bereits infiziert ist.

Die Entzündung äußert sich anfänglich durch eine schmerzhafte Schwellung, Übergang zu permanenten klopfenden Schmerzen sowie schmerz- und schwellungsbedingter Bewegungseinschränkung. Durch Schwellung verschließen sich kleine Wunden rasch, so dass die Infektion sich in der Tiefe ausbreiten kann. Die Anzeichen einer „tiefen“ Infektion sind körperwärts verlaufende druckempfindliche Schwellzonen bzw. das Auftreten eines roten Streifens sowie schmerzhafte Schwellung der Lymphknoten. Wenn eines dieser Erstsymptome beobachtet wird, sollte unverzüglich der Arzt aufgesucht werden. Die Erstversorgung muss sich dann auf das Auflegen eines geeigneten keimfreien Notverbandes – bei Blutungen eines Druckverbandes – beschränken.

Die Versorgung der Wunden, die keiner ärztlichen Betreuung bedürfen, sollte nach einem festen Schema vorgenommen werden:

1 Wundreinigung
2 Wunddesinfektion
3 Abdecken der Wunde
4 Heilungsförderung (wenn notwendig)
5 Tetanusprophylaxe

In jedem Fall, auch oder gerade bei oberflächigen Hautverletzungen, sollte durch den Arzt eine Tetanusimpfung vorgenommen werden. Dazu muss zunächst der Impfstatus überprüft werden. Wenn eine korrekte Grundimmunisierung, d. h., dreimal mit Tetanusimpfstoff in den letzten fünf Jahren geimpft ist, genügt eine Auffrischungsimpfung mit 75 IE. In allen anderen Fällen ist eine Simultanimpfung mit Humanimmunglobulin, das mit Tetanusantikörpern angereichert ist, und mit Tetanusadsorbatimpfstoff erforderlich.

Wundreinigung

Die Wundreinigung kann zunächst mit sauberem, kaltem Wasser oder mit physiologischer Kochsalzlösung bzw. Ringer-Lösung vorgenommen werden. Auch Wundbenzin oder Wundreinigungstücher dürfen verwendet werden. Die Tücher haben den Vorteil, dass sie problemlos angewendet werden können und gleichzeitig reinigen und desinfizieren.

Wunddesinfektion

Vor dem Anlegen des Verbandes sollte eine Wunddesinfektion durchgeführt werden. Da Iodtinktur inzwischen obsolet geworden ist, hat sich der Komplex aus Iod und Polyvinylpyrrolidon, z. B. Betaisodona, bewährt. Der Vorteil dieses Iodkomplexes ist seine hohe Aktivität und sein breites Spektrum gegen Pilze, Bakterien, Mykobakterien und sogar gegen Viren.

Gewarnt werden muss vor großflächiger und chronischer Anwendung, da es dann durchaus möglich ist, dass durch die Resorption des Iods die Funktion der Schilddrüse beeinflusst wird. Insbesondere bei Säuglingen ist eine strenge Indikationsstellung und eine Überwachung der Schilddrüsenfunktion erforderlich. Neben dem Iod-Komplex sind nach wie vor auch Quecksilber- und Silberverbindungen, Phenole, verschiedene Ammonium-Salze, Alkohol sowie andere Substanzen zur Wunddesinfektion im Gebrauch.

Wundabdeckung

Eine Fülle Verbandmaterialien wird heute am Markt angeboten (s. hierzu „Verbandstoffe“, S. 537 f.). Welcher Verbandstoff anzuwenden ist, hängt primär von der Art und der Lokalisation der Verletzung ab. Die Anforderungen, die an den Verband zur Wundabdeckung gestellt werden, lassen sich in acht Punkten zusammenfassen:

- ☐ Keimfreiheit
- ☐ Hohe Saugfähigkeit
- ☐ Kein Verkleben mit der Wunde
- ☐ Luft- und Wasserdampfdurchlässigkeit
- ☐ Schutz gegen Bakterien und äußere Reize
- ☐ Leichte Applizierbarkeit und Entfernbarkeit
- ☐ Eventuell eigene desinfizierende Wirkung
- ☐ Hautfreundlichkeit des Materials

Es gibt bisher keine Wundauflage, die alle diese Forderungen optimal erfüllt, zumal sich einige Forderungen auch widersprechen. So hat eine Wundauflage mit hoher Saugfähigkeit meistens eine verminderte Luftdurchlässigkeit. Außerdem muss beachtet werden, dass ein stark saugfähiges Verbandmaterial bei Vorbehandlung einer Wunde mit einer Öl-in-Wasser-Emulsion der Emulsion das Wasser entziehen kann. Die Emulsion bricht, der Effekt ist aufgehoben.

Als sinnvolle Wundauflagen werden angesehen:

- ☐ Vliesstoffe mit Polyestern, -propylen oder -amid als hydrophobe Bestandteile
- ☐ Hydrophobe Deckauflagen, wie Polypropylen- oder Polyamidestergitter
- ☐ Perforierte Polypropylenfolien oder Polyamidauflagen
- ☐ Aluminiumbedampfte Vliesstoffe
- ☐ Salbenkompressen

Sprühpflaster, die einen dünnen elastischen Film über die Wunde legen, wehren in erster Linie Bakterien ab und schützen vor äußeren Reizen. Sie sind luft- und wasserdampfdurchlässig und lassen sich vor allem bei Wunden mit sekundärer Wundheilung einsetzen.

Heilungsförderung

Der Markt bietet ein umfangreiches Angebot an Wund- und Heilsalben sowie Pudern, zum Teil mit Wirkstoffkombinationen, deren Sinn nicht erkennbar ist. Generell sind zwei Grundsätze zu beachten:

- ☐ Solange die Wunde nässt, keine Salbe aufbringen, sondern nur einen trockenen Verband nach Reinigung und Desinfektion
- ☐ In der Regenerationsphase können definierte Wirkstoffe zur Förderung der Selbstheilungskräfte angewandt werden

Eine Förderung der Granulation und Epithelisierung lässt sich durch Dexpanthenol erreichen. Azulene, Lebertran und Allantoin haben günstige Effekte auf die Granulationsphase, die Epithelisierung wird durch Glycin und Cystein gefördert.

Die Entscheidung Puder oder Salbe muss nach Abwägen der Vor- und Nachteile dieser beiden Darreichungsformen im Einzelfall getroffen werden. Während Puder mit der Wunde leicht verkleben, die Wunde austrocknen und ihre Rückstände sich nur schwer entfernen lassen, spricht für ihre Anwendung, dass sie leicht appliziert werden können, beim Auftragen kein Wundkontakt besteht und das Sekret schnell aufgesogen wird.

Salben dagegen halten zwar die Wundränder geschmeidig, verhindern das Verkleben der Wunden und fördern beim Auftragen bereits die Epithelisierung, sie dürfen aber nicht auf nässende Wunden aufgebracht werden. Außerdem ist die Anwendung immer mit Wundkontakt, d. h., mit Infektionsgefahr verbunden.

Die Behandlung der Wunden mit Salben wird deshalb von Bakteriologen nicht unbedingt empfohlen. Zustimmung finden nur die wasserlöslichen Salbengrundlagen. Das Argument ist, dass durch die Abdeckung der Wunden mit Salben ein anaerobes Milieu geschaffen wird und außerdem der Sekretabfluss behindert wird. Dadurch wird unter Umständen einer bakteriellen Entzündung Vorschub geleistet. Solange infizierte und offene Wunden ungehindert sezernieren, bedarf es nach Meinung der Bakteriologen keiner lokalen Antibiokatherapie und auch keiner Behandlung mit Salben, da Keime im Sekret nicht mehr schaden können. Außerdem können Keime im Wundgewebe mit einer Salbentherapie nicht erreicht werden.

1.4.9 Fußpilzerkrankungen

Die Häufigkeit der Fußmykosen in der Bundesrepublik Deutschland wird auf 27 bis 32 % geschätzt. Pilzinfektionen zählen insgesamt zu den häufigsten humanen Erkrankungen. Während Pilzinfektionen der inneren Organe als schwere, zum Teil lebensbedrohliche Erkrankungen gelten, können die Mykosen der Haut, insbesondere im Fußbereich, als typische Erkrankungen der Selbstmedikation betrachtet werden.

Vor der Selbstbehandlung sollte allerdings durch Befragung der Patienten abgeklärt werden, welche Form der Fußmykose vorliegt.

Interdigitale Form

Die häufigste Form ist die interdigitale Form. Infolge übermäßigen Schwitzens und des auftretenden Wärmestaus wird die Epidermis in den Zehzwischenräumen aufgeweicht, da dort die Feuchtigkeit schlecht verdunstet. Damit wird insbesondere im dritten und vierten Zehzwischenraum ein Milieu geschaffen, in dem die Dermatophyten gut wachsen können. Der Fußpilz der interdigitalen Form ist gekennzeichnet durch Abschuppung und Weißfärbung der Haut bis hin zu tiefen juckenden bis schmerzhaften Rhagaden in den Zehzwischenräumen.

Vesikulöse Form

Diese Form ist durch eine Bläschenbildung charakterisiert. Sie tritt selten auf, häufig akut bei warmen Wetter oder langen Fußmärschen, befallen sind Fußkanten und Fußgewölbe. Die vesikuläre Form kann auch zusammen mit der interdigitalen Form auftreten.

Squamöse Form

Diese Form, auch Schuppenform genannt, ist durch eine trockene, festhaftende Schuppung der Haut charakterisiert. Entzündliche Reaktionen, wie Rötung, Juckreiz oder Schmerzen, sind gering oder fehlen.

Die Selbstbehandlung sollte dann ausgeschlossen werden, wenn ausgedehnte Läsionen vorhanden, Nägel befallen sind und die Infektion mit starken Schmerzen oder trockener Schuppung der Haut einhergeht. In diesen Fällen sollte vom Apotheker zum Arztbesuch geraten werden. Ebenfalls ist bei Verdacht auf Superinfektion mit Bakterien, Befall der Fußkanten und/oder Fußgewölben sowie bei Patienten unter Immunsuppression oder Diabetikern ein Arztbesuch indiziert. Bei Beachtung dieser Regel ist für die Selbstmedikation nur die interdigitale Form geeignet.

Für die Therapie der Fußpilzerkrankungen stehen eine Vielzahl von Arzneimitteln zur Verfügung. Zu empfehlen sind Monotherapeutika aus der Gruppe der Imidazol-Antimykotika oder Naftifin bzw. Tolnaftat, Substanzen also, die in die Ergosterol-Biosynthese der Pilze hemmend eingreifen.

Vor der Anwendung sollten die Füße gewaschen und gründlich abgetrocknet werden. Creme, Salbe oder Gel werden dünn aufgetragen, leicht eingerieben oder einmassiert. Bei feuchtem Milieu und für die Strümpfe empfiehlt sich zusätzlich ein Puder. Die Therapiedauer richtet sich nach der Schwere der Erkrankung und der Größe der befallenen Bezirke. Sie beträgt normalerweise zwischen zwei und vier

Wochen, in hartnäckigen Fällen bis sechs Wochen. Besonders wichtig ist der Hinweis, dass auch nach Verschwinden der Symptome die Therapie fortgeführt werden muss, mindestens über zwei Wochen.

1.4.10 Vaginalmykosen

Drei von vier Frauen erkranken mindestens einmal im Leben an einer Vaginalmykose, viele auch wiederholt. Vaginalmykosen zählen somit zu den häufigsten Infektionen des weiblichen Genitaltraktes. Medizinisch gesehen ist diese Pilzerkrankung keine schwerwiegende Erkrankung, für die betroffenen Frauen jedoch eine deutliche Belastung und eine erhebliche Einschränkung der Lebensqualität. Trotzdem wird der Gang zum Gynäkologen so lange wie möglich hinausgeschoben. Für die Selbstmedikation wurde Clotrimazol bei Vaginalmykosen bis zu drei Tagen Therapiedauer und einer Gesamtmenge von 600 mg Wirkstoff aus der Verschreibungspflicht entlassen. Damit sind die Apothekerin und der Apotheker in der Verantwortung, mehr als bisher in diesem Indikationsgebiet die betroffenen Frauen zu beraten. Bei der Ein-Dosis-Behandlung wird abends eine Vaginaltablette mit 500 mg Clotrimazol oder mit einem Applikator 5 g einer 10%igen Clotrimazol-Creme verabreicht.

Die Behandlung kann auf drei Tage ausgedehnt werden. Dabei werden an drei aufeinander folgenden Tagen jeweils eine Vaginaltablette mit 200 mg Clotrimazol oder 5 g einer 2%igen Clotrimazol-Creme appliziert.

Soll die Therapie über sechs Tage erfolgen oder höher dosiert werden, muss sie vom Arzt verordnet werden.

Die vaginale Mikroflora ist sehr variabel. Sie ist nicht nur von Frau zu Frau unterschiedlich, sondern auch in Abhängigkeit des Lebensalters, der sexuellen Aktivität, der Phasen des Menstruationszyklus und der Arzneimitteltherapie. Für den Apotheker ist es deshalb wichtig, die Symptome der häufigsten Infektionen des weiblichen Genitaltraktes und deren gegenseitigen Abgrenzung zu kennen.

Das charakteristische Merkmal der Vaginalcandidose bzw. der Candida-Kolpitis und -Vulvitis, ist ein vemehrter Fluor vaginalis (Ausfluss) mit krümeligem, gelblich weißem, quarkähnlichem Aussehen. Das Vaginalepithel ist unter den Soorbelägen stark gerötet, die Vulva ist ebenfalls häufig gerötet und geschwollen. Im Randbereich der Mykosen sind oft kleine Bläschen zu sehen. Die Patientinnen klagen über einen unaufhörlichen Juckreiz, der prämenstruell noch an Heftigkeit zunimmt. In 85% der Erkrankungen mit diesem Symptombild wird *Candida albicans* als Erreger nachgewiesen.

Minimale Epithelläsionen sind häufig Ursache für das Übergreifen einer zunächst oberflächigen Besiedelung auf tiefere Schichten der Epithels. Damit wird der Übergang zu einer Vulvitis eingeleitet, indem über die Hyphenbildung und das Mycelwachstum die Invasion in das Epithel gefördert wird.

Prädisponierende Faktoren für eine Candida-Vulvitis sind:

- ☐ Verminderte zelluläre Abwehr
- ☐ Hoher Glykogengehalt der Vaginalschleimhaut, der bei Diabetikerinnen und während der Schwangerschaft vorkommt. Deshalb sind Candida-Pilze bei Schwangeren dreimal häufiger nachweisbar als bei Nichtschwangeren.
- ☐ Einnahme von Breitbandantibiotika
- ☐ Einnahme von Kontrazeptiva mit hohem Estrogen- und Gestagenanteil. Diese Hormone führen durch die verstärkte Zellabschilferung und Glykogenspaltung durch Laktobazillen zur vermehrten Glukosebildung. Das Nahrungsangebot für die Pilze wird somit erhöht.
- ☐ Einnahme von Immunsuppressiva, wie Steroide und Zytostatika, die die Abwehrmechanismen des Wirtes negativ beeinflussen

In fast 10% aller Fälle ist die Vaginalmykose chronisch rezidivierend. Hierzu zählen die Fälle, bei denen eine Infektion mehr als viermal pro Jahr auftritt. Bei diesen Patientinnen spielt wahrscheinlich eine veränderte zelluläre Immunabwehr als endogener prädisponierender Faktor die Hauptrolle.

Differentialdiagnostisch sind bei vulvitischen Beschwerden auch Virusinfektionen mit Herpes genitalis, die Schmerzen bereiten, und nichtinfektöse Erkrankungen, wie Lichen sclerosus und Lichen ruber, die jucken, sowie das endogene, toxische oder allergische Ekzem zu berücksichtigen. Bei Trichomoniasis tritt schaumiger Ausfluss auf, bei Infektion mit Gardnerella riecht der Ausfluss nach Fisch. Deshalb ist gerade bei einer Erstinfektion im Vaginalbereich grundsätzlich der Patientin die Abklärung durch den Arzt dringend zu empfehlen.

Begleitend zur Abgabe von Clotrimazol zur Therapie einer Vaginalmykose sollten folgende Hinweise gegeben werden:

- ☐ Übertreibende Hygiene vermeiden
- ☐ Keine Intimsprays oder Vaginalduschen verwenden
- ☐ Unterwäsche aus Kunstfasern oder Slipeinlagen mit Kunststoff-Folien vermeiden
- ☐ Nach dem Schwimmen den nassen Badeanzug wechseln
- ☐ Nicht zu viele Süßigkeiten essen
- ☐ Möglichst den Partner mitbehandeln
- ☐ Behandlung der Vaginalmykose möglichst vor Beginn der Regelblutung abschließen
- ☐ Behandlung am besten vor dem Schlafengehen durchführen

1.4.11 Arzneimittel gegen Erkältungskrankheiten

Nach dem Sozialgesetzbuch V werden durch § 34 einige Arzneimittel von der Erstattung durch die gesetzliche Krankenversicherung ausgeschlossen, die nach „ihrer Zweckbestimmung üblicherweise bei geringfügigen Gesundheitsstörungen“ eingesetzt werden. Als geringfügige Gesundheitsstörungen werden u. a. definiert:

- ☐ Erkältungskrankheiten
- ☐ Grippaler Infekt

Im Zusammenhang mit diesen Erkrankungen werden Schnupfenmittel, Schmerzmittel, hustendämpfende und hustenlösende Mittel sowie Mund- und Rachentherapeutika von der Erstattung durch die GKV ausgeschlossen.

Die Folge dieser gesetzlichen Ausgrenzung ist, dass Erkältungen primär durch die Patienten selbst behandelt werden, so dass dem Arzneimittel abgebenden Apotheker eine besondere Verantwortung zukommt. Grundlage für die notwendige Beratung in der Selbstmedikation ist, durch Befragen des Patienten die Indikation zu sichern und zu entscheiden, ob eine Selbstmedikation verantwortet werden kann oder ob ärztliche Abklärung erforderlich ist.

Bei Erkältungen ist diese Entscheidung nicht immer einfach. Die Grenze für die Selbstmedikation liegt sicher dann vor, wenn das Fieber über 39 °C steigt, länger anhält, Gliederschmerzen und ein allgemeines Krankheitsgefühl vorherrscht, d. h., wenn eine „richtige“ Grippe vorliegt. Zur besseren Abgrenzung der häufig auftretenden Erkältung bzw. des grippalen Infektes von der selteneren Virusgrippe sind die Charakteristika beider Erkrankungen in der Tabelle 1.4-6 gegenüber gestellt. Erst wenn eine Virusgrippe ausgeschlossen werden kann, ist die Selbstmedikation zu verantworten.

Im Folgenden werden zu den einzelnen Arzneimittelgruppen, die bei einer Erkältung in der Selbstmedikation häufig angewandt werden, Beratungsinhalte und Empfehlungen vorgestellt, die Grundlage jedes Beratungsgesprächs sein sollten.

Grippemittel

Aufgrund der großen Zahl Erreger ist die kausale Therapie grippaler Infekte, aber auch der Grippe, nicht möglich. Die im Handel befindlichen so genannten Grippemittel sind daher meist Kombinationen symptomatisch wirkender Bestandteile (Tab. 1.4-7), die als „Mehrzweckwaffen“ versuchen, alle möglichen Symptome gleichzeitig zu behandeln, gleichgültig ob vorhanden oder nicht.

Solche Kombinationen sind sicher nicht sinnvoll, da nur in seltenen Fällen alle „behandelten“ Symptome gleichzeitig auftreten, d. h., eine rationale Begründung der fixen Kombinationen gibt es nicht. Außerdem sind in vielen Kombinationen Arzneistoffe mit unterschiedlichen Halbwertszeiten und unterdosiert verarbeitet; die empfohlenen Tagesdosen sind zu niedrig.

Mit welchen therapeutischen Vorstellungen wurden diese „sinnlosen“ fixen Kombinationen zusammengestellt?

Die **Analgo-Antipyretika** sollen fiebersenkend und schmerzlindernd wirken. Alle Stoffe haben ihre Wirksamkeit bewiesen. Wegen ungünstiger pharmakokinetischer Eigenschaften ist Salicylamid als weniger wirksam einzustufen.

Die in den Grippemitteln enthaltenen **Antihistaminika** sollen aufgrund ihrer schwach ausgeprägten anticholinergen und vasokonstriktorischen Wir-

Tab. 1.4-6: Abgrenzung Grippe – grippaler Infekt

Lokalisierung	Grippe	Grippaler Infekt
Lokalisierung	An allen Gliedern	Atemwege
Krankheitsverlauf	Schweres Krankheitsgefühl Fieber Gliederschmerzen Lange Rekonvaleszenz	Geringfügiges Krankheitsgefühl Erhöhte Körpertemperatur
Komplikationen	Ansteckungsgefahr Herz-Kreislaufversagen Lungenentzündung Herzmuskelentzündung Selten Hirnhautentzündung	Ansteckungsgefahr
Erreger	Influenza-Viren	Rhino-, Corona-, RS-Viren u. a.
Übertragung	Tröpfcheninfektion	Tröpfcheninfektion
Inkubationszeit	1–3 Tage, plötzliches Auftreten	Stunden bis 3 Tage

Tab. 1.4-7: Bestandteile in Grippemitteln

Stoffgruppe	Einzelstoffe
Analgo-Antipyretika	Acetylsalicylsäure Paracetamol Phenazon Propyhenazon Salicylamid
Antihistaminika	Clemizol Diphenhydramin Diphenylpyralin Chlorphenamin Doxylamin Pheniramin Brompheniramin Piprinhydrinat
Antitussiva	Dextromethorphan
Expektoranzien	Guaifenesin Bromhexin Ambroxol
Sympathomimetika	Ephedrin Methylephedrin Norfenefrin Phenylephrin
Sonstige	Coffein Vitamine Phytopharmaka Homöopathika Immunstimulanzien

kung die Nasenschleimhäute abschwellen. Während die antiallergische Wirkung dieser Substanzen sicher nicht bestritten werden kann, ist Zweifel angebracht, ob ihre Anwendung als abschwellendes Mittel hier sinnvoll ist.

Der klinische Nachweis ihrer Wirksamkeit steht noch aus. Außerdem kann der sedierende Effekt dieser Substanzen nicht erwünscht sein.

Auch die in den Grippemitteln oft vorhandenen **Sympathomimetika** sollen die Nasenschleimhäute abschwellen. Sie sind ebenfalls umstritten, zumal wegen zum Teil gesetzlich vorgeschriebener Dosierungsgrenzen (darüber hinaus: verschreibungspflichtig) die Dosierung dieser Arzneistoffe zu niedrig ist.

Gleiches gilt für die den Grippemitteln beigemengten **Antitussiva** und **Expektorantien,** so dass die für die Einzelstoffe (Ausnahme: Guaifenesin) nachgewiesene therapeutische Wirkung in den Kombinationspräparaten nicht erreicht werden kann.

Fazit aus diesen Betrachtungen ist, dass als sinnvolle Grippemittel lediglich fiebersenkende Arzneistoffe, wie Paracetamol und Acetylsalicylsäure, unter Beachtung der möglichen Kontraindikationen und unerwünschten Wirkungen als Monopräparate (s. S. 34) angesehen werden können. Die eventuell vorhandenen Begleiterscheinungen, wie Schnupfen, Husten oder Halsschmerzen, sollten gezielt mit entsprechenden Arzneimitteln behandelt werden.

Schnupfenmittel

Hauptinhaltsstoffe der oral oder lokal zu applizierenden Rhinologika sind α-Sympathomimetika. Wie erwähnt, fehlt für die orale Anwendung der überzeugende Beweis der Effektivität, zumal sie in Kombination mit Antihistaminika meist zu niedrig dosiert sind. Bei sinnvollen höheren Dosierungen muss allerdings mit zentralen und peripheren Nebenwirkungen gerechnet werden.

Empfehlenswert sind deshalb die lokalen Rhinologika, die als Monopräparate im Handel sind und α-Sympathomimetika vom Imidazolin-Typ enthalten. Die verschiedenen Derivate unterscheiden sich im Wesentlichen in ihrer Wirkungsdauer (Tab. 1.4-8).

Tab. 1.4-8: Wirkungsdauer der α-Sympathomimetika

Wirkstoff (INN)	Wirkungsdauer (h)
Oxymetazolin	5–7
Naphazolin	5–6
Tetryzolin	3
Tramazolin	3–4
Xylometazolin	7–9

Nachteil der α-Sympathomimetika ist, dass nach Abklingen der vasokonstriktorischen Wirkung die Schleimhaut erneut anschwellen kann, ein so genannter Rebound-Effekt. Diese auf reaktiver Hyperämie beruhende Wirkung, auch als „Privinismus" bezeichnet, kann zum chronischen Gebrauch dieser Mittel führen; ständige Unterversorgung der Nasenschleimhäute, Schäden des Flimmerepithels, Teilnekrosen der Gefäße und chronischer Schnupfen sind die Folge. Da dieser Rebound-Effekt in der Literatur vor allem bei kurz wirkenden Sympathomimetika beschrieben ist, wird empfohlen, lang wirkende Stoffe in der lokalen Therapie einzusetzen. Vom Prinzip her können auch diese Stoffe einen Rebound-Effekt hervorrufen. Deshalb ist es sinnvoller, die Anwendung der α-Sympathomimetika auf maximal dreimal pro Tag und nicht länger als 4 Tage zu beschränken. Außerdem muss, insbesondere bei Säuglingen und Kleinkindern, aber auch bei Risikopatienten mit koronaren Herzkrankheiten mit folgenden systemischen Nebenwirkungen auf Herz und Kreislauf sowie zentralen Störungen gerechnet werden:

- ☐ Sedierung
- ☐ Atemdepression
- ☐ Komatöse Zustände
- ☐ Blutdruckanstieg
- ☐ Tachykardien
- ☐ Tachyarrhythmien

Darüber hinaus sind in Nasentropfen häufig ätherische Öle enthalten. Sie sind bei den Verbrauchern wahrscheinlich deshalb so beliebt, weil sie die Kälterezeptoren aktivieren und damit ein angenehmes Erfrischungsgefühl vermitteln. Außerdem haben sie desinfizierende und sekretolytische Eigenschaften. Der Beweis für eine abschwellende Wirkung auf die Nasenschleimhäute steht noch aus.

Bei der Anwendung ätherischer Öle sollte beachtet werden, dass Menthol bei Kleinkindern unter 2,5 Jahren kontraindiziert ist, da mit lebensbedrohlichen Nebenwirkungen, wie Atemdepression und Kreislaufschwäche, gerechnet werden muss. Auch bei Campher werden ähnliche unerwünschte Wirkungen diskutiert.

Nachteil der ätherischen Öle ist, dass sie meist in öliger Lösung appliziert werden müssen; ihr häufiger Gebrauch kann zu Beeinträchtigung der Ziliarfunktion und unter Umständen zur Entwicklung einer Lipidpneumonie führen.

Hustenmittel

Husten wird zwar als lästig empfunden, trotzdem sollte man sich vor Behandlung darüber im Klaren sein, dass Husten ein Abwehr- und Selbstreinigungsmechanismus der Atemwege ist. Dieser Mechanismus wird unterstützt durch die Bewegung des Flimmerepithels und durch die Bildung von Schleim, der das Flimmerepithel geschmeidig hält. Bei Entzündung der Bronchien wird in der Regel übermäßig Schleim produziert, dieser ist hochviskos und kann durch die Bewegung des Flimmerepithels allein nicht mehr oralwärts transportiert werden. Der Husten kann aber auch die Folge einer unspezifischen Erregung der Hustenrezeptoren sein. Chemische und physikalische Reize, z. B. Zigarettenrauch und zu trockene Raumluft, können die Stimulatoren sein. Aber nicht immer sind die Ursachen des Hustens harmloser Natur: Husten kann auch Begleiterscheinungen ernster Erkrankungen oder Nebenwirkung von Arzneimitteln sein wie

- ☐ Tuberkulose
- ☐ Asthma bronchiale
- ☐ Linksherzinsuffizienz
- ☐ Lungenkarzinom
- ☐ Lungenfibrose
- ☐ ACE-Hemmer

Deshalb sollte der Apotheker jeden Patienten befragen, wie lange der Husten bereits dauert und welche weiteren Symptome beobachtet worden sind. Erst wenn einigermaßen sicher ist, dass es sich um einen Erkältungshusten handelt und eine chronische Bronchitis ausgeschlossen werden kann, sollte das „richtige" Mittel zur Selbstmedikation empfohlen werden; dabei ist stets der Hinweis zu geben: Wenn der Husten sich unter der Therapie nicht bessert, muss der Arzt aufgesucht werden!

Aus der Beschreibung des Hustens, produktiv oder quälend trocken, leiten sich zwei Therapieansätze ab:

- ☐ Entfernung des viskosen Schleims aus den Atemwegen mit Expektorantien (Tab. 1.4-9)
- ☐ Unterdrückung des trockenen Hustenreizes bei unproduktivem Husten durch Antitussiva (Clobutinol, Dextromethorphan, Natriumdibunat, Pentoxyverin)

Tab. 1.4-9: Rezeptfreie Expektoranzien

Stoffgruppe	Einzelstoffe
Mukolytika	Bromhexin Ambroxol N-Acetylcystein
Sekretolytika	Kaliumiodid Ammoniumiodid Saponine Ätherische Öle Schleime Guaifenesin
Sekretomotorika	β-Sympathomimetika Ätherische Öle

Aus diesem Therapiekonzept „entweder – oder" wird deutlich, dass Kombinationen beider Arzneimittelgruppen (Expektorantien und Antitussiva), wie sie nach wie vor mit Erfolg beworben werden, keinen therapeutischen Sinn ergeben. Der Nutzen der Einzelsubstanzen wird in diesen Kombinationen gegenseitig aufgehoben.

Solche Kombinationen sollten vom Apotheker nicht empfohlen werden, da die antitussive Komponente das Abhusten des durch das Expektorans verdünnten Schleimes unterbindet. Auch die Kombination mit Anthistaminika ist problematisch, da diese Stoffe in den Bronchien die Sekretion vermindern. Folge ist die weitere Eindickung des Schleimes. Zur Hustenbehandlung sollten nach dem Therapiekonzept je nach Art des Hustens nur Monoprodukte empfohlen werden.

Mund- und Rachentherapeutika

Oft sind Erkältungskrankheiten von Halsschmerzen und Schluckbeschwerden begleitet, die als störend empfunden werden und zum Wunsch nach Behandlung führen.

90 % der Halsschmerzen lassen sich auf virale Infekte des Mund-Rachen-Raumes zurückführen, nur in 10 % der Fälle ist eine bakterielle Infektion die Ursache. Diese sind meist von hohem Fieber und starkem Krankheitsgefühl begleitet und können nicht mehr als banale Infekte angesehen werden. Die ärztliche Abklärung ist erforderlich. Die Therapie besteht in der oralen Gabe von Antibiotika, um die Gefahr schwerwiegender Komplikationen, wie Endokarditis, Glomerulonephritis oder rheumatisches Fieber, so gering wie möglich zu halten.

Bei der überwiegenden Anzahl viraler Infekte kann Selbstmedikation betrieben werden. Für die Auswahl des „richtigen“ Präparates muss bedacht werden, welcher Nutzen mit den verschiedenen Inhaltsstoffen erreicht werden soll. Als Inhaltsstoffe sind in den angebotenen Arzneimitteln zur lokalen Therapie vorhanden:

- Lokalanästhetika (Lidocain, Benzocain)
- Desinfizienzien und Antiseptika (Dequaliniumchlorid, Benzalkoniumchlorid, Hexetidin, Chlorhexidin, Cetylpyridiniumchlorid)
- Antibiotika (Gramicidin, Bacitracin, Tyrothricin)
- Enzyme (Papain, Lysozym)
- Salze

Da virale grippale Infekte sich einer kausalen Behandlung (noch) entziehen, bleibt nur die symptomatische Therapie. Als Symptom werden in erster Linie Schluckbeschwerden und Halsschmerzen genannt, so dass die lokale Schmerzlinderung mit Lokalanästhetika sinnvoll ist. Zu beachten ist das Allergierisiko bei Benzocain. Nutzen verspricht man sich auch von Desinfizienzien und Antiseptika, da diese über eine Oberflächensanierung eine sekundäre, lokale, bakterielle Infektion verhindern können. Zu dieser Gruppe müssen auch eine Reihe ätherischer Öle gezählt werden.

Die lokale Therapie mit Antibiotika und auch Enzymen hat bisher trotz vielfacher Anwendung keinen Nutzen gezeigt. Auch die Wirkung der Salze, die über eine Schädigung der Erreger auf osmotischen Wege therapeutisch wirksam sein sollen, ist klinisch noch nicht hinreichend belegt.

Empfehlenswert sind also Präparate mit einem Lokalanästhetikum und einem Desinfiziens; dabei gilt Dequaliniumchlorid als wirksamste Substanz. Bei Heiserkeit kann zusätzlich eine Dampfinhalation, z. B. mit Kamillenextrakt, empfohlen werden.

1.4.12 Hormonale Kontrazeptiva

Zu den Arzneimitteln, die trotz Verschreibungspflicht in vielen Fällen über längere Zeit ohne „ärztliche Kontrolle“ eingenommen werden, gehören die oralen hormonalen Kontrazeptiva. Da den unbestreitbaren Vorteilen dieser Arzneimittel eine Reihe möglicher negativer Begleitwirkungen gegenüberstehen, außerdem Einnahmefehler häufig Grund zur Nachfrage sind, sollte der Apotheker gerade bei diesen Arzneimitteln seiner Informations- und Beratungspflicht intensiv nachkommen.

Tab. 1.4-10: Häufige und harmlose unerwünschte Wirkungen oraler Kontrazeptiva (Population Reports)

Unerwünschte Wirkungen	Inzidenz (%)
Übelkeit	16
Depression	13
Gewichtszunahme	13
Kopfschmerzen	12
Blutungsstörungen	11
Atemnot	3
Schwindel	2
Diverse (u. a. Libidoverlust)	25
Keine unerwünschten Wirkungen	39

Seit der Entwicklung der „Pincus-Pille“ im Jahre 1951 und der Einführung der „Pille“ 1956 haben sich im Laufe der Zeit in hormonalen Kontrazeptiva die Dosierungen der Estrogen- und der Gestagen-Derivate vermindert. So werden nur zwei verschiedene Estrogene, das Ethinylestradiol und das Mestranol, eingesetzt, während von den Gestagenen über 10 verschiedene Verbindungen angewandt werden, die sich vom 17α-Hydroxyprogesteron oder vom 19-Nortestosteron ableiten. Ziel der Gestagenvariationen ist es, reine Progestagene ohne estrogene, androgene oder corticoide Restwirkungen zu erhalten. Diesen Restwirkungen nicht nur der Gestagene, sondern auch der Estrogenkomponente, werden die beobachteten Komplikationen der „Pille“ zugeschrieben, auf die im Beratungsgespräch hingewiesen bzw. über die aufgeklärt werden sollte.

Die unerwünschten Wirkungen oraler Kontrazeptiva lassen sich in zwei Gruppen einteilen, in die häufig auftretenden, aber harmlosen und die ernsthaften, aber selten beobachteten unerwünschten Wirkungen.

In der ersten Gruppe lassen sich Symptome einer „Pseudoschwangerschaft“ und Menstruationsstörungen beschreiben. Beide Nebenwirkungen werden auf den Gehalt an Estrogenen zurückgeführt. Als gestagenabhängige Nebenwirkungen sind in der ersten Gruppe depressive Verstimmungen, Abgeschlagenheit und Gewichtszunahme beobachtet worden (Tab. 1.4-10).

Zu den ernsthaften unerwünschten Wirkungen zählen die negativen Einflüsse auf

- ☐ (Fett-, Glukose-)Stoffwechsel
- ☐ Leber und Gallenblase
- ☐ Blutgerinnung
- ☐ Herz-Kreislauf-System

Nach epidemiologischen Erhebungen ergibt sich vor allem ein gesteigertes Risiko vaskulärer Komplikationen (je nach Studie) um den Faktor 4 bis 10. Dies gilt für den Herzinfarkt und für zerebrovaskuläre Erkrankungen, die auf gestagenabhängige Veränderungen des arteriellen Schenkels des Gefäßsystem zurückgeführt werden können. Ursache dieser Gefäßveränderungen könnte die Erniedrigung des HDL-(high density lipoprotein-)Spiegels durch das Gestagen sein; ein Sachverhalt, der insbesondere bei 19-Nortestosteron-Derivaten festgestellt werden konnte.

Auch die Hypertension, bei Langzeiteinnahme in 2,5 % der Fälle beschrieben, ist direkt abhängig von der Dosis und der Art des Gestagens. Deshalb ist die Reduzierung der Dosierung des Gestagen-, aber auch das Estrogenanteils in hormonalen Kontrazeptiva zu begrüßen. Ohne Einbuße der kontrazeptiven Sicherheit beträgt die verwendete Estrogen-Menge heute nur noch 1/3 bis 1/5, die Gestagen-Menge 1/10 bis 1/15 der früher üblichen Dosierungen. Daher ist nicht einzusehen, dass einzelne Hersteller nach wie vor hoch dosierte Präparate in den Handel bringen. Mit Desogestrel und Gestoden konnten darüber hinaus Gestagene entwickelt werden, die eine relativ hohe gestagene Potenz haben, damit wesentlich niedriger dosiert werden können und zu einer geringeren Substanzbelastung des Organismus führen. Inwieweit auf diese Weise die Reduzierung der Nebenwirkungen erreicht werden kann, dürfte erst die längere Anwendung zeigen.

Die Beeinflussung der Blutgerinnung, die zumindest teilweise auf vermehrte Synthese bestimmter Gerinnungsfaktoren und auf Verminderung des Antithrombin III zurückgeführt wird, kann für die Entstehung von Thromboembolien verantwortlich gemacht werden und wird wahrscheinlich durch den Estrogenanteil der Kontrazeptiva verursacht.

Entgegen vieler Berichte, die mit der Einnahme der Kontrazeptiva ein gesteigertes Krebsrisiko (Mammakarzinom) verbinden, kann dieses Risiko nach kritischer Beurteilung der Studien nicht bestätigt werden. Insbesondere eine vom Center for Health Promotion und Education, Atlanta (1986), veröffentlichte umfangreiche Fall-Kontroll-Studie (New Engl. J. Med. 315 [1986] 7, 405–411), die die Daten von 4711 Patientinnen mit Mammakarzinom im Alter zwischen 20 und 54 Jahren mit einer Kontrollgruppe von 4676 Frauen vergleicht, ergab, dass orale hormonale Kontrazeption die Entstehung eines Mammakarzinoms nicht begünstigt. Auch das in der Literatur beschriebene erhöhte Risiko für Lebertumore lässt sich zur Zeit aufgrund der äußerst geringen Fallzahlen statistisch nicht signifikant absichern.

Sicher ist, dass bei längerer Einnahme die exkretorische Kapazität der Leber verringert wird, sich Gallenentzündungen häufen und die Gallensteinrate erhöht ist. Außerdem wird unter hormonaler Kontrazeption die Glukosetoleranz vermindert; dies kann bei Frauen mit erheblicher diabetischer Belastung oder bei latentem Diabetes sowie bei Adipositas zur Verstärkung diabetogener Effekte führen.

Hingewiesen werden muss auch auf die mögliche Beeinflussung verschiedener Laborwerte durch hormonale Kontrazeptiva. Insgesamt werden mehr als 100 physiologische Parameter im Ergebnis verändert. Dazu gehören insbesondere:

- ☐ Renin-Angiotensin-System
- ☐ Kohlenhydrat-Stoffwechsel
- ☐ Fettstoffwechsel (HDL-Fraktion, Triglyceride)
- ☐ Blutgerinnungssystem
- ☐ Blutsenkungsgeschwindigkeit
- ☐ Transportglobuline
- ☐ Kupfer- und Eisen-Spiegel im Serum

Aus den beschriebenen Risiken bei der Einnahme hormonaler Kontrazeptiva lassen sich Empfehlungen ableiten, die übrigens alle oralen Präparate einbeziehen (Tab. 1.4-11).

- ☐ Frauen, die die Pille länger als fünf Jahre einnehmen und zusätzlich rauchen, sollten entweder die Pille absetzen oder das Rauchen aufgeben. Das gilt insbesondere für Frauen, die das 30. Lebensjahr überschritten haben.
- ☐ Die Pille sollte nicht eingenommen werden, wenn kardiovaskuläre Erkrankungen, Thrombophlebitiden, Thromboembolien, Leberstoffwechselstörungen (Ikterus), nicht behandelter Bluthochdruck oder Fettstoffwechselstörungen diagnostiziert wurden.
- ☐ Diabetikerinnen sollten eine hormonale Kontrazeption nur unter engmaschiger ärztlicher Kontrolle durchführen. Eine Schwangerschaft würde das größere Risiko bedeuten.

Häufig werden Apotheker um Rat gefragt, wenn eine Tablette vergessen wurde einzunehmen. Prinzipiell gilt, dass, wenn eine Tablette zur gewohnten

Tab. 1.4-11: Orale hormonale Kontrazeptiva

Art der Kontrazeptiva	Bestandteile und Einnahmevorschrift
Mikropillen	Ethinylestradiol 50 µg und niedrig dosiertes Gestagen der 3. Generation, z.B. Gestoden Vom 5. bis 25. Tag, 7 Tage Einnahmepause
Minipille	Niedrig dosiertes Gestagen Kontinuierlich ohne Einnahmepause
Einphasenpille	Estrogen und Gestagen 5. bis 25. Tag in gleicher Dosierung, 7 Tage Einnahmepause
Zweiphasenpille	Sequenzmethode: 1. Phase: Nur Estrogen (u.U. mit wenig Gestagen): 7 Tage 2. Phase: Estrogen plus Gestagen: 15 Tage, 6 Tage Einnahmepause
Dreiphasenpille	Step-up-Methode: 1. Phase: Estrogen plus niedrigst dosiertes Gestagen, z.B. 0,05 mg Levonorgestrel: 6 Tage 2. Phase: Estrogen plus niedrig dosiertes Gestagen, z.B. 0,075 mg Levonorgestrel: 5 Tage 3. Phase: Estrogen plus normal dosiertes Gestagen z.B. 0,125 mg Levonorgestrel: 10 Tage, 7 Tage Einnahmepause

Zeit nicht eingenommen worden ist, die Einnahme innerhalb der nächsten zwölf Stunden nachgeholt werden kann, ohne dass die empfängnisverhütende Wirkung aufgehoben wird. Wird das Versäumnis später entdeckt, sollte unter Auslassen der vergessenen Tabletten die Einnahme der restlichen Packung fortgesetzt werden. Die empfängnisverhütende Wirkung ist nicht mehr sicher, so dass zusätzlich andere kontrazeptive Methoden angewandt werden müssen.

Bei der Minipille ist der Empfängnisschutz bereits bei einer Einnahmeverschiebung um zwei Stunden nicht mehr gewährleistet.

Auch Erbrechen und Durchfall können die empfängnisverhütende Wirkung aufheben, so dass bei Fortführung der Einnahme ebenfalls zusätzliche kontrazeptive Maßnahmen angewandt werden müssen.

1.4.13 Arzneimittel während der Schwangerschaft

Bei der Verordnung und der Abgabe von Arzneimitteln an Schwangere hat sich seit der Thalidomid-Katastrophe Anfang der 60er Jahre Unsicherheit bei Ärzten und Apothekern breitgemacht, die auch die Patientinnen erfasst hat.

Die Apotheker/innen sind diejenigen, die als Abgebende, insbesondere auch bei der Selbstmedikation, von den (erkrankten) Schwangeren gefragt werden, ob das verordnete oder gewünschte Arzneimittel Einfluss auf die Entwicklung des Kindes nehmen könnte. Die Antwort setzt Kenntnisse über die entsprechenden Arzneistoffe voraus, die in vielen Fällen noch nicht vorhanden sind, so dass wegen des unsicheren Kenntnisstandes von der Einnahme eines Arzneimittels häufig abgeraten werden muss.

Um so erschreckender ist es, dass trotz Thalidomid, trotz der vielfältigen Aufklärung über die Massenmedien und trotz Warnungen auf den Beipackzetteln und durch die Heilberufe viele Frauen auch heute noch unkritisch und ohne Beachtung möglicher Folgen für das Kind während der Schwangerschaft Arzneimittel einnehmen.

Eine Langzeitstudie über die Einnahmegewohnheiten bundesdeutscher Frauen während der Schwangerschaft, die in den Jahren 1964 bis 1974 durchgeführt wurde, zeigt, dass ca. 80 % der erfassten Schwangeren während der ersten drei Monate Arzneimittel eingenommen haben, etwa 26 % sogar vier und mehr Arzneimittel. Kleinere Studien neueren Datums bestätigen diese fast 30 Jahre alten Daten.

Werden die Arzneimittel nach Indikationsgruppen und Häufigkeit der Einnahme aufgeschlüsselt, wird deutlich, dass viele darunter sind, die, wie Analgetika, Laxanzien und Erkältungsmittel, für die Selbstmedikation bestimmt waren: Es ist also Beratungsbedarf vorhanden. Zur Beratung der Schwangeren, die Arzneimittel gegen Kopfschmerzen, Fieber, Husten, Schnupfen, Schlafstörungen, geschwollene Beine, Übelkeit, Erbrechen oder Sodbrennen einnehmen wollen, siehe Gebler, H.: Tabellen für die Pharmazeutische Praxis. Govi-Verlag, Eschborn.

Viele dieser Arzneimittel, die von werdenden Müttern eingenommen werden, erreichen den Fetus. Es ist deshalb notwendig zu wissen, welche Phasen der Schwangerschaft unterschieden werden und wie der Fetus während dieser Abschnitte auf exogene Noxen reagiert.

Bezieht man die Reifung der Gameten und die Abnabelungsphase des Kindes mit ein, so werden fünf Entwicklungsperioden unterschieden: Gametogenese, Blastogenese, Embryogenese, Fetogenese und Perinatalzeit. Diese Zeitabschnitte sind mit ihren spezifischen physiologischen Vorgängen in der Tab. 1.4-12 zusammengefasst.

Aus der tabellarischen Übersicht der Entwicklungsphasen kann entnommen werden, dass die Organbildung und -differenzierung hauptsächlich nach der dritten bis zur achten Woche erfolgt; dabei benötigen die einzelnen Organe unterschiedlich lange Entwicklungszeiten. Die Entwicklung des Gehirns

Tab. 1.4-12: Entwicklungsphasen während der Schwangerschaft

Phase	Zeitraum	Physiologische Vorgänge
Gametogenese	Vor der Konzeption	Reifung der männlichen und weiblichen Keimzellen
Blastogenese	0.–18. Tag	Erste Teilung der Zygoten, Entwicklung der Blastula, Differenzierung in Embryoblast und Trophoblast, Nidation, Gastrulation
Embryogenese	18. Tag–8. Woche	Bildung der Organe und Organsysteme, Organdifferenzierung, Anschluss an den mütterlichen Kreislauf, Ausdifferenzierung der Plazenta
Fetogenese	8. Woche–Geburt	Weiteres Wachstum, Abschluss der Organdifferenzierung, Ausreifung
Perinatalzeit	Tage vor–Tage nach der Geburt	Abnabelung des Kindes vom Kreislauf der Mutter, Verstärkung eigener Stoffwechselaktivitäten, z. B. Lebermetabolismus

ist z. B. mit der Geburt noch nicht vollständig abgeschlossen.

Je nachdem, in welcher Entwicklungsphase der Fetus exogenen Noxen, z. B. auch einer Strahlenbelastung, ausgesetzt wird, lassen sich spezielle Schäden beschreiben, die als Gametopathien, Blastopathien, Embryopathien oder Fetopathien bezeichnet werden (Tab. 1.4-13). Dabei werden Gametopathien als Erbschäden zusammengefasst, weil der Schaden

Tab. 1.4-13: Schädigungen während der Entwicklungsphasen

Entwicklungsphase	Schädigung
Gametopathien	Keimzellenschädigung vor der Befruchtung: Down-Syndrom (Mongolismus) = Trisomie des Chromosomes 21, Klinefelter-Syndrom = Trisomie des geschlechtsbestimmenden Chromosoms XXY (Inzidenz von 0,25%), Ullrich-Turner-Syndrom = Monosomie des geschlechtsbestimmenden Chromosoms XO (Inzidenz von 0,3–0,5%)
Blastopathien	Sehr selten, symmetrische und asymmetrische Doppelmissbildungen, z. B. Siamesische Zwillinge
Embryopathien	Teratogene Veränderungen (Missbildungen)
Fetopathien	Funktionsstörungen ohne Missbildungen

durch Veränderungen am genetischen Material, Genen oder Chromosomen, vor der Befruchtung verursacht wurde.

Blastopathien treten sehr selten auf, da während der Blastogenese die Frucht bei Beeinflussung durch exogene Noxen entweder abstirbt oder sich unbeschadet weiterentwickelt. Wie hoch in dieser Phase die Fruchtschädigung mit Abortfolge ist, lässt sich nur spekulativ berechnen, da viele Aborte während der ersten drei Wochen einer Schwangerschaft als stärkere Regelblutungen fehlgedeutet werden.

1980 wurde von einer Studie aus Großbritannien berichtet, bei der von 197 Frauen mit Kinderwunsch regelmäßig der Urin auf HCG (Humanchoriongonadotropin) kontrolliert wurde, um die Schwangerschaft so frühzeitig wie möglich zu bestätigen. Insgesamt kam es zu 152 Schwangerschaften, aber nur 87 Feten (57 %) überlebten die 20. Schwangerschaftswoche, d. h., in 43 % der Fälle trat ein frühzeitiger Abort auf. Fast drei Viertel der Frauen mit einem spontanen Abort hatten gar nicht bemerkt, dass sie vorübergehend schwanger waren. Gerade diese Studie beweist eindrucksvoll das Alles-oder-nichts-Prinzip während der Blastogenese.

Die phänotypisch auffälligsten Schäden werden nach der dritten Woche in der Embryogenese durch exogene Noxen verursacht, da nur in dieser Organentwicklungsphase äußere Merkmale charakterisiert verändert werden können. Als teratogene Noxen können neben Arzneistoffen oder anderen chemisch definierten Schadstoffen auch Viren, z. B. Polio, Masern, Windpocken, Influenza, Mumps, Pokken und Röteln, sowie Ernährungsfehler verantwortlich gemacht werden.

Nach Abschluss der Embryogenese sind während der anschließenden Fetogenese Missbildungen des Feten im Allgemeinen nicht mehr möglich, schädigende Einflüsse bewirken in dieser Zeit Störungen des Wachstums und der Organfunktionen.

In der letzten Phase der Schwangerschaft, der Perinatalphase, muss bei der Therapie mit Arzneimitteln berücksichtigt werden, dass der Fetus im Begriff ist, sich vom mütterlichen Kreislauf abzunabeln und mit den zugeführten exogenen Noxen allein fertig werden muss. Da die Leber-, Magen- und Darm- und Nierenfunktion noch nicht voll entwickelt sind, verlängern sich beim Neugeborenen die Halbwertszeiten vieler Stoffe und es entstehen relativ hohe, oft toxische Wirkstoffspiegel.

Die Frage, welche Arzneimittel toxische Wirkungen auf den menschlichen Feten entfalten, kann nur sehr unbefriedigend beantwortet werden, weil entsprechende Untersuchungen mit statistischer Relevanz aus ethischen Gründen nicht durchgeführt werden können. Trotzdem lassen sich theoretische Ansätze finden, die diese Fragen teilweise beantworten.

Während der Schwangerschaft sind der mütterliche und der kindliche Organismus über die Plazenta miteinander verbunden. Die Plazenta spielt dabei die Rolle eines vermittelnden Organs, ist aber gleichzeitig auch Barriere. Welche Arzneimittel die Plazenta passieren und in den Feten gelangen, wird hauptsächlich von ihren physikalisch-chemischen Eigenschaften bestimmt. In ihrer Barrierefunktion ist die Plazenta vergleichbar mit der Blut-Hirn-Schranke, so dass als Faustregel abgeleitet werden kann: Alle Pharmaka, die ins Zentralnervensystem gelangen, passieren auch die Plazenta. Daraus ergeben sich folgende Gesetzmäßigkeiten:

- Substanzen mit einer relativen Molekülmasse unter 600 passieren passiv oder aktiv die Plazenta
- Für Substanzen mit einer relativen Molekülmasse über 1000 ist die Plazenta praktisch undurchlässig
- Fettlösliche Substanzen passieren die Plazenta rascher als wasserlösliche

Tabelle 1.4-14 fasst die Faktoren zusammen, die die Diffusion duch die Plazenta beeinflussen; die Verstärkung dieser Faktoren kann eine fördernde oder hemmende Wirkung auf die passive Diffusion haben.

Tab. 1.4-14: Faktoren, die die Diffusion durch die Plazenta beeinflussen

Zunahme	Einfluss auf die Diffusion
Lipoidlöslichkeit	Fördernd
Konzentrationsgradient	Fördernd
Relative Molekülmasse	Hemmend
Dissoziationsgrad	Hemmend
Eiweißbindung	Hemmend

Die teratogene Wirkung eines Stoffes wird im Rahmen der toxikologischen Prüfung für das Zulassungsverfahren in Screening-Versuchen an Zellkulturen der Bakterien (Ames-Test) bzw. in Tierversuchen ermittelt, deren Ergebnisse jedoch nicht unbedingt auf den Menschen übertragbar sind. Zum Beispiel wirken Coffein und Penicilline auf den menschlichen Feten nicht teratogen, wohl aber auf verschiedene Versuchstiere. Andererseits zeigen verschiedene Stoffe im Tierversuch teratogene Potenz erst in extrem hohen Dosen, so dass über die auf den Menschen im Allgemeinen wesentlich niedriger wirkenden Dosierungen nichts ausgesagt werden kann, denn im Gegensatz zur Kanzerogenität ist die Teratogenität einer Substanz von der Dosierung abhängig.

Im Durchschnitt werden in der Bundesrepublik Deutschland von 100 Neugeborenen 3 bis 4 Kinder mit einer Missbildung zur Welt gebracht. Addiert man die funktionalen Störungen hinzu, werden bei 10 % aller Neugeborenen Anomalien beobachtet. 25 % der Missbildungen lassen sich auf Keimschädigungen, 10 % auf Infektionen, Krankheiten oder exogene Noxen zurückführen. Bei etwa 65 % ist die Ursache nicht geklärt.

Wie schwierig die Zuordnung ist und wie schnell statistische Erhebungen falsch interpretiert oder missbraucht werden können, macht eine Berechnung von Hauser, Luzern, deutlich (Vortrag 29. Deutscher Kongress für ärztliche Fortbildung, Berlin 1981): In einer in Luzern durchgeführten Perinatalstudie nahmen 6 % aller Schwangeren Benzodiazepine ein. Da in dieser Gruppe weniger als 3 bis 4 % Missbildungen registriert wurden, könnte daraus die Hypothese abgeleitet werden, unter der Therapie mit Benzodiazepinen treten weniger Missbildungen auf als normal. Eine solche Aussage ist natürlich durch nichts belegt, zeigt aber mit welcher Sorgfalt jede Aussage über mögliche oder unmögliche Teratogenität einer Substanz analysiert werden muss.

Allgemein gilt die Regel, dass neue Arzneistoffe während der Schwangerschaft nicht eingesetzt werden dürfen, da keine ausreichenden Daten vorliegen, die die Bewertung der Unbedenklichkeit während der Schwangerschaft zulassen.

Im Rahmen dieses Buches ist es nicht möglich, auf jede therapeutisch eingesetzte Substanz einzugehen. In Tabelle 1.4-15 sind Arzneistoffe aufgeführt, bei denen auf Schwangerschaft oder Stillzeit Rücksicht genommen werden sollte. Die Tabelle, die aus Literaturangaben erstellt wurde, erhebt keinen Anspruch auf Vollständigkeit.

Bei der Beurteilung des teratogenen Risikos eines Arzneimittels muss berücksichtigt werden, dass die zu behandelnde Grundkrankheit ebenfalls eine Missbildung zur Folge haben kann. Zum Beispiel wird das teratogene Risiko bei Anwendung der Valproinsäure um 1 bis 2 % erhöht, so dass das Gesamtrisiko bei 4 bis 5 % liegt. Das Risiko ist damit in etwa gleich groß wie bei unbehandelten Epileptikerinnen, die bei durchschnittlich 4 bis 6 % der Schwangerschaften missgebildete Kinder zur Welt bringen.

Dass viele Stoffe in Tabelle 1.4-15 nicht aufgeführt sind, heißt nicht, dass alle nicht genannten Stoffe während der Frühschwangerschaft grundsätzlich angewandt werden dürfen. Generell sollte, auch in der Selbstmedikation, eine intensive Nutzen-Risiko-Betrachtung durchgeführt werden. Weniger Arzneimittel während der Schwangerschaft sind mit Sicherheit besser.

Für Impfungen gilt, dass Passivimpfungen jederzeit möglich sind, allerdings muss auf das allergi-

Tab. 1.4-15: Problematische Arzneimittel während Schwangerschaft und Stillzeit

Arzneimittel	Schwangerschaft	Stillzeit
Acetylcystein	Strenge Indikationsstellung	Strenge Indikationsstellung
Acetylsalicylsäure	Strenge Indikationsstellung (1., 2. und 3. Trimenon bis 37. Woche bei niedrigen Dosen) Kontraindiziert (nach 37. Woche und bei hohen Dosen im 3. Trimenon)	Strenge Indikationsstellung bei niedrigen Dosen Kontraindiziert bei hohen Dosen
Aciclovir	Strenge Indikationsstellung	Strenge Indikationsstellung
Ajmalin	Kontraindiziert (1. Trimenon) Strenge Indikationsstellung (2. und 3. Trimenon)	Strenge Indikationsstellung
Allopurinol	Strenge Indikationsstellung	Strenge Indikationsstellung
α-1-Rezeptorenblocker	Kontraindiziert	Kontraindiziert
Amantadin	Strenge Indikationsstellung	Strenge Indikationsstellung
Ambroxol	Strenge Indikationsstellung (1. Trimenon)	Strenge Indikationsstellung
Amilorid	Kontraindiziert	Kontraindiziert
Androgene/Anabolika	Kontraindiziert	Kontraindiziert
ACE-Hemmer	Kontraindiziert	Kontraindiziert
Anticholinergika	Strenge Indikationsstellung (3. Trimenon und unter der Geburt)	Kontraindiziert
Antidepressiva, tri- und tetrazyklische	Strenge Indikationsstellung	Strenge Indikationsstellung
Baclofen	Strenge Indikationsstellung im 1. Trimenon	Erlaubt in niedrigen Dosen
Barbiturate	Kontraindiziert Bei Epilepsie niedrig dosiert möglich	Kontraindiziert
Benzbromaron	Strenge Indikationsstellung	Strenge Indikationsstellung
Benzodiazepine	Strenge Indikationsstellung	Kontraindiziert
β-Rezeptorenblocker	Erlaubt bis 3 Tage vor Geburtstermin	Strenge Indikationsstellung
Bromhexin	Strenge Indikationsstellung (1. Trimenon)	Strenge Indikationsstellung
Cadexomer-Iod	Kontraindiziert	Kontraindiziert
Calciumantagonisten (Diltiazem, Gallopamil, Verapamil)	Strenge Indikationsstellung	Strenge Indikationsstellung
Calciumantagonisten (Dihydropyridinderivate)	Kontraindiziert	Kontraindiziert
Carbamazepin	Strenge Indikationsstellung	Erlaubt
Carbocistein	Kontraindiziert	Kontraindiziert
Cephalosporine	Strenge Indikationsstellung	Strenge Indikationsstellung
Chenodeoxycholsäure	Kontraindiziert	
Chinarinde	Kontraindiziert	
Chlorambucil	Kontraindiziert (1. Trimenon) Strenge Indikationsstellung (2. und 3. Trimenon)	Strenge Indikationsstellung
Chloramphenicol	Kontraindiziert	Kontraindiziert
Chloroquin, Mefloquin	Kontraindiziert (außer Malariaprophylaxe und -therapie)	Kontraindiziert
CSE-Hemmer	Kontraindiziert	Kontraindiziert
Cholinergika	Strenge Indikationsstellung	Strenge Indikationsstellung

Tab. 1.4-15: Problematische Arzneimittel während Schwangerschaft und Stillzeit (Fortsetzung)

Arzneimittel	Schwangerschaft	Stillzeit
Cimetidin	Strenge Indikationsstellung	Strenge Indikationsstellung
Cisplatin/Carboplatin	Kontraindiziert	Kontraindiziert
Clofibrate	Kontraindiziert	Kontraindiziert
Clomifen	Kontraindiziert	Kontraindiziert
Clonidin	Kontraindiziert	Kontraindiziert
Codein und Abkömmlinge	Strenge Indikationsstellung Kontraindiziert kurz vor der Geburt	Strenge Indikationsstellung
Co-Trimoxazol	Strenge Indikationsstellung	Erlaubt
Cumarin-Derivate	Kontraindiziert	Strenge Indikationsstellung
Cyclophosphamid und andere Alkylantien	Kontraindiziert	Kontraindiziert
Cytarabin	Kontraindiziert	Kontraindiziert
Dacarbazin	Kontraindiziert	Kontraindiziert
Daunorubicin u.a. Anthracycline	Kontraindiziert Bei Daunorubicin strenge Indikationsstellung	Kontraindiziert
Dextrothyroxin	Kontraindiziert	Kontraindiziert
Dihydralazin	Kontraindiziert (1. Trimenon) Strenge Indikationsstellung (2. und 3. Trimenon)	Kontraindiziert
Dihydroergotamin	Parenteral kontraindiziert	
Dihydroergotoxin	Kontraindiziert (1. Trimenon)	
Diphosphonate (Bisphosphonate)	Kontraindiziert	Kontraindiziert
Disopyramid	Strenge Indikationsstellung	Strenge Indikationsstellung
Dopaminantagonisten	Strenge Indikationsstellung (1. Trimenon)	Kontraindiziert
Doxepin	Strenge Indikationsstellung (besonders 1. Trimenon)	Strenge Indikationsstellung
Eprazinon	Kontraindiziert (1. Trimenon) Strenge Indikationsstellung (2. und 3. Trimenon)	Kontraindiziert
Fluorouracil	Kontraindiziert	Kontraindiziert
Gestagene (als Kontrazeptivum)	Kontraindiziert	
Gestagene (als Therapeutikum)	Kontraindiziert	Strenge Indikationsstellung
D-Glukosamin	Kontraindiziert	Kontraindiziert
Goldverbindungen	Kontraindiziert	Kontraindiziert
Griseofulvin	Kontraindiziert	
Guaifenesin	Kontraindiziert	Kontraindiziert
Gyrasehemmer	Kontraindiziert	Kontraindiziert
Hexamethylentetramin	Strenge Indikationsstellung	Strenge Indikationsstellung
Hydralazin	Kontraindiziert	Kontraindiziert
Hymecromon	Strenge Indikationsstellung	Strenge Indikationsstellung
Imipramin	Strenge Indikationsstellung (besonders 1. Trimenon)	Strenge Indikationsstellung
Indapamid	Kontraindiziert	Kontraindiziert
Iodverbindungen	Kontraindiziert	Kontraindiziert

Tab. 1.4-15: Problematische Arzneimittel während Schwangerschaft und Stillzeit (Fortsetzung)

Arzneimittel	Schwangerschaft	Stillzeit
Laxanzien (Anthrachinone)	Kontraindiziert Sennesfrüchte (strenge Indikationsstellung 1. Trimenon)	Kontraindiziert
Laxanzien (Bisacodyl/Na-picosulfat)	Strenge Indikationsstellung	Erlaubt
Lidocain (Antiarrthythmika)	Strenge Indikationsstellung	Strenge Indikationsstellung
Lincomycine	Kontraindiziert	Kontraindiziert
Lithiumsalze	Kontraindiziert (erste 4 Monate)	Kontraindiziert
Loperamid	Kontraindiziert	Kontraindiziert
Metamizol	Kontraindiziert (1. und 3. Trimenon) Strenge Indikationsstellung (2. Trimenon)	Kontraindiziert
Methotrexat	Kontraindiziert	Kontraindiziert
Miconazol	Kontraindiziert	Kontraindiziert
Mutterkornalkaloide	Kontraindiziert	Kontraindiziert
Naftidrofuryl	Kontraindiziert	Kontraindiziert
Nichtsteroidale Antiphlogistika/ Antirheumatika (Anthranilsäure-, Arylessigsäure-, Arylpropionsäure-Derivate, Oxicame)	Kontraindiziert (3. Trimenon) Strenge Indikationsstellung (1. und 2. Trimenon)	Strenge Indikationsstellung
Nichtsteroidale Antiphlogistika/ Antirheumatika (Kebuzon, Mofebutazon, andere Butazone)	Kontraindiziert	Kontraindiziert
Nitrofurantion	Kontraindiziert (letzte Wochen)	Kontraindiziert bei Säuglingen mit Glukose-6-phosphat-Dehydrogenase-Mangel
Nitroimidazole	Kontraindiziert (1. Trimenon)	Kontraindiziert
Östrogene	Kontraindiziert	Strenge Indikationsstellung
Paracetamol	Strenge Indikationsstellung	Strenge Indikationsstellung
Paromomycin	Strenge Indikationsstellung	Strenge Indikationsstellung
Penicillamin	Nur bei vitaler Indikation	Kontraindiziert
Penicilline		Strenge Indikationsstellung
Phenazon	Strenge Indikationsstellung Kontraindiziert (letzte 6 Wochen)	Strenge Indikationsstellung
Phenytoin	Strenge Indikationsstellung	Strenge Indikationsstellung
Pirenzepin	Kontraindiziert (1. Trimenon)	Kontraindiziert
Polymyxin B	Kontraindiziert	Kontraindiziert
Polyvidon-Iod (bei großflächiger und wiederholter Anwendung)	Strenge Indikationsstellung (ab 3. Schwangerschaftsmonat)	Strenge Indikationsstellung
Propafenon	Strenge Indikationsstellung (1. Trimenon)	Strenge Indikationsstellung
Propyphenazon	Strenge Indikationsstellung (1. Trimenon, letzte 6 Wochen)	Kontraindiziert
Protionamid	Strenge Indikationsstellung	
Pyrimethamin	Strenge Indikationsstellung	Kontraindiziert
Pyritinol	Strenge Indikationsstellung	Strenge Indikationsstellung
Rauwolfiawurzel	Kontraindiziert	Kontraindiziert
Reserpin	Strenge Indikationsstellung	Strenge Indikationsstellung
Retinoide	Kontraindiziert	Kontraindiziert

Tab. 1.4-15: Problematische Arzneimittel während Schwangerschaft und Stillzeit (Fortsetzung)

Arzneimittel	Schwangerschaft	Stillzeit
Rifampicin	Kontraindiziert (1. Trimenon) Strenge Indikationsstellung (2. und 3. Trimenon)	Kontraindiziert
Schleifendiuretika	Strenge Indikationsstellung	Kontraindiziert
Somatostatin	Kontraindiziert	Kontraindiziert
Somatropin	Kontraindiziert	
Spironolacton	Kontraindiziert	Kontraindiziert
Succinimide	Strenge Indikationsstellung (möglichst niedrige Dosen)	Strenge Indikationsstellung (möglichst niedrige Dosen)
Sulfonamide	Strenge Indikationsstellung (3. Trimenon)	Strenge Indikationsstellung
Sulfonylharnstoffe	Kontraindiziert	Kontraindiziert
Sulpirid	Kontraindiziert	Kontraindiziert
Suxamethoniumchlorid	Strenge Indikationsstellung	
Sympathomimetika	Kontraindiziert Etilefrin (1. Trimenon, strenge Indikationsstellung 2./3. Trimenon)	Kontraindiziert
Sympathomimetika als Bronchospasmolytika	Strenge Indikationsstellung (besonders 1. Trimenon)	Strenge Indikationsstellung
Tamoxifen	Kontraindiziert	Kontraindiziert
Tetracycline	Kontraindiziert	Kontraindiziert
Theophyllin	Strenge Indikationsstellung	Strenge Indikationsstellung
Thiazide	Kontraindiziert	Kontraindiziert
Thyreostatika	Strenge Indikationsstellung (möglichst niedrige Dosen)	Strenge Indikationsstellung (Kinder gut kontrollieren)
Triamteren	Strenge Indikationsstellung	Strenge Indikationsstellung
Ursodeoxycholsäure	Strenge Indikationsstellung	
Valproinsäure	Strenge Indikationsstellung (1. Trimenon, niedrige Dosierung)	Strenge Indikationsstellung
Vasopressin	Kontraindiziert	
Vincamin	Kontraindiziert	
Vitamin D_2 und D_3	Strenge Indikationsstellung	Erlaubt
Wacholder	Kontraindiziert	
Xipamid	Kontraindiziert	Kontraindiziert

sche Risiko geachtet werden, insbesondere wenn Tierseren appliziert werden. Aktive Impfungen sind bis auf wenige Ausnahmen mit einer Gefährdung für das Kind verbunden (Tab. 1.4-16).

1.4.14 Arzneimittel während der Stillzeit

Wird ein Säugling mit Muttermilch ernährt, sollte vor jeder Arzneimitteleinnahme das mögliche Risiko für das Kind abgeklärt werden. Ähnlich wie während der Schwangerschaft muss klar sein, ob der Arzneistoff über die Muttermilch in den kindlichen Organismus gelangt, ob die Konzentration ausreicht, pharmakodynamische Wirkungen zu entfalten und ob das Kind aufgrund fehlender Stoffwechselaktivität eventuell durch den Stoff Schaden erleiden kann.

Leider lassen sich die Erkenntnisse über die Wirkung der Arzneistoffe während der Schwangerschaft nicht automatisch auf die Stillzeit übertragen. Eine Reihe von Arzneistoffen, die auf den Embryo toxisch wirken, sind während der Stillzeit unbedenklich. Aber auch umgekehrt können Arzneistoffe, die den Feten nicht beeinflussen, über die Milch auf das Kind übertragen werden und schädigende Einflüsse haben.

Die Konzentration eines Arzneistoffes in der Muttermilch hängt in erster Linie von dessen physikalisch chemischen Eigenschaften ab. Als Barriere

Tab. 1.4-16: Impfungen während der Schwangerschaft

Impfstoffe und Sera	Bewertung
Passive Immunisierung	
Immunglobuline Humane Tierseren	erlaubt erlaubt, allergische Reaktionen beachten
Aktive Immunisierung	
Cholera	erlaubt
Gelbfieber	Gefährdung des Kindes
Kinderlähmung – Salk-Impfung – Sabin-Impfung	 erlaubt Gefährdung des Kindes
Masern	Gefährdung des Kindes
Pocken	Gefährdung des Kindes (heute nicht mehr notwendig)
Röteln	Gefährdung des Kindes
Tetanus	erlaubt
Tollwut	Gefährdung des Kindes (trotzdem bei strenger Indikation notwendig)
Typhus	orale Impfung erlaubt

zwischen Blut und Milch dient das Epithel der Milchdrüsen, eine Lipid-Poren-Membran, die neben den Lipid- und Proteinmolekülen mit Wasser gefüllte Poren enthält. Durch diese Membran werden hauptsächlich lipophile Stoffe transportiert. Daneben können wasserlösliche Stoffe bis zu einer relativen Molekülmasse von 200 durch die Poren die Membran passieren.

Die Konzentration der Arzneistoffe in der Muttermilch ist im Allgemeinen wesentlich geringer als im mütterlichen Plasma. Sie beträgt meist nur 1 bis 5 % der mütterlichen Dosis. Ausnahmen sind schwach basisch reagierende Arzneistoffe, sie sind auf die Differenz der pH-Werte zwischen Blut und Muttermilch zurückzuführen. Blut hat einen pH-Wert von 7,4, Milch ist mit einem pH-Wert von 6,6 bis 7,0 etwas saurer. Der Ionisationsgrad schwacher Basen ist in der Muttermilch höher, so dass höhere Konzentrationen dieser Stoffe in der Muttermilch vorhanden sind. Saure Substanzen verhalten sich umgekehrt. Daraus folgt, je geringer der pK_a-Wert einer Substanz, desto geringer ist das Verhältnis der Konzentrationen in Milch zu Blut. Nichtionogene Stoffe verteilen sich zwischen Milch und Plasma gleichmäßig; dabei beeinflusst eine bessere Lipidlöslichkeit die Verteilung auf die Milch positiv, eine höhere relative Molekülmasse negativ. Stoffe mit starker Proteinbildung werden nur in sehr geringen Konzentrationen in der Muttermilch angetroffen.

Auch wenn, wie bei schwach basischen Arzneistoffen, höhere Konzentrationen in der Milch als im mütterlichen Plasma gefunden werden, sind die Wirkstoffspiegel im Plasma des Säuglings meist niedriger als die Plasmaspiegel der Mutter. Da aber die meisten Substanzen im Säuglingsorganismus aufgrund mangelhafter Metabolisierung in der Leber, eingeschränkter renaler Elimination und reduzierter Proteinbildung ein völlig anderes pharmakokinetisches Verhalten zeigen, können beim Säugling auch bei relativ geringer Konzentration im Plasma überschießende, für den Säugling toxische pharmakodynamische Wirkungen beobachtet werden.

In Tabelle 1.4-15 werden für die aufgeführten Arzneistoffe Hinweise gegeben, die in der Stillzeit beachtet werden sollten. Auf alle Fälle ist es wichtig, bei der Einnahme von Arzneimitteln durch die Mutter die Reaktionen des Säuglings sorgfältig zu beobachten und unter Umständen das Stillen einzustellen, wenn die Medikation für die Mutter unverzichtbar ist.

1.4.15 Arzneimittel und Alkohol

Besondere Beachtung hinsichtlich der Interaktionen für die Beratung des Patienten durch den Apotheker sollte der Einfluss des Alkohols (Ethanol) auf die Wirkprofile von Arzneistoffen haben. Nach K. Soehring kann Alkohol auf zweierlei Weise mit Arzneistoffen eine Wechselwirkung eingehen (Abb. 1.4-3):

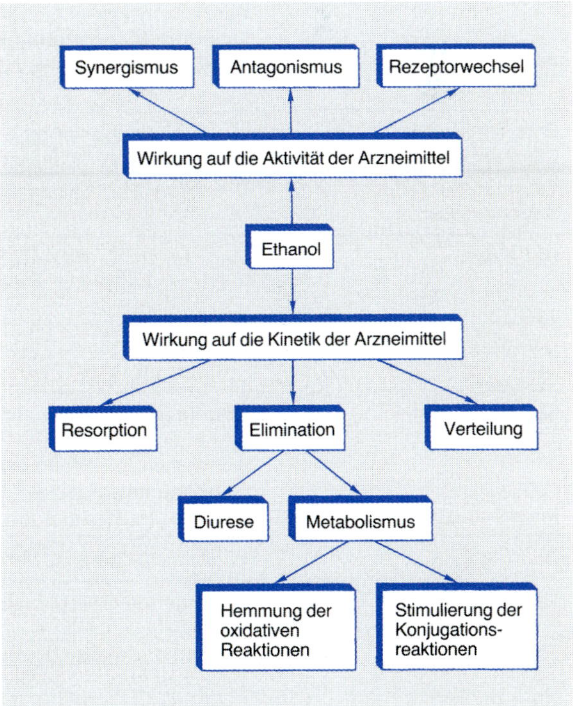

Abb. 1.4-3: Schematische Darstellung der Wechselwirkung zwischen Ethanol und Arzneimitteln (nach Soehring 1974)

- ☐ Beeinflussung der Pharmakodynamik durch Synergismus oder Antagonismus, d. h., mit Wirkungsverstärkung oder -abschwächung oder durch Rezeptorwechsel
- ☐ Beeinflussung der Pharmakokinetik, d. h., der Resorption und Verteilung sowie der Elimination durch Stimulation der Konjugations- und Blockade der Oxidationsreaktionen

Für die Wechselwirkung mit Alkohol sind in erster Linie zentralwirksame Arzneimittel, wie Psychopharmaka, Sedativa und Analgetika, von Bedeutung, da sie allein bereits psychophysikalische Leistungen des Menschen einschränken, eine Wirkung, die durch Alkohol noch verstärkt werden kann.

In der Tabelle 1.4-17 sind die wesentlichen Wechselwirkungen aufgeführt und charakterisiert worden.

1.4.16 Arzneimittel und Fahrtüchtigkeit

Rund 20 % aller Unfälle geschehen unter dem Einfluss von Arzneimitteln. 35 % aller Autofahrer haben in den letzten 24 h vor Antritt der Fahrt Arzneimittel

Tab. 1.4-17: Wechselwirkungen zwischen Alkohol (Ethanol) und Arzneimitteln

Arzneistoff	Einfluss	Mechanismus
Amphetamine	Ausgleich der dämpfenden Alkoholwirkung	Antagonismus
Anästhetika	Abnehmende Wirkung	Toleranzentwicklung
Analgetika, stark wirksame	Verstärkte Wirkung auf das ZNS	Addition
Antidepressiva (Imipramin, Opipramol)	Wirkungssteigerung, verstärkte Müdigkeit	
Antidiabetika	Disulfiram-ähnliche Symptome Zunehmende hypoglykämische Wirkung Abnehmende hypoglykämische Wirkung bei chronischem Alkoholmissbrauch	Hemmung des Alkoholstoffwechsels Unterdrückung der Glukoneogenese Ansteigender Metabolismus
Antihistaminika	Ansteigende Wirkung auf das ZNS	Addition
Antikoagulanzien	Abnehmende Wirkung bei chronischem Alkoholmissbrauch Ansteigende Wirkung mit akuter Vergiftung	Ansteigender Metabolismus Abnehmender Metabolismus
Barbiturate	Ansteigende Wirkung auf das ZNS Bei chronischem Alkoholmissbrauch geringere sedierende Wirkung	Addition (abnehmender Metabolismus) Stimulation des Metabolismus
Benzodiazepine	Ansteigende Wirkung auf das ZNS	Addition (Blockade der oxidativen Metabolisierung)
Chloralhydrat	Verlängerte hypnotische Wirkung	Synergismus
Chloramphenicol	Geringere Disulfiram-ähnliche Symptome	
Cefamandol, Cefoperazon, Moxalactam	Disulfiram-ähnliche Symptome	
Disulfiram	Leibschmerzen, Hitzewallungen, Erbrechen, Verwirrtheit, psychotische Episoden	Hemmungen des Alkoholstoffwechsels
Isoniazid	Intoxikationen (mit Hepatitis), im Extremfall Blutdruckabfall, Bewusstseinstrübung, Koma	Nicht gesichert
Meprobamat	Gesteigerte Wirkung auf das ZNS bei akuter Intoxikation Abnehmende Sedation bei chronischem Alkoholmissbrauch	Addition, abnehmende Metabolisierung Zunehmende Metabolisierung
Metronidazol	Geringe Disulfiram-ähnliche Symptome	
Neuroleptika	Wirkungssteigerung, verstärkte Sedierung	Addition
Paracetamol	Ansteigende Hepatotoxität	Ansteigende Produktion toxischer Metaboliten
Phenytoin	Abnehmende antikonvulsive Wirkung bei chronischem Alkoholmissbrauch Zunehmende antikonvulsive Wirkung bei akuter Intoxikation	Gesteigerter Metabolismus Abnehmender Metabolismus
Salicylate	Verstärkte gastrointestinale Blutungen	Addition

eingenommen und 15 % aller auffällig gewordenen Kraftfahrer standen unter dem Einfluss von Benzodiazepinen. Diese erschreckenden Zahlen machen deutlich, wie wichtig trotz der Warnhinweise, die inzwischen auf den Verpackungen entsprechender Arzneimittel angebracht werden müssen, die Beratung durch den Apotheker ist.

Es wäre natürlich falsch, aus den oben aufgeführten Zahlen zu schließen, dass jedes Arzneimittel die Fahrtüchtigkeit einschränkt. Einige ermöglichen dem kranken Menschen überhaupt erst, ein Fahrzeug zu führen.

Es ist daher eine sinnvolle und gezielte Aufklärung notwendig. Ein einfaches Beispiel: Ein Patient, der Schlafstörungen hat, benötigt ein Schlafmittel mit mittellanger Wirkung, um am nächsten Tag seiner Arbeit nachgehen zu können. Durch den Apotheker sollte der Hinweis gegeben werden, dass der Patient dieses Mittel zu dem Zeitpunkt nehmen muss, zu dem er zu Bett geht, und nicht erst um drei Uhr nachts, wenn er noch immer wach im Bett liegt. Bei so später Einnahme muss mit Einschränkung der Fahrtüchtigkeit am nächsten Morgen gerechnet werden.

Autofahren ist eine körperliche Leistung, die in erster Linie vom Zentralnervensystem (ZNS) durch Regulation und Koordination erbracht werden muss. Optische und akustische Signale werden wahrgenommen, verarbeitet und die Fahrweise entsprechend angepasst. Beeinflussungen sind auch durch Umweltfaktoren, wie Straßenverhältnisse, klimatische Faktoren und Fahrzeugverhalten, zu erwarten.

Wie der Mensch mit diesen Signalen umgeht, hängt von seiner körperlichen Disposition bzw. seiner Fahrleistungsfähigkeit ab, allerdings nimmt die Fahrleistung nicht die gesamte Leistungsfähigkeit in Anspruch. 20 % der Leistungsfähigkeit gelten als autonom geschützte Leistungsreserve, die dem Willen entzogen ist und erst in Gefahrensituationen verfügbar werden.

Die Leistungsfähigkeit ist abhängig von der Disposition des Fahrers, die auch von der Einnahme entsprechender Arzneimittel beeinflusst werden kann. Dabei können Arzneimittel in den Funktionszusammenhang Leistungsbereitschaft und -reserve eingreifen. Ein Beispiel dafür sind die Amphetamine, die zunächst durchaus zur Leistungsstimulation führen und das Gefühl vermitteln, unerschöpfliche Leistungsreserven zu haben. Anschließend kommt es plötzlich und unwiderstehlich jedoch zum Leistungsabfall durch Erschöpfung der Leistungsre-

Tab. 1.4-18: Arzneimittelgruppen, die das Fahrverhalten beeinflussen können

Arzneistoffguppe	Fahrbeeinträchtigungen und Bemerkungen
Anorektika (Appetitzügler)	Unruhe, Koordinationsstörungen
Antidiabetika	Bei Überdosierung Hypoglykämie möglich (durch kohlenhydrathaltige Nahrung ausgleichbar)
Antiemetika	(aus der Gruppe der Antihistaminika) Sedierung
Antiepiletika	Sedierung, Benommenheit, Schwindel, Tremor, Blendempfindlichkeit und Doppelsehen (Grundkrankheit beeinträchtigt das Fahrverhalten, deshalb sollte der Arzt entscheiden, ob behandelte Epileptiker ein Fahrzeug führen können)
Antihistaminika	Sedierung (in Grippemittel oft kombiniert mit Coffein, die Aufhebung der Sedierung durch diese Kombination ist nicht garantiert)
Antihypertensiva	Bluthochdruck selbst beeinträchtigt das Fahrverhalten. Deshalb ist die Therapie notwendig. Bei zu starker Blutdrucksenkung Sehstörungen, Müdigkeit, Benommenheit, bei Kombination mit Saluretika zusätzlich Schwindel und Erbrechen infolge von Kaliummangel möglich. Beta-Rezeptorenblocker vermindern die Reaktionsfähigkeit.
Hypnotika/Sedativa	Beeinträchtigung der Beobachtungs- und der Konzentrationsfähigkeit sowie der Reaktionsschnelligkeit. Sicherheitsabstand zwischen Einnahme und Führen eines Fahrzeuges einhalten, z. B. Sedativa mit Halbwertszeit von 5 Stunden: Sicherheitsabstand 8 bis 10 Stunden.
Morphin-Derivate	Sedierung, Benommenheit, unter Umständen rauschartige Zustände
Muskelrelaxanzien	Sedierung, Neigung zum Einschlafen, bei chronischem Gebrauch Kräfteverlust in den Extremitäten
Narkotika	(bei ambulanten Eingriffen) motorische Koordinationsstörungen (Sicherheitsabstand von 24 Stunden nach der Narkose einhalten)
Psychopharmaka	Minderung der Reaktionsfähigkeit, Sedierung, Leistungsminderung (kleine Dosen können akzeptiert werden), bei Antidepressiva und Neuroleptika zusätzlich hypotone Kreislaufstörungen möglich, bei Lithiumsalzen auch Tremor und Muskelschwäche möglich.

serve, der in „Schlaf am Steuer" umkippen kann; ein Phänomen, das besonders bei Fern- und Nachtfahrern beobachtet wird und als Unfallursache eine große Rolle spielen kann.

Für die Beurteilung der Arzneimittelwirkung auf die Fahrtüchtigkeit muss immer die Ausgangslage des Fahrers mit berücksichtigt werden.

Die Beeinträchtigung des Fahrverhaltens kann durch physische oder psychophysische Störungen sowie durch Persönlichkeitsveränderungen herbeigeführt werden. Die häufigsten Störungen sind die Beeinträchtigung der Adaptation, höhere Blendempfindlichkeit, Einschränkung des Gesichtsfeldes, Hörverschlechterung, Gleichgewichts- oder Bewusstseinsstörungen, die kreislaufbedingt durch schlechtere Zerebraldurchblutung oder Atemdepressionen verursacht werden. Daneben stehen die Beeinträchtigungen der geistigen Leistungsfähigkeit und die Störungen des Antriebs oder des Affekts als Persönlichkeitsveränderungen.

Die wichtigsten Arzneistoffgruppen, die das Fahrverhalten beeinträchtigen können, sind in Tabelle 1.4-18 zusammengefasst.

1.4.17 Interaktionen zwischen Arzneimitteln

Im Rahmen dieses Buches ist es nicht möglich, auf alle theoretisch möglichen Interaktionen einzugehen. Dafür stehen Nachschlagewerke und Datenbanken zur Verfügung, die im Bedarfsfall zu Rate gezogen werden müssen (Tab. 1.4-19).

Die Frage ist vielmehr, wann muss nachgeschlagen werden. Muss jedes Rezept, auf dem mehr als ein Arzneimittel verschrieben ist, auf Wechselwirkungen kontrolliert werden oder lassen sich allgemeine Regeln formulieren, die festlegen, in welchen Fällen zur Absicherung nachgeforscht werden sollte und welche klinisch relevanten Interaktionen ein Apotheker für die tägliche Praxis wissen sollte?

Die Häufigkeit möglicher Interaktionen bei verschriebenen Arzneimitteln zeigt eine Studie von O.K. Linde (Dtsch. Apoth.-Ztg. 120 (1980) 2515), bei der 1000 Rezepte auf Interaktionen untersucht worden sind. Immerhin wurden bei 6 % der Verordnungen Interaktionen mit möglicherweise therapeutischer Bedeutung gefunden, bei 2 % waren Interventionen beim behandelnden Arzt notwendig. Inwieweit diese Interaktionen wirklich klinisch relevant waren, blieb ungeklärt. Diese Frage kann eventuell ein Erfahrungsbericht der Arzneimittelkommission der Deutschen Ärzteschaft aus dem Jahre 1981 (Vortrag Ochsenfahrt, Symposium Arzneimittelinteraktionen 1982, Salzburg) beantworten. Im Rahmen des Spontanerfassungssystems von Nebenwirkungen gingen im Zeitraum April bis September 1981 bei der Arzneimittelkommission 1551 Berichte über unerwünschte Arzneimittelwirkungen ein. 26 Berichte, entsprechend 1,7 %, ließen sich auf Wechselwirkungen von 2 oder mehr Wirksubstanzen zurückführen.

Tab. 1.4-19: Informationsquellen für Interaktionen

Informationsquelle	
ABDA-Datenbank	
Scholz-Medis-Datenbank	
Ammon	Arzneimittelneben- und -wechselwirkungen
Griffni-D'Arcy	Arzneimittelinteraktionen
Hansten	Arzneimittelinteraktionen
James Braunstein	Arzneimittelwechselwirkungen
Scholz	Scholz-Liste-Arzneimittelwechselwirkungen auf einen Blick
Weber	Taschenbuch der unerwünschten Arzneiwirkungen
Zieglmeier/Hein	Interaktionen für die Kitteltasche

In den 26 Berichten waren die nichtsteroidalen Antirheumatika an den Wechselwirkungen am meisten beteiligt, die sicher auf deren häufigen Gebrauch zurückzuführen sind. Die Aufzählung nach Häufigkeit (Tab. 1.4-20) hat keine statistische Aussagekraft, zumal interaktionspotente Arzneimittelgruppen, wie Antidiabetika, β-Rezeptorenblocker, Herzglykoside und Antazida, nicht genannt sind. Dies ist als Schwäche eines Spontanerfassungssystems zu werten. Außerdem wurden natürlich nur die Wechselwirkungen gemeldet, die als solche erkannt worden sind

Nach genauer Prüfung der Berichte war die Arzneimittelkommission der deutschen Ärzteschaft der Meinung, dass von den 26 berichteten Wechselwirkungen 21 (81 %) vorhersehbar waren. Die restlichen 5 (19 %) wurden als unbekannt eingestuft.

Die Inzidenz der Interaktionen scheint nach den vorliegenden Untersuchungen geringer zu sein, als die Diskussion vermuten lässt. Eine Bostoner Gruppe rechnet mit 6,9 % Wechselwirkungen bei den unerwünschten Arzneimittelwirkungen. Eine kalifornische Arbeitsgruppe wertete die Verordnungen von über 40 000 Patienten aus und berechnete das Risiko der Wechselwirkungen mit 1 auf 13 Verordnungen (7,69 %).

Tab. 1.4-20: Erfahrungsbericht der Arzneimittelkommission der Ärzte 1981 (an Wechselwirkungen beteiligte Wirkstoffgruppen nach abnehmender Häufigkeit)

Nichtsteroidale Antirheumatika	15
Glukocorticoide	4
Psychopharmaka	4
Antikoagulanzien	3
H_2-Antagonisten	2
Saluretika	2
Asthmamittel	2
Hormonale Kontrazeptiva	2
Opioide	2
Antiarrhythmika	1
Antihistaminika	1
Antiepileptika	1
Psychostimulantien	1
Ethanol	1

Zur Vermeidung vorhersehbarer Interaktionen sollte der Apotheker durch Prüfung der Verordnungen mithelfen.

Interaktionen lassen sich in pharmazeutische, pharmakokinetische und -dynamische Wechselwirkungen unterteilen (Tab. 1.4-21).

Die **pharmazeutischen** Unverträglichkeiten können mehr oder weniger auf die chemischen und physikalischen Wechselwirkungen der verschiedenen Substanzen zurückgeführt werden. Im Fertigarzneimittel sind diese Probleme durch entsprechende galenische Maßnahmen gelöst. Praktische Bedeutung bekommen sie aber beim nachträglichen Mischen verschiedener Arzneimittel, insbesondere bei Infusionen. So ist bekannt, dass z. B. Insulin innerhalb von Sekunden nach Zugabe zu Infusionslösungen an den Glas- und Kunststoffoberflächen der Behälter und Schläuche adsorbiert werden kann. Der Verlust beträgt je nach Trägerlösung zwischen 30 und 80 %. Durch Zugabe von Humanalbumin, Gelatine oder niedermolekularem Dextran kann der Insulinverlust auf etwa die Hälfte gesenkt werden. Auch für Diazepam und Nitroglycerin wurden erhebliche Wirkstoffverluste durch Adsorption an Kunststoffbehältern und Schläuchen gefunden.

Eine tabellarische Erfassung aller Inkompatibilitäten, die durch Mischung von Infusionslösungen entstehen können, ist nicht möglich, da nicht nur die Wirkstoffe, sondern auch

- ☐ verwendete Lösungsvermittler,
- ☐ pH-Wert,
- ☐ Ionenzusammensetzung und
- ☐ Stabilisatoren

in die Überlegungen einbezogen werden müssen.

Die meisten Störungen ergeben sich beim Zuspritzen mehrerer Arzneimittel in das Schlauchsystem oder in eine angeschlossene, medikamentenführende Infusionslösung. Deshalb sollten zusätzliche Arzneimittel per Injektion oder Kurzinfusion immer über Dreiwegehähne verabreicht werden. Vorher muss das Schlauchsystem mit einer arzneimittelfreien Infusionslösung, z. B. physiologische Kochsalz-Lösung, durchgespült werden.

Die **pharmakokinetischen** Interaktionen (Tab. 1.4-21) können durch Beeinflussung der Resorption, d. h., durch Veränderungen der Bioverfügbarkeit eines Arzneistoffes, durch Beeinflussung der metabolischen Vorgänge sowie der hepatischen bzw. renalen Elimination hervorgerufen werden. Die resorptionsbeeinflussenden Interaktionen lassen sich auf pH-Wert-Veränderungen, Bindungen zweier Arzneistoffe aneinander, Änderungen der Motilität und der Mukosadurchblutung bzw. Beeinflussung der Enzyme zurückführen.

Die klinische Bedeutung der Interaktionen, die durch pH-Veränderungen verursacht werden, ist wahrscheinlich gering, da pH-Veränderungen sich meist auf das Milieu des Magens beziehen, der aber bezüglich der Resorptionsfläche nur eine untergeordnete Rolle spielt. Trotzdem gibt es klinisch-relevante Beeinflussungen bei gleichzeitiger Gabe von Antazida oder H_2-Blockern, z. B. Cimetidin, die sich auf die Resorption auswirken (Tab. 1.4-22). Erwähnenswert ist die Resorptionsminderung von CSE-Hemmern in Kombination mit Colestyramin oder Colestipol.

Die durch H_2-Blocker provozierte intragastrische Anhebung des pH-Wertes wirkt sich positiv auf den postprandialen Säureausstoß in das Duodenum aus. Er wird bis zu 75 % reduziert. Diese „Acidload"-

Tab. 1.4-21: Einteilung der Interaktionen

Pharmazeutische Interaktionen
Inkompatibilitäten aufgrund von chemischen und/oder physikalisch-chemischen Eigenschaften der Arzneistoffe
Pharmakokinetische Interaktionen
Beeinflussung der Resorption Veränderung der Plasma- und Gewebeeiweißbindung Induktion metabolischer Vorgänge Hemmung metabolischer Vorgänge Beeinflussung der hepatischen und renalen Elimination
Pharmakodynamische Interaktionen
Am Rezeptor Am Erfolgsorgan oder Regulationssystem

Tab. 1.4-22: Beeinflussung der Arzneimittelresorption durch pH-Veränderung

pH-Änderung durch	Arzneimittel	Auswirkung auf Resorption
Natrium-hydrogen-carbonat	Acetylsalicylsäure Tetracycline	Steigerung Hemmung
Magnesium-hydroxid	Sulfadiazin Sulfadiazin-Natrium	Steigerung Hemmung
Antazida	Penicillin G Sulfonamide	Hemmung Hemmung
Cimetidin	Penicillin G	

Tab. 1.4-23: Minderung der Arzneimittelresorption durch Adsorption und Komplexbildung

Minderung durch	Adsorption und Komplexbildung von
Antazida	Eisen-Salze Dicoumarol Tetracycline Digoxin Corticoide Cimetidin
Ionenaustauscherharze	Digitoxin Phenprocoumon
Kaolin-Pektin	Lincomycin

Minderung kann bei einer Substitutionstherapie mit Pankreasenzymen zu einer Effektsteigerung führen. Bei Patienten mit chronischer Pankreasinsuffizenz wurden im Stuhl Ausscheidungen von über 50 g Fett pro 24 h beobachtet. Die alleinige Enzymgabe führte zu einer Reduktion um die Hälfte. Die Kombination mit einem Antazidum brachte keine weitere Reduktion, unter Cimetidin entwickelte sich der Fettverlust gegen Null.

Neben pH-Veränderungen wird eine Beeinflussung der Resorption durch Adsorption oder Komplexbildung beobachtet, die insbesondere bei Arzneimitteln mit geringer therapeutischer Breite bedeutsam werden kann. Grundsätzlich muss mit dieser Art von Interaktionen gerechnet werden, wenn neben Antazida, Adsorbentien, wie Kaopektat, Aktivkohle oder Ionenaustauschern, z. B. Colestyramin oder Colestipol, gleichzeitig andere Arzneimittel verabreicht werden.

Die praxisrelevanten Interaktionen, die auf Resorptionsminderung durch Komplexbildung oder Adsorption zurückgeführt werden müssen, sind in Tabelle 1.4-23 zusammengefasst. Verhindern lassen sie sich meist, indem ein mindestens dreistündiges Intervall zwischen der Einnahme der interagierenden Arzneimittel eingehalten wird.

Ein anderer beeinflussender Faktor für die Resorption ist die Motilität und die Entleerungsgeschwindigkeit des Gastrointestinaltraktes. Diese Faktoren werden durch eine Reihe Arzneistoffe verstärkt oder vermindert (Tab. 1.4-24). Über die klinische Bedeutung dieser Einflüsse liegen aber nur wenige Studien vor. Trotzdem weiß man, dass die Verzögerung der Resorption von Arzneistoffen mit erwünschtem, schnellem Wirkungseintritt oder mit rascher Elimination zu subtherapeutischen Plasmaspiegeln führen kann. Auch die Arzneistoffe, die bereits im Gastrointestinaltrakt metabolisiert werden, haben bei verzögerter Resorption eine deutlich verminderte Wirkung.

Tab. 1.4-24: Arzneistoffgruppen mit Einfluss auf Motilität und Entleerungsgeschwindigkeit des Gastrointestinaltraktes

Verlangsamte Passagezeit	Beschleunigte Passagezeit
Antihistaminika Antazida Anticholinergika Sedativa Hypnotika Narkotika	Metoclopramid Laxanzien Reserpin Cholinesterasehemmer

Die beschleunigte Passagezeit, insbesondere die schnelle Magenentleerung, z. B. durch Metoclopramid, kann zu höheren maximalen Plasmakonzentrationen führen, die in kürzerer Zeit erreicht werden, ohne dass die absolut aufgenommene Arzneistoffmenge beeinflusst wird. Dies konnte durch Studien mit Paracetamol, Pivampicillin und Tetracyclinen bei gleichzeitiger Gabe von Metoclopramid belegt werden. Arzneistoffe, die intragastral metabolisiert werden, wie z. B. L-Dopa, haben dagegen bei gleichzeitiger Gabe von Metoclopramid eine absolut höhere Resorptionsquote, d. h., eine größere AUC (area under the curve) bei den entsprechenden Plasmakonzentration-Zeit-Kurven auf (s. S. 76, 80).

Eine andere pharmakokinetische Größe, die, weil beeinflussbar, für Interaktionen eine wesentliche Rolle spielt, ist die Plasmaeiweißbindung. Arzneistoffe werden in ihrer Plasmatransportform vorwiegend an Albumin gebunden. Die Bindung kann unterschiedlich stark sein. Warum diese Unterschiede bestehen, ist bisher völlig unklar. Sicher spielen physikalisch-chemische Eigenschaften eine Rolle, trotzdem lassen sich Bindungsstärke und Quantität mit der Kenntnis dieser Größen nicht voraussagen. Da nur der freie Arzneistoff verteilt wird, d. h., den Wirkort erreichen und pharmakodynamische Effekte verursachen kann, hat die Eiweißbindung für die Verteilung und Wirkung entscheidende Bedeutung.

Tab. 1.4-25: Arzneistoffe mit Proteinbindungen über 90 % (nach Ohnhaus, modifiziert)

Antikoagulanzien
Bishydroxycumarin, Ethylbiscoumacetat, Phenprocoumon, Warfarin
Antibiotika und Chemotherapeutika
Clindamycin, Fusidinsäure, Nalidixinsäure, Dicloxacillin, Flucloxacillin, Oxacillin, Rifampicin, Doxycyclin
Antirheumatika
Ibuprofen, Indometacin, Naproxen, Phenylbutazon
Diuretika
Acetazolamid, Bumetanid, Etacrynsäure, Furosemid, Spironolacton, Trichlormethiazid
Herz und Kreislauf
Chinidin, Diazoxid, Digitoxin, Propranolol
Orale Antidiabetika
Glibenclamid, Glibornurid, Glipizid, Tolbutamid
Zentralnervensystem
Chlordiazepoxid, Diazepam, Phenytoin, Amitriptylin, Desipramin, Imipramin, Nortriptylin, Chlorpromazin, Haloperidol, Pimozid, Thiopental
Sonstige
Chinin, Clofibrat, Methotrexat, Pizotifen, Prednisolon, Sulfasalazin, Thyroxin

Veränderungen der Eiweißbindung durch Interaktionen machen sich damit im Wirkprofil des Arzneistoffes bemerkbar, klinisch bedeutsame Interaktionen werden jedoch nur bei Arzneistoffen mit einer Albuminbindung von über 90 % beobachtet (Tab. 1.4-25). Dabei können zwei intensiv an Eiweiß bindende Arzneistoffe bei gleichzeitiger Gabe an den Bindungsstellen des Plasmaalbumins miteinander konkurrieren und sich gegenseitig aus der Eiweißbindung verdrängen. Dadurch wird der nicht gebundene Anteil eines Arzneistoffes im Plasma größer, so dass die pharmakodynamische Wirkung verstärkt wird. Dies kann, insbesondere bei Arzneistoffen mit kleiner therapeutischer Breite, problematisch werden, wie das z. B. bei der Interaktion zwischen Antikoagulanzien und oralen Antidiabetika der Fall ist.

Arzneimittelinteraktionen können außerdem auf der Ebene der hepatischen Elimination entstehen. Problematische Substanzen für Interaktionen sind vor allem Stoffe, die eine hohe hepatische Clearance haben, d. h., während der ersten Leberpassage in erheblichem Ausmaß metabolisiert und extrahiert werden. Das Ausmaß der Extraktion ist abhängig von der metabolischen Kapazität der Leber und der Durchflussgeschwindigkeit des Blutes durch die Leber. Geringe Änderungen dieser Voraussetzungen können schon eine beträchtliche Änderung der Bioverfügbarkeit eines Pharmakons mit hoher hepatischer Clearance zur Folge haben. So geht z. B. die Zunahme der Extraktion von 95 auf 97,5 % mit einer Reduktion der Bioverfügbarkeit von 5 auf 2,5 % einher; dies bedeutet eine Reduktion der für die Therapie systematisch zur Verfügung stehenden Stoffmenge um 50 %.

Generell ist zu erwarten, dass enzyminduzierende Pharmaka die Bioverfügbarkeit hepatisch hoch extrahierter Arzneistoffe reduzieren, während eine Hemmung der Enzyme mit der Zunahme der Bioverfügbarkeit einhergeht.

Beispiele sind in der Literatur beschrieben. So wird infolge der Enzyminhibition bei gleichzeitiger Gabe von Ketoconazol und Tadalafil die Plasmakon-

Tab. 1.4-26: Arzneistoffe mit First-pass-Effekt über 50 % (nach Jähnchen, modifiziert)

Arzneistoffgruppe	Arzneistoff	Präsystemische Extraktion (%)	Lokalisation
β-Rezeptorenblocker	Metoprolol Propranolol	50–70 70–80	Leber
Antiarrhythmika	Lidocain Verapamil	70–80 70–80	Leber
Vasodilatatoren	Hydralazin Isosorbiddinitrat	60–70 70–80	Leber
Zentral wirksame Arzneistoffe	Chlorpromazin Imipramin Morphin Dextropropoxyphen Pentazocin	60–80 50–60 60–80 70–80 80–90	Leber, Darm Leber Leber, Darm Leber
Sympathomimetika	Etilefrin Norfenefrin	50 95	Leber, Darm

Tab. 1.4-27: Enzyminduktoren (nach Mutschler, modifiziert)

Arzneistoffe	Induktionstärke
Antibiotika	
Rifampicin Griseofulvin	++++ ++++
Antiepileptika	
Phenytoin	+++
Antihistaminika	
Diphenhydramin	++
Antirheumatika	
Phenylbutazon	+++
Hypnotika	
Barbiturate Ureide	++++ ++
Insektizide	
Aldrin Dieldrin Chlorphenotan Hexachlorcyclohexan	+++ +++ ++++ ++++
Muskelrelaxantien	
Mephenesin	+
Orale Antidiabetika	
Tolbutamid	+++
Psychopharmaka	
Chlorpromazin	++

Tab. 1.4-28: Interaktionen durch Hemmung des Arzneistoffmetabolismus (nach Kahl, modifiziert)

Gehemmter Stoffwechsel von	Hemmstoff	Klinische Bedeutung
Cumarin-Derivate	Allopurinol Cimetidin Chloramphenicol Disulfiram Phenylbutazon	Blutungen
Tolbutamid	Chloramphenicol Dicumarol	Hypoglykämie
Phenytoin	Chloramphenicol Diazepam Dicumarol Disulfiram Isoniazid p-Aminosalicylsäure Sultiam	Intoxikation
6-Mercaptopurin, Azathioprin	Allopurinol	Intoxikation

zentration von Tadalafil verdoppelt. Dies kann durchaus die Nebenwirkungen an den Gefäßen (Dilatation) verstärken und zu Komplikationen führen.

Tab. 1.4-29: Interaktionen durch Induktion des Arzneistoffmetabolismus (nach Kahl)

Induzierter Stoffwechsel von	Induktor	Klinische Bedeutung
Cumarin-Derivate	Carbamazepin Glutethimid Phenobarbital Phenytoin Rifampicin	Dosiserhöhung für die Antikoagulation erforderlich, Blutungen nach Absetzen des Induktors bei fehlender Dosisreduktion
Phenytoin	Carbamazepin	
Dexamethason, Cortisol	Phenobarbital Phenytoin	Dosiserhöhung notwendig
Hormonale Kontrazeptiva	Phenobarbital Rifampicin	Auftreten von Durchblutungen, Schwangerschaft

Tab. 1.4-30: Pharmakodynamische Arzneimittelinteraktionen zweier Arzneistoffe (nach Ammon)

Synergismus	
Hemmstoffe des ZNS (Ethanol)	Reserpin
β-Rezeptorenblocker	Orale Antidiabetika
Nifedipin	Propranolol
Propranolol	Levodopa
Streptomycin	Etacrynsäure
Sympathomimetika	Schilddrüsenhormone
Chinidin	Blutdrucksenkende Mittel
Schleifen-Diuretika	Herzwirksame Glykoside
Acetylsalicylsäure	Warfarin
Salicylate	Orale Antidiabetika
Änderung der Elektrolytkonzentration	Tubocurariniumchlorid
Antagonismus	
Phenazon	Antiepileptika
Ephedrin	Blutdrucksenkende Mittel
Amitriptylin	Phenytoin
Procain	Sulfonamide
Kaliumsparende Diuretika	Herzwirksame Glykoside
Orale Antikoagulanzien	Orale Kontrazeptiva

Neben den Substanzen mit hohem First-past-Effekt müssen auch die Arzneistoffe mit enger therapeutischer Breite bezüglich Induktion oder Hemmung des Metabolismus durch andere Stoffe untersucht werden.

Dabei beansprucht die Monooxygenierung durch das Cytochrom-P-450-Enzymsystem das größte Interesse hinsichtlich Arzneimittelinteraktionen.

In den Tabellen 1.4-26 bis 1.4-29 sind zunächst die Stoffe zusammengestellt, die einen hohen First-past-Effekt haben und damit sensibel auf Enzyminduktion und -hemmung reagieren, außerdem die Stoffe, die als Enzyminduktoren bekannt sind, sowie Beispiele für Arzneimittelinteraktionen infolge Hemmung oder Induktion des metabolisierenden Enzymsystems.

Neben den pharmazeutischen und pharmakokinetischen müssen noch die **pharmakodynamischen** Interaktionen erwähnt werden, die sich durch Synergismus und Antagonismus zweier oder mehrerer Arzneistoffe in ihren pharmakologischen Wirkungen ergeben. Ort dieser Wechselwirkungen ist der Rezeptor; es wird zwischen kompetitiven und funktionellen Interaktionen unterschieden. Kompetitiv werden die Interaktionen genannt, wenn zwei Agonisten oder ein Agonist und ein Antagonist um den gleichen Rezeptor konkurrieren; funktionell dann, wenn die Wechselwirkung auf verschiedene Rezeptoren, Zellen oder Systeme zurückzuführen ist. Beispiele für pharmakodynamische Interaktionen sind in der Tab. 1.4-30 zusammengestellt.

1.4.18 Interaktionen zwischen Arzneimitteln und Nahrung

Vom Prinzip her sind Interaktionen zwischen einem Arzneimittel und Nahrungsbestandteilen gleich den Interaktionen zwischen zwei oder mehr Arzneistoffen zu beurteilen, denn es liegen die gleichen Mechanismen zugrunde. Nahrungsbedingte Veränderungen der pH-Werte in den Gastrointestinalflüssigkeiten, Veränderungen der Motilität und der Passagezeit durch den Magen-Darm-Trakt können ebenso die Resorption beeinflussen wie physikochemisch erklärbare Wechselbeziehungen der Pharmaka mit Nahrungsbestandteilen, die die Freisetzungs- oder Lösungsgeschwindigkeit beeinflussen. Darüber hinaus sind insbesondere bei Arzneistoffen mit ausgeprägten „First-pass"-Effekten unter gleichzeitiger Nahrungsaufnahme Interaktionen und veränderte Bioverfügbarkeiten zu erwarten.

Gewöhnlich führt bei oraler Applikation der Arzneimittel die gleichzeitige Nahrungsaufnahme zur Abschwächung der Wirkung, die vom Patienten wegen des zu schwach empfundenen Effektes häufig und willkürlich mit Dosissteigerungen kompensiert wird, die nicht selten unerwünschte Wirkungen zur Folge haben können. Deshalb gilt die allgemeine Regel, orale Arzneiformen – soweit nicht Unverträglichkeiten dagegen sprechen – unabhängig von der Nahrungszufuhr, also nüchtern (bis eine Stunde vor oder frühestens zwei Stunden nach dem Essen), einzunehmen.

Diese Regel sollte insbesonders bei Arzneimitteln mit Wirkstoffen, die nur eine geringe therapeutische Breite haben, sowie solchen, die rasch und in hoher Konzentration anfluten sollen, z. B. Digitalis-Glykoside, Antikoagulanzien und Antibiotika, Beachtung finden.

Als nahrungsbedingte Einflussfaktoren werden in erster Linie Veränderungen der

- ☐ pH-Werte,
- ☐ Motilität,
- ☐ Passagezeit,
- ☐ Resorptionsgeschwindigkeit und
- ☐ Bioverfügbarkeit

diskutiert.

Wie bereits im Abschnitt „Interaktionen zwischen Arzneimitteln", S. 65 festgestellt, spielen Veränderungen des pH-Wertes im Magen für die Resorptionsrate keine so große Rolle wie die vielen veröffentlichten In-vitro-Untersuchungen suggerieren.

In-vitro- und In-vivo-Vergleiche zeigen, dass viele unter experimentellen Bedingungen gefundenen In-vitro-Ergebnisse sich nicht ohne weiteres in vivo bestätigen lassen. Darüber hinaus spielt der Magen, auf den sich in erster Linie pH-Veränderungen konzentrieren, für die Resorption der meisten Arzneimittel nur eine untergeordnete Rolle. Der größte Teil eines Pharmakons wird aufgrund der größeren Oberfläche im Dünndarm resorbiert.

Wichtiger als die Verschiebung der pH-Werte ist die Magenentleerungszeit, da eine verzögerte Magenentleerung automatisch auch eine geringere Anflutungsgeschwindigkeit nach sich zieht. Ausschlaggebend für die Entleerungsgeschwindigkeit des Magens ist dessen Füllungszustand. Ist der Magen „voll", hat das zur Folge, dass Wirkstoffe oral applizierter Arzneiformen in der Regel langsamer und unter Umständen mit geringerer Rate resorbiert werden. Neben der verzögerten Magenentleerung können dafür auch eine geringere Löslichkeit und Bindungen an Nahrungsbestandteile verantwortlich sein.

Zu den Arzneistoffen, die sich so verhalten, gehören viele Antibiotika, wie Penicilline und Tetracycline in nichtveresterter Form, sowie die meisten Sulfonamide. Um eine optimale Wirkung zu garantieren, empfiehlt es sich, diese Stoffe möglichst nüchtern einzunehmen.

Andere Einflüsse lassen sich von der Zusammensetzung der Nahrung ableiten. So wurde z. B. bei Acetyldigoxin beobachtet, dass bei gleichzeitiger Gabe faser- bzw. pektinreicher Kost die Resorptionsgeschwindigkeit deutlich vermindert ist.

Dieser Effekt lässt sich damit erklären, dass Fasern, wie durch In-vitro-Versuche belegt, Gallensäuren oder deren Salze binden, eine Eigenschaft, die durchaus auf Digoxin übertragen werden kann.

Eine Resorptionsverzögerung wird bei gleichzeitiger Nahrungsaufnahme u. a. auch für einige Sulfonamide, Cimetidin, Indometacin, Pentobarbital und Clofibrat beschrieben.

Darüber hinaus muss bei der gleichzeitigen Gabe von Arzneimitteln und Nahrung berücksichtigt werden, dass zwischen einem Arzneistoff und Nahrungsbestandteilen Komplexbindung oder Salzbildung auftreten können. Meistens führen diese Bindungen zu einer stark eingeschränkten Resorption des Arzneistoffes.

Das inzwischen klassische Beispiel ist die Neigung vieler Antibiotika, insbesondere der Tetracycline, mit polyvalenten Kationen, wie Calcium-, Magnesium-, Aluminium- und Eisen-Kationen, schwerlösliche Chelate zu bilden. Deshalb sollten Tetracycline nicht zusammen mit Milch oder Milchprodukten, wie Käse oder Joghurt, eingenommen werden.

Andere Wechselwirkungen zwischen Nahrungsbestandteilen und Arzneistoffen, die zu einer Minderung des verfügbaren Wirkstoffes führen, lassen sich theoretisch ableiten, wie z. B. die Konkurrenz um aktive Carriersysteme in der Darmwand.

Allgemeine Aussagen können bisher nicht gemacht werden. Experimentelle Ergebnisse wurden mehr oder weniger zufällig gefunden. So weiß man, dass die mit der Nahrung aufgenommene essentielle Aminosäure Phenylalanin über das gleiche aktive Carriersystem die Schleimhaut passiert wie L-Dopa. Wird daher L-Dopa zusammen mit eiweißreicher Nahrung eingenommen, so muss erwartet werden, dass durch kompetitive Konkurrenz weniger L-Dopa resorbiert wird.

Nahrungsbestandteile sind meist Stoffe, die einem starken metabolischen Ab- und Umbau in der Leber unterzogen werden. Nicht selten werden diese Stoffwechselvorgänge durch das gleiche Enzymsystem beeinflusst, das auch den Arzneimittelmetabolismus katalysiert. Diese Doppelbeanspruchung eines Enzymsystems kann zwei Konsequenzen haben:

- ☐ Das Enzymsystem wird durch Nahrungsbestandteile zu höherer Aktivität induziert; daraus folgt auch eine höhere Metabolisierungsrate des Arzneistoffes, d. h., die Eliminationshalbwertszeit des Arzneistoffes wird verkürzt, die Wirkung lässt schneller nach.
- ☐ Das abbauende System kann durch Nahrungsbestandteile so in Anspruch genommen werden, dass der Metabolismus des Arzneistoffes gehemmt wird. Der Arzneistoff ist im humoralen System länger verfügbar, die Eliminationshalbwertszeit verlängert sich.

Der zweite Effekt kann insbesondere bei Arzneistoffen beobachtet werden, die einen hohen „First-pass"-Effekt haben. Als klassisches Beispiel für eine Veränderung des „First-pass"-Effektes kann die postprandiale orale Einnahme des β-Rezeptorenblockers Propranolol genannt werden, die zu höheren maximalen Blutspiegeln (c_{max}) und zu signifikant höheren AUC-Werten führt (s. auch S. 76, 80). Ähnliche Ergebnisse wurden bei Metoprolol und Hydralazin gefunden. Es ist daher wichtig, Arzneimittel mit hohem „First-pass"-Effekt stets unter gleichen Bedingungen einzunehmen, um unterschiedliche Wirkungen auszuschalten.

Neben der Beeinflussung des „First-pass"-Effektes kann die Bioverfügbarkeit einiger Arzneistoffe bei gleichzeitiger Nahrungsaufnahme durch eine verbesserte enterale Resorption positiv verändert werden. So wird z. B. Spironolacton bei gleichzeitiger Nahrungszufuhr schneller und vollständiger resorbiert als nüchtern, was an der signifikant größeren AUC des Hauptmetaboliten Canrenon objektiviert werden kann.

Entsprechende Ergebnisse liegen auch für Dicumarol, Phenytoin, Carbamazepin und Nitrofurantoin vor. Als Grund wird diskutiert, dass wegen des hohen Füllungszustandes das Arzneimittel längere Zeit im Magen verweilt. Die Arzneiform zerfällt daher weitgehend im Magen, der Wirkstoff kann bereits in Lösung gehen, bevor er in den Dünndarm gelangt ist und die vollständige Resorption aus dem Darm ist wahrscheinlich.

Außerdem könnte die durch die Nahrung gesteigerte Gallensekretion mitverantwortlich für die bessere Resorption sein. Auch muss eine verlängerte Kontaktzeit des Arzneistoffes mit der resorbierenden Oberfläche im oberen Dünndarm diskutiert werden. Den Effekt der besseren Resorption bei gleichzeitiger Nahrungszufuhr findet man in erster Linie bei Arzneistoffen, die eine schlechte Löslichkeit haben.

Tab. 1.4-31: Arzneistoffe, die bei gleichzeitiger Nahrungszufuhr eine bessere Bioverfügbarkeit haben

INN-Bezeichnung	Fertigarzneimittel (Beispiele)
Carbamazepin	Tegretal
Diazepam	Valium
Erythromycinethylsuccinat	Paediathrocin
Griseofulvin	Likuden
Hydralazin	Tri-Normin
Hydrochlorothiazid	Esidrix
Metoprolol	Lopresor, Beloc
Nitrofurantoin	Furadantin
Phenytoin	Zentropil, Phenhydan
Propranolol	Dociton
Riboflavin	Beflavin
Spironolacton	Aldactone

Tabelle 1.4-31 fasst die Arzneistoffe zusammen, bei denen durch die beschriebenen Mechanismen unter Nahrungsaufnahme die bessere Verfügbarkeit des Wirkstoffes zu erwarten ist. Bei der Abgabe dieser Stoffe ist es notwendig, dem Patienten den Rat zu geben, das Arzneimittel immer unter gleichen Bedingungen einzunehmen; dabei ist die Nüchterneinnahme für den Patienten die sicherste Standardisierung, denn die Art der Ernährung – fettreich, kohlenhydratreich oder eiweißreich – kann zusätzliche Konsequenzen auf die Verfügbarkeit haben, die nicht kalkulierbar sind.

Literatur

Ammon, H.P.T. (2001): Arzneimittelneben- und -wechselwirkungen. 4. Aufl., Wissenschaftliche Verlagsgesellschaft, Stuttgart

Dietzel, K., Brune, K. (1987): Offizin und Praxis. Bd. 4 Schmerzentstehung, Fragestellungen und Therapie. Govi-Verlag, Pharmazeutischer Verlag, Eschborn

Gebler, H. (1998): Tabellen für die Pharmazeutische Praxis. 4. Aufl., Fortsetzungswerk, Govi-Verlag, Pharmazeutischer Verlag, Eschborn

Grospietsch, G. (2004): Erkrankungen in der Schwangerschaft. 4. Aufl., Wissenschaftliche Verlagsgesellschaft, Stuttgart

Kleinebrecht, J., Fränz, J., Windorfer, A. (1999): Arzneimittel in der Schwangerschaft und Stillzeit. 5. Aufl., Wissenschaftliche Verlagsgesellschaft, Stuttgart

Probst, W., Vasel-Biergans, A. (2003): Wundmanagement. Deutscher Apotheker Verlag, Stuttgart

Scholz, H., Schwabe, U. (Hrsg.) (2005): Taschenbuch der Arzneibehandlung. 12. Aufl. Gustav Fischer Verlag, Stuttgart

Schaefer, C., Spielmann, H. (2001): Taschenbuch der Arzneimittelverordnung in Schwangerschaft und Stillzeit. 6. Aufl., Urban & Fischer, München

1.5 Vergleichende Bewertung analog zusammengesetzter Fertigarzneimittel

Henning Blume

Bei der Bewertung von Fertigarzneimitteln müssen verschiedene Aspekte berücksichtigt werden. Dabei sind mit Blick auf die Wirksamkeit und Unbedenklichkeit der Präparate an erster Stelle die pharmakodynamischen und die pharmakokinetischen Substanzeigenschaften zu nennen. Darüber hinaus kommt aber auch der Zubereitungsform entscheidende Bedeutung zu, denn ein Wirkstoff wird erst durch die technologische Verarbeitung zu einem beim Patienten anwendbaren Arzneimittel. Der Einfluss der Arzneiform auf die therapeutische Wirksamkeit ist in zahlreichen Studien systematisch belegt worden. Wichtige Charakteristika, wie z. B. die Geschwindigkeit des Wirkungseintritts, Wirkungsdauer, Intensität der Wirkung, aber auch die Nebenwirkungshäufigkeit, können in gewissen Grenzen durch galenische Maßnahmen gesteuert werden.

Insofern sind die Parameter der pharmazeutischen Qualität ein wesentlicher Aspekt für die Bewertung der Fertigarzneimittel. Dies gilt in besonderem Maße für analog zusammengesetzte Präparate, die in entsprechenden Zubereitungsformen identische Wirkstoffe in gleichen Konzentrationen bzw. Dosierungen enthalten. Bei einer vergleichenden Begutachtung solcher Fertigarzneimittel treten die pharmakologischen Substanzeigenschaften in den Hintergrund und die pharmazeutische Qualität wird zum entscheidenden Kriterium.

1.5.1 Pharmazeutische Qualität von Fertigarzneimitteln

Die Parameter der pharmazeutischen Qualität wurde durch die Academy of Pharmaceutical Sciences und die American Pharmaceutical Association definiert. Danach sollen Arzneimittel

- ☐ jeden aktiven Stoff in der auf der Packung angegebenen Menge innerhalb der zulässigen Toleranzen enthalten,
- ☐ dieselbe Menge Wirkstoff in jeder Dosiseinheit und in jeder Herstellungscharge enthalten,
- ☐ frei von Fremdstoffen sein,
- ☐ ihre Beschaffenheit und ihre Wirksamkeit bis zur Verwendung behalten,
- ☐ die wirksamen Bestandteile bei der Anwendung so freisetzen, dass sie biologisch vollständig verfügbar sind.

Die sachgerechte Bewertung der Qualität wirkstoffgleicher Fertigarzneimittel beginnt mit der Beurteilung der Beschaffenheit der Präparate. Diese lässt sich auch in der Apotheke durch organoleptische Prüfung (s. „Organoleptische Prüfung der Fertigarzneimittel", S. 516, 527) kontrollieren, zu der die Apotheker nach § 12 ApBetrO verpflichtet sind. Insbesondere bei festen oralen Zubereitungsformen erlauben solche Untersuchungen zum Teil weitgehende Rückschlüsse auf galenische Mängel, die entweder durch unsachgemäße Behandlung beim Transport bzw. während der Lagerung oder aber durch ungenügende Haltbarkeit der Präparate bedingt sein können. Zerbrochene oder an den Rändern abgestoßene Tabletten, übermäßiger Abrieb bzw. Staubablagerungen in Blisterstreifen, Verfärbungen und Rissbildungen bei Dragees oder spröde bzw. beschädigte Hartgelatine-Steckkapseln sind fundierte Hinweise auf Mängel der Arzneimittelqualität, die meist keiner weitergehenden analytischen Untersuchung bedürfen.

Oft äußern sich Qualitätsprobleme bei Arzneimitteln aber nicht durch äußerlich erkennbare Veränderungen. In diesen Fällen sind aufwändigere experimentelle Überprüfungen der pharmazeutischen Qualität unerlässlich. Dabei steht zunächst die **In-vitro**-Kontrolle der pharmazeutischen Qualität der Präparate im Vordergrund. Hierbei werden

- ☐ Identität der Wirkstoffe,
- ☐ Reinheit der Arzneimittel,
- ☐ Wirkstoffgehalt,
- ☐ Dosierungsgenauigkeit,
- ☐ Pharmazeutische Verfügbarkeit,
- ☐ Stabilität der Wirkstoffe und der Arzneiform sowie
- ☐ Beschaffenheit der Präparate

im Laboratorium überprüft.

Prüfung auf Identität und Reinheit

Bei der Prüfung auf Identität der Wirkstoffe und Reinheit der Arzneimittel stehen neben der Identitätssicherung vor allem der Nachweis herstellungsbedingter Begleitstoffe sowie die Suche nach substanzcharakteristischen Abbauprodukten im Vordergrund. Für die Untersuchungen werden spezifische, selektive und ausreichend empfindliche analytische Methoden eingesetzt, in erster Linie spektroskopische sowie chromatographische Verfahren. Besonders sorgfältig müssen dabei Arzneimittel mit stabilitätsgefährdeten Wirkstoffen kontrolliert werden.

Überprüfung des Wirkstoffgehalts

Ein Arzneimittel muss jeden aktiven Stoff in der auf der Packung angegebenen Menge innerhalb der zulässigen Toleranzen enthalten. Mit dieser Forderung soll gewährleistet werden, dass der Patient tatsächlich die erforderliche Menge an wirksamer Substanz erhält.

Nach Arzneibuch wird für die meisten Arzneimittel ein Durchschnittsgehalt von 90 bis 110 % der Deklaration gefordert. Die Zulassungsbehörden fordern in Anlehnung an eine entsprechende EU-Richtlinie im Allgemeinen zum Zeitpunkt der Herstellung als Produktionsspezifikation einen Gehalt von 95 bis 105 %. Nur selten haben Handelspräparate stärkere Abweichungen vom angegebenen Gehalt als ± 5 %.

Kontrolle der Dosierungsgenauigkeit

Die Dosierungsgenauigkeit ist ein wichtiger Qualitätsparameter, der die Gleichförmigkeit der Fertigarzneimittel (content uniformity) kennzeichnet. Der „Homogenität" der Präparate kommt für eine konstante Arzneimitteltherapie große Bedeutung zu. Von Produkten mit ordnungsgemäßer Qualität wird erwartet, dass zwischen den Einzelarzneiformen keine allzu großen Gehaltsschwankungen bestehen.

Zur Überprüfung der Dosierungsgenauigkeit reicht bei Arzneimitteln mit hohem Wirkstoffanteil die Bestimmung der Gleichförmigkeit der Masse (Prüfung 2.9.5 Ph. Eur.) der Einzelarzneiformen aus, da in diesen Fällen mit nennenswerten Inhomogenitäten oder Entmischungsprozessen während der Produktion nicht gerechnet werden muss. Dagegen ist bei niedrig dosierten Präparaten (weniger als 0,5 % Wirkstoffanteil) im Allgemeinen die Bestimmung der Einheitlichkeit des Wirkstoffgehalts in den einzelnen Arzneiformulierungen erforderlich.

Die von den Arzneibüchern vorgegebenen Anforderungen werden heute von den meisten Präparaten erfüllt, allerdings sind bisweilen zwischen den einzelnen Arzneimitteln doch gewisse Unterschiede festzustellen. Diese müssen im Einzelfall, das heißt, bezogen auf den jeweiligen Arzneistoff, auf ihre therapeutische Relevanz hin bewertet werden.

Überprüfung der pharmazeutischen Verfügbarkeit

Die pharmazeutische Verfügbarkeit ist das insgesamt wichtigste, in vitro analysierbare biopharmazeutische Qualitätskriterium für feste orale Arzneimittelformen. Die Wirkstofffreisetzung aus dem Arzneimittel ist z. B. nach peroraler Applikation eine unabdingbare, allerdings nicht die einzige Voraus-

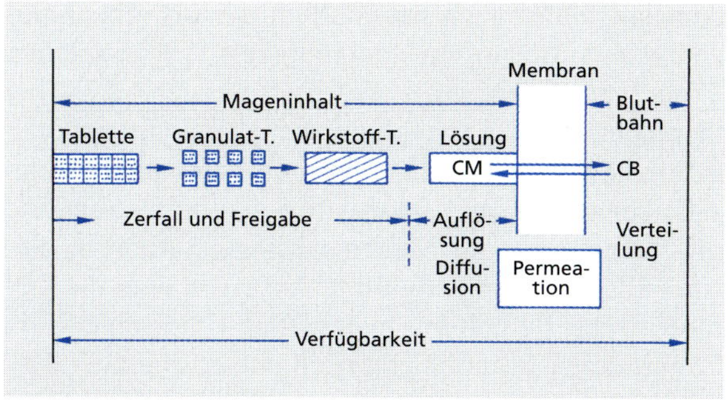

Abb. 1.5-1: Schematische Darstellung des Zerfalls einer Tablette im Gastrointestinaltrakt sowie der Auflösung und Resorption des Wirkstoffs (CM = Konzentration im Magen, CB = Konzentration im Blut)

setzung für die Resorption der Pharmaka und damit deren Bioverfügbarkeit (Abb. 1.5-1).

Zur Beurteilung dieser Charakteristika werden Untersuchungen sowohl zum Zerfall der Formlinge als auch zur Auflösungsgeschwindigkeit vorgenommen. Insgesamt können durch die Bestimmungen der Freisetzungsprofile (Analyse der Auflösungsgeschwindigkeit) weitergehende Informationen über die biopharmazeutischen Eigenschaften gewonnen werden. Diese Untersuchungen werden entweder mit „Eintopfmethoden", z.B. in der Blattrührer- bzw. in der Drehkörbchenapparatur (vgl. Allgemeine Methoden im Arzneibuch), oder im offenen System vorgenommen, z.B. nach der Durchflussmethode, bei der das Volumen an Prüfflüssigkeit nicht durch die Größe des Prüfgefäßes begrenzt ist. Die in den Arzneibuchmonographien, z.B. in der USP, dagegen bis heute nicht im Europäischen Arzneibuch festgelegten Anforderungen für die In-vitro-Freisetzung variieren von Wirkstoff zu Wirkstoff aufgrund der jeweils unterschiedlichen physikalisch-chemischen Stoffeigenschaften.

Im Rahmen vergleichender Reihenuntersuchungen werden immer wieder zum Teil bedeutende Unterschiede zwischen den einzelnen Fertigarzneimitteln bezüglich der Auflösung des Wirkstoffes festgestellt (Abb. 1.5-2). Dabei ergibt sich für jeden Einzelfall die Frage, ob und inwieweit die Abweichungen zwischen den Präparaten für die therapeutische Anwendung tatsächlich relevant sind. Die definitive Beurteilung der klinischen Bedeutung in vitro gefundener Qualitätsdifferenzen ist allerdings häufig schwierig.

Oft ist nicht bekannt bzw. aus der Literatur nicht nachvollziehbar, ob die Festlegung der Arzneibuch-Grenzwerte auf systematische Untersuchungen zur Bioverfügbarkeit entsprechend langsamer freisetzender Präparate beruht. In vielen Fällen sind die Spezifikationen offenbar einfach aufgrund der Hersteller-

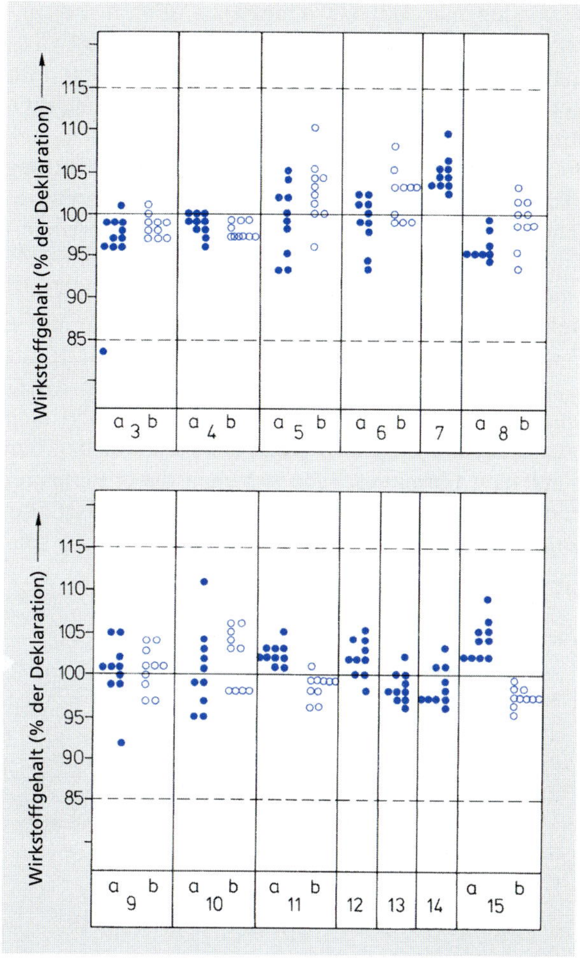

Abb. 1.5-2: In-vitro-Freisetzung handelsüblicher, 3,5 mg Glibenclamid enthaltender Fertigarzneimittel (Pharm. Ztg. 129 (1984), 983)

angaben festgelegt und nicht durch In-vivo-Studien „validiert" worden.

Nur für wenige Arzneistoffe konnten bisher Korrelationen zwischen den aus den Zubereitungsformen **in vitro** analysierten Freisetzungsdaten und den **in vivo** erhobenen Bioverfügbarkeitswerten nachgewiesen werden, z.B. für Triamteren, Glibenclamid oder Furosemid. Probleme hinsichtlich solcher Korrelationen sind vor allem dann zu erwarten, wenn

- ☐ der Wirkstoff im Vergleich zu seiner Auflösung langsam im Gastrointestinaltrakt resorbiert wird,
- ☐ irreversible Arzneistoffverluste oder (reversible) Veränderungen der physikalisch-chemischen Eigenschaften der Arzneistoffe im Magen-Darm-Kanal auftreten,
- ☐ nicht-lineare pharmakokinetische Prozesse ablaufen und
- ☐ ungelöste Arzneistoffpartikel resorbiert werden.

Grundlegende Untersuchungen zu diesen Zusammenhängen haben in den letzten Jahren zur Entwicklung des sog. Biopharmaceutics Classification System (BCS) geführt. Mit dessen Hilfe lassen sich die Befunde nunmehr eindeutiger interpretieren.

Die Schwierigkeiten in Bezug auf die Bewertung der Resultate aus den Freisetzungsexperimenten treten nicht nur bei den schnell freisetzenden Arzneimitteln, sondern – im Allgemeinen sogar noch verstärkt – auch bei Fertigarzneimitteln mit modifizierter Wirkstoffabgabe, z. B. Retardformulierungen, auf.

Die Freisetzungsprofile handelsüblicher wirkstoffgleicher Retardzubereitungen unterscheiden sich teilweise erheblich (Abb. 1.5-3). Zwischen den einzelnen Formulierungen bestehen dabei nicht nur Unterschiede in Bezug auf die Wirkstofffreisetzung unter analogen experimentellen Bedingungen, sondern vor allem auch hinsichtlich der pH-Abhängigkeit der Auflösungsgeschwindigkeit. Unter solchen Voraussetzungen muss erwartet werden, dass bei therapeutischer Anwendung der Präparate ggf. beachtliche Unterschiede entstehen, vor allem wenn z. B. bei partieller Achlorhydrie deutlich veränderte pH-Verhältnisse im Magen vorliegen. Auch in diesen Fällen werden endgültige Aussagen über die therapeutische Bedeutung eventueller Unterschiede im Freisetzungsverhalten erst nach entsprechenden Bioverfügbarkeitsuntersuchungen möglich sein.

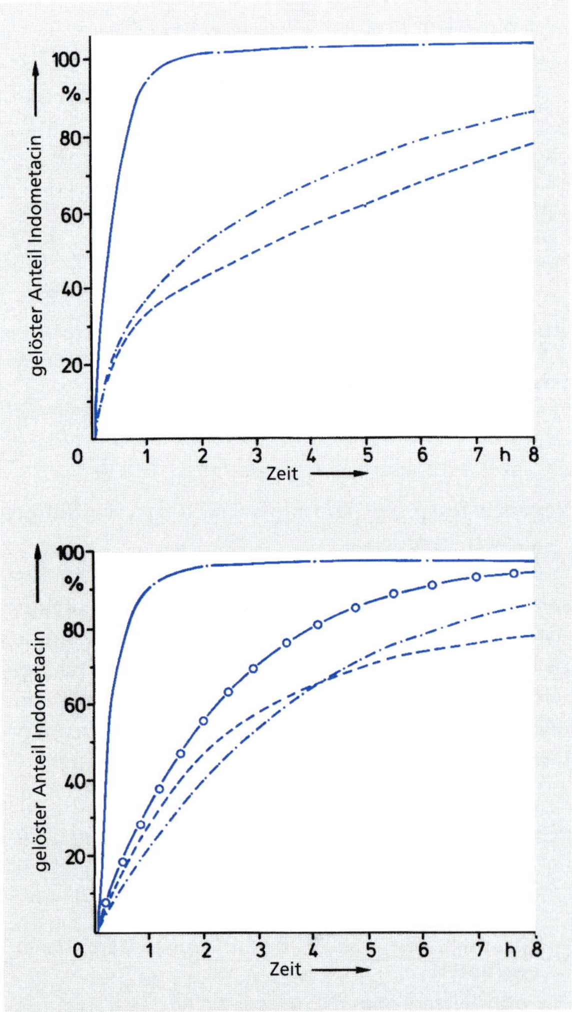

Abb. 1.5-3: In-vitro-Freisetzung handelsüblicher, 75 mg Indometacin enthaltender Fertigarzneimittel (Pharm. Ztg. 129 (1984), 2578)

Haltbarkeit

Die Sicherstellung der spezifikationsgerechten Qualität eines Arzneimittels bis zum Ende der vom Hersteller festgelegten Laufzeit ist für Fertigarzneimittel ein wesentliches Kriterium.

Dabei ist besonderer Wert auf konstanten Wirkstoffgehalt, die Abwesenheit bedenklicher Abbauprodukte und unveränderte galenische Eigenschaften des Produktes zu legen.

Allerdings muss in manchen Fällen trotzdem mit gewissen Veränderungen während der Lagerung gerechnet werden, da Einflüsse, wie Temperatur, Feuchtigkeit, Sauerstoff, Licht, Mikroorganismen oder bestimmte Stoffe aus der Verpackung des Fertigproduktes, nicht vollkommen ausgeschlossen werden können. Unter keinen Umständen dürfen aber die Abweichungen die bestimmungsgemäße Anwendung, die ausreichende biologische Verfügbarkeit und die Unbedenklichkeit der Arzneimittel in Frage stellen.

Zur exakten Beurteilung der Haltbarkeit von Fertigarzneimitteln sind umfangreiche und meist relativ aufwendige Lagerungsversuche erforderlich. Solche Untersuchungen fallen in den Zuständigkeitsbereich der pharmazeutischen Unternehmer, die entsprechende Daten erarbeiten und bei der Zulassung vorlegen müssen.

Im Rahmen vergleichender Marktuntersuchungen wird dieser Aspekt zwangsläufig seltener berücksichtigt, es sei denn, es werden hinsichtlich ihrer Haltbarkeit problematische Arzneistoffe, z. B. Acetylsalicylsäure, Tetracyclin, Pankreatin, behandelt.

Stellenwert der In-vitro-Vergleichsuntersuchungen

Untersuchungen zur pharmazeutischen Qualität ermöglichen die Beurteilung der Fertigarzneimittel auf der Basis der Arzneibuchforderungen sowie der betreffenden Arzneimittel-Prüfrichtlinien. Arzneimittel, die Abweichungen von den dort definierten Normen aufweisen, müssen als nicht verkehrsfähig abgelehnt werden.

Obwohl die Ergebnisse solcher Reihenuntersuchungen stets nur eine Momentaufnahme der Marktsituation sind, kann auch bei einer Einzelstichprobe die nachweislich mangelhafte Qualität nicht akzeptiert werden. Nach den Prinzipien der GMP (Good Manufactoring Practice) muss im Hinblick auf die Arzneimittelsicherheit gefordert werden, dass die pharmazeutische Qualität von Charge zu Charge konstant gehalten wird. Kommt es trotz entsprechender Qualitätsplanung und -lenkung zu Abweichungen, so muss die firmeninterne Qualitätsprüfung letztlich sicherstellen, dass ein solches zu beanstandendes Arzneimittel nicht auf den Markt gelangt.

1.5.2 Bewertung von Fertigarzneimitteln analoger Zusammensetzung durch vergleichende Bioverfügbarkeitsprüfung

Häufig ist die definitive Beurteilung der therapeutischen Bedeutung aufgrund **in vitro** nachgewiesener Qualitätsunterschiede schwierig. In diesen Fällen können weitergehende Erkenntnisse aus In-vivo-Studien, vor allem Bioäquivalenzprüfungen, erwartet werden. Solche In-vivo-Untersuchungen sind vor allem wegen der Beurteilung der „therapeutischen Gleichwertigkeit“ analog zusammengesetzter Fertigarzneimittel unerlässlich.

Voraussetzungen für die therapeutische Äquivalenz von Fertigarzneimitteln ist, dass sie

- ☐ einander **pharmazeutisch äquivalent** sind, das heißt, denselben Wirkstoff in gleichen Arzneiformen mit identischer Dosierung enthalten und in Bezug auf die Parameter der pharmazeutischen Qualität keine wesentlichen Unterschiede aufweisen,
- ☐ bioäquivalent sind, das heißt, keine wesentlichen Unterschiede in Bezug auf die Bioverfügbarkeit aufweisen,
- ☐ entsprechend deklariert sind,
- ☐ nach den Richtlinien der GMP produziert werden und
- ☐ in Bezug auf äußere Parameter, die die Compliance der Patienten beeinflussen können, vergleichbar sind.

Solche Produkte werden nach der Europäischen Richtlinie (CPMP Note for Guidance on Bioavailability and Bioequivalence, 2001) als „essentially similar“ eingestuft.

Der Nachweis der therapeutischen Gleichwertigkeit analog zusammengesetzter Fertigarzneimittel kann entweder durch klinischen Vergleich oder mit Bioäquivalenzstudien erbracht werden.

Im Rahmen klinischer Untersuchungen werden die erwünschten Wirkungen direkt bei der Anwendung am Patienten überprüft. Eine solche vergleichende Bewertung des therapeutischen Nutzens der untersuchten Präparate ist zwar im Prinzip der naheliegendste Weg für die Beurteilung ihrer Austauschbarkeit, die Messung pharmakodynamischer Effekte macht aber nicht unerhebliche Probleme. Neben dem im Allgemeinen relativ großen experimentellen Aufwand sind dabei vor allem die bei kranken Menschen meist stärker ausgeprägten individuellen Streuungen der Messergebnisse zu beachten. Daher könnten eventuell bestehende Unterschiede zwischen den Prüfpräparaten erst mit relativ großen Patientenzahlen statistisch eindeutig erkannt und nachgewiesen werden.

Bioverfügbarkeitsstudien

Die Präparate können dagegen auf der Basis pharmakokinetischer Untersuchungen, also z. B. durch Kontrolle der Plasmakonzentration-Zeit-Kurven, präziser verglichen werden. Dies ist in jedem Falle zulässig, wenn die Plasmaprofile für die Wirksamkeit und Unbedenklichkeit der Präparate repräsentative Informationen liefern. Diese Voraussetzung ist bei den systemischen Arzneimitteln, deren Wirksamkeit eine Resorption ins System (Blutkreislauf) erfordert, erfüllt. Daher gründet sich die Beurteilung der therapeutischen Äquivalenz wirkstoffgleicher Fertigarzneimittel heute in der Regel auf vergleichende Bioverfügbarkeitsstudien.

Definition der Bioverfügbarkeit

Bioverfügbarkeit eines Arzneimittels wird durch die Geschwindigkeit (rate) und Masse bzw. Ausmaß (extent) definiert, mit der der Arzneistoff bzw. der wirksame Bestandteil in die systemische Zirkulation gelangt bzw. den Wirkort erreicht, nachdem er in einer speziellen galenischen Form appliziert worden ist.

Im Allgemeinen ist die Konzentration am Wirkort einer direkten Messung nicht zugänglich. Daher wird zur Bestimmung der Bioverfügbarkeit die Konzentration des Arzneistoffs in leicht zugängigen Körperflüssigkeiten, z. B. im Plasma oder Serum, seltener im Harn gemessen. Anschließend werden aus den Plasmakonzentration-Zeit-Kurven Geschwindigkeit und Ausmaß der Bioverfügbarkeit als indirekte Zielgrößen abgeleitet. Dabei wird unterschieden zwischen der **absoluten** Bioverfügbarkeit (im Vergleich zur intravenösen Gabe einer Referenzformulierung) und der **relativen** Bioverfügbarkeit eines Arzneimittels (im Vergleich zu nichtintravenösen Gabe einer Referenzzubereitung).

Bestimmung der Bioverfügbarkeit

Zur Bestimmung der Bioverfügbarkeit werden die Arzneistoffe entweder

- ☐ als Einmaldosis (Single-dose-Studie) verabreicht oder
- ☐ mehrmals mit konstanten Dosierungsintervallen appliziert (Multiple-dose-Studie); dabei wird Kumulation des Wirkstoffs schließlich ein Fließgleichgewicht (steady state) erreicht.

Üblicherweise beruhen vergleichende Bioverfügbarkeitsstudien mit schnell freisetzenden Zubereitungen auf einer Analyse der Plasmakonzentration-Zeit-Profile nach Einmalgabe. Bei Präparaten mit gesteuerter Wirkstofffreisetzung, z. B. Retardarzneimitteln, sollten der therapeutischen Anwendung der Retardzubereitungen entsprechend zusätzlich zu den Single-dose-Studien auch Untersuchungen im Steady state vorgenommen werden.

Ein nach Einmalapplikation einer schnell freisetzenden Zubereitung erhaltener Plasmaspiegel ist exemplarisch in Abbildung 1.5-4 dargestellt. Zur Bewertung der Bioverfügbarkeit werden aus dem Kurvenverlauf mit relativ einfachen mathematischen Methoden als wesentliche pharmakokinetische Zielgrößen (Parameter) berechnet:

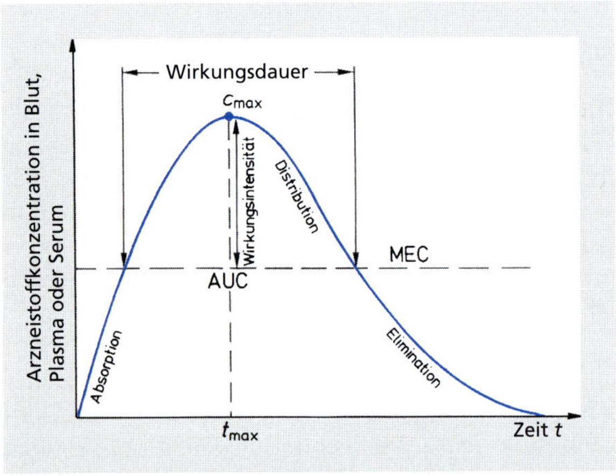

Abb. 1.5-4: Pharmakokinetische Zielgrößen zur Beurteilung der Bioverfügbarkeit (nach Pharm. Ztg. 131 (1986), 1318)
AUC = Fläche unter der Kurve (area under the curve)
c_{max} = Maximale Wirkstoffspiegel
t_{max} = Zeit bis zum Auftreten der Plasmakonzentrationsspitzen
MEC = Minimale Wirkkonzentration (minimum effective concentration)

Hauptzielgröße: Fläche unter der Kurve (AUC)

Die wichtigste Zielgröße zur Beurteilung der Bioverfügbarkeit ist die Fläche unter der Kurve AUC (**A**rea **u**nder the **C**urve), die das Ausmaß der Bioverfügbarkeit repräsentiert. Abweichungen im Ausmaß der Bioverfügbarkeit zwischen zwei Präparaten äußern sich durch proportional unterschiedliche Flächen unter den Kurven.

Zur vergleichenden Bewertung wirkstoffidentischer Fertigarzneimittel werden vor allem die Trapezflächen bis zum letzten Messwert herangezogen. Der hinter dem letzten Messpunkt liegende Flächenanteil (AUC_{last}) bleibt dabei unberücksichtigt. Dieser kann durch Extrapolation aus dem abfallenden Kurvenverlauf berechnet werden. Die so ermittelte Restfläche sollte nicht größer sein als maximal 20 % der Gesamtfläche.

Eine andere Möglichkeit der Berechnung der Fläche unter der Kurve beruht auf komplizierteren mathematischen Verfahren mit Hilfe pharmakokinetischer Modelle. Wesentliche Voraussetzung ist in diesem Falle aber, dass die durch Modellberechnung ermittelten Kurvenverläufe optimal an die einzelnen Messpunkte angepasst sind. Nur so kann sichergestellt werden, dass das Ausmaß der Bioverfügbarkeit des untersuchten Arzneimittels durch die berechnete Fläche unter der Kurve tatsächlich realistisch beschrieben wird. Im Einzelfall ist zu überprüfen, ob diese Voraussetzung auch tatsächlich erfüllt ist.

Höhe der maximalen Wirkstoffkonzentration

Die maximale Wirkstoffkonzentration (c_{max}) in Abbildung 1.5.4 ist eine relativ leicht zu ermittelnde Zielgröße, die normalerweise direkt aus den Messwerten abgelesen wird. Alternativ kann sie aber auch anhand mit pharmakokinetischen Modellen berechneter Kurvenverläufe (Voraussetzung: optimale Anpassung der Kurvenverläufe an die Messpunkte) festgestellt werden.

Aus der Höhe der maximalen Wirkstoffkonzentrationen können in vielen Fällen Rückschlüsse auf die Intensität der zu erwartenden pharmakodynamischen bzw. klinischen Effekte und auch auf das Risiko unerwünschter Wirkungen gezogen werden. Bei einer Reihe von Arzneistoffen besteht allerdings keine unmittelbare Beziehung zwischen der aktuellen Höhe der Plasmakonzentration und den beobachteten pharmakologischen Wirkungen.

Zeit bis zum Auftreten der Plasmakonzentrationsspitzen

Auch der Zeitpunkt des Auftretens der Plasmakonzentrationsspitzen (t_{max}) in Abbildung 1.5-4 wird entweder direkt aus den Messpunkten ermittelt oder mit Hilfe der pharmakokinetischen Modelle berechnet (Voraussetzung auch hier: optimale Anpassung der Kurvenverläufe an die Messpunkte).

Die t_{max}-Werte sind ein Maß für die Geschwindigkeit der Freisetzung des Wirkstoffs aus der Arzneiform und der Resorption des Arzneistoffs aus dem Gastrointestinaltrakt. Anhand dieser Zielgröße kann daher die Geschwindigkeitskomponente der Bioverfügbarkeit abgeschätzt werden.

Bioäquivalenzstudien

Bioäquivalente Arzneimittel zeigen keine signifikanten Unterschiede bezüglich der Bioverfügbarkeit, das heißt, die Wirkstoffe werden nach Applikation der Zubereitungen mit gleichem Ausmaß und analoger Geschwindigkeit resorbiert. Dies äußert sich in weitgehend deckungsgleichen Plasmakonzentration-Zeit-Profilen als Beleg der biopharmazeutischen Gleichwertigkeit zweier Präparate. Die Bioäquivalenzprüfungen beruhen auf vergleichenden Studien zur relativen Bioverfügbarkeit, die dem Stand der pharmazeutischen Wissenschaften entsprechen müssen hinsichtlich

- ☐ Studienanlage,
- ☐ Auswahl der Probanden,
- ☐ Auswertung der Ergebnisse,
- ☐ sachgerechter Bioäquivalenzentscheidung und
- ☐ GCP-konformer, transparenter Dokumentation.

Studienanlage und -durchführung

Wie alle klinischen Studien müssen auch vergleichende Bioverfügbarkeitsuntersuchungen unter strenger Einhaltung der Grundsätze der „Guten klinischen Praxis“ (Good Clinical Practice, GCP) durchgeführt werden. Dazu gehört u. a., dass die Studien durch eine unabhängige Ethikkommission befürwortet, bei den zuständigen Behörden angemeldet sowie in allen Details ausführlich dokumentiert und durch eine unabhängige Qualitätssicherungseinheit überwacht werden.

Bei der Studienplanung ist sorgfältig darauf zu achten, dass in allen Perioden der Untersuchung die Bedingungen weitgehend konstant gehalten werden. Dadurch soll verhindert werden, dass eines der Prüfpräparate ungerechtfertigterweise bevorzugt oder benachteiligt wird und unerwünschte „Periodeneffekte“ ausgeschlossen werden.

Um dieses Ziel zu erreichen, sind eine Reihe wesentlicher Faktoren zu berücksichtigen, vor allem hinsichtlich

- ☐ eines ausgewogenen Applikationsschemas,
- ☐ einer ausreichend langen Auswaschphase,
- ☐ geeigneter Messzeitpunkte,
- ☐ einer optimalen Analytik und
- ☐ standardisierter Applikationsbedingungen.

Applikationsschema

Nach dem Stand der wissenschaftlichen Erkenntnisse beruhen Bioäquivalenzprüfungen auf einem intraindividuellen Vergleich der Ergebnisse von Test- und Referenzpräparat. Eine geeignete Studienanlage ist hierbei das so genannte **Latin-square-Design**. Als **Lateinisches Quadrat** (Abb. 1.5-5) wird dabei die kleinste Grundeinheit des Applikationsplans bezeichnet, die im einfachsten Fall den Vergleich von zwei Präparaten bei zwei Probanden an zwei Studientagen umfasst. Zur Vermeidung der Periodeneffekte werden dabei die Arzneimittel „überkreuz“ verabreicht (Cross-over-Verfahren), so dass an allen Profilierungstagen das Test- und das Referenzpräparat jeweils gleich häufig appliziert werden. Die Probanden werden den einzelnen Applikationssequenzen randomisiert (zufällig) zugeteilt.

Auswaschphase

Zwischen den einzelnen Applikationsperioden müssen ausreichend lange dosierungsfreie Intervalle, so genannte „Auswaschphasen“, liegen. Dadurch soll gewährleistet werden, dass am zweiten Studientag nicht evtl. noch Restkonzentrationen des Arzneimittels, das am ersten Studientag appliziert worden ist, miterfasst werden. Die erforderliche Länge der Auswaschphase richtet sich in erster Linie nach den substanzcharakteristischen Eliminationsverhältnissen. Die vollständige Ausscheidung des Arzneistoffs ist normalerweise nach fünf bis sechs Halbwertzeiten in der reinen (terminalen) Eliminationsphase erreicht.

Proband	1.Versuchstag		2.Versuchstag
1	A	Lateinisches Quadrat	B
2	B		A
3	A		B
4	B		A
5	A		B
6	B		A
7	A		B
8	B		A
9	A		B
10	B		A

Abb. 1.5-5: Zweifach-Crossover-Design (Lateinisches Quadrat) zur Bioäquivalenzprüfung der Präparate A und B

Wahl geeigneter Messzeitpunkte und Analytik

Die analysierten Plasmakonzentration-Zeit-Kurven müssen durch eine ausreichend große Anzahl sowie sinnvoll platzierte Messpunkte in allen Phasen gut beschrieben sein. Für die sichere Festlegung der Kurvenverläufe sind im Allgemeinen wenigstens 13 bis 15 Messpunkte erforderlich, die in ausreichender Anzahl während der Absorptionsphase, im Bereich des Kurvenmaximums und während der Eliminationsphase liegen müssen.

Besondere Bedeutung kommt dabei dem letzten Messwert (c_{last}) zu, da die jenseits dieses Zeitpunktes liegenden Kurvenbereiche nicht mehr durch analysierte Werte belegt sind. Die Lage des letzten Messpunktes wird einerseits bestimmt durch die bei der Ausarbeitung der Studienanlage festgelegten Zeitpunkte der Blutabnahme und andererseits durch die Effizienz der analytischen Methode.

Grundsätzlich muss sichergestellt sein, dass der Arzneistoff selektiv (keine Interferenzen z. B. mit Metaboliten oder Plasmakomponenten) bestimmt wird. Darüber hinaus sollte die Empfindlichkeit des Verfahrens die problemlose Analyse der Konzentrationen bis zu einer Bestimmungsgrenze von wenigstens 1/10 c_{max} ermöglichen. Nur so ist gewährleistet, dass die Konzentrationen in der reinen Eliminationsphase ausreichend lange verfolgt werden können, damit die extrapolierte Restfläche (nicht größer als 20 % der Gesamt-AUC) genügend klein wird.

Schließlich ist die Präzision und die Reproduzierbarkeit der Methode von Bedeutung. Im Hinblick auf die ausreichend sichere Quantifizierung der Substanzkonzentrationen sollte die verwendete Analytik eine möglichst geringe Standardabweichung haben. Die Analytik ist nach dem Stand der Technik vor der Studie und während der Messungen zu validieren (J. AOAC Int. 75 [1992] 1).

Applikationsbedingungen

Die Einnahmemodalitäten, z. B. vor oder nach dem Essen, können das Ausmaß und die Geschwindigkeit der Resorption des Wirkstoffs und damit die Bioverfügbarkeit nicht unerheblich beeinflussen (Klinische Pharmakologie, Bd. 12, W. Zuckschwerdt Verlag, München, 1995).

Von zahlreichen Arzneistoffen ist bekannt, dass die Substanzen bei Applikation zusammen mit einer Mahlzeit infolge Interaktionen mit den Nahrungsbestandteilen verzögert und unvollständig aufgenommen werden. So wurden z. B. bei Einnahme von D-Penicillamin-Tabletten (Abb. 1.5-6) nach dem Essen erheblich flachere Plasmaspiegelverläufe mit entsprechend geringeren AUC- und c_{max}-Werten als nach Gabe in nüchternem Zustand gefunden.

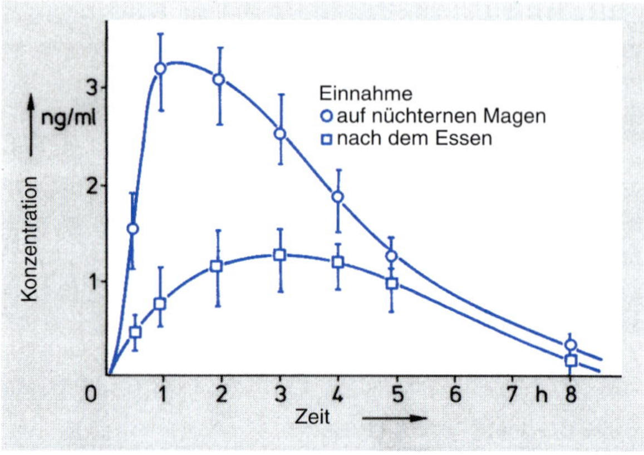

Abb. 1.5-6: Einfluss der Nahrungsaufnahme auf die Bioverfügbarkeit von D-Penicillamin (nach Clin. Pharmacol. Ther. 33 (1983), 465)

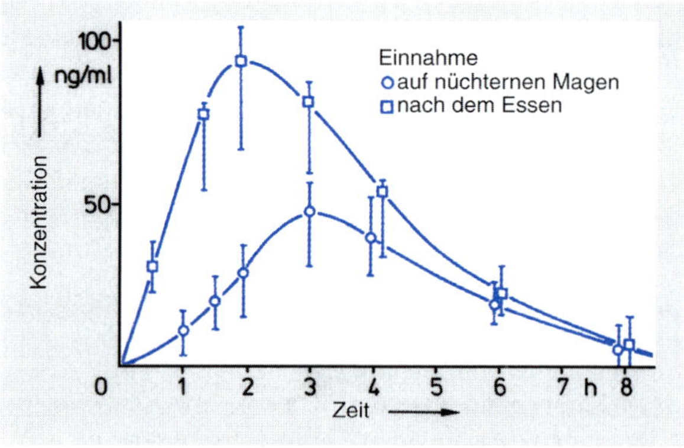

Abb. 1.5-7: Einfluss der Nahrungsaufnahme auf die Bioverfügbarkeit von Propranolol (nach Clin. Pharmacol. Ther. 22 (1977), 108)

Bei manchen Pharmaka, z. B. solchen mit hohem First-pass-Effekt, wie etwa Propranolol, wurden dagegen umgekehrte Verhältnisse festgestellt (Abb. 1.5-7). In diesen Fällen können bei Einnahme der Arzneistoffe nach dem Essen zum Teil höhere Spiegel als nach Gabe auf nüchternen Magen auftreten. Als Erklärung für solches Verhalten kommen u. a. pharmakokinetische Wechselwirkungen auf der Ebene des First-pass-Metabolismus in Frage, denn auch Nahrungsbestandteile werden in gewissem Umfang durch die für die Biotransformation der Arzneistoffe verantwortlichen, relativ unspezifischen Enzyme metabolisiert. Da aber diese enzymatischen Systeme in ihrer Kapazität begrenzt sind, kann z. B. der Abbau des Propranolols während der Resorption und ersten Leberpassage durch gleichzeitige Nahrungsaufnahme eingeschränkt werden, so dass im Blut schließlich höhere Wirkstoffkonzentrationen vorhanden sind.

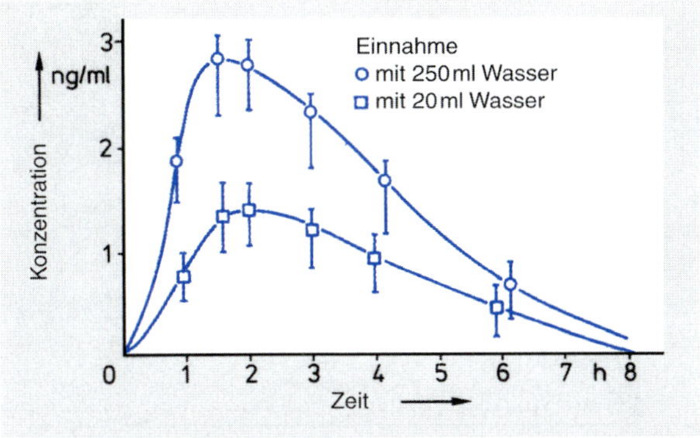

Abb. 1.5-8: Einfluss der Flüssigkeitsmenge bei der Einnahme von Erythromycin auf die Bioverfügbarkeit (nach Pharm. Int. 1 (1980), 14)

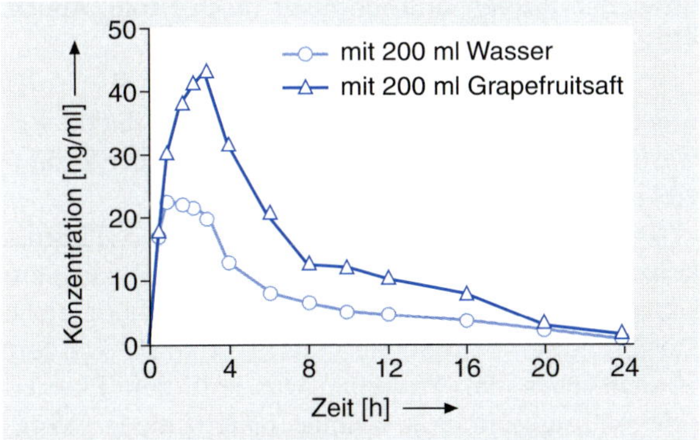

Abb. 1.5-9: Veränderung der Bioverfügbarkeit von schnell freisetzenden Felodipin-Tabletten durch Applikation zusammen mit Grapefruitsaft

Für manche Arzneistoffe, z. B. Erythromycin (Abb. 1.5-8) oder Acetylsalicylsäure, ist die Einnahme mit einer genügend großen Flüssigkeitsmenge wesentlich. Infolge ihrer relativ schlechten Löslichkeit können diese nur bei Anwesenheit ausreichender Flüssigkeitsvolumina genügend rasch und quantitativ in Lösung gehen, um die gewünschten hohen Plasmakonzentration-Zeit-Kurven zu erzielen.

Bei sachgerechter Studienanlage muss also darauf geachtet werden, dass die Applikation der Prüfpräparate an den verschiedenen Studientagen streng standardisiert ist. Dies betrifft sowohl den Einnahmezeitpunkt (Vermeidung zirkadianer Effekte) als auch die Applikationsbedingungen (vor oder nach der Mahlzeit, Flüssigkeitsmenge) und das Verhalten der Probanden während der weiteren Studiendauer (u. a. Einnahme weiterer Mahlzeiten, körperliche Betätigung).

Interaktionen bei der Resorption

Grundlegende Untersuchungen in den letzten zehn Jahren haben gezeigt, dass die Penetration der Arzneistoffe durch die Darmschleimhaut z.T. über Transporter vermittelt wird und in manchen Fällen aktive, d. h. Energie verbrauchende Prozesse beteiligt sind. Darüber hinaus kann es während der Resorption aus dem Magen-Darm-Trakt auch zu einer Metabolisierung der Substanzen durch in den Enterozyten lokalisierte Enzyme kommen (First-pass-Effekt).

Diese Prozesse bedingen gleichzeitig vielfältige Möglichkeiten für spezifische Interaktionen, indem die Transporter und Metabolismusenzyme durch andere Komponenten, wie z. B. Nahrungsbestandteile oder gleichzeitig eingenommene Arzneimittel, inhibiert oder induziert werden können. Auf diese Weise kann die Bioverfügbarkeit der Substanzen signifikant verändert werden.

Ein besonders eindrucksvolles Beispiel für solche Wechselwirkungen ist die Interaktion von Felodipin mit Bestandteilen des Grapefruitsafts. In diesem Fall wurde ein Anstieg der Bioverfügbarkeit um den Faktor 3 bis 5 festgestellt, nachdem die Tabletten mit Grapefruitsaft statt mit Wasser appliziert worden waren (Abb. 1.5-9).

Offenbar bewirken bestimmte, bisher noch nicht endgültig identifizierte Komponenten der Grapefruit eine irreversible Hemmung des Enzyms CYP 3A4 in den Enterozyten; dadurch wird der First-pass-Effekt des Felodipin, der normalerweise ca. 85% beträgt, drastisch reduziert.

Mit dieser durch Grapefruitsaft induzierten Enzymhemmung kann im Übrigen auch zwischen der Metabolisierung in den Darmzellen und in der Leber differenziert werden, da die für die Inhibierung verantwortlichen Grapefruitbestandteile aus dem Darm nicht resorbiert werden und somit nicht die Leber erreichen, so dass sie nur in den Enterozyten wirksam werden können.

Ein besonders wichtiger, an der darmseitigen Membran der Enterozyten lokalisierter Transporter ist das P-Glykoprotein (P-gp). Dabei handelt es sich um ein Protein, das in die Zellen eingedrungene Fremdstoffe wieder in den Darm zurückpumpt (Efflux-Transporter). Auch dieses System kann induziert oder inhibiert werden. So wird die Expression des Transporters z. B. durch Rifampicin induziert und als Folge davon die Resorption von Substraten des P-gp behindert. Abbildung 1.5-10 verdeutlicht dies für Digoxin, dessen Bioverfügbarkeit nach mehrtägiger Rifampicin-Begleitmedikation auf ca. 50% reduziert wird.

Solche Interaktionen auf der Resorptionsebene können die Bioverfügbarkeit der Arzneimittel signifikant verändern und müssen daher bei der Pharmakotherapie beachtet werden.

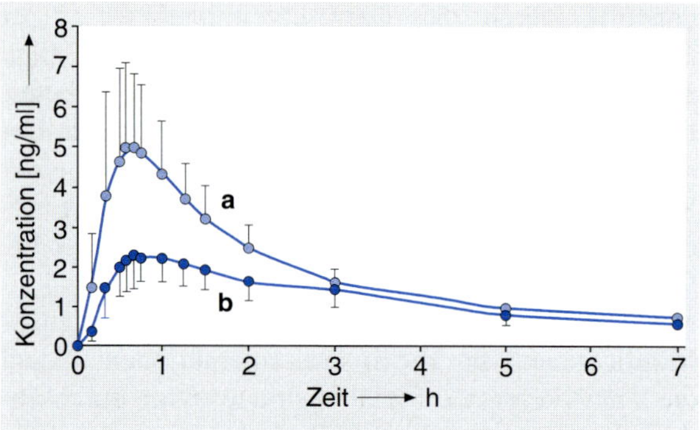

Abb. 1.5-10: Bioverfügbarkeit von Digoxin bei Begleitmedikation von Rifampicin (Greiner, B. et al., 1999)
a Kontrolle **b** mit Rifampicin

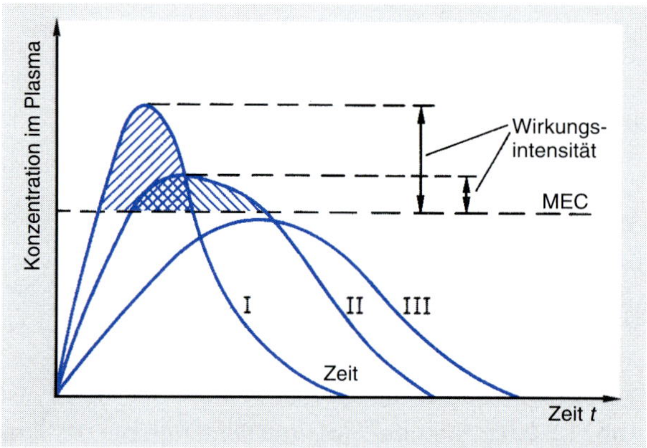

Abb. 1.5-11: Beurteilung der Bioäquivalenz – Einfluss von AUC, c_{max} und t_{max}. Die Präparate I, II und III enthalten gleiche Wirkstoffmengen pro Dosis (MEC = minimale Wirkkonzentration). Die erhaltenen Flächen unter den Kurven sind identisch (nach Dtsch. Apoth. Ztg. 126 (1986), 781)

Auswahl der Probanden

Nach den Europäischen Richtlinien sollen die in die Studie einbezogenen Probanden so ausgewählt werden, dass eine möglichst gleichförmige (homogene) Gruppe entsteht und so die ohnedies bestehenden unvermeidbaren physiologischen Unterschiede zwischen den Individuen auf ein Minimum reduziert werden. Da die pharmakokinetischen Verhältnisse bezüglich Resorption, Verteilung und Elimination der Arzneistoffe möglicherweise durch das Lebensalter, das relative Körpergewicht, durch Erkrankungen und Interaktionen mit anderen Arzneimitteln sowie durch Alkoholkonsum oder Nikotin verändert werden können, sollte die Probandengruppe unter Berücksichtigung dieser Gesichtspunkte zusammengestellt werden.

Generell sollten die Studienteilnehmer nicht jünger als 18 und nicht älter als 55 Jahre sein, kein erhebliches Unter- oder Übergewicht haben (Body Mass Index zwischen 19 und 27) und nicht unter chronischen oder akuten Krankheiten leiden. Im Allgemeinen werden heute Probanden beiderlei Geschlechts in die Studien einbezogen.

Die benötigte Probandenzahl muss je nach Einzelfall festgelegt werden. Die erforderliche Anzahl ergibt sich aus der Gesamtversuchsstreuung. Ist diese hoch, so müssen für statistisch eindeutige Aussagen relativ große Probandengruppen herangezogen werden, während bei niedriger Varianz oft kleinere Probandenkollektive ausreichen.

Auswertung der Studien

Zur Beurteilung der Bioäquivalenz der getesteten Fertigarzneimittel werden die mit den verschiedenen Präparaten erhaltenen **In-vivo**-Ergebnisse miteinander verglichen. Dabei müssen alle relevanten Zielgrößen zur Bewertung von Ausmaß und Geschwindigkeit der Resorption (AUC, c_{max}, t_{max}) angemessen berücksichtigt werden, die ausschließliche Bewertung einer einzigen Zielgröße, z. B. der Hauptzielgröße AUC, ist nicht sachgerecht.

Die in Abbildung 1.5-11 dargestellten Plasmakonzentration-Zeit-Kurven, die mit drei analog zusammengesetzten (identische Arzneistoffe, gleiche Dosierungen) Fertigarzneimitteln erhalten wurden, verdeutlichen das Problem. Die mittleren Plasmaspiegel zeigen praktisch keine Unterschiede bezüglich der Flächen unter den Kurven. Bei ausschließlicher Bewertung der Zielgröße AUC würden die Präparate demzufolge als bioäquivalent eingestuft werden. Bei Analyse der gesamten Kurvenverläufe werden dagegen erhebliche Unterschiede deutlich, die auch therapeutisch relevant sein dürften.

Diese sind bei Berücksichtigung der weiteren für die Bioverfügbarkeit wesentlichen Zielgrößen c_{max} und t_{max} leicht zu erkennen. Während mit den beiden Präparaten **I** und **II** jeweils über bestimmte Zeiträume therapeutische Plasmaspiegel (d. h. Konzentrationen oberhalb von MEC) erreicht werden, die sich allerdings in der Höhe und in der Dauer unterscheiden, entstehen nach Applikation des Präparates **III** über den gesamten Beobachtungszeitraum nur subtherapeutische Konzentrationen, so dass die erwünschten Effekte, zumindest nach Einmalgabe dieses Präparats, nicht erreicht werden können. Die Zubereitungen **I**, **II** und **III** weisen demnach beachtliche Differenzen auf und können nicht als bioäquivalent bezeichnet werden.

Wann sind Arzneimittel bioäquivalent?

Bioäquivalente Arzneimittel unterscheiden sich nicht relevant in ihrer Bioverfügbarkeit. Die mit solchen Präparaten erhaltenen Plasmakonzentration Zeit-Profile sind weitgehend deckungsgleich

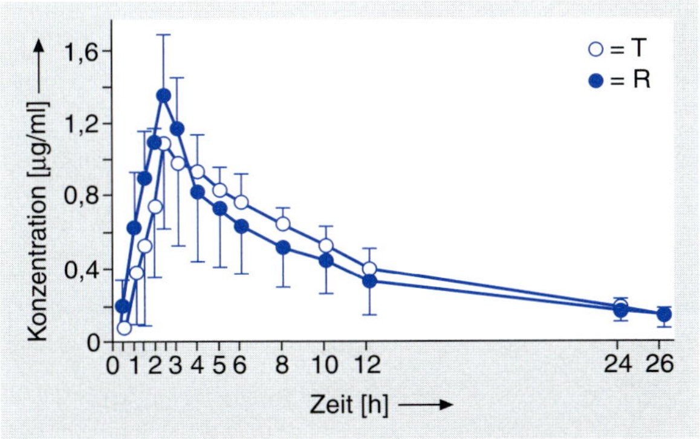

Abb. 1.5-12: Mittlere ($n=10$) Plasmakonzentration-Zeit-Profile nach Gabe von Tetracyclin-Dragees (T Testpräparat) und -Kapseln (R Referenzpräparat) (Pharm. Ztg. 132 (1987), 151)

(Abb. 1.5-12), das heisst, zwischen den Spiegeln bestehen keine erheblichen Abweichungen bezüglich der Mittelwerte von AUC, c_{max} und t_{max}. Diese sollten gemäß internationaler Richtlinien um nicht mehr als ±20 % differieren.

Darüber hinaus sollen sich die Fertigarzneimittel auch hinsichtlich der Streuung der Einzelprofile nicht wesentlich unterscheiden. Die in Abbildung 1.5-13 für zwei Tetracyclinzubereitungen dargestellten Einzelspiegel lassen dagegen gravierende Differenzen zwischen Test- (**T**-) und Referenz-(**R**-)Präparat erkennen. Während die Gabe des Referenzpräparates zu sehr konstanten Plasmaprofilen bei allen Probanden führte, ergaben sich nach Applikation des Testproduktes deutliche Abweichungen zwischen den Einzelkurven. Diese sind vor allem in den Flächen unter den Kurven sowie den c_{max}-Werten zu erkennen.

Um eine möglichst konstante medikamentöse Therapie zu erreichen, sollten die nach Einnahme jeder Einzeldosis erhaltenen Plasmaprofile möglichst geringe Differenzen zeigen. In Anbetracht der nicht zu beeinflussenden physiologischen Schwankungen von Proband zu Proband sollte daher wenigstens das Arzneimittel durch eine akzeptable Gleichförmigkeit ein berechenbarer Faktor sein. Die beiden Tetracyclinpräparate (T bzw. R) zeigen in dieser Beziehung erhebliche Unterschiede, so dass die beiden Fertigarzneimittel letztlich nicht als bioäquivalent eingestuft werden sollten. Die mit dem Testpräparat erhaltenen Resultate lassen nämlich Schwankungen befürchten, die im Hinblick auf eine sichere Arzneimitteltherapie nicht akzeptabel sind.

Bioäquivalenzentscheidung bei schnell freisetzenden Zubereitungen

Für die Auswertung der Bioäquivalenzstudien kann demnach die reine Mittelwertsbetrachtung nicht ausreichen. Vielmehr muss, ausgehend von einer Analyse der Mittelwertsdifferenzen, auch die Streuung der Einzelprofile berücksichtigt werden. Dabei sind geeignete Verfahren zur statistischen Absicherung der Bioäquivalenzentscheidung heranzuziehen. Diese müssen sowohl die analysierten Unterschiede in der mittleren relativen Bioverfügbarkeit als auch die Varianz der Einzelprofile sinnvoll bewerten können.

In diesem Zusammenhang ist die Berechnung der Vertrauensbereiche (Konfidenzintervalle) ein allgemein akzeptiertes Verfahren zur Bioäquivalenzentscheidung. Dabei werden für die Zielgrößen AUC und c_{max} die logarithmisch transformierten Daten zugrunde gelegt, während für die Zielgröße t_{max} die nichttransformierten Ergebnisse verwendet werden.

Bei der Entscheidung für oder gegen Bioäquivalenz müssen die Zielgrößen AUC, c_{max} und t_{max} berücksichtigt werden, indem für die ersten beiden

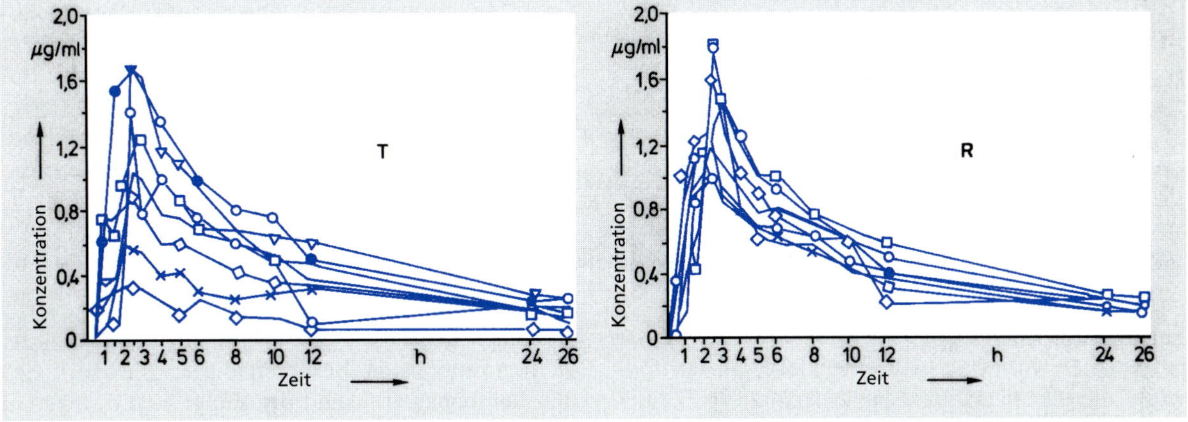

Abb. 1.5-13: Einzelspiegel für 8 Probanden nach Gabe von Tetracyclin-Kapseln (R Referenzpräparat) bzw. Tetracyclin-Dragees (T Testpräparat) (Pharm. Ztg. 132 (1987), 151)

konfirmatorische Tests durchgeführt werden, während für t_{max} nur eine deskriptive Betrachtung vorgenommen wird.

Grundlage für die konfirmatorische Entscheidung bezüglich AUC und c_{max} bildet der Vergleich der individuellen Ergebnisse für Test- und Referenzpräparat, aus denen zunächst die individuellen Bioverfügbarkeitsquotienten (T/R) gebildet werden. Anschließend wird auf der Basis der logarithmisch transformierten Daten für jede dieser Zielgrößen ein 90%-Konfidenzintervall berechnet, dessen Lage und Ausdehnung durch das jeweilige geometrische Mittel (Punktschätzer) und die intraindividuelle, z. B. mit Hilfe der ANOVA, berechnete Varianz determiniert wird. Je kleiner die Streuung und je größer die Anzahl der untersuchten Probanden ist, desto enger wird der berechnete Vertrauensbereich.

Voraussetzung für die sachgerechte Bioäquivalenzentscheidung ist die Festlegung eines geeigneten Bioäquivalenzbereichs. Dieser muss bezogen auf den jeweiligen Arzneistoff und das vorgesehene therapeutische Ziel im Einzelfall definiert werden. Unabhängig von diesen Voraussetzungen hat sich jedoch für die meisten Arzneistoffe der Vorschlag von Westlake bewährt, nach dem maximale Abweichungen von ±20% im Vergleich zum Referenzprodukt toleriert werden. Demzufolge sind in den Zulassungsrichtlinien Akzeptanzgrenzen von 80 und 125 % aufgenommen worden, wobei gemäß der Europäischen Guideline für c_{max} ggf. erweiterte Grenzen akzeptiert werden können, soweit diese therapeutisch vertreten werden können.

Auf der Basis dieser Regelungen wird die Bioäquivalenzentscheidung nach folgendem Schema getroffen („Inklusionsregel"):

- ☐ Wenn das aus den Einzelergebnissen der Untersuchung mit geeigneten statistischen Verfahren berechnete 90 %-Konfidenzintervall vollständig zwischen den festgelegten Grenzwerten von 80 und 125 % (der obere Wert von 125 % begründet sich u. a. durch die Verwendung log-transformierter Daten) liegt, so wird eine positive Bioäquivalenzentscheidung akzeptiert.
- ☐ Überschreitet dagegen der Vertrauensbereich einen (oder beide) Grenzwert(e) oder liegt er sogar vollkommen außerhalb des festgesetzten Bereichs, so wird eine positive Bioäquivalenzentscheidung abgelehnt. Dabei ist in manchen Fällen nicht auszuschließen, dass durch Überprüfung der Präparate an einer größeren Probandenzahl letztlich doch eine positive Bioäquivalenzentscheidung getroffen werden kann.

Für eine Entscheidung gegen Bioäquivalenz ist dabei unerheblich, ob das Konfidenzintervall nur teilweise die Akzeptanzgrenzen überschreitet (Fälle B und C in Abb. 1.5-14) oder komplett außerhalb des Bereichs liegt (Fall D in Abb. 1.5-14).

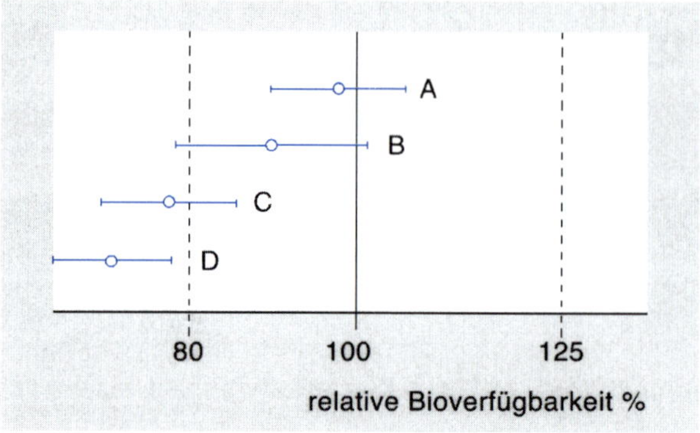

Abb. 1.5-14: Bioäquivalenzentscheidung durch Berechnung der 90 %-Konfidenzintervalle: A „bioäquivalent", B und C „Bioäquivalenz nicht bewiesen", D „bioinäquivalent"

Bei Anwendung dieser Inklusionsregel auf das Tetracyclin-Beispiel (vgl. Abb. 1.5-12) ergibt sich infolge der hohen Streuung des Testpräparates ein 90%-Vertrauensbereich zwischen 57 und 125 %. Die Akzeptanzgrenzen sind also deutlich überschritten, so dass eine positive Bioäquivalenzentscheidung nicht möglich ist.

Im Vergleich zur AUC, die über eine Vielzahl von Messwerten relativ stabil bestimmt werden kann, zeigen die c_{max}- und t_{max}-Werte aufgrund der Ein-Punkt-Messung eine relativ hohe Streuung. Vor diesem Hintergrund werden für diese beiden Zielgrößen bisweilen modifizierte Anforderungen diskutiert:

Während bei t_{max} auf eine konfirmatorische Entscheidung meist vollständig verzichtet und nur ein deskriptiver Vergleich der Mittelwerte vorgenommen wird, wird für c_{max} die Bioäquivalenzentscheidung angesichts seiner Bedeutung für die Intensität der erreichten pharmakodynamischen Effekte bzw. des mit der Therapie verbundenen Nebenwirkungsrisikos ebenfalls über die Berechnung der 90 %-Vertrauensbereiche getroffen. Allerdings werden in vielen Fällen Argumente für eine Ausweitung der Akzeptanzgrenzen auf 75 bis 134 % oder sogar 70 bis 143 % vorgetragen. Wenn die entsprechende Begründung auf der Basis einer medizinischen Bewertung schlüssig ist, kann dies von den Zulassungsbehörden im Einzelfall durchaus akzeptiert werden.

„Exposure"-Konzept zur Bioverfügbarkeitsbewertung

Während das Ausmaß der Bioverfügbarkeit im Allgemeinen über die AUC-Werte gut charakterisiert werden kann, ist die Beschreibung der Geschwindigkeitskomponente anhand der Zielgrößen c_{max} (stark ausmaßabhängig) und t_{max} (hohe Variabilität) oft schwierig und unbefriedigend. Vor diesem Hinter-

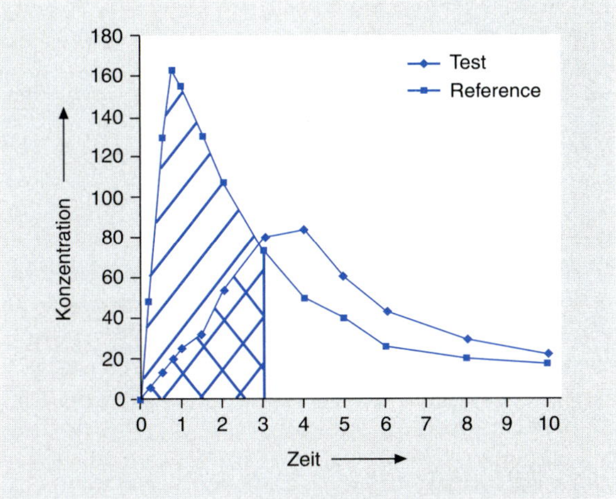

Abb. 1.5-15: Berechnung von Teilflächen zur Charakterisierung der „Anfangsbelastung" (early exposure)
Beispiel: Glibenclamid 3,5 mg Tabletten. Die Begrenzung auf 3 Stunden ergibt sich, weil zu diesem Zeitpunkt nach Einnahme der Tabletten die Insulin- und Blutglukosewerte wieder auf den Ausgangskonzentrationswert abgesunken sind

grund wurde inzwischen ein neues Konzept zur Charakterisierung der Bioverfügbarkeit von Arzneimitteln vorgeschlagen, das bisher aber nur in den USA Aufnahme in die Zulassungsrichtlinie gefunden hat. Danach wird bei nicht retardierten festen oralen Zubereitungen anhand der Plasmakonzentration-Zeit-Profile die „Gesamtbelastung" (total exposure = Ausmaß der Bioverfügbarkeit, AUC), die „Maximalbelastung" (maximum exposure = maximal erreichte Konzentration, c_{max}) sowie die „Anfangsbelastung" (early exposure = Wirkstoffanflutung zu Beginn) bestimmt. Dieses „Exposure"-Konzept bietet den Vorteil, dass die Geschwindigkeit der Resorption nicht mehr durch den hochvariablen Parameter t_{max}, sondern die weit weniger variable Anfangsbelastung charakterisiert wird, die z. B. durch die Berechnung der Teilflächen (vgl. Abb. 1.5-15) sehr viel präziser bestimmt werden kann.

„Individual Bioequivalence"-Konzept

Der traditionelle Ansatz der Bioäquivalenzentscheidung geht von einer vergleichenden Begutachtung der mittleren Bioverfügbarkeiten („average" bzw. „population" bioequivalence) aus. Auf diese Weise wird durch Bezugnahme auf die klinische Dokumentation des Referenzpräparates für das Testprodukt indirekt Wirksamkeit und Unbedenklichkeit nachgewiesen und somit seine „Verschreibungsfähigkeit" belegt. In der Praxis interessiert jedoch bei wirkstoffgleichen Fertigarzneimitteln (Generika) vor allem ihre „Austauschbarkeit" während einer laufenden Dauermedikation. Dabei spielt weniger die durchschnittliche Bioverfügbarkeit bei einem untersuchten Kollektiv als vielmehr das potentielle Risiko des Präparatetauschs bei einem bestimmten Individuum die entscheidende Rolle. Um diesen Aspekt beurteilen zu können, wurde in den USA ein Verfahren zur Bestimmung der „individual bioequivalence" entwickelt, mit dessen Hilfe die produktabhängige individuelle Varianz (subject-by-formulation interaction) einbezogen und letztlich das Risiko therapeutischer Veränderungen bei Umstellung des Patienten von einem Produkt auf ein anderes abgeschätzt werden kann. Dieses Konzept ist anfangs heftig kritisiert worden und wird nach wie vor kontrovers diskutiert. Vor- und Nachteile dieses Verfahrens werden sich erst abschließend beurteilen lassen, wenn umfassendere Erfahrungen mit der Anwendung der Methode auf konkrete Bioäquivalenzuntersuchungen vorliegen.

Bioäquivalenzentscheidung bei Fertigarzneimitteln mit modifizierter Wirkstoffabgabe

Für die Analyse der Bioäquivalenz von Arzneimitteln mit modifizierter Wirkstoffabgabe reichen die für die Bewertung von schnell freisetzenden Zubereitungen relevanten pharmakokinetischen Zielgrößen nicht aus. Bei Retardzubereitungen ist vielmehr eine umfassendere Interpretation des gesamten Profils der Plasmakonzentration-Zeit-Kurven unerlässlich.

Arzneimittel mit modifizierter Wirkstoffabgabe, z. B. Retardpräparate, werden im Allgemeinen mit dem Ziel entwickelt,

- ☐ zu hohe Konzentrationsspitzen im Plasma zu verhindern und damit das Nebenwirkungsrisiko zu reduzieren,
- ☐ die Konzentrationen der Substanzen im Plasma über längere Zeiträume oberhalb der für eine Wirkung erforderlichen Minimalwerte (MEC = minimum effective concentration) zu halten,
- ☐ bei Dauermedikation die Schwankungen der Spiegel innerhalb der Dosisintervalle einzuschränken,
- ☐ die Dosierungsschemata, vor allem die Anwendungsfrequenz, für den Patienten zu vereinfachen, um dadurch die Compliance zu verbessern.

Durch kritische Betrachtung der Plasmakonzentration-Zeit-Verläufe muss analysiert werden, ob und inwieweit die gesetzten Ziele mit dem geprüften Fertigarzneimittel tatsächlich erreicht werden können. In diesem Zusammenhang kommt zusätzlich zu der Fläche unter der Kurve und c_{max} vor allem solchen Zielgrößen Bedeutung zu, mit deren Hilfe der Retardierungsgrad eines Präparates beurteilt werden kann. Zu diesem Zweck ist bei dem ersten Retardarzneimittel eines bestimmten Wirkstoffs im Allgemeinen der Vergleich mit einem bereits bestehenden, schnell freisetzenden Produkt dieses Arzneistoffs erforderlich, während bei generischen Retardpräparaten ein Vergleich mit dem modifiziert freisetzenden Erstanmeldeprodukt indiziert ist.

Studiendesign bei der Untersuchung von Retardpräparaten

Nach den Richtlinien der Europäischen Union müssen bei Fertigarzneimitteln mit modifizierter Wirkstofffreisetzung Prüfungen nach Einmalgabe (Single-dose-Studie), Untersuchungen nach Mehrfachapplikation (Multiple-dose- oder Steady-state-Studie) und Untersuchungen zum Nahrungsmitteleinfluss (Food-effect-Studie) durchgeführt werden, um das Verhalten der Arzneiform bei den unterschiedlichen therapeutischen Situationen kennen zu lernen.

Bei der GCP-konformen klinischen Durchführung der Untersuchungen sind die für schnell freisetzende Produkte beschriebenen Grundsätze des Prüfkonzepts, z.B. Crossover-Studie mit randomisierter Zuteilung zu den Applikationssequenzen, Auswaschphase, Probandenauswahl, Applikationsbedingungen, analytischer Bearbeitung sowie Qualitätssicherungsmaßnahmen entsprechend zu beachten. Hinsichtlich der Einnahmebedingungen gelten insgesamt sogar noch strengere Kriterien, da die Resorptionsphase bei Retardpräparaten deutlich verlängert ist und so zusätzliche Interaktionen entstehen können.

Single-dose-Studien

Die Standarduntersuchung ist auch bei den Zubereitungen mit modifizierter Wirkstofffreisetzung die Prüfung nach Einmalapplikation der Produkte, da mit diesem Studiendesign Unterschiede zwischen den Prüfpräparaten am sichersten erkannt werden können.

In diesen Fällen werden die Studienergebnisse nach denselben Grundsätzen wie bei den schnell freisetzenden Zubereitungen ausgewertet. Allerdings sind für die sachgerechte Beurteilung von Arzneimitteln mit modifizierter Wirkstofffreisetzung eine Reihe besonderer Auswertungskriterien vorgeschlagen worden (Abb. 1.5-16), z.B. die Plateauzeiten HVD (**H**alf-**v**alue-**d**uration, Halbwertsdauer) oder t_{MEC} (Zeitdauer, über die Konzentrationen oberhalb der minimalen Wirkstoffkonzentration [MEC] aufrecht gehalten werden) sowie die mittlere Verweilzeit MRT (**M**ean-**r**esidence-**t**ime).

Die **Plateauzeit** gibt die Zeitdauer an, während der die Plasmakonzentrationen oberhalb eines bestimmten, im Einzelfall festgelegten Wertes liegen.

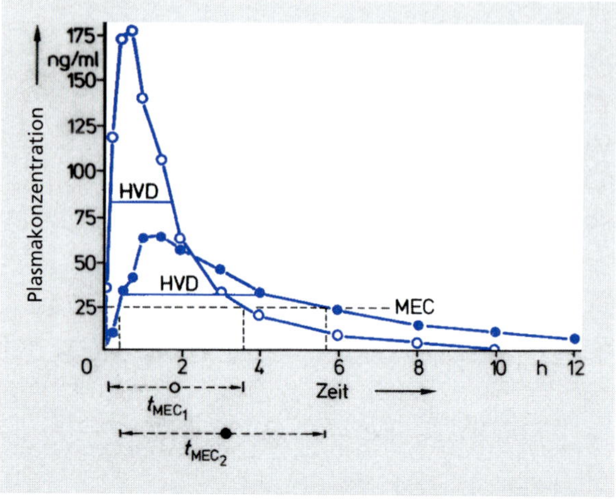

Abb. 1.5-16: Mittlere Nifedipin-Plasmaspiegel ($n=8$) nach Gabe eines Retardpräparates im Vergleich mit einer schnell freisetzenden Zubereitung; Plateauzeit (t_{MEC}) und Halbwertsdauer (HVD) als Zielgrößen für Retardarzneimittel (Pharm. Ztg. 132 (1987), 151)

Sie sollte nach Gabe eines Retardpräparates (erheblich) länger sein als nach Applikation einer schnell freisetzenden Zubereitung.

Eine besonders aussagekräftige Plateauzeit ist die t_{MEC}, aus der Rückschlüsse auf die zu erwartende Wirkdauer möglich sein sollten. In den meisten Fällen ist die minimale Wirkkonzentration (MEC-Wert) allerdings nicht bekannt, so dass andere Bezugsgrößen definiert werden müssen. Am gebräuchlichsten ist daher die HVD, bei der als Richtwert die halbmaximale Plasmakonzentration (1/2 c_{max}) verwendet wird. Diese Bezugsgröße ist zwar willkürlich gewählt, sie erlaubt aber meist die sinnvolle Begutachtung der Präparate, da z.B. unerwünscht hohe c_{max}-Werte im Allgemeinen zu einer ungünstigeren Bewertung führen (kürzere Halbwertsdauer).

Die Plateauzeit kann im Allgemeinen ohne großen mathematischen Aufwand direkt aus den Plasmaprofilen abgemessen werden. Dabei muss allerdings beachtet werden, dass die Auswertung anhand der Mittelwertskurven evtl. zu nicht realistischen Ergebnissen führt, da diese in manchen Fällen einen artifiziellen Verlauf annehmen können (Abb. 1.5-17), der nicht die tatsächlichen biopharmazeutischen Eigenschaften der Arzneiformen widerspiegelt. Auch für Retardarzneiformen ist demnach die alleinige Mittelwertsbetrachtung zur Bioäquivalenzentscheidung nicht geeignet.

Andere, in der Literatur vorgeschlagene Parameter zur Bewertung von Arzneimitteln mit modifizierter Wirkstofffreigabe sind die **mittlere Verweilzeit MRT,** die als statistisches Moment die „mittlere Verweildauer" der applizierten Wirkstoffmoleküle im Organismus angibt. Der MRT-Wert sollte bei

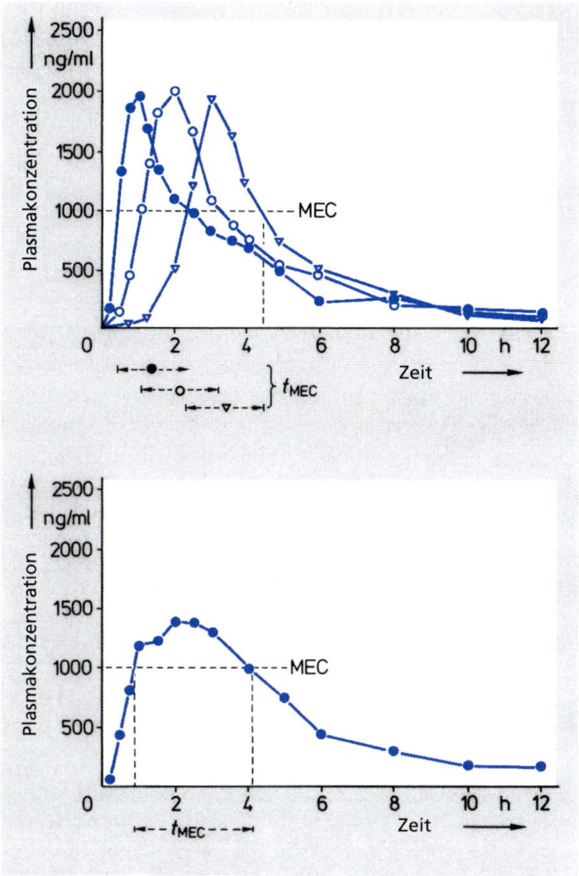

Abb. 1.5-17: Einzelspiegel bei 3 Probanden und daraus gebildete Mittelwertskurve nach Gabe einer Indometacin-Retardzubereitung (Pharm. Ztg. 132 (1987), 151)

Retardpräparaten deutlich größer sein als nach Applikation einer schnell freisetzenden Zubereitung.

Bioäquivalenzentscheidung

Auch bei den Arzneimitteln mit modifizierter Wirkstoffabgabe darf die Bioäquivalenzentscheidung nicht anhand einer einzigen pharmakokinetischen Zielgröße getroffen werden. Vielmehr sind neben der Fläche unter der Kurve (AUC) und der Maximalkonzentration (c_{max}) auch die Parameter Plateauzeit oder MRT zu berücksichtigen. Die Richtlinien schreiben vor, auch hier die Entscheidung für oder gegen Bioäquivalenz über die Berechnung der 90%-Konfidenzintervalle vorzunehmen. Die entsprechenden Akzeptanzgrenzen für eine positive Bioäquivalenzentscheidung müssen dabei für jeden Wirkstoff einzeln festgelegt werden.

Multiple-dose-Studien

Präparate mit verzögerter Wirkstoffabgabe sind im Allgemeinen zur Dauermedikation bestimmt; dabei

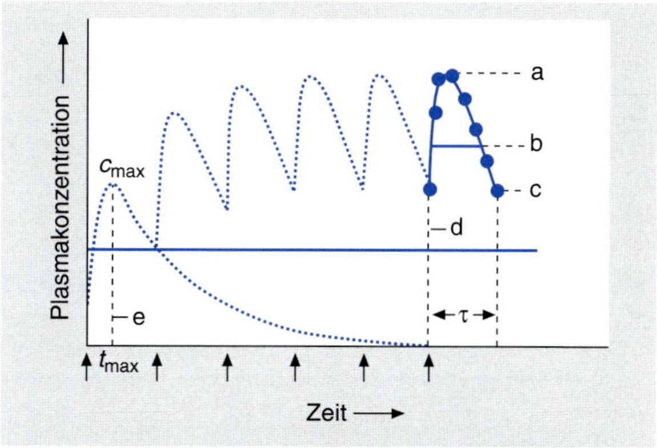

Abb. 1.5-18: Pharmakokinetische Zielgrößen zur Beurteilung der Bioverfügbarkeit von Arzneimitteln nach Mehrfachapplikation (im steady state) (nach „Bioäquivalenz – ein besonderes Qualitätskriterium", Werbe- und Vertriebsgesellschaft Deutscher Apotheker, Frankfurt 1986)

a $c_{ss,\,max}$, b $c_{ss,\,av}$, c $c_{ss,\,min}$, d $AUC_{ss,\,0-\tau}$, e $AUC_{0,\,\infty}$

werden oft möglichst gleichmäßige Wirkstoffspiegel über längere Zeiträume angestrebt. Diesem therapeutischen Ziel entsprechend können für eine realistische Bewertung der Präparate auch die Bioäquivalenzuntersuchungen unter Mehrfachapplikation der Arzneimittel durchgeführt werden. Dabei wird nach ausreichend langer Aufdosierung ein der Intervallbehandlung entsprechendes Fließgleichgewicht (steady state, ss) erreicht. Hierzu ist theoretisch eine Aufsättigungsphase von wenigstens fünf bis sechs Halbwertszeiten der Elimination des jeweiligen Wirkstoffs erforderlich.

Bei der Auswertung solcher Studien mit Mehrfachgabe werden spezielle Verfahren angewendet (Abb. 1.5-18). Die Fläche unter der Kurve errechnet sich hier z. B. als $AUC_{ss\,(0-\tau)}$ zwischen zwei Applikationszeitpunkten, wobei natürlich konstante Dosierungsintervalle (τ) gewährleistet sein müssen. Da diese Fläche vollständig durch Messpunkte belegt ist, entfällt die zur Ermittlung der Gesamtfläche ($AUC_{(0-\infty)}$) nach Einmalgabe im Allgemeinen notwendige Extrapolation vom letzten Messpunkt bis unendlich. Darüber hinaus sind auch Parameter zu berücksichtigen, mit denen die Fluktuationen im steady state charakterisiert werden können, z. B. die prozentuale „Peak-through-Fluktuation" (PTF):

$$PTF = \frac{c_{ss,\,max} - c_{ss,\,min}}{c_{ss,\,av}} \cdot 100$$

Untersuchungen zum Einfluss von Mahlzeiten (Food-effect-Studien)

Zum üblichen Prüfkatalog bei Arzneiformen mit modifizierter Wirkstofffreisetzung gehören auch Untersuchungen zu Interaktionen mit gleichzeitig

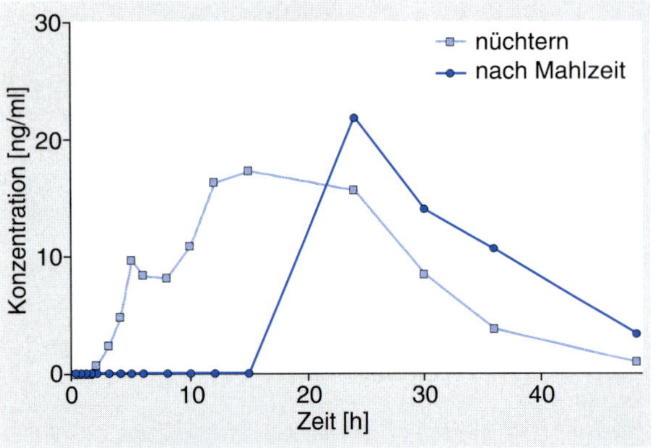

Abb. 1.5-19: Einfluss der Nahrung auf retardierte Nifedipin-Präparate (Schug, B.S., et al., 2002)

eingenommenen Mahlzeiten. Solche Wechselwirkungen können nämlich nicht nur durch den Arzneistoff bedingt sein, sondern auch durch die speziellen Eigenschaften der Darreichungsformen verursacht werden.

Ein besonders drastisches Beispiel für eine solche Interaktion zeigt Abb. 1.5-19. Bei den hier im Vergleich dargestellten retardierten Nifedipinpräparationen (Once-a-day-Formen) handelt es sich in einem Fall um ein OROS-System (**or**ales **o**smotisches **S**ystem), im anderen um eine magensaftresistent überzogene Matrixtablette. Während nach Gabe des OROS kein relevanter Einfluss einer gleichzeitig eingenommenen Mahlzeit festzustellen war, wurden bei der magensaftresistent überzogenen Form drastische Veränderungen beobachtet, indem nach der Mahlzeit bei 3/4 der Probanden eine um mehr als 15 Stunden verzögerte Anflutung des Wirkstoffs auftrat. Diese therapeutisch hoch relevante Veränderung ist auf die signifikant verzögerte Magenentleerung der Tablette nach der Mahlzeit zurückzuführen.

Um die speziellen Eigenschaften der modifiziert freisetzenden Zubereitungen in dieser Hinsicht zu charakterisieren, sind Food-effekt-Studien unerlässlich. Dabei wird die Bioverfügbarkeit der zu prüfenden Arzneiformen im Crossover-Vergleich einmal vor und einmal nach Einnahme einer fettreichen Mahlzeit untersucht. Sie werden in konventioneller Weise wie bei Single-dose-Studien der Retardpräparate ausgewertet. Allerdings sollte als zusätzliche Zielgröße auch die Lag-time (Verzögerung des Auftretens erster messbarer Konzentrationen im Plasma) berücksichtigt werden.

Zur statistischen Auswertung der Studien bestehen keine einheitlichen Vorgaben. Manche Richtlinien sehen eine deskriptive Auswertung über Vergleich der Mittelwerte vor, andere bevorzugen die Berechnung der Konfidenzintervalle und Testung auf „Bioäquivalenz" beider Applikationsbedingungen. Der Nachweis der Bioäquivalenz würde in diesem Fall als Grundlage für ein Statement „Keine Interaktionen mit gleichzeitig eingenommenen Mahlzeiten" in der Gebrauchsinformation dienen.

Stellenwert der Bioverfügbarkeit

Die Bewertung der Bioverfügbarkeit bzw. der Bioäquivalenz der Fertigarzneimittel ist bei zahlreichen Arzneistoffen die entscheidende Basis für die Beurteilung der Austauschbarkeit der entsprechenden Präparate. Bei bioäquivalenten Arzneimitteln ist eine Substitution erleichtert und im Allgemeinen ohne Anpassung des Dosierungsschemas möglich.

Aber nicht bei allen Arzneistoffen und insbesondere nicht bei allen Zubereitungsformen kommt der Bioverfügbarkeit eine gleichermaßen große Bedeutung zu. Untersuchungen zur Bioverfügbarkeit werden für unverzichtbar gehalten bei

- ☐ Arzneistoffen mit „problematischer" Bioverfügbarkeit, das sind z. B.
  Arzneistoffe mit geringer therapeutischer Breite,
  Arzneistoffe mit nichtlinearer Pharmakokinetik und
  Arzneistoffe mit schlechter Löslichkeit,
- ☐ Formulierungen mit modifizierter Wirkstofffreisetzung, z.B. Retardzubereitungen oder transdermalen therapeutischen Systemen,
- ☐ Kombinationspräparaten, bei denen aus theoretischen Gründen oder aufgrund praktischer Erfahrungen pharmakokinetische Interaktionen möglich sind, die zu erheblichen Variationen der Bioverfügbarkeit führen können.

In der Literatur sind eine Reihe tabellarischer Zusammenstellungen von Arzneistoffen mit problematischer Bioverfügbarkeit publiziert worden. Eine offizielle Liste solcher Stoffe wurde in den 90er Jahren vom Bundesinstitut für Arzneimittel und Medizinprodukte geführt. Arzneimittel können aber nicht nur wegen der jeweiligen Stoffeigenschaften, sondern vor allem auch wegen ihrer galenischen Verarbeitung im Hinblick auf die Bioverfügbarkeit problematisch sein, so dass auch bei unproblematischen Stoffen mit den am Markt erhältlichen Präparaten dennoch Bioverfügbarkeitsprobleme auftreten können.

Biopharmazeutisches Klassifikationssystem (BCS)

Nach einer intensiven Diskussion in den USA wurde in den 90er Jahren ein Konzept erarbeitet, nach dem Arzneistoffe aufgrund ihrer Löslichkeit in physiologischen Medien, die die pH-Verhältnisse im gesamten Magen-Darm-Trakt (pH 1 bis 8) wiedergeben, und ihrer „Permeabilität" durch die Darmschleim-

Klasse	Löslichkeit	Permeabilität
I	Gut	Gut
II	Schlecht	Gut
III	Gut	Schlecht
IV	Schlecht	Schlecht

Abb. 1.5-20: Klassifizierung von Substanzen nach dem Biopharmaceutics Classification System

haut bestimmten Klassen zugeordnet werden. Dieses Klassifikationssystem war ursprünglich mit dem Ziel entwickelt worden, die kritischen Eigenschaften von Arzneistoffen hinsichtlich ihrer Bioverfügbarkeit besser zu verstehen. Ausgangspunkt war dabei die Erkenntnis, dass vor allem schlecht lösliche Substanzen zu Bioverfügbarkeitsproblemen führen, z. B. Carbamazepin, Cyclosporin, Glibenclamid oder Nifedipin. Darüber hinaus war offensichtlich, dass auch der Penetrationsfähigkeit der Stoffe aus dem Darmlumen ins Blut in diesem Zusammenhang Bedeutung zukommt.

Die Klassifizierung erfolgte gemäß Abb. 1.5-20 nach „guter" bzw. „schlechter" Löslichkeit bzw. Permeabilität. Als „gut löslich" werden Stoffe eingestuft, bei denen die gesamte in einer Arzneiform enthaltene Dosis in 250 ml Puffer (pH 1,2; 4,5 und 6,8) gelöst werden kann. „Gut permeable" Stoffe werden nach Gabe als orale Lösung zu mehr als 90 % resorbiert (bzw. zeigen in speziellen In-vitro- oder In-vivo-Modellen hohe Permeabilität).

Inzwischen werden die konzeptionellen Ansätze des BCS-Systems als Grundlage für eine Entscheidung, ob im Einzelfall bei sehr schnell freisetzenden festen oralen Darreichungsformen zur Charakterisierung ihrer Bioverfügbarkeit bzw. Abschätzung der Bioäquivalenz In-vivo-Studien erforderlich sind oder nicht, herangezogen. Als hinsichtlich der Bioverfügbarkeit „unkritisch" können danach solche Arzneimittel eingestuft werden, bei denen die biopharmazeutischen Eigenschaften der Arzneiform keinen wesentlichen Einfluss auf Ausmaß und Geschwindigkeit der Bioverfügbarkeit haben. Dies wird dann der Fall sein, wenn nicht die Auflösung des Arzneistoffs aus der Darreichungsform, sondern seine Penetration durch die Darmschleimhaut der geschwindigkeitsbestimmende Schritt ist.

Diesem Konzept folgend eröffnen die internationalen Richtlinien die Möglichkeit, im Einzelfall den Verzicht auf eine In-vivo-Charakterisierung der Bioverfügbarkeit bzw. einen In-vivo-Nachweis der Bioäquivalenz dann zu begründen, wenn es sich um gut lösliche und gut permeable Arzneistoffe (Klasse 1) handelt, die in sehr schnell freisetzende Zubereitungen (> 85 %/30 min in Puffern pH 1,2; 4,5 und 6,8) eingearbeitet sind. Bei diesen kann angenommen werden, dass derWirkstoff bereits im Magen vollständig in Lösung geht, so dass diese festen oralen Zubereitungen sich wie eine orale Lösung verhalten. Da für orale Lösungen keine In-vivo-Studie zur Bioverfügbarkeit verlangt werden, wird diese Regel nunmehr auch auf solche festen Präparationen übertragen.

Bioäquivalenzprüfung im Zulassungsverfahren

Im Arzneimittelgesetz wird der Nachweis der Bioäquivalenz erst seit der 3. AMG-Novelle als Zulassungsvoraussetzung für Zweitanmelderpräparate aufgeführt. Die Einbeziehung dieses Kriteriums ergab sich aber bereits vorher zumindest indirekt, da die Bioverfügbarkeit als Teilaspekt der pharmazeutischen Qualität ein wesentliches Bindeglied zwischen den vom AMG geforderten Attributen Qualität, Wirksamkeit und Unbedenklichkeit ist.

Die Zulassungspraxis in der Bundesrepublik Deutschland öffnet wie in anderen Ländern zwei prinzipiell unterschiedliche Verfahren, nämlich einerseits die aufwendige „Zulassung mit vollständiger klinischer Dokumentation", die für alle neuen Arzneistoffe erforderlich ist, und andererseits die vereinfachte, so genannte „bezugnehmende Zulassung" für Zweitanmelderpräparate.

Im Rahmen einer bezugnehmenden Zulassung legt der Antragsteller keine Daten aus eigenen Studien zur Klinik und Toxikologie vor, sondern bezieht sich auf die Ergebnisse der entsprechenden Untersuchungen mit dem Erstanmelderprodukt. Ein solches vereinfachtes Verfahren setzt voraus, dass die betreffenden Arzneimittel zu weitgehend deckungsgleichen Plasmakonzentration-Zeit-Profilen führen und somit als bioäquivalent zu bezeichnen sind. Unter dieser Voraussetzung wird davon ausgegangen, dass die Präparate sich in Bezug auf Wirksamkeit und Unbedenklichkeit nicht unterscheiden, das heißt, therapeutisch äquivalent sind.

Insofern kommt dem Bioäquivalenznachweis bei einer bezugnehmenden Zulassung besondere Bedeutung zu. Wegen der Entwicklung sinnvoller galenischer Alternativen kann allerdings für Zweitanmelderpräparate nicht generell Bioäquivalenz verlangt werden, da andernfalls technologische Innovationen verhindert würden, z. B. die Entwicklung therapeutischer Systeme. Man wird daher wohl auch in Zukunft, möglicherweise sogar in verstärktem Ausmaß, mit nichtbioäquivalenten Präparaten am Markt rechnen müssen, bei denen aber in jedem Fall das Ausmaß und die Geschwindigkeit der Bioverfügbarkeit im Hinblick auf einen ggf. abweichenden Indikationsanspruch zu belegen sind.

Bioäquivalenzbeurteilung durch den Apotheker

Die Bioverfügbarkeit und Bioäquivalenz sind in erster Linie Eigenschaften der Arzneizubereitungen. Die Bioäquivalenzprüfung ist daher als Teilaspekt der Qualitätssicherung von Arzneimitteln eine typisch pharmazeutische Fachdisziplin. Folgerichtig wird die Bewertung der Bioäquivalenz als ein wesentlicher Aufgabenbereich für Apotheker angesehen.

Die Erfahrungen haben gezeigt, dass die definitive Beurteilung der Arzneimittelqualität eine kritische Durchsicht der vom Hersteller vorgelegten Studien erforderlich macht. Bisweilen fehlen in den Untersuchungsberichten jedoch wesentliche Angaben, z. B. zu den Konfidenzintervallen, deren Berechnung in der Apotheke im Allgemeinen nicht nachvollzogen werden kann. Dadurch wird die Bewertung im Einzelfall erschwert. Und daher darf dieser Umstand die Fachkreise nicht davon abhalten, sich intensiv mit den vom Hersteller angebotenen Dokumentationen zu beschäftigen und eine sachgerechte Qualitätsbeurteilung zu erarbeiten.

1.6 Beurteilung klinischer Studien und anderer Publikationen

Markus Zieglmeier

Mit der fortschreitenden Verknappung finanzieller Ressourcen im Gesundheitswesen wird in zunehmendem Maße die Frage nach dem Verhältnis der Kosten einer therapeutischen Maßnahme zu ihrem Nutzen gestellt. Dies gilt wegen des hohen Kostenumfangs in besonderer Weise für die Arzneimitteltherapie. Während die Kosten einer Therapie relativ einfach zu ermitteln sind, ist der Nutzen (Benefit) eines Arzneimittels oft über lange Zeit hinweg umstritten. Das einzige derzeit in der medizinischen Wissenschaft anerkannte Mittel, den Nutzen eines Arzneimittels zu belegen, ist die klinische Studie. Daneben werden dem Arzt oder Apotheker jedoch durch die Arzneimittelhersteller weitere Publikationen – vom Review bis zum Hochglanzfolder – vorgelegt.

Der Apotheker, dessen Berufsbild sich immer mehr vom Arzneimittelhersteller über den Arzneimitteldistributeur hin zum Verarbeiter, Bewerter und Aufbereiter von Informationen ändert, hat zunehmend die Aufgabe, in dieser Fülle von Material die Spreu vom Weizen zu trennen und so mit seiner Beratungstätigkeit eine rationale Arzneimitteltherapie zu gewährleisten. Diese Aufgabe gehört bereits heute für Krankenhausapotheker zum selbstverständlichen Berufsalltag. Für den Offizinapotheker gilt es zum Teil noch, sich die Akzeptanz der niedergelassenen Ärzte zu erarbeiten. Dabei kommt ihm der auf den Verordnern lastende Kostendruck ebenso entgegen wie der Generationswechsel, der sich nach und nach in der Ärzteschaft vollzieht. Viele jüngere Ärzte sind den täglichen Informationsaustausch mit dem Apotheker aus ihrer Klinikzeit gewohnt und stehen Initiativen wie der Einrichtung eines interdisziplinären Qualitätszirkels sehr offen gegenüber.

Die Arbeit mit klinischen Studien und anderen Publikationen setzt die Kenntnis der einschlägigen Terminologie voraus. Im Folgenden sind die wichtigsten Begriffe deshalb aufgeführt und kurz definiert. Zum Training der Fähigkeit, Studien kritisch zu lesen, sind als „Fallen" bezeichnete Fragen angeführt.

1.6.1 Terminologie

Randomisierung: Zuweisung der Probanden oder Patienten in die einzelnen Studienarme durch ein Losverfahren ohne Einflussmöglichkeit des Patienten oder seines behandelnden Arztes. Ziel ist die Vergleichbarkeit der Gruppen hinsichtlich demografischer Daten (Alter, Geschlecht, Rasse) und Gesundheitszustand.

1. Falle: In einer randomisierten Studie wird für die Indikation ambulant erworbener Pneumonie die Behandlung mit 3 × 1,5 g Cefuroxim i. v. über 10 Tage mit der über 3 Tage i. v. + 7 Tage Cefuroximaxetil 2 × 500 mg verglichen. Ein Ausschlusskriterium ist Noncompliance. Was kann die Konsequenz sein?

Lösung: Noncompliance betrifft selektiv die Gruppe des Sequenztherapie-Studienarms, da sie nur bei oraler Gabe und nicht bei i. v.-Applikation des Antibiotikums auftreten kann. Geht man davon aus, dass Altersdemenz eine Ursache der Noncompliance ist, besteht die Gefahr der Aussortierung alter und dementer, mithin also komplikationsgefährdeter Patienten aus der Sequenztherapie-Gruppe, nicht aber aus der i. v.-Gruppe. So könnte die Randomisierung durch ein Ausschlusskriterium unterlaufen werden. In diesem Falle wären Angaben zum Erfolg der Randomisierung im Ergebnisteil von besonderem Interesse.

Studienarme: Eine andere Bezeichnung für die Gruppen, die in der Studie miteinander verglichen werden. Der Vergleich einer Verum- mit einer Placebogruppe ist z. B. eine zweiarmige Studie. Mehrarmige Studien sind z. B. Vergleiche mehrerer Verumgruppen in verschiedenen Dosierungen mit einer Placebogruppe bei Dosisfindungsstudien.

Verumkontrolliert: Studiendesign, das gewählt wird, wenn zwei Therapieregime miteinander verglichen werden sollen oder wenn eine placebokontrollierte Studie aus ethischen Gründen nicht vertretbar ist.

Blind: Studiendesign, bei dem der Patient oder Proband nicht weiß, welchem Studienarm, z. B. Verum oder Placebo er zugewiesen wurde.

2. Falle: In einer placebokontrollierten, verblindeten Studie sollen die Auswirkungen hochdosierter Omega-3-Fettsäuren auf den Cholesterinspiegel untersucht werden. Als Placebo dient Weizenkeimöl in identisch aussehenden Weichgelatinekapseln. Kann die Behauptung der Verblindung aufrechterhalten werden?

Lösung: Die Behauptung der Verblindung ist irreführend, da die Patienten in der Verum-Gruppe spätestens nach dem ersten Aufstoßen wissen, dass sie Fischöl zu sich genommen haben.

Doppelblind: Studiendesign, bei dem weder der Patient oder Proband noch der Prüfarzt weiß, welchem Studienarm der Studienteilnehmer zugewiesen wurde.

3. Falle: In einer placebokontrollierten Doppelblindstudie sollen die Auswirkungen hochdosierter Immunglobuline auf das Überleben herzchirurgischer behandelter Hochrisikopatienten auf der Intensivstation untersucht werden. Als Placebo dient Humanalbumin. Kann die Behauptung der Doppelverblindung aufrechterhalten werden?

Lösung: Die Behauptung der doppelten Verblindung kann nicht aufrechterhalten werden. Die Elektrophorese der Plasmaproteine gehört zur Routinediagnostik auf Intensivstationen. Der Prüfarzt kann an einer deutlichen Erhöhung des Globulin-Peaks erkennen, ob er dem jeweiligen Patienten Immunglobuline infundiert hat oder nicht.

Prospektiv: Im Design experimenteller Studien kontinuierliche Datenerhebung von Beginn der Studie an.

Retrospektiv: Im Design von Beobachtungsstudien rückblickende Datenerhebung. Cave: Kausale Zusammenhänge können aufgrund zeitabhängiger Variablen, z. B. Änderung von Pflegestandards oder anderen Rahmenbedingungen, so nicht bewiesen werden. Retrospektive Datenerhebung ist wegen der hohen benötigten Fallzahlen häufig anzutreffen in Fallkontrollstudien.

Fallkontrollstudie: Auf Fallberichten beruhende Studie, z. B. zur Erfassung seltener unerwünschter Arzneimittelwirkungen wie Rhabdomyolysen bei CSE-Hemmern.

Multizentrisch: In mehreren Prüfzentren durchgeführte Studie. Werden hohe Fallzahlen benötigt, reicht ein Prüfzentrum zur Rekrutierung der notwendigen Anzahl Teilnehmer innerhalb eines angemessenen Zeitraums meist nicht aus. Multizentrische Studienansätze verkürzen einerseits die Dauer der Studie und minimieren dadurch den Einfluss zeitabhängiger Variablen. Andererseits erhöhen sie jedoch den Einfluss von Verzerrungen durch unterschiedliche Rahmenbedingungen in den einzelnen Prüfzentren („Bias").

Anwendungsbeobachtung: Dokumentation der Anwendung eines Arzneimittels in der Phase IV (nach der Zulassung) ohne Einflussnahme auf die ärztliche Entscheidung hinsichtlich Indikationsstellung und Dosierung. Das eigentliche Ziel ist die Erhebung von Daten auf breiter Front, z. B. über seltene Nebenwirkungen. Oft wird die Anwendungsbeobachtung jedoch als Marketinginstrument missbraucht, indem man den Arzt über die finanzielle Honorierung seiner Teilnahme an die weitere Verschreibung des Arzneimittels zu gewöhnen versucht.

Crossover-Design: Aufeinander folgende Einnahme von Verum und Placebo bzw. Verum 1 und Verum 2, meist in Bioäquivalenzstudien. Dabei dient jeder Proband als seine eigene Kontrolle. Die Reihenfolge der Einnahmen wird randomisiert. Zwischen den beiden Einnahmephasen liegt eine angemessene Auswaschphase („Washout-Phase"), um so genannte Carry-Over-Effekte zu vermeiden.

Bei der Beurteilung vorliegender Materialien ist zunächst zwischen Primärliteratur (Originalarbeiten) und Sekundärliteratur (Metaanalysen, Reviews, Berichten, wissenschaftlichem und pseudowissenschaftlichem Werbematerial) zu unterscheiden.

1.6.2 Primärliteratur

Zur Prüfung einer Publikation auf die Qualität und Glaubwürdigkeit der in ihr getroffenen Aussagen lassen sich die Glaubwürdigkeit der Quelle („Journal Priority") und die Struktur der Arbeit als erste Kriterien heranziehen.

Qualität der Quelle

Hochwertige Journals, wie „The New England Journal of Medicine" oder „The Lancet", benutzen ein so genanntes Peer-Review-Verfahren. Dabei wird jede zur Publikation eingereichte Studie einem Spezialisten („Peer Reviewer") auf dem Gebiet, das die betreffende Studie behandelt, vorgelegt. Dies geschieht meist anonymisiert, um den Einfluss persönlicher Freundschaften oder Animositäten zu minimieren. Allerdings findet diese Anonymisierung ihre Grenzen in dem regen Gedankenaustausch auf Kongressen, der zur Folge hat, dass dem Peer Reviewer die Autoren der ihm vorliegenden Studie oft doch bekannt sind. Aufgabe des Peer Reviewers ist es, Schwachpunkte der Studie zu erkennen und ggf. von den Autoren Nachbesserungen einzufordern oder dem Verlag nahezulegen, die Publikation abzulehnen. Damit hat der Peer Reviewer die Funktion eines Filters, der das Journal von qualitativ inakzeptablen Arbeiten weitgehend freihält. Dies entbindet jedoch den Leser nicht von der Pflicht der Prüfung der dort publizierten Studie auf ihre Qualität.

In der Praxis wird ein Autor seine Publikation zuerst einem hochklassigen Journal anbieten. Erst wenn der Peer Reviewer dieses Journals seine Arbeit zurückgewiesen hat, wird der Autor versuchen, die Studie in einem weniger renommierten Journal zu veröffentlichen. Dies ist für ihn weniger karrierefördernd als die Publikation in einem hochwertigen Journal, aber immerhin besser als der Verzicht auf die Publikation. Daraus ergibt sich für den Leser die Folgerung, dass es einen direkten Zusammenhang zwischen der Qualität des Journals und der Qualität der darin erschienenen Arbeiten gibt.

Hochwertige Journale sind frei von Werbung und damit unabhängig von Finanzierung aus Quellen, die an positiven Aussagen über ihre Produkte interessiert sind. Es bietet sich daher an, das Umfeld einer Publikation in einer Zeitschrift auf Werbung zu prüfen, die in einem Zusammenhang mit dem in der Studie besprochenen Produkt steht.

Weiter sollte beachtet werden, dass es Zeitschriften gibt, die in relativ kleinen Auflagen erscheinen und sich vornehmlich durch den Verkauf von Sonderdrucken an die Hersteller, die auch den betreffenden Artikel lanciert haben, finanziert. Solche Quellen sind oft dadurch erkennbar, dass die als Sonderdruck vorliegenden Arbeiten als wissenschaftliche Statements getarnte Werbeaussagen enthalten. Oft finden sich auch Danksagungen oder ähnliche Angaben zur Studienfinanzierung durch Herstellerfirmen.

Struktur der Arbeit

Es gibt einen international gültigen Konsens darüber, wie die Publikation einer klinischen Studie strukturiert sein muss, um den wissenschaftlichen Ansprüchen zu genügen. Abweichungen von dieser Struktur bei einer Originalarbeit sind oft Indizien für den Mangel an Wissenschaftlichkeit.

Jeder Publikation ist ein **Abstract** vorangestellt. In neueren Arbeiten ist auch dieser Abstract strukturiert, d. h. in die Absätze Zweck (Objectives), Methodik (Methods), Ergebnisse (Results) und Schlussfolgerung (Conclusions) unterteilt. Da sich dies jedoch erst vor wenigen Jahren durchgesetzt hat, sollte, wenn eine solche Struktur im Abstract, insbesondere bei älteren Studien, fehlt, kein Qualitätsmangel abgeleitet werden.

Dem Abstract kommt eine besondere Bedeutung zu, da er (bedingt durch die Arbeitsüberlastung vieler Leser) leider oft der einzige Teil der Arbeit ist, der überhaupt gelesen wird. Dies wird von Autoren, die an positiven Aussagen über ein bestimmtes Produkt interessiert sind, oft ausgenutzt. In diesen Fällen erscheinen im Abstract verkürzte Aussagen, die an einer anderen Stelle der Arbeit relativiert werden.

Dem Abstract folgt die **Einleitung**, die zur Fragestellung der Arbeit (zu prüfende Hypothese) hinführen und diese exakt definieren soll. Meist wird dabei ein kurzer Abriss des vorher zum behandelten Thema vorliegenden Wissens geliefert und daraus entwickelt, was die Arbeit zu diesem Wissensstand hinzufügen soll.

Der auf die Einleitung folgende **methodische Teil** (meist „Patienten und Methoden" überschrieben) ist der für die Beurteilung der Studie wichtigste Abschnitt. In ihm werden die Rahmenbedingungen der Untersuchung („Setting") benannt. Bei multizentrischen Studien schließt dies Angaben zur Zahl und Art der Studienzentren ein, ebenso die Organisation, durch die diese Zentren untereinander koordiniert worden sind. Es folgen Angaben zur Rekrutierung und Randomisierung der Studienteilnehmer. Hier sind insbesondere die Ein- und Ausschlusskriterien von Bedeutung. Ein weiterer wichtiger Punkt sind die Angaben zu den Studienendpunkten und deren Ermittlung sowie zur statistischen Auswertung. Insbesondere die Studienendpunkte entscheiden darüber, ob die Studie überhaupt eine Aussage über den Benefit für den Patienten zulässt.

Der Abschnitt, in dem die **Ergebnisse** der Studie dargestellt werden, beginnt mit Aussagen zum Erfolg der Randomisierung. Da die Randomisierung die Aufgabe hat, demografisch und auch hinsichtlich der Morbidität vergleichbare Studiengruppen zu erzeugen, muss der Erfolg dieser Maßnahme dokumentiert sein, bevor das Ergebnis der Studie als aussagekräftig anerkannt werden kann. Fehlen Aussagen über die Vergleichbarkeit der Gruppen in den einzelnen Studienarmen, ist immer ein Indiz für gravierende methodische Mängel vorhanden. Beachtung verdient auch die Aussage, wie viele der für die Studie ausgewählten Patienten in die Auswertung eingehen und wie viele während der Studie ausschieden („Dropout"). Bei einem zu hohen Dropout muss die Frage nach den Ursachen befriedigend beantwortet sein, um eine Verfälschung der Ergebnisse ausschließen zu können.

Die eigentlichen Ergebnisse der Studie sind oft nur sehr kurz in Tabellen und/oder Grafiken dargestellt. Diese sind vom Leser auf Manipulationen zu überprüfen (s. u.). Vereinfacht gilt der Satz, dass Aussagen umso seriöser sind, je schlichter sie dargestellt werden.

In der **Diskussion** werden die Ergebnisse der Studie aufgrund der bisher vorhandenen Erkenntnisse betrachtet und Schlussfolgerungen gezogen. Dazu gehören auch Aussagen über die klinische Relevanz der Ergebnisse. Hier ist zu beachten, dass viele Autoren dazu neigen, in spekulative Aussagen abzugleiten und Schlussfolgerungen zu ziehen, die sich nicht direkt aus den Ergebnissen herleiten lassen. Dies gilt insbesondere dann, wenn die Endpunkte der Studie aus Messwerten („Surrogatparametern") bestehen und in der Diskussion aus Veränderungen dieser Werte ein bewiesener Benefit für den Patienten, also eine Verbesserung hinsichtlich der Mortalität oder Morbidität, abgeleitet wird.

Fallzahl und Signifikanz

Der Begriff Signifikanz wird oft fälschlicherweise als „Irrtumswahrscheinlichkeit" definiert. Präziser ausgedrückt ist Signifikanz die Wahrscheinlichkeit, dass ein gefundenes Ergebnis nur auf einem Zufall beruht. Allgemein gilt ein Ergebnis gemäß einer weltweit gültigen Übereinkunft dann als signifikant, wenn diese „Zufallswahrscheinlichkeit" kleiner als 5 % ist ($p < 0{,}05$). Um Fehler bei der Berechnung der Signifikanz zu vermeiden, unterhalten nahezu alle medizinischen Fakultäten weltweit Institute für medizinische Statistik, von denen die Studienleiter von der Planungsphase an beraten werden. Generell gilt, dass die zur Erreichung der statistischen Signifikanz nötige Fallzahl vom zahlenmäßigen Unterschied der durchschnittlichen Ergebnisse und von deren Streuung abhängig ist. Daraus ergibt sich eine Abhängigkeit der Fallzahl von der Fragestellung, z. B. also eine Zunahme der nötigen Fallzahl von der Frage nach der Wirksamkeit über die Frage nach der Effizienz hin zur Frage nach dem Benefit. Ein Beispiel:

Wirksamkeit („Efficacy"): Die Frage ob ein CSE-Hemmer den Cholesterinspiegel senkt, ist mit einer Fallzahl von 30 bis 40 Patienten, aufgeteilt in eine Verum- und eine Placebogruppe, vermutlich statistisch signifikant zu beantworten.

Effizienz („Efficiency"): Die Frage, ob der CSE-Hemmer den Cholesterinspiegel effizienter senkt als ein Fibrat, erfordert eine verumkontrollierte Studie und möglicherweise mehrere Studienarme mit verschiedenen Dosierungen. Ein signifikantes Ergebnis wäre vermutlich erst bei mehreren hundert Teilnehmern zu erwarten.

Benefit: Angesichts der Milliardensummen, die weltweit für CSE-Hemmer ausgegeben werden, ist die einzig wirklich relevante Frage, ob sich die effiziente Senkung des Cholesterinspiegel auch in einer Verminderung von Mortalität und Morbidität äußert. Die erste Studie, die diese Frage untersuchte und zu einem signifikanten Ergebnis kam, war die Scandinavian Simvastatin Survival Study („4S-Studie, 1994). Sie schloss 4444 Patienten ein. Alle später zum Benefit anderer CSE-Hemmer durchgeführten Studien hatten noch weit höhere Teilnehmerzahlen.

1.6.3 Sekundärliteratur

Eine „statistische Originalarbeit", per definitionem jedoch zur Sekundärliteratur gehörend, ist die **Metaanalyse**, eine zusammenfassende Auswertung mehrerer Originalarbeiten zum selben Thema mit statistischen Mitteln. Synonym wird oft der Begriff „systematisches Review" verwendet. Die Qualität der Metaanalyse hängt u. a. davon ab, ob alle zu der Fragestellung verfügbaren validen Originalarbeiten in die Auswertung einbezogen wurden.

Der Wert der Metaanalyse kommt dann zur Geltung, wenn die Fallzahl der einzelnen Originalarbeiten nicht ausreicht, um zu einer sicheren Aussage zu kommen oder eine Subgruppenanalyse durchzuführen, oder wenn die Ergebnisse der einzelnen Originalarbeiten sich widersprechen.

Systematische Reviews werden auch von so genannten Journal Clubs angeboten, die sich der evidenzbasierten Medizin verschrieben haben. Diese Reviews werden mit einer standardisierten und reproduzierbaren Methodik erarbeitet, jedoch meist nicht im Sinne einer Metaanalyse zusammenfassend ausgewertet. Ein solcher Journal Club ist die Cochrane Collaboration, deren Reviews in der Cochrane Library in englischer Sprache gesammelt werden und über das Internet einzusehen sind.

Im Gegensatz dazu handelt es sich beim klassischen **Review** („narrative Übersichtsarbeit") um einen „unsystematischen" Ansatz. Der Autor eines solchen Reviews ist meist ein Spezialist auf dem betreffenden Gebiet. Dies hat zwar den Vorteil, dass er meist einen guten Überblick über die in seinem Fach erschienenen Arbeiten hat, der Nachteil jedoch besteht darin, dass er – nicht zwangsläufig bewusst – seine vorgefassten Ansichten über die seiner Meinung nach einzig richtigen diagnostischen und therapeutischen Strategien an die Leser weiterzugeben versucht. Dieses Phänomen wird – u. a. von dem Sachbuch- und Sciencefiction-Autor Robert Anton Wilson – mit dem Begriff des „Realitätstunnels" beschrieben. Dabei wird unsere Wahrnehmung mit dem Blick in einen Tunnel verglichen: Nur Gegenstände innerhalb der Tunnelröhre werden zur Kenntnis genommen. Analog nimmt auch der Reviewer vornehmlich die Arbeiten wahr, die in sein therapeutisches Weltbild passen, und ignoriert den Rest weitgehend, meist ohne dies selbst zu bemerken. Judith Günther führt als Beispiel den Nobelpreisträger Linus Pauling an, der ein leidenschaftlicher Verfechter einer hoch dosierten Vitamin-C-Gabe war. Er zitierte als Beweis für seine Theorie eine Anzahl von Studien, ignorierte aber hartnäckig eine ebenso große Anzahl von Studien, in denen keinerlei Beleg für einen Benefit der Vitamin-C-Megadosen gefunden worden war. Für den Umgang mit unsystematischen Reviews gilt daher der Satz Timothy Leary's: „Question authority. Think for yourself." In der Praxis bedeutet dies, dass ein unsystematisches Review zunächst darauf geprüft werden sollte, ob es alle verfügbaren Arbeiten einbezieht und darüber hinaus unparteiisch bewertet. Hierzu bietet sich der Vergleich mit systematischen Reviews von Journal Clubs, z. B. Cochrane Library, an, sofern diese zu dem jeweiligen Thema zur Verfügung stehen.

Generell gilt, dass die Dichte ebenso wie die Selektivität der Information bei der Aufarbeitung von der Originalarbeit über das Review und den Studien- oder Kongressbericht bis hin zum Hochglanzfolder zunimmt. Damit sinkt zwar der Zeitaufwand, den der Leser in seine Informationsbeschaffung investieren muss, andererseits jedoch gehen für die Bewertung wichtige Informationen verloren. Durch die extreme Verkürzung der Aussagen eröffnen sich einem Bearbeiter, der an positiven Aussagen über ein Produkt interessiert ist, vielfältige Manipulationsmöglichkeiten.

1.6.4 Manipulation mit Zahlen

Hans-Peter Beck-Bornholdt und Hans-Hermann Dubben, zwei an der medizinischen Fakultät der Universität Hamburg-Eppendorf lehrende Physiker, veranschaulichen die Manipulation mit absoluten und relativen Zahlen am Beispiel eines „eierlegenden" Hundes, der in die Küche läuft. Auf dem Küchentisch liegen (absolut) drei Eier und sieben Würste bzw. (relativ) 30 % Eier und 70 % Würste. Nachdem der Hund (in sehr sattem Zustand) die Küche wieder verlassen hat, ist der Anteil der Eier von 30 auf 60 % angestiegen – ein „Beweis" dafür, dass Hunde Eier legen. Die „Beweisführung" besteht im Verschweigen der absoluten Zahlen, mithin der Tatsache, dass die Gesamtzahl der Objekte auf dem Tisch von zehn auf fünf und die absolute Zahl der Würste von sieben auf zwei abgenommen hat. Dieses Beispiel mag absurd klingen, findet aber seine Entsprechung in einer Vielzahl wissenschaftlicher Arbeiten.

In der Praxis ist also eine Aussage daraufhin zu überprüfen, ob sie in absoluten (Anzahl) oder relativen Zahlen (Anteil) getroffen wird bzw. ob innerhalb der Ergebnisaussage von absoluten zu relativen Angaben gewechselt wird.

Eine weitere Möglichkeit der Ergebnismanipulation ist die Zusammenfassung von Untergruppen zu einer Gesamtaussage. Würde man z. B. die Kombination von Valproinsäure oder Lithium mit einem atypischen Neuroleptikum bei manischen Störungen untersuchen, könnte das Ergebnis lauten, dass die erste, nicht aber die zweite Kombination eine signifikante Verbesserung gegenüber der jeweiligen Monotherapie mit Valproinsäure oder Lithium liefert. Fasst man in der statistischen Auswertung (unerlaubterweise) beide Gruppen zusammen, könnte das Ergebnis lauten, dass die Kombination von Valproinsäure bzw. Lithium mit dem atypischen Neuroleptikum signifikant besser wirkt. Dies wäre die im Abstract zu lesende Aussage, während die differenziertere korrekte Aussage nur im Ergebnisteil und in der Diskussion kurze Erwähnung fände. Ergänzend sei die Relevanz einer solchen Studie angezweifelt: Die interessantere Frage besteht darin, ob die untersuchten Kombinationen mit dem Neuroleptikum einer deutlich kostengünstigeren Kombination von Lithium mit Valproinsäure überlegen sind, wenn eine Monotherapie mit einem der beiden Stoffe nicht ausreicht.

1.6.5 Manipulation mit Grafiken

Die häufigste Form der Manipulation mit Grafiken ist die Streckung oder Stauchung der Koordinatenachsen. Daneben gibt es Möglichkeiten der Verzerrung durch dreidimensionale Darstellung.

Ein Abschneiden und gleichzeitige Streckung der Ordinate führt zu einem deutlicheren Anstieg der Kurven und zu eindrucksvoller erscheinenden Größenunterschieden in Balkengrafiken (Abb. 1.6-1).

Umgekehrt kann durch die dreidimensionale Darstellung einer Balkengrafik der Größenunterschied zwischen den einzelnen Balken verwischt werden.

Um Segmente einer Kreisgrafik größer erscheinen zu lassen, kann man sie zur dreidimensionalen Tortengrafik umgestalten. Dabei dreht man den Kreis so, dass das optisch zu vergrößernde Segment nach unten zeigt und kippt dann die Grafik räumlich nach hinten. Es entsteht eine dreidimensionale Tortengrafik, bei der das untere Segment nach vorne zeigt und umso größer erscheint, je weiter die Torte optisch gekippt wird, d. h. je flacher der Blick auf die Tortengrafik fällt (Abb. 1.6-2).

Grundsätzlich gilt für Grafiken, dass ihre Aussage umso klarer ist, je schlichter sie dargestellt werden. Jeder dreidimensionalen Darstellung sollte mit großer Vorsicht begegnet werden. Jede Achse sollte auf ihren Beginn überprüft werden. Wenn dieser nicht bei „0“ liegt, sollte man sich bewusst sein, dass Unterschiede jeder Art vergrößert dargestellt sind.

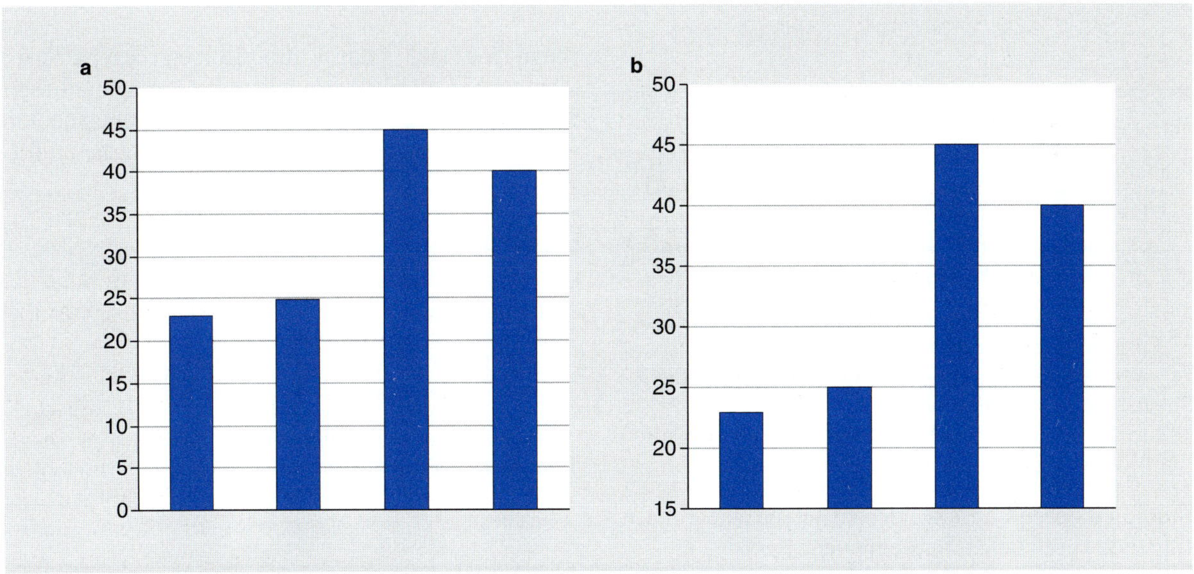

Abb. 1.6-1: Manipulation mit Grafiken
a Balkengrafik im Urzustand: Grafische Darstellung der (beliebigen) Zahlen 23, 25, 45 und 40
b Optische Vergrößerung des Höhenverhältnisses der Balken durch Beginn der Ordinate bei „15“ statt bei „0“

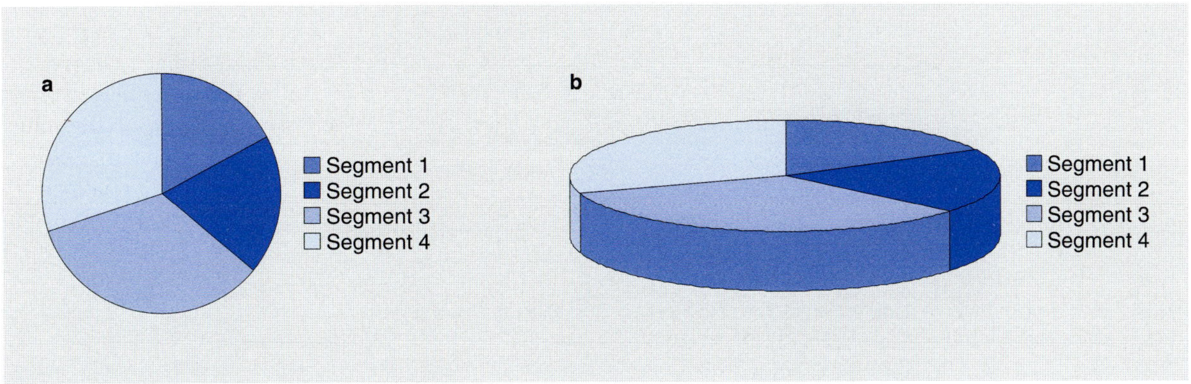

Abb. 1.6-2: Manipulation mit Kreisgrafiken
a Kreisgrafik im Urzustand
b Optische Vergrößerung des unteren (vorderen) Segments durch dreidimensionale Darstellung

1.6.6 Tipps und Tricks

Verschwenden Sie keine Zeit auf Studien, die auf den ersten Blick erkennbar nicht den Qualitätsanforderungen entsprechen. Dies sind insbesondere:

- ☐ Unveröffentlichte Studien
- ☐ Studien ohne Aussagen zur Signifikanz der Ergebnisse
- ☐ Studien ohne klare Angabe der zu prüfenden Hypothese
- ☐ Studien ohne klare Ein- und Ausschlusskriterien
- ☐ Studien mit hohem Dropout, sofern dieser nicht plausibel begründet ist
- ☐ Studien, die nicht randomisiert sind bzw. keine Angaben über den Erfolg der Randomisierung enthalten
- ☐ Studien, bei denen ein Wirkstoff gegen ein anderes Verum getestet wird, das jedoch nicht mehr dem Stand der Wissenschaft entspricht

Begegnen Sie Studien mit großem Misstrauen, wenn sie

- ☐ nicht in anerkannten Journals (mit Peer-Review-Verfahren) erstveröffentlicht wurden,
- ☐ nicht in Europa oder den USA durchgeführt wurden (ein Sonderfall ist Japan, da hier zwar gleiche wissenschaftliche Maßstäbe gelten, jedoch bei Asiaten von anderen Verhältnissen bezüglich Gewicht und Stoffwechsel auszugehen ist),
- ☐ nicht doppelblind durchgeführt wurden (sofern dies nicht plausibel begründet ist).

Wenn Sie sich entschlossen haben, sich mit einer Studie eingehend auseinander zu setzen, bieten sich folgende zusätzlichen Strategien an:

- ☐ Fragen Sie die Konkurrenz. Aspekte, die ein Hersteller verschweigt, wird der Konkurrent betonen.
- ☐ Machen Sie eine Medline-Recherche mit den Schlüsselworten der Studie als Suchbegriff. Möglicherweise finden Sie mehrere Arbeiten mit genau entgegengesetzten Resultaten. Cave: Der Medline-Abstract reicht nicht zur Beurteilung der Qualität einer gefundenen Arbeit aus!
- ☐ Machen Sie eine Medline-Recherche mit den Autoren der Studie als Suchbegriff. In der Medizin werden die meisten Studien mehrmals publiziert, u.a. auch als Kongressvortrag. Meist ist im Kongressband die nach dem Vortrag stattfindende Diskussion mit den Zuhörern abgedruckt. So erhalten Sie Einblick in die kritischen Anmerkungen der Fachleute im Auditorium.
- ☐ Konsultieren Sie die zu dem in der Studie untersuchten Arzneimittel vorliegenden Reviews in der Cochrane Library und anderen Journal Clubs, z.B. www.acpjc.org.

Wenn Sie sich häufig mit Studien beschäftigen, schulen Sie Ihr kritisches Urteilsvermögen. Lesen Sie regelmäßig unabhängige Informationsmedien wie das arznei-telegramm und den Arzneimittelbrief.

Literatur

Beck-Bornholdt, H.-P., Dubben, H.-H. (2001): Der Hund, der Eier legt – Erkennen von Fehlinformation durch Querdenken. rororo, Reinbeck bei Hamburg

Günther, J. (2001): Anleitung zur Bewertung klinischer Studien. Deutscher Apotheker Verlag, Stuttgart

Wilson, R.A. (1992): Die neue Inquisition. Irrationaler Rationalismus und die Zitadelle der Wissenschaft. Zweitausendeins, Frankfurt/M.

1.7 Pharmaceutical Care: Grundlagen und Umsetzung der Pharmazeutischen Betreuung

Martin Schulz, Ulrike Birnbaum, Christiane Eickhoff, Andrea Gerdemann, Sandra Mangiapane und Frank Verheyen

1.7.1 Grundlagen

Einleitung

Zu Beginn des 20. Jahrhunderts gab es zwei Hauptaufgaben des Apothekers: Zum einen die Herstellung von Arzneimitteln, zum anderen die Arzneimittelauswahl für den Patienten. Diese Rolle hat sich im Laufe der letzten Jahrzehnte sehr verändert, nachdem die Arzneimittelherstellung in zunehmenden Maße von der Industrie übernommen worden war und die Arzneimittelauswahl an den Arzt überging. Der Apotheker wurde mehr und mehr zum Verteiler von Fertigarzneimitteln. Nicht nur die geschichtliche Entwicklung, sondern auch Veränderungen in unserer Gesellschaft und im Gesundheitswesen fordern die kontinuierliche Anpassung des Berufsbildes der Apotheker an die Bedürfnisse der Patienten. An dieser Stelle wird der Wandel im Selbstverständnis der Apotheker deutlich: Nicht mehr das Arzneimittel, sondern der Patient steht im Mittelpunkt des Handelns. Mit dem Angebot zur Betreuung des Patienten bei der Arzneimittelanwendung kann der Apotheker in Kooperation mit dem Arzt einen wesentlichen Beitrag zur sicheren und effektiven Arzneimitteltherapie leisten.

1.7.2 Arzneimittelbezogene Probleme

Arzneimittel werden verabreicht, um bestimmte therapeutische Ergebnisse zu erzielen, mit denen die Lebensqualität des Patienten verbessert werden kann. Es lassen sich allgemein vier therapeutische Ziele formulieren:

1. Die Heilung der Krankheit
2. Die Beseitigung oder Verringerung der Symptome
3. Die Verlangsamung des Krankheitsverlaufs
4. Die Vorbeugung einer Erkrankung

Die Lebensqualität des Patienten bezieht sich auf vier Bereiche: Körperliche Beschwerden, psychische Beeinträchtigungen, soziale Beziehungen und Funktionseinschränkungen im Alltag, in der Familie und im Beruf.

Um eine optimale Arzneimitteltherapie gewährleisten zu können, müssen formal mindestens drei Voraussetzungen erfüllt sein: Arzneimittel müssen vorhanden bzw. verfügbar sein und vor allem richtig angewendet werden. In den industriell entwickelten Ländern ist die korrekte Anwendung der Arzneimittel das größte Problem.

Nehmen wir an, der Arzt stellt bei einem Patienten mit einer Wahrscheinlichkeit von 95 % die richtige Diagnose. Wählt er mit einer Wahrscheinlichkeit von 95 % das richtige Arzneimittel aus, dann hat er seine Aufgabe zu 90 % erfüllt. Wenn nun der Patient das verordnete Arzneimittel ebenfalls mit einer Wahrscheinlichkeit von 95 % optimal anwendet, dann wird seine Krankheit mit einer Wahrscheinlichkeit von 85 % bestmöglich medikamentös behandelt. Eine solche theoretisch optimistische Betrachtung stimmt aber sehr häufig nicht mit der Praxis überein. Wendet der Patient das Arzneimittel nur mit einer Wahrscheinlichkeit von 50 % richtig an, wie zahlreiche Studien belegen, so wird ein optimaler Therapieerfolg (theoretisch) nur zu 45 % erreicht.

Ein nicht optimaler Therapieverlauf kann zu einer arzneimittelbezogenen Erkrankung führen, die sich entweder als neues medizinisches Problem, z. B. unerwünschte Arzneimittelwirkung (UAW), oder als Therapieversagen äußert. Bleibt sie unerkannt bzw. unbehandelt, kann sie in letzter Konsequenz zum Tode des Patienten führen. Zahlreiche Studien untersuchten die Anzahl der Einweisungen in ein Krankenhaus und die dadurch entstehenden erheblichen Kosten, die auf arzneimittelbezogene Probleme zurückzuführen sind.

Zur Analyse der Gründe für Medikationsfehler sind in der Literatur acht arzneimittelbezogene Probleme beschrieben worden (Tab. 1.7-1). Es liegt in der ethischen Verantwortung des Apothekers als Experte für Arzneimittelfragen, vorhersehbare Folgen arzneimittelbezogener Probleme zu vermeiden und nicht vorhersehbare frühzeitig zu erkennen. Die Verantwortung des Apothekers gegenüber der Gesellschaft ist darüber hinaus auch gesetzlich in § 1 der Bundesapothekerordnung, in den Berufsordnungen der Landesapothekerkammern und § 1 Abs. 1 des

Tab. 1.7-1: Acht mögliche Fehlerquellen bei der Arzneimittelanwendung

Mögliche Fehlerquellen	Anmerkungen/Beispiele
1. Der Patient benötigt ein Arzneimittel (AM), erhält es aber nicht	– Durch Arztwechsel kann die Kontinuität der Therapie unterbrochen sein – Behandlung der Grunderkrankung, sich daraus ergebendes neues medizinisches Problem bleibt unbehandelt, z. B. Therapie des Morbus Crohn: Anämie bleibt unbehandelt
2. Der Patient hat ein medizinisches Problem, nimmt/erhält aber den falschen Arzneistoff (AS)	– „Falsch" heißt, der gewählte AS führt nicht zum optimalen therapeutischen Ergebnis, z.B.: Umstrittene Wirksamkeit eines AM AM ist kontraindiziert Patient reagiert allergisch – Patient erhält Kombinationstherapie, obwohl ein AS ebenso wirksam wäre
3. Das medizinische Problem des Patienten wird mit einer nicht ausreichenden Menge des korrekten AM behandelt (Unterdosierung)	– Unterdosierte oder zu kurze Behandlung mit Antibiotika – Unterdosierung von Antihypertonika, Lipidsenkern usw.
4. Der Patient nimmt eine zu hohe Dosis des richtigen AM ein (Überdosierung)	– Abnahme der Nierenfunktion im Alter – Potentes Sulfonylharnstoffderivat als orales Antidiabetikum und älterer Patient isst (abends) nur sehr wenig oder gar nicht
5. Der richtige AS erzeugt eine unerwünschte Wirkung, die als AM-bezogenes Problem auftritt	– Allergische oder idiosynkratische Reaktionen
6. Eine AM-Interaktion erzeugt ein medizinisches Problem beim Patienten	– Interaktion zwischen zwei AM oder AM und Nahrungsmittel
7. Der Patient erhält nicht das verschriebene AM	– Patient erhält das Rezept, aber löst es nicht ein (primäre Non-Compliance) – Hilfsmittel, z. B. Insulinpumpe, funktioniert nicht – Falsche Darreichungsform: Patient, der nicht schlucken kann, erhält (große) Tabletten oder Kapseln
8. Der Patient nimmt ein AM, obwohl keine medikamentöse Behandlung erforderlich ist	– Selbstmedikation kann mit verordneten AM interagieren – AM-Missbrauch – Nebenwirkung wird behandelt, bevor sie aufgetreten ist, z. B. Phenothiazine: Behandlung möglicher extrapyramidaler Symptome mit Anticholinergika

Gesetzes über das Apothekenwesen verankert. Früher mag es ausreichend gewesen sein, das richtige Arzneimittel auszuhändigen. Heute liegt die Verantwortung des Apothekers eine Stufe höher.

1.7.3 Das Konzept der Pharmazeutischen Betreuung

Pharmaceutical Care, zu deutsch Pharmazeutische Betreuung, ist der Name eines Konzepts, das Wissen und Fähigkeiten des Apothekers einbezieht und dabei die Richtung allen Handelns auf das Wohl des Patienten lenkt. Seit 1976 haben Wissenschaftler versucht, den Begriff der Pharmazeutischen Betreuung zu definieren. Die folgende Darstellung konzentriert sich auf die 1990 veröffentlichte Definition von Hepler und Strand. Die Autoren sehen einen Zusammenhang zwischen der Vermeidung arzneimittelbezogener Erkrankungen und Untersuchungen, die zeigen, dass pharmazeutische Dienstleistungen die Verweildauer im Krankenhaus senken können. Sie definieren:

„Pharmaceutical care is the responsible provision of drug therapy for the purpose of achieving definite outcomes that improve a patient's quality of life."

Die deutschsprachige Definition lautet wie folgt:

„Pharmazeutische Betreuung ist die konsequente Wahrnehmung der Mitverantwortung des Apothekers bei der Arzneimitteltherapie mit dem Ziel, bestimmte therapeutische Ergebnisse zu erreichen, die geeignet sind, die gesundheitsbezogene Lebensqualität des Patienten zu verbessern."

Man könnte annehmen, mit Pharmazeutischer Betreuung sei allein die Betreuung des Patienten durch

den Apotheker gemeint. Das ist jedoch nur teilweise zutreffend: Pharmazeutische Betreuung beinhaltet den vorsichtigen, sachgerechten Umgang mit Arzneimitteln. Pharmazeutische Betreuung kann nur in Zusammenarbeit zwischen Apotheker, Patient und dem behandelnden Arzt sowie Angehörigen anderer medizinischer Berufe durchgeführt werden.
Kernbegriffe der Definition sind

- ☐ Verantwortung
- ☐ Definierte therapeutische Ergebnisse
- ☐ Verbesserte Lebensqualität des Patienten

Die Verantwortung des Apothekers der Gesellschaft und dem Patienten gegenüber ist, wie bereits beschrieben, nicht nur gesetzlich festgelegt, sondern vor allem ethischer Natur.

Definierte therapeutische Ergebnisse sind die Heilung der Krankheit, die Beseitigung oder Verringerung der Symptome, die Verlangsamung des Krankheitsverlaufs oder die Vorbeugung einer Erkrankung.

Entscheidend ist, dass nicht wie bisher das Arzneimittel im Mittelpunkt des Handelns des Apothekers steht. Es sind die Bedürfnisse des Patienten, die berücksichtigt werden, um seine Lebensqualität zu verbessern. Das bedeutet nicht, dass die umfassenden Kenntnisse des Apothekers zum Arzneimittel in der Zukunft nicht mehr gefragt sind. Genau das Gegenteil ist der Fall: Der Apotheker im „Pharmaceutical Care Team“ setzt seine breitgefächerten Kenntnisse unter Berücksichtigung des sozialen Umfeldes zum Nutzen des Patienten ein. Zum Beispiel ist es wenig sinnvoll, einem im Schichtdienst arbeitenden Patienten den Rat zu geben, seine Medikamente zur Nacht einzunehmen.

Ein zweiter Aspekt der Pharmazeutischen Betreuung lässt sich durch den Verlauf der Anwendung ärztlich verordneter Arzneimittel beschreiben. Wenn heute ein Patient mit einem Symptom oder einer Krankheit in Deutschland einen Arzt aufsucht, verordnet dieser in der Regel ein Arzneimittel oder – besser – er stellt einen Therapieplan auf. Häufig wird dem Beginn der Therapie mehr Beachtung geschenkt als der therapeutischen Zielsetzung und vor allem aber mehr als dem Endpunkt der Therapie. In der Apotheke erhält der Patient das verordnete Medikament und nimmt es in Eigenverantwortung ein.

Die Phase der Einnahme verläuft oftmals ohne Begleitung durch den Arzt oder den Apotheker. Medikationsfehler können, wie eingangs dargestellt, die Folge sein. Hier setzt die Pharmazeutische Betreuung an:

„Die Abgabe des Arzneimittels ist der Anfang und nicht das Ende der Medikation“ (Hepler).

Implementierung

Hepler und Strand betonen, dass Pharmazeutische Betreuung überall dort, wo Arzneimittel angewendet werden, umgesetzt werden kann. So wird auch auf internationaler Ebene versucht, das Konzept in die Praxis der öffentlichen Apotheken einzubringen. Die Implementierung stützt sich vor allem auf zwei Dokumente: Im September 1993 wurden auf dem Weltkongress der Fédération International Pharmaceutique (FIP) in Tokio Richtlinien bezüglich **Good Pharmacy Practice (GPP)** verabschiedet, in denen die Pharmazeutische Betreuung ein Teil des grundlegenden Konzepts ist. In Deutschland wurde im November 1993 das Thesenpapier der ABDA – Bundesvereinigung Deutscher Apothekerverbände „Zur künftigen Positionierung der Apotheker“ verabschiedet. These 3 beschreibt die Optimierung der Arzneimitteltherapie durch die Pharmazeutische Betreuung.

Die Grundvoraussetzung für die Umsetzung der Pharmazeutischen Betreuung ist die persönliche Bereitschaft des Apothekers. Er muss seine Verantwortung erkennen und akzeptieren. Innerhalb des Berufsstandes müssen die für die Umsetzung der Pharmazeutischen Betreuung notwendigen Fähigkeiten in Aus-, Fort- und Weiterbildung vermittelt werden. Im nächsten Schritt beginnt die Kooperation zwischen Arzt und Apotheker, z. B. durch regionale Gesprächskreise über Themen wie Selbstmedikation, Generika-Verschreibung oder auch Pharmazeutische Betreuung. Nun kann die Beziehung zwischen Apotheker und Patient aufgebaut werden, dabei darf der Apotheker die Vertrauensbasis zwischen Arzt und Patient nicht stören. Er bietet dem Patienten eine regelmäßige Begleitung der Arzneimitteltherapie als Ergänzung zum Arztbesuch an. Es ist empfehlenswert, mit einer kleinen Patientenzahl, etwa 3 bis 5, zu beginnen. Pharmazeutische Betreuung kann sowohl indikationsbezogen, z. B. für Asthma-Patienten oder Diabetiker, als auch für Patientengruppen, z. B. ältere Menschen, Schwangere, Kinder, angeboten werden. Für die Durchführung ist es wichtig, mit einem Gebiet zu beginnen. Grundsätzlich hat aber jeder Patient ein Recht darauf, pharmazeutisch betreut zu werden. Das gilt selbstverständlich auch für die Selbstmedikation.

S.O.A.P. und Fallbeispiele

Will man die Pharmazeutische Betreuung im Apothekenalltag umsetzen, so kann man dies am besten systematisch anhand praktischer Beispiele erlernen. Es stellen sich zunächst folgende Fragen:

- ☐ Wie geht man zur Lösung arzneimittelbezogener Probleme „in der Realität" mit dem Patienten vor?
- ☐ Wie setzt man Prioritäten bei der Problemlösung?
- ☐ Wie unterscheidet man wichtige Patientenaussagen von unwichtigen oder falschen?
- ☐ Wie kann die Information, die der Apotheker vom Patienten erhält, strukturiert und umgesetzt werden?

Zur Lösung arzneimittelbezogener Probleme und Bedürfnisse existiert ein international anerkanntes Schema, das dazu dient, patientenbezogene und arzneimittelbezogene Probleme zu strukturieren und zu lösen. Es nennt sich **S.O.A.P.** und steht für folgende Begriffe:

S = Subjektiver Eindruck
O = Objektive Fakten und Daten
A = Assessment, Einschätzung
P = (Handlungs-)Plan

S: Welche Probleme schildert der Patient; welchen Eindruck bekommt der Apotheker aus diesen Schilderungen?
Beispiel: Patient klagt über Husten und Atemnot (schon) beim Spazierengehen seit einigen Tagen.

O: Durch welche Fakten werden die geschilderten Probleme belegt?
Beispiel: Peak-flow-Wert fiel während der letzten Tage ab.

A: Einschätzung/Assessment: Die subjektiven und objektiven Daten werden zusammengefasst, interpretiert und beurteilt, um Lösungsansätze erarbeiten zu können.

P: Aus „A" (Assessment) wird ein konkreter Plan entwickelt, wie die Therapiebegleitung aussehen kann. Es hilft dabei, sich kurzfristige und langfristige Ziele zu setzen. Wichtig ist, dass man Prioritäten setzt und überlegt, welche Probleme im ersten Gespräch, welche in weiteren Beratungen angesprochen bzw. gelöst werden können. Aus dem Plan ergeben sich in der Regel bei weiteren Beratungsgesprächen neue Ansätze für die Bewertung subjektiver Aussagen und objektiver Daten, so dass sich der Kreis schließt. Es empfiehlt sich, einen Termin mit dem Patienten für ein umfangreicheres Beratungsgespräch zu vereinbaren.

Strukturierte Lösungen werden erst sichtbar, wenn die Umsetzung und das Ergebnis dokumentiert worden sind. Die Dokumentation des S.O.A.P.-Prozesses erleichtert nicht nur Entscheidungen, sondern wird auch Basis sein, die Leistung des Apothekers im Rahmen der Therapiebegleitung zu messen. Folgende Merksätze wurden entwickelt, um die Pharmazeutische Betreuung konkret in die Apothekenpraxis zu integrieren.

Die sieben Bausteine des Pharmaceutical Care

1. Überprüfe alle zur Zeit eingenommenen Arzneimittel.
2. Ordne jedem Arzneimittel die passende Indikation zu.
3. Beurteile tatsächlich vorhandene oder potenzielle Probleme der Arzneimitteltherapie.
4. Löse konstruktiv oder vermeide Probleme der Arzneimitteltherapie
5. Vereinbare zusammen mit dem Patienten einen Betreuungsplan, um die gewünschten therapeutischen Ziele zu erreichen (s. Fallbeispiel 2).
6. Überprüfe in Folgegesprächen das tatsächliche Ausmaß des Erfolges für den Patienten und die Verbesserung seines Gesundheitszustandes.
7. Dokumentiere alle oben genannten Elemente auf leicht abrufbare Weise.

(nach Strand, 1997)

1.7.4 Nutzen und Zielgruppen der Pharmazeutischen Betreuung

Mit der Pharmazeutischen Betreuung verschiebt sich die Aufmerksamkeit vom Arzneimittel auf den Patienten. Neben der Qualität des Arzneimittels selbst soll auch die Qualität der Arzneimitteltherapie, vor allem der -anwendung, sichergestellt werden. Zur Zeit ist aber noch die Praxis verbreitet, dass der Patient nach einem Arztbesuch die Apotheke mit einer ärztlichen Verordnung aufsucht und die heilberufliche Begleitung der Arzneimitteltherapie mit der Abgabe des Arzneimittels endet. Es wird davon ausgegangen, dass der Patient das Arzneimittel entsprechend den Anweisungen des Arztes anwendet und die erwartete Wirkung einsetzt. Dies ist nicht immer der Fall, aber aus Zeit- und Kostengründen wird über den Therapieerfolg an den Arzt in der Regel nur bei akuten schweren Erkrankungen rückgemeldet.

Es können aber eine Reihe arzneimittelbezogener Probleme auftreten, die den gewünschten Therapieerfolg möglicherweise verhindern. Es kann auch dazu kommen, dass der Patient die Arzneimitteltherapie ohne Kenntnis des Arztes abbricht.

Durch den kontinuierlichen Betreuungsprozess in der Apotheke können schon zu Beginn der Therapie Probleme erkannt und beseitigt werden. Durch die kontinuierliche Betreuung können im Verlauf der Behandlung potenzielle arzneimittelbezogene Probleme erkannt und ggf. in Zusammenarbeit mit dem Arzt gelöst werden. Auf diese Weise lässt sich die Therapie optimieren.

Um zu entscheiden, welche Zielgruppen für die Pharmazeutische Betreuung in Betracht kommen, müssen verschiedene Kriterien berücksichtigt werden:

- **Erkrankung,** z. B. eine chronische Erkrankung, symptomatische Dauertherapien, komplexe Therapiekonzepte, ein hohes Mortalitätsrisiko sowie die Möglichkeit und Sinnhaftigkeit von Früherkennung oder Verlaufskontrollen
- **Patientengruppe,** z. B. Multimorbidität, eine hohe krankheitsbedingte Einschränkung der Lebensqualität, Wechsel zwischen ambulanter und stationärer Versorgung, Non-Compliance oder hohe Therapiekosten
- **Arzneimittel,** z. B. eine geringe therapeutische Breite, ein hohes Potential für unerwünschte Arzneimittelwirkungen oder eine komplexe Anwendung oder Einnahmetechnik

Ein Beispiel für eine Erkrankung, die sich für die Pharmazeutische Betreuung besonders eignet, ist Diabetes mellitus; es handelt sich hierbei um eine chronische Erkrankung. In Deutschland gibt es viele bisher unerkannte bzw. nicht diagnostizierte Diabetiker. Die Krankheit selbst, aber insbesondere auch die Folgeschäden, sind eine enorme ökonomische Belastung des Gesundheitssystems. Außerdem besteht mit Diabetes mellitus ein Risikofaktor für frühzeitige Herz-Kreislauf-Erkrankungen. Die Versorgung der Diabetiker ist verbesserungsbedürftig: Viele Diabetiker messen ihren Blutzuckerspiegel, ihren Blutdruck sowie ihre Blutfettwerte nicht regelmäßig und etliche erhalten, nachdem sie in der Klinik eingestellt worden sind, keine weitere Schulung.

Hier sei noch einmal betont, dass Therapieerfolge bzw. Verbesserungen nur durch Mitwirkung des Patienten erreicht werden können, d. h. durch bessere Information und optimiertes Selbstmanagement des Patienten. Genau hier setzt die Pharmazeutische Betreuung an.

1.7.5 Dokumentation

Entscheidend für den Erfolg der Pharmazeutischen Betreuung ist die kontinuierliche und strukturierte Betreuung der Patienten. Die Dokumentation patientenbezogener Informationen ist notwendig, um den Verlauf der Therapie einschätzen zu können und auftretende Probleme mit dem Patienten oder seinem Arzt zu diskutieren.

Zu den wichtigsten Hilfsmitteln gehören Patientenstammdaten, der Medikationsbogen (s. Schäfer, Schulz, 2000) und das Medikationsprofil (Abb. 1.7-1). Auf dem Bogen „Patientenstammdaten" werden neben den Basisangaben, wie Name, Alter usw., auch z. B. Risikofaktoren und Begleiterkrankungen erfasst.

Das Medikationsprofil stellt über einen definierten Zeitraum graphisch gestützt dar, welche Arzneimittel angewendet werden; dabei wird der Abgabezeitpunkt sowie die aus Dosierung (Angabe des Patienten) und Packungsgröße berechnete (theoretische) Reichdauer ausgewiesen. Es ist das geeignetste Instrument, um die Arzneimitteltherapie des Patienten zu verfolgen und arzneimittelbezogene Probleme zu erkennen.

Zur Dokumentation des Therapieverlaufs bieten sich außerdem vom Patienten unter Anleitung des Apothekers und Arztes geführte Tagebücher, zum Beispiel Diabetes-Tagebuch, Kopfschmerz- oder Asthma-Tagebuch (Abb. 1.7-2) oder ein Monitoringplan (Abb. 1.7-3) an.

Für den Apotheker ist die Dokumentation durch die Einführung der Software-Programme zur Pharmazeutischen Betreuung erheblich erleichtert worden.

1.7.6 Indikationsbezogene Pharmazeutische Betreuung

Asthma

Asthma ist eine chronische Atemwegserkrankung, welche die Lebensqualität der betroffenen Patienten erheblich einschränkt. In der Bundesrepublik Deutschland leiden mittlerweile über 5 % der Erwachsenen und über 10 % der Kinder an dieser Erkrankung.

Die Einteilung des Asthma bronchiale orientiert sich weitgehend an zwei Kategorien. Zum einen werden verschiedene Ursachen berücksichtigt (Tab. 1.7-2) und damit verschiedene Asthma-Formen beschrieben, zum anderen wird Asthma anhand des Schweregrades, der sich auf die Art und Häufigkeit der Symptome und die Veränderungen der Lungenfunktion stützt, klassifiziert (Tab. 1.7-3).

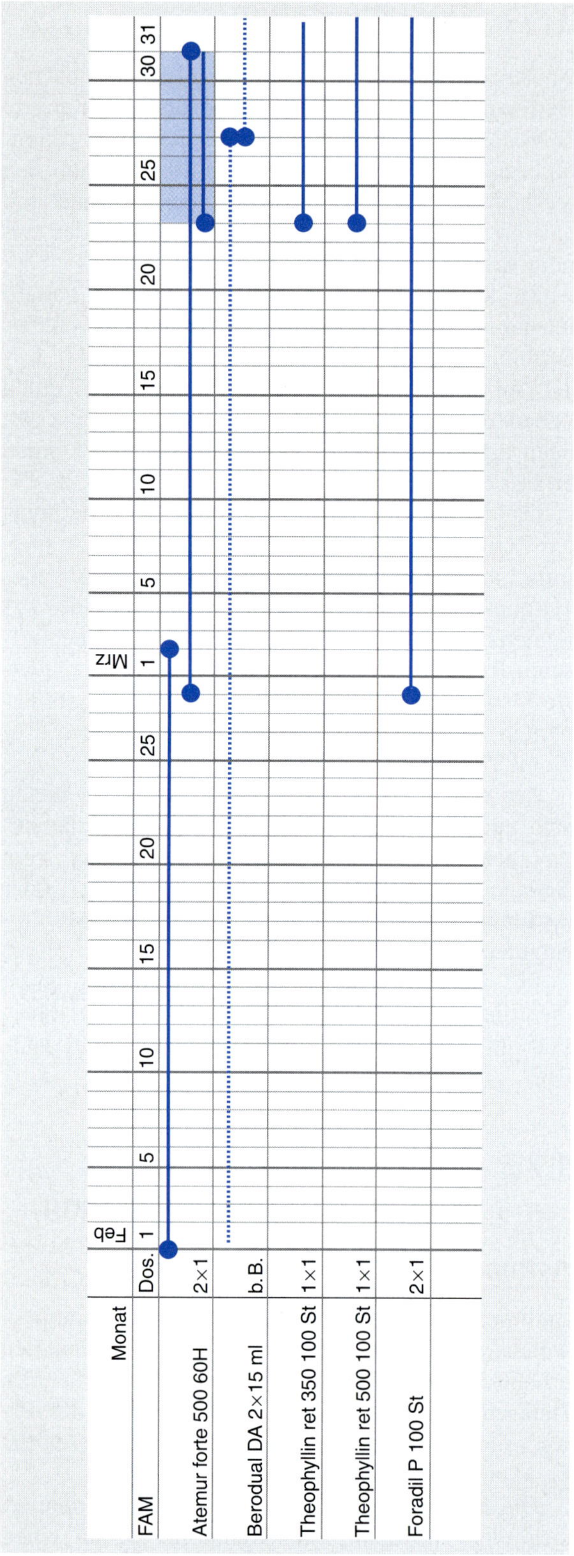

Abb. 1.7-1: Beispiel für ein Medikationsprofil: Aus ihm ist die Doppelverordnung des inhalativen Glukocorticoids Atemur forte erkennbar.
Sie muss vom Apotheker abgeklärt werden. Außerdem fällt die Verordnung zweier verschiedener Theophyllinpräparate auf. Es ist ggf. Rücksprache mit dem behandelnden Arzt erforderlich

Wie erkennt man einen Asthmatiker in der Apotheke?

Asthma ist eine entzündliche Erkrankung der Atemwege, charakterisiert durch bronchiale Hyperreagibilität und variable Atemwegsobstruktion. Aus diesem Grund erkennt man einen Asthma-Patienten häufig anhand der typischen Symptome, wie Atemnot (häufig anfallsartig, auch nachts und am frühen Morgen), Husten, Giemen und glasig zähem Sputum.

Eine andere Möglichkeit, einen Asthma-Patienten in der Apotheke zu identifizieren, besteht über die verordnete Medikation.

In der medikamentösen Therapie des Asthma bronchiale wird zwischen Dauer- („Controller"; regelmäßige Anwendung) und Bedarfsmedikation („Reliever") unterschieden.

Controller: Zur Dauermedikation gehören sowohl die antientzündlich wirkenden Arzneistoffe, wie die Glukocorticoide (in der Regel inhalativ), Antileukotriene (Montelukast), Cromoglicinsäure (DNCG) sowie Nedocromil, und die langwirkenden atemwegserweiternden β_2-Agonisten (Formoterol und Salmeterol) als auch das Theophyllin in retardierter Darreichungsform. Bei schwerem Asthma (Stufe 4) bzw. bei Exazerbationen kann es notwendig werden, Glukocorticoide auch systemisch, d.h. oral (oder intravenös) einzusetzen. Für diese Anwendung kommen primär Prednison, Prednisolon oder Methylprednisolon infrage.

Reliever: In der Gruppe der Bedarfsmedikamente sind die kurzwirkenden β_2-Agonisten, wie z.B. Fenoterol oder Salbutamol, bei weitem die wichtigsten. Parasympatholytika (Anticholinergika), wie z.B. Ipratropium, werden, ggf. auch in fixer Kombination mit kurzwirkenden β_2-Agonisten, sinnvollerweise bevorzugt bei der chronischen-obstruktiven Bronchitis bzw. bei älteren Asthma-Patienten eingesetzt. Zur Bedarfsmedikation im Anfall gehört auch Theophyllin in Lösung, z.B. als Tropfen.

Besonderheiten der Pharmazeutischen Betreuung der Asthma-Patienten

Die Selbstkontrolle des Patienten ist für den Erfolg der Asthma-Therapie von entscheidender Bedeutung und ihre Förderung gehört zu den Hauptaufgaben des Apothekers. Dazu zählt die Wissensvermittlung ebenso wie die Vermittlung praktischer Fähigkeiten, z.B. Anwendung des Dosieraerosols/Inhalationstechnik, und auch der Angstabbau bezüglich der medikamentösen Therapie, insbesondere bei Glukocorticoiden.

Ziel ist es, den Patienten in die Lage zu versetzen, die Arznei- und Hilfsmittel selbstständig und korrekt anzuwenden sowie Fehlerquellen in der Handhabung zu erkennen und zu vermeiden. Neben dem

Tab. 1.7-2: Einteilung nach der Ätiopathogenese des Asthma bronchiale

Asthma-Formen	Ursachen	Charakteristika
Exogen allergisches Asthma	– Allergene	– Beginn häufig in der Kindheit – Häufig saisonal (Pollenallergie)
Endogenes Asthma	– Infekte – Nichtallergene Noxen	– Beginn häufig im Erwachsenenalter
Gemischtförmiges Asthma	– Allergene – Infekte – Nichtallergene Noxen	
Besondere Entitäten		
Analgetika-Asthma	– Z. B. Überempfindlichkeit gegenüber nichtsteroidalen Antirheumatika (NSAR), inkl. ASS	– Krankheitsbeginn häufig 3. und 4. Lebensdekade – Asthma gelegentlich begleitet von Rhinorrhoe, Konjunktivitis und Urtikaria im Kopf- und Halsbereich
Anstrengungsasthma	– Starke Belastung (Austrocknung und Auskühlung des Bronchialsystems)	– Asthmaanfall während oder nach Belastung

Tab. 1.7-3: Klassifizierung des Asthmaschweregrades bei Erwachsenen und Jugendlichen über 14 Jahren (Deutsche Atemwegsliga, 1998)

	Stufe 1 Intermittierend	Stufe 2 Leicht persistierend	Stufe 3 Mittelgradig persistierend	Stufe 4 Schwer persistierend
Merkmale	Intermittierende Symptome $\leq 2 \times$ wöchentlich	Symptome $> 2 \times$ wöchentlich, aber $< 1 \times$ täglich	Symptome täglich	Ständig Symptome
	Kurze Anfälle	Beschwerden können Aktivität und Schlaf beeinträchtigen	Beschwerden beeinträchtigen Aktivität und Schlaf	Ständig Beschwerden am Tag
	Nächtliche Asthma-Symptome $\leq 2 \times$ monatlich	Nächtliche Asthma-Symptome $> 2 \times$ monatlich	Nächtliche Asthma-Symptome $> 1 \times$ wöchentlich	Häufige nächtliche Asthma-Symptome
	Symptomfreiheit und normale Lungenfunktion zwischen den Anfällen			
Lungenfunktionswerte FEV_1* /PEF (% Sollwert)**	Peak-flow oder FEV_1 > 80 %	Peak-flow oder FEV_1 ≥ 80 %	Peak-flow oder FEV_1 > 60 bis < 80 %	Peak-flow oder FEV_1 ≤ 60 %
Tagesvariabilität	< 20 %	20–30 %	> 30 %	> 30 %

* FEV_1: Forciertes exspiratorisches Volumen; maximales Luftvolumen, das nach maximaler Inspiration bei maximaler Exspiration in einer Sekunde ausgeatmet wird
** PEF: Peak expiratory flow; maximale exspiratorische Flussgeschwindigkeit während eines forcierten Manövers
Tages-Variabilität: $(PEF_{max} - PEF_{min}) \times 100/PEF_{max}$, bestimmt aus mindestens drei, besser vier Messungen/24 h

Wissen über die Anwendung benötigt der Patient Kenntnisse über Reinigung und Aufbewahrung der Arzneimittel sowie dem Füllungsgrad der Behältnisse.

Da der Gesundheitszustand des Asthmatikers nicht konstant ist, ist er selbst gefordert, seine Lungenfunktion (am besten) täglich zu überprüfen. Dadurch wird es möglich, rechtzeitig Verschlechterungen der Lungenfunktion zu erkennen und angemessen darauf zu reagieren. Zur Messung der Lungenfunktion sollte der Patient ein Peak-flow-Meter verwenden. Das Peak-flow-Meter misst die Atemstoßgeschwindigkeit und ermöglicht Rückschlüsse auf die Lungenfunktion.

Die tägliche Kontrolle des Peak-flows und die mit dem Arzt festgelegten Handlungsoptionen bei

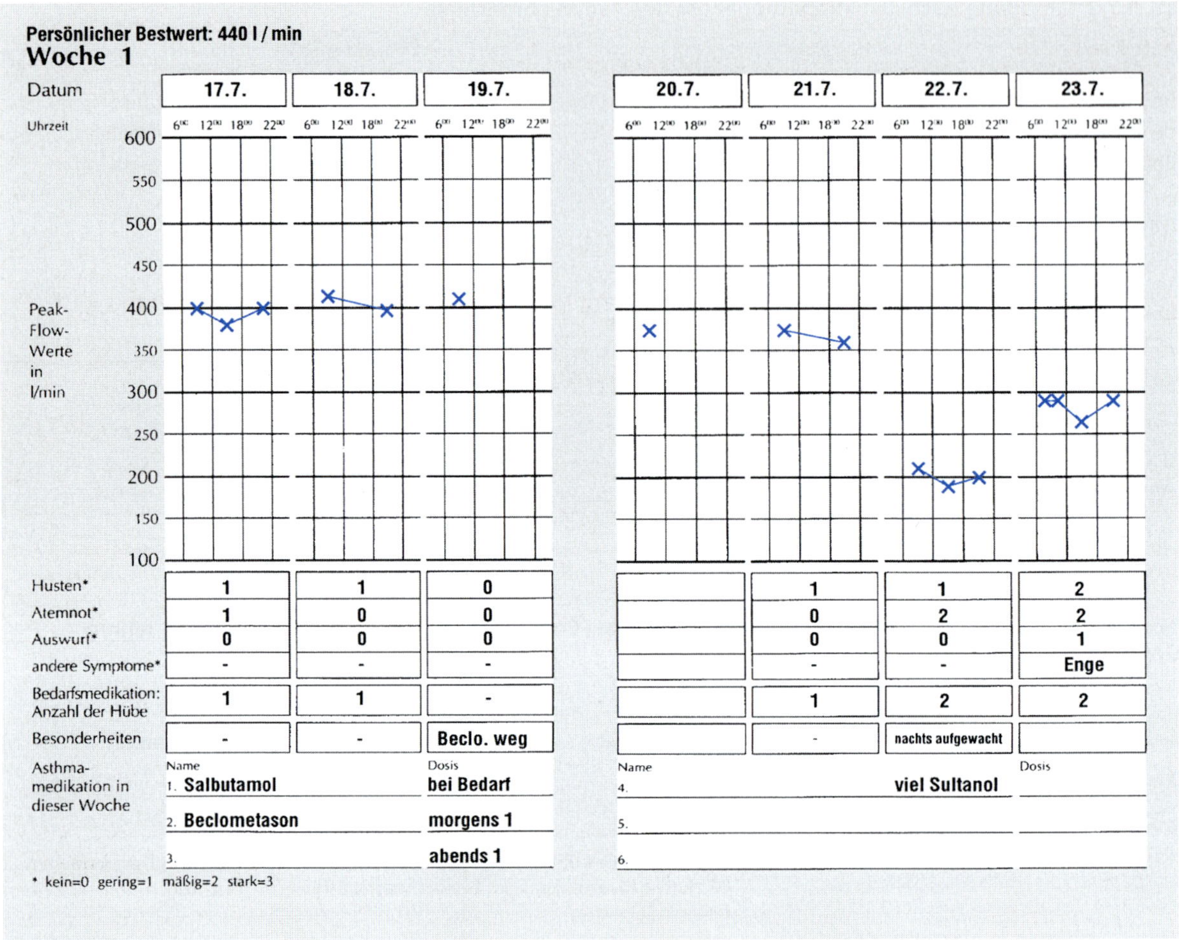

Abb. 1.7-2: Auszug aus dem Asthma-Tagebuch der Deutschen Atemwegsliga e. V.

Verschlechterung des Peak-flows lassen sich im Asthma-Tagebuch der Deutschen Atemwegsliga festhalten (Abb. 1.7-2). Ein wichtiges Instrument ist in diesem Zusammenhang das so genannte Ampelschema (Abb. 1.7-4). Es ist eingeteilt in die Phasen rot, gelb, grün und ermöglicht dem Patienten, anhand des Verlaufs seiner Peak-flow-Werte im Vergleich zu seinem persönlichen Bestwert Veränderungen festzustellen und ggf. Gegenmaßnahmen zu ergreifen.

Der persönliche Bestwert wird unter optimal wirksamer Therapie ermittelt. Morgens und abends wird je dreimal gemessen und der höchste Wert ins Asthma-Tagebuch eingetragen. Die so ermittelten Peak-flow-Werte werden zwei Wochen lang ins Asthma-Tagebuch eingetragen, dann wird hiervon der höchste Wert als persönlicher Bestwert angesehen.

Als erreichbare Ziele der intensiven Betreuung der Asthma-Patienten lassen sich definieren:

- ☐ Vermeidung von Asthma-Anfällen
- ☐ Wiederherstellung einer normalen oder bestmöglichen Lungenfunktion
- ☐ Verhinderung einer krankheitsbedingten Beeinträchtigung der körperlichen Aktivitäten
- ☐ Verhinderung der krankheitsbedingten Beeinträchtigung der psychischen und geistigen Entwicklung
- ☐ Verbesserung der Lebensqualität
- ☐ Vermeidung bzw. Lösung arzneimittelbezogener Probleme

Fallbeispiel

Die Patientin Frau M., 52 Jahre, kommt am 25.07. zu Ihnen in die Apotheke mit einem Rezept über Sultanol® DA N3 und Pulmicort® Turbohaler® N1 2-0-2, d.h. morgens und abends je zwei Hübe. Sie fragen Frau M. nach ihrem Befinden und erkundigen sich, ob sie ein Asthma-Tagebuch führt und ein Peak-flow-Meter habe.

Monitoringplan am Beispiel Asthma

Name des Patienten, Vorname:..

Einverständnis des Patienten zur Dokumentation erhalten am:................................ /Unterschrift: ....

Beratungsgespräch		Beispiel	1.Beratungsgespräch	2.Beratungsgespräch	3.Beratungsgespräch	4.Beratungsgespräch
Datum		12.2.99				
Husten?	0 (= kein)					
	1 (= gering)					
	2 (= mäßig)	2				
	3 (= stark)					
Atemnot?	0 (= kein)					
	1 (= gering)	1				
	2 (= mäßig)					
	3 (= stark)					
Auswurf?	0 (= kein)					
	1 (= gering)	1				
	2 (= mäßig)					
	3 (= stark)					
Andere Symptome?		Schlafstörungen				
Zahl der Krankheitstage wegen Asthma zwischen zwei Beratungsgesprächen in der Apotheke	arbeitsunfähig bzw. krank (Tage)	2				
	Dauer des Krankenhausaufenthaltes (Tage)	–				
	Anzahl Notarztbesuche	–				
	Anzahl Arztbesuche	1				
Inhalationstechnik: korrekt, verbesserungswürdig, unkorrekt	Dosieraerosol	unkorrekt				
	Dosieraerosol mit Spacer					
	Pulverinhalator					
Peak-flow-Metrie	Peak-flow-Meter erklärt ja/nein	nein				
Peak-flow-Wert in der Apotheke (bester Wert aus drei Messungen) l/min		350				
Fragen des Patienten						
Eigene Notizen (z. B. was wurde besprochen, welcher (Therapie)plan wurde mit dem Patienten vereinbart, was wurde ggf. mitgegeben)		Inhalationstechnik erklärt + vorgemacht				
Nächste Terminvereinbarung am		20.4.99				
Dauer des Gesprächs		30 min				
Unterschrift des betreuenden Apothekers						

Abb. 1.7-3: Monitoringplan: Hilfsmittel zur übersichtlichen Dokumentation der Beratungsgespräche

Sie bejaht beides, gibt aber an, dass sie das Peak-flow-Meter nicht regelmäßig benütze, da es „zu aufwändig“ sei. Sie zeigt Ihnen ihr Tagebuch mit den Eintragungen der letzten Woche (Abb. 1.7-2). Außerdem gehe es ihr „nicht so besonders“ und der Arzt habe ein neues Medikament aufgeschrieben.

Verwendet man das S.O.A.P.-System, kann man sich folgende Strukturierung vorstellen:

S = Subjektiver Eindruck des Apothekers:

- ☐ „Frau M. geht es nicht so besonders".
- ☐ Sie musste zum Arzt.
- ☐ Der Arzt hat ihr ein neues Medikament verordnet.
- ☐ Sie findet die Benutzung des Tagebuchs und des Peak-flow-Meters zu aufwändig.

O = Objektive Hinweise und Daten:

- ☐ Patientin wurde umgestellt von Beclometason Dosieraerosol auf Pulmicort® (Budesonid) Turbohaler®, d. h. sie erhielt ein anderes Corticoid und eine neue Applikationsform sowie erhöhte Dosis: 2-0-2 statt 1-0-1.
- ☐ Patientin führt das Tagebuch entgegen ihrer Aussage täglich und misst auch regelmäßig ihren Peak-flow. Die Analyse der Peak-flow-Werte ergibt folgenden Sachverhalt:
  17.07.–20.07.: ca. 400 l/min konstant, d. h. 90 % des persönlichen Bestwertes von etwa 440 l/min
  21.07.: 350 l/min, d. h. abnehmend
  22.07.: 200 l/min, d. h. extremer Abfall (weniger als 50 %) und hoher Verbrauch an Sultanol

A = Assessment: Beurteilung subjektiver und objektiver Aussagen (S und O):

- ☐ Peak-flow fällt von 400 l/min → 200 l/min
  Vergleicht man mit dem Ampelschema (Abb. 1.7-4), stellt man fest, dass die Patientin den Arzt hätte kontaktieren müssen!
- ☐ Patientin hatte Beclometason weggelassen; was sind die möglichen Gründe, z. B.
  - Patientin hat Schwierigkeiten bei der Handhabung des Dosieraerosols.
  - Patientin fühlte sich während der letzten Zeit beschwerdefrei (subjektive Besserung).
  - Patientin kennt den Grund für den Einsatz von Cortison nicht.
  - Patientin hat „Cortison-Angst".

P = Plan, d. h. konkrete Therapiebegleitung:

Beratungsgespräch (Inhalte nach Priorität):

- ☐ Peak-flow < 50 % des persönlichen Bestwertes: Notfall = Arzt!
- ☐ Die Handhabung der besonderen Darreichungsform des Turbohalers® muss erklärt, gezeigt und mit der Patientin geübt werden.
- ☐ Die Bedeutung und Notwendigkeit der **inhalativen** Cortison-Therapie muss erläutert und die Daueranwendung begründet werden
- ☐ Der Unterschied zwischen inhalativer gegenüber systemischer Cortisonwirkung muss erklärt und damit auch klargemacht werden, dass durch die inhalative Cortisonwirkung wesentlich geringere Nebenwirkungen vorhanden sind.

Diabetes mellitus

Diabetes mellitus lässt sich ganz allgemein durch relatives oder absolutes Fehlen des Insulins beschreiben; klinische Merkmale sind hierbei die symptomatische Glukoseintoleranz sowie Veränderungen des

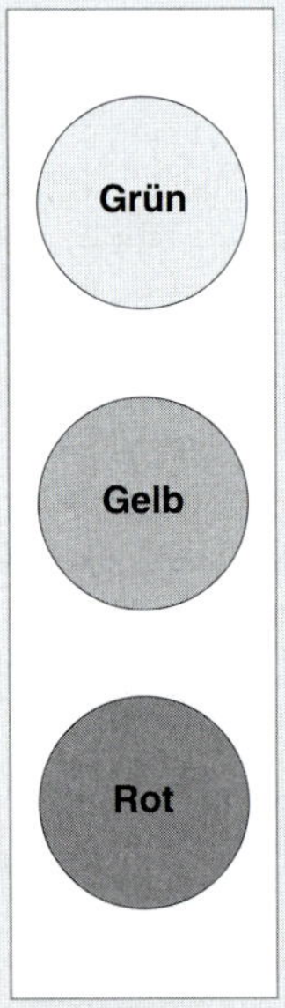

Grüne Zone
Symptome: keine bzw. selten
Peak-flow-Werte: 80–100 % des persönlichen Bestwertes

Medikation: Entzündungshemmende Dauertherapie zur Erhaltung des Zustandes nach persönlichem Therapieplan, bronchienerweiternde Medikamente bei Bedarf

Gelbe Zone
Symptome: häufiger (Husten, Giemen, gestörter Schlaf)
Peak-flow-Werte: 50–80 % des persönlichen Bestwertes

Medikation: Die Dauermedikation muss unter Umständen geändert werden; unbedingt den Arzt aufsuchen

Rote Zone
Symptome: Husten, Atemnot, Schwierigkeiten beim Gehen und Sprechen
Peak-flow-Werte: unter 50 % des persönlichen Bestwertes

Medikation: Nach persönlichem Notfallprogramm.
Sie brauchen ärztliche Hilfe.

Abb. 1.7-4: Ampelschema zur Eigenbeurteilung des Peak-flow (s. Asthma-Tagebuch)

Eiweiß- und Lipidstoffwechsels. Die Diabeteserkrankung ist klinisch und genetisch eine heterogene Erkrankung und – gerade in den Industriestaaten – ein großes gesundheitliches Problem.

In der Bundesrepublik Deutschland sind derzeit ca. vier bis sechs Millionen Diabetiker bekannt; das entspricht einem Anteil von etwa 5 % der Bevölkerung. Von diesen Erkrankten haben ca. 10 % Diabetes mellitus Typ 1 (früher insulin dependent Diabetes mellitus – IDDM), der mit einer absoluten Insulinabhängigkeit einhergeht, und etwa 90 % Diabetes mellitus Typ 2, der sich durch eine relative Insulinresistenz der Körperzellen auszeichnet. Die Dunkelziffer der an Diabetes mellitus Erkrankten ist wesentlich höher. Man geht davon aus, dass ca. zwei Millionen Erkrankte noch nicht diagnostiziert sind.

Ein besonderes Problem sind die Diabetes-Folgeerkrankungen, wie Retinopathien, Nephropathien, Angiopathien und Neuropathien. Bereits 1989 wurde die St.-Vincent-Deklaration verabschiedet, in der u. a. gefordert wurde, die Folgeschäden des Diabetes mellitus durch Verbesserung der Versorgung von Diabetes-Patienten zu vermindern (Senkung neuer diabetesbedingter Erblindungen um mindestens ein Drittel, Senkung des neu auftretenden terminalen Nierenversagens um mindestens ein Drittel, Senkung der Zahl der Amputationen aufgrund diabetesbedingter Gangräne um mindestens die Hälfte). Auch fast 15 Jahre nach der St.-Vincent-Deklaration ist noch keines dieser Ziele erreicht. Pro Jahr werden in Deutschland ca. 28 000 Amputationen bei Diabetikern durchgeführt, etwa 9000 werden dialysepflichtig und ca. 7000 erblinden. Die Wahrscheinlichkeit, an den Folgen einer Herzkreislauferkrankung zu sterben, ist bei Diabetikern viermal höher als bei Nichtdiabetikern.

Speziell die Erkrankung des Diabetes mellitus Typ 2 ist eng mit Aspekten des Lebenstils, z. B. Ernährung und Bewegung, verbunden, so dass eine umfangreiche und häufig komplexe Beratung nötig ist, um positive Zielparameter, z. B. BMI von ≤ 25 kg/m^2, HbA $1_c \leq 6{,}5$, zu erreichen. In der Nationalen Versorgungs-Leitlinie Diabetes mellitus Typ 2 wird bei verschiedenen Parametern, z. B. HbA 1_c, BMI oder auch Blutdruck, empfohlen, mit dem Patienten individuelle Zielparameter zu vereinbaren. Ein weiterer wichtiger Aspekt ist die effektive Mitarbeit des Patienten; ohne ihn lassen sich die Ziele einer sinnvollen Therapie nicht erreichen. Im Optimalfall arbeiten behandelnder Arzt, Patient und Apotheker eng zusammen, so dass die frühzeitige Diagnose und Therapie des Diabetes gewährleistet ist. Wichtige Partner sind auch Diabetes-Berater, Diätassistenten, Podologen und Selbsthilfegruppen, z. B. der DDB (Deutscher Diabetikerbund). In Studien konnte sowohl für den Typ-1-Diabetiker (DCCT) als auch für den Typ-2-Diabetiker (UKPDS) gezeigt werden, dass die strenge Blutzucker- (und Blutdruck-)einstellung das Auftreten von Folgeschäden signifikant senken kann.

Wie erkennt man Diabetes-(Risiko-)Patienten in der Apotheke?

Diabetiker können anhand der Verordnung von Insulin oder der Verordnung oraler Antidiabetika, z. B. Sulfonylharnstoffen, Glitazonen, Gliniden, Metformin, Acarbose, in der Apotheke identifiziert werden. Außerdem können (Risiko-)Patienten identifiziert werden, bei denen bislang kein Diabetes mellitus diagnostiziert wurde. Im Folgenden sind einige klassische Symptome, die auf Diabetes mellitus hinweisen, aufgeführt (Tab. 1.7-4).

Tab. 1.7-4: Klassische Diabetessymptome

Symptome bei Diabetes mellitus (meist Typ 1)	Symptome bei Stoffwechselentgleisung
– Häufiges Wasserlassen – Durst – Müdigkeit, Abgeschlagenheit – Kraftlosigkeit, Lustlosigkeit – Sehstörungen – Entzündungen der Haut – Juckreiz – Schlecht heilende Wunden – Harnwegsinfekte	– Gewichtsverlust – Bauchschmerzen – Übelkeit, Erbrechen – Geruch des Atems nach Aceton – Atmung tief und anstrengend – Müdigkeit – Schläfrigkeit – Schwere der Muskeln – Bewusstlosigkeit

Daneben kann auch der Blutzuckerwert in der Apotheke gemessen werden. Bei einem möglichst zweimal gemessenen Nüchternblutzuckerwert von über 100 mg/dl bzw. einem postprandialen Blutzuckerwert von über 160 mg/dl zwei Stunden nach einer kohlenhydrathaltigen Mahlzeit sollte dringend ein Arztbesuch zur Abklärung empfohlen werden.

Besonderheiten der Pharmazeutischen Betreuung von Diabetes-Patienten

Im Folgenden sind Aufgaben aufgeführt, die im Rahmen der Therapiebegleitung von Diabetikern durch die Apotheke übernommen werden können:

- ☐ Beratung und Information zu den Hintergründen, der Entstehung und der Behandlung des Diabetes mellitus (Risikofaktoren für Diabetes mellitus, speziell Typ 2, Erklärung der Stoffwechselstörung, Wichtigkeit der Diabetesbehandlung, Gefahren des Diabetes, Folgeerkrankungen).

- ☐ Beratung zum richtigen Gebrauch von Insulin und Pen (Spritz-Ess-Abstand, Umgang mit der Insulinspritze, Berechnung von Insulineinheiten etc.).
- ☐ Beratung zum richtigen Gebrauch oraler Antidiabetika (Einnahmehinweise).
- ☐ Kontinuierliche Dokumentation der gesamten Medikation des Patienten mit Hilfe der Basissoftware „Pharmazeutische Betreuung" (zur Vermeidung, Erkennung und Lösung arzneimittelbezogener Probleme, wie z.B. Interaktionen, Nebenwirkungen), Entwicklung des Medikationsprofils, CAVE-Module der ABDA-Datenbank.
- ☐ Überwachung der Compliance des Patienten anhand des Medikationsprofils.
- ☐ Begleitung des Krankheitsverlaufs (Messung von Blutdruck, Blutzucker, (Gesamt-)Cholesterol sowie deren Dokumentation sowohl in der Apotheke als auch durch den Patienten selbst).
- ☐ Unterstützung bzw. Anleitung des Selbstmanagements des Patienten (richtige Handhabung des Blutzucker- und Blutdruckmessgeräts, Pens, Dokumentation der Werte, z.B. im Gesundheits-Pass Diabetes der DDG (Deutsche Diabetes-Gesellschaft), Handhabung einer Hypoglykämie).
- ☐ Ernährungsberatung und evtl. Erstellung von Diätplänen.
- ☐ Beratung bezüglich des Umgangs bzw. der Prävention der Hypoglykämie oder des diabetischen Komas.
- ☐ Hilfestellung bei notwendigen Änderungen der Lebensweise, z.B. Verweis an Sportgruppen oder Lauftreffs, Selbsthilfegruppen (wichtige Adressen sollten in der Apotheke vorhanden sein).
- ☐ Anleitung bei der Fußpflege (oder ggf. Verweis an medizinische Fußpflege, Podologen – Adressen).
- ☐ Enge Zusammenarbeit mit dem behandelnden Arzt sowohl bei Interventionen der Apotheke als auch „Auffälligkeiten" des Patienten, z.B. Unverträglichkeiten bei unterschiedlichen Verordnungen.
  Gerade dieser Punkt ist ein sensibles Thema: Bisweilen haben Ärzte Vorbehalte oder auch Ängste bzgl. der Pharmazeutischen Betreuung (wie z.B. die Befürchtung der „Kontrolle" durch den Apotheker oder Eingriffe in ihre Therapiehoheit). Diese Vorbehalte können häufig durch ein persönliches Gespräch aus dem Weg geräumt werden. Zu bedenken ist, dass auch das Umfeld auf das Angebot der Apotheke vorbereitet werden muss. Daher ist es wichtig, die Ärzte und auch andere mögliche Kooperationspartner, z.B. Selbsthilfegruppen, Diätassistentinen, Fußpfleger, im Vorfeld zu informieren.
- ☐ Im Optimalfall besteht eine Kooperation und ein Informationsaustausch, z.B. im Rahmen von Qualitätszirkeln oder auch „Stammtischen", zwischen allen an der Behandlung des Diabetikers beteiligten Heilberuflern (Hausärzten, Internisten, Diabetologen, Apothekern, Diabetesberatern, Diätassistentinnen, Podologen, evtl. Pflegediensten).

Die oben genannten Punkte werden dazu beitragen, dass der Patient zum einen durch die Kooperation der verschiedenen Heilberufe besser versorgt ist und zum anderen besseren Zugang zu seiner Erkrankung hat, damit er diese sinnvoller in seinen Alltag integrieren kann.

Fallbeispiel

Frau G. ist eine 65-jährige Patientin, bei der vor kurzem Diabetes mellitus Typ 2 diagnostiziert wurde. Medikamente wurden Frau G. nicht verordnet, es sollten als erstes diätetische Maßnahmen sowie leichte körperliche Bewegung versucht werden. Die Patientin hat in der letzten Zeit zugenommen und hat bei einem Körpergewicht von 84 kg und einer Größe von 1,75 m leichtes Übergewicht (BMI = 27,4). Ihr Nüchtern-Blutzucker war bei den letzten beiden Messungen in der Apotheke (Abstand von zehn Tagen) 140 mg/dl (erste Messung) und 150 mg/dl (zweite Messung). Sportlich aktiv ist Frau G. nicht, sie ist Rentnerin und den Tag über meistens zu Hause. Was würden Sie sie fragen? Was würden Sie ihr raten? Welche Maßnahmen würden Sie einleiten?

Frau G. sollte in einem Beratungsgespräch motiviert werden, sich bewusst zu ernähren und ihr Körpergewicht zu reduzieren (evtl. Erstellung eines Diätplans). Die Reduktion des Körpergewichts sollte von körperlicher Aktivität begleitet werden (Hinweis auf z.B. Seniorensportgruppen). Hier bitte bedenken, dass Frau G. nicht gewohnt ist, Sport zu treiben – die Häufigkeit und Intensität der Aktivitäten muss folglich individuell angepasst werden. Zusätzlich sollte Frau G. an ihren Hausarzt oder Internisten zur weiteren Abklärung der erhöhten Blutzuckerwerte geschickt werden (medikamentöse Therapie ja oder nein?).

Fettstoffwechselstörungen

Kardiovaskuläre Erkrankungen gehören in Deutschland zu den häufigsten Krankheits- und Todesursachen. Bei Patienten, die ein hohes kardiovaskuläres Risiko haben und bei denen Dyslipidämie vorliegt, weisen die nationalen und internationalen Fachgremien intensiv darauf hin, dass die für Cholesterol bzw. Lipide definierten Zielwerte nicht überschritten werden sollten (Executive Summary of the Third Report of the National Cholesterol Education Program – NCEP – Expert Panel on Detection, Evaluation, and Treatment of High Blood Cholesterol in Adults treatment Panel III. *JAMA*. 2001; 285: 2486–97). Umfangreiche Interventionsstudien belegen die deutliche Senkung der Morbidität und Mortalität durch erfolgreiche Cholesterolsenkung, z.B. 4S-Studie.

Wie erkennt man Patienten mit Fettstoffwechselstörungen in der Apotheke?

Zur Identifizierung der Risikopersonen stehen dem Apotheker viele Maßnahmen zur Verfügung. Patienten mit Fettstoffwechselstörungen lassen sich eindeutig über die Medikation mit Lipidsenkern identifizieren, aber auch andere Arzneimittelgruppen geben Hinweise. So deutet die Verschreibung eines Nitrats oder von Molsidomin darauf hin, dass eine Angina pectoris vorliegt. Häufig ist bei dieser Patientengruppe auch eine lipidsenkende Therapie indiziert. Arzneimittelgruppen, die zur Therapie des Diabetes, Hypertonie oder auch Adipositas verwendet werden, deuten auf Risikofaktoren hin.

Zudem besteht auch die Möglichkeit, in der Apotheke die Cholesterolwerte des Patienten zu erfassen. Dabei kann die Bestimmung des Gesamtcholesterols zwar erste Hinweise geben, aussagekräftiger ist aber die Bestimmung des Nüchternlipidprofils (Gesamtcholesterol, HDL, LDL, Triglyceride).

Auch die Informationen, die der Patient selbst gibt, können dabei helfen einzuschätzen, ob er von der Pharmazeutischen Betreuung profitieren könnte. Dazu gehören Aussagen zur Familienanamnese (Herzinfarkte), zu anderen Erkrankungen, aber auch die aktuellen Cholesterol-, Blutdruck- oder Blutzuckerwerte.

Besonderheiten der Pharmazeutischen Betreuung von Patienten mit Fettstoffwechselstörungen

Die Therapie des Patienten kann nur zum Erfolg führen, wenn er seine Lebensstilgewohnheiten aktiv ändert. Um die modifizierbaren Risikofaktoren, wie falsche Ernährung, Bewegungsarmut, erhöhter Alkoholkonsum und Rauchen zu minimieren, hilft es, wenn Arzt und Apotheker den Patienten gemeinschaftlich in der Therapie begleiten. Liegen zudem weitere Grunderkrankungen vor, z.B. Hypertonie, Diabetes mellitus, stellt die Bewältigung des komplexen Krankheitsgeschehens und der Therapie so hohe Anforderungen, dass die Unterstützung durch die Pharmazeutische Betreuung angeboten werden sollte.

Allerdings kann der Patient erst dann durch entsprechendes Selbstmanagement etwas aktiv zur Therapie beitragen, wenn er versteht, wie seine Erkrankung therapiert wird. Dazu ist es notwendig, dass er zu Erkrankung und Therapie ausreichend informiert wird.

Als Inhalte bieten sich dabei an:

- ☐ Gefahren der Arteriosklerose
- ☐ Hintergründe zur Therapie und Erkrankung
- ☐ Nutzen und Wirkung der Therapie
- ☐ Bedeutung der individuellen Therapieziele
- ☐ Erklärung des Lipidprofils
- ☐ Anwendung des „Lipidpasses"

Die Diskussion der vermittelten Inhalte und der vorliegenden Daten soll die Compliance des Patienten stärken. Dabei ist auch zu überlegen, wie die medikamentösen und nicht medikamentösen Maßnahmen optimal in den Lebens- bzw. Arbeitsalltag eingegliedert werden können.

Fettstoffwechselstörungen sind kein Schicksal, dem der Patient hilflos ausgeliefert ist. Durch erfolgreiches Selbstmanagement bzgl. des Lebensstils sowie einer sinnvollen Arzneimitteltherapie lässt sich das Lipidprofil optimieren und das kardiovaskuläre Risiko reduzieren.

Zu den notwendigen, zu dokumentierenden Daten gehören neben den Stammdaten auch die kontinuierliche Dokumentation von:

- ☐ Ko-Morbidität, z.B. Hypertonie, koronare Herzkrankheit
- ☐ Lebensgewohnheiten, z.B. Rauchen, Ernährung
- ☐ Lipidprofil
- ☐ Arzneimitteltherapie
- ☐ weiteren Risikofaktoren z.B. positive Familienanamnese, Adipositas

Der „Lipidpass" kann dabei helfen, die entsprechenden Daten für Patient, Arzt und Apotheker zu dokumentieren (Abb. 1.7-5).

Fallbeispiel

Frau S. ist eine 54-jährige Frau mit einem BMI 30 [Gewicht/(Körpergröße)^2]. Ihr ist ein CSE-Hemmer verordnet, nachdem eine Diät erfolglos geblieben war und weiterhin folgende Nüchternlipidwerte vorliegen: Gesamtcholesterol 336 mg/dl, LDL 231 mg/dl, HDL 50 mg/dl, Triglyceride 272 mg/dl. Bei einer Kontrollmessung (nicht nüchtern) nach acht Wochen in der Apotheke haben sich die Lipidwerte bis auf den Triglyceridwert leicht verbessert. Nach weiteren zwei Monaten werden folgende Nüchternlipidwerte ermittelt: Gesamtcholesterol 280 mg/dl, LDL 171 mg/dl, HDL 62 mg/dl, Triglyceride 298 mg/dl. Was sollten Sie die Patientin fragen? Welche Maßnahmen können Sie ergreifen?

Dabei könnten zuerst Aspekte der Arzneimitteltherapie, aber auch der Einschätzung anderer Risikofaktoren besprochen werden.

Wann und wie oft nehmen Sie Ihr Medikament ein? Welche Erfahrungen haben Sie mit Ihrem Arzneimittel gemacht? Haben Sie in der letzten Zeit

Lipidpass

Liebe/r Frau/Herr ______, mit dieser Übersicht möchten wir Ihnen helfen, jederzeit über Ihre Cholesterinwerte informiert zu sein. Sie finden in der unteren Zeile zusätzlich Ihre persönlichen Zielwerte, die Sie mit Ihrem Arzt vereinbart haben oder die Sie selbst anstreben. Die Daten helfen dabei, den Erfolg Ihrer Therapie einzuschätzen. Nutzen Sie diese aber auch, um mit Ihrem Arzt oder Apotheker Fragen, die Ihre Cholesterinwerte betreffen, zu diskutieren.

Bei Fragen steht Ihnen Frau/Herr Apotheker/in ______ gerne zur Verfügung.

Nr.	Datum	Gewicht [kg]	BMI	Ges.Chol. [mg/dl]	HDL [mg/dl]	LDL [mg/dl]	TG [mg/dl]	LDL/HDL Verhältnis
1								
2								
3								
4								
5								
Persönliche Zielwerte								

-Apothekenstempel-

Abb. 1.7-5: Lipidpass

noch andere Beschwerden gehabt, z. B. gesteigertes Durstgefühl oder vermehrten Harndrang? Wie ernähren Sie sich?

Sinnvoll erweisen sich außerdem motivierende Gespräche zur Gewichtsreduktion. Diese sollte von regelmäßiger Bewegung und körperlicher Aktivität begleitet werden. Hierbei sind die Intensität sowie die Art und Häufigkeit der sportlichen Aktivität individuell anzupassen.

Ein anschließender Blutglukosetest ergab einen Nüchternglukosewert von 277 mg/dl.

Der Arzt diagnostizierte Diabetes mellitus. Die Patientin wurde in einer diabetischen Schwerpunktpraxis auf Insulin eingestellt. Durch die verbesserte Stoffwechsellage normalisierten sich auch die Lipidwerte.

Chronische Schmerzen

Es wird angenommen, dass in Deutschland fünf bis acht Millionen Patienten an chronischen Schmerzen leiden. Seit Jahren gibt es bei Schmerzpatienten Hinweise auf eine Unterversorgung, beispielsweise der Tumorpatienten mit Opioiden. Außerdem werden Beschwerden häufig zu lange in der Selbstmedikation belassen und nicht als behandlungswürdige Krankheit wahrgenommen, z. B. Kopfschmerzen. Schmerzpatienten fühlen sich nicht ernst genommen und so mit ihren Schmerzen allein gelassen. Schmerz ist aber eine subjektive Wahrnehmung, die, sowohl was Intensität als auch Lokalisation betrifft, nur vom Patienten selbst beurteilt werden kann. Demnach muss auf die Schmerzbeschreibung des Patienten vertraut werden, um ein sinnvolles Therapiekonzept zu entwickeln.

In chronischer Form, d. h. länger als sechs Monate (dauernd oder rezidivierend), sind Schmerzen ein eigenständiges Krankheitsbild. Diese werden unter dem Oberbegriff „Schmerzsyndrome“ zusammengefasst. Im Gegensatz zu akuten Schmerzen, die ein Warnsignal sind und den Sinn haben, weitere Verletzungen zu vermeiden oder den Verletzungsort schnell zu identifizieren, haben chronische Schmerzen für den Betroffenen keinerlei Nutzen.

Chronischer Schmerz hat meist erheblichen Einfluss auf die Lebensqualität, da die funktionellen Fähigkeiten, das Wohlbefinden und oftmals auch die zwischenmenschlichen Beziehungen beeinträchtigt werden. Er kann so leicht zum Lebensmittelpunkt der betroffenen Patienten werden.

Ziele der Behandlung chronischer Schmerzen sind die Prävention und die Beseitigung von unnötigem Leiden. Neben der Anwendung von Analgetika sollten die Möglichkeiten psychologischer Behandlungsverfahren (Entspannungstechniken, Psychotherapie), physikalische Maßnahmen (Hitze- und Kältetherapie, Physiotherapie), pharmakologische Behandlung, z. B. mit Antidepressiva, invasive Maßnahmen (Nervenblockaden) und rückenmarksnahe Analgesie, z. B. Spinal- und Epiduralanalgesie, in Betracht gezogen werden. Eine Behandlung sollte deshalb interdisziplinär durchgeführt werden. Spezielle Einrichtungen für Patienten mit chronischen Schmerzen stehen bisher leider in Deutschland nicht in ausreichender Zahl zur Verfügung bzw. sind den Patienten oftmals nicht bekannt. Neben dem Leiden und der beeinträchtigten Lebensqualität des Patienten besteht das zusätzliche Problem, dass die Gesellschaft mit hohen Kosten durch Arbeitsunfähigkeit und kostenintensive, lange Behandlungen belastet wird.

Wie erkennt man Patienten mit chronischen Schmerzen in der Apotheke?

Für Patienten mit Schmerzen ist die Apotheke ein wichtiger Anlaufpunkt, weil er dort zeitnah mit Schmerzmitteln versorgt wird. Schmerzpatienten lassen sich über die spezifische Medikation mit Analgetika identifizieren.

Patienten mit starken chronischen Schmerzen befinden sich im Allgemeinen in Behandlung und erhalten ihre Schmerzmittel auf ärztliche Verschreibungen. Gerade für Patienten mit einer Opioidtherapie aufgrund starker chronischer Schmerzen oder Tumorerkrankungen ist das Konzept der Pharmazeutischen Betreuung geeignet, da eine Reihe wichtiger Hinweise für die Anwendung erforderlich ist. Die kontinuierliche Betreuung ist außerdem dazu geeignet, die Kenntnisse des Patienten zu seiner Therapie und somit die Compliance zu verbessern.

Schmerzmittel sind auch in der Selbstmedikation ein wichtiges Thema, da Schmerzmittel überwiegend (zu ca. 80 %) rezeptfrei abgegeben werden. Hierbei kommt dem Pharmazeutischen Personal in der Apotheke eine besondere Bedeutung zu. Schätzungen gehen außerdem davon aus, dass mindestens 50 % der Kopfschmerzpatienten keinen Arzt aufsuchen.

Besonderheiten der Pharmazeutischen Betreuung von Patienten mit chronischen Schmerzen

Die folgende Aufzählung fasst wichtige Punkte der Therapiebegleitung des Schmerzpatienten im Rahmen einer Pharmazeutischen Betreuung zusammen:

- ☐ Information und Beratung des Patienten bei der Abgabe der Arzneimittel, z. B. bei Opioidanalgetika u. a. Hinweise zur Vermeidung von Anwendungsfehlern bei TTS/Pflastern, der unerlaubten Teilung von Retardpräparaten und zur Vermeidung unerwünschter Wirkungen, wie Übelkeit und Obstipation.
- ☐ Vermittlung von Kenntnissen zur Therapie, da sich hiermit z. B. Arzneimittelsicherheit und Compliance verbessern lassen. Patienten (und auch deren Angehörige) haben beispielsweise oftmals unbegründete Ängste vor Betäubungsmitteln bzw. einer Analgetika-Abhängigkeit oder sind nicht über die Notwendigkeit einer lückenlosen, prophylaktischen Einnahme nach Einnahmeplänen („nach der Uhr") informiert.
- ☐ Kontinuierliche Dokumentation der gesamten Medikation des Patienten einschl. eines Medikationsprofils zur Vermeidung, Erkennung und Lösung arzneimittelbezogener Probleme mit dem Ziel, die Lebensqualität der Patienten möglichst lange zu erhalten oder zu verbessern bzw. unerwünschte Arzneimittelwirkungen und Interaktionen zu vermeiden.
- ☐ Anleitung zum Selbstmanagement, z. B. Aufforderung und Unterstützung bei Führung eines Schmerztagebuchs mit Hilfe einer visuellen Analog-Skala (VAS). Diese sollte regelmäßig in der Apotheke ausgewertet und die Ergebnisse in den Prozess einbezogen werden, z. B. zur Erkennung schmerzauslösender Faktoren.
- ☐ Überprüfung der Dosierung der Schmerzmittel. Z. B. werden ASS, Paracetamol oder Ibuprofen in der Akuttherapie der Migräne häufig unterdosiert.
- ☐ Erkennung eines Analgetika-Kopfschmerzes auch in der Selbstmedikation bei Kopfschmerzpatienten, z. B. bei Patienten, die häufiger als einmal pro Woche Kopfschmerzmittel verlangen.
- ☐ Hilfe für den Umgang mit den Schmerzen im Alltag z. B. Verweis an Selbsthilfegruppen, Hinweise zur Lebensführung.
- ☐ Enge Kooperation mit dem behandelnden Arzt bei notwendigen Interventionen in der Apotheke oder bei auftretenden Besonderheiten, z. B. Interaktionen.

Die Visuelle Analog-Skala (VAS-Skala) besteht aus einer Schiebevorrichtung, mit der der Patient seine momentan empfundenen Schmerzen auf einer subjektiven Skala zuordnen kann (s. Abb. 1.7-6, obere Abb.). Diese korrespondiert mit einer numerischen Analogskala auf der Rückseite, die die Schmerzen einer Zahlenskala zuordnet (s. Abb. 1.7-6, untere Abb.). Die Skala kann über die Deutsche Schmerzhilfe e. V. Tel. 04142/810434 oder www.schmerz-selbsthilfe.de bezogen werden.

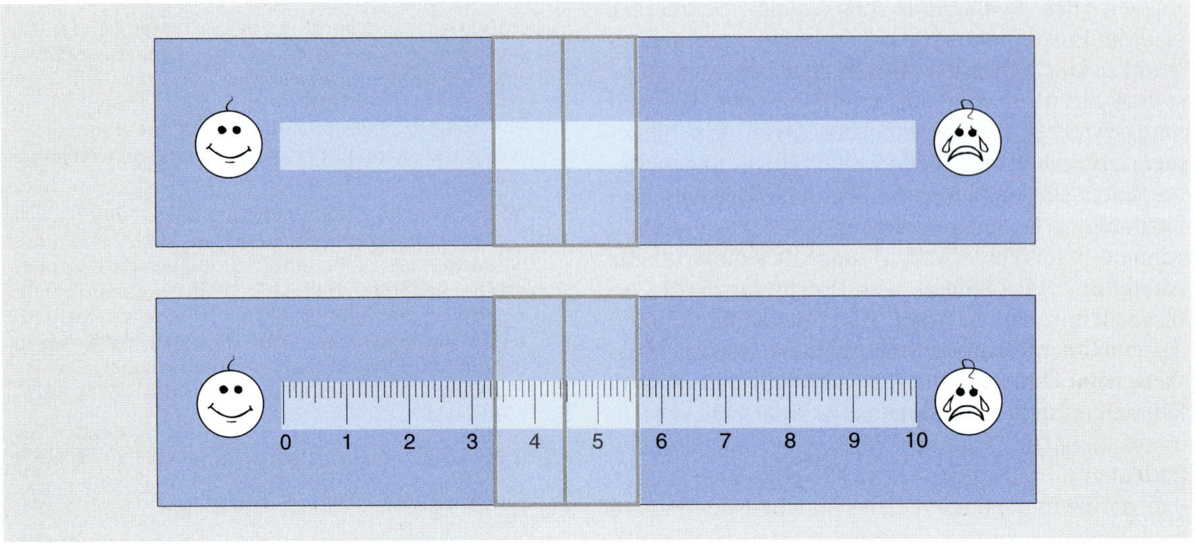

Abb. 1.7-6: Visuelle Analog-Skala (Schmerzmesslineal) zur Erfassung der Schmerzintensität (Erläuterung im Text)

Fallbeispiele

Chronisch-maligne Schmerzen

Frau E. ist eine 72-jährige Frau mit metastasiertem Ovarialkarzinom. Sie ist zur Zeit bei ihrem Hausarzt in Behandlung, von dem sie auch mit Opioiden versorgt wird. Sie soll nun von oralem Morphin auf ein Fentanyl-Schmerzpflaster (Durogesic®) umgestellt werden. Welche Punkte sind in Zusammenhang mit dem transdermalen therapeutischen System (TTS) zu beachten?

Fentanyl wird relativ häufig in der Behandlung chronischer Tumorschmerzen angewandt. Generell muss beachtet werden, dass die Wirkung erst 6 bis 12 Stunden nach Applikation des Pflasters eintritt und mit der maximalen analgetischen Wirkung erst nach 24 Stunden zu rechnen ist. Nach Entfernung des Pflasters wird noch weitere 8 bis 12 Stunden Fentanyl aus einem Hautdepot freigesetzt. Die analgetische Wirkung kann demnach schlecht gesteuert werden.

Das Pflaster sollte auf die unbehaarte Haut des Oberkörpers aufgebracht werden und verbleibt dort über 72 Stunden. Die Stelle soll mit jedem neuen Pflaster regelmäßig gewechselt werden. Das Pflaster darf nicht beschädigt werden, z. B. durch Zerschneiden, da sonst die Freisetzung verändert wurde.

Transdermale Systeme haben den Nachteil, dass nicht flexibel auf Schmerzen reagiert werden kann. Der Patient sollte deshalb immer noch zusätzlich ein schnell wirksames Opioidanalgetikum, z. B. Morphin, zur Verfügung haben, um damit Durchbruchschmerzen behandeln zu können.

Behandlung der Kopfschmerzen mit nicht steroidalen Analgetika

Die 40-jährige Frau Z. leidet seit einigen Monaten unter Kopfschmerzen, die sie bisher im Rahmen der Selbstmedikation mit Acetylsalicylsäure (ASS) behandelt hat. Seit einiger Zeit gehen die Kopfschmerzen mit Übelkeit einher und die Patientin klagt über Lärmempfindlichkeit, außerdem habe ASS keine ausreichende Wirkung mehr.

Übelkeit, Licht- oder Lärmempfindlichkeit sind typische Symptome, die mit einer Migräne verbunden sind. Hier sind spezielle Therapiekonzepte und die Behandlung durch den Arzt angezeigt.

Die Patientin sucht daraufhin den Arzt auf und erhält von ihm ASS Brausetabletten, die sie bei Bedarf in einer Dosierung von 1000 mg einnehmen soll. Zusätzlich wird ihr ein Antiemetikum (Metoclopramid-Tropfen) verschrieben. Die Patientin sollte darauf hingewiesen werden, dass Metoclopramid möglichst 15 Minuten vor dem Analgetikum eingenommen werden muss. Dadurch lässt sich nicht nur die Übelkeit effektiv behandeln, sondern es führt über eine Wiederanregung der durch die Migräneattacke stark verlangsamten Magenperistaltik zur besseren Resorption und Wirkung der Analgetika, so auch der ASS.

Die Patientin sollte dazu angehalten werden, ein Kopfschmerz-Tagebuch zu führen, um Migräneattacken und die begleitenden Umstände zu dokumentieren. Hiermit sollen einerseits die Häufigkeit der Attacken festgestellt werden (evtl. wird eine Prophylaxe erforderlich) und andererseits auslösende Faktoren identifiziert werden (Braun, Schulz, 2003).

1.7.7 Zusammenfassung

Die Pharmazeutische Betreuung beinhaltet die Konzentration des Apothekers auf den Patienten und die enge Zusammenarbeit mit dem Arzt. Eine Verschreibung sollte hinsichtlich des Therapieplans und der Therapieziele mit dem Arzt diskutiert werden. Der Verlauf der Arzneimittelanwendung des Patienten wird durch Gespräche begleitet, in denen arzneimittelbezogene Probleme erkannt werden können. Außerdem führt der Apotheker wiederholt in den Gebrauch von Hilfsmitteln und Patiententagebüchern ein. Der gesamte Prozess der Pharmazeutischen Betreuung sollte dokumentiert werden.

Literatur

Behrens, J., Richter, W.O. (2005): Fettstoffwechselstörungen in der Apotheke. Deutscher Apotheker Verlag, Stuttgart

Bertsche, T. Schulz, M. (2003): Zwischen Cortisonangst und -euphorie. Pharmazeutische Betreuung bei Langzeitmedikation. Pharm Ztg.: 323–329

Birnbaum, U. et al. (2003): Lipopharm-Projekt. Pharmazeutische Betreung von Patienten mit Fettstoffwechselstörungen. Pharm. Ztg.: 3848–3853

Braun, R., Schulz, M. (2004): Selbstbehandlung. Beratung in der Apotheke. Fortsetzungswerk. Govi-Verlag Pharmazeutischer Verlag GmbH, Eschborn

Diers, K. (2004): Manuale zur Pharmazeutischen Betreuung Diabetes mellitus Typ 1 und Typ 2. 3. Aufl. Govi-Verlag Pharmazeutischer Verlag GmbH, Eschborn

Eickhoff, C., Schulz, M. (2000): Pharmazeutische Betreuung. Einbindung der Apotheker in die Diabetikerversorgung. Pharm. Ztg.: 512–514

Himstedt, S., Schulz, M. (2002): Auf dem Weg zum Disease Management im KV-Bezirk Trier. Pharm. Ztg.: 3098–3099

Höckel, M., Heckl, V., Nagel, G. A. (2003): Der Krebs-Patient in der Apotheke. Deutscher Apotheker Verlag, Stuttgart

Kahmen, U., Schaefer, M. (2001): Diabetes-Studie (I). Betreuungsmodell in Baden-Württemberg getestet. Pharm. Ztg.: 3774–3779

Kahmen, U., Schaefer, M. (2001): Diabetes-Studie (II). Vor allem ältere Patienten lassen sich kaum beeinflussen. Pharm. Ztg.: 3865–3876

Kahmen, U., Schaefer, M. (2001): Diabetes-Studie (III). Patienten haben profitiert. Pharm. Ztg.: 3942–3946

Krüger, M. (2000): Diabetische Patienten qualifizierter betreuen. Pharm. Ztg.: 3812–3814

Martin, E. (2003): Der Asthma-Patient in der Apotheke. Deutscher Apotheker Verlag, Stuttgart

Mühlbauer, K. et al. (1997): Strukturierte Betreuung von Asthmapatienten. Teil 1: Pharm. Ztg.: 2713–2718; Teil 2: 2804

Mühlbauer, K. et al. (2005): Manuale zur Pharmazeutischen Betreuung – Band 2: Asthma. 4. Aufl. Govi-Verlag Pharmazeutischer Verlag GmbH, Eschborn

Mühlig, S. et al. (1997): Pharmaceutical Care, eine neue Form der Patientenschulung durch den Apotheker. In: Petermann, F. (Hrsg.): Patientenschulung und Patientenberatung. 2. Aufl. Hogreve, Göttingen: 182–229

Peruche, B. et al. (1995): Förderung und Messung der Patienten-Compliance. Pharm. Ztg.: 2815–2822

Schaefer, M., Schulz, M. (2000): Manuale zur Pharmazeutischen Betreuung – Band 1: Grundlagen. Govi-Verlag Pharmazeutischer Verlag GmbH, Eschborn

Schulz, M. (1996): Pharmazeutische Betreuung des Asthmapatienten. Videopharm-Cassette Nr. 3/1996. Deutscher Apotheker Verlag, Stuttgart, und Govi-Verlag, Pharmazeutischer Verlag GmbH, Eschborn

Schulz, M. et al. (1993): Neues Apothekenprofil: Good Pharmacy Practice und Pharmaceutical Care. Pharm. Ztg.: 3191–3197

Schulz, M. et al. (1994): Pharmaceutical Care: Eine Kurzeinführung. Pharm. Ztg.: 2686–2689

Schulz, M., et al. (1998): Compliance und Asthma – Probleme und Beiträge aus Sicht des Apothekers. In: Petermann, F. (Hrsg.): Compliance und Selbstmanagement. Hogrefe, Göttingen: 283–290

Schulz, M. et al. (2001): Pharmaceutical Care Services for Asthma Patients: A Controlled Intervention Study. J Clin Pharmacol.: 668–676

Schneemann, H., Young, L.Y., Koda-Kimbel, M.A. (2001): Angewandte Arzneimitteltherapie. Klinisch-Pharmazeutische Betreuung in Fallbeispielen. Springer-Verlag, Berlin, Heidelberg, New York

Verheyen, F. et al. (1997): Pharmazeutische Betreuung in Deutschland. Pharm. Ztg.: 3662–3666

Wick, B. et al. (1997): Fragen über Fragen. Pharm. Ztg.: 3211–3213

ZAPP (1999): Asthmastudie belegt Effizienz der Pharmazeutischen Betreuung. Pharm. Ztg.: 144: 2877–2881

1.8 Hinweise zur richtigen Aufbewahrung und Anwendungstechnik von Arzneimitteln

Wolfgang Kircher

1.8.1 Einführung

Die Verantwortung des Apothekers in der Offizin für die ordnungsgemäße Versorgung mit Arzneimitteln endet nicht mit der Aushändigung der Medikamente, sondern schließt Aufbewahrungs- und Anwendungshinweise an den Kunden ein. So ist in § 20 ApBetrO die Verpflichtung zur sachgerechten Information und Beratung ausdrücklich festgeschrieben.

Die abgabebegleitende Information an den Kunden zur korrekten Applikation des Arzneimittels muss neben pharmakologischen Aspekten auch die **Modalitäten der Verabreichung,** also die jeweilige **Anwendungstechnik,** berücksichtigen. Dass hier trotz Packungsbeilage und mündlicher Unterweisung durch Arzt und/oder Apotheker beim Verbraucher ein erhebliches Informationsdefizit vorliegen kann, haben verschiedene Untersuchungen der jüngeren Zeit gezeigt. So wurden durch Beobachtungen und Befragungen von Patienten etwa bei Augentropfen oder Dosieraerosolen prinzipielle Anwendungsfehler in je nach Studie 45 bis 80 % der geprüften Fälle aufgedeckt. Auch parenterale, perorale und pulmonale Arzneimittel wurden vielfach nicht korrekt verabreicht. Dabei führten die Patienten nicht nur komplizierte Applikationstechniken falsch aus, sondern missachteten auch einfache Gebrauchshinweise, wie etwa „mit Flüssigkeit einnehmen“, „vor jedem Gebrauch schütteln“ und vor allem hygienische Grundsätze.

Die im Folgenden beschriebenen, allgemein gültigen Aufbewahrungs- und Anwendungshinweise resultieren primär aus der Technologie der jeweiligen Arzneimittel und den anatomischen Verhältnissen am Applikationsort. Sie können im Einzelfall der Variation oder Ergänzung bedürfen. Letztlich ist die präparate- und patientenspezifische Gebrauchsanleitung maßgebend, also die Anweisung des verordnenden Arztes bzw. die Herstellerinformation über Fertigarzneimittel oder Angaben der Vorschriftensammlung zu Rezepturarzneimitteln.

Der Inhalt der Tabellen soll den Bezug der Ausführungen zur Apothekenpraxis erleichtern. Sie enthalten eine zufällige Auswahl an Fertigarzneimitteln; keinesfalls sind sie als pharmakologische oder technologische Wertung zu verstehen.

1.8.2 Arzneimittel zur parenteralen Anwendung

Insuline

Hinweise an den Kunden zu Parenteralia betreffen vor allem die Aufbewahrung und Verabreichung von Insulinen sowie den Wärmeschutz von Impfstoffen und Sera.

Die biologische Aktivität der verschiedenen im Handel befindlichen Insulinpräparate bleibt bei Temperaturen zwischen 2 und 8 °Celsius über die gesamte Laufzeit praktisch unverändert. Für die Lagerung bei Raumtemperatur geben die verschiedenen Hersteller Verwendungszeiträume von vier bis sechs Wochen an, in denen ihre Insulinzubereitungen ohne nennenswerte Wirkungsverluste aufbewahrt werden können. Daher sollte der Patient Vorräte an Insulin im Kühlschrank, und zwar am besten im Gemüsefach, keinesfalls im Gefrierfach lagern; das angebrochene Fläschchen zum täglichen Gebrauch kann er dagegen ohne Bedenken bei Raumtemperatur aufbewahren.

Auf Reisen in sehr heißen Regionen kann daher für den Insulintransport ein wärmedämmender Behälter mit beigepackten Kühlelementen oder sogar eine aktiv kühlende Vorrichtung nützlich sein. Als wärmeschützende Container kann man in solchen Situationen im Wesentlichen zwei Behältertypen einsetzen: Entweder Dewar-Gefäße, also doppelwandige Glas- oder Edelstahlgefäße, bei denen der Raum zwischen den beiden Wandungen hochevakuiert ist (Thermosflaschen), oder Behälter aus geschäumten Polystyrol (Hostapor®-, Styropor®-Boxen). Für Thermosflaschen lassen sich kugel- oder stabförmige, für Polystyrolboxen quaderförmige Kühlakkus benutzen. Diese wassergefüllten Kühlelemente sollten möglichst eingefroren werden, da Eis bei vollständigem Schmelzen aufgrund seiner hohen spezifischen Schmelzenergie circa 80-mal mehr Wärme aufnehmen kann als dieselbe Menge Wasser bei Erwärmung um die gleiche Temperaturdifferenz. Die gefrorenen Kühlelemente dürfen jedoch niemals direkten Kontakt mit den Insulinfläschchen oder -patronen haben, da sonst Minusgrade im Insulinbehältnis auftreten können. Am besten trennt man Kühlakkus und Insulinpräparate an den

Berührungsstellen durch Pappe, Schaumstoff oder Ähnliches. Bei längerem Aufenthalt des Diabetikers unter Frostbedingungen, wie etwa beim Skifahren oder auf Hochalpin-Touren, soll das Insulin möglichst körpernah getragen werden, also in einer Innentasche oder einem Beutel am Körper. Während längerer Reisen darf sich der Diabetiker niemals vom Insulin selbst und den Injektionsutensilien trennen. Nach der Rückkehr ist stärker wärme- oder kältebelastetes Insulin sicherheitshalber nicht mehr zu verwenden.

Insulinsuspensionen (Verzögerungsinsuline) müssen unmittelbar vor dem Aufziehen in die Einmalspritze homogenisiert werden; dabei darf aber kein Schaum entstehen. Dies gelingt am besten durch langsames Rollen des waagerecht gehaltenen Fläschchens zwischen den Handflächen. Vor der Entnahme sollte der Gummistopfen mit Alkohol 70 % (Ethanol oder Isopropylalkohol) gereinigt bzw. desinfiziert werden. Danach wird eine der verordneten Insulindosis entsprechende Menge Luft in das Fläschchen injiziert. Nach dem Umdrehen der Flasche mit noch eingestochener Spritze zieht man etwa fünf Einheiten Insulin mehr auf als verordnet sind. Wurden keine Luftbläschen eingezogen, kann der Kolben sofort bis zur entsprechenden Marke zurückgeschoben werden, andernfalls drückt man die nach oben gestiegenen Luftbläschen (Spitze antippen) sorgfältig aus der Spritze.

Diabetiker, die zwei verschiedene Insulinpräparate in der Spritze mischen müssen, sollten Spritzen mit angeschweißter Nadel benützen, da diese den geringsten Totraum haben. Es ist zuerst das kurz wirkende und dann das Verzögerungsinsulin aufzuziehen.

Für sehbehinderte Diabetiker können Insulinpräparate vom Pflegepersonal für 2 bis 3 Tage im Voraus in die Spritze aufgezogen werden. Die Nadeln der gefüllten Spritzen müssen unbedingt in den Schutzkappen stecken, nicht nur aus mikrobiologischen Gründen, sondern auch um Austrocknung und Ausfällung des Insulins in der dünnen Kanüle zu verhindern. Natürlich muss man bei Suspensionspräparaten die Spritze vor der Anwendung mehrmals kippen. Spritzen mit unterschiedlichen Insulinmengen sollten deutlich getrennt voneinander liegen, z. B. auf verschiedenfarbigen Tabletts.

Die Haut der Injektionsstelle muss sauber und trocken sein. Injiziert wird in der Regel subkutan, also etwa in eine Hautfalte, die sich bildet, wenn man eine circa drei Finger breite Hautstelle leicht zusammenschiebt.

Hinsichtlich anderer aseptischer Vorsichtsmaßnahmen bei der Injektion sowie der mehrfachen Verwendbarkeit der Einmalartikel bestehen in Fachkreisen unterschiedliche Meinungen. Informationen an den Kunden sollten deshalb bei diesbezüglichen Fragen in Abstimmung mit dem behandelnden Arzt gegeben werden.

Die ergänzend oder alternativ zum konventionellen Spritzbesteck eingesetzten schreibgerätförmigen **Insulin-Pens** sind nach folgendem Grundprinzip zu bedienen:

Der Pen wird mit einer vorgefüllten Insulinpatrone bestückt, die im Gerät verbleibt, bis ihr Inhalt aufgebraucht ist. Zum Homogenisieren der Insulinsuspensionen ist der Pen vor jedem Gebrauch mehrmals langsam zu kippen. Dieser Mischvorgang wird bei einigen Präparaten durch Glas- oder Metallkügelchen in der Patrone unterstützt. Zur Einstellung der zu spritzenden Insulindosis wird der Dosierkopf oder die obere Penhülse schrittweise gedreht; jeder Drehschritt kann deutlich spür-, sicht- und hörbar mitverfolgt werden. Typabhängig ist die Art, wie die vorgewählte Insulindosis von dem Patienten aus der Injektionshilfe gedrückt wird: durch Knopfdruck oder Drehen der oberen Penhülse.

Die Pen-Patronen enthalten Insulin mit einer Aktivität von 100 I. E. pro Milliliter (U-100-Insulin), also 2,5fach konzentrierteres Insulin als bei der herkömmlichen Spritztechnik. Daher darf im Falle eines Verlustes oder einer Betriebsstörung des Pens keinesfalls dieses Insulin mit einer herkömmlichen U-40-Insulinspritze aus den restlichen Patronen aufgezogen und appliziert werden. Für den Notfall sind Einmalspritzen mit einer 100 I. E./ml-Skala im Handel. Pen-Benutzern sollte empfohlen werden, derartige Einmalspritzen in Reserve zu halten und vor allem auf Reisen in Länder der Dritten Welt mitzunehmen.

Für die Therapie mit verschiedenen Insulinen ist für jede Insulinsorte ein gesonderter Pen zu verwenden. Die abschraubbaren Kanülen des Pens können u. U. mehrfach verwendet werden. Da gegenüber der konventionellen Injektionsmethode der Durchstich des Gummistopfens der Insulinflasche entfällt, werden sie weniger schnell stumpf.

Als Injektionsareale werden Hautpartien mit ausreichendem Fettgewebe bevorzugt, wie die Vorder- und Außenseiten der Oberschenkel, die oberen und äußeren Partien des Gesäßes, die seitlichen Bauchdeckenfalten unterhalb des Nabels sowie nötigenfalls die seitlichen und rückwärtigen Areale der Oberarme. Bauch und Oberschenkel reichen heute jedoch bei den sehr dünnen Nadeln der Einmalspritzen und Pens in der Regel als Injektionsgebiet aus. An den Oberarmen ist auch keine Hautfaltung möglich. Die Injektionsstellen müssen regelmäßig gewechselt werden, um Hautveränderungen im Injektionsareal zu vermeiden. Der Abstand der Einstiche sollte ein bis zwei Zentimeter betragen. Der Wechsel der Injektionsstellen darf nicht wahllos, sondern muss nach Plan erfolgen, da das Insulin aufgrund unterschiedlicher Durchblutung und Durchlässigkeit des Gewebes der verschiedenen Injektionsareale unterschiedlich schnell resorbiert wird. Es empfiehlt sich daher, bei der konventionellen Insulintherapie morgens in die Bauchdecke und abends in den Oberschenkel zu injizieren und bei der intensivierten konventionellen Therapie das Basalinsulin in den Oberschenkel und das Mahlzeiten- bzw. Korrekturinsulin in die Bauchdecke zu spritzen.

Impfstoffe, Sera

Bei der Abgabe der **Impfstoffe und Sera** ist der Kunde auf die Wärmeempfindlichkeit dieser Artikel hinzuweisen. Bezüglich des Wärmeschutzes beim Transport zur Arztpraxis durch den Patienten sind zwei Warengruppen zu unterscheiden.

Bei der einen handelt es sich um **nicht kühlkettenpflichtige,** aber kühl zu lagernde Präparate, wie Immunglobuline und Toxoid-/Totimpfstoffe, beispielsweise gegen Cholera, Diphtherie, Frühsommermeningoencephalitis, Keuchhusten, Tetanus, Tollwut, Tuberkulose oder Virusgrippe. Sie können vom Patienten erforderlichenfalls drei bis vier Tage bei Raumtemperatur ohne wesentlichen Wirksamkeitsverlust transportiert oder aufbewahrt werden.

Dagegen sind die **kühlkettenpflichtigen** Impfstoffe auch durch das letzte Glied der Transportkette, den überbringenden Patienten, wärmeschonend zu behandeln. In diese Präparategruppe fallen neben den Lebendimpfstoffen zur Immunisierung gegen Masern, Mumps, Röteln und Varizelleninfektion auch jeweils ein Impfstoff gegen Haemophilus influenzae b-Meningitiden und Pneumokokken-Infektion. Impfstoffe gegen Haemophilus influenzae b sind sowohl als kühlkettenpflichtige Präparate als auch als nicht kühlkettenpflichtiger Impfstoffe im Handel. Wird ein solcher Impfstoff entweder umgehend in eine nahegelegene Arztpraxis gebracht oder in einer Kühlbox transportiert, so kann das Präparat im Kühlschrank der Praxis erneut bis zum späteren Verbrauch gelagert werden. Lässt sich dagegen der längere Verbleib des Impfstoffs bei Temperaturen über acht Grad Celsius nicht vermeiden, so ist das Präparat anschließend sofort zu verimpfen. Das Praxispersonal muss daher bei der Aushändigung unbedingt von der Wärmebelastung der Vakzine unterrichtet werden. Es sei betont, dass eine derartige, 1 bis 2 Stunden dauernde Unterbrechung der Kühlkette durch den Patienten nur unter der Voraussetzung zu tolerieren ist, dass der Impfstoff höchstens Raumtemperatur ausgesetzt und anschließend endgültig verbraucht, also keinesfalls weiteren Kälte-Wärme-Zyklen ausgesetzt wird.

Auch Abweichungen der Temperatur unter 0 °C sind bei Seren und Impfstoffen zu vermeiden. Verwahrt etwa der Patient ein Präparat bis zum Arztbesuch im häuslichen Kühlschrank, darf dies keinesfalls im Tiefkühlfach geschehen, da das Gefrieren Wirksamkeits- oder Qualitätsverluste zur Folge haben kann. Insbesondere Adsorbatimpfstoffe, also verschiedene inaktivierte oder Toxoidimpfstoffe, sind gefährdet. Die bei ihnen als Adsorbens verwendeten Salze (Aluminiumhydroxid, Aluminium-, Calciumphosphat) ändern bei Temperaturen unterhalb des Gefrierpunktes ihr Gelbildungs- und Adsorptionsvermögen. Es bilden sich im Präparat Agglomerate; dadurch wird seine Verträglichkeit verschlechtert und seine Wirksamkeit in Frage gestellt. Ferner können infolge Gefrierens Haarrisse in den Glasampullen auftreten, die zur Unsterilität führen.

1.8.3 Arzneimittel zur peroralen Anwendung

Säfte

Bei Säften, deren Einzeldosen mit Haushaltslöffeln abzuteilen sind, muss der Patient auf die unterschiedlichen Füllvolumina verschiedener Ausführungen eines Löffeltyps hingewiesen werden. Auch entspricht das Fassungsvermögen heute gebräuchlicher Löffel sehr selten der Arzneibuchnorm (Pharmaz. Norm: Tee- oder Kaffeelöffel = 5 ml, Kinder- oder Dessertlöffel = 10 ml, Esslöffel = 15 ml). Im Interesse einer besseren Dosierungsgenauigkeit sollte daher, insbesondere bei Präparaten mit stark wirksamen Inhaltsstoffen, die Verwendung von Messlöffeln oder kleinen Messbechern empfohlen werden. Letztere sind in der Regel vorteilhafter als graduierte Löffel, da sie eine größere Konstanz der abgemessenen Arzneimittelmengen ermöglichen. Ferner kann der abgebende Apotheker bei Messbechern das verordnete Volumen mit wasserfestem Filzstift oder Klebestreifen markieren, eine zusätzliche Hilfe, die besonders bei älteren und sehbehinderten Patienten angebracht ist.

Tropfen

Die Dosierungsgenauigkeit der Tropfenpräparate hängt entscheidend von der richtigen Handhabung der Tropfer bzw. der Tropfflaschen ab. Die falsche Neigung der Flasche, Schütteln oder Klopfen auf den Flaschenboden können Abweichungen von der Sollmenge bis zu 25 % bedingen.

Bei den in Glasflaschen eingesetzten Tropfenmonturen aus Kunststoff unterscheidet man zwi-

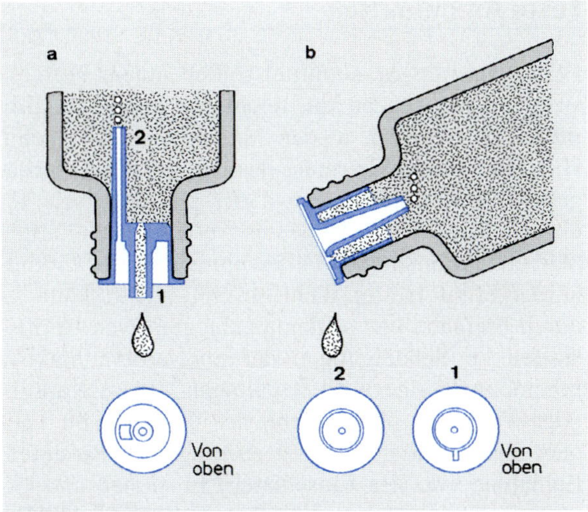

Abb. 1.8-1: Tropfertypen. **a** Zentraltropfer mit Flüssigkeitsaustrittsröhre 1 und Belüftungskanal 2, **b** Randtropfer mit 1 oder ohne Abtropfrille 2

schen **Zentraltropfern** (auch als „Senkrechttropfer“ bezeichnet) und **Randtropfern** („Waagerechttropfer, Abb. 1.8-1). Flaschen mit Zentraltropfer, zu erkennen an der zentral angeordneten, dünnen Austrittsröhre für die Flüssigkeit, müssen bei Gebrauch unbedingt senkrecht nach unten gehalten werden. Bereits eine Abweichung von dieser Position um 30° kann zur Verringerung der Dosis von über zehn Prozent führen; bei stärkerer Neigung tropfen viele Präparate nur noch unregelmäßig. Um die Tropfenfolge einzuleiten, muss der Flaschenboden manchmal leicht angetippt werden. Die Tropfengeschwindigkeit kann vom Patienten nicht gesteuert werden. Sie ist eine Funktion der Oberflächenspannung und Viskosität der Arzneimittellösung, der Geometrie des Tropfers sowie des Füllungsgrades der Flasche.

Flaschen mit Randtropfer sind dagegen geneigt zu halten. Eventuell vorhandene Abtropfrillen oder Kerben im Tropferrand müssen dabei nach unten zeigen. Diese Systeme tropfen leicht an, das Klopfen auf die Flasche ist zu unterlassen. Tropfengewicht und Tropfengeschwindigkeit hängen auch hier vom Neigungswinkel ab, die Dosierungsgenauigkeit ist aufgrund der nicht exakt definierten Abtropffläche wesentlich schlechter als bei Zentraltropfermonturen (Tab. 1.8-1).

Tab. 1.8-1: Fertigarzneimittel zur peroralen Anwendung (Auswahl)

Tropfenpräparate
Mit Zentraltropfer: Atosil®, Dolantin®, Hydergin®, Novalgin®
Mit Randtropfer: Hyperforat®, Iberogast®, Lyogen® 30 ml, Solidagoren®, Taxilan®
Retardarzneimittel, bei denen der Tabletten-/Drageekörper formstabil ausgeschieden wird
Cardular® PP 4 mg Tabletten, Chinidin-Duriles® Retardtabletten, Corvaton® retard 8 mg Tabletten, Diblocin® PP 4 mg Tabletten, Kendural®-C Depottabletten, Loftan® 4 mg/8 mg Retardtabletten, Prelis® 200 mg Retardtabletten, Volmac® 4 mg/8 mg Retardtabletten
Teilbare Retardtabletten
Anafranil® 75 retard Retardtabletten, Corvaton® retard 8 mg Tabletten, Ergenyl® Chrono 300/-500 Retardtabletten, Ibuprofen Klinge® 800 Retardtabletten, Mestinon® retard Tabletten, Phyllotemp® retard Retardtabletten, Prelis® 200/-comp Retardtabletten, Uniphyllin® minor/-400/-600 Retardtabletten
In Wasser dispergierbare Retardtabletten
Beloc®-Zok Herz Retardtabletten, Pentasa® 500 Retardtabletten, Tegretal® 400 retard Retardtabletten. Timonil® 150/300/600 retard Retardtabletten
Hartgelatinekapseln mit magensaftresistentem Überzug
Fermento duodenal, Kreon® 10 000 Kapseln, Mutaflor 20 mg/100 mg Kapseln, Typhoral® L

Trinkampullen

Bei der Aushändigung von Trinkampullen sollte der Kunde auf die perorale Verabreichung hingewiesen werden. Vor allem bei Einspießampullen assoziiert der Patient leicht die parenterale Anwendung und bringt die Packung unter Umständen zum verordnenden Arzt. Zur Verunsicherung trägt auch der Aufdruck mancher Ampullenpackungen bei, der alternativ die parenterale oder perorale Applikation des Inhalts zulässt.

Beim Aufbrechen sämtlicher Trinkampullentypen (mit Brechring, mit Ampullensäge, mit „Öffner“) können Glassplitterchen entstehen. Am besten lassen sich die Ampullen durch gleichzeitiges Biegen und Ziehen der Ampullenspitze öffnen. Man kann zusätzlich ein Papiertaschentuch oder Ähnliches um den Ampullenspieß legen; dadurch werden die Finger geschützt und Glassplitter bleiben meist am Tuch hängen. Hält man die Ampullenspitze außerhalb des Einnahmeglases, wird vermieden, dass eventuell doch herunterfallende Glassplitter in das Arzneimittel gelangen. Mit Ausnahme der manchen Packungen beigefügten Ampullensägen oder „Ampullenöffner“ ist dem Kunden abzuraten, irgendwelche Instrumente zu Hilfe zu nehmen, da sich mit ihnen das Risiko der Splitterbildung nicht vermindern lässt.

Bei Einspießampullen lässt man vor dem Öffnen evtl. im Spieß befindliche Lösung durch Schütteln der Ampulle oder Klopfen gegen den Spieß in die

Ampulle zurückfließen. Probleme kann die vollständige Entleerung kleinvolumiger Einspießtrinkampullen, z. B. homöopathischer Ampullen, bereiten, wenn diesen keine Trinkröhrchen beigepackt sind. Als Ersatz können dicke Einmalkanülen oder kurze, dünne Trinkhalmstücke verwendet werden.

Trockenpräparate

Bei der Abgabe der Trockenpräparate, die der Kunde durch Zugabe eines Lösungsmittels in gebrauchsfertige Lösungen oder Suspensionen überführen muss, sind ihm die korrekte Zubereitungs- und Aufbewahrungsweise zu erläutern.

So ist bei Trockensäften, deren Flaschen bis zur Volumenmarkierung mit Trinkwasser aufzufüllen sind, das Wasser sukzessive in zwei bis drei Portionen zum Pulver zu geben und jeweils umzuschütteln. Bei Zugabe des Wassers in nur einer Portion besteht die Gefahr, dass infolge Lufteinschlüssen in der Trockensubstanz oder langsamer Auflösung der Pulverbestandteile zu wenig Flüssigkeit zugegeben wird. Ein anderer Grund für eine Fehldosierung kann sein, dass der Patient den meist auftretenden Schaum in das Flüssigkeitsvolumen mit einbezieht; jedoch erst wenn dieser vollständig gebrochen ist, darf endgültig bis zur Markierung aufgefüllt werden.

Die Zubereitung der Präparate, bei denen der Arzneistoff als Trockensubstanz in speziell gestalteten Flaschenstopfen eingesiegelt ist, erfordert meist eine Reihe exakt auszuführender Manipulationen. Diese müssen insbesondere fremdsprachigen oder behinderten Kunden (vermindertes Sehvermögen, gestörte Motorik) demonstriert werden. Die Herstellung durch den Apotheker als Serviceleistung ist bei Mehrdosenbehältern ggf. angebracht, bei separat gepackten Einzeldosen ist dies infolge kurzzeitiger Haltbarkeit der entstehenden Lösungen meist nicht möglich.

In den Fällen, in denen aus der Trockensubstanz keine Lösung, sondern eine Suspension entsteht, sollte man den Kunden daran erinnern, dass vor jedem Gebrauch erneut geschüttelt werden muss und erst nach dem Absetzen des Schaumes abgemessen werden darf.

Nach der Zubereitung sind die Angaben der Packungsbeilage zu den Lagerbedingungen und der Aufbrauchfrist streng zu beachten. Beispielsweise bleiben trinkfertige Säfte mit Arzneistoffen aus der Cephalosporingruppe bei der Aufbewahrung im Kühlschrank (2 bis 8 °C) 14 Tage, Erythromycinsäfte je nach Präparat zwischen 10 und 14 Tagen voll wirksam. Ältere Reste sind zu verwerfen.

Feste Arzneimittel

Feste, perorale Arzneimittel sollten immer aufrecht sitzend oder stehend mit reichlich Flüssigkeit, d. h. mindestens 125 ml, in den Magen gespült werden. Hierdurch vermeidet man, dass sie an einer Verengung der Speiseröhre, etwa der physiologisch bedingten Engstelle in Höhe des Aortenbogens, haften bleiben. Da in solchen Fällen ein warnendes Fremdkörpergefühl häufig nicht sofort auftritt, kann es durch Freigabe von schleimhautaggressiven Arzneistoffen zu Schädigungen der Speiseröhrenmukosa kommen. So sind nach der Einnahme von Kapseln oder Tabletten ohne reichliches Nachtrinken und/oder in liegender Stellung (bettlägerige Patienten, Einnahme vor dem Einschlafen) Erosionen und Ulcera der Speiseröhre beschrieben worden. Häufig beteiligt waren u. a. nichtsteroidale Antiphlogistika, Eisen- und Kaliumsalze, Tetracycline und Zytostatika.

Zum Hinunterspülen fester Peroralia eignet sich am besten reines Leitungs- oder Mineralwasser. Kaffee, Tee, Milch, Fruchtsäfte oder Fertigsuppen können mit verschiedenen Arzneistoffen Interaktionen eingehen.

Die Einnahme größerer **Hartgelatinekapseln** kann Schwierigkeiten bereiten, wenn man sie bei zurückgeneigtem Kopf mit einem Getränk zu schlukken versucht. Aufgrund ihrer meist geringen Dichte schwimmen sie auf der Flüssigkeit und kommen erst nach dem Abfließen des Getränks mit den Schleimhäuten des sich beim Schluckakt verengenden Schlundes in Berührung; dadurch kann ein Würgereiz ausgelöst werden. Beugt man dagegen Kopf und Oberkörper nach vorne, schwimmt die Kapsel in den hinteren Rachenraum und lässt sich mit der ersten Portion Flüssigkeit problemlos mitschlucken.

Wenn Kindern die Einnahme von Tabletten Schwierigkeiten macht, können die Tabletten zerkleinert in Bananenscheiben gedrückt werden; dadurch gelingt die Verabreichung meist unbemerkt.

Feste, perorale Retardarzneimittel und **magensaftresistente Arzneiformen** müssen unversehrt geschluckt werden. Teilen, Zerbeißen oder Lutschen würden galenische Lösungs- oder Diffusionsbarrieren zerstören und damit die gewünschte Freigabecharakteristik der Wirkstoffe verändern. Ausnahmen von dieser Regel sind Retardzubereitungen, die im Interesse der Dosisanpassung oder leichteren Schluckbarkeit geteilt, in wenigen Fällen sogar in Wasser dispergiert werden können, ohne ihre Retardfunktion zu verlieren, z. B. multipartikuläre Systeme (Tab. 1.8-1).

Besteht die Matrix einer Depottablette oder eines Depotdragees aus einem nicht quellfähigen, unverdaulichen Gerüstbildner, so kann der Tabletten- oder Drageekörper nach der Passage des Verdauungstraktes zwar ausgelaugt, aber äußerlich kaum verändert, mit dem Stuhl wieder ausgeschieden werden. Auch osmotische Systeme verlassen den Magen-Darm-Trakt in äußerlich unveränderter Form. Dies kann zu Fehlinterpretationen durch den Patienten („Dragee hat nicht gewirkt") und damit zur Störung seiner Einnahmedisziplin führen, weshalb man ihn vorher aufklären sollte. Eine Liste des Zentrallaboratoriums Deutscher Apotheker nennt etwa 30 Retardarzneimittel, bei denen der Arzneikörper generell formstabil ausgeschieden wird und weitere 50 Präparate, bei denen dies möglich ist. Eine Auswahl der generell formstabil ausgeschiedenen Präparate enthält Tabelle 1.8-1.

Hartgelatinekapseln mit magensaftresistentem Überzug (Tab. 1.8-1) dürfen nicht in der sonst üblichen Weise aus der Blisterpackung gedrückt werden, sondern sind erst nach Aufreißen bzw. Abziehen der Aluminiumfolie ohne stärkeren Druck zu entnehmen. Dadurch wird vermieden, dass die relativ unelastische Lackschicht rissig wird und somit die Magensaftresistenz verloren geht. Natürlich gilt dieser Hinweis nicht für Hartgelatinekapseln, deren Inhalt dünndarmlöslich formuliert wurde.

Teedrogen

Die richtige Zubereitung des arzneilichen Teegetränks sollte dem Kunden bei der Aushändigung der Teedrogen erläutert werden, also bei Blatt-, Blüten- und Krautdrogen der Heißwasseraufguss (kochendes Wasser auf Droge, 5 bis 10 Minuten in einem bedeckten Gefäß stehen lassen) und bei Drogen mit harter Konsistenz die Abkochung (Droge in kaltes Wasser, 5 bis 10 Minuten kochen). Pflanzenteile, bei denen durch Heißauszug unerwünschte Inhaltsstoffe mit extrahiert würden, z.B. Gerbstoffe aus Bärentraubenblättern, Viskotoxine aus Mistelkraut, und stärkehaltige Schleimdrogen werden durch mehrstündigen Kaltauszug behandelt.

Ein solches Kaltmazerat ist jedoch wegen seines möglicherweise hohen Gehalts an pathogenen Keimen (Wachstum eingeschleppter Keime während der Extraktion, keine Reduzierung durch siedendes Wasser) nicht ganz unproblematisch. Es ist daher zu empfehlen, Kaltauszüge für jede Verabreichung frisch zu bereiten, und nicht, wie beim Verbraucher oft aus Bequemlichkeit üblich, für einen ganzen Tag auf Vorrat herzustellen. Kaltauszüge mit thermostabilen Extraktstoffen, wie Bärentraubenblätter- oder Mistelkrauttee, sollten nach dem Abseihen kurz aufgekocht werden.

Bei der Zubereitung der Tees aus Mischungen verschieden harter Pflanzenteile ist häufig ein Kompromiss notwendig, nämlich mit heißem Wasser überbrühen und zehn Minuten bedeckt ziehen lassen.

Hinsichtlich des Zerkleinerungsgrades ist zu berücksichtigen, dass Hölzer, Rinden und Wurzeln in fein geschnittener oder grob gepulverter Form gekocht werden sollen. Apiaceenfrüchte, Mariendistelfrüchte und Wacholderbeeren werden, etwa mit einem Löffel, unmittelbar vor dem Heißwasseraufguss gequetscht. Siehe auch Schilcher S. 132 ff.

Sprühgetrocknete **Instanttees** müssen wegen ihrer Hygroskopizität vor Feuchtigkeit geschützt werden. Sie sollten daher nur im sorgfältig verschlossenen Originalgefäß aufbewahrt und mit einem trockenen Löffel entnommen werden. Bei Granulattees ist der Kunde auf den meist hohen, drogenfremden Kohlenhydratgehalt hinzuweisen.

1.8.4 Arzneimittel zur Anwendung in der Mundhöhle

Flüssigkeiten, Salben, Kapseln

Damit Wirkstoffe aus oralen Arzneiformen (Tab. 1.8-2) zu einem gewissen Teil tatsächlich über die Mundschleimhaut resorbiert werden oder im Mund-Rachenraum lokal wirken können, ist auf ihre ausreichend lange Verweildauer in der Mundhöhle zu achten.

Tab. 1.8-2: Fertigarzneimittel zur Anwendung in der Mundhöhle (Auswahl)

Orale Flüssigkeiten zur systemischen Wirkstoffzufuhr
B.U. Pangramin-SLIT® Tropfen, Corangin® Nitrospray, Gepan® Nitroglycerin, isoket® Spray, Iso Mack® Spray, Nitrangin® liquidum Lösung/-Pumpspray, Nitrolingual® Pumpspray, -N Spray
Zerbeißkapseln
Corangin® Nitrokapseln, Gepan® Nitroglycerin, Nitrangin ISIS® 0,2 mg/0,8 mg, Nitrokor® 0,8 mg, Nitrolingual®-forte/-mite
Mundsalben
Ad-Muc® Salbe, Candio-Hermal® Mundgel, Chlorhexamed® Gel 1%, Dontisolon® D Mundheilpaste, Dynexan® Mundgel, Infectosoor® Mundgel, Kamistad®-Gel N, Lederlind® Mundgel, Mundisal® Gel, Nystaderm® Mundgel, Solcoseryl® Dental Adhäsivpaste, Volon® A Haftsalbe
Bukkal-, Sublingualtabletten
Hewethyreon® N Tabletten, Ixense® 2 mg/-3 mg Sublingualtabletten, Nitrosorbon® 5 mg Tabletten, Subutex® 0,4 mg/-2 mg/-8 mg, Temgesic®/-forte sublingual Tabletten, Uprima® 2 mg/-3 mg Sublingualtabletten

Orale Flüssigkeiten, wie etwa **Perlingualtropfen, Mundhöhlensprays** zur systematischen Wirkstoffaufnahme oder Lösungen aus **Zerbeißkapseln** darf der Patient daher nicht sofort schlucken und nicht unmittelbar vor dem Essen oder Trinken zu sich nehmen. Spraylösungen sind bei angehaltenem Atem in die Mundhöhle zu sprühen. Nach der Anwendung von **Gurgel-** und **Spüllösungen** ist die Nachspülung mit Wasser oder Zähneputzen zu unterlassen. Darauf sollte insbesondere bei schlecht schmeckenden Präparaten, wie manchen pflanzlichen Zubereitungen, hingewiesen werden. Das meist unbewusste Wegstreichen von **Mundsalben** mit der Zunge und ihr anschließendes Verschlucken ist möglichst lange zu unterdrücken (Tab. 1.8-2).

Bei Säuglingen und Kleinkindern ist die Verabreichung oraler Arzneimittel naturgemäß problematisch. Lokal wirkende Tropfen und Spüllösungen tupft man am besten mit Hilfe eines Wattebausches oder -stäbchens direkt auf die zu behandelnden Schleimhautstellen. Notfalls kann man auch den Beruhigungssauger oder Ähnliches wiederholt damit befeuchten.

Sublingual- und Lutschtabletten

Sublingual- oder Bukkaltabletten sollte der Patient nicht lutschen, sondern unter der Zunge oder zwischen Zahnfleisch und Backe (obere oder untere Wangentasche) langsam zergehen lassen. Nach dem Einlegen einer Bukkaltablette in die obere Wangentasche ist ungehindertes Sprechen, meist sogar vorsichtiges Essen oder Trinken in kleinen Portionen möglich. Auch Prothesenträger werden durch die Platzierung der Tablette oberhalb ihres Gebisses kaum behindert (Tab. 1.8-2).

Auch homöopathische Tabletten und Globuli lässt man, sofern keine anderen Angaben gemacht werden, langsam im Mund zergehen.

1.8.5 Arzneimittel zur pulmonalen Anwendung

Inhalationslösungen

Der Therapieerfolg bei der Inhalation von Arzneistoffen hängt ganz maßgeblich von der korrekten Handhabung der pulmonalen Arzneiformen (Tab. 1.8-3) ab, da nur so die Wirkstoffe im erforderlichen Umfang tiefere Atemwege erreichen und Reinfektionen vermieden werden.

Inhalationslösungen und ggf. zugehörige Verdünnungslösungen, wie isotonische Kochsalz- oder Ringerlösung, die durch elektrische Zerstäuberapparate in feindisperse Aerosole überführt werden, sind vom Patienten äußerst hygienisch zu handhaben. Nur so wird die Entstehung mikrobiell kontaminierter Aerosole und evtl. daraus resultierender Bronchialinfektionen vermieden. Mehrdosenbehältnisse von Arznei- und Verdünnungslösungen sollten im Kühlschrank aufbewahrt werden. Zur Entleerung der Flaschen ohne Dosiervorrichtung sind sterile oder zumindest keimarme Einmalspritzen mit Kanülen vorteilhaft. Überschüssig entnommene Lösungen dürfen nicht in das Vorratsgefäß zurückgegossen werden. Aus Gründen der mikrobiologischen und/oder chemischen Stabilität muss bei manchen Lösungen in Mehrdosenbehältern eine relativ kurze Aufbruchfrist, beispielsweise 4 oder 6 Wochen, eingehalten werden.

Bei ärztlich verordneten Arzneistofflösungen ist der Inhalationsmodus krankheits- und präparatespezifisch mit dem Arzt abzusprechen. In der Regel werden 1 bis 5 ml Lösung während maximal 15 Minuten inhaliert. Dabei sollte der Patient folgende grundsätzliche Richtlinien beachten.

- ☐ Unmittelbar vor dem Umgang mit dem Inhalator und der Inhalationslösung sind die Hände zu waschen.
- ☐ Es sollte eine aufrechte und entspannte Sitzposition eingenommen werden; eine leicht gebückte Körperhaltung, etwa bedingt durch Sitzen in einem weichen Sessel, ist wegen der damit verbundenen Einengung der Atemwege ungünstig.
- ☐ Ein Mundstück ist einer Gesichtsmaske vorzuziehen, da der Patient mit einer Inhalationsmaske auch durch die Nase atmet und die Nasenwege ja als sehr wirksame Aerosolabscheider wirken. Wird bei Kindern auf eine Maske ausgewichen, muss mit einer Nasenklemme die Nasenatmung ausgeschlossen werden.
- ☐ Langsam und tief einatmen, die Luft einige Sekunden anhalten und wieder langsam ausatmen. Durch zu schnelles Einatmen entstehen im Bereich der Luftröhre turbulente Strömungen mit der Folge, dass es schon in diesem Gebiet zur Ablagerung von Aerosolpartikeln kommt. Eine flache Atmung verschlechtert die alveoläre Belüftung und bei zu kurzem Anhalten des Atems schlagen sich die kleinen Partikel auf dem Bronchialepithel nicht ausreichend nieder.
- ☐ Hochgehustetes Sputum sollte nicht verschluckt werden, weshalb ein Sputumbecher oder Papiertaschentücher bereitzustellen sind.
- ☐ Nach der Inhalation im Gerät verbleibende Arzneimittelreste, beispielsweise aus dem Totraum, müssen aus hygienischen Gründen verworfen werden.
- ☐ Nach der Inhalation der Broncholytika und Antiasthmatika sollte das Zimmer gelüftet werden, da ein wesentlicher Anteil der zerstäubten Arzneimittellösung in die Raumluft gelangt.

☐ Unmittelbar nach beendeter Inhalation sollte sich der Patient nicht extremem Temperaturwechsel aussetzen, also etwa bei kalter Witterung nicht sofort ins Freie oder ein unbeheiztes Zimmer gehen. Dies kann weitere Bronchialinfekte begünstigen.

Die geschilderte Atemtechnik, also insbesondere langsames Einatmen mit Atemanhalten in maximaler Inspirationsstellung, ist prinzipiell auch bei allen anderen, noch zu besprechenden inhalativen Anwendungsformen einzuhalten.

Hinsichtlich Umfang und Frequenz der erforderlichen Reinigungs- und Desinfektionsmaßnahmen bei Heiminhalatoren werden kontroverse Auffassungen vertreten. Außerhalb der Diskussion steht, dass das Gerät sofort nach Gebrauch mit Wasser gründlich gespült und sehr sorgfältig getrocknet sowie in gewissen Zeitabständen desinfiziert werden muss. Hierzu geeignete Lösungen geben die jeweiligen Betriebsanleitungen an. Nach der Einwirkungszeit des Desinfektionsmittels darf nicht vergessen werden, das Gerät mit Wasser wieder gründlich auszuspülen.

Dosieraerosole

Bei **Inhalationsdosieraerosolen** sind die Aufbewahrungsbedingungen der Treibgasdosen zu beachten. Vgl. Treibgasdosen zur kutanen Anwendung, S. 128. Ihre Anwendung läuft nach folgendem Schema ab:

☐ Schutzkappe vom Mundstück abziehen

☐ Dose zwischen Daumen und Zeigefinger halten (Daumen und Mundstück unten) und kräftig schütteln, damit die Wirkstoffe im Treibmittel suspendiert werden

☐ Kopf leicht in den Nacken beugen; der nahezu rechte Winkel zwischen Mund-Rachenraum und Luftröhre wird so zu einem stumpfen Winkel hin verändert mit dem Ziel, ein weitgehend laminares Einfließen des Aerosols zu ermöglichen

☐ Mundstück mit den Lippen umschließen, tief ausatmen, durch das Mundrohr langsam einatmen und gleichzeitig durch Drücken auf den Dosenboden das Ventil betätigen, weiter langsam und tief einatmen

☐ Atem für fünf bis zehn Sekunden anhalten

☐ Mundstück aus dem Mund nehmen und langsam ausatmen

☐ Falls ärztlich verordnet, eine weitere Inhalation nach der angegebenen Zeit, frühestens jedoch nach 30 Sekunden, in gleicher Weise durchführen

☐ Staubschutzkappe wieder aufsetzen, da in das Mundstück gelangte Fremdpartikel etwa aus der Hosen- oder Jackentasche bei der folgenden Inhalation mitinhaliert würden

☐ Nach mehrmaliger Anwendung Mundstück ohne Dose mit warmem Wasser reinigen und sorgfältig trocknen.

Bei neuen, noch nicht gebrauchten Dosen ist es wichtig, das Dosierventil ein- bis zweimal ohne Inhalation zu betätigen, um es mit Arzneistoffsuspension zu füllen.

Die unterschiedlichen Inhalierhilfen für Dosieraerosole (Abb. 1.8-2, Tab. 1.8-3) lassen sich unter anwendungstechnischen Aspekten in **offene Mundstückverlängerungen** und **geschlossene Kammern** unterteilen. Erstere dienen primär als Abstandhalter zwischen Dosierventil und Mundöffnung bzw. Rachen. Infolge des dadurch verlängerten Weges der Aerosolpartikel verringert sich ihre Geschwindigkeit und damit ihr an der Rachenhinterwand sich niederschlagender Anteil. Diese Inhalierhilfen erfordern nach Aufstecken auf das Dosierventil keine weiteren Änderungen des dargelegten Anwendungsablaufs.

Tab. 1.8-3: Fertigarzneimittel zur Inhalation und Inhalierhilfen (Auswahl)

Inhalationshilfen für Dosieraerosole
Offene Mundstückverlängerungen: Halamid®-, Tilade® Mundstückverlängerung, Mundipharma® Inhalationsrohr
Geschlossene Kammern: AeroChamber® (verschiedene Typen), Babyhaler® Inhalationshilfe, Fisonair® Inhaliergerät, Inhalationshilfe Boehringer Ingelheim, Inhalierhilfe Hexal®, Inhalierhilfe ratiopharm®, Rondo® Inhalationsgerät, Volumatic® Inhalationsgerät
Inhalationspulver
aeromax® Diskus®, Atemur® junior 50 Rotadisk®, Atrovent® Inhaletten® Kapseln, Beclohexal Easyhaler®, Berodual® Inhaletten® Kapseln, Berotec® Inhaletten® Kapseln, Cromolind® Inhalationskapseln, Cyclocaps® Beclometason/Salbutamol Inhalationskapseln, Flutide® junior 50 Rotadisk, Flutide® junior 50 Diskus®, Foradil® P Inhalationskapseln, Intal® Pulver in Kapseln, Oxis® Turbohaler 6 Mikrogramm Pulver zur Inhalation, SalbuHexal® Easyhaler, Sanasthmyl® Rotadisk® 200 µg, Serevent® Diskus®, Sultanol® Rotadisk® 200 µg, Ventilastin® Novolizer®
Pulverinhalatoren
Wieder beladbare Pulverinhalatoren: Aerolizer®, Cromolator®, Inhalator Orion, Cyclohaler®, Diskhaler®, Inhalator Ingelheim M, Novolizer®, Spinhaler®, Ventilastin® Inhalator
Nicht wieder beladbare Pulverinhalatoren: Aktiv-Inhalator, Diskus®, Easyhaler®, Turbohaler®, Twisthaler

Geschlossene Kammern, nicht völlig luftdichte, je nach Typ 50 bis 750 cm^3 große Systeme dagegen werden in der Weise angewandt, dass zunächst das Aerosol vom Patienten oder einem Helfer in den Behälter gesprüht wird; durch ein Mundstück mit Ven-

1 Information und Beratung

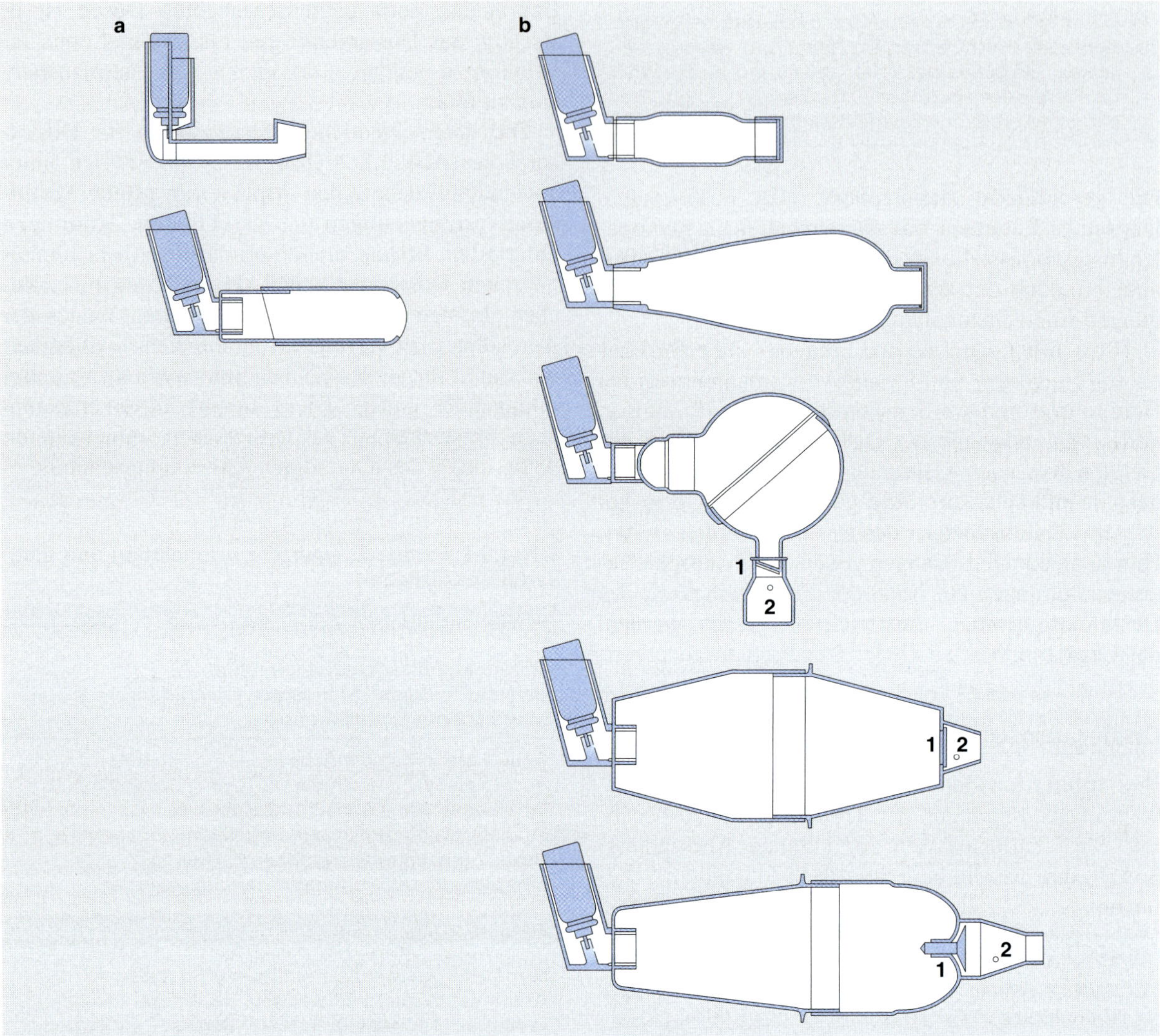

Abb. 1.8-2: Inhalierhilfen für Dosieraerosole. **a** Mundstücksverlängerungen, **b** geschlossene Kammern (teilweise mit Ventil 1 und Öffnung für Ausatmungsluft 2)

til bzw. nach Entfernung einer Verschlusskappe vom Mundstück inhaliert der Patient dann mit mehreren Atemzügen aus dieser Kammer. Diese Anwendungsvariante erfordert also keine Koordination der Ventilbetätigung und Atmung, weshalb weniger Handhabungsfehler als bei Verwendung der konventionellen Dosiertechnik auftreten können.

Ebenso wie die elektrischen Zerstäuberapparate und die Dosieraerosolmundstücke müssen auch die Inhalierhilfen regelmäßig und sorgfältig gereinigt werden (warmes Wasser, evtl. mit Spülmittel, reichlich nachspülen, gründlich trocknen).

Inhalationspulver

Die inhalative Verabreichung der Pulver aus Kapseln, Blisterreservoiren oder Mehrdosenbehältern geschieht mit treibgasfreien Tascheninhalatoren. Die Erzeugung des lungengängigen Pulveraerosols und dessen Transport vom Aerosolgenerator zum Wirkort erfolgen dabei ohne Fremdenergie ausschließlich durch den Einatemstrom des Patienten.

Die bei den Druckgasdosen übungsbedürftige Synchronisation der Arzneimittelfreigabe und Einatmung muss hier nicht beachtet werden. Wegen der vergleichsweise geringeren Beschleunigung der Partikel sind auch keine Maßnahmen zur Verringerung ihrer kinetischen Energie erforderlich.

Bei den verschiedenen Inhalatortypen des Handels lassen sich unter Handhabungsaspekten zwei

Grundvarianten unterscheiden, nämlich die **wieder beladbaren** und die **nicht wieder beladbaren Geräte** (Tab. 1.8-3). Erstere werden mit nachfüllbaren Einzeldosen aus Hartgelatinekapseln (1 oder 6 Stück pro Füllung) oder scheibenförmigen Blisterfolien mit jeweils 4 oder 8 Einzeldosen betrieben. Damit sich die mikronisierten und damit hygroskopischen Pulver aus diesen Pulverbehältern zu einem feindispersen Aerosol verteilen lassen, müssen Behälter und Inhalatoren **völlig trocken** sein. Insbesondere die Gelatinekapseln sind daher, vor adhäsionsfördernder Luftfeuchtigkeit geschützt in der Originalverpackung, kurzzeitig auch im Inhalatormagazin oder -etui, aufzubewahren. Ferner darf niemals durch den Inhalator ausgeatmet werden, damit sich das Kondenswasser aus der Atmung nicht im Innern des Inhalators niederschlägt. Dieser Hinweis ist besonders bei denjenigen Geräten wichtig, die zur Aerosolgenerierung mehr als einen Atemzug erfordern. Nach einer feuchten Reinigung wird das Gerät am besten mit einem Warmluftfön sehr gründlich getrocknet.

Folgender grundsätzlicher Ablauf der Anwendungsschritte ist übereinstimmend bei den verschiedenen Inhalatortypen einzuhalten:

- ☐ Kapsel(n) oder Blisterscheibe mit gewaschenen, aber trockenen Händen in den Inhalator einsetzen, Gerät schließen
- ☐ Kapselhülle oder Blisterfolie perforieren, Durchstechdorn(e) wieder in Ausgangsposition bringen
- ☐ Vollständig ausatmen, Mundstück mit den Lippen dicht umschließen und durch den Inhalator mit normaler bis leicht erhöhter Geschwindigkeit tief einatmen, Atem wenige Sekunden anhalten
- ☐ Korrekte Haltung des Inhalators bei Perforierung der Einzeldosispackung und bei Inhalation beachten
- ☐ Inhalator vom Mund absetzen, erst dann mit normaler oder leicht erhöhter Geschwindigkeit ausatmen
- ☐ Inhalationsvorgang ggf. so oft wiederholen, bis das Pulverreservoir der jeweiligen Dosiskammer leer ist
- ☐ Ggf. leere Kapsel dem Gerät entnehmen oder Magazin mit mehreren Einzeldosen um eine Position weitertransportieren
- ☐ Nach mehrmaliger Anwendung Inhalator von evtl. verbliebenen Pulverresten reinigen
- ☐ Inhalator nie ohne Schutzgehäuse transportieren, da Schmutzpartikel bei der nächsten Anwendung mitinhaliert würden.

Im Gegensatz zur Anwendung der Dosieraerosoldosen ist hier also auf luftdichten Lippenschluss um das Mundstück und auf vergleichsweise schnelleres Einatmen zu achten. Das bei der Inhalation von Flüssigkeitströpfchen und von Corticoidpartikeln aus Druckgasdosen beschriebene Anhalten des Atems für möglichst 10 Sekunden kann hier verkürzt werden. Die trockenen, aber hygroskopischen Pulverpartikel adsorbieren bei der hohen relativen Luftfeuchte im Atemtrakt rasch Wasser und schlagen sich dann nahezu vollständig auf der bronchopulmonalen Schleimhaut nieder. Die in den meisten Präparaten neben den Wirkstoffen enthaltene Trägersubstanz Lactose-Monohydrat (zwischen 5 und 8 mg pro Dosis) nimmt der Patient infolge ihres relativ großen Partikeldurchmessers (ca. 100 µm) beim Einatmen sensorisch wahr. Dies ermöglicht somit die Kontrolle des Inhalationsvorganges. Reine Wirkstoffe ohne Hilfsstoffzusatz werden dagegen mit dem Spinhaler® und dem Turbohaler®, jedoch nicht im Falle aller Turbohaler®-Präparate, verabreicht. Bei Glukocorticoiden ist mitunter, bedingt durch größere oral deponierte Partikel, ein bitterer Geschmack einige Sekunden nach der Inhalation feststellbar.

Nicht wieder beladbare Inhalatoren weichen von den bisher beschriebenen Inhalatortypen insofern ab, als sie eine relativ große Anzahl Einzeldosen enthalten, die jedoch nach Verbrauch nicht nachgefüllt werden können. Beim Diskus® sind 60 Dosen hintereinander in einem bandförmigen Blisterstreifen einzeln versiegelt, der Easyhaler® und Turbohaler® enthalten jeweils einen Mehrdosenbehälter. Sein Inhalt reicht beim Easyhaler® für 200, beim Turbohaler® präparateabhängig für 60 oder 200 Anwendungen. Die Einzeldosen aus diesem Behälter werden unmittelbar vor der Verabreichung mit eingebauten volumetrischen Dosiervorrichtungen abgeteilt. Das jeweils durchzuführende Atemmanöver entspricht dem bei den wiederbeladbaren Pulverinhalatoren beschriebenen Verfahren; hier ist jedoch generell pro Dosis nur **ein** gleichmäßiger und tiefer Atemzug erforderlich. Der Feuchteschutz ist hier ebenfalls, insbesondere bei den Geräten mit Mehrdosenbehältern, strikt einzuhalten.

Eine als Zubehör für einen Kapselinhalator lieferbare Pfeife wird auf die Lufteinsaugöffnung aufgesteckt. Damit ist eine akustische Kontrolle der Inhalationstechnik, beispielsweise bei Kindern, möglich.

Damit das Risiko unerwünschter lokaler Corticoidwirkungen, wie Candidamykosen im Mund-Rachenraum oder Heiserkeit vermieden werden, ist es erforderlich, corticoidhaltige Präparate vor dem Essen zu inhalieren oder nach Anwendung den Mund gründlich mit warmem Wasser zu spülen sowie ggf. vorhandenen Schleim aus dem Rachen abzuhusten. Dabei ist jedoch zu bedenken, dass durch Spülen oder Gurgeln nur im Bereich der Mundhöhle deponierte Corticoidpartikel entfernt werden können, während der Rachen oder gar der Schlund auf diese Weise nicht erreicht werden.

1.8.6 Arzneimittel zur rektalen Anwendung

Mikroklysmen, Makroklysmen

Mikroklysmen (Miniklistiere, Rektiolen, 2–10 ml Inhalt; Tab. 1.8-4) sind nicht mit einem Rückschlagventil versehen. Sie müssen daher nach dem Entleeren mit **zusammengedrücktem** Füllkörper aus dem Analkanal gezogen werden, damit das Arzneimittel nicht in das Klysma zurückgezogen wird. **Makroklysmen** (Klysmen mit 50–200 ml Inhalt; Tab. 1.8-4) sollten vor Verabreichung etwa auf Körpertemperatur erwärmt werden. Liegt eine Suspension vor, ist anschließend die Quetschflasche kräftig zu schütteln oder ggf. der Klysmabeutel gründlich durchzukneten. Die Einführung der Klysmakanüle oder des Applikationsschlauches wird erleichtert, indem man sie befeuchtet oder mit einer neutralen Creme einfettet. Damit der Klysmabeutel vollständig entleert wird, rollt man ihn langsam wie eine Tube vom freien Ende her ein.

Tab. 1.8-4: Fertigarzneimittel zur rektalen Anwendung (Auswahl)

Mikroklysmen
Diazepam Desitin® rectal tube 5 mg/10 mg Lösung, Microklist® Lösung, Stesolid® Rectal Tube 5 mg/10 mg
Makroklysmen
Betnesol® Rektal-Installation, Claversal® 4 g/60 g Klysma, Entocort® rektal Tabletten und Lösungsmittel, 1× Klysma, Sorbit Klistier, Pentasa® Klysma, Practo-Clyss® Klistier, Salofalk® Klysmen
Rektalkapseln
Emasex® N, Emesan® K-Kinder, E-Erwachsenenzäpfchen, Klismacort®
Rektalsalben
Beigepackter Applikator mit einer Öffnung: Alferm® Salbe, Mastu® S Salbe
Beigepackter Applikator mit mehreren seitlichen Öffnungen: DoloPosterine® N Salbe, Eulatin® NN Hämorrhoidal-Salbe, HAEMO-Exhirud® Salbe, Hexamon® Salbe
In Rektaleinmaltube: DoloPosterine® N Salbe in Einmaltuben, LidoPosterine® in Einmaltuben, Posterisan® Salbe in Einmaltuben
Analtampons
DoloPosterine® N Zäpfchen mit Haemotamp, Eulatin® Zäpfchen, LidoPosterine® Haemotamp®, Posterisan® Haemotamp®

Klistiere mit **lokaler Wirkung im Dickdarm** sind nur nach einer Darmentleerung anzuwenden. Dieser Hinweis gilt besonders für Klysmen mit Füllvolumina deutlich unter 100 ml. Der Patient sollte während und einige Zeit nach der Instillation auf der linken Seite liegen. Dadurch kann das Präparat besser in den linksseitig lokalisierten, absteigenden Dickdarmabschnitt einfließen. Neuere Untersuchungen deuten eine von der Position des Patienten unabhängige Verteilung des Wirkstoffs im Dickdarm an. Offensichtlich verbreitet er sich nicht nur durch passives Fließen, sondern ist im Wesentlichen Folgewirkung der Darmmotilität.

Suppositorien

Suppositorien auf der Basis von Hartfetten sollten nicht nur wegen einer möglichen Formveränderung und Verklebung mit der Verpackung vor Temperaturen über 25 °C geschützt werden, sondern auch, weil mehrtägige Temperaturbelastungen auf beispielsweise 30 °C in bestimmten Fällen die verzögerte Wirkstofffreigabe zur Folge haben können.

Suppositorien mit lokaler Wirkung im Analkanal, beispielsweise bei Analekzem oder Hämorrhoiden, werden nicht so hoch in das Rektum eingeführt wie systemisch wirkende Zäpfchen, sondern nur so weit in den Analkanal, dass man sie mit der Fingerkuppe noch tasten kann. Man sollte versuchen, das Zäpfchen möglichst einige Minuten in dieser Lage zu halten, damit die Inhaltsstoffe im Bereich der krankhaften Veränderungen freigesetzt werden und dort wirken können.

Rektalkapseln

Rektalkapseln (Tab. 1.8-4) müssen im Gegensatz zu Zäpfchen auf Fettbasis während der Lagerung nur vor stärkeren Temperaturbelastungen geschützt werden, da sie bis etwa 45 °C ihre Konsistenz behalten. Dies gilt jedoch nur bei Ausschluss erhöhter Luftfeuchte, also bei Aufbewahrung in der wasserdampfundurchlässigen Originalverpackung. Torpedo- oder tropfenförmige Rektalkapseln werden zweckmäßigerweise mit dem dicken Ende voraus eingeführt. Rektalkapseln sind zwar in der Regel mit einem hydrophilen Gleitfilm aus Polyethylenglykol, Glycerolmono/dioleat und Polyvinylacetat überzogen, sie können jedoch vor dem Einführen zur Verbesserung der Gleitfähigkeit noch zusätzlich mit kaltem Wasser befeuchtet werden.

Rektalsalben

Zur Verabreichung der Salben in den Analkanal (beispielsweise bei Analekzem oder Hämorrhoiden) benötigt der Patient eine Tube mit Applikator. Bei diesem auf die Tubenöffnung zu schraubenden Kunststoffrohr kann zwischen Modellen mit einer einzigen Öffnung am Ende und solchen mit mehreren seitlichen Austrittsöffnungen für das Arzneimittel unterschieden werden (Tab. 1.8-4). Einmaltuben entsprechen den Polyethylentuben für Mikroklysmen, ihre Applikatorrohre haben also auch nur eine terminale Öffnung und gehören somit zur erstgenannten Variante.

Der Patient presst zunächst soviel Salbe aus der Tube, bis sie gerade aus der (den) Applikatoröffnung(en) austritt und verstreicht wenig davon außen auf dem Applikationsrohr. Der dadurch gleitfähige Applikator wird nun ohne Druck auf die Tube vorsichtig eingeführt. Im Falle eines Applikators mit mehreren seitlichen Öffnungen drückt dann der Patient kurz auf die Tube und verteilt die ausgetretene Salbe durch vorsichtiges Drehen der Tube flächig im Analkanal. Bei dem Applikatorrohr mit nur einer terminalen Austrittsöffnung wird dagegen erst bei dessen langsamen Herausziehen durch gleichmäßiges Zusammendrücken der Tube ein kontinuierlicher Salbenstrang in der gesamten Länge des Analkanals platziert. In beiden Fällen ist die Tube nur durch Drücken auf ihre Breitseiten und vom hinteren Ende her zu entleeren; somit wird ein Zurücksaugen von verunreinigter Salbe in das Applikatorrohr vermieden. Nach jeder Anwendung ist das Rohr von außen zu reinigen und die Verschlussklappe aufzusetzen. Die Reinigung auch des Rohrinneren hätte zu hohe Arzneimittelverluste zur Folge. Bis zur nächsten Anwendung muss der Applikator aufgeschraubt bleiben.

Bei Salbenpräparaten mit Analdehner (kegelförmiges Applikationsrohr mit seitlichen Austrittsöffnungen zum Aufschrauben auf die Tube) wird dieser zunächst mit wenig Salbe bestrichen und behutsam in den Analkanal eingeführt. Nach Herausdrücken der Salbe und vorsichtigem Vor- und Zurückbewegen sowie leichtem Drehen der Tube verbleibt der Applikator einige Minuten im Analkanal.

Analtampons

Für den Erfolg einer Behandlung mit Analtampons (Zäpfchen mit eingeschmolzenem Mull, Tab. 1.8-4) ist es erforderlich, dass diese ausreichend lange Zeit, etwa 6 Stunden, im Analkanal liegen bleiben, da sie ihre Inhaltsstoffe nur langsam abgeben. Ihre Anwendung empfiehlt sich daher in der Regel morgens nach dem Stuhlgang und abends vor dem Einschlafen.

1.8.7 Arzneimittel zur vaginalen Anwendung

Vaginalzäpfchen, Vaginaltabletten

Vaginalzäpfchen auf der Basis von Hartfetten und auch von Macrogolen (Tab. 1.8-5) müssen analog den Suppositorien vor Temperaturen über 25 °C geschützt werden. Bei Vaginalzäpfchen mit kontrazeptiver Wirkung kann nach versehentlicher Aufbewahrung bei erhöhter Temperatur und anschließender Abkühlung deren Schutzfunktion nicht mehr gewährleistet sein. Die inhomogene Verteilung des Wirkstoffs im wieder erhärteten Ovulum kann zu unterschiedlichen, stellenweise nicht ausreichenden Wirkstoffkonzentrationen im Vaginalrohr führen.

Tab. 1.8-5: Arzneimittel zur vaginalen Anwendung (Auswahl)

Vaginalkugeln auf Hartfettbasis
a-gen 53® Vaginalzäpfchen, Gyno-Pevaryl® 3/6 Ovula, OeKolp® Ovula, Ovestin® 0,5 mg Ovula, Traumasept® Vaginal-Ovula
Vaginalzäpfchen auf Macrogolbasis
Albothyl® Vaginalkugeln, Arilin® Vaginalzäpfchen, OeKolp®/-forte Vaginalzäpfchen, Ortho-Gynest® Vaginalzäpfchen, Patentex® Oval Ovula
Vaginaltabletten
Biofanal® Vaginaltabletten, Canesten® GYN 1/–3/–6 Vaginaltabletten, Eubiolac® Verla Vaginaltabletten, Fluomycin® N Vaginaltabletten, Inimur® Vaginalstäbchen, Mysteclin® Vaginaltabletten, Vagifem® Vaginaltabletten, Vagi-Hex® Vaginaltabletten

Vaginaltabletten (Tab. 1.8-5) sind wegen ihrer ausgeprägt hydrophilen, teilweise hygroskopischen Hilfsstoffe, beispielsweise Lactose, Glukose, Sorbitol, teilweise Brausesysteme, vor Feuchtigkeit geschützt aufzubewahren, also erst unmittelbar vor Gebrauch dem sorgfältig verschlossenen Glas oder der Folienpackung zu entnehmen; dann können sie evtl. kurz in Leitungswasser getaucht werden, um ihre Gleitfähigkeit zu verbessern und ihren Zerfall zu beschleunigen.

Vaginalzäpfchen, -kapseln und -tabletten werden nicht in den vorderen Teil der Scheide eingebracht, sondern möglichst tief vor den Gebärmutterhals geschoben, wo sie schmelzen oder sich im Vaginalsekret lösen sollen. Sofern nicht anders verordnet, ist es daher zweckmäßig, sie abends vor dem Schlafengehen, am besten in Rückenlage, so weit wie möglich in die Scheide einzuführen. Während einer Schwangerschaft dürfen Vaginalia nur mit dem Finger, evtl. mit übergestülptem Einmalfingerling, eingeführt werden. Applikatoren (Einführstäbe), die manchen Präparaten beigepackt sind, sollten in dieser Zeit nicht bzw. nur nach Rücksprache mit dem behandelnden Arzt benützt werden. Da die Hilfsstoffe der Vaginalia nicht resorbiert werden, sondern die Scheide wieder verlassen, ist Wäscheschutz zu empfehlen. Vor und nach der Behandlung sind die Hände gründlich zu waschen.

Konzeptionsverhütende Präparate benötigen zur Freisetzung ihrer Inhaltsstoffe und ggf. zum Aufbau einer mechanischen Spermienbarriere (Schaum, Gel) eine gewisse Zeit. Auf die daraus resultierende Mindestwartezeit zwischen Einführung und Intimverkehr muss hingewiesen werden. Sie beträgt bei den meisten Ovula und Tabletten 10 bis 12 Minuten.

Vaginalgele, Vaginalcremes

Bei Füllung der Applikatoren für Vaginalgele und -cremes ist die jeweilige Dosierungsmarke, das heißt, die Füllmarkierung auf dem Zylinder oder Kolben der Einführhilfe zu beachten. Zur Herausnahme des Applikators aus der Scheide darf nicht an dessen Kolben gezogen werden, da sonst das Gel teilweise in den Zylinder der Einführhilfe zurückgesaugt würde. Applikatoren zur Mehrfachverwendung sind nach dem Gebrauch zu zerlegen und mit lauwarmem Wasser und Seife sorgfältig zu reinigen; Seifenreste müssen unter fließendem Wasser gründlich abgespült werden. Man darf die Einführhilfen jedoch nicht in kochendes Wasser legen, da sie dadurch deformiert werden können.

Werden beim Intimverkehr Kondome benützt, sollten gleichzeitig keine Vaginalia, z. B. kontrazeptiv wirkende Ovula, Gleitgele, auf der Basis von Paraffinkohlenwasserstoffen und Glyceriden verwendet werden. Durch diese lipophilen Gelkomponenten können die Materialeigenschaften des Latex verändert und damit die Schutzwirkung der Kondome beeinträchtigt werden. Macrogolovula oder Gele auf der Basis von Silikonen oder lipidfreien Hydrogelen haben dagegen keine Wechselwirkungen mit dem Gummimaterial.

1.8.8 Arzneimittel zur Anwendung am Auge

Topische Augenarzneimittel werden bei leicht nach hinten geneigtem Kopf vor einem Spiegel, also unter Sicht, appliziert. Die Hände sind vorher zu waschen.

Um die Keimübertragung via Behältnis zu vermeiden, dürfen Mehrdosenpackungen, also die üblichen Augentropfenfläschchen und Augensalbentuben, jeweils nur von ein und demselben Patienten benutzt werden.

Kontaktlinsen dürfen während der Anwendung topischer Augenarzneimittel grundsätzlich nicht getragen werden. Streichfähige Zubereitungen und ölige Tropfen verkleben die Linsen und beeinträchtigen ihre Beweglichkeit auf der Hornhaut, Bestandteile wässriger Tropfen treten mit den Linsenmaterialien in Wechselwirkung.

So können Wirk- und Hilfsstoffe der Augentropfenlösung von den Kontaktlinsen sorbiert und nachfolgend unkontrolliert desorbiert werden. Diese Konzentrierung, vor allem der Arznei- und Konservierungsstoffe, kann zur Schädigung des Hornhautepithels und zur Verminderung der Kontaktlinsentransparenz führen. Vorwiegend kationische Substanzen, wie beispielsweise Salze der Sympathomimetika oder Konservierungsmittel reichern sich im grobporigen Gerüstmaterial der weichen Linsen, vor allem HEMA-Linsen, in größerem Umfang an.

Cyanocobalamin-, Epinephrin- und Rifampicinhaltige Augentropfen können daneben eine leichte Rosafärbung, physostigminhaltige Lösungen eine Gelbfärbung hydrophiler Kontaktlinsen verursachen.

Auch die Ausschwemmung überschüssig ins Auge gebrachter Arzneistofflösungen ist unter einer Kontaktlinse gestört; dadurch kann sich ebenfalls der Arzneistoff in der Tränenflüssigkeit zwischen Hornhaut und Linse konzentrieren.

Es kann nicht allgemeingültig entschieden werden, ob Kontaktlinsen nach vollständigem Abtransport des Arzneimittels vom äußeren Auge, also im Falle wässriger Lösungsaugentropfen nach etwa 15 Minuten, wieder eingesetzt werden dürfen. Da Kontaktlinsen sowohl einen Fremdkörperreiz auslösen als auch die Hornhautsensibilität vermindern können, muss hier krankheitsspezifisch, ggf. durch den behandelnden Arzt, entschieden werden.

Eine Ausnahme hinsichtlich der Kontraindikation topischer Augenarzneimittel sind spezielle, arzneistofffreie Lösungen zur Nachbenetzung der Kontaktlinsen, auch weicher Typen, während des Tragens (Tab. 1.8-6). Die in diesen Präparaten enthaltenen indifferenten Stoffe (filmbildende/viskositätserhöhende Polymere, anionische Stabilisatoren) reichern sich in den Linsenpolymeren praktisch nicht an.

Besonders wichtig ist der Hinweis an den Patienten auf die zeitlich begrenzte Verwendbarkeit angebrochener Augenarzneimittel. Unkonservierte Augentropfen in Eindosisbehältnissen (Tab. 1.8-6) sind sofort nach dem Öffnen anzuwenden. Während das Neue Rezeptur-Formularium (NRF 2003) und das Laboratorium der Niederländischen Apotheker (LNA, Den Haag, 1989) in diesem Fall eine 24-stündige Aufbrauchfrist erlauben, wird in den Packungsbeilagen der meisten entsprechenden Fertigarzneimittel vorgeschrieben, mögliche Tropfenreste umgehend zu verwerfen.

Die Aufbrauchfrist der industriell hergestellten Augentropfen in Mehrdosenbehältnissen wird im Zulassungsverfahren des jeweiligen Präparates geregelt. Sie beträgt normalerweise dem Arzneibuch entsprechend vier Wochen. Vereinzelt werden kürzere Fristen festgelegt, insbesondere bei Zubereitungen mit instabilen Arzneistoffen, wie manche aus Trockensubstanz rekonstruierte Lösungen, z. B. bei einem erythromycinhaltigen Fertigarzneimittel: sieben Tage für Aufbewahrung bei Raumtemperatur, vier Wochen für Aufbewahrung bei 4 °C.

Auch bei rezepturmäßig hergestellten Augentropfen mit instabilen Wirkstoffen kann die Aufbrauchfrist deutlich unter vier Wochen liegen, z. B. Polyvidon-Jod-Augentropfen NRF: zwei Wochen bei Raumtemperatur; Tetracyclin-Augentropfen FNA: zwei Tage bei Raumtemperatur, sieben Tage bei 4 °C.

Für angebrochene Tuben, die Augensalbe enthalten, nennt das Arzneibuch keine Aufbrauchfrist. Der Richtwert des NRF (2004) beträgt für Salben, Cremes und Hydrogele zur Anwendung am Auge in Analogie für wässrigen und öligen Augentropfen 4 Wochen.

Augentropfen

Bei Augentropfen hält man den Tropfer frei über das Auge und zieht mit dem Zeigefinger der anderen Hand das Unterlid leicht nach unten vom Auge ab. Um den Lidschlag während des Eintropfens leichter unterdrücken zu können, richtet man den Blick am besten starr auf ein bestimmtes Ziel. Nachdem ein Tropfen in den Bindehautsack, nicht auf die sehr berührungsempfindliche Hornhaut gefallen ist, wird das Augenlid langsam geschlossen und der Augapfel darunter einige Sekunden lang bewegt. Für ein bis zwei Minuten geschlossene Lider verzögern das Abfließen der Arzneistofflösung über den Tränenkanal. Bei Präparaten mit einem hohen Risiko systemischer Nebenwirkungen, z. B. Tropfen mit Wirkstoffen wie Epinephrin, Clonidin oder Betablockern, wird empfohlen, die Tränenröhrchen durch sanften Druck mit der Fingerspitze auf den Nasenknochen am Augeninnenwinkel zu verschließen; diese „nasolakrimale Okklusion“ bewirkt eine deutlich längere Verweilzeit der Arzneistofflösung an der Horn- und Bindehaut (Tab. 1.8-6).

Das Volumen der sich kontinuierlich erneuernden Tränenflüssigkeit beträgt beim Erwachsenen 7 bis 10 µl pro Auge. Die zusätzliche Flüssigkeitsmenge, die der vordere Augenabschnitt kurzfristig aufnehmen kann, beträgt etwa 25 µl. Die Tropfer der verschiedenen Fertigarzneimittel liefern aber bereits Tropfengrößen zwischen 20 und 50 µl.

Tab. 1.8-6: Fertigarzneimittel zur Anwendung am Auge (Auswahl)

Aus Trockensubstanz und Lösungsmittel zu rekonstituierende Augentropfen
Clarvisor®, Ecolicin®
Lösungen zum Nachbenetzen weicher Kontaktlinsen während des Tragens
Bp-Ada-Pettes, Contafilm®, Lens Fresh®, Liquifilm Plus O.K., Mira Soft, Protagent® SE, Soft Comfort, Vislube®
Unkonservierte Augentropfen in Eindosisbehältnissen
Augentropfen Stulln® Mono, Berberil® N EDO®, CromoHexal® UD, Dispacromil® sine, Euphrasia Wala, Protagent® SE, Timosine®/-mite, Vividrin® iso EDO®

Sollen verschiedene Tropfenpräparate an demselben Auge verabreicht werden, muss zwischen den jeweiligen Anwendungen mindestens zehn Minuten gewartet werden. Kürzere Zeitintervalle verringern deutlich die Verweildauer der einzelnen Arzneistofflösungen am äußeren Auge und bergen die Gefahr chemischer Interaktionen der Komponenten der verschiedenen Präparate.

Man sollte Augenarzneimittel möglichst körperwarm verabreichen, also das Behältnis einige Zeit mit der Hand umschließen oder in die Hosentasche stecken. Kalte Präparate führen zu verstärktem Tränenfluss und vermehrtem Lidschlag und damit zu beschleunigtem Abtransport der Arzneistoffe vom äußeren Auge.

Hinweise zur Lagerung unter Wärmeschutz auf der Verpackung mancher Augentropfen (in der Apotheke nicht über 8 °C/nicht über 20 °C zu lagernde Präparate) richten sich in der Regel an Fachkreise. Der Patient kann derartige Tropfen während des maximal sechswöchigen Verbrauchszeitraums bei Raumtemperatur aufbewahren und anwenden. Eine Sonderregelung gilt nur für wenige Präparate mit instabilen Wirkstoffen, wie manche aus Trockensubstanz rekonstituierte Augentropfen oder einige Rezepturzubereitungen, z. B. Tetracyclin-Augentropfen FNA. Diese sind auch vom Patienten im Kühlschrank aufzubewahren.

Augensalben, Augengele

Zur Applikation der Augensalben und -gele hält man die Tube, wie bei den Tropfflaschen beschrieben, und lässt einen kurzen Salbenstrang in den Lidspalt fallen. Um die Salbe zu verteilen, blickt man danach bei geschlossenem Auge nach links, rechts, oben und unten; zusätzlich kann man die geschlossenen Lider mit einem Wattebausch sehr vorsichtig massieren. Auf das beeinträchtigte Sehvermögen nach der Salbenanwendung ist aufmerksam zu machen.

Wird das Augenarzneimittel nicht vom Patienten selbst, sondern durch einen Helfer verabreicht, sollte dieser die Hand, mit der er die Packung hält, unbedingt an der Patientenstirn abstützen. Dadurch wird verhindert, dass eine unvorsichtige Kopfbewegung des Patienten zu einer Verletzung seines Auges durch den Arzneimittelbehälter führt.

Mit der Tropfer- oder Tubenspitze dürfen weder das Auge noch andere Verunreinigungsquellen, wie Finger oder Tischplatte berührt werden, um die Kontamination des Arzneimittels zu vermeiden.

Es ist ausreichend, wenn **ein** Tropfen bzw. ein 5 bis 10 mm langer, dünner Salbenstrang korrekt eingebracht wird, da der kapillarbreite Bindehautsack größere Volumina nicht aufzunehmen vermag. Überflüssige Mengen fließen rasch ab und werden beim nächsten Lidschlag wieder aus dem Auge gepresst.

Trockenpräparate

Trockenpräparate, also als eine lyophilisierten Substanz mit getrennt gepacktem Lösungsmittel gelieferte Ophthalmika, können grundsätzlich durch den Apotheker oder durch den Patienten in gebrauchsfertige Augentropfen überführt werden. Sie sollten in der Apotheke als Serviceleistung jedoch nicht nur für seh-, feinmotorisch oder sprachlich behinderte Patienten zubereitet werden; dies empfiehlt sich aus mikrobiologischen Erwägungen generell. In Fällen, in denen dies nicht möglich ist, z.B. wenn der Patient längere Zeit verreist, sollte man ihn im aseptischen Umgang mit den Behältnissen und dem Tropfer (korrekte Entnahme aus Schutzhülle, richtiges Aufsetzen) aufklären. Das Datum der Zubereitung ist stets auf dem Flaschenetikett zu vermerken (Tab. 1.8-6).

1.8.9 Arzneimittel zur Anwendung in der Nase

Mehrdosenpackungen nasal anzuwendender Arzneimittel sollten zur Verhinderung von Keimübertragungen nicht von verschiedenen Personen benutzt werden.

Nasentropfen

Damit Arzneistofflösungen auch wirklich in den mittleren Nasengang gelangen und nicht am Nasenboden entlang in den Rachen abfließen, empfiehlt sich bei der Verabreichung der Nasentropfen folgendes: Zunächst ist die Nase durch Schneuzen von Sekret zu reinigen. Während des Einträufelns wird der Kopf nach hinten geneigt und Luft durch die Nase eingesogen. Unmittelbar danach, spätestens wenn der Patient Lösungsanteile an der hinteren Rachenwand wahrnimmt, wird der Kopf für ein bis zwei Minuten stark nach vorne unten gebeugt. Heftiges Schnüffeln oder Drehen des gebeugten Kopfes für jeweils eine halbe Minute nach links und rechts begünstigt die weitere Verteilung der Lösung im Nasenraum.

Nasensprays

Bei der Verabreichung der Nasensprays kann das Beugen und Schwenken des Kopfes entfallen, da sich eingesprühte Flüssigkeiten besser im Nasenraum verteilen als eingetropfte Lösungen und nicht so leicht in den Rachen abfließen. Zu beachten ist, dass die Sprühfläschchen nur funktionstüchtig sind, wenn sie annähernd senkrecht gehalten werden.

Bei schleimhautabschwellenden Rhinologika ist es zweckmäßig, etwa fünf Minuten nach der Anwendung zu schneuzen und dann erneut zu applizieren, um nach dem Abschwellen des vorderen Nasenbereichs auch tiefere Schleimhautpartien erreichen zu können.

Tropfpipetten und knautschbare Sprayfläschchen sind zusammengedrückt aus der Nase zu ziehen, damit keimhaltiges Nasensekret nicht in das Arzneimittel eingesogen wird. Das in den Nasentropfen enthaltene Konservierungsmittel wäre damit unter Umständen überfordert und die Reinfektion der Nasenschleimhaut bei der nächsten Anwendung die Folge. Aus dem gleichen Grund sollten die Pipettenspitze oder der Nasenadapter nach jedem Gebrauch mit einem sauberen Taschentuch abgewischt, besser noch mit heißem Wasser abgewaschen werden. Bei Lösungen in Dosiersprayfläschchen ist das Risiko einer Kontamination mit Nasensekret wesentlich geringer, da der Luftansaugkanal räumlich getrennt von der Düsenöffnung angeordnet ist.

Die entsprechende Arzneibuchmonographie nennt zwar kein Zeitlimit für die Verwendbarkeit angebrochener Behältnisse nasaler Zubereitungen, doch dürfte etwa ein mehrmonatiger Verwendungszeitraum wässriger Rhinologika in Tropf- und knautschbaren Sprühfläschchen wegen der häufigen mikrobiellen Kontamination problematisch sein. So gibt das Neue Rezeptur-Formularium (NRF 2004) für derart verpackte, konservierte Lösungen eine Aufbrauchfrist von 2 Wochen an. Dieser Richtwert aus hygienischer Sicht gilt für chemisch und physikalisch stabile Zubereitungen in einer Abfüllmenge von maximal 10 ml. Bei Konfektionierung in Do-

Tab. 1.8-7: Nasal anzuwendende Fertigarzneimittel zur systemischen Wirkstoffaufnahme (Auswahl)

Antepan® nasal Lösung, Kryptocur® Lösung zum Einsprühen in die Nase, Minirin® Rhinyle® Lösung zur intranasalen Anwendung, Relefact® TRH nasal Lösung zum Einsprühen in die Nase, Suprecur® Lösung zum Einsprühen in die Nase, Synarela® Lösung zum Einsprühen in die Nase, Syntocinon® Spray

siersprühfläschchen gibt das NRF dagegen einen entsprechenden Zeitraum von 6 Monaten an. Diese Richtwerte lassen sich prinzipiell auch auf analoge Industrieprodukte übertragen.

Rezepturmäßig hergestellte, unkonservierte wässrige Rhinologika, etwa isotonische oder höher konzentrierte Kochsalz- oder Glukoselösungen, müssen laut NRF nach Anbruch innerhalb von 24 Stunden aufgebraucht werden. Sie können arzneibuchkonform ja nur in sterilen Einzeldosis-Behältern verpackt werden.

Bei der pernasalen Anwendung systemisch wirkender Peptidhormone (Tab. 1.8-7) ist neben präparatespezifischen Gebrauchshinweisen das „Anpumpen" der Dosiersprüher beim erstmaligen Gebrauch zu beachten (vgl. Dosierpumpen zur kutanen Anwendung, S. 128). Meist sind vier bis fünf Ansaughübe bis zur exakten Dosierung des Sprays erforderlich. Ferner muss hier besonders der Abfluss der dosierten Lösung in den Rachen verhindert werden, da die entsprechenden Wirkstoffanteile infolge Peptidhydrolyse im Magen-Darm-Trakt verlorengehen.

Der Einfluss eines Schnupfens (virale oder allergische Rhinitis) auf die Resorption nasal applizierter Peptidhormone wurde nicht bei allen im Handel befindlichen Präparaten systematisch abgeklärt. Vereinzelt vorliegende Untersuchungsergebnisse und praktische Erfahrungswerte weisen jedoch überraschenderweise auf keine oder auf keine wesentliche Abschwächung der therapeutischen Wirkung hin (gilt nicht für diagnostisch genützte Effekte). Daher sollte der Patient bei interkurrentem Schnupfen unmittelbar vor dem Einsprühen die Nase putzen, im Übrigen aber den verordneten Anwendungs- und Dosierungsmodus beibehalten.

1.8.10 Arzneimittel zur Anwendung im Gehörgang

Ohrentropfen, Ohrenspüllösungen

Ohrentropfen und Ohrenspüllösungen sollten grundsätzlich nur körperwarm angewandt werden: Flasche einige Zeit mit der Hand umschließen oder in die Hosentasche stecken, da kalte in den Gehörgang eindringende Flüssigkeiten Schmerzen oder Schwindel hervorrufen können.

Der äußere Gehörgang verläuft nicht geradlinig, sondern leicht S-förmig gekrümmt. Beim Einträufeln der Ohrentropfen ist es zweckmäßig, diese Krümmungen weitgehend auszugleichen, indem man die Ohrmuschel leicht nach hinten und oben zieht. Bei gleichzeitig seitlich geneigtem Kopf fließen die Tropfen besser bis zum Grund des Gehörgangs. Die Seitenlage sollte nach dem Einträufeln einige Minuten beibehalten werden, damit die viskose Lösung den tieferen Gehörgangsbereich vollständig benetzen kann. Besonders bei Kindern empfiehlt sich daher die Anwendung im Liegen.

Nicht in jedem Fall ist es angebracht, anschließend Watte in den Gehörgangseingang zu stecken, da dies eine feuchte Kammer und damit ideale Bedingungen für die Besiedelung mit gramnegativen Keimen oder Pilzen schaffen würde. Falls ärztlich angeordnet, sollte der Patient ein lockeres Stückchen Watte oder Mull vor die Gehörgangsmündung legen; dieses darf jedoch nicht als kompakter Pfropf den Gehörgang verschließen.

1.8.11 Arzneimittel zur kutanen Anwendung

Umschläge

Kühlende, entzündungswidrige Umschläge mit wässrigen oder wässrig-alkoholischen Lösungen, beispielsweise Ethacridinlactat-, Aluminiumacetattartrat-Lösung oder verdünnter Isopropylalkohol müssen in Form eines „offenen" Verbandes angelegt werden, das heißt, sie dürfen nicht mit wasserdampfundurchlässigem Material, wie Haushaltsfolie, Kunststoffbeutel oder Ähnlichem abgedeckt werden. Durch die sonst entstehende, wärmestauende Dunstkammer käme es anstelle des beabsichtigten Effektes zu einer hyperämisierenden, entzündungsfördernden Wirkung.

Salben, Gele, Puder

Auch mit streu- oder streichfähigen Dermatika behandelte Hautareale dürfen ohne ärztliche Anwendung nicht mit wasserdampfdichten Folien abgedeckt werden, da Okklusivbedingungen Hautirritationen hervorrufen und Arzneistoffwirkungen ungünstig beeinflussen können. Es ist zu beachten, dass auch Gummifingerlinge und -handschuhe, Wickelfolien und zu selten gewechselte Einmalwindeln bei Säuglingen und inkontinenten Personen als Okklusivverbände wirken können.

Flüssige oder streichfähige Fertigarzneimittel, bei denen **zwei getrennt gepackte Komponenten** mit-

Tab. 1.8-8: Präparate zur kutanen Anwendung (Auswahl)

Aus zwei Komponenten zu mischende Präparate
Bivacyn® Trockensubstanz und Lösungsmittel, Nebacetin® Lösung Trockensubstanz und Lösungsmittel, Varidase® N Gel-Set, Volon® A-Schüttelmix Kristallsuspension und Schüttelmixtur, Zineryt® Pulver und Lösungsmittel
Halbfeste Präparate mit Dosierpumpen
isoket® Salbe, Parfenac® Milch mit Dosierpumpe, Zovirax® Cremespender
Mit Überkopfpumpen ausgerüstete Sprühlösungen
Canesten® Pumpspray, Cutasept® F Lösung, cutistad® Spray, Kodan® Tinktur Forte farblos/-gefärbt Flasche mit Pumpe, Lindofluid® N Sprühlösung, Mycospor® Lösung als Pumpspray
Treibgasdosen
Lösungssprays: Ankerplast®-Spray novo, ARU® Spray C, Hansaplast® Sprühpflaster, Jacutin® N Spray, Leukospray® Sprühkleber, Sport Akiline® Kältespray, Spregal® Lösung und Treibmittel, Symadal® M Spray
Schaumsprays: Cellona® Hautschutz Film Intensiv-Schaum, Certinamed® Pflegeschaum, Descomed® Pflegeschaum, Hansaplast® Brand-Wundspray, Panthenol Spray Schaum für Anwendung auf der Haut
Salbensprays: Desitin® Salbenspray, Hautschutzpaste Töpfer®, Mirfulan® Spray N
Pudersprays: Freka®-cid Puderspray, Nebacetin® Puder Spray, Pulvo® Neomycin Puder und Treibmittel
Transdermale therapeutische Systeme
Durogesic® 25/-50/-75/-100 µg/h Membranpflaster, Estracomb® TTS Membranpflaster, Estraderm® TTS 25/-50/-100 Membranpflaster, Estramon® 25/-50/-100 Transdermales Pflaster, Fem7® Combi Matrixpflaster, Nicotinell® TTS 17,5/-35/-52,5 mg 24-Stunden-Pflaster, Nitroderm® TTS 5/10 Membranpflaster, Scopoderm TTS Membranpflaster

einander vermischt werden müssen (Tab. 1.8-8), erfordern analog den peroralen und ophthalmologischen Trockenpräparaten, dass die in der Packungsbeilage vorgegebenen Zubereitungsvorschriften, Aufbewahrungsbedingungen und Haltbarkeitszeiträume genau eingehalten werden. Die Aufbrauchfristen der verschiedenen gebrauchsfertigen Präparate betragen zwischen Stunden und Monaten; der Zubereitungszeitpunkt muss daher auf der Packung unbedingt vermerkt werden.

Zubereitungen mit Dosierpumpen

Bei der Abgabe der Lösungen oder Lotionen, die mit mechanischen **Dosier-** oder **Zerstäubungspumpen** (Tab. 1.8-8) aufgetragen werden, sollte man den Patienten auf das erforderliche „Anpumpen" hinweisen: Bis zur erstmaligen Betätigung der Pumpe befindet sich Luft im Dosiersystem. Um das Arzneimittel in die Pumpe saugen und das System vollständig entlüften zu können, sind mindestens vier Ansaughübe erforderlich. Bei Unkenntnis dieser Tatsache werden insbesondere Pumpspraydosen aus Aluminium vom Verbraucher leicht als vermeintlich defekte Treibgasdosen beanstandet.

Die Mehrheit der im Handel befindlichen Lösungen mit Zerstäuberpumpen muss während des Sprühens aufrecht gehalten werden, damit das Steigrohrende in die Flüssigkeit taucht. Einzelne, mit sog. Überkopfpumpen ausgerüstete Präparate (Tab. 1.8-8), können dagegen in nahezu jeder Position der Flasche angewendet werden. Diese speziellen Sprühsysteme sind an einem zweiten Kugelventil zu erkennen, welches je nach Fabrikat entweder in Höhe des Hauptventils oder am unteren Ende des Steigrohres montiert ist (Abb. 1.8-3).

Zubereitungen in Treibgasdosen

Mit Arzneimitteln gefüllte Treibgasdosen (Tab. 1.8-8) können bei deutlicher Erwärmung über 50 °C, also etwa bei Lagerung in direkter Sonneneinstrahlung oder nahe einer Heizquelle explodieren und mögli-

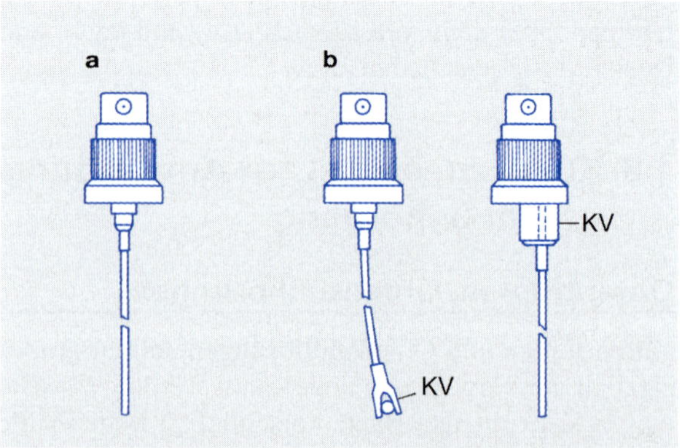

Abb. 1.8-3: Dosier- und Zerstäubungspumpen zur kutanen Anwendung. **a** Normalpumpe, **b** Überkopfpumpen mit zusätzlichem Kugelventil KV

cherweise zu einem Brand führen. Besonders in der warmen Jahreszeit ist dieser Umstand dem Kunden klar zu machen. So wurden etwa bei 30 °C Außentemperatur (im Schatten) im Inneren eines in der Sonne geparkten Personenwagens Temperaturmaxima zwischen 60 und 75 °C gemessen. Die niedrigsten Temperaturen (ca. 30 °C) herrschten dabei am Kofferraumboden und unter den Sitzen.

Auch eine mechanische Beschädigung der Dose, etwa durch Herunterfallen aus größerer Höhe oder spielerisches Durchstechen der Dosenwand, ist zu vermeiden.

Bei der Anwendung der Treibgasdosen ist ausreichender Abstand zwischen Sprühkopf und Haut einzuhalten. Ist die Distanz zu kurz, kann insbesondere geschädigte Haut durch nicht vollständig verdunstete Treibgase oder Lösungsmittel irritiert werden. Der Abstand muss daher 20 bis 30 cm betragen, dies entspricht etwa der doppelten Handbreite. Ferner sollte man den Sprühstrahl niemals lange auf einen Punkt richten, sondern beim Aufsprühen größerer Mengen die Dose mit kreisender oder fächelnder Bewegung führen. Bei der Anwendung am Gesicht oder Hals sind Augen und Nase abzudecken.

Lösungssprays, deren Aerosolstrahl einen hohen Anteil unverdampften Treibgases enthält, z. B. Kühl- oder Kältesprays, dürfen nur auf intakter Haut und höchstens so lange angewandt werden, bis sich an den Haaren des betreffenden Hautareals eine leichte Reifbildung zeigt.

Schaumsprays, Salbensprays und Pudersprays

Sie sind vor der Anwendung kräftig umzuschütteln, damit die Dispersität der in den Dosen vorliegenden Emulsionen oder Suspensionen verbessert wird.

Das Volumen mancher Schäume vergrößert sich noch einige Sekunden nach Verlassen des Sprühkopfes, da verdampfende Treibgasmittelreste es weiter expandieren. Arzneistoffhaltige Schaumpräparate sollten daher von ungeübten Personen zur Vermeidung einer Überdosierung zunächst nur in sehr kleinen Portionen entnommen werden.

Da die Sprühdüsen der Pulver- und filmbildenden Lösungssprays leicht durch Substanzreste verstopft werden können, ist der Sprühkopf unmittelbar nach Gebrauch zu reinigen. Dazu betätigt man kurz das Ventil der auf den Kopf gestellten Dose: Nach ein bis zwei Sekunden tritt nur noch Treibgas aus. Auf diese Weise wird die Düse sauber geblasen.

Nitratsalben

Koronartherapeutische Salben werden aufgrund ihrer systemischen Wirkung nach einem anderen Modus aufgetragen als Zubereitungen mit lokaler Wirkung. Der Patient muss daher entsprechend unterwiesen werden.

Da abgemessene Salbenmengen zu applizieren sind, werden bei den verschiedenen Fertigarzneimitteln diverse Dosierprinzipien eingesetzt: bei einer Isosorbiddinitrat-Salbe eine Dosierpumpe, bei nitroglycerinhaltigen Salben Folien mit aufgedruckter Skala zur Abmessung einer definierten Länge des Salbenstranges oder auch Weichgelatine-Tubenkapseln mit jeweils einer Einzeldosis. Den Salbenstrang verstreicht man auf der Messfolie, den Kapselinhalt auf mitgepackten Folienstücken. Diese so beschichteten Folien werden auf die Haut gedrückt und erforderlichenfalls mit Heftpflaster fixiert.

Dadurch erreicht man die Verteilung der dosierten Salbenmenge auf einer definierten Hautfläche und damit annähernd reproduzierbare Resorptionsverhältnisse, aber auch einen Okklusiveffekt. Die Zubereitung darf nur aufgetragen oder leicht eingerieben, niemals aber vollständig einmassiert werden. So wird ein Depot von Glyceroltrinitrat in den oberen Epidermisschichten aufgebaut. Von dort penetriert der Wirkstoff langsam zu tieferen Hautschichten und Blutgefäßen.

Isosorbiddinitrat-Salbe wird ohne Okklusion, also ohne Verwendung einer Folie, appliziert.

Grundsätzlich können Nitratsalben an jeder ungeschädigten Hautstelle aufgetragen werden. Die Anwendung in der Herzgegend bedingt einen zusätzlichen Suggestiveffekt der Behandlung, ist aber nicht zwingend erforderlich. Geeignet sind auch Hautareale der übrigen Brust, des Bauches, der Arme und der Oberschenkel.

Transdermale therapeutische Systeme

Gegenüber dem Kunden ebenfalls erklärungsbedürftig ist die Anwendung transdermaler therapeutischer Systeme (Tab. 1.8-8). Unabhängig vom jeweiligen Systemtyp (Membran- oder Matrixsystem) oder Wirkstoff gelten für diese Pflaster folgende Hinweise:

Die Aufbewahrung muss auch durch den Patienten bei Temperaturen unter 25 °C gewährleistet sein, da die länger dauernde Lagerung bei höheren Temperaturen Änderungen der Verteilung des Arzneistoffes innerhalb des Systems und damit ein geändertes Abgabeverhalten zur Folge haben kann. Auch Veränderungen der Konzentration leicht flüchtiger Hilfsstoffe (Ethanol) und physikalischer Eigenschaften der Klebemasse können Folgen einer unsachgemäßen Aufbewahrung sein.

Das Transdermalsystem ist an der für das jeweilige Präparat vorgeschriebenen Körperregion aufzukleben. Die betreffende Hautstelle muss intakt, glatt, möglichst unbehaart, sauber und trocken sein. Eingecremte, irritierte, z. B. sonnengeschädigte oder vernarbte Hautareale sowie solche, die sich bei Bewegung falten, können eine geänderte Resorptionsrate bedingen und sind daher zur Applikation ungeeignet.

Um guten Hautkontakt zu gewährleisten und die Kontamination der Finger mit Wirkstoff zu vermeiden, darf die Klebefläche nach dem Abziehen der Schutzfolie nicht verunreinigt oder berührt werden. Das Pflaster bzw. in bestimmten Fällen sein Heftrand, muss einige Sekunden lang fest auf die Haut gedrückt werden.

Bei Fortsetzung der Behandlung ist das Pflaster nach der vorgeschriebenen Zeit abzunehmen und durch ein neues an einer anderen Hautstelle zu ersetzen. Dieselbe Hautstelle soll zur Vermeidung von Hautreaktionen erst nach einigen Tagen wieder benutzt werden. Das therapeutische System muss vorzeitig erneuert werden, wenn Wasser zwischen Haut und Pflaster gelangt ist. Während die Funktion der Systeme beim Baden, Duschen oder Schwimmen erhalten bleibt, kann eine solche Störung beispielsweise infolge starken Schwitzens auftreten.

Nach der Anwendung verbleiben im Pflaster noch beträchtliche Arzneistoffmengen. Die Wirkstoffe müssen in einem deutlichen Überschuss im System enthalten sein, da nur so die deklarierte Abgaberate über den erforderlichen Zeitraum aufrechterhalten werden kann. Der Restgehalt an Arzneistoff variiert bei den verschiedenen Präparaten zwischen 40 und 95 % des ursprünglichen Gehaltes. Dies entspricht beispielsweise Restmengen von etwa 2 mg Fentanyl oder 30 mg Nicotin. Gebrauchte Pflaster sind daher so zu beseitigen, dass Missbrauch, z. B. durch Kinder, ausgeschlossen ist.

Rezepturarzneimittel

Wie generell bei Rezepturarzneimitteln muss auch bei der Abgabe **dermatologischer Rezepturzubereitungen** darauf hingewiesen werden, dass es sich hierbei um begrenzt haltbare Individualarzneimittel handelt. Sie sind daher zum alsbaldigen Verbrauch, ausschließlich durch den betreffenden Patienten bestimmt. Nach Abschluss der Therapie evtl. verbleibende Arzneimittelreste sollen verworfen und nicht für spätere Behandlungen aufbewahrt oder gar an andere Patienten weitergegeben werden.

Wasserhaltige Rezepturarzneimittel, die aus Gründen guter Hautverträglichkeit keine Konservierungsmittel enthalten, behalten nur relativ kurze Zeit ihren mikrobiologisch einwandfreien Zustand. So muss etwa auch bei arzneibuchkonformer Herstellung und Verpackung sowie ordnungsgemäßer Aufbewahrung einer hydrophilen Creme bereits nach 10 Tagen mit Pilzwachstum gerechnet werden. Das Neue Rezeptur-Formularium (NRF 2004) nennt deshalb für die Aufbrauchfrist wasserhaltiger Dermatika ohne antimikrobielle Wirk- oder Hilfsstoffe einen allgemeinen Richtwert von einer Woche. Für hydrophile Cremes und Hydrogele gilt dieser Wert nur bei Konfektionierung in Tuben. Cremes mit Wasser in der Innenphase haben nach mehrheitlicher Autorenmeinung ein vergleichsweise geringeres Verkeimungsrisiko. Für sie beträgt daher der entsprechende Richtwert vier Wochen.

Für konservierte oder wasserfreie Externa gibt das Neue Rezeptur-Formularium folgende Richtwerte für Aufbrauchfristen beim Patienten an:

- ☐ 1 Monat für hydrophile und hydrophobe Cremes sowie Hydrogele, jeweils in Kruken (dieses Packmittel ist jedoch nur in Ausnahmefällen zu benutzen, z. B. bei Unverträglichkeit der Zubereitung mit Tuben)
- ☐ 6 Monate für Lösungen, Suspensionen und Emulsionen sowie wasserfreie Salben in Kruken (Ausnahme: z. B. bei sehr hoher Viskosität)
- ☐ 12 Monate für hydrophile und hydrophobe Cremes sowie Hydrogele, jeweils in Tuben
- ☐ 36 Monate für wasserfreie Salben in Tuben.

Dabei ist zu beachten, dass diese und die oben genannten, unter hygienischer Sicht ermittelten Zeitspannen nur als grobe Orientierungswerte für chemisch-physikalisch stabile Zubereitungen bei Aufbewahrung unter Raumtemperatur zu verstehen sind. Sie können im Einzelfall, etwa bei instabilen oder inkompatiblen Rezepturkomponenten, erheblich unterschritten werden.

Rezepturarzneimittel mit ungesättigten fetten Ölen, die Antioxidantien weder als natürliche Ölbestandteile noch als Rezepturkomponenten enthalten, können innerhalb acht Wochen nach der Herstellung aus frischem Öl einen Gehalt an Peroxiden (Peroxidzahl über 25) erreichen, der ihre weitere Anwendung verbietet.

Für Rezepturzubereitungen, die man durch Einarbeitung stabiler Wirkstoffe in industriell gefertigte Salben- oder Cremegrundlagen, sog. Basissalben, -cremes, erhält, werden Aufbrauchfristen zwischen vier und zwölf Wochen angegeben. Verdünnungen kutan anzuwendender Fertigarzneimittel mit offizinellen Salbengrundlagen und Lösungsmitteln sind meist nur über einen kürzeren Zeitraum, bis zu vier Wochen, haltbar, da hierbei auch die stabilisierenden Komponenten des Fertigarzneimittels verdünnt werden.

Zu beachten ist, dass einzelne wasserhaltige Fertigarzneimittel zur kutanen Anwendung ohne Konservierungsmittel in Sterilproduktion hergestellt werden. Rezepturarzneimittel auf der Basis solcher Cremes oder Gele ohne antimikrobielle Wirkstoffe sind nur etwa acht Tage haltbar.

Dermatologisch häufig angewandte Arzneistoffe, die durch ihre chemische Instabilität die Haltbarkeit rezepturmäßig hergestellter Externa limitieren, sind neben Antibiotika und Lokalanästhetika Verbindungen, wie Benzoylperoxid, Dithranol und Tretinoin. Die physikalische Stabilität der Emulsionen kann durch grenzflächenaktive Wirkstoffe, wie Invertstreifen oder Polidocanol, deutlich verringert werden.

Derzeit liegen nur relativ wenige systematisch ermittelte Stabilitätsdaten für Rezepturarzneimittel vor. Teilweise nennen auch verschiedene Quellen für einfache, standardisierte Zubereitungen, z. B. Wasserstoffperoxidlösung 3 %, Zinköl, divergierende Haltbarkeitsdaten. Der Apotheker wird daher bei der diesbezüglichen Information des Kunden oft vor besondere Probleme gestellt. Falls die Berücksichtigung der bisher genannten Aspekte und weitere Literaturrecherchen, beispielsweise vergleichbarer Rezepturen im NRF zu keiner eindeutigen Aussage führen, sollte aus Gründen der Arzneimittelsicherheit eher eine kurze Zeitspanne genannt werden. Ggf. ist dabei die ärztlich gewünschte Therapiedauer zu berücksichtigen. Siehe auch S. 390.

Eine Reihe Faktoren kann im Anwendungszeitraum die Stabilität der Rezeptur negativ beeinflussen. Als Wichtigste sind zu nennen:

- ☐ Art des verwendeten Verpackungsmittels, z. B. Salbenkruke oder Tube, Flasche mit Pinsel oder Sprühpumpe
- ☐ Entnahmefrequenz
- ☐ Hygienebewusstsein des Patienten, z. B. verschmutzte oder frisch gewaschene Hände beim Umgang mit dem Arzneimittel
- ☐ Entnahmemodus, z. B. mit Finger oder Spatel aus der Salbenkruke; mit oder ohne Einsaugen von Luft in die Tube
- ☐ Aufbewahrungsbedingungen, z. B. Badezimmertemperatur oder Kühlschranktemperatur.

Da die letzten drei Punkte vom Verbraucher bestimmt werden, sollte man bei der Abgabe ihren Zusammenhang mit der Aufbrauchfrist erläutern.

Der Vorteil kühler Lagerung lässt sich bei Zubereitungen, deren Instabilität durch eine chemische Reaktion, wie etwa die Hydrolyse des Wirkstoffs (nicht jedoch bei Photoinstabilitäten), bedingt ist, dem Kunden gut verdeutlichen. Da in solchen Fällen die Aufbewahrungstemperatur und die Haltbarkeit exponentiell verknüpft sind (Arrhenius-Beziehung), gilt vereinfacht, dass die Senkung der Aufbewahrungstemperatur um zehn Grad Celsius die Haltbarkeit etwa verdreifacht. Die Lösung eines hydrolysierenden Stoffes beispielsweise, deren Gehalt sich bei 24 °C innerhalb von 10 Tagen auf 90 % verringert, erreicht diesen Grenzwert bei 4 °C erst nach etwa 3 Monaten.

Literatur

Albert, K. (2005): Lagerungszeiten und Haltbarkeit von Arzneistoffen, Hilfstoffen, Drogen und Drogenzubereitungen, Govi-Verlag Pharmazeutischer Verlag GmbH, Eschborn.

Frauch, P. (1990): Anwendung der Augenpräparate. In: Dolder, R., Skinner, F.S. (Hrsg.): Ophthalmika. Wissenschaftliche Verlagsgesellschaft Stuttgart, 369–372

Götz, U. (1993): Wie empfindlich ist Insulin? Über Temperatureinflüsse und andere Belastungen. Diabetes-Journal, 10: 8–11

Hopf, G., Mathias, B. (1989): Medikamentenbedingte Ösophagusschäden. Dtsch. Apoth. Ztg. 129: 2045–2046

Höltzel, C. (1984): Tee und Teezubereitung in der Apotheke, Dtsch. Apoth. Ztg. 124: 2479–2485

Holzner, P. (1997): Aerosole – Applikationssysteme zur pulmonalen Anwendung von Arzneimitteln, Med. Mo. Pharm. 20: 177–190

Kircher, W. (2000): Arzneiformen richtig anwenden. Deutscher Apotheker Verlag, Stuttgart

Krämer, J., Blume, H. (1990): Retardarzneimittel zur peroralen Applikation. Pharm. Ztg. 135: 2169–2170

Martin, E. (1995): Darreichungsformen zur pulmonalen Anwendung: eine kritische Übersicht. Pharm. Ztg. 33: 2881–2892

Matthys, H. (1988): Inhalationstherapie. Therap. Rundschau 45: 320–327

Mehnert, H., Leberecht, G. (1993): Medikamentöse Diabetes-Therapie. Schriftenreihe der Bayerischen Landesapothekenkammer, Heft 47, München

Scheier, R. (1991): Über Wirksamkeit und Verträglichkeit von Impfstoffen. Sozialpädiat. Prax. Klin. 13: 331–337

Spingler, E. (1983): Arzneimitteldosierung mit Hilfe von Primärpackmitteln. In: Algner, S., Helbig, J., Spingler, E. (Hrsg.): Primär-Packmittel. Wissenschaftliche Verlagsgesellschaft, Stuttgart, 93–102

Zanini, G. M., Jaspersen-Schib, R. (1990): Wechselwirkungen zwischen Kontaktlinsen, Kontaktpflegemitteln und Arzneimitteln. In: Dolder, R., Skinner, F. S. (Hrsg.): Ophthalmika. Wissenschaftliche Verlagsgesellschaft, Stuttgart, 513–519

1.9 Pflanzliche Arzneimittel in der Selbstmedikation

Heinz Schilcher

Pflanzliche Arzneimittel haben aus folgenden Gründen eine sehr große Bedeutung in der Selbstmedikation:

- ☐ Aus mehreren Umfragen, die in den letzten zehn Jahren durchgeführt worden sind, ist bekannt, dass je nach Befragung 65 bis 84 % der Bundesbürger so genannte Naturheilmittel zur Behebung bzw. zur Linderung banaler Erkrankungen und Missbefindlichkeiten bevorzugen. Im Falle ernster bzw. schwerer Krankheiten verlassen sich allerdings nur rund 4 % ausschließlich auf Phytopharmaka, Homöopathika und Anthroposophika, was zeigt, dass die Anwender durchaus auch die Grenzen der Naturheilmittel kennen. Viele jüngere Patienten vertrauen der Wirksamkeit pflanzlicher Arzneimittel. Mehr als 55 % der befragten Personen zwischen 18 und 30 Jahren bevorzugen Naturheilmittel in der Selbstmedikation.
- ☐ Das Nutzen-Risiko-Verhältnis ist bei den Zubereitungen aus Arzneipflanzen positiv, sofern sie bestimmungsgemäß angewandt werden. Dabei muss allerdings darauf aufmerksam gemacht werden, dass auch bei Phytopharmaka unerwünschte Nebenwirkungen und Interaktionen möglich sind (beispielsweise bei hochdosierten Johanniskrautextrakten) sowie auch Kontraindikationen berücksichtigt werden müssen.
- ☐ So genannte alte „Hausmittel" bzw. „Omas Therapie-Empfehlungen" erfahren, trotz der Entwicklung zahlreicher gut wirksamer chemisch-synthetischer Arzneimittel, eine Art Renaissance, insbesondere weil in zahlreichen Laien-„Gesundheitsbüchern" entsprechende Empfehlungen nachzulesen sind. Von Arzt und Apotheker können allerdings etliche unkritische Empfehlungen nicht mitgetragen werden, und gerade der Apotheker sollte sich im späteren Berufsleben damit etwas intensiver beschäftigen, weil er in der Regel während seines Studiums wenig oder gar nichts über die Wirksamkeit bzw. Nichtwirksamkeit so genannter „Hausmittel" hört.
- ☐ Im Durchschnitt sind Phytopharmaka, insbesondere wenn Heilkräuter-Tees angewendet werden, kostengünstiger im Vergleich zu chemisch-synthetischen Arzneimitteln.
- ☐ Viele pflanzliche Arzneimittel zur Selbstmedikation sind als Arzneimittel gemäß §§ 44 und 45 AMG 76 auch außerhalb der Apotheke erhältlich. Diese so genannten „frei verkäuflichen Arzneimittel" sind zum größten Teil als „traditionell angewendete Arneimittel" im Verkehr und als „§ 109 a-Präparate" zugelassen. Die zum Teil sehr großen qualitativen Unterschiede zu Phytopharmaka, die nach § 105 AMG zugelassen sind, und auch die Tatsache, dass eine Reihe von Indikationen gemäß §§ 44 und 45 nicht für freiverkäufliche Arzneimittel gestattet sind und automatisch Apothekenpflicht bedeuten, sind den wenigsten Apothekern bekannt.

1.9.1 Teezubereitungen aus Arzneikräutern

Arzneimittel auf pflanzlicher Basis, darunter vor allem Zubereitungen aus Kräutertees, sind so alt wie die Heilkunde selbst. Erinnert sei an dieser Stelle an einen wichtigen Satz der römischen Ärzte des Altertums, der da lautete: „Medicus curat, natura sanat", wobei allerdings auch auf die Grenzen der Anwendung von Heilkräutern hingewiesen werden muss, die einigen „Geschäftemachern" der heutigen Zeit offensichtlich unbekannt sind.

Einteilung der Teezubereitungen aus Arzneikräutern

Concis-Drogen

Die einfachste Heilkräuterzubereitung wird aus **grob geschnittenen** Heilkräutern, also aus **Concis**-Drogen, hergestellt. Blatt- und Krautdrogen werden in der Regel als sog. Quadratschnitte gehandelt, während Wurzeldrogen – falls möglich – würfelförmig zerkleinert werden. Auch bei Rindendrogen bemüht man sich um einen mehr oder weniger gleichmäßigen Flächenschnitt. Samen und Früchte werden in der Regel lediglich gequetscht und nicht durch Schneiden zerkleinert.

Bei Einzeldrogen hat man die Möglichkeit, die geeignete Zubereitungsform auszuwählen.

- ☐ Drogen, die **ätherisches Öl** enthalten, dürfen wegen der flüchtigen Inhaltsstoffe nur mit kochendem Wasser übergossen und nicht gekocht werden (= Dekokt bzw. Infus). Nach dem Überbrühen lässt man die Drogen in einem bedeckten Gefäß 5 bis 10 Minuten ziehen und seiht anschließend noch warm durch ein Teesieb ab. Für die Herstellung von Infusen sind spezielle Kräutertassen mit einem Siebeinsatz besonders geeignet. Früchte, die ätherisches Öl enthalten, wie Fenchel, Anis, Kümmel, Dillfrüchte, Petersilienfrüchte und Wacholderbeeren usw., sollen zur besseren Extraktion des ätherischen Öles, das ohnehin nur zu einem geringen Anteil in das wässrige Extraktionsmedium übergeht, vor dem Überbrühen zerquetscht bzw. angestoßen werden. Durch diesen Prozess gelangt das heiße Wasser besser an die Lokalisationsorte des ätherischen Öles (Ölgänge, Idioblasten usw.).

- **Blüten-, Blatt- und Krautdrogen,** die keine ausgesprochenen ätherischen Öldrogen sind, z. B. Flavonoid-, Saponin-, Gerbstoff-Drogen usw., werden nach dem Übergießen noch knapp 5 Minuten auf kleiner Flamme aufgekocht und danach lässt man den Aufguss noch 15 bis 20 Minuten in einem zugedeckten Gefäß „ziehen".
- Die **thermo- und chemolabilen Bitterstoff-Drogen** dagegen werden nicht aufgekocht, sondern nach dem Überbrühen 10 bis 15 Minuten lang unter mehrmaligem Umrühren ziehen gelassen. Bei zu langer Erhitzung oder im alkalischen Milieu nimmt der Bitterwert deutlich ab.
- **Wurzel-, Rinden- und Holzdrogen** werden in zerkleinerter Form mit kaltem Wasser angesetzt und anschließend rund 30 Minuten gekocht (= Abkochung bzw. Dekokt).
- Aus **Schleimstoff-Drogen,** die gleichzeitig noch einen größeren Anteil an Stärke und Pektinen enthalten, z. B. Eibischwurzeln, bereitet man lediglich einen Kaltansatz. Bei einem Aufguss oder einer Abkochung würde der Schleim verkleistern.
- Aus **Mistelkraut** bereitet man sich aus toxikologischen Gründen am besten nur einen Kaltwasserauszug, da die unerwünschten Viscotoxine mit kaltem Wasser relativ schwer zu extrahieren sind. Wenn man den Kaltansatz vor der Einnahme noch kurz erhitzt, dann werden die in geringen Mengen vorhandenen Viscotoxine denaturiert. Eine solche Mistelzubereitung dürfte dann weitgehend unbedenklich sein.
- Wegen der **Sennanigrine** (Harze), die zu starken Darmreizungen führen können, werden **Sennesblätter** ebenfalls am besten kalt angesetzt. Außerdem werden bei einem Kaltmazerat die Anthranoidglykoside und Anthranoidaglykone, die bei zu hoher Dosierung Darmkrämpfe und Leibschmerzen auslösen können (Dekokt bzw. Infus ca. 63 mg, Kaltauszug ca. 41 mg Gesamtanthranoide), weniger überdosiert. Bei den Kaltmazerationen lässt man die mit kaltem Wasser übergossenen Drogen bis zu 8 Stunden unter gelegentlichem Umrühren stehen und seiht danach durch ein Teesieb ab. Aus mikrobiellen Gründen wird der Auszug nach dem Abseihen kurz aufgekocht, d. h. das Mazerat muss für kurze Zeit mindestens 72 °C heiß geworden sein.

Diese unterschiedlichen Zubereitungsformen zeigen sehr deutlich das Problem der **Kräuterteemischungen,** nämlich das geeignete Extraktionsverfahren für die Drogenkombination auszuwählen. Bei den meisten Kräuterteemischungen des Handels hat man sich daher für eine „Kompromissextraktion" entschlossen, nämlich mit heißem Wasser zu überbrühen und 5 Minuten ziehen zu lassen. Dass dies z. B. bei Hustentees, die neben ätherischen Öldrogen noch Schleimstoff- und Saponindrogen enthalten, keine optimale Kräuterzubereitung ist, ergibt sich aus den obigen Zubereitungsvorschriften.

Kräuterteezubereitungen sollen tunlichst nicht in Metallgefäßen, sondern in Glas- oder Porzellangefäßen angesetzt werden.

Die Dosierung bewegt sich zwischen 1 und 2 Teelöffeln bzw. 1 Esslöffel Kräutertee pro Ansatz; dazu verwendet man in der Regel 150 ml Wasser. Bei Drogen und Kräuterteemischungen, die nicht der Verschreibungspflicht unterliegen, spielt die genaue Bemessung der Menge keine so große Rolle und im Allgemeinen wird eher zu wenig als zu viel gegeben.

Ein Kräutertee soll nach Möglichkeit auf nüchternen Magen eingenommen werden, da hierbei die Drogeninhaltsstoffe besser resorbiert werden. Ferner sollte die Kräuterzubereitung möglichst warm und langsam schluckweise getrunken werden.

Teebeutel

Teebeutel mit Arzneikräutern, auch als Filterteebeutel bezeichnet, haben gegenüber dem grob geschnittenen Kräutertee Vor- und Nachteile.

Die **Vorteile** sind: eine praktische Handhabung bei der Zubereitung, eine jeweils gleiche Dosierung durch die fertig abgepackten Portionsbeutel und bessere Extraktion der Drogeninhaltsstoffe durch den größeren Zerkleinerungsgrad der Drogen (Feinschnitt bis pulvis subtilis), da die Drogenteilchen vom Wasser besser umspült werden.

Die **Nachteile** sind: ein Verlust an flüchtigen Drogeninhaltsstoffen während des Schneideprozesses und während der Lagerung, eine leichtere chemische Veränderung der Drogenwirkstoffe durch Sauerstoffeinfluss und die leichtere Möglichkeit, minderwertige Drogen zu verarbeiten. Wie eigene Untersuchungen sowie Prüfungen anderer Arbeitskreise gezeigt haben, enthielten z. B. die meisten geprüften Kamillenfilterbeutel einen hohen Anteil an Kamillen**kraut** oder Pfefferminztee in Filterbeuteln bestand zu einem großen Prozentsatz aus Pfefferminz**stängeln.** Diese Feststellung ist keinesfalls überraschend, denn bereits 1964 beklagte sich Lewe über die schlechte Drogenqualität von Kamillenblüten in Aufgussbeuteln.

Die „unsichtbaren" Kräuterfeinschnitte verlocken allzu leicht gerade bei Kraut- und Blütendrogen, einen hohen Stängelanteil mitzuverarbeiten, der bei einem Kräutertee, hergestellt aus Concis-Drogen, mit Sicherheit vom Verbraucher oder vom Apotheker „entdeckt" und beanstandet würde. Die oben genannten Nachteile veranlassen daher den „Kräuterteespezialisten", lieber die umständlichere Teezubereitung aus der Concis-Droge und die geringere Ausnutzung der Drogen in Kauf zu nehmen.

Abschließend muss zu diesem Kapitel jedoch noch erwähnt werden, dass es durchaus einige Hersteller gibt, die großen Wert darauf legen, dass auch in die Aufgussbeutel Drogen mit guter Qualität, z.B. „echter" Kamillenfeinschnitt, abgepackt werden, welche die Arzneibuchanforderungen erfüllen.

Instanttees

Eine Fortsetzung und Weiterentwicklung der „praktischen" Kräuterteezubereitung sind die industriell hergestellten Kräutertee-Trockenextrakte, die sofort löslichen Instanttees. Diese galenische Form hat neben der Praktikabilität gegenüber den „klassischen" Kräutertee-Zubereitungen noch den Vorteil, dass die weitgehende **Standardisierung** auf wichtige Drogenwirkstoffe möglich ist.

Als besonders schonendes Verfahren würde sich die Gefriertrocknung anbieten, die aber wegen der Aufwändigkeit des Prozesses und den hohen Herstellungskosten für Kräutertees nur theoretische Bedeutung hat. Die Gefriertrocknung, die im Lebensmittelbereich bereits des Öfteren angewendet wird, setzt man in der Pharmazie nur zur Trocknung teurer oder temperaturempfindlicher Substanzen, wie z.B. bei Organextrakten und zur Enzymgewinnung, ein.

Bei den sich zur Zeit auf dem Markt befindlichen **tassenfertigen** Kräutertees gibt es enorme Qualitätsunterschiede. Die Differenzen beruhen auf

- ☐ den unterschiedlichen Herstellungsverfahren,
- ☐ dem unterschiedlichen Verhältnis Drogenextrakt zu Trägersubstanz.

Die **Sprühtrocknung,** die bereits auf eine über einhundertjährige technische Entwicklung zurückblicken kann (1872 wurde das Verfahren der Zerstäubungstrocknung zum Patent angemeldet), liefert je nach Zerstäuberaggregat (Zentrifugal-Zerstäuber, Flüssigkeits-Einstoffdruckdüsen, Zweistoffdüsen usw.) unterschiedlich kompaktes Trockenpulver. So zeichnen sich z.B. Instant-Tees, die nach dem Einstoffdüsen-Verfahren hergestellt werden, durch ihre ausgezeichnete Wiederlöslichkeit und ihr hohes Schüttvolumen aus. Sehr entscheidend für die Qualität des getrockneten Produktes sind die Temperatureinwirkung und der Tropfendurchmesser. Bei der Hochdruck-Sprühtrocknung ist z.B. die Zeitspanne, während der sich das zu trocknende Gut in der Zone erhöhter Temperatur befindet, extrem kurz. Ein Tropfen mit einem Durchmesser von 10 µm benötigt nur 0,0032 Sekunden, um zu trocknen, bei 100 µm beträgt die Trocknungszeit bereits 0,23 Sekunden.

Wesentlich weniger schonend hergestellt werden die **Walzentrockenextrakte,** die sich ebenfalls als tassenfertige Kräutertees im Handel befinden. Diese Kräutertees sind an ihrem niedrigen Schüttgewicht und hohem spezifischen Gewicht sowie vor allem an den relativ niedrigen Einkaufspreisen und zum Teil hohen Rabatten zu erkennen.

Ebenso nicht zu vergleichen mit den durch Sprühtrocknung hergestellten Kräutertees ist die „neueste" und „modernste"(?) Entwicklung der **Agglomerat-Tees;** dabei werden unterschiedliche Mengen an Drogenextrakt auf Kristallzucker aufgetrocknet. Im ungünstigsten Falle besteht dann ein solcher tassenfertiger Kräutertee aus ca. 97 % Weißzucker und 3 % Drogenextrakt. Hierzu erübrigt sich jeglicher weiterer Kommentar, auch wenn sie vom Verbraucher aufgrund ihres angenehmen Geschmackes gut angenommen werden. Als Arzneimittel sind diese Zubereitungen nicht geeignet.

Bei den durch Sprühtrocknung oder auch durch Walzentrocknung gewonnenen Instanttees liegt für die „guten Qualitäten" das Verhältnis zwischen Drogenextrakt und Trägerstoff bei 40:60 und für die „schlechten Qualitäten" bei 5:95. Es lohnt sich also, wenn man bei den einzelnen Handelsprodukten die Inhaltsangaben etwas näher ansieht und sich einmal die Mühe macht, den prozentualen Anteil an Drogenextrakt zu errechnen.

Hochwertige Produkte sind neben dem hohen Drogenextraktanteil noch dadurch charakterisiert, dass dem sprühgetrockneten Pulver **mikroverkapseltes** ätherisches Öl zugesetzt wird. Nach H. Rinkel beträgt der Verlust eines mikroverkapselten Pfefferminzöls nach 24 Monaten lediglich 6,3 Prozent. Ein Ergebnis, das bei Menthae piperitae folium weder bei der Schnittdroge noch bei der Ganzdroge erwartet werden kann.

Zur Vervollständigung der tassenfertigen Kräutertees sei noch auf die so genannten **„Tubentees"** eines einzigen pharmazeutischen Unternehmens verwiesen.

Vergleich Monodroge und Kräuterteemischung

Der Apotheker wird ständig nach einer Wertung, ob eine Einzeldroge oder eine Teemischung besser sei, gefragt. Vom Standpunkt der Arzneimittelwirkung aus (siehe z.B. H. Schilcher „Kleines Heilkräuter-Lexikon", 4. Aufl. 1999) und wenn man im Lehrbuch der Phytotherapie von R.F. Weiß nachliest, dann kristallisiert sich recht eindeutig heraus, dass Einzeldrogen bzw. Teemischungen mit wenigen Drogen eine höhere arzneiliche Effizienz aufweisen. Eine klassische Teerezeptur besteht aus:

1 Grundmittel, dem Remedium cardinale
2 Begleitdrogen, dem Adjuvans
3 Korrigens
4 Füll- und Schmuckdrogen, dem Konstituens

Wenn diese „klassische Teerezeptur" verwendet werden soll, dann besteht eine Teemischung aus 4 bis 8 verschiedenen Arzneipflanzen; dabei ist es natürlich optimal, wenn die Drogen der Gruppen 2, 3 und 4 gleichzeitig Wirkstoffdrogen sind, z. B. Flores Malvae als Schmuck- und Schleimdroge in einem Hustentee.

Nicht nur eine ganze Reihe von Naturheilärzten, die sich um die Phytotherapie verdient gemacht haben (Prof. Dr. R.F. Weiß, Dr. Ernst Meyer-Camberg, Boksch u. a.), schlagen daher „übersehbare" Heilkräutermischungen vor. Z. B. bestehen die Teemischungen der Arzneibücher oder die Stada-Tees nur aus 4 bis maximal 9 Bestandteilen. G. Lindemann, ein angesehener Kräutertee-Experte, schreibt zu diesem Thema:

„Meiner Erfahrung nach liegt die größte Gefahr für denjenigen, der sich entschlossen hat, Tees zu rezeptieren, darin, dass er dem Begriff Mischung eine zu große Bedeutung beimisst. Er versucht, durch die Vielzahl der verwendeten Heilkräuter eine Indikationsbreite zu erreichen, die einen wissenschaftlichen Eindruck erwecken soll, zumindest auf den Patienten." Diesem Zitat eines erfahrenen Verordners ist wohl kaum noch etwas hinzuzufügen.

Dem naturwissenschaftlichen Standpunkt allerdings stehen die vielen Kräuterteemischungen des Handels mit einer langen Liste an Drogen (bis zu 30 verschiedene Arzneipflanzen) gegenüber, mit denen die Anwender/Patienten nun durchaus zufrieden sind. Dies mag zum einen wohl an den Indikationen liegen – zumeist banale Erkrankungen oder eine prophylaktische Anwendung – und zum anderen darin, dass nicht selten eine ganze Anzahl der einzelnen Drogen in eine einzige Wirkstoffgruppe, z. B. ätherische Öldrogen, zusammengefasst werden können, so dass letzten Endes die Teemischung doch nur noch aus den „klassischen Vier" besteht. Wenn allerdings mit der Vielzahl der Drogen geworben und eine Art „Schrotschusstherapie" versprochen wird, dann ist dies sehr entschieden zurückzuweisen. Diese traditionell angewendeten Kräuterteemischungen sind arzneimittelrechtlich zum größten Teil durch die Liste nach §109 a AMG 76 abgedeckt.

1.9.2 Andere Phytopharmaka

Stoffliche Zusammensetzung

Ein Phytopharmakon besteht in der Regel aus einem komplexen Gemisch mehrerer Pflanzeninhaltsstoffe, wobei arzneimittelrechtlich die **Gesamtheit** der Inhaltsstoffe der **wirksame Bestandteil** gemäß § 10 AMG 76 ist.

Aus pharmazeutischen Qualitätsgründen, gerade im Hinblick auf die Bewertung frei verkäuflicher Phytopharmaka nach den §§ 44, 45 und 109 a AMG 76, und zur Standardisierung bzw. Normierung ist es zweckmäßig, eine Unterteilung der Inhaltsstoffe nach ihrer therapeutischen Bedeutung und Funktion in der Pflanze vorzunehmen (Tab. 1.9-1).

Tab. 1.9-1: Stoffliche Zusammensetzung eines Phytopharmakons [aus: Schilcher, H., und Kammerer, S. (2003)]

Hauptinhaltsstoffe (= Effektoren)	Wirksamkeits-**mit**bestimmende Inhaltsstoffe	Nebenwirkstoffe (können sog. **Leitsubstanzen** sein)	Begleitstoffe (= **Koeffektoren**)	Pflanzen**gerüst**stoffe
Sind eindeutig für die klinische Wirksamkeit **allein** verantwortlich, auch als isolierte Reinsubstanzen	Sind für die **Gesamt**wirksamkeit des Extraktes **mit**verantwortlich und besitzen als Einzelsubstanz eine pharmakologische Aktivität	Können zur **phytochemischen** Identifizierung einer Arzneipflanze oder eines Extraktes dienen und sind im Optimalfall gleichzeitig wirksamkeits**mit**bestimmende Inhaltsstoffe	Sind nicht unmittelbar an der Wirksamkeit mitbeteiligt, können aber die **Pharmakokinetik** der wirksamkeitsrelevanten Inhaltsstoffe positiv oder negativ beeinflussen	Sind für den morphologischen Aufbau der Pflanze bzw. Droge sowie für ernährungsphysiologische Vorgänge in der Arzneipflanze verantwortlich
Stammen aus dem **Sekundär**stoffwechsel	Stammen aus dem **Sekundär**stoffwechsel	Stammen aus dem **Sekundär**stoffwechsel	Stammen aus dem **Sekundär**stoffwechsel	Stammen aus dem **Primär**stoffwechsel
Anthranoide in Sennesblättern, Atropin in Belladonnablättern	(–)-α-Bisabolol oder Chamazulen in Kamillenblüten	Viridiflorol im ätherischen Pfefferminzöl	Saponine in Digitalisblättern	Zellulose, Hemizellulose, Pektine, Aminosäuren, Mineralstoffe

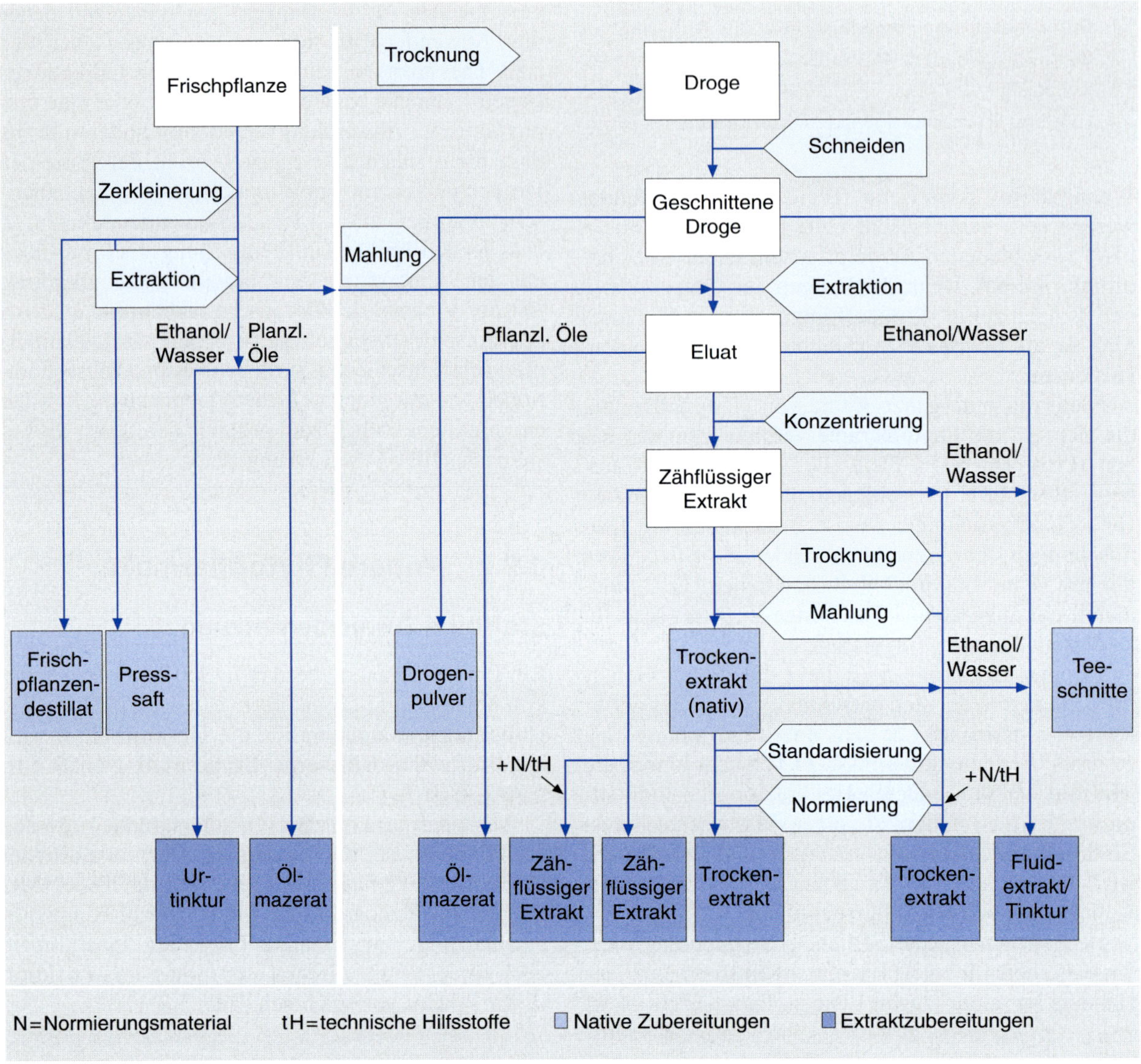

Abb. 1.9-1: Schematische Darstellung der Herstellung von Frischpflanzen-/Drogen-/Extraktzubereitungen und ihre Abgrenzung nach F. Gaedcke [Gaedcke, F., und Steinhoff, B. (2000)]. Definitionsgemäß entsteht aus der genuinen Frischpflanze durch Trocknen die Droge. Mit Ausnahme der Herstellung von Frischpflanzenpresssäften und -destillaten erfolgen die weiteren Herstellungsschritte, wie Zerkleinern, Extraktion, Verdampfen bzw. Konzentrierung, Trocknung, Mahlung etc., von der Droge aus. Die angegebenen Endprodukte werden zum Teil noch zu gebrauchsfertigen galenischen Zubereitungen (Tbl., Drg., Kps.) weiterverarbeitet

Da das Bundesinstitut für Arzneimittel und Medizinprodukte (BfArM) seit 1996 unverständlicherweise nur noch die Deklaration des Gesamtextraktes sowie lediglich Angaben zum Drogen-Extrakt-Verhältnis (DEV) erlaubt, ist es für den Apotheker äußerst wichtig, die phytochemische Zusammensetzung des betreffenden Phytopharmakons zu hinterfragen. Manche – nicht alle (!) – pharmazeutischen Unternehmer deklarieren dementsprechend die phytochemische Zusammensetzung in der Fachinformation § 11 AMG 76 im Anschluss an den vom AMG vorgeschriebenen Pflichttext.

Herstellung von Arzneipflanzenzubereitungen bzw. -Darreichungsformen

Die Herstellung der verschiedenen Arzneipflanzenzubereitungen bzw. der möglichen Darreichungsformen kann entweder von der **Frischpflanze** oder von der **getrockneten Arzneipflanze,** also der **Droge,** ausgehen. Die Zubereitungen, die in der Apotheke hergestellt werden, erfolgen in der Regel aus der Droge.

Abbildung 1.9-1 gibt einen umfassenden Überblick über die verschiedenen Möglichkeiten.

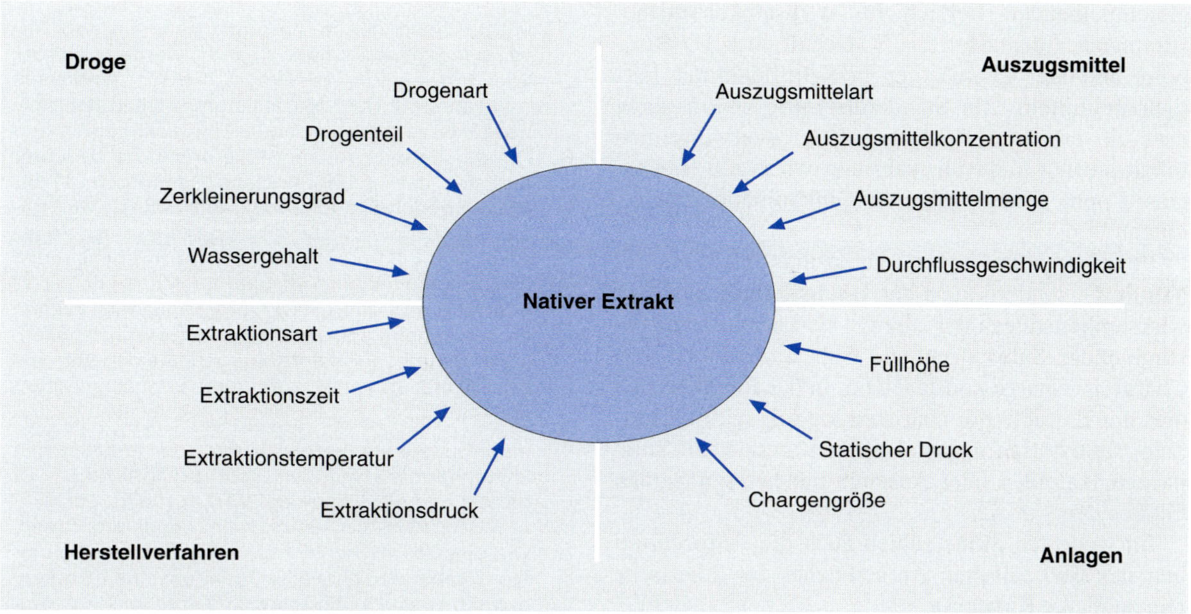

Abb.1.9-2: Abhängigkeit der Extraktmenge, des Inhaltstoffspektrums und der Extraktionsgeschwindigkeit von Qualitäts- und Herstellparametern [Gaedcke, F., und Steinhoff, B. (2000)]

Die Herstellung der qualitativ hochwertigen Spezialextrakte hängt von vielen technischen Parametern ab. Eine Übersicht dazu wird in Abbildung 1.9-2 gegeben.

Weil **Frischpflanzenpresssäfte** in der Apotheke, anders als im Reformhaus und im „Bio-Laden", eine untergeordnete Rolle spielen, haben Apotheker nicht selten eine unzulängliche Sachkenntnis über diese Zubereitungsform. Die wesentlichen Sachargumente für eine Empfehlung sind folgende:

- ☐ Frischpflanzenpresssäfte sind die Arzneipflanzenzubereitungen „par excellence" im Sinne der **Naturheilverfahren** und der **Ganzheitsmedizin**.
- ☐ Frischpflanzenpresssäfte enthalten im Gegensatz zu Kräuterteeaufgüssen und -abkochungen nicht nur **hydrophile,** sondern auch bis zu 40 % (je nach chemischer Struktur) **lipophile** Inhaltsstoffe, beispielsweise bis zu 40 % des ätherischen Kamillenblütenöles.
- ☐ Frischpflanzenpresssäfte sind als **alkoholfreie** (!) Zubereitungen aus Arzneipflanzen besonders für Kinder zu empfehlen, nicht zuletzt, weil sie in der Regel ohne Konservierungsmittel hergestellt und durch Zumischung von Fruchtsäften geschmacklich „kindergerecht" gemacht werden können.
- ☐ Die meisten Frischpflanzenpresssäfte werden aus Arzneipflanzen hergestellt, die aus **kontrolliertem** Arzneipflanzenanbau stammen und damit keine bzw. äußerst geringe Pestizid- und Schwermetallrückstände aufweisen.

Standardisierung bzw. Normierung

Von Fachgremien, wie z.B. der Pharmazeutischen Gesellschaft und so genannten „Expertenkreisen", wird nach dem seit 1996 bestehenden Verbot des BfArM, bestimmte wirksamkeits**mit**bestimmende Inhaltsstoffe zu deklarieren, die Einführung von **Qualitätskriterien** gefordert, ohne dabei in die Diskussion einzubringen, dass in zahlreichen pharmazeutischen Unternehmen schon seit den 70er(!) Jahren bei vielen Phytopharmaka **weit mehr** Qualitätsparameter berücksichtigt werden als die von den „Experten" lediglich vorgeschlagenen bzw. geforderten Deklarationsangaben des Drogen-Extrakt-Verhältnisses (DEV) sowie Art und Konzentration des Extraktionsmittels. Letztere waren bereits Forderungen des 1. Arzneimittelgesetzes aus dem Jahre 1961 und sind nur für einen groben ersten Qualitätsvergleich geeignet.

Die Voraussetzung für die Reproduzierbarkeit der Wirksamkeit von Phytopharmaka sind **standardisierte Zubereitungen aus Arzneipflanzen,** wobei die Standardisierung bereits beim Anbau beginnen sollte. Somit könnten Zubereitungen bzw. Fertigarzneimittel garantiert werden, die Charge für Charge eine identische bzw. sehr ähnliche phytochemische Zusammensetzung haben. Standardisierte Phytopharmaka sind charakterisiert durch einen konstanten **Mindestgehalt** an wirksamkeitsbestimmenden Inhaltsstoffen, z.B. an Anthranoiden, bzw. einen gleichbleibenden Bereich für wirksamkeits**mit**bestimmende Inhaltsstoffe, z. B. Gehalt an (–)-α-Bisabolol und/oder Chamazulen in Kamillenblüten-Fertigarzneimitteln. Zur Standardisierung gehört auch, dass ein erlaubter Höchstgehalt an unerwünschten Inhaltsstoffen nicht überschritten wird, z. B. höchstens 5 ppm Ginkgolsäure in Ginkgoblätterzubereitungen.

Bei einem **normierten** Extrakt muss nicht nur der **Mindest-**, sondern auch der **Höchstgehalt** gewisser wirksamkeitsrelevanter bzw. wirksamkeits**mit**bestimmender Substanzen und Substanzgruppen von Charge zu Charge konstant sein. In der Regel betrifft dies nur Extrakte mit pharmakologisch stark wirksamen Naturstoffen, beispielsweise Extrakte mit Solanaceenalkaloiden oder Auszüge mit herzwirksamen Glykosiden.

Im weitesten Sinne zählen auch die Anforderungen des Europäischen Arzneibuches für ätherische Öle zu dieser Kategorie.

Transparenzkriterien für pflanzliche Arzneimittel

Der Apotheker wird nicht nur die apothekenpflichtigen bzw. „apothekentreuen" Phytopharmaka qualitativ in seiner Apotheke beurteilen müssen, sondern in zunehmenden Ausmaß wird er auch mit den **scheinbar billigeren** Phytoprodukten der Drogerie- und Supermärkte konfrontiert werden. Im Folgenden sollen in Form der „Schilcher'schen Checkliste" die wichtigsten Transparenzkriterien aufgelistet werden, die praxisorientierter und weitreichender sind als die Vorschläge der Expertenkommission der Barmer Ersatzkasse und des Bundesverbandes der Pharmazeutischen Industrie (BPI):

- ☐ Als Erstes ist zu überprüfen, welche **Indikationen** das betreffende Arzneimittel in Anspruch nimmt. Handelt es sich um Anwendungsgebiete des § 109 a AMG 76, also lediglich (?) um eine Kräftigung, Stärkung, Förderung, Vorbeugung etc. oder um Anwendungsgebiete gemäß der Monographien der Kommission E bzw. der ESCOP (European Scientific Cooperation on Phytotherapy). Das Anwendungsgebiet für ein **frei verkäufliches** Johanniskrautpräparat nach § 109 a lautet: „Zur Besserung des Befindens bei nervlicher Belastung." Die Anwendungsgebiete für ein **apothekenpflichtiges** Johanniskrautpräparat, das nach § 105 AMG 76 zugelassen ist, lauten dagegen: „Innerlich: psychovegetative Störungen, depressive Verstimmungszustände, Angst und/oder nervöse Unruhe. Ölige Hypericumzubereitungen bei dyspeptischen Beschwerden. Äußerlich: Ölige Hypericumzubereitungen zu Behandlung und Nachbehandlung von scharfen und stumpfen Verletzungen, Myalgien und Verbrennungen 1. Grades."
- ☐ Entsprechend der in Anspruch genommenen Anwendungsgebiete muss geprüft werden, ob der Wirkstoff (gepulverte Droge, Tinktur, Trockenextrakt) in ausreichender **Dosierung** gemäß den Vorgaben der Kommission E oder ESCOP vorliegt.
  Für das Beispiel Johanniskrautpräparate bedeutet dies: Für das „§ 109 a-Präparat" genügen 200 bis 400 mg gepulverte Johanniskraut**droge,** da für „traditionell angewendete" Phytopharmaka zur Zulassung nach § 109 a aufgrund der niedrig gehaltenen Indikationen lediglich ein Zehntel der von der Kommission E und von ESCOP vorgeschlagenen Menge als ausreichend angesehen werden. Für apothekenpflichtige Johanniskrautpräparate sind dagegen 350 bis 700 mg Johanniskraut**extrakt** bzw. Zubereitungen mit 0,2 bis 1 mg Gesamthypericinen notwendig.
- ☐ Insbesondere im Vergleich der frei verkäuflichen Phytopharmaka mit den apothekenpflichtigen ist die **Art** und die **Menge** des Wirkstoffes zu überprüfen. Handelt es sich lediglich um **gepulverte Droge,** wie dies bei mehreren frei verkäuflichen Johanniskrautpräparaten der Fall ist, oder um einen **Trockenextrakt,** einen **Fluidextrakt,** eine ethanolisch-wässrige Tinktur usw. und in welcher Menge?
- ☐ Bei Tinkturen, Spissum- und Siccumextrakten kann das **Verhältnis von Droge zu Extrakt (DEV)** als Qualitätsvergleich der konkurrierenden Auszüge herangezogen werden, wobei dieser Qualitätsparameter nicht überbewertet werden darf, wenn man nicht die **Qualität der Ausgangsdroge** sowie das **Extraktionsverfahren** kennt.
  Im Falle eines DEV von 25 : 1 (beispielsweise bei einem Kürbissamenextrakt) drückt diese Zahl natürlich aus, dass man um einen hohen Gehalt an δ-7-Sterolen und Tocopherolen bemüht ist. In der Regel ist ein DEV um 5–8 : 1 üblich.
- ☐ Die Art und Konzentration des **Extraktionsmittels** ist nur für denjenigen ein wichtiges und nützliches Transparenzkriterium, der die vorhandenen wirksamkeitsrelevanten bzw. wirksamkeits**mit**bestimmenden Inhaltsstoffe und deren physikalische Daten kennt bzw. sich darüber gründlich informiert.
- ☐ Die wichtigsten (!) Qualitäts- und Transparenzkriterien sind sicherlich die Angaben über die **phytochemische Zusammensetzung** des betreffenden Extraktes, also Angaben über den Gehalt an wirksamkeitsrelevanten bzw. wirksamkeits**mit**bestimmenden Inhaltsstoffen. Bei Johanniskrautpräparaten sollten in der Fachinformation nach § 11 AMG 76 die Mengen an Gesamthypericinen, Hyperforin und Gesamtflavonoiden nachzulesen sein. Grundsätzlich gilt: Je besser ein Extrakt anhand **mehrerer** Inhaltsstoffe phytochemisch charakterisiert ist, desto eher ist die Wirksamkeit reproduzierbar.
  Wünschenswert wäre, dem Apotheker das bei zahlreichen Fertigarzneimitteln intern vorhandene Fingerprint-Kontroll-Chromatogramm (TLC, HPLC, GC) an die Hand zu geben, um damit zu dokumentieren, dass der pharmazeutische Unternehmer um eine konstante phytochemische Zusammensetzung, die sich quantitativ durchaus in realistischen Grenzen bewegen darf, bemüht ist. Diese „Transparenzmaßnahme" würde bei der Qualitätsbeurteilung, neben vorhandenen oder nicht vorhandenen produktbezogenen **klinischen Studien** (AWBs bis Doppelblind-

studien), die „Spreu vom Weizen" trennen und vor allem die **qualitativen Unterschiede** zwischen rationalen Phytopharmaka und Nahrungsergänzungsmitteln sowie billigen §109a-Präparaten kenntlich machen.

Literatur

Bauer, K.H., u.a. (2002): Lehrbuch der Pharmazeutischen Technologie. Wissenschaftliche Verlagsgesellschaft, Stuttgart

Gaedcke, F., Steinhoff, B. (2000): Phytopharmaka. Wissenschaftliche Verlagsgesellschaft, Stuttgart

Schilcher, H., Kammerer, S. (2003): Leitfaden Phytotherapie, 2. Aufl. Urban & Fischer Verlag, München

Schilcher, H. (1999): Kleines Heilkräuter-Lexikon. 4. Aufl., Haedicke-Verlag, Weyl der Stadt

Schilcher, H. (1999): Phytotherapie in der Kinderheilkunde. 3. Aufl., Wissenschaftliche Verlagsgesellschaft, Stuttgart

1.10 Homöopathie in der Praxis

Harald Csallner

1.10.1 Einführung

Allopathie – Homöopathie – Chemotherapie. Diese drei Behandlungsarten stehen in der Medizin der Gegenwart nebeneinander. Gewöhnlich werden Homöopathie und Allopathie (die Begriffe gehen auf Hahnemann zurück) als Gegensätze beschrieben; dabei wird die Allopathie meist mit der Chemotherapie gleichgesetzt.

Homöopathie (gr.: homoion = ähnlich, pathos = Leiden) bedeutet eine Therapie, in der eine Krankheit mit einem Mittel geheilt werden soll, das am gesunden Menschen eine ähnliche Krankheit hervorrufen kann.

Als Allopathie bezeichnete Hahnemann zunächst Heilmethoden, die nicht am Ort der Krankheit angreifen, sondern an einer anderen Stelle (Ausleitungsverfahren), später alle Heilverfahren, die nichts mit Homöopathie zu tun hatten. Diese Aufgliederung ist jedoch nicht sehr günstig. Besser wäre die Einteilung nach Hoff und Ritter in künstliche und natürliche Therapie.

Künstliche Therapie

Unter diesem Begriff fasst man

- ☐ Gegensatztherapie, Contraria contrariis,
- ☐ Substitutionstherapie und
- ☐ Chemotherapie

zusammen.

Natürliche Therapie

- ☐ **Unspezifische Reiztherapie.** Das therapeutische Ziel einer Reiztherapie ist eine allgemeine Umstimmung, Abwehrsteigerung, Abhärtung, Anregung der „vis medicatrix naturae" und Stimulation der selbstregulatorischen Aktivität:
  - Unarzneiliche, unspezifische Reiztherapie: physikalische Therapie, Physiotherapie, Hydrotherapie, Balneotherapie, Bewegungstherapie
  - Arzneiliche, unspezifische Reiztherapie: Therapie durch Einnahme von „Reizstoffen" per os oder parenteral, z.B. Proteinkörper, Echinacin, Schwefel.
- ☐ **Spezifische Reiztherapie.** Die Homöopathie ist eine abgestimmte, organspezifische Schwellenreiztherapie (Leeser, Ritter). Das Ziel der Therapie ist auch hier die Umstimmung und Anregung der selbstregulatorischen Aktivität, aber nicht allgemeiner Art, sondern abgestimmt oder spezialisiert auf den besonderen jeweiligen Krankheitsvorgang. Die Abstimmung kann dabei auf ein bestimmtes Organ, auf eine besondere Gewebsform oder auf die Gesamtperson ausgerichtet sein (Organo-Histio-Persono-Tropie).

Trotz ihrer vielseitigen Indikation beansprucht die Homöopathie nicht, in allen Fällen die beste und einzig richtige Methode der Krankheitsbehandlung zu sein. Sie ist eine Behandlungsmethode unter anderen. Sie kann beispielsweise eine chirurgische Behandlung, die Chemotherapie, Psychotherapie, Substitutionstherapie (Insulin) oder Immunotherapie nicht ersetzen. Das homöopathische Arzneimittel kann in einem Fall das einzig notwendige, in einem anderen eine nützliche Ergänzung oder in einem dritten gar nicht angezeigt sein.

Der Begründer der Homöopathie ist Dr. Christian Friedrich Samuel Hahnemann. Er wurde am 10. April 1755 in Sachsen geboren und starb am 2. Juli 1843 in Paris. Er lebte also in einer Zeit grundlegender geistiger Umwälzungen, die auch vor der Medizin nicht halt gemacht haben. Hahnemann galt als einer der frühen Wissenschaftler seiner Zeit. Er war Arzt, Apotheker und Chemiker. Damals war in der Medizin die Humoralpathologie herrschende Auffassung über die Entstehung der Krankheiten. Danach waren Krankheiten Folge einer falschen Mischung der vier Säfte (Humores) Blut, Schleim, gelbe und schwarze Galle. Durch ausleitende Maßnahmen (Aderlässe, Brechmittel, Abführmittel und Hauteiterungen) wurde versucht, die richtige Mischung der Säfte wieder herzustellen. Die Diagnostik und Arzneitherapie lagen weithin im Argen. Die Ärzte verordneten Arzneimittel, die sich aus vielen Stoffen zusammensetzten, hatten aber meist nur ungenügende Kenntnisse über die Wirkung der einzelnen Bestandteile. Sie stützten sich vorwiegend auf Berichte aus Lehrbüchern und nicht auf eigene Erfahrung.

Hahnemann hatte klar erkannt, dass die ursprünglich empirisch gefundenen Kenntnisse über die Anwendung der Arzneimittel durch dogmatische Theorien zum Teil in falsche Bahnen geraten waren. Deshalb betonte er das Primat der Empirie, also eigener Erfahrung durch sorgfältige Beobachtung. 1796 erschien seine Abhandlung zu einem „Versuch über ein neues Prinzip zur Auffindung der Heilkräfte der Arzneisubstanzen, nebst einigen Blicken auf die bisherigen“. Darin schreibt er: „Man ahme die Natur nach, welche zuweilen eine chronische Krankheit durch eine andere hinzukommende heilt und wende in der zu heilenden Krankheit dasjenige Heilmittel an, welches eine andere, möglichst ähnliche künstliche Krankheit zu erregen im Stande ist, und jene wird geheilt werden. Similia similibus.“ 1805 erschien seine „Heilkunde der Erfahrung“, 1810 sein Hauptwerk „Organon der Heilkunde“. Es enthält die wesentlichen Gedanken Hahnemanns zur Homöopathie. In den Jahren 1811 bis 1839 begründete er mit seiner „Reinen Arzneimittellehre“ in 6 Bänden und der Veröffentlichung „Die chronischen Krankheiten, ihre eigentümliche Natur und homöopathische Heilung“ seinen Ruf als führender homöopathischer Arzt.

1.10.2 Grundlagen der Homöopathie

Hahnemann selbst hat nie den Anspruch erhoben, das „Simile-Prinzip“ entdeckt zu haben. Schon Hippokrates hatte geschrieben: „Die Schmerzen werden durch das ihnen Entgegengesetzte behoben, jede Krankheit nach ihrer Eigenart... Eine andere Art ist folgende... durch das Ähnliche entsteht die Krankheit und durch Anwendung des Ähnlichen wird die Krankheit geheilt...“ Auch bei Paracelsus finden sich Hinweise auf das Simile-Prinzip. Hahnemann hat das Verdienst, diese Vorstellungen aufgegriffen, sie methodisch aufgearbeitet und praktikabel gemacht zu haben. Die 3 Grundpfeiler der Homöopathie sind:

1. Ähnlichkeitsregel
2. Arzneimittelprüfung
3. Dosierungslehre

Ähnlichkeitsregel

„Similia similibus curentur“ – Ähnliches kann durch Ähnliches geheilt werden. Krankheiten werden durch solche Arzneistoffe geheilt, die bei der Prüfung am Gesunden Symptome hervorgerufen haben, die dem vorliegenden Erkrankungsbild möglichst ähnlich sind. Es werden also nicht gegensätzlich, sondern analog wirkende Mittel eingesetzt.

Cocculus macht Schwindel und hilft auch bei Schwindel, Thallium macht Haarausfall und hilft auch bei Haarausfall. „...allein die Dosis macht's, ob ein Ding Gift oder Arznei ist“, schrieb schon Paracelsus, und nach H. Schoeler ist die Homöopathie eine „angewandte Feintoxikologie“. Es ist also unter dem Simile-Prinzip die Ähnlichkeit des Krankheitsbildes mit der Wirkung des Arzneimittels, hervorgerufen durch die Inhaltsstoffe (Arzneimittelbild), zu verstehen und nicht etwa eine gewisse Übereinstimmung des Krankheitsbildes mit der äußeren Form der Arzneimittel oder Drogen, wie sie in der Signaturenlehre des Mittelalters beschrieben worden ist.

Homöopathische Mittel werden daher nicht aufgrund einer Diagnose verordnet, sondern entsprechend dem Ähnlichkeitsprinzip, individuell für den einzelnen Patienten unter genauer Beobachtung der Reaktionen, die der Patient auf die Arznei hin zeigt. Das Arzneimittelgesetz schreibt deshalb vor, dass homöopathische Fertigarzneimittel ohne Angaben des Indikationsgebietes dem Bundesinstitut für Arzneimittel und Medizinprodukte anzuzeigen sind und nicht mit der Angabe einer Indikation geworben werden darf.

In der Praxis wird das richtige Simile in 4 Schritten rein empirisch ausgewählt:

- ☐ Aufnahme des Krankheitsbildes
- ☐ Vergleich des Krankheitsbildes mit den Arzneibildern

- ☐ Auswahl desjenigen Arzneimittels, das in seinem Symptomenbild der individuellen Krankheitssymptomatik des Patienten am nächsten kommt
- ☐ Verordnung dieser Arznei in individueller Dosierung

Abweichend von der Ähnlichkeitsregel schlug Hahnemann vor, sogenannte „festständige Krankheiten", darunter versteht man Krankheiten, die aus gleicher Ursache stets gleich ablaufen, z. B. Infektionskrankheiten, immer mit den gleichen Mitteln, allein nach der Diagnose zu behandeln. Man spricht in solchen Fällen von einer Behandlung nach bewährter Indikation. Hierbei werden mit großem Erfolg so genannte Komplexmittel, Kombinationen mehrerer Einzelmittel mit ähnlicher Wirkungsrichtung, eingesetzt.

Auch zur Behandlung chronischer Krankheiten wird nach Hahnemann eine Therapie durchgeführt, die von der Ähnlichkeitsregel abweicht. Ihm war aufgefallen, dass bei chronischen Krankheiten trotz gut gewählter homöopathischer Arzneimittel der Therapieerfolg ausblieb oder nach anfänglicher Besserung Stillstand oder Rückfall eintrat. Als Ursache hatte er eine Blockade des Reaktionsvermögens angenommen und diese Ursachen Psora, Sykosis und Syphilis (gemeint sind gewisse angeborene oder erworbene Organminderwertigkeiten oder Reaktionsschwächen) genannt. Zur Behandlung hatte er jeweils Sulfur, Thuja und Quecksilber empfohlen; durch diese Zwischengaben sollte es gelingen, die Heilung in Gang zu bringen oder zu erreichen, dass der Patient auf andere Mittel ansprach.

Arzneimittelprüfung am gesunden Menschen

Sie bildet die Grundlage homöopathischen Handelns. Hahnemanns Hauptinteresse galt der Erforschung der Arzneikräfte. Er ging von der Vorstellung aus, dass die Eigenschaft, die einen Stoff zum Arzneimittel macht, mit der Fähigkeit identisch ist, die Funktionen des menschlichen Körpers umzuändern, zu stören oder diesen krank zu machen. Er schrieb: „Es gibt kein Arzneimittel, welches diese Tendenz nicht hätte, und welches sie nicht hat, ist kein Arzneimittel, ohne Ausnahme." Dies ist letztlich der Inhalt des Denkens von Paracelsus, wonach Heilmittel in großer Dosis Gifte sind.

In den Schriften des schottischen Pharmakologen William Cullen stieß Hahnemann auf den Hinweis, dass Chinarinde zur Behandlung des Wechselfiebers dient. Daraufhin stellte er einen Selbstversuch an, den er folgendermaßen beschrieben hat:

„Ich nahm des Versuches halber etliche Tage zweimal täglich jedes Mal vier Quentchen gute China ein; die Füße, die Fingerspitzen usw. wurden mir erst kalt, ich ward matt und schläfrig, dann fing mir das Herz an zu klopfen, mein Puls ward hart und geschwind; eine unleidige Ängstlichkeit, ein Zittern (aber ohne Schaudern), eine Abgeschlagenheit durch alle Glieder; dann ein Klopfen im Kopfe, Röte der Wangen, Durst, kurz alle mir sonst beim Wechselfieber gewöhnlichen charakteristischen Symptome, die Stumpfheit der Sinne, die Art von Steifheit in allen Gelenken, besonders aber die taube, widrige Empfindung, welche in dem Periostium über alle Knochen des ganzen Körpers ihren Sitz zu haben scheint – alle erschienen. Dieser Paroxismus dauerte 2 bis 3 Stunden jedes Mal und erneuerte sich, wenn sich diese Gabe wiederholte, sonst nicht. Ich hörte auf, und ich ward gesund."

Hier ist der Spekulation eigene Erfahrung entgegengesetzt. Die Arzneiprüfung am gesunden Menschen ist die sicherste Prüfung, da der Proband sich genau beobachten und differenziert berichten kann; besonders psychische und geistige Reaktionen können erkannt werden. Daher lehnt die Homöopathie Tierversuche zur Prüfung von Arzneimitteln auch ab, denn die daraus gewonnenen Erkenntnisse können nur bedingt auf den Menschen übertragen werden. Hahnemann hat in den §§ 105–141 seines Organons alle Prüfungsanweisungen zusammengestellt, die für die Auswahl des Mittels und für die Versuchsperson bindend waren, und die Ergebnisse in der „reinen Arzneimittellehre" beschrieben. „Rein" sollte dabei zum Ausdruck bringen, dass die vorgetragenen Arzneiwirkungen ausschließlich das Ergebnis empirischer Beobachtungen und nicht das Ergebnis theoretischer Überlegungen sind.

Der homöopathische Arzneischatz umfasst heute etwa 500 geprüfte Mittel. Hahnemann selbst hat 96 Arzneimittel geprüft. Daneben gibt es etwa 1500 unvollständig geprüfte Mittel, deren Prüfungssymptome meist aus der Erfahrung und toxikologischen Erkenntnissen abgeleitet worden sind. Die Prüfungssymptome wurden in sogenannten Arzneimittellehren zusammengefaßt: Kent – amerikanische Schule, Voisin – französische Schule und Staufer, Mezger – deutsche Schule.

Dosierungslehre

Streng genommen besteht zwischen dem Behandlungsprinzip „similia similibus curentur" und dem Hahnemannschen Arzneipotenzierungsverfahren kein direkter, logischer Zusammenhang. Man könnte sich Homöotherapie auch ohne Arzneipotenzen vorstellen.

Hahnemann verabreichte seine Arzneien anfangs in relativ hohen Dosen. Häufig stellte er dabei eine vorübergehende Verschlimmerung des Krankheitszustandes fest. Er nannte diese Erscheinung „Erstverschlimmerung". Um sie möglichst gering zu halten, verkleinerte er die Dosis. Dabei wählte er für flüssige Arzneien eine stufenweise Verdünnung mit einem Alkohol-Wasser-Gemisch, bei festen Arzneien eine stufenweise Verdünnung mit Milchzucker jeweils im Verhältnis 1:100. Die Flüssigkeiten wurden durch Schüttelschläge, die festen Stoffe durch Verreibung nach sorgfältig festgelegten Plan verdünnt.

Hahnemann sprach anfangs von Verdünnungen, später von „Dynamisationen". Nach Gabe kleiner Dosen beobachtete er nicht nur eine Verminderung der Erstverschlimmerung, sondern auch eine Wirkungssteigerung der Arznei. Manche Stoffe gewinnen sogar erst durch die homöopathische Arzneizubereitung arzneiliche Wirkung, z.B. Lycopodium, Silicea, Graphites. Dazu schrieb Hahnemann: „Diese merkwürdige Veränderung in den Eigenschaften der Naturkörper durch mechanische Einwirkung auf ihre kleinsten Teile durch Reiben und Schütteln – während sie durch Dazwischentreten einer indifferenten Substanz trockener oder flüssiger Art voneinander getrennt sind, entwickelt die latenten, vorher unmerklich wie schlafend in ihnen verborgen gewesenen dynamischen Kräfte, welche vorzugsweise auf die Lebenskraft und auf das vegetative System Einfluss haben. Verdünnung allein, z.B. die Auflösung eines Grans Kochsalz, ergibt fast reines Wasser, das Gran Kochsalz verschwindet in der Verdünnung mit viel Wasser und wird dadurch nie zur Kochsalzarznei. Diese erreicht dagegen durch unsere wohl bereitete Dynamisation eine bewundernswürdige Stärke."

Die Auswahl der richtigen Dosis (= Potenz) ist für den Heilerfolg wichtig. Es gelten hierbei die Lehrsätze von A. v. Gerhardt:

1 Keine Potenz verdient in allen Fällen den Vorzug.
2 Alle Potenzen heilen Krankheiten, aber nicht jede Potenz heilt jede Krankheit.
3 Zwischen niederen und hohen Potenzen ist ein bemerkenswerter Unterschied; allein es ist unmöglich zu bestimmen, wo die höhere Potenz bei einer Arznei beginnt.
4 Es scheint richtig, dass niedere Potenzen einen Hauptangriff auf die ihnen verwandten Symptome und Organe machen und auf diese sich dann beschränken. Die höheren dagegen ergreifen mehr den totalen Organismus und stimmen um, so dass die feinen Eigentümlichkeiten des Individuums zu Tage treten.
5 In chronischen und langwierigen Krankheiten sind höhere Potenzen wegen ihrer eingreifenden und nachhaltigeren Wirkung am empfehlenswertesten.

Viele Arzneien, z.B. Aconitum, Camphora oder Ignatia, wirken nur kurze Zeit und müssen daher mehrmals täglich gegeben werden. Andere haben eine mittlere Wirkungsdauer von etwa 4 bis 6 Tagen. Mineralische Mittel, wie Calcium, Barium, Silicea, wirken sehr lange, und ihre Einnahme sollte deshalb nur selten wiederholt werden.

Die Homöopathie wird von vielen noch als Teil der Phytotherapie begriffen, soweit Urtinkturen und Potenzen aus pflanzlichen Mitteln bis etwa D4 betroffen sind; besonders bei stark wirksamen Pflanzen, wie Aconitum, Belladonna, Veratrum, ist dies der Fall. Aufgrund klinischer Erfahrungen werden Urtinkturen und Potenzen bis etwa D4 zweistündlich oder 3-mal täglich angewendet. Die mittleren Potenzen, etwa zwischen D8 und D12, entsprechen der Konzentration der Enzyme im Organismus oder Stoffen, die zur Desensibilisierung der Allergene eingesetzt werden; sie sollten nur 1- bis 2-mal täglich angewendet werden. Die Hochpotenzen ab D30 mit ihrer lange nachklingenden Wirkung sollten nur 1- bis 2-mal wöchentlich gegeben werden.

Nach Ansicht der meisten Menschen sind homöopathische Arzneimittel solche, die nach der Ähnlichkeitsregel verordnet werden, oder aber solche, die in sehr kleinen Dosen, eben homöopathischen Dosen, verabreicht werden.

Nach den Vorschriften des Arzneimittelgesetzes sind homöopathische Arzneimittel jedoch solche, die ausschließlich nach homöopathischen Herstellungstechniken, insbesondere nach dem Homöopathischen Arzneibuch (HAB) in abgestufter Verdünnung oder Verreibung hergestellt werden aus tierischen, pflanzlichen, mineralischen, natürlichen oder synthetischen Stoffen. Sie können in allen Arzneiformen als Einzelmittel oder in Mischungen angewendet werden.

Das Arzneimittelgesetz ist auch Grundlage der Standardregistrierungen homöopathischer Arzneimittel. Sie sind dann von der Pflicht der Einzelregistrierung nach § 38 Abs. 1 AMG freigestellt, wenn sie

- im HAB mongraphisch beschrieben und in der Anlage zur Verordnung über Standardregistrierungen aufgeführt sind,
- den Anforderungen des HAB entsprechen,
- wenn für die keine Zulassung erteilt worden ist (s. „Zulassung und Registrierung von Fertigarzneimitteln", S. 477).

Für alle Arzneimittel muss die Qualität und Unbedenklichkeit gesichert sein und die Herstellung nach definierten Regeln geschehen. Deshalb musste, um die Therapievielfalt zu erhalten und auch die sogenannten alternativen Heilweisen zu berücksichtigen, ein HAB in Kraft gesetzt werden, das neben den

Herstellungsregeln der klassischen Homöopathie nach Hahnemann auch die Herstellungsverfahren für Arzneimittel der besonderen Therapierichtungen enthält. Dies ist mit der Bekanntgabe des ersten amtlichen homöopathischen Arzneibuchs Deutschlands als HAB 1 geschehen. Die vorangegangene Ausgabe war von Dr. W. Schwabe und anderen Privatpersonen ausgearbeitet und 1934 durch Erlass als Arzneibuch verbindlich erklärt worden. Neuausgabe 2000; Nachträge jährlich zum HAB mit Angabe des Jahres der Gültigkeit z. B. HAB 2004. Da die Herstellungsvorschriften des HAB zugleich festlegen, ob ein Arzneimittel rechtlich überhaupt ein homöopathisches Arzneimittel ist, haben sie ein ganz besonderes Gewicht. Deshalb gilt auch § 4 der Einführungsverordnung zum Arzneibuch, der zur Herstellung und Prüfung auch andere Methoden zulässt, wenn sie die gleichen Ergebnisse liefern, für Mittel aus dem HAB nicht. Bei der Neufassung der Herstellungsvorschriften des HAB ist darauf geachtet worden, dass damit hergestellte Arzneimittel möglichst die gleichen Eigenschaften haben, wie sie im HAB von 1934 beschrieben sind. Damit sollte der homöopathische Erfahrungsschatz erhalten bleiben, aber gleichzeitig der heutigen industriellen Herstellung dieser besonderen Gruppe Arzneimittel Rechnung getragen werden.

Was die Haltbarkeit homöopathischer Arzneimittel betrifft, so schreibt das HAB vor, dass Grundstoffe und die 1. Verdünnungsstufe (für diese besteht Prüfpflicht) den Anforderungen des HAB entsprechen müssen. Höhere Verdünnungen gelten als unbegrenzt haltbar, da „die Erfahrung keinen Anhalt gibt, dass die Wirksamkeit durch die Lagerung abnimmt" (Kommission D).

1.10.3 Herstellungsvorschriften des HAB

Flüssige Arzneiformen

Die Herstellung der Urtinkturen und deren flüssige Verdünnungen ist in den Vorschriften 1 bis 4 geregelt. Meist werden frische Pflanzen verwendet. Je nach Saftgehalt, An- oder Abwesenheit von ätherischen Ölen, Schleim und Harz werden sie unterschiedlich behandelt und in der Regel mit Ethanol einer bestimmten Konzentration mazeriert. Nach Vorschrift 5 werden bestimmte Stoffe gelöst, z. B. Camphora, Jodum und Kreosotum.

Diese nach den Vorschriften des HAB gewonnenen, flüssigen ersten Stufen werden „Urtinktur" genannt und mit der Kurzbezeichnung Ø gekennzeichnet. In der konzentrierten Form werden sie jedoch nur selten verwendet. Die verschiedenen Verdünnungsgrade (Konzentrationen) dieser Zubereitungen werden durch Potenzierung nach der Mehrglasmethode (für jede Verdünnung muss ein eigenes Gefäß verwendet werden) im Verhältnis 1:10 = 1+9 je Stufe (Dezimalsystem; Kurzbezeichnung D 1, D 2...) oder im Verhältnis 1:100 = 1+99 je Stufe (Centesimalsystem, Kurzbezeichnung C 1, C 2...) gewonnen. Sie müssen in Gefäßen hergestellt werden, deren Rauminhalt um mindestens ein Drittel größer ist als die aufzunehmende Flüssigkeitsmenge. Zur Potenzierung wird nach der jeweiligen Vorschrift (D- oder C-Potenz) verdünnt und jedesmal mindestens 10-mal kräftig geschüttelt.

Insbesondere ist darauf zu achten, dass für die Herstellung der 1. Dezimal- bzw. Centesimalverdünnung unterschiedliche Mengen Urtinktur eingesetzt werden, je nach Arzneigehalt der Urtinktur. Beim Potenzieren dürfen keine Verdünnungsstufen übersprungen werden. Während Hahnemann überwiegend C-Potenzen verwandt hatte, führte B. A. Vehsemeyer 1836 die dezimale Potenzierung als allgemeines Verfahren ein. Er erklärte, zur Umrechnung der C-Potenzen in D-Potenzen brauche man die arabischen Nummern der Hahnemannschen C-Potenz nur mit 2 zu multiplizieren und erhielte so die Höhe der D-Potenz. Vehsemeyer verkannte hierbei jedoch völlig das Wesen der Potenzierung, wonach nicht das Verdünnungsverhältnis, sondern die Anzahl der Potenzierungsschritte von entscheidender Bedeutung ist.

Dies kann auch in der täglichen Apothekenpraxis von Bedeutung sein. Wenn z. B. ein Patient aus einem Land, in dem Centesimalpotenzen üblich sind, in ein anderes Land wechselt, in dem der Arzt gewöhnt ist, mit Dezimalpotenzen zu arbeiten, so entsteht für den Apotheker jedesmal die Frage, welche Potenz er etwa für eine verordnete Aconitum C 10 (10. Centesimalverdünnung einer Urtinktur von blauem Eisenhut) als Dezimalpotenz abgeben soll. Meist wird dann die Potenz gleichen Verdünnungsgrades gewählt, also D 20. Dieses Verfahren ist aber sicher nicht richtig. Es wäre die Dezimalpotenz gleicher Höhe zu wählen, also Aconitum D 10, der Patient könnte allenfalls die Tropfenzahl je Dosis herabsetzen. Nur bei den tiefsten Potenzen C 3 und darunter ist auf den Verdünnungsgrad zu achten: Hier wäre anstelle von C 1-, C 2- oder C 3- eine D 2-, D 4- bzw. D 6-Zubereitung abzugeben.

Während Hahnemann bei der Zubereitung flüssiger Potenzen die Verwendung jeweils neuer Fläschchen für jede neue Potenzstufe vorschrieb (Mehrglasmethode), entwickelte der russische Heilpraktiker Korsakoff die Einglasmethode zur Herstellung flüssiger Verdünnungen (Potenzen). Besonders in Frankreich waren Einglaspotenzen sehr verbreitet. Deshalb werden heute in der französischen Literatur die Mehrglaspotenzen, wenn sie nach Hahnemannscher Vorschrift zubereitet sind, mit „CH" (Centesimalpotenz nach Hahnemann) bezeichnet.

Verreibungen

Feste Stoffe mineralischer, pflanzlicher oder tierischer Herkunft werden durch Verreibung potenziert. Dabei werden Ausgangssubstanz und Milchzucker als Vehikel im Verhältnis 1:10 bzw. 1:100 durch Hand- oder Maschinenverreibung einem zeitlich festgelegten intensiven Zerteilungs- und Mischungsvorgang unterworfen, so dass im Zuge der Dispersion eine enorme Oberflächenvergrößerung der Ausgangssubstanz (Aufschließung durch Entfaltung der inneren Oberflächen) entsteht. Gleichzeitig findet von Potenzstufe zu Potenzstufe eine fortschreitende Dekonzentration statt. Die dispersen Teilchen der Arzneisubstanz werden durch Lactose-Teilchen in zunehmenden Maße voneinander getrennt. Es ist anzunehmen, dass beim Verreibungsvorgang auch an den Lactose-Kristallen des Vehikels Strukturveränderungen entstehen. Sie bestehen nach H. Erbing in Störungen des inneren Kristallgitterbaues; dies kann bei längerer Vermahlung zur Folge haben, dass die normalen Gitterinterferenzen im Röntgendiagramm mehr oder weniger vollständig verschwinden. Diese Veränderungen des Vehikels sind ebenfalls mitbestimmend für die eigentümlichen Qualitätsänderungen der Zubereitungen.

Neben diesen Veränderungen qualitativer Art spielt freilich auch der quantitative Aspekt für die Arzneiwirkungen eine Rolle. Es muss immerhin eine größere oder kleinere Anzahl Wirkstoffmoleküle in der betreffenden Arzneizubereitung vorhanden sein, wenn eine katalytische oder wie auch immer geartete Arzneiwirkung zustande kommen soll. Dabei wird nach heutigen Erkenntnissen durch die Loschmidtsche Zahl $N_L = 6{,}023 \cdot 10^{23}$ der fortgesetzten Höherpotenzierung eine Grenze gesetzt. Jenseits dieser Grenze kann mit der Anwesenheit von Teilchen der Ausgangssubstanz nicht mehr mit Sicherheit gerechnet werden. Je nach relativer Molekülmasse M_r der Ausgangssubstanz ist diese Grenze bei D20 bzw. D22 erreicht. Potenzen, die über dieser Grenze liegen, werden als Hochpotenzen bezeichnet. Ihre Empfehlung geht auf Hahnemann zurück, der sie häufig angewendet hat und wirksam fand. Eine naturwissenschaftliche Erklärung ließ sich für die Wirkung dieser Hochpotenzen bisher nicht geben. Es ist aber auch nicht zulässig, das Hochpotenzproblem mit der einfachen Behauptung abzutun, die beobachteten Wirkungen könnten durch Suggestion oder Täuschung erklärt werden.

Die manuelle Verreibung wird genau nach den Anweisungen Hahnemanns (Vorschrift 6) durchgeführt; größere Mengen werden bis einschließlich der 4. Verdünnungsstufe maschinell verrieben in einer Verreibungsmaschine mit Abschabevorrichtung, die eine gleichmäßige Verreibung gewährleistet. Die Teilchengröße der Ausgangsstoffe ist durch die Siebnummer festgelegt. Bei der Verdünnungsstufe D1 müssen 80% der Teilchen kleiner sein als 10 µm, und kein Teilchen darf größer sein als 50 µm.

Bei der Maschinenverreibung wird zunächst ein Drittel des Arzneiträgers verrieben. Dann wird der Arzneistoff hinzugefügt, verrieben und schließlich der Rest des Arzneiträgers in 2 gleichen Teilen hinzugefügt und verrieben. Die Arbeitszeit für die Herstellung einer Verreibung mit der Maschine beträgt eine Stunde.

Diese strengen Verreibungsvorschriften gelten nur bis zur 4. Verdünnungsstufe D4 bzw. C4. Höhere Verreibungsstufen werden nur noch durch Mischen mit der vorgeschriebenen Menge Milchzucker hergestellt. Dazu wird in einem geeigneten Mischer ein Drittel der erforderlichen Lactose-Menge mit der gesamten Vorverdünnung bis zur Homogenität vermischt. Dann wird das zweite Drittel der Lactose hinzugefügt und bis zur Homogenität vermischt und schließlich mit dem letzten Drittel der Lactose in gleicher Weise verfahren. Diese Herstellungsvorschrift entspricht der experimentell gewonnenen Erkenntnis, dass weiteres Verreiben über die 4. Verdünnungsstufe hinaus die Partikelgröße nicht mehr verändert. Sie widerspricht jedoch eindeutig den Vorstellungen und Anweisungen Hahnemanns.

Übergang flüssig-fest und fest-flüssig

Das HAB kennt nicht nur Verreibungen fester Stoffe, sondern auch die Verreibung aus Urtinkturen, Lösungen und deren Verdünnungen mit Lactose als Arzneiträger. Der erforderlichen Menge Lactose wird die Gesamtmenge der flüssigen Verdünnung nach und nach zugegeben. Die homogene feuchte Mischung wird schonend getrocknet (Vorschrift 7). Die Herstellung der flüssigen Potenzen aus Verreibungen dagegen geht auf Hahnemann zurück. Dabei wird aus einer D-6-Verreibung eine flüssige Potenz in D8 (Vorschrift 8). Das homöopathische Verfahren überspringt beim Übergang von festen in flüssige Potenzen also eine Potenzstufe. Nimmt man den Potenzschritt als therapeutischen Effekt ernst, so ist dieser Sprung unzulässig, auch wenn D7 als Zwischenpotenz praktisch nicht angewendet wird.

Tabletten

Homöopathische Tabletten (Vorschrift 9) werden aus den entsprechenden Verreibungen gepresst. Stärke kann bis 10 % als Zerfallsförderer und Magnesiumstearat oder Calciumbehenat bis 2 % als Gleitmittel zugesetzt werden. Ist im Herstellungsgang eine Granulierung erforderlich, so können Lactose-Lösung oder Stärkekleister verwendet werden.

Streukügelchen

Streukügelchen (Vorschrift 10) werden aus reinen Zuckerkügelchen (Globuli) durch Befeuchten mit der betreffenden flüssigen Potenz hergestellt. Dabei werden 100 Teile Saccharose-Kügelchen mit 1 Teil Dilution gleichmäßig befeuchtet. Da sich Zucker in Wasser leicht löst, kann man Globuli nur aus stark weingeisthaltigen, mindestens 60 % Dilutionen herstellen. Diese sind ggf. gesondert zu bereiten. Globuli sind in den Größen 0 bis 10 gebräuchlich. Am häufigsten wird die Größe 3 verwendet, von der etwa 110 bis 130 Kügelchen 1 g wiegen. Homöopathische Globuli werden mit dem Verdünnungsgrad der verwendeten Dilution gekennzeichnet.

Injektionslösungen

Zur Herstellung der Ampullen (Vorschrift 11) werden bei Dezimalverdünnungen die beiden letzten Potenzierungen bzw. bei Centesimalverdünnungen die letzte Stufe mit Wasser für Injektionszwecke verwendet. Zur Isotonisierung wird meist Kochsalz zugesetzt, auch Rohrzucker ist möglich. Zusätze zur Konservierung sind nicht erlaubt, Mehrdosenbehältnisse nur für die Anwendung bei Tieren gestattet.

Flüssige Einreibungen

Tinkturen zum äußerlichen Gebrauch (Externa, Vorschrift 12) werden durch Verdünnung der Urtinkturen hergestellt. Sie können bis zu 10% Glycerol enthalten. In Vorschrift 12 sind auch Externa beschrieben, die aus Drogen durch Mazeration mit Pflanzenölen (Erdnuss-, Sesam-, Olivenöl) gewonnen werden.

Salben

Zur Herstellung homöopathischer Salben (Vorschrift 13) wird Wollwachsalkoholsalbe als Grundlage verwendet. In diese werden Urtinkturen, Dilutionen, Lösungen oder Verreibungen eingearbeitet. Zusätze von Antioxidantien und Stabilisatoren sind nicht zulässig.

Suppositorien

Es werden Urtinkturen, Dilutionen oder Triturationen in Hartfett als Suppositoriengrundmasse (Vorschrift 14) im Verhältnis 1:10 eingearbeitet. Sie haben die Bezeichnung des verwendeten Verdünnungsgrades. Zusätze von Antioxidantien oder Stabilisatoren sind nicht zulässig; Färben ist nicht erlaubt. Zur Konsistenzverbesserung dürfen nur Cellulose, Honig oder hochdisperses Siliciumdioxid verwendet werden.

Augentropfen

Augentropfen (Vorschrift 15) werden hergestellt durch Potenzieren der Urtinkturen oder flüssigen Verdünnungen mit isotonischer Kochsalz-Lösung. Es können auch andere Isotonisierungsmittel verwendet werden, sie müssen dann deklariert sein. Bei Dezimalverdünnungen werden die letzten beiden Stufen, bei Centesimalverdünnungen die letzte Stufe nicht mehr mit Ethanol, sondern mit dem Isotonisierungsmittel hergestellt. Augentropfen in Mehrdosenbehältern sind zu konservieren.

Mischungen

Diese Vorschrift ist besonders für die Herstellung homöopathischer Fertigarzneimittel von Bedeutung. Sie regelt, welche Mischungen als „Zubereitung nach Vorschrift 16“ hergestellt werden können. Danach ist fast jede Mischung zulässig, wenn sie eindeutig deklariert ist, z. B.

- ☐ flüssige und/oder feste Zubereitungen, denen der Arzneiträger in einem anderen Verhältnis als 1:10 bzw. 1:100 zugemischt wird
- ☐ Mischungen flüssiger und/oder fester Zubereitungen
- ☐ Mischungen flüssiger und/oder fester Zubereitungen, denen Arzneiträger und/oder Hilfsstoffe zugesetzt sind

LM-Potenzen

LM-Potenzen (Vorschrift 17) sind seit 1983 offizieller Bestandteil des HAB. Es gibt also neben den D- und C-Potenzen nunmehr eine dritte Potenzreihe. Die Einführung der LM-Potenzen in die homöopathische Therapie geht auf Hahnemann selbst zurück: In den letzten Jahren seines Lebens hatte er fast ausschließlich LM-Potenzen verwendet; veröffentlicht wurden sie im Organon, 6. Aufl. jedoch erst nach seinem Tode. LM-Potenzen gehören zu den Hochpotenzen. Sie werden im Prinzip im Verhältnis 1:50 000 verdünnt, weshalb sie analog den Zehner –

den D-Potenzen – oder den Hunderter – den C-Potenzen – als Fünfzigtausender – LM-Potenzen – bezeichnet werden. Das Kennzeichnungssymbol setzt sich zusammen aus dem lateinischen L für 50 und M für 1000. In dieser Form ist es offiziell eingeführt. Manche Autoren sprechen jedoch von Q-Potenzen, das heißt Quinquagintamillesimal-Potenzen, abgeleitet vom lateinischen Quinquagintamille = 50 000.

Für LM-Potenzen schreibt das HAB vor: „Zur Herstellung der Potenzstufe LM I werden 60 mg einer C-3-Verreibung der zu potenzierenden Substanz in 20,0 ml Ethanol 15 % (entsprechend 500 Tropfen) gelöst. 1 Tropfen dieser Lösung wird in einem kleinen Arzneiglas mit 2,5 ml Ethanol 86 % (entsprechend 100 Topfen) versetzt und 100-mal kräftig geschüttelt. Mit dieser Lösung werden 100 g Streukügelchen Größe 1 (etwa 50 000 Stück) gleichmäßig befeuchtet; nach der Imprägnierung in einem geschlossenen Gefäß werden die Streukügelchen an der Luft getrocknet. Diese Streukügelchen entsprechen der Potenzstufe LM I.

Zur Herstellung der Potenzstufe LM II wird ein Streukügelchen LM I in einem kleinen Arzneiglas in 1 Tropfen Wasser gelöst, mit 2,5 ml Ethanol 86 % (entsprechend 100 Tropfen) versetzt und 100-mal kräftig geschüttelt. Mit dieser Lösung werden 100 g Streukügelchen Größe 1 (etwa 50 000 Stück) gleichmäßig befeuchtet; nach der Imprägnierung in einem geschlossenen Gefäß werden die Streukügelchen an der Luft getrocknet. Die weiteren Potenzstufen werden in gleicher Weise hergestellt."

Zur Herstellung flüssiger LM-Potenzen wird 1 Streukügelchen der gewünschten Potenzstufe in 10,0 ml Ethanol 15% gelöst. Die Lösung hat die gleiche Potenzstufe wie das darin gelöste Streukügelchen.

Das Besondere bei dieser Herstellung ist, dass feste und flüssige Systeme abwechseln. Um sich einen Begriff zu machen, welche Größenordnung, gemessen am Dezimalsystem, den LM-Potenzen entspricht, ergibt die Umrechnung von LM-Potenzen in D-Potenzen etwa folgendes:

- ☐ LM I entspricht D 10
- ☐ LM II entspricht D 15
- ☐ LM III entspricht D 19
- ☐ LM IV entspricht D 24

LM-Potenzen liegen also nicht im obersten Infinitesimalbereich. LM XXX entspräche etwa D 150. Das nimmt sich gegenüber Potenzen wie D 200, D 500, D 1000 oder gar C 1000 fast bescheiden aus. Solche Gegenüberstellungen bzw. Umrechnungen der Potenzen verschiedener Skalen sind jedoch eigentlich unzulässig. Denn sie berücksichtigen in der Verdünnungsstufe nur den mathematisch errechneten Verdünnungsgrad und noch eventuell vorhandene Mengen an Ausgangssubstanz. Diese naturwissenschaftlich-mathematische Umrechnung entspricht jedoch nicht der homöopathischen Betrachtungsweise. Die absolute Höhe der LM-Potenzen macht auch nicht ihren spezifischen Charakter aus. Dieser liegt viel mehr in ihrem besonderen Aggregatzustand. Die Vorteile der LM-Potenzen liegen darin, dass sie im Allgemeinen keine Erstverschlimmerung verursachen, wie dies bei der Anwendung von Hochpotenzen der D- und C-Reihe häufig der Fall ist.

LM-Potenzen können beliebig oft wiederholt appliziert werden, wenn notwendig jeden Tag, sogar mehrmals täglich. Sie wirken als echte Hochpotenzen rascher und sanfter, ihre Wirkung kann bereits innerhalb einer halben Stunde eintreten. Sie können ohne Rücksicht auf Alter und Vitalität der Patienten gegeben werden. Die Auswahl der Potenzen ist problemlos. Man kann jede Behandlung mit jeder beliebigen LM-Potenz beginnen und sie können sowohl bei akuten als auch bei chronischen Krankheiten eingesetzt werden. LM-Potenzen sind eine Erweiterung der therapeutsichen Möglichkeiten und für den Therapeuten eine Vereinfachung und Vervollkommnung der homöopathischen Methode, für manche gar die hohe Schule.

Nasentropfen

Nasentropfen (Vorschrift 45)* werden durch Potenzierung der Urtinkturen oder flüssigen Verdünnungen mit Wasser oder Isotonisierungsmitteln hergestellt. Sie sollen annähernd isotonisch und euhydrisch sein, viskositätserhöhende Zusätze sind erlaubt.

Flüssige, weinige Verdünnungen

Sie werden aus flüssigen Verdünnungen (Vorschrift 46) durch Potenzierung mit Likörwein über 2 Potenzstufen hinweg hergestellt. Sie werden sofort weiterverarbeitet und dienen ausschließlich der Herstellung von Mischungen nach Vorschrift 16.

1.10.4 Einzelmittel- und Komplexhomöopathie

Hahnemann hat in seinen Standardwerken immer wieder betont: „Je zusammengesetzter unsere Re-

* Die Vorschriften 18 bis 44 regeln die Herstellung von Arzneimitteln der besonderen Therapierichtungen. Auf diese Vorschriften wird bei den entsprechenden Kapiteln eingegangen.

zepte sind, desto finsterer wird es in der Arzneikunde", und „in keinem Fall von Heilung ist es nötig, mehr als eine einzige Arzneisubstanz auf einmal anzuwenden." Dieser Satz wurde für viele Homöopathen zum Dogma, obwohl dadurch die therapeutischen Möglichkeiten beschränkt werden. Auch Hahnemann soll nicht zeitlebens bei seiner Ansicht geblieben sein. Auf verschiedene Anregungen hin hatte er für die Neuauflage seines Organons einen Zusatz, in dem er auf die Notwendigkeit hinweisen wollte, bei bestimmten komplizierten Krankheiten Doppelmittel (Mischung aus zwei homöopathischen Mitteln) einzusetzen, geplant. Dieser als § 274 geplante Zusatz wurde aber nie veröffentlicht.

Belotti, Finella und später Mattei gingen dann noch einen Schritt weiter und setzten Mischungen ein, indem sie mehrere homöopathische Mittel gleichzeitig verordneten. „Es waren dies planvoll, gewollte Vereinigungen verwandter Arzneikräfte mit Wirkungen auf physiologisch und histologisch verwandte Organe und Organgruppen." Insbesondere Mattei hat damit das alte Grundgesetz der Homöopathie „similia similibus curentur" zu einem „complexa complexis curentur" erweitert.

Bei Komplexmitteln wird durch die unterschiedliche Dosierung der einzelnen Bestandteile des Gemisches das lokale, funktionelle und konstitutionelle Feld des Patienten angesprochen.

Aus dieser auf Erfahrung beruhenden Anwendung entwickelten sich homöopathische Komplexe als empirische Zusammenstellungen, wie z. B.

- ☐ Oligoplexe (Madaus):
  Oligos (gr. = wenig, es sind nur eine geringe Zahl (5 bis 10) Einzelsubstanzen im Komplex enthalten)
- ☐ Pentarkane (Schwabe):
  Penta (gr. = fünf, arkan = abwehren, einer Sache gewachsen sein)
- ☐ Plantaplexe (Steigerwald)
- ☐ Similiaplexe (Pascoe)
- ☐ Rödler-Pharmakonkomplexe
- ☐ Regenaplexe
- ☐ Spagyrische Isokomplexe
- ☐ Spagyrische Zimpelkomplexe
- ☐ Truwkomplexe
- ☐ Felkekomplexe

Die theoretischen Grundlagen zur Erklärung der Wirkung von Arzneikombinationen schuf Bürgi aus Bern. Die nach ihm benannte Mischungsregel besagt: Zwei Substanzen, welche die gleichen Funktionsveränderungen hervorrufen bzw. dasselbe Krankheitssymptom beseitigen, addieren sich in ihren Wirkungen, wenn sie gleiche Angriffspunkte haben und sie potenzieren sich in ihren Wirkungen, wenn sie verschiedene Angriffspunkte haben.

Bürgi konnte auch den Nachweis erbringen, dass geringe, an sich wirkungslose Dosen einzelner Arzneimittel in der Kombination mit anderen Substanzen gesteigerte Wirkung haben und dass manches Einzelmittel therapeutisch versagt, in der Kombination mit anderen jedoch zum Heilerfolg führt.

Für die Wirkung der Komplexe sind außerdem von Bedeutung:

- ☐ **Biologisches Grundgesetz** nach Arndt-Schulz. Schwache Reize fachen die Lebenstätigkeit an, mittelstarke fördern sie, starke hemmen sie, und stärkste heben sie auf.
- ☐ **Minimumregel** von Liebig-Mitscherlich. Die Höhe des Pflanzenertrages wird durch sämtliche Wachstumsfaktoren bedingt. Hierbei übt jeder einzelne Wachstumsfaktor einen um so hemmenderen Einfluss auf die Höhe des Ertrages aus, je näher er dem Minimum steht.

Daneben gibt es auch Ausnahmen von der Bürgischen Mischungsregel, so z. B. homöopathische Mittel, die die gleiche Funktionsänderung hervorrufen, deren Wirkung sich aber in Mischungen nicht verstärkt, sondern aufhebt bzw. stark beeinträchtigt wird. Dies gilt allgemein für homöopathische Arzneimittel aus Tieren derselben zoologischen Familie bzw. für homöopathische Arzneimittel aus Arzneipflanzen derselben botanischen Familie. Beispiel: *Bryonia alba – Citrullus colocynthis.*

Potenzakkorde

Unter Potenzakkorden versteht man Mischungen aus homöopathischen Einzelmitteln in verschiedenen Potenzstufen. Es gilt die Auffassung, dass in solchen Potenzakkorden die einzelnen Potenzstufen ihre eigenständige Wirkung behalten, somit keine summarische Mittelwirkung entsteht.

Bei den Potenzakkorden der Firma Heel besteht laut Reckeweg die Vorstellung, dass verschiedene Potenzstufen auf verschiedene Abwehrsysteme ansprechen und durch die gleichzeitige Darreichung höherer und tieferer Potenzen etwaige Erstverschlimmerungen, die durch tiefe Potenzen ausgelöst werden könnten, durch die Umkehrwirkung der Hochpotenzen etwas abgemildert werden.

Potenzakkorde sind z. B. die Injeele (INJ-ektiones HEEL) der Firma Heel. Sie enthalten im Allgemeinen als Basispotenz D 10 bzw. D 12, dazugemischt sind in gleichen Anteilen dann D 30 und D 200.

Besondere Potenzakkorde sind die Homaccorde der Firma Heel. Dies sind Mischungen verschiedener Potenzakkorde, z. B. Aconitum Homaccord Tropfenzusammensetzung: Aconitum D 2, D 10, D 20, D 200, Eucalyptus D 2, D 10, D 30 ana 0,4 ml,

Ipecacuanha D2, D10, D30, D200 ana 0,2 ml, Ethanol 35 % ad 100,0 ml.

Sie eignen sich gut zur Therapie chronischer Erkrankungen, da neben den Tiefpotenzen auch die Hochpotenzen der verwandten Grundmittel im Potenzakkord enthalten sind.

1.10.5 Spagyrik

Das Wort „Spagyrik" lässt sich aus dem Griechischen ableiten. Es bedeutet „trennen, lösen, schneiden" und zugleich auch „binden, vereinigen". Ein und dasselbe Wort umfasst also die beiden wissenschaftlichen Prinzipien der Analyse und Synthese. Paracelsus gebrauchte das Wort „Spagyrik" als Synonym für Alchemie und so werden seine chemischen Heilmittel als spagyrische bezeichnet im Gegensatz zu den pflanzlichen, den „galenischen". Der Arzneiauffassung der Spagyrik liegt der Begriff des „Arcanum" (das Geheime) zugrunde, unter dem nicht die Arznei, sondern deren inneren, geistigen Wirkungskräfte zu verstehen sind.

Paracelsus beschreibt das so: „Das, was wir sehen, ist nicht die Arznei, sondern das Corpus, darinnen sie liegt. Denn die Arcana der Elemente sind unsichtbar." Dieses Unsichtbare in jeder materiellen Arzneiform aber ist „alle Tugend des Dings in tausendfacher Verbesserung. Arcanum ist, das incorporalisch ist und untödlich." Solcherart aufgefasst erfährt dann die wirksame Arznei folgende Charakterisierung: „Die Arznei soll im Leib wirken als ein Feuer und soll so gewaltig in den Krankheiten handeln als ein Feuer handelt in einem Scheiterhaufen. Mag man nun ein Gewicht des Feuers finden, wie viel in einen Holzhaufen gehöre? Ihr sehet wie ein Fünklein schwer genug ist, einen Wald zu verbrennen. Nun ist das Fünklein ohne Gewicht. Also dermaßen versteht auch die Administrierung (Verwendung) der Arznei, das nicht die Qualität des Corpus soll betrachtet werden, sondern das Fünklein; nicht in dem Gewicht, sondern außerhalb dem Gewicht soll die Arznei administriert werden."

So gesehen ist es nur folgerichtig, wenn die Spagyrik im Gegensatz zum homöopathischen Potenzierungsverfahren bestrebt ist, bei der praktischen Verarbeitung ihrer Heilpflanzen die in den Ausgangssubstanzen enthaltenen „geistigen Kräfte" in möglichst konzentrierter, gereinigter und veredelter Form zu gewinnen.

Dabei soll der materielle Ballast, der nur noch die Funktion eines stofflichen Trägers dieser Kraft zu erfüllen hat, möglichst eingeschränkt werden.

Mattei entwickelte eine Anzahl Komplexmittel aus Pflanzen, die er einer spagyrischen Gärung unterzog. Er nannte seine Heilmethode „Elektro-Homöopathie", weil die Medikamente teils homöopathisch hergestellt wurden und weil er von ihnen behauptete, sie würden so schnell wie Elektrizität wirken.

Angeregt durch Mattei entwickelte sein Zeitgenosse Carl Friedrich Zimpel (1800 bis 1878) auf der Grundlage der Arbeiten von Paracelsus, Glauber und Hahnemann sein „spagyrisches Heilsystem". Er versuchte durch ein äußerst sorgfältiges und kompliziertes Verfahren den „Geist" der Pflanzen noch vollständiger freizusetzen und dadurch die Heilkräfte noch mächtiger zur Entfaltung zu bringen. Er stützt sich auf das, was Paracelsus unter „arcanum" versteht.

Dazu hat Zimpel ein spagyrisches Verfahren entwickelt: Die frischen, wild gewachsenen Arzneipflanzen werden zur Blütezeit samt Wurzeln gesammelt. Pflanzen an ihrem natürlichen Standort und in ihrer Pflanzengemeinschaft haben oft größere Heilkräfte und mehr wirksame Inhaltsstoffe als in Kulturen gezogene Pflanzen. Sie werden sofort, bevor sich Welkstoffe gebildet haben, von Erde und faulen Blättern usw. gereinigt, dann geschnitten und zerquetscht. Dann überlässt man sie unter Zusatz von besonderen Hefearten und Wasser einer Gärung. Durch diese Gärung werden „die Heilkräfte und die ätherischen Essenzen" einer Pflanze aufgeschlossen und viele Wirkstoffe aus ihrer chemischen Bindung freigelegt. Wenn der Gärvorgang, der bei der einen Pflanze länger, bei der anderen Pflanze kürzer dauert, beendet ist, wird die vergorene Masse in speziellen Behältern einer Wasserdampfdestillation unterworfen. Im Auffanggefäß werden für 1 Teil Pflanzenmasse 0,4 Teile Ethanol 86 % vorgelegt. Die Destillation wird beendet, sobald auf 1 Teil Pflanzenmasse 2 Teile der Mischung aus Destillat und vorgelegtem Ethanol erhalten worden sind. Der im Destillationskessel verbleibende Rückstand wird getrocknet und verascht. Danach wird die Asche mit dem Destillat ausgelaugt. Es werden also dem Destillat – dem geistigen, dem ätherischen – die Mineralien und Spurenelemente der Pflanze wieder zugefügt. Die Lösung wird filtriert. Eine längere Lagerzeit lässt die Essenzen allmählich reifen.

Auffallend ist, wie durch die spagyrische Aufbereitung aus einem mehr oder weniger geschmack- und geruchlosen Kraut eine höchst aromatische, angenehm und kräftig duftende Essenz entsteht. Die Erfahrung lehrt, dass diese Essenzen ganz besondere Arzneikräfte enthalten. Glauber drückt dies so aus: „... etliche Tropfen dieser Essenz beweisen mehr Kraft als des großen Krauts eine Handvoll ..."

Der Anhänger der Homöopathie trifft in der Spagyrik Dr. Zimpels die homöopathischen Arzneipflanzen in veredelter und gesteigerter Form wieder,

der Anhänger der Biochemie jedoch die in jeder Pflanze enthaltenen biochemischen Nährsalze.

In seinem Heilsystem hat Zimpel auch andere Mineralien verwendet; dabei bevorzugte er „naturgewachsene“ Verbindungen, die von den alten Spagyrikern gepflegte „chemische Aufbereitung von Mineralien“ hat Zimpel nicht verwertet.

Zimpel stellte seine spagyrischen Essenzen einzeln her und mischte dann daraus Komplexmittel, niemals hat er verschiedene Pflanzen zusammen einem spagyrischen Prozess unterworfen.

Geprägt von der Humoralpathologie seiner Zeit, sah Zimpel die Wirkung seiner spagyrischen Arzneimittel als Wirkung auf die „verdorbenen Säfte“. Nach heutiger Auffassung sind sie hochaktive Umstimmungsmittel – ausgesprochene „Mittel des Terrains“. Sie greifen meist nicht als Gegenmittel in das Krankheitsgeschehen ein, sondern entziehen indirekt der Krankheit den Boden.

Spagyrische Essenzen sind bei üblicher Dosierung völlig ungiftig und unschädlich. Die unverdünnte spagyrische Essenz entspricht im Allgemeinen der 4. homöopathischen Dezimalpotenz. Soweit es sich um stark wirkende Drogen handelt, liegt die Konzentration stets unter der toxischen Grenze.

- ☐ Spagyrische Urtinktur nach Zimpel aus frischen Pflanzen:
  Vorschrift 25
- ☐ Spagyrische Urtinktur nach Zimpel aus getrockneten Pflanzen:
  Vorschrift 26
- ☐ Spagirische Urtinktur nach Krauß aus frischen Pflanzen:
  Vorschrift 27 bis 29 (je nach Saftgehalt der Pflanze)
- ☐ Spagirische Urtinktur nach Krauß aus getrockneten Pflanzen:
  Vorschrift 30.
- ☐ Spagyrische Urtinkturen, doppelt destilliert (Vorschrift 31)
- ☐ Spagyrische Urtinkturen nach Pekana (Vorschrift 46)
- ☐ Spagyrische Urtinkturen nach Strathmeyer (Vorschrift 50 a und b)

Strath-Verfahren

Einen ganz anderen Weg zum Aufschluss der Pflanzen geht W. Strathmeyer in seinem nach ihm benannten „Strath-Verfahren“. Das Besondere besteht darin, dass Zubereitungen aus pflanzlichen Materialien den Gäransätzen der Wildhefe – *Torula utilis* – zugesetzt werden. Sinnvoll zusammengesetzte Heilstoffe im natürlichen Verband ihres Vorkommens werden der Metabolisierung durch sorgfältig herausgezüchtete Unterstämme der Hefezellen überlassen. Das Pflanzenmaterial wird durch die Gärtätigkeit der Hefe aufgeschlossen und besonders intensiv extrahiert.
Nach Abtrennung der Grobteile wird ein Teil dieses Gärextraktes – in der Fabrikationssprache als Wein bezeichnet – Nährlösungen zugesetzt und mit Hefereinkulturen versetzt. Die verwendeten Unterstämme sind an die jeweiligen „Compositumpräparate“ adaptiert. Im Submersverfahren vermehren sich die Hefezellen (aerobe Hefezüchtung) und metabolisieren die natürlichen Inhaltsstoffe des Weines.

Unter Metabolisierung versteht man hier die Summe aller Stoffwechseltätigkeiten der Hefezellen. Sie nehmen die pflanzlichen Inhaltsstoffe auf, verändern sie enzymatisch und reichern sie an. Bei dieser Umsetzung pflanzlicher Wirkstoffe durch einzellige Lebewesen geht man davon aus, dass die Heilwirkstoffe „über die lebendige Zelle“ geführt werden, einen Teil ihrer Giftwirkung verlieren und dadurch ihre Heilwirkung verstärkt wird.

Nach dem Ende der Gärung wird die Hefe durch Zentrifugieren von der Gärflüssigkeit abgetrennt und in verschiedener Weise aufbereitet. Entweder werden die Hefemassen aus mehreren Einzelgärungen vereinigt und als Hefezellsuspension zu einem Kombinationspräparat gemischt oder die einzelnen Hefemassen werden mit Alkohol (Ethanol) extrahiert. Dieser Extrakt ist das Konzentrat aller niedermolekularen Hefezellinhaltsstoffe einschließlich der Pflanzenstoffmetabolite. Das Alkoholplasmolysat wird dann bei speziellen Präparaten wieder mit dem „Wein“ gemischt.

Isokomplex-Heilweise (Spagirik nach Krauß)

Der Begründer der Isokomplex-Heilweise (IKH) ist Theodor Krauß (1864 bis 1920). Sie ist eine medikamentöse Heilweise, die auf den Forschungsergebnissen von Paracelsus und Mattei aufbaut und auf den Prinzipien der Homöopathie Hahnemanns beruht. Mit der Homöopathie hat die IKH das Ähnlichkeitsprinzip und das Prinzip der Potenzierung gemeinsam. Sie unterscheidet sich jedoch grundsätzlich in der Herstellung ihrer Uressenzen. Dazu verwendet die IKH ein eigenes spagirisches Verfahren und ein spezielles Anreicherungsverfahren. Ebenso unterscheidet sie sich in der Auswahl ihrer Grundstoffe. Während die Homöopathie Heilmittel aus dem Mineralbereich, Pflanzen- und Tierreich einsetzt, verwendet die IKH ausschließlich Pflanzenmittel.

Es ist erwiesen, dass mineralische Substanzen in grober, stofflicher, ungelöster Form stets und überall als Fremd- und Reizstoffe im Organismus wirken und nur in höchst verfeinerter Umbildung assimilationsfähig und damit wirksam werden, wenn sie zuvor durch ein pflanzliches Wesen hindurchgegangen und an organisches Substrat gebunden worden sind.

Die Pflanze ist somit in der Stufenleiter der Evolution das Bindeglied zwischen der tieferen Stufe des Minerals und der höheren Stufe des Tieres. Dies ist die Begründung, weshalb in der IKH nur pflanzliche Heilmittel eingesetzt werden.

Hierzu schreibt Krauß: „Der Körper der Pflanze ist keineswegs nur eine Anhäufung organischer Zellen, die sich aus bestimmten chemischen Substanzen und Stoffen aufbauen, sondern er ist in gleicher Weise auch ein Aufspeicherungsorgan für eine Reihe von kosmischen und tellurischen Kräften. Diese sind gleichsam die aufbauend, schöpferisch treibende Kraft, die allen organischen und vielen anorganischen Wesen innewohnt.

Diese strahlenden und schwingenden Kräfte gehen durch den Körper hindurch und werden bei ihren Durchgang in verfeinerter, strahlender oder schwingender Form in den Eigenschaften der stofflichen Bestandteile des Pflanzenorganismus festgehalten und aufgespeichert. Sie werden durch die Eigenart der Pflanze, durch die sie hindurchgehen, gewissermaßen umgearbeitet, gebrochen, zerlegt und zu neuen Kombinationen zusammengefasst. Die Wesenheit dieser Kraft an sich ist zwar die gleiche, aber die Art und Weise, wie sie sich äußert, ändert sich je nach den Geschöpfen, durch welche sie hindurchgeht, indem sie sich nach deren eigenen Qualitäten individuell färbt."

Wichtigste Forderung für die Herstellung der Isokomplexmittel ist es, den Gesamtkomplex an wirksamen Stoffen aus der Pflanze in Uressenzen zu gewinnen, in den daraus hergestellten Heilmitteln zu vereinigen und zusammenzuhalten, da aus dem pflanzlichen Komplex isolierte Einzelsubstanzen nicht selten eine ganz andere, meist intensivere, aber einseitige Wirkung haben. Während in der Homöopathie ohne Rücksicht auf die Beschaffenheit und Wirkung der pflanzlichen Arznei nur Alkohol sowohl als Extraktionsmittel zur Herstellung der Urtinktur als auch als Verdünnungsmittel zur Herstellung der Potenzen verwendet wird, sieht die IKH darin eine Schwachstelle. Ihre Herstellungsverfahren für Uressenzen gehen auf Paracelsus und Mattei zurück. Während Mattei die von ihm verwendete Pflanze abgekocht hat, ist Krauß der Ansicht, dass durch die Abkochung ein großer Teil der in der Pflanze enthaltenen wirksamen Substanzen – Vitamine, Enzyme, Biokatalysatoren – zerstört wird und dadurch für die medizinische Verwendung ausscheidet. Aus dem gleichen Grunde verwirft die IKH auch die Destillationsverfahren der Spagyriker, denn mit diesen dürften die äußerst empfindlichen, leicht zerstörbaren Stoffe im Destillat kaum zu erhalten sein. Dagegen hat die IKH das Gärverfahren bei wässrigen Auszügen und auch das Kohobationsverfahren aus der Spagyrik beibehalten. Die Kohobation ist ein Anreicherungsverfahren, bei welchem die lebendigen Kräfte der Pflanze in den gewonnenen Essenzen erhalten bleiben. Beide Verfahren dienen der Gewinnung und Anreicherung der gesamten vorhandenen und wirksamen Stoffe und Kräfte und nicht der Isolierung der einzelnen Bestandteile einer Pflanze.

Je nach Art werden die von der betreffenden Pflanze ausgewählten Sprosse, Zweige, Blätter, Blüten, Früchte, Samen, Rinden, Zwiebeln oder Wurzeln gesammelt und nach schwacher Erwärmung, etwa auf Blutwärme, bei immer gleicher Temperatur mit destilliertem Wasser mazeriert. Die auf der Oberfläche jedes Pflanzenteils stets vorhandenen, je nach der Pflanzenart aber verschiedenen natürlichen Hefen bewirken eine Gärung; es werden auch etwas Hefe und Saccharose zugesetzt. Dabei werden viele in Wasser sonst schwerlösliche Zellinhaltsstoffe aufgeschlossen und zu wasserlöslichen Verbindungen abgebaut. Sobald die Gärung abgeschlossen ist, wird abfiltriert.

Mit dieser ersten Pflanzenlösung werden immer neue Pflanzenmaterialien derselben Art ausgelaugt, so dass sie fortschreitend reicher an Arzneistoff wird, bis der Zustand der Sättigung erreicht ist. Nach Sättigung werden die Lösungen abfiltriert und in Flaschen unter einer Kohlensäure-Atmosphäre aufbewahrt. So sind sie außerordentlich lange und völlig unverändert haltbar.

„Wir erhalten so eine Essenz, die alle arzneilichen Eigenschaften der verwendeten Pflanze in einer verfeinerten, gewissermaßen vergeistigten Form enthält, ohne den stofflichen Ballast des Pflanzenkörpers, nur an eine geringe Menge Wassers gebunden" (Krauß).

In diesem wässrigen Auszug sind die in Wasser molekular und kolloidal löslichen Pflanzenbestandteile (Salze, Eiweißkörper, Vitamine, Säuren, Ester, Alkohol) enthalten. Das ist wesentlich, weil gerade die wasserlöslichen Stoffe im menschlichen Organismus gut resorbiert werden. Um aber den Gesamtkomplex an wirksamen Substanzen aus der Pflanze zu gewinnen, also auch Lipoide und in Alkohol leichter lösliche höhere organische Säuren und Ester, werden die Gärungsrückstände der wässrigen Auszüge bei Zimmertemperatur noch einer zweiten, diesmal alkoholischen Extraktion unterworfen. Die beiden Auszüge, der wässrige und der alkoholische, Grundessenzen genannt, werden nun nicht unmittelbar in konzentriertem Zustand miteinander vereinigt, da sonst eine teilweise Ausfällung der hochkolloidalen Bestandteile unvermeidlich wäre, sondern zuerst mit dem betreffenden Lösungsmittel (Alkohol oder Wasser) bis auf die 3. Dezimalpotenz potenziert und dann erst im potenzierten Zustand miteinander vereinigt. Diese 3. Dezimalpotenz gilt in der IKH als Urtinktur und wird mit Ø bezeichnet. Die Mittel der

IKH enthalten somit die Inhaltsstoffe der Arzneipflanzen stets in der Verdünnungsstufe D 1 ≙ D 4.

Für das HAB wurden diese Originalvorschriften von Krauß modifiziert. So schreibt die Vorschrift 27 zur Herstellung spagirischer Urtinkturen aus Frischpflanzen nach Krauß vor:

- ☐ Das Pflanzenmaterial wird fein zerkleinert und kühl gestellt. Von einer Probe wird der Trocknungsverlust bestimmt. In einem geeigneten Ansatzgefäß wird die Pflanzenmasse mit Wasser, Saccharose und Hefe gemischt. Die zu verwendende Menge von Wasser, Saccharose und Hefe wird abhängig vom Trocknungsverlust genau berechnet.
- ☐ Das Ansatzgefäß wird mit einem Gäransatz verschlossen und der Ansatz bei einer Temperatur von etwa 35 °C der Gärung überlassen.
- ☐ Sobald die Gärungsvorgänge zum Stillstand gekommen sind, wird abgepresst.
- ☐ Der luftgetrocknete Abpressrückstand wird mit Ethanol 86% perkoliert; die hierzu erforderliche Menge wird genau errechnet aus dem Gewicht der frischen Pflanzenmasse und dem Trocknungsverlust.
- ☐ Presssaft A und Perkolat B werden getrennt bis zur 2. Dezimalpotenz D2 potenziert und zur Urtinktur D3 vereint.

Auch Krauß ist davon ausgegangen, dass der Mensch immer als Ganzes erkrankt und nicht nur ein einzelnes Organ oder ein begrenzter Körperbereich und deshalb auch stets der ganze Mensch behandelt werden muss.

Daher werden mehrere Pflanzen zu einem Arzneikomplex vereinigt, indem verwandt wirkende Mittel, die sich gegenseitig unterstützen und ergänzen, gemischt werden. Über die Berechtigung dieser Mischungen entscheidet letzten Endes der therapeutische Erfolg.

1.10.6 Anthroposophisch orientierte Medizin

Die Grundlage der anthroposophisch orientierten Medizin und der sich daraus ergebenden Heilmittel ist das erweiterte Menschenbild, wie es sich aus der Anthroposophie Rudolf Steiners (1867 bis 1925) durch geisteswissenschaftliche Forschung ergeben hat. Es gehört zu den Grunderkenntnissen der anthroposophischen Geisteswissenschaft, dass Mensch und Natur eine gemeinsame, durchschaubare Entwicklung durchgemacht haben und somit eine erkennbare Wesensverwandtschaft zwischen dem Menschen und den Naturreichen besteht.

Bei der anthroposophisch orientierten Medizin handelt es sich um eine Erweiterung der Heilkunst, die alles Vorhandene einschließt und aus der Erkenntnis, dass alles in Beziehung zum Menschen steht, entsprechend anwendet oder deshalb auch bewusst auf manches verzichtet. Rudolf Steiner sieht das Menschenwesen als eine Einheit aus Leib, Seele und Geist (Ganzheitsauffassung). Unter dem Aspekt seiner sichtbaren Form und seiner Funktionen offenbart sich der Mensch als ein Ganzes mit zwei entgegengesetzten Polen, die durch ein Mittleres verbunden sind. Das Ganze bildet eine Dreiheit (funktionelle Dreigliederung).

Der menschliche Organismus in seiner Dreigliedrigkeit besteht aus:

- ☐ **Nerven-Sinnes-System.** Ein den ganzen Menschen durchziehender Nerven-Sinnes-Funktionskreis mit räumlichem Schwerpunkt im Kopfbereich. Hier herrschen Ruhe und Kälte vor und dadurch die ablähmenden, abbauenden Kräfte; Kräfte, die organische Substanz in die Verfestigung und Härte treiben und so physisch formgebend wirken.
- ☐ **Stoffwechsel-Gliedmaßen-System.** Ein ebenfalls die ganze Leiblichkeit durchziehender stoffwechselförmiger Funktionskreis, mit räumlichem Schwerpunkt in den Stoffwechselorganen unterhalb des Zwerchfells (Leber, Galle, Darm) und den Bewegungsorganen. Hier ist alles in Bewegung: Stoffaufnahme, Stoffverarbeitung und Ausscheidung. Aufbau des Organismus aus den Stoffen von außen, Zellteilung und Zellvermehrung. All dies benötigt Wärme und Flüssigkeit.
- ☐ **Rhythmisches System.** Ein zwischen beiden vermittelnder, alles durchdringender Funktionskreis der rhythmischen Vorgänge mit seinem Schwerpunkt in den Atmungs- und Zirkulationsorganen. Er vermittelt zwischen dem „oberen" und „unteren" Menschen.

Der ganze Mensch besteht aus **4 Wesensgliedern:**

- ☐ Physischer Leib
- ☐ Ätherleib/Lebensleib
- ☐ Astralleib/Seele
- ☐ Ich/Geist

Mineral	Pflanze	Tier	Mensch
Physischer Leib	Physischer Leib Ätherleib (Lebensleib)	Physischer Leib Ätherleib Astralleib (Seelenleib)	Physischer Leib Ätherleib Astralleib Ich (Geist)
Unbelebt	Belebt	Belebt Beseelt	Belebt Beseelt Durchgeistigt

Der **Ätherleib** gibt Lebens- und Wachstumskräfte (Pflanze): Lebensprinzip der Pflanze – die Pflanze wächst, solange sie lebt.

Der **Astralleib** ermöglicht Gefühle und Triebe (Tier): Beim Tier erweitert sich das Lebensprinzip auf Gefühle und Triebe.

Das **Ich** gibt dem Menschen die Möglichkeit zum Selbstbewusstsein.

Die 4 Wesensglieder stehen untereinander in enger Beziehung. Durch die 3 ersten Glieder ist der Mensch den 3 Naturreichen verwandt, da im Menschen sowohl das mineralische als auch das pflanzliche und tierische Prinzip vorhanden sind. Durch das Ich ragt er über die Natur hinaus und gelangt zu Individualität. Steiner: „Der Mensch muss als Gesunder aus diesen Gliedern heraus angeschaut, er muss als Kranker im gestörten Gleichgewicht dieser Glieder wahrgenommen, es müssen zu seiner Gesundheit Heilmittel gefunden werden, die das gestörte Gleichgewicht wieder herstellen. In der Krankheit wird der Mensch den Naturreichen ähnlicher, als er im gesunden Zustand ist. Hier liegt nun auch die tiefere Ursache, warum Natursubstanzen geeignet sind, menschliche Krankheiten zu heilen."

In der Heilmittelfindung geht die Anthroposophie einen ganz anderen Weg als den üblichen des Experimentierens und Probierens; sie lehnt die Arzneiprüfung am Gesunden ab. R. Steiner: „Im Durchschauen des menschlichen Organismus nach den Gleichgewichtsverhältnissen seiner Organe und Durchschauen der Natur nach den aufbauenden und abbauenden Kräften erkennt man, wie im Einzelnen Fall ein Naturvorgang in einem Naturprodukt zum Heilfaktor für das menschliche Organ umgestaltet werden kann und damit dann die auf- und abbauenden Kräfte des Organes beeinflusst werden." Und: „... man weiß, wo Abbaukräfte vorhanden sind, und indem man diese im Heilmittel verwendet, ist man in die Lage versetzt, so zu wirken, dass diese Abbaukräfte einem Aufbauprozess im Menschen entgegenwirken können."

Die aus dem Naturzusammenhang entnommene Substanz kann nur in seltenen Fällen ohne Anwendung eines pharmazeutischen Verfahrens im menschlichen Organismus eine Heilwirkung ausüben. Sie wird erst durch das rational angewandte Verfahren zur heilenden Substanz. Der pharmazeutische Prozess ist also das Bindeglied zwischen Natur und Mensch.

Bei den anthroposophischen Arzneimitteln nimmt die Potenzierung eine besondere Stellung ein; in der Regel werden Dezimalpotenzen bis zu D 30 verwendet.

1. Bereich:	D 1-D 10 (niedrige Potenzen)
2. Bereich:	D 11-D 20 (mittlere Potenzen)
3. Bereich:	D 21-D 30 (hohe Potenzen)

Im 1. Potenzbereich wirkt noch die physische Stofflichkeit der verwendeten Substanzen. Bezogen auf den dreigliedrigen, menschlichen Organismus haben niedrigere Potenzen eine Wirkungsbeziehung zum Stoffwechsel-Gliedmaßen-System, in welchem auch Arzneimittel „verstoffwechselt" werden können. Stoffwechsel ist in erster Linie eine Wirkung des Ätherleibes; dieser wird also therapeutisch angeregt.

Im 2. Potenzbereich treten die in das Medium eingeprägten Ätherkräfte der Ausgangssubstanz immer mehr in den Vordergrund, die physischen Stoffwirkungen dagegen zurück. Es wird der Astralleib im rhythmischen System des Menschen angeregt.

Im 3. Potenzbereich schließlich verbinden sich Kräfte, die die Ausgangssubstanz gebildet haben, besonders intensiv mit dem Medium. Sie wirken unmittelbar auf das Sinnes-Nerven-System und engagieren das Ich des Menschen im Heilprozess.

Die aus dem Zusammenhang von Natur und Mensch gefundenen Heilmittel regen Grundvorgänge des menschlichen Organismus oder einzelner Organe an. Sie sind nicht gegen ein bestimmtes Symptom gerichtet. Indikationen und Anwendung der anthroposophischen Heilmittel entwickeln sich also nicht wie in der Homöopathie aufgrund der Ähnlichkeit des **Arzneibildes,** sondern aufgrund des **Wesensbildes,** das sich aus dem Studium der Substanz bzw. der Pflanze und des Krankheitsprozesses ergibt.

In der anthroposophischen Therapie werden Substanzen tierischen, pflanzlichen und mineralischen Ursprungs verwendet. Substanzen tierischen Ursprungs haben prinzipiell eine Wirkung auf die menschliche Lebensorganisation in ihrem Verhältnis zur Empfindungsorganisation. Substanzen pflanzlichen Ursprungs wirken auf die Empfindungsorganisation in ihren Wechselbeziehungen zur Lebensorganisation. Stoffe aus dem Mineralbereich wirken auf die Ich-Organisation und regen diese an, bis in die physische Organisation hinein zu wirken.

Innerhalb der pflanzlichen Heilmittel ist eine weitere Differenzierung möglich. Analog dem Sal-Merkur-Sulphur-Prozess entspricht die Wurzel (Sal) dem Nerven-Sinnes-System, das Blatt (Merkur) dem rhythmischen System und die Blüte (Sulphur) dem Stoffwechsel-Gliedmaßen-System.

Herstellungsprozesse und besondere Präparate der Firma Weleda

Aus der Erkenntnis der Dreigliedrigkeit des menschlichen leiblichen Organismus ergibt sich die eigentliche Begründung für die Anwendung spezieller Verarbeitungsprozesse. Durch entsprechende pharmazeutische Verfahren können Zubereitungen in verstärktem Maße auf eines der drei Systeme hin orientiert werden.

Wärmeverfahren

- **Mazeration** (Vorschrift 2): Kalte Auszüge werden hergestellt, wenn einem Heilmittel die Wirkung auf das Nerven-Sinnes-System belassen werden soll.
- **Digestio** (Vorschrift 18): Extraktion meist frischer Pflanzen bei etwa 37 °C. Dies Verfahren wird angewendet bei Präparaten, die auf rhythmische und Kreislaufvorgänge wirken sollen, z. B. Cardiodoron, Digestodoron.
- **Infuse** (Vorschrift 20): Der Aufguss wird meist zur Extraktion von getrockneten Blättern und Blüten verwendet. Diese teeartigen Aufgüsse wirken besonders auf die gröbere Verdauung und die Drüsentätigkeit.
- **Decocte** (Vorschrift 19): Hierbei wird der Wärmeprozess im Vergleich zum Infus gesteigert. Es werden besonders Wurzeln, Rinden, Hölzer, Früchte und Samen auf diese Weise extrahiert. Die dadurch gewonnenen Präparate wirken besonders auf den Stoffwechsel, Magen und Darm.
- **Röstung:** Es entstehen bei etwa 200 °C Produkte mit ausgeprägter Wirkung auf Stoffwechsel und Verdauung, Darm, Leber, z. B. Spongia tosta, Equisetum cum Sulfure tostum.
- **Destillation:** Hierbei gewinnt man die flüchtigen Bestandteile der Pflanze, wie z. B. ätherische Öle und flüchtige Alkaloide. Die Präparate wirken auf die feinere Verdauung.
- **Verkohlung:** Es entstehen die Carbo-Präparate mit spezieller Wirkung auf Nierenprozesse.
- **Veraschung:** Es entstehen die Cinis-Präparate. Bei der Veraschung bleibt nur das völlig Unverbrennliche, das Mineralische übrig. Aber die Asche ist nicht nur eine Zusammenfügung verschiedener Salze, sondern sie ist ein Stoffzusammenhang, der einen bestimmten Vorgang durchgemacht hat. Das Entsprechende im menschlichen Organismus ist der Atmungsprozess. Dabei findet etwas Ähnliches wie eine vollkommene Verbrennung statt. Deshalb kann man mit Aschepräparaten auf entsprechende Vorgänge im menschlichen Organismus wirken, besonders auf das Atmungssystem und die Lunge.

Die nur auf das stoffliche Geschehen gerichteten Verfahren der Anreicherung oder Isolierung der Wirkstoffe können ergänzt werden durch Verfahren, die auf die Dynamik, das Kräftewirken der Pflanze hinzielen.

Typische Heilmittel

Eine völlig andere Art der Wirkung liegt den Heilmitteln für typische Krankheiten zugrunde, z. B. Cardiodoron, Hepatodoron, Kephalodoron. Diese mögen äußerlich wie Mischungen aussehen, sind es aber nicht. In ihnen sind entsprechende Pflanzen oder auch Mineralien, die in einem durchschaubaren Zusammenhang miteinander stehen, durch ein pharmazeutisches Verfahren zu einer Einheit verbunden. Sie sind also nicht Kombination oder Mischungen, die beliebig ergänzt werden können. Vielmehr liegt ihnen eine Konzeption zugrunde, die nicht von speziellen Krankheiten, sondern von den Grundprozessen des Menschen oder einzelner Organe ausgeht. Sie sind deshalb nicht gegen eine einzelne, eng umrissene Krankheit, sondern auf Krankheitsgruppen gerichtet, die typisch für ein Organ sind. Sie unterstützen daher das Organ in seinen Funktionen, und in ihnen wird eine gewisse Gegensätzlichkeit von Pflanzen oder Mineralien durch einen pharmazeutischen Vorgang ins Gleichgewicht gebracht und zu einer höheren Einheit verbunden.

An einem Beispiel soll gezeigt werden, was gemeint ist: Wenn die Dynamik im Organismus gestört ist, wenn z. B. Stoffwechselvorgänge so überwiegen, dass sie das Nerven-Sinnes-System überwältigen, dann kann dies Grundlage für die Entstehung der Migräne gegeben sein.

Im Sinne der anthroposophischen Naturbetrachtung kann man eine innere Verwandtschaft zwischen Quarz, der natürlichen Kieselsäure und dem Nerven-Sinnes-System einerseits sowie Schwefel und dem Stoffwechselsystem andererseits feststellen. Zwischen diesen beiden Systemen steht vermittelnd das rhythmische System, das durch Eisen harmonisiert wird. Durch geeignete pharmazeutische Zubereitung kann aus diesen drei Natursubstanzen ein Heilmittel entstehen: das Kephalodoron, das genau diese Prozesse beeinflusst. Kephalodoron (Zusammensetzung: Ferrum sulf. 4 mg/Quarz 1,6 mg pro Tablette) als dreifache Mineralkomposition wendet sich also an den dreigliedrigen Menschen im Ganzen, wenngleich besonders intensiv an die Kopfregion und das Ich. Es ist nicht etwa als Schmerzmittel zu verstehen, das auf die gestörten Gefäßregulationen selbst einwirkt, sondern es beeinflusst die Dynamik, die erst zu krankhaften Erscheinungen führt. Damit setzt es also nicht an irgendeinem Erfolgsorgan an, sondern dort, wo der Krankheitsprozess wirklich beginnt.

Präparate aus besonderen Herstellungsverfahren

Kompositionen nach dem Modell von Heilpflanzen

Hier werden Stoffe und Prozesse, die in bestimmten Heilpflanzen eine wesentliche Rolle spielen, durch entsprechende Kompositionen und Verarbeitung mineralischer Substanzen nachgeahmt. Zunächst wird eine Heilpflanze analysiert. Dadurch zerfällt der stoffliche Zusammenhang in seine Komponenten. Daraufhin entsteht eine neue Komposition, welche die wesentlichen Elemente untereinander verbindet und die unwesentlichen Elemente weglässt.

Hier liegt der wesentliche Unterschied zwischen anthroposophischen Arzneimitteln und den üblichen synthetischen Heilmitteln der Allopathie. Die komponierten Arzneimittel heben einen Funktionszusammenhang hervor, indem sie ihn neu schaffen. Das übliche synthetische Präparat wiederholt nach der Analyse einen stofflichen Zusammenhang, indem es ihn kopiert. Es ist einer Photographie vergleichbar, die eine Landschaft mehr oder weniger exakt wiedergibt, während das komponierte Heilmittel einem Gemälde gleicht, welches das Wesentliche einer Landschaft hervorhebt.

Solutio Silicea comp. ist das komponierte Präparat für Equisetum arvense. Wenn man nicht die Heilpflanze „Equisetum" in den Organismus einführt, sondern nur den Funktionszusammenhang zwischen Kieselsäure und Schwefel in Form eines mehr oder weniger anorganischen Präparates, so erzielt man eine stärkere Wirkung auf den menschlichen Organismus als mit Equisetum als Pflanze.

Vegetabilisierte Metalle

Steiner hat hier einen grundsätzlich neuen Weg zur Zubereitung mineralischer Heilmittel durch „Vegetabilisierung" gewiesen. Sie ist eine ganz neue Art der Potenzierung und eine echte Weiterentwicklung des durch Hahnemann angegebenen mechanischen Potenzierungsverfahrens. Die metallische Ausgangssubstanz wird von einer Pflanze potenziert, indem Pflanzen mit einer besonderen Beziehung zu einem bestimmten Metall (Ferrum-Urtica, Stannum-Cichorium, Cuprum-Melissa) ausgesucht werden, die gleichzeitig auch eine Beziehung zu einem bestimmten Organ haben, z.B. Cichorium oder Taraxacum zur Leber.

Diese Pflanzen werden mit einem eigens zubereiteten Metall gedüngt und später verkompostiert. Der Kompost wird der Muttererde für eine Pflanze derselben Art zugesetzt. Dieses Verfahren, über 3 Vegetationsperioden geübt, führt zu einer Pflanze, die ganz vom Metallprozess durchdrungen ist. So können Metalle nicht nur aktiviert, sondern auch durch die Pflanze als vegetabilisiertes Metall an den Ort oder das Organ gelenkt werden, zu dem die Pflanze eine Beziehung hat. Präparate dieser Art sind z.B.: Urtica ferro culta (Ferrum per Urticam), Cichorium Stanno cultum.

Die Brennnessel ist bekannt als Eisenpflanze, sie kann besonders geschickt mit Eisen umgehen. Sie nimmt es nicht nur auf, sondern bringt es in einen Zustand, der ihren eigenen Impulsen entspricht.

Behandelt man sie während des Wachstums in entsprechender Weise mit Eisen, so regt man in ihr gerade diese Fähigkeit des Umgangs mit dem Metall an. Und diese Fähigkeit ist es auch, die man mit der betreffenden Pflanze im Menschen beeinflussen kann. Es kommt also nicht auf die materielle Zufuhr von Eisen an, sondern auf die Anregung, die Dynamik im Umgang mit diesem Metall.

Auch der Impuls der Gallenbildung hängt mit Eisen zusammen. Wie kann man nun aber das Eisen veranlassen, dass es nicht in den Aufbau, sondern in die Galle gehen soll. Ein Weg ist dazu beispielsweise das Schöllkraut, das selbst eine Beziehung zur Galle hat. Behandelt man es in entsprechender Weise mit Eisen, so kann man die Eisenkraft auf den Gallenbildungsvorgang lenken. Das entsprechende Präparat ist Chelidonium Ferro cultum.

Den komponierten Pflanzenheilmitteln und den vegetabilisierten Heilmitteln aus dem Mineralreich liegen 2 polare Prinzipien zugrunde. Bei den Heilmittelkompositionen beginnt der pharmazeutische Prozess im Pflanzenreich und tendiert nach dem Mineralreich. Bei den vegetabilisierten Metallen haben wir ein Heilmittelprinzip, das aus dem anorganischen kommt und ins pflanzliche Reich führt.

Besondere Präparate der Firma Wala

Wala-Verfahren

Die Anfänge der Bemühungen um die Gewinnung von Heilpflanzenauszügen und deren Haltbarmachung ohne Alkohol gehen zurück auf Hinweise Rudolf Steiners. Im Jahre 1928 begann Rudolf Hauschka Methoden zu entwickeln, die es ermöglichten, die Heilkräfte der Pflanzen zu gewinnen und über längere Zeit wirksam zu erhalten, ohne sie in ihrer Wesensstruktur durch Konservierungsmittel, wie z.B. Alkohol, zu beeinträchtigen.

Seit Jahrtausenden werden Heilpflanzenauszüge durch Extraktion mit Alkohol gewonnen und dabei nicht bedacht, dass der Alkohol dem Heilmittel schadet. Nicht, dass die paar Tropfen Alkohol, die der Patient einnimmt, dem Patienten schaden würden, der Alkohol schädigt das Wirkprinzip der Heilpflanze; der Alkohol mumifiziert sie.

Hauschka fand die Möglichkeit, alkoholfreie Pflanzenpräparate durch Anwendung rhythmischer Prozesse herzustellen. Wenn man eine Pflanze erntet, um sie zum haltbaren Heilmittel zu verarbeiten, kann man sie trocknen oder z.B. einen kalten wässrig-alkoholischen Auszug herstellen. In beiden Fällen finden stoffliche Veränderungen statt. Das Anliegen des pharmazeutischen Herstellungsverfahrens ist es nun, hier ein Optimum an Erhaltung zu erreichen. Es müsste möglich sein, die geerntete Pflanze so zu behandeln, dass nicht nur die Substanz zum Erntezeitpunkt fixiert, sondern gewissermaßen in organischer Weise zum Heilmittel hingeführt wird. Diese Entwicklung wird beim **Rh-Verfahren** angestrebt.

Rhythmische Vorgänge sind überall in der Natur, auch im Menschen zu finden. Alles Lebendige wird von Rhythmen getragen, sie offenbaren sich mehr oder minder deutlich. So lebt z. B. die Pflanze in ihrer Entwicklung ganz unter dem direkten Wirken der Einflüsse einerseits der Erde, andererseits des Kosmos. Am deutlichsten zeigt sich dies in den Rhythmen von Tages- und Jahresablauf. Beispielsweise ist die Pflanze vom Tag-Nacht-Rhythmus abhängig. Der Aufbauprozess – Assimilation – ist am Tage, Abbauprozesse – Dissimilation – sind in der Nacht wirksam. Am Morgen und am Abend wirken Kräfte aus dem Kosmos, z. B. Sonnenkräfte, auf die Erde ein. Theodor Schwenk gelang es, experimentell nachzuweisen, dass bewegtes Wasser fähig ist, solche Einflüsse aufzunehmen und zu bewahren.

Um im bewegten Pflanzensaft die Einwirkung der kosmischen Kräfte zu unterstützen, ist es notwendig, zusätzlich einen Wärmerhythmus einzuführen. Dieses sogenannte Rh-Verfahren sieht dann so aus (Vorschrift 21, 22): Der aus der frischen Pflanze gewonnene Presssaft wird am Morgen und am Abend, den Übergangszeiten der Pflanzenrhythmen – Assimilation, Dissimilation – geschüttelt, in den Zwischenzeiten muss er ruhig stehen. Beginnend mit dem morgendlichen Bewegen wird der Pflanzensaft allmählich auf 37 °C erwärmt, mit dem Beginn des abendlichen Bewegens auf 4 °C abgekühlt. Die Bewegungszeit soll mindestens 10 min betragen und das Erwärmen und Abkühlen jeweils eine halbe Stunde in Anspruch nehmen. Warum nun die Temperaturen von 4 und 37 °C? Wasser hat außer den Fixpunkten 0 und 100 °C noch zwei Charakteristika. Bei 4 °C das größte spezifische Gewicht (Dichte) und bei 37 °C die geringste spezifische Wärme (Kapazität). Der Pflanzensaft wird diesem Bewegungs- und Wärmerhythmus so lange ausgesetzt, bis die Gärung beendet ist. Dann hat er sich entwickelt und ausreichend konsolidiert. Er wird abfiltriert und ist ohne Konservierungsmittel haltbar. Der typische Eigengeruch der Heilpflanze ist in besonders feiner Art wahrnehmbar.

Hierzu ein Versuch, der schon im Jahre 1929 von Hauschka beschrieben worden ist: Rote Rosenblätter werden in zwei Bechergläsern gesammelt und mit Regenwasser bedeckt. Ein Becherglas bleibt als Kontrolle stehen, während das zweite Glas eine rhythmische Behandlung erfährt. Das Versuchsglas wird der aufgehenden Sonne und am Abend der untergehenden Sonne ausgesetzt. Zu Mittag und Mitternacht wird eine Abschirmung vorgenommen. Die Kontrolle zeigt nach drei Tagen einen Schimmelrasen. Die roten Rosenblätter färben sich ledrig-braun-gelb. Nach einigen Tagen beginnen sie zu faulen und schließlich zu verrotten. Der rhythmische Versuchsansatz jedoch bleibt ohne Schimmel- und Fäulnisbildung. Die roten Rosenblätter behalten ihre roten Farbe und es entwickelt sich intensiver Rosenduft. Die Farbe des Regenwassers wird rosa, später rot bis tiefpurpur und man hat den Eindruck, als ob die Qualitäten der Rose gesteigert worden sind. Nach drei Wochen rhythmischer Behandlung sind die bis zuletzt rot gebliebenen Blätter bis auf die Blattnerven fast aufgelöst. Der tiefrote Rosensaft wird vom Rückstand getrennt, in eine Flasche gegossen und verkorkt. Obwohl dieser Saft bei Ärztetagungen herumgezeigt worden ist, jeder daran roch, und auch mehrfach der Korken zu Boden fiel und wieder auf die Flasche getan wurde, hat sich das Präparat fast 30 Jahre lang gehalten. Dieser Versuch ist das Vorbild, nach dem auch heute noch gearbeitet wird. Das soll jedoch nicht heißen, dass seither das Verfahren nicht intensiv weiterentwickelt worden ist.

Wenn man einen Pflanzensaft auspresst oder einen wässrigen Extrakt herstellt, dann stirbt er ab, weil er ohne seine rhythmische Formstütze nicht lebensfähig ist. Der frisch ausgepresste Saft ist noch lebendig, und nur wenn ein Rhythmus, Licht- oder Wärmerhythmus eingebaut wird, gelingt seine Festigung und Erhaltung. Die Rückstände der im licht- und wärmerhythmischen Prozess gewonnenen Heilpflanzenauszüge werden anschließend verascht. Durch Zugabe der Asche zum wässrigen Auszug wird die ursprüngliche Pflanzeneinheit auf verwandelter Stufe wieder hergestellt.

Ein brauchbarer Test, um die Qualitäten des Lebendigen ablesen zu können, ist die kapillardynamische Methode, die von der Firma Wala entwickelt worden ist. Dabei werden Papierstreifen in Heilpflanzensäfte eingehängt und nach Art der Papierchromatographie ein Steigbild entwickelt. Hierbei wurde zunächst die grundlegende Beobachtung gemacht, dass mineralische Lösungen einen mehr oder weniger linearen Auslaufrand (Steigrand), Pflanzensäfte dagegen einen ornamental vielgestalteten Rand haben. Diese Gestaltung nennt man Pflanzenzeichnung, die für jede Pflanze charakteristisch und spezifisch ist. Das lebendige Prinzip der Pflanze lebt im Saft, seine Festigung gelingt durch rhythmische Behandlung. Als Beispiel werden zwei Versuche beschrieben: Der frisch ausgepresste Saft der Arnika – *Arnica montana* – wird in einem Becherglas aufbewahrt, jeden Morgen eine Probe entnommen und damit ein Steigbild gefertigt. Der frisch ausgepresste Pflanzensaft ist lebendig, wie die charakteristische Pflanzenzeichnung beweist. An den Steigbildern der folgenden Tage kann man erkennen, dass die Pflanzenzeichnung von Tag zu Tag schwindet und am siebenten Tag eine fast glatte Steiglinie entsteht, wie

1 Information und Beratung

sie mineralischen Lösungen eigen ist. Die Versuchsreihe lässt also erkennen, dass ein Pflanzensaft, der ursprünglich lebendig ist, nach in der Regel 7 Tagen abstirbt.

Wird nun der Frischsaft einer rhythmischen Behandlung unterzogen und dabei nach jeder rhythmischen Stufe ein Steigbild gemacht, so kann man Folgendes erkennen:

Das Steigbild des Frischsaftes zeigt die für Arnika charakteristische Pflanzenzeichnung mit einem Zackenband im unteren Steigfeld. Auf der zweiten rhythmischen Stufe wird sichtbar, wie das Zackenband sich auflöst, auf der dritten Stufe ist es ganz verschwunden. Auf der vierten Stufe ist auch die Pflanzenzeichnung verschwunden und man könnte meinen, der Versuch sei zu Ende und missglückt. Auf der fünften Stufe hat sich die Pflanzenzeichnung jedoch wieder erholt. Auf der sechsten Stufe ist auch das Zackenband wieder angedeutet da und auf der siebenten Stufe sieht man das Steigbild der ersten Stufe stärker durchgezeichnet und gesteigert.

Würde das ganze Verfahren nur zur Konservierung durchgeführt, dann könnte sich der rhythmisierte Saft gegenüber dem Frischsaft nicht gesteigert haben. Man erkennt, dass der Prozess durch eine kritische Mitte hindurchgeht, vor der Mitte einen sukzessiven Abbau und nach Überwindung der Krise einen sukzessiven Aufbau des Lebendigen erfährt.

Wala-Heilmittel-Komposition

Diese nehmen gegenüber den homöopathischen Komplexmitteln eine Sonderstellung ein. Komplexe sollen durch die Vielzahl ihrer Bestandteile einem als Symptomenkomplex gedachten Krankheitsgeschehen durch „Streuung der therapeutischen Wirkung" begegnen – im Unterschied zur klassischen homöopathischen Therapie mit Einzelmittel. Sie werden durch einfaches Mischen der deklarierten Bestandteile in den angegebenen Potenzen hergestellt (Vorschrift 16).

Wala-Heilmittel-Kompositionen werden dagegen durch gemeinsames Potenzieren sämtlicher Substanzkomponenten zubereitet, ausgehend von einer gemeinsamen Ausgangsbasis (Vorschrift 40). Es werden so viel Potenzstufen wie möglich gemeinsam potenziert, mindestens jedoch die letzte deklarierte Stufe.

Metalltherapie

Ein Kernstück der anthroposophischen Heilkunst ist die therapeutische Verwendung von sieben Metallen. Ihre Anwendung erfolgt aus der Einsicht über die Verwandtschaft zu entsprechenden Organen und Prozessen im menschlichen Organismus. Die ergibt sich aus der kosmischen Herkunft von Metall und Organ bzw. Prozess. Dass diese Zusammenhänge früher Allgemeingut der Medizin waren, darauf weisen Bezeichnungen, wie „Merkur" oder „Saturnismus", hin. Merkur als Name eines Planeten und zugleich als Bezeichnung für Quecksilber, Saturnismus ebenfalls als Name eines Planeten und Bezeichnung für eine Bleivergiftung sind Hinweise dafür, dass in früheren Zeiten empfunden wurde, wie Einwirkungen der Gestirne mit bestimmten Metallen und diese wiederum mit bestimmten Wirkungen im menschlichen Organismus geradezu identisch sind. Es gelten folgende Metall-Planeten-Organbezeichnungen:

Blei	Saturn	Milz
Zinn	Jupiter	Leber
Eisen	Mars	Galle
Gold	Sonne	Herz
Quecksilber	Merkur	Lunge
Kupfer	Venus	Niere
Silber	Mond	Regenerationsorgane

Heilmittel aus dem Tierreich

Hierzu zählen in der Homöopathie Präparate aus

- ☐ ganz niederen Tieren sowie aus deren Ausscheidungsprodukten und
- ☐ Organen und Gewebeteilen von Säugetieren, besonders jungen Rindern (Organpräparate).

Die Grundsubstanzen werden nach eigenen Verfahren unter Verwendung von Glycerol als einem der tierischen Eiweiß-Organsubstanz angemessenem Medium hergestellt. (Vorschrift 41 bis 44.)

1.10.7 Homotoxinlehre

Hans-Heinrich Reckeweg formulierte 1952 die Homotoxinlehre. In ihr ist das therapeutische Prinzip der Biotherapeutika – Antihomotoxika (Präparategruppen der Firma Heel, Baden-Baden, HEEL = Herba Est Ex Luce) festgelegt. Die Homotoxinlehre bietet eine kausale, medizinische Ganzheitsschau mit therapeutischem Aspekt. Es liegt ihr die Anschauung zugrunde, dass alle Lebensäußerungen auf einer Umsetzung chemisch fassbarer Verbindungen beruht.

In der Homotoxinlehre wird der menschliche Organismus als Fließsystem betrachtet, in welches „Stoffe" einströmen, in Reaktion treten, verändert und schließlich wieder ausgeschieden werden. Im Gegensatz zu unschädlichen Stoffen rufen Homotoxine (Menschengifte, toxische Wirkstoffe) endogenen oder exogenen Ursprungs Abwehrerscheinungen hervor, die als Krankheit in Erscheinung treten. Die Krankheiten haben den Zweck, das toxisch gestörte Fließgleichgewicht wieder herzustellen. Nach der Homotoxinlehre sind also Krankheiten biologisch zweckmäßige Heilungsversuche oder, man kann auch sagen, Versuche des Organismus, sich von den Giften zu befreien oder Giftschädigungen wieder auszugleichen (Giftabwehrvorgänge). Nach dem schulmedizinischen Krankheitsbegriff sind Krankheiten und deren Symptome unphysiologische Störungen. In der Konsequenz werden dann diese Störungen durch eine Therapie beseitigt.

Dagegen steht der biologische Krankheitsbegriff: Bei Krankheit fällt der Organismus aus dem Fließgleichgewicht; Krankheitssymptome sind Versuche des Organismus, dieses Fließgleichgewicht wieder herzustellen. Daraus ergibt sich als Konsequenz für die Therapie: Unterstützung des Organismus in seinem Bemühen, die Störung zu regulieren.

Die Heilungsversuche des Organismus (biologisch zweckmäßige Giftabbindeversuche), die sich als Krankheit (Angina, Fieber, Grippe, Ekzem) äußern können, dürfen deshalb nicht durch Chemotherapeutika unterdrückt werden. Freilich wird man sie abmildern, wenn sie zu stark sind, im Übrigen aber müssen sie eine biologisch richtige, stimulative Ausrichtung im Sinne einer Unterstützung der Heilvorgänge erhalten. Dies ist nach dem Simile-Prinzip Hahnemanns und dem biologischen Grundgesetz (Umkehreffekt) von Arndt-Schulz möglich.

Durch die Homotoxine werden im Organismus phasenweise Abwehrmaßnahmen des „Systems der großen Abwehr“ hervorgerufen. Dies besteht aus:

- ☐ Retikuloendothelialem System
- ☐ Abwehrmechanismus Hypophysenvorderlappen – Nebennierenrinde
- ☐ Neuraler Reflexabwehr
- ☐ Leberentgiftung
- ☐ Entgiftungsfunktion des mesenchymalen Bindegewebes

Hahnemann stellte sich den Wirkungsmechanismus des „Simile“ so vor, dass die bestehende Krankheit gewissermaßen durch eine Zweitkrankheit ausgelöscht wird, die durch das homöopathische Arzneimittel erzeugt worden ist. Im Sinne der Homotoxinlehre wird also ein zweiter Giftabwehrvorgang (= Krankheit) angeregt. Zwischen krankmachendem Homotoxin und heilendem, homöopathischen Simile muss Spiegelbildhaftigkeit bestehen. Das Homotoxin induziert im Organismus einen spezifischen Abwehrmechanismus. Es entsteht z.B. ein entzündlicher Prozess. Mit dem zusätzlich verabreichten homöopathischen Simile wird dieser Abwehrvorgang verstärkt, weil nicht nur durch das Homotoxin Abwehrmechanismen in Alarmbereitschaft versetzt werden, sondern noch zusätzliche, die durch das Homöopathikum verursacht worden sind.

Durch das homöopathische Arzneimittel wird also ein zweiter, noch nicht aktivierter Abwehrmechanismus ausgelöst. Das homöopathische Mittel wirkt, da es stark verdünnt ist, nicht toxisch, sondern kann durch den von ihm ausgelösten zusätzlichen Abwehrmechanismus in kurzer Zeit neutralisiert werden. Der Abwehrmechanismus richtet sich dann anschließend gegen das ursprüngliche, erste Homotoxin, gegen das, als Krankheit in Erscheinung getreten, sich der Organismus wehrt. Auf diese Weise werden durch das homöopathische Heilmittel die natürlichen Giftabwehrmaßnahmen verstärkt.

Die Homotoxine werden gekoppelt an intermediäre Entgiftungsfaktoren, wie Glukuronsäure oder Glykokoll, zu ungiftigen Homotoxonen umgewandelt und dann ausgeschieden. Die Homotoxone sind im Eiter, serösem Exsudat, jedoch auch in den physiologischen Ausscheidungen, wie Fäzes, Urin, Speichel, Schweiß, Talg und Cerumen, vorhanden.

Ziel jeder biologischen Therapie ist die Wiederherstellung des gestörten Fließgleichgewichts, das sich als Krankheit manifestiert hat. Heilung bedeutet daher Freiwerden von Homotoxinen und Beseitigung der Homotoxinschäden; Gesundheit bedeutet Abwesenheit von Giften und Giftschädigungen.

Beim Abwehrkampf des Organismus gegen Homotoxine lassen sich sechs Phasen einer Homotoxikose (Giftabwehrkrankheit) unterscheiden:

Humorale Phasen

- ☐ Exkretionsphasen: Es werden die Homotoxine über physiologische Pforten ausgeschieden.
- ☐ Reaktionsphasen: Ausscheidung in gesteigerter pathologischer Weise, z. B. im Eiter.
- ☐ Depositionsphasen: Homotoxine werden abgelagert.

Bis hierher kann der Organismus die Homotoxine neutralisieren. Sind diese Entgiftungsphasen jedoch blockiert oder wirken gefährlichere Homotoxine, z.B. Karzinotoxine oder lipidlösliche, organische Verbindungen, auf den Organismus ein, so sind stärkere Schädigungen möglich. Diese zeigen sich als zelluläre Phasen.

Zelluläre Phasen

- ☐ Imprägnationsphasen: Sie sind gekennzeichnet durch das Eindringen von Homotoxinen ins Zellinnere.
- ☐ Degenerationsphasen: Zerstörung intrazellulärer Strukturen (Fermente, Gene)
- ☐ Neoplasmaphasen: Karzinom

Ab Phase 4 unterliegt der Organismus zunehmend der Wirkung der Homotoxine; dabei ist er jedoch solange wie möglich bestrebt, dem Fließgleichgewicht nahe zu kommen.

Ordnet man die Phasen auf einer Abszisse und die von den Homotoxinen befallenen Gewebe auf einer Ordinate, so erhält man die Tabelle 1.10-1 der Homotoxikosen. Links oben sind ektodermale Exkretionsphasen als harmlose Ausscheidungsvorgänge, rechts unten das Myosarkom als bösartigste Krebsphase beschrieben.

Neben dem Wechsel der Phasen ist auch die Änderung in den Geweben der drei Keimblätter von Bedeutung. Diese Verschiebung der Homotoxine innerhalb von Ekto-, Endo- und Mesoderm nennt man Vikariation. Der Vorgang des Gewebewechsels der Homotoxine entspricht dem Übergang einer Krankheit in eine meist völlig andere. Kausale Zusammenhänge zwischen scheinbar voneinander unabhängigen Krankheiten werden dadurch evident, z. B. Ekzem – Asthma. Als progressive Vikariation wird die Verschiebung der Phase von links nach rechts oder von oben nach unten bezeichnet; umgekehrt als regressive Vikariation die Verschiebung nach links und nach oben. Die progressive Vikariation ist biologisch ungünstig und gefährlich, da sie oft auf Fermentschädigungen beruht und mit Rückvergiftung einhergehen kann. Die regressive Vikariation ist biologisch sinnvoll. Sie wird durch die wieder in Gang gekommene Entgiftung charakterisiert.

Durch biologische Heilmittel soll versucht werden, die Selbstheilungskräfte im Sinne einer Ausscheidung zu beschleunigen, zu fördern oder wieder in Gang zu bringen. Nach Reckeweg „verbrennen die Homotoxine im Feuer der Reaktionsphasen".

So können durch Gifte hervorgerufene Blockaden der Phasen 4 bis 6 gelöst und über das Vikariationsphänomen regressiv in völlig andersartige Phasen auf anderen Geweben eines anderen Keimblattes zurückverlegt werden.

Die Angina tonsillaris beispielsweise kann durch die chemotherapeutische Hemmung der Entzündung in progressiver Vikariation in zahlreiche völlig andere, biologisch wesentlich gefährlichere Erkrankungen mit degenerativem Charakter umgesetzt werden, wie z. B. Polyarthritis und Nephritis, Lupus erythematodes, Asthma, Leberschaden, Sklerodermie, Herzmuskelschäden und Leukämie, Arthrose, Albuminurie und Nephrose oder Sarkom.

Der therapeutische Vorteil der Biotherapeutika – Antihomotoxika – Heel liegt darin, dass diese Mittel im Sinne der Naturheilung simulativ über die Abwehrsysteme wirken, nicht etwa Fermentsysteme blockieren und somit Therapieschäden in Kauf genommen werden müssen. Sie wirken auch über die Induktion gegengiftwirksamer Enzyme und regen Mechanismen des Immunsystems an, indem sie als Haptene an Plasmaeiweißkörper gekoppelt, die Bildung bzw. Ausschüttung präformierter Antikörper hervorrufen, welche sich gegen ähnliche Krankheitsgifte richten.

Die Biotherapeutika – Antihomotoxika – Heel wirken stets im Sinne der biologisch zweckmäßigen regressiven Vikariation; dabei wird eine naturgerechte Phasenumwandlung auf die physiologische Exkretionsphase hin angestrebt.

Zu diesem Zweck stellt die Firma Heel folgende Arzneimittel als Biotherapeutika – Antihomotoxika – Heel her:

- ☐ Einzelmittel der klassischen Homöopathie als Injeele in Potenzakkorden
- ☐ Spezialpräparate, z. B. Cralonin, Traumeel (= homöopathische Mischungen)
- ☐ Compositapräparate, z. B. Echinacea compositum
- ☐ Homaccorde als gemischte Potenzakkorde
- ☐ Homöopathisierte Allopathika. Sie werden hauptsächlich zur Behebung von Therapieschäden eingesetzt (Therapieschäden gehören nach F. Hoff zu den häufigsten Krankheitsursachen). Die homöopathisierten Allopathika können sowohl nach dem isopathischen bzw. isotherapeutischen Prinzip als auch nach dem homöopathischen Prinzip angewandt werden. Nach dem isopathischen Prinzip wird das Arzneimittel, das zum Therapieschaden geführt hat, nun in höherer Verdünnung als Gegenmittel zur Behebung dieses Therapieschadens eingesetzt. Werden die homöopathischen Allopathika nach dem „Ähnlichkeitsprinzip" und nicht nach dem „Gleichheitsprinzip" angewandt, so ist der therapeutische Erfolg wesentlich größer.
- ☐ Intermediäre Katalysatoren, z. B. die Säuren des Citronensäurezyklus, Coenzyme compositum, entstehen bei Atmungsvorgängen der Zellen und bei sonstigen fermentativen Umsetzungen oder sie werden katalysatorisch bei diesen Vorgängen wirksam. Die meisten Imprägnationsphasen beginnen mit Störungen der Zellatmung; daraus können sich mannigfaltige Symptome und Erkrankungen ergeben. Durch intermediäre Katalysatoren kann ein therapeutischer Reiz gesetzt werden, der solche Zellatmungsschädigungen ausgleichen kann.
- ☐ Nosoden (Vorschrift 43, 44) sind nach einer homöopathischen Verfahrenstechnik hergestellte Zubereitungen aus Krankheitsprodukten von Mensch und Tier, aus Krankheitserregern oder deren Stoffwechselprodukten oder aus Zersetzungsprodukten tierischer Organe. Sie dürfen nicht mehr infektiös bzw. virulent sein.

Tab. 1.10-1: Homotoxikosen nach Reckeweg

	Heilung					Siechtum
	Humorale Phasen – Krankheiten der Disposition			Zelluläre Phasen – Krankheiten der Konstitution		
Gewebe	**Exkretionsphasen**	**Reaktionsphasen**	**Depositionsphasen**	**Imprägnationsphasen**	**Degenerationsphasen**	**Neoplasmaphasen**
Ektodermale						
epidermale	Schweiß, Cerumen, Talg	Furunkel, Erythem, Dermatitis, Ekzem, Pyodermien	Atherome, Warzen, Keratosen, Clavi	Tätowierung, Pigmentierung	Dermatosen, Lupus vulgaris, Lepra	Ulcus rodens, Basaliom
Orodermale	Speichel, Schnupfen	Stomatitis, Rhinitis, Soor	Nasenpolypen, Zysten	Leukoplakie u. a.	Ozaena, Rhinitis atrophicans	Ca. d. Nasen- und Mundschleimhaut
Neurodermale	Neurohormonale Zellabsonderung	Poliomyelitis im Fieberstadium, Herpes zoster	Benigne Neurome, Neuralgien	Migräne, Tics, Virusinfektion (Poliomyelitis)	Paresen, MS, Opticusatrophie, Syringomyelie	Neurom, Gliosarkom
Sympathikodermale	Neurohormonale Zellabsonderung	Neuralgien, Herpes zoster	Benigne Neurome, Neuralgien	Asthma, Ulcus ventriculi et duodeni	Neurofibromatose	Gliosarkome
Endodermale						
Mukodermale	Magen-Darm-Sekrete, CO_2, Sterkobilin, Toxine mit Fäzes	Pharyngitis, Laryngitis, Enteritis, Colitis	Schleimhautpolypen, Obstipation, Megakolon	Asthma, Heiserkeit, Ulc. ventriculi et duod., Karzinoidsyndrom	Tuberkulose d. Lunge u. d. Darms	Ca. d. Larynx, Magens, Darms, Rektums
Organodermale	Galle, Pankreassaft, Hormone d. Thyreoidea	Parotitis, Pneumonie, Hepatitis, Cholangitis	Silikose, Struma, Cholelithiasis	toxische Leberschäden, Lungeninfiltrat, Virusinfekte	Leberzirrhose, Hyperthyreose, Myxödem	Ca. d. Leber, Gallenblase, Pankreas, Thyreoidea, Lungen
Mesenchymale						
Interstitiodermale	Mesenchymale Interstitialsubstanz, Hyaluronsäuren	Abszess, Phlegmone, Karbunkel	Adipositas, Gichttophi, Ödeme	Vorstadien von Elephantiasis, Grippe-Virus-Infekt	Sklerodermie, Kachexie, Hottentottenschürze	Sarkom verschiedener Lokalisation
Osteodermale						
Hämodermale	Menses, Blut- u. Antikörperbildung	Endokarditis, Typhus, Sepsis, Embolie	Varizen, Thromben, Sklerose	Angina pectoris, Myokardose	Myokardinfarkt, Panmyelophthise, Anaemia perniciosa	Myeloische Leukämie, Angiosarkome
Lymphodermale	Lymphe, Antikörperbildung	Angina tonsillaris, Appendizitis	Lymphdrüsenschwellungen	Lymphatismus	Lymphogranulomatose	lymphat. Leukämie, Lymphosarkome
Kavodermale	Liquor, Synovia	Polyarthritis	Hydrops	Hydrocephalus	Coxarthrose	Chondrosarkome
Mesodermale						
Nephrodermale	Urin mit Stoffwechsel-Endprodukten	Zystitis, Pyelitis, Nephritis	Prostatahypertrophie, Nephrolithiasis	Albuminurie, Hydronephrose	Nephrose, Schrumpfniere	Nierenkarzinom, Hypernephrom
Serodermale	Absonderung der serösen Häute	Pleuritis, Perikarditis, Peritonitis	Pleuraexsudat, Aszites	Vorstadien von Tumoren	Tbk. d. serösen Häute	Ca. d. serösen Häute
Germinodermale	Menses, Semen, Prostatasaft, Ovulation	Adnexitis, Metritis, Oophoritis, Salpingitis, Prostatitis	Myome, Prostatahyperplasie, Hydrocele, Zysten, Ovarialzyste	Vorstadien von Tumoren (Adnexe, Uterus, Hoden)	Impotentia virilis, Sterilität	Ca. d. Uterus, der Ovarien, Testes
Muskulodermale	Milchsäure, Laktazidogen	Muskelrheuma, Myositis	Myogelosen, Rheuma	Myositis ossificans	Dystrophia musculorum progressiva	Myosarkome
	Exkretionsprinzip, Fermente intakt, Selbstheilungstendenz, Prognose günstig			**Kondensationsprinzip, Fermente geschädigt, Verschlimmerungstendenz, Prognose unklar**		

- ☐ Die Nosoden können als „Heilmittel des Terrains" bezeichnet werden. Sie werden besonders bei Krankheiten der Konstitution und chronischen Krankheiten angewandt.
  In der Homöopathie bedeutet Konstitution das Vorhandensein von Krankheitsanlagen und angeborenen und individuellen Reaktionsweisen auf Umwelteinflüsse. Die Nosoden leiten einen Krankheitsprozess um und wirken umstimmend und reaktivierend; sie werden hauptsächlich bei Infektionskrankheiten und deren Folgen, bei rezidivierenden Infekten und bei allergischen Erkrankungen angewandt.
  Die Nosodentherapie ist im eigentlichen Sinne eine Isopathie, da mit dem gleichen und nicht mit dem ähnlichen Stoff behandelt wird. Dennoch soll die Anwendung der Nosoden nach der symptomatischen Ähnlichkeit bzw. nach der anamnestisch ätiologischen Ähnlichkeit (Ätiologie = Lehre von der Ursache der Krankheit) hinsichtlich einer alten, scheinbar geheilten Krankheit vorgenommen werden.
  Eine Diphtherienosode wird man beispielsweise nicht bei akuter Diphterie einsetzen, weil dies der aktuellen Ähnlichkeit mit einer gerade in der Entwicklung begriffenen akuten Krankheit entsprechen würde. Man wendet sie dagegen bei Herzerkrankungen an, welche ähnliche Symptome haben wie beim diphtheriegeschädigten Herzen – symptomatische Ähnlichkeit – oder bei Herzerkrankungen auftreten, bei denen in der Anamnese eine Diphtherie vorgelegen hat (= anamnestische, ätiologische Ähnlichkeit).
- ☐ Suis-Präparate
  Die Therapie mit homöopathischen Organpräparaten, z.B. Suis-Präparate, ist eine Stimulationstherapie, durch welche im kranken Organismus Gegenreaktionen ausgelöst werden sollen. Es handelt sich dabei nicht um eine Nosoden-, sondern um eine Organtherapie, bei der mit einem homologen, dem kranken humanen Organ entsprechendem Suis-Organpräparat behandelt wird.

1.10.8 Biochemie

Die biochemische Heilweise wurde von dem Arzt Wilhelm Heinrich Schüssler (1821 bis 1898) begründet. Seine Theorie legte er 1874 in dem grundlegenden Werk „Eine abgekürzte Therapie" dar. Für die Entwicklung der biochemischen Therapie Schüsslers waren überdies zwei Zeitgenossen wichtig: Rudolf Virchow, der Begründer der Zellularpathologie, die jede Krankheit als Störung der Einzelzelle beschreibt, und der Physiologe Jakob Moleschott mit seinem Buch „Kreislauf des Lebens", in dem die These vertreten wird, dass „der Bau und die Lebensfähigkeit der Organe durch die notwendigen Mengen der anorganischen Bestandteile bedingt sind" und „die Krankheit der Zelle durch Verlust an anorganischen Salzen entsteht". Es lag also nahe, Gesundung und Heilung zu definieren als das wiederhergestellte physiologische Gleichgewicht im anorganischen Salzhaushalt der Zelle.

In seinem Buch empfahl Schüssler, alle Krankheiten, die mit Medikamenten überhaupt zu heilen sind, mit nur elf (später zwölf) einfachen Salzen anzugehen. Dafür wählte er Salze, die als normale Bestandteile ständig in den Geweben und Säften des menschlichen Körpers vorkommen. Die Erkenntnis über diese essentiellen Mineralstoffe verdankt er ihrem chemischen Nachweis in der Asche verbrannten menschlichen Gewebes. Er nahm an, dass der Mangel an diesen Salzen oder ein quantitativ gestörtes Verhältnis als Ursache aller Krankheiten angesehen werden muss, und glaubte, den Ablauf der Krankheit günstig beeinflussen zu können, wenn, je nach besonderem Fall, das fehlende Salz in hoher Verdünnung zugeführt wird. Wegen der feinen Verteilung wird das zugeführte Salz im Organismus bis in die erkrankten Zellen transportiert und gleicht dort das bestehende Defizit aus.

Nach dem heutigen Stand unserer Kenntnisse kann diese Erklärung auf einer materiell-quantitativen Grundlage nicht mehr als zutreffend anerkannt werden. Die Wirkung muss vielmehr auf katalytischen Prozessen beruhen, die von den spurenweise zugeführten biochemischen Salzen im Organismus ausgelöst werden. Biochemische Salze gleichen also in erster Linie nicht selbst Mangelsituationen aus, sondern bewirken, dass die dem Organismus mit der Nahrung zugeführten Stoffe oder die bei Stoffwechselprozessen entstehenden Zwischenprodukte in der richtigen Weise umgesetzt werden.

Schüssler lehnte für seine Heilmittel die Prüfung am Gesunden ab und leitet den Indikationsbereich daher auch nicht aus dem „Arzneiprüfungsbild beim Gesunden" ab. Er stützte sich im Wesentlichen auf analytische Befunde, mit denen nachgewiesen wurde, in welchen Konzentrationen die verschiedenen biochemischen Salze in den einzelnen Organen und Geweben vorkommen und in welchen Mengen sie bei Krankheiten mit den verschiedenen Exkreten ausgeschieden werden. Darüber hinaus wird jedem Mineral ein entsprechender konstitutioneller Habitus zugeordnet.

Calcium beispielsweise entspricht also einem anderen Konstitutionstyp als Natrium, Kalium, Magnesium, Eisen oder Silicea. Nach unserem heutigen Wissen über Häufigkeit und Verteilung dieser Mineralien ordnen wir Calcium dem Skelettsystem zu, Silicea dem Bindegewebe, Eisen dem Knochenmark und Blut, Kalium und Natrium der extra-intrazellularen Flüssigkeit und Magnesium dem Nervensystem. Die Anionen der Verbindungen modifizieren dabei die Wirkungsrichtung: Sulfat – Magen, Darm; Chlorid – Zähne; Phosphat – Knochen, Nervensystem.

Aus der Homöopathie kommt auch die Medikation mit verdünnten und potenzierten Arzneigaben. Nach Schüssler „entsprechen die Infinitesimalgaben von Kalk zwar nicht ihrer Quantität nach dem Mangelquantum, sie regen aber den Organismus zu einer Tätigkeit an, aus den kalkhaltigen Nahrungsmitteln den Kalk zu entnehmen, dessen er bedarf."

Die zwölf biochemischen Salze, die Schüssler als Tabletten in der Potenzierung D 3, D 6 und D 12 einsetzte, sind:

1 Calcium fluoratum
2 Calcium phosphoricum
3 Calcium sulfuricum
4 Ferrum phosphoricum
5 Kalium chloratum
6 Kalium phosphoricum
7 Kalium sulfuricum
8 Magnesium phosphoricum
9 Natrium muriaticum
10 Natrium phosphoricum
11 Natrium sulfuricum
12 Silicea

Durch neuere Untersuchungen sind noch andere anorganische Salze in den Aschebestandteilen menschlichen Gewebes, wenn auch teilweise nur in Spuren, nachgewiesen worden, die von Schöpwinkel in der Potenzierung D 6 und D 12 als biochemische Ergänzungsmittel eingeführt worden sind:

13 Kalium arsenicosum
14 Kalium bromatum
15 Kalium jodatum
16 Lithium chloratum
17 Manganum sulfuricum
18 Calcium sulfuratum
19 Cuprum arsenicosum
20 Kalium alumin. sulfuricum
21 Zincum chloratum
22 Calcium carbonicum
23 Natrium bicarbonicum
24 Arsenicum jodatum

Schüssler bevorzugte, wie in der klassischen Homöopathie üblich, die Gabe nur eines Salzes. Diese Methode bewährte sich aber nicht immer, da es sich bei den Erkrankungen oft um ein Defizit nicht nur eines, sondern mehrerer Salze handelt und jede Krankheit verschiedene Stadien hat. Jedes Stadium erfordert aber ein bestimmtes Salz, das nach genauer Beobachtung und zum genau richtigen Zeitpunkt verabreicht werden soll. Dadurch wird die Therapie ziemlich kompliziert. Zur Vereinfachung werden Mischungen aus zwei potenzierten Salzen verwendet, z. B. Iso Bicomplexe.

Eine Abwandlung der biochemischen Mittel sind die **Aktinoplexe**, die von der Firma Madaus hergestellt werden und sich aus langjähriger praktischer Erfahrung ergeben haben. Um die oft schwierige Wahl der richtigen Potenz zu erleichtern, werden die Aktinoplexe als Potenzakkord hergestellt (D 3–D 6–D 12); die Anwendung wird leichter und der therapeutische Effekt sicherer.

Literatur

Glöckler, M. (2005): Anthroposophische Arzneitherapie, Wissenschaftliche Verlagsgesellschaft, Stuttgart

Keller, G., Schlenk, M., Jorek, A., Wiesenauer, M. (2005): Naturheilmittel und Phytotherapie, Deutscher Apotheker Verlag, Stuttgart

Pharma Daig & Lauer (2001): Graue Liste – vollständige Liste homöopathischer Arzneimittel, 5. Aufl. Govi-Verlag Pharmaz. Verlag GmbH, Eschborn

Wiesenauer, M., Keller, G. (2001): Arzneimittel der Besonderen Therapierichtungen, Deutscher Apotheker Verlag, Stuttgart

Wiesenauer, M. (2004): Homöopathie für Apotheker und Ärzte, Deutscher Apotheker Verlag, Stuttgart

1.11 Arzneimittelberatung im Krankenhaus

Michael Baehr

1.11.1 Patient und Apotheker im Krankenhaus

Der Patient im Krankenhaus unterscheidet sich in vielerlei Hinsicht vom ambulanten Patienten. Er ist in aller Regel schwer krank und benötigt nicht nur eine besondere ärztliche und pflegerische Leistung, sondern stellt auch spezielle Anforderungen an die Pharmazeutische Betreuung. Dies gilt insbesondere für ausgewählte Patientengruppen, wie Kinder oder sehr alte Patienten, multimorbide, kritisch kranke Patienten auf Intensivstationen, in Transplantationseinrichtungen und Tumorzentren.

Im Krankenhaus werden (Sammel-)Verordnungen direkt an die Apotheke geschickt. Die Arzneimittel werden auf die Station geliefert und vom Pflegepersonal dem Patienten verabreicht. Der Patient muss in der Regel nicht mit dem Apotheker in Kontakt treten, um ein Rezept einzulösen. Dies hat viele Nachteile, wirkt sich aber auf das Verhältnis zwischen Arzt und Apotheker insofern positiv aus, als der Patient nicht zwischen Apotheker und Arzt steht. Der Apotheker steht dem Arzt vielmehr als Ansprechpartner für alle Fragen zum Arzneimittel zur Seite. Die „Hauptkunden“ für Arzneimittelinformation sind für den Krankenhausapotheker daher in erster Linie Ärzte und Pflegepersonal sowie Auszubildende und Studierende.

1.11.2 Krankenhausspezifische Beratungsthemen

Die Themenschwerpunkte für die Arzneimittelinformation liegen bei Problemen zu Nebenwirkungen und Interaktionen, zur Kompatibilität von Parenteralia, zur Dosierung bei z. B. Leber- und Niereninsuffizienz sowie zur Verabreichung über eine Ernährungssonde. Darüber hinaus ist der Apotheker zu Anwendungstechnik und bei Anwendungsfehlern, wie z. B. Paravasaten, gefragt. Unter pharmakoökonomischen Gesichtspunkten sind Arzneimittelgruppen mit hohem Umsatz und breitem therapeutischen Einsatz, wie Antibiotika, Antimykotika, Zytostatika, Lösungen zur Infusionstherapie Thema der Arzneimittelinformation. Auf einige wichtige Themen wird im Folgenden eingegangen.

Dosisanpassung bei Niereninsuffizienz

Bei Patienten mit Niereninsuffizienz muss die Arzneimitteltherapie sorgfältig angepasst und überwacht werden, um ernsthafte Nebenwirkungen zu vermeiden. Die eingeschränkte Nierenfunktion hat hauptsächlich Auswirkungen auf Arzneistoffe, die zum überwiegenden Anteil renal ausgeschieden werden. Aber auch bei Stoffen mit hoher Plasmaproteinbindung, wie z. B. Phenytoin, die aufgrund der mit der Niereninsuffizienz einhergehenden Hypalbuminämie deutlich höhere Spiegel ungebundenen Wirkstoffs haben, muss eine Dosisanpassung vorgenommen werden. Hinweise zum Verfahren erhält man z. B. aus der einschlägigen Fachliteratur, Fachinformation oder Datenbanken.

Die akute Niereninsuffizienz ist eine häufige Komplikation bei kritisch kranken Patienten. Hier kommen kontinuierliche Nierenersatzverfahren (CRRT), wie z. B. die Hämofiltration oder Hämodiafiltration, zum Einsatz. Zur Dosierung unter diesen Bedingungen gibt es nur wenige Daten, so dass die Dosisanpassung anhand verschiedener Parameter durch den erfahrenen Apotheker abgeschätzt werden muss.

Ist z. B. der Anteil der renalen Elimination an der Gesamtclearence unter 30 %, so haben auch CRRT kaum Einfluss auf die Elimination und die Dosierung ist wie bei Nierengesunden vorzunehmen. Vorsicht ist bei gleichzeitigem Leberversagen geboten, da sich der Anteil der renalen Elimination an der Gesamtelimination dadurch verschiebt. Weitere arzneistoffbezogene Aspekte, wie Proteinbindung, Verteilungsvolumen, Molekulargewicht, oder Systemfaktoren, wie Hämofiltrationsrate, Membraneigenschaften, Prä- oder Postdilution, sind zu berücksichtigen.

Ist eine Dosisanpassung notwendig, so orientiert man sich an der Dosierungsempfehlung für die Niereninsuffizienz. Die Angaben für verschiedene glomeruläre Filtrationsraten werden mit der entsprechenden Hämofiltrationsrate in Beziehung gesetzt.

Kompatibilität von Parenteralia

Die parenterale Therapie spielt im Krankenhaus eine herausragende Rolle. Häufig ist es notwendig, mehrere Arzneistoffe zeitgleich zu verabreichen. Da die

Anzahl der Zugänge limitiert ist, werden Arzneimittel gern gemischt oder über Weichen (Y-Stücke) in ein Endstück gegeben. Inkompatibilitäten werden oftmals nur entdeckt, wenn der Inline-Filter oder die Infusionsleitung verstopft sind. In solchen Situationen wird der Apotheker hinzugezogen. Neben dem Troubleshooting sollte der Apotheker Grundsätze für die parenterale Therapie entwickeln und mit Ärzten und Pflegepersonal kommunizieren. Folgende Grundsätze sind zu beachten:

- ☐ Saure und alkalische Zubereitungen immer voneinander trennen
- ☐ Ionen, die schwerlösliche Salze (Calcium und Phosphat) bilden können, nicht zusammen geben
- ☐ Problematische Arzneistoffe, wie z.B. Furosemid und Heparin etc., immer getrennt von anderen Arzneimitteln infundieren
- ☐ Bei Mischungen zur Vermeidung larvierter Inkompatibilitäten den Apotheker konsultieren

Obwohl es eine reichhaltige Literatur zur Kompatibilität von Substanzen gibt, sind längst nicht alle Probleme beschrieben. Gerade bei mehr als zwei Kombinationspartnern versiegen die Literaturangaben, so dass auch Untersuchungen im apothekeneigenen Laboratorium notwendig werden.

Arzneimittelgabe über die Ernährungssonde

Intensivpatienten werden häufig über transnasale oder perkutane Sonden künstlich enteral ernährt. Gleichzeitig erhalten die Patienten eine große Anzahl verschiedener, in der Regel parenteral applizierter Arzneimittel. Stehen parenterale Arzneiformen nicht zur Verfügung oder ergeben sich sonstige Probleme, z.B. Inkompatibilitäten, limitierte Anzahl der Zugänge, ökonomische Aspekte, ist die Gabe der Arzneimittel über die Ernährungssonde zu erwägen. Dieser Weg ist im Klinikalltag häufig, jedoch pharmazeutisch anspruchsvoll und sollte nicht ohne Beratung durch den Apotheker beschritten worden. Exemplarisch werden folgende Punkte angesprochen, die bei Empfehlungen zur Applikation über die Sonde zu bedenken sind:

- ☐ Die Sondennahrung darf aufgrund möglicher Inkompatibilitäten nicht mit dem Arzneimittel gemischt werden: zeitlich versetzt geben.
- ☐ Flüssige Arzneiformen (Säfte, Lösungen) sind zu bevorzugen. Dabei ist zu beachten, dass größere Mengen Sorbitol, die z.B. in Säften enthalten sein können, Diarrhöen und intestinale Krämpfe verursachen können und eine Osmolarität der Flüssigkeit von mehr als 600 mOsm/l Übelkeit und Erbrechen hervorrufen kann.
- ☐ Feste Arzneiformen können zermörsert und/oder suspendiert werden. Vorher muss geklärt werden, ob Galenik und Stabilität des Wirkstoffes dies zulassen. Ebenso sind pharmakokinetische und pharmakologische Aspekte zu berücksichtigen. Besondere Vorsicht ist bei retardierten und magensaftresistenten Arzneiformen geboten.
- ☐ Lichtempfindliche Substanzen, wie z.B. Nifedipin, müssen unter Lichtschutz zerkleinert werden, weil sich schon in wenigen Minuten photochemische Abbauprodukte bilden.

Paravasate

Das Paravasat ist eine Komplikation der intravenösen Therapie, bei der die Infusionslösung unbeabsichtigt neben das Gefäß in den perivaskulären oder subkutanen Bereich läuft. Erste Anzeichen für ein Paravasat sind Schmerzen oder Rötung an der Infusionsstelle. Eine Reihe Substanzen, insbesondere nekroseinduzierende Zytostatika können zu schweren Hautreaktionen und Nekrosen führen, die Nerven und Sehnen schädigen, schwer therapierbar sind und in extremen Fällen zur Amputation der Extremität führen können (Tab. 1.11-1). Nicht alle Paravasate führen zwangsläufig zu lokalen Reaktionen, manche Substanzen erzeugen nur leichte Verläufe, die mit Schwellung, Rötung oder leichtem Schmerz einhergehen.

Tab. 1.11-1: Risiko einer Nekrose nach Paravasat

Nekroserisiko	Wirkstoff
Sehr gering	Asparaginase, Carmustin, Cytarabin, Dacarbazin, Fludarabin, Gemcitabine, Melphalan, Methotrexat, Pentostatin, Plicamycin, Teniposid
Gering	Bleomycin, Carboplatin, Cisplatin, Cyclophosphamid, Docetaxel, Etoposid, Fluorouracil, Iphosphamid, Irinotecan, Mitoxantron, Oxaliplatin, Paclitaxel, Topotecan
Hoch	Amsacrin, Dactinomycin, Daunorubicin, Epirubicin, Idarubicin, Mitomycin C, Vinblastin, Vincristin, Vindesin, Vinorelbin

Der Klinikapotheker muss insbesondere bei neuen Substanzen über die Risiken von Paravasaten informieren, erforderliche Antidote vorrätig halten und Leitlinien für die Behandlung zur Verfügung stellen. Dies wird dadurch erschwert, dass kein wissenschaftlich abgesichertes Standardverfahren empfohlen werden kann. In der Literatur finden sich sogar teilweise widersprüchliche spezifische Maßnahmen, z. B. kühlende oder heiße Umschläge, die im Einzelfall diskutiert werden müssen. Folgende allgemeine Maßnahmen gelten jedoch als akzeptiert:

- ☐ Infusion bei Zeichen eines Paravasates unverzüglich stoppen
- ☐ Aspirationsversuch von 3 bis 5 ml Blut und restlicher zytotoxischer Substanz
- ☐ Spezifische Antidot-Applikation, falls vorhanden (s. Literatur)
- ☐ Dokumentation mit Zeitpunkt und Ort des Ereignisses
- ☐ Frühzeitige Vorstellung in der Chirurgie, um den Zeitpunkt einer evtl. erforderlichen chirurgisch-plastischen Intervention zu optimieren

1.11.3 Qualitätssicherung der Arzneimitteltherapie

Wie bereits in Kapitel „Pharmaceutical Care" (s. Seite 95 ff.) beschrieben, kann bei der Arzneimitteltherapie eine Reihe Fehler auftreten. Dies gilt auch für das Krankenhaus. Da die Therapie hier im Vergleich zum niedergelassenen Bereich gut dokumentiert und nachvollziehbar ist, liegen für die stationäre Therapie die meisten Untersuchungen zu Medikationsfehlern vor. Der klinische Pharmazeut kann die Therapiequalität deutlich verbessern. In einer Studie der Harvard School of Public Health konnte z. B. nachgewiesen werden, dass Nebenwirkungen um 66 % reduziert werden konnten, wenn ein Apotheker an den Visiten auf einer Intensivstation beteiligt war; dies entsprach einer jährlichen Kostenersparnis von 270 000 US-$.

Erstellung von Leitlinien

Ein wesentlicher Aspekt der Arzneimittelinformation und Beratung im Krankenhaus ist die Erstellung von Leitlinien. In einer Leitlinie werden Therapieoptionen zu einem therapeutischen Bereich, z. B. zur Prophylaxe der tiefen Beinvenenthrombose unter Würdigung des momentanen Standes von Wissenschaft und Forschung für die Klinik zusammengestellt. Ziel ist es, die Qualität der Behandlung unter Berücksichtigung ökonomischer Aspekte sicherzustellen. Leitlinien sind Orientierungshilfen im Sinne von Handlungs- und Entscheidungskorridoren, von denen in begründeten Fällen abgewichen werden kann oder sogar muss. Leitlinien müssen gut kommuniziert und möglichst vor Ort auditiert werden.

Überprüfung der Verordnungen

Nach amerikanischen Studien sind Medikationsfehler wie folgt verteilt:

- ☐ 39 % Verordnungsfehler
- ☐ 12 % Übertragungsfehler
- ☐ 11 % Fehler bei der Herstellung
- ☐ 38 % Fehler bei Verteilung und Applikation

Während Übertragungsfehler und Fehler bei der Verteilung z. B. mit der Einführung EDV-gestützter, patientenbezogener Verteilungssysteme vermieden werden können, sind Verordnungsfehler schwerer zugänglich. Um sie wirksam vermeiden zu können, ist eine zeitnahe Plausibilitätsprüfung durch den Apotheker notwendig. Voraussetzung ist, dass er Zugang zu den Verschreibungen hat. Dies ist z. B. bei der zentralen Zytostatikazubereitung gegeben. Eine wesentliche Aufgabe des Krankenhausapothekers besteht daher in der Überprüfung dieser Verordnungen. Dabei werden klinische Daten des Patienten, wie z. B. Körpergewicht und Größe zur Berechnung der Körperoberfläche, Kreatininclearence, Alter, Geschlecht, Diagnose, und Daten zur Verordnung, wie Applikationsart, Dosis, Dosisintervall, zueinander in Beziehung gesetzt und auf Plausibilität geprüft. Unplausibilitäten werden umgehend mit dem verschreibenden Arzt besprochen. In einer eigenen Studie, die 64 000 Zubereitungen umfasste, konnte gezeigt werden, dass auch bei hoch spezialisierten Ärzten und formalisierten Verschreibungsmodalitäten 0,38 % aller Verordnungen fehlerhaft waren und durch Intervention des Apothekers pro Jahr 25 schwerwiegende Arzneimittelzwischenfälle verhindert werden konnten.

1.11.4 Arzneimittelinformation an den Schnittstellen – Wege zur integrierten Versorgung

Der Patient befindet sich im Krankenhaus in einer besonderen Situation. Er hat eine Krankheit, die nicht – oder nicht mehr – in seinem normalen häuslichem Umfeld behandelt werden kann. Er muss sich auf einen ungewohnten Lebensrhythmus in unbekannter Umgebung einstellen und sein Zimmer in der Regel mit fremden Personen teilen. Er steht evtl. unter dem Eindruck einer neu diagnostizierten Krankheit und erhält oft eine für ihn unbekannte Arzneimitteltherapie. Den Krankenhausärzten liegen keine strukturierten Informationen zu seiner bisherigen Arzneimitteltherapie vor. Bei der Arzneimittelanamnese bleiben Informationen u. U. verborgen oder werden verfälscht. Ein Teil der Medikation des Hausarztes wird auf das klinikeigene Sortiment umgestellt, neue Präparate kommen hinzu. Der Patient erhält diese einzeln zugeteilt und normalerweise ohne schriftliche Information.

Bei der Entlassung – gerade vor Sonn- und Feiertagen – ist die Versorgung mit den neuen Präparaten oft nicht gesichert, weil das Krankenhaus nicht verschreiben darf, der Hausarzt aber nicht mehr erreichbar ist. Die öffentliche Apotheke bekommt keine Information über neu verordnete Medikamente und kann sich demnach auch nicht auf die Versorgung mit einem seltenen Arzneimittel einstellen.

An den Schnittstellen zwischen ambulanter und stationärer Therapie sind sowohl Krankenhaus- als auch Offizinapotheker gefragt, die nahtlose Pharmazeutische Betreuung zum Wohle des Patienten zu organisieren. In wenigen Pilotprojekten wird dieser Weg in Ansätzen bereits beschritten.

Voraussetzung wäre eine patientenbezogene Kommunikation aller die Arzneimitteltherapie betreffenden Daten zwischen Offizin- und Krankenhausapotheke, Austausch der Therapiekonzepte und Empfehlungen, gegenseitige Information über spezielle Zubereitungen, Hilfsmittel usw.

Literatur

Baehr, M., Droescher, L., Tönnesmann, C. (2002): Bewertung von Verordnungsfehlern in Zytostatikaanforderungen, Krankenhauspharmazie: 287

Barth, J. (2003): Zytostatikaherstellung in der Apotheke. Deutscher Apotheker Verlag, Stuttgart

Bugge, J. F. (2001): Pharmakokinetics and drug dosing adjustments during continuous venovenous hemofiltration or hemodiafiltration in critically ill patients. Acta Anaesthesiol. Scand: 929–934

Fenchel, W., Karthaus, M. (2001): Zytostatikaparavasate – gibt es neue Empfehlungen zum therapeutischen Vorgehen? Wien. Med. Wsch.: 44–46

Leape, L. L. et al. (1999): Pharmacist participation on physician rounds and adverse drug events in the intensive care unit. JAMA: 267–270

Mader, I. et al. (2002): Paravasation von Zytostatika, ein Kompendium für Prävention und Therapie, 1. Aufl., Springer-Verlag, Wien

Predel, B., Barth, J., Wachsmuth, J. (2003): Zytostatika, Deutscher Apotheker Verlag, Stuttgart

Probst, W. (1997): Arzneimitteltherapie bei Patienten mit Ernährungssonde. PZ Prisma: 31–41

Trissel: A Handbook on injectable drugs. A Publication of the American Society of Health-care Pharmacists, 11th. ed.

1.12 Therapeutisches Drug-Monitoring

Kaija Leitner

Bei einer medikamentösen Therapie werden die meisten Arzneistoffe nach einem festen Schema, z. B. dreimal täglich eine Tablette, eingenommen. Die Hinweise für ein derartiges Einnahmeschema finden sich in der Fachliteratur, in der Roten Liste oder in den Gebrauchsanweisungen und Fachinformationen der jeweiligen Fertigarzneimittel. Selten wird dabei auf die individuelle Situation des einzelnen Patienten eingegangen. Häufig wird z. B. nur unterschieden, ob der Patient der Gruppe „Kinder" oder der Gruppe „Erwachsene" zuzuordnen ist.

Diese Verfahrensweise ist für die Mehrzahl der Arzneistoffe unproblematisch. Es gibt allerdings eine Reihe Substanzen, bei denen die Konzentration im Organismus innerhalb enger Grenzen gehalten werden muss, um einerseits einen wirksamen Blutspiegel zu erreichen, andererseits aber eventuelle Nebenwirkungen durch zu hohe Konzentrationen zu vermeiden. Das Therapeutische Drug-Monitoring verbessert bei diesen Arzneistoffen mit enger therapeutischer Breite und großen individuellen Unterschieden in der Pharmakokinetik die Effektivität und Sicherheit der Therapie. Grundlage für die pharmakokinetischen Berechnungen zur Optimierung der Dosierung ist die Bestimmung der Arzneistoffkonzentration im Plasma („Blutspiegel") des einzelnen Patienten.

1.12.1 Grundlagen

Instrumentelle Voraussetzungen zur Messung der Arzneistoffkonzentrationen in biologischen Flüssigkeiten

Die Ermittlung der Plasmakonzentration setzt eine geeignete Bestimmungsmethode für die betreffenden Arzneistoffe voraus. Es stehen folgende Möglichkeiten zur Verfügung:

- ☐ Chromatographische Verfahren
- ☐ Immunoassays

Immunoassays arbeiten nach dem Antigen-Antikörper-Prinzip. Aus Antigen (zu bestimmender Arzneistoff) und Antikörper bildet sich ein reversibler Komplex. Bei kompetitiven Immunoassays konkurriert ein zusätzlich vorhandenes, markiertes Antigen mit dem nichtmarkierten Antigen um die in begrenzter Zahl vorhandenen Antikörper.

$$AG + AK + AG^* \rightarrow [AG \times AK] + [AG^* \times AK] + AG + AG^*$$

AG Antigen (Arzneistoff)
AG* markiertes Antigen
AK Antikörper

Je weniger nichtmarkiertes Antigen (zu bestimmender Arzneistoff) vorhanden ist, desto mehr markiertes Antigen kann gebunden werden. Aus dem Verhältnis zwischen freien und gebundenen markierten Antigenen lässt sich auf die Konzentration des nichtmarkierten Antigens schließen.

Die immunologischen Verfahren zeichnen sich durch einfache Handhabung aus. Die Ergebnisse stehen daher schnell zur Verfügung. Ein in der Praxis häufig angewandtes automatisiertes Analysenverfahren ist das Fluoreszenz-Polarisations-Immunoassay (FPIA).

Chromatographische Verfahren, wie z. B. die HPLC (High performance liquid chromatography), werden überwiegend in der Forschung verwendet. Diese Analysen sind sehr spezifisch und lassen Bestimmungen von sehr geringen Konzentrationen zu. Oftmals lassen sich parallel zur Arzneistoffbestimmung die dazugehörigen Metaboliten erfassen.

Qualitätssicherung

Die Ergebnisse der analytischen Bestimmungen sind die Grundlage für Therapieentscheidungen. Sie müssen deshalb zuverlässig und vergleichbar sein. Entsprechende Qualitätssicherungsmaßnahmen werden durch die Richtlinien der Bundesärztekammer (Rili-BÄK) vorgegeben. Die Richtlinien unterscheiden interne und externe Qualitätssicherung. Die laborinterne Qualitätskontrolle beinhaltet die statistische Qualitätskontrolle. Es werden zwei verschiedene Arten Kontrollproben verwendet:

- ☐ Präzisionskontrollen
- ☐ Richtigkeitskontrollen

Die Präzisionskontrolle dient der Ermittlung der laboreigenen zufälligen Streuung, z. B. durch Ungenauigkeiten in der Arbeitstechnik. Systematische Messabweichungen, das Ausmaß der Übereinstimmung zwischen dem wahren Wert einer Messgröße und dem gemessenen Wert, werden durch Richtigkeitskontrollen erkannt. Die laborexterne Qualitätskontrolle umfasst die Teilnahme an Vergleichsmessungen (Ringversuche).

Konzentrations-Zeit-Verläufe der Arzneistoffe im Blut

Pharmakokinetik

Die Pharmakokinetik beschreibt die Konzentrations-Zeit-Verläufe der Arzneistoffe im Blut. Meist wird nicht das Blut selbst, sondern Serum oder Plasma zur Messung herangezogen. Der Regelfall ist die lineare, d. h. dosisproportionale Kinetik (Reaktion erster Ordnung).

Nach oraler Gabe muss der Arzneistoff zunächst resorbiert werden, bevor er in die Blutbahn gelangt. Der Resorptionsvorgang entfällt bei intravenöser Applikation.

Nach Aufnahme eines Arzneistoffs in den Organismus wird der Konzentrations-Zeit-Verlauf durch verschiedene Faktoren bestimmt. Hierzu zählen u. a. die Clearance, das Verteilungsvolumen und die mit diesen Faktoren verbundene Eliminationshalbwertszeit. Unabhängig von den pharmakokinetischen Einflüssen wird der Konzentrations-Zeit-Verlauf auch durch die Applikationsart bestimmt.

Typische Konzentrations-Zeit-Verläufe sind in den Abbildungen 1.12-1 und 1.12-2 dargestellt.

Bei einer Dauertherapie ist ein Teil des Arzneistoffes vor der nächsten Gabe noch nicht eliminiert. Die neue Dosis addiert sich zu dem im Körper verbliebenen Rest. Es resultiert ein Anstieg der Konzentration, bis sich ein Gleichgewichtszustand (Steady-State) eingestellt hat. Die Konzentration des Arzneistoffs schwankt dann nur noch innerhalb fester Grenzen (Abb. 1.12-3). Die Zeit bis zur Einstellung des Fließgleichgewichts wird durch die Halbwertszeit des Arzneistoffs bestimmt. Nach vier bis fünf Halbwertszeiten ist der Steady-State-Zustand erreicht und es sind keine relevanten Konzentrationsveränderungen mehr zu erwarten. Dies ist bei

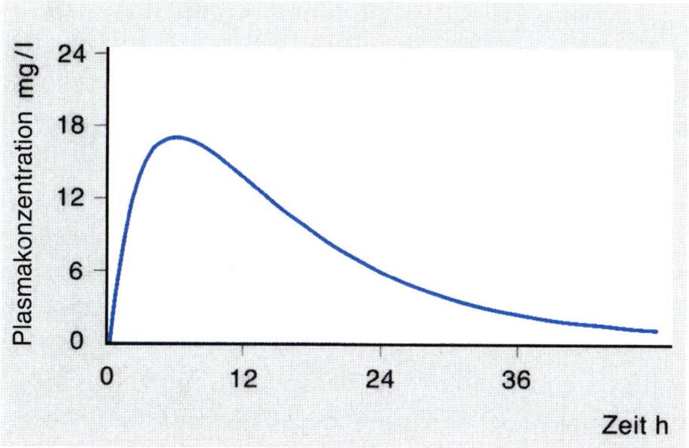

Abb. 1.12-1: Konzentrations-Zeit-Verlauf eines Arzneistoffes in Plasma oder Serum nach einmaliger oraler Applikation

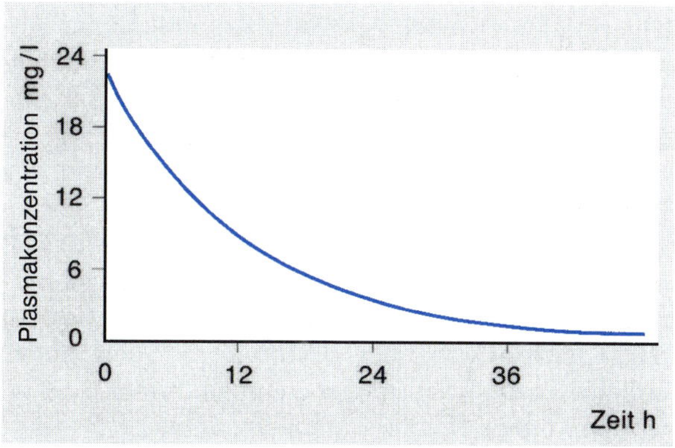

Abb. 1.12-2: Konzentrations-Zeit-Verlauf eines Arzneistoffes in Plasma oder Serum nach einmaliger intravenöser Bolusgabe

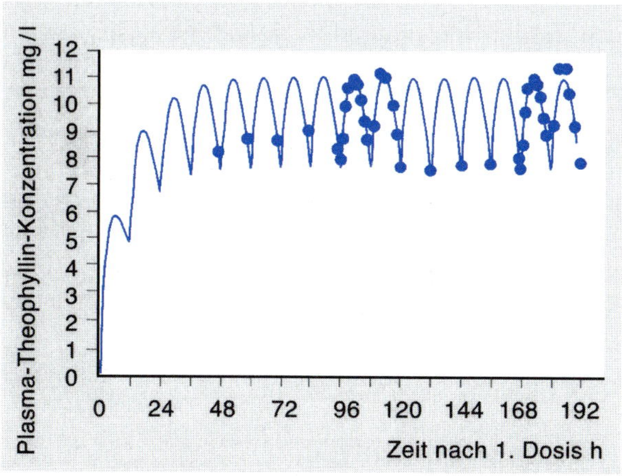

Abb. 1.12-3: Konzentrations-Zeit-Verlauf von 500 mg Theophyllin nach mehrmaliger zweimal täglicher Gabe. Die Kontrollmessungen nach zwei bis einschließlich acht Tagen bestätigen, dass die Konzentrationsverläufe sich im Steady-State befinden.

der Festlegung der Zeitpunkte für die Probenentnahme zu berücksichtigen.

Verteilungsvolumen

Das Verteilungsvolumen ist ein Proportionalitätsfaktor zwischen der im Körper vorhandenen Menge des Arzneistoffs und seiner Plasmakonzentration.

$$C = \frac{A}{Vd} \qquad (1)$$

C = Plasmakonzentration in mg/l
A = Arzneistoffmenge im Körper in mg
Vd = Verteilungsvolumen in l

Bei bekanntem Verteilungsvolumen kann die Initialdosis für einen gewünschten Plasmaspiegel berechnet werden (s. Fallbeispiel Theophyllin). Die Werte für das Verteilungsvolumen können bei Arzneistoffen mit ausgeprägter Verteilung im Gewebe und geringen Plasmakonzentrationen um ein Vielfaches größer sein als das Körpervolumen. Das Verteilungsvolumen als pharmakokinetischer Parameter ist eine fiktive Größe, dient als Rechengröße und hat keine direkte physiologische Bedeutung.

Clearance

Die Clearance beschreibt die Fähigkeit des Körpers, ein bestimmtes Volumen von dem betreffenden Arzneistoff in einer definierten Zeit zu „reinigen". Die Einheit ist demnach l/h oder auch ml/min. Für Arzneistoffe mit linearer Kinetik ist die Clearance eine Konstante. Bei bekannter Clearance kann die Erhaltungsdosis zur Aufrechterhaltung eines gewünschten Plasmaspiegels im Steady-State berechnet werden (s. Fallbeispiel Theophyllin). Der Organismus hat verschiedene Möglichkeiten, den Arzneistoff zu eliminieren. Er kann den Stoff über die Niere ausscheiden (renale Clearance CL_R) oder über die Leber verstoffwechseln (hepatische Clearance CL_H). Die Gesamtkörperclearance (CL) setzt sich summarisch aus den einzelnen Teilclearances nach (2) zusammen.

$$CL = CL_R + CL_H \qquad (2)$$

Aus Gleichung (2) wird ersichtlich, dass eine eingeschränkte Nierenleistung die Clearance jener Arzneistoffe stark beeinflusst, die überwiegend renal ausgeschieden werden. Bei Arzneistoffen, die hauptsächlich hepatisch metabolisiert werden, können bestimmte Krankheitszustände oder Begleitmedikationen die Clearance herabsetzen oder zu einer erhöhten Clearance führen.

Eliminationshalbwertszeit und Eliminationskonstante

Die Zeit, in der die Konzentration eines Arzneistoffes auf die Hälfte des Ausgangswertes abfällt, wird Eliminationshalbwertszeit genannt. Bei linearer Kinetik zeigt eine halblogarithmische Darstellung die Abnahme der Konzentration pro Zeiteinheit als Gerade (Abb. 1.12-4). Die Steigung dieser Geraden entspricht der Eliminationskonstanten (k_e):

$$t_{1/2} = \frac{0{,}693}{k_e} \quad (3)$$

$t_{1/2}$ = Halbwertszeit in h
k_e = Eliminationskonstante in h^{-1}

Die Halbwertszeit ist von den oben beschriebenen pharmakokinetischen Parametern Clearance und Verteilungsvolumen abhängig:

$$t_{1/2} = \frac{0{,}693 \cdot Vd}{CL} \quad (4)$$

Vd = Verteilungsvolumen in l
CL = Clearance in l/h

Ändert sich die Halbwertszeit bei einem Patienten, ist dies entweder auf eine Veränderung der Clearance oder des Verteilungsvolumens zurückzuführen.

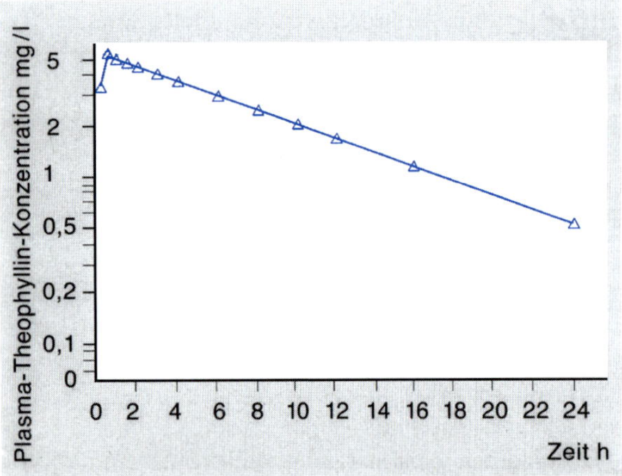

Abb. 1.12-4: Halblogarithmisch dargestellter Konzentrations-Zeit-Verlauf eines Arzneistoffes nach oraler Gabe. Der absteigende Ast ist eine Gerade und weist damit auf lineare pharmakokinetische Eigenschaften hin.

1.12.2 Kinetik ausgewählter Arzneistoffe

Theophyllin

Theophyllin wird in der Dauertherapie des Asthma bronchiale, in der akuten Therapie von Asthmaanfällen und bei chronisch obstruktiven Lungenerkrankungen eingesetzt. Zusätzlich zur bronchodilatierenden Hauptwirkung ist eine antiphlogistische Wirkkomponente beschrieben.

Theophyllin wird nach oraler Applikation nahezu vollständig resorbiert, sein Verteilungsvolumen ist relativ konstant und beträgt 0,5 l/kg. Der größte Teil wird metabolisiert, nur eine geringe Menge (10 %) wird renal ausgeschieden. Die Halbwertszeit liegt für erwachsene Nichtraucher bei ca. acht Stunden. Für die Dauertherapie werden heute meist Retardpräparate verwendet, die eine zweimal tägliche Gabe ermöglichen.

Der optimale therapeutische Bereich liegt zwischen 5 und 15 mg/l bis maximal 20 mg/l. Die bronchodilatierende Wirkung des Theophyllin ist konzentrationsabhängig. Plasmakonzentrationen über 20 mg/l führen zu vermehrten Nebenwirkungen, wie Kopfschmerzen, Übelkeit, Unruhegefühl, Schlaflosigkeit. Bei sehr hohen Konzentrationen (>30 mg/l) können schwerwiegende Nebenwirkungen, wie Tachyarrhythmien oder zerebrale Krampfanfälle, entstehen. Verschiedene Faktoren führen zu beschleunigtem oder verlangsamtem Abbau des Theophyllin. So wird der Umsatz der für die Metabolisierung verantwortlichen Leberenzyme durch Substanzen, wie Phenobarbital, Phenytoin oder Rifampicin, gesteigert. Dies führt zur Erhöhung der Theophyllinclearance und sinkenden Plasmaspiegeln. Auf der anderen Seite hemmen einige Arzneistoffe, z. B. Cimetidin, Ciprofloxacin oder Erythromycin, den Abbau und der Theophyllinspiegel steigt an. Neben Arzneistoffen können Begleiterkrankungen, wie z. B. akute virale Infekte oder eine dekompensierte Herzinsuffizienz, die Clearance herabsetzen, Zigarettenrauchen kann die Clearance stark erhöhen. Die Krankheitsfaktoren (s. Fallbeispiel Theophyllin) können den Lehrbüchern der Pharmakokinetik entnommen werden. In die Berechnung der Erhaltungsdosis werden sie durch Multiplikation mit der durchschnittlichen Clearance (0,04 l/h/kg für Erwachsene) mit einbezogen.

Diese vielfältigen Einflüsse auf die Clearance und die enge therapeutische Breite des Theophyllin zeigen, dass ein Therapeutisches Drug-Monitoring notwendig ist. Bei der oralen Dauertherapie sollte die Blutprobe unmittelbar vor der darauf folgenden Einnahme gezogen werden (Talspiegel).

Fallbeispiel Theophyllin

Frau B., 45 Jahre, 160 cm, 50 kg wird mit einem akuten Asthmaanfall in der Notfallambulanz eingeliefert. Es soll eine intravenöse Initial- und Erhaltungsdosis berechnet werden; angestrebt wird eine Plasmakonzentration von 15 mg/l. Die Patientin hat bisher kein Theophyllinpräparat eingenommen. Da sie nicht adipös ist, wird das aktuelle Körpergewicht (AKG) verwendet.

$$\text{Initialdosis LD} = \frac{Vd \cdot AKG \cdot Cp}{S \cdot F} = \frac{0{,}5\ l/kg \cdot 50\ kg \cdot 15\ mg/l}{1 \cdot 1} = 375\ \text{mg Theophyllin}$$

LD = Initialdosis in mg (engl.: loading dose)
Vd = durchschnittliches Verteilungsvolumen von 0,5 l/kg
AKG = aktuelles Körpergewicht in kg
Cp = gewünschter Plasmaspiegel in mg/l
S = Korrekturfaktor für Theophyllinsalze (für wasserfreies Theophyllin S = 1)
F = systemisch verfügbarer Anteil [für i. v.-Applikation F = 1 (100 %)].

Die empfohlene Initialdosis beträgt 375 mg Theophyllin, infundiert über einen Zeitraum von mindestens 30 Minuten.

Da patientenspezifische pharmakokinetische Parameter noch nicht bekannt sind, muss für die Berechnung der Clearance auf Populationsdaten zurückgegriffen werden.

$$\text{Clearance CL} = 0{,}04\ l/h/kg \cdot AKG \cdot \text{Krankheitsfaktor} = 0{,}04\ l/h/kg \cdot 50\ kg \cdot 1 = 2{,}0\ l/h$$

CL = berechnete Clearance in l/h (die durchschnittliche Clearance für Erwachsene beträgt 0,04 l/h/kg)
AKG = aktuelles Körpergewicht

Krankheitsfaktor = 1, da bei dieser Patientin keine Begleiterkrankung und Begleitmedikation mit Einfluss auf die Theophyllinclearance bekannt sind.

$$\text{Erhaltungsdosis MD} = \frac{CL \cdot Cp_{ss} \cdot \tau}{S \cdot F} = \frac{2{,}0\ l/h \cdot 15\ mg/l \cdot 1\ h}{1 \cdot 1} = 30\ \text{mg Theophyllin pro Stunde}$$

MD = Erhaltungsdosis in mg (engl.: maintenance dose)
CL = Clearance in l/h
Cp_{ss} = gewünschte Plasmakonzentration im Steady-State in mg/l
τ = Dosierungsintervall in h
S = Korrekturfaktor für Theophyllinsalze
F = systemisch verfügbarer Anteil

Zwei Monate später klagt Frau B. über Kopfschmerzen und Schlaflosigkeit. Sie nimmt gegenwärtig zweimal täglich 350 mg eines retardierten Theophyllinpräparates. Vor einer Woche wurde zur Behandlung eines gastrointestinalen Ulkus zusätzlich viermal täglich 200 mg Cimetidin verschrieben. Die Überprüfung des Theophyllinspiegels ergibt einen Wert von 19,5 mg/l.

Cimetidin erniedrigt die Theophyllinclearance. Zur Berechnung der erwarteten Clearance wird der Krankheitsfaktor von 0,6 für Cimetidin einbezogen.

$$CL = 0{,}04\ l/h/kg \cdot AKG \cdot \text{Krankheitsfaktor} = 0{,}04\ l/h/kg \cdot 50\ kg \cdot 0{,}6 = 1{,}2\ l/h$$

CL = erwartete Clearance in l/h (die durchschnittliche Clearance für Erwachsene beträgt 0,04 l/h/kg)
AKG = aktuelles Körpergewicht

Damit wird ein mittlerer Steady-State-Spiegel von 23 mg/l erwartet:

$$Cp_{ss,\,av} = \frac{S \cdot F \cdot D}{CL \cdot \tau} = \frac{1 \cdot 0{,}95 \cdot 350\ mg}{1{,}2\ l/h \cdot 12\ h} = 23{,}1\ mg/l$$

$Cp_{ss,\,av}$ = erwartete mittlere Plasmakonzentration im Steady-State in mg/l
S = Korrekturfaktor für Theophyllinsalze (für wasserfreies Theophyllin S = 1)
D = Einzeldosis des retardierten Theophyllinpräparates in mg
F = systemisch verfügbarer Anteil (für das eingesetzte Retardpräparat F = 0,95)
CL = erwartete Clearance in l/h
τ = Dosierungsintervall in h.

Der tatsächlich gemessene Steady-State-Spiegel entspricht in etwa dem erwarteten Plasmaspiegel. Die tatsächliche Clearance (CL) wird aus dem gemessenen mittleren Steady-State-Spiegel ($Cp_{ss,\,av}$) berechnet.

$$CL = \frac{S \cdot F \cdot D}{Cp_{ss,\,av} \cdot \tau} = \frac{1 \cdot 0{,}95 \cdot 350\ mg}{19{,}5\ mg \cdot 12\ h} = 1{,}42\ l/h$$

Aufgrund der unerwünschten Wirkungen des Theophyllin soll die Theophyllinkonzentration auf 12 mg/l gesenkt werden.

$$\text{Neue Erhaltungsdosis MD} = \frac{CL \cdot Cp_{ss,\,av} \cdot \tau}{S \cdot F} = \frac{1{,}42\ l/h \cdot 12\ mg/l \cdot 12\ h}{1 \cdot 0{,}95} = 215\ \text{mg Theophyllin}$$

Die Dosierung sollte auf zweimal täglich 200 mg Theophyllin reduziert werden.

Aminoglykoside

Neben Amikacin und Tobramycin gehört Gentamicin zur Gruppe der Aminoglykosid-Antibiotika. Gentamicin spielt eine wichtige Rolle in der Therapie lebensbedrohlicher Infektionen mit gramnegativen Aerobiern in Kombination mit β-Laktamantibiotika. Nach oraler Gabe werden Aminoglykoside praktisch nicht resorbiert, deshalb müssen sie parenteral appliziert werden. Bewährt hat sich eine Kurzinfusion über 30 bis 60 Minuten. Das durchschnittliche Verteilungsvolumen beträgt 0,25 l/kg. Bei verschiedenen Krankheitszuständen, wie Verbrennungen oder Aszites, kann es jedoch zu beträchtlichen Abweichungen kommen. Gentamicin wird nicht metabolisiert und zu über 90 % renal ausgeschieden. Es besteht ein enger Zusammenhang zwischen der Gentamicinclearance eines Patienten und seiner Kreatininclearance. Die Halbwertszeit bei einem nierengesunden Patienten beträgt 2 bis 3 h, sie kann bei Patienten mit eingeschränkter Nierenfunktion stark verlängert sein.

Die bakterizide Wirkung der Aminoglykoside ist konzentrationsabhängig. Für die Wirkung ist daher ausschlaggebend, ob ausreichend hohe Spitzenspiegel erreicht werden. Vor der jeweils folgenden Kurzinfusion sollte jedoch sichergestellt sein, dass die Konzentration unter 2 mg/l abgefallen ist. Langanhaltende Talspiegel über 2 mg/l führen zu einer Anreicherung von Gentamicin im Innenohr und in der Nierenrinde. Nach Erreichen toxischer Konzentrationen kann es zu einer Nierenschädigung oder irreversiblen Hörschäden kommen. Das Risiko ist bei längerer Behandlungsdauer erhöht. Für Gentamicin ergeben sich daher zwei unterschiedliche Dosierungsstrategien:

- ☐ Konventionelle Dosierung
- ☐ Pulsdosierung

Der therapeutische Bereich liegt bei konventioneller Dosierung zwischen Spitzenspiegeln von 5 bis 12 mg/l, abhängig vom klinischen Zustand des Patienten, vom Infektionsort, dem bakteriellen Befund und Talspiegeln von unter 2 mg/l (Abb. 1.12-5). Die Dosierungsintervalle betragen in der Regel 8, 12 oder bis zu 24 Stunden. Eine Überprüfung der Plasmaspiegel ist erforderlich, um die Dosis und das Dosierungsintervall für jeden Patienten anpassen zu können.

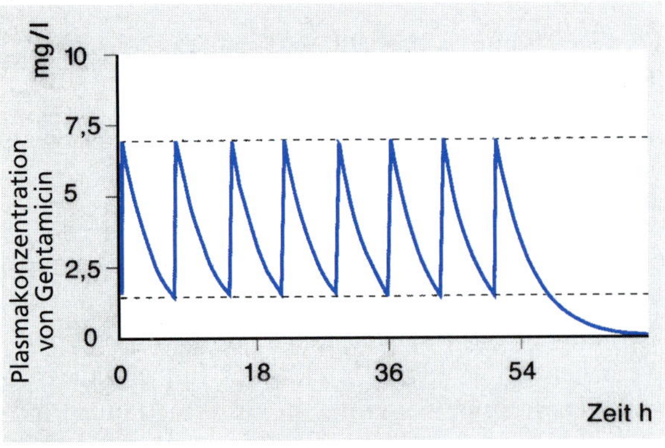

Abb. 1.12-5: Konzentrations-Zeit-Verlauf von Gentamicin bei einem optimal eingestellten Patienten. Die Konzentrationen schwanken zwischen 1,5 mg/l und 7 mg/l.

Fallbeispiel Gentamicin (konventionelle Dosierung)

Ein Patient wird wegen einer gramnegativen Sepsis in der Klinik u. a. mit Gentamicin behandelt, er ist 36 Jahre alt, männlich, hat ein Körpergewicht von 78 kg bei einer Körpergröße von 1,82 m. Der Serumkreatininwert beträgt 0,7 mg/dl (normal: 0,5–1,2 mg/dl). Aufgrund eines Sensibilitätstests am kultivierten Keim soll ein Spitzenspiegel von 7 mg/l erreicht werden. Seit zwei Tagen wird der Patient mit Gentamicin, 80 mg alle acht Stunden, behandelt; dabei ergab sich ein Talspiegel, gemessen unmittelbar vor der nächsten Applikation, von 0,2 mg/l, der Spitzenspiegel, 30 Minuten nach Beendigung der Kurzinfusion, betrug 3,8 mg/l. Die Dosisoptimierung wird hier mit einem Computerprogramm durchgeführt, das die pharmakokinetischen Parameter des Patienten ermittelt und unter Einbeziehung von Populationsdaten (Bayes-Methode) einen neuen Dosierungsvorschlag ergibt.

In diesem Falle erwartet man aufgrund der Populationsmittelwerte Werte für die Gesamtclearance von ca. 7,5 l/h, eine Eliminationshalbwertszeit von 1,7 h sowie ein Verteilungsvolumen von etwa 18,7 l oder 0,2 l/kg bezogen auf das aktuelle Körpergewicht.

Die Berechnungen ergeben Werte für die Clearance von 7,1 l/h, für die Eliminationshalbwertszeit 1,6 h sowie ein Verteilungsvolumen von 16,7 l. Sie liegen damit im erwarteten Bereich. Die Dosierung war bisher nicht optimal, der Spitzenspiegel von 3,8 mg/l liegt im subtherapeutischen Bereich. Die Neuberechnung der Dosis und des Dosierungsintervalls durch das Computerprogramm ergibt, dass der Patient eine Dosis von 160 mg Gentamicin alle acht Stunden benötigt, um Spitzenspiegel von ungefähr 7 mg/l zu erreichen und die ausreichende Wirksamkeit sicherzustellen. Mit erwarteten 0,5 mg/l bleibt der Talspiegel unter 2 mg/l.

In den letzten Jahren wird zunehmend die Pulsdosierung (Einmaldosierung) von Gentamicin eingesetzt. Dabei wird eine Dosis von 4 bis 7 mg/kg Gentamicin in größeren Abständen (24 bis 48 h) verabreicht. Im Vergleich zur konventionellen Dosierung werden höhere Maximal- und niedrigere Minimalkonzentrationen erzielt. Studien konnten zeigen, dass bei gleicher Wirksamkeit das toxische Potential verringert war. Bei kritischen Patientengruppen, z. B. Patienten mit schwerer Niereninsuffizienz oder bei Kindern, ist die konventionelle Dosierung besser untersucht und sollte bevorzugt angewendet werden.

1.12.3 Schlussbetrachtung

Das Therapeutische Drug-Monitoring ermöglicht bei Arzneistoffen mit enger therapeutischer Breite eine effektive und nebenwirkungsarme Therapie. Es sollte standardisiert durchgeführt werden. Unnötige oder unkorrekt entnommene Blutproben bedeuten einen zeitlichen und finanziellen Aufwand. In der Praxis haben sich Anforderungsformulare bewährt, die Besonderheiten der einzelnen Arzneistoffe berücksichtigen, die Entnahmezeitpunkte der Proben vorgeben und spezielle Patientendaten erfragen. Dazu gehören u.a. Alter, Größe und Gewicht des Patienten, Laborparameter für Nieren- und Leberfunktion, Begleiterkrankungen, Begleitmedikation, bisherige Dosierung des zu bestimmenden Arzneistoffs und die genauen Zeitpunkte der Probenentnahme. Nur so können die errechneten pharmakokinetischen Parameter im Zusammenhang mit dem klinischen Bild des Patienten gesehen werden. Nicht plausible Werte dürfen keinesfalls Grundlage für eine Dosierungsempfehlung sein. Wird z.B. ein stark erhöhtes Verteilungsvolumen berechnet, kann dies bei einem beatmeten Intensivpatienten plausibel sein. Entspricht dem Wert kein klinisches Bild, müssen die Angaben zur Dosierung und die Zeitangaben der Blutspiegelziehung hinterfragt werden.

Werden die Regeln für das Therapeutische Drug-Monitoring beachtet, so sind die Messung der Plasmakonzentrationen und die daraus berechneten individuellen pharmakokinetischen Parameter eines Patienten ein unverzichtbares Instrument zur Therapieoptimierung bei Arzneistoffen mit geringer therapeutischer Breite.

1.13 Reisemedizinische Beratung in der Apotheke

Albert Mehler

Bedenkt man, dass alljährlich von den rund 4 Mio. deutschen Tropenurlaubern rund 160 000 krank zurückkommen (die Hälfte davon arbeitsunfähig), ja sogar viele (1996: 1027, 2001: 984, 2002: 797) mit einer lebensgefährlichen Malaria-tropica-Infektion heimkehren und die Malariasterblichkeit in Deutschland mit 7 bis 20 Todesfällen pro Jahr fast doppelt so hoch ist wie in den anderen westlichen Ländern, so ist die Dringlichkeit einer effektiveren Reiseberatung und krankheitsvorbeugenden Aufklärung der Bevölkerung hinlänglich begründet. Alle fachkundigen Gremien und Gesundheitsorganisationen, aber ganz besonders **Arzt** und **Apotheker** sind hier gefordert, noch mehr die gesundheitlichen Risiken von Tropenreisen und natürlich auch die entsprechenden Vorbeugungs- und Verhaltensregeln zu vermitteln. Verharmlosung der Risiken, keine oder nur unzureichende Prophylaxe, hygienisches Fehlverhalten, aber auch zu späte Erkennung der Erkrankung nach Rückkehr in die Heimat sind die häufigsten Ursachen der oben bezifferten traurigen Bilanz, die jüngst sogar zu einer Abmahnung Deutschlands durch die Weltgesundheitsorganisation geführt hat. Dabei sind Tropenreisen nicht gefährlicher als die Teilnahme am Straßenverkehr, wenn gewisse Regeln eingehalten werden.

Chronisch Kranke und sich vorübergehend krank Fühlende suchen normalerweise nach terminlicher Vereinbarung die ärztliche Praxis auf; der gesunde Reisewillige aber geht meist zuerst – wie statistische Umfragen bestätigen – in die Apotheke, die er jederzeit und ohne jegliche Hemmschwelle betreten kann, um sich vom sachkundigen Apotheker beraten zu lassen. Schutzimpfungen, hygienische Verhaltensregeln, Zusammenstellung einer Reiseapotheke usw. sind hier die Themen.

Der Reisende weiß auch sehr wohl, dass diese Beratung für ihn und seine Krankenkasse meist kostenfrei vom Apotheker geleistet wird.

Einige Apotheken jedoch verlangen für die oft aufwändige computergestützte Reise- und Impfberatung zu Recht ein geringes Entgelt.

1.13.1 Rechtzeitige Planung des Urlaubs nach Zeit und Ort

Rechtzeitige Urlaubsplanung, materielle und gesundheitsvorsorgende Maßnahmen eingeschlossen, sind erste Voraussetzung, einen schönen, gesunden und erholsamen Urlaub zu erleben. Nicht ohne

Grund warnen Tropenmediziner vor Reisen ins Ausland „schnell mal so wohin“.

In diesem Zusammenhang sollten auch die in letzter Zeit von den Flug- und Reisegesellschaften immer zahlreicher angebotenen „Last-minute-Reisen“ kritischer betrachtet werden. In jedem Fall muss bis zur Abreise so viel Zeit zur Verfügung stehen, dass dringend erforderliche Impfungen noch durchgeführt und ihren potenziellen immunologischen Schutz im Körper aufbauen können, bevor man Endemiegebiete betritt. Niemals sollte man günstiger Reiseangebote wegen „kurzentschlossen“ gesundheitliche Risiken eingehen. Nach Umfragen des Münchner Gesundheitsamtes trifft $^1/_3$ aller Tropenreisenden keinerlei gesundheitsvorsorgende Maßnahmen. Hinreichend immunologisch geschützt sind nur 10 bis 20 % der Urlauber. Dies betrifft immer öfter auch ältere Reisende, deren Anzahl unter den Interkontinentalreisenden in den letzten 15 bis 20 Jahren erheblich angestiegen ist. Eine eben vertretbare Impfprophylaxe nimmt schon 14 (besser 21) Tage in Anspruch, will man mit halbwegs hinreichendem Antikörperspiegel potenzielle Endemiegebiete gefahrlos betreten. Reisewilligen, welche die unter Umständen lange Reihe der Impfungen und die Beachtung zahlreicher ungewohnter vorbeugender Hygienemaßnahmen als überflüssige Belastung betrachten, und solchen, die dem nicht geringen Stress einer Fernreise nicht gewachsen sind, sollte von einem Urlaub in den Tropen abgeraten werden.

Tropenreisen

Tropenreisen bringen nicht nur extremen Klimawechsel mit sich, sondern auch meist eine völlige Umstellung der Essgewohnheiten mit oft extremer Belastung von Kreislauf, Verdauung und Psyche, welche nicht zuletzt durch die fast immer erforderliche Malaria-Chemoprophylaxe verschärft wird. Auch für Kleinkinder ist eine Reise in subtropische Länder deshalb nicht empfehlenswert. Die wichtigsten Kontraindikationen für einen Tropenaufenthalt sind:

- ☐ Akute Leberkrankheiten
- ☐ Chronische glomeruläre Nephritis
- ☐ Schilddrüsenerkrankungen schwereren Grades
- ☐ Nur partiell rückgebildete Tuberkulose
- ☐ Akutes Ulcus duodeni oder ventriculi
- ☐ Schwangerschaft ab 7. bis 8. Monat
- ☐ Säuglinge und Kleinkinder unter drei Jahren

Allerdings sind in manchen Fällen durchaus Ausnahmen zulässig, insbesondere dann, wenn es sich um einen Aufenthalt von nur wenigen Tagen handelt. In kritischen Fällen ist der Reisewillige an einen tropenerfahrenen Arzt zu verweisen.

Die Kleidung in tropischen Ländern sollte den klimatischen Verhältnissen angepasst sein:

- ☐ Leichte, luftige, helle Baumwoll- oder Leinenoberbekleidung (nicht nur Shorts); nur Baumwollunterwäsche (keine Perlon- oder Nylon- oder Kunststoffwäsche)
- ☐ Wolljacke oder Pullover muss im Reisegepäck vorhanden sein wegen des großen Tag-Nacht-Temperatur-Unterschiedes
- ☐ Diverse, leichte, vor Sonne und Hitze schützende Kopfbedeckungen, evtl. weiße Schildmütze, auch für den Strand: leichte Sandalen und Leinenschuhe, Badeschuhe während des Schwimmens und Watens am Strand, halbhohe, gut schließende Lederstiefel für Wanderungen in leichtem Gelände
- ☐ Leichter Sonnenschirm bei Strandwanderungen

Interkontinentalflüge

Da die bevorzugten Reiseziele heute praktisch nur mit dem Flugzeug erreicht werden können, ist zu klären, ob der Reisewillige den Belastungen eines längeren Fluges auch gewachsen ist. Moderne Jets fliegen in 12 000 bis 13 000 m Höhe, in der der Luftdruck nur noch 2 bis 2,7 kPa (= 15 bis 20 mmHg) beträgt. Der Kabineninnendruck von 1 at muss deshalb aus technischen Gründen um rund $^1/_3$ abgesenkt werden. Bei manchen Flugreisenden kann die Druckminderung oder auch die damit verbundene Absenkung des Sauerstoffpartialdruckes in der Kabine zu ernsthaften Gesundheitsstörungen führen.

Für folgende Personen-/Patientengruppen sind Interkontinentalflüge kontraindiziert:

Hypertoniker RR > 200/120 mmHg (= 26,7/16 kPa)
Apoplexverdächtige (Cave Embolie)
Dekompensierte Zyanose
Patienten mit – Herzinfarkt kürzer als 6 Wochen zuvor – Angina pectoris (stabile oder labile) – Stenokardischen Beschwerden – hochgradiger Koronarsklerose – akuter Mittelohr- oder Stirnhöhlenentzündung – schwerem Glaukom oder erheblichen Durchblutungsstörungen des Auges oder starke Retinopathie – hohem Erythrozytendefizit (Hb 60 % bzw. Ery < 3 Mio.) – ansteckenden Krankheiten
Schwangere mit Neigung zu Abbruchsblutungen, besonders in den ersten 3 Monaten der Gravidität Schwangere 4–5 Wochen vor der Entbindung
Beachte: Herzschrittmacher sind normalerweise keine Kontraindikation mehr für Interkontinentalflüge

Raumenge, Bewegungsarmut, Thrombose- und Emboliegefahr

Natürlich fördert die unvermeidliche, über viele Stunden lange und „eingezwängte" Sitztortur in den engen Sitzen der Touristikklasse der Jumbo-Jets für Personen mit varikösem Symptomenkomplex die Gefahr der Venenentzündung und der Thrombosenbildung („Economy-class-Syndrom"). Pflanzliche triterpenglykosidhaltige (Aescin- oder Flavonglykoside) Venentropfen bzw. -Dragees, ergänzt durch einfache isometrische Beinübungen, können hier hilfreich sein, wenn zeitweises Aufstehen und Gehen nicht möglich sein sollte.

Kompressionsstrümpfe und ausreichende Ergänzung des Flüssigkeitsspiegels (Hämatokritkonstanz!) sind ratsam. Verstärkte Höhenstrahlung in 12 000 m Höhe muss den Flugreisenden nach heutiger Kenntnis kaum beunruhigen; erst nach 400 Überquerungen des Antlantiks würde der für Strahlung zugelassene Grenzwert von 20 Millisievert erreicht.

Tab. 1.13-1: Hepatitis-A-Erkrankungen als Gradmesser des Hygiene-Standards in Reiseländern

Reiseziel	Einwohner je Erkrankung
Italien	15 000
Spanien	7 000
Jugoslawien und Griechenland	4 500
Türkei und Israel	3 500
Tunesien und Ostafrika	1 300
Nahost	750
Algerien, Westafrika, Mexiko	400
USA/Canada	45 000
Südamerika und Indonesien	700
Indien und Nepal	500
Sri Lanka	1 500
Thailand	1 800

1.13.2 Impfungen für Auslandsreisen

Während in Europa die alten Seuchen Pest, Cholera und Typhus praktisch nicht mehr vorkommen, Infektionskrankheiten wie Diphtherie (Ausnahme GUS-Staaten), Poliomyelitis, Röteln und Masern durch verbesserte Hygiene und konsequente Durchimpfung der Bevölkerung stark reduziert werden konnten und Pocken seit 1983 (Anmerkung: 1977 letzter Pockenfall gemeldet; 1983 Welt pockenfrei erklärt) weltweit als ausgerottet gelten [für den Fall eines „bioterroristischen Anschlages ist in Deutschland eine Massenimpfung gegen Pocken seit Dezember 2002 innerhalb weniger Tage möglich (postexpositionelle Immunisierung wegen evtl. Nebenwirkungen des Pocken-Lebendimpfstoffes)], ist das Infektionsrisiko durch die meisten der anderen Erreger in den Tropen doch noch beachtlich; z. B. sind Kinderlähmung und Masern in Zentralafrika noch häufige Infektionskrankheiten und können auf nicht immunisierte Auslandsreisende (auch Erwachsene) leicht übertragen werden. Den allgemeinen Hygienestatus eines Reiselandes kann man schon am sog. **Hepatitis-A-Durchseuchungsgrad** (Steffen 1977) (Tab. 1.13-1) der ansässigen Bevölkerung erkennen. Dies wurde erneut bestätigt durch das Wiederaufflammen der Beulenpest (Yersinia pestis oder Bubonenpest) Ende August 1993 und der Lungenpest Mitte September 1994 in Indien mit über 5000 Erkrankungen und über 260 Todesfällen in den Elendsvierteln mit niedrigstem Hygienestatus. Die Epidemie ist inzwischen wieder abgeklungen; das Ansteckungsrisiko für Reisende ist gering. Der zur Verfügung stehende Impfstoff hat Nebenwirkungen und wird ausschließlich Personen mit höchstem Ansteckungsrisiko empfohlen (WHO). Die Übertragung findet meist durch Rattenfloh, Nahrung oder Tröpfcheninfektion statt.

Prophylaxe-Empfehlung (WHO): Elendsviertel meiden, Insektenrepellent auch an äußerer Kleidung, Mitnahme von Antibiotika.

Was die Hepatitis A betrifft, so wurden 2003 in Deutschland 1347 Neuerkrankungen, im Jahr 2001 noch 2277 Neuerkrankungen (Dunkelziffer 30 000) überwiegend von Auslandstouristen „importiert" (Camper und Rucksacktouristen sechs- bis siebenfaches Infektionsrisiko)

Hinweis: Hepatitis A, insbesondere bei älteren Reisenden, kann lebensbedrohend sein. Hepatitis-A-Impfung ist heute für jedermann obligatorisch. Für „Last-minute"-Reisende und Kurzaufenthalt (max. 6 bis 8 Wochen) kann, wie bisher, Sofortschutz mit 5 ml Beriglobin® Passiv-Immunisierung erreicht werden. Einjahresimmunität schon 15 Tage nach einmaliger Impfung mit Aktivimpfstoffen, wie Havrix® 1440, VAQTA®. Zweite Impfung nach einem Jahr gibt Langzeitschutz (10 bis 20 Jahre); zu empfehlen auch Twinrix® gegen HA und HB mit Impfschutz 5 Jahre (weitere Impfungen nach Kontinenten s. a. Tab. 1.13-2).

Cholera (CH)

Obwohl Choleraepidemien in Peru 1991 bis 1994 und in Ostafrika (Kenia und Sambia) zusammen

Tab. 1.13-2: Impfprophylaxe bei Auslandsreisen

Reiseziel	Prophylaxe gegen
Süd- und Ost-Europa	FSME, Tetanus (TE), Diphtherie (D), Hepatitis A (HA), Typhus abdominalis (TY)
Afrika	Hepatitis A (HA), Tetanus (TE), Diphtherie (D), Poliomyelitis (IPV), Cholera (CH), Typhus abdominalis (TY), Meningitis (ME), Malaria (MA), Gelbfieber (GF)
Asien	Hepatitis A (HA), Tetanus (TE), Diphtherie (D), Poliomyelitis (IPV), Typhus abdominalis (TY), Meningitis (ME), Tollwut (TO), Malaria (MA)
Süd- und Mittelamerika	Hepatitis A (HA), Tetanus (TE), Meningitis (ME), Gelbfieber (GF), Typhus abdominalis (TY), Malaria (MA), Poliomyelitis (IPV) überflüssig (Gesamtkontinent meldete 1992 letzten Polioerkrankungsfall)

über 8000 Menschenleben kosteten und Ende 2002 500 km südlich Johannesburg über 100 Infektionen mit acht Todesfällen zu verzeichnen waren, ist für den „normalen" Reisenden/Urlauber bei konsequenter Einhaltung der WHO-empfohlenen, persönlichen Hygiene-Vorsichtsmaßnahmen (s. S. 183) das Infektionsrisiko dennoch äußerst gering (WHO) und Impfung nur bedingt empfehlenswert (Deutsche Tropengesellschaft, DTG). Für Trekking-/Camping- und Rucksacktouristen in Endemiegebieten ist die Choleraimpfung nach wie vor obligatorisch, ebenso für Reisende in Länder, die die Impfung bei Einreise ggf. verlangen. In 2003 wurden durch das Robert-Koch-Institut (RKI) in Berlin 65 registrierte Cholerafälle gemeldet.

In Apotheken erhältlich sind als *Oral*-Impfstoffe (nach Oral-Lebendimpfstoff kein Alkohol): Orochol Berna®, *Lebend*impfstoff, und Dukoral™, Schweden, *Tot*impfstoff. Beginn der Prophylaxe gegen Malaria oder Antibiotika erst sieben Tage nach oraler Lebendimmunisierung. Ferner ein parenteraler Ganzkeim-Totimpfstoff (wird von DTG als nicht zuverlässig wirksam und schlecht verträglich eingestuft, nicht empfohlen; offensichtlich Direktkontakt mit Darmmukosa wichtig). Ursprung der Choleraendemien z. B. im Jahr 2000 in Madagaskar und Bangladesch ist vermutlich der Verzehr roher bzw. unzureichend gekochter Meeresfrüchte.

Diphtherie (D)

Eine einmalige Auffrischimpfung für Erwachsene für Reisen in tropische Länder (insbesondere Afrika) wird empfohlen, wenn die letzte Impfung zehn Jahre zurückliegt. Neuerdings auch für Reisen in die ehemalige Sowietunion. Besonders zu empfehlen 2-fach-Impfung Td+IPV, z. B. Td-Virelon®.

Frühsommermeningoencephalitis (FSME)

Bei Reisen in Endemiegebiete, z. B. Kärnten, die Länder Südeuropas, dort insbesondere bei Aufenthalt in Wäldern und Flussniederungen von Drau, Theiss und Donau, Lech und Isar. Im Jahre 2003 wurden in Deutschland 275 Erkrankungsfälle gemeldet (RKI). Kindern nach vollendetem ersten bis zum vollendeten zwölften Lebensjahr kann nach Verbesserung der 2001 wieder zugelassener Encepur® Kinder-Impfstoff nach sorgfältiger Indikationsstellung verabreicht werden.

Borreliose

60- bis 80 000 Borrelien-Erkrankungen treten jährlich in Deutschland auf; rund $^{1}/_{3}$ der Zecken tragen Borrelien (*Borrelia burgdorferi*, 1981 identifiziert); 10–20 % der gesetzten Zeckensticke führen zu Infektion und Serokonversion, in davon 2 bis 4 % treten klinische Symptome der Lyme-Borreliose auf (Lyme Stadt in Connecticut/USA): grippeähnliches Krankheitsgefühl, Erythema migrans um Einstich herum nach Tagen bis Wochen, andere Krankheitssymptome können in zweiter Stufe lokal und generalisiert vornehmlich an Haut (derbe Schwellung, Rötung an Ohr, Mamillen und Skrotum), Blockaden im Nervensystem (Facialisparesen) und Gelenken sein: Lyme-Arthritis in Schulter- und Kniegelenk einseitig. **Impfprophylaxe:** bisher nur in den USA, da dort Borrelien nur ein monovalentes Oberflächenantigen (OspA = outer surface proteine A = Oberflächenprotein A) haben; in Europa gibt es dagegen 14 stark variable Subtypen des OspC; in 4 bis 5 Jahren wird evtl. polyvalenter, paneuropäischer Impfstoff verfügbar sein. Zwischenzeitlich bleibt nur eine sorgfältige **Expositionsprophylaxe:** Schutz durch geschlossene Kleidung und wiederholtes Besprühen mit Insekten-Repellents. Bei Aufenthalt in Gebieten mit besonders hohem Zeckenvorkommen und großem Infektionsrisiko ist nach Zeckenbiss die 14-tägige Einnahme von Tetracyclin als **Infektionstherapie** durchaus sinnvoll. Spätere Therapie ist mit hochdosierten Antibiotikainfusionen über mehrere Monate durchzuführen. Immer ist möglichst frühzeitige, sorgfältigste **Zeckenentfernung** erforderlich, da FSME-Viren durch Zeckenspeichel relativ rasch, die Borrelien-Bakterien aber aus dem Darminhalt der Zecken verhältnismäßig spät in die menschliche Blutbahn übertragen werden.

Gelbfieber (GF)

Obligat für Reisen in die tropischen und subtropischen Länder Südamerikas und Afrikas (Gelbfiebergürtel). Anerkennung zehn Tage nach Impfung, Gültigkeit 10 Jahre.

Meningitis (ME)

Eine Impfung wird für Reisen in tropische und subtropische Länder Zentralafrikas (Sahelzone = „Meningitisgürtel"), Indien, SO-Asien, ländliche Gebiete Südamerikas empfohlen, besonders wenn ein längerer Aufenthalt und enger Bevölkerungskontakt geplant sind. Die Letalität bei Meningokokken-Meningitis beträgt 5 bis 10 %, die Gefahr einer Sepsis liegt bei 20 bis 30 %. Mekkareisende (Hadsch) müssen bei Visaantrag einen Impfnachweis erbringen.

- ☐ <2 J. 1 × konjug. Impfst. z. B. NeisVac-C® bzw. Meningitec.
- ☐ >2 J. 1 × konjug. Impfst. + nach 4 Wo. 1 × Polysacch.impfst. „Mencevax ACWY".

Kinderlähmung (IPV)

Obwohl nach Angaben der WHO Nord- und Südamerika seit 1992 und die 57 Länder Europas seit Februar 2002 als frei von Polioerkrankungen gelten, sind Zentralafrika und Asien immer noch Endemiegebiete für diese fäkaloral übertragbare Viruserkrankung. Seit Januar 1998 empfiehlt die STIKO für die Polioimmunisierung nur noch ausschließlich IVP-Totimpfstoff i. m. nach Salk. Alle Reisende ohne Grundimmunisierung in erwähnte Endemiegebiete sollten 2×IPV i. m. erhalten; wenn der Diphtherie-Tetanus-Schutz die Zehnjahresfrist auch überschritten hat, sollten Td und IPV i. m. verabreicht werden.

Tetanus (TE)

Tetanusschutz ist obligatorisch alle zehn Jahre mit 0,5 ml Vakzine, z. B. Tetanol, aufzufrischen. Optimal: Kombinationsimpfung Td (Tetanus-Diphtherie für Erwachsene, z. B. Td-Rix®). Die TE-Infektionsgefahr ist in den Tropen höher.

Tollwut (TO)

Die Impfung ist nur vor Reisen in Endemiegebiete und Aufenthalt in Wildrevieren und engem Kontakt mit Wild oder bei tierärztlicher Tätigkeit zu empfehlen. Cave Hundebisse in Indien, Sri Lanka, Bangkok (Stadt-Wut).

Typhus (TY)

Eine Typhuserkrankung wird ausgelöst durch *Salmonella typhi* bzw. *paratyphi* in unreinem Trinkwasser und mangelhaft gekochten oder unsachgemäß gelagerten Nahrungsmitteln. Diese Erkrankung tritt bevorzugt in Ländern mit niedrigem Hygienestatus auf, wie im nördlichen und mittleren tropischen und subtropischen Afrika, Madagaskar, SW-Asien, Indien, Malaysia, Indonesien, Philippinen, Mittel- und Südamerika. Im Jahre 2003 wurden in Deutschland 71 Paratyphus- und 65 Typhuserkrankungen gemeldet; davon aus folgenden Ländern jeweils mehr als 10 durch Reisende „importiert": Marokko, Tunesien, Ägypten, Türkei, Pakistan, Indien und Borneo. Trotz der nachfolgend aufgeführten Impfmöglichkeiten sind von den Reisenden die gleichen Hygienemaßnahmen wie bei Cholera strikt einzuhalten. Erste Erkrankungsanzeichen: Hohes Fieber, Benommenheit, evtl. Bronchitis; Letalität 2 %.

Zurzeit steht Oral-Lebendimpfstoff Typhoral L® 3 Kapseln zur Verfügung; Einnahme erster, dritter und fünfter Tag; zehn Tage vor Abreise sollte die Impfung abgeschlossen sein; 1- bis 3-jährliche Wiederholung. Ferner gibt es zwei parenterale Typhus-Polysaccharid-Totimpfstoffe zur Aktivimmunisierung ab dem zweiten Lebensjahr: Typhim VI® und Typherix® je 0,5 ml i. m.; Wiederholung nach ein bis drei Jahren.

Dauer des Impfschutzes

Für Reisende, die zum wiederholten Mal in Endemiegebiete reisen müssen, ist die Kenntnis der Dauer ihres Impfschutzes von großer Bedeutung.

In Tabelle 1.13-3 ist für die wichtigsten Impfungen die Zeitdauer einer ausreichenden Immunität aufgeführt.

Tab. 1.13-3: Dauer des Impfschutzes

Impfung gegen	Impfschutzdauer
Cholera	6–12 Monate
Diphtherie	10 Jahre
Gelbfieber	10 Jahre
Hepatitis A (aktiv)	5–10 Jahre
Hepatitis A (passiv)	6–8 Wochen
Meningokokken-Meningitis	3–5 Jahre
Poliomyelitis	10 Jahre
Tetanus	10–12 Jahre
Typhus abdominalis (oral)	1–3 Jahre
Typhus abdominalis (s. c., i. m.)	3 Jahre

Tab. 1.13-4: Reiseimpfungen und Impftermine in Abhängigkeit von der bis zur geplanten Abreise noch verbleibenden Zeit (Auswahl der Impfungen je nach Reiseziel und Immunstatus des Reisenden)

Zeit bis Abreise	Impfung und Impftermin						
	1.–2. Tag	3. Tag	5. Tag	7. Tag	8. Tag	Ende 2. Wo.	Ende 3. Wo.
8 Tage	$CH_{or(1x)}$ $HA_{ac(1x)}$ ME IPV-Auffrischung, wenn > 10 J. Td, evtl. als IPV-Td-Kombi (Revaxis) $TY_{i.m.}$			MAL*			
2 Wochen	$CH_{or(1x)}$ IPV-Auffrischung, wenn > 10 J. GF $HA_{ac(1x)}$ ME Td, evtl. als IPV-Td-Kombi (Revaxis) $TY_{i.m.}$ TY_{po}					MAL*	
3 Wochen	$CH_{or(1x)}$ IPV-Auffrischung, wenn > 10 J. GF $HA_{ac(1x)}$ ME Td, evtl. als IPV-Td-Kombi (Revaxis) $TY_{i.m.}$ TY_{po}		FSME			FSME (2. Impfg.)	MAL*

* Malarone-Einnahme beginnt erst 1–2 Tage vor Abreise

Lebendimpfstoffe müssen stets simultan verabreicht werden, einzeln im Abstand von 4 Wochen

CH_{or} = Cholera (Oral-Lebendimpfst. z. B. „Orochol Berna"; Impfschutz nach 8 Tagen. Schutzdauer mind. 6 Mon. (in Deutschland noch nicht zugel., aber in jeder Apotheke zu bestellen, Rezept)

FSME = Frühsommermeningoencephalitis; beachte: Serum, z. B. „Encepur", nur noch z. **postexpositionellen Therapie** nach dem 15. Lebensjahr, z. Prophyl. mind. 2 Aktivimpf. i. Abstd. v. 3–4 Wo. erforderlich

GF = Gelbfieberimpfung (Lebendimpfst.) wird 10 Tage nach Impfg. anerkannt; schließt „Last Minute-Reisen" m. 8 Tagen Abreiselimit ins trop. Afrika, trop. Mittel- und Südamerika aus; dagegen ist GF f. den gesamt. Raum Asien/Ozeanien **nicht** erforderlich

HA_{ac} = Hepatitis A (azellulär); neuer Aktivimpfstoff mit erhöhtem Antigengehalt zur Schnellimmunisierung (einmalige Impfung) empfohlen: z. B. Havrix 1440® oder VAQTA® und Havrix® 720 Kinder.

MAL = Malaria, insbesondere M. tropica; Chemoprophylaxe s. Prophylaxe-Schema DTG S. 181)

ME = Meningitis, in Sahelzone Afrikas, auch f. West-Afrika, Indien, Nepal, wenn läng. Kontakt m. einheim. Bevölkg., Entwicklungshelfer

IPV = Polio-Totimpfst. nach Salk, i. m. Injekt. Ab 30. Jan. 98 ausschließlich empfohlen v. STIKO

Td = Tetan.-Diphth.-Auffrischung („Td") alle 10 J. dringend empfohlen; evtl. als IPV-Td-Kombination

TY_{po} = Oral-Typh.-Lebendkeimimpf., Immunisierung nimmt 8 Tg. in Anspruch; kein orales Antibiotikum oder Malariaprophylaktikum 3 Tage nach Einnahme der letzten Typhoral-L-Kapsel

$TY_{i.m.}$ = Parameter, Totimpfst. (i. m.) „Typhim Vi" (eine Impfg.) Impfschutz schneller erreicht als bei Oralimmunisierung

Hinweis: Mehrere Lebendimpfst., z. B. Ch_{or}, GF, TY_{po}, müssen stets simultan verabreicht werden. Bei CH liegen allerdings dafür noch keine Erfahrungswerte vor, ist also vom GF-impfenden Arzt zu entscheiden.

Reihenfolge der Applikation von Impfstoffen und Seren

Für die Impfberatung ist auch zu beachten, in welcher Reihenfolge die Impfungen bei noch verbleibender Zeit bis zur Abreise vom Arzt zu verabreichen sind, um eine noch zureichende Serokonversion (Antikörperbildung) zu bewirken (Tab. 1.13-4).

Will man eine Wertung der derzeitigen Impfsituation in Deutschland für Auslandsreisende geben, so ist festzustellen:

- ☐ Die Aufklärung der Reisewilligen über die Vermeidung gesundheitlicher Risiken im Ausland geschieht vielerorts ungenügend.
- ☐ Häufig werden falsche Auskünfte erteilt.
- ☐ Besonders der jugendliche Urlauber unterschätzt das Infektionsrisiko und überschätzt die Abwehrkraft seines Organismus gegenüber fremden Keimen.
- ☐ Die erforderlichen Schutzimpfungen werden gar nicht, unzureichend oder unter Zeitdruck mit dem Ergebnis mangelhafter Immunisierung durchgeführt.

Die Impfberatung in der Apotheke wird von Urlaubern gerne angenommen und sollte verstärkt weitergeführt werden.

1.13.3 Malaria: Prophylaxe und Therapie

Zur Malariaprophylaxe und -Notfalltherapie sollten die verschiedenen Möglichkeiten zur Verringerung der Infektionsgefahr in den tropischen Endemiegebieten sicher gekannt werden.

Man unterscheidet heute folgende Möglichkeiten: Die **Expositionsprophylaxe** umfasst alle Maßnahmen, die den Kontakt der Anopheles-Mücke mit dem Körper verhindern können:

Die Expositionsprophylaxe ist bei Reisen in Endemiegebieten der Malaria ein sehr wesentlicher Schutzfaktor. Sie kann die Infektionsgefahr auf ein Zehntel reduzieren. Man vermeide aber Tropenurlaub während oder unmittelbar nach der Regenzeit. Keine abendlichen oder frühmorgendlichen Spaziergänge oder Exkursionen. Die Mücke ist nachtaktiv, die weibliche Mücke holt sich die für die Eiproduktion und -ablage benötigten Aminosäuren besonders morgens und spätabends aus dem Hämin der menschlichen Erythrozyten: geschlossene, weiße Kleidung tragen. Mückenabwehrmittel (Moskito-Repellents) stets reichlich anwenden, engmaschige Moskitonetze besonders nachts verwenden.

Die **Vektor-Eradikation** (Eliminierung der Anopheles-Mücke als Keimüberträger = Vektor):

Weltweiter, gezielter Einsatz von DDT durch die WHO erbrachte 1956 zwar Mückenausdünnung (u. a. ein Malaria-freies Indien), nach Absetzen der DDT-Ausbringung kam mit der Mücke die Seuche aber wieder zurück. Außerdem hat die Resistenz der Mücke gegen DDT deutlich zugenommen; darüber hinaus ist die weltweite Verseuchung durch das auf natürlichem Wege nicht abbaubare Insektizid festgestellt worden (Nachweis von DDT in Muttermilch).

Die **Impfprophylaxe** der Einheimischen und Touristen in den Endemiegebieten:

Trotz hohem Forschungsaufwand steht bis heute noch kein zugelassener Malariaimpfstoff zur Verfügung, obwohl Malaria neben Hepatitis B, C und Tbc immer noch die häufigste, und was die Malaria tropica betrifft, die gefährlichste Infektionskrankheit ist. In den 80er Jahren gelang es M. E. Patarroyo/Bogota durch Kombination von ca. 30 synthetisch nachgebildeten Merozoiten-Oberflächenantigenen, einen in Süd-Amerika wohl wirksamen Impfstoff SPff66 zu schaffen, der aber in Hochendemiegebieten wie Tansania (300 Mückenstiche pro Jahr und Person) nur eine Serokonversion von 31 % erbrachte. Ein neuer englischer Impfstoff RTS,S hatte dagegen befriedigende Serokonversionswerte (85 %), musste aber wegen gravierender Nebenwirkungen schon im Tierversuch vorzeitig abgesetzt werden.

Außer in die Entwicklung eines Sporozoiten- und Merozoitenimpfstoffes investiert vor allem Amerika viel Kapital in die Entwicklung eines Gametenimpfstoffes, der letztlich die Infektionskette zwischen Mensch und Mücke unterbrechen würde. Sie wird dadurch erschwert, dass tierische Parasiten sehr heterogene und komplizierte Fortpflanzungszyklen im Vergleich zu Viren und pflanzlichen Bakterien haben (s. Abb. 1.13-1, S. 178).

Die **Chemoprophylaxe** (Blockieren der Erregervermehrung im menschlichen Blut nach erfolgter Infektion):

Da selbst eine sorgfältige Expositionsprophylaxe keinen ausreichend sicheren Schutz gewährleisten kann, die Vektorerradikation gescheitert ist und die Entwicklung eines geeigneten Impfstoffes sicher noch Jahre dauern wird, bleibt im Grunde nur noch die Prophylaxe mit Chemotherapeutika, um die Vermehrung der verschiedenen Erregerformen im infizierten menschlichen Blut zu blockieren. Diese suppressive Chemoprophylaxe mit natürlichen oder synthetischen Arzneimitteln vermag die Erreger zwar nicht abzutöten, jedoch ihre Vermehrung einzuschränken.

Leider zeigte sich auch hier spätestens nach dem Vietnamkrieg, d. h. nach der jahrelangen Extensivanwendung des 1936 von Kikuth (Bayer) entwickelten Resochin® (Chloroquin), dass sich relativ rasch resistente Plasmodienstämme gegen dieses gut verträgliche Chemoprophylaktikum bildeten. Allgemein gilt heute als Erfahrungswert für die Entwicklung einer weitgehenden Resistenz der Plasmodien gegenüber einem neuen Chemoprophylaktikum dessen 13-jähriger Einsatz. So sind heute nicht nur die malaiische Halbinsel und ganz Indonesien, sondern auch der gesamte Tropen- und Subtropengürtel Afri-

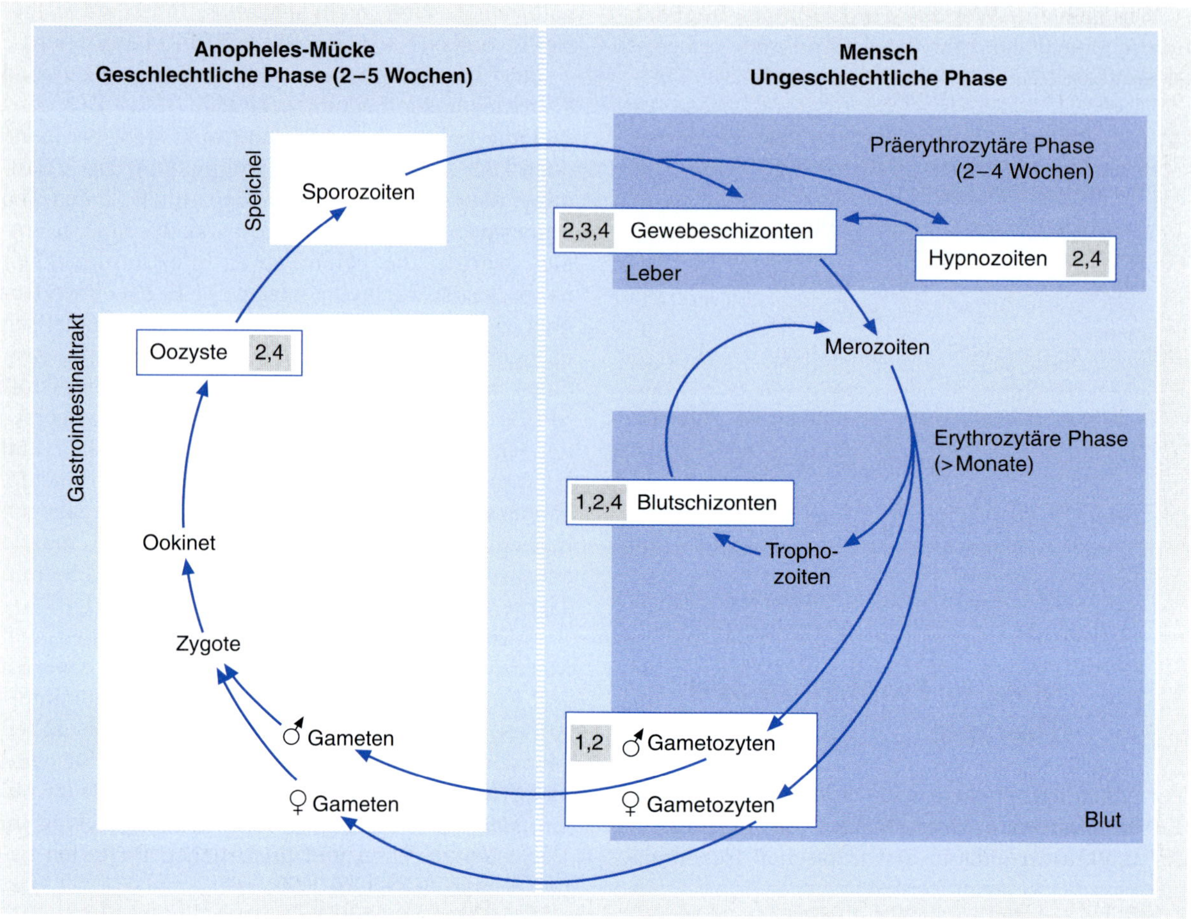

Abb. 1.13-1: Der Vermehrungszyklus des Malariaerregers und die Angriffspunkte diverser Chemoprophylaktika (nach Mutschler, 2001).
1 Chloroquin (Resochin), Mefloquin (Lariam), Chinin
2 Proguanil (Paludrine), Pyrimethamin (Daraprim), Primaquin
3 Folsäureantagonisten (Sulfonamide, Trimethoprim)
4 Atovaquon + Proguanil (Malarone)

kas zu einem hohen Anteil mit diesen chlorquinresistenten Plasmodien besiedelt. Aus Kenia, Haupturlaubsland deutscher Afrikatouristen (jährlich 170000), werden immer mehr Resistenzfälle gegen Mefloquin (Lariam®) gemeldet. Der afrikanische Kontinent gilt heute als der am stärksten „Malariaverseuchte" Erdteil überhaupt. Alternativ zu Lariam® kann hier das 2001 zugelassene Malarone® vorteilhaft eingesetzt werden; es ist auch wirksam gegen resistente Malaria-falciparum-Plasmodien und zeigt wesentlich weniger neuropsychiatrische Nebenwirkungen als dieses.

Malariaforschung in Deutschland

Deutsche Pharmafirmen haben in den letzten Jahren ihre Forschungsaktivitäten auf dem kostenträchtigen Sektor Malaria zurückgefahren bzw. sogar ganz eingestellt oder in die USA und Japan verlagert, obwohl Malaria bei jährlich 1000 Erkrankungen und bis zu 20 Todesfällen in Deutschland auch wieder zu einem Problem geworden ist. Ursache dieser Umstrukturierung ist nicht zuletzt die überdimensionale bürokratische Regelungswut. Überraschend ist es daher nicht, wenn vor allem japanisch-chinesische, nord- und südamerikanische Institute nachrücken. Nicht nur neue immunologische Erkenntnisse bei der Impfstoffentwicklung konnten gewonnen werden, sondern auch die fortschreitende Resistenz der Plasmodien gegenüber Chemoprophylaktika scheint durch Kombination der alten mit neu entdeckten Stoffen aufgehoben werden zu können. Hier zeigen vor allem die Inhaltsstoffe einiger *Artemisia*-Arten (Artemisinin und Derivate) viel versprechende Ergebnisse. Allerdings werden diese Produkte, wie Artemether, Malarone® (=Kombination aus Atovaquon und Proguanil) und das chinesische Pyronaridin, zunächst nur zur klinischen Therapie Chloroquin-resistenter Malaria empfohlen. In Thailand behandelt man in den 600 staatlich finanzierten „Malaria clinics“ sogar die multiresistente Malaria tropica mit einem Quinghaosu-Derivat (=Artemisininderivat aus der dort schon in Plantagen angebauten Pflanze *Artemisia annua* L.) mit ausgezeichnetem Erfolg. Diese, vor allem auf Diagnose und Therapie spezialisierten Einrichtungen stehen auch dem Touristen kostenfrei zur Verfügung.

Nicht zufällig verwendet man in Thailand eine Kombination der schon vor 2000 Jahren von den Chinesen gegen Malaria verwendeten *Artemisia-annua*-Auszüge mit modernen Produkten, wie Chloroquin, Proguanil und Mefloquin, denn die Grenzgebiete zwischen Thailand, Burma, Kambodscha und Laos zeigen schon eine weitgehende Resistenz (bis 50% und mehr) der Plasmodien gegen die Arzneistoffe. Diese Regionen sollte der Tourist von vorneherein nicht aufsuchen.

Trotz sehr verheißungsvoller Forschungsergebnisse ist derzeit für den europäischen Tropenurlauber immer noch die Expositions- und Chemoprophylaxe die wichtigste Schutzmaßnahme gegen Malaria.

Die Krankheit, ihre Erreger und Inkubationszeiten

Malaria tritt in drei verschiedenen Formen auf (s. Tab.1.13-5) und wird durch die weibliche Anopheles-Mücke bei einer, zur Erlangung der Fortpflanzungsfähigkeit notwendigen „Blutmahlzeit“ meist während der Morgen- und Abenddämmerung auf den Menschen übertragen.

Die ersten Symptome einer Malariaerkrankung können frühestens sieben Tage nach Ankunft im Endemiegebiet auftreten (Inkubationszeit) und sollten jedem Tropenreisenden bekannt sein. Sie sind für alle Malariaformen ähnlich:

- ☐ Kopfschmerz, Fieber bis 41 °C möglich
- ☐ Schüttelfrost
- ☐ Intestinale Beschwerden, evtl. mit Durchfall und Erbrechen
- ☐ Gliederschmerzen und allgemeine Abgeschlagenheit

Beachte: Frühestens sieben Tage nach Eintreffen im Endemiegebiet muss, wenn diese Symptome auftreten, trotz Einnahme eines Chemoprophylaktikums ein „Malaria-Durchbruch“ angenommen werden; wenn möglich, sofort Arzt aufsuchen, sonst aber das mitgeführte „Stand-by“-(Notfall-)Medikament nach Vorschrift einnehmen. Bei fortdauerndem Aufenthalt im Endemiegebiet, Fortsetzung der einfachen Chemoprophylaxe nach einer Woche; aber auch dann ist baldige Arztkonsultation dringend geboten.

Tab. 1.13-5: Die Malariatypen und Inkubationszeiten

Malariatyp Erreger	Inkubationszeit (Tage)
M. tertiana *Plasmodium vivax* und *ovale*	9–16
M. quartana *Plasmodium malaria*	23–40
M. tropica *Plasmodium falciparum*	7–12

Der Vermehrungszyklus der Malariaerreger und die Einnahmedauer der Chemoprophylaktika

Für das Verständnis der Malariaprophylaxe und Notfall-Therapie sind die Kenntnis der Erregerformen, ihre Vermehrung und der Infektionsweg unerlässlich (Abb. 1.13-1, S. 178).

Der **Sporozoit** (vegetative Form des Parasiten) wird bei der „Blutmahlzeit“ mit dem Speichel der weiblichen Anopheles-Mücke in die menschliche Blutbahn eingebracht (bis zu 2000 bei einem Saugakt); dabei werden von der Mücke gleichzeitig das Antigerinnungsenzym **Apyrase** und zwei Antagonisten gegen die beiden körpereigenen, gefäßverengenden Transmitter Serotonin und Noradrenalin in den Stichkanal injiziert. Mit dem auf diese Weise ständig „in Fluss“ gehaltenen nährenden Blutstrom saugt die Mücke die im menschlichen Wirtsblut von vorhergegangenen Infektionen schon vorhandenen geschlechtlichen **Gametozoiten** in ihren Mückenmagen ein. Nach geschlechtlicher Kopulation und Vermehrung über Oozysten geht daraus wieder der am Anfang des Infektionszyklus stehende Sporozoit in großen Mengen hervor, er wandert in die Ohrspeicheldrüse der Anopheles und steht zur Neuinfektion des praktisch einzigen Zwischenwirtes **Mensch** bereit. Von Chinin, Chloroquin und Mefloquin weiß man, dass sie fest an die Erythrozytenmembran binden und auch im Erythrozyten mit Abbauprodukten des Hämoglobins Komplexe bilden. Nach Aufnahme durch die Parasiten blockieren diese deren Teilungsfähigkeit, so dass die Entlassung neugebildeter Parasitenformen (Blutschizonten) aus dem Erythrozyt in die Blutbahn unterbleibt. Es entsteht kein Malaria-Fieberschub: Das typische, klinische Malariasymptom tritt nicht auf. Man spricht von einer „Suppressiv-Prophylaxe“. Die Chemoprophylaktika bewirken somit keine rezidivfreie Heilung. Eben aus diesem Grund und der Kenntnis des zeitlich relativ langdauernden, komplizierten Erregerzyklus muss die Einnahme der Tabletten noch **vier Wochen nach Rückkehr** (ausgenommen bei Chemoprophylaxe mit Malarone® nur 7 Tage!) aus dem Endemiegebiet in der gewohnten Dosis fortgesetzt werden. Bei vorzeitigem Abbruch der Einnahme kann die Krankheit noch ausbrechen und u. U. innerhalb kurzer Zeit zum Tod führen. Gerade aus diesem Grund ist für die Reiseberatung in der Apotheke die Kenntnis dieser Zusammenhänge von entscheidender Bedeutung.

Chemoprophylaktika können im Gegensatz zur Impfung keinen absoluten Schutz vor schwerer Erkrankung bieten, sie hindern die plasmodialen Erregerformen nur an weiterer Vermehrung. Der körpereigenen Abwehr bleibt es dann überlassen, die eingeschleusten Erreger zu eliminieren. Unter ungünstigen Umständen kann Malaria noch bis ein Jahr nach Rückkehr in die Heimat ausbrechen. Solchermaßen verschleppte Infektionen bei Malaria tropica treten allerdings meist schon innerhalb der ersten vier Wochen nach Rückkehr auf. Die übrigen Malariaformen (M. tertiana und quartana) können in seltenen Fällen noch nach einem Jahr entstehen. In jedem Falle muss bei Malaria-ähnlichen Krankheitssymptomen sofort ein Arzt aufgesucht werden und auf den Auslandsurlaub hingewiesen werden.

Welches Chemoprophylaktikum für welches Malaria-Endemiegebiet?

Diese Frage wäre eigentlich überflüssig, ebenso wäre das seit 1940 weltweit mit großem Erfolg eingesetzte, gut verträgliche **Chloroquin** (Resochin®) auch heute noch das Mittel der Wahl gegen alle Malariaerreger, besäßen die Plasmodien nicht die Eigenschaft, nach relativ kurzer Zeit Resistenz gegen Chemoprophylaktika auszubilden. Früher oder später wird somit jedes neue Malariamittel an Wirkung und Einsatzbreite einbüßen. Je nach Anteil resistenter Plasmodien im Gesamterregerreservoir eines tropischen Endemiegebietes wird man ältere Chemoprophylaktika, z. B. Chloroquin, noch einsetzen können oder muss schon zu den neueren wie Lariam® bzw. Malarone® greifen (Tab. 1.13-6). Es ist verständlich, wenn WHO und DTG die Wirksamkeit der z. Zt. verfügbaren Malariaprophylaktika möglichst lange erhalten wollen. Sie geben deshalb alljährlich eine Länderliste mit Weltübersichtskarte und zonal farbdifferent angedeutetem Malariarisiko heraus (Abb. 1.13-2). In die einzelnen Länderflächen sind das zur Malariaprophylaxe empfohlene Arzneimittel (soweit Prophylaxe überhaupt erforderlich ist) sowie auch das evtl. einzusetzende Stand-by-Therapeutikum eingetragen; vgl. auch: „Malaria-Risk in International Travel", World Health Organization (WHO), Regional Office for Europe, 8. Scherfigsvey, DK 2100 Kopenhagen, Denmark. – „Empfehlungen zur Malaria-Vorbeugung", Deutsche Gesellschaft für Tropenmedizin und internat. Gesundheit (DTG), Info-Service, Postfach 40 04 66, 80704 München, http: www.dtg.mwn.de; sowie zur Länderliste: http: www.mwn.de/malaria/land i.j.htm. – s. a.: „Handbuch Reisemedizin", Aktueller Reisemedizin. Informations-Service, Travel-Med Düsseldorf, Zentrum für Reisemedizin (CRM) – Hansaallee 321, 40549 Düsseldorf, Tel. 02 11/90 42 90, Fax-Nr. 02 11/9 04 29 99; www.crm.de).

Bemerkenswert ist, dass die neuen DTG-Empfehlungen (2003) hinsichtlich der Malariaprophylaxe auf die bisherige Einteilung der tropischen Länder in ABC-Zonen verzichten; man setzt jetzt mehr auf das verstärkte Risikobewusstsein der Reisenden und gewissenhafte Expositionsprophylaxe (Kleidung, Repellent, Moskitonetz, Regenzeit- und Sumpfgebietkarenz, geeignete Wahl von Reisezeit und Urlaubsziel). Man möchte weg von nebenwirkungsbelasteter, kontinuierlicher Chemoprophylaxe zu mehr Stand-by-Nottherapie. So wird diese heute z. B. für viele Zonen außerhalb Afrikas, wie Vorderasien, große Teile Mittel- und Südamerikas, empfohlen; allerdings mussten vor kurzem Gebiete SO-Asiens (Thailand mit Sumatra, Borneo, Timor, Salolomonen, Fidjiinseln u. a.) wieder unter Empfehlung für eine Dauer-Chemoprophylaxe gestellt werden. Andererseits muss aber festgestellt werden (Baseler und Lausanne-Studie), dass die Stand-by-Therapie im wirklichen Notfall nur zu 1 bis 5 % eingesetzt wurde, mit dem Ergebnis einer ungehinderten Malariainkubation bei nahezu allen betroffenen Urlaubern. Dies zeigt, dass die Beschreibung der Erstsymptome einer Malariainfektion (Tab. 1.13-6) noch stärker in die medizinische Reiseberatung, auch in der Apotheke einbezogen werden muss.

Malariaprophylaxe und Schwangerschaft

Sowohl die natürlichen Erreger der Malaria als auch die meisten Malaria-Chemoprophylaktika (Ausnahmen: Chloroquin und Proguanil) gefährden Mutter und Fetus. Hieraus ergeben sich folgende Vorsichtsmaßnahmen für Frauen im gebärfähigen Alter und Schwangere bei Tropenreisen:

- ☐ **Konzeptionsverhütung** während Aufenthalt und bis drei Monate nach Rückkehr aus Endemiegebiet
- ☐ **Keine Tropenreisen** für Schwangere außer in Gebiete mit Chloroquin- und Proguanil-Chemoprophylaxe

Tab. 1.13-6: Dosierung der Antimalariamittel zur Prophylaxe und notfallmäßigen Selbstbehandlung
Deutsche Gesellschaft für Tropenmedizin und Internationale Gesundheit e.V. (Stand Nov. 2003)

Medikament (Handelsname)	**Prophylaxe**	**Notfallmäßige Selbstbehandlung**
Artemether/Lumefantrin (Riamet®)	Nicht geeignet	80 mg/480 mg (=4 Tbl.) initial, nach 8 h weitere 4 Tbl. dann zweimal tgl. je 4 Tbl. an Tag 2 und 3 (entspricht insgesamt 24 Tbl.)
Atovaquon/Proguanil* (Malarone®)	250 mg/100 mg (=1 Tbl.) pro Tag 1–2 Tage vor bis 7 Tage nach Aufenthalt im Malariagebiet (Personen mit KG >40 kg; max. Aufenthaltsdauer: 28 Tage)	1000 mg/400 mg (=4 Tabl.) als Einmaldosis an drei aufeinander folgenden Tagen bei KG >40 kg (Kinder >10 kg KG s. bei Kinder)
Atovaquon/Proguanil* (Malarone® Junior)	62,5 mg/25 mg (=1 Tbl.), Kinder ab 11–20 kg KG: 1 Tbl. pro Tag, 21–30 kg KG: 2 Tbl. pro Tag, 31 bis 40 kg KG: 3 Tbl. pro Tag; (max. Aufenthalsdauer: 28 Tage)	Nicht geeignet, Therapie mit Erwachsenentabletten s. bei Kinder
Chloroquin (Resochin®, Weimer® quin, Chlorochin Berlin Chemie	300 mg Chloroquin-Base (=2 Tbl. Resochin®) pro Woche; bei über 75 kg KG: 450 mg pro Woche (Kinder: 5 mg/kg KG pro Woche) 1 Woche vor bis 4 Wochen nach Aufenthalt im Malariagebiet	600 mg Base (=4 Tbl. Resochin®) (Kinder 10 mg/kg KG), 6 Stunden nach Therapiebeginn sowie 24 und 48 Stunden nach Therapiebeginn: je 300 mg (Kinder je 5 mg/kg KG)
Doxycyclin (diverse Monohydrat-1H_2O-Präparate)	100 mg pro Tag (Kinder ab 8 Jahren: 2 mg Salz/kg KG pro Tag), 1–2 Tage vor bis 4 Wochen nach Aufenthalt im Malariagebiet	Nicht geeignet
Mefloquin** (Lariam®)	250 mg (=1 Tbl.) pro Woche (Kinder ab 3. Lebensmonat über 5 kg KG: 5 mg/kg KG pro Woche), 1–3 Wochen vor bis 4 Wochen nach Aufenthalt im Malariagebiet	Initial 750 mg (=3 Tbl.), nach 6–8 Stunden weitere 500 mg (=2 Tbl.); falls KG über 60 kg: nach weiteren 6–8 Stunden weitere 250 mg (=1 Tbl.). (Kinder ab 3. Lebensmonat über 5 kg KG: 15 mg/kg KG und 6–24 Stunden später 10 mg/kg KG)
Proguanil[3] (Paludrine***)	200 mg pro Tag (Kinder 3 mg/kg KG pro Tag	Nicht geeignet

* Einnahme mit Mahlzeit oder Milchprodukten zur jeweils gleichen Tageszeit.
** Bei erstmaliger Mefloquin-Prophylaxe kann auch 2–3 Wochen vor Abreise begonnen werden (s. hier).
*** Nur in Kombination mit Chloroquin für besondere Personengruppen empfohlen (Schwangere bei nicht aufschiebbaren Reisen!), sonst gilt: Schwangere sollen Malariagebiete dringend meiden.

Anmerkung: Stand-by-Notfalltherapie nur dann einsetzen, wenn bei Malariasymptomen keine sofortige ärztliche Diagnose möglich ist. Sobald möglich, ist ärztliche Konsultation in jedem Fall (auch symptomfrei!) nachzuholen nach jeder Stand-by-Therapie (die aber, falls nötig, auch wirklich durchgeführt werden sollte). – Treten trotz ordnungsgemäß durchgeführter Chemoprophylaxe Malariasymptome auf (resistente Erreger), Stand-by-Therapie mit alternativem Therapeutikum (Malarone®, Riamet® u. a.) einsetzen; Arzt aufsuchen, wenn erreichbar.

1.13.4 Reisekrankheit

Kinetose, Nausea, Motion-sickness, Bewegungs- oder einfach **Reisekrankheit** heißt die Summe der vegetativen Symptome aus Übelkeit, Schwindel, Blutdruckschwankungen (Tendenz: Hypotonie), Kopfschmerzen, Schweißausbrüchen und totaler Abgeschlagenheit, die viele Menschen auf der Anreise zum Urlaubsort erleiden. Reisekrankheit tritt als Folge rascher, ungewohnter Bewegungen (Schiff, Flugzeug, Auto) auf, die unkoordiniert bleiben und zu verstärkter Stimulation des Gleichgewichtsorgans im Innenohr und des mit diesem reflektorisch verbundenen vegetativen Zentrums im Kleinhirn und Hirnstamm führen.

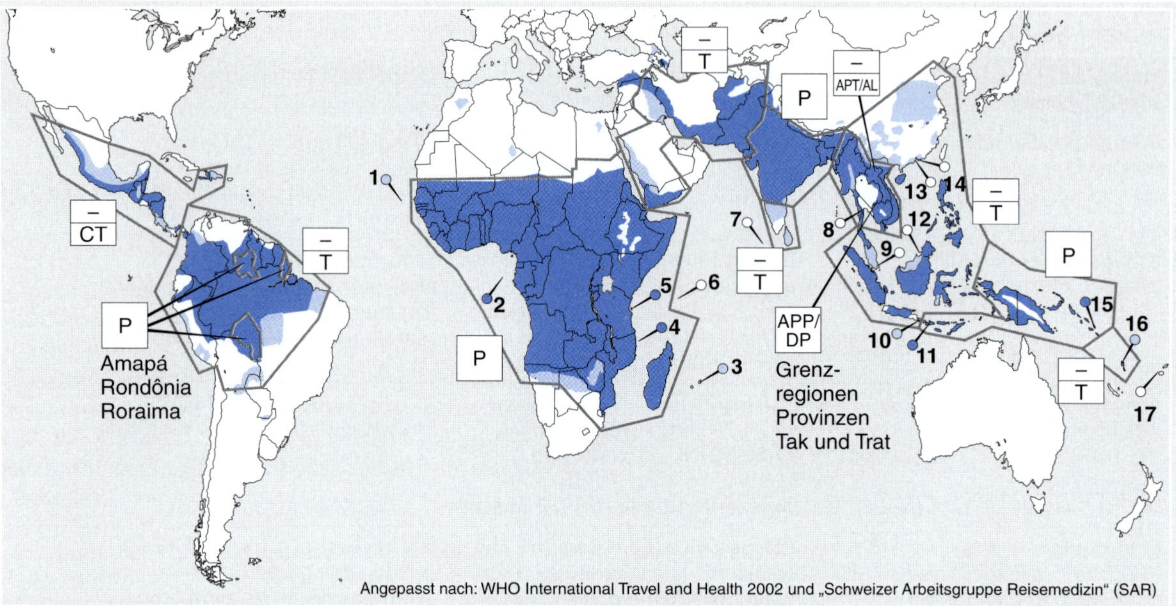

Einteilung in Zonen mit unterschiedlicher medikamentöser Chemoprophylaxe gemäß Empfehlungen der Deutschen Gesellschaft für Tropenmedizin und Internationale Gesundheit (DTG).
Stand: Juni 2003

- Gebiete, in denen Malaria nicht oder nicht mehr vorkommt
- Gebiete mit sehr beschränktem Malariarisiko; Malariaübertragung selten
- Gebiete mit Malariaübertragung

* für diese Indikation in Deutschland nicht zugelassen

P	Mefloquin (Lariam®), alternativ Atovaquon/Proguanil (Malarone®) oder Doxycyclin* zur Chemoprophylaxe
APP/ DP	Atovaquon/Proguanil (Malarone®) oder Doxycyclin* zur Chemoprophylaxe
– APT/ALT	Keine Chemoprophylaxe empfohlen Atovaquon/Proguanil (Malarone®) oder Artemether/Lumefantrin (Riamet®) zur Notfalltherapie
– T	Keine Chemoprophylaxe empfohlen Mefloquin (Lariam®) oder alternativ Atovaquon/Proguanil (Malarone®) oder Artemether/Lumefantrin (Riamet®) zur Notfalltherapie
– CT	Keine Chemoprophylaxe empfohlen Chloroquin zur Notfalltherapie
Alle Malaria-gebiete	Mückenschutz empfohlen (minimales Risiko siehe Länderliste)

1 Kap Verde
2 São Thomé und Princípe
3 Mauritius
4 Komoren
5 Sansibar
6 Seychellen
7 Malediven
8 Bangkog, Pattaya, Phuket, Samui
9 Singapur
10 Bali
11 Lombok
12 Brunei
13 Macao
14 Hong Kong
15 Salomonen
16 Vanuatu
17 Fidschi

Abb. 1.13-2: Malariaprophylaxe 2003

Arzneimittel gegen Reisekrankheit

Stimulationsdämpfende (traditionell H_1-Histaminantagonisten) Krampf- und Brechreflex-dämpfende (Anticholinergika, z. B. Scopolamin) Arzneistoffe werden oft kombiniert mit Theophyllinderivaten zu Reisedragees, -zäpfchen, -kaugummi und -pflaster (Transdermales Therapeutisches System = TTS) verarbeitet. Dragees oder Zäpfchen müssen $^1/_2$ bis 1 Std., TTS 5 bis 6 Std. vor Reisebeginn angewendet werden. Nur Kaugummi kann wegen der beschleunigten perlingualen Resorption unmittelbar bei Bedarf zugeführt werden. Die wichtigsten Wirkstoffe sind:

- ☐ Dimenhydrinat, z. B.:
  Vomex® A Dragees N (50 mg), Vomex® A Kinder-Suppositorien (40/70 mg), Vomex® A Suppositorien (150 mg), Vomex® A Retardkapseln N (150 mg), Superpep® (10 mg), -forte (20 mg) Reisekaugummidragees, Superpep® Tabletten (50 mg)
- ☐ Diphenhydramin, z. B.:
  Reisegold® tabs gegen Reiseübelkeit (50 mg)
- ☐ Chlorphenoxamin, z. B.:
  Rodavan® S Grünwalder Tabletten
- ☐ Meclozin, z. B.:
  Peremesin® N Dragees (12,5 mg), Postadoxin® N Tabletten (25 mg), Postafen® Tabletten (25 mg)

- ☐ Scopolamin, z. B.: Scopoderm® TTS Membranpflaster (1,5 mg)
- ☐ Cocculus u. a. homöopathische Arzneimittel, z. B.: Vertigo-Hevert® Tabletten, Hevertigon® Tabletten

Auf die Kontraindikation **Engwinkelglaukom** bei den H_1-Antagonisten (s. o. Pos. 1–4) und Bradykardie bei TTS-Scopolamin sei hingewiesen. Bei längerer Reisezeit werden Reisedragees bei Bedarf alle 3 bis 4 Std. eingenommen; die Wirkungsdauer von TTS (transdermalen therapeutischen Systemen) kann bis zu 72 Stunden betragen.

1.13.5 Reisediarrhö

Mindestens ein Drittel aller Auslands- und insbesondere Tropenreisenden „verliert" durch Reisediarrhö, der häufigsten aller Reisekrankheiten in südlichen Gefilden, 3 bis 4 Tage ihrer kostbaren Urlaubszeit. So einheitlich die Symptome in allen Ländern der Welt beschrieben werden, so vielseitig klingen die Namen, die man dieser meist nicht schlimmen, aber doch unangenehmen Befindlichkeitsstörung weltweit gegeben hat; da spricht man hier von der „Rache Montezumas", dort von „Kabulitis", „Hongkong dog" „Mexiko City pitty", „Andengutt" oder einfach „Tourista". Diese unkomplizierte, nicht entzündliche Gastroenteritis oder Reisediarrhö tritt meist 3 bis 5 Tage nach Erreichen des Urlaubsortes auf. Ihre Ätiologie ist sehr heterogen; so kommen als Ursachen z. B. vor:

- ☐ Reisestress und Klimawechsel
- ☐ Kalte Drinks und ungewohnte Speisen
- ☐ Fermentmangel als Folge der Zeitverschiebung (2 bis 3 Tage)
- ☐ Nichtinvasive Keime (20 bis 70 %) stören die Darmflora
- ☐ Invasive Keime (1 bis 15 %) schädigen die Darmmukosa (Blut im Stuhl)

Keime

Meistens sind ungewohnte Fremdkeime Verursacher der Reisediarrhö. Jüngere Studien zeigen, dass sehr schwankend zwischen 40 und 70 % der Durchfälle durch enterotoxische Colibakterien, 10 bis 15 % Rotaviren, 0,5 bis 8 % Shigellen, 5 bis 7 % Salmonellen, 3 % *Campylobacter jejuni* und ca. 2 % Lamblien ausgelöst werden. Nur 1 bis 15 % aller Durchfälle haben dysenterischen Verlauf, d. h. verlaufen ruhrähnlich, fiebrig (nicht immer) mit häufigen schleimig-blutigen Stühlen, schmerzhaften Koliken und Tenesmen. Nur hier sind Antibiotika indiziert und, wenn möglich, ein Arzt zu konsultieren.

Krankheitsgeschichte

Unstrittig ist heute, dass die unkomplizierten Diarrhöen, die in 2 bis 3 Tagen wieder abklingen, in den meisten Fällen durch Oberflächentoxine der o. a. Bakterien ausgelöst werden. Diese mit dem Sammelnamen **Enterotoxine** belegten eiweiß- bzw. glukolipoidartigen, hochmolekularen Komplexverbindungen reizen die Kryptenzellen der oberen Dünndarmabschnitte zu einer das normale Verdauungsgeschehen weit übersteigenden Sezernierung der Adenylcyclase. Dieser second messenger setzt ein Übermaß an Natrium- und Chloridionen und daraus folgend osmotisch reichlich Wasser in das Darmlumen hinein frei, die Rückresorption ist gleichzeitig gehemmt: Die Überlaufdiarrhö „läuft".

Ausscheidungsprodukte lebender Bakterien, sog. **Ektotoxine**, häufig auf Lebensmitteln, z. B. Obst, erzeugen ebenso Durchfälle wie jene **Endotoxine**, die beim Zerfall der Bakterien im Darm vornehmlich aus der Bakterienwand freigesetzt werden.

Magere Menschen erkranken eher als dicke, Männer leichter als Frauen, junge (< 30 J.) leichter als ältere Menschen (> 50 J.) an Reisediarrhö, Camper sehr oft, Rucksacktouristen fast immer.

Obwohl Durchfallerkrankungen mindestens 40 % aller Touristen in den Tropen treffen, sind sie zumeist unkompliziert.

Prophylaxe und Therapie der Reisediarrhö

Eine **Prophylaxe** mit keimtötenden Agentien, wie Antibiotika, Hydroxychinolinen oder Acridinderivaten, verbietet sich wegen der Gefahr einer Resistenzentwicklung, aber auch wegen der nicht zu vernachlässigenden Nebenwirkungen mit wenigen Ausnahmen von selbst. Neue Untersuchungen (1994) weisen **Wismutsalicylat** als gutwirkendes Prophylaktikum gegen Reisediarrhö aus; darüber hinaus verringert es den Wasserverlust und verkürzt die Dauer einer bereits vorhandenen Diarrhö. Pepsin- und pankreatinhaltige Verdauungsfermente nach den Mahlzeiten oder Bakterien- und *Saccharomyces boulardii*-(Sprosspilz-)Lysate **vor** den Mahlzeiten, können viele Diarrhöen verhindern. Am allerwichtigsten ist jedoch ein gewissenhaftes „reisehygienisches Verhalten":

- ☐ Kein Wasser aus der Wasserleitung, Zisterne oder Quellen, Wasser nur abgekocht (5 Min. sprudelnd) oder Katadyn-filtriert verwenden
- ☐ Keine Eiswürfel in Drinks

- ☐ Keine Strohhalme für Longdrinks
- ☐ Keine Milch, Sahne, Buttercremetorten, Speiseeis, Eiscreme
- ☐ Keine Salate, Majonäse und daraus bereitete Soßen
- ☐ Keine rohen Speisen (Fisch, Fleisch, Muscheln)
- ☐ Keine Mahlzeiten in typischen einheimischen Lokalen einnehmen, soweit nicht erstklassig geführt
- ☐ Kein Obst außer selbst geschältem
- ☐ Häufige Händedesinfektionen, z. B. mit Sterillium®

Für die Therapie der Reisediarrhö empfehlen sich folgende Maßnahmen:

- ☐ **Rehydration und Elektrolytersatz:**
  Elotrans® Pulver, Oralpädon® 240 Pulver, Saltadol® Pulver, notfalls kräftiges Nachsalzen der Speisen und häufiger und vermehrter Flüssigkeitsersatz
- ☐ **Enterotoxische Keime und freigesetzte Toxine eliminieren:**
  Kohle Compretten®, Kohle Hevert®
- ☐ **Darmmotilität verringern:**
  Immodium® akut Kapseln, Loperamid STADA® Tropfen und Kapseln, Lopedium® Kapseln. Diese Arzneimittel erst ab 12. Lebensjahr; Einnahmedauer max. 2 Tage
- ☐ **Bei infektiösen und invasiven Keimen:**
  Antibiotika (bei Fieber) / Antiinfektiva / Darmantiseptika: Ampicillin 1000 STADA® Tabletten / Tannacomp® Tabletten (u. U. allerdings verzögerte Keimausschüttung)
- ☐ **Geschädigte, entzündete Darmmukosa adstringierend abschwellen:**
  Gerbsäurehaltige pflanzliche Tinkturen, Thea nigra 2 Minuten gekocht, Tannalbin®, Tannacomp®, Kamillosan® Konzentrat
- ☐ **Physiologische Darmflora regenerieren:**
  Perenterol® Kapseln, Omniflora® N, Hylak® N Lösung. Diese empfehlen sich unterstützend bei allen entzündlichen Darmerkrankungen

Im Gegensatz zur Prophylaxe können bei der **Therapie** (s. o.) einer bestehenden Reisediarhö neben dem vornehmlich gebotenen Flüssigkeits- und Elektrolytersatz die Anwendung von Darmdesinfizientien, z. B. Hydroxychinoline oder Acridinderivate, neben Adsorbentien und Adstringentien und/oder darmmotilitäthemmenden Arzneimitteln bzw. bei blutführenden Stühlen Antibiotika mit gutem Erfolg angewandt werden. Sind invasive Keime (Blut im Stuhl) vorhanden, sind Motilitätshemmer kontraindiziert, da sie die Verweildauer der Schadkeime im Intestinum verlängern würden. In jedem Falle aber ist an eine gleichzeitige Restaurierung der gestörten Darmflora zu denken, z. B. Perenterol®, Hylak® N.

1.13.6 Zeitverschiebung

Zeitverschiebung und das „Jet-lag"-Syndrom

Seit der Geburt hat sich unser Organismus psychisch und physisch auf den Tag/Nacht-Rhythmus an unserem Heimatort eingestellt. Seine Enzym- und Hormonsekretion, Muskeltonus u. v. m. sind nach diesem sog. Biorhythmus (Abb. 1.13-3) zeitlich sehr unterschiedlich leistungsbereit.

Fliegt man mit dem Jet nachts von West nach Ost, der Sonne entgegen, so verkürzt sich die Nacht, der Körper wird um Stunden der nächtlichen Erholung „betrogen". Bei sofortiger voller Leistung am östlichen Ankunftsort spürt man das Defizit, ist abgeschlagen und nicht recht konzentrationsfähig: Unsere „innere Uhr" hat die **Zeitverschiebung** nicht mitgemacht und lässt uns den „Jet-lag" spüren.

Beim Flug nach Westen verlängert sich, ebenfalls unter Leistungsabschwächung, der Tag. Hypophyse und Epiphyse sind unter Mitwirkung des neurosekretorischen Hormons Melatonin an dieser zeitlich-örtlichen Leistungsfestlegung (Biorhythmik) beteiligt (Abb. 1.13-3).

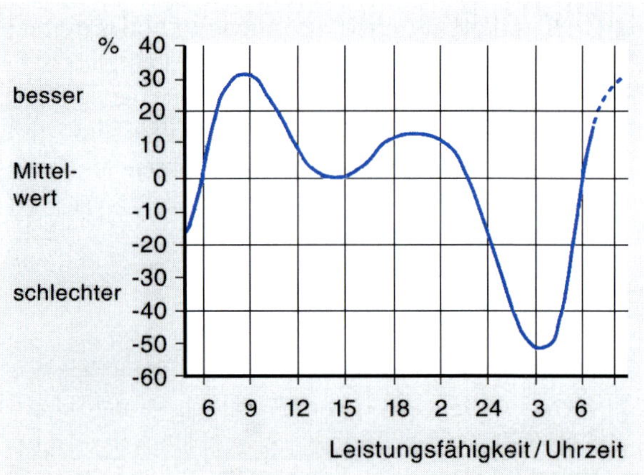

Abb. 1.13-3: Tagesgang der Leistungsfähigkeit des Menschen (nach Graf). Die Leistungsfähigkeit wurde willkürlich für sechs Uhr morgens mit 0 festgelegt.

Zeitverschiebung und Arzneimitteleinnahme

Bedeutungsvoller als für den Gesunden ist die Zeitverschiebung für den **Diabetiker** oder auch für die Einnahme der Antikonzeptiva durch die Frau. Bei Ost-West-Flügen ist also die Insulingabe entsprechend der Tagesverlängerung zu erhöhen, bei West-Ost-Flügen zu verringern; am sichersten ist natürlich, man bestimmt den Blutzuckerspiegel mit einem der sehr handlichen Taschenglukometer, wie z. B. Accutrend® Gc Mg/Di und Ascensia® Eliteset Mg u. a., und passt die jeweils zu verabreichende Insulinmenge dem Blutzuckergehalt an (flexible Stoffwechselkontrolle).

Bei **Ovulationshemmern** ist es empfehlenswert rechtzeitig vor Reisebeginn von der evtl. benützten Mini-Pille (da bei verspäteter Einnahme nicht sicher) auf die sichere Einphasen-Pille umzusteigen, die im Gegensatz zur Minipille die Überschreitung der Einnahmezeit um bis zu zwölf Stunden durchaus toleriert.

1.13.7 Schäden durch Sonneneinstrahlung

Sonnenstich

Lang andauernde, direkte Sonneneinstrahlung auf den unbedeckten Kopf kann Beschwerden zur Folge haben, die denen einer Hirnhautentzündung ähnlich sind. Besonders gefährdet sind Personen mit spärlichem oder fehlendem Haarwuchs und Kinder. Durch übermäßige Strahleneinwirkung kommt es nicht nur zur Verbrennungsreaktion an der Hautoberfläche durch UV-B-Strahlen, sondern auch durch die Einwirkung langwelliger Wärmestrahlen zur lokalen Reizung der Hirnhäute, Kopfschmerzen, Schwindel, Ohrensausen oder Gleichgewichtsstörungen. Das Temperaturregulierungszentrum ist gestört und stellt sich auf einen höheren Wert ein, der zur Steigerung der Körpertemperatur führt.

Allerdings haben die körperlichen Reaktionen eine zeitliche Verzögerung von Stunden, so dass Gegenmaßnahmen oft erst zu spät eingeleitet werden. Die Therapie besteht in absoluter Bettruhe, kreislaufstützenden Präparaten und Antiemetika. Jede weitere Sonneneinstrahlung und Hitzeeinwirkung ist zu vermeiden. Die Einnahme fiebersenkender Medikamente vom Typ der Prostaglandin-Synthese-Hemmer, wie z. B. Aspirin®, bleibt in dieser Hinsicht ohne nennenswerte Wirkung. Allerdings wirken diese Arzneimittel entzündungshemmend und lindern subjektive Beschwerden, wie Kopf- und Gliederschmerzen. Kaltfeuchte Umschläge auf die heiße, durch einen Sonnenbrand oft entzündete Kopf- und Stirnhaut verschaffen Erleichterung. In schweren Fällen (Erbrechen, Bewusstseinstrübungen) sollte in jedem Fall ein Arzt zugezogen werden.

Näheres über die Wirkung der Sonnenstrahlen auf die Haut und die Auswahl des richtigen Sonnenschutzmittels siehe S. 277 f.

Zur Vermeidung akuter und chronischer Sonnenschäden sollten dem Tropenurlauber in jedem Falle einige wichtige **Verhaltensregeln für den Strandaufenthalt** in südlicher Sonne mitgeteilt werden:

1. Nach Ankunft im Süden bzw. in den Tropen: Kreislauf und Haut an südliche Temperaturen und Sonne langsam adaptieren.
2. Die Zeit der Sonnenexposition innerhalb der ersten acht Tage nur langsam (minutenweise) steigern. Lippen besonders sorgfältig mit hohem Lichtschutzfaktor (LF) schützen. Die Mechanismen des Eigenschutzes der übrigen Haut benötigen einige Tage, um wirksam zu werden.
3. Keine Sonnenexposition zwischen 10 und 14 Uhr, Kinder bis 15 Jahre sind ungeschützt und später besonders durch Hautkrebs gefährdet.
4. Stets hautverträgliche Sonnen-Kosmetika mit einem an den persönlichen Hauttyp angepassten und anfangs höheren LF anwenden. Das Produkt soll stets Filter gegen UVB und UVA enthalten (= Breitbandfilter).
5. Kopfbedeckung, Sonnenbrille; beim Schnorcheln Trikot tragen (UVB bis 20 cm unter Wasser noch zu 50 %, UVA sogar in 1 m Tiefe noch zu 80 % wirksam).
6. Persönliche maximale Bestrahlungszeit und Lichtschutzfaktor einhalten.
7. Elektrolyt- und Flüssigkeitsersatz beachten (s. Salz und Wasser im Süden).

1.13.8 Baden ohne Risiko

In tropischen Ländern sind die Flüsse die Transportwege für ungeklärte Abwässer und Kloaken bis hin zum Meer. Deshalb sollte der Urlauber für das kühle Bad im Süden seiner Sicherheit wegen auf einige Fakten aufmerksam gemacht werden:

Baden im Salzwasser (Meeresstrandbaden)
Kein Baden näher als 3 bis 4 km von Flußmündungen entfernt; Abstand zu den Mündungsdeltas großer Ströme noch wesentlich größer halten: Typhus, Hepatitis, Gefahr einer Salmonellosis und Wurminfektionen.

Unter Einhaltung dieser Vorsichtsmaßnahmen kann im Meer unbedenklich gebadet werden, denn 3- bis 4 %iges Salzwasser wirkt praktisch bakterizid. Für die meisten Fäkalkeime liegt die Inaktivierungszeit durch Meerwasser nur bei 30–60 Minuten. Bei einigen, wie z. B. Streptokokken und Salmonellen, ist die „Halotoleranz“ allerdings wesentlich höher (6 bis 8 Stunden).

Baden im Süßwasser (Flüsse, Bäche, Binnenseen)
Baden oder auch nur Durchwaten (ohne schützende Stiefel) der Süßgewässer ist zu unterlassen. Die Gefahr, Bilharziose-Larven „aufzulesen“, ist sehr groß,

denn Bilharziose, die in manchen Formen mit Erblindung einhergehen kann, ist nach Malaria die zweithäufigste und über ganz Afrika verbreitete Tropenkrankheit. Nach WHO sind über 200 Mio. Menschen weltweit infiziert. Sie kann auch durch unsauberes Trinkwasser übertragen werden. Sicheres Baden nur in einem gepflegten Swimmingpool.

Auch Trinkwasser aus unbekannten „Quellen" sollte nur nach entsprechender Vorbehandlung genutzt werden.

Verletzung durch Tiere am Strand und im Meerwasser – Vermeidung und erste Hilfsmaßnahmen

Sandfloh und Skorpion begegnen dem Urlauber schon an Mittelmeerstränden, noch häufiger in strandnahen Grasnarben und auf laubbefallenen Wegen in den Tropen. Das Sandflohweibchen bohrt sich in die nackte Fußsohle oder auch unter die Zehennägel, nährt sich von Haut und Blut des Wirtes und schwillt mit reifenden Eiern (ca. 150 bis 250) auf Erbsengröße an und ruft so Juckreiz und schmerzhafte Entzündungen an den Füßen hervor.

Eine etwas stärkere allergische Reaktion ergibt der Stich eines Skorpions, meist gelblich grünes, 3 bis 15 cm großes Spinnentier, dessen Schwanzstück aufrecht steht. Der Stich ist in den meisten Fällen für den Menschen ungefährlich, wenngleich auch schmerzhaft.

Wichtigste Vorbeugungsmaßnahmen: Am Strand stets Sandalen tragen, auch auf Wegen niemals barfuß laufen.

Erste-Hilfe-Maßnahmen: Floh mit Pinzette möglichst frühzeitig entfernen, Betaisodona®- oder Antibiotikasalbe, bei Skorpionstich evtl. Antibiotika-Hydrocortison-Salbe®, z. B. Diprogenta® Creme.

Verletzungen im Wasser

Sie entstehen u. a. durch Kontakt mit großen **Quallen,** die mit ihrem Nesselgift teilweise gefährliche allergische Reaktionen auslösen können. Besonders gefährlich ist die sog. „Portugiesische Galeere", die bei starkem Befall sogar zu lebensgefährlichen Lähmungen führen kann. Auch **Seeigelstacheln** können zu schmerzhaften Eiterungen führen.

Erste-Hilfe-Maßnahmen: pH der Haut mit Essig oder verdünnter Ammoniaklösung verändern oder mit dem Saft der Papayafrucht erweichen, Nesselfäden abschaben, mit Seewasser abwaschen, dann Antihistaminikasalben oder -Gele und/oder Hydrocortisonschaum. Seeigelstacheln müssen möglichst umgehend mit Pinzette oder chirurgisch entfernt werden. Einfachste vorbeugende Maßnahme zur Verhinderung solcher Verletzungen sind leichte, festsitzende Badeschuhe während des Aufenthaltes im Wasser.

1.13.9 Hautkrankheiten und Hautpflege in den Tropen

Im tropischen Klima ist selbst die gesunde Haut durch ständiges Schwitzen und ungewohnte Umwelteinflüsse besonders gefährdet, so dass sich darüber hinaus bestehende Erkrankungen – mit ganz wenigen Ausnahmen, z. B. Psoriasis – in der Sonne des Südens verschlechtern; so kann es zu erheblicher Verschlimmerung kommen, z. B. bei Rosacea, Porphyria cutanea tarda (eine Lichtdermatose), Xeroderma pigmentosum disseminatus (erbliche Lichtüberempfindlichkeit = kein Skin-Repairing), Neurodermitis u. a., also bevorzugt Hautkrankheiten, die mit flächig verlaufender, oft deutlich begrenzter Rotfärbung der Haut einhergehen. Daher sind Tropen- oder Subtropenurlaub für Personen mit chronischen Hauterkrankungen nicht empfehlenswert.

Insektenstiche

Auch harmlose Insektenstiche verlaufen in den Tropen häufig papulös mit starkem Juckreiz (Ulcus tropicum). Alkoholische Umschläge, während der Nacht mit Antihistaminika-Salben oder -Gelen gleichzeitig versorgen, falls sekundärinfiziert Antibiotikasalbe.

Skabiesmilben

Durch Kontakt mit Eingeborenen können Milben übertragen werden. Auf der Haut stark juckende Mikrobides ähnlich Insektenstichen, jedoch viel kleiner, über den ganzen Körper verteilt, stark juckend: Antihistaminika-Gel und gleich 3 Tage lang gammexanhaltiges Gel.

Sandflohstich (Tungiasis, Tunge penetrans)

Sandflohweibchen häufig im Nagelfalz der Zehen, beim Barfußlaufen kleine, entzündliche Scheibe mit zentrischem, schwarzem Punkt, darunter kleinlinsengroße Scheibe. Mit Nadel oder Messer Haut öffnen und Sandfloh herausnehmen, kleine Höhlung mit Antibiotikasalbe füllen.

Mykosen

Bei hoher Luftfeuchtigkeit und Wärme gedeihen Mykosen wesentlich besser als in nordischen Ländern. Am häufigsten ist der Fußpilz (Fußböden des Hotels), aber auch von Laub und Rinde können sich Sporen oder Mykorrhizateilchen an den verschiedenen Körperstellen ansiedeln, speziell wenn kleine Verletzungen in der Haut vorliegen. Manchmal bilden sich Myzentome (Pilzgeschwulste), in Afrika sehr verbreitet. Die Mykosen werden mit antimykotischen Salben, Lösungen, Pudern oder Sprays behandelt (Clotrimazol, Isoconazol, Tonoftal, z. B.: Canesten® Creme, Antifungol® Creme u. Lösung).

Allgemeine Hautpflege in den Tropen

Folgende Hautpflegemaßnahmen sollten bei einem Tropenaufenthalt beachtet werden:

1. Tägliche gründliche Ganzkörperreinigung
2. Häufiges Nachfetten der Haut mit O/W-Cremes bzw. Körpermilch, da fließender Schweiß, Seife und Wasser stärker austrocknen; Sonnenschutzcremes für ungeschützte Hautflächen stets anwenden; nach Sonnenbestrahlung stets „After Sun"-Lotion zur Hautberuhigung und Rehydratisierung anwenden
3. Mehrmalige Desinfektion der Handflächen, vor allem nach Aufenthalt in Städten, auf Märkten und in öffentlichen Verkehrsmitteln

1.13.10 Salz und Wasser

Sie sind in tropischer Hitze für den Körper nur wenige Stunden entbehrlich. 50 bis 60 % des menschlichen Körpers bestehen aus Wasser, beim Kind liegt dieser Prozentsatz noch höher. Zur Temperaturregelung (Verdunstungskälte) werden durch die „stille Verdunstung" unter europäischen Klimabedingungen vom Organismus täglich rund ein Liter Wasser verbraucht, bei körperlicher Tätigkeit noch mehr. In tropischem Klima ist der Wasserbedarf ungleich höher: 4 bis 5 Liter sind hier bei zeitweisem Aufenthalt im Freien die Norm; bei besonderen körperlichen Belastungen oder bei Durchfall kann der Flüssigkeitsbedarf erheblich steigen. Außer Durst zeigt auch „hochgestellter", intensiv braungelber Urin Flüssigkeitsbedarf des Körpers an. Man sollte nicht ohne zwingenden Grund den Mangel an Flüssigkeit ertragen, denn der periphere Flüssigkeitsverlust durch Schwitzen oder der Wasserverlust des Darmes bei Diarrhö führen letztlich zu Volumenmangel im Blut, so dass schließlich ein Kreislaufkollaps (Volumenschock) droht.

Tab. 1.13-7: Durchschnittlicher Elektrolytgehalt des Schweißes im Vergleich zu Blutserum

Elektrolytgehalt des Blutserums	mg/100 ml	Elektrolytgehalt des Schweißes	mg/100 ml
Natrium	330,0	Natrium	120,0
Kalium	18,0	Kalium	30,0
Calcium	10,0	Calcium	16,0
Magnesium	3,0	Magnesium	3,6
Eisen	0,2	Eisen	0,1
Zink	0,3	Zink	0,1
Chlorid	340,0	Chlorid	100,0
Sulfat	2,5	Sulfat	1,4

Dazu entsteht ein beachtlicher Elektrolytverlust. Durchfälle potenzieren das Salzdefizit. Tabelle 1.13-7 zeigt den durchschnittlichen Elektrolytgehalt von Schweiß und Blutserum.

Beratungshinweise zum Wasser-Elektrolyt-Haushalt

Man sollte nicht der alten „Spruchweisheit" anhängen: Wenn man wenig trinkt, muss man weniger schwitzen. Mit diesem Verfahren schwächt man Leistungs- und Widerstandskraft des Organismus empfindlich und wird kreislaflabil.

Flüssigkeits- und Elektrolytverluste durch Schwitzen und Durchfälle müssen umgehend ersetzt werden. Dazu eignen sich Elektrolyt-Drinks am besten, die man in Pulverbeuteln in der Reiseapotheke mitführt. Wählt man Fertig-Mineraldrinks, so sollte man darauf achten, dass sie durch ihren Mineral-, nicht Zuckergehalt **isoton zum Schweiß** und **hypoton zum Blut** sind.

Stehen nicht ausreichend Mineraldrinks zur Verfügung, so salze man die Speisen beim Essen gut nach und trinke lauwarmen Tee und Tomatensaft. Man meide eiskalte Getränke. Diese erzeugen in einem Rebound-Effekt die Weitstelltung der Poren und dadurch noch stärkeres Schwitzen.

Es ist in diesem Zusammenhang noch einmal darauf hinzuweisen, dass kein Leitungs-, Zisternen- oder Quellwasser, sondern nur mit Kronenkorken verschlossenes (auf Originalverschluss achten, noch nicht geöffnet) Mineralwasser oder auch frisch bereiteter Tee oder abgekochtes Wasser oder aus selbst geschälten Früchten gewonnener Fruchtsaft getrunken werden darf.

Tab. 1.13-8: Mögliche Erkrankungen bei Trekking, Safari und Camping in den Tropen, deren Überträger bzw. Erreger, Krankheitssymptome, Endemiegebiete und zweckmäßige vorbeugende Verhaltensweise und evtl. Nottherapie

Krankheit	Überträger/Erreger	Zweckmäßige Verhaltensweise
A. Virale u. bakter. Erkrankung*)		WHO-empfohlene Impfprophyl. u. persönl. Hygiene
B. Protozoenerkrankungen)**		
Malaria (drei Formen: In allen trop. u. subtrop. Ländern d. Erde)	Anopheles-Mücke/ Plasmod. falcipar., Plasmod. vivax u. Plasmod. ovale; Plasmod. malariae	Strenge Malaria-**Expositions- u. Chemoprophylaxe**, d. h. Mückenschutz (Mosk.netz, Kleidg., Repellent) sowie exakte Einnahme der Arzneimittel nach WHO-Empfehlg. Stand-by-Arzneimittel mitführen
Chagas-Krankheit Mittel- u. Süd-Amerika Lymphknotenschwellung, nach 2 Wo. Fieber, Herzmuskelentzündung, Speiseröhrenveränderung	Raubwanzen/ Trypanosomen	Nicht in Palmhütten übernachten Mückenrepellent Therapie: Nifurtimox INN
Leishmaniasen (drei Arten) **1. Orientbeule** Kl. Asien, Arabien, Persien, Indien, W.- und Ostafrika; n. 3–6 Wochen an unbedeckt. Haut bis 0,5 cm gr. braune stark juckende Beulen.	Sandfliegen / Leishmanien (Einzeller) Leishmania tropica	In Höhen bis 500 m kein Biwak od. Picknick in feucht. Senken, nahe Dung- od. Müllablgg. oder alten Gemäuern (Mückenbrutplätze bodennah) Engmaschige (<1 mm) Moskitonetze; Mückenrepellents reichl. anwenden Orientbeule heilt nach 5 bis 6 Monaten meist auch ohne Therapie geschwürig ab; Narben
2. Eingeweide-Leishmaniase (Viscerale-L.) **Kala Azar** Mittelmeerraum (Ägypt., Niltal), Sudan, Afrika, M.-Amerika, Südamerika Inkub.-Zt. 10 Tg. bis 10 Mon. Anfgs. gering. Fieber, Leber-Milzschwellg. Gew.-Abnahme, Blässe	Sandmücke/ Leishmania donovani	Vorbeug. Maßnahmen wie unter 1. Viscer.-L. endet unbehandelt meist tödlich Therapie: Antimonhaltig. Arzneimittel, z. B. Lomidine, Pentostan, ergänzt durch Amphotericin B
3. Mucocutane Leishmaniase Mexiko, M.- und Südamerika Papulo-ulceröse Läsionen d. Nasenschleimhaut Unbeh. jahrelg. Geschwüre, große Narben	Sandfliege/ L. brasilienensis	Vorsorgemaßnahmen wie unter 1. Therapie wie unter 2., insbes. Amphotericin B, sonst starke Gewebseinschmelzungen
Amöbiasis (Amöbenruhr) West- u. S.-Afrika (Natal), trop. Asien, Mexiko, S.-Amerika Blutig-schleimige Durchfälle, wenn Magnaform des Trophozoit in Darmschleimhaut eindringt. Fieber, Bauchkrämpfe	Entamoeba histolytica	Trinkwass. stets 5 Min. abkochen (meist durch Zysten verunreinigt) oder durch Katadyn-Combi Filter reinigen; Früchte schälen; keine rohen Salate, meide Milch, rohes Fleisch, Fisch, Muscheln; nur frisch u. völlig gegart essen. Therapie: Metronidazol-Tabl.; alle 8 Std. 500 mg.
C. Wurm- und Egelerkrankungen		
Bilharziose (Schistosomiasis) Blasen-, Darm- u. Leber-Bilharz. Schleichend. Verlauf, Fieber u. Schmerzen in 2–8 Wo. Diagnose: Wurmeier im Urin	Schnecken/ Trematoden/ Zerkarien	Kein Baden, Waten, Waschen in Süßwasserseen, Flüssen, Gräben i. Tropen und Subtropen Keine rohen Krabben/Fisch/Muscheln Neben Malaria weitverbreitetste Krankh. d. Tropen Therapie: Biltricide® (Praziquantel: 1-Tagesdos. 40 mg/kg)
Ankylostomiasis (Hakenwurminfektion) Anfängl. Hautjucken, später kleine Darmblutungen, Anämie	Larven/Eier Ankylostoma duodenale	Kein Barfußlaufen in Trop. u. Subtropen Larven im Boden und an feucht. Gras; dringen durch unverletzte Haut. Entzündete Bohrgänge sichtbar (Hautmaulwurf) Therapie: Vermox®, Molevac®
Askariden- u. Oxyureninfektion (Spul- u. Madenwürmer) Weltweit, bes. in ländl. trop. Gebieten	Wurmeier/Ascaris lumbrocoides	Größte Toilettenhygiene Kein Handkontakt m. Eingeborenen keine rohen Salate (Düngung) Therapie: Helmex®, Molevac®, Vermox®
Cestodes-Infestation **Bandwurm-Befall** Weltweit, aber in den Tropen bes. häufig Rinder-B. Taenea saginata Schweine-B. = T. solium	Rohes Fleisch/ Finnen (Jugd. Form)	Kein rohes oder halbgares Fleich essen Therapie: Yomesan® (1 × 4 Tabl. vor d. Essen)

* bakterielle (pflanzl. Erreger) Erkrankung; Antibiotikaeinsatz möglich (Notfall: Reiseapotheke, sonst Arzt)

** Protozoenerkrankungen werden durch tierische Erreger (oft Flagellaten, Trypanosomen, Toxoplasma-Sporozoen, Plasmodien, Trichonomaden. Leishmanien, Lamblien, Amöben) (meist tierische Endoparasiten) ausgelöst, die oft durch Arthropoden (= Gliederfüßler, wie Mücken, Läuse, Wanzen) übertragen werden.

1.13.11 Safari, Wanderungen und Camping in den Tropen

Beim ausschließlichen Aufenthalt in den Zentren der großen Städte vieler Tropenländer, je nach lokaler, endemischer Situation, besteht im Allgemeinen wenig Gefahr an einer der durch Mücken übertragenen Infektionskrankheiten, wie Malaria, Kala Azar oder Gelbfieber, zu erkranken. Jagd- oder Campingurlauber oder Teilnehmer an Überlandausflügen sind in überwachsenem oder sumpfigem Gelände mit Übernachtung in kleinen Bungalows oder Hütten bzw. Zelten diesen Infektionen verstärkt ausgesetzt. In den Städten stehen die durch Menschen und Lebensmittel übertragenen Krankheiten im Vordergrund: Hepatitis A, mit steigender Tendenz nach Hepatitis B, Hepatitis C und Aids, ferner Cholera, Salmonellosen, Typhus und Diphtherie.

In Tabelle 1.13-8 sind die wesentlichen Risiken beim Campen zusammengestellt und Möglichkeiten zur Erkennung und Ersten Hilfeleistung dargestellt.

1.13.12 SARS – die neue Krankheit aus China

SARS – das schwere, akute, respiratorische Syndrom – dürfte am 5. Juli 2003, 20 Tage (doppelte Inkubationzeit des Virus) nach Meldung des letzten Erkrankungsfalles (aus Taiwan) an die WHO, weltweit in seiner fast unaufhaltsam scheinenden Verbreitung eingedämmt worden zu sein. Ein großer Erfolg weltweiter Zusammenarbeit durch die „World Health Organization".

Abschließend meldete die WHO (Stand 26. Juni 2003), dass während der SARS-Epidemie 8465 Personen erkrankten und hiervon 808 verstorben sind. Unter den SARS-Opfern ist auch der ital. WHO-Experte Dr. Carlo Urbani (46), der als erster die epidemische Verbreitungsgefahr der neuen Seuche erkannt hatte.

Da schon ab März/April 2003 immer häufiger in den Apotheken von Reisewilligen nach Gefährlichkeit und Ausbreitung der offensichtlich von der chinesischen Provinz Guandong schon seit November 2002 ausgegangenen SARS gefragt wird, sollten die bisher bekannten Daten über diese neue Krankheit, ihren Erreger, Nachweis, Verbreitung und Übertragbarkeit, Erstsymptome bei Erkrankung, und vor allem Vorbeugemaßnahmen zur Vermeidung von Ansteckung dem beratenden Apotheker geläufig sein; dies umso mehr als zumindest nicht ausgeschlossen werden kann, dass die Seuche in Zukunft wieder aufflackert. Einige in Südchina und Taiwan aufgetretene Neuerkrankungsfälle weisen darauf hin.

Tab. 1.13-9: Alter u. Sterblichkeit nach SARS-Infektion während der SARS-Epidemie 2003 (nach RKI)

Alter	Letalität
< 25 J.	< 1 %
25–44 J.	≈ 6 %
45–64 J.	≈ 15 %
> 65 J.	> 50 %

Der SARS-Virus gehört zur Gruppe der Corona-Viren (RNS) mit helikaler Anordnung des Nukleokapsids (80–120 nm); kronenähnliches Aussehen. Mit seinen keulenförmigen, endverdickten Fortsätzen (= Hämagglutinin u. Neuraminidase = Antigenen) erzeugte er in seiner bisher bekannten Konstitution beim Menschen meist im Winter bis Frühjahr nur leichte, grippeähnliche Infekte. Wahrscheinlich aber mutierte dieser bislang bevorzugt tierpathogene Virus durch oftmalige Tierpassage zu der jetzt vorliegenden, Antigen-veränderten, stark humanpathogenen Subspezies. Diese führt beim Menschen zu schwerer, lebensbedrohlicher Lungenentzündung mit einer altersabhängigen Sterblichkeit von 3–10 % (Tab. 1.13-9). Bestehende Grunderkrankungen erhöhen die Mortalitätsrate erheblich.

Übertragung: Bevorzugt Tröpfcheninfektion bei engem Kontakt; auch nosokominale Übertragung wird diskutiert (30 % der infizierten waren im Gesundheitswesen tätig).

Inkubationszeit: 2–10 Tage.

Ansteckungsgefahr: Erst nach Beginn einer klinisch manifesten Erkrankung mit Fieber über 38 °C, Husten und Atembeschwerden.

Maßnahmen zur Verhinderung der Ansteckung: Da zurzeit und wahrscheinlich auch in naher Zukunft eine ursächliche Therapie noch nicht möglich ist (Ribavirin und Corticosteroiden hatten bei schwerer Erkrankung keine Wirkung), kann eine neuerliche Ausbreitung der Krankheit nur durch strenge Isolierung der Erkrankten und von Verdachtsfällen verhindert werden. Die Verwendung von wirksamem Mund- und Nasenschutz in gefährdeten Gebieten, insbesonders in öffentlichen Verkehrsmitteln, Flughäfen, Kaufhäusern, Märkten etc., hat sich während der eben überstandenen Epidemie als sehr effektiv erwiesen.

Reisewarnungen der WHO: Die von der WHO ggf. herausgegebenen Reisewarnungen für SARS-betroffene Regionen (Länder) sind zu beachten und Reisewilligen das hohe Gefährdungsrisiko zu verdeutlichen.

Diagnoseverfahren: Zur Verhinderung der Verbreitung des Virus ist vor allem die Frühdiagnose von größter Bedeutung. Hierzu wurden vor kurzem

3 wichtige Verfahren entwickelt bzw. modifiziert, so dass SARS-Erkrankte identifiziert und von Personen mit nur einfachen grippalen Infekten rasch unterschieden werden können:

1. Die RCP (Polymerase-Chain-Reaction), d. h. die Amplifizierung (= Verbreiterung-, Fortsetzungssynthese) der Virus-DNA mit aus dem SARS-Virus isolierter Primer-Sequenz-Kits

   Vorteil: Schon 2 Stunden nach Probeneingang im Labor kann das Ergebnis vorliegen, also lange vor eingetretener Serokonversion beim Patienten

   Anmerkung: Diagnostik von SARS-Verdachtsfällen: Robert Koch-Institut, Nordufer 30, 13353 Berlin, Tel.: 01888/7540, Bernhard Nocht-Institut Hamburg; Institut f. Virologie d. Phillips-Universität Marburg; Institut f. Medizin. Virologie Goethe-Universität Frankfurt/M.
2. ELISA-TEST (Enzyme Linked Immunosorbent Assay)

   Nachteil: Erst nach **Serokonversion** (21 Tage nach Auftreten von Krankheitssymptom können ausreichend Antikörper nachgewiesen werden)
3. IFT (Immunfluoreszenz-Test); sehr spezifisch

   Nachteil: Erst 10 Tage nach Erkrankung Antikörper nachweisbar

Weitere Testmethoden sind in Entwicklung.

Anmerkung: Empfehlungen bei evtl. zukünftig wieder auftretenden Verdachtsfällen, zur Verhütung der Weiterverbreitung und zu krankenhausbetreffenden Maßnahmen finden sich im Internet unter www.rki.de und www.who.int sowie ständig aktualisierte Informationen zu SARS auch auf der Homepage des RKI: www.rki.de INFEKT.INFEKT.HTM

1.13.13 Vogelgrippe (Geflügelpest)

Seit Oktober 2003 grassiert in SO-Asien (Thailand, Vietnam, China, Laos Indonesien u. a.) die sog. Vogelgrippe (Avian Flu, medizinisch „Geflügelpest“), seit 100 Jahren als Tierkrankheit bekannt. Diese, für Geflügel tödliche Viruserkrankung, kann bisher nur durch direkten Kontakt mit erkranktem Federvieh oder durch Kotstaubinhalation auf den Menschen übertragen werden, bewirkt aber dort eine Sterblichkeit von 30–70%.

Endemien/Epidemien:

1997 Hongkong:	18 Erkrankungen	/6 Todesfälle
1999 Hongkong:	2 Erkrankungen	
2003 Niederlande:	83 Erkrankungen	/1 Todesfall
2004 SO-Asien:	?	/19 Todesfälle

Erreger: Aviärer Influenzavirus vom Subtyp A(H5N1); Humaninfluenzavirus Ty A (H3N2).

Übertragung: Bisher nur durch direkten Kontakt mit Federvieh (auch durch Singvögel, Papageien u. a.). Keine Übertragung von erkrankten Personen auf Gesunde.

Krankheitssymptome: Husten, hohes Fieber, Kopfschmerz, Übelkeit, körperliche Abgeschlagenheit, Lungenentzündung.

Maßnahmen zur Verhinderung der Ansteckung: Kontakt mit Geflügel und Singvögeln meiden. Absolute Körperhygiene.

Reiseempfehlungen: 2–3 Wochen vor Abreise in Endemiegebiete Grippeimpfung (normaler humaner Grippeimpfstoff) zur Vermeidung des evtl. möglichen „Genmixes“ von humanem und aviärem Virus, falls der Reisende zufällig mit beiden Subtypen infiziert würde. Die WHO befürchtet die Entstehung eines von Mensch zu Mensch übertragbaren Virus-Subtyps. Mitnahme im Reisegepäck des Neuraminidasehemmers Tamiflu.

Absolutes Verbot des Besuches von Geflügelmärkten, Händedesinfektion. Beachtung evtl. Reisewarnungen der WHO. Geflügelfleisch und Eier nur gebraten oder gekocht essen.

1.13.14 Die Reiseapotheke für den Urlaub

Eine Reiseapotheke verleiht selbst dann, wenn sie einmal nicht benützt werden muss, Sicherheit und leistet damit einen nicht unwesentlichen Beitrag zu Gelassenheit und Unbesorgtheit, ohne die der Urlaub nicht zu einem Erfolgserlebnis werden kann.

Bei richtiger Zusammenstellung einer Reiseapotheke und sofortiger Anwendung bei Bedarf können kleinere gesundheitsgefährdende Ereignisse schnell vor Ort behandelt, so u. U. der Urlaub „gerettet“ und außerdem verhindert werden, dass aus einer anfänglich kleinen Ursache, eine ernsthafte, den Urlaub beeinträchtigende oder gefährdende Erkrankung wird. Überdies kann man anderen aus kleineren gesundheitlichen Notsituationen helfen.

Das Urlaubsziel, die Art der Urlaubsgestaltung, ob Verweilen im First-Class-Hotel mit täglichem Strandaufenthalt oder Busfahrten im Inland, Auto- oder Kleinflugzeugtrips für Tage ins Landesinnere oder zu den Sehenswürdigkeiten des Urlaubslandes, immer wird man bei der Zusammenstellung einer Reiseapotheke das Urlaubsland und die speziellen Vorstellungen des Reisenden für die Gestaltung zu berücksichtigen haben.

Man kann eine Minimalapotheke für den Aufenthalt im Hotel oder eine maximal ausgestattete für einen wochenlangen Camping- oder Motorradtrip durch Wildnis oder Wüste zusammenstellen. An der Reiseapotheke sollte allerdings möglichst nicht gespart werden.

Eine Reiseapotheke sollte folgende Arzneimittel bzw. Verbandstoffe enthalten:

- ☐ Arzneimittel, die aufgrund **chronischer Erkrankungen** täglich eingenommen werden müssen. Diese dringend benötigten Arzneimittel müssen hinsichtlich der Menge für die Dauer des Urlaubs exakt berechnet werden. Es empfiehlt sich, zusätzlich ein Viertel der ermittelten Menge als eiserne Reserve für unvorhergesehene Ereignisse mitzunehmen(Verschiebung der Abreise um einige Tage, Erkrankung usw.).
- ☐ Arzneimittel für **gelegentliche Beschwerden:** Hierunter sind zu verstehen Arzneimittel gegen Gallen- und Verdauungsbeschwerden, Gelenk- oder Rückenschmerzen, z. B. bei ungewöhnlicher Belastung.
- ☐ Arzneimittel für den **reisetypischen Bedarf.** An erster Stelle: **Malaria-Prophylaktikum** und **Stand-by-Medikament.** Dazu gehören Reisedragees oder andere entsprechende Darreichungsformen, Venendragees gegen die bei langen Interkontinental-auftretende Venostase, Verdauungstabletten bzw. Abführtabletten, Antidiarrhoika, Spasmolytika (Darm- und Magenkrämpfe), Grippetabletten (Erkältungen sehr häufig in den Tropen: Tag/Nacht Temperaturdifferenz und Klimaanlagen), Antiallergika, Antibiotika-Dragee, -salbe bzw. -gelee. Repellents flüssig oder Spray; abschwellende Augen- und Nasentropfen. 100 ml Isopropylalkohol (in Plastikschraubflaschen), Betaisodona® Lsg.; steriles Verbandsmaterial und Zubehör: Drei Mullbinden 8 cm, Verbandmull 1 m, Leukoplast, Hansaplast, eine Augenklappe, ein Dreiecktuch; einige 2-ml-Einmalspritzen mit sterilen Kanülen, Thermometer, kl. Schere und Pinzette, Mehrfunktionstaschenmesser.

Hinweis: Arzneimittel der Gruppe 1), ferner Reisedragees, Venenmittel und Kopfschmerztabletten müssen in die Handtasche, der Rest kann im Reisegepäck mitgenommen werden.

1.14 Impfstoffe, Immunglobuline und Immunseren

Ute Arndt und Irene v. Majewski

1.14.1 Infektionsimmunologie

„C'est les microbes qui auront le dernier mot" – die Mikroben werden das letze Wort haben. Der Vision Louis Pasteurs hat die Evolution des Immunsystem ein wirkungsvolles Netzwerk an Effektorzellen und -molekülen entgegengesetzt. Da Erreger, wie Viren, Bakterien, Pilze und Parasiten, im Prinzip an jeder Stelle des Körpers eindringen können, sind die Gewebe und Organe des lymphatischen Systems dezentralisiert. Die zum Immunsystem gehörenden Organe sind:

- ☐ Knochenmark
- ☐ Thymus
- ☐ Milz
- ☐ Lymphknoten
- ☐ Tonsillen
- ☐ Bronchialsystem-assoziiertes lymphatisches Gewebe
- ☐ Darm-assoziiertes lymphatisches Gewebe
- ☐ Kupffer'sche Sternzellen der Lebersinus

Sinnvoll einteilen lässt sich das Immunsystem in das **natürliche** oder **angeborene** Immunsystem und in das **erworbene** oder **spezifische** Immunsystem. Die Komponenten des angeborenen Systems sind schon vor Kontakt mit dem Erreger oder Fremdmolekül, dem Antigen, vorhanden, funktionsbereit und müssen nicht stimuliert werden. Haben Erreger die Barrieren, wie Haut oder Schleimhäute, durchbrochen, sind die Abwehrzellen des natürlichen Immunsystems, wie Neutrophile Granulozyten, Makrophagen (Abwehr von Bakterien, Pilzen) oder „Natürliche Killerzellen (Virenabwehr)", die ersten Zellen am Entzündungsort. Auf humoraler Seite sind beispielsweise das Komplementsystem und die Interferone α und β zu nennen. Das natürliche Immunsystem unterscheidet nicht zwischen den einzelnen Antigenen, ist aber eine erste effektive „Abwehrfront" (Tab. 1.14-1). Demgegenüber sind die Abwehrmechanismen des spezifischen Immunsystems auf die Stimulation, die Induktion durch Fremdmoleküle oder Erreger, angewiesen. Impfungen induzieren vor allem die spezifische Immunität. Die Immunantwort tritt demnach erst nach einer bestimmten Zeit auf. Der Antigenkontakt setzt eine Kaskade von Reaktionen in Gang, an deren Ende die effektive und gezielte, d.h. auf nur ein Antigen gerichtete Immunreaktion steht. Die Effektorzellen sind B- und T-Lymphozyten. Das spezifische Immunsystem „erinnert" sich an jedes Antigen, zu dem es Kontakt hatte, und kann nach erneuter Exposition schneller und spezifischer reagieren. Es entstehen Klone aus Gedächtniszellen (Memory-Zellen), die schnell aktiviert werden können. Darüber hinaus beeinflusst die spezifische Immunantwort die Reaktionen des natürlichen Immunsystems, beispielsweise indem Fresszellen, wie Makrophagen oder Neutrophile Granulozyten, an den Entzündungsherd gelockt und dort verstärkt aktiv werden. Im Gefüge des spezifischen Immunsystems sind zudem so genannte professionelle Antigen-präsentierende Zellen, wie Langerhans-Zellen der Haut, Dendritische Zellen und Makrophagen notwendig, die den Lymphozyten das Antigen „prozessieren" und so überhaupt zugänglich machen („Antigenpräsentation").

B-Lymphozyten differenzieren und vermehren sich nach Antigenkontakt und unter Zytokineinfluss der T-Helfer-Lymphozyten zu Antikörper sezernierenden Plasmazellen. Diese Immunglobuline (Typ IgM, IgG oder IgA) sind spezifisch auf einen Erregertyp, z.B. Masernvirus, oder Fremdmolekül, z.B. Tetanustoxin, gerichtet. Antikörper binden an das Antigen und blockieren es. Dieser Antigen/Antikörper-Komplex wird durch Phagozyten verdaut oder mit Hilfe des Komplementsystems aufgelöst.

Antikörper können zwar frei im Körper befindliche Viren abfangen; sind diese aber bereits in eine Zelle eingedrungen, sind sie unwirksam. Virusinfizierte Körperzellen werden von zytotoxischen T-Zellen erkannt und abgetötet. Ein komplizierter Erkennungsmechanismus macht es möglich, dass nur infizierte, niemals gesunde Zellen angegriffen werden. Zytotoxische T-Zellen gehen ebenfalls gegen Tumorzellen vor. Die unspezifische Virusabwehr wird durch α- und β-Interferone, die eine Virusvermehrung in noch nicht infizierten Zellen verhindern, sowie Natürliche Killerzellen hervorgerufen.

Normalerweise ist die Reinfektion mit dem gleichen Erreger klinisch unauffällig, kann aber serologisch durch Anstieg des Antikörperspiegels gemessen werden. Primärinfektionen zeigen zunächst den Anstieg des spezifischen Serum-IgM, dann folgt nach Tagen der Anstieg des IgG. Sekundärantworten sind charakterisiert durch den raschen Anstieg des IgG.

IgA ist der vorherrschende Antikörpertyp in Sekreten (auf Schleimhäuten des Atmungs- und Darmtraktes, in der Muttermilch). Serum-IgE ist erhöht bei Wurminfektionen und Allergien.

Ein Impfstoff ist für das Immunsystem nichts anderes als ein Fremdantigen. Das bedeutet, dass der größte Teil der Reaktionen bei Infektion und Impfung in gleicher Weise ablaufen. Bakterielle Infektionen hinterlassen, wenn überhaupt, nur eine funktionelle und/oder zeitlich begrenzte Immunität. Auch bakterielle Impfstoffe, wie beispielsweise gegen Pertussis, Tetanus oder Pneumokokken, lösen nur einen zeitlich begrenzten Schutz aus, weshalb Auffrischimpfungen notwendig sind.

Virale Infekte, wie Masern, Röteln oder Windpocken, führen zu einer vermutlich lebenslangen Immunität, ebenso wirksame Lebendimpfstoffe. Diese enthalten abgeschwächte, aber lebende und begrenzt vermehrungsfähige Erreger. Dadurch werden T-Helferzellen aktiviert, deren Zytokine für die Ausbildung des immunologischen Gedächtnisses verantwortlich sind. Unter ihrem Einfluss entstehen hochspezifische B-Zellklone, die jederzeit aktiviert werden können; meist wird serologisch ein schützender Antikörperspiegel gemessen.

Bakterien, die sich mit einer schützenden Schleimkapsel umgeben, sind hoch pathogen, wie z.B. *Haemophilus influenzae* Typ b (Hib), *Neisseria meningitidis* (Meningokokken) oder *Streptococcus pneumoniae* (Pneumokokken). Das kindliche Immunsystem ist zwar bereits mit allen Funktionen ausgestattet, dennoch laufen einige Prozesse zu

Tab. 1.14-1: Merkmale der „Natürlichen und Spezifischen Immunität"

	Natürliche Immunität	Spezifische Immunität
Physikochemische Barrieren	Haut, Schleimhäute, Enzyme im Speichel	Anteile des Immunsystems in Haut und Schleimhäuten; auf Schleimhäuten sezernierte Antikörper
Zirkulierende Moleküle	Proteine des Komplementsystems	Antikörper (IgM, IgG, IgA, IgE, IgD)
Zellen	Phagozyten (Makrophagen, Neutrophile, Natürliche Killerzellen)	Lymphozyten
Lösliche Mediatoren, die andere Zellen beeinflussen	Zytokine von Makrophagen, wie z.B. Interferon-α und -β, Tumornekrosefaktor-α	Zytokine aus Lymphozyten, wie z.B. Interferon-γ

langsam oder unzureichend für eine effektive Immunantwort ab. Dazu zählt die Abwehr gegen bekapselte Bakterien. Deshalb sind die herkömmlichen Impfstoffe (sog. **Polysaccharidimpfstoffe**) bei Säuglingen nicht ausreichend wirksam. Mit Hilfe eines Kunstgriffs lässt sich das Immunsystem der Kleinkinder dennoch zu einer Immunantwort anregen: Die unzulänglich immunogenen Bestandteile der Bakterienkapsel (Polysaccharide) werden an einen Eiweißträger gekoppelt (konjugiert). Diese Konstrukte in Hib-, Meningokokken und Pneumokokken-**Konjugatimpfstoffen** bewirkt die effektive Erkennung durch B- und T-Lymphozyten, sodass eine ausreichende Antikörperantwort und darüber hinaus ein immunologisches Gedächtnis induziert wird. Das immunologische Gedächtnis ist die wesentliche Grundlage für den Erfolg von Schutzimpfungen.

Ziel einer Impfung ist also die Bildung einer ausreichenden Menge an schützendem spezifischen IgG sowie möglichst die Induktion von Gedächtniszellen.

Nach Art und Beschaffenheit der Antigene lassen sich Impfstoffe einteilen in (s. auch 1.14.7):

- ☐ Lebendimpfstoffe; sie enthalten vermehrungsfähige, attenuierte (das heißt in der Virulenz abgeschwächte) Viren oder Bakterien
- ☐ Inaktivierte Impfstoffe (Totimpfstoffe); sie enthalten nicht mehr vermehrungsfähige Viren, Virenfragmente, Bakterien oder zellfreie Extrakte
- ☐ Toxoidimpfstoffe; sie enthalten atoxische, aber immunogene Exotoxine
- ☐ Konjugatimpfstoffe sind ebenfalls Totimpfstoffe, bei denen die Antigene an Trägerproteine gekoppelt sind (Haemophilus influenzae Typ b, Pneumokokken, Meningokokken Typ C)
- ☐ Kombinationsimpfstoffe enthalten zwei bis sechs Komponenten (Lebend- oder Totimpfstoffe), z. B. Masern-Mumps-Röteln, Diphtherie-Tetanus

1.14.2 Notwendigkeit von Schutzimpfungen, Dokumentation

Bis zum Beginn des 20. Jahrhunderts waren Infektionskrankheiten die häufigste Todesursache. Da sie heutzutage im Verhältnis zu früher nur noch relativ selten auftreten, halten viele Menschen vorbeugende Maßnahmen nicht mehr für notwendig. Denn erst jahrelanges konsequentes Impfen hat neben anderen Faktoren zu diesem Rückgang geführt. Tatsächlich aber sind die Infektionskrankheiten keinesfalls besiegt. An den Beispielen der Masernausbrüche in Coburg und Italien im Jahr 2002 wird deutlich, wie schnell sich vermeintlich bezwungene Krankheiten wieder ausbreiten können, wenn Impfungen vernachlässigt werden. Bei der Therapie der Infektionskrankheiten gibt es Fortschritte. Die meisten virusbedingten Infektionen können jedoch nur symptomatisch behandelt werden. Viele Bakterien trotzen auch modernen Antibiotika, indem sie Resistenzen entwickeln. Außerdem verlaufen manche Infektionskrankheiten so akut, dass jede Therapie zu spät kommt.

Fazit: Wer nicht geimpft ist, setzt sich einem Risiko aus.

Für die Prävention übertragbarer Krankheiten sind Schutzimpfungen das wirkungsvollste Element. Sie setzen vor der Infektion an. Geschützt ist einmal das Individuum selbst. Zum anderen können Infektionskrankheiten bei einem ausreichend hohen Durchimpfungsgrad der Bevölkerung insgesamt zurückgedrängt und einzelne Erkrankungen sogar eliminiert werden. Dieser Effekt führt zu einem Kollektivschutz, der so genannten Herdenimmunität. Außerdem werden auf diese Weise auch Personen geschützt, die aus medizinischen Gründen nicht geimpft werden können. Um einen Krankheitserreger komplett auszulöschen (Eradikation), sind je nach Infektionskrankheit Durchimpfungsraten von 90 bis 95 % der Bevölkerung notwendig.

Merke also:

- ☐ Mit der Impfung sollte so früh wie möglich begonnen werden.
- ☐ Die Anzahl der Impfdosen muss vollständig sein, damit keine Impflücke entsteht. Fehlende Impfungen sollten möglichst frühzeitig nachgeholt werden.
- ☐ Die einzelnen Dosen sollten termingerecht gegeben werden.
- ☐ Jede Impfung muss gemäß § 22 Infektionsschutzgesetz (IfSG) in einem Impfausweis dokumentiert werden. Der von der WHO vorgegebene internationale Impfausweis kann über das Deutsche Grüne Kreuz bezogen werden (Abb. 1.14-1).
- ☐ Der Impfstatus sollte regelmäßig überprüft werden, beispielsweise aus Anlass einer Fernreise.

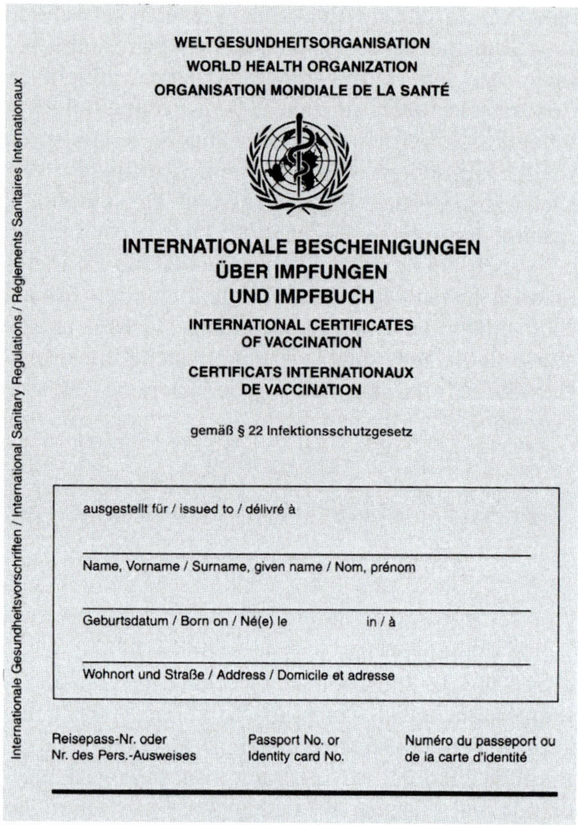

Abb. 1.14-1: Impfausweis

1.14.3 Organisation, Zulassung, Überwachung, Prüfung

Die oberste Bundesbehörde für den Gesundheitsbereich ist das **Bundesministerium für Gesundheit und soziale Sicherung** in Bonn. Ein Schwerpunkt ist die Gesundheitsvorsorge und Prävention, zu deren Verbesserung das neue Infektionsschutzgesetz am 1.1.2001 erlassen wurde (s.u.). Eine Übersicht zur Organisation des Gesundheitswesens gibt Abbildung 1.14-2.

Nachgeordnet als Bundesoberbehörde ist speziell für Impfstoffe, Immunglobuline, Immunseren und Blutderivate das **Paul-Ehrlich-Institut** (PEI), Bundesamt für Sera und Impfstoffe in Langen zuständig. Zu seinen Aufgaben zählen die staatliche Zulassung und Chargenprüfung von (immun-)biologischen Arzneimitteln, wie Impfstoffen und Sera, die in Deutschland in den Verkehr gebracht werden sollen, sowie die prüfungsbegleitende Forschung. Jede einzelne Charge einer Vakzine wird hier überprüft. Als Dienstleistung bietet es außerdem Informationen für Ärzte und Apotheker zu Impfungen, Impfstoffe und Impfschutzgesetz an. Grundlage sind u.a. das Arzneimittelgesetz (AMG), die Bestimmungen der Europäischen Zulassungsbehörde (EMEA) sowie die Anforderungen der Weltgesundheitsorganisation (WHO-requirements).

Das **Robert-Koch-Institut** (RKI) in Berlin als weitere Bundesoberbehörde ist die zentrale Einrichtung im Bereich der öffentlichen Gesundheit zur Erkennung, Verhütung und Bekämpfung von Krankheiten. Es erforscht solche von großer öffentlicher und gesundheitspolitischer Bedeutung, gibt Empfehlungen ab und berät die Politik. Außerdem werden gesetzliche und wissenschaftliche Aufgaben auf den Gebieten der Gesundheitsberichterstattung, der Seuchenabwehr und der biologischen Sicherheit vom RKI wahrgenommen. Wesentliche Grundlagen für die Durchführung der Aufgaben sind vor allem das Infektionsschutz-, das Transfusions- und das Gentechnikgesetz.

Die Durchführung der Aufgaben des RKI übernehmen verschiedene wissenschaftliche Kommissionen. Die **Ständige Impfkommission** (STIKO) setzt

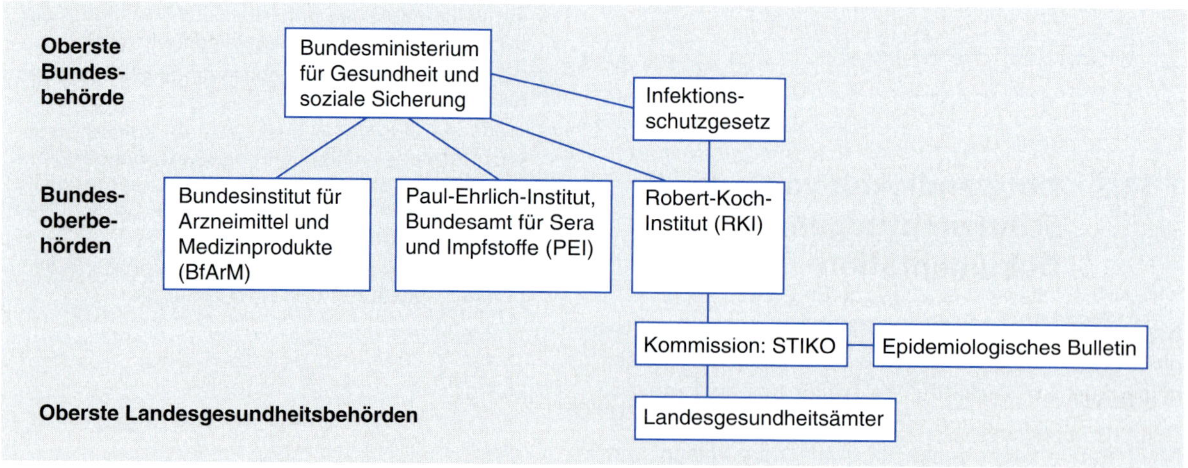

Abb. 1.14-2: Organisation des Gesundheitswesens

sich aus unabhängigen Wissenschaftlern und praktizierenden Ärzten zusammen, die vom Bundesministerium für Gesundheit und soziale Sicherung für die Dauer von drei Jahren berufen werden. Die STIKO erarbeitet auf Grundlage der Vorgaben des Infektionsschutzgesetzes Empfehlungen, die den Einzelnen und die Gemeinschaft vor übertragbaren Krankheiten schützen sollen. Solche Empfehlungen betreffen Impfstoffe, aber auch andere Maßnahmen des Infektionsschutzes, etwa die prophylaktische Gabe von Antibiotika. Die Impfempfehlungen wie auch andere regelmäßige Mitteilungen der STIKO veröffentlicht das RKI im „Epidemiologischen Bulletin“.

Die Empfehlungen der STIKO dienen den obersten Gesundheitsbehörden der Bundesländer wiederum als Vorlage, um öffentliche Impfempfehlungen auszusprechen. Meistens werden die STIKO-Empfehlungen in öffentliche Impfempfehlungen der Länder umgesetzt.

1.14.4 Herstellung, Zusammensetzung, Hilfsstoffe, Sicherheit

Alle Impfstoffe enthalten Antigene, gegen die der Organismus schützende Antikörper bilden soll. Zusätzlich können Hilfsstoffe zugesetzt sein, wie Adjuvanzien als Wirkungsverstärker, Stabilisatoren, Konservierungs- und Lösungsmittel. Außerdem sind Spuren nicht ganz zu entfernender Reste aus dem Herstellungsprozess möglich. Je nach Impfstofftyp ergeben sich Unterschiede (Tab. 1.14-2):

Lebendimpfstoffe enthalten als Antigen vermehrungsfähige Bakterien oder Viren, die aber so abgeschwächt (attenuiert) sind, dass sie normalerweise nicht zu einer Infektion führen. Als Stabilisatoren werden Zucker, Aminosäuren, wie Glycin, oder Proteine, wie Albumin, hydrolysierte Gelatine oder Polygelin verwendet. Das Lösungsmittel ist meist Wasser für Injektionszwecke. Bei Virusimpfstoffen können Spuren der Antibiotika, die für die Anzucht notwendig waren, und auch Spuren des Kulturmediums, wie beispielsweise Hühnereiweiß, vorkommen.

Totimpfstoffe bestehen aus inaktivierten, nicht mehr vermehrungsfähigen kompletten Bakterien oder Viren, einzelnen isolierten Antigenstrukturen oder entgifteten Toxinen (Toxoide). Eine wirksame

1

Tab. 1.14-2: Lebend- und Totimpfstoffe

	Lebendimpfstoffe	Totimpfstoffe			
Erregertyp		**Ganzkeim**	**Untereinheiten**	**Konjugat**	**Toxoide**
Viral	Gelbfieber	FSME	Influenza (Spaltimpfstoff)		
Viral	Masern	Hepatitis A	Hepatitis B (rekombinant)		
Viral	Mumps	[**Japan-Enzephalitis]			
Viral	[*Poliomyelitis (OPV, Schluckimpfstoff)]	Polio IPV			
Viral	[*Pocken]	Tollwut			
Viral	Röteln				
Viral	Varizellen				
Bakteriell	[*BCG]	[***Cholera]	Meningokokken A, C	Hib	Diphtherie
Bakteriell	[**Cholera (Schluckimpfstoff)]		Meningokokken A+C+W+Y (Polysaccharid)	Meningokokken C	Tetanus
Bakteriell	Typhus oral		Pertussis (azellulär)		
Bakteriell			Pneumokokken, 23-valent (Polysaccharid)	Pneumokokken, 7-valent	
Bakteriell			Typhus Vi		

* Impfstoff in Deutschland nicht mehr empfohlen
** Impfstoff in Deutschland nicht zugelassen und nur im Ausnahmefall bei Reisen in bestimmte Länder indiziert
*** Impfstoff z. Zt. in Deutschland nicht verfügbar

Immunisierung erfordert relativ große Mengen an Antigen, meist auch mehrere Impfdosen sowie Auffrischimpfungen. Zur Verbesserung der Immunantwort (Booster) werden die Antigene an größere Partikel adsorbiert. Je kleiner ein Antigen ist, umso wichtiger wird dieses Adjuvans. Verwendet werden dazu Aluminiumhydroxid, auch in Kombination mit Aluminiumphosphat als „Aluminiumgel“, O/W-Emulsionen, wie MF 59 (Micro-Fluidized Emulsion), und neuerdings liposomenähnliche Phospholipid-Partikel, die so genannten Virosomen. Virosomen-haltige Impfstoffe vermitteln eine ausgezeichnete Stimulierung der B- und T-Zellen bei vergleichsweise niedrigen lokalen Nebenwirkungen durch die Injektion. Polysorbate vom Typ 80 und 20 können als Stabilisator vorhanden sein. Zur Konservierung dienen Phenol, Phenoxyethanol oder Thiomersal (= Merthiolat). Die Viren werden im Allgemeinen durch Formaldehyd inaktiviert.

Ganzkeimimpfstoffe bestehen aus ganzen, inaktivierten Erregern. Da bakterielle Ganzkeimimpfstoffe trotz guter Reinigung noch Bestandteile der Bakterienzellwände enthalten, sind sie oft weniger verträglich. Virale Ganzkeimimpfstoffe werden jedoch sehr gut toleriert.

Impfstoffe aus Untereinheiten von Erregern

- ☐ **Rekombinante Impfstoffe** enthalten einzelne Oberflächenantigene. Diese werden von gentechnisch veränderten Hefezellen produziert.
- ☐ **Spaltimpfstoffe** haben als antigene Komponente einzelne Bestandteile zertrümmerter Viren.
- ☐ **Subunit-Impfstoffe** enthalten isolierte und gereinigte Antigene des Erregers.
- ☐ **Polysaccharid-Impfstoffe** werden aus den Kapselhüllen verschiedener Bakterien gewonnen. Im Gegensatz zu den Protein-Antigenen stimulieren sie jedoch kaum die T-Zellen (Memory-Zellen). Die Immunantwort ist deshalb während der ersten zwei Lebensjahre unzureichend (s. 1.14.1).
- ☐ Bei den **Konjugat-Impfstoffen** wird das Kapselpolysaccharid an ein Protein gekoppelt. Infolge dieser Kombination wird zusätzlich die T-Zellbildung aktiviert und damit eine Wirkung auch bei Säuglingen und immuninkompetenten Patienten erzielt.
- ☐ **Toxoid-Impfstoffe** werden aus inaktivierten Giften oder Stoffwechselprodukten bakteriellen Ursprungs hergestellt. Für die Inaktivierung werden beispielsweise Formaldehyd oder Glutaraldehyd verwendet. Um die Immunogenität der Antigene zu steigern, werden sie z. B. an Aluminiumhydroxid adsorbiert. Die Impfung erzeugt keine antiinfektiöse, sondern nur eine antitoxische Immunität. Das bedeutet, dass die Impfung nicht die Vermehrung der Bakterien verhindert.

Kombinationsimpfstoffe sind industriell gefertigte Mischungen aus verschiedenen Impfstoffen in einem Präparat. Mit einem Pik können derzeit bis zu sechs Impfstoffe gleichzeitig verabreicht werden.

Richtlinien für die **Herstellung** der einzelnen Impfstoffe sind in entsprechenden Monografien des Europäischen Arzneibuches festgelegt. Dort sind auch Vorschriften zur **Qualität und Sicherheit** sowie deren Kontrolle zu finden. Besonders hervorzuheben sind beispielsweise:

Gewährleistung der Sterilität. Die Hitzesterilisation ist für biologische Parenteralia ausgeschlossen. Alle Impfstoffe müssen streng aseptisch hergestellt werden. Zum Teil werden ihnen Antibiotika sowie Desinfektions- und Konservierungsmittel zugesetzt.

Inaktivierten Impfstoffen dürfen beispielsweise Konservierungsmittel zugefügt werden. So enthalten Toxoid-Impfstoffe meist Thiomersal oder Timerfonat. Demgegenüber dürfen Phenol und dessen Derivate bei Toxoid-Impfstoffen nicht verwendet werden, da sie deren antigene Wirkung vermindern würden. Erlaubt sind sie aber für die übrigen Impfstoffe gegen Bakterien.

Minimierung des Risikos der Übertragung von Erregern der spongioformen Enzephalopathie tierischen Ursprungs. Tierisches Material sollte möglichst aus BSE-freien Ländern stammen. Seine Herkunft muss nachgewiesen werden. Bei der Art des tierischen Gewebes oder der Körperflüssigkeit ist die unterschiedliche Infektiosität zu beachten (vier Kategorien, s. Ph. Eur). Es müssen geeignete Herstellungsverfahren gewählt werden, um eventuelle Erreger zu inaktivieren oder zu entfernen.

Endprüfung der Chargen und deren Freigabe obliegen dem Paul-Ehrlich-Institut.

Werden unerwartete Ereignisse bekannt, wie beispielsweise gehäufte unerwünschte Arzneimittelwirkungen, müssen diese von der Apotheke an die Arzneimittelkommission der Deutschen Apotheker und an die zuständige Aufsichtsbehörde gemeldet werden. Ggf. wird der Hersteller selbst oder das Paul-Ehrlich-Institut unverzüglich eine **Rückrufaktion** veranlassen (Rote-Hand-Brief).

1.14.5 Haltbarkeit, Lagerung, Transport

Die Qualitätssicherheit ist für einen Impfstoff nur dann garantiert, wenn die vorgeschriebenen Bedingungen bezüglich Haltbarkeit, Lagerung und Transport eingehalten werden:

- ☐ Ein Impfstoff darf nach Ablauf des auf der Packung angegebenen **Haltbarkeitsdatums** nicht mehr verwendet werden.

- ☐ Impfstoffe sind im Kühlschrank zwischen +2 °C bis +8 °C zu **lagern**. Vorsicht geboten ist bei der Aufbewahrung im Türfach, die Temperatur ist hier meist höher als im Inneren des Kühlschranks. Höhere Temperaturen werden auch dann erreicht, wenn der Kühlschrank oft geöffnet wird. Außerdem sollte beachtet werden, dass der Impfstoff nicht zu dicht gepackt ist, damit genug Luft zirkulieren kann. Wie alle biologischen Arzneimittel reagieren Impfstoffe empfindlich auf Temperatureinflüsse. Neben Wärme kann aber auch Frost zu Veränderungen führen. Deshalb dürfen Impfstoffe nicht im Gefrierfach aufbewahrt werden. Als Folge können Impfstoffkeime abgetötet und damit die schützende Antikörperbildung beeinträchtigt werden oder sogar die Wirkung verloren gehen. Ausgeflockte Aluminiumverbindungen können bei Adsorbatimpfstoffen die lokale Verträglichkeit verschlechtern. Möglich sind auch Veränderungen am Behältnis. Bei Glasgefäßen können beispielsweise Haarrisse auftreten, die zur Unsterilität des Inhaltes und damit zu Infektionen an der Injektionsstelle führen können.
- ☐ Für den **Transport** ist der Hinweistext auf der Verpackung maßgebend: Bei **„kühlkettenpflichtigen"** Impfstoffen (alle Virus-Lebendimpfstoffe) muss die Temperatur von +2 °C bis +8 °C lückenlos vom Hersteller bis zum Impfarzt eingehalten werden. Als Transportmittel eignen sich Kühlboxen aus Styropor; der Kühlakku darf nicht direkt mit dem Impfstoff in Berührung kommen. **„Kühl zu lagern"** sind Totimpfstoffe. Sie sind weniger empfindlich und können zwischenzeitlich ungekühlt transportiert werden. Eine höhere als Raumtemperatur sollte jedoch für längere Zeit vermieden werden. Wird die vorgeschriebene Temperatur mehrfach überschritten, können auch diese Impfstoffe durch den Kumulationseffekt geschädigt werden.

1.14.6 Aktive und passive Immunisierung sowie Simultanprophylaxe

Abhängig von ihrem Wirkungsmechanismus wird zwischen aktiver und passiver Immunisierung unterschieden:

Eine Schutzimpfung ist eine **aktive Immunisierung**. Gesunden Personen werden abgetötete bzw. stark abgeschwächte Erreger oder Erregerkomponenten (Antigene) verabreicht. Die Auseinandersetzung des Körpers mit dem Antigen führt zur Bildung einer spezifischen Immunabwehr. Dabei laufen die gleichen Mechanismen ab wie auch nach einer natürlichen Infektion, ohne dass es jedoch zu einer erkennbaren Erkrankung kommt. Aus immunologisch-infektiologischer Sicht ist die Impfung vergleichbar mit einer Infektion unter kontrollierten Bedingungen. Die nun ständig vorhandenen Antikörper zerstören die eindringenden Erreger und verhindern so eine Erkrankung. Gleichzeitig werden Memory-Zellen gebildet, die sich jederzeit zu Immunglobulin produzierenden Plasmazellen ausdifferenzieren können. Diese sekundäre Immunantwort führt damit zu einem starken Boostereffekt. Allerdings tritt nach der ersten Impfung die Schutzwirkung erst verzögert ein. Um ausreichende Titer zu erreichen, sind oft mehrere Dosen nötig. Je nach Impfstoff kann der Schutz lebenslang anhalten oder muss durch erneute Gabe aufgefrischt werden.

Lebendimpfstoffe: Nach der Gabe eines Lebendimpfstoffes werden sofort T-Memory-Zellen gebildet. Für die Langzeitwirkung sind zumeist ein oder zwei Dosen ausreichend. Eine Auffrischung ist seltener erforderlich. Eventuelle leichte Krankheitssymptome können nach der Inkubationszeit der Infektionskrankheit (etwas kürzer als nach Wilderkrankung) auftreten.

Totimpfstoffe: Bei einem Totimpfstoff ist die mehrfache Verabreichung erforderlich, um ausreichenden Schutz zu gewähren. Damit die Wirkung dauerhaft anhält, muss die Impfung regelmäßig wiederholt werden. Nebenwirkungen der Impfung kommen überwiegend lokal drei bis vier Tage nach der Infektion vor.

Bei der **passiven Immunisierung** werden fremde Antikörper gegen bestimmte Erreger oder deren Toxine verabreicht. Stammen sie von Menschen, spricht man von **homologen** Antikörpern oder **Immunglobulinen.** Bei **spezifischen Immunglobulinen** werden gezielt Seren erkrankter oder geimpfter Spender eingesetzt, um vor allem gegen eine spezifische Erkrankung zu wirken. Sucht man die Seren nicht gezielt aus, erhält man das normale Spektrum an **unspezifischen Immunglobulinen = Standardimmunglobulin.** Dieses wird bei verschiedenen Erkrankungen eingesetzt. **Heterologe** Antikörper oder **Sera** werden heute nur noch selten von Tieren gewonnen. Der Schutz dieser Immunglobuline und Sera setzt sofort ein, hält aber nur kurzfristig, einige Wochen bis maximal drei Monate, an. Bei heterologen Sera ist er deutlich kürzer als bei den homologen Immunglobulinen.

Bei der Geburt werden mütterliche Antikörper auf den Fötus übertragen und bewirken damit die passive Immunität des Kindes. Dieser **Nestschutz** besteht wenige Wochen bis maximal ein Jahr (relative „Immuntoleranz" zwischen Kind und Mutter). Die Dauer und Höhe der Schutzwirkung ist für die einzelnen Krankheiten unterschiedlich und hängt auch davon ab, ob die Mutter die Antikörper durch eigene Erkrankung (Wilderkrankung) oder Impfung erworben hat. Die Gabe eines Lebendimpfstoffes, wie der gegen Masern, Mumps und Röteln, wird deshalb erst für Kinder ab elf Monaten empfohlen. Die geringe Antigenmenge des Lebendimpfstoffes würde durch noch vorhandene maternale Antikörper neutralisiert und damit der Impferfolg in Frage gestellt.

Bei der **Simultanprophylaxe** wird gleichzeitig aktiv mit Totimpfstoff und passiv mit Immunglobulin immunisiert. Beispielsweise wird im Falle einer größeren Verletzung dem nicht oder nur unvollständig geimpften Patienten zusätzlich zur Tetanus-Impfung ein Tetanus-Immunglobulin unbedingt contralateral verabreicht. Die Wirksamkeit des Immunglobulins hält drei bis vier Wochen an. Da die Wirkung der relativ großen Antigenmenge der Totimpfstoffe dadurch nicht beeinträchtigt wird, schließt die inzwischen ausgebildete aktive Immunität daran an. Danach muss die aktive Tetanusimpfung noch mindestens 2-mal wiederholt werden. Dadurch ergibt sich ein nahtloser, lang anhaltender Schutz.

1.14.7 Impfempfehlungen

Impfen ist in Deutschland freiwillig. Für Impfungen, die für die Gesundheit der Bevölkerung von besonderer Bedeutung sind, und andere spezifische prophylaktische Maßnahmen geben die obersten Gesundheitsbehörden der Länder öffentliche Empfehlungen heraus. Die fachlichen Grundlagen erarbeitet die STIKO. Abhängig von der epidemiologischen Bedeutung unterscheidet die STIKO verschiedene Kategorien, die in den Tabellen 1.14-3 bis 1.14-6 zusammengefasst sind.

- **Standardimpfungen** (S) sind Regelimpfungen, die für die gesamte Bevölkerung angeraten sind.
- **Auffrischimpfungen** (A) dienen der dauerhaften Erhaltung des Impfschutzes.
- **Indikationsimpfungen** (I) werden nur individuell für Risikopatienten oder deren Kontaktpersonen empfohlen.
- **Beruflich veranlasst** sind Impfungen (B) bei entsprechender Gefährdung durch die Arbeit.
- **Reiseimpfungen** (R) schützen individuell bei Auslandsaufhalten.
- Eine **postexpositionelle Prophylaxe** (P) kann bei ungeimpften oder unzureichend geimpften Personen durchgeführt werden, wenn sie Kontakt zu Erkrankten hatten bzw. besonders gefährdet sind. Bei einer Epidemie oder regional erhöhter Morbidität kann eine Riegelungsimpfung angeordnet werden

Der Impfkalender beruht auf Empfehlungen der ständigen Impfkommission (STIKO) (Abb. 1.14-3).

Tab. 1.14-3: Standard- und Auffrischimpfungen für Kinder und Jugendliche nach STIKO 2004

Krankheit	Indikation, Anwendungshinweise
Diphtherie	Grundimmunisierung beginnend ab 2. vollendetem Lebensmonat, s. Impfkalender, Auffrischung (Td) jeweils mit 5 bis 6 und mit 9 bis 17 Jahren (möglichst nicht früher als 5 Jahre nach der vorangegangenen Impfung)
Tetanus	Grundimmunisierung beginnend ab 2. vollendetem Lebensmonat, s. Impfkalender, Auffrischung (Td) jeweils mit 5 bis 6 und mit 9 bis 17 Jahren (möglichst nicht früher als 5 Jahre nach der vorangegangenen Impfung)
Poliomyelitis	Grundimmunisierung beginnend ab 2. vollendetem Lebensmonat, s. Impfkalender, Auffrischung mit 9 bis 17 Jahren
Pertussis	Grundimmunisierung beginnend ab 2. vollendetem Lebensmonat, s. Impfkalender, Auffrischung mit 9 bis 17 Jahren
Haemophilus influenzae Typ b	Grundimmunisierung beginnend ab 2. vollendetem Lebensmonat, s. Impfkalender, nach dem 12. bzw. 15. Monat (s. Packungsbeilage) reicht eine Dosis aus, ab 5 Jahren ist die Impfung nur in Ausnahmefällen indiziert
Hepatitis B	Grundimmunisierung beginnend ab 2. vollendetem Lebensmonat, s. Impfkalender
Masern	Grundimmunisierung beginnend ab 11. Lebensmonat
Mumps	Grundimmunisierung beginnend ab 11. Lebensmonat
Röteln	Grundimmunisierung beginnend ab 11. Lebensmonat
Varizellen	Immunisierung im Alter von 11 bis 14 Monaten, ungeimpfte 9- bis 17-Jährige ohne Varizellen-Anamnese

Tab. 1.14-4: Standard- und Auffrischimpfungen für Erwachsene nach STIKO 2004

Krankheit	Indikation, Anwendungshinweise
Diphtherie	Nicht geimpfte Personen erhalten 2 Dosen im Abstand von 4 bis 8 Wochen und eine 3. Dosis 6 bis 12 Monate nach der 2. Impfung; bei unvollständiger Grundimmunisierung Vervollständigung der fehlenden Impfungen, Auffrischung alle 10 Jahre, jeweils als Kombination mit Tetanus (Td)
Tetanus	Nichtgeimpfte Personen erhalten 2 Dosen im Abstand von 4 bis 8 Wochen und eine 3. Dosis 6 bis 12 Monate nach der 2. Impfung; bei unvollständiger Grundimmunisierung Vervollständigung der fehlenden Impfungen, Auffrischung alle 10 Jahre, jeweils als Kombination mit Diphtherie (Td)

Tab. 1.14-4: Standard- und Auffrischimpfungen für Erwachsene nach STIKO 2004 (Fortsetzung)

Krankheit	Indikation, Anwendungshinweise
Poliomyelitis	Bei fehlender oder unvollständiger Grundimmunisierung; Erwachsene mit mind. 4 Dosen gelten als vollständig immunisiert
Influenza für $>$60-Jährige	Jährliche Impfung im Herbst mit aktuellem Impfstoff (von der WHO empfohlene Antigenkombination)
Pneumokokken für $>$60-Jährige	Eine Dosis Polysaccharid-Impfstoff, Auffrischung alle 6 Jahre

Tab. 1.14-5: Indikationsimpfungen nach STIKO 2004

Krankheit	Indikation, Anwendungshinweise
FSME	Personen, die in FSME-Risikogebieten Zecken ausgesetzt sind
Haemophilus influenzae Typ b	Personen mit anatomischer oder funktioneller Asplenie
Hepatitis A	Homosexuell aktive Männer Personen mit substitutionspflichtiger Hämophilie Personen in psychiatrischen oder ähnlichen Einrichtungen Personen mit chronischer Lebererkrankung einschließlich chronischer Krankheiten mit Leberbeteiligung ohne Hepatitis-A-Antikörper
Hepatitis B	Patienten mit chronischer Nierenkrankheit, Dialysepatienten Patienten mit häufiger Blutübertragung Patienten vor ausgedehnten chirurgischen Eingriffen Patienten mit chronischen Lebererkrankungen einschließlich chronischer Krankheiten mit Leberbeteiligung Seronegative HIV-Positive Familienangehörige und sonstige Kontaktpersonen Hepatitis-B-positiver Patienten in psychiatrischen oder ähnlichen Einrichtungen sowie Personen in Behindertenwerkstätten Homosexuelle, Drogenabhängige, Prostituierte, länger einsitzende Strafgefangene
Influenza	Patienten mit erhöhter gesundheitlicher Gefährdung infolge eines Grundleidens Personen mit erhöhter Gefährdung, z. B. medizinisches Personal, Personen in Einrichtungen mit umfangreichem Publikumsverkehr sowie Personen, die als mögliche Infektionsquelle für von ihnen betreute ungeimpfte Risikopersonen fungieren können. Bei Epidemien
Meningokokken	Patienten mit angeborenen oder erworbenen Immundefekten mit T- und/oder B-zellulärer Restfunktion, Asplenie Bei Ausbrüchen oder regionalen Häufungen
Pertussis	Nicht immune Frauen mit Kinderwunsch präkonzeptionell bzw. in den ersten Tagen nach der Geburt des Kindes Nicht immune enge Haushaltskontaktpersonen und Betreuer spätestens 4 Wochen vor Geburt des Kindes (speziell vor der Geburt eines Geschwisterkindes)
Pneumokokken	Patienten mit erhöhter gesundheitlicher Gefährdung infolge einer Grundkrankheit: – Angeborene oder erworbene Immundefekte mit T- und/oder B-zellulärer Restfunktion – Chronische Krankheiten Frühgeborene Kinder mit niedrigem Geburtsgewicht Säuglinge und Kinder mit Gedeihstörungen oder neurologischen Krankheiten
Poliomyelitis	Reisende in Regionen mit Infektionsrisiko Aussiedler, Flüchtlinge und Asylbewerber, die in Gemeinschaftseinrichtungen leben, bei Einreise aus Polio-Risiko-Gebieten
Röteln	Seronegative Frauen mit Kinderwunsch
Varizellen	Seronegative Frauen mit Kinderwunsch Seronegative Patienten vor geplanter immunsuppressiver Therapie oder Organtransplantation Seronegative Patienten unter immunsuppressiver Therapie Seronegative Patienten mit Leukämie Empfängliche Patienten mit schwerer Neurodermitis Empfängliche Personen mit engem Kontakt zu vorgenannten Patienten

Tab. 1.14-6: Beruflich veranlasste Impfungen nach STIKO 2004

Krankheit	Indikation, Anwendungshinweise
FSME	Beispielsweise exponiertes Laboratoriumspersonal sowie in Risikogebieten tätige Forstarbeiter oder Landwirte
Gelbfieber	Firmenmitarbeiter bei Aufenthalt in Epidemiegebieten
Hepatitis A	Personal im Gesundheitsdienst, in Laboratorien, in Kindertagesstätten etc. oder Arbeiter mit direktem Kontakt zu Abwasser
Hepatitis B	Infektionsgefährdete Personen im Allgemeinen nach serologischer Vortestung, z. B. im Gesundheitsdienst, Ersthelfer, Mitarbeiter der Rettungsdienste, Polizisten mit Kontakt zu Drogenabhängigen, in psychiatrischen Einrichtungen; der Impferfolg muss kontrolliert werden
Influenza	Personen mit erhöhter Gefährdung, z. B. medizinisches Personal, Personen in Einrichtungen mit umfangreichem Publikumsverkehr
Masern, Mumps	Ungeimpfte bzw. empfängliche Personen in Einrichtungen der Pädiatrie, Gemeinschaftseinrichtungen für das Vorschulalter, Kinderheimen etc.
Meningokokken	Gefährdetes Laborpersonal
Pertussis	Personal in Pädiatrie und Infektionsmedizin, in Gemeinschaftseinrichtungen für das Vorschulalter, Kinderheimen
Poliomyelitis	Personal in Einrichtungen für Aussiedler, Flüchtlinge und Asylbewerber, in Laboratorien mit Poliomyelitis-Risiko, medizinisches Personal mit möglichem engem Kontakt zu Erkrankten
Röteln	Ungeimpfte bzw. empfängliche Personen in Einrichtungen der Pädiatrie, der Geburtshilfe und Schwangerenbetreuung sowie Gemeinschaftseinrichtungen für das Vorschulalter, Kinderheimen
Tollwut	Tierärzte, Jäger, Forstpersonal etc., Personal in Laboratorien mit Tollwutrisiko
Varizellen	Seronegatives Personal im Gesundheitsdienst, insbesondere der Bereiche Pädiatrie, Onkologie, Gynäkologie/Geburtshilfe, Intensivmedizin, Betreuung von Immundefizienten sowie bei Neueinstellungen in Gemeinschaftseinrichtungen für das Vorschulalter

Reiseimpfungen

Bei einer Reise sollte rechtzeitig an die Impfprophylaxe gedacht werden (Tab. 1.14-7). Die Standardimpfungen sollten gegebenenfalls komplettiert bzw. aufgefrischt werden. In der Reiseregion kann aber darüber hinaus die Gefahr noch anderer Infektionskrankheiten lauern. Glücklicherweise ist aber gegen viele dieser Krankheiten heutzutage eine Schutzimpfung möglich. Je nach Urlaubsziel, Jahreszeit und Art der Reise ist zu prüfen, welche weiteren Impfungen angezeigt sind. Auch aktuelle Ausbrüche einer Krankheit müssen berücksichtigt werden. Manche Länder verlangen bei Einreise den Nachweis bestimmter Impfungen: Gelbfieber, gegebenenfalls Meningokokken oder Masern-Mumps-Röteln. Die WHO beobachtet die Verbreitung der Infektionskrankheiten in der ganzen Welt und gibt dazu Meldungen heraus. Täglich können sich Änderungen ergeben, die nur schwer zu verfolgen sind. Hilfreich für die Beratung von Reisenden in der Apotheke ist deshalb der Einsatz eines entsprechenden Profi-Computerprogrammes. Online können, beispielsweise von „Ibera" (www.ibera-online.de), Reiseimpfempfehlungen abgerufen werden, die sich von denen der WHO ableiten.

Postexpositionelle Prophylaxe

Bei bakteriellen Infektionskrankheiten empfiehlt die STIKO als postexpositionelle Prophylaxe Antibiotika oder Chemotherapeutika. Als einzige Ausnahme ist die Gabe eines spezifischen Immunglobulins, z. B. **Tetanus-Hyperimmunglobulin** im Falle einer größeren Verletzung oder Wunde angezeigt, wenn weniger als zwei Tetanus-Impfungen vorhanden sind oder bei zwei Impfdosen in der Vorgeschichte die Verletzung länger als 24 Stunden zurückliegt. Tetanus-Ig ist das einzige Immunglobulin, das jede Apotheke nach § 15 Anlage 3 der Apothekenbetriebsordnung vorrätig halten muss.

Die meisten Viruserkrankungen können nur symptomatisch behandelt werden. Bei **Masern, Mumps** und **Röteln** sollten nicht oder unzureichend Geimpfte möglichst innerhalb von drei Tagen nach Exposition vorzugsweise mit MMR-Impfstoff geimpft werden (**Inkubationsimpfung**). Personen, die Hepa-

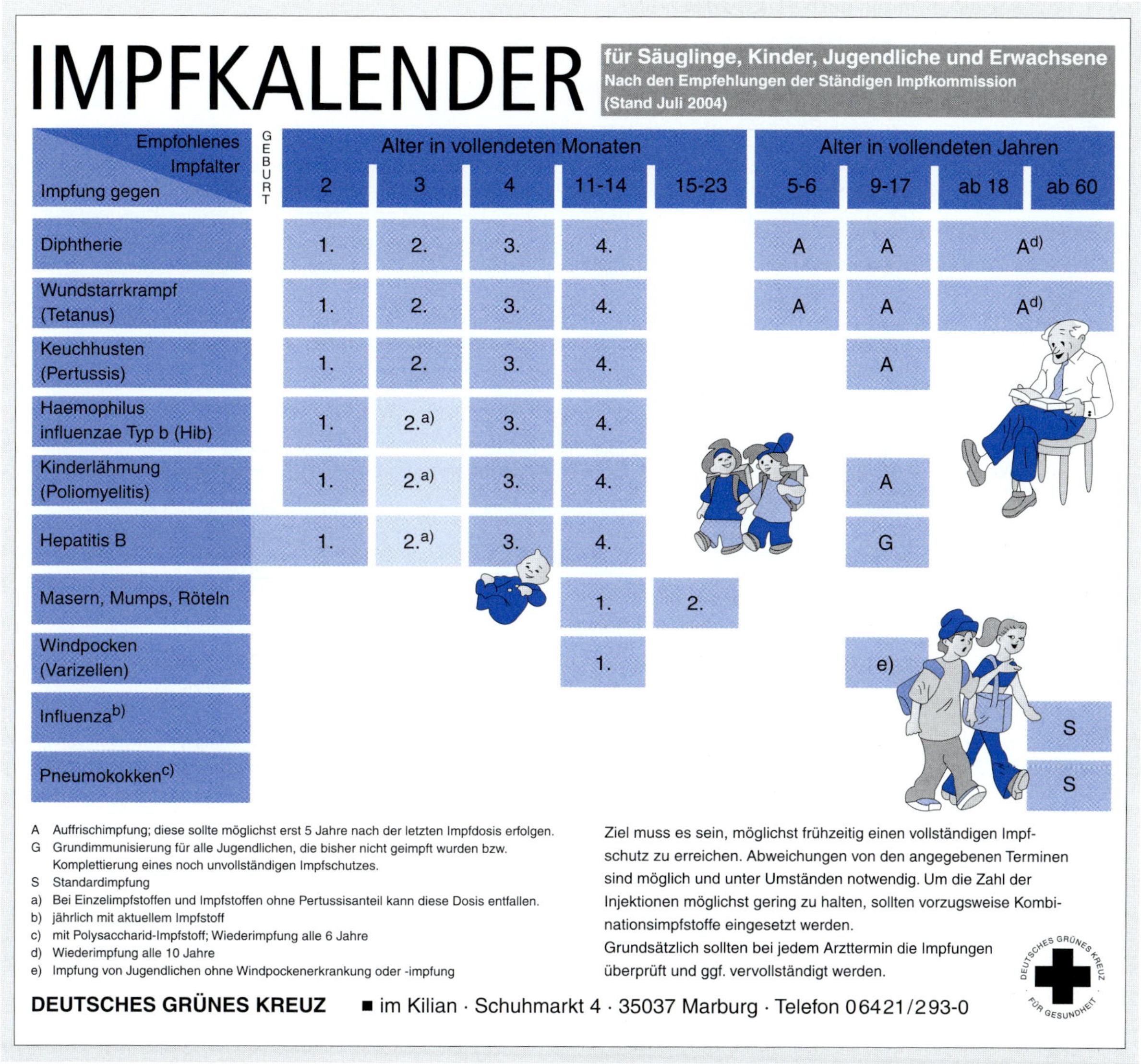

IMPFKALENDER

für Säuglinge, Kinder, Jugendliche und Erwachsene
Nach den Empfehlungen der Ständigen Impfkommission
(Stand Juli 2004)

Impfung gegen / Empfohlenes Impfalter	GEBURT	Alter in vollendeten Monaten: 2	3	4	11-14	15-23	Alter in vollendeten Jahren: 5-6	9-17	ab 18	ab 60
Diphtherie		1.	2.	3.	4.		A	A	A[d)]	
Wundstarrkrampf (Tetanus)		1.	2.	3.	4.		A	A	A[d)]	
Keuchhusten (Pertussis)		1.	2.	3.	4.			A		
Haemophilus influenzae Typ b (Hib)		1.	2.[a)]	3.	4.					
Kinderlähmung (Poliomyelitis)		1.	2.[a)]	3.	4.			A		
Hepatitis B		1.	2.[a)]	3.	4.			G		
Masern, Mumps, Röteln					1.	2.				
Windpocken (Varizellen)					1.			e)		
Influenza[b)]										S
Pneumokokken[c)]										S

A Auffrischimpfung; diese sollte möglichst erst 5 Jahre nach der letzten Impfdosis erfolgen.
G Grundimmunisierung für alle Jugendlichen, die bisher nicht geimpft wurden bzw. Komplettierung eines noch unvollständigen Impfschutzes.
S Standardimpfung
a) Bei Einzelimpfstoffen und Impfstoffen ohne Pertussisanteil kann diese Dosis entfallen.
b) jährlich mit aktuellem Impfstoff
c) mit Polysaccharid-Impfstoff; Wiederimpfung alle 6 Jahre
d) Wiederimpfung alle 10 Jahre
e) Impfung von Jugendlichen ohne Windpockenerkrankung oder -impfung

Ziel muss es sein, möglichst frühzeitig einen vollständigen Impfschutz zu erreichen. Abweichungen von den angegebenen Terminen sind möglich und unter Umständen notwendig. Um die Zahl der Injektionen möglichst gering zu halten, sollten vorzugsweise Kombinationsimpfstoffe eingesetzt werden.
Grundsätzlich sollten bei jedem Arzttermin die Impfungen überprüft und ggf. vervollständigt werden.

DEUTSCHES GRÜNES KREUZ ▪ im Kilian · Schuhmarkt 4 · 35037 Marburg · Telefon 06421/293-0

Abb. 1.14-3: Impfkalender für Säuglinge, Kinder, Jugendliche und Erwachsene nach den Empfehlungen der STIKO (Stand 2004)

titis B-haltigem Material ausgesetzt waren, erhalten bei einem Antikörpertiter zwischen 10 und 100 I. E./l eine Dosis Hepatitis B-Impfstoff. Liegt der Wert unter 10 I. E./l oder kann der aktuelle Titer nicht innerhalb von 48 Stunden bestimmt werden, wird zusätzlich ein **Hepatitis-B-Immunglobulin** verabreicht. Bei Neugeborenen Hepatitis-B-positiver Mütter oder solcher mit unbekanntem Status wird unmittelbar nach der Geburt mit einer Grundimmunisierung begonnen. Ist die Mutter infiziert, bekommt das Kind simultan mit der ersten Dosis ein Hepatitis B-Immunglobulin. Tritt im Umfeld eine **Poliomyelitis**-Erkrankung auf, sollten alle Kontaktpersonen unabhängig vom Impfstatus unverzüglich eine Impfung mit IPV erhalten. Nach Kontakt durch ein tollwütiges oder tollwutverdächtiges Tier oder einen Tollwut-Impfstoffköder wird abhängig vom Schweregrad der Exposition gehandelt: Bei Grad II und III wird eine aktive Immunisierung eingeleitet (s. Fachinformation). Bei Grad III wird simultan mit der ersten Impfung zusätzlich einmal ein **Tollwut-Immunglobulin** verabreicht. Die postexpositionelle Gabe eines **Varizella-Zoster-Immunglobulins** wird von der STIKO für gefährdete Personen, u. a. Schwangere ohne Varizellen-Anamnese, innerhalb von 96 Stunden nach Exposition empfohlen. Damit kann der Ausbruch der Erkrankung verhindert oder zumindest deutlich abgeschwächt werden.

Patienten mit Kontakt zu an **Hepatitis A** Erkrankten, für die eine solche Erkrankung ein besonderes Risiko ist, können zeitgleich mit der ersten Impfung

Tab. 1.14-7: Reiseimpfungen nach STIKO 2004

Krankheit	Indikation, Anwendungshinweise
Cholera	Eine WHO-Empfehlung besteht nicht
FSME	Die FSME-Risikogebiete sind zu beachten
Gelbfieber	Die Impfung wird von einigen Ziel- oder Transitländern vorgeschrieben. Sie muss einmalig spätestens 10 Tage vor Einreise vorgenommen werden. Ein entsprechendes Dokument ist an der Grenze vorzulegen. Nach 10 Jahren muss bei einer erneuten Reise in ein Gelbfiebergebiet aufgefrischt werden. Die Durchführung ist den von den Gesundheitsbehörden zugelassenen Gelbfieber-Impfstellen vorbehalten
Hepatitis A	Vor allem für Trekkingreisende ratsam
Hepatitis B	Empfiehlt sich bei längerem Aufenthalt oder bei zu erwartenden engen Kontakten zur einheimischen Bevölkerung
Masern, Mumps, Röteln	Für viele Länder beim Besuch von Gemeinschaftseinrichtungen für Kinder und Jugendliche
Meningokokken C	Für viele Länder beim Besuch von Gemeinschaftseinrichtungen für Kinder und Jugendliche
Meningokokken Gruppen A, C, W135, Y	Wird bei Pilgerreisen (Hadsch) bei der Einreise verlangt; geimpft wird mit 4-valentem Polysaccharid-Impfstoff
Poliomyelitis	Bei Reisen in Regionen mit Infektionsrisiko, wie Afrika oder indischer Subkontinent, sollte der Impfschutz ggf. aufgefrischt werden
Tollwut	Bei Reisen in Regionen mit hoher Tollwutgefährdung besteht Gefahr z. B. durch streunende Hunde, vor allem für Trekkingreisende ratsam
Typhus	Bei Reisen in Endemiegebiete empfehlenswert
Japan-Enzephalitis	Die Erkrankung ist vor allem in einigen asiatischen Ländern verbreitet. Da in Deutschland kein Impfstoff zur Verfügung steht, muss dieser ggf. importiert werden

Tab. 1.14-8: Produktübersicht Immunglobuline, Immunseren

Immunglobuline		Immunseren
Spezifische	Unspezifische	
Hepatitis B-Ig	Standard-Ig = Immunglobuline ohne definierten Antikörpergehalt = polyvalentes Immunglobulin	Botulismus-Antitoxin, polyvalentes Immunserum vom Pferd
Tetanus-Ig		Diphtherie-Antitoxin vom Pferd
Tollwut-Ig		Gasbrand-Antitoxin
Varicella-Zoster-Ig		Digitalis-Antitoxin vom Schaf
		Polyvalentes Schlangengift-Immunserum vom Pferd, Europa

ein **Standard-Immunglobulin** mit definiertem Anti-Hepatitis A-Titer erhalten.

In Fällen, für die keine spezifischen Immunglobuline zur Verfügung stehen, kann ein **unspezifisches** erwogen werden (s. spezielle Empfehlungen der STIKO).

Immunseren

Auf Immunseren (tierische Antikörper) wird heutzutage nur noch in lebensbedrohlichen Situationen zurückgegriffen, wenn keine anderen spezifischen Mittel möglich sind (Produktübersicht Immunglobuline, Immunseren, Tab. 1.14-8).

Selten gebrauchte Immunglobuline und Immunsera werden in speziellen **Notfalldepots** vorrätig gehalten, die die zuständigen Landesapothekerkammern in bestimmten Krankenhäusern eingerichtet haben und überwachen. Eine aktuelle Liste der Bestückung mit Angabe der Standorte muss in jeder Apotheke aushängen. Dringend erforderliche Präparate können aufgrund einer ärztlichen Verordnung von der Apotheke dort abgeholt werden.

Folgende Impfstoffe, Immunglobuline und Sera werden in Notfalldepots aufbewahrt; es müssen nicht alle in jedem Zentrum vorrätig sein (lt. ApBetrO):

- ☐ Botulismus-Antitoxin
- ☐ Diphtherie-Antitoxin
- ☐ Schlangengift-Immunserum, polyvalent, Europa
- ☐ Tollwut-Impfstoff
- ☐ Tollwut-Immunglobulin
- ☐ Tetanus-Immunglobulin 2500 I. E.
- ☐ Varicella-Zoster-Immunglobulin
- ☐ Hepatitis-B-Immunglobulin

Immunglobuline und Immunseren verlieren immer mehr an Bedeutung. Zudem ist ihre Anwendungsmöglichkeit zeitlich begrenzt. Auch wirtschaftliche Gründe spielen eine Rolle, so dass verschiedene Präparate in Deutschland, z. B. Röteln-Imunglobulin, nicht mehr hergestellt werden. Der Bedarf wird dann aus dem Ausland gedeckt. Im Falle eines Imports muss der behandelnde Arzt darüber aufgeklärt und die Abgabe gemäß § 18 ApBetrO in der Apotheke dokumentiert werden.

Riegelungsimpfung

Um bei Epidemien oder regional erhöhter Morbidität eine weitere Ausbreitung der Erkrankung zu verhindern, können die zuständigen Gesundheitsbehörden zusätzliche Maßnahmen ergreifen. Ungeimpfte oder unzureichend geimpfte Personen werden postexpositionell immunisiert. Diese so genannte Riegelungsimpfung kann beispielsweise bei gehäuftem Auftreten von Masern, Mumps, Röteln, Meningokokken, Hepatitis A oder Poliomyelitis, dann aber mit oralem Poliomyelitis-Impfstoff, durchgeführt werden.

1.14.8 Wirksamkeit

Moderne Impfstoffe sind sehr zuverlässig. Wie bei anderen Arzneimitteln auch kann bei Impfstoffen die Höhe und Dauer der Wirksamkeit unterschiedlich sein.

Zu praktisch 100 % schützen beispielsweise die Tetanus-, Diphtherie-, Poliomyelitis- und die Gelbfieber-Impfung, vollständige Grundimmunisierung und regelmäßige Auffrischung vorausgesetzt.

Dagegen entwickeln bei der Masern-, Mumps- und Röteln-Impfung etwa 5 % der Geimpften keine Immunantwort. Für die Ursache des Versagens können entweder ein noch zu hoher Titer mütterlicher Antikörper zum Impfzeitpunkt, eine unsachgemäße Lagerung bzw. Transport oder eine fehlerhafte Impftechnik verantwortlich sein. Der Grund kann außerdem beim Impfling selbst liegen. Um auch bei diesen (unbekannten) Nonrespondern einen sicheren Impfschutz zu garantieren, sollten alle Kinder möglichst im zweiten Lebensjahr noch ein zweites Mal geimpft werden.

Beispiele für die Wirksamkeit anderer Impfungen:

- ☐ Influenza 80 bis 90 %
- ☐ Pneumokokken bis zu 90 %
- ☐ Hib 95 bis 100 %
- ☐ Varizellen bei Immungesunden > 97 %

Ob eine Person gegen eine bestimmte Erkrankung Abwehrstoffe besitzt, kann im Allgemeinen nur serologisch geklärt werden. Vor einer Impfung ist dies meist aber nicht erforderlich. Die Impfung wird normalerweise auch dann problemlos vertragen, wenn aufgrund einer früheren Erkrankung oder einer vorangegangenen (nicht dokumentierten) Impfung bereits schützende Antikörper vorhanden sind. Aus immunologischer Sicht wäre diese Impfung quasi sinnlos. Die Kosten für die (unnötige) Impfung sind aber wesentlich günstiger als die Bestimmung des Antikörpertiters. Dazu kommt, dass die Werte bei einigen Erregern von vielen Laboratorien nicht zuverlässig ermittelt werden, vor allem weil sie nicht die „schützenden Antikörper" erfassen. Auch kann man nicht immer von der Höhe des Titers auf den Grad der Immunität schließen. Routinemäßig wird eine Bestimmung des Tites daher nur empfohlen

- ☐ nach Hepatitis-B-Impfung bei Risikopersonen,
- ☐ zur Ermittlung des Rötelntiters in der Schwangerschaft,
- ☐ vor Hepatitis-A-Impfung bei Personen, die vor 1950 geboren sind oder die eventuell bereits eine Hepatitis-A-Infektion durchgemacht haben, etwa bei längerem Aufenthalt in Endemiegebieten

1.14.9 Zeitabstände

Bei Impfungen sind Zeitabstände zu beachten.

Zwischen den einzelnen Dosen eines Impfstoffes

Grundsätzlich sind die Angaben des Herstellers maßgebend, die auf entsprechenden Studien beruhen. Voraussetzung für einen optimalen Boostereffekt ist die Einhaltung der für den Impfstoff angegebenen Mindestintervalle zwischen den einzelnen Gaben. Unzulässige Maximalabstände gibt es nicht, jede Impfung zählt. Eine unterbrochene Grundimmunisierung muss nicht neu begonnen werden. Bei Impfung nach Plan wird jedoch der wirksame Schutz früher erreicht. Beispiele:

- D, T, Polio, Hib, HB: Mindestabstand zwischen den einzelnen Impfdosen vier Wochen, Mindestabstand zwischen vorletzter und letzter Impfung der Grundimmunisierung sechs Monate
- MMR: Mindestabstand vier Wochen
- Pneumokokken (Konjugat) bei Erstimpfung unter sechs Monaten: Mindestabstand zwischen 1., 2. und 3. Impfung vier Wochen, zwischen 3. und 4. Impfung acht Wochen

Zwischen verschiedenen Impfstoffen

- Totimpfstoff / Totimpfstoff:
  Totimpfstoffe können in beliebiger Zahl zu jeder Zeit gegeben werden.
- Totimpfstoff / Lebendimpfstoff:
  Sie können gleichzeitig oder in beliebigem Abstand verabreicht werden.
- Lebendimpfstoff / Lebendimpfstoff:
  Lebendimpfstoffe können entweder simultan oder im Mindestabstand von vier Wochen appliziert werden.

Bei zeitgleicher Applikation verschiedener Impfstoffe wird für jeden Impfstoff jeweils die gegenüberliegende Körperseite gewählt.

Zwischen Impfungen und Operationen

Bei dringender Indikation kann ein operativer Eingriff auch nach vorangegangener Impfung durchgeführt werden. Wenn möglich sollte vor und nach Operationen ein Abstand eingehalten werden, bei Totimpfstoffen von mindestens drei Tagen und bei Lebendimpfstoffen von 14 Tagen.

1.14.10 Unerwünschte Arzneimittelwirkungen

Genauso wie bei anderen Arzneimitteln sind auch bei Impfstoffen unerwünschte Effekte nicht gänzlich auszuschließen. Da eine Impfung prophylaktisch durchgeführt wird, müssen Nutzen der Schutzimpfung gegen das Risiko der impfpräventablen Infektionskrankheit besonders abgewogen werden. Die Gefahr durch die Erkrankung selbst, deren Komplikationen und eventuell bleibenden Schäden darf nicht unterschätzt werden und ist ungleich höher als das Impfrisiko. Deutschland verfügt weltweit über die sichersten, am besten geprüften und überwachten Impfstoffe. Nebenwirkungen nach einer Schutzimpfung werden nur selten beobachtet. Abhängig von deren **Schweregrad** muss differenziert werden zwischen Impfreaktionen, Impfkrankheiten, Impfkomplikationen und Impfschäden.

Impfreaktionen, auch als Reaktogenität auf den Impfstoff bezeichnet, sind harmlose Beschwerden der Immunantwort. Sie treten bei Totimpfstoffen innerhalb von 12 bis 72 Stunden nach der Injektion auf. Lokalreaktionen, wie Rötung, Schwellung oder Schmerzen im Bereich der Injektionsstelle, kommen überwiegend nach Totimpfstoffen vor. Bei Adsorbat-Impfstoffen liegt das meist an den Adsorbentien Aluminiumhydroxid und/oder Aluminiumphosphat, die subkutan schlecht verträglich sind und Fremdkörperreaktionen in Form von Granulomen auslösen können. Allgemeinreaktionen mit Fieber bis zu 39,5 °C, Kopf- und Gliederschmerzen und Unwohlsein sind weniger häufig. Die klassischen Symptome der natürlichen Erkrankung sind bei Totimpfstoffen nicht zu erwarten.

Zu einer **Impfkrankheit,** der abgeschwächten Form der Infektionskrankheit, kann es innerhalb einer leicht verkürzten Inkubationszeit der Erkrankung kommen. Sie entsteht gelegentlich nach einer Lebendimpfung. So genannte Impfmasern werden nach sieben bis zwölf Tagen beobachtet. Für den Zeitraum möglicher Fieberreaktionen kann bei Kindern, die zu Fieberkrämpfen neigen, die prophylaktische Gabe eines Antipyretikums erwogen werden.

Bei einer **Impfkomplikation** ist die Gesundheit vorübergehend schwer beeinträchtigt, was aber sehr selten ist. Die Nebenwirkungen sind unterschiedlich und für bestimmte Impfstoffe typisch. Etwa zwei Wochen nach der Impfung gegen Röteln sind z. B. eine Arthropathie mit Gelenkschmerzen oder nach der Masernimpfung eine Thrombozytopenie möglich. Die Beschwerden werden symptomatisch behandelt.

Halten die Komplikationen längere Zeit an oder bleiben sogar, spricht man von einem **Impfschaden.** Die Häufigkeit liegt bei eins zu einer Million oder seltener für beispielsweise eine Enzephalitis nach Gelbfieber-Impfung. Zum Vergleich: Gastrointestinale Blutungen mit Klinikeinweisung treten bei 15 von 100 000 Patienten nach Einnahme nichtsteroidaler Antirheumatika auf. Wird eine Erkrankung unbekannter Ursache auf eine kurz vorangegangene Schutzimpfung zurückgeführt, muss differentialdiagnostisch die Kausalität geprüft werden. Eine andere, zufällig koinzidierende Erkrankung ist auszuschließen. Das Intervall zwischen Impfung und beginnender Symptomatik muss schlüssig sein. Für die heutzutage in Deutschland öffentlich empfohlenen Impfstoffe sind bleibende Schäden kaum noch bekannt. Sollte es trotzdem dazu kommen, sieht das Infektionsschutzgesetz für den Betroffenen auf Antrag eine Entschädigung entsprechend dem Bundesversorgungsgesetz vor.

Aus medizinischer Sicht kann individuell eine Impfung durchaus sinnvoll sein, auch wenn diese nicht öffentlich empfohlen wird. Zu beachten ist jedoch, dass bei einem Impfschaden keine staatlichen Leistungen beansprucht werden können. Bei einer „Off-label-Anwendung" haftet nicht einmal der Hersteller.

Ein disponierter Patient kann gegen einen der Impfstoffbestandteile sensibilisiert sein und mit einer **Allergie** oder einem **anaphylaktischen Schock** reagieren. Eine Reaktion kann durch das Antigen selbst, einen Hilfsstoff oder auch einen Spurenbestandteil des Herstellungsprozesses bedingt sein. Das Impfantigen ist dafür sehr selten verantwortlich. Adsorbentien können eine Fremdkörper-Reaktion, also eine Allergie verursachen. Konservierungsmittel, wie Thiomersal, Timerfonat, Phenol oder dessen Derivate, führten schon öfter zu individueller Unverträglichkeit. Restsubstanzen aus der Produktion sind in minimalen Mengen in fast allen Impfstoffen vorhanden. Sie lassen sich meist nicht ganz entfernen. Diese sind vor allem: Antibiotika, wie Neomycin, Tenside, Humanalbumin, Aminosäuren und Peptide, Hühnereiweiß-Proteine, Kulturmedien, wie M 199 oder Affennieren-Zellkulturen (Verozellen), Phenolrot, Phenol, Ether und Ethanol. Das Europäische Arzneibuch setzt für einige dieser Stoffe Höchstgrenzen. Das verantwortliche Allergen muss im Einzelfall ermittelt und künftig gemieden werden. Manche neuen Impfstoffe kommen auch ohne ein Konservierungsmittel aus. Ist die Anaphylaxie-Bereitschaft auf Hühnereiweiß vorhanden, ist die Gelbfieber- und Influenza-Impfung kontraindiziert. Schockzustände nach einer Impfung treten, unabhängig von der Ursache, nur in 1:100000 der Fälle auf.

1.14.11 Kontraindikationen, falsche Kontraindikationen

Absolute Kontraindikation

Bei einer systemischen Allergie gegen einen Bestandteil des Impfstoffes, beispielsweise Antibiotika, wie Neomycin und Streptomycin, oder Hühnereiweiß, sollte eine Impfung unterbleiben. Im Falle eines angeborenen oder erworbenen Immundefektes sollte vor einer Impfung mit Lebendimpfstoff der den Immundefekt behandelnde Arzt konsultiert werden.

Falsche Kontraindikationen

Irrtümlich werden manche Umstände als Kontraindikation angesehen und die Impfung deshalb unterlassen. Banale Infekte, auch wenn sie mit Temperaturen bis 38,5 °C einhergehen, sind keine Gegenanzeige. Auch eine Behandlung mit Antibiotika ist kein Hindernisgrund. Selbst für Patienten mit Ekzemen und Dermatosen, wie Neurodermitis, sind Impfungen nicht ausgeschlossen. Im Gegenteil, Impfungen können für gerade diese Personengruppe und auch andere chronisch Kranke besonders indiziert sein.

Vorübergehende Kontraindikationen

Bei einer akuten, behandlungsbedürftigen Erkrankung sollte frühestens 14 Tage nach der Genesung geimpft werden, mit Ausnahme der postexpositionellen Impfung. Treten im zeitlichen Zusammenhang mit einer Impfung unerwünschte Arzneimittelwirkungen auf, muss mit einer nochmaligen Impfung mit dem gleichen Impfstoff so lange gewartet werden, bis die Ursache geklärt ist. Während der Schwangerschaft sollten nur dringend indizierte Impfungen durchgeführt werden.

1.14.12 Impfungen während Schwangerschaft und Stillzeit

Idealerweise sollte bereits vor Planung einer Schwangerschaft an ausreichenden Impfschutz gedacht werden, um Komplikationen von vornherein zu vermeiden. Grundsätzlich sollte in der Schwangerschaft so wenig wie möglich, jedoch bei akuter Infektionsgefahr so viel wie nötig geimpft werden. Im Einzelfall müssen Nutzen der Impfung gegen das mögliche Risiko für Mutter und Kind gegeneinander abgewogen werden. Vor allem sollte auf eine Impfung im ersten Trimenon verzichtet werden, da verständlicherweise keine ausreichenden Erfahrungen vorliegen (s. auch Fachinformationen der Hersteller). Schutzimpfungen mit vermehrungsfähigen Keimen (Lebendimpfstoffe) sind kontraindiziert. Bei strenger Indikationsstellung können Gelbfieber- und orale Typhusimpfung ausnahmsweise vorgenommen werden. Inaktivierte Impfstoffe sind bei bestehender Indikation erlaubt. Unnötige Risiken, wie Abenteuerreisen, sollten auf jeden Fall vermieden werden.

Für die heutzutage in Deutschland zugelassenen Immunglobuline zur passiven Immunisierung sind Gefahren für das Ungeborene nicht bekannt.

Alle Impfungen, Tot- und auch Lebendimpfstoffe, können bei Mutter und Kind während der Stillzeit bedenkenlos angewendet werden.

1.14.13 Impfungen der Risikopatienten

Gerade chronisch Kranke haben ein höheres Risiko, an einer Infektion zu erkranken. Eine Erkrankung verläuft bei ihnen oft schwerer und ist auch häufiger mit Komplikationen verbunden. Zudem kann sich die Grundkrankheit selbst verschlechtern. Risikopatienten sind deshalb alle von der STIKO empfohlenen Standard- und Indikationsimpfungen anzuraten. Kontraindikationen müssen selbstverständlich beachtet werden. Der impfende Arzt wird im Einzelfall Nutzen gegen Risiko abwägen und den günstigsten Zeitpunkt für eine Impfung wählen.

Besonderheiten sind beispielsweise zu beachten bei:

- ☐ **Patienten unter immunsuppressiver Therapie**
  Patienten, die langfristig mit hohen Corticosteroid-Dosen – ausgenommen topisch oder inhalativ angewendete – oder anderen immunsuppressiven Medikamenten behandelt werden, reagieren mit einer verminderten Bildung der Antikörper. Notwendige Impfungen sollten idealerweise zwei bis drei Wochen vor Beginn oder erst ab drei Monaten nach Abschluss der Therapie durchgeführt werden. Lebendimpfstoffe könnten zu einer Erkrankung führen und sind deshalb während dieser Zeitspanne kontraindiziert. Totimpfstoffe sind unproblematisch.
- ☐ **HIV-Infizierten**
  Totimpfstoffe sind generell empfohlen. Solange die Funktion des spezifischen Immunsystems noch nicht wesentlich reduziert ist, können auch Lebendimpfstoffe verabreicht werden. Mit Progression der Krankheit ist deren Gabe unter Umständen gefährlicher und erfordert eine sorgfältige Nutzen-Risiko-Abwägung (Einzelheiten dazu s. auch STIKO-Empfehlung). Bei einigen Impfungen muss deren Erfolg kontrolliert und die Impfung ggf. wiederholt werden.
- ☐ **Patienten mit Chemotherapie wegen Krebs, Ganzkörperbestrahlung oder Knochenmarkstransplantation**
  Ihr Impfstatus sollte mindestens 14 Tage vor Therapiebeginn überprüft und ggf. komplettiert werden.

1.14.14 Kostenträger

Schutzimpfungen haben ein günstiges Kosten-Nutzen-Verhältnis. Die Aufwendungen für die Durchimpfung der Bevölkerung sind niedriger als die zu erwartenden Kosten für die mögliche Therapie.

Wer die Kosten für die jeweilige Schutzimpfung zu tragen hat, ist unterschiedlich und abhängig von Art oder Anlass der Impfung:

- ☐ Vorbeugende Impfungen sind freiwillige Leistungen der gesetzlichen Krankenkassen. Die von den obersten Landesgesundheitsbehörden generell empfohlenen Standard- und Auffrischimpfungen sowie die Indikationsimpfungen für Risikopatienten werden von den meisten Kassen übernommen. Leistungsverträge regeln die detaillierten Bedingungen zwischen den Krankenkassen und den Berufsgenossenschaften mit den Kassenärztlichen Vereinigungen für den jeweiligen Bezirk. Dadurch, dass diese Verträge leider nicht bundeseinheitlich und auch deren Geltungsdauer unterschiedlich sind, muss im Einzelfall vor Ort nachgefragt werden, inwieweit die Kosten für eine spezielle Impfung getragen werden. § 20 IfSG sieht die Möglichkeit vor, den Kassen die Kosten für eine von der STIKO empfohlene Impfung per Rechtsverordnung aufzubürden.
- ☐ Private Krankenkassen übernehmen im Allgemeinen mindestens die Kosten der öffentlich empfohlenen Impfungen, oft auch darüber hinaus. Maßgebend sind jedoch die im Versicherungsschein festgelegten Leistungen.
- ☐ Ist eine Impfung beruflich erforderlich, muss der Arbeitgeber die Kosten übernehmen.
- ☐ Vom öffentlichen Gesundheitsdienst angebotene Impfungen sind kostenlos.
- ☐ Individuell zu tragen sind die Kosten für Impfungen, die nicht allgemein empfohlen sind, beispielsweise Reiseimpfungen. In diesem Fall müssen der Impfstoff und die ärztliche Leistung privat bezahlt werden.
- ☐ Eine postexpositionelle Prophylaxe bezahlt die Krankenkasse.

1.14.15 Vertrieb, Abgabe, Vergütung

Impfstoffe, Immunglobuline und Sera dürfen nur über Apotheken vertrieben werden.

Da sie nach dem Arzneimittelgesetz zu den verschreibungspflichtigen Arzneimitteln gehören, ist für die Abgabe eine entsprechende ärztliche Verordnung erforderlich.

Impfstoffrezepte, die auf den Namen eines einzelnen Patienten ausgestellt sind, werden zu Lasten von dessen Krankenkasse nach der Arzneimittelpreis-Verordnung (AMPreisV) oder Verträgen mit den Landesapothekerverbänden berechnet. Impfstoffe für Schutzimpfungen, die in der Kassenarztpraxis häufig angewendet werden, müssen über den Sprechstundenbedarf bezogen werden. § 1 Abs. 3 Nr. 3 a und 4 der AMPreisV sehen für diesen Fall eine abweichende Vergütung für die Apotheke vor. Die Höhe des Zuschlages wird in Verträgen zwischen den einzelnen Apothekerverbänden und den jeweiligen Landesvertretungen der gesetzlichen Krankenkassen festgelegt und variiert somit in den verschiedenen Bezirken. Sie liegt deutlich niedriger als bei einer Einzelverordnung und ist meist nach der Bezugsmenge gestaffelt. Immunglobuline und Sera werden grundsätzlich individuell verordnet und regulär nach der AMPreisV abgerechnet.

Literatur

Quast, U., Ley, S. (1999): Schutzimpfungen im Dialog, 3. Aufl. Kilian Verlag, Marburg

Robert-Koch-Institut (2000): Gesundheitsberichterstattung des Bundes 01

Schmitt, H.-J., Hülße, C., Raue, W. (2003): Schutzimpfungen 2003, INFOMED-Med. Verlag, Berlin

Steffens, K.-J. (2001): Impfstoffe. Vortrag Bundesapothekerkammer Davos

STIKO (2004): Empfehlungen der Ständigen Impfkommission am Robert-Koch-Institut. Epidemiologisches Bulletin 30: 235–250

Internet-Adressen

Deutsches Grünes Kreuz	www.dgk.de
	www.agmasern.de
	www.agmk.de (Meningokokken)
	www.ibera-online.de (Reiseimpfberatung)
Paul-Ehrlich-Institut	www.pei.de
Robert-Koch-Institut	www.rki.de
STIKO-Empfehlung	www.rki.de/INFEKT/EPIBULL/2004/30_04.PDF
Infektionsschutzgesetz	www.bmgesundheit.de/downloads-gesetze/Gesundheitsvorsorge/infekt/ifsg.htm

1.15 Arzneimittel zur Anwendung an Tieren

Sabine Wanderburg

1.15.1 Arzneimittelrechtliche Besonderheiten

Im derzeit gültigen Arzneimittelgesetz (AMG) wird nicht zwischen Human- und Tierarzneimitteln, besser ausgedrückt Arzneimitteln zur Anwendung an Tieren, unterschieden. Die gesetzlichen Anforderungen für die Sicherheit im Arzneimittelverkehr, insbesondere an Qualität, Wirksamkeit und Unbedenklichkeit der Arzneimittel (§ 1 AMG), gelten also uneingeschränkt auch für Tierarzneimittel. Neben diversen Besonderheiten im AMG für Arzneimittel, die zur Anwendung an Tieren bestimmt sind, wirken sich auch noch Bestimmungen anderer Gesetze auf die Anwendung der Tierarzneimittel aus (Tab. 1.15-1). Obwohl Tierimpfstoffe zu Arzneimitteln zählen, sind sie nach § 4 a AMG von dessen Regelungen ausgenommen. Definitionen und detaillierte Vorschriften zu Tierimpfstoffen finden sich in der Tierimpfstoff-Verordnung. Sie dürfen nur vom Tierarzt angewendet werden.

Arzneimittelrechtliche Anforderungen und Definitionen

Zur Anwendung an Tieren bestimmte Fertigarzneimittel sowie Nichtfertigarzneimittel, ausgenommen die nur registrierungspflichtigen Homöopathika, müssen grundsätzlich zugelassen sein. Ausgenommen von der Zulassungspflicht sind Tierarzneimittel nur als

- ☐ Individualrezepturen, die für Einzeltiere oder Tiere eines bestimmten Bestandes unter sehr eingeschränkten Bedingungen hergestellt werden können (s. 210, im Abschnitt „Besonderheiten des Verkehrs mit Tierarzneimitteln"). Die Voraussetzungen für eine Herstellung homöopathischer Tierarzneimittel sind weniger streng,
- ☐ Fütterungsarzneimittel, die unter Verwendung zugelassener Arzneimittelvormischungen hergestellt werden. Sie sind als Arzneimittel in verfütterungsfertigem Zustand eine besondere Form eines Tierarzneimittels, die aus zugelassenen Arzneimittel-Vormischungen und definierten Mischfuttermitteln hergestellt wird,
- ☐ zur klinischen Prüfung und Rückstandsprüfung bestimmte Arzneimittel,
- ☐ Arzneimittel, die für den Verkehr außerhalb der Apotheken zugelassen sind und zur Anwendung an Zierfischen, Zier- und Singvögeln, Brieftauben, Terrarientieren und Kleinnagern bestimmt sind.

Zusätzliche Kennzeichnung der Tierarzneimittel

Zusätzlich zu der bei Humanarzneimitteln vorgeschriebenen Kennzeichnung sind bei Fertigarzneimitteln für Tiere sowie bei umgewidmeten Humanarzneimitteln anzugeben:

- ☐ Der Hinweis „für Tiere" und die zugelassene Tierart
- ☐ Die Wartezeit oder der Hinweis „Keine Wartezeit erforderlich", wenn das Arzneimittel zur Anwendung bei Lebensmitteltieren bestimmt ist
- ☐ „Nicht bei Tieren anwenden, die der Gewinnung von Lebensmitteln dienen", wenn das Arzneimittel ausschließlich für nicht Lebensmittel liefernde Tierarten bestimmt ist
- ☐ „Nur durch den Tierarzt selbst anzuwenden" bei hochwirksamen Substanzen mit hohem Missbrauchspotential oder der Gefahr erhöhter Gesundheitsgefährdung von Mensch oder Tier bei nicht fachgerechter Anwendung
- ☐ Die Kennzeichnung „Arzneimittel-Vormischung" für Arzneimittel, die zur Herstellung von Fütterungsarzneimitteln bestimmt sind

Besonderheiten bei Tierarzneimitteln für Lebensmitteltiere

Besonders streng sind die Anforderungen für Arzneimittel zur Anwendung bei Tierarten, die der Lebensmittelgewinnung oder -produktion dienen. Für die Zuordnung einer Spezies als Lebensmitteltier zählt nicht der Nutzungszweck, sondern die Verwendbarkeit für die menschliche Ernährung. An diesen Tieren (Bienen, Wild, Fische, Geflügel, Wiederkäuer, Schwein, Hase, Kaninchen, Pferd) dürfen nur Wirkstoffe angewandt werden, die in den Anhängen I bis III der Verordnung EWG/2377/90 aufgeführt sind. Ausnahmen davon gibt es aufgrund eines Equidenpasses nur für solche Pferde, die nicht zur Schlachtung bestimmt sind. Stoffe, die im Anhang IV gelistet sind, unterliegen einem vollständigen

Tab. 1.15-1: Arzneimittelrechtliche Besonderheiten der Tierarzneimittel

	Arzneimittel für Lebensmitteltiere	Arzneimittel für nicht Lebensmittel liefernde Tiere	Gesetzliche Grundlage
Zulassung	Zulassungspflicht für Fertigarzneimittel im Sinne §2 Abs. 1 und 2 Nr. 1 AMG		§21 Abs. 1, 2, 2a AMG §23 Abs. 1 bis 3a AMG §39 Abs. 2 AMG
Zusätzliche Kennzeichnung	Für Tiere und Tierart, Wartezeit (auch im negativen Fall) Arzneimittelvormischung Fütterungsarzneimittel Nur durch den Tierarzt selbst anzuwenden	Für Tiere und Tierarzt Nicht bei Tieren anwenden, die der Lebensmittelgewinnung dienen	§10 Abs. 5 AMG §11 Abs. 4 AMG §11a Abs. 1c AMG §56a Abs. 2 Sätze 3 bis 5
Vertriebsweg	Direktbezug von Fertigarzneimitteln durch den Tierarzt zur Anwendung an den von ihm behandelten Tieren und zur Abgabe an deren Halter Direkte Abgabe der Fütterungsarzneimittel nach tierärztlicher Verschreibung vom Hersteller an den Tierhalter		§47 Abs. 1 Nr. 6 AMG §56 Abs. 1 AMG
Erwerb durch die Apotheke	Nachweisführung über den Erwerb verschreibungspflichtiger Tierarzneimittel		§19 Abs. 1 ApBetrO
Herstellung	Apotheken- oder verschreibungspflichtige Wirkstoffe mit stofflicher Bearbeitung, nur für nicht Lebensmittel liefernde Tiere, nur in einer Apotheke (Therapienotstand) Umfüllung, Abfüllung und Kennzeichnung bzw. Herstellung mit frei verkäuflichen Wirkstoffen auch in der tierärztlichen Hausapotheke Homöopathika auch ohne Therapienotstand, auch in der tierärztlichen Hausapotheke (Lebensmittel liefernde Tiere ab D6) Homöopathika bis 1000 Packungen pro Jahr ohne Registrierung Einschränkung/Verbot von bestimmten Stoffen		§21 Abs. 2 Nr. 4 und Abs. 2a AMG §15 Lebensmittel- und Bedarfsgegenständegesetz (LMBG) Verordnung (VO) über das Verbot der Verwendung bestimmter Stoffe bei der Herstellung von Arzneimitteln zur Anwendung bei Tieren (VO über Stoffe mit pharmakologischer Wirkung)
Abgabe apothekenpflichtiger Arzneimittel in der Apotheke	Tierartzugelassene Fertigarzneimittel Humanarzneimittel im Therapienotstand auf tierärztliche Verschreibung Homöopathika ab D6 erlaubt	Tierartzugelassene Fertigarzneimittel Humanarzneimittel und Rezepturen Homöopathika	§43 Abs. 5 AMG §56a Abs. 2 AMG §58 Abs. 1 AMG VO über apothekenpflichtige und frei verkäufliche Arzneimittel §132 Abs. 4 AMG
Abgabe verschreibungspflichtiger Arzneimittel in der Apotheke	Nur auf tierärztliche Verschreibung in zweifacher Ausführung zur Vorlage in der Apotheke Nachweispflicht über den Verbleib (Lieferscheine)	Nur auf tierärztliche Verschreibung Nachweispflicht über den Bezug (Lieferscheine)	§48 Abs. 1 AMG VO über verschreibungspflichtige Arzneimittel §19 ApBetrO Abs. 2 §13a TÄHAV

Anwendungsverbot. Außerdem dürfen apothekenpflichtige Arzneimittel an Lebensmitteltieren grundsätzlich nur für die Indikationen und Tierarten angewandt werden, die in der Packungsbeilage angegeben sind.

Der Tierarzt darf eine abweichende Behandlungsanweisung geben, wenn ein Therapienotstand vorliegt. Dies wird als Umwidmung bezeichnet (s. 211, im Abschnitt „Abgabevoraussetzungen für Tierarzneimittel in der Apotheke"). Für die Anwendung apotheken- und verschreibungspflichtiger Tierarzneimittel an Lebensmittel liefernden Tieren sind aufwändige Dokumentationspflichten zu erfüllen. Der Tierarzt muss jedes abgegebene und angewandte Arzneimittel im tierärztlichen Arzneimittelabgabe- und -anwendungsbeleg eintragen. Der Tierhalter muss in einem Bestandsbuch jedes Arzneimittel, das er an seinen Tieren angewandt hat, dokumentieren.

Bei der Anwendung von Arzneimitteln an Lebensmitteltieren ist die Einhaltung der **Wartezeit** zu beachten. Dies ist der Zeitraum zwischen Arzneimittelapplikation und Schlachtung bzw. Lebensmittelgewinnung, in dem bei bestimmungsgemäßem Gebrauch mit Substanzrückständen oberhalb der MRL-Werte (Minimum residual limit = Rückstandshöchstwerte) im tierischen Lebensmittel gerechnet werden muss, zuzüglich einer Sicherheitsspanne. Rückstände unterhalb der MRL-Werte, die für die einzelnen Wirkstoffe und Lebensmittel in den Anhängen I bis III der Verordnung EWG/2377/90 aufgelistet sind, gelten für den Verbraucher als unbedenklich. Die Wartezeit wird bei der Zulassung festgesetzt und kann je nach Galenik, Applikationsart und Applikationsort unterschiedlich lang sein. Bei tierartübergreifender Umwidmung gelten nach § 12a Abs. 2 der Verordnung über tierärztliche Hausapotheken (TÄHAV) folgende Mindestwartezeiten:

- ☐ 28 Tage für essbares Gewebe von Geflügel und Säugetieren
- ☐ 10 Tage für Eier
- ☐ 7 Tage für Milch
- ☐ 500 dividiert durch die mittlere Wassertemperatur in °C = Tage der Wartezeit für essbares Gewebe von Fischen

Zum Schutz des Verbrauchers vor Abbauprodukten oder Rückständen der Wirkstoffe sind im § 15 des Lebensmittel- und Bedarfsgegenständegesetzes (LMBG) für Lebensmittel, die aus Tieren gewonnen werden, Beschränkungen und Verbote festgelegt, deren Details in der Verordnung EWG/2377/90, der Verordnung über Stoffe mit pharmakologischer Wirkung sowie der Verordnung über das Verbot der Verwendung bestimmter Stoffe bei der Herstellung von Arzneimitteln zur Anwendung bei Tieren geregelt werden. So dürfen beispielsweise Stoffe mit estrogener, androgener, gestagener oder β-Agonisten mit anaboler Wirkung (β_2-Sympathomimetika) nur als injektabile, zugelassene Fertigarzneimittel bei bestimmten Indikationen durch den Tierarzt oder unter dessen Aufsicht angewandt werden.

Generell verboten ist die Anwendung an allen Lebensmitteltieren von

- ☐ *Aristolochia sp.* und Zubereitungen, auch homöopathische
- ☐ Chloramphenicol
- ☐ Chloroform
- ☐ Chlorpromazin
- ☐ Colchicin
- ☐ Dapson
- ☐ Nitrofurane, auch Furazolidon
- ☐ Nitroimidazole: Dimetridazol, Metronidazol, Ronidazol
- ☐ Estrogen-wirksamen Stilbenen und Derivaten einschließlich deren Estern und Salzen
- ☐ Stoffen mit thyreostatischer Wirkung, z. B. Thiouracile, Thioimidazole, Thiohydantoine
- ☐ Antimikrobiellen, konservierenden und antioxidativen Stoffen zur Beeinflussung der Lebensmittelhaltbarkeit
- ☐ Sog. Zartmachern (Proteolytika) zur Beeinflussung der Lebensmittelbeschaffenheit, z. B. Papain

Darüber hinaus gelten Anwendungsverbote für

- ☐ β-Agonisten mit anaboler Wirkung, wie Brombuterol, Carbuterol, Clenbuterol, Cimaterol, Fenoterol, Hexoprenalin, Isoxsuprin, Mabuterol, Pirbuterol, Ractopamin, Reproterol, Ritodrin, Salbutamol, Terbutalin und Tulobuterol, bei allen Lebensmitteltieren, ausgenommen zur Induktion der Tokolyse bei Rindern und Equiden (Clenbuterol) sowie zur Behandlung von Atemstörungen bei Equiden,
- ☐ Arsen und seine Verbindungen bei allen Lebensmitteltieren mit Ausnahme der Phenylarsonsäure-Derivate für andere Tierarten außer Wiederkäuern und als homöopathische Zubereitungen ab D4 zur oralen Anwendung,
- ☐ Nikotin bei laktierenden Pferden, Rindern, Schafen und Ziegen zur Bekämpfung von Parasiten, Schädlingen und Lästlingen, wenn diese Tiere der Milchgewinnung dienen,
- ☐ Alle in der Pflanzenschutzmittel-Höchstmengenverordnung aufgeführten flüssigen Chlorkohlenwasserstoffe.

Besonderheiten des Verkehrs mit Tierarzneimitteln

Das tierärztliche Dispensierrecht, dessen Details in der Verordnung über tierärztliche Hausapotheken (TÄHAV) geregelt sind, erlaubt den Tierärzten unter Einhaltung bestimmter Voraussetzungen Erwerb, Prüfung, Aufbewahrung, Herstellung und Abgabe von Arzneimitteln an die Halter der von ihnen behandelten Tiere. Damit sind Tierärzte berechtigt, Arzneimittel, Betäubungsmittel, Sera und Impfstoffe vom Arzneimittelgroßhändler oder Hersteller direkt zu beziehen. Ist es einem Tierarzt nicht möglich, ein Tierarzneimittel zu dispensieren, dürfen verschriebene Arzneimittel – Fütterungsarzneimittel ausgenommen – nur in der Apotheke abgegeben werden. Frei verkäufliche Tierarzneimittel, darunter fallen z. B. bestimmte Insektizidhalsbänder und Arzneimittel zur ausschließlichen Beseitigung und Linderung von Krankheiten der Heimtiere, sind von der allgemeinen Apothekenpflicht ausgenommen. Diese können also auch außerhalb der tierärztlichen Hausapotheke oder Apotheke abgegeben werden.

Das tierärztliche Dispensierrecht beschränkt sich heute im Wesentlichen auf den Bezug und die Abgabe von Fertigarzneimitteln. Die Herstellung in der tierärztlichen Hausapotheke wurde mit der 11. Novelle des AMG nochmals eingeschränkt. Erlaubt ist derzeit nach § 13 Abs. 2 Nr. 3 AMG

- das Umfüllen, Abpacken oder Kennzeichnen von Arzneimitteln in unveränderter Form, wenn eine geeignete Packungsgröße nicht zur Verfügung steht,
- die Herstellung von Arzneimitteln unter Verwendung frei verkäuflicher Wirkstoffe,
- die Herstellung von homöopathischen Arzneimitteln (für Lebensmittel liefernde Tiere ab D6),
- der Zubereitung der Arzneimittel aus einem Fertigarzneimittel und arzneilich nicht wirksamen Bestandteilen,
- die Mischung der Fertigarzneimittel für die Immobilisation von Zoo-, Wild- und Gehegetieren,

soweit diese Tätigkeiten für die vom Tierarzt behandelten Tiere erfolgen.

Außerdem darf der Tierarzt nach § 4 a AMG Arzneimittel herstellen, die er selbst anwendet. Diese Herstellung ist jedoch auf die Verwendung frei verkäuflicher Wirkstoffe und Fertigarzneimittel begrenzt.

Das Dispensierrecht ist gekoppelt an die tierärztliche Behandlung. Arzneimittel dürfen nur für die vom Tierarzt behandelten Tiere verschrieben oder abgegeben werden (§§ 43 und 56 a AMG, § 12 TÄHAV). Zur Behandlung gehören dabei die Diagnosestellung, die Auswahl der Arzneimittel nach dem Stand der tierärztlichen Wissenschaft, die eigentliche Arzneimittelanwendung bzw. Handlungsanweisung für den Tierhalter sowie die Kontrolle der Arzneimittelanwendung und des Behandlungserfolges. Somit kann die arzneiliche Versorgung zeitnah zur tierärztlichen Leistung erfolgen und eng an das tierärztliche Fachwissen gekoppelt werden.

Abgabevoraussetzungen für Tierarzneimittel in der Apotheke

Verschreibungspflichtige Tierarzneimittel dürfen nur auf tierärztliche Verschreibung von der Apotheke an den Tierhalter abgegeben, nicht aber zugesandt werden. Über den Erwerb **verschreibungspflichtiger** Tierarzneimittel ist ein Bezugsnachweis (Großhandelslieferscheine) zu führen.

Für Lebensmitteltiere muss der Tierarzt ein Rezept in dreifacher Ausfertigung schreiben. Die Erstschrift erhält der Tierhalter, die Zweitschrift ist als Nachweis über den Verbleib des Arzneistoffes drei Jahre in der Apotheke aufzubewahren und die Drittschrift verbleibt beim Tierarzt. Für Betäubungsmittel gelten prinzipiell die gleichen gesetzlichen Vorschriften wie im Humanbereich, allerdings gibt es Unterschiede hinsichtlich der verschreibungsfähigen Betäubungsmittel und der Verschreibungshöchstmengen (s. S. 927 f).

Wenn für die Behandlung ein zugelassenes Arzneimittel für die betreffende Tierart oder das betreffende Anwendungsgebiet nicht zur Verfügung steht, die notwendige arzneiliche Versorgung der Tiere ansonsten ernstlich gefährdet wäre und eine Gefährdung der Gesundheit von Mensch und Tier nicht zu befürchten ist, darf der Tierarzt umwidmen, also eine abweichende Behandlungsanweisung geben.

Die Voraussetzungen für eine Umwidmung der Arzneimittel sind im § 56 a Abs. 2 AMG in Form einer Kaskade genau definiert. Für nicht Lebensmittel liefernde Tiere gilt diese Kaskade in abgeschwächter Form ebenfalls. Auch hier sollen nur im Therapienotstand Arzneimittel angewandt werden, die für die betreffende Tierart oder das Anwendungsgebiet nicht zugelassen sind. Wenn Humanarzneimittel für Tiere abgegeben werden, muss die Kennzeichnung umgewidmet sein und die Dosierung korrekt festgesetzt werden.

1.15.2 Tierarzneimittel in der Apotheke

Für eine umfassende Abhandlung der Tierarzneimittel ist in dem hier vorgegebenen Rahmen kein Raum. Deshalb werden nur praxisrelevante apothekenpflichtige (Stand Dezember 2003), nicht aber verschreibungspflichtige Arzneistoffe beschrieben. Schwerpunkt der hier ausgewählten, nur mit dem Freinamen aufgeführten Arzneistoffe ist die Anwendung bei Hund, Katze und Pferd ohne Anspruch auf Vollständigkeit. Bei speziellen Problemen wird auf die weiterführende Fachliteratur verwiesen.

Pharmakokinetische Speziesunterschiede

Individuelle Unterschiede in der Wirkung der Arzneimittel bei einer Spezies hängen von Alter (Menge des Körperfettes), Geschlecht (Biorhythmik) und Gesundheitszustand (Körpertemperatur) ab. Außerdem sind noch die artspezifischen Unterschiede zu beachten. So können bei verschiedenen Tierarten deutliche Unterschiede in der Dosierung, beruhend auf artspezifischen Differenzen in der Verstoffwechselung der Arzneistoffe, bestehen, um die gleiche Wirkungsstärke oder -dauer zu erzielen (Tab. 1.15-2).

Daneben ist aufgrund anatomischer oder physiologischer Besonderheiten der Spezies die Anwendung bestimmter Arzneimittelgruppen nur eingeschränkt oder überhaupt nicht möglich (Tab. 1.15-3).

Die unkritische Anwendung humanmedizinischer Arzneimittel zur systemischen Anwendung an Tieren unter linearer Dosis-Körpergewicht-Beziehung ist äußerst problematisch, da Über- oder Unterdosie-

Tab. 1.15-2: Artspezifische Unterschiede der Biotransformation, auf denen Unverträglichkeit bzw. Toxizität der Arzneimittel bei diesen Tierarten beruhen

Konjugationsreaktion	Tierart	Status	Molekülgruppen
Acetylierung	Hund	Fehlt	Ar-NH_2
Glukuronidierung	Katze	Niedrige Rate	-OH, -COOH
	Fische	Fehlt	-NH_2, =NH, -SH
Sulfatierung	Schwein	Niedrige Rate	Ar-OH, Ar-NH_2

rungen vorprogrammiert sind. Auch die viel propagierte Umrechnung über die Körperoberfläche oder das metabolische Körpergewicht führt oft nicht zu den korrekten Dosierungen und ist keine praktische Hilfe. Besser sind Bücher mit Dosierungsvorschlägen für Tiere (s. Literatur).

Die folgenden Beispiele verdeutlichen das Problem:

- ☐ Während die tägliche Erhaltungsdosis von **β-Methyldigoxin** (Lanitop®) für den Menschen (70 kg) bei minimal 0,002 mg/kg täglich liegt, beträgt sie beim Hund durchschnittlich 0,01 mg/kg. Demnach erhält ein 15 kg schwerer Hund die gleiche Dosis wie ein Mensch. Die tägliche Gabe einer Tablette mit 0,15 mg β-Methyldigoxin führt also bei einem 15 kg schweren Hund keineswegs zur Intoxikation.
- ☐ Je nach Ausmaß der Hypothyreose bekommt ein Mensch meist zwischen 75 und 150 µg **l-Thyroxin** täglich, selten bis zu 300 µg. Hunde benötigen 10 bis 30 µg/kg. Einem 30 kg schweren Hund müssen somit 300 bis 900 µg l-Thyroxin pro Tag zugeführt werden.
- ☐ Auch bei ACE-Hemmern zur Behandlung der Herzinsuffizienz gibt es Unterschiede zur Dosierung beim Menschen. Für **Enalapril** beispielsweise beträgt die Dosierung bei Tieren 0,25 bis 0,5 mg/kg ein- bis zweimal täglich. Ein 30 kg schwerer Hund benötigt 7,5 bis 15 mg ein- bis zweimal täglich. Im Gegensatz dazu reicht für einen 70 kg schweren Menschen oft eine Dosis von 10 mg pro Tag aus.
- ☐ **Paracetamol** ist beim Hund wegen seiner nur zweistündigen Halbwertszeit ungeeignet, bei Jungtieren und Katzen ist aufgrund der unzureichenden Glukuronidierungsfähigkeit die Intoxikationsgefahr zu groß.

Praxisrelevante, apothekenpflichtige Arzneistoffe für Tiere

Ektoparasitika

Halsbänder gegen Ungeziefer setzen ihre Wirkstoffe entweder als Puder (Carbamate) oder als Gas (Organophosphate) frei. Die Wirksamkeit der Halsbänder gegenüber Zecken ist begrenzt. Wegen zu geringer Konzentration der Wirkstoffe am Kopf und im Bereich des Bauches und der Extremitäten sind Halsbänder bei massenhaftem Befall mit Ektoparasiten als alleinige Therapie unzureichend. Doch kann der direkte Kontakt mit dem Insektizid für Menschen, insbesondere Kinder, problematisch sein, wenn sie das Tier streicheln. Außerdem können Katzen mit den Halsbändern hängen bleiben und sich schwer verletzen, obwohl die Halsbänder meist über Reißvorrichtungen oder Gummibänder verfügen.

Eine bessere Alternative sind Spot-on-Präparate. Der Wirkstoff verteilt sich in der Haut oder gelangt ins Blut und wirkt je nach Präparat, Indikation und Tierart 1 bis 3 Monate lang.

Tab. 1.15-3: Ausgewählte toxische Wirkungen einiger Arznei- und Hilfsstoffe bei Hund und Katze

Tierart	Arznei-/Hilfsstoff(gruppe)	Nebenwirkung/Reaktion
Hund	Polyvinylpyrrolidon (Cave: Retardpräparate) Rizinusöl (Ricinolsäure) Kolloidale Plasmaexpander i. v. Cremophor EL i. v.	Anaphylaktischer Schock (Histaminliberation)
Hund/Katze	Halogensubstituierte Hydroxychinoline	Degenerative ZNS-Veränderung, Durchfall, Hepatitis, Myokarditis
Katze	Baldrian Chlorierte zyklische Kohlenwasserstoffe Morphinderivate Organophosphate Iod Acetylsalicylsäure Paracetamol Phenol und Phenolderivate	Zentralnervöse Erregung Erregung/Stimulierung des Parasympathikus Allergisierung Kumulationsintoxikation

Pyrethrum, Pyrethrum-Piperonylbutoxid-Kombinationen und Pyrethroide

Indikation: Auf der Hautoberfläche parasitierende Arthropoden
Tierart/Dosierung (äußerlich): Hund/Katze: Shampoos, Puder und Sprühlösungen mit 0,3 bis 0,4 % Pyrethrumextrakt; Hund: auch Spot-on-Präparat mit Permethrin

Durch Kombination von Pyrethrum mit dem Synergisten Piperonylbutoxid im Verhältnis 1:2 bis 5 wird eine bis zu zehnfach höhere Toxizität gegenüber Arthropoden erreicht. Pyrethrum und die daraus abgeleiteten Pyrethroide sind für **Bienen und Fische** hochtoxische Arzneistoffe.

Propoxur

Indikation: Floh- und bedingt Zeckenbefall (Halsband), Floh-, Haarlings-, Läuse- und Zeckenbefall (Puder), Floh- und Läusebefall (Shampoo)
Tierart/Dosierung (äußerlich): Hund/Katze
Gegenanzeigen: Shampoo bei der Katze

Fipronil

Indikation: Floh- und Zeckenbefall
Tierart/Dosierung (äußerlich): Hund/Katze (Spot-on-Formulierung, Spray)

Da sich der Wirkstoff über die Talgdrüsen der Haut verteilt, ist es unbedingt notwendig, den Inhalt der Spot-on-Ampulle auf die **Haut** aufzutragen. Wirkstoff, der nur die Haare benetzt, wird nicht resorbiert und kann daher auch nicht wirken. Unter Praxisbedingungen hat es sich bewährt, die Haare nicht nur zu scheiteln (wie in der Packungsbeilage angegeben), sondern ein paar Haare im oberen Halsbereich abzuschneiden oder zu scheren, damit der komplette Inhalt der Ampulle auf die Haut geträufelt werden kann.

Imidacloprid

Indikation: Flohbefall
Tierart/Dosierung (äußerlich): Hund/Katze (Spot-on-Präparat)
Gegenanzeige: nicht bei Saugwelpen unter 8 Wochen

Lufenuron

Indikation: Flohbefall
Tierart/Dosierung: Hund/Katze: 10 mg/kg als Tablette, Katze 30 mg/kg als Oralsuspension jeweils einmal pro Monat. Die Gabe zusammen mit Futter verbessert die Bioverfügbarkeit.

Endoparasitika

Praziquantel

Indikation: Sämtliche Stadien aller Hunde- und Katzenbandwürmer, Echinokokken
Tierart/Dosierung: Hund/Katze: einmalig 5 mg/kg oral

Da der Wirkstoff bitter schmeckt, ist es vor allem bei Katzen notwendig, die Tablette direkt hinter den Zungengrund einzugeben und nicht unter das Futter zu mischen. Als Alternative gibt es für die Katze auch ein Spot-on-Präparat.

Niclosamid hat wegen seiner begrenzten Wirksamkeit gegenüber Praziquantel an Bedeutung verloren.

Gegen Rundwürmer bzw. Mischinfektionen mit Rund- und Bandwürmern stehen bis auf folgende kuriose Ausnahme nur noch verschreibungspflichtige Präparate zur Verfügung: Während Drontal® Plus für Hunde (eine Tablette für einen 10 kg schweren Hund enthält 50 mg Praziquantel, 144 mg Pyrantelembonat und 150 mg Febantel) **verschreibungspflichtig** ist, ist Drontal® Plus **XL** für große Hunde (eine Tablette für einen 35 kg schweren Hund enthält 175 mg Praziquantel, 504 mg Pyrantelembonat und 525 mg Febantel) nur **apothekenpflichtig.** Eine logische Begründung scheint es hierfür nicht zu geben.

Antidiarrhoika

Diät und adäquater Elektrolyt- und Flüssigkeitsersatz sind die wichtigsten Maßnahmen bei der Durchfallbehandlung und in den meisten Fällen ausreichend. Die orale Rehydratation mit Vollelektrolytlösungen ist nur bei intaktem Darmepithel möglich, reicht bei viralen Epithelschäden oder endotoxininduzierter Diarrhö aber nicht aus. Deshalb sind unter der letzteren Voraussetzung für die Behandlung leichter bis mittlerer Dehydratation glukosehaltige Elektrolytlösungen anzuwenden, die ein annäherndes Natrium-Glukose-Verhältnis von 1:1 haben. Neben der WHO-Mischung (3,5 g NaCl, 1,5 g KCl, 2,9 g Na-citrat und 20 g wasserfreie Glukose auf 1 l Wasser) können gleichwertige Fertigpräparate angewandt werden.

Antidiarrhoika mit Chinolingerüst sind für Hund und Katze toxisch und daher ungeeignet. Für die Adsorbentien, z. B. Kaolin und Bentonit, ist die Anwendung bei Durchfallerkrankungen nach heutigen wissenschaftlichen Erkenntnissen nicht mehr indiziert. Auch die Adstringenzien sind wegen nicht nachgewiesener klinischer Wirksamkeit in die Diskussion geraten. Für die Gerbsäure (Tannin) werden für Tiere orale Dosierungen von bis zu 20 mg/kg angegeben, allerdings nicht mehr als 2 g/Tag beim Hund.

Loperamid

Indikation: Akute und chronische Durchfälle, die nicht selbst limitierend sind, vor allem sekretorische Diarrhöen
Tierart/Dosierung (oral): Hund/Katze: bis viermal täglich 0,04 mg/kg
Gegenanzeigen: Darmstenose, Ileus, akute bakterielle Darmentzündungen, Anwendung bei Jungtieren

Parasympatholytika

Butylscopolamin

Indikation: Spasmen glatter Muskulatur (Magen-Darm-Trakt, Harn-/Gallenwege)
Tierart/Dosierung (parenteral/Suppositorien): Hund/Katze: bis 0,8 mg/kg alle 8 Stunden
Gegenanzeigen: Glaukom, atonische Obstipation, Stenosen des Magen-Darm-Traktes, tachykarde Arrhythmien
Cave: Bei der Mehrzahl aller Diarrhöen ist Butylscopolamin kontraindiziert.

Laxanzien

Paraffin

Indikation: Milde Obstipation, Vergiftung mit lipophilen Stoffen, Unterbrechung des enterohepatischen Kreislaufs lipophiler Gifte, z. B. Lindan
Tierart/Dosierung: Hund: oral 0,5 bis 1 ml/kg, rektal 0,5 ml/kg als Druckklysma
Gegenanzeigen: Erbrechen, Ileus, Langzeitanwendung

Agar Agar (AA), Methylcellulose (MC), Carboxymethylcellulose (CMC)

Indikation: Fäzesaufweichung, chronische Obstipation, Sandkolik des Pferdes
Tierart/Dosierung (oral): AA: 2 bis 10 g/Tier; MC/CMC: Hund/Katze 0,1 g/kg mit viel Flüssigkeit
Gegenanzeigen: Ileus

Leinsamen, Tragant und Weizenkleie können wegen ihrer guten Quellfähigkeit ebenfalls verwendet werden.

Magnesiumsulfat-Heptahydrat (Bittersalz)

Indikation: Schnelle und starke Abführwirkung, z. B. nach Vergiftungen
Tierart/Dosierung (oral): Pferd: 0,2 g/kg, andere Tierarten: 0,5 bis 1 g/kg als 3,5 %ige (isotone) wässrige Lösung
Gegenanzeigen: Dehydratation, Schock, Ileus, Herz-, Niereninsuffizienz

Natriumsulfat-Dekahydrat (Glaubersalz)

Indikation: wie Magnesiumsulfat-Heptahydrat
Tierart/Dosierung (oral): alle Tierarten: 0,5 bis 1 g/kg als 3,2 %ige (isotone) wässrige Lösung
Gegenanzeigen: wie Magnesiumsulfat-Heptahydrat

Außerdem können Lactulose (Hund/Katze: 0,5 bis 2 ml/kg als 65 %ige Lösung zweimal täglich oral) oder Mannitol- bzw. Sorbitol-Klysma als osmotische Laxanzien angewandt werden.

Bisacodyl

Indikation: Fäzesaufweichung, milde Obstipation
Tierart/Dosierung (oral): Hund/Katze: bis zu 1 mg/kg in magensaftresistenter Arzneiform

H_1-Antihistaminika

Diphenhydramin

Indikation: Transportkinetose (antiemetisch/sedativ), allergische Dermatose und Rhinitis, Urtikaria, Serumschock, Bronchialasthma
Tierart/Dosierung (oral): Hund/Katze: 2 bis 4 mg/kg alle 8 Stunden
Gegenanzeigen: Glaukom

H_2-Antihistaminika

Cimetidin

Indikation: Magenulkus, Verhinderung der Digestion oral substituierter Pankreasenzyme
Tierart/Dosierung (oral): Hund: 5 bis 10 mg/kg oral alle 6 bis 8 Stunden; Katze: 2,5 mg/kg oral alle 12 Stunden
Wechselwirkungen: Verzögerung der Ausscheidung vieler Arzneistoffe durch die Hemmung des metabolischen Abbaus (Cytochrom-P-450)

Ranitidin

Indikation: wie Cimetidin
Tierart/Dosierung (oral): Hund: 0,5 bis 2 mg/kg zwei- bis dreimal täglich

Schwache Analgetika und nichtsteroidale Antiphlogistika

Acetylsalicylsäure

Indikation: Schmerzen des Bewegungsapparates
Tierart/Dosierung (oral): Hund: bis 25 mg/kg alle 8 Stunden; Katze (mit Vorsicht): 25 mg/kg einmal täglich (bei höheren Dosen Kumulation zu toxischen Konzentrationen)

Gegenanzeigen: Magen-, Darmulzera, chronische Magen-, Darmstörungen, hämorrhagische Diathese, Bronchialasthma, Nierenschäden

Der Stellenwert der Acetylsalicylsäure-haltigen Arzneimittel ist angesichts der zugelassenen verschreibungspflichtigen und gut verträglichen veterinärmedizinischen Alternativen verschwindend gering und nicht mit dem in der Humanmedizin zu vergleichen.

Metamizol

Das veterinärmedizinische Injektionspräparat ist nur apothekenpflichtig, während Metamizol in der Humanmedizin verschreibungspflichtig ist.
Indikation: Spasmen des Magen-Darm-Traktes und anderer Organe der Bauchhöhle, Schmerzen des Bewegungsapparates
Tierart/Dosierung (parenteral): Pferd/Rind/Schwein/Hund: 20 bis 50 mg/kg alle 8 Stunden langsam intravenös oder intramuskulär. Bei Hunden ist auch die orale Gabe der gleichen Dosis möglich, da Metamizol praktisch vollständig resorbiert wird.
Gegenanzeigen: wie Acetylsalicylsäure, Schäden des blutbildenden Systems
Wartezeit: Essbares Gewebe 12 Tage; nicht bei Tieren anwenden, von denen Milch als Lebensmittel gewonnen wird

Flunixin

Indikation: Akut entzündliche Erkrankungen des Bewegungsapparates
Tierart/Dosierung (oral): Pferd: 1 mg/kg täglich (Paste oder Granulat)
Gegenanzeigen: wie Acetylsalicylsäure, Trächtigkeit
Wartezeit: Essbares Gewebe 7 Tage; nicht bei Pferden anwenden, von denen Milch als Lebensmittel gewonnen wird

Meclofenaminsäure

Indikation: wie Flunixin; gute Wirksamkeit besteht vor allem bei osteoarthritischen Prozessen, bei Hufrehe und Hufrollenveränderungen
Tierart/Dosierung (oral): Pferd: 2,2 mg/kg täglich
Gegenanzeigen: wie Flunixin
Wartezeit: Da für Meclofenaminsäure keine Rückstandshöchstmengen festgelegt wurden, ist die Anwendung bei Lebensmittel liefernden Tieren verboten. Liegt ein Equidenpass vor und ist das Pferd zur Schlachtung vorgesehen, beträgt die Wartezeit 6 Monate für essbares Gewebe.

Ibuprofen

Ibuprofen verursacht beim Hund schon in subtherapeutischen Dosen klassische Nebenwirkungen im Magen-Darm-Trakt und ist daher **nicht zur Anwendung bei Hunden** geeignet. Prinzipiell sollte die Anwendung nichtsteroidaler Human-Antiphlogistika bei Hund und Katze in der Selbstmedikation wegen der hohen Nebenwirkungsrate unterbleiben.

Bei Pferden ist zu beachten, dass schon die erwünschte transdermale Wirkstoffresorption äußerlich angewandter Salben und Gele mit nichtsteroidalen Antiphlogistika zu einer positiven Dopingprobe führen kann.

Sekretolytika

Bromhexin

Indikation: Akute und chronische Bronchitis mit pathologischer Schleimbildung
Tierart/Dosierung (oral): Pferd: 0,3 mg/kg, Hund/Katze: 1 mg/kg
Gegenanzeigen: Lungenödem, Magen-Darm-Ulzera
Wartezeit: keine

Dembrexin

Indikation: wie Bromhexin
Tierart/Dosierung: Pferd: 0,3 mg/kg zweimal täglich
Gegenanzeigen: wie Bromhexin
Wartezeit: Essbares Gewebe 3 Tage

Ätherische Öle

Anis-, Eukalyptus, Fenchel-, Fichten-, Latschenkiefer- und Thymianöl sowie Campher und Menthol werden in Kombinationspräparaten bei Tieren angewandt, allerdings sind genaue Dosierungen für Tiere nicht bekannt. Diese pflanzlichen Expektorantien sowie Guaifenesin sind aufgrund ihrer Struktur zur Anwendung bei Katzen kontraindiziert.

Antimykotika

Enilconazol

Indikation: *Trichophyton* und *Microsporum* ssp.
Tierart/Dosierung (äußerlich): Pferd/Rind/Hund: Konzentrat 1:50 mit Wasser verdünnen, einmal täglich in 3–4-tägigem Abstand
Wartezeit: Essbares Gewebe 4 Tage, Milch 2 Tage

Clotrimazol, Econazol, Miconazol, Isoconazol

Indikation: Befall mit Dermatophyten und Hefen
Tierart/Dosierung (äußerlich): Hund/Katze: lokal

Geriatrika

Propentophyllin

Indikation: Periphere und zentrale Durchblutungsstörungen
Tierart/Dosierung (oral): Hund: 3 mg/kg zweimal täglich
Gegenanzeigen: Trächtigkeit

Wegen der Erhöhung der Kapillardurchblutung sollte von der Anwendung bei Tumoren abgesehen werden.

Desinfektionsmittel

In der Massentierhaltung hat die prophylaktische Desinfektion einen großen Stellenwert. Ihre Wirkung erzielen Desinfektionsmittel durch Denaturierung der Proteine, Hemmung der Enzyme oder Schädigung der Zellmembran. Weder die üblichen Einzelstoffe noch die auf dem Markt befindlichen fixen Kombinationen erfassen mit ihrem Wirkungsspektrum alle Bakterien, Pilze, Viren und Dauerstadien der Parasiten. Neben den unbehüllten Viren bereiten Tuberkelbakterien, Sporen als bakterielle Dauerstadien sowie parasitäre Dauerstadien (Kokzidienoozysten und Wurmeier) Probleme. Nähere Informationen über Wirkstoffzusammensetzung, Wirksamkeit, Gebrauchskonzentration und Mindesteinwirkzeit geprüfter Markenprodukte können der „Desinfektionsmittelliste für die Tierhaltung" (z. Zt. 12. Liste mit dem Stand 1.5.2003) von der Deutschen Veterinärmedizinischen Gesellschaft entnommen werden. Phenole und -derivate dürfen nicht bei Katzen und Fischen angewandt werden, da sie wegen zu geringer bzw. fehlender Glukuronidierung für beide Spezies toxisch sind.

Literatur

Barsoi-Liste ad us. vet. (2004): Präparateverzeichnis, Barsoi, Lindau

Böhm, R. et al. (2003): 12. DVG-Desinfektionsmittelliste für die Tierhaltung, Deutsches Tierärzteblatt: Beilage

Daubenmerkl, W. (2004): Tierkrankheiten und ihre Behandlung, Wissenschaftliche Verlagsgesellschaft, Stuttgart

Frey, H.-H., Löscher, W. (2002): Lehrbuch der Pharmakologie und Toxikologie für die Veterinärmedizin, 2. Aufl., F. Enke, Stuttgart

Forth, W., Henschler, D., Rummel, W. (2004): Allgemeine und spezielle Pharmakologie und Toxikologie, 9. Aufl., Urban & Fischer, München

Hensel, A., Cartellieri, S. (2003): Memopharm für die Kitteltasche, Deutscher Apotheker Verlag, Stuttgart

Kaiser, S. (2004): Arzneitherapie bei Heimtieren, Wissenschaftliche Verlagsgesellschaft, Stuttgart

Korneli, M. (2004): Vet-Memo: Dosierungshandbuch für die Behandlung von Kleintieren und Pferden, 5. Aufl., Schattauer, Stuttgart

Kraft, W. (2003): Dosierungsvorschläge für Arzneimittel bei Hund und Katze, 3. Aufl., Schattauer, Stuttgart

Löscher, W., Ungemach, F.R., Kroker, R. (2003): Pharmakotherapie bei Haus- und Nutztieren, 6. Aufl., Parey, Berlin

Petrausch, R. (2000): Lila Liste: fachliches Verzeichnis mit Präparatebeschreibungen der deutschen Tierarzneimittel, Loseblattsammlung, Delta med. Verlagsgesellschaft

Wolff, A., Zrenner, K.M. (2003): Veterinärvorschriften des Bundes, Rehm, München

Internetadressen

Aktuelle Rechtsvorschriften:
www.uni-leipzig.de/~vetppt/index.htm
www.verbraucherministerium.de:
www.zlg.de
Liste aller rezeptfreien Tierarzneimittel:
www.dr-hagen.de/fwa/tierlieb/tierarzneimittel/frei verkäuflich

Nachtrag: Am 30. April 2004 ist die neue EU-Richtlinie 2004/28/EG in Kraft getreten, die bis zum 30. Oktober 2005 in nationales Recht umgesetzt werden muss und etliche Änderungen der bisherigen gesetzlichen Regelungen nach sich ziehen wird. Sie ist im Internet unter http://europa.eu.int/eur-lex/de unter der Rubrik Amtsblatt (L136) zu finden.

1.16 Ernährungslehre und Diätetik

Birgit Zutschke

1.16.1 Allgemeine Ernährungslehre

In der heutigen Zeit des Wohlstandes ist die ausreichende Ernährung zumindest in den Industrieländern kein Problem mehr. Doch mit dem reichhaltigen Angebot kulinarischer Spezialitäten entstehen gerade Probleme anderer Art, denn die Zahl der sog. Wohlstandserkrankungen wächst immer mehr an. Zusätzlich spielt der Faktor Umwelt eine immer größere Rolle.

Bestandteile der Nahrung

Kohlenhydrate

Kohlenhydrate dienen vorwiegend der Deckung des Energiebedarfs. Sie sind keine essentiellen Nahrungsbestandteile, da sie vom Organismus auch aus bestimmten Aminosäuren gebildet werden können. Um diesen Proteinabbau zu verhindern und der Ketonkörperbildung aus der Lipolyse der Fette entgegenzuwirken, sollten Kohlenhydrate mindestens 25% des Energiebedarfs decken. Die empfohlene Menge ist 55% Energie. Kohlenhydrate kommen hauptsächlich in pflanzlichen Lebensmitteln vor. 1 g Kohlenhydrat hat einen Energieinhalt von 17 kJ (4 kcal). Über den Kohlenhydratgehalt der Lebensmittel siehe bei H. Gebler.

Kohlenhydrate werden durch das Enzym α-Amylase bis auf die Stufe der Disaccharide abgebaut. Dieses Ferment ist im Speichel und im Sekret des Pankreas enthalten und spaltet nur 1,4-α-glykosidische Bindungen. Spezifische Disaccharidasen, die in den Mukosazellen der Dünndarmschleimhaut lokalisiert sind, hydrolysieren die 1,4- und die 1,6-α-glykosidischen Bindungen der entstandenen Disaccharide, die anschließend als Monosaccharide absorbiert werden.

Kohlenhydrate können nur als Monosaccharide absorbiert werden. Dafür stehen spezifische Trägermechanismen zur Verfügung. Die Absorptionskapazität ist für den häufigsten Baustein der Kohlenhydrate, der Glukose, sehr hoch. Selbst große Mengen sind noch gut verträglich. Deshalb sind Kohlenhydrate leicht verdaulich, ausgenommen Disaccharide, die durch Enzyme hydrolysiert werden, deren Aktivität begrenzt ist. Übersteigt z. B. die mit der Nahrung aufgenommene Menge Milchzucker die Lactaseaktivität im Darm, gelangt die Lactose in tiefere Darmabschnitte, in denen sie der Bakterienflora als Substrat dient. Aus der bakteriellen Zerlegung entstehen Abbauprodukte als Gase und niedermolekulare Säuren, die durch osmotische und schleimhautreizende Effekte Durchfälle verursachen können.

Im Anschluss an die Absorption werden Fructose und Galactose in der Leber über die Glykolyse und den Citronensäurezyklus unter Energiegewinnung in CO_2 und H_2O umgewandelt. Die Glukose wird zu 85 bis 95 % über die Glykolyse abgebaut und dient ebenfalls der Energiegewinnung; 10 bis 15 % des Abbaus laufen über die Einschleusung in den Pentosephosphatzyklus und nur ein Bruchteil über den Glukuronsäurezyklus. Glukose ist auch Ausgangsprodukt für andere Stoffwechselvorgänge und wichtige Bausteine des Organismus, so z. B. für die Synthese der Glykoproteine und Glykolipide sowie Ribose, Heparin, Glycerolphosphat und Glukuronsäure.

Der menschliche Organismus ist nicht fähig, ein großes Überangebot an Kohlenhydraten zu speichern. Nur etwa 150 g können als Glykogen in der Leber deponiert werden. Aus diesem Grund wird ein großer Teil des Überschusses in Fett umgebaut, das ein geeignetes und dauerhaftes Energiedepot ist.

Damit Gehirn und Erythrozyten bei Kohlenhydratmangel mit Glukose versorgt werden können, hat der Organismus neben der Glykogenolyse, d. h., dem Einschmelzen der Glykogenreserven, die Möglichkeit, aus den glukoplastischen Aminosäuren, dem bei der Fettspaltung entstehenden Glycerol oder aus dem Lactat der Glykolyse Glukose neu zu gewinnen. Diese Vorgänge bezeichnet man als Glukoneogenese.

Eiweiß

Proteine dienen in erster Linie dem Aufbau körpereigener Substanzen. Da ein stetiger Ab- und Umbau im Organismus stattfindet, ist es notwendig, regelmäßig ein Minimum an Eiweiß zuzuführen, um den Verlust an Körpersubstanz auszugleichen. Ein Maß für den Zustand des Proteinstoffwechsels ist die **Stickstoffbilanz.** Man errechnet sie aus der Diffe-

Tab. 1.16-1: Zusammenstellung der verschiedenen Aminosäuren

Unentbehrlich	Semiessentiell	Entbehrlich	Derivate (nicht direkt verwertbar)
Valin	Arginin	Alanin	Hydroxyprolin
Leucin	(Cystein)	Asparaginsäure	Hydroxylysin
Isoleucin	(Tyrosin)	Glutaminsäure	
Tryptophan		Prolin	
Phenylalanin		Serin	
Methionin		Glycin	
Lysin		(Asparagin)	
Threonin		(Glutamin)	
Histidin			

renz der mit der Nahrung aufgenommenen und der mit Stuhl und Harn ausgeschiedenen Stickstoffmenge. Ist die Differenz negativ, wird körpereigenes Eiweiß abgebaut, ist sie positiv, findet Eiweißneubildung statt.

Die Differenz ist null, wenn zwischen Aufnahme und Abgabe Gleichgewicht herrscht, die Bilanz ist dann ausgeglichen. Für die Deckung des Minimalbedarfs wird von der Proteinmenge ausgegangen, die eine ausgeglichene Stickstoffbilanz garantiert zuzüglich eines Sicherheitszuschlags. Bei der Zufuhr von 1 g Eiweiß pro kg Körpergewicht und Tag ist der Bedarf sicher gedeckt, der Energiegehalt beträgt 17 kJ (4 kcal) je g. Der Eiweißgehalt der Nahrung sollte 15 % der zugeführten Energie betragen. Über den Eiweißgehalt der Lebensmittel siehe bei H. Gebler.

Eine sehr hohe Proteinzufuhr kann sich negativ auf den Calciumhaushalt auswirken, eine metabolische Acidose hervorrufen und evtl. zur Insulinresistenz beitragen. Deshalb sollte die Höchstmenge von 2,0 g Protein/kg Körpergewicht nicht überschritten werden. Das entspricht einer Eiweißmenge von 120 g (Frauen) bzw. 140 g (Männer).

Die Verdauung beginnt mit der Denaturierung durch die Salzsäure im Magen. Im weiteren Verlauf spalten die Endopeptidasen Pepsin (Magensaft), Trypsin und Chymotrypsin (Pankreassaft) die Proteine zu großen Peptidbruchstücken. Bauchspeicheldrüse und Darmepithelzellen sezernieren darüber hinaus Exopeptidasen, welche die Peptide vom Aminoende her zu freien Aminosäuren hydrolysieren.

Die Absorption des Eiweißes verläuft über mehrere merkmalspezifische aktive Transportmechanismen. Eiweiß wird nur als Aminosäuren absorbiert, damit wird der Organismus vor Immunreaktionen geschützt, die durch körperfremdes Eiweiß verursacht werden können. Da jedoch Eiweißallergien vorkommen, wird vermutet, dass vereinzelt doch intakte Proteine oder Spaltprodukte durch die Mukosazellen gelangen.

Die Hauptaufgabe der Proteine besteht im Aufbau körpereigener Bausteine und Funktionseinheiten des Stoffwechsels. Dafür werden alle 20 Aminosäuren benötigt. Neun von ihnen können nicht im Organismus synthetisiert werden und müssen als essentielle Nahrungsbestandteile mit der Nahrung zugeführt werden. Sie werden als unentbehrliche Aminosäuren bezeichnet. In der Schwangerschaft, beim Wachstum im Kindesalter und bei Krankheit muss auch die Aminosäure Arginin durch die Nahrung bereitgestellt werden. Sie wird deshalb als semiessentiell bezeichnet (Tab. 1.16-1).

Alle Aminosäuren sind an der Proteinbiosynthese beteiligt, so dass, wenn nur eine einzige fehlt, der Prozess vollständig verhindert wird. Folglich bestimmt die Aminosäure, die in der geringsten Menge zur Verfügung steht, das Ausmaß der Syntheseleistung. Sie wird als **limitierende** Aminosäure bezeichnet. Nahrungsmittel sind in ihrer Eiweißzusammensetzung dann am wertvollsten, wenn sie alle essentiellen Aminosäuren in hoher Konzentration enthalten.

Ein Maß für die Güte von Proteinen ist die **biologische Eiweißwertigkeit.** Sie gibt an, wie viel g Körpereiweiß aus 100 g des betreffenden Proteins aufgebaut werden können. Als Bezugsgröße dient Vollei mit dem Index 100. Die Wertigkeit ist um so größer, je weniger Eiweiß notwendig ist, um die Stickstoffbilanz im Gleichgewicht zu halten; tierisches Protein ist im Allgemeinen wertvoller als pflanzliches (Tab. 1.16-2).

Aminosäuren, die nicht in die Proteinbiosynthese eingehen, werden zu wichtigen Funktionseinheiten des Organismus umgewandelt. Sie dienen als Bau-

Tab. 1.16-2: Biologische Wertigkeit pflanzlicher und tierischer Proteine.

Nahrungsprotein	Biologische Wertigkeit
Vollei	100
Kuhmilch	91
Casein	77
Lactalbumin	104
Rindfleisch	80
Kartoffel	71
Sojaprotein	74
Reis	59
Weizen	54
Bohnen	49

stoffe für Enzyme, kontraktile Proteine der Muskulatur, Zellmembranen, Bestandteile des Zytoplasmas, Hormone und Transportproteine des Blutes. Der oxidative Abbau von Aminosäuren zur Energiegewinnung unter Einschleusung als α-Ketosäuren in den Citronensäurezyklus ist eine Ausnahme. Er läuft nur bei extremem Nahrungsmangel oder Überangebot an Proteinen ab. Die Speicherung von Eiweiß ist im Organismus nicht möglich. Es existiert zwar ein Grundbestand (Aminosäurepool), der sich im ständigen Umbau befindet und aus dem der Organismus in geringem Umfang schöpfen kann, jedoch wird ein Überschuss automatisch der oxidativen Energiegewinnung zugeführt.

Beim Ab- und Umbau von Proteinen entsteht das giftige Abbauprodukt Ammoniak. Um den Organismus vor seiner Toxizität zu schützen, wird er sofort in der Leber aufgefangen und in geringem Umfang durch Transaminierung mit α-Ketosäuren zur Synthese von Aminosäuren verwendet, in großer Menge aber zu Harnstoff umgewandelt und in den Harn ausgeschieden. Neben der Ausscheidung als Harnstoff (80 bis 90 %) kann Stickstoff auch als Harnsäure (3 bis 5 %) oder Kreatinin den Organismus verlassen.

Fette

Da Kohlenhydrate und Proteine nicht gespeichert werden können, ist der Organismus auf Fette als kalorienreiche Nahrung angewiesen, die sowohl eine optimale Depotform sein können als auch der direkten Energiegewinnung dienen. Daneben liefern sie mit ihren essentiellen Fettsäuren wichtige Bausteine für Körpersubstanzen. Diese können vom Organismus nicht synthetisiert werden und müssen mit der Nahrung zugeführt werden. 1 g Fett hat einen Energieinhalt von 38 kJ (9 kcal). Der Fettgehalt der Nahrung sollte 30 % der zugeführten Energie betragen. Über den Fettgehalt der Lebensmittel siehe bei H. Gebler.

Die Verdauung und Absorption der Fette ist sehr komplex. Zunächst gibt es einen grundlegenden Unterschied zwischen Triglyceriden aus langkettigen Fettsäuren (LCT: long chain triglycerides: 14 bis 24 C-Atome) und solchen mit mittelkettigen Fettsäuren (MCT: middle chain triglycerides: 6 bis 12 C-Atome).

Die LCT-Fette werden im Dünndarm durch die Gallenflüssigkeit zunächst emulgiert. So bieten Lipide trotz ihrer Schwerlöslichkeit in Wasser den fettspaltenden Enzymen eine große Angriffsfläche. Die von der Bauchspeicheldrüse und der Darmschleimhaut sezernierten Lipasen hydrolysieren die Fette zu Diglyceriden, Monoglyceriden, Glycerol und freien Fettsäuren. Die Spaltprodukte selbst haben teilweise amphiphile Eigenschaften und beschleunigen den Verdauungsprozess durch ihre Fähigkeit, Emulsionen bilden zu können. Da die bei der Fettspaltung entstandenen langkettigen Fettsäuren immer noch nicht in wasserlöslicher Form vorliegen und somit für die Absorption ungeeignet sind, ordnen sie sich zu **Mizellen,** indem sie ihren lipophilen Teil nach innen wenden und das hydrophile Ende nach außen zum wässrigen Darmlumen richten. Diese dann wasserlöslichen Mikrotröpfchen können auch Monoglyceride und andere lipophile Substanzen, wie fettlösliche Vitamine, Cholesterol, Phospholipide und Gallensalze einschließen (gemischte Mizellen).

Der Absorptionsvorgang ist im Einzelnen noch nicht geklärt, die von den Mizellen freigegebenen Spaltprodukte der Fette werden in der Mukosazelle zunächst zu Triglyceriden reverestert. Anschließend lagern sie sich mit β-Lipoproteinen, Cholesterolestern und Phospholipiden zu **Chylomikronen** zusammen, die nicht über den Pfortaderkreislauf direkt in die Leber gelangen können, sondern über Transportvorgänge durch die Lymphe, den Brustmilchgang und den linken Venenventrikel den großen Blutkreislauf erreichen. Nach einer Halbwertszeit von 30 bis 45 min zerfallen die Chylomikronen, die Fette werden im Blut zu Glycerol und Fettsäuren gespalten und können so dem Stoffwechsel zugeführt werden.

Die MCT-Fette hingegen gelangen unverändert in die Mukosazellen, wo sie in Glycerol und Fettsäuren gespalten werden und über das Pfortaderblut in die Leber gelangen. Sie sind von großer diätetischer Bedeutung, da für ihre Verdauung weder Gallenflüssigkeit noch Pankreassekret benötigt werden und für die Absorption die Bildung der Chylomikronen mit Transport über die Lymphe nicht erforderlich ist.

Der energieliefernde Fettabbau geschieht durch β-Oxidation. Es werden kontinuierlich C_2-Abschnitte als Acetyl-Coenzym A abgespalten und in den Citronensäurezyklus eingeschleust. Als Akzeptor dient Oxalessigsäure, ein Produkt der Glykolyse, das nur bei intaktem Kohlenhydratabbau angeboten wird. Infolgedessen findet die vollständige „Verbrennung" der Fettsäuren zu CO_2 und H_2O nur bei gleichzeitigem Abbau von Kohlenhydraten statt. Fehlen diese bei Glukosemangel durch Hunger, wegen einer kohlenhydratfreien Diät oder bei Fettstoffwechselstörungen als Folge des Diabetes mellitus, ist Acetyl-CoA das vorläufige Endprodukt der β-Oxidation. Nach Dimerisierung entstehen Ketonkörper, wie Acetessigsäure und β-Hydroxybuttersäure und schließlich Aceton.

Zur Deponierung gelangen Fettsäuren über den Blutweg in die Fettzellen. Dort werden sie zu Triglyceriden umgebaut und als Lipidtröpfchen eingelagert. Im Hungerzustand dagegen werden Fettdepots eingeschmolzen (Lipolyse). Fettgewebslipasen hydrolysieren Triglyceride zu Glycerol und Fettsäuren, die dem Organismus über die Blutbahn zugeführt werden. Der Lipidstoffwechsel unterliegt hormonellen Regelmechanismen. Insulin spielt dabei eine vorrangige Rolle.

Als Ausgangsprodukte für wichtige körpereigene Substanzen können die **essentiellen Fettsäuren** nicht ersetzt werden. Es handelt sich bei ihnen in erster Linie um Linolsäure (zweifach ungesättigt), Linolensäure (dreifach ungesättigt) und Arachidonsäure (vierfach ungesättigt). Über den Gehalt der Lebensmittel an mehrfach ungesättigten Fettsäuren siehe bei H. Gebler. Die essentiellen Fettsäuren

- ☐ sind Vorstufen der Eikosanoide (Prostaglandine, Prostacycline, Thromboxane und Leukotriene),
- ☐ sind Bestandteile der Cholesterolester und
- ☐ wirken regulierend auf den Lipid- und Cholesterolgehalt des Blutes.

Nach Umwandlung in Phospholipide sind sie

- ☐ Bestandteile des Lecithins,
- ☐ am Transport der Fette im Blut beteiligt und
- ☐ dienen als Lösungsvermittler für hydrophobe Stoffe.

Der Bedarf an essentiellen Fettsäuren ist mit 6 bis 8 g pro Tag abgedeckt. Der Gehalt an essentiellen Fettsäuren ist ein wesentliches Qualitätskriterium der Fette. Ein Maß ist der **p/s-Quotient.** Er gibt das Verhältnis der zwei- und mehrfach ungesättigten Fettsäuren zu den gesättigten (p = polyunsaturated, s = saturated) an, sein Wert sollte möglichst größer als 1 sein. Wegen der zunehmenden Bedeutung der Ölsäure (einfach ungesättigt) hat der p/s-Quotient an Wichtigkeit verloren. Pflanzliche Fette haben einen höheren Gehalt an ungesättigten Fettsäuren als tierische. Mangelerscheinungen an essentiellen Fettsäuren sind selten, da sie als Depotfett speicherfähig sind und so den Organismus monatelang versorgen können.

Cholesterol

Erhöhte Cholesterolwerte im Blut sind ein Risikofaktor für die Erkrankung an Arteriosklerose und Herzinfarkt. Der physiologisch problemlosen Menge von 100 bis 200 mg pro Tag steht in den Industrieländern die tägliche Zufuhr von 500 bis 750 mg gegenüber. Diese Diskrepanz entsteht aus dem hohen Anteil cholesterolreicher tierischer Nahrungsmittel in den Wohlstandsgebieten. Pflanzliche Lebensmittel sind dagegen frei von Cholesterol. Über den Cholesterolgehalt der Lebensmittel siehe Tabelle 1.16-3 und bei H. Gebler.

Die Verdauung verläuft analog derjenigen der LCT-Fette, ihre Kapazität ist begrenzt. Cholesterol ist kein essentieller Nahrungsbestandteil, es wird von der Leber und in der Darmwand synthetisiert. Der Einfluss des Nahrungscholesterols auf die Menge des Serumcholesterols ist umstritten. Empfohlen wird die Einschränkung auf 300 mg pro Tag. Ein hoher Anteil an ungesättigten Fettsäuren trägt zur Senkung des Cholesterolspiegels bei. Das pflanzliche Sterin β-Sitosterin hemmt die Cholesterolabsorption bis zu einem gewissen Grade. Pflanzensterine sind in der Diätmargarine becel® pro aktiv im Handel.

Tab. 1.16-3: Cholesterolgehalt ausgewählter Nahrungsmittel

Nahrungsmittel (je 100 g verzehrbarer Anteil)	Cholesterol (mg)
Hühnerei	470
Butter	240
Wild	110
Schlagsahne (30 % Fett)	102
Fleisch- und Wurstwaren	85–100
Geflügel	75
Fleisch (Rind, Schwein)	70

Alkohol

Alkohol ist als Bier und Wein (3 bis 12 Vol.-%) oder Spirituosen (bis 80 Vol.-%) ein gebräuchliches und beliebtes Nahrungsmittel. Bei einem Teil der Bevölkerung deckt er einen erheblichen Anteil des Energiebedarfs. Alkohol enthält keine essentiellen Nährstoffe und erweist sich durch seine hohe energetische Dichte (30 kJ/g = 7 kcal/g) als leerer Kalorienträger. In mäßigen Mengen kann Alkohol positive Wirkungen auf den HDL-Cholesterol-Wert, die Blutgerinnung und die Lipidoxidation durch antioxidative Nährstoffe haben. Der Genuss kleiner Mengen wird sogar empfohlen.

Alkohol wird schon im Magen zu etwa 20 % absorbiert. Der rasche Übertritt ins Blut verbunden mit schnellem Wirkungseintritt sind die Folgen. Der Abbau läuft über das toxische Zwischenprodukt Acetaldehyd und im mittleren Konzentrationsbereich mit konstanter Geschwindigkeit. Bei regelmäßigem Genuss größerer Mengen sind Teratogenität, Schädigungen der Leber, des ZNS sowie die alkoholassoziierte Karzinogenese einiger Organe zu erwarten. Seine suchterregende Eigenschaft macht Probleme im sozialen Umfeld. Eine akute Vergiftung mit 4 ‰ Alkohol im Blut kann tödlich verlaufen.

Ballaststoffe

Ballaststoffe sind Inhaltsstoffe pflanzlicher Nahrungsmittel, die von den Enzymen des Verdauungstraktes nicht abgebaut werden. Sie unterliegen entweder dem mikrobiellen Abbau im Darm oder werden unverändert mit dem Stuhl ausgeschieden. Die am häufigsten in der Nahrung vorkommenden Vertreter sind Cellulose, Hemicellulose, Pektin und Lignin, sie sind vor allem in Vollkornprodukten, Gemüse und Obst enthalten (Tab. 1.16-4).

Ballaststoffe beeinflussen den Verdauungs- und Absorptionsvorgang insbesondere durch ihr Volumen und ihre Fähigkeit zur Quellung. Schon im Mund müssen sie (verbunden mit vermehrter Speichelsekretion) wegen ihrer Struktur intensiver gekaut werden. Sie verlängern die Verweildauer des Speisebreis im Magen und verzögern mehr oder weniger die intestinale Absorption bestimmter Nahrungsbestandteile. So bewirken sie durch die Erhöhung des Stuhlgewichts die Vergrößerung des Darmvolumens und durch die Erniedrigung des intraluminaren Druckes eine bessere Durchblutung und Peristaltik des Kolons. Insgesamt verkürzen sie damit die intestinale Passagezeit.

Daneben zeichnen sich Ballaststoffe durch ihre Fähigkeit aus, Ionen austauschen (toxische Salze, aber auch Mineralstoffe, Spurenelemente und zum Teil Medikamente), Wasser binden und überschüssige Magensäure, Gallensäure, Cholesterol und kanzerogene Substanzen adsorbieren zu können. Die Bindung von Darmwasser ist jedoch nur bei genügender Flüssigkeitszufuhr möglich, andernfalls wird durch Verklumpung der gegenteilige, obstipierende Effekt erreicht. Zahlreiche Erkrankungen in den Industrieländern werden heute mit dem geringen Anteil Ballaststoffe in der Nahrung in Verbindung gebracht, wie z. B. Obstipation, Adipositas, Divertikulose, Kolonkarzinom, Varikosis und Venenthrombose. In Entwicklungsländern, in denen der Anteil an Ballaststoffen in der Nahrung erheblich höher ist, treten

Tab. 1.16-4: Rohfasergehalt von Nahrungsmitteln (pro 100 g essbarer Anteil)

Nahrungsmittel	Pektin (g/100 g)	Rohfaser (g/100 g)
Gerste, enthülst		2,0
–, geschält		0,8
Mais, ganz		2,0
–, essbarer Anteil 96 %	1,5	
–, essbarer Anteil 60 %	0,7	
Hafer, Hafermehl		0,9
Reis, braun		2,0
–, weiß, geschält		0,7
–, poliert		0,25
Brot (Roggen, Weizen)		3–5
Brotsorten, ballaststoffangereichert		12–18
Vollkornbrot		7–10
Knäckebrot		15
Weizen, ganzes Korn 100 %		1,6–2,1
–, 85 % essbarer Anteil		0,4–0,9
–, 70 % essbarer Anteil		Spuren – 2,5
–, Kleie	10–15	10,5–13,5
Kartoffeln	2–4	20
Erdnuss, trocken		3,0
Limabohne		5,0
Erbse, reif		4,5
–, unreif		1,0
Sojabohne		4,5
Ölsamen und Nüsse		
die meisten Sorten		2,5
Gemüse und Obst		
die meisten Gemüse	5–10	10
die meisten Obstsorten	0,5–1,5	10
Hülsenfrüchte		15–20
Datteln, getrocknet		2,4
Feigen, getrocknet		11,0
Faserfreie Nahrungsmittel		
Fleisch, Fisch, Eier, Fette, Milch, Käse, Zucker, Getränke und alkoholische Getränke		
Nahrungsadditive Ballaststoffe		
Guar, Johannisbrotkernmehl, arabisches Gummi, Tragant, Pektin, Agar, Carrageen, Celluloseether, Alginsäure		

diese Krankheiten seltener auf. Die Deutsche Gesellschaft für Ernährung (DGE) empfiehlt mindestens 30 g Ballaststoffe pro Tag.

Nicht lösliche Ballaststoffe sind z.B. Lignin, Cellulose und einige Hemicellulosen. Sie sind enthalten in Leinsamen, Vollkornprodukten und Weizenkleie. Ihre Wasserbindungskapazität ist gering und bleibt auch im Dickdarm erhalten. Das Stuhlvolumen steigt an. Sie sind besonders gut geeignet bei Obstipation.

Lösliche Ballaststoffe sind z.B. Pektine, Schleime und Gummen. Sie sind enthalten in Obst, Haferflocken, Johannisbrotkernmehl und Plantagoschoten (Psyllium). Ihre Wasserbindungskapazität ist sehr hoch. Diese geht jedoch bei der Spaltung durch Bakterien im Dickdarm zu kurzkettigen Fettsäuren verloren. Das Stuhlvolumen bleibt gering. Die löslichen Ballaststoffe eignen sich sehr gut bei Hypercholesterolämie, Durchfall und beim Diabetes mellitus.

Wasser

Der Mensch besteht zu etwa 60 % aus Wasser. Es stellt das Milieu für chemische Reaktionen im Organismus, dient als Transport- und Lösungsmittel für lebenswichtige Stoffwechselprodukte und ist an der Regulierung der Körpertemperatur beteiligt. Die Wasserbilanz ist im Normalfall ausgeglichen. Dies bedeutet, dass die durch Speisen und Getränke aufgenommene Wassermenge und das Oxidationswasser des Stoffwechsels der Abgabe durch Lunge, Haut, Niere und Darm entsprechen. Der Wasserbedarf beträgt 1200 bis 1500 ml pro Tag.

Bei Erkrankungen, wie Erbrechen, Durchfall, Fieber und großflächigen Verbrennungen, entstehen erhebliche Wasserverluste, die mit entsprechendem Salzmangel einhergehen. Deshalb sollten zur Therapie Mineralwasser oder Elektrolytgetränke angewendet werden. Der Mensch kann nur wenige Tage ganz ohne Wasser überleben. Verluste von über 20 % der Gesamtkörperflüssigkeit sind tödlich.

Mineralstoffe

Mineralstoffe kommen überall im Körper vor. Sie sind als anorganische Bausteine des vorwiegend aus organischen Substanzen aufgebauten Organismus von großer Bedeutung. Sie sind Bestandteile wichtiger biologischer Einheiten, wie z.B. Hormone und Enzyme, sie sind am Aufbau der Knochen beteiligt und regulieren in gelöster Form den pH-Wert und die osmotischen Verhältnisse der Körperflüssigkeiten.

Nach der Häufigkeit ihres Vorkommens unterteilt man sie in **Mengenelemente**, z.B. Na, K, Ca, Mg, Cl, P, S, und **Spurenelemente**, z.B. Fe, Zn, Cu, Mn, I.

Tab. 1.16-5: Magnesiumgehalt in 100 Gramm Nahrungsmitteln

Nahrungsmittel	mg
Bierhefe	231
Vollmilchpulver	112
Magermilchpulver	111
Weizenkleie	590
Weizenkeime	336
Hirse	170
Gerstenmehl	155
Haferflocken	139
Hafermehl	131
Reis, unpoliert	119
Gerstengrütze	119
Kakao	414
Cashewnüsse	267
Erdnüsse, geröstet	182
Mandeln, süß	170
Paranüsse	160
Pistazien	158
Haselnüsse	156
Walnüsse	129
Schokolade	104
Sojamehl	235
Bohne, weiß	132
Erbse, reif, geschält	116
Magnesiumbedarf pro Tag	
Deutsche Ges. f. Ernährung	220–260
WHO	120/1000 kcal
bei 95 g Proteinzufuhr = 400–500 mg Magnesium	

Nicht alle sind essentiell, einige sogar toxisch, wie z.B. Quecksilber und Cadmium als Abfallprodukte der Industrie oder radioaktive Isotope des Iods, Cäsiums und Strontiums, die bei Kernwaffenversuchen und Atomreaktorunfällen an die Umwelt abgegeben werden. Über den Magnesium- und Kaliumgehalt einiger Nahrungsmittel siehe Tabellen 1.16-5 und 1.16-6.

Vitamine

Vitamine sind essentielle Nahrungsbestandteile und liefern keine Energie. Sie besetzen unentbehrliche Positionen im Bereich biologischer Stoffwechselprozesse des Organismus. Um Mangelerscheinungen vorzubeugen, müssen sie regelmäßig, jedoch nur in kleinen Mengen zugeführt werden. Der Bedarf steigt bei erhöhten Anforderungen an den Organismus, wie z.B. Wachstum, Sport und Schwangerschaft, er schwankt je nach Art der Ernährung. Mangelerscheinungen treten heute nur noch in Gebieten mit Nahrungsmittelunterversorgung und bei extrem einseitiger Ernährung auf. Vitamine werden von Pflanzen

Tab. 1.16-6: Kaliumgehalt einiger wichtiger Nahrungsmittel (Angaben in mg/100 g)

Nahrungsmittel	
Obst	**mg**
Äpfel	120
Apfelsaft	100
Aprikosen	440
Bananen	420
Kirschen	200
Grapefruit	150
Orangen	200
Pflaumen	150
Erdnüsse	700
Walnüsse	500
Cerealien	
Brot	100–300
Zwieback	150
–, ungesalzen	200
Cornflakes	120
Mehl	120–400
Reis	30
Nudeln	340
Gemüse	
Kartoffeln	410
Spinat	490
Petersilie	880
Tomaten	250
Bohnen	300
Karotten	300
Milch und Milchprodukte	
Milch	150
Buttermilch	140
Sahne	23
Butter, gesalzen	23
–, ungesalzen	23
Käse	80–150
Margarine	20
–, ungesalzen	10
Fleisch	
Schwein	350
Schinken (gekocht)	350
Lamm	300
Rind	350
Leber	300
Huhn	370
Wurst	250
Fisch	
Fisch	400–500
Tunfisch	450
Ölsardinen	600
Muscheln	300

und Mikroorganismen synthetisiert, sie sind in pflanzlichen und tierischen Nahrungsmitteln enthalten. Man unterteilt sie nach ihrem Löslichkeitsverhalten in **fettlösliche** und **wasserlösliche** Vitamine (Tab. 1.16-7).

Die fettlöslichen Vitamine sind in gewissem Maß speicherfähig; sie können nicht ausgeschieden werden, es kommt daher zur Kumulation mit Hypervitaminosen als Folge. Sie werden als Bestandteil gemischter Mizellen absorbiert, die Absorption ist abhängig vom einwandfreien Ablauf der Fettdigestion. Wasserlösliche Vitamine sind hingegen kaum speicherfähig. Überschüsse werden sofort mit dem Harn wieder ausgeschieden. Dieser Mechanismus verhindert zwar Hypervitaminosen, macht jedoch ihre regelmäßige Zufuhr unbedingt erforderlich.

Die Kombination der Vitamine A, C und E mit Selen in so genannten Zellschutzpräparaten ist wegen ihrer Fähigkeit, krebserregende Radikale abzufangen, sinnvoll.

Vollwertige Ernährung des gesunden Menschen

Der Mensch benötigt zur Erhaltung des Lebens Nahrung, um den ständigen Aufbau und Ersatz der Körpersubstanz und Funktionsbausteine zu gewährleisten. Außerdem dient sie ihm als Energielieferant, um aktives Handeln zu ermöglichen. Der Nahrungsbedarf ist gedeckt, wenn bei gleichbleibender Leistungsfähigkeit das Körpergewicht weder zu- noch abnimmt (Ausnahmen: Wachstum, Schwangerschaft).

Der **Energiebedarf** setzt sich aus folgenden Parametern zusammen:

- ☐ Der **Grundumsatz** ist der Energieverbrauch in entspannt liegendem Zustand bei konstanter Umgebungstemperatur von 20 °C zwölf Stunden nach der letzten Nahrungsaufnahme. Er gibt an, wie viel Energie der Organismus allein für die Aufrechterhaltung seiner Funktionen benötigt und ist abhängig von Geschlecht, Alter und Körpergröße. Der Grundumsatz eines Erwachsenen beträgt etwa 1 kcal (4,18 kJ) pro kg Körpergewicht und Stunde.
- ☐ Der **Leistungszuwachs** (Arbeitsumsatz) ist jede Energiemenge, die zusätzlich zum Grundumsatz benötigt wird. Er ist abhängig von der Art der Tätigkeit (schwere körperliche oder leichte Büroarbeit), Erkrankungen, z. B. Fieber, und äußeren Bedingungen, z. B. Umgebungstemperatur.
- ☐ Die **spezifisch dynamische Wirkung** der Nährstoffe ist die Erhöhung des Energieumsatzes je nach der Zusammensetzung der Nahrung wegen ihrer unterschiedlichen stoffwechselsteigernden Eigenschaften:
  - ☐ 2 bis 4 % Fette,
  - ☐ 4 bis 6 % Kohlenhydrate,
  - ☐ 10 bis 20 % Eiweiß,
  - ☐ 6 % gemischte Kost.

Energie wird in Joule gemessen:
1 Joule = 0,239 Kilokalorien
1 Kilokalorie = 4,184 Joule.

Tab. 1.16-7: Vitaminbedarf

Tagesbedarf		Kinder bis zu 4 Jahren (mg)	Kinder über 4 Jahre, Erwachsene (mg)	Schwangere, Stillende (mg)
Fettlösliche Vitamine				
A	Retinol-Äquivalente	0,6–0,8	1,5	2,4
D	Calciferol	10 µg	10 µg	10 µg
E	α-Tocopherol	9	27	27
K	Phyllochinon	50–100 µg	100–150 µg	200 µg
Q	Ubichinon		unbekannt	
Wasserlösliche Vitamine				
B_1	Thiamin	0,7	1–1,4	1,5–1,7
B-Komplex	Riboflavin	0,8	1,7	2,0
	Niacin	9	20	20
	Folsäure	0,1	0,1	0,1
	Pantothensäure	5	10	10
B_6	Pyridoxin	0,7	2,0	2,7
B_{12}	Cobalamin	3 µg	6 µg	8 µg
C	Ascorbinsäure	40	60	60
H	Biotin	0,15	0,5	0,5

Eine Person benötigt durchschnittlich 8000–13 000 kJ (2000–3000 kcal) pro Tag.

Das **Isodynamiegesetz** besagt, dass es bei der Deckung des Energiebedarfs gleichgültig ist, welcher Nährstoff als Energiequelle dient, so dass Kohlenhydrate, Fette und Eiweiß diesbezüglich uneingeschränkt ausgetauscht werden können.

1 g Kohlenhydrat	17 kJ (4 kcal)
1 g Fett	39 kJ (9 kcal)
1 g Protein	17 kJ (4 kcal)
1 g Alkohol	30 kJ (7 kcal)

Dieses Gesetz hat nur begrenzt Gültigkeit, da die Deckung des Energiebedarfs allein aus Proteinen wegen ihrer eingeschränkten Verträglichkeit nicht möglich ist. Die deutsche Gesellschaft für Ernährung empfiehlt folgende Verteilung der Nährstoffe:

- ☐ 15 % Eiweiß,
- ☐ 30 % Fett und
- ☐ 55 % Kohlenhydrate

der Gesamtenergie.

Der **respiratorische Quotient** lässt Rückschlüsse auf die Zusammensetzung und energetische Ausnutzung der Nahrung zu. Er errechnet sich aus dem Quotienten der mit dem Atem abgegebenen Kohlendioxidmenge und der Sauerstoffaufnahme aus der Luft und beträgt bei gemischter Kost etwa 0,85 (0,71 bei reiner Fettnahrung, 0,8 bei reiner Eiweißnahrung, 1,0 bei reiner Kohlenhydratnahrung).

Der Mensch deckt seinen Nahrungsbedarf durch **Lebensmittel.** Man unterteilt sie in **Genussmittel,** wie Kaffee, Tee, Gewürze und Alkohol, die dem Organismus keine oder nur im geringen Umfang verwertbare Substanzen liefern, und **Nahrungsmittel**, wie Brot, Obst, Gemüse, Fleisch und Milchprodukte, die energieliefernde **Nährstoffe** (Kohlenhydrate, Eiweiß, Fett) und wertvolle **Ergänzungsstoffe** (Vitamine, Mineralstoffe, Ballaststoffe, Wasser) enthalten. Zusammen versorgen sie den Organismus mit lebenswichtigen Substanzen, auf deren Zufuhr er angewiesen ist:

- ☐ Essentielle Aminosäuren
- ☐ Essentielle Fettsäuren
- ☐ Vitamine und Mineralstoffe.

Die optimale Nährstoffzufuhr garantiert eine **Vollkost**. Sie deckt den Bedarf an essentiellen Stoffen, ihr Energiegehalt ist dem Bedarf angemessen; Nahrungsbestandteile, die die Gesundheit fördern, werden bevorzugt verwendet, während solche, die Krankheitsrisiken erhöhen, gemieden werden. Und, das Wichtigste, schmecken sollen sie auch, den Ernährungsgewohnheiten entsprechend. Nicht immer wird Vollkost gut vertragen. Bei diversen Erkrankungen kann als Begleiterscheinung Unverträglichkeit bestimmter schwerverdaulicher Nahrungs-

Tab. 1.16-8: Häufigkeit von Lebensmittelintoleranzen bei unausgelesenen Krankenhauspatienten ($n = 1918$) in verschiedenen Regionen der Bundesrepublik (nach einer Erhebung der Deutschen Arbeitsgemeinschaft für Ernährung und Diätetik, Rationalisierungsschema 1978)

Intoleranzen		Häufigkeit (%)
1	Hülsenfrüchte	30,1
2	Gurkensalat	28,6
3	Fritierte Speisen	22,4
4	Weißkohl	20,2
5	CO_2-haltige Getränke	20,1
6	Grünkohl	18,1
7	Fette Speisen	17,2
8	Paprikagemüse	16,8
9	Sauerkraut	15,8
10	Rotkraut	15,8
11	Süße und fette Backwaren	15,8
12	Zwiebeln	15,8
13	Wirsing	15,6
14	Pommes frites	15,3
15	Hartgekochte Eier	14,7
16	Frisches Brot	13,6
17	Bohnenkaffee	12,5
18	Kohlsalat	12,1
19	Majonäse	11,8
20	Kartoffelsalat	11,4
21	Geräuchertes	10,7
22	Eisbein	9,0
23	Zu stark gewürzte Speisen	7,7
24	Zu heiße und zu kalte Speisen	7,6
25	Süßigkeiten	7,6
26	Weißwein	7,6
27	Rohes Stein- und Kernobst	7,4
28	Nüsse	7,1
29	Sahne	6,8
30	Paniert Gebratenes	6,8
31	Pilze	6,1
32	Rotwein	6,1
33	Lauch	5,9
34	Spirituosen	5,8
35	Birnen	5,6
36	Vollkornbrot	4,8
37	Buttermilch	4,5
38	Orangensaft	4,5
39	Vollmilch	4,4
40	Kartoffelklöße	4,4
41	Bier	4,4
42	Schwarzer Tee	3,5
43	Apfelsinen	3,4
44	Honig	3,1
45	Speiseeis	2,4
46	Schimmelkäse	2,2
47	Trockenfrüchte	2,2
48	Marmelade	2,2
49	Tomaten	1,9
50	Schnittkäse	1,6
51	Camembert	1,3
52	Butter	1,2

mittel auftreten. Auch beim abrupten Übergang von strengen, spezifischen Diäten auf Vollkost kann dieser zu Beschwerden führen. Für diese Fälle eignet sich die **leichte Vollkost**. Sie erfüllt alle Anforderungen der Vollkost, meidet aber zusätzlich alle Nahrungsmittel, die nach Untersuchungen der Deutschen Arbeitsgemeinschaft für klinische Diätetik bei mehr als 5 % der Patienten Unverträglichkeiten hervorgerufen haben (Tab. 1.16-8).

Sportlernahrung

Soll der Mensch sportliche Leistungen vollbringen, ist neben regelmäßigem Training eine gezielte Ernährung sinnvoll. Wenn sie dem jeweiligen Bedarf optimal angepasst ist, trägt sie zu stärkerer Belastbarkeit und steigerungsfähiger Leistung bei. Für die Auswahl entsprechender Kostformen und industrieller Präparate muss jedoch zwischen Freizeit- bzw. Gesundheitssport und Hochleistungssport unterschieden werden, da das Ausmaß der körperlichen Beanspruchung sehr unterschiedlich ist. Außerdem richtet sich die Nahrung nach der Sportart (Tab. 1.16-9 und 1.16-10) und nach der Phase, in der sich der Athlet gerade befindet. Bei Ausdauersportarten wird während der Trainingsphase durch präzise Abstimmung des Trainings und der Ernährung die optimale Anlage von Energiespeichern angestrebt, während beim Kraftsportler in dieser Phase auf Zuwachs der Muskelmasse hingearbeitet wird. Für den Wettkampf wird bei beiden Sportrichtungen gleich vorgegangen: eine kohlenhydrathaltige Mahlzeit 2–3 h vor dem Wettkampf unter Berücksichtigung der Verweildauer im Magen, individueller Verträglichkeit und ausreichend Flüssigkeitszufuhr.

Basis jeder Sportlernahrung ist eine ausgewogene, vielseitige Vollkost, die die Versorgung mit allen essentiellen Nahrungsbestandteilen gewährleistet und wenig stoffwechselbelastende Substanzen, wie

Tab. 1.16-9: Gewichtsverluste beim Sport (nach Reuss, F.: Apotheker-Journal 9 (1987), 36–42)

Sportart	Gewichtsverlust (kg)
100-m-Lauf	etwa 0,15
10000-m-Lauf	1,5
Marathonlauf	4,0
Skilauf 10 km	1,0
Rudern 2000 m	0,8
Fechten	1,0
Basketball	1,7
Fußball	3,0
Ringen (Mittelgewicht)	1,8
Boxen (Mittelgewicht)	1,6
Eishockey	1,8
Karatetraining pro h	1,5

Tab. 1.16-10: Sportartenspezifische Ernährungsprinzipien (nach Hamm, M.: Dtsch. Apoth. Ztg. 128 (1988), 684–689)

Sportarten	Anteilige Energiebereitstellung
Ausdauersport Langlauf, Radfahren (Freizeitsport), Skilanglauf, Wandern, Eislauf, Tanzen, Schwimmen (Freizeitsport), Flossenschwimmen – Streckentauchen, Ausreiten im Gelände, Segeln (Freizeitsport), Spielsport (wie Fußball, Handball, Wasserball, Tennis)	55–60 % Kohlenhydrate 10–15 % Eiweiße 25–30 % Fette
Kraftausdauersport Rudern, Bergsteigen, Triathlon, Radsport (Straße), Schwimmsport (Langstrecke), Ski (alpin), Boxen, Turnierreiten, Regattasegeln, Surfen, Bodybuilding, Kampfsportarten	50–55 % Kohlenhydrate 15–20 % Eiweiße 25–30 % Fette
Schnellkraftsport Turnen, Gymnastik, Kurzstreckenlauf, Kurzstreckenschwimmen, Skispringen, Squash, Fechten, leichtathletische Sprungdisziplinen, Eiskunstlauf, Volleyball	
Kraftsport Wurf- und Stoßdisziplinen, Gewichtheben	

zu viel Fett, Cholesterol oder Purine, enthält. Diese Grundkost sollte nach der Empfehlung der DGE zu 55 % Energie aus Kohlenhydraten, zu 30 % Energie aus Fetten und zu 15 % Energie aus Proteinen bestehen und muss nur in seltenen Fällen besonderer Belastung variiert werden. Bei drei bis vier Stunden Training in der Woche ist ein Mehrbedarf an Energie von 2000 kcal zu berücksichtigen.

Proteine

Zum Muskelaufbau sind Eiweiße erforderlich. Untersuchungen haben ergeben, dass die empfohlene Eiweißmenge für den Muskelaufbau (Muskulatur besteht zu 80 % aus Wasser) sowohl für den Breiten- als auch für den Leistungssportler ausreicht. Nur nach extremen Belastungen empfiehlt es sich, die bei der Energieversorgung verbrauchten Aminosäuren durch eiweißreiche Nahrung oder mit Eiweißpräparaten zu ersetzen. Bei viel Flüssigkeitszufuhr und ausreichender Gabe von Kohlenhydraten zur Entlastung der Niere ist eine Erhöhung der Eiweißzufuhr bis 1,5 g (maximal 2,0 g) pro kg Körpergewicht und Tag möglich. Zu viel Eiweiß wird energetisch verstoffwechselt, dabei fällt eine große Menge Harnstoff an, die die Niere belasten kann.

Beispiele für eiweißhaltige Fertigpräparate: Powerplay® 88 % Vanille, Powerplay® Protein Pur 96 %.

Kohlenhydrate

Stehen dem Körper während sportlicher Leistungen zu wenig Kohlenhydrate zur Verfügung, reagiert er mit Leistungsabfall. Kohlenhydrathaltige Mahlzeiten vor dem Wettkampf füllen die Glykogenspeicher in der Leber und im Muskel. Dies kann mit einer Nudel-, Reis- oder Weißbrotmahlzeit etwa 2 bis 4 Stunden und einem kleinen Imbiss (Banane, Energieriegel) 1/2 Stunde vor dem Start erreicht werden. Um Ausdauerkapazität zu gewährleisten, können während der Belastung kleine Mengen, am besten flüssig, zugeführt werden. So stehen die Kohlenhydrate schon nach einer viertel bis halben Stunde zur Energieversorgung bereit. Höher konzentrierte Lösungen verweilen länger im Magen. Poly- und Oligosaccharide sind Monosacchariden vorzuziehen. Sie erhöhen den Insulinspiegel nicht so stark, aber dafür lang anhaltender. Es kann nicht zu Heißhunger durch plötzliche Unterzuckerung, wie nach Gabe von Glukose, kommen.

Fett

Zu Beginn einer sportlichen Belastung gewinnt der Körper bis zu 85 % Energie aus Kohlenhydraten. Sind die Kohlenhydratreserven erschöpft, verstoffwechselt der Organismus mehr und mehr Fett. Dies führt zwar zu keiner erhöhten Leistungsfähigkeit, ist aber gerade für den „Gesundheitssportler" erwünscht. Sportlernahrung ist in der Regel auf Kosten des Fettanteils kohlenhydrat- oder eiweißbetont. Nur bei extremen Kraftsportarten ist ein erhöhter Fettanteil zur Energiezufuhr erforderlich.

Wasser und Mineralstoffe

Neben den Verlusten durch den Schweiß müssen die für den zum Teil erhöhten Verbrauch während der körperlichen Belastung auftretenden Verluste an Mineralstoffen und Spurenelementen ersetzt werden. Dasselbe gilt für den Verlust an Wasser. Mineraldrinks eignen sich dafür besonders gut. Natrium, Kalium, Calcium, Magnesium, Phosphat, Eisen, Zink, Kupfer, Chrom, Selen und Silicium haben besondere Funktionen bei der sportlichen Belastung und sollten

Tab. 1.16-11: Durchschnittlicher Tagesbedarf an Mineralstoffen und Spurenelementen (nach Reuss, F.: Apotheker-Journal 9 (1987), 36–42)

Mineralstoffe	Nichtsportlicher (g)	Ausdauersportler (g)
Kochsalz	etwa 5**	5 –25
Kalium	2–3	4 –6
Magnesium	0,3	0,5 –0,7
Calcium	0,7–1,0	1,0 –2,0
Phosphor	0,7–1,5	1,5 –2,5
Eisen	etwa 0,015	0,030–0,040
Zink	etwa 0,015	0,015–0,030*

* für Kraftausdauersportler
** entspricht ca. 2 g Natrium

mit der Nahrung oder als Supplement in ausreichender Menge zugeführt werden (Tab. 1.16-11). Wasserverlust hat eine schlechtere Sauerstoffversorgung der Organe und verminderten Abtransport des Kohlendioxid und anderen Abfallprodukten, wie z.B. Milchsäure, zur Folge. Das kann zu Krämpfen und Schmerzen in der Muskulatur führen. Die Temperaturregelung wird ebenfalls gestört: Die Körpertemperatur steigt an, Leistung und Konzentration fallen ab.

Isotonie allein ist bei den so genannten Isodrinks kein Bewertungskriterium. Sie sollten dem Schweiß isoton sein und entsprechend der physiologischen Mineralstoffzusammensetzung und, wenn nötig, mit schnell verwertbaren Kohlenhydraten hergestellt sein.

Beispiel für Elektrolytgetränke: Isostar®, Champ Mineraldrink®, Basica®.

Ist zusätzliche Energiezufuhr nicht erwünscht, stehen kalorienarme Produkte zur Verfügung, z.B. Isostar® Light.

1.16.2 Künstliche Diätformen

Werden an eine Diät neben optimaler Bedarfsdeckung entsprechend der jeweiligen Funktionseinschränkung hohe Anforderungen hinsichtlich ihrer konstanten qualitativen und quantitativen Zusammensetzung gestellt, ist es oft schwierig oder sogar unmöglich, solch eine Kost selbst zusammenzustellen. Für diesen Zweck stehen verschiedene Formen technisch hergestellter, künstlicher Diäten zur Verfügung.

Nährstoffdefinierte Diäten (auch Formuladiäten) (Tab. 1.16-12) setzen sich aus je nach Erkrankung genau berechneten Nährstoffgruppen zusammen: Der Kohlenhydratbedarf wird bevorzugt von Poly-, aber auch Di- und Oligosacchariden bestritten, der Fettanteil besteht bevorzugt aus pflanzlichen Fetten mit einem hohen Anteil an ungesättigten Fettsäuren. Bei mäßig eingeschränkter Nährstoffverwertung werden modifizierte nährstoffdefinierte Formuladiäten eingesetzt. Sie sind lactosereduziert und enthalten leicht absorbierbare MCT-Fette. Biologisch hochwertiges Eiweiß als Milch-, Sojaeiweiß oder Proteingemische versorgen den Organismus mit essentiellen Aminosäuren. Zusätze von Vitaminen und Mineralstoffen schützen vor Mangelerscheinungen; Ballaststoffe können enthalten sein. Formuladiäten werden als Fertiglösungen oder als Pulver bzw. Granulat in Portionsbeuteln angeboten, die mit Wasser zu trinkbaren Flüssigkeiten verrührt werden. Sie decken als **vollbilanzierte** Diäten den Nahrungsbedarf ausschließlich für unbegrenzte Zeit oder werden als **teilbilanzierte** Diäten als Ergänzungsnahrung eingesetzt, insbesondere bei verringerter Verdauungskapazität, als Säuglings- oder Heilnahrung und Reduktionsdiäten, seltener als hochspezifische Kostformen bei speziellen Erkrankungen. Die in der Apotheke am häufigsten gefragten künstlichen Diätformen sind Trinknahrungen für alte, schwache oder schwerkranke Menschen, die unter mangelnder Esslust leiden. Umfangreiche Kenntnisse über das Spektrum an Geschmacksrichtungen verschiedener Anbieter helfen die Lebensqualität dieser Kunden durch einen abwechslungsreichen Speiseplan deutlich zu erhöhen (Tab. 1.16-12).

Chemisch definierte Diäten (auch Elementar-, Polypeptiddiät oder Astronautenkost) setzen sich aus den chemischen Grundsubstanzen der Nährstoffe zusammen, so dass sie rückstandslos fast ohne Verdauungsleistung absorbiert werden können. Sie bestehen aus Mono-, Di- bzw. Oligosacchariden, Aminosäuren und/oder Oligopeptiden, wenig Fett mit hohem Gehalt an ungesättigten Fettsäuren sowie Vitaminen und Mineralstoffen. Man verwendet sie, wenn der Darm weitgehend entlastet werden muss, z.B. in der Darmchirurgie, bei Verdauungsinsuffizienz und Nahrungsmittelunverträglichkeiten. Sie sind teuer und haben wegen des Gehalts an reinen Aminosäuren einen unangenehmen Geschmack. Sowohl nährstoffdefinierte als auch chemisch definierte Diäten können mit einer Sonde kontinuierlich oder portionsweise in den Magen, Zwölffinger- oder Dünndarm verabreicht werden. Bewusslosigkeit, Schluckbeschwerden und die Verweigerung der Nahrungsaufnahme sind Indikationen für diese Art der Nährstoffzufuhr (siehe Klinische Diäten bei H. Gebler).

Reicht die Verdauungs- und Absorptionskapazität nicht mehr aus, um Sondennahrung zu vertragen, muss unter Umgehung des Magen-Darm-Traktes **parenteral** ernährt werden. Dies ist z.B. bei schwe-

Tab. 1.16-12: Beispiele für bilanzierte Diäten bei Alterspatienten, Magersucht, Appetitlosigkeit, Schwäche, Kaustörungen, Mangelernährung, Mundchirurgie, Rekonvaleszenz, Untergewicht

Formuladiät	Geschmacksrichtungen	Art der Diät
Fresubin® original Drink Nutricomp® Standard Salvimulsin® Standard Biosorb® Drink Fortifresh®	Vanille, Nuss, Schokolade, Pfirsich, Waldfrucht Schokolade, Banane, Karamell, Vanille, Erdbeer Banane, Kaffee, Kakao, Vanille Banane, Kaffee, Erdbeer, Vanille Ananaas, Himbeere	Gebrauchsfertige Trinknahrung
Fortimel® Fresubin® protein Meritene®	Waldfrucht, Mokka, Kakao, Vanille, Erdbeere, Aprikose Schokolade, Vanille Vanille, Schokolade, Erdbeere, Apfel	Eiweißreiche Ergänzungsnahrung
Dilsana® Aufbaunahrung Resource® Energy Drink Fresubin® Energy Drink Biosorb® Energie Liquisorb® kal	Kaffee, Vanille, Schokolade, Erdbeere Schokolade, Vanille, Aprikose Ananas, Erdbeere, Karamell, Vanille, Waldfrucht, Banane, Cappucino Banane, Tropical, Erdbeere, Vanille, Schokolade, Karamell Cassis	Hochkalorische, energiereiche Ergänzungsnahrung
Nutricomp® Standard mit Ballaststoffen Fresubin® original fibre	Vanille, Nuss Müsli	Ballaststoffreiche Trinknahrung
Fresenius® energy fibre Bioplus®	Schokolade, Cappuccino, Erdbeere, Lemon, Banane Schokolade, Vanille, Erdbeere, Banane, Karamell	Hochkalorische, energiereiche, ballaststoffreiche Trinknahrung
Frebini® energy Frebini® energy fibre Bioni® Multi Fibre	Banane, Erdbeer Kakao Vanille, Schokolade, Erdbeere, Banane	Trinknahrung für Kinder
Supportan®	Amaretto, Cappuccino, Tropische Früchte, Gemüsecreme	Spezialnahrung für Patienten der Onkologie
Diben® Drink Nutricomp® Diabetes Salvimulsin® Diabetes	Cappuccino, Waldfrucht, Karamell Multifrucht, Vanille Creme Vanille	Spezialnahrung bei Diabetes
Fresubin® hepa	Cappuccino, Mandarine	Spezialnahrung bei Leberinsuffizienz
Survimed® renal Suplena®	Banane Vanille	Spezialnahrung bei Niereninsuffizienz

ren gastrointestinalen Erkrankungen oder in frisch operiertem Zustand notwendig.

1.16.3 Alternative Ernährungsformen

Neben der üblichen kulturbedingten variierenden Vollkosternährung existieren diverse, alternative Ernährungsformen, die häufig weltanschauliche Ideen zur Grundlage haben und die gesamte Lebensweise beeinflussen. Da die Qualität dieser Diäten meistens nicht durch wissenschaftliche Studien belegt werden kann, ist ihre Beurteilung problematisch. Bei vielen ist jedoch wegen ihrer Einseitigkeit die Versorgung mit essentiellen Nahrungsbestandteilen zu bemängeln. Über besondere Diätformen, wie Hollywood-Kur, Mazdaznan-Ernährung, Waerland-Kost u.a. siehe Spegg H. (1984): Dtsch. Apoth. Ztg. 124: 2539–2545.

Vegetarismus

Strenge Vegetarier lehnen aus medizinischen, religiösen oder ideologischen Gründen den Verzehr von Lebensmitteln tierischer Herkunft vollständig ab. **Lactovegetarier** verzehren neben pflanzlicher Kost auch Milch- und Milchprodukte. Sind zusätzlich Eier erlaubt, spricht man von **Ovolactovegetariern.** Mit dieser durch Milch bzw. Eier erweiterten vegetarischen Kost kann der Bedarf an essentiellen Nährstoffen bequem gedeckt werden. Strenge Vegetarier müssen hingegen durch ausgesuchte, abwechslungsreiche Ernährung dafür sorgen, dass sie mit Eiweiß, Calcium, Eisen, Vitamin B_{12} und Vitamin D ausreichend versorgt werden, da diese Nahrungsbestandteile in pflanzlichen Lebensmitteln in nicht ausreichender Menge oder geringerer Wertigkeit vorliegen. Bei Schwangeren, Stillenden und Kindern ist der Bedarf an essentiellen Nährstoffen erhöht, die Versorgung mit streng vegetarischer Kost wird hier problematisch. Durch den hohen Gehalt an Ballaststoffen und dem geringen Fettanteil mit viel ungesättigten Fettsäuren trägt die vegetarische Kost zu einem niedrigen Cholesterol- und Blutfettspiegel bei und beugt Übergewicht und der Entstehung von Gallensteinen vor.

Makrobiotik

Die makrobiotische Ernährung ist Teil einer ganzheitlichen Lebensweise und existiert in zwei Variationen. Eine ist radikal und wurde von dem japanischen Philosophen Ohsawa begründet. Die andere ist moderater und wurde von Kushi (Japan) und Acuff (USA) entwickelt. Sie strebt physische und geistige Harmonie an, indem ein ausgeglichenes Verhältnis der sich gegenseitig ergänzenden Kräfte Yin und Yang hergestellt wird, die in jedem Bestandteil des Universums und damit auch in den Lebensmitteln in verschiedener Stärke vertreten sind. Wichtigste Nahrungsgrundlage ist immer Vollkorngetreide. Die zehnstufige Tabelle, nach der sich die Nahrung bei der höchsten Stufe ausschließlich aus Getreide zusammensetzt, gibt es nur bei der Variante Ohsawa. Die Diät hat nicht nur Ernährungsfunktion, sondern wird auch als Heilmethode in der makrobiotischen Lebensweise eingesetzt.

Evers-Diät

Der Arzt Dr. Joseph Evers entwickelte die nach ihm benannte Diät aus der Erkenntnis, dass der Mensch wegen seines Gebisses von Natur aus Früchte- und Wurzelesser sei. Denaturierung der Nahrung durch Kochen, Pasteurisieren, Sterilisieren und Konservierung sieht er als größten Fehler der Lebensmittelverarbeitung an. Die Nahrung soll so naturnah wie möglich an drei Hauptmahlzeiten in Form roher Produkte eingenommen werden. Körperliche Aktivität ist eine weitere Notwendigkeit der Therapie. Dr. Evers empfiehlt seine Diät bei zahlreichen Gesundheitsstörungen, insbesondere gegen Multiple Sklerose.

Hay'sche Trennkost

Der amerikanische Arzt Howard Hay entwickelte die nach ihm benannte Kost aufgrund der Auffassung, dass der Organismus bei Übersäuerung erkrankt. Ziel der Diät ist deshalb ein ausgewogenes Säure-Base-Verhältnis im Organismus. Außerdem sollen proteinreiche Lebensmittel getrennt von kohlenhydratreicher Nahrung zu verschiedenen Mahlzeiten verzehrt werden, da ihre Verdauung im Magen, so meinen die Verfechter, getrennt besser verläuft. Dementsprechend teilt Dr. Hay die Nahrungsmittel in Säure-, Basenbildner und sich neutral verhaltende Substanzen ein und trennt Basen-, Protein- und Kohlenhydratmahlzeiten voneinander, denen neutrale Nahrungsmittel zugesetzt werden dürfen, die im Magen-Darm-Trakt einen neutralen pH-Wert bedingen (Pharm. Ztg. (1995) 140: 1694). Das Reduktionsdiätprodukt „Figura Fit oder Trenndiät" lehnt sich an diese Ernährungsauffassung an.

1.16.4 Spezielle Diätvorschriften

Wenn eine Erkrankung durch die Aufnahme bestimmter Nahrungsbestandteile ungünstig beeinflusst wird, ist eine diätetische Therapie angebracht. Die Diät ist kein Arzneimittel, sie unterstützt jedoch oft die medikamentöse Behandlung. Sie kann aber auch die einzig wirksame Therapie sein, wenn ein Nahrungsbestandteil der auslösende Faktor der Erkrankung ist oder die Ernährung an die Restfunktion eines Organs angepasst werden muss (ausführliche Darstellung der verschiedenen Diäten siehe bei H. Gebler).

Die Einschränkung in der Auswahl der Lebensmittel ist immer die Folge. Deshalb ist es auch Aufgabe der Diätetik, dem Betroffenen in seiner eingeengten Nahrungspalette durch Auswahl abwechslungsreicher, schmackhafter und sättigender Speisen das Leben so normal wie möglich zu gestalten.

Karies

Karies ist eine bedeutende, ernährungsbedingte Erkrankung, die zum großen Teil durch Zuckerkonsum verursacht wird und an der mehr als 95 % der Bevölkerung der hochindustrialisierten Länder leiden.

In der Mundhöhle werden Zucker, wie Saccharose, Glukose und Fructose, durch Mikroorganismen zu sauren Stoffwechselprodukten abgebaut. Die so verursachte Verschiebung des pH-Wertes in den sauren Bereich bewirkt eine Erhöhung der Löslichkeit des Calcium im Speichel und bedingt somit die Entmineralisierung des Zahns. Die Eigenschaft der Bakterien, einen fest haftenden Belag (Zahnplaque) zu bilden, indem sie Saccharose zu extrazellulären Polysacchariden umbauen, die sie schützend umhüllen, verstärkt zusätzlich den zerstörenden Prozess. Der Zucker wirkt also um so mehr kariesbildend, je länger und intensiver er mit dem Zahn in Kontakt gerät. Klebrige, konzentrierte Süßigkeiten fördern diesen Prozess folglich mehr als süße voluminöse Speisen oder Getränke, die die Mundhöhle relativ schnell passieren.

Eine sinnvolle Prophylaxe ist es, nach jeder Mahlzeit regelmäßig die Zähne zu putzen. Der Ersatz des Zuckers durch Zuckeraustauschstoffe ist eine weitere Möglichkeit der Vorbeugung. Xylit hat sich in dieser Hinsicht als besonders geeignet erwiesen. Untersuchungen haben jedoch ergeben, dass auch Sorbit und Mannit in gewissem Umfang zur Verschiebung des Speichel-pH-Wertes in den sauren Bereich führen. Auf die Vorbeugung mit Fluoriden wird hingewiesen (siehe bei H. Gebler).

Magen-Darm-Erkrankungen

Akute Gastritis

Bei der akuten Magenschleimhautentzündung, die mit Oberbauchbeschwerden (Sodbrennen, Druckgefühl, Schmerzen oder Krämpfen) einhergeht, handelt es sich im Allgemeinen neben seelischen Einflüssen um die Folgen des Genusses magenschädigender Substanzen, wie z.B. zu kalte Speisen, mikrobiell kontaminierte Nahrungsmittel, zuviel Alkohol oder große Mengen schwer verdaulicher Lebensmittel.

Die akute Magenschleimhautentzündung heilt in der Regel von selbst ab und bedarf keiner medikamentösen Behandlung. Dieser Heilungsprozess kann beschleunigt werden, wenn der Magen keinen physikalischen oder chemischen Reizen durch Nahrung ausgesetzt wird. Dieses ist beim Magen jedoch problematisch, ist der Organismus doch auf regelmäßige Zufuhr von Nahrung angewiesen. Aus diesem Grund darf das **Teefasten,** bei dem außer 2 bis 3 l Tee (schwarz oder grün: z.B. Kamillen-, Pfefferminz- oder Fencheltee) nichts weiter zugeführt wird, nur ein bis drei Tage durchgeführt werden. Mit CO_2-freiem Mineralwasser sowie Fleisch- und Gemüsebrühen wird zuerst der lebensnotwendige Elektrolythaushalt aufrechterhalten. Anschließend wird mit einer **Schleimdiät** der Energiebedarf gedeckt. Hier werden Getreideprodukte, bei denen die Stärke, ein molekülkolloidaler Gelbildner, in einer Form vorliegt, in der sie frei zu quellen vermag (Flocken, Graupen, Grütze oder Schrot) mit heißem Wasser zu Stärkeschleim verarbeitet, der mit Zucker oder Brühen geschmacklich verfeinert werden kann. Getreide- und Reisschleime sind auch als Fertigprodukte in der Apotheke erhältlich, z.B. Bessau® Trockenreisschleim, Humana® Reisschleim, Alete® Haferschleim. Nun kann langsam über die leichte Vollkost, die zuerst püriert in Breiform verabreicht wird, zur normalen Vollkost übergegangen werden (siehe bei H. Gebler).

Magen- und Zwölffingerdarmgeschwür

Die chronische Magenschleimhautentzündung, das Magen- sowie das Zwölffingerdarmgeschwür entstehen durch Läsionen der Schleimhaut, ihre Entwicklung und der Heilungsprozess werden durch Übersekretion von Magensäure negativ beeinflusst.

Umfangreiche Studien haben bewiesen: Mit strengen Magendiäten, wie sie früher propagiert worden sind, konnte kein Heilungsprozess nachgewiesen werden, sie haben daher ihre Existenzberechtigung verloren. Es gilt der Ratschlag, zu essen, was schmeckt und bekommt. Uns bleibt es, durch Beratung die Betroffenen vor unangenehmen Erfahrungen zu bewahren und unbegründete Ängste vor harmlosen Nahrungsmitteln zu entkräften. „Säurelocker“ sollten gemieden werden, das Mineralwasser kohlendioxidfrei sein, in Kaffee sind es die Scharfstoffe, die reizen, nicht das Coffein. Fette, soweit es sich z.B. um hochwertige Pflanzenöle handelt, schaden dem Magen nicht. Dasselbe gilt für Ballaststoffe, besonders die löslichen, die sogar einen ulkusprotektiven Effekt haben, weil sie durch ihre lange Verweildauer die Hungerperistaltik herabsetzen und durch ihre Quellfähigkeit eine gewisse Pufferwirkung haben. Fette und Ballaststoffe können lediglich im Darm Probleme hervorrufen. Das wird häufig verwechselt.

Außerdem ist es sinnvoll, die Nahrung auf mehrere kleine Mahlzeiten zu verteilen, um ihre Pufferkapazität besser nutzen zu können.

Beachtet der Magenkranke diese Hinweise, kann er sich daneben individuell frei ernähren, indem er nur die Nahrungsmittel meidet, die ihm nicht bekommen. In den meisten Fällen entspricht das einer leichten Vollkost.

- ☐ Vermeidung „säurelockender" Lebensmittel wie
  Alkohol
  Kaffee (mit und ohne Coffein)
  Coffeinhaltige Getränke
  Scharfe Gewürze
  Gebratene und geräucherte Nahrungsmittel
- ☐ Vermeidung mechanisch beanspruchender Lebensmittel, wie voluminöse Mahlzeiten
- ☐ Blähende Nahrungsmittel

Durchfall

Die Symptome des akuten Durchfalls sind häufige, flüssige Darmentleerungen und Krämpfe. Ihre Ursachen sind ähnlich der akuten Gastritis: schleimhautschädigende Faktoren, wie große Mengen unreifen Obstes, sehr kalte oder sehr fette Speisen, viel Alkohol oder verdorbene Lebensmittel, die entweder mit einer großen Anzahl apathogener Keime, deren Ausscheidungsprodukte toxisch sind, oder pathogener Keime kontaminiert sind.

Da besonders bei Säuglingen, Kleinkindern und alten Menschen die Diarrhö durch hohen Wasserverlust lebensbedrohlich werden kann, sollte grundsätzlich als erste Maßnahme die Glukose-Elektrolyttherapie durchgeführt werden, z. B. Oralpädon®, GES®, Elotrans®. Im Notfall ist auch der Zusatz von Kochsalz zum Tee hilfreich. Sofort muss auch die Nahrungsaufnahme eingeschränkt werden. Die Schleimdiät (s. akute Gastritis) liefert Energie in Form von Kohlenhydraten, die dem Darm am wenigsten Verdauungstätigkeit abverlangen. Gleichzeitig empfiehlt es sich, pektinhaltige Nahrungsmittel zuzuführen, die z. B. als geriebener Apfel oder Karottenbrei in der diätetischen Therapie bei Durchfall bekannt sind. Pektin gehört zu den wasserlöslichen Ballaststoffen, die über ein großes Wasserbindungsvermögen verfügen und so nicht nur Wasser, sondern auch Erreger und deren Toxine aufnehmen, fixieren und zur Ausscheidung bringen können. Ist das akute Stadium überstanden, schließt sich eine darmschonende Aufbaukost an. Hauptenergielieferanten sollten ballaststoffarme Kohlenhydrate sein. Getreideprodukte enthalten hauptsächlich wasserunlösliche Ballaststoffe, die den Darm belasten und anregen. Nur hochwertige Fette dürfen in geringen Mengen aufgenommen werden, um den Bedarf an essentiellen Fettsäuren zu decken. Lebensnotwendige Aminosäuren liefert mageres Fleisch. Milchprodukte sind hier als Eiweißlieferanten ungeeignet, da die Lactaseaktivität im geschwächten Darm noch stärker vermindert ist, als das beim erwachsenen Menschen sowieso schon der Fall ist. Industriell gefertigte Heilnahrungen mit und ohne Elektrolytzusatz eignen sich ebenfalls für diese Phase. So behandelt, normalisiert sich im Allgemeinen das Befinden innerhalb von fünf bis sechs Tagen. Andernfalls muss ein Arzt aufgesucht werden.

Die Empfehlung von Cola und Salzstangen sollte auf Kinder beschränkt sein, die jegliche Nahrungs- und Flüssigkeitsaufnahme verweigern. Die Salzstangen liefern Kohlenhydrate und Natriumchlorid, die Cola Flüssigkeit. Es handelt sich hierbei gewissermaßen um eine modifizierte Glukose-Elektrolyttherapie, die aber unter anderen Bedingungen keineswegs empfehlenswert ist.

Obstipation

Verstopfung liegt vor, wenn der Stuhl selten, unregelmäßig und schwer entleert wird. Entscheidend ist hier die intestinale Transitzeit (Zeit zwischen Aufnahme und Ausscheidung der Nahrung), die bei obstipierten Personen die Norm von einem Tag bis drei Tagen überschreitet. Durch Erhöhung des Stuhlgewichts (Abb. 1.16-1) lässt sich die intestinale Pas-

1 Information und Beratung

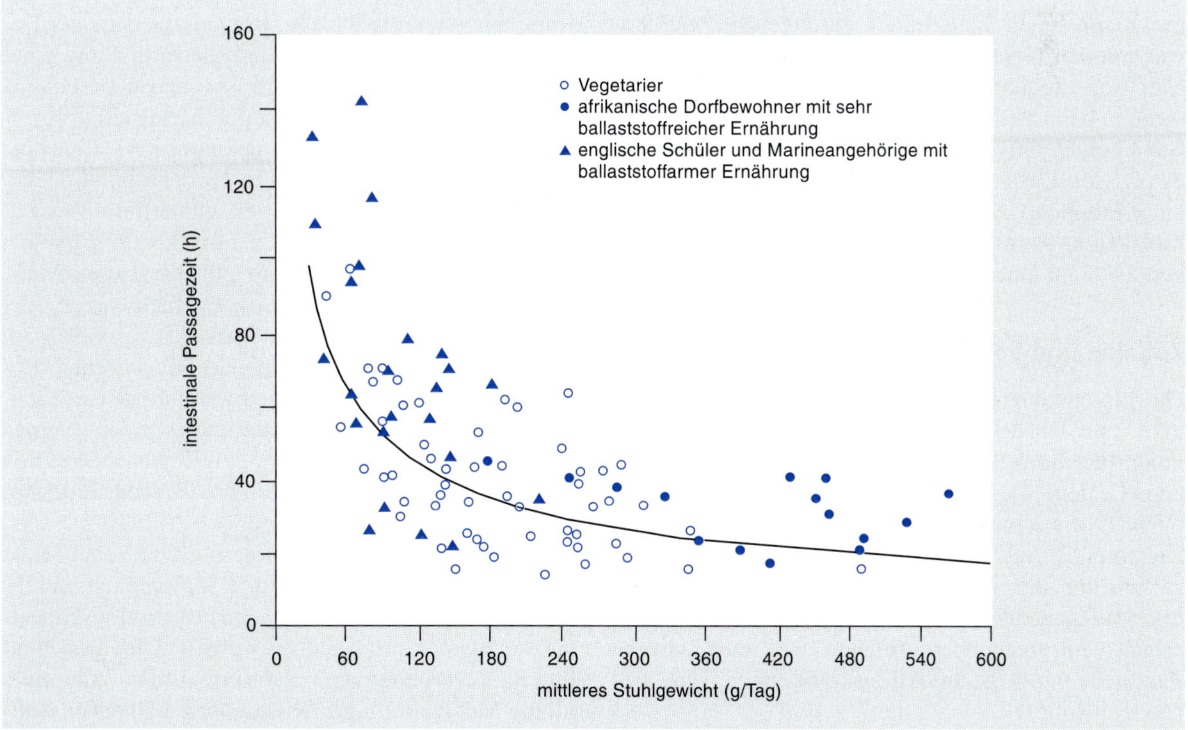

Abb. 1.16-1: Die Beziehung zwischen mittlerem täglichem Stuhlgewicht und der Passagezeit im Intestinaltrakt bei Gruppen mit unterschiedlich hohem Ballaststoffverzehr (aus Kasper 1995)

sagezeit erheblich verkürzen. Dies kann durch Verzehr ballaststoffreicher Nahrungsmittel erreicht werden. Diese Maßnahme ist zwar allgemein bekannt, wird aber fast nie hinreichend durchgeführt. Die erforderliche Menge an Ballaststoffen sollte 60 bis 80 g pro Tag betragen. Das ist etwa 3- bis 4-mal so viel wie Ballaststoffe im Durchschnitt in Deutschland verzehrt werden. Brötchen oder Graubrot durch Vollkornbrot zu ersetzen, was viele bereits für ausreichend erachten, ist nur die Basis der Diät. 1/2 bis 1 kg Obst oder Gemüse, 15 bis 40 g Weizenkleie oder einige Esslöffel Leinsamen pro Tag mit viel Flüssigkeit sind regelmäßig notwendig, um spürbaren Erfolg zu haben. Studien haben gezeigt, dass vor allem die unlöslichen Ballaststoffe aus Getreideprodukten stärker stuhlgewichtserhöhend wirken als die vorwiegend löslichen aus Obst und Gemüse. Ballaststoffe bewirken außerdem eine lockere Konsistenz des Stuhls und fördern die Auslösung des Defäkationsreflexes. Sie vermindern den intrakolonischen Druck und dienen den Darmbakterien als Nahrung; dabei entstehen niedermolekulare Säuren als Abbauprodukte, die wiederum osmotisch abführend wirken. Ebenfalls osmotisch wirken natürliche Substanzen, wie Dörrobst (Fruchtsäuren), Buttermilch, Jogurt (Milchsäure), und beschränkt verdauliche Zucker, wie Lactose (Milchzucker) und Lactulose, z. B. in Bifiteral®.

Bei genügend Flüssigkeitszufuhr und Steigerung der körperlichen Aktivität sind gute Erfolge zu erwarten. Dies kann aber nur erreicht werden, wenn die Maßnahmen konsequent durchgeführt werden, was in einer Gesellschaft nicht so einfach ist, in der eher gegenteilige Bedingungen vorherrschen. Einseitige, ballaststoffarme Ernährung bei wenig körperlicher Betätigung sowie Stress und Unterdrückung des Defäkationsreflexes sind häufig schwer zu vermeiden. Viele Betroffene greifen deshalb zu Laxanzien, womit sie das Problem kurzzeitig beheben, aber auf lange Dauer nur verschlimmern.

Zöliakie und Sprue

Die gluteninduzierte Enteropathie ist definitionsgemäß eine lebenslang bestehende Dünndarmerkrankung, die durch Unverträglichkeit auf Klebereiweißen (Glutene) bestimmter Getreidesorten verursacht wird. Tritt sie im Kleinkindalter auf, nennt man sie Zöliakie, beim Erwachsenen heißt sie Sprue. Die Ursachen für die Bereitschaft zur Erkrankung sind noch weitgehend unbekannt, jedoch spielen die Vererbung entsprechender Anlagen und evtl. äußere Faktoren, wie z. B. Infektionskrankheiten, eine besondere Rolle.

Bei den krankheitsauslösenden Glutenen handelt es sich um die Polypeptide Gliadin aus Weizen- und Roggeneiweiß, Hordein aus Gersteneiweiß und Avenin aus Hafereiweiß. Sie induzieren im Dünndarm einen Entzündungsprozess, der die Schädigung der Epithelzellen zur Folge hat. Die Schleimhaut atrophiert, da die Darmzotten abflachen oder sich sogar ganz zurückbilden. Folgen der Unverträglichkeitsreaktion sind Abgabe von Wasser, Salzen und Eiweiß in das Darmlumen und die mangelhafte Absorption der Nährstoffe und essentiellen Substanzen aufgrund des Abbaus der Schleimhaut. Es entwickeln sich Mangelerscheinungen, die unbehandelt zum Tode führen können. Neben den durch die Unverträglichkeit direkt hervorgerufenen Symptomen, wie häufige Entleerung von massigem, fettglänzendem, übelriechendem Stuhl sowie Übelkeit und Erbrechen, ist das Erscheinungsbild der Krankheit durch die typischen Folgen der Mangelversorgung mit essentiellen Nahrungsbestandteilen gekennzeichnet. Die allgemeine Schwächung des Körpers drückt sich durch Gewichtsabnahme, Blässe, Missmutigkeit und Gereiztheit aus. Die eindeutige Diagnose kann nur durch eine Dünndarmbiopsie gestellt werden, bei der Gewebe entnommen und auf Schleimhautveränderungen untersucht wird. Diese Untersuchung muss regelmäßig wiederholt werden, da bei Diätfehlern oft kleine Mengen Klebereiweiß toleriert werden, obwohl sie weiterhin Schädigungen verursachen.

Die Behandlung der gluteninduzierten Enteropathie ist ausschließlich durch strikte Vermeidung glutenhaltiger Speisen möglich. Da viele Grundnahrungsmittel, aber auch manche Fertiggerichte und Kantinenessen mit Weizen, Roggen, Gerste oder Hafer zubereitet werden, erfordert die Einhaltung einer solchen Diät genaue Kenntnisse und Konsequenz der Betroffenen. Dennoch ist durch vielseitige Kombination glutenfreier Nahrungsmittel eine abwechslungsreiche und schmackhafte Kost möglich. Dabei erleichtern Fertigprodukte, wie glutenfreie Teigwaren, z. B. Aproten Brot, Gluten-ex Backmischungen für Brot und Gebäck, Damin glutenfrei oder Mais, Reis, Hirse, Sojabohnen sowie Buchweizen, die Aufstellung eines normalen Speiseplans. Außerdem existiert eine gute Zusammenarbeit zwischen Reformhäusern und den wenigen auf glutenfreie Backwaren spezialisierten Bäckereien. Kunden können bei ihrem Reformhaus ein bis zweimal wöchentlich aus einem umfangreichen Angebot frische Produkte bestellen.

Zusätzlich zur lebenslangen glutenfreien Kost müssen anfangs die geschädigte Schleimhaut und ihre verminderte Verdauungs- und Absorptionskapazität diätetisch berücksichtigt werden. Dies geschieht durch Verteilung der Nahrungszufuhr auf viele kleine Mahlzeiten und Abwesenheit blähender Nahrungsmittel. Bei Lactoseintoleranz wird Milch gemieden, tritt Steatorrhö auf, werden Fette durch

MCT-Fette ersetzt. Unter diesen Bedingungen bilden sich die Intoleranzerscheinungen nach einiger Zeit wieder vollständig zurück. Die Glutenunverträglichkeit kann nach erstmaliger Gabe glutenhaltiger Nahrung im Kindesalter, aber auch erst im Erwachsenenalter auftreten. Während sich Kleinkinder, wird die Erkrankung frühzeitig erkannt, durch eine entsprechende Diät schnell erholen, dauert es bei Erwachsenen oft lange, bis die Diagnose Sprue überhaupt gestellt wird. Häufig kommt es zu Begleiterscheinungen, wie Ulzera, Diabetes mellitus Typ II oder chronische Polyarthritis. Außerdem hat man ein erhöhtes Tumorrisiko festgestellt.

Die Deutsche Zöliakie-Gesellschaft ist ein Selbsthilfeverband, der sich mit Fragen und Problemen Zöliakiekranker beschäftigt. Sie bietet hilfreiche Unterstützung für betroffene Eltern, Jugendliche und Erwachsene; Informationen sind unter folgender Adresse erhältlich: Deutsche Zöliakie-Gesellschaft e.V., Filderhauptstraße 61, 70599 Stuttgart.

Exokrines Pankreas

Die Bauchspeicheldrüse produziert nach hormoneller Stimulierung fermenthaltigen Pankreassaft, der in erheblichem Umfang an der Verdauung im Dünndarm, insbesondere an der Fett- und Eiweißverdauung, weniger an der Kohlenhydratspaltung, beteiligt ist. Dementsprechend reagiert die Bauchspeicheldrüse am stärksten nach Zufuhr von Fett und Eiweiß. Die **akute Pankreatitis** heilt am besten, wenn die Bauchspeicheldrüse geschont wird. Dies geschieht, indem durch Nahrungs- und Flüssigkeitskarenz (parenterale Flüssigkeits- und Elektrolytzufuhr) jegliche Stimulierung anfangs ausgeschlossen wird und anschließend die Belastung mit Tee, gesüßtem Tee, dann mit leicht verdaulichen Kohlenhydraten langsam gesteigert wird. Es folgen leicht aufschließbares Eiweiß und erst zum Schluss die vorsichtige Gabe von Fett.

Bei der **chronischen Pankreatitis,** die mit Gewebeuntergang und Funktionsminderung einhergeht, muss die diätetische Therapie der Restfunktion der Bauspeicheldrüse angeglichen werden. Die Diät besteht aus einem großen Anteil leicht verdaulicher Kohlenhydrate, z. B. Reis, Kartoffeln, Weißbrot, leicht aufschließbarem Eiweiß, z. B. Magerquark, mageres Fleisch, Geflügel und Fisch, und wenig Fett, das bei bleibender Steatorrhö teilweise durch MCT-Fette ersetzt werden muss. Die Kost kann je nach individueller Verträglichkeit variiert werden, Alkohol ist streng verboten.

Leber und Galle

Keine Leberschonkost, wie sie früher propagiert wurde, hat positiven Einfluss auf den Heilungsprozess gehabt. Es wird daher empfohlen, dass die Ernährung bei Lebererkrankungen einer leichten Vollkost entsprechen sollte, bei der der Patient selbst ausprobiert, welche Nahrungsmittel er gut und weniger gut verträgt. Alkohol ist selbstverständlich bei allen Lebererkrankungen verboten.

Die durch hyperkalorische Ernährung oder Alkoholabusus hervorgerufene **Fettleber** wird therapiert, indem die auslösenden Noxen eliminiert werden: Alkoholabstinenz und Reduktion des Körpergewichts.

Bei der **Leberzirrhose** verlieren die Leberzellen ihre spezifische Funktion, die Entgiftungskapazität ist daher stark eingeschränkt. Im Endstadium dieser Krankheit steigt die Konzentration von Ammoniak und anderen toxischen Abbauprodukten der Proteine im Blut bedenklich an. Unbehandelt führen sie zum Präkoma, anschließend zum hepatischen Koma und zum Tod. In diesem Stadium ist starke Eiweißrestriktion angezeigt. Erst nach Besserung des Zustandes muss die Eiweißzufuhr wieder langsam gesteigert werden, um den Organismus mit essentiellen Aminosäuren zu versorgen und den endogenen Eiweißabbau zu verhindern. Zirrhotiker haben eine erniedrigte Konzentration an den verzweigtkettigen Aminosäuren Valin, Leucin und Isoleucin. Substituiert man diese Aminosäuren, verbessert sich der Zustand der Patienten erheblich, z. B. Falkamin (ausführliche Darstellung siehe bei H. Gebler).

Bei Erkrankungen der **Galle** müssen alle Lebensmittel weggelassen werden, die eine Kontraktion der Gallenblase hervorrufen: Es handelt sich dabei um sehr kalte und fette Speisen sowie gebackene, gebratene und geröstete Nahrungsmittel.

Niere

Die Niere ist ein wichtiges Ausscheidungsorgan toxischer und überschüssiger Stoffwechselprodukte. Außerdem ist sie an der Regulierung des Wasser-, Elektrolyt- und Säure-Base-Haushalts beteiligt. Diese Funktionen sind bei Erkrankungen der Niere in unterschiedlichem Maße beeinträchtigt. Die diätetische Behandlung muss darauf abgestimmt werden, diese Störungen auszugleichen: Ist die Ausscheidungsleistung vermindert, müssen die entsprechenden Nahrungsbestandteile in der Diät limitiert werden. Bei erhöhter Ausscheidung ersetzt man die renalen Verluste durch Aufstockung der betroffenen Substanzen in der Nahrung. Das Gleiche gilt für den Wasserhaushalt. Verluste müssen ersetzt werden, während bei Retention mit Ödembildung und Blutdrucksteigerung durch Drosselung der Wasser- und

Kochsalzzufuhr gegenreguliert werden kann. Die Strenge der Diät hängt von der Restfunktion der Niere ab und kann bei deren Besserung entsprechend gelockert werden.

In kritischen Phasen vieler Nierenerkrankungen, insbesondere im Endstadium der **Niereninsuffizienz,** ist eine extrem eiweißarme Kost erforderlich. Um die Stickstoffbilanz auszugleichen und den Organismus mit essentiellen Aminosäuren zu versorgen, muss biologisch hochwertiges Eiweiß in geringer Menge zugeführt werden. Diesen hohen Anforderungen entspricht die Kartoffel-Ei-Diät (Kofrányi/Jekat) aus 1/3 Eiereiweiß und 2/3 Kartoffeleiweiß mit einer biologischen Wertigkeit von 136 oder die Schwedendiät (Bergstrøm), bei der 20 bis 25 g Eiweiß täglich frei gewählt werden dürfen und 6,5 g essentielle Aminosäuren als Tabletten zugeführt werden.

Nierensteine können aus Calcium-Salzen der Phosphate, Urate und Oxalate sowie Cystin bestehen. Durch hohe Wasserzufuhr, die die Produktion von 1,5 bis 2,5 l Harn pro Tag garantiert, soll die Löslichkeit dieser Salze in der Niere erhöht werden. Die Einschränkung der steinbildenden Substanzen bei der Nahrungsaufnahme ist nur begrenzt wirksam, da ihre Konzentration nur teilweise von der exogenen Zufuhr abhängig ist (ausführliche Darstellung der Nierendiäten siehe bei H. Gebler).

Diabetes mellitus

Beim Diabetes mellitus handelt es sich um eine eingeschränkte Glukosetoleranz. Es existieren zwei grundsätzlich unterschiedliche Verlaufsformen: Der Diabetes mellitus Typ I (früher jugendlicher Diabetes) mit vollständigem Insulinmangel, weil die B-Zellen nicht mehr zur Insulinproduktion imstande sind, und Typ II (Erwachsenen- oder Altersdiabetes), bei dem entweder nur ein relatives Insulindefizit oder eine Empfindlichkeitsminderung gegenüber Insulin besteht, weil die Anzahl der Insulinrezeptoren verringert ist. Ursache für Typ II ist sehr oft hyperkalorische Ernährung mit Übergewicht. Als Folge der verminderten Glukosetoleranz kommt es bei beiden Typen zum Anstieg der Glukosekonzentration im Blut über die Normalwerte von 70 bis 120 mg pro 100 ml hinaus. Nach Überschreitung der Nierenschwelle erscheint Glukose im Harn.

Ziel der Behandlung ist die aus dem Gleichgewicht geratene Stoffwechsellage wieder zu normalisieren. Grundlage jeder Diabetestherapie ist die Diät. Im Folgenden wird die Diabetesdiät für den insulinpflichtigen Diabetiker beschrieben. Die diätetische Therapie des Typ-II-Diabetikers beruht auf denselben Grundlagen. Sie kann aber häufig, je nach Schweregrad, lockerer gehandhabt werden.

Die Diabetesdiät hat sich in den letzten Jahren stark gewandelt. In manchen Dingen wurden, denkt man an die strengen Reglementierungen vergangener Zeiten, revolutionäre Schritte hin zur lockeren Gestaltung getan. Das schuf für den Diabetiker mehr Lebensqualität ohne Einbußen hinsichtlich der gefürchteten Spätfolgen. So soll die Nährstoffverteilung mit 15 % Energie aus Eiweiß, 55 % Energie aus Kohlenhydraten und 30 % Energie aus Fetten der Empfehlung für Gesunde entsprechen. Dabei ist besonders zu beachten, dass weder die Werte bei Fetten noch bei Eiweißen überschritten werden. Zu viel Fett kann zu erhöhten Blutfettwerten führen, die wiederum die ohnehin schon gefährdeten Gefäßwände strapazieren. Zu viel Eiweiß kann, besonders wenn schon eine beginnende Nephropathie vorliegt, der Niere des Diabetikers schaden. Die harmlosesten Nahrungsbestandteile für die Zuckerkranken sind die Kohlenhydrate – wenn sie damit richtig umgehen.

Die wichtigste Maßnahme bei der Diabetesdiät ist die Anpassung der zugeführten Kohlenhydrate an die vorgelegte Menge Insulin. Bei der konventionellen Therapie, bei der ein- oder zweimal am Tag eine Kombination aus Altinsulin und Verzögerungsinsulin gespritzt wird, ist die Verteilung der Kohlenhydrate auf sechs bis sieben Mahlzeiten am Tag, z. B. Frühstück, zweites Frühstück, Mittag, Kaffee, Abendessen und Spätmahlzeit, erforderlich. Einige Diabetiker schätzen diese Art der Nahrungszufuhr, weil sie stetigen Rhythmus und damit Sicherheit garantiert. Viele Betroffene fühlen sich jedoch eingeschränkt und bevorzugen die intensivierte konventionelle Therapie (Basal-Bolus-Konzept), bei der vor jeder Mahlzeit zusätzlich zum ein- bis zweimal täglich applizierten Verzögerungsinsulin die genau berechnete Menge an Altinsulin gespritzt wird. Bei beiden Varianten müssen die Kohlenhydrate genau bemessen werden. Die altbekannte Broteinheit (= 12 g Kohlenhydrate) ist nicht mehr aktuell. Da in den neuen Bundesländern mit der Kohlenhydrateinheit (= 10 g Kohlenhydrate) gerechnet wurde, hat man sich jetzt auf einem Kompromiss geeinigt: eine Kohlenhydratportion = 10 bis 12 g Kohlenhydrate (Tab. 1.16-13). Dabei wird auch berücksichtigt, dass eine zu pingelige Handhabung beim Abwiegen der Nahrungsmittel nicht notwendig ist. Da der Kohlenhydratgehalt in Lebensmitteln sowieso schwankt, ist eine Waage, die auf 5 g genau wiegt (Briefwaage), vollkommen ausreichend. Bei der Berechnung der Nahrungsmittel sind Kohlenhydrataustauschtabellen hilfreich. Kohlenhydrathaltige Nahrungsmittel sollten überwiegend in ballaststoffreicher Form mit geringer Energiedichte verzehrt werden. Ballaststoffe,

Tab. 1.16-13: Kohlenhydrataustauschtabelle. 1 Kohlenhydratportion ≙ 10–12 g Kohlenhydrate ≙ etwa 231 kJ (55 kcal)

1 Kohlenhydratportion	etwa in
Biskuit ohne Glasur	25 g
1/2 Brötchen	21 g
Buchweizenmehl	17 g
Cornflakes	14 g
Diabetikerbrot	20 g
Gerstenmehl	17 g
Grahambrot	25 g
Graubrot	25 g
Graupen	16 g
Grieß	16 g
Grünkornmehl	17 g
Gustin	14 g
Grütze	15 g
Haferflocken	18 g
Kakaopulver	32 g
Kartoffelstärkemehl	14 g
Knäckebrot	16 g
Kommissbrot	25 g
Landbrot	25 g
Maismehl	17 g
Maisstärkemehl	14 g
Maizena	14 g
Mondamin	14 g
Nudeln aller Art	16 g
Paniermehl	17 g
Pumpernickel	25 g
Reis	15 g
Roggenbrot	25 g
Roggenmehl	16 g
Sago	15 g
Salzcracker	20 g
Schwarzbrot	25 g
Sojamehl	46 g
Toastbrot	21 g
Vollkornbrot	25 g
Weißbrot	21 g
Weizenmehl	17 g
Zwieback, ungesüßt	16 g

besonders lösliche, verhindern den steilen Anstieg der Glukosekonzentration im Blut nach dem Essen. Die kontinuierliche Freigabe der Kohlenhydrate erhält man besonders durch die Zufuhr von z. B. Hülsenfrüchten, Haferflocken und Obst oder durch Zugabe von Tragant, Pektin, Methylcellulose, Johannisbrotkernmehl, z. B. Nestargel®, oder durch Guarmehl, z. B. Glucotard®. Außerdem werden Stärkeprodukte, weil sie vor der Absorption erst enzymatisch gespalten werden müssen, langsamer aufgenommen als Zucker, die rasch absorbiert werden und zu den gefürchteten Blutzuckerspitzen führen können. Trotzdem wurde das bereits seit langem bestehende Verbot von Haushaltszucker aufgehoben. Untersuchungen haben ergeben, dass bis 10 % Energie aus Saccharose (= 4 Esslöffel bei 2200 kcal pro Tag) ohne schädliche Folgen toleriert werden. Der Zucker muss allerdings in kleinen Portionen in einer Mahlzeit „verpackt" sein, z. B. im Salatdressing, isoliert genossen; in Getränken bleibt er tabu. Ausführliche Darstellung bei H. Gebler.

Zuckeraustauschstoffe und Süßstoffe

Damit der Diabetiker auf den süßen Geschmack, z. B. in Getränken, nicht vollständig verzichten muss, stehen ihm süße Substanzen zur Verfügung, die den Glukosestoffwechsel überhaupt nicht (Süßstoffe) oder nur in geringem Maß (Zuckeraustauschstoffe) beanspruchen. Außerdem eignen sie sich als Ersatz des kariogenen Industriezuckers in Süßigkeiten, da sie von den Bakterien der Mundhöhle nicht bzw. nur in geringem Umfang verwertet werden können.

Die Zuckeraustauschstoffe Fructose, Sorbit, Xylit und Mannit sind wie Saccharose Kohlenhydrate und müssen sowohl als Kalorienträger als auch in ihrem Kohlenhydratgehalt berechnet werden. In der Leber werden sie zum großen Teil in Glukose umgewandelt; dies geschieht jedoch so langsam, dass der Stoffwechsel nicht mehr als nach Zufuhr von Stärkeprodukten belastet wird. 60 g Fructose können über den Tag verteilt unbedenklich verzehrt werden. Bei Sorbit und Xylit ist die eingeschränkte Absorptionskapazität des Dünndarms der limitierende Faktor. Der Genuss größerer Mengen führt daher zu Durchfällen. Die Zuckeraustauschstoffe unterscheiden sich außerdem in ihrer Süßkraft. Während Sorbit und Mannit nur etwa halb so süß sind wie Industriezucker, haben Fructose und Xylit eine etwas größere Süßkraft. Zuckeraustauschstoffe haben einen geringen Glykämischen Index (Blutzuckeranstieg nach Aufnahme eines kohlenhydrathaltigen Nahrungsmittels im Verhältnis zu Glukose = 100), z. B. Fructose = 23 und Sorbit = 0. Die Zuckeraustauschstoffe haben durch die Einführung eingeschränkter Mengen Haushaltszucker an Bedeutung verloren. Es wird sogar vom Gebrauch zuckeraustauschstoffhaltiger Diabetikerprodukte abgeraten, weil diese oft sehr fetthaltig sind und wegen der Bezeichnung „für Diabetiker geeignet" häufig unkritisch konsumiert werden.

Süßstoffe sind außerdem Substanzen, die nicht verwertet werden können (Ausnahme: Aspartam, der Kaloriengehalt ist jedoch klein und kann vernachlässigt werden) und deshalb weder als Energieträger noch in ihrem Kohlenhydratgehalt berechnet werden müssen. Ihre Süßkraft ist erheblich größer als die der Saccharose: Saccharin 350- bis 700fach, Cyclamat 20- bis 40fach, Aspartame 120- bis 200fach und Acetosulfam 150fach (Tab. 1.16-14). Es ist eine genaue Dosierung erforderlich, weil zuviel Süßstoff oft einen bitteren, metallischen Nachgeschmack hinterlässt. Zum Backen allein eignen sie sich nicht, da ihnen die nötige Masse und das Volumen fehlen. Man kombiniert sie gerne mit den weniger süßen Zuckeraustauschstoffen. Aspartam ist ein Dipeptid aus L-Asparaginsäure und L-Phenylalanin; es darf nicht von Phenylketonuriekranken genommen werden.

Folgende Süßstoffe sind zur Zeit nach der Süßstoffrichtlinie der EU zugelassen: Die synthetischen Süßstoffe Saccharin, Cyclamat und Acesulfam K, das partialsynthetisch aus dem Flavonglykosid Neohesperidin gewonnene Neohesperidin-Dihydrochalkon mit einem leicht mentholartigen Nachgeschmack und das natürliche Thaumatin aus der Frucht der afrikanischen Marantacee *Thaumatococcus danielli*. Es konnte in der Bundesrepublik Deutschland nicht festgestellt werden, dass Süßstoffe gesundheitsschädlich sind; sie gelten als unbedenklich.

Tab. 1.16-14: Die Süßkraft von Zucker, Zuckeraustauschstoffen und Süßstoffen

Substanz	Süßkraft
Zucker	1
Fructose	1,3
Sorbitol	0,5
Xylitol	1
Mannitol	0,5
Isomalt	0,5
Saccharin	500
Cyclamat	30
Aspartam	150
Acesulfam K	150
Neohesperidin-Dihydrochalkon	600–1000
Thaumatin	1600–3000

Gicht

Die Gicht ist eine erbliche Stoffwechselstörung, bei der das Endprodukt des Purinabbaus, die Harnsäure, in erhöhter Konzentration im Organismus auftritt. Die verringerte Ausscheidung durch die Niere und die evtl. gesteigerte Biosynthese sind für diese Stoffwechsellage verantwortlich. Auslösender Faktor ist jedoch meist eine hyperkalorische Ernährung mit hohem Fleisch- und Alkoholkonsum bei geringer körperlicher Aktivität. Die Gicht kommt in Notzeiten selten vor, es handelt sich um eine Wohlstandserkrankung.

Die Normalkonzentration der Harnsäure im Serum beträgt 2 bis 6 mg pro 100 ml. Wird der Grenzwert von 6,5 mg pro 100 ml überschritten, kristallisiert Natriumurat bevorzugt in den Gelenken, im Knorpel und in den Nierentubuli aus. Ein saurer pH-Wert senkt die Löslichkeit der Harnsäure und begünstigt somit die Kristallisation. Die Erkrankung kann sich als akuter Gichtanfall mit Schmerz, Rötung und Schwellung äußern oder als chronische Verlaufsform mit kontinuierlichen Ablagerungen zu erheblichen Schäden, wie z. B. der Gichtniere, führen.

Das Ziel der Gichttherapie ist die konstante Senkung der Harnsäurekonzentration im Serum unter 6,5 mg pro 100 ml; dabei ist zu berücksichtigen, dass zwar die exogene Zufuhr der Purine, der Vorstufe der Harnsäure und ihre renale Ausscheidung, beeinflusst werden können, nicht jedoch ihre endogene Synthese. Neben der medikamentösen Behandlung spielt die Diät eine bedeutende, unterstützende Rolle, gerade dann, wenn, wie sehr häufig, Begleiterscheinungen, wie Adipositas, Hypertonie und Diabetes mellitus, mit der Gicht einhergehen.

Die Diät sollte folgende Grundsätze erfüllen:

- ☐ Streng purinarm mit bis zu 300 mg/Tag oder purinarm mit bis zu 500 mg/Tag durch das Verbot purinreicher Nahrungsmittel (mehr als 200 mg/100 g) und die Einschränkung purinhaltiger Nahrungsmittel (bis 200 mg/100 g). Ausführliche Darstellung siehe bei H. Gebler und Tabelle 1.16-15: Gesamtpurin ≤ 300 mg/Tag
- ☐ Fettarm, da fettreiche Nahrungsmittel oft ebenfalls viele Purine enthalten
- ☐ Kohlenhydratreich, um den Energiebedarf zu decken
- ☐ Reich an wertvollem, purinarmem tierischem und pflanzlichem Eiweiß entsprechend einer ovolactovegetabilen Kost
- ☐ Reich an pflanzlicher Rohkost, um den pH-Wert im Harn zu erhöhen und damit die Löslichkeit der Harnsäure zu steigern

Tab. 1.16-15: Puringehalt einiger Nahrungsmittel pro 100 g Frischgewicht (nach Zöllner 1960)

Nahrungsmittel	Puringehalt
Bries	825–1270 mg
Leber	230–300 mg
Niere, Gehirn	200 mg
Fleisch und Süßwasserfische	100–190 mg
Seefisch, Hummer, Muscheln, Aal, Hering	bis 75 mg
Fleischextrakt	160–5000 mg
Bouillon	30 mg
Anchovis	360 mg
Sardinen in Öl	300–350 mg
Hülsenfrüchte	75–150 mg
Spinat	35–80 mg
Rosenkohl	40 mg
Mais und geschälter Reis	35–40 mg
Spargel	75–150 mg
Blumenkohl alle anderen Gemüse und Salate, Früchte, Nüsse sowie Kartoffeln	35–50 mg purinarm oder purinfrei
Weizen, Roggen, Gerste – Flocken daraus	55–56 mg 65–100 mg
Schwarzbrot	40 mg
Weißmehl und Weißbrot	0–15 mg
Eier, Milch, Butter, Käse, Speisefette, Zucker und Süßigkeiten	nahezu purinfrei
Bordeaux	purinfrei
Lagerbier (pro 100 ml)	16 mg

- ☐ Reichliche Zufuhr von Flüssigkeit (mindestens 2 l pro Tag), um die Harnsäurekonzentration im Urin gering zu halten und somit der Steinbildung vorzubeugen
- ☐ Wenig Alkohol, da dieser die Harnsäurekonzentration im Blut erhöht

Purine sind Bestandteile aller Zellen und kommen daher in pflanzlichen und tierischen Lebensmitteln vor (Tab. 1.16-15). Kaffee und Tee sind erlaubt, da methylierte Purine (Coffein) nicht als Harnsäure ausgeschieden werden.

Adipositas

Ursprünglich hat der Mensch ein natürliches Gespür für den Hunger- und Sättigungszustand seines Körpers. Erst erzieherische Maßnahmen, wie z. B. der Zwang, den Teller leer zu essen oder Süßigkeiten als Belohnung und ein Überangebot an schmackhaften Speisen, aber auch gestörte Hunger- und Sättigungsmechanismen können zur Störung des Essverhaltens führen. Überschreitet die zugeführte Nahrungsmenge den Bedarf, resultiert daraus eine positive Energiebilanz. Die Zunahme an Körpermasse ist die Folge. Da Übergewicht ein erhebliches Risiko für verschiedene Erkrankungen ist, ist die Reduktion des Körpergewichts aus gesundheitlichen Gründen auf Normalwerte unbedingt angezeigt (Tab. 1.16-16).

Der **Körpermassen-Index** (Body Mass Index, BMI) wird aus dem Quotienten der Körpermasse und der Körpergröße im Quadrat errechnet. Normalgewichte kommen auf Werte zwischen 20 und 25, darüber beginnt der Bereich des Übergewichts und ab 30 spricht man von Fettsucht.

Eine langsame Reduktion des Gewichts erreicht man durch Essen kleiner Portionen, Auslassen von Zwischenmahlzeiten und Verzicht auf leere Energieträger (Süßigkeiten, Alkohol, Salzgebäck) sowie kalorienreiche Nahrungsmittel (Pommes frites, Bratkartoffeln, gebundene Suppen oder Soßen, Pizza).

Wird die schnelle und präzise Gewichtsabnahme beabsichtigt, eignet sich eine Reduktionsdiät mit festgesetzter Joulezahl (Kalorienzahl) auf 2100 (500), 3350 (800), 4200 (1000) oder 6300 (1500) kJ (kcal) pro Tag. Bei genauer Einhaltung durch Wie-

Tab. 1.16-16: Sekundärrisiken bei Fettsucht

Stoffwechselstörungen Diabetes mellitus (Altersdiabetes) Hypercholesterinämie und Hyperlipidämie Gicht (Hyperurikämie)
Allgemeine Erkrankungen (teilweise Folgen von Stoffwechselstörungen) Leber- und Gallenleiden (Fettleber) Atherosklerose (Herzinfarkt, andere Infarkte) Hypertonie Herzinsuffizienz Varikose, Thrombophlebitiden Lungenemphysem Hernien Deformierende Erkrankungen der Gelenke, besonders an den Gelenken der unteren Extremität (Fußgelenke, Kniegelenke, aber auch Bandscheiben)
Sonstiges Erhöhtes Operationsrisiko, auch bei einfachen Eingriffen im Bauchraum Erhöhte Unfallgefährdung, z. B. Knochenbrüche Eingeschränkte Leistungsfähigkeit
Die Wahrscheinlichkeit, diese Erkrankungen zu erleiden, ist bei Übergewicht wesentlich erhöht, in manchen Fällen auf das Mehrfache. Durch Gewichtsabnahme kann in extremen Fällen, z. B. Diabetes mellitus, sogar eine Heilung der bereits eingetretenen Folgeerkrankungen erreicht werden.

gen und Berechnung jedes Lebensmittels ist der Erfolg sicher (ausführlichere Darstellung siehe bei H. Gebler).

Energiereduzierte Fertignahrungsmittel, wie Halbfettmargarine, kalorienreduzierte Wurst und Käse oder mit Süßstoff gesüßte Marmelade, auch fertige Menüs mit genauer Kalorienangabe, sind im Handel erhältlich. Außerdem werden für Übergewichtige diätetische Lebensmittel angeboten, die anstelle der Mahlzeiten als Tagesration bestimmt sind.

Zum vollständigen oder teilweisen Nahrungsersatz können auch Formuladiäten verwendet werden. Sie enthalten alle essentiellen Nahrungsbestandteile und sind in Portionen zu ca. 1250 kJ (300 kcal) abgepackt. Mit Wasser angerührt ergeben sie Drinks, Müslis oder Suppen, z. B. bio Norm®, Slim Fast®, Modifast®, Figura Fit®.

Die höchste Gewichtsabnahme von maximal 2 bis 3 kg pro Woche wird durch die **Nulldiät** oder totales Fasten erreicht. Dies bedeutet absolute Nahrungskarenz bei täglicher Zufuhr von 3 l Wasser sowie Vitaminen und Mineralstoffen. Zuerst wird Glykogen aus den Depots freigesetzt und abgebaut. Es hält, wie Eiweiß, die vierfache Menge Wasser gebunden. Durch diesen hohen Wasserverlust wird eine große Gewichtsreduktion vorgetäuscht. Erst nach acht bis zehn Tagen der Diät werden die Fettdepots mobilisiert, die jedoch nur die 0,5fache Menge Wasser gebunden halten. Dementsprechend geringer verläuft der Rückgang des Gewichts. Viele Adipöse beenden deshalb in diesem Stadium die Diätkur.

Während der Nulldiät stellt der Organismus den Stoffwechsel auf Fettverwertung um. Es bilden sich Ketone und die Harnsäurekonzentration im Blut steigt an. Wegen der dadurch möglichen Komplikationen muss die Nulldiät stationär unter ärztlicher Kontrolle durchgeführt werden.

Um den körpereigenen Proteinabbau, die Belastung des Organismus und die Beeinträchtigung der Leistungsfähigkeit zu verringern, kann man den Bedarf an essentiellen Nahrungsbestandteilen als **Formuladiät** zuführen. Man nennt diese Art der Nulldiät modifiziertes Fasten, da 1050 bis 1700 kJ (250–400 kcal) täglich zugeführt werden.

Als Erfolg versprechend werden häufig Diäten mit sehr einseitiger Nährstoffzusammensetzung propagiert. Sie sind zwar attraktiv, da in bestimmten Grenzen uneingeschränkt gegessen werden darf, bergen aber durch ihre Einseitigkeit auch Gefahren. Kostformen mit niedrigem Kohlenhydratgehalt sind die **Punktdiät** und die **Atkins-Diät,** bei denen außer Kohlenhydraten praktisch alles erlaubt ist, die **Kuhn'sche Kur** (hauptsächlich Seefisch) und die **Hollywoodkur** (hauptsächlich mageres Fleisch) (ausführliche Darstellung siehe Spegg, H. (1984): Dtsch. Apoth. Ztg. 124: 2539–2549). Als Folge der all diesen Diäten eigenen Reduktion der Kohlenhydrate entsteht eine Ketoazidose, die mit Urinteststreifen nachgewiesen wird und als Erfolgskontrolle dient. Daneben kommt es durch die hohe Fettzufuhr zur Erhöhung der Lipide, Cholesterol und Harnsäure im Blut. Aus diesen Gründen sollte von diesen Kostformen abgeraten werden. Beispiele für kohlenhydratreiche Reduktionsdiäten sind die **Kartoffel-** und die **Reisdiät.** Vorteil dieser Kostformen ist die Abnahme des Körpergewichts trotz Zufuhr sättigender Mengen.

Alle beschriebenen Maßnahmen als Hilfe zur Gewichtsreduktion gehen mit mehr oder weniger starken Abweichungen vom gewohnten Essverhalten einher. Sie werden häufig mit starker Willenskraft bis zum gewünschten Gewicht oder sogar darüber hinaus durchgehalten. Leider steigt das Gewicht nach Beenden der Diät oft ebenso schnell wieder an und übersteigt dann nicht selten sogar das ursprüngliche Übergewicht. Langanhaltende Erfolge sind nur möglich, wenn während der Diät gebräuchliche Nahrungsmittel verwendet werden und die Betroffenen lernen, dass

- ☐ mit den energiereichen Fetten sparsam umgegangen wird,
- ☐ ballaststoffhaltige Nahrungsmittel nicht nur eine niedrige Energiedichte haben, sondern auch die Verdauung fördern,
- ☐ Gerichte mit wenig Fett und Fleisch und viel Gemüse ebenfalls satt machen und gut schmecken,
- ☐ es bekömmlicher ist, mehrere kleine, leichte Mahlzeiten einzunehmen,
- ☐ es Spaß macht und Selbstsicherheit schafft, sich mit den Nahrungsbestandteilen auszukennen, weil sie dadurch an Bedrohung verlieren.

Empfehlenswerte Bücher mit viel Rezepten sind die Brigitte Diät oder der Pudel-Plan.

Hyperlipoproteinämie

Als Blutfette bezeichnet man die im Serum vorkommenden Triglyceride, Cholesterol und Phosphatide. Die genaue Bezeichnung lautet jedoch Lipoproteine, da sie in transportfähiger Form als Komplexe mit Proteinen vorliegen. Je nach dem Verhältnis der Lipide zu den Proteinen ist ihre Dichte unterschiedlich. Mit einer Zentrifuge oder der Elektrophorese kann man sie in folgende Fraktionen trennen: Lipoproteine mit hoher Dichte (α-Lipoproteine oder HDL) und niedriger Dichte (β-Lipoproteine oder LDL) und solche mit sehr niedriger Dichte (Prä-β-Lipoproteine oder VLDL).

Erhöhte Cholesterol- und Blutfettwerte steigern das Risiko, an koronaren Herzkrankheiten zu erkranken. Dies ist eine Tatsache trotz dauernder Diskussionen um Werte und therapeutische Maßnahmen. Allerdings hat sich herausgestellt, dass der Gesamtcholesterolwert weniger aussagt als das Verhältnis von HDL zu LDL, des atherogenen Index. Dieser sollte nicht höher als 4 sein. Da Übergewicht eine mögliche Ursache für Hyperlipoproteinämie ist, sollte der Energiegehalt der Diät so bemessen sein, dass das Normalgewicht (BMI) angestrebt oder beibehalten wird; ausführliche Darstellung bei H. Gebler.

Cholesterol

Die Zufuhr von Cholesterol durch Lebensmittel sollte 300 mg pro Tag nicht überschreiten. Viele, auch kleine und preiswerte Nahrungsmitteltabellen enthalten neben Kalorienangaben auch die Cholesterolgehalte. Bei Einhaltung folgender Richtlinien kann aufwendiges Abwiegen und Zählen entfallen: Verzicht auf Nahrungsmittel mit sehr hohem Cholesterolgehalt, wie z. B. Eier, Butter, Sahne, Innereien, Schalen- und Krustentiere, sowie eingeschränkter Verzehr cholesterolhaltiger Lebensmittel, wie Fleisch und Wurstwaren. Fisch enthält auch bemerkenswerte Mengen an Cholesterol, dies wird aber durch seinen Gehalt an ω-3-Fettsäuren mehr oder weniger entschärft.

Fett

Der Fettverzehr liegt in Deutschland weit über den empfohlenen 30 % Energie. Deshalb ist das erste Ziel, den Fettverbrauch auf diesen Wert, wenn nötig auch darunter, einzuschränken. Die zweite Maßnahme betrifft die Fettsäurezusammensetzung. Einfach ungesättigte Fettsäuren sollten 1/3 ausmachen, gesättigte und mehrfach ungesättigte Fettsäuren dagegen höchstens 1/3 der Fettmenge betragen. Die mehrfach ungesättigten Fettsäuren sollten im Verhältnis 5 : 1 aus ω-6-Fettsäuren und ω-3-Fettsäuren bestehen. Die ausreichende Menge an ω-3-Fettsäuren ist nur schwer zu erreichen. Wenig bekannt ist, dass ω-3-Fettsäuren nicht nur in Fischöl vorkommen, sondern auch als α-Linolensäure, z. B. in den Speiseölen von Raps, Soja und Walnuss, enthalten sind. Dies zu berechnen wäre ein unzumutbarer Aufwand. Da sich Fette mit ein- und mehrfach ungesättigten Fettsäuren in ihrem Einfluss auf die Lipoproteinwerte kaum unterscheiden, genügt es, wenn das gesamte reine Fett, z. B. als Brotaufstrich, zum Braten oder für Salatsoßen, durch hochwertige Pflanzenöle und Diätmargarinen abgedeckt wird. Der Anteil an gesättigten Fettsäuren ist in versteckten Fetten in Fleisch, Wurst, Käse und vielen Fertigspeisen enthalten. Die trans-Fettsäuren sorgten für Schlagzeilen. Diese, in Fetten von Wiederkäuern vorkommenden Fettsäuren entstehen auch beim Härtungsprozess der Pflanzenöle bei der Margarineherstellung. Sie haben einen denkbar ungünstigen Einfluss auf die Blutfettwerte, weil sie das LDL-Cholesterol erhöhen und das HDL-Cholesterol senken. Dies tun sie aber glücklicherweise erst bei einer Aufnahme, die weit über dem durchschnittlichen Verbrauch liegt. Nur die Hersteller von Diätmargarine, z. B. becel®, garantieren, dass ihre Produkte ausschließlich durch Beimengen fester Pflanzenfette, z. B. Kokosfett, streichfähig gemacht werden. Dadurch erhöht sich zwar ihr Anteil an gesättigten Fettsäuren, dies ist jedoch gegenüber dem Gehalt an trans-Fettsäuren das kleinere Übel. Der positive Effekt der ω-3-Fettsäuren auf den Blutlipidspiegel ist unumstritten. Mehrere Mahlzeiten mit fettem Fisch (Makrele, Lachs) in der Woche werden empfohlen. Der Verzehr von Ballaststoffen, besonders den löslichen, z. B. Pektin, Johannisbrotkernmehl (Nestargel®), vermag die Blutcholesterolwerte positiv zu beeinflussen. Bewegung und Alkohol können das HDL-Cholesterol steigern; dabei ist zu beachten, dass die Empfehlung, Alkohol zu trinken, nicht unproblematisch ist. Nicht immer sind Serumcholesterol und Triglyceride gleichermaßen erhöht. Je nach Art und Maß der im Blut vermehrt vorliegenden Blutfette teilt man die Hyperlipoproteinämien nach Fredrickson in fünf verschiedene Formen ein. Dementsprechend spezifisch kann die diätetische Therapie sein (Tab. 1.16-17).

Hypertonie

Steigt der Blutdruck dauernd auf Werte ab 21,3 kPa (160 mm Hg) systolisch bzw. 12,6 kPa (95 mm Hg) diastolisch, ist die Behandlung dringend erforderlich, um Risikofaktoren, wie Gefäßveränderungen, Herzinfarkt und Schlaganfall, vorzubeugen. Neben einer erblichen Veranlagung können Stress, Übergewicht, viel Kochsalz und Alkohol in der Ernährung für die Hypertonie verantwortlich sein. In manchen Fällen reicht es zur Normalisierung des Blutdrucks schon aus, das Körpergewicht zu reduzieren.

In keinem weiteren Bereich der Diätetik gab es in der letzten Zeit so viele widersprüchliche Veröffentlichungen wie über den Einfluss von Kochsalz auf den Bluthochdruck. Deshalb ist es zur Zeit nicht möglich, genaue Werte zu nennen. Den NaCl-Verbrauch auf höchstens 6 g pro Tag zu erniedrigen, ist ratsam und liegt trotzdem immer noch weit über dem Bedarf. Weil uns gesalzene Mahlzeiten gut schmecken, was nur Gewohnheit ist, liegt der durchschnittliche Verbrauch immer noch sehr hoch. Da nicht alle Hypertoniker auf die Reduzierung von Kochsalz reagieren, sollte vor einer strengeren Limi-

Tab. 1.16-17: Einteilung der Hyperlipoproteinämien nach Frederickson (n = normal, ↑ = gering erhöht, ↑↑ = stark erhöht (aus Gebler 1998))

Typ	Lipoprotein-muster	Plasma	Lipid-konzentration	Symptome	Arterio-skleroserisiko	Möglichkeit der Induktion	Diätetische Therapie
I	Hyperchylo-mikronämie	Milchig trüb	Triglyceride ↑↑ Cholesterol n oder ↑	Hepatospleno-megalie, eruptive Xanthome, abdominelle Koliken	Gering	Fett	fettarm, MCT
II a	β-Lipoproteine vermehrt	Normal	Triglyceride n Cholesterol ↑↑	Xanthome, arteriosklero-tische Gefäßver-änderungen	Sehr groß	–	Nahrungscholesterin <300 mg pro Tag, mehrfach ungesät-tigte Fettsäuren bevorzugen (p/s-Wert etwa 2,0)
II b	β-Lipoproteine + Prä-β-Lipopro-teine vermehrt		Triglyceride ↑ Cholesterol ↑↑				
III	Atypisches β- und Prä-β-Lipoprotein	Klar oder trüb	Triglyceride ↑↑ Cholesterol ↑↑	Xanthome, arteriosklero-tische Gefäßver-änderungen	Sehr groß	Kohlen-hydrate	Reduktionskost, Nahrungscholesterin <300 mg/Tag, Kohlenhydrat-reduktion
IV	Prä-β-Lipoproteine vermehrt	Klar oder trüb	Triglyceride ↑ oder ↑↑	Xanthome, Hepatospleno-megalie, Diabetes mellitus	Groß	Kohlen-hydrate	Wie Typ III
V	Hyperchylo-mikronämie, Prä-β-Lipopro-teine vermehrt	Trüb	Triglyceride ↑↑ Cholesterol ↑	Xanthome, abdominelle Koliken	Gering	Kohlen-hydrate und Fett	Reduktionskost, insbesondere Kohlen-hydratreduktion, Fett bis 70 g/Tag

tierung des NaCl-Verbrauchs geprüft werden, ob es sich bei dem Betreffenden überhaupt um einen NaCl-sensitiven Hypertoniker handelt.

Die **gelockerte kochsalzarme Diät** erlaubt bis zu 6 g NaCl täglich. Zusätzliches Salzen jeglicher Art ist zu vermeiden. Stark gesalzene, eingelegte oder marinierte Speisen sollten gemieden werden. Die **kochsalzarme Diät** (bis 3 g NaCl täglich) und die **streng kochsalzarme Diät** (bis 1 g NaCl täglich) gehen mit erheblichen Einschränkungen einher. Fast alle kochsalzhaltigen Nahrungsmittel müssen vom Speiseplan gestrichen werden. Es handelt sich dabei vor allem um Brot- und Backwaren, Fleisch und Wurstwaren, Käse, Konserven und Fertiggerichte, in denen Salz verborgen ist (über den Kochsalzgehalt der Lebensmittel siehe bei H. Gebler). Da es schwierig ist, genügend Nahrungsmittel mit der geforderten Qualität selbst zuzubereiten, sind auf dem Markt erhältliche Fertiglebensmittel oft hilfreich. Sie sind gekennzeichnet als **natrium-** bzw. **kochsalzarm,** wenn sie nicht mehr als 120 mg Natrium pro 100 g verzehrfähiger Nahrung enthalten, oder als streng natrium- oder kochsalzarm, wenn sie weniger als 40 mg Natrium in 100 g enthalten.

Weitgehend kochsalzfreie Diäten, wie die Kempner'sche Reisdiät (300 g Reis in Wasser gekocht unter Zusatz von Zucker, Obst und Fruchtsäften) oder Kartoffel- (1 kg pro Tag), Obst- (1–1,5 kg pro Tag), Saft- und Rohkosttage eignen sich nur als kurze, aber drastische Maßnahme, da der Bedarf an NaCl unterschritten wird.

Angeborene Stoffwechselerkrankungen

Der Stoffwechsel ist ein komplizierter Mechanismus, der aus Abbau- und Umbauprozessen, Ketten- und Rückkopplungsreaktionen besteht. Fehlt in diesem System nur ein einziges Enzym, so dass ein Reaktionsschritt nicht mehr ablaufen kann, bricht die Reaktionskette ab, das Substrat wird angehäuft, es mangelt am Reaktionsprodukt. Beides kann zu erheblichen, zum Teil irreversiblen Schädigungen des Organismus führen.

Die diätetische Therapie strebt an, mangelhaft verwertbare Nahrungskomponenten auszuschalten und fehlende Reaktionsprodukte zu ersetzen, die für die Betroffenen essentiell geworden sind. Säuglinge und Kinder reagieren, da sie sich in der Entwicklung

Tab. 1.16-18: Angeborene Stoffwechselerkrankungen

Bezeichnung der Unverträglichkeit	Auslösender Nahrungsbestandteil	Sich anhäufendes Substrat	Wichtiges, fehlendes Reaktionsprodukt	Symptome, Schädigungen	Diätetische Therapie
Phenylketonurie (PKU)	Phenylalanin	Phenylalanin	Tyrosin	Gehirnschäden	Phenylalanin, Zusatz von Tyrosin
Ahornsirup-krankheit	Valin, Leucin, Isoleucin	Valin, Leucin, Isoleucin		ZNS-Schäden	Valin-, leucin-, isoleucinarm
Lactase-mangelsyndrom	Lactose	Lactose		Durchfall	Lactosefrei (milchfrei)
Galactoseintoleranz	Galactose	Galactose-1-phosphat		Irreversible Leberschäden	Galactosefrei (milchfrei)
Fructoseintoleranz	Fructose	Fructose-1-phosphat		Hypoglykämien, Lactatämien	Fructose- und saccharosefrei

befinden, besonders empfindlich auf die Folgen eines Enzymdefekts. Die Diagnose sollte deshalb so früh wie möglich gestellt werden. Durchfälle, schlechtes Gedeihen und Missmutigkeit können Zeichen einer solchen Unverträglichkeit sein.

Die Diät muss im Allgemeinen lebenslang eingehalten werden. Betrifft die Schädigung nur den Entwicklungsprozess bestimmter Körperteile, kann die Therapie nach deren vollständiger Ausreifung gelockert oder sogar ganz aufgehoben werden (Tab. 1.16-18, ausführliche Darstellung über diese Diäten siehe bei H. Gebler).

1.16.5 Ernährung des gesunden und des kranken Säuglings

Grundlagen

Pränatal wird der Bedarf des Feten an lebenswichtigen Nähr- und Aufbaustoffen vom Organismus der Mutter gedeckt. Nach der Geburt muss sich der Säugling plötzlich auf von außen zugeführte Nahrung umstellen. In den ersten Lebensmonaten sind die Organfunktionen des Kindes jedoch noch nicht vollständig ausgereift. Die Magensäureproduktion ist noch vermindert, die Syntheserate von α-Amylase reicht nicht, um größere Mengen Stärke zu verdauen, und die Leistungsfähigkeit der Nieren ist noch nicht voll entwickelt. Ein zu hohes Angebot an Mineralstoffen und Abbauprodukten des Eiweißes kann noch nicht in ausreichendem Maße entgiftet werden. Trotz dieser Einschränkungen benötigt der Säugling aber viel Energie, um normal zu gedeihen. Während der ersten sechs Lebensmonate verdoppelt ein gesundes Kind sein Körpergewicht (Tab. 1.16-19), an Länge nimmt es in dieser Zeit ungefähr 16 cm zu, und sein Schädelumfang vergrößert sich um etwa 9 cm. Das Angebot an Nährstoffen muss den noch mangelhaften Fähigkeiten der Verwertung und diesen Bedürfnissen gerecht werden. Muttermilch bietet in ihrer Zusammensetzung optimale Bedingungen für die hohen Anforderungen eines Säuglings.

Noch vor 100 Jahren war die Amme die einzige Möglichkeit, ein Kind zu „versorgen", wenn die Mutter selbst nicht stillen konnte. Die Säuglingssterblichkeit betrug 1915 10 %. Erst der technische Fortschritt der letzten 60 Jahre ermöglichte die Entwicklung künstlicher Säuglingsnahrungen, die dem Vorbild Muttermilch immer ähnlicher wurden. Heute birgt künstliche Ernährung keine vitale Ge-

Tab. 1.16-19: Flüssigkeits- und Energiebedarf sowie durchschnittliche Gewichtszunahme im 1. Lebensjahr

Lebensjahr	Flüssigkeitsbedarf (ml/kg/Tag)	Energiebedarf (kJ/kg/Tag)	Energiebedarf (kcal/kg/Tag)	Monatliche Gewichtszunahme (g)
1. Trimenon	150–170	460	110	800–900
2. Trimenon	140–160	380	90	600–700
3. Trimenon	120–140	380	90	400–500
4. Trimenon	100–120	420	100	300
Erwachsener	20– 30	125–170	30–40	0

fahr mehr für das Kind, eher Erleichterung und Bequemlichkeit für die Eltern. Somit ist die Unfähigkeit zu stillen selten der Grund für Flaschenernährung geworden. Im Vordergrund stehen eher soziale Beweggründe, wie z. B. die Berufstätigkeit oder Schönheitsideale der Mutter. Im Zuge der naturbewussten Lebenseinstellung hat die Stillhäufigkeit in den letzten Jahren erfreulicherweise wieder zugenommen.

Muttermilch hat eine ausgeprägte Spezifität, sie ändert sich in ihrer Zusammensetzung (Tab. 1.16-20) ständig und ist den Bedürfnissen des Säuglings optimal angepasst. Aus diesen Gründen ist es in jeder Hinsicht sinnvoll, das Kind mindestens die ersten drei Monate ausschließlich zu stillen. Muttermilch ist von Natur aus keimarm und enthält Abwehrstoffe, wie z. B. Immunglobuline, Leukozyten und Lysozym, die den Säugling vor Infektionskrankheiten schützen. Daneben ist sie reich an diversen Wachstumsfaktoren und bewirkt die Besiedlung des Säuglingsdarms mit dem Keim *Bacillus bifidus*, der ein saures Milieu schafft und so das Wachstum einiger Krankheitserreger unterdrückt. Muttermilch kann ad libitum gegeben werden, da sie in ihrer Konzentration so beschaffen ist, dass sie Hunger und Durst gleichzeitig stillt. Der Säugling hört von selbst auf zu trinken, wenn er satt ist. Dies ist eine gute Voraussetzung für ein normales Verhältnis zur Ernährung im Erwachsenenalter. Um festzustellen, wie viel der Säugling getrunken hat, wiegt man ihn vor und nach dem Stillen. Das Stillen führt durch den engen Körperkontakt zu einem intensiven, sinnlichen Verhältnis zwischen Mutter und Kind. Außerdem ist diese Art der Säuglingsernährung unkompliziert, preiswert und wenig aufwendig. Glücklicherweise ist dank der Umweltpolitik der letzten Jahrzehnte die Belastung der Muttermilch so stark gesunken, dass keine Begrenzung der Stillzeit mehr vorgenommen wird. Der uneingeschränkten Empfehlung zum Stillen steht kein Argument mehr im Wege.

Kann oder will die Mutter nicht stillen, stehen ihr mehrere Möglichkeiten zur künstlichen Säuglingsernährung zur Verfügung. Bei den meisten ist Kuhmilch wegen ihrer relativ ähnlichen Zusammensetzung die Ausgangskomponente (Tab. 1.16-20). Kuhmilch unterscheidet sich von Muttermilch quantitativ durch einen höheren Gehalt an Eiweiß und Mineralstoffen, ihr Anteil an Kohlenhydraten ist geringer und der Fettgehalt etwa gleich groß. Qualitativ hat Kuhmilch weder den gewünschten Überschuss an leicht verdaulichem Lactalbumin zu Casein von 60 : 40 noch den hohen Anteil mehrfach ungesättigter Fettsäuren im Fett. Nur das Kohlenhydrat ist bei beiden ausschließlich Lactose.

Der gesunde Säugling

Zweidrittelmilch

Um den hohen Gehalt der Kuhmilch an Eiweiß und Mineralstoffen auf ein für den Säugling verträgliches Maß zu senken, verdünnt man sie im Verhältnis 2 : 1 mit aufgekochtem Wasser. Dadurch sinkt der Kohlenhydratanteil unter den Bedarf und muss, weil weiter kein Fett zugesetzt wird, als Hauptenergieträger erheblich aufgestockt werden. Dies geschieht mit einer Zuckerkomponente (Lactose oder Saccharose), die **erstes Kohlenhydrat** genannt wird, und mit einer Polysaccharidkomponente (Stärkemehl, Getreideflocken oder Grieß), die als **zweites Kohlenhydrat** bezeichnet wird. In dieser Zusammensetzung ist der Fettanteil niedriger und der Anteil an Kohlenhydraten, Eiweiß und Mineralstoffen höher als in Muttermilch. Daraus können Probleme, wie Kohlenhydratmast oder zu hohe Belastung der Ausscheidungsorgane des Säuglings, entstehen, so dass diese preiswerte Alternative heute nur noch bei älteren Säuglingen ab dem fünften Monat angewendet wird.

1/2-Milch

Mütter, die heutzutage ihre Säuglinge vom ersten Tag mit selbst hergestellter Nahrung versorgen, verwenden 1/2-Milch. Kuhmilch wird mit abgekochtem Wasser im Verhältnis 1 : 1 verdünnt und mit dem ersten sowie zweiten Kohlenhydrat und hochwertigem Pflanzenöl versetzt. Diese Milchnahrung entspricht schon fast der einfachsten Säuglingsfertignahrung.

Künstliche Säuglingsnahrungen

Seit Juni 1994 gilt eine neue EG-Richtlinie für die Kennzeichnung der Säuglingsnahrungen. Diese führte zu einer vollständig neuen Einteilung dieser Produkte. Während früher Art und Menge der Koh-

Tab. 1.16-20: Zusammensetzung der Muttermilch und Kuhmilch (aus Spegg 2004)

	Eiweiß (g/100 ml)	Fett (g/100 ml)	Kohlenhydrate (g/100 ml)	Asche (g/100 ml)	Energiegehalt (kJ/100 ml)
Reine Muttermilch	1,2	3,5	7,0	0,21	281/67
Kuhmilch	3,3	3,5	4,8	0,72	276/66

lenhydrate für die Namensgebung ausschlaggebend waren, sind es nun die Proteine, die mehr oder weniger der Muttermilch angepasst (adaptiert) sind. Die Bezeichnungen „adaptiert" oder „teiladaptiert", bezogen auf den Kohlenhydratanteil der Milch, sind nicht mehr erlaubt.

Alle Säuglingsnahrungen, die von Geburt an gefüttert werden können, heißen jetzt **Säuglingsanfangsnahrungen** bzw. **Säuglingsmilchnahrungen**, sofern sie aus Kuhmilchprotein hergestellt worden sind. **Folgenahrungen** bzw. **Folgemilchen**, ebenfalls wenn aus Kuhmilchprotein hergestellt, dürfen erst ab dem fünften Lebensmonat gefüttert werden.

Um die Verbraucher, aber auch die Vertreiber, die an die alte, sicherlich auch sinnvolle Einteilung gewöhnt sind, nicht völlig zu verwirren, haben alle deutschen Hersteller im Rahmen des Diätverbandes die Übereinkunft getroffen, die folgende einheitlichen Nomenklatur zu verwenden:

> Die Vorsilbe **pre** für ehemals adaptierte Säuglingsnahrungen, die nachgestellte **1** für ehemals teiladaptierte Säuglingsnahrungen und die nachgestellte **2** für Folgemilchen.

Säuglingsanfangsnahrungen mit der Bezeichnung 1 (Dauer-Milchnahrungen)

Produktbeispiele: Aletemil® 1, Humana® 1, Aptamil® 1, Beba® 1, Hipp® 1, Milumil® 1.

Mit dieser Säuglingsanfangsnahrung wird versucht, auf der Grundlage der 1/2-Milch durch weitere Veränderungen sich der Zusammensetzung der Muttermilch anzunähern. Als erstes Kohlenhydrat werden Milchzucker und oft Saccharose verwendet, als zweites Kohlenhydrat dienen Stärke und Maltodextrine. Ihr Anteil ist geringer als derjenige in Zweidrittelmilch, da ihr linolsäurereiches Fett als Energieträger zugesetzt wird. Trotzdem ist die Menge an Kohlenhydraten häufig zu hoch, so dass zusätzlich Tee gegeben werden muss, um den Durst des Säuglings zu löschen.

Der Eiweißanteil entspricht mengenmäßig der Muttermilch, hat aber nicht das gewünschte Verhältnis von Lactalbumin zu Casein. Sie enthält oft kariesfördernde Saccharose und darf wegen des hohen Kohlenhydratanteils nicht ad libitum gefüttert werden. Die Portionen müssen für den Säugling berechnet werden.

Säuglingsanfangsnahrungen mit der Bezeichnung pre

Produktbeispiele: Aletemil® pre, Humana® pre, Milumil® pre, Aptamil® pre, Beba® pre, Hipp® pre.

Diese bisher am weitesten entwickelte Säuglingsnahrung gleicht der Muttermilch in hohem Maße, ist aber noch kein vollständiger Ersatz. Lactose als einziges verwertbares Kohlenhydrat sorgt für günstige Wachstumsbedingungen der Bakterienflora im Darm. Linolsäurereiche Fette liegen in gleicher Konzentration wie in der Muttermilch vor und decken als Hauptenergieträger den Kalorienbedarf. Die Proteine haben in der richtigen Menge das wünschenswerte Verhältnis von Lactalbumin zu Casein. Beachtet die Mutter bei der Zubereitung genau die Vorschrift des Herstellers und setzt keine weiteren Bestandteile hinzu, kann diese Nahrung wie Muttermilch nach Bedarf des Säuglings gefüttert werden.

Säuglingsanfangsnahrungen mit der Bezeichnung 2 (Folgemilchen)

Produktbeispiele: Aletemil® 2 plus, Humana® 2, Beba® 2, Hipp® 2.

Aufgrund ihrer konzentrierten Zusammensetzung darf Folgemilch nicht vor dem fünften Monat gefüttert werden. Sie überschreitet die Richtwerte für adaptierte und teiladaptierte Säuglingsmilch im Eiweiß-, Zucker- und Mineralstoffgehalt ganz erheblich. Statt Vollmilch, die ab dem sechsten Monat in die Ernährung eingeführt werden kann, ist Folgemilch für solche Kinder zu empfehlen, deren Eiweißbedarf von täglich 2 g pro kg Körpergewicht anderweitig nicht gedeckt werden kann. Da diese Milchen in der Regel mit Eisen angereichert sind, eignen sie sich auch für ältere Säuglinge, die trotz genügender Fleischzufuhr an einer Eisenmangelanämie leiden.

Säuglingsnahrungen für allergiegefährdete Kinder und Kinder mit Kuhmilchallergie

Die Gefahr, dass ein Säugling eine Allergie entwickelt, steht in direktem Zusammenhang mit der Anzahl Allergiker in der Familie, aus der er hervorgeht. Wird durch Familienanamnese ein erhöhtes Allergierisiko festgestellt, sollte die Mutter so lange wie möglich stillen. Muttermilch enthält ursprünglich nur arteigenes Eiweiß. Sie kann aber durch die Nahrung zugeführte Allergene über die Muttermilch an den Säugling weitergeben. Muttermilch ist also nicht selbstverständlich allergenfrei. Es kommt dennoch fast nie während des Stillens zu Allergien, denn die Mutter kann zusätzlich darauf achten, sich allergenarm zu ernähren.

Kann oder möchte die Mutter nicht stillen, sollten hypoallergene Säuglingsanfangsnahrungen gefüttert werden. Diese Nahrungen tragen alle die Abkürzung HA.

Produktbeispiele für hypoallergene Säuglingsanfangsnahrungen: Aletemil® HA 1 und 2, Humana® HA 1 und 2, Aptamil® HA 1 und 2, Beba® HA 1 und 2, Hipp® HA 1 und 2.

Sie enthalten teilweise hydrolysiertes Eiweiß aus Kuhmilch. Diese Eiweißbruchstücke sind für das kindliche Immunsystem schwerer als artfremd zu erkennen. Da diese Nahrungen aufgrund der Eiweißhydrolysate bitter schmecken, wird die Umstellung von einer anderen Fertignahrung auf diese vom Säugling oft abgelehnt. Hypoallergene Folgemilchen eignen sich hervorragend als Kuhmilchersatz für den Säugling nach dem sechsten Monat. Sie werden auch für die Zubereitung von kuhmilchfreien Breien in der Beikost verwendet. Säuglingsanfangsnahrungen auf Sojabasis sind keine Alternative, weil die Wahrscheinlichkeit, dass allergiegefährdete Kinder eine Allergie auf Sojaeiweiß entwickeln, etwa genauso groß ist wie bei Kuhmilch.

Säuglinge, bei denen eine Kuhmilchallergie bereits vorliegt, dürfen keine HA-Milchen erhalten, weil diese aus Kuhmilcheiweiß hergestellt werden. Sie bekommen stark hydrolysierte, hypoallergene Nahrung. Auch hier ist Sojamilch kein zufrieden stellender Ersatz.

Produktbeispiele: Pregomin®, Alfarè®, Nutramigen® oder Pregestimil®.

Säuglingsanfangsnahrungen auf Sojabasis

Produktbeispiele: Humana® SL, Milupa® SOM, Lactopriv®, Sojagen Plus®, Pro Sobee®, Multival plus®.

Diese Milchen sind kuhmilchfrei und enthalten kein tierisches Eiweiß. Sie sind geeignet, ein Kind, wenn es die Eltern wünschen, vegetarisch zu ernähren. Häufig werden Sojanahrungen aber auch Säuglingen mit Kuhmilchallergien verabreicht. Dabei bleibt, wie oben beschrieben, ein relativ großes Risiko, dass das Kind auch gegenüber Sojaeiweiß eine Allergie entwickelt.

Beikost

Alle Nahrungsmittel, die der Säugling neben der Muttermilch bzw. der künstlichen Milch erhält, bezeichnet man als Beikost. Von Geburt an kann Wasser (für Säuglinge geeignetes Mineralwasser oder schadstoffarmes, abgekochtes Leitungswasser) oder Tee gegeben werden, wenn der Durst durch Milch allein nicht hinreichend gestillt wird. Dies kann häufig im Sommer, bei fieberhaften Erkrankungen, Durchfall und nach Verwendung zu konzentrierter Säuglingsnahrung der Fall sein. Geeignet sind Fenchel-, Kamillen- oder Hagebuttentee. Vom vierten Monat an gewöhnt man das Kind mit Karottenmus langsam an das Essen mit dem Löffel. Nach und nach kommen Kartoffeln und Fleisch hinzu. Getreideprodukte werden im fünften Monat als Obstbreie in den Speiseplan aufgenommen. Vollkornprodukte erst einen Monat später. Milchbreie werden vom sechsten Monat an zusammen mit Zweidrittelmilch angeboten, Vollmilch ist ab dem siebten Monat erlaubt.

Neuerdings empfiehlt die Ernährungskommission der Deutschen Gesellschaft für Kinderheilkunde mit der Verfütterung von Beikost erst ab dem fünften Monat zu beginnen, da andernfalls zuviel Energie, Zucker und Salz zugeführt werden. Diese Alternative macht jedoch den Zusatz von Eisen zur Vorbeugung gegen Mangelzustände notwendig.

Viele Hersteller bieten Beikost als Fertigprodukte an. Gegenüber der Alternative, die Gerichte selbst anzufertigen, haben diese Produkte den Vorteil, auf Schadstoffe untersucht zu sein. Prinzipiell sollte bei der Herstellung der Beikost der Zucker- und Salzgehalt so niedrig wie möglich gehalten werden, um Spätfolgen, wie Karies, Adipositas und Hypertonie, vorzubeugen.

Der kranke Säugling

Akute Durchfallerkrankungen beim Säugling

Infektionen, akute Unverträglichkeiten bestimmter Speisen und angeborene oder erworbene Nahrungsmittelintoleranzen können zu Durchfällen führen oder andere Unterleibsbeschwerden verursachen. Die Absorptionskapazität des Magen-Darm-Kanals nimmt ab und häufige Entleerungen heller, breiiger oder dünnflüssiger Stühle sind die Folge. Neben der verminderten Versorgung des Säuglings mit Nährstoffen geht sehr viel Wasser verloren. Nimmt der Säugling über 5 % Gewicht ab, kann innerhalb weniger Stunden eine lebensbedrohliche Situation auftreten. Je nach Schweregrad der Erkrankung richtet sich die diätetische Behandlung.

Bei leichten Durchfällen reduziert man die tägliche Trinkmenge und ersetzt die ausgelassenen Mahlzeiten durch reichlich Tee (Fenchel-, Kamillen- oder dünnen Schwarztee) bzw. Reisschleim, z.B. Bessau® Trockenreisschleim, Humana® Reisschleim, oder Karottenreisschleim, z.B. Bessau® Karottenreisschleim, ab sechster Woche. Tritt zusätzlich Erbrechen auf, wird ein Elektrolytpräparat (Elotrans®, Oralpädon®, GES® 45) gegeben. Der Säugling muss einem Kinderarzt vorgestellt werden.

Bei starken Durchfällen kann die Therapie mit höchstens acht- bis zwölfstündigem Teefasten begonnen werden, um den Darm zu schonen. Nur die Wasser- und Elektrolytverluste werden durch Elektrolytpräparate im Tee ausgeglichen. Anschließend erhält der Säugling Reisschleim (ab der sechsten Woche Karottenreisschleim), danach wird die Nahrung nach und nach anteilweise durch verdünnte Flaschennahrung ersetzt, bis nach etwa sechs Tagen wieder die ursprüngliche Ernährung möglich ist.

Treten erneut Unverträglichkeiten auf, ist es sinnvoll, die Säuglingsnahrung eine angemessene Zeit durch Heilnahrung zu ersetzen. Handelt es sich um lebenslange Nahrungsmittelintoleranzen, muss die diätetische Behandlung selbstverständlich entsprechend durchgeführt werden.

Obstipation beim Säugling

Unter Obstipation versteht man beim jungen Säugling die Erscheinung, wenn unter künstlicher Ernährung und bei ausreichender Nahrungszufuhr über längere Zeit nicht täglich Stuhl abgesetzt wird und der Säugling unter der Entleerung harter Stuhlknollen leidet. Dies kann in Gegenden mit hoher Wasserhärte der Fall sein. Hinzu kommt der hohe Calciumgehalt mancher Pulvermilchnahrungen. Diesem kann schon die Wahl eines anderen Präparates und die Abkochung des Wassers länger als 10 min abhelfen.

Brustkinder. Selbst wenn nur jeden dritten Tag Stuhl entleert wird, ist eine Behandlung nicht notwendig. Ab dem vierten Tag gibt man ein Mikroklistier.

Künstlich ernährte Säuglinge. Man setzt den Milchnahrungen täglich bis zu 2 bis 3 oder mehr Kinderlöffel Malzextrakt oder je Flaschenmahlzeit 1 Messerspitze bis 1 bis 5 gehäufte Teelöffel Milchzucker zu. Wegen des Gewöhnungseffektes sind Abführmittel möglichst zu vermeiden.

Heilnahrungen

Produktbeispiele: Humana® HN Heilnahrung, Milupa® Heilnahrung.

Heilnahrungen sind pulverförmige Fertigprodukte, die mit Wasser zu Breien oder Trinknahrungen angerührt werden. Sie sind in ihrer Zusammensetzung speziell auf die verminderte Funktionsleistung des Darms bei Durchfallerkrankungen eingestellt. Sie enthalten wenig Fett, das bei einigen Heilnahrungen zum Teil als leicht verdauliches MCT-Fett (siehe S. 219) vorliegt, leicht verwertbare Kohlenhydrate und sind lactosereduziert oder sogar lactosefrei. Sie können pektinhaltige Fruchtzugaben, z. B. Banane enthalten oder gleichzeitig als Glukose-Elektrolyt-Ersatz dienen.

Literatur

Buchart, K. (2003): Nahrungsmittelallergie. Studien Verlag, München

Douve, U., Schöni, M.H. (1995): Die Ernährung des allergischen Kindes. Wissenschaftliche Verlagsgesellschaft, Stuttgart

Fink, E. (2002): Ernährung und Diätetik für die Kitteltasche. Wissenschaftliche Verlagsgesellschaft, Stuttgart

Foerste, A. (1994): Diätfibel Pädiatrie. Wissenschaftliche Verlagsgesellschaft, Stuttgart

Gebler, H. (1998): Tabellen für die pharmazeutische Praxis. Fortsetzungswerk. Govi-Verlag Pharmaz. Verlag GmbH, Eschborn

Hahn, A., Ströhle, A., Wolters, M. (2005): Ernährung. Wissenschaftliche Verlagsgesellschaft, Stuttgart

Hanreich, I. (1998): Essen und Trinken im Säuglingsalter. Vitt-Verlag, Wien

Heepe, F., Wigand M. (2002): Diätetische Indikationen, 4. Aufl., Springer-Verlag, Berlin

Kasper, H. (1995): Ernährungsmedizin und Diätetik, 8. Aufl., Urban & Schwarzenberg. München

Leitzmann, C., Keller, M., Hahn, A. (1999): Alternative Ernährungsformen. Hippokrates-Verlag, Stuttgart

Niessen, K.-H. (1995): Ernährung des Säuglings, 4. Aufl., Thieme Verlag, Stuttgart

Pudel, V., Müller, M.J. (Hrsg.) (1999): Leitfaden der Ernährungsmedizin. Springer-Verlag, Berlin

Spegg, H. (2004): Ernährungslehre und Diätetik, 8. Aufl., Deutscher Apotheker Verlag, Stuttgart

Verband für Ernährung und Diätetik e.V. (2000): Praxis der Diätetik und Ernährungsberatung. Hang-Verlag, Stuttgart

Zeitschrift: Ernährungs-Umschau. Umschau Zeitschriftenverlag GmbH, Frankfurt/Main

1.17 Nahrungsergänzungsmittel

Jürgen Reimann

1.17.1 Begriffsbestimmungen

Der Begriff „Nahrungsergänzungsmittel" (NEM) war bis vor kurzem gesetzlich nicht definiert. Im Lebensmittelrecht fanden sich bislang nur Ansätze einer Definition. Zu den Nahrungsergänzungsmitteln gemäß Lebensmittel- und Bedarfsgegenständegesetz (LMBG) gehören:

- ☐ Allgemeine Nahrungsergänzungsmittel
- ☐ Nahrungsergänzungsmittel als diätetische Lebensmittel
- ☐ Nahrungsergänzungsmittel als ergänzende bilanzierte Diäten
- ☐ Nahrungsergänzungsmittel nach § 37 LMBG
- ☐ Nahrungsergänzungsmittel nach § 47 a LMBG

Mit Datum vom 10. Juni 2002 hat die Europäische Union endlich eine Rahmenrichtlinie erlassen, die in nationales Recht umgesetzt werden muss. Diese gilt zunächst nur für Vitamine, Mineralstoffe und Spurenelemente. Es ist jedoch geplant, diese Richtlinie um die folgenden Stoffklassen zu erweitern:

„Nahrungsergänzungsmittel können eine breite Palette von Nährstoffen und anderen Zutaten enthalten, unter anderem, aber nicht ausschließlich, Vitamine, Mineralstoffe, Aminosäuren, essenzielle Fettsäuren, Ballaststoffe und verschiedene Pflanzen und Kräuterextrakten."

Nahrungsergänzungsmittel werden entsprechend der Richtlinie, wie folgt, definiert (Art. 2 EG-Richtlinie):

„Nahrungsergänzungsmittel" sind Lebensmittel, die dazu bestimmt sind, die normale Ernährung zu ergänzen und die aus Einfach- oder Mehrfachkonzentraten von Nährstoffen oder sonstigen Stoffen mit **ernährungsspezifischer** oder **physiologischer** Wirkung bestehen und in dosierter Form in den Verkehr gebracht werden, d.h. in Form von z.B. Kapseln, Pastillen, Tabletten, Pillen und anderen ähnlichen Darreichungsformen, Pulverbeuteln, Flüssigampullen, Flaschen mit Tropfeinsätzen und ähnlichen Darreichungsformen von Flüssigkeiten und Pulvern zur Aufnahme in angemessenen kleinen Mengen.

Zur Dosierung wird Folgendes bestimmt (Art. 5 EG-Richtlinie):

(1) „Für Vitamine und Mineralstoffe, die in Nahrungsergänzungsmitteln enthalten sind werden Höchstmengen, bezogen auf die vom Hersteller empfohlene Tagesdosis, festgesetzt, wobei folgenden Mengen Rechnung zu tragen ist:
   a. den **sicheren Höchstmengen** an Vitaminen und Mineralstoffen, die durch eine wissenschaftliche Risikobewertung auf der Grundlage allgemein anerkannter, wissenschaftlicher Daten ermittelt werden, wobei ggf. die unterschiedlichen Sensibilitäten der einzelnen Verbrauchergruppen zu berücksichtigen sind,
   b. den Mengen an Vitaminen und Mineralstoffen die im Rahmen der Ernährung aus anderen Quellen zugeführt werden.

(2) Bei der Festsetzung der im Absatz 1 genannten Höchstmengen werden zudem die Bevölkerungsrefenzmengen für Vitamine und Mineralstoffe gebührend berücksichtigt.

(3) Um zu gewährleisten, dass Nahrungsergänzungsmittel, Vitamine und Mineralstoffe in ausreichenden Mengen enthalten sind, sind ggf. Mindestmengen, bezogen auf die vom Hersteller empfohlene Tagesdosis, festzusetzen.

(4) Die Höchst- und Mindestmengen, auf die in den Absätzen 1, 2 und 3 Bezug genommen wird, werden nach dem Verfahren des Artikels 13 Absatz 2 festgesetzt."

Ferner müssen gemäß Artikel 6 zusätzlich folgende Angaben gemacht werden:

- ☐ Die empfohlene tägliche Verzehrmenge in Portionen des Erzeugnisses
- ☐ Ein Warnhinweis, die angegebene empfohlene Tagesdosis nicht zu überschreiten
- ☐ Ein Hinweis darauf, dass Nahrungsergänzungsmittel nicht als Ersatz für eine abwechslungsreiche Ernährung verwendet werden sollten

Typische Stoffklassen:

- ☐ Vitamine (Vitamin C, E, B-Vitamine, Folsäure etc.)
- ☐ Mineralien (Ca, K, Mg, Fe etc.)
- ☐ Spurenelemente (Mn, Cu, Zn, Se, Co etc.)
- ☐ Pseudovitamine, Vitalstoffe (CoQ_{10}, PABA, Rutin)

- ☐ Antioxidantien (Beta-Carotin, Vitamin C und E, Selen, CoQ_{10})
- ☐ Aminosäuren und Derivate (essentielle Aminosäuren, Carnitin, Taurin)
- ☐ Sonstige „Vitalstoffe" (Lecithine, Bierhefen, Gelee Royale)
- ☐ Sekundäre Pflanzeninhaltsstoffe, z. B. Polyphenole, Bioflavonoide
- ☐ Natürliche Öle (Fischöl, Nachtkerzensamenöl, Borretschöl)
- ☐ Ballaststoffe, Pflanzenfasern, organische Quellstoffe etc.
- ☐ Pro-/Praebiotika (milchsäurebildende Bakterien, bifidogene Zucker)
- ☐ Sonstige organische Naturstoffe (Algen, Melasse, Gelatine)
- ☐ Sonstige anorganische Naturstoffe (Kieselerde, Bentonit)
- ☐ Pflanzliche Extrakte
- ☐ Enzyme

1.17.2 Unterscheidung zwischen allgemeinen Nahrungsergänzungsmitteln und diätetischen Lebensmitteln

Allgemeine Nahrungsergänzungsmittel dienen in der Regel Ernährungsbedürfnissen und unterscheiden sich dadurch von den diätetischen Lebensmitteln gemäß Diätverordnung (DiätV), die einen besonderen Ernährungszweck, z. B. als Diabetikernahrung, erfüllen müssen. Dementsprechend definiert § 1 der Diatverordnung diätetische Lebensmittel wie folgt:

Diätetische Lebensmittel sind Lebensmittel, die für eine besondere Ernährung bestimmt sind …

wenn sie

1. den besonderen Ernährungserfordernissen folgender Verbrauchergruppen entsprechen:
   a) bestimmter Gruppen von Personen, deren Verdauungs- oder Resorptionsprozess oder Stoffwechsel gestört ist oder
   b) bestimmter Gruppen von Personen, die sich in besonderen physiologischen Umständen befinden und deshalb einen besonderen Nutzen aus der kontrollierten Aufnahme bestimmter in der Nahrung enthaltener Stoffe ziehen können, oder
   c) gesunder Säuglinge oder Kleinkinder
2. sich für den angegebenen Ernährungszweck eignen und mit dem Hinweis darauf in den Verkehr gebracht werden, dass sie für diesen Zweck geeignet sind
3. sich auf Grund ihrer besonderen Zusammensetzung oder des besonderen Verfahrens ihrer Herstellung deutlich von den Lebensmitteln des allgemeinen Verzehrs unterscheiden

Diätetische Lebensmittel sind auch:

1) Kochsalzersatz
2) Fructose, Mannit, Sorbit und Xylit als Zuckeraustauschstoffe

Durch die 10. Ergänzung der DiätV (2001) wurde der § 1 der DiätV erweitert durch den Absatz 4 a:

„Im Sinne dieser Verordnung sind diätetische Lebensmittel für besondere medizinische Zwecke (bilanzierte Diäten) Erzeugnisse, die auf besondere Weise verarbeitet oder formuliert und für die diätetische Behandlung von Patienten bestimmt sind. Sie dienen der ausschließlichen oder teilweisen Ernährung von Patienten mit eingeschränkter, behinderter oder gestörter Fähigkeit zur Aufnahme, Verdauung, Resorption, Verstoffwechselung oder Ausscheidung gewöhnlicher Lebensmittel oder bestimmter darin enthaltener Nährstoffe oder ihrer Metaboliten oder der Ernährung von Patienten *mit einem sonstigen medizinisch bedingten Nährstoffbedarf*, für deren diätetische Behandlung eine Modifizierung der normalen Ernährung, andere Lebensmittel für eine besondere Ernährung oder eine Kombination aus beiden nicht ausreichen. Bilanzierte Diäten werden unterteilt in

1. Vollständige bilanzierte Diäten
   a) mit einer Nährstoff-Standardformulierung oder
   b) mit einer für bestimmte Beschwerden spezifischen oder für eine bestimmte Krankheit oder Störung angepassten Nährstoffformulierung,
   die bei Verwendung nach den Anweisungen des Herstellers die einzige Nahrungsquelle für Personen, für die sie bestimmt sind, darstellen können und
2. Ergänzende bilanzierte Diäten
   a) mit einer Nährstoff-Standardformulierung oder
   b) mit einer für bestimmte Beschwerden spezifischen oder für eine bestimmte Krankheit oder Störung angepassten Nährstoffformulierung,
   die sich nicht für die Verwendung als einzige Nahrungsquelle eignen.

Diätetische Lebensmittel – Kennzeichnung und Anforderungen

Neben den besonderen Ernährungserfordernissen müssen diätetische Lebensmittel aber auch bestimmte stoffliche Voraussetzungen erfüllen, die in der Diätverordnung geregelt sind. Ferner gestattet die Diätverordnung weitere Zusatzstoffe, die in der Regel für normale Lebensmittel nicht erlaubt sind.

Diätetische Lebensmittel müssen auf der Packung klar und eindeutig und sofort sichtbar als diätetische Lebensmittel gekennzeichnet sein. Normale Lebensmittel oder Nahrungsergänzungsmittel dürfen den Begriff „diätetisch" allein oder in Verbindung mit anderen Worten nicht verwenden. Diätetische Lebensmittel enthalten zusätzlich Angabe zu den physiologischen Brennwerten.

Für diätetische Lebensmittel dürfen im Gegensatz zu normalen Lebensmitteln und Nahrungsergänzungsmitteln abweichend vom § 18 LMBG (Verbot der gesundheitsbezogenen Werbung) nach § 3 der Diätverordnung folgende Aussagen verwendet werden:

Zulässig ist bei

1. Lebensmitteln, die zur Behandlung von Störungen der Darmmotilität und der Darmflora sowie deren Folgeerscheinungen bei Säuglingen geeignet sind, die Aussage „Diätetisches Lebensmittel geeignet zur Behandlung der Säuglingsgyspepsie (Durchfallerkrankung beim Säugling) nur im Rahmen der ärztlichen Verordnung", sofern sie zur Heilung geeignet sind, können sie zusätzlich als Heilnahrung bezeichnet werden
2. a) Lebensmitteln zur Behandlung von Leberzell- oder Niereninsuffizienz, die im Eiweiß-, Aminosäure- und Elektrolytgehalt entsprechend angepasst sind,
   b) Lebensmitteln, die zur Behandlung von angeborenen Stoffwechselstörungen geeignet sind, die Aussage „Diätetisches Lebensmittel geeignet zur Behandlung von ..., nur unter ständiger ärztlicher Kontrolle verwenden",
3. Lebensmitteln, die zur besonderen Ernährung bei
   a) Maldigestion oder Malabsorption,
   b) Störungen der Nahrungsaufnahme,
   c) Diabetes mellitus,
   d) chronische-entzündliche Darmerkrankungen, oder prä- oder postoperativer Behandlung bei Operationen des Darmes,
   e) chronischer Pankreatitis oder
   f) Gicht

   geeignet sind, mit der Aussage „zur besonderen Ernährung bei ... im Rahmen eines Diätplanes"; bei diätetischen Lebensmitteln für Diabetiker kann auf diese Personengruppe in Verbindung mit der Bezeichnung zusätzlich hingewiesen werden.

Wer eine bilanzierte Diät im Sinne des § 1 Abs. 4a oder ein diätetisches Lebensmittel, das nicht zu einer in Anlage 8 aufgeführten Gruppe von diätetischen Lebensmitteln gehört, als Hersteller oder Vertriebsunternehmer in den Verkehr bringen will, hat dies spätestens beim ersten Inverkehrbringen dem Bundesamt für Verbraucherschutz und Lebensmittelsicherheit unter Vorlage eines Musters des für das Erzeugnis verwendeten Etiketts anzuzeigen.

Innerhalb der Gruppe der diätetischen Lebensmittel gibt es noch zwei interessante Untergruppen, die in § 14a und § 14b geregelt sind. § 14a bezieht sich auf diätetische Lebensmittel, die zur Verwendung als Mahlzeit oder anstelle einer Mahlzeit oder als Tagesration für Übergewichtige bestimmt sind. Folgende Anforderungen müssen dabei erfüllt sein (nach Anlage 17 Diät V):

Wesentliche Bestandteile von Lebensmitteln für kalorienarme Ernährung

Die Angaben beziehen sich auf gebrauchsfertige Erzeugnisse, die als solche vertrieben oder nach den Anweisungen des Herstellers gebrauchsfertig gemacht werden.

1. Brennwert

1.1 Der Brennwert eines Erzeugnisses, das als Ersatz einer Tagesration bestimmt ist, muss mindestens 3360 Kilojoule (800 Kilokalorien) und höchstens 5040 Kilojoule (1200 Kilokalorien) je Tagesration betragen.

1.2 Der Brennwert eines Erzeugnisses, das als Ersatz einer Mahlzeit bestimmt ist, muss mindestens 840 Kilojoule (200 Kilokalorien) und höchstens 1680 Kilojoule (400 Kilokalorien) je Mahlzeit betragen.

2. Proteine

2.1 Der Brennwert von Lebensmitteln für kalorienarme Ernährung muss zu mindestens 25 % und höchstens 50 % auf Proteine entfallen. In keinem Fall darf ein Erzeugnis, das als Ersatz einer Tagesration bestimmt ist, mehr als 125 g Proteine enthalten.

2.2 Die Regelungen für Proteine beziehen sich auf das unter Ziffer 6 beschriebene Referenzprotein. Liegt der chemische Index unter 100 % des Indexes des Referenzproteins, ist der Mindestproteingehalt entsprechend zu erhöhen. Dabei muss der chemische Index des zugesetzten Proteins mindestens 80 % des Indexes des Referenzproteins betragen.

2.3 Der chemische Index ist das niedrigste Verhältnis zwischen der Menge jeder einzelnen essenziellen Aminosäure des zu prüfenden Proteins und der Menge der jeweils entsprechenden Aminosäure des Referenzproteins.

2.4 Der Zusatz von Aminosäuren ist allein zur Verbesserung des Nährwerts der Proteine und nur in dem dazu erforderlichen Ausmaß gestattet.

3. Fette

3.1 Der Brennwert der Fette darf 30 % des gesamten Brennwerts des Erzeugnisses nicht überschreiten.

3.2 Erzeugnisse, die als Ersatz einer Tagesration bestimmt sind, müssen mindestens 4,5 g Linolsäure enthalten.

3.3 Erzeugnisse, die als Ersatz einer Mahlzeit bestimmt sind, müssen mindestens 1 g Linolsäure enthalten.

4. Ballaststoffe

4.1 Die Erzeugnisse, die zum Ersatz einer Tagesration bestimmt sind, müssen mindestens 10 g und höchstens 30 g Ballaststoffe je Tagesration enthalten.

5. Vitamine und Mineralstoffe

5.1 Die als Ersatz einer Tagesration bestimmten Erzeugnisse müssen mindestens die unter Ziffer 7 aufgeführten Vitamin- und Mineralstoffgehalte liefern.

5.2 Die als Ersatz einer Tagesration bestimmten Erzeugnisse müssen je Mahlzeit mindestens 30 % der unter Ziffer 7 aufgeführten Vitamin- und Mineralstoffmengen liefern und mindestens 500 mg Kalium je Mahlzeit enthalten.

6. Anforderungsschema für Aminosäuren, angegeben in g/100 g Protein

Cystin + Methionin	1,7
Histidin	1,6
Isoleucin	1,3
Leucin	1,9
Lysin	1,6
Phenylalanin + Tyrosin	1,9
Threonin	0,9
Tryptophan	0,5
Valin	1,3

7. Nährstoffgehalte je Tag

Vitamin A	700	µg Retinol-Äquivalent
Vitamin D	5	µg
Vitamin E	10	mg Tocopherol-Äquivalent
Vitamin C	45	mg
Thiamin	1,1	mg
Riboflavin	1,6	mg
Niacin	18	mg Nicotinsäureamid-Äquivalent
Vitamin B_6	1,5	µg
Folate	200	µg
Vitamin B_{12}	1,4	µg
Biotin	15	µg
Pantothensäure	3	mg
Calcium	700	mg
Phosphor	550	mg
Kalium	3100	mg
Eisen	16	mg
Zink	9,5	mg
Kupfer	1,1	mg
Iod	130	µg
Selen	55	µg
Natrium	575	mg
Magnesium	150	mg
Mangan	1	mg

Ergänzende bilanzierte Diäten

§ 14 b bezieht sich auf bilanzierte und ergänzende bilanzierte Diäten, die eine Besonderheit innerhalb der Diätverordnung sind. So definiert § 14 b:

(1) Die Herstellung von bilanzierten Diäten hat auf vernünftigen medizinischen und diätetischen Grundsätzen zu beruhen. Bilanzierte Diäten müssen sich gemäß den Anweisungen des Herstellers sicher und nutzbringend verwenden lassen und wirksam sein in dem Sinne, dass sie den besonderen Ernährungserfordernissen der Person, für die sie bestimmt sind, entsprechen. Sie dürfen nur unter ärztlicher Aufsicht verwendet werden.

(2) Vollständige bilanzierte Diäten im Sinne des § 1 Abs. 4 a Satz 3 Nr. 1 dürfen gewerbsmäßig nur hergestellt und in den Verkehr gebracht werden, wenn sie die in der Anlage 6 aufgeführten Stoffe enthalten und den dort festgelegten altersabhängigen Anforderungen entsprechen.

(3) Ergänzende bilanzierte Diäten im Sinne des § 1 Abs. 4 a Satz 3 Nr. 2 dürfen gewerbsmäßig nur hergestellt und in den Verkehr gebracht werden, wenn der Gehalt an Stoffen der Anlage 6 die dort aufgeführten Höchstmengen nicht überschreitet und den dort festgelegten altersabhängigen Anforderungen entspricht.

(4) Die in Anlage 6 festgelegten Mengenbegrenzungen gelten auch bei einem Zusatz von durch § 7 in Verbindung mit Anlage 2 zugelassenen Zusatzstoffen (Tab. 1.17-1).

(5) Ist bei bilanzierten Diäten eine Bedarfsanpassung für besondere Ernährungserfordernisse notwendig, kann von den nach Anlage 6 einzuhaltenden Höchstmengen abgewichen werden. Die Kennzeichnung des Lebensmittel muss einen Hinweis auf diese Abweichungen sowie die Begründung hierfür enthalten.

Ferner müssen bilanzierte Diäten folgende Hinweise enthalten (§ 21 DiätVO):

1 Für bilanzierte Diäten ist die Bezeichnung „Diätetisches Lebensmittel für besondere medizinische Zwecke (Bilanzierte Diät)" Verkehrsbezeichnung im Sinne der Lebensmittel-Kennzeichnungsverordnung.

2 Bilanzierte Diäten dürfen nur in den Verkehr gebracht werden, wenn sie folgende Angaben nach Maßgabe des Satzes 2 enthalten:

1. den Hinweis „zur diätetischen Behandlung von ..." ergänzt durch die Krankheit, Störung oder Beschwerden, für die das Lebensmittel bestimmt ist,
2. eine Beschreibung der Eigenschaften und Merkmale, denen das Lebensmittel seine Zweckbestimmung verdankt,
3. ein Hinweis, wenn Nährstoffe vermehrt, vermindert, entfernt oder auf andere Weise verändert worden sind,
4. den Hinweis, dass es sich um eine zur ausschließlichen Ernährung bestimmte oder um eine ergänzende bilanzierte Diät handelt,
5. die Angabe der Altersgruppe, sofern das Lebensmittel für eine besondere Altersgruppe bestimmt ist,
6. einen Hinweis, wenn die bilanzierte Diät die Gesundheit von Personen gefährden kann, die nicht an den Krankheiten, Störungen oder Beschwerden leiden, für die diese bilanzierte Diät bestimmt ist,
7. den Hinweis, dass das Lebensmittel unter ärztlicher Aufsicht verwendet werden muss,
8. einen Hinweis für bestimmte Vorsichtsmaßnahmen oder Gegenanzeigen, sofern Wechselwirkungen mit anderen Stoffen, insbesondere mit Arzneimitteln, auftreten können

Tab. 1.17-1: Anlage 6 der Diätverordnung: Mindest- und Höchstmengen an Mineralstoffen, Spurenelementen und Vitaminen bei bilanzierten Diäten, bezogen auf das verzehrfertige Erzeugnis

	Säuglinge				Andere als Säuglinge			
	Mindestmenge bezogen auf 100 KJ	Höchstmenge bezogen auf 100 KJ	Mindestmenge bezogen auf 100 Kcal	Höchstmenge bezogen auf 100 Kcal	Mindestmenge bezogen auf 100 KJ	Höchstmenge bezogen auf 100 KJ	Mindestmenge bezogen auf 100 Kcal	Höchstmenge bezogen auf 100 Kcal
Vitamine								
Vitamin A (µg RE)	14	43	60	180	8,4	43	35	180
Vitamin D (µg)	0,25	0,75	1	3	0,12	0,65/ 0,75*	0,5	2,5/3*
Vitamin K (µg)	1	5	4	20	0,85	5	3,5	20
Vitamin C (mg)	1,9	6	8	25	0,54	5,25	2,25	22
Thiamin (mg)	0,01	0,075	0,04	0,3	0,015	0,12	0,06	0,5
Riboflavin (mg)	0,014	0,1	0,06	0,45	0,02	0,12	0,08	0,5
Vitamin B_6 (mg)	0,009	0,075	0,035	0,3	0,02	0,12	0,08	0,5
Niacin (mg NE)	0,2	0,75	0,8	3	0,22	0,75	0,9	3
Folsäure (µg)	1	6	4	25	2,5	12,5	10	50
Vitamin B_{12} (µg)	0,025	0,12	0,1	0,5	0,017	0,17	0,07	0,7
Panthothensäure (mg)	0,07	0,5	0,3	2	0,035	0,35	0,15	1,5
Biotin (µg)	0,4	5	1,5	20	0,18	1,8	0,75	7,5
Vitamin E (mg α-TE)	0,5/g mehrfach ungesättigter Fettsäuren, ausgedrückt als Linolsäure, nicht weniger als 0,1 mg pro 100 verwertbare KJ	0,75	0,5/g mehrfach ungesättigter Fettsäuren, ausgedrückt als Linolsäure, nicht weniger als 0,5 mg pro 100 verwertbare KJ	3	0,5/g mehrfach ungesättigter Fettsäuren, ausgedrückt als Linolsäure, nicht weniger als 0,1 mg pro 100 verwertbare KJ	0,75	0,5/g mehrfach ungesättigter Fettsäuren, ausgedrückt als Linolsäure, nicht weniger als 0,5 mg pro 100 verwertbare KJ	3
Mineralstoffe								
Natrium (mg)	5	14	20	60	7,2	42	30	175
Chlorid (mg)	12	29	50	125	7,2	42	30	175
Kalium (mg)	15	35	60	145	19	70	80	295
Calcium (mg)	12	60	50	250	8,4/12*	42/60*	35/50*	175/250*
Phosphor (mg)	6**	22**	25**	90**	7,2	19	30	80
Magnesium (mg)	1,2	3,6	5	15	1,8	6	7,5	25
Eisen (mg)	0,12	0,5	0,5	2	0,12	0,5	0,5	2
Zink (mg)	0,12	0,6	0,5	2,4	0,12	0,36	0,5	1,5
Kupfer (µg)	4,8	29	20	120	15	125	60	500
Iod (µg)	1,2	8,4	5	35	1,55	8,4	6,5	35
Selen (µg)	0,25	0,7	1	3	0,6	2,5	2,5	10
Mangan (mg)	0,012	0,05	0,05	0,2	0,012	0,12	0,05	0,5
Chrom (µg)		2,5		10	0,3	3,6	1,25	15
Molybdän (µg)		2,5		10	0,72	4,3	3,5	18
Fluorid (mg)		0,05		0,2		0,05		0,2

* Für Erzeugnisse, die für Kinder von 1 bis 10 Jahren bestimmt sind.
** Das Calcium-/Phosphorverhältnis darf nicht weniger als 1,2 und nicht mehr als 2,0 betragen.

9. einen Hinweis, dass das Lebensmittel nicht parenteral verwendet werden darf, wenn dieses Erzeugnis zur Sonderernährung geeignet ist.
Den Angaben in den Nummern 4 bis 7 sind die Wörter „Wichtiger Hinweis" oder eine gleichbedeutende Formulierung voranzustellen.

In Anlage 8 (zu § 4 a Abs. 1) werden die Gruppen von Lebensmitteln aufgeführt, für die Einzelregelungen getroffen worden sind:

1. Säuglingsanfangsnahrung und Folgenahrung
2. Sonstige Lebensmittel für Säuglinge und Kleinkinder
3. Lebensmittel mit niedrigem oder reduziertem Brennwert zur Gewichtsüberwachung
4. Lebensmittel für besondere medizinische Zwecke (bilanzierte Diäten)
5. Natriumarme Lebensmittel einschließlich Diätsalze, die einen niedrigen Natriumgehalt haben oder natriumfrei sind
6. Glutenfreie Lebensmittel
7. Lebensmittel für intensive Muskelanstrengungen, vor allem für Sportler
8. Lebensmittel für Personen, die unter einer Störung des Glukosestoffwechsels leiden (Diabetiker)

Tab. 1.17-2: Dosierungsempfehlungen für Erwachsene

	Prophylaxe	Therapie
Thiaminbase oder Allithiamine	0,5 – 5,0 mg 0,5 – 3,0	5 – 15 mg 3 – 10
Vitamin B_2	1,0 – 5,0 mg	5 – 20 mg
Vitamin B_6	1,0 – 6,0 mg	6 – 20 mg
Vitamin B_{12} als Cyano- oder Hydroxocobalamin	25 – 150 µg	150 – 500 µg
Folsäure	80 – 500 µg	0,5 – 5 µg
Niacin-Äquivalent	10 – 60 mg	60 – 200 mg
Biotin	10 – 100 µg	100 – 300 µg
Pantothensäure bzw. entsprechende Salze	2 – 10 mg	10 – 50 mg
Vitamin C	40 – 200 mg	200 – 500 mg
Vitamin E	5 – 50 mg	50 – 200 mg
Vitamin K	50 – 150 µg	50 – 150 µg
Vitamin D	2,5 – 10 µg	2,5 – 10 µg
Vitamin A/ Retinol und seine Ester	0,25 – 1,0 mg	0,25 – 1,0 mg
Betacarotin	1,5 – 6,0 mg	1,5 – 6,0 mg

1.17.3 Zufuhrempfehlungen

Die Dosierungsempfehlungen der Monographien des BfArM zur Prophylaxe bzw. Therapie, berechnet als Base oder Säure, sind in Tabelle 1.17-2 angegeben.
Die Indikation lautet: Prophylaxe und Therapie von Mangelzuständen mit Krankheitswert, die mit Hilfe der Ernährung nicht behoben werden können.

Für Nahrungsergänzungsmittel gelten in der Regel die Empfehlungen der Deutschen Gesellschaft für Ernährung bzw. die Angaben nach der Nährwertkennzeichnungsverordnung (NKV). Die Deutsche Gesellschaft für Ernährung sieht für die tägliche Zufuhr folgende Nährstoffmengen vor (Tab. 1.17-3).

Tab. 1.17-3: Empfehlungen der Deutschen Gesellschaft für Ernährung

	Mann	Frau	Schwangere	Stillende	Jugendliche weiblich	Jugendliche männlich
Eisen	10 mg	15 mg	30 mg	20 mg	15 mg	12 mg
Iod	200 µg	200 µg	230 µg	260 µg	200 µg	200 µg
Zink	10 mg	7 mg	10 g	7 mg	7 mg	10 mg
	Alle Personengruppen					
Selen	30 – 70 mg					
Kupfer	1,0 – 1,5 mg					
Mangan	2,0 – 5,0 mg					
Chrom	30 – 100 µg					
Molybdän	50 – 100 µg					

1 Information und Beratung

Bei höheren Dosierungen müssen die sicheren Obergrenzen (Toluable Upper Intake Level, VL-Wert) berücksichtigt werden (Artikel 5 der EU-Nahrungsergänzungsmittel-Richtlinie), die vom Scientific Committee on Food erarbeitet werden.

Ausnahmeregelung nach § 37 LMBG

Auf Antrag und nach Prüfung kann das BMGS für einzelne Wirkstoffe oder Kombinationen von einzelnen Wirkstoffen, die durch die allgemeinen Regelungen im LMBG nicht verkehrsfähig wären, Sondergenehmigungen erteilen. Folgende wesentlichen Voraussetzungen müssen dabei erfüllt sein: Ausnahmen dürfen nur zugelassen werden

1. für das Herstellen, Behandeln und Inverkehrbringen bestimmter Erzeugnisse im Sinne dieses Gesetzes unter amtlicher Beobachtung, sofern Ergebnisse zu erwarten sind, die für eine Änderung oder Ergänzung der Vorschriften des Lebensmittelrechts von Bedeutung sein könnten und
2. wenn Tatsachen die Annahme rechtfertigen, dass eine Gefährdung der Gesundheit nicht zu erwarten ist

Durch die europäische Richtlinie wird diese Möglichkeit an Bedeutung verlieren.

Lebensmittel nach § 47a LMBG

Auf Basis des Cassis-Dijon-Urteils hat die EG-Kommission eine Mitteilung über den freien Verkehr von Lebensmitteln innerhalb der Gemeinschaft erarbeitet und am 24. Oktober 1989 im Amtsblatt der Europäischen Gemeinschaft veröffentlicht. Die Kernsätze dieser Mitteilung sind:

„Die Einfuhr und Vermarktung eines in einem anderen Mitgliedstaat rechtmäßig hergestellten und in den Verkehr gebrachten Lebensmittels unterliegt bei Fehlen von harmonisierten Vorschriften auf Gemeinschaftsebene nur dann Beschränkungen, wenn

- ☐ die Maßnahme damit gerechtfertigt werden kann, dass sie notwendig ist, um zwingenden Erfordernissen zu entsprechen, z. B. Gesundheitsschutz, Verbraucherschutz, Lauterkeit des Handelsverkehrs, Umweltschutz,
- ☐ wenn die Maßnahme in angemessenem Verhältnis zu dem angestrebten Ziel steht und
- ☐ das am wenigsten einschneidende Mittel zur Erreichung dieses Zieles darstellt."

Weiter heißt es:

„Die Einfuhr eines Lebensmittels aus einem im Herstellungsstaat zugelassenen, im Einfuhrstaat jedoch verbotenen Zusatzstoffes ist zu gestatten, wenn der Zusatz unter Berücksichtigung der Ergebnisse der internationalen wissenschaftlichen Forschung und der Ernährungsgewohnheiten im Einfuhrstaat keine Gefahr für die Gesundheit darstellt und die Verwendung diese Zusatzes insbesondere aus technologischen oder wirtschaftlichen Gründen erforderlich ist."

Die Mitgliedsstaaten müssen solche, in einem EG-Staat erlaubten Zusatzstoffe in einem speziellen Verfahren zulassen, das innerhalb einer angemessenen Frist von höchstens 90 Tagen abgeschlossen sein muss. In diesem Verfahren muss die nationale Behörde des Einfuhrstaates nachweisen, dass der Schutz der eigenen Bevölkerung die Nichtzulassung des Produktes rechtfertigt. Der deutsche Gesetzgeber hat nunmehr diese EG-Mitteilung in nationales Recht umgesetzt, und zwar in einem neuen § 47a LMBG, der wie folgt lautet:

(1) Abweichend von § 47 Abs. 1 Satz 1 dürfen Erzeugnisse im Sinne dieses Gesetzes, die in einem anderen Mitgliedstaat der Europäischen Gemeinschaft oder einem anderen Vertragsstaat des Abkommens über den Europäischen Wirtschaftsraum rechtmäßig hergestellt und rechtmäßig in den Verkehr gebracht werden oder die aus einem Drittland stammen und sich in einem Mitgliedsstaat der Europäischen Gemeinschaft oder einem anderen Vertragsstaat des Abkommens über den Europäischen Wirtschaftsraum rechtmäßig im Verkehr befinden, in das Inland verbracht und hier in den Verkehr gebracht werden, auch wenn sie den in der Bundesrepublik Deutschland geltenden lebensmittelrechtlichen Vorschriften nicht entsprechen.

Ein entsprechender Gesundheitsschutz muss selbstverständlich gewährleistet sein.

Daraus folgt: Eine sogenannte **Allgemeinverfügung** des Bundesgesundheitsministeriums kann nur versagt werden, wenn dafür zwingende Gründe des Gesundheitsschutzes vorliegen.

Allgemeinverfügung bedeutet dabei, dass ein identisches Produkt unter bestimmten Voraussetzungen von einem anderen Hersteller in den Verkehr gebracht werden kann. Durch die EU-Nahrungsergänzungsmittel-Richtlinie werden die Möglichkeiten der § 47a-Regelung nach und nach an Bedeutung verlieren.

1.17.4 Abgrenzung zu Arzneimitteln

Die Abgrenzung zwischen Arzneimitteln und Nahrungsergänzungsmitteln wird nicht im AMG, sondern im LMBG vorgenommen. So verweist § 2 Abs. 3 Nr. 1 AMG ausdrücklich auf das LMBG. Bei Produkten mit einer Zweckbestimmung, die sowohl auf ein Arzneimittel als auch auf ein Nahrungsergänzungsmittel schließen lässt, kommt es somit darauf an, welche Zweckbestimmung überwiegt.

Im Gegensatz zu Nahrungsergänzungsmitteln ist jedoch für ein Arzneimittel eine Zulassung des BfArM erforderlich, um die Verkehrsfähigkeit zu erreichen. Im Rahmen der Zulassung wird nicht nur die pharmazeutische Qualität, sondern auch die Wirksamkeit, die Sicherheit und die Unbedenklichkeit geprüft.

Eine Zulassung in Deutschland bewirkt aber nicht automatisch eine Zulassung in anderen europäischen Ländern. Für eine EU-einheitliche Zulassung gelten besondere Verfahren.

Für **Nahrungsergänzungsmittel** ist demgegenüber kein Zulassungsverfahren notwendig. Diese können in der Regel ohne Anmeldung bei einer Behörde in den Verkehr gebracht werden. Ausnahmen dazu sind die Regelungen nach § 37 und § 47 a LMBG und bestimmte diätetische Lebensmittel gemäß § 4 a DiätV.

Ein Apotheker darf nur verkehrsfähige Produkte abgeben, d. h. Arzneimittel, die eine Zulassung haben oder Nahrungsergänzungsmittel, die verkehrsfähig sind. Häufig ist es jedoch schwierig, die Verkehrsfähigkeit eines Lebensmittelproduktes bzw. Nahrungsergänzungsmittels zu prüfen. Werden nicht verkehrsfähige Nahrungsergänzungsmittel auf den Markt gebracht, erfolgt in der Regel ein Hinweis durch die Arzneimittelkommission der Deutschen Apotheker. Diese Hinweise werden in der Fachpresse veröffentlicht. Ob ein Nahrungsergänzungsmittel verkehrsfähig ist, entscheidet zunächst der Hersteller mit der Zweckbestimmung, mit der er das Präparat vermarkten möchte. Zu seiner Sicherheit kann er die Beurteilung durch einen lebensmitteltechnischen Sachverständigen einholen.

Die Überwachung unterliegt der zuständigen Lebensmittel-Aufsicht, z. B. den Kreisverwaltungsreferaten oder den Landratsämtern am Ort des Herstellers. Unabhängig davon können selbstverständlich jederzeit auch Mitbewerber oder so genannte Abmahnvereine eine juristische oder richterliche Überprüfung der Verkehrsfähigkeit erwirken. Die zuständigen Überwachungsbehörden können jederzeit bei Verdacht auf Unregelmäßigkeiten von sich aus aktiv werden.

Für die stoffliche Zusammensetzung eines Lebensmittels bzw. eines Nahrungsergänzungsmittels müssen folgende Rechtsgrundlagen berücksichtigt werden:

- ☐ Nährwert-Kennzeichnungsverordnung
- ☐ Zusatzstoff-Zulassungsverordnung
- ☐ Verordnung über vitaminisierte Lebensmittel
- ☐ Verordnung über diätetische Lebensmittel
- ☐ Aromenverordnung
- ☐ Zusatzstoff-Verkehrsverordnung

Über die stoffliche Zusammensetzung hinaus hat die Rechtsprechung zur Frage der Abgrenzung von Arzneimitteln und Lebensmitteln eine Reihe von Kriterien entwickelt. Entscheidend ist dabei die konkret überwiegende Zweckbestimmung des Produktes nach der Verkehrsauffassung, die ihrerseits entscheidend von der Verbrauchererwartung bestimmt wird. Die allgemeine Verkehrsauffassung wird im Wesentlichen durch folgende Produkteigenschaften geprägt:

- ☐ Verbrauchererwartung
- ☐ Verkehrsbezeichnung (Produktname)
- ☐ Aufmachung
- ☐ Werbung
- ☐ Pharmakologische Wirkung eines Erzeugnisses
- ☐ Verwendung (bis dahin) unbekannter Wirkstoffe
- ☐ Nennung eines Stoffes im Arzneibuch
- ☐ Krankheitsbezogene Aussagen

Die Gerichte ordnen diese Merkmale quasi wie ein Puzzle entweder dem Gesamtbild eines Arzneimittels oder dem eines Lebensmittels zu. Ergibt dann das Bild mehr das eines Arzneimittels, so wird das entsprechende Präparat den Arzneimitteln zugeordnet. Dabei werden von den Gerichten die äußerlichen vom Verbraucher wahrgenommenen Merkmale, insbesondere die Aufmachung und die Werbung, stärker gewichtet.

Bei der Kennzeichnung muss der Hersteller arzneiliche Elemente vermeiden, wie z. B. den Begriff „forte“ oder Angaben wie „einnehmen“ statt „verzehren“, und „Gebrauchsinformation“ statt „Ernährungshinweise“. Für die Arzneimitteleigenschaft sprechen krankheitsbezogene Aussagen auf der Packung in Bezug auf bestimmte Organe und Körpersysteme.

Bei neuen Produkten ist die Einführungswerbung des Herstellers für die Einordnung mit entscheidend. Wenn der Hersteller in der Einführungswerbung mit Angaben wirbt, die der Verbraucher mit Krankheiten assoziiert, legt er selbst die Verbrauchererwartung in Richtung Arzneimittel fest.

Diese Rechtsprechung ist nicht ohne Kritik geblieben. Für Aufmachung und Werbung der Lebensmittelprodukte sind im LMBG zwei Paragraphen von Bedeutung:

- □ § 17 Abs. 1 Nr. 1 bis 5 LMBG (Verbote zum Schutze vor Täuschung) verbietet es dem Hersteller, einem Lebensmittel den Anschein eines Arzneimittels zu geben
- □ § 18 Abs. 1 Nr. 1 bis 7 LMBG (Verbot der gesundheitsbezogenen Werbung) untersagt Werbeaussagen, die sich auf die Beseitigung, Linderung oder Verhütung von Krankheiten beziehen, sofern sich solche Angaben nicht auf Angehörige der Heilberufe und des Heilgewerbes beschränken. Eine gewisse Ausnahme sind dabei die diätetischen Lebensmittel.

Für Lebensmittel bzw. Nahrungsergänzungsmittel müssen dementsprechend gesundheitsbezogene Aussagen im Vordergrund stehen. Beispiele für zulässige gesundheitsbezogene Werbung sind:

- □ „... ist gesund"
- □ „... ist gesundheitsfördernd"
- □ „... ist eine gesunde Ernährung"
- □ „... beugt einer Vitaminunterversorgung vor"
- □ „... schont den Magen"
- □ „... zur Ernährung geeignet bei ..." (jedoch nur bei diätetischen Lebensmitteln!)

Demgegenüber stehen Beispiele für unzulässige krankheitsbezogene Werbung:

- □ „Zur Vorbeugung der im Alter vermehrt auftretenden Beschwerden"
- □ „... senkt den Cholesterinspiegel"
- □ „... Stärkung des Herzens"
- □ „... kreislauffördernd"
- □ „... geeignet bei Bluthochdruck"
- □ „... Oxydationsschutz für die Zelle"
- □ „... Herznahrung"
- □ „... empfehlenswert für Kranke und Blutarme"
- □ „... vermindert die Gefahr von Infektionskrankheiten"

Für die Zuordnung als Lebensmittel oder als Arzneimittel ist letztlich entscheidend, ob ernährungsphysiologische Aspekte oder pharmakologische Eigenschaften im Vordergrund stehen. In diesem Zusammenhang ist das Vitamin-Urteil des Europäischen Gerichtshofes, das so genannte van Bennekom-Urteil, von Bedeutung:

„Soweit Vitamine gewöhnlich als Stoffe definiert werden, die in ganz geringer Menge für die tägliche Ernährung und das ordnungsgemäße Funktionieren des Organismus unbedingt erforderlich sind, können sie im Allgemeinen nicht als Medikamente angesehen werden, da sie nur in kleinen Mengen eingenommen werden.

Dagegen ist unstreitig, dass Vitamin- oder Multivitaminpräparate bisweilen in starken Dosen zu therapeutischen Zwecken bei bestimmten Krankheiten verwendet werden, bei denen der Vitaminmangel nicht die Krankheitsursache ist. In diesen Fällen stellen diese Vitaminpräparate unstreitbar Arzneimittel dar."

Beim derzeitigen Stand der Wissenschaft ist es jedoch unmöglich anzugeben, ob das Kriterium der Dosierung für sich allein ein ausreichender Anhaltspunkt dafür sein kann, dass ein Vitaminpräparat ein Arzneimittel oder Lebensmittel bzw. Nahrungsergänzungsmittel ist.

Stoffe, die im menschlichen Körper eine physiologische Wirkung haben, sind im Allgemeinen keine Nährstoffe. § 2 Abs. 1 Nr. 3 AMG bestimmt ausdrücklich, dass zu den Arzneimitteln solche Stoffe gehören, die dazu bestimmt sind, vom menschlichen Körper erzeugte Wirkstoffe zu ersetzen. Aus diesem Grund ist beispielsweise der Vertrieb von Melatonin in Deutschland verboten worden, da Melatonin ein Hormon ist, das im Körper selbst gebildet wird und eine pharmakologische Wirkung hat.

Beispiele aus der Rechtsprechung zur Abgrenzung Arzneimittel/Lebensmittel

- □ **Deklaration „Nahrungsergänzungsmittel"**

  Eine deutliche Herausstellung des Begriffs „Nahrungsergänzungsmittel" reicht nicht aus, ein Produkt eindeutig den Lebensmitteln zuzuordnen. Nachdem dem Präparat bestimmte, kaum anders als therapeutisch zu qualifizierende Wirkungen beigemessen wurden, kam das Gericht zu dem Ergebnis, dass es sich dabei in Verbindung mit dem Vertrieb über Apotheken um ein Arzneimittel handelt (OLG Hamburg, Urteil vom 10. April 1997 – 3 U 129/96 –; Lebensmittel und Recht 3/97, S. 4 ff.).
- □ **Knoblauchöl-Kapseln**

  Der BGH führt aus, dass sich die Verkehrsauffassung durch einen Vergleich mit anderen auf dem Markt befindlichen Präparaten maßgeblich bilde und dies bei Knoblauchpräparaten die Richtung Arzneimittel vorgebe. Der Hinweis „Nahrungsergänzung" auf einem Produkt könne diese Indizwirkung nicht erschüttern. Daraus folgt: Knoblauchöl-Kapseln sind keine Nahrungsergänzungsmittel.
- □ **Lebensmittel mit Provitamin A „wichtig für Sehkraft und Haut"**

  Diese Angaben fielen nicht unter das Verbot der krankheitsbezogenen Werbung für Lebensmittel, denn es sei in keiner der genannten Formulierungen von Krankheiten oder Krankheitssymptomen oder einer heilenden Wirkung des Provitamin A die Rede. Der Hinweis auf die Wichtigkeit des Provitamin A für Augen und Haut ließe keine Rückschlüsse darauf zu, dass die Anwendung des Provitamin A auch bei Erkrankungen dieser Organe angezeigt sei.

☐ **Antioxidative Vitamine: „Oxidationsschutz für die Zelle"**

Die Aussage „Oxidationsschutz für die Zelle" besage nach Ansicht des Gerichts, dass das Produkt einer – krankhaften – Schädigung der Zelle durch Oxidation vorbeuge. Der Antragsgegnerin helfe auch nicht die Unterscheidung in § 18 Abs. 1 LMBG nach gesundheitsbezogenen erlaubten und krankheitsbezogenen verbotenen Aussagen, denn gesundheitsbezogen sei eine Werbung nur dann, wenn lediglich die Erhaltung und Kräftigung der Gesundheit durch das entsprechende Lebensmittel herausgestellt wird.

☐ **Vitamin-/Mineralstoffpräparat zur „Stärkung des Immunsystems"**

Das OLG Hamburg ist der Ansicht, dass durch die Bezugnahme auf das Immunsystem eine in § 18 Abs. 1 Nr. 1 LMBG für Lebensmittel verbotene Bezugnahme auf die Verhütung bestimmter Krankheitserscheinungen vorliegt. Es handelt sich dabei auch nicht um eine zulässige gesundheitsbezogene Aussage, denn die Werbeaussage habe durch die Formulierung „Stärkung des Immunsystems" einen „dramatischeren Akzent" erhalten. Einerseits handelt es sich bei dem Ausdruck um einen Begriff aus der medizinischen Fachsprache und andererseits erwartet der Laie von einem Mittel, das ihm die Stärkung seines Immunsystems verspricht, dass es über das normale Maß hinaus den „Abwehrwall" gegen Infektionen erhöht und dadurch solchen vorbeugt.

☐ **Nachtkerzenöl**

In der Produktinformation wurde darauf hingewiesen, dass die im Nachtkerzenöl enthaltene Gamma-Linolsäure „in Prostaglandine umgewandelt" wird, ein „gestörter Prostaglandinstoffwechsel" sei „oftmals die Ursache von Krankheiten (z.B. Multipler Sklerose)". Außerdem fördere das Präparat „den körpereigenen Heilungsprozess, da PGE 1 Entzündungen reduziert, den Blutdruck und den Cholesterinspiegel senkt". Ferner heißt es „PGE 1 hat außerdem blutverdünnende Wirkung, hemmt die Gerinnungsfaktoren, fördert die Zellbeweglichkeit, zerstört Tumorzellen und hemmt die Wirkung der Lyosome, die ... dabei freigesetzt werden". Die ausführlich dargestellten Heilwirkungen führen ohne weiteres zur Qualifizierung des Produktes als Arzneimittel. Außerdem wurde als Gegenanzeige angegeben, dass „Nachtkerzenöl" von Epileptikern nur unter Aufsicht ihres Therapeuten oder Arztes eingenommen werden sollen. Derartige Hinweise auf arzneiliche Wirkungen bzw. Risiken bei der Einnahme sind aber alleine arzneitypisch (VG Mainz, Urteil vom 26. September 1996 – 8 K 2328/96.MZ –).

☐ **Sportlernahrung**

Die Abgrenzung zwischen Arzneimitteln und Lebensmitteln bzw. Nahrungsergänzungsmitteln lässt sich nicht einheitlich für eine ganze Produktgruppe vornehmen, sondern muss für jedes Produkt einzeln vorgenommen werden. Deshalb kann durchaus auch ein und dieselbe Substanz einmal als Arzneimittel und das andere Mal als Nahrungs- oder Genussmittel zu qualifizieren sein, je nach dem in welcher Dosierung, zu welchem Verwendungszweck und in welcher Aufmachung und Darreichungsform sie dem Verbraucher angeboten wird.

Ein Erzeugnis, das zur „Förderung des Muskelwachstums", zur „Steigerung der Kraft" und „Verbesserung der Ausdauer", zur „Erhöhung der Regenerationsfähigkeit", „Stärkung des Immunsystems", „Verringerung der Wassereinlagerung", „Senkung des Cholesterinspiegels", „Steigerung der Libido" und „Anregung der Hormonproduktion" angeboten wird, ist ein Arzneimittel (OLG Hamm, Urteil v. 7.12.1999 – 4 U 76/99).

☐ **Melatonin**

Melatoninhaltige Fertigprodukte sind immer Arzneimittel. Diese Zuordnung wird auch nicht dadurch in Frage gestellt, dass in Packung und Werbung das Präparat als Nahrungsergänzungsmittel bezeichnet wird (OLG Schleswig-Holstein, Urteil v. 10.6.1997 – 6 U 25/97).

☐ **Kreatin**

Ein Erzeugnis mit der wesentlichen Zutat Kreatin ist ein Arzneimittel, wenn es mit hoher Dosierung in den ersten Tagen und einer geringeren „Erhaltungsdosis" an Bodybuilder, Amateur- und Freizeitsportler vertrieben und zum „Masseaufbau", zur Erzielung „höherer Zuwachsraten in punkto Kraft, Muskelmasse und Körpergewicht" sowie mit der Angabe angepriesen wird, dass ein „Aufbau von 5 bis 6 kg fettfreier Muskelsubstanz " sowie ein „20- bis 30%iger Kraftzuwachs in nur acht Wochen" erreicht werde. Die Bezeichnung als „Sportlernahrung" oder „Nahrungsergänzungsmittel" ist vor diesem Hintergrund ohne Bedeutung (OLG Hamm, Urteil v. 8.2.2000 – 4 U 175/99).

☐ **Gamma-Linolen-Säure**

Ein Präparat, das dazu bestimmt ist, die Hautregeneration zu fördern, an Aufbau und Funktion der Hautbarriere beteiligt zu sein und auch bei Psoriasis und Neurodermitis geeignet ist zu helfen, ist ein Arzneimittel. Unterstützt wird dies durch die Angabe, „Glandolprodukte gibt es in Ihrer Apotheke" und die Herstellerangabe „PG Naturpharma" (OLG München, Urteil v. 11.3.1999 – 6 U 5225/98).

☐ **„Stärkung des Immunsystems"**

Die Angabe „Die Vitamin/Mineralstoff-Kombination speziell für den Organismus des Mannes oder der Frau zur Stärkung des Immunsystems" für ein Nahrungsergänzungsmittel verstößt gegen § 18 Abs. 1 Nr. 1 LMBG. Es handelt sich um kein Nahrungsergänzungsmittel, da die Indikation nicht stimmt (OLG Hamburg, Urt. v. 5.5.1994 – 3 U 23/94).

☐ **„Chitosan-Drops"**

Ein Präparat aus Krabbenschalen, das Fett aus der aufgenommenen Nahrung entfernen soll, ist kein Lebensmittel, wenn es nach Werbeaussagen und Aufmachung beim angesprochenen Verbraucherkreis den Eindruck erweckt, dass es die Wirkungen eines Arzneimittels hat. Dafür spricht die Angabe, der Entzug von Fett aus der Nahrung bewirke, schlanker zu werden und sich dann wohler und gesünder zu fühlen. Zur Ermessensentscheidung der Behörde für die Anordnung der sofortigen Vollziehung (VG Stuttgart, Beschluss v. 15.12.1999 – 4 K 3744/99).

☐ **Muskelaufbau**

Aussagen für ein Erzeugnis aus L-Glutamin, es handele sich dabei um die wichtigste Aminosäure zum Schutz vor Muskelabbau, Glutamin gelte als essentiell, d. h. unverzichtbar zum Erhalt eines leistungsfähigen Körpers sowie die Auslobung, Vorteile von Glutamin für Bodybuilder und Kraftsportler seien ein erhöhtes Muskelzellvolumen, eine Stabilisierung des Wasserhaushaltes in der Muskelzelle, eine Vergrößerung des Muskelvolumens, und weitere gleichsinnige Aussagen erwecken den Eindruck, bei dem beworbenen Erzeugnis handele es sich um ein Arzneimittel (§ 17 Abs. 1 Nr. 5 Buchst. C LMBG).

Die Ansicht, der Zweck einer Beeinflussung des Körperzustandes und der Körperfunktionen könne niemals allein die Arzneimitteleigenschaft begründen, verkennt die eigenständige, von sonstigen Voraussetzungen nicht abhängige Bedeutung des § 2 Abs. 1 Nr. 5 AMG für die Begründung der Arzneimitteleigenschaft (OLG Stuttgart, Urteil v. 28. 7. 2000 – 2 U 25/00).

☐ **Apfelessigkapseln**

Dass ein schwarzer Tee bestimmter Provenienz und Apfelessig Lebensmittel sein können, steht außer Frage. Das ändert sich auch nicht, wenn ihre Vorteile für die Gesundheit in den Vordergrund gerückt werden. Das Angebot als Konzentrat ist für ein Lebensmittel vielleicht unüblich, spricht aber auch nicht entscheidend gegen die Annahme, es mit einem Lebensmittel zu tun zu haben.

Das publizistisch geförderte Verständnis, dass ein Mittel als Schlankmacher geeignet sei, lässt es in den Augen des Verkehrs nicht notwendigerweise als Arzneimittel erscheinen (OLG Hamburg, Urteil v. 4. 5. 2000 – 3 U 173/99).

☐ **Kombuchakapseln**

Kombuchakapseln, die dazu in Verkehr gebracht werden, das Wohlbefinden zu unterstützen sowie Konzentration und Leistungsfähigkeit zu steigern, sind keine Lebensmittel, sondern Arzneimittel. Der Verbraucher ist daran gewöhnt, dass Präparate, die in Kapselform angeboten werden, regelmäßig Arzneimittel sind und nur in Ausnahmefällen Nahrungsergänzungsmittel enthalten (OLG Karlsruhe, Urteil v. 21. 3. 2001 – 6 U 80/00).

Insgesamt ist auffallend, dass der Krankheitsbezug von den Gerichten nicht nur bei Nennung konkreter Krankheiten angenommen, sondern teilweise bereits bei der Beschreibung von Körpervorgängen konstruiert worden ist.

Aus den Beispielen kann man entnehmen, wie schwierig die Abgrenzung zwischen Lebensmitteln und Arzneimitteln ist. Präsentation und Werbung für Produkte im Grenzbereich Lebensmittel/Arzneimittel muss also immer den rechtlichen Besonderheiten Rechnung tragen und bedarf in ihrer Gestaltung besonderer Sorgfalt. Dies macht die Entscheidung für den Apotheker schwierig, ob es sich z. B. bei einem Nahrungsergänzungsmittel um ein rechtmäßig verkehrsfähiges Produkt handelt.

Die Europäische Union bereitet daher auch eine so genannte Claims-Richtlinie vor, in der dann geregelt wird, welche Aussagen für Nahrungsergänzungsmittel erlaubt sind.

Leitfaden zur Erkennung verkehrsfähiger Nahrungsergänzungsmittel:

1. Liegt ein Ernährungszweck oder eine diätetische Zweckbestimmung vor?
2. Sind für die Ernährung bekannte oder unbekannte Stoffe enthalten?
3. Wie ist die überwiegende Zweckbestimmung?
4. Werden § 17 und § 18 LMBG nicht verletzt?
5. Ist der Hersteller dem Namen nach ein Pharma-Unternehmen?
6. Sind bei physiologischen Stoffen, für die ein Ernährungszweck definiert werden kann, die physiologischen Dosen überschritten, z. B. bei Vitaminen oder Spurenelementen?
7. Haben die Inhaltsstoffe eine bekannte pharmakologische Wirkung, z. B. Phytopharmaka?
8. Gibt es eine „Gebrauchsinformation" statt einer „Verzehrempfehlung"?
9. Wird mit arzneilichen oder gesundheitsbezogenen Aussagen für das Produkt geworben?
10. Wird ein Mangel eines bestimmten Stoffes ausgelobt?
11. Werden § 3 (Irreführung) oder § 3 a (fehlende Zulassung) HWG bzw. UWG verletzt?

Literatur

Forstmann, M. D. (1997): Arzneimittel, Lebensmittel, diätetische Lebensmittel und Nahrungsergänzungsmittel – Abgrenzung und Werbung. GRUR2: 102

Gröber, U. (2002): Mikronährstoffe für die Kitteltasche. Wissenschaftliche Verlagsgesellschaft, Stuttgart

Gröber, U. (2002): Orthomolekulare Medizin. 2. Auflage. Wissenschaftliche Verlagsgesellschaft, Stuttgart

Hahn, A. (2001): Nahrungsergänzungsmittel. Wissenschaftliche Verlagsgesellschaft, Stuttgart

Klein, A. (1998): Nahrungsergänzungsmittel oder Arzneimittel? Neue Juristische Wochenschrift: 791 ff.

Kügel, W., Klein, A. (1996): Neue Entwicklungen bei der Abgrenzung von Arzneimitteln und Nahrungsergänzungsmitteln. Pharma Recht: 386

Ziller, R.: Ausgewählte Entscheidungen aus der Rechtsprechung der letzten zehn Jahre zum Thema „Grenzbereich Arzneimittel". BAH

1.18 Mittel und Gegenstände zur Körperpflege und Hygiene

Gerd Kindl und Wolfgang Raab

1.18.1 Apotheke und Kosmetik

Gesetzlicher Rahmen

Der Verkehr mit kosmetischen Mitteln in der Apotheke wird von folgenden Gesetzen geregelt:

- ☐ EG-Kosmetikrichtlinie
- ☐ Lebensmittel- und Bedarfsgegenständegesetz (LMBG)
- ☐ Kosmetikverordnung (KMVO)
- ☐ Apothekenbetriebsordnung

Kosmetische Mittel sind unter Berücksichtigung der neuesten Fassung der Kosmetikrichtlinie EU-weit wie folgt definiert:

„Kosmetische Mittel sind Stoffe oder Zubereitungen, die dazu bestimmt sind, äußerlich mit den verschiedenen Teilen des menschlichen Körpers (Haut, Behaarungssystem, Nägel, Lippen und intime Regionen) oder mit den Zähnen oder mit den Schleimhäuten der Mundhöhle in Berührung zu kommen, und zwar zu dem ausschließlichen oder überwiegenden Zweck, diese zu reinigen, zu parfümieren, ihr Aussehen zu verändern und/oder den Körpergeruch zu beeinflussen und/oder um sie zu schützen oder in gutem Zustand zu halten."

Diese Definition würde in Deutschland im § 4 des Lebensmittel- und Bedarfsgegenständegesetzes (LMBG) in nationales Recht umgesetzt.

Kosmetische Mittel unterscheiden sich von Arzneimitteln im Wesentlichen durch ihre Zweckbestimmung. Arzneimittel sind im § 2 des Arzneimittelgesetzes definiert und sind überwiegend zum Heilen und Lindern von Krankheiten bestimmt (s. S. 903). Kosmetische Mittel unterliegen keiner Pflicht zur Anmeldung oder Registrierung und müssen nicht zugelassen werden, wie es bei Arzneimitteln der Fall ist. Aber für den Umgang, die Herstellung und den Verkehr mit kosmetischen Mitteln gelten strenge gesetzliche Vorschriften. Nach mehrjähriger Beratung haben die Instanzen der Europäischen Union die 6. Änderung der EG-Kosmetikrichtlinie im Juni 1993 verabschiedet. Die Anforderungen an die Hersteller der Kosmetika haben sich danach stark erweitert. Auf sie kam eine Vielzahl Bestimmungen zu, die ab dem 1. Januar 1997 erfüllt werden mussten.

Nachfolgend werden die wichtigsten Bestimmungen, soweit sie auch für die Apotheke von Bedeutung sind, aufgezählt.

Allgemeine Sicherheitsanforderungen

In Artikel 2 der EG-Richtlinie (umgesetzt in Deutschland in § 24 des LMBG) sind die allgemeinen Sicherheitsanforderungen für kosmetische Mittel festgelegt. Der neue Text schreibt vor, dass ein Mittel nicht nur im Rahmen der normalen Verwendung, sondern auch bei vernünftigerweise vorhersehbarer Verwendung sicher sein muss. Diese Forderungen beziehen sich aber nicht auf den Missbrauch eines kosmetischen Mittels.

Regelung zu Tierversuchen

Seit dem 1. Januar 1998 ist die Vermarktung kosmetischer Mittel verboten, sofern das Produkt selbst oder dessen Inhaltsstoffe nach diesem Datum an Tieren getestet wurden. Die Frist wurde immer wieder verlängert, da derzeit für einige toxikologische Prüfungen keine wissenschaftlich validierten Alternativmethoden für Tierversuche zur Verfügung stehen. In der 7. Änderungsrichtlinie ist das Verbot von Tierversuchen endgültig geregelt.

Kennzeichnung

Produktangaben

In Artikel 6 der Kosmetikrichtlinie sind die Regeln zur Kennzeichnung kosmetischer Mittel festgelegt. Folgende Angaben müssen gemacht werden:

Bezeichnung, Hersteller, Firmenanschrift, Nenninhalt, Mindesthaltbarkeitsdatum, Anwendungsbedingungen und Warnhinweise, Chargenbezeichnung. Ab 1. März 2005 müssen auf den Verpackungen zusätzlich die Haltbarkeit nach dem Öffnen des Behältnisses und die Parfüminhaltstoffe angegeben werden. Produkte, die vorher im Verkehr waren, können abverkauft werden.

Deklaration der Inhaltsstoffe und des Verwendungszwecks

Bei allen kosmetischen Mitteln ist auf der äußeren Verpackung eine Auflistung der im Produkt enthaltenen Inhaltsstoffe anzugeben, und zwar in absteigender Reihenfolge ihrer Konzentration. Bei Substanzen unter einem Prozent braucht diese Reihenfolge nicht eingehalten zu werden. Für Riech- und Aromastoffe ist eine globale Angabe ohne nähere Spezifikation möglich. Inhaltsstoffe müssen nach der INCI-Nomenklatur (International Nomenclature of Cosmetic Ingredients) deklariert werden. Diese ersetzt weitgehend die frühere CTFA-Bezeichnung (Cosmetic, Toiletry and Fragrance Association).

Farbstoffe werden nicht mit ihren INCI-Namen, sondern mit den im Anhang IV angegebenen Colour-Index-Nummern deklariert. Für Inhaltsstoffe, die aus Pflanzen gewonnen wurden, beruht die INCI-Nomenklatur auf dem Linné-System. Sie werden in lateinischer Sprache nach Gattung und Spezies angegeben.

Neu ist, dass der Verwendungszweck auf der inneren und äußeren Verpackung angegeben werden muss, sofern er nicht durch die Aufmachung des Erzeugnisses eindeutig erkennbar ist.

Falls die Kennzeichnung weder auf der inneren noch auf der äußeren Verpackung möglich ist, kann zur Information auch eine Packungsbeilage, ein beigefügtes Etikett oder ein bedruckter Papierstreifen dienen. Auf dem Behältnis selbst oder auf der Verpackung muss dann ein entsprechender Hinweis stehen oder es muss ein hierfür vorgesehenes Symbol (Abb. 1.18-1) aufgedruckt werden.

Wirksamkeitsnachweis

Die auf der Verpackung angegebenen Werbeaussagen müssen in ihrer Wirkung nachgewiesen werden können. Der Gesetzgeber verbietet Werbung mit nicht wissenschaftlich belegbaren Aussagen („Verjüngungscreme"), auch darf nicht der Eindruck eines sicheren Erfolges erweckt werden, wenn dieser nicht eintreten kann.

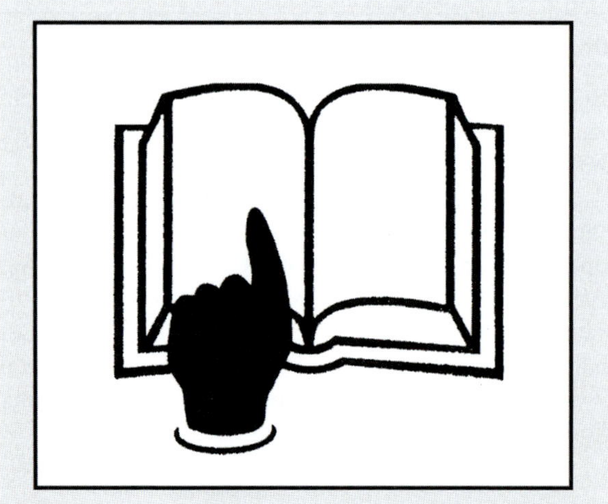

Abb. 1.18-1: Hinweis auf beigefügte Produktangaben

Verfügbarkeit der Produktangaben

Für jedes kosmetische Mittel, das innerhalb der EU vermarktet wird, müssen bestimmte Produktangaben, wie Zusammensetzung, Daten zu den Rohstoffen, mikrobiologische Spezifikationen, Herstellungsweise oder Sicherheitsbewertungen verfügbar sein. Derartige Produktangaben müssen den zuständigen Behörden der Mitgliedsstaaten an einem auf dem Etikett genannten Ort innerhalb der EU zugänglich sein.

Meldeverfahren

Seit dem 1. Januar 1997 sind die Kosmetikahersteller verpflichtet, sachdienliche Auskünfte über die Zusammensetzung ihrer Produkte an die zuständigen Behörden, die Giftinformationszentren zu geben. Sinn der Bestimmung ist es, bei Gesundheitsstörungen möglichst rasch eine ärztliche Behandlung einleiten zu können, die durch ein Produkt verursacht wurden. Die gesamte Kosmetikverordnung mit den Änderungen der EG-Kosmetikrichtlinie ist beim Industrieverband Körperpflege- und Waschmittel e.V. (IKW) in 60329 Frankfurt am Main, Karlstraße 21, erhältlich.

Kosmetikverordnung

Für die nationale Gesetzgebung ist die Kosmetikverordnung (KMVO) maßgebend, die am 1. Januar 1978 in Kraft trat und 1997 neu gefasst wurde. Die Bestimmungen der 6. EG-Kosmetikrichtlinie wurden durch die 25. Änderungsverordnung der KMVO in deutsches Recht umgesetzt. Inhaltlich besteht bei beiden Vorschriften weitgehend Übereinstimmung, Abweichungen ergeben sich in der Nummerierung der Anhänge. Die Kosmetikverordnung unterliegt dem Lebensmittel- und Bedarfsgegenständegesetz (LMBG) und besteht insgesamt aus fünf Anlagen, in denen die folgenden Stoffklassen geregelt sind:

Anlage 1:
Stoffe, die beim Herstellen oder Behandeln von kosmetischen Mitteln nicht verwendet werden dürfen

Anlage 2:
Stoffe, die in kosmetischen Mitteln nur unter Einhaltung der angegebenen Einschränkungen und sonstigen Bedingungen verwendet werden dürfen

Anlage 3:
Farbstoffe für kosmetische Mittel

Anlage 6:
Konservierungsstoffe für kosmetische Mittel

Anlage 7:
Ultraviolettfilter für kosmetische Mittel

Zusätzlich ist es nach der deutschen Gesetzgebung verboten, in kosmetischen Mitteln Stoffe zu verwenden, die nach § 48 und § 49 AMG der Verschreibungspflicht unterliegen.

Die EG-Kosmetikrichtlinie enthält im Anhang 1 eine Liste, die beispielhaft Produktgruppen aufführt, die zu den kosmetischen Mitteln gerechnet werden können (Tab. 1.18-1).

Tab. 1.18-1: Beispielhafte Liste nach Gruppen geordneter kosmetischer Mittel

- ☐ Cremes, Emulsionen, Lotionen, Gelees und Öle für die Hautpflege (Hände, Gesicht, Füße usw.)
- ☐ Schönheitsmasken (ausgenommen Hautschälmittel)
- ☐ Schminkgrundlagen (Flüssigkeiten, Pasten, Puder)
- ☐ Gesichtspuder, Körperpuder, Fußpuder usw.
- ☐ Toilettenseifen, desodorierende Seifen usw.
- ☐ Parfums, Toilettenwässer und Kölnisch Wasser
- ☐ Bade- und Duschzusätze (Salz, Schaum, Öl, Gelee usw.)
- ☐ Haarentfernungsmittel
- ☐ Desodorantien und schweißhemmende Mittel
- ☐ Haarbehandlungsmittel:
  - Färbe- und Entfärbemittel
  - Wellmittel und Entkrausungsmittel, Festigungsmittel
  - Wasserwellmittel
  - Reinigungsmittel (Lotionen, Puder, Shampoos)
  - Pflegemittel (Lotionen, Cremes, Öle)
  - Frisierhilfsmittel (Lotionen, Lack, Brillantine)
- ☐ Rasiermittel, Vor- und Nachbehandlungsmittel
- ☐ Schmink- und Abschminkmittel für Gesicht und Augen
- ☐ Lippenpflegemittel und -kosmetika
- ☐ Zahn- und Mundpflegemittel
- ☐ Nagelpflegemittel und -kosmetika
- ☐ Mittel für die äußerliche Intimpflege
- ☐ Sonnenschutzmittel
- ☐ Ohne Sonneneinwirkung bräunende Mittel
- ☐ Hautbleichmittel
- ☐ Antifaltenmittel

Bedeutung und Chancen

Der Markt für Kosmetika hat im letzten Jahrzehnt in der Apotheke enorm an Bedeutung gewonnen, der Anteil am Gesamtumsatz ist immer noch im Wachsen. Bei geschickter Sortimentsauswahl und intensivem Engagement kann sich der Verkauf von Kosmetika durchaus zu einem wichtigen Standbein zur Absicherung der wirtschaftlichen Existenz entwickeln.

Für die sachkundige Beratung bringt der Apotheker aufgrund seiner breiten naturwissenschaftlichen Ausbildung vor allem im Fach „Pharmazeutische Technologie“ die besten Voraussetzungen mit. Die im Hinblick auf Dermatika erworbenen Kenntnisse über Art, Zusammensetzung, Anwendungszweck und Verträglichkeit lassen sich vielfach auf Kosmetikprodukte übertragen. Auch die Hersteller kosmetischer Produkte setzen immer mehr auf die Fachkompetenz der Apotheker. Die Zahl der Firmen, die ihre Produkte ausschließlich über die Apotheke („apothekenexklusiv“) verkaufen, ist mittlerweile sehr groß, z. B.: Beiersdorf dermopharmazeutische Produkte (pH_5-Eucerin), W. Bouhon (frei Öl), Hermes (Optolind), Dr. Hobein (Eubos), Johnson & Johnson (ROC, Neutrogena), Pierre Fabre Dermo Kosmetik (Avene), Roche Nicholas (Bepanthol), Roche Posay (Hydranorm, Toleriane), Sanofi (Galenic, Elancyl), Taylor Kosmetik (Claire Fisher Serie), Vichy-Produkte, Louis-Widmer-Produkte. Die Apotheke darf jede Kosmetikmarke führen, auch solche, die in anderen Vertriebskanälen, wie Parfümerien, Drogerien oder Kaufhäusern angeboten werden, vorausgesetzt, der Hersteller ist bereit, auch die Apotheke zu beliefern. Um einem Preiskampf aus dem Weg zu gehen, wird die Apotheke nur einzelne Produkte, die zu den Marktführern zählen, anbieten und ansonsten vernünftigerweise apothekenexklusive Produkte bevorzugen. Bevor sich der Apotheker entschließt, ein breiteres Kosmetiksortiment in das Warenlager aufzunehmen, müssen viele Faktoren vorher genau überlegt werden, wenn der Verkauf kosmetischer Mittel auch wirtschaftlich rentabel sein soll:

- ☐ Umfeld, Kundenstruktur
- ☐ Möglichkeit der verkaufsfördernden Warenpräsentation
- ☐ Überlegte Auswahl der Produktgruppen und Kosmetikserien
  - Apothekenexklusivität, Konkurrenzsituation
  - Sortimentsbreite
  - Bezugsbedingungen: Rabatte, Retourenregelung, Preisgestaltung
- ☐ Firmenpolitik der Hersteller
  - Marketing, Verkaufsunterstützung, Laienwerbung, Schaufensterdeko, Verbraucherinfos
  - Wissenschaftliche Information über die Produkte
  - Schulung der Apothekenmitarbeiter
  - Betreuung durch Außendienst
  - Abnahmeverpflichtung der gesamten Depotkosmetik

Grundvoraussetzung für den erfolgreichen Verkauf kosmetischer Mittel ist, dass Apothekenleiter und Personal ihr Wissen laufend auf dem neuesten Stand halten. Beratung und Verkauf kosmetischer Mittel wollen gelernt sein und erfordern nicht nur wissenschaftliche Kenntnisse, sondern vor allem auch verkaufspsychologisches Können.

Im Vergleich zu anderen Geschäften werden sich in der Apotheke überwiegend Personen beraten lassen, die Probleme mit ihrer Haut haben. Wenn es darum geht, aus dem vorhandenen Sortiment für einen Kunden ein bestimmtes Produkt auszuwählen, sind folgende Überlegungen hilfreich:

- ☐ Welches ungefähre Alter liegt vor?
- ☐ Wie ist der Hautzustand?
- ☐ Welche speziellen Zielsetzungen und Wirkungen sind gewünscht?
- ☐ Welche Kosmetika wurden bisher verwendet? Wie wurden diese vertragen?
- ☐ Sind Unverträglichkeiten (Allergie-Pass) auf bestimmte Inhaltsstoffe bekannt?
- ☐ Sollen Duftstoffe und Konservierungsmittel vermieden werden?
- ☐ Ist nur ein Einzelprodukt gewünscht, wie zum Beispiel eine Feuchtigkeitscreme oder eine ganze Kosmetikserie mit mehreren Präparaten?

Grundsätzlich ist es nützlich, kleine Kosmetikproben mitzugeben, um die Hautverträglichkeit zu testen. Nach der Entscheidung für eine bestimmte Kosmetikmarke sollten möglichst nur Produkte dieser Firma verwendet werden und nicht zum Beispiel die Tagescreme der Firma X und die Nachtcreme der Firma Y. Wichtig ist, dass Produkte ausgewählt werden, die in der Zusammensetzung und den Eigenschaften der Grundlage auf den aktuellen Hautzustand abgestimmt sind (s. S. 263). Nicht vergessen werden sollten Hinweise zur Handhabung (Entnahme möglichst mit sauberen Fingern, besser mit Metallspatel), Lagerung (kühl, immer verschlossen) und Anwendung (Gesichtscremes sparsam auftragen, mit leichtem Druck der Finger und kreisenden Bewegungen einreiben) der Kosmetika. Viel lernen kann man in dieser Hinsicht von den Kosmetikerinnen der Herstellerfirma, deren Schulungen deshalb genutzt werden sollten.

1.18.2 Die menschliche Haut

Die Haut ist mit einer Fläche von fast 2 m^2 und einer Masse von mehr als 10 kg das größte Organ des menschlichen Körpers. Unter ihren zahlreichen Aufgaben sind folgende Funktionen von besonderer Bedeutung:

- ☐ Schutz gegen Umwelteinflüsse
- ☐ Schutz gegen unkontrollierten Verlust von Körperflüssigkeit
- ☐ Verbindung zur Außenwelt über ein empfindliches Nervensystem
- ☐ Temperaturregelung durch Abgabe von Schweiß und Weit- bzw. Engstellung der Hautgefäße
- ☐ Träger der Hautanhangsgebilde, wie Haare und Nägel
- ☐ Immunabwehr
- ☐ Calciferol Synthese unter UVB-Strahlung

Aufbau der Haut

Auf die Darstellung des detaillierten Aufbaus der Haut wird an dieser Stelle verzichtet, es sei auf die einschlägigen Lehrbücher verwiesen. Zielorgane der kosmetischen Pflegemaßnahmen sind der Wasserlipidfilm auf der Hautoberfläche sowie die oberen Schichten der Epidermis, auf deren Aufbau und Funktionen deshalb näher eingegangen wird (Abb. 1.18-2, 1.18-3). Die menschliche Haut besteht aus

- ☐ Oberhaut (Grenzfläche des Körpers nach außen)
- ☐ Lederhaut (Versorgungsschicht)
- ☐ Unterhaut (lockeres Bindegewebe mit reichlich Fettzellen

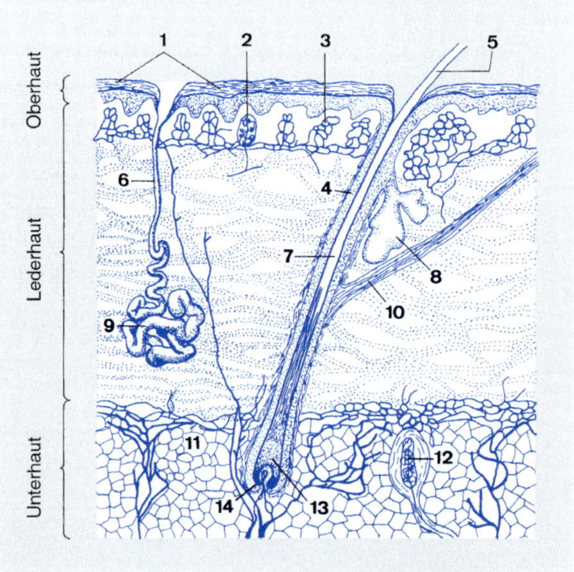

Abb. 1.18-2: Aufbau der menschlichen Haut. 1 Hornschicht, 2 Nervenendkörperchen, 3 oberflächliches Gefäßnetz, 4 Follikel, 5 Haarschaft, 6 Schweißdrüsenausführungsgang, 7 Haarwurzel, 8 Talgdrüse, 9 Schweißdrüse, 10 Muskel, 11 tiefes Gefäßnetz, 12 Nervenendkörperchen, 13 Haarzwiebel, 14 Haarpapille (nach Dode-Korting (1979): Haut- und Geschlechtskrankheiten, Gustav Fischer Verlag, Stuttgart)

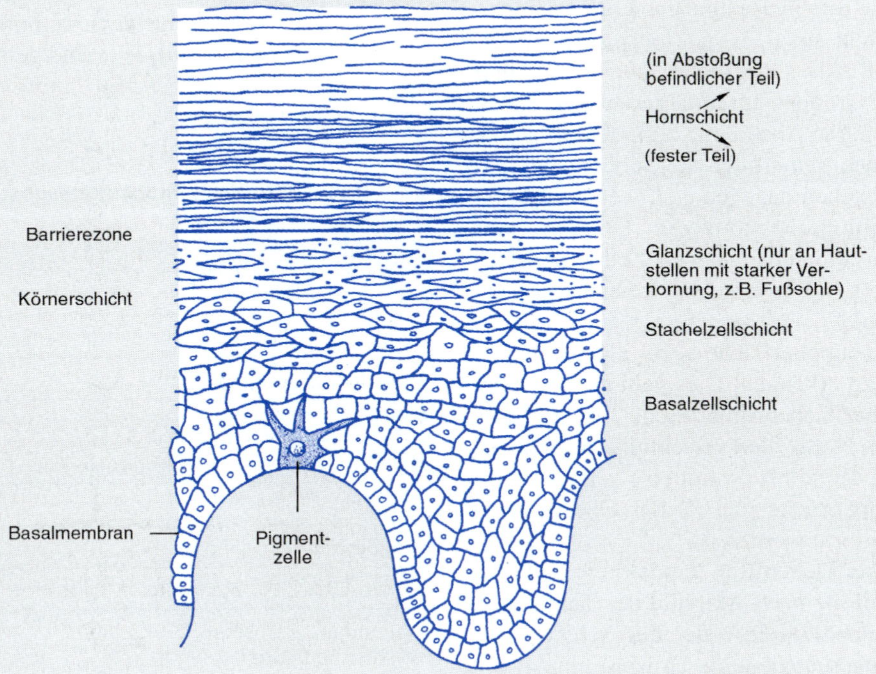

Abb. 1.18-3: Feingeweblicher Aufbau der Oberhaut (aus: Raab, W. (1990): Lichtfibel, 2. Auflage. Gustav Fischer Verlag, Stuttgart)

Als **Hornschicht** bezeichnet man den Anteil der Oberhaut zwischen Barrierezone und eigentlicher Oberfläche, sie ist 0,02 bis 0,08 mm dick. Somit macht der „tote" Anteil der Oberhaut 30 bis 40 % der gesamten Oberhaut aus. Die kernlose, enddifferenzierte Oberhautzelle (Hornzelle) braucht für ihre Wanderung etwa 10 Tage von der Barrierezone bis zur Hautoberfläche. 30 Tage nach ihrer Bildung in der Basalzellschicht (Abb. 1.18-3) wird die Zelle an der Hautoberfläche abgestoßen. In der Hornschicht lassen sich zwei Schichten unterscheiden:

- ☐ Kompakter Anteil (Pars compacta)
- ☐ Lockerer Anteil (Pars disjuncta).

Der feste Anteil der Hornschicht besteht aus etwa 20 Lagen geldrollenartig dicht aneinander gepackter Hornzellen, die mit den Nachbarzellen verzahnt sind. Die Interzellularspalten sind mit einer festen Kittmasse verschlossen. Dieser Aufbau verleiht der Hornschicht große Festigkeit. Gegen die Oberfläche zu wird die Kittmasse brüchig und die Hornzellen verlieren ihren Kontakt zu ihren Nachbarzellen. In diesem lockeren Anteil der Hornschicht entstehen kleine Spalten. An der Oberfläche selbst werden laufend einzelne Zellen abgestoßen.

Erscheinungsbild der Haut

Das Erscheinungsbild der äußeren Haut setzt sich im Wesentlichen aus vier Komponenten zusammen:

- ☐ Struktur der Hautoberfläche: glatt bzw. runzelig oder faltig, gleichmäßig bzw. ungleichmäßig in Bezug auf Pigmentierung, Durchblutung, Verhornung, Schuppenbildung, Transparenz und Reflexion.
- ☐ Spannung der tiefen Schichten, in erster Linie der Lederhaut: jugendlich elastisch oder schlaff bzw. faltig, atrophisch und alt.
- ☐ Zusammensetzung und Menge des Hydrolipidfilms an der Hautoberfläche: trocken, matt oder fettig bzw. glänzend.
- ☐ Hautfärbung durch Pigment, Durchblutung und Eigenfarbe der Hornschicht: pigmentlos bis gut gebräunt, rosig oder krankhaft blass, blauviolette Zeichnung der Äderchen, zart durchscheinend oder gelblich-bräunlich derb.

Die jugendliche Haut (Idealhaut) wird als samtig, seidig, rosig, transparent, gleichmäßig reflektierend, zart, glatt, von mattem Glanz, mit feiner Follikelzeichnung, nicht zu fett und nicht zu trocken beschrieben. Die regelmäßige Verwendung vernünftiger Pflegekosmetika kann wesentlich dazu beitragen, diesen Zustand lange zu erhalten bzw. nach Störungen diesen Zustand wieder herzustellen.

Hautoberflächenfilm

Die Grenzfläche des menschlichen Körpers gegen die Umwelt besteht aus dem sich lockernden Anteil der Hornschicht. Als eigentliche Oberfläche sind Hornzellen oder Gruppen agglomerierter Hornzellen anzusehen, die sich in Abstoßung befinden. Einzelne Hornzellen werden unmerklich abgestoßen, sichtbare Schuppen entstehen dagegen erst, wenn aufgrund krankhafter Verhornungsstörungen Gruppen von mehr als 500 zusammenhängenden Zellen abgestoßen werden: Dies ergibt eine mit freiem Auge erkennbare Schuppe.

Die normale Hautoberfläche wirkt glatt, Schüppchen sind nicht zu erkennen. Dies geht auf die Wirkung des Hautoberflächenfilms zurück, der die Spalten zwischen den Hornzellen verschließt. Nach Kontakt mit starken Lipidlösungsmitteln, z. B. Aceton, wirkt die Hautoberfläche rau, da der Oberflächenfilm der Haut entfernt worden ist.

Beim Hautoberflächenfilm handelt es sich um eine Emulsion, die je nach Aktivität der Talgdrüsen (lipidproduzierende Drüsen) oder der Schweißdrüsen (feuchtigkeitsproduzierende Drüsen) einmal als O/W-Emulsion und ein anderes Mal wieder als W/O-Emulsion vorliegen kann. Die Hydrolipidemulsion der Hautoberfläche schützt vor Austrocknung und vor mikrobiellen Infektionen. Die für die Eudermie, dem optimalen Hautzustand, wichtigen normalen Hautkeime finden günstige Lebensbedingungen vor. Der pH-Wert des Hautoberflächenfilms liegt zwischen 5,6 und 5,9, man spricht daher vom Säuremantel der Haut. In Tabelle 1.18-2 sind die wichtigsten Komponenten des Säuremantels der Haut nach ihrer Herkunft zusammengestellt.

Tab. 1.18-2: Komponenten des Säuremantels der menschlichen Haut.

Substanz	Herkunft		
	Verhornung	Schweiß	Talg
Aminosäuren	+	+	
Pyrrolidoncarbonsäure	++		
Harnsäure		+	
Milchsäure		+++	
Fettsäuren (gesteigert bei mikrobieller Zersetzung der Tri- und Diglyceride)			+++

Liegt auf der Haut eine W/O-Emulsion vor, so glänzt diese und man spricht von einem fett-feuchten Hautzustand. In diesem Fall produzieren die Talgdrüsen große Mengen Triglyzeride, Diglyceride, freie Fettsäuren, Squalen, Wachsester, Cholesterol und Cholesterolester. Höchstens 10 % des Oberflächenfettes stammen aus dem Verhornungsprozess und gelangen im Verlauf der ständigen Hauterneuerung an die Oberfläche. Liegt eine O/W-Emulsion vor, fehlt der Fettglanz.

Tab. 1.18-3: Natürliche Feuchthaltesubstanzen (Natural Moisturizing Factors).

Substanz	Anteil (%)
Freie Carbonsäuren	40
Pyrrolidoncarbonsäure	12
Harnstoff	7
Natrium	5
Kalium	4
Calcium	1,5
Magnesium	1,5
Lactat, Citrat, Formiat, Chlorid, Phosphat	12
Ammoniak, Harnsäure, Glukosamin, organische Säuren	17

Die Anwesenheit des Wassers an der Hautoberfläche ist von großer Bedeutung für die Elastizität der Hornschicht und für das angenehme Hautgefühl. Wasser würde rasch von der Oberfläche abdampfen, besonders in trockener Umgebung (Räume mit Bodenbespannung, mit Zentralheizung oder Klimaanlagen, Flugzeuge), wenn nicht der Hautoberflächenfilm Feuchthaltesubstanzen enthielte, die Wasser zu binden vermögen, indem sie sich mit einem Hydratmantel umgeben. In Tabelle 1.18-3 sind die natürlichen Feuchthaltesubstanzen der menschlichen Haut zusammengestellt. Fehlen diese, z. B. in der Altershaut oder bei unsachgemäßer, zu häufiger Reinigung, dann trocknet die Hautoberfläche rasch aus. Dies führt nicht nur zu unangenehmer Spannung und Juckreiz, sondern begünstigt auch die Entstehung von Hautkrankheiten.

In der Hautoberfläche münden **Schweißdrüsen** mit eigenen Ausführungsgängen, deren Anzahl zwischen 100 und 200 pro cm^2 schwankt. Das Sekret der **Talgdrüsen** gelangt über Follikelöffnungen an die Hautoberfläche. Ihre Anzahl schwankt zwischen 50 und 100 pro cm^2. Im Gegensatz zu den Ausführungsgängen der Schweißdrüsen sind die Follikelöffnungen mit freiem Auge sichtbar. Besonders deutlich werden solche „klaffenden Poren", wenn durch häufige Gesichtsunreinheiten (Mitesser = Komedonen) und follikuläre Entzündungen (Akne) die um die Follikel zirkulär laufenden elastischen Fasern des Hautbindegewebes irreversibel geschädigt worden sind.

Der **Säuremantel** der Haut hat eine wichtige Schutzfunktion. Jede Alkalisierung vermindert die Schutzfunktion des Säuremantels und begünstigt Schädigungen, wie z. B. Membranschäden der Hornzellen, Zurückdrängung der physiologischen Hautkeime und die Erleichterung von Infektionen. Bei den meisten Menschen kann die Alkalisierung, z. B. nach Reinigung mit Seife, rasch kompensiert werden: Man nennt diese Fähigkeit das *Alkalineutralisationsvermögen* der Haut. Etwa 1/2 h nach Alkalisierung ist wieder der normale Säuremantel vorhanden. Bei Menschen mit schwachem Alkalineutralisationsvermögen dauert es unter Umständen drei Stunden, bis sich der pH-Wert wieder unter 6 eingestellt hat. In solchen Fällen reagiert die Haut auf Alkali besonders empfindlich und neigt zu Ekzemen.

Aktueller Hautzustand

Zustand und Aussehen der Haut können sich durch zahlreiche Einflüsse, wie Klima, Lebensgewohnheiten, Pflege, Ernährung, hormonelle Situation oder Umwelt dauernd ändern. Selbst auf der Oberfläche des Gesichts können verschiedene Areale in unterschiedlichem Zustand vorhanden sein: So sind die Bereiche um die Stirnmitte, Nasenflügel und Kinn („T-Zone") manchmal fetthaltiger als andere Stellen des Gesichtes (Zustand der „Mischhaut"). Als aktuellen Hautzustand bezeichnet man die Summe aller auf der Hautoberfläche vorliegenden biologischen, biochemischen und physikalischen Gegebenheiten.

Die Analyse des jeweiligen Hautzustandes ist eine wichtige Voraussetzung für die richtige Auswahl des passenden Pflegepräparates. Wichtig ist eine gute Beleuchtung (am besten Tageslicht). Kosmetische Produkte, wie Make-up, Puder oder andere dekorative Mittel sollten vorher entfernt werden. Die Kosmetikerin ist dem Apotheker gegenüber natürlich im Vorteil, denn sie kann die Haut berühren, die Elastizität bestimmter Hautstellen prüfen und eine Lupe verwenden. Aber auch in der Apotheke kann der Zustand der Haut hinreichend genau beurteilt werden.

Zuerst sollte man den Kunden eigene Empfindungen schildern lassen. Dazu sind folgende Fragen geeignet:

- ☐ Spannt die Haut?
- ☐ Verspüren Sie leichtes Jucken?
- ☐ Wie ist die Reaktion auf Sonnenbestrahlung?
- ☐ Welche Erfahrungen haben Sie mit bisher angewandten kosmetischen Mitteln gemacht?
- ☐ Wurden Überempfindlichkeitsreaktionen auf kosmetische Substanzen beobachtet?
- ☐ Neigt die Haut nach häufigem Waschen zum Austrocknen?

Dann sollte die Haut genau begutachtet werden:

- ☐ Zeigen sich Rötungen an bestimmten Hautstellen?
- ☐ Ist die Haut gleichmäßig pigmentiert?
- ☐ Zeigt sie an bestimmten Stellen Unreinheiten, wie Mitesser oder Knötchen?
- ☐ Glänzt die Haut?
- ☐ Wirkt sie dick?
- ☐ Ist sie großporig oder kleinporig?
- ☐ Liegen zarte Einrisse vor?
- ☐ Wirkt sie schuppig?

Auch die einfache Frage „Wie beurteilen Sie selbst Ihren Hautzustand?" hilft oft weiter, denn kosmetikbewusste Frauen können ihre Haut aus Erfahrung sehr gut selbst einschätzen.

Aufgrund seiner Beurteilung sollte der Apotheker versuchen, die Kundin den folgenden Hautzuständen zuzuordnen:

- ☐ Normalhaut – fett-feuchte Haut – trockene Haut

Normale Haut

Die normale Haut ist nicht zu trocken und nicht zu fett, sie wirkt seidenweich, kleinporig, samtig, straff und rosig. Als Mischhaut bezeichnet man labile Hautzustände mit einer Tendenz zu fettfeuchten Arealen in den mittleren Gesichtspartien und zu trockenen bzw. fettarmen an den Wangen (T-Zone).

Fett-feuchte Haut

Die fett-feuchte Haut ist durch Hyperaktivität der Talgdrüsen charakterisiert. Die Hautoberfläche ist von einer W/O-Emulsion bedeckt und hat einen starken, störenden Glanz. Die Haut ist kräftig, vergleichsweise unempfindlich und hat grobe Porenzeichnung. Fette Haut wirkt glatt, ohne Fältchen. In abnorm trockener Umgebung kann aus einer fettfeuchten Haut eine trockene Haut entstehen.

Hautunreinheiten

Insbesonders jüngere Menschen mit fett-feuchter Haut neigen zu Mitessern oder Komedonen. Da ein mit „Pickeln" übersätes Gesicht bei vielen Menschen den Eindruck einer nicht sauberen Haut erweckt, wird allgemein von Hautunreinheiten gesprochen. Eine im Grunde falsche Bezeichnung, denn die Ursache ist nicht mangelnde Hygiene. Auslöser ist vielmehr eine Überproduktion der Talgdrüsen, die meist lokal begrenzt ist. Der vermehrt produzierte Talg begünstigt das Wachstum von Bakterien, damit steigt die Zersetzung des Talgs. Die entstehenden freien Fettsäuren reizen die ohnehin besonders empfindlichen Follikelöffnungen, follikuläre Hyperkeratosen sind die Folge. Die gebildeten Hornmassen vermischen sich mit Talg und verfestigen sich. Der dadurch am Follikeleingang entstehende Pfropf führt zum Verschluss am Follikeltrichter, es entsteht ein Mitesser oder Komedo (Abb. 1.18-4). Man unterscheidet offene Mitesser, die wie kleine kraterförmige Öffnungen aussehen und geschlossene Mitesser, die als hautfarbene, etwa halbkugelige, stecknadelkopfgroße Knötchen erscheinen.

Aus Mitessern können entzündliche Akneknötchen entstehen. Ursache ist eine falsche Behandlung durch z. B. Cremes, die zuviel Fett oder komedogene Substanzen (u. a. Lanolin, Natriumlaurylsulfat) enthalten. Vor allem dauerndes Ausdrücken sollte vermieden werden, da die Follikelwandung zerstört wird, bakteriell zersetzter Talg gelangt in die Umgebung, die follikuläre Entzündung dehnt sich aus. Rote, druckempfindliche Knötchen entstehen, die elastischen Fasern um die Follikel herum werden irreversibel geschädigt, die Follikel klaffen auf, die Haut wird großporig. Ein solcher Zustand einer entzündeten Akne erfordert eine medizinische Therapie und gehört in die Hand eines erfahrenen Dermatologen.

Der Übergang von Komedonen in Akneknötchen muss deshalb durch frühzeitige, geeignete Pflegemaßnahmen und eine richtige Behandlung verhindert werden (s. S. 274).

Trockene Haut

Trockene Haut im Gesicht oder sogar am ganzen Körper ist in der Bevölkerung weit verbreitet. Der genaue Grund für dieses gehäufte Auftreten ist noch unklar. Man weiß aber, dass die trockene Haut sowohl vererbt als auch angeboren sein kann. Sie kann aber auch als Begleitsymptom einer Erkrankung auftreten, z. B. bei Allergikern oder Diabetikern. Hautbelastungen im Beruf oder permanenter Aufenthalt in kalter Umgebung oder trockener Raumluft führen ebenfalls zu trockener Haut. Die Hautveränderung kann auch selbst verursacht sein. Auslöser sind zu häufiges und intensives Waschen, Duschen oder Baden mit oder ohne Hautreinigungsmittel sowie die Anwendung falscher Pflegeprodukte. Generell liegt bei einer trockenen Haut ein Mangel an Feuchtigkeit und Fettstoffen (Lipiden) vor. Die Barrierefunktion der Haut ist gestört. Ursache sind meist zu wenig oder minderwertige Fettstoffe in der obersten Hautschicht. Auch eine verminderte Talgbindung kann zur trockenen Haut führen, ebenso der Mangel an wasserbindenden Substanzen, den natürlichen Feuchthaltefaktoren. Die Folge ist ein gestörter Hydrolipidfilm und damit verbunden der erhöhte Feuchtigkeitsverlust der Haut. Dies äußert sich im Zustand der Haut: Die Oberfläche ist schuppig und fühlt sich rau an. Sie wirkt matt ohne jeden Glanz, ist an manchen Stellen leicht entzündet. Typisch ist ein mehr oder weniger starker Juckreiz, verbunden mit einem unangenehmen Spannungsgefühl. Die Elastizität lässt nach, was man daran erkennen kann, dass die Haut bei Verschieben unter leichtem Druck an den Wangen oder um die Augen vermehrt Falten und kleine Runzeln zeigt. Diese Hauterscheinungen sind unterschiedlich ausgeprägt, je nachdem ob mehr ein Verlust an Feuchtigkeit oder eher ein Mangel an Lipiden vorliegt. Trockene Haut ist leichter durchlässig für Schad- und Reizstoffe sowie für Allergene. Sie reagiert deshalb sehr empfindlich auf chemische

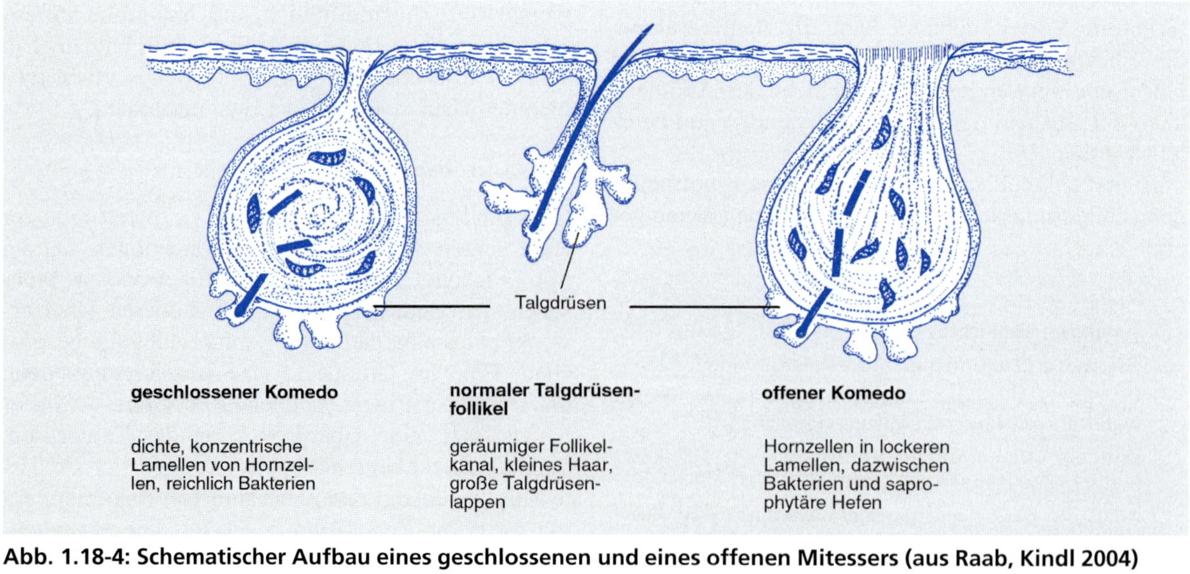

Abb. 1.18-4: Schematischer Aufbau eines geschlossenen und eines offenen Mitessers (aus Raab, Kindl 2004)

(Seifen) und physikalische (Sonneneinwirkung) Noxen. Die Reinigung und Pflege der trockenen Haut erfordert die Auswahl speziell abgestimmter Produkte (siehe Abschnitt Hautpflege S. 270).

Altershaut

Bei der Hautalterung sind das biologische Altern (Zeitaltern), das durch kosmetische Maßnahmen nicht zu beeinflussen ist, und das Umweltaltern zu unterscheiden. Zu den Faktoren des Umweltalterns zählen in erster Linie Sonnenexposition, berufliche Hautbelastungen, allgemeiner Stress sowie mangelnde und falsche Hautpflege. Umweltaltern führt zu dem Eindruck, dass die Haut vorzeitig gealtert ist. Schutz- und Pflegemaßnahmen können die weitere Einwirkung der Faktoren des Umweltalterns verhindern, vorhandene Schäden lassen sich jedoch kaum beseitigen.

Die Altershaut hat die gleichen Charakteristika wie die trocken-fettarme Haut: Durch die reduzierte Sekretionsleistung der zahlenmäßig unveränderten Hautdrüsen verringert sich die Menge der Oberflächenemulsion. Altershaut hat oft Mitesser und Alterswärzchen, die Pigmentierung ist fleckig und unregelmäßig. Typisch für sonnenexponierte Areale sind Altersflecken (eigentlich Sonnenschadenflecke).

Das Bindegewebe der Lederhaut verliert sein Wasserbindungsvermögen und die elastischen Fasern gehen zugrunde. Hieraus resultieren Runzeln, Fältchen und tiefe Falten.

Über den Zusammenhang chronischer Lichtschäden und vorzeitiger Hautalterung unter dem Einfluss ultravioletter Strahlung (UVA und UVB) bestehen keine Zweifel.

Die empfindliche Haut der Frau

Viele 30- bis 45-jährige Frauen geben auf Befragen an, sie hätten eine empfindliche Haut. Meist meinen sie einen Hautzustand, der momentan besonders sensibel auf äußere Einflüsse reagiert. Oft sind es Personen, die kosmetische Mittel schlecht vertragen und auf Änderung der kosmetischen Präparation reagieren. Die Reaktionen äußern sich in Spannen, Kribbeln (Stinging), Brennen, Jucken oder Rötung der Haut. Andere Reaktionen sind aus der Sicht der Verbraucherin allergischer Art; unter Allergie wird alles verstanden, von einer Hautirritation bis zur echten Allergie. Auch eine erhöhte Sonnenempfindlichkeit wird der empfindlichen Haut zugeschrieben. Somit fasst der Laie zumindest drei Reaktionsweisen zusammen, die aus dermatologischer Sicht klar getrennt werden müssen:

- ☐ Verstärkte Reaktion auf Sonnenlicht
- ☐ Spezifische Überempfindlichkeit auf einen Stoff im Sinne einer Allergie
- ☐ Unspezifisch verstärkte Reaktion auf einen oder mehrere Stoffe mit hautirritierenden Eigenschaften

Eine gültige Definition für die empfindliche Haut gibt es bisher nicht. Allgemein wird darunter eine Haut verstanden, die eine verminderte Reizschwelle für irritierende Stoffe hat.

Als Ursache für empfindliche Haut sind folgende Parameter zu nennen:

- ☐ Abweichungen vom Normalzustand der Haut, z. B. sehr trockene Haut durch überhitzte Räume oder sehr fette Haut
- ☐ Überlastete Haut, z. B. durch Berufsnoxen, Umwelteinflüsse
- ☐ Verwendung falscher kosmetischer Pflegemittel, z. B. lipidreiche Zubereitungen für fette Haut oder austrocknende Zubereitungen für trockene Haut
- ☐ Minderwertige Kosmetik
- ☐ Psychische Erkrankungen
- ☐ Verminderte Barrierefunktion der Hornschicht
- ☐ Allergische Reaktionen.

Männerhaut

Histologisch betrachtet, ist Männerhaut nicht wesentlich anders aufgebaut als die der Frau. Unterschiede bestehen in

- ☐ Talgdrüsenproduktion: Durch die Androgene (Testosteron) wird die Tätigkeit der Talgdrüsen angeregt, die deshalb beim Mann doppelt so hoch liegt wie bei der jungen Frau. Männer leiden deshalb auch – vom Alter abgesehen – weniger an trockener Haut, dafür im jugendlichen Alter häufig an Hautunreinheiten oder Akne.
- ☐ Hautalterung: Männerhaut ist dicker als Frauenhaut (höhere Kollagendichte). Der normale Hautalterungsprozess setzt in der Regel etwa zehn Jahre später ein.
- ☐ Behaarung: Der sichtbare Unterschied zwischen Mann und Frau besteht in der Ausbildung ausgeprägter Barthaare. Die tägliche Rasur ist eine starke Belastung für die Haut – Abschabung der oberen Hornschichten, Entfernung des Hydrolipidfilms –, die deshalb besonderer Pflege bedarf. Bei Entzündungen sind oft sogar Produkte mit arzneilich wirksamen Substanzen nötig. Von der speziellen Rasierkosmetik abgesehen, gilt für den Mann das gleiche Pflegeschema wie für die Frau, z. B. Kosmetikserie für Männer: Vichy Basic Homme.

1.18.3 Kosmetische Mittel

Anforderungen an die Apothekenkosmetik

An seriöse Kosmetik, also an die Produkte der Apothekenkosmetik, werden fünf Forderungen gestellt:

- **Ausgezeichnete Hautverträglichkeit, geprüft nach strengsten Richtlinien.** Die Produkte, und nicht nur die einzelnen Inhaltsstoffe, dürfen keine Empfindlichkeitsreaktionen verursachen, dürfen nicht sensibilisierend wirken und sollten auch nicht zu photodynamischen Reaktionen führen.
- Die **Wirksamkeit** eines kosmetischen Produktes zur Hautreinigung, Hautpflege oder zum Hautschutz muss durch die Ergebnisse wissenschaftlich akzeptierter Modellversuche bewiesen sein. Eine entsprechende klinische Dokumentation sollte vorliegen.
- Die **Rohstoffe** müssen **hochgereinigt und von bester Qualität** sein. Bei Extrakten und Gemischen ist eine Standardisierung zu verlangen.
- **Stabilität des Produktes.** Hierfür wird in der überwiegenden Mehrzahl der Fälle der Zusatz eines Antioxidans und eines Konservierungsmittels erforderlich sein, die Überkonservierung, d.h. mikrobizide anstelle mikrobistatischer Konzentrationen, ist zu vermeiden. Die Produkte selbst müssen nach den GMP-Richtlinien hergestellt sein. Die Abfüllung der Cremes in Tuben statt in Dosen ist aus Gründen der Haltbarkeit zu bevorzugen. Creme sollte aus einer Dose nicht mit den Fingern, sondern mit einem sauberen Metallspatel entnommen werden. Wünschenswert wäre es, auf allen Produktpackungen ein Leerfeld vorzusehen, auf dem der Anwender das Datum der ersten Entnahme eintragen kann (Beginn der Kontamination).

Zusammensetzung kosmetischer Produkte

Kosmetische Produkte sind aus vier Komponenten zusammengesetzt:

- **Grundlagen (Vehikel).** In der überwiegenden Anzahl der Fälle handelt es sich um Emulsionszubereitungen, wie Cremes oder Lotionen
- **Wirkstoffe**
- **Hilfsstoffe.** Hierzu gehören Konservierungsmittel, Oxidationsschutzmittel, Emulsionsstabilisatoren, viskositätserhöhende Zusätze und Spreitungsmittel
- **Duftnoten.** Sie dienen bei den Produkten der Apothekenkosmetik in erster Linie der Überdeckung des Eigengeruchs der Inhaltsstoffe, darüber hinaus erhöhen sie auch die Attraktivität der Präparation und damit die Compliance des Anwenders.

Aufgaben kosmetischer Produkte

Mit kosmetischen Pflegeprodukten soll erreicht werden:

- Unterstützung physiologischer Hautfunktionen
- Bewahrung des Hydrolipidfilms
- Wiederherstellung gestörter Hautfunktionen
- Aufrechterhaltung des Feuchtigkeitsgehalts
- Schutz vor schädigenden Einflüssen

Ist man sich über den Hautzustand des Kunden klar geworden, können die kosmetischen Mittel entsprechend ausgewählt werden. Praktisch alle Kosmetikserien zur Anwendung im Gesichtsbereich beruhen auf dem Grundprinzip:

- **Reinigen – Tonisieren – Pflegen**

Hautreinigung

Menschliche Haut braucht regelmäßige Reinigung, gleichgültig, ob sie gesund, krank oder empfindlich ist. Reinigung dient der Entfernung der sich abstoßenden Hornzellen, von Resten der Hautdrüsensekrete und Anflugpartikeln, wie Schmutz, von Bakterien sowie den Resten bzw. Zersetzungsprodukten kosmetischer oder dermatologischer Zubereitungen. Eine gründliche, einmal täglich vorgenommene Reinigung ist im Allgemeinen ausreichend. Regelmäßigen Kosmetikanwendern sind jedoch zwei Reinigungen täglich zu empfehlen, jeweils vor dem erneuten Auftragen eines Produktes.

Prinzipiell gibt es vier Möglichkeiten der Hautreinigung: Detersive, adsorptive, chemische und abrasive Hautreinigung. Die *detersive* Reinigung erfolgt unter Anwendung von Detergentien (Seifen, Syndets). Die *adsorptive* Reinigung verwendet große, aus hydro- und lipophilen Komponenten aufgebaute Komplexe. Zur *chemischen* Reinigung der Hautoberfläche dienen alkoholische Lösungen mit Zusätzen von Keratolytika, wie z.B. Salicylsäure. Die *abrasive* Reinigung erfolgt durch „Schmirgeln" mit Pasten, die Feststoffe, z.B. kristalline Substanzen oder Kunststoffpartikel, enthalten.

Seifen

Seifen sind Alkalisalze höherer Fettsäuren. Für kosmetische Zwecke werden Feinseifen mit Zusätzen bestimmter hautpflegender Substanzen und Geruchskorrigenzien verwendet. Die meisten Menschen vertragen Seifen, wie z.B. Kali- oder Natronseifen, recht gut. Nur bei der Anwendung im Gesicht ist mitunter Vorsicht geboten, denn Seifen bedingen bei entsprechender Disposition Reizungen der Follikelausgänge (Bildung von Mitessern). Von Waschungen mit Alkaliseifen sollte abgeraten werden, da mit zunehmendem Lebensalter die Neutralisationsfähigkeit der Haut sinkt. Entzündete oder besonders trockene Haut darf nicht mit Alkaliseifen gereinigt werden.

Seifen sind anionenaktive Detergentien, sie dissoziieren im Wasser in das Alkylcarboxylat-Anion und das Alkali-Kation. Das Anion bedingt den Detergenseffekt: Die apolare Kohlenwasserstoffkette wirkt als lipophiler, das Carboxylat-Ion als hydrophiler Molekülteil. An den Grenzflächen Fett/Wasser reichern sich Alkylcarboxylat-Ionen an, der unpolare Teil ragt in die Fettphase. Damit verbunden ist die Herabsetzung der Grenzflächenspannung Fett/Wasser, so dass die Fetttröpfchen im Wasser schweben können: Fetter Schmutz lässt sich auf diese Weise mit Wasser entfernen. Auch an der Grenzfläche Wasser/Luft reichern sich Detergensmoleküle an. Durch die Herabsetzung der Oberflächenspannung werden Luftblasen leicht aufgenommen und bleiben einige Zeit stabil. Es entwickelt sich Schaum. Detergenzien haben also eine Wasch- und eine Schaumaktivität. Reine Alkaliseifen (Kernseife) sind deshalb gut geeignet zur Entfernung von viel Schmutz, Schmieröl oder Mörtel (Hände von Automechanikern oder Bauarbeitern).

Die Reinigung der äußeren Haut mit grenzflächenaktiven Substanzen verursacht zwei unerwünschte Effekte: Entfernung der natürlichen Feuchthaltefaktoren und Ablösung der Hydrolipidemulsion von der Hautoberfläche. Bei empfindlicher, trockener Haut und insbesondere bei Altershaut müssen diese beiden Effekte durch die Anwendung von Hautpflegeprodukten nach jeder Reinigung kompensiert werden.

Neben diesen beiden Effekten kann die Anwendung von Seifen noch weitere unerwünschte Wirkungen hervorrufen: Mitesserbildung, Rauung und Alkalisierung. Mitesser bilden sich nur bei entsprechender Veranlagung des Anwenders. Die freien Fettsäuren führen zur Reizung und verstärken die Verhornung der Follikeltrichter, die Entstehung von Mitessern wird dadurch in Gang gesetzt.

Die Rauung beruht auf dem Niederschlag schwerlöslicher Calcium- bzw. Magnesium-Alkylcarboxylate, die sich bilden, wenn das Wasser besonders „hart" ist. Auf einer durch derartige Niederschläge veränderten Hautoberfläche kann kein Hydrolipidfilm mehr aufziehen, weder der natürliche Film noch ein pflegendes Kosmetikum.

Als letzter seifenspezifischer Effekt der Hautreinigung sei noch die Alkalisierung angeführt. Durch Hydrolyse reagieren die Alkalisalze höherer Fettsäuren alkalisch. Seifenschaum hat pH-Werte zwischen 9 und 11. Bei verringertem Neutralisationsvermögen können sich krankhafte Veränderungen ergeben, wie Juckreiz, Infektionen und Ekzeme. Deshalb ist alten Menschen ebenso wie Personen mit empfindlicher Haut von der Verwendung „billiger" Seifen abzuraten.

Zur Verbesserung der Verträglichkeit wurden Seifen mit Lipidzusätzen (überfettete Seifen) und Seifen mit Calcium-Komplexbildnern hergestellt. Die Ergebnisse waren aber eher enttäuschend. Wesentlich besser verträglich sind Seifen, denen Eiweißhydrolysate und Eiweißfettsäurekondensate zugesetzt sind oder die Triethenolamin als Kation enthalten.

Syndets

Syndets (synthetische Detergentien) werden zur Hautreinigung in flüssiger Form, als Syndetblocks, als Waschgele und als Duschgele angeboten. Chemisch handelt es sich um anionenaktive, z. B. Fettalkoholethersulfate, kationaktive, z. B. quartäre Ammoniumverbindungen, amphotere, z. B. Betaine, oder nichtionogene, z. B. Polyglykolether, Tenside. Anionenaktive Syndets, z. B. Natriumlaurylsulfat, sind am weitesten verbreitet, die beste Hautverträglichkeit haben jedoch die nichtionogenen Syndets. Ebenso wie bei Seifen verbessern auch hier Eiweißhydrolysate und Eiweißfettsäurekondensate die Verträglichkeit. Als Füllmittel dienen meist Stärke oder Dextrin. Die Zugabe von Duftkomponenten ist zur Überdeckung des Eigengeruchs der Syndets notwendig. Syndets sind zwar generell besser verträglich als Seifen, aber die überreichliche Anwendung kann viele Komponenten des Hydrolipidfilms entfernen, unter Umständen Hornzellenkitt aus der Hornschicht lösen und damit die Membranen der Hornzellen denaturieren, so dass kleine Spalten (Fissuren) entstehen und die Haut rau wird. Schäden an den Händen, verursacht durch Detergenzien, zeigen sich nicht nur in rauer Haut, Schuppungen und in der Entstehung kleiner Bläschen und Einrisse, sondern führen oft auch zu brüchigen Nägeln. Die Zusammensetzung von Seifen und Syndets zeigt Tabelle 1.18-4.

Durch Zusatz von Natronlauge bzw. Citronen- oder Milchsäure lassen sich Syndets mit jedem beliebigen pH-Wert herstellen. Da der isoelektrische Punkt des Keratins bei pH 5,2 liegt, führen neutrale oder leicht alkalische Syndets zur stärkeren Quellung als saure. Quellung bedeutet Wasseraufnahme und Erhöhung der Geschmeidigkeit der Hornschicht. Der Effekt ist jedoch nur von kurzer Dauer, wenn nicht durch Pflegemittel der Verbleib des Wassers in der Haut über längere Zeit gewährleistet wird (Feuchthaltecremes). Ungünstig ist die bei der Quellung auftretende Einengung der Hautporen. Hierdurch wird die porentiefe Reinigung verhindert.

Tab. 1.18-4: Qualitative Zusammensetzung von Seifen und Syndets (W. Schadenböck)

Seifen Fest und flüssig	Syndets Fest	 Flüssig
Waschsubstanzen		
Fettsäure-Alkalisalze	Fettsäureisothionate Sulfosuccinate Fettalkoholsulfate Zuckertenside Betaine Acylglutamate	Fettalkoholethersulfate Sulfosuccinate Betaine Eiweißfettsäurekondensate Ethercarbonsäuren Zuckertenside
Rückfetter		
(Fettsäuren) Fettalkohole Native und andere Öle Lecithin	Fettsäuren Fettalkohole Native und andere Öle Lecithin Paraffinwachs	Fettsäureester Fettsäurealkanolamide Wasserlösliche Ölkomponenten Ethoxylate nativer Öle
Schaumstabilisatoren		
Fettsäurealkanolamide Sulfosuccinate Polymere Quats	Fettsäurealkanolamide Sulfosuccinate Betaine Polymere Quats	Fettsäurealkanolamide Sulfosuccinate Betaine Polymere Quats
Antioxidantien		
BHA/BHT Ascorbylpalmitat Vitamin E	–	–
Komplexbildner		
EDTA HEDP	(EDTA, HEDP)	(EDTA)
Farbstoffe/Farbpigmente		
Titandioxid oder andere gemäß „Positivliste"	Titandioxid oder andere gemäß „Positivliste"	Andere gemäß „Positivliste"
Parfümöle	Parfümöle	Parfümöle
(Deowirkstoffe)		
(TCC) Irgasan DP 300	(TCC) Irgasan DP 300	(TCC) Irgasan DP 300
(Desinfizierende Zusätze)		
PVP-Iod Chlorhexidindiglukonat	PVP-Iod Chlorhexidinglukonat	PVP-Iod Chlorhexidinglukonat
Konservierungsmittel		
–	–	Gemäß „Positivliste"
Perlglanzmittel		
–	–	PEG-Distearate Fettsäurealkanolamide Fettalkoholethoxilate
Spezielle Wirkstoffe		
Beliebig	Beliebig	Beliebig

Erläuterungen:

BHA = Butylhydroxyanisol
BHT = Butylhydroxytoluol
EDTA = Ethylendiamintetraessigsäure (-Na Salz)
HEDP = 1-Hydroxyethan-1,1-diphosphonat
TCC = Trichlorcarbanilid
PEG = Polyethylenglykol
PVP-Jod = Polyvinylpyrrolidon-Jod

Tab. 1.18-5: Differenzierende Eigenschaften von Seifen und Syndets (W. Schadenböck)

Seife	Syndet
pH-Wert der Lösung: ca. 10,5, somit für die Haut relativ stark alkalisch	pH-Wert der Lösung: meist 5–7, somit im physiologischen Bereich
pH-Wert ist praktisch nicht veränderbar	pH-Wert kann in weiten Grenzen eingestellt werden
Insgesamt wenig Variationsmöglichkeiten wegen der vorgegebenen Eigenschaften des Hauptbestandteils (= Fettsäure-Alkalisalze)	Fast beliebige Variationsmöglichkeit der Eigenschaften, z. B. von stark austrocknend bis stark rückfettend
Reinigt und schäumt in hartem Wasser schlecht wegen unlöslicher Kalkseifenbildung (spontane Ausfällung kann durch Kalkseifendispergatoren verhindert werden)	Reinigt gut und schäumt auch in hartem Wasser gut, bildet keine unlöslichen Kalkseifen
Bedingt leichte Quellung	Ergibt keine Verquellung
Verändert den Hydrolipid-Schutzmantel der Haut bis zu 3 Stunden (nicht bei gesunder Haut mit normalem Alkalineutralisationsvermögen)	Verändert den Hydrolipid-Schutzmantel der Haut in geringerem Maße als Seifen und kann ihn im Hinblick auf den pH-Wert sogar stabilisieren helfen
Bei kranker Haut kontraindiziert	Auch bei kranker Haut meist einsetzbar und vielfach heilungsfördernd; kann je nach Formulierung stärker austrocknen (bei bestimmten Hautproblemen vorteilhaft), ist bei trockener Haut oder im Winter aber nicht erwünscht, kann auch stärker rückfetten als Seifen
Saure Feuchthaltemittel oder Wirkstoffe können nicht eingesetzt werden	Saure Feuchthaltemittel, wie Laktate, oder Wirkstoffe, wie Aminosäuren, sind problemlos in die Rezeptur einzubauen
Gibt einen feinen, cremigen Schaum mit einem angenehm weichen und glatten Gefühl	Je nach Syndet Variation von grobblasigem Schaum und härterem, stumpferem Gefühl bis zu seifenähnlichem Eindruck

Saure Syndets können Schmutz aus den Follikeltrichtern besser entfernen. Sie bewirken zudem, dass der pH-Wert der Hautoberfläche im physiologischen, schwach sauren Bereich gehalten wird, ein Milieu, das Keimwachstum verhindert. Tabelle 1.18-5 enthält eine vergleichende Darstellung der Wirkungen von Seifen und Syndets.

Syndets neigen zur Versumpfung: Bleibt das Reinigungsstück über Nacht in wenig Wasser liegen, entwickelt sich eine für Reinigungszwecke weitgehend unbrauchbare, geleeartige Masse. Um die Versumpfung zu verhindern, werden an den Syndetstücken Füßchen angebracht. Jeder Hersteller bietet in seiner Produktpalette feste Syndetstücke an.

Reinigungsmilch

Für die Reinigung des Gesichts sind dünnflüssige O/W-Emulsionen mit Emulgatorüberschuss als Reinigungsmittel entwickelt worden. Diese Lotionen werden mit einem Gesichtstuch oder den Händen aufgetragen und gleichmäßig verteilt und mit einem trockenen Tuch oder mit viel Wasser abgenommen. Die Ölphase der Reinigungsmilch enthält spreitende Öle (Isopropylmyristat, Purzellin, flüssiges Jojobawachs), aber oft auch einen relativ hohen Anteil flüssiges Paraffin. Reinigungsmilchen erlauben eine besonders schonende Reinigung und sind deshalb für empfindliche Haut geeignet. In den Produkten, die zur Reinigung fettarmer bzw. trockener Haut vorgesehen sind, ist der Ölanteil wesentlich erhöht, der Wasseranteil geringer. Auf Produktbeispiele kann hier verzichtet werden, denn praktisch jede kosmetische Serie enthält eine Reinigungsmilch oder Waschlotionen für Gesicht und Körper.

Hydrophile Öle

Hydrophile Öle bestehen aus gut spreitenden Verbindungen, wie Isopropylmyristat, flüssigen Wachsen, vor allem Purzellin oder flüssiges Jojobawachs, in Mischung mit flüssigem Paraffin, Sojaöl oder auch anderen pflanzlichen Ölen. In die Ölphase sind grenzflächenaktive Substanzen eingearbeitet. Dadurch wird das Öl mit Wasser benetzbar und das Produkt kann abgewaschen werden. Hydrophile Öle eignen sich gut zur Entfernung farbiger, dekorativer kosmetischer Mittel, wie Eyeliner, Lidstrich, Schminken, Wangenrouge usw. Beim Abwaschen bildet sich eine Emulsion, die den tiefenreinigenden Effekt erhöht. Zur Reinigung der fetten Haut wird das Öl in einen Becher Wasser gespritzt und die entstehende Emulsion dann zur Reinigung angewendet.

Adsorptive Reinigung

Zur Erzielung eines besonders milden Reinigungseffektes, meist bei erkrankter Haut, werden große

Komplexe mit hydro- und lipophilen Anteilen verwendet. Diesen Produkten ist nur wenig Syndet von besonders guter Verträglichkeit zugesetzt. Gereinigt wird also schwach detersiv und in erster Linie adsorptiv, da sich die Schmutzpartikelchen an die großen Komplexe adsorbieren, z. B. Produkte mit Mandelkleie, Hafermehlextrakt.

Abrasiva

Bei fett-feuchter Haut und Mitesserbildung werden Abrasiva angewandt. Abrasiva sind Pasten mit runden Polyethylengranula, mit anorganischen Substanzen, wie Aluminiumoxidkristallen, mit Polymethylsilikonharz oder auch nur mit Seesand. Diese Suspensionszubereitungen werden aufgetragen und die Haut durch kreisförmiges Reiben mit den Fingern „geschmirgelt". Dadurch können verlegte Poren geöffnet und Unreinheiten entfernt werden.

Produktbeispiele: Widmer Peeling® Emulsion, Vichy Purete Sanftes Peeling® Gel, Elasten® Exclusiv Tiefenreinigung, Claire Fisher Gesichtspeeling®, Vichy Normaderm® Peeling Gel, ROC mildes Peeling®.

Reinigungsmasken

Reinigungsmasken werden in dicker Schicht auf die Haut aufgetragen. Durch Luftabschluss (Feuchtigkeitseinschluss) wird eine starke Quellung und Auflockerung der oberen Hornschichtlagen erreicht. Bei Abnahme der Maske – gleichgültig, ob Creme-, Filmmaske oder erstarrende Maske – werden alle Schuppen oder gelockerten Hornschichtanteile entfernt. „Filmmasken" bestehen aus Gelbildnern, wie Methylcellulose oder Carboxymethylcellulose, Tragant oder Pektin. Das Gel trocknet auf der Haut nach ca. 10 bis 20 Minuten firnisartig ein und kann dann als Film abgezogen werden (Peeling-Maske, Peel off-Maske).

Reinigungscremes, meist abwaschbare O/W-Cremes mit relativ hohem Emulgator- und Tensidanteil führen ebenfalls zu einer Ablösung der obersten Hornschichtzellen. Kurz nach Verteilung auf der Haut wird das Produkt mit viel Wasser abgewaschen. Reinigungscremes bewirken eine intensive Tiefenreinigung und sind bei trockener Haut zu empfehlen.

Produktbeispiele: Claire Fisher Tiefenreinigungsmaske®, ROC Reinigungsmaske®, Vichy Thermal® Reinigungsmaske®, Eucerin® Reinigungsmaske.

Verträglichkeitsprüfung von Reinigungsmitteln

In vielen Fällen ist es wichtig zu wissen, wie die Verträglichkeit eines Reinigungsproduktes einzustufen ist. Aus diesem Grund wurden mehrere experimentelle Testverfahren entwickelt:

Duhring-Kammer-Test. Mit einem Glasschälchen wird die Lösung eine Woche lang durch viele Stunden täglich mit der Haut in Kontakt gehalten.

Skarifikationstest. Auftragen der Reinigungslösung auf die geritzte Haut.

Wasserabgabetest. Messung der nach der Reinigungsprozedur aus der Haut abdampfenden Wassermenge. Je größer diese Menge ist, um so stärker war die Schädigung der Hornschicht durch das Reinigungsmittel.

Waschtest. Waschung der Ellenbogen oder des Gesichts unter Anwendung extremer Bedingungen (langes Verweilen des Schaumes, häufige Wiederholung der Waschung).

Abwaschtest. Fluorescein-markierte Reinigungsmittel werden in üblicher Weise angewandt und abgespült. Durch anschließende Untersuchung der gereinigten Hautstelle unter ultraviolettem Licht lässt sich anhand der Fluoreszenz die zurückgebliebene Menge an Reinigungsmittel bestimmen. Da sich das Ausmaß eines toxischen Effektes aus toxischer Wirkung mal Einwirkungsdauer ergibt, kommt diesem Test besondere Bedeutung zu.

Tonisieren

An die Reinigung der Gesichtshaut schließt die Anwendung eines Gesichtswassers an (Tonisieren). Zweck ist die Nachreinigung, d. h., die Entfernung zumindest des größten Teils der noch vorhandenen Spuren an Reinigungsmittel. Außerdem erfrischen Gesichtswässer, desinfizieren die Hautoberfläche und fördern die Durchblutung. Bei Couperose (durchscheinende Äderchen) sollten durchblutungsfördernde Maßnahmen, also auch Masken, generell vermieden werden.

Gesichtswässer sind wässrige Lösungen mit Alkohol (Konzentration zwischen 5 und etwa 30 %, je nach dem aktuellen Hautzustand) und enthalten organische Säuren, z. B. Citronensäure, adstringierende Substanzen, wie Alaun, kühlende Substanzen, wie Menthol, und entzündungshemmende Wirkstoffe, z. B. häufig Pflanzenauszüge aus Kamille oder Hamamelis, Pflegestoffe oder durchblutungsfördernde Substanzen. Gesichtswässer mit einem Alkoholanteil $>15\,\%$ sind nur bei fetter Haut angezeigt. Gesichtswässer mit adstringierenden Substanzen werden bei grobporiger Haut verwendet.

Hautpflege

Aufgabe der Hautpflege ist die Erhaltung des Normalzustandes der Hautoberfläche bzw. die Wiederherstellung der Eudermie. Hautpflegeprodukte sind deshalb ähnlich zusammengesetzt wie der normale

Hydrolipidfilm der Hautoberfläche. Der bei unseren Umweltbedingungen wichtigste Effekt der Pflegekosmetika ist die Erhaltung des Wassergehalts der Hornschicht. Zu diesem Zweck enthalten die hierfür geeigneten Produkte Feuchthaltesubstanzen. Dabei handelt es sich um Stoffe, die eine starke Wasserbindung haben und in trockener Umwelt der Wasserabgabe möglichst für Stunden entgegenwirken. Derartige, in Kosmetika erfolgreich eingesetzte Feuchthaltesubstanzen sind saure Mucopolysaccharide, lösliche Proteine (Kollagen, Elastin, Hyaluronsäure), Milchsäure, Harnstoff und Natriumpyrrolidonkarbonsäure. Tagescremes, die derartige Feuchthaltesubstanzen enthalten, sind mit der Bezeichnung NMF (Natural Moisturizing Factors, natürliche Feuchthaltefaktoren, s. S. 262) gekennzeichnet. Neuere Untersuchungen zeigen, dass auch Adenosintriphosphat (ATP) und ein Kupferpolypeptid zu einer Erhöhung des Wasserbindevermögens der Haut führt.

Tagescremes

Tagescremes sind in überwiegender Zahl O/W-Emulsionen mit verschiedenen Zusätzen:

- ☐ Feuchthaltesubstanzen (NMF-Faktoren), Vitamine
- ☐ Antimikrobiell wirkende Substanzen (bei Präakne)
- ☐ Decksubstanzen: Zur Abdeckung der Hautunreinheiten oder zur Erzielung eines leicht braunen Hauttones werden getönte Tagescremes angewandt.
- ☐ Duftstoffe zur Steigerung der Akzeptanz

Oft sind in Tagescremes auch UVB- und UVA-Schutzfilter vorhanden (unter den alltäglichen Bedingungen bei uns unnötig). Die Lipidphase der Tagescremes soll insbesondere für die Anwendung an empfindlicher Haut der Zusammensetzung des natürlichen Hautfettes ähneln, deshalb werden häufig flüssiges Jojobawachs oder Sheabutter (Öl aus den Früchten des Shea-Strauches) zugesetzt. Tagescremes sollten so konzipiert sein, dass sie gut in die oberen Hautschichten eindringen und keinen störenden Fettglanz auf der Hautoberfläche zurücklassen.

Nachtcremes

Nachtcremes sind in der Regel fettreicher als Tagescremes. Meist handelt es sich um W/O-Emulsionen. Personen mit fetter Haut verzichten deshalb besser auf fettreiche Nachtcremes und wenden eine ihrer Haut angepasste Creme an. Nachtcremes werden oft als Nährcremes deklariert, eine Bezeichnung, die im Grunde unzutreffend und irreführend ist: Ernährt werden können und müssen nur lebende Zellen – und das über den Magen-Darm-Trakt. Die Zufuhr bestimmter Substanzen ist sinnlos, da die tiefer liegenden, lebenden Hautschichten Nährstoffe durch die Hornschicht nicht aufnehmen können. Nährstoffe für die Zellen sind vor allem Glukose, Aminosäuren, organische Phosphate und Sulfate, Verbindungen also, die schlecht in die Haut penetrieren. Ernährt und versorgt wird die Haut im Übrigen mit allen notwendigen Verbindungen ausschließlich von innen über das Blutgefäßsystem. Trotz dieser berechtigten Einwände hat sich die Bezeichnung „Nährcreme“ durchgesetzt, weil der Verbraucher im Gegensatz zum Wissenschaftler unter Ernährung der Haut auch die fettreiche Pflege versteht.

Eine andere geläufige Bezeichnung für Nachtcreme ist „Regenerativcreme“, was aussagen soll, dass in diesen Zubereitungen Wirkstoffe enthalten sind, die für die Zellerneuerung nützlich sind und der Faltenbildung vorbeugen sollen. Ob derartige Versprechungen tatsächlich gehalten werden können, muss dahingestellt bleiben. Fast alle Nachtcremes enthalten Wirkstoffe, wie Kollagen, Elastin, Gewebeextrakte oder Repairkomplexe (bakterielle Enzyme).

Pflegende Cremes, wie Tages- und Nachtcremes, werden in der Regel viel zu dick aufgetragen. Kosmetische Cremes sollten in dünner Schicht angewendet werden. Die Creme sollte gleichmäßig verteilt und leicht einmassiert werden. Von einer normal konsistenten Creme können ca. 2 mg pro cm^2 auf einer fettreichen Hautoberfläche verteilt werden, ohne dass ein sichtbarer bzw. fühlbar fettiger Film zurückbleibt. Für das ganze Gesicht wären also grob gerechnet 1 bis 2 g ausreichend. Wird der allgemeinen Vorstellung entsprechend – viel hilft viel – wesentlich mehr aufgestrichen, bleibt der Überschuss filmartig auf der Hautoberfläche zurück und kann zu unerwünschten Effekten, wie Wärmestau, Porenverlegung, Behinderung der Abdunstung und kosmetisch nachteiligem Aussehen, z. B. Fettglanz, führen. Zudem werden die auf der Haut zurückbleibenden Cremebestandteile durch Enzyme und Bakterien zersetzt. Hautreizungen oder unangenehme Geruchsbildung können die Folge sein. Kosmetische Cremezubereitungen sollten deshalb nicht zu lange auf die Haut einwirken und spätestens abends oder nach Auftragen einer Nachtcreme am Morgen gründlich entfernt werden. Auf eine detaillierte Aufführung der im Handel befindlichen Tages- und Nachtcremes kann an dieser Stelle verzichtet werden, denn jeder Hersteller bietet in seinem Kosmetikprogramm derartige Cremezubereitungen an (siehe Dermokosmetika-Liste, S. 313).

Allzweckcremes

Bei Allzweckcremes handelt es sich um Zubereitungen, deren schützend-pflegende Eigenschaften überwiegen. Sie sollen die Haut vor Witterungseinflüssen bewahren, dienen aber auch zur Pflege besonders strapazierter und rauer Haut. In vielen Fällen handelt es sich um W/O-Emulsionen, jedoch gibt es auch O/W-Emulsionen. Da neben dem pflegenden Effekt Schutzeigenschaften im Vordergrund stehen, sind Allzweckcremes nicht auf bestimmte Hauttypen abgestimmt.

Produktbeispiele: frei Öl® Feuchtigkeitscreme, Eubos® Creme.

Feuchtigkeitsemulsionen

Ein wesentlicher Faktor für Zustand und Aussehen der Haut ist der Feuchtigkeitsgehalt der Hornschicht, der normalerweise 10 bis 20 % beträgt. Je größer der Wasserverlust, um so rauer und spröder die Haut, ihre Elastizität lässt nach, die Unversehrtheit ist nicht mehr gewährleistet. Unmerkliches Schwitzen, Feuchtigkeitsaufnahme der Haut aus der umgebenden Atmosphäre und Feuchtigkeitsverlust durch ständige Abdunstung bestimmen den Grad der Hydratation. Besonders im Winter, bei längerem Aufenthalt in überhitzten Räumen, aber auch durch starkes Schwitzen, z. B. bei intensiver Sonnenbestrahlung trocknet die Haut aus. Häufige Einwirkung von Wasser oder grenzflächenaktiven Substanzen (Tenside) führen zum Verlust an wasserbindenden Substanzen (NMF-Faktoren), die für das Feuchthalte- und Wasseradsorptionsvermögen der Hornschicht elementare Bedeutung haben. Trockene Haut produziert feine Schuppen, sie fühlt sich rau an und juckt. Ursache einer trockenen rissigen Haut ist neben einem gestörten Lipidmangel auch der Mangel an Feuchthaltefaktoren. Es genügt also nicht, Fett in Form eines Öles oder einer Emulsion zuzuführen, sondern der Haut muss auch ausreichend Feuchtigkeit angeboten werden, am besten zusammen mit NMF-Substanzen.

Liposome

Liposome sind kleine, kugelförmige Vesikel, deren Hülle aus amphiphilen Lipiden bestehen. Im Wesentlichen sind dies Phospholipide, die ähnlich Biomembranen aus Doppelschichten bestehen. Hauptbestandteil ist Phosphatidylcholin (Lecithin). Liposome haben in ihrem Aufbau nicht nur Ähnlichkeit mit der Struktur von Biomembranen, sondern auch mit dem interzellulären Lipidfilm, der sich zwischen den abgestorbenen Zellen des Stratum corneum, den Korneozyten, als Kittsubstanz befindet. Diese Ähnlichkeit mit den dort enthaltenen Lipiden (Ceramide, freie Fettsäuren, Cholesterol) erleichtern die Wechselwirkung mit der Haut. Liposome können als Transportsystem benutzt werden. Im Inneren der Hohlkugel können hydrophile Substanzen eingelagert werden und die äußere Lipiddoppelmembran kann lipophile Wirkstoffe aufnehmen. Man unterscheidet multilamelläre Liposome mit einem Durchmesser von 500 bis 10 000 nm und unilamelläre mit einem Durchmesser von 25 bis 100 nm (Abb. 1.18-5). Kosmetika auf der Basis der Liposome haben sehr gute hautpflegende und zum Teil auch hautglättende Wirkungen.

Produktbeispiele: Widmer Extrait Liposomal®, Shoynear Liposome®, Sympathik Liposomengel®, Vichy Quintessence® Serum vital®).

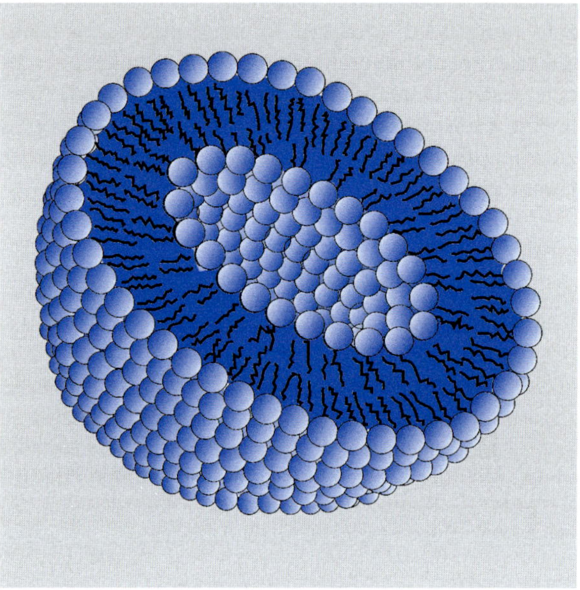

Abb. 1.18-5: Struktur des „Lyphazome"-Liposom

Über den eigentlichen Pflegeeffekt hinaus werden Liposome in der Kosmetik für folgende Zwecke angewandt:

- ☐ **Lichtschutzmittel.** Liposome mit UVB-absorbierenden Substanzen haben ein sehr gutes Haftvermögen an den Keratinozyten, so dass sich eine langanhaltende Schutzwirkung ergibt. Überdies sind solche Produkte meist wasserfest.
- ☐ **Wirkstoffträger.** Speziell gebaute Liposome haben auch ein besseres Eindringvermögen in tiefer liegende Hautschichten der Hornhaut (wie in lebende Schichten).

Sonstige Pflegemaßnahmen

Make-up-Präparate sind streichfähige Suspensionen, denen neben der Pflegewirkung vor allem ein dekorativer Effekt zukommt (Abdeckungseffekt, Farbeffekte durch Einarbeitung pigmentierter Substanzen, wie Eisenoxid oder Farbstoffe, so genannte getönte Make-ups). **Permanent Make-up** gehört als oberflächliche Tätowierung zu den Methoden der invasiven Kosmetik und nicht zur Pflege- oder Schutzkosmetik.

Pflegeöle sind für die Anwendung auf trockener, runzliger, schuppiger und schlaffer Haut bestimmt. Sie werden aber auch zur täglichen Hautpflege verwendet und bestehen aus Mineralölen, Bürzeldrüsenölen, Ölsäureoleylester und pflanzlichen Ölen (flüssiges Jojobawachs, Avocado-, Weizenkeimöl).

Gesichtspackungen

Crememasken (O/W-Cremes) dienen der intensiven Hautpflege, sie werden in dicker Schicht auf dem Gesicht verteilt und nach ca. 20 Minuten Einwirkungsdauer mit viel Wasser wieder abgespült. Crememasken bewirken eine relativ starke Okklusion, die zur verstärkten Hydratation der Hornschicht und Auflockerung der oberen Zellschichten führt, so dass Wirkstoffe besser eindringen können, z.B. Kollagen, Hyaluronsäure und Elastin bei Regenerativmasken. Bei Abspülung mit Wasser wird die Haut gleichzeitig durch grenzflächenaktive Bestandteile tief gereinigt. Crememasken oder erstarrende Masken (trocknende Pasten) sollten nicht bei empfindlicher Haut oder Couperose verwendet werden.

So genannte **Erfrischungsmasken** sollen die Feuchtigkeit in der Epidermis vermehren und die Durchblutung anregen. Durch Wasserbindung und Gefäßerweiterungen quillt die Haut und wird straffer.

Produktbeispiele: Avene® beruhigende Feuchtigkeitsmaske®, ROC belebende Feuchtigkeitsmaske®, Vichy Thermal Feuchtigkeitsmaske®, Hydrophase Masque® von La Roche Posay.

Aufbau- oder Regenerativmasken versprechen durch zusätzliche Wirkstoffe, wie Pflanzenauszüge, Kollagen, Elastin, Organextrakte eine besondere Wirkung auf die Zellen, indem sie physiologische Stoffwechselvorgänge anregen oder der Faltenbildung vorbeugen sollen. Auch bei diesen Masken dürfte der primäre Effekt jedoch in der Regulierung der Hautfeuchtigkeit, in einer Durchblutungssteigerung und in der Bewahrung des Lipidfilms liegen.

Wichtig ist die richtige Auswahl der Crememaske, die in ihrer Zusammensetzung auf den jeweiligen Hautzustand abgestimmt sein muss. Je nach Art und Menge der Emulgatoren und der verwendeten Hilfsstoffe kann eine Maske eine mehr entfettende Wirkung haben und ist damit für fette Haut besser geeignet als für trockene. Die in der Packungsbeilage angegebene Einwirkdauer sollte eingehalten werden.

Tabelle 1.18-6 zeigt die Grundzüge der Hautpflege bei verschiedenen Hautzuständen.

Reinigung und Pflege bei speziellen Hautzuständen

Trockene Haut

Wie schon erwähnt, ist eine tägliche, besonders abendliche Hautreinigung notwendig, um auf Dauer Hautschäden zu vermeiden. Jede Reinigungsmaßnahme, und sei es nur mit reinem Wasser, entfernt in mehr oder weniger großen Ausmaß auch den schützenden Hydrolipidfilm auf der Haut. Dies ist für die gesunde Haut kein Problem. Bei einer trockenen Haut ist die Regenerationsfähigkeit aber verlangsamt oder gestört. Bei wiederholter Einwirkung besonders grenzflächenaktiver Wirkstoffe wird die Entfettung der Haut und der Wasserverlust gefördert. Es ist deshalb wichtig, dass die trockene Haut richtig und mit den passenden Produkten gereinigt wird.

Tab. 1.18-6: Hautpflege bei verschiedenen Hautzuständen

Art der Hautpflege	Normale Haut	Fett-feuchte Haut (Präakne)	Trocken-fettarme Haut (Altershaut)
Reinigen	Kräftig: Seifen oder Syndetstücke, Milchen, Lotionen, Masken	Kräftig: Syndets in jedem pH-Bereich, Abrasiva, Masken	Sanft, mild, schonend, pH 7: Lotionen, Milchen, hydrophile Öle, adsorptive Reinigungsmittel
Tonisieren	Ethanol bis 15 %, Zusätze, die noch eben angenehm empfunden werden	Ethanol bis 15 %, Campher- und Alaunzusatz, antimikrobielle Substanzen	Ethanol <5 %, pflegende, kühlende, entzündungshemmende Zusätze
Pflegen	Tagsüber: O/W-Emulsion Nachts: lipidreichere Cremes, immer Feuchthaltesubstanzen	leichte, lipidaufnehmende Emulsionen, nur O/W! Einarbeitung von antimikrobiell wirkenden Verbindungen, Anwendung von Decksubstanzen; Feuchthaltesubstanzen weniger wichtig	Lipidreiche O/W-Emulsionen Nachts: W/O-Emulsionen, reichlich Feuchthaltesubstanzen
Schützen	Wichtig	Weniger wichtig	Außerordentlich wichtig

Entsprechend den Leitlinien der Gesellschaft für Dermopharmazie (GD) sollten folgende Grundregeln eingehalten werden:

- ☐ **Zusätzliche Austrocknung vermeiden.** Milde Tenside (Syndets in flüssiger oder fester Form) sind den Seifen generell vorzuziehen. Am besten sind Reinigungsmilchen mit einem hohen Lipidanteil. Nachbehandelt sollte nur mit alkoholfreien Gesichtswässern werden. Die geeigneten Produkte sind leicht an der Zusatzbezeichnung „Für die trockene Haut" erkennbar. Für die Ganzkörperreinigung stehen Waschlotionen, Duschcremes bzw. Duschgele zur Verfügung. Bei Vollbädern sind starke Schaumbäder zu vermeiden, günstig sind Ölbäder mit rückfettenden Komponenten.
  Produktbeispiele: Widmer Remederm® Ölbad, Balneum Intensiv® Bad, Balmandol®.
- ☐ **Nicht zuviel Reinigungsmittel verwenden.** Bei flüssigen Reinigungsprodukten reicht für das Gesicht ein erbsengroßes Stück. Für den Körper muss entsprechend mehr verwandt werden. Häufig wird das Reinigungsmittel bis zur intensiven Schaumbildung überdosiert, nach dem Motto „Viel reinigt mehr". Die trockene Haut wird dadurch noch mehr entfettet. Nach dem Auftragen und Verteilen soll mit viel Wasser gründlich abgespült werden. Ausnahme sind rückfettende Dusch- oder Ölbäder, bei denen ein Fettfilm auf der Haut zurückbleiben soll.
- ☐ **Nicht zu oft waschen.** Es ist völlig ausreichend, sich morgens und abends gründlich zu waschen. Mehrmals tägliches Duschen ist nicht zu empfehlen.
- ☐ **Nicht zu lange duschen oder baden.** Ein Duschvorgang sollte ca. 5 Minuten dauern, ein Vollbad nicht länger als 20 Minuten. Die Wassertemperatur sollte 30 bis 35 °C betragen. Je heißer das Wasser, desto stärker ist der Fett- und Feuchtigkeitsverlust sowie die Störung der Hautbarriere.
- ☐ **Nach der Reinigung Pflegeprodukte verwenden.** Zur Pflege der trockenen Haut gibt es spezielle Produktserien auf der Basis von Cremes oder Lotionen, die den Lipidverlust der Haut ausgleichen und das Feuchthaltevermögen erhöhen. Verwendet werden Harnstoff, Omegafettsäuren, Glycerin, Milchsäure, Aminosäuren, Nachtkerzenöl oder Sorbit.
  Produktbeispiele: Bepanthol®, Eucerin® trockene Haut, Excipial U® Lotio, Physiogel®, Menalind®.

Hautunreinheiten

Die seborrhoische, mit Mitessern besiedelte Haut ist eine Problemhaut. Sie muss deshalb richtig gepflegt und behandelt werden, um die Verschlechterung des Zustandes und damit den Übergang in eine Akne zu verhindern. Ziel aller Maßnahmen ist es, durch schonende Behandlung der betroffenen Hautstellen die Follikeltrichter zu öffnen, Entzündungen zu lindern und die weitere bakterielle Ausbreitung zu verhindern.

An erster Stelle zur Reinigung und Pflege der „unreinen" Haut steht eine konsequent durchgeführte Hygiene. Alle Manipulationen im Gesicht dürfen nur mit vorher gereinigten Händen durchgeführt werden. Waschlappen und Handtücher sollten – besonders bei entzündeter Haut – täglich gewechselt werden. Am praktischsten sind Einmalwaschlappen. Ratsam ist auch der häufige Wechsel des Kopfkissenbezuges.

Reinigung

Übertriebene Waschorgien mit aggressiven Reinigungssubstanzen oder Alkaliseifen sind zu vermeiden. Nach H. Korting sind zur Reinigung der seborrhoischen Haut am besten saure Syndets geeignet, die den natürlichen Säureschutzmantel der Haut aufrechterhalten. Bei einem physiologischen pH-Wert der Haut um etwa 5,5 herrschen für die Vermehrung von Propionibacterium acnes ungünstige Bedingungen. Hautschonend sind auch tensidhaltige, aber fettfreie Reinigungsgele oder leicht abwaschbare Emulsionen mit geringem Fettanteil. Bei der Auswahl sollte auf hautfreundliche, nicht komedogene Tenside geachtet werden (Eiweißfettsäurekondensate, Betainderivate, Sulfosuccinate, Alkylpolyglykoside). Reinigungsmasken dienen dazu, die Hornschicht aufzuweichen und den Talgüberschuss aufzunehmen. Es sind meist Pasten auf Basis anorganischer Stoffe, wie Ton, Bentonit oder Heilerde.

Filmmasken sind streichfähige transparente Gele, die nach dem Auftragen erstarren und dann abgezogen werden. Dadurch werden abgestoßene Hornschichten und Staubteilchen entfernt. Keinesfalls dürfen lipidreiche Cremepackungen verwendet werden. Eine intensivere Reinigung und Öffnung der Follikel kann mit den Abrasiva durchgeführt werden (s. S. 270). Die Cremes oder Gele enthalten Festbestandteile, die einen gewissen Schmirgeleffekt haben. Ungünstig sind scharfkantige Teilchen, wie Aluminiumoxidkristalle oder Seesand. Schonender wirken die runden Polyethylengranula.

Produktbeispiele: Widmer Peeling® Emulsion, Vichy Normaderm® Peeling Gel.

Die Häufigkeit der Anwendung richtet sich nach dem Hautzustand. Ist die Haut entzündet, sollten Abrasiva nicht öfter als ein- bis zweimal die Woche angewendet werden. Das gilt besonders für die chemischen Peelings (Alpha-Hydroxisäuren, Trichloressigsäure), die man bei hartnäckigen, festsitzenden Hornpropfen anwendet, eine Maßnahme, die aber der erfahrenen Kosmetikerin oder einem Dermatologen vorbehalten bleiben sollte. Alle Reinigungsprodukte, seien es Seifen, Cremes, Gele oder Masken, müssen anschließend sorgfältig mit reichlich Wasser abgespült werden.

Produktbeispiele: Stepin® Waschlotio, Widmer Liposol® Reinigungsgel, Eucerin® unreine Haut Reinigungsgel, ROC Gel Purifiant, Vichy Normaderm® Reinigungsgel, Lutsine Bactopur® Reinigungsgel.

An die Hautreinigung schließt sich die Anwendung von Gesichtswässern an („Tonisieren"). Sinn ist die Entfernung restlicher verbliebener Reinigungsmittel, die Wiederherstellung des sauren pH-Wertes der Haut und auch die bessere Durchblutung und gewisse Erfrischung der Haut. Der antibakterielle Effekt wird mit Gesichtswässern, die Alkohol (bis zu 30 %) und desinfizierende Substanzen (Chlorhexidin, Triclosan) enthalten, erreicht. Zugesetzte Aluminiumsalze wirken adstringierend und verengen die Poren. Die wässrigen Produkte werden lokal begrenzt auf die betroffenen Stellen entweder mit Wattestäbchen oder Tupfern aufgetragen. Auch Stifte sind geeignet.

Produktbeispiele: Stepin® Tinktur, Hexomedin® Tinktur, Vichy Normaderm® Hautklär Lotio, Widmer Clear Skin® Stick, Vichy Normaderm® Stick Express.

Pflege

Grundsätzlich gilt es, bei einer fett-feuchten Haut überfettete Produkte zu vermeiden. Man verwendet rasch einziehende, fettarme O/W-Cremes, Hydrogele oder die emulgatorfreien Hydrodispersionsgele. Zusätzlich sind oft antibakteriell wirkende Substanzen (Chlorhexidindiglukonat in ROC Elubiol® Gel, Triclosan in Vichy Normaderm® Intensiv Pflegecreme) oder hornhautlösende Wirkstoffe (Keratolytika) eingearbeitet. Verwendet werden hierzu 2–5 % Salicylsäure oder Fruchtsäuren, z. B. Glykolsäure. Zur Ablösung der Hornpropfen am Follikelausgang wird am häufigsten Benzoylperoxid verwendet (5–10 % in Cremes oder Gelen). Die Substanz wirkt antiseborrhoisch und kann auch die Entstehung neuer Mitesser verhindern. Allerdings ist Benzoylperoxid für kosmetische Mittel nicht zugelassen, die entsprechenden Präparate gelten als Arzneimittel. Dies gilt auch für den antibakteriell und hornhautlösenden Wirkstoff Azelainsäure.

Nach Auftragung der benzoylperoxidhaltigen Produkte müssen die Hände gründlich gewaschen werden. Die Anwender sind darauf hinzuweisen, dass vorübergehend eine leichte Verschlechterung des Hautzustandes eintreten kann. Diese äußert sich in einer Rötung, Austrocknung und Spannung der Haut. Der Patient ist dringend zum Durchhalten der Therapie aufzufordern. Die Therapie kann langwierig sein und erfordert oft mehrere Behandlungszyklen. Auch Geduld ist den Jugendlichen zu empfehlen. Der häufige Wechsel der Produkte bringt nichts.

Benzoylperoxidhaltige Produktbeispiele: Widmer Acne Plus® Creme, Sanoxit® Gel, Aknefug® oxid Creme.

Zur Abdeckung der Pusteln und Knötchen eignen sich getönte Tagescremes, Make-up-Präparate oder Abdeckstifte, die meist antiseptische Wirkstoffe enthalten. Alle Make-up-Produkte sollten wegen der Kontaminationsgefahr nicht wie üblich mit einem Pinsel oder Schwämmchen aufgetragen werden, sondern mit den vorher gereinigten Fingern vorsichtig verteilt werden. Die Produkte haben wegen des hohen Pulveranteils einen aufsaugenden Effekt und können deshalb überschüssiges Fett aufnehmen. Alle abdeckenden Produkte sollten abends mit den erwähnten Reinigungsmaßnahmen sorgfältig von der Haut entfernt werden.

Ein heikles Thema ist die Öffnung der Komedonen. Gewaltsames Ausdrücken schädigt die Zellwände, führt zu Entzündungen und begünstigt Sekundärinfektionen. Es entstehen noch mehr Pusteln, Zysten und entzündete Knoten, die oft nur narbig abheilen. Der Übergang zur Akne wird begünstigt. Am besten lässt man die Behandlung von einer erfahrenen Kosmetikerin vornehmen. Wer dies unbedingt selbst machen will, sollte folgende Empfehlungen beachten: Mit warm-heißen Kamille-Dampfbädern oder feuchtwarmen Kräuterumschlägen werden die Verhornungen aufgeweicht. Mit den sauberen oder noch besser mit einem Tuch umwickelten Zeigefingern wird die Haut um den Komedo durch vorsichtiges Ziehen in alle vier Richtungen gedehnt. Der Hornpropf und der Talg sollen frei heraustreten, drücken oder quetschen muss unterbleiben. Nach Entleerung des Komedo schließen sich die erwähnten Reinigungsmaßnahmen und die Behandlung mit desinfizierenden Gesichtswässern an.

Eine typische Aknediät gibt es nicht. Wenn die Betroffenen allerdings meinen, dass sich ihr Hautzustand nach dem Genuss bestimmter Speisen (oft genannt: Schokolade, Nüsse, Süßigkeiten) verschlechtert, dann sollten diese eben gemieden werden. Von größerer Bedeutung ist, dass andere Provokationsfaktoren möglichst gemieden werden: Bestimmte Arzneimittel, z. B. Brom oder Jodverbindungen, Nahrungsergänzungsmittel, Hefepräparate, Vitamindrinks mit Vitamin B_6 bzw. B_{12}, Kosmetika mit komedogenen oder zersetzenden Inhaltsstoffen oder Umweltsubstanzen, wie Öle, Chlor oder Teer.

Wirkstoffe in kosmetischen Mitteln

Bei den in Kosmetika angewandten Wirkstoffen unterscheidet man fünf Gruppen:

- ☐ Wirkstoffe, die an der Hautoberfläche reinigende, pflegende, schützende oder dekorative Effekte haben. Hierzu zählen Detergenzien, antimikrobiell wirkende Stoffe, Lichtschutzmittel, Deodoranzien und Dihydroxyaceton.

- Wirkstoffe, die in die Hornschicht eindringen, z. B. Feuchthaltesubstanzen.
- Wirkstoffe, die in lebende Schichten der Oberhaut eindringen und dort Dysregulationen beheben oder den Zellstoffwechsel anregen. Beispiele sind alle entzündungshemmenden Stoffe sowie verschiedene Koenzyme (Retinolacetat, Retinsäure), Metabolite und Stoffwechselaktivatoren (Extrakte aus Pflanzen oder tierischen Organen). Diese Wirkstoffe sind nicht unumstritten, da schon deutliche Übergänge zu pharmakologischer Wirkung vorhanden sind, jedoch die angepriesenen Effekte nicht immer nachgewiesen werden können.
- Wirkstoffe, die an den Ausführungsgängen der Schweißdrüsen strukturelle Veränderungen hervorrufen und damit die auf die Hautoberfläche gelangende Schweißmenge reduzieren (Aluminiumchlorid-Hexahydrat).
- Wirkstoffe, die die Durchblutung anregen (Hyperämika), die die Haut durch Entzug von Verdunstungswärme abkühlen oder Temperaturpunkte beeinflussen (Menthol).

Die Wirkung vieler kosmetischer Mittel ist in erster Linie durch den Einfluss des Vehikels bedingt; Wirkstoffe sind oft nur von sekundärer Bedeutung. Kosmetische Effekte auf der Hautoberfläche kann man naturwissenschaftlich exakt bestimmen, die Anregung des Zellstoffwechsels der Hautoberzellen lässt sich dagegen kaum nachweisen. Minimalforderung für die Anwendung ist deren Standardisierung.

Als Wirkstoffe in kosmetischen Mitteln werden vor allem angewandt: Elastin, Kollagen, Hyaluronsäure, Repairkomplexe (aus Bakterienlysaten), verschiedene Pflanzenextrakte, Aloe vera.

Produktbeispiele: Gegen Hautalterung werden spezielle Substanzen angewandt: Vitamin E (Optolind® Creme), Vitamin C (Active C Creme), Retinaldehyd (Ystheal® Creme), Retinol (Roc Retinol Actif® Creme), Eucerin® Vital Retinol, Kupfer Peptide (Neutrogena® Visibly young), Retinol plus Vitamin C (Reti® C Creme), Biotin (Eucerin® Nachtcreme), Coenzym Q10 (Eucerin® Antifaltenpflege), Retinol (Eucerin® Tagescreme), Proteine (Claire Fisher Seidenkosmetik) Phytoflavone (Vichy Novadiol® Creme).

Präparate zur Behandlung der trockenen Haut enthalten überwiegend Harnstoff, daneben Omegafettsäuren, Cholesterol und Feuchthaltesubstanzen in geeigneten Grundlagen, die der Haut Feuchtigkeit und Fette bzw. Öle zuführen können.

Präparate mit Fruchtsäuren (Glykol-, Apfel- oder Citronensäure sowie Milchsäure) schilfern die oberen abgestorbenen Hornzellen ab und sollen die natürliche Erneuerung der Haut begünstigen. Bei regelmäßiger Pflege sollen Fältchen deutlich gemindert werden. In höheren Konzentrationen dienen Fruchtsäuren dem Arzt als tiefes Peeling.

Produktbeispiele: Widmer AHA® Creme, Effaclar® Emulsion, Neotop® Creme.

1.18.4 Hautschutz

Zweck und Möglichkeiten

Bei Belastung durch Umweltfaktoren oder mechanische bzw. chemische Einflüsse werden die Schutzmechanismen der Haut überfordert. Es kann dann versucht werden, bestimmte Schutzmechanismen der Haut zu verstärken und so die Hautschädigung zu verhindern. Die Möglichkeiten der Schutzkosmetik sind aber begrenzt, ausgenommen bei Sonnenschutzmitteln, die für den Bedarf der Normalhaut unter allen Bedingungen ausreichen. Nur im Moment der Applikation bilden Cremes, Salben oder Pasten eine kontinuierliche Schicht, anschließend wird die Bewegung der Haut sowie die Produktion von Schweiß und Talg den Schutzfilm zerstören.

Barrieresalben

Zum Schutz gegen chemische Noxen, beispielsweise Detergenzien im Spülwasser sowie gegen Nässe, werden Barrieresalben, z. B. Stoko Hautschutzprodukte, angeboten. Solche Produkte enthalten einen hohen Anteil an Vaseline, Lanolin oder das Wasser abweisende Silikonöl. Die Salben sind meist stark überfettet (oft W/O-Cremes), deshalb in der Regel schmierig und bei vielen Arbeitsprozessen störend. Der Schutz ist besonders bei lang andauernder Wassereinwirkung gering; häufiges Nachsalben ist deshalb erforderlich. In diesem Zusammenhang ist eine Neuentwicklung von Interesse, die wie ein „flüssiger Handschuh" die Haut schützen soll. Es handelt sich um ein Gemisch aus Stearaten, Propylenglykol, Glycerol und Sorbitol, das etwa zwei Minuten nach dem Auftragen ca. 0,02 mm in die Hornschicht der Epidermis eindringt. Der eingezogene Schaum soll wie ein nicht spürbarer Film wirken, der weder das natürliche Tastempfinden noch die Hauttranspiration beeinträchtigt. Dadurch wird ein Schutzeffekt gegen Chrom, Nickel, Glasfasern, Klebstoffe, Waschmittel und aufgrund der Pufferwirkung auch gegen Säuren und Alkalien im pH-Bereich von 2 bis 14 sowie gegen Windeldermatitis erreicht; er soll vier Stunden andauern, auch wenn die Hände mehrmals gewaschen werden.

Kälteschutz

Kälteeinwirkung, insbesondere wenn mit Feuchtigkeit verbunden, führt leicht zu Hautschäden. Kälteschutzsalben sind lipidreiche, wasserfreie bzw. -arme Zubereitungen, die auch bei tieferen Temperaturen streichfähig bleiben sollen. Solche Produkte werden in möglichst dicker Schicht aufgetragen. Um die Haut geschmeidig zu erhalten, müssen Salben reichlich Feuchthaltesubstanzen enthalten. Der beste Kälteschutz ist allerdings die Abdeckung der Haut mit Textilien.

Sonnenschutz

Strahlenbereiche

Beim Sonnenbaden wird die Haut mit folgenden Strahlenarten konfrontiert:

- ☐ UVB: 295 bis 315 nm
- ☐ UVA: 315 bis 380 nm
- ☐ Sichtbares Licht: 380 bis 780 nm
- ☐ Infrarot: 780 bis ca. 3000 nm

Die Strahlen der Sonne unterscheiden sich durch ihre **Energie** (je kleiner die Wellenlänge, umso größer die Energie) und ihr **Eindringvermögen** in die Haut. UVB-Strahlen mit einer Wellenlänge um 300 nm werden von den oberen Epidermisschichten weitgehend abgefangen, gelangen aber immerhin zu einem geringen Anteil noch bis zur lebenden Basalzellenschicht. UVA-Strahlen dagegen durchdringen die Epidermis und erreichen das Bindegewebe der Lederhaut. Dies ist auch der Grund, warum im Blut befindliche phototoxische Substanzen mit UVA zu entzündlichen Hautreaktionen führen können (photoallergische bzw. phototoxische Reaktion).

Wirkungen ultravioletter Strahlen

Die Sonne ist nützlich, aber auch gefährlich, eine Binsenweisheit, die aber noch nicht bei allen durchgedrungen zu sein scheint. Neben den in Tabelle 1.18-7 aufgeführten positiven Effekten sind eine Reihe Schadwirkungen zu befürchten. Es besteht heute kein Zweifel mehr, dass jahrelange intensive Sonnenbestrahlungen und wiederholte Sonnenbrände das Risiko, an Hautkrebs (Basaliom, Spinaliom, Melanom) zu erkranken, beträchtlich erhöhen und die naturgegebene Hautalterung wesentlich beschleunigen. Hauptsächlich verantwortlich sind die UVB-Strahlen durch Schädigung der DNS-Struktur in den Zellkernen. Auch Sonnenbrand (Erythem) ist ausschließlich die Folge übermäßiger UVB-Einwirkung. UVA-Strahlen hielt man Jahrzehnte für weitgehend harmlos. Heute weiß man auf Grund neuer Forschungsergebnisse, dass UVA-Strahlen durch ihr tiefes Eindringvermögen für eine Reihe von Schäden verantwortlich sind:

Tab. 1.18-7: Wirkungen der Sonnenstrahlung

Günstige Wirkungen	Schädliche Wirkungen
Förderung des Allgemeinbefindens Anregung von Stoffwechselvorgängen Vitamin-D-Synthese Besserung bestimmter Hauterkrankungen	**Akute Lichtschäden** Erythem (Sonnenbrand) Photodermatosen Keratokonjunktivitis Sonnenstich Photoallergische, phototoxische Reaktionen **Chronische Lichtschäden** „Hautalterung" Hautkrebs

- ☐ Hautalterung (Photoaging durch Abbau der Kollagenstruktur)
- ☐ Induktion bestimmter Hautkrebsformen (Photokarzinogenese über Radikalbildung und Schädigung der DNS)
- ☐ Immunsuppressionen
- ☐ Auslösung krankhafter Reaktionen an der Haut (Photodermatosen, photoallergologische bzw. phototoxische Reaktionen)
- ☐ Photoaugmentation (Verstärkung der UVB-Wirkungen)

Die von vielen so geschätzte Bräunung der Haut ist eigentlich – neben der Ausbildung einer Lichtschwiele – eine Schutzreaktion der Haut gegenüber den ultravioletten Strahlen der Sonne. Der Hautfarbstoff Melanin wird in den Basalzellen aus der Aminosäure Tyrosin gebildet. Die Anregung erfolgt in erster Linie über die UVB-Strahlen, während die UVA-Strahlen bereits vorhandene Melaninvorstufen nur nachdunkeln. Um eine dauerhafte und tiefe Hautbräune zu erreichen, kommt es also darauf an, die Einwirkung der Sonnenstrahlen so zu dosieren, dass die Bräunung in Gang gesetzt wird, ein Sonnenbrand aber vermieden wird und die entstandenen Zellkernschäden von den Reparaturmechanismen wieder behoben werden können. Dieses Ziel kann nur durch einen richtigen auf die individuelle Empfindlichkeit abgestimmten, konsequent durchgeführten Sonnenschutz erreicht werden.

Schutz vor ultravioletten Strahlen

Beim Sonnenschutz unterscheidet man die natürlichen Schutzmechanismen und die künstlichen Maßnahmen.

Natürlicher Sonnenschutz

Gegen die schädlichen Einflüsse der ultravioletten Strahlen schützt sich unsere Haut durch:

- ☐ Verdickung der Hornschicht
- ☐ Bildung des Hautfarbstoffes Melanin

Bei diesen Schutzmechanismen handelt es sich um typische Anpassungsreaktionen, die sich zwar im Lauf der Zeit verstärken, die aber auch durch ungewohnt hohe Sonnenintensität überfordert werden können. Maßnahmen des künstlichen Sonnenschutzes unterstützen diese körpereigenen Schutzmechanismen und verringern das Risiko eines akuten (Sonnenbrand) oder chronischen Lichtschadens.

Künstlicher Sonnenschutz

Hierzu zählen

- ☐ Richtiges Verhalten: Primärer Aufenthalt im Schatten, Mittagssonne meiden, Dauer der Einwirkung abgestimmt auf individuelle Empfindlichkeit
- ☐ Textilien: Hemd, T-Shirt, Hut
- ☐ Einnahme von Radikalfängern, wie β-Caroten
- ☐ Auftragen von Sonnenschutzmitteln

Sonnenschutzmittel

Aufbau

Sonnenschutzmittel werden wie alle kosmetischen Mittel in der Kosmetikrichtlinie der EU geregelt, die mit dem Lebensmittel- und Bedarfsgegenständegesetz und seiner Kosmetikverordnung in nationales Recht übernommen wird. Eine Zulassung des Fertigproduktes von amtlicher Seite findet nicht statt. In den USA sind Sonnenschutzmittel rezeptfreie Arzneimittel („OTC-Drugs").

Zweck und Aufbau

Wesentliche Aufgabe eines Sonnenschutzmittels ist die Verhinderung akuter (Sonnenbrand, Lichtdermatosen) und chronischer (Hautalterung, Hautkrebs) Lichtschäden. An Sonnenschutzmittel werden hohe Anforderungen gestellt: Sie müssen photostabil und optimal hautverträglich sein. Sonnenschutzmittel sind deshalb sehr komplex zusammengesetzt. Sie bestehen aus der Grundlage, den eigentlichen Schutzsubstanzen (UV-Filter, Mikropigmente) und verschiedenen Zusätzen mit unterschiedlicher Zielsetzung (Tabelle 1.18-8). Charakterisiert werden sie durch Kennzahlen, die über die Stärke der Schutzwirkung vor den ultravioletten Strahlen Auskunft geben sollen (s. S. 284). Sonnenschutzmittel sollen die Haut aber auch unter den extremen Bedingungen einer Sonnenbestrahlung pflegen. Dies bedeutet: Zufuhr von Lipiden und Ausgleich des Feuchtigkeitsverlustes. Durch die Entwicklung moderner Grundlagen sind die Sonnenschutzpräparate nicht nur besser verträglich, sondern können auch auf alle individuellen Anforderungen (Zustand der Haut, Wasserfestigkeit) oder spezielle Anwendungszwecke (Lichtdermatosen) abgestimmt werden.

Produktbeispiele: Apothekenexklusive Sonnenschutzmittel sind Anthelios® (Roche Posay), Avène® (Pierre Fabre Dermokosmetik), Capital Soleil® (Vichy), Contralum® (Boots Health Care), Daylong® (Spirig), Claire Fisher Sonne (Taylor Kosmetik), Eubos® Sun (Dr. Hobein), Eucerin® Sonne (Beiersdorf), Ladival® Sonne (Stada), Microban® plus, Microsun® (Spirig), ROC Sante Soleil® (Johnson und Johnson), Ilrido® Sonne (E. Ritzert), Widmer Sonne® (Widmer), UVauDerm® (Sanofi), Photoderm® Max (Bioderma), Stokoo® UV (Stockhausen), Body Sol Sun®+Ski (Chefaro).

Tab. 1.18-8: Aufbau von Sonnenschutzmitteln

Grundlage	Schutzsubstanzen	Zusätze
Emulsionen	Chemischer Sonnenschutz:	Repairkomplexe
Cremes (W/O bzw. O/W)	UVB/UVA-Breitbandfilter	Vitamin A, E
Lotionen		Bräunungsbeschleuniger
Milch	Physikalischer Sonnenschutz:	Ätherische Öle
Schaum	Reflexion	Feuchthaltesubstanzen
Spray	Streuung, Absorption durch	Antioxidanzien
Lösungen	Decksubstanzen	Bakterienlysate
wässrig-alkoholisch	Mikropigmente	Farbstoffe
ölig		Pflanzenauszüge
Hydrogele		Entzündungshemmer
Hydrodispersionsgele		Gerbstoffe
Lipogele		Repellents
Pasten		Radikalfänger
Wachsstifte		Hautfärbemittel
Liposome		Duftstoffe
Mikrokapseln		Konservierungsmittel
Puder		

Wirkungsweise

Sonnenschutzmittel schützen die Haut vor den ultravioletten Strahlen durch zwei Wirkprinzipien:

- ☐ Absorption (chemischer Strahlenschutz durch UV-Filter)
- ☐ Reflexion und Streuung (physikalischer Lichtschutz durch Pulverpartikel)

Sonnenschutz durch UV-Filter

UV-Filter bestehen aus chemischen Verbindungen, die auf Grund ihrer Molekülstruktur (Benzolringe und Substituenten mit zahlreichen Doppelbindungen) die Energie der ultravioletten Strahlen aufnehmen können. Dabei werden Elektronen von inneren Bahnen des Moleküls auf äußere Bahnen angehoben (Absorption). Wenn die Elektronen wieder in den energieärmeren Grundzustand zurückfallen, wird die aufgenommene Strahlungsenergie als Wärme freigegeben. Die Einwirkung der Strahlungsenergie kann aber auch zu chemischen Veränderungen im Filtermolekül führen, die wiederum die Ursache für phototoxische oder entzündliche Reaktionen der Haut sein können. Die UV-Stabilität ist deshalb ein wichtiges Kriterium für eine Filtersubstanz. Die als Filter eingesetzten chemischen Substanzen unterscheiden sich:

- ☐ im Absorptionsbereich
- ☐ in der Lage des Absorptionsmaximums
- ☐ in der spezifischen Extinktion
- ☐ in der Löslichkeit
- ☐ in der Photostabilität
- ☐ im Penetrationsvermögen
- ☐ in der Hautverträglichkeit

UV-Filter müssen toxikologisch unbedenklich sein und werden genauen Prüfungen unterworfen. Ihre Verwendbarkeit für Sonnenschutzmittel wird in der Kosmetikverordnung (s. S. 258) definiert und geregelt. Danach sind UV-Filter Stoffe und Zubereitungen, die kosmetischen Mitteln überwiegend zu dem Zweck zugefügt werden, ultraviolette Strahlen von der Haut fernzuhalten oder abzuschwächen, um so vor bestimmten schädlichen Wirkungen dieser Strahlen zu schützen.

Der Anhang VII der europäischen Kosmetikgesetzgebung legt fest, welche chemischen Substanzen als UV-Filter in kosmetischen Produkten verwendet werden dürfen. Derzeit sind 24 UV-Filter aufgeführt (Stand 2002). In dieser Positivliste sind auch Höchstkonzentrationen vorgeschrieben und evtl. Warnhinweise aufgeführt. Sie werden nach der INCI-Nomenklatur (International Nomenclature of Cosmetic Ingredients) bezeichnet. Die Angabe aller Inhaltsstoffe bei Kosmetika und damit auch bei Sonnenschutzmitteln ist seit 1997 in der EU verbindlich vorgeschrieben.

Je nachdem, welcher Wellenbereich von der Filtersubstanz absorbiert wird, unterscheidet man:

- ☐ UVB-Filter,
- ☐ UVA-Filter,
- ☐ Breitband-Filter.

UVB-Filter

In Tabelle 1.18-9 sind die derzeit in Sonnenschutzmitteln verwendeten UVB-Filter aufgelistet (Stand 2002). Die meisten UVB-Filter sind öllöslich, lediglich die Sulfonsäuresalze des Phenylbenzimidazol und des Benzylidencampher sind wasserlöslich. Da der primäre Zweck eines Sonnenschutzmittels die Verhinderung eines Sonnenbrandes ist, der durch die UVB-Strahlen hervorgerufen wird, enthält praktisch jedes Produkt einen oder mehrere UVB-Filter (Ausnahme: Mikropigmentpräparate, s. S. 281).

Um auch im UVA-Bereich eine Schutzwirkung zu erzielen, wurden die UVB-Filter mit den Derivaten des Benzophenons (Tab. 1.18-9) kombiniert. Benzophenone schützen sowohl im UVB-Bereich als auch UVA-Bereich. Allerdings ist ihre Absorptionsfähigkeit nicht besonders groß und deckt nur den kurzwelligen UVA-Bereich ab. Um den gesamten UVA-Bereich abzublocken, müssen echte UVA-Filter eingesetzt werden. Da es inzwischen wirksame und photostabile neue UVA-Filter gibt, geht die Verwendung der Benzophenone zurück.

UVA-Filter

Ein wirksamer Schutz vor UVA-Strahlen war lange Zeit nicht gefragt. Die Sonnenschutzmittel der ersten Generation enthielten nur UVB-Filter, um vor Sonnenbrand zu schützen. Die UVA-Strahlen sollten durchgelassen werden, um rasche Pigmentierung der Haut zu erreichen (Nachdunkelung vorhandener Melaninvorstufen). Überdies hielt man Strahlen aus dem Bereich von 320 bis 400 nm weitgehend für harmlos. Auf Grund neuerer Forschungsergebnisse weiß man heute, dass UVA- Strahlen durch ihr hohes Eindringvermögen in die Haut für eine Reihe Schäden verantwortlich sind (s. S. 277). Der zuverlässige UVA-Schutz gewinnt also immer mehr an Bedeutung: Dies gerade vor dem Hintergrund, dass die hohen Lichtschutzfaktoren lange Bestrahlungszeiten ermöglichen, so dass hohe UVA-Dosen die Haut durchdringen können.

Der bisher am meisten verwendete UVA-Filter war Butyl Methoxidibenzoylmethan (Parsol 1789 bzw. Eusolex 9020), der den langwelligen UVA-Be-

Tab. 1.18-9: UV-Filter in Sonnenschutzmitteln (Auswahl)

Substanz	INCI-Bezeichnung	Handelsname/ Hersteller
UVB-Filter (Absorptionsbereich: 280 bis etwa 320 nm)		
4-Aminobenzoesäure	PABA (4-Aminobenzoesäure)	PABA (Merck)
4-Dimethylaminobenzoesäure-2-ethylhexylester	Ethylhexyl Dimethyl PAB	Eusolex 6007 (Merck)
4-Bis(polyethoxy)-aminobenzoesäure-polyethoxyethylester	PEG-25 PABA	Uvinul P 25 (BASF)
4-Methoxyzimtsäure-isoamylester	Isoamyl p-Methoxycinnamate	Neo Heliopan E 1000 (H+R)
4-Methoxyzimtsäure-2-ethylhexylester	Ethylhexyl Methoxycinnamate	Eusolex 2292 (Merck), Neo Heliopan AV (H+R), Parsol MCX (Givaudan)
3-(4-Methyl)benzyliden-bornan-2-on	4-Methylbenzylidene Camphor	Eusolex 6300 (Merck), Neo Heliopan MBC (H+R), Uvinul MBC (BASF)
3-(4-Sulfo)benzyliden-bornan-2 und Salze	Benzylidene Camphor Sulfonic Acid	Mexoryl SL (Chimex)
3-(4-Trimethylammonium)benzyliden-bornan-2-on-methylsulfat	Camphor Benzalkonium Methosulfate	Mexoryl SK (Chimex)
3-Benzyliden-bornan-2-on	3-Benzylidene Camphor	Unisol S 22 (Induchem)
Salicylsäure-2-ethylhexylester	Ethylhexyl Salicylate	Neo Helipan OS (H+R), Eusolex OS (Merck)
3,3,5-Trimethylcyclohexylsalicylat (Homosalatum)	Homosalate	Eusolex HMS (Merck)
2,4,6-Trianilin-p-(carbo-2′-ethylhexyl-1′-oxy)-1,3,5-triazin	Ethylhexyl Triazone	Uvinul T 150 (BASF)
2-Phenylbenzimidazol-5-sulfonsäure und Salze	Phenylbenzimidazole Sulfonic Acid	Eusolex 232 (Merck), Neo Heliopan Hydra (H+R), Parsol HS
2-Cyan-3,3-diphenyl-acrylsäure (2-ethyl-hexylester)	Octocrylene	Neo Heliopan 303 (H+R), Eusolex OCR (Merck)
Dimethicodiethylbenzalmalonat	Benzylidene Malonate Polysiloxane	Parsol SLX (Hoffmann La Roche)
UVB/UVA-Filter (Absorptionsbereich: 290 bis etwa 340 nm)		
2-Hydroxy-4-methoxy-benzophenon (Oxybenzonum)	Benzophenone-3	Eusolex 4360 (Merck), Uvinul M40 (BASF)
2-Hydroxy-4-methoxybenzophenon-5-sulfonsäure und Salze (Sulisobenzonum)	Benzophenone-4	Uvinul MS 40 (BASF)
UVA-Filter (Absorptionsbereich: 320 bis etwa 400 nm)		
3,3′-(1,4-Phenylendimethin)-bis (7,7-dimethyl-2-oxo-bicyclo-[2,2,1]-1-methansulfonsäure und ihre Salze	Teraphtalidene, Dicamphor Sulfonic Acid	Mexoryl SX (L'Oreal)
1-(4-tert.-Butylphenyl)-3-(4-methoxyphenyl)propan-1,3-dion	Butyl Methoxydibenzoylmethane	Eusolex 9020 (Merck), Parsol 1789 (Givaudan)
2,2-(1,4-Phenylene)bis (1H-benzimidazol-4,6 disulfonsäure), Natriumsalz	Disodium Phenyl, Dibenzimidazole, Tetrasulfonate	Neo Heliopan AP (H+R)
2-(4-Diethylamino-2-hydroxybenzoyl)benzoesäure-hexylester	Diethylamino Hydroxy Benzoyl Hexyl Benzoate	Uvinul A plus (BASF)
Breitband-Filter (290 bis etwa 390 nm)		
2-(2H-benzotriazol-2-yl)-4-methyl-6-(2-methyl-3-(1,3,3,3-tetramethyl-1-(trimethylsilyloxy)-disiloxanyl)-propyl)-phenol	Drometrizole Trisiloxane	Mexoryl XL (L'Oreal)
2,2′-Methylen-bis-{6-(2H-benzotriazol-2-yl)-4-(1,1,3,3-tetramethyl-butyl)-phenol}	(Bis-Octyl Triazole) Methylene Bis-Benzotriazolyl Tetramethylbutylphenol	Tinosorb M (Ciba)
2,4-Bis-{[4-(2-ethyl-hexyloxy)-2-hydroxy]-pheny}-6-(4-methoxyphenyl)-(1,3,5)-triazin	Bis-Ethylhexyloxyphenol Methoxyphenyl Triazine	Tinosorb S (Ciba)

H+R: Haarman & Reimer

reich mit einem Maximum bei 360 nm gut abdeckt (Übersicht der derzeit verwendeten UVA-Filter Tab. 1.18-9). 1992 wurde mit Mexoryl SX ein weiterer UVA-Filter zugelassen. Der Filter deckt mehr den kurzwelligen UVA-Bereich mit einem Maximum bei 340 nm ab. Meist wird dieser Filter mit Parsol 1789 bzw. Eusolex 9020 kombiniert, um so den gesamten UVA-Bereich wirksam abzublocken. Mexoryl SX ist ein wasserlöslicher UVA-Filter, ebenso wie der im Jahr 2000 neu zugelassene UVA-Filter Neo Heliopan AP mit einem Absorptionsmaximum im kurzwelligen UVA bei 335 nm. Neu zugelassen im Jahr 2002 wurde der UVA-Filter Uvinul A plus mit einem Maximum bei 355 nm.

Breitbandfilter

Inzwischen wurden auch Substanzen entwickelt und nach der Kosmetikverordnung als UV-Filter zugelassen, die sowohl im UVB- als auch im UVA-Bereich wirksamen Schutz bieten; man bezeichnet sie als Breitbandfilter (Tab. 1.18-9). Der erste Filter dieser Art war 1998 das Mexoryl XL mit einem Maximum im UVB bei 303 nm und im UVA bei 344 nm. Der Breitbandfilter Mexoryl XL und der UVA-Filter Mexoryl SX kommen beide aus der L'Oreal-Forschung und unterliegen dem Patentschutz.

Eine interessante Innovation brachte Ciba mit dem Breitbandfilter Tinosorb M im Jahr 2000 auf den Markt. Es handelt sich um ein organisches Pigment mit einer Teilchengröße um 200 nm, an dessen Oberfläche chemische Seitenketten mit zahlreichen Doppelbindungen sitzen, welche die ultravioletten Strahlen absorbieren. Gleichzeitig werden an den in Wasser und Öl unlöslichen Pigmentteilchen die Lichtstrahlen reflektiert und gestreut.

Tinosorb M vereinigt also die Eigenschaften eines chemischen UV-Filters (Absorption) mit denen eines Mikropigmentes (Reflexion, Streuung).

Es bietet einen zuverlässigen Schutz im UVB mit Maximum bei etwa 306 nm und im UVA mit Maximum bei etwa 360 nm. Eine andere Neuentwicklung von Ciba Anfang 2001 ist der Breitbandfilter Tinosorb S mit einem Maximum im UVB bei etwa 308 und im UVA bei etwa 350 nm. Die Substanz ist öllöslich und ergibt damit in Kombination mit einem wasserlöslichen UVB-Filter für fast alle galenischen Grundlagen einen breiten Schutzeffekt über den gesamten ultravioletten Bereich.

Sonnenschutz durch Mikropigmente

Von physikalischem Sonnenschutz spricht man dann, wenn in die Produkte organische oder anorganische Pulver in einer Grundlage, wie Cremes, Lotionen, Stifte, eingearbeitet sind. Verwendet werden Substanzen, wie Zinkoxid, Titandioxid oder Eisenoxide. In diesen Suspensionen werden die ultravioletten Strahlen im Wesentlichen an der Oberfläche der Partikel gestreut bzw. reflektiert. Die Intensität der Abschwächung ist vom Feststoffanteil des Produktes abhängig. Da aber auch die sichtbaren Strahlen reflektiert und gestreut werden, „weißeln" solche Suspensionsprodukte beim Auftragen auf die Haut, ein Effekt, der zumindest bei großflächiger Anwendung sehr störend ist. Überdies können sie wegen des Feststoffanteils relativ zäh sein und lassen sich nur schwer auf der Haut verteilen.

Einen Fortschritt brachten die sog. Mikropigmente. Durch eine besondere Herstellungstechnologie gelingt es, Titandioxid und Zinkoxid auf Teilchen von etwa 50 bis 100 nm zu verkleinern. In einer geeigneten Grundlage streuen und reflektieren diese feinen Partikel die sichtbaren Strahlen nicht mehr, so dass der kosmetisch störende Weißeleffekt ausbleibt. Da die einwirkende Energie der UV-Strahlen an den freien Hydroxylgruppen der Titandioxidoberfläche freie Radikale provozieren kann (photokatalytischer Effekt), wird das Pulver einer Nachbehandlung unterworfen, bei der die Hydroxylgruppen maskiert werden („Coating").

Mikropigmente vom Typ des ultrafeinen Titandioxid oder mikrofeinem Zinkoxid haben gute Schutzwirkung über den gesamten ultravioletten Bereich; sie können deshalb als physikalische Breitbandfilter bezeichnet werden. Die Substanzen schützen sogar vor den UVC-Strahlen, die allerdings beim Sonnenbaden keine Rolle spielen. Mikropigmente haben gegenüber chemischen Filtern einige Vorteile:

- ☐ Ideal mit UV-Filtern kombinierbar. Man erreicht dadurch sehr hohe Lichtschutzfaktoren. Auch kann die Konzentration der UV-Filter verringert werden.
- ☐ Keine Auslösung photallergischer bzw. phototoxischer Reaktionen oder von Kontaktallergien
- ☐ Bessere Photostabilität
- ☐ Keine Penetration in tiefere Hautschichten

Zahlreiche Permeationsstudien haben gezeigt, dass die mikrofeinen Partikel offenbar in den oberen Bereichen der Hornschichten fixiert bleiben und nicht bis in die lebenden Schichten der Epidermis vordringen.

Ultrafeines Titandioxid und Zinkoxid sind seit 2002 in der Kosmetikverordnung als UV-Filter für Sonnenschutzmittel endgültig zugelassen.

Inzwischen gibt es Sonnenschutzprodukte, die auf UV-Filter verzichten und ausschließlich Mikropigmente enthalten. Auf ihnen ist der Vermerk „Chemical free" oder „Ohne chemische Filter" angegeben.

Produktbeispiele: Eucerin® Micropigment Creme/Lotio f=25, Microsun® 20 Lichtschutzlotio,

Eau Thermale Avene® Creme f=50, Minesol® Bebe f=40.

Grundlagen für Sonnenschutzmittel

Emulsionen

Unter den verschiedenen Anwendungsformen sind beim Verbraucher Emulsionen am beliebtesten, dies gilt besonders für Lotionen und Cremes. Vorteil ist ihr pflegender Charakter, da der Haut Lipide und Wasser zugeführt werden. Die hautpflegenden Eigenschaften können durch geeignete Auswahl hautfreundlicher Öle oder spezieller Zusätze noch erhöht werden. Bei Emulsionen erreicht man die höchsten Lichtschutzfaktoren, da sowohl in die Ölphase als auch in die wässrige Phase Filtersubstanzen wie auch sehr gut Mikropigmente eingearbeitet werden können. Mit Emulsionscremes erreicht man auch leicht die für einen wirksamen Schutz notwendigen Schichtdicken. Lotionen und Milchprodukte sind dünnflüssig und dienen zum Schutz großer Körperflächen, während Cremes sich eher für das Gesicht eignen. Im Augenbereich sollten nur Produkte mit geringem Spreitungseffekt angewandt werden. Für Wassersportler oder Kinder sind W/O-Emulsionen wegen ihrer Wasserfestigkeit vorzuziehen. Emulsionen werden auch als Sprays angeboten. Diese sog. PIT-Emulsionen (Phasen-Inversions-Temperatur) lassen sich wegen der sehr kleinen Tröpfchengröße von etwa 100 bis 300 nm gut versprühen. Auch auf der Basis wässrig-alkoholischer Lösungen gibt es Sprays. Grundsätzlich sind Sonnensprays wieder mehr gefragt. Der Verbraucher schätzt offenbar die einfache Handhabung und das Auftragen ohne Hautkontakt.

Produktbeispiele: (als wässrig-alkoholische Lösung): Ladival® Spray f=20; (als Emulsion): Eucerin® 20 Schutzspray, Capital Soleil® Sonnenschutzspray f=20, ROC Minesol® Spray f=20.

Sonnengele

Die Bezeichnung „Sonnengele" wird leider nicht einheitlich gehandhabt: Es können darunter Hydrogele, Lipogele oder Hydrodispersionsgele verstanden werden.

Die ersten Gelpräparationen waren Hydrogele. Dabei handelt es sich um kolloiddisperse Systeme, bestehend aus einer gerüstbildenden organischen Phase (Natriumpolyacrylat, Cellulosederivate, Alginate) und einer zusammenhängenden Wasserphase mit einem Anteil von 95–99 %. Die Teilchengröße der gelbildenden Substanz liegt zwischen 1 und 100 nm; dadurch erscheint das wässrige Gel durchsichtig und klar. Hydrogele haben eine gute Kühlwirkung, die rasche Wasserverdunstung ist allerdings auch mit einem Austrocknungseffekt verbunden. Deshalb sind Hydrogele nicht für trockene Haut geeignet, sehr gut aber für fett-feuchte, wie es bei Hautunreinheiten oder der Präakne der Fall ist. Bevorzugt aufgetragen – weil leicht abwaschbar – werden Hydrogele auf behaarte Hautstellen. Sonnenpräparate auf der Basis Hydrogele wurden zeitweise sehr häufig angewandt und bei Mallorca-Akne empfohlen (s. S. 291). Als UV-Filter können nur wasserlösliche Substanzen verarbeitet werden. Ein weiterer Nachteil der Hydrogele ist, dass sie keine pflegenden Eigenschaften haben, wie sie zur Bewahrung des Hydrolipidfilms auf der Hautoberfläche und einer geschmeidigen Hornschichtqualität notwendig sind.

Hydrolipiddispersionen

Dies sind Grundlagen mit Emulsionscharakter, die aber keine klassischen Emulgatoren mit hoher Grenzflächenaktivität (Tensidcharakter) enthalten. Die Zubereitungen erscheinen milchig-trüb, sind nicht so viskos wie Cremes, sondern eher dünnflüssig und können wie Lotionen leicht verteilt werden. In ihren galenischen und kosmetischen Eigenschaften liegen sie zwischen den rein wässrigen Hydrogelen und den echten Creme-Emulsionen. Die Abgrenzung zu den Hydrogelen besteht in der Anwesenheit mindestens einer lipophilen Phase. Dazu gehören zum Beispiel Silikonölderivate, die nicht nur gut spreiten und die Haut geschmeidig machen, sondern zugleich wasserabweisend wirken. Es können öllösliche und wasserlösliche UV-Filter verarbeitet werden. Die Emulsionsstabilität wird durch Polymere (Polyacrylpolymerisate, Cellulosederivate, Xanthan) erreicht, die die Viskosität der Außenphase erhöhen und den Zusammenfluss der Wasser- und Lipidteilchen erschweren. Die Teilchen der Lipidphase in dem Bereich von 1 bis 10 nm werden durch hochtourige Rührwerke zerkleinert. Die Qualität der Hydrolipiddispersion ist dabei entscheidend von der Formulierung, den eingesetzten Apparaturen und der Herstellungstechnik abhängig, Bedingungen, die von Hersteller zu Hersteller unterschiedlich sind.

Die Hydrolipiddispersionen sind hautverträglich, erzeugen ein angenehmes Hautgefühl, können auf Körper und im Gesicht gleichermaßen gut verteilt werden, haben pflegende Eigenschaften und deshalb die rein wässrigen Hydrogele weitgehend verdrängt. Sonnenschutzmittel auf der Basis Hydrolipiddispersionen sind sowohl für normale als auch für fettfeuchte Haut zu empfehlen. Gut geeignet sind sie zur Verhinderung der Mallorca-Akne: Da die klassischen tensidartigen Emulgatoren fehlen, sind keine Wechselwirkungen mit den UVA-Strahlen zu erwarten. Die Makromoleküle können nicht in das Stratum corneum penetrieren und lösen damit keine Irritationen aus. Da Fette und Öle nicht vorhanden sind, können unter UV-Einwirkung keine Radikale entstehen, die auch als Auslöser der unangenehm juckenden Hauterscheinungen gelten. Die Beschreibung „Hydrolipiddispersion" sagt dem Verbraucher wenig, deshalb bezeichnen die Hersteller ihre Präparate einfach als Sonnen- oder Milch-Gel.

Neben den grenzflächenstabilisierten Hydrolipiddispersionen sind auch Produkte auf dem Markt, bei denen ein vergleichsweise geringer Lipidanteil ausschließlich durch den Zusatz eines viskositätserhöhenden Polymers stabilisiert wird. Diese „Quasi-Emulsionen" werden als Balsam bezeichnet.

Lipogele

Mit der Bezeichnung „Sonnengel" können auch Lipogele gemeint sein. Dies sind Mischungen aus halbfesten Wachsen, Fettalkoholen oder pflanzlichen und synthetischen Ölen. In solchen, rein fetthaltigen Grundlagen können natürlich nur öllösliche UV-Filter oder gut dispergierbare Mikropigmente verarbeitet werden. Lipogele sind für trockene Haut gedacht und werden wegen der wasserabstoßenden Wirkung bevorzugt von Wassersportlern benutzt. Manche Hersteller bezeichnen ihre Lipogelprodukte als Sonnenschutzkonzentrate.

Produktbeispiel: Uvau Derm® Gel Konzentrat F=20.

Liposome

Liposome (s. S. 272) sind als Träger für UV-Filter gut geeignet. Im Inneren können wasserlösliche UV-Filter und in der äußeren Lipiddoppelmembran öllösliche UV-Filter suspendiert werden. Liposomale Sonnenschutzmittel bieten viele Vorteile:

- ☐ dauerhafte Fixierung an die Hornschicht und damit ein längerer Schutzeffekt
- ☐ langanhaltende, wasserabweisende Wirkung
- ☐ Erhöhung der Hautfeuchtigkeit
- ☐ sehr gute kosmetische Eigenschaften: pflegend, angenehmes Hautgefühl, keine Behinderung der Hautatmung

Produktbeispiele: Allday® 15, Daylong® 16 Liposomale Sonnenschutzlotion, Ultra Sun Protection® 20.

Wässrig-alkoholische Lösungen

Sonnenschutzmittel auf der Basis wässrig-alkoholischer Lösungen spielen nur eine geringe Rolle. Nachteil ist, dass sie nur schwer in homogener Schicht aufzutragen sind und zu einer starken Austrocknung der Haut führen. Deshalb sind sie nur bei Akne oder fetter Haut sinnvoll.

Außerdem haben sie, da Lipide fehlen, keine pflegende Wirkung. Vorteil ist, dass sie weder kleben noch fetten und an behaarten Hautstellen gut aufgetragen werden können.

Produktbeispiel: Ladival® Spray f=15/20.

Öle

Sonnenöle sind Mischungen pflanzlicher und synthetischer Öle. Selbst wenn öllösliche UV-Filter vorhanden sind, ist ihr Schutzeffekt nicht besonders groß. Man erreicht einen Lichtschutzfaktor von etwa 6. Zu empfehlen sind sie deshalb nur bei geringer Sonnenintensität und für Personen mit schon vorgebräunter, eher trockener Haut. Von Nachteil ist, dass Sonnenöle extrem fetten, ölig glänzen, je nach Zusammensetzung auf der Haut klebrig wirken und besonders beim Schwitzen sich unangenehm anfühlen. Ein Vorteil ist ihre wasserabweisende Wirkung. Als „Tropics" werden Sonnenöle ohne UV-Filter bezeichnet.

Stifte

Lippen müsssen vor UV-Bestrahlung besonders geschützt werden, da sie sich im Gegensatz zur übrigen Haut nicht durch Verdickung der Hornschicht oder durch Bildung von Melanin schützen können. Da UVB-Strahlen die lokale Immunabwehr schwächen, ist Personen, die zu Herpes-simplex-Eruptionen neigen, ein wirksamer Lippenschutz mit einem hohen Lichtschutzfaktor dringend anzuraten. Lippenstifte bestehen aus einer Mischung aus Wachsen, gehärteten Fetten, Ölbestandteilen und pflegenden Substanzen, die vor Austrocknung schützen und raue, rissige Lippen verhindern sollen. Zum Schutz vor UV-Strahlen sind in den Stiften Mikropigmente, wie Titandioxid und Zinkoxid, und UV-Filter vorhanden.

Produktbeispiele: Avene® Sonnenstick f=20, Eucerin® Sun Stift f=25, Antherpos® Lippencreme f=50, Vichy Capital Soleil® Sun Blocker Stift f=25.

Pasten

Lichtschutzpasten sind streichfähige Suspensionen, denen in eine rein lipophile Grundlage oder in eine Creme anorganische Pulver oder Mikropigmente in hoher Konzentration eingearbeitet worden sind. Sie bewirken hohen Schutz im UVA- und UVB-Bereich, sind kosmetisch aber nicht optimal (Weißeleffekt, schwer zu verteilen). Pasten dienen der Abdeckung kleiner, besonders lichtempfindlicher Körperstellen wie Stirn, Nase, Kinn, Ohrmuschel („Sonnenterrassen des Gesichtes") oder Brustwarzen. Auch Make-Up-Präparate (Puder, Liquid Make Up) haben durch ihren hohen Pigmentanteil einen hervorragenden UV-Schutz.

Kennzeichnung

Die Fortschritte in der Entwicklung neuer Anwendungsformen, neue UV-Filter und die Verwendung von Radikalfängern sowie die verbesserte Charakterisierung der Schutzwirkung wollten die Hersteller natürlich auch werblich umsetzen. In den zurückliegenden Jahren ist verstärkt die Tendenz zu beobachten, die Produkte mit neuen Kennzahlen zu versehen, besondere Eigenschaften hervorzuheben und diese zielgruppenorientiert anzubieten (Tab. 1.18-10).

Tab. 1.18-10: Angaben bei Sonnenschutzmittel

Zahlenangaben	Lichtschutzfaktor UVA-Faktor (IPD–PPD) UVA-Ratio Australischer Standard Bräunungsfaktor Alterungsschutzfaktor Belastungsquotient Schutzgruppeneinteilung
Effekte	UVC-Schutz Infrarotschutz (IR) P 53 geprüft
Eigenschaften	Photostabil Wasserfest
Vorteile	mit Radikalfänger keine chemischen UV-Filter keine Konservierungsmittel keine Duftstoffe keine Emulgatoren mit Insektenschutz mit Zellschutz mit Repairsystem
Zielgruppen	bei empfindlicher Haut für Kinder für Sportler bei allergiegefährdeter Haut

Inwieweit sich diese Vielfalt der Produktbeschreibungen auch durchsetzt, bleibt abzuwarten. Die Verwirrung, vor allem über die zahlreichen Zahlenangaben, dürfte nicht nur beim Verbraucher, sondern auch bei Fachleuten, wie Ärzten, Apothekern oder Kosmetikerinnen, größer sein als der Informationsgehalt. Für die Charakterisierung eines Sonnenschutzmittels und als Kriterium für die Auswahl sind im Grunde drei Angaben ausreichend:

- ☐ Der Lichtschutzfaktor
- ☐ Ein Hinweis auf vorhandenen UVA-Schutz
- ☐ Ein Hinweis auf evtl. Wasserfestigkeit

Der Lichtschutzfaktor

Das wichtigste Kennzeichen und Auswahlkriterium für ein Sonnenschutzmittel ist der Lichtschutzfaktor. Er ist ein Maß für die Stärke des Schutzeffektes vor den erythemerzeugenden ultravioletten B-Strahlen der Sonne (295 bis 320 nm). Deshalb ist die Bezeichnung „Lichtschutzfaktor" genau genommen nicht korrekt, man müsste von einem Sonnenbrand- oder Erythem-Schutzfaktor sprechen. Der Lichtschutzfaktor wird an der Haut des Menschen (In-vivo-Testung) bestimmt. Gemessen wird die Hautrötung (Erythem), die nach der Bestrahlung durch eine künstliche Lichtquelle mit einem sonnenähnlichen Spektrum entsteht. Das Grundprinzip der Methode besteht – vereinfacht ausgedrückt – darin, dass man zuerst die ungeschützte Haut bestrahlt und die Zeit bzw. die UVB-Dosis feststellt, die 16 bis 24 Stunden nach Bestrahlung zu einer sichtbaren Hautrötung führt (MED = Minimale Erythemdosis). Danach wird die mit einem Sonnenschutzmittel geschützte Haut in gleicher Weise behandelt. Der Lichtschutzfaktor (LF oder SPF = Sun Protecting Factor) ergibt sich aus der Beziehung:

$$LF = \frac{\text{Zeit bis zum Erythem mit Sonnenschutzmittel}}{\text{Zeit bis zum Erythem ohne Sonnenschutzmittel}}$$

Beispiel: Die ungeschützte Haut ergibt nach der Bestrahlung von 10 Minuten eine klar abgegrenzte Rötungsreaktion, die geschützte Haut aber erst bei einer Bestrahlung von 100 Minuten. Der Lichtschutzfaktor wäre demnach 10.

Dies klingt nach einer sehr einfachen Bestimmungsmethode. In der Praxis existieren jedoch eine Reihe Versuchsparameter, die das Ergebnis beeinflussen können: Auftragsmenge und Auftragsart des Produktes, Qualität der Bestrahlungslampe, Abstufung der Bestrahlung, Auswahl der Probanden, Ablesung und Auswertung der Hautrötung. Die unterschiedliche Bewertung dieser Parameter führte dazu, dass es in den Ländern, wie Deutschland, USA, Japan oder Australien, zwar standardisierte Methoden zur Bestimmung des Lichtschutzfaktors gab, die Verfahren durch abweichende Versuchsanordnungen jedoch unterschiedliche Ergebnisse brachten. Bei der amerikanischen FDA-Methode wurde bei der Prüfung mehr Sonnenschutzmittel aufgetragen als bei der Deutschen DIN-Methode. Man erreichte deshalb auch höhere Faktoren. Manche Hersteller gaben auf ihren Produkten deshalb sogar zwei Faktoren an: FDA = 20/DIN = 12; USA = 16/Euro = 8. Selbst innerhalb Europas waren verschiedene Methoden nebeneinander in Gebrauch, die erhaltenen Lichtschutzfaktoren damit nicht vergleichbar.

Um diese Verwirrung zu beenden und die Produkte vergleichen zu können, entwickelte eine Arbeitsgruppe der COLIPA (Dachverband der europäischen Kosmetikindustrie) eine verbesserte Prüfvorschrift, die 1994 als offizielle Bestimmungsmethode veröffentlicht wurde (Colipa Sun Protection Factor

Test Method) und seitdem von allen nationalen Industrieverbänden der EU-Mitgliedsstaaten europaweit angewendet wird. Der Lichtschutzfaktor eines deutschen Sonnenschutzmittels ist deshalb in seiner Größe und damit im Schutzeffekt mit einem Produkt aus einem anderen europäischen Land vergleichbar. Auch die FDA-Norm unterscheidet sich von der deutschen Bestimmung nur noch in wenigen, nicht so aussagekräftigen Punkten, so dass eine weltweite Harmonisierung zu erwarten ist.

Der Lichtschutzfaktor gibt dem Verbraucher nicht nur ein Maß für die Stärke des Schutzes vor einem Sonnenbrand, sondern auch einen Anhaltspunkt über die Zeit, der er sich einer Sonnenbestrahlung aussetzen darf.

Nach Anwendung eines Sonnenschutzmittels mit dem Faktor 10 kann er theoretisch zehnmal so lange in der Sonne bleiben, ohne ein Erythem zu bekommen. Voraussetzung für die Gültigkeit dieser Berechnung ist aber, dass das Sonnenschutzmittel in der gleichen Schichtdicke wie bei der Testung im Labor aufgetragen wird. Diese beträgt nach der COLIPA-Methode 2 mg pro cm^2. Damit ist man von der seit 1976 in Deutschland gültigen DIN-Norm abgewichen, nach der nur 1 mg pro cm^2 aufgetragen wurden. Diese Änderung der Schichtdicke wird von Fachleuten als praxisfremd kritisiert. In der Tat haben zahlreiche Untersuchungen gezeigt, dass die Verbraucher durchschnittlich nur Schichtdicken von 0,5 bis 1,5 mg pro cm^2 auftragen. Diese Abweichung von der vorgeschriebenen Schichtdicke kann die Schutzwirkung um 30 % bis 50 % verringern. Man muss dem Verbraucher deshalb empfehlen, dass er das Sonnenschutzmittel wie folgt auftragen soll:

- ☐ rechtzeitig, 30 Minuten vor dem Sonnen,
- ☐ ausreichend, viel hilft viel
- ☐ wiederholt, nach ein bis zwei Stunden

Wichtig ist auch die Botschaft, dass der Lichtschutzfaktor nicht dazu da ist, das Sonnenbad beliebig zu verlängern nach dem Motto: Mit einem Faktor von zwanzig kann ich zwanzig Mal solange in der Sonne bleiben. Das mag rein rechnerisch stimmen, aber man muss wissen, dass die Verhinderung eines Sonnenbrandes nicht gleichbedeutend ist mit sicherem Schutz vor chronischen Lichtschäden, wie Hautkrebs oder beschleunigter Hautalterung. Die DNS-Struktur der Zellkerne wird schon unterhalb der Erythemschwelle zerstört. Immer wiederkehrende Zellkernschäden können von den Repairenzymen nicht mehr vollständig repariert werden, sie summieren sich deshalb und setzen die Voraussetzungen für irreparable Spätschäden der Haut. Die nach dem Faktor berechnete und erlaubte Besonnungszeit sollte deshalb nie ganz ausgenutzt werden. Der Lichtschutzfaktor ist also kein Alibi für lange Sonnenbäder, sondern sollte vielmehr als Maß für den UV-Schutz eines Sonnenschutzmittels gesehen werden und bei Auswahl und Unterscheidung der Produkte helfen.

Nachdem sich auch die DIN-Norm 67 501 in ihrer Fassung vom September 1999 an die COLIPA-Methode angeglichen hat, führten die größeren Auftragsmengen zwangsläufig zu ungewohnt hohen Lichtschutzfaktoren. Während vor etwa fünfzehn Jahren die meisten Produkte Faktoren um 10 hatten und Faktoren über 20 nur Spezialprodukten vorbehalten waren, werden jetzt sogar Präparate mit SPF = 60 (Anthelios® XL Creme f = 60, Eau Thermale Avene® Creme f = 60) oder sogar 100 (Photoderm® Max SPF = 100) angeboten. In Japan kann man seit 1998 sogar ein Produkt mit Faktor 123 kaufen.

Um das Rennen nach immer höheren Lichtschutzfaktoren zu beenden, hat die europäische Industrie (COLIPA bzw. IKW) Empfehlungen zur Auslobung des Faktors herausgegeben: Dieser soll auf einem Mittelwert beruhen, der auf ganze Zahlen abgerundet wird. Zwischenwerte wie 9, 17 oder 23 soll es nicht mehr geben. Die Faktoren werden in fünf Produktklassen eingeteilt:

Niedrig:	LSF = 2, 4, 6
Mittel:	LSF = 8, 10, 12
Hoch:	LSF = 15, 20, 25
Sehr hoch:	LSF = 30, 40, 50
Ultra:	LSF = 50 +

Die Angabe „50 +“ gilt für alle Sonnenschutzmittel, bei denen Faktoren über 50 gemessen werden. Auf die Bezeichnung „Sunblocker“ wird zukünftig verzichtet werden, da diese Aussage als absoluter Schutz vor den ultravioletten Strahlen missverstanden werden könnte. Diese Empfehlungen sollen bis Ende 2005 umgesetzt werden.

Produktbeispiele: Microban® 30 + Lotio, Widmer Totalblock® Creme 25 +.

Für den kosmetischen Einsatz, also den Sonnenschutz der gesunden Haut, sind Produkte mit Faktoren bis zu 30 ausreichend. Damit können sich auch empfindliche Personen an jedem Ort der Erde wirksam schützen. Auch mit hohen Faktoren kann man braun werden und das Risiko, einen Sonnenbrand zu bekommen oder die Voraussetzungen für chronische Lichtschäden zu setzen, ist geringer. Allerdings verführen hohe Lichtschutzfaktoren den Verbraucher zu überlangen Besonnungszeiten.

In der Dermatologie haben Produkte mit extrem hohen Lichtschutzfaktoren durchaus ihre Berechtigung. Sie werden bei Pigmentstörungen, bei medizinischen Indikationen, z. B. bei einem Defekt der natürlichen Schutzmechanismen, bei der Gefahr krankhafter Lichtreaktionen, zur Verhinderung von Photoreaktionen oder zur sicheren Vermeidung chronischer Sonnenschäden, wie Hautalterung und Hautkrebs, angewandt.

UVA-Faktor

Zur Bestimmung der Schutzleistung im UVA-Bereich werden zwar mehrere Verfahren praktiziert, es existiert jedoch noch keine allgemeingültige Methode, die von allen Herstellern angewandt wird. Es gibt auch keine Vorschrift, wann der Anspruch, UVA-Schutz zu bieten, ausgelobt werden darf. Die pauschale Angabe „Mit UVA-Schutz" sagt also noch nichts darüber aus, in welchem Ausmaß das Produkt vor UVA-Strahlen schützt. Dieser Schutz kann sehr hoch, aber auch gering sein. Eine Kennzahl, wie der UVA-Faktor, hilft in der Beurteilung des UVA-Schutzes nicht weiter, weil zu seiner Bestimmung unterschiedliche, nicht vergleichbare Methoden angewandt werden.

In-vivo-Methoden

Die Bestimmung des Lichtschutzfaktors ist prinzipiell einfach, weil die UVB-Strahlen eine deutlich sichtbare, scharf abgegrenzte Hautrötung verursachen. Schwieriger ist es, bei UVA-Strahlen einen gut bestimmbaren, biologischen Endpunkt festzustellen. Zur Bestimmung des UVA-Schutzes nutzt man daher die unterschiedlichen Veränderungen, die UVA-Strahlen auf der Haut auslösen können.

UVA-Erythem

Man kann auch mit UVA-Strahlen ein Erythem erzeugen. Der UVA-Faktor wird dabei nach dem gleichen Prinzip wie bei der Lichtschutzfaktorbestimmung bestimmt. Zur Erzeugung eines UVA-Erythems sind jedoch sehr hohe Dosen und lange Bestrahlungszeiten notwendig.

Die gleichzeitig auftretende Bräunung erschwert überdies die Fixierung der Rötung. Man hat deshalb versucht, das Erythem durch eine phototoxische Reaktion zu provozieren. Dazu wird auf die Haut 8-Methoxypsoralen aufgetragen und anschließend mit UVA bestrahlt (PUVA-Methode). Die Rötung tritt dabei unter wesentlich geringeren Bestrahlungsenergien und unter kürzeren Bestrahlungszeiten auf. Allerdings hat diese Methode wenig mit den Bedingungen eines Sonnenbades zu tun. Überdies bestehen Bedenken gegen die Anwendung phototoxischer Substanzen, da dauerhafte Zellkernschäden nicht ausgeschlossen sind.

Pigmentierung

Eine andere Möglichkeit zur Bestimmung des UVA-Schutzes ist die Fähigkeit der UVA-Strahlen, bereits vorhandene, z.T. noch farblose Melaninvorstufen nachdunkeln zu lassen. Zur Bestrahlung werden spezielle Quecksilberdampflampen verwendet, die durch einen vorgeschalteten Filter nur noch Strahlen mit einer Wellenlänge von 320 bis 400 nm durchlassen. Die je nach Menge der einwirkenden Energie rasch einsetzende Bräune kann visuell oder kolorimetrisch gemessen werden. Der UVA-Faktor ergibt sich nach der Formel:

$$F(UVA) = \frac{\text{Zeit bis zur Bräunung mit Sonnenschutzmittel}}{\text{Zeit bis zur Bräunung ohne Sonnenschutzmittel}}$$

Auch bei dieser Pigmentierungsmethode können viele Parameter das Ergebnis beeinflussen und reproduzierbare Ergebnisse erschweren:

- ☐ Die Neigung zur Bräunung ist individuell verschieden.
- ☐ Der Farbton variiert stark und ist nicht scharf begrenzt.

Hauptgrund für die erheblich voneinander abweichenden UVA-Faktoren ist aber der unterschiedliche Ablesezeitpunkt der Bräunung.

Es wird differenziert in:

- ☐ Sofortbräune (Immediate Pigment Darkening = IPD) UVA-Dosis: 1–6 J/cm². Ablesung des Brauntones nach 15 Minuten. Kritisiert wird, dass die Bräunung zu diesem Zeitpunkt noch sehr instabil ist und die Endpunktablesung nicht realistisch sei.
- ☐ Dauerhafte Bräune (Persistent Pigment Darkening = PPD) UVA-Dosis: Bis zu 30 J/cm². Ablesezeitpunkt nach zwei Stunden. In dieser Phase ist die Bräunung stabil.

Logischerweise differieren die nach beiden Methoden erhaltenen Werte erheblich (IPD-Werte zum Teil vierfach so hoch). Die meisten Hersteller favorisieren die PPD-Methode, in Japan ist diese seit 1996 Industriestandard. Wenn ein Hersteller also den UVA-Faktor mit einer Zahl angibt, sollte immer die Bestimmungsmethode nachgefragt werden, sofern diese nicht bekannt ist. Trotzdem ist aber der Vergleich der Zahlen problematisch, weil es noch kein von allen Herstellern anerkanntes Prüfverfahren gibt. Der UVA-Faktor ist nur eine Richtgröße für einen vorhandenen UVA-Schutz; man kann davon ausgehen, dass Zahlen größer 10 bei der PPD-Methode eine UVA-Absorption von mehr als 90 % bedeuten.

Auch die gleichzeitige Angabe von zwei UVA-Faktoren nach dem Schema „UVA: IPD = 50/PPD = 10" (Anthelios-Produkte) dürfte für den Verbraucher wenig hilfreich sein. Verständlicher ist vielleicht eine Prozentangabe zum Beispiel „UVA-Schutz = 95 %", wie sie auf einigen Produkten schon zu finden ist.

Produktbeispiel: Widmer All Day® 20 UVB 97 %, UVA 98 %.

In-vitro-Methoden

Wegen der bisher noch fehlenden Empfehlung prüfen viele Hersteller den UVA-Schutz ihrer Präparate nach verschiedenen In-vitro-Methoden. Grundlage ist die Methode von B. Diffey. Hierbei wird als Träger ein Transporefilter verwendet und auf ein Sonnenschutzmittel in definierter Schichtdicke aufgetragen. Dann misst man hinter dem Trägermaterial, um wie viel die Intensität der UVA-Strahlen abgenommen hat (Transmissionsmessung). Probleme bestehen in der Auftragstechnik und der Herstellung einer gleichmäßigen Schichtdicke. Nach diesem Grundschema funktioniert auch die Bestimmung nach dem *Australischen Standard* (Normbezeichnung: AS/NZS 2604, 1997). Dieser ist weltweit die einzige rechtlich verbindliche Methode zur Bestimmung des UVA-Schutzes. Auch viele europäische Hersteller bestimmen den Schutzeffekt im UVA-Bereich nach diesem Verfahren. Der UVA-Schutz darf dann ausgelobt werden, wenn bei der Absorptionsmessung einer Lösung des Produktes bzw. seiner dünnen Schicht in einer Quarzküvette mehr als 90 % der UVA-Strahlen im Bereich von 320 bis 360 nm abgefiltert werden.

Es handelt sich also um eine Ja/Nein-Entscheidung, ein Faktor wird nicht angegeben. Auf Sonnenschutzmitteln, die nach dem Australischen Standard geprüft wurden, findet man Hinweise wie „UVA-Schutz nach Australischem Standard" oder „Stop 90 % UVA". Daneben gibt es andere In-vitro-Methoden zur Bestimmung des UVA-Schutzes (Breitspektrummethode, UVA-Ratio), die zur Klassifizierung des Produktes nach Sternen führen (Boots Star Rating System: hoher Schutz ist 4 Sterne).

Das Problem mit der Wasserfestigkeit

Personen, die unter intensiver Sonneneinwirkung Sport betreiben, oder Wassersportler (Segler, Surfer, Wasserski, Schnorchler) benötigen ein gut haftendes, durch Wasser und Schweiß schwer abspülbares Sonnenschutzprodukt. Besonders wichtig ist der unter Wassereinwirkung beständige Sonnenschutz bei Kindern, die oft stundenlang am oder im Wasser spielen. Schnorchler müssen berücksichtigen, dass bis zu einem Meter unter Wasser die UVB-Intensität immer noch 70 % beträgt. Wasserabweisende bzw. wasserfeste Produkte erreicht man durch:

- ☐ spezielle Anwendungsformen: Öle, W/O-Emulsionen (Cremes, Lotionen), Liposome, Lipogele, lipophile Pasten
- ☐ hydrophobe Hilfstoffe: Silikonölderivate, alkyliertes Polyvinylpyrrolidon, Filmbildner aus Acrylsäure-Copolymerisation, Biopolymere, wie Chitosan-Glycolate
- ☐ gut in der Hornschicht haftende UV-Filter

Geprüft wird die Wasserfestigkeit eines Produktes nach dem Prinzip der Lichtschutzfaktorbestimmung. Das Sonnenschutzmittel wird auf der Haut zusätzlich der Wirkung von Wasser ausgesetzt, dann erst wird mit UVB bestrahlt. In der Regel geht man davon aus, dass das Präparat dann als wasserfest bezeichnet werden darf, wenn nach Wasserkontakt von zweimal zwanzig Minuten der gemessene Faktor noch mindestens fünfzig Prozent des ursprünglichen Wertes ausmacht. Insoweit besteht Übereinkunft. Strittig sind die Versuchsbedingungen, die ja möglichst der Praxis des Sonnenbadens nahe kommen sollen. Es gibt zahlreiche Einflussgrößen:

- ☐ Wasserart: Leitungswasser, Salze, Chlor
- ☐ Art der Einwirkung: Wanne, Whirlpool, Schwallbrause, Berieseln
- ☐ Menge und Dauer der Einwirkung
- ☐ Temperatur
- ☐ Testareal
- ☐ Verhalten der Probanden: Ruhe, Schwimmen
- ☐ Messung an der trockenen bzw. nassen Haut (USA)

Diese Einflussgrößen werden in den USA oder Australien unterschiedlich bewertet, selbst innerhalb Deutschlands findet man je nach Laboratorium verschiedene Prüfverfahren. Dies bedeutet, dass es zur Bestimmung der Wasserfestigkeit derzeit weder national noch international eine allgemein anerkannte Methode gibt. Auch die Einstufung eines Produktes wird unterschiedlich vorgenommen. Man findet Beschreibungen, wie wasserfest, extrem wasserfest, wasserbeständig, seewasserfest, schweißfest oder sogar abriebfest. Um die Testmethode zu vereinheitlichen, arbeitet die COLIPA an einer Prüfvorschrift zur Bestimmung der Wasserfestigkeit.

Zusatz von Wirkstoffen: Sinnvolle Ergänzung?

Bei Herstellern ist eine verstärkte Tendenz zu beobachten, die Sonnenschutzmittel mit Wirkstoffen zu ergänzen, von denen man Unterstützung des UV-

Schutzes und Behebung bereits bestehender Schäden erwartet. Diese als *Sekundärschutz* eingestuften Effekte betreffen vor allem die Entzündungshemmung und das Abfangen der durch UV-Strahlung entstandenen Radikale. Weit verbreitet sind Pflanzenauszüge mit antioxidativen und entzündungshemmenden Inhaltsstoffen.

Praktisch kein Sonnenschutzmittel verzichtet heute auf den Zusatz von Radikalfängern. Dies ist durchaus sinnvoll, da reaktive Sauerstoffradikale an allen Entzündungsvorgängen beteiligt sind und die aggressiven Moleküle vor allem die ungesättigten Verbindungen (Aminosäuren, Proteine, Lipide) angreifen, aus denen die Zellwände und DNA-Strukturen der Zellkerne aufgebaut sind. Radikale spielen bei der durch Sonnenlicht bedingten vorzeitigen Hautalterung eine wesentliche Rolle. Gerade den bis in das coriale Bindegewebe vordringenden UVA-Strahlen schreibt man die Induzierung reaktiver Radikale zu. In der Folge entsteht eine Degeneration elastischer und kollagener Fasern. Freie Radikale und reaktive Sauerstoffradikale spielen auch bei der polymorphen Lichtdermatose – vom Laien oft als Sonnenallergie bezeichnet – eine Rolle. Ein Sonderfall ist die Mallorca-Akne, bei der die Bildung von Lipidperoxiden und von freien Radikalen vor allem auf einer Wechselwirkung der UVA-Strahlen mit bestimmten Emulgatoren und Lipiden beruht (s. S. 291).

In Sonnenschutzprodukten findet man deshalb viele Substanzen, denen man die Fähigkeit zuschreibt, freie Radikale neutralisieren zu können: Vitamin E, Vitamin C, Glycosilrutin, Furalglucitol, Ginkgo-Extrakt, Thermalwasser, Silymarin, Superoxiddismutase, Grüner-Tee-Extrakt, Bakterienlysate, Bio Melanin, Ferulasäure oder Carboxymethylglukan. Die meisten dieser Substanzen werden unkritisch eingesetzt, denn nicht bei allen ist der Schutz vor Radikalen in topischer Anwendung nachgewiesen. Ein potenter Radikalfänger ist das Flavonoid α-Glycosilrutin, das in Kombination mit Vitamin E als Pre Sun Creme (Eucerin® Phase 1 Gelcreme) zur Prophylaxe der polymorphen Lichtdermatose Tage vor dem Aufenthalt in der Sonne aufgetragen wird. Dem gleichen Prinzip folgt die Empfehlung, die Haut frühzeitig mit einer hochkonzentrierten Vitamin-E-Creme, z. B. Optolind®-Salbe, zu sättigen.

Vitamin E (INCI-Bezeichnung: Tocopherol) ist inzwischen in fast jedem Sonnenschutzmittel enthalten. Reine Vitamin-E-Cremes haben einen Lichtschutzfaktor von etwa 3. Durch die orale Aufnahme lassen sich in der Epidermis keine ausreichend hohen Tocopherolkonzentrationen erreichen, die die Haut genügend schützen würden. Studien zeigen, dass sich durch Sonneneinstrahlung die Vitamin-E-Konzentration in der Haut bis zu 50 % verringern kann. Deshalb ist eine lokale Applikation erforderlich.

In seiner Acetatform penetriert das Vitamin E gut in die Epidermis; dort wird es durch Esterasen in freies Tocopherol und Essigsäure gespalten. Auf Grund seiner Struktur kann es gut in die Zellwand eingelagert werden und schützt diese vor Radikalen.

In Sonnenschutzmitteln können Vitamin E folgende Effekte zugeschrieben werden (W. Pittermann, J. Thiele):

- ☐ Erhöhung der minimalen erythemauslösenden Lichtdosis (MED)
- ☐ Entzündungshemmung
- ☐ Oedemverringerung
- ☐ Abfangen der Radikale: Prophylaxe der polymorphen Lichtdermatosen sowie der Mallorca-Akne, Schutz vor Fältchenbildung
- ☐ Reduzierung der Sonnenbrandzellen (Sun burn cells)

Repair-Präparate

Forschungsergebnisse aus dem Arbeitskreis von J. Krutmann und Th. Schwarz zeigten, dass ein bestimmtes Repairenzym auch in der menschlichen Haut wirksam ist, wenn es in Liposomen verpackt wird. Sie verwendeten Photolyase, ein Enzym, das aus einer Algenart (Anacystis nidulans) gewonnen wird. Das Enzym (INCI-Name: Plankton-Extrakt) kann Cyclobutanpyrimidin-Dimere erkennen, die unter UVA-Bestrahlung in der DNS-Struktur der Zellkerne entstehen.

Photolyase wird unter dem Einfluss der Strahlung von 300 bis 500 nm aktiviert, bindet sich an die Dimeren im DNS-Strang und wandelt diese wieder in Monomere um. Allerdings werden nur etwa 50 % der Cyclobutanpyrimidin-Dimeren entfernt. Dies scheint aber ausreichend zu sein, um die Unterdrückung der Immunabwehr zu verhindern. Gleichzeitig nimmt die Neigung zum Erythem ab und weniger entzündungsfördernde Adhäsionsmoleküle sind nachweisbar. Dieser neue photoprotektive Ansatz wird bereits in einem Präparat verwirklicht (Ladival® Med Pflege-Fluid), das möglichst frühzeitig nach dem Sonnenbad auf der Haut verteilt werden soll. In einem anderen Produkt wird das Repairenzym mit UV-Filtern kominiert (Ladival® Med Sonnenschutz f = 15/20). Damit vereinigt man beide Prinzipien, nämlich UV-Schutz und Repaireffekt.

In Zukunft ist sicher mit neuen Apres Sun Repair-Präparaten zu rechnen, die im Grunde eine ideale Ergänzung zu den bisherigen Sonnenschutzmitteln sind. Repair-Präparate sind jedoch kein Freibrief für sorglosen Umgang mit der Sonne, denn sie ersetzen keinesfalls den Gebrauch von Sonnenschutzmitteln.

Sonnenschutzmittel – wie auswählen?

Bei der Wahl eines Sonnenschutzmittels können verschiedene Gesichtspunkte eine Rolle spielen:

- ☐ Lichtschutzfaktor
- ☐ Hautzustand
- ☐ besondere Zielgruppen, wie Kinder oder Sportler
- ☐ Lichtkrankheiten der Haut

Auswahl nach dem Lichtschutzfaktor

Das wichtigste Kriterium bei der Auswahl ist der Lichtschutzfaktor. Definitionsgemäß kann man je nach Größe des Faktors das Sonnenbad entsprechend verlängern:

Lichtschutzfaktor mal Eigenschutzzeit ergibt die maximale Bestrahlungszeit

Um die erlaubte Besonnungszeit errechnen zu können, muss man aber die Eigenschutzzeit (Zeit bis zum Auftreten eines Erythems) am Ort der Bestrahlung kennen. Diese wird von zwei Faktoren bestimmt:

- ☐ der individuellen Empfindlichkeit auf die Sonne
- ☐ der UVB-Intensität am Ort der Bestrahlung

Individuelle Empfindlichkeit

Zwischen den einzelnen Personen bestehen aber große Unterschiede. Der eine bekommt schon nach zehn Minuten Sonnenbestrahlung einen Sonnenbrand, während sich ein anderer am gleichen Ort dreißig Minuten sonnen kann, ohne dass die Haut mit einem Erythem reagiert. Rothaarige oder blonde Menschen mit heller, blasser oder dünner Haut reagieren in der Regel sehr empfindlich auf geringste Strahleneinwirkung und benötigen deshalb hohe Schutzfaktoren. Dunkelhaarige Personen mit brauner Haut verfügen über einen guten Eigenschutz und kommen mit niedrigeren Faktoren aus. Der Eigenschutz beruht auf genetischer Disposition und der aktuellen Vorbräunung. Je nach ihrer Reaktion auf Sonnenbestrahlung werden die Menschen in vier Pigmentierungstypen eingeteilt (Tab. 1.18-11).

Um den Verbraucher bei der Beratung einem bestimmten Pigmentierungstyp zuordnen zu können, muss man Hautkolorit und Reaktion auf die Sonne beurteilen. Dazu sind folgende Überlegungen und Fragen hilfreich:

- ☐ Wie ist die Hautfarbe: blass, hell, vorgebräunt oder tiefbraun?
- ☐ Wie wirkt die Haut: durchscheinend, dünn oder widerstandsfähig?
- ☐ Liegen besondere Merkmale vor, wie Sommersprossen, größere Pigmentflecken, leichte Rötungen oder sichtbare Äderchen?
- ☐ Wie ist die Farbe der Haare: dunkel, blond, rötlich?
- ☐ Auch die Farbe der Augen ist für die Einstufung wichtig.
- ☐ Unbedingt muss die Reaktion auf die Sonne abgefragt werden: Besteht Neigung zu Sonnenbrand oder kann die Person aus Erfahrung länger in der Sonne bleiben? Wie rasch tritt Hautrötung auf und wie ausgeprägt ist sie? Wann ist eine Bräunung sichtbar? Bleibt die Bräunung erhalten oder verblasst sie nach kurzer Zeit? Ist Überempfindlichkeit auf Sonnenbestrahlung bekannt? Zeigen sich ungewöhnliche Reaktionen, wie entzündete Ausschläge oder juckende Pusteln?

Tab. 1.18-11: Pigmentierungstypen

Typ	Hautfarbe	Reaktionen auf Sonne	Eigenschutz*
I	Blass, rote Haare Rötliche Sommersprossen Helle Augen	Sofort intensive Hautrötung Sofort schwerer Sonnenbrand Haut schält sich Keine Bräunung Extrem empfindlich	5 bis 10 Minuten
II	Helle Haut, blondes Haar Helle Augen	Rasch Sonnenbrand Bräunung möglich, aber nur schwach Haut schält sich Empfindlich	10 bis 20 Minuten
III	Normale Haut Haare: hellbraun Augen: grau, braun	Selten Sonnenbrand Bräunt gut Verträgt Sonne gut	20 bis 30 Minuten
IV	Vorgebräunte bis dunkelbraune Haut Haare: schwarz Augen: braun, sonnengewöhnt	Kaum Sonnenbrand Bräunt rasch und tief	Über 45 Minuten

* Zeit bis zum Sonnenbrand bei ungeschützter Haut: Deutschland, Juni, mittags.

UVB-Intensität am Ort der Besonnung

Der zweite wichtige Punkt für die richtige Wahl des Faktors ist die UV-Intensität der Sonne am Ort der Bestrahlung. Entscheidend dafür ist der Einfallswinkel der Strahlen, der sich in unseren Breitengraden mit der Jahreszeit stark ändert. Die Mittagssonne ist in den Mittelmeerländern wesentlich intensiver als in Deutschland. Die Sonne in der Karibik ist selbst für strahlungsgewöhnte Personen gefährlich und kann den gesamten Organismus belasten. In den Tropen oder in Äquatornähe ist die UV-Strahlung wegen der direkten, fast senkrechten Sonneneinstrahlung und der hohen Solarintensität immer am stärksten und damit die Möglichkeit eines Sonnenbrandes am höchsten. Grundsätzlich ist die UVB-Intensität der Sonne von folgenden Faktoren abhängig:

- ☐ Sonnenstand: nach Ort, Tages- und Jahreszeit
- ☐ Geographische Höhenlage: Flachland, Meereshöhe, Gebirge
- ☐ Ausmaß der Luftverschmutzung
- ☐ Ozongehalt der Atmosphäre
- ☐ Streustrahlung oder Reflexion: Sand, Schnee, helle Flächen, Nebel

Wegen dieser Standards muss dieselbe Person an verschiedenen Orten und zu verschiedenen Jahreszeiten mit erheblich wechselnden Erythemschwellenzeiten rechnen. Als Leitlinie kann gelten, dass sich die Eigenschutzzeiten gegenüber Deutschland im Mittelmeerraum um ein Drittel und in Äquatornähe um die Hälfte reduzieren.

Beispiel: Im Juli um die Mittagszeit beträgt für den Pigmentierungs-Typ III in Deutschland die Eigenschutzzeit 30 Minuten, in Kenia zur gleichen Zeit aber nur noch etwa 15 Minuten. Erfahrungsgemäß dürfte eine solche Person in Deutschland mit einem Faktor 8 bis 10 auskommen, in Kenia ist aber ein Faktor von 15 bis 20 ratsam. Leitlinie für die Wahl des Lichtschutzfaktors muss also sein:

Eine hohe Empfindlichkeit und eine hohe UV-Intensität erfordern einen hohen Lichtschutzfaktor.

Eine gute Hilfe für die Abschätzung des UV-Risikos ist der UV-Index. Seit Frühjahr 1993 hat das Bundesamt für Strahlenschutz (BfS) in München ein UV-Messnetz über Deutschland aufgebaut, das kontinuierlich und in spektraler Auflösung die UV-Strahlung mit qualitativ hochwertigen Geräten in Erdnähe misst.

Zur Ermittlung der erythemwirksamen, solaren UV-Gesamtbestrahlungsstärke (E ery) muss daher die gemessene UV-Intensität jeder Wellenlänge mit der für jede einzelne Wellenlänge ermittelte Erythemwirksamkeit verknüpft und dann über den gesamten UV-Bereich von 290 bis 400 nm integriert werden. Diese Größe dient als Basis für den verwendeten UV-Index. Der rechnerische Zusammenhang ist wie folgt:

E ery = 25 mW/m entspricht dem UV-Index = 1
E ery = 50 mW/m entspricht dem UV-Index = 2
usw.

Der UV-Index (UVI) wurde international einheitlich festgelegt und wird in ganzen Zahlen angegeben. Ein UVI 7 in Deutschland ist also genauso zu bewerten wie ein UVI 7 in Kenia oder Kanada. Weltweit liegt der UVI zwischen 1 und 12. Je höher der UV-Index ist, umso größer ist das Sonnenbrandrisiko. Die höchsten UVI-Werte betragen in Deutschland etwa 8, in den Tropen bis zu 12. Im Internet des Bfs (www.bfs.de) kann man sich über die UV-Index-Werte für ausgewählte Urlaubsgebiete informieren. Auch die Tageszeitungen geben die UV-Indexzahlen mit der Wetterprognose bekannt. Als Empfehlung für den zu wählenden Lichtschutzfaktor kann gelten:

Bei Personen vom Pigmentierungstyp I oder II sollten die Faktoren etwa dem vierfachen UVI-Wert am Bestrahlungsort entsprechen, bei Pigmentierungstyp III etwa dem doppelten UVI-Wert. Bei Kenntnis der Eigenschutzzeit am Ort der Besonnung kann man dann an Hand des gewählten Lichtschutzfaktors die erlaubte Besonnungszeit errechnen.

Ohne Kenntnis des UV-Index ist folgende Leitlinie praktikabel:

Personen vom Pigmentierungstyp I oder II wählen für Deutschland im Sommer einen Lichtschutzfaktor von etwa 15 bis 20, für sonnenintensive Urlaubsländer etwa 30 bis 40.

Personen vom Pigmentierungstyp III verwenden in Deutschland Produkte mit einem Faktor von etwa 8, in Sonnenländern von etwa 15.

Grundsätzlich sollte man dem Verbraucher raten, Produkte mit höheren Lichtschutzfaktoren zu verwenden. Er ist damit immer auf der sicheren Seite. Auch mit hohen Faktoren kann man braun werden und das Risiko, einen Sonnenbrand zu bekommen, ist geringer.

Sonnenschutzpräparate für Spezialfälle

Sonnenallergie

Zu Beginn der Sommerzeit oder vor der Abreise in den Urlaub kommen viele Menschen in die Apotheke und stellen Fragen wie „Ich habe eine Sonnenallergie, was kann ich dagegen tun?“. Durch Nachfragen kann man versuchen, der Ursache der Lichtüberempfindlichkeit auf den Grund zu gehen und dann entscheiden, ob dem Patienten durch ein bestimmtes Sonnenschutzmittel geholfen werden kann oder ob eine ärztliche Beratung anzuraten ist:

- ☐ Wann treten Hautreaktionen auf? Schon im Frühjahr in Deutschland oder erst im Urlaub?
- ☐ An welchen Körperstellen sind die Hauterscheinungen lokalisiert? Sind sie begrenzt auf die bestrahlten Stellen oder streuen sie aus?
- ☐ Wie äußern sich die Hautreaktionen? Akneartige Pusteln, entzündete Hautstellen? Stark juckende Ausschläge?
- ☐ Reaktion nach Aufbringen bestimmter Sonnenschutzmittel?
- ☐ Werden Medikamente eingenommen?
- ☐ Verwendet man häufig dekorative Kosmetika oder Parfüms?
- ☐ Liegen spezielle, vom Arzt bereits diagnostizierte Lichtkrankheiten vor?
- ☐ Welchen Beruf hat der Kunde?
- ☐ Liegt eine Neigung zu allergischen Hautreaktionen vor?

Lichtabhängig überschießende Hautreaktionen auf Sonnenbestrahlung können mehrere Ursachen haben:

- ☐ Mangelnde Ausbildung des natürlichen Lichtschutzes.
  Beim Pigmentierungstyp I und II ist oft eine genetisch bedingte Schwäche bei der Ausbildung der körpereigenen Lichtschutzmechanismen (Bräunung und Verdickung der Hornschichtschwiele) anzutreffen. Zunehmende Sonnenempfindlichkeit ist auch mit zunehmendem Alter zu beobachten (Melaninbildung nicht mehr so ausgeprägt). Auch kennt man eine genetisch bedingte Schwäche, Radikale zu neutralisieren.
  Behandlung: Verstärkter Sonnenschutz durch Kleidung, Sonnenschutzmittel mit hohem Lichtschutzfaktor und zuverlässigem UVA-Schutz.
- ☐ Unverträglichkeit mit Lichtschutzmitteln und filterhaltigen Kosmetika.
  Auch Filtersubstanzen können Anlass für Unverträglichkeitsreaktionen sein. Hautreaktionen können ebenso durch Duftstoffe, Konservierungsmittel, Antioxidanzien und andere Inhaltsstoffe (Pflanzenauszüge) entstehen.
- ☐ Falsche Präparateauswahl.
  Relativ häufig kommt es zu Hautreizungen, weil die Grundlage des Sonnenschutzmittels für den Hautzustand nicht geeignet ist. Bei fett-feuchter Haut führt eine überfettete Grundlage zu Wärmestau. Bei extrem trockener Haut müssen austrocknende Produkte, wie Hydrogele oder alkoholische Lösungen, vermieden und eher Präparationen verwendet werden, die Lipide und Feuchtigkeit zuführen.
- ☐ Lichtreaktionen auf Medikamente und Kosmetika.
  Grundsätzlich sollte jeder Kunde, der über Lichtreaktionen der Haut klagt, gefragt werden, ob er Medikamente einnimmt oder äußerlich aufträgt. Wichtig ist auch, ob regelmäßig dekorative Kosmetika angewendet werden.
- ☐ Polymorphe Lichtdermatose.
  Unter dem Begriff polymorphe Lichtdermatose wird eine Reihe Lichtkrankheiten der Haut subsumiert, deren auslösende Ursache noch unbekannt ist. Das klinische Bild ist sehr unterschiedlich (polymorph), typisch ist ein stark juckender Hautausschlag, manchmal mit kleinen Bläschen, bevorzugt an Stellen, die nicht an die Sonne gewöhnt sind und plötzlich einer hohen Sonnenintensität ausgesetzt werden. Ursache für diese Reaktionen sind in den meisten Fällen UVA-Strahlen.
  Behandlung: In schweren Fällen totaler Schutz durch Kleidung, Abhärtung mit künstlichen Bestrahlungsgeräten in der ärztlichen Praxis. Versuch mit Betacaroten-Dragees: Täglich 100 bis 150 mg, beginnend möglichst vier Wochen vor Urlaubsantritt. Antihistaminika (Loratadin, Cetirizin) zur Linderung der Beschwerden. In leichteren Fällen genügen Sonnenschutzmittel mit hohen Lichtschutzfaktoren und wirksamen UVA-Filtern (UVA-Schutz größer 90 %).
  Die Diagnose und Therapie der polymorphen Lichtdermatose erfordern viel Erfahrung. Deshalb sollte ein Kunde, bei dem die Ursache der übersteigerten Lichtreaktionen unklar ist, in jedem Fall zum Dermatologen geschickt werden.
- ☐ Mallorca-Akne.
  H. Tronnier hat den Einfluss der Emulgatoren auf die follikulären Lichtreaktionen anhand von Modellrezepturen geprüft und eine Wechselwirkung zwischen UVA-Strahlen und bestimmten Emulgatoren festgestellt, die zu den akneartigen, stark juckenden Hautausschlägen führt. Bei der Mallorca-Akne handelt es sich gewissermaßen um die Kombination einer toxischen Akne mit einer Lichterkrankung.
  Eine wesentliche Rolle spielen dabei auch eine Vielzahl radikalischer Strukturen, reaktive Sauerstoffradikale, wie Singulettsauerstoff. Auch Lipidperoxide, die in den Grundlagen der Pflegeprodukte oder der Sonnenschutzmittel durch UV-Einwirkung gebildet werden, können die Entstehung der Mallorca-Akne begünstigen.
  Die Mallorca-Akne lässt sich durch folgende Kennzeichen verifizieren und von dem unklaren Erscheinungsbild der polymorphen Lichtdermatose abgrenzen:
  - ☐ Follikulär stehende Knötchen, extrem stark juckend, gerötet, Auftreten vor allem bei Frauen im mittleren Alter im Bereich des Dekolletees oder der Oberarme, manchmal auch an den Schultern, nie jedoch im Gesicht. Erythematöse Herde an den Unterarmen sind eher der polymorphen Lichtdermatose zuzuordnen.
  - ☐ Neigung zu fett-feuchter Haut, in der Jugend oft Akne
  - ☐ Häufiger Gebrauch von Emulsionen zur Gesichts- und Körperpflege oder als Sonnenschutz
  - ☐ Nur bei ungewohnt hoher Sonnenintensität im Urlaub, praktisch nie in Deutschland
  - ☐ Reaktionen bei Sonnenbestrahlung unterschiedlich, bei manchen Personen erstes Auftreten der Symptome nach Stunden, bei anderen nach zwei bis drei Tagen.

Verhinderung der Mallorca-Akne:

- ☐ Lichtschutzmittel ohne Fettstoffe und Emulgatoren. Geeignet sind Sonnenschutzmittel auf der Basis wässriger Hydrogele, wässrig-alkoholischer Lösungen oder die neu entwickelten Hydrodispersionsgele. Der Kunde muss darauf hingewiesen werden, dass einige Tage vor der Bestrahlung und während der Besonnung auf Emulsionspräparate zur Hautpflege verzichtet werden muss. Um die sonnenbedingte Hautaustrocknung zu verhindern, bieten die Firmen entsprechende Après-Sun-Präparate in Gelform an.
- ☐ Lichtschutzmittel mit UVA-Filtern
  Kunden, die Hydrogel-Präparate nicht auftragen wollen, können Lichtschutzmittel mit hohem Absorptionsvermögen im UVA-Bereich verwenden. In diesem Falle dürfen auch Cremes oder Lotionen angewendet werden, vorausgesetzt, dass diese Präparate UVA-Strahlen wirksam abblocken. Meist handelt es sich um Produkte mit einer Kombination aus UVB- und UVA-Filtern sowie einem hohen Anteil an Titandioxid.
  Produktbeispiele: Capital Soleil® LSF = 60, F (UVA) = 16, Anthelios XL® Creme F = 60, F (UVA) = 28.
- ☐ Verwendung von Radikalfängern.
  Wichtigster Radikalfänger ist das Vitamin E, das in seiner Acetatform in fast jedem Sonnenschutzmittel vorkommt. Frühzeitiges Auftragen und Absättigen der Haut mit einer hochdosierten Vitamin-E-Zubereitung zeigte gute Erfolge zur Prophylaxe der polymorphen Lichtdermatose und der Mallorca-Akne. Neu ist die Kombination mit einem Flavonoid, dem antioxidativen α-Glycosylrutin und Ferrulasäure. Die Cremezubereitung (Eucerin® Phase 1) soll einige Tage vor der Bestrahlung als „Aufbauphase" aufgetragen werden. Vor der Sonnenexposition wird dann das Sonnenschutzpräparat mit UV-Filtern verwendet (Eucerin® Phase 2 Gelcreme 15). Studien zeigten, dass diese Kombination erfolgversprechend zur Verhinderung der unangenehmen, juckenden, oft entzündeten Hautreaktionen auf Sonnenbestrahlung eingesetzt werden kann.
- ☐ Bewährt hat sich auch die frühzeitige Gabe von Antihistaminika.

Sonnenschutz für Kinder

Dermatologen registrieren mit Sorge die deutliche Zunahme der Erkrankungen an Hautkrebs. Eine Ursache ist sicher die übertriebene Sonnenexposition im Kindes- und Jugendalter. Bis zu 80 Prozent der im gesamten Leben einwirkenden UV-Dosis werden in der Kindheit und der Pubertät von der Haut aufgenommen. Neben den Folgen dieser Belastung für die Entstehung der verschiedenen Hautkrebsarten im höheren Lebensalter ist die Haut von Kindern besonders anfällig für akute Erythemschäden. Kinderhaut unterscheidet sich wesentlich von Erwachsenenhaut:

- ☐ Die Epidermis ist dünner.
- ☐ Die Eigenschutzmechanismen (Bildung einer Lichtschwiele, Bräunung) sind noch nicht voll ausgeprägt.
- ☐ Der Hydrolipidfilm auf der Hautoberfläche ist nur mäßig entwickelt (Austrocknung).
  Grundsätzlich sollte direkte Sonneneinstrahlung auf die Haut, wenn möglich, vermieden werden.

Das bedeutet: Primärer Aufenthalt im Schatten, Vermeiden der Mittagssonne, Kleidung (3-H-Regel: Hemd, Hose, Hut), Bedecken der ungeschützten Körperstellen, wie Gesicht und Arme mit Sonnenschutzmitteln. Diese sollten folgende Anforderungen erfüllen:

- ☐ Hohe Lichtschutzfaktoren: mindestens 20
- ☐ Möglichst geringer Anteil an UV-Filtern, hoher Anteil an Mikropigmenten oder Präparate ohne chemische Filter
- ☐ Zuverlässiger UVA-Schutz
- ☐ Wasserfeste Produkte
- ☐ Keine Duftstoffe
- ☐ Keine Konservierungsmittel
- ☐ Produkte mit Feuchthaltesubstanzen und pflegenden Eigenschaften, die der Austrocknung der Haut vorbeugen.

Die Sonnenschutzmittel sollten nach jedem Bad und Abtrocknen neu aufgetragen werden. Jeder Hersteller bietet in seiner Sonnenserie auch spezielle Produkte für Kinder an.

Eltern müssen das Verhalten ihrer Kinder beaufsichtigen und für konsequenten Schutz sorgen.

Kinder ohne Sonnenschutz der Sonne auszusetzen ist Körperverletzung.

Sport und Sonne

Im Sommer oder in sonnigen Urlaubsländern werden viele Sportarten stundenlang im Freien ausgeübt. So ist z. B. ein Golfspieler bei einer 18-Lochrunde etwa vier Stunden der Sonne ausgesetzt. Eine intensive Sonneneinwirkung herrscht auch bei Ballspielarten, Radfahrern, Wanderer oder Wassersportlern. Die lange Einwirkzeit kann selbst bei sonnengewöhnten oder vorgebräunten Personen zu heftigen Sonnenbränden führen. Besonders groß ist die Gefahr bei Personen mit empfindlicher, heller Haut, vor allem an den Stellen, die normalerweise nicht so intensiv der Sonneneinstrahlung ausgesetzt sind, wie Nacken bei Golfern, Knie oder Oberschenkel bei Radfahrern. Trotzdem denken die Wenigsten an einen wirksamen, langanhaltenden Sonnenschutz. Dabei gelten für die Auswahl folgende Leitlinien:

- ☐ Hoher Lichtschutzfaktor, der sich vor allem nach der zu erwartenden Dauer der Bestrahlung richtet.
- ☐ Breitbandschutz: UVA plus UVB
- ☐ Sonnenschutzmittel mit lang anhaltender Wirkung
- ☐ Wasserfeste Produkte
- ☐ Lippenstifte mit hohem Lichtschutzfaktor

Wassersportler, wie Schnorchler, Wasserballspieler oder Schwimmer, sind besonders gefährdet, denn in sauberem, klarem Wasser beträgt die UVB-Intensität bis zu einem Meter unter der Oberfläche immerhin noch 70 %. Den meisten Schutz bieten dabei lichtundurchlässige Hemden, zumindest sollte man sich mit extrem wasserfesten Produkten und hohen Lichtschutzfaktoren einreiben. Gleiches gilt für Surfer und Segler.

Besonders extreme Verhältnisse herrschen beim Wintersport. Die UVB-Intensität ist bei klarer, reiner Luft in den Bergen ungewohnt hoch, verstärkt wird sie durch die Reflexion auf der hellen Schneeoberfläche. Messungen haben ergeben, dass die erythemwirksame Strahlung pro 1000 Höhenmeter um mindestens 20 Prozent zunimmt. Wind, niedrige Temperaturen und geringe Luftfeuchtigkeit trocknen die Haut zusätzlich aus. Grundsätzlich wichtig bei allen Sportarten ist, soweit möglich, der zusätzliche Schutz mit geeigneter Kleidung, Hut, Sonnenbrille. Skifahrer, Tourengeher oder Bergsteiger sollten Produkte mit folgenden Eigenschaften verwenden:

- ☐ Extrem hohe Lichtschutzfaktoren
- ☐ Wasserfreie Grundlagen: keine Hydrogele oder Lotionen, sondern W/O-Cremes, Liposome oder Lichtschutzpasten
- ☐ Breitbandschutz (UVA + UVB)
- ☐ Lippenschutz mit hohen Faktoren

Produktbeispiele: Ladival® Alpin f = 20, Body Sol Sun + Ski f = bis 40, Eucerin® Sun Block Kombi Creme + Stift f = 30.

Besonderheiten des Hautzustandes

Hautunreinheiten oder Vorstufen der Akne entwickeln sich vor allem auf der Basis einer fett-feuchten Haut und haben ihre Ursache in einer übermäßigen Talgproduktion verbunden mit bakterieller Besiedlung (s. S. 263). Man muss deshalb bei der Wahl des Sonnenschutzmittels auf die richtige Anwendungsform achten: Jede Präparation mit einem hohen Anteil an Lipiden ist zu vermeiden. Keine Öle, keine überfetteten W/O-Cremes, keine Lipogele. Gut geeignet sind wässrig-alkoholische Lösungen oder Sprays, Hydrogele sowie je nach Zusammensetzung Hydrolipiddispersionen.

Genau umgekehrt ist die Situation bei einer sehr trockenen Haut: Am besten sind hier W/O-Cremes, Lipogele oder Liposomenpräparationen. Sonnenschutzmittel sollten so zusammengesetzt sein, dass sie nicht nur wirksam vor UV-Strahlung schützen, sondern der Haut auch Feuchtigkeit und Lipide zuführen. Ungünstig sind wegen des austrocknenden Effektes Produkte mit einem hohen Pulveranteil (reine Mikropigmentpräparate).

Die richtige Anwendung der Sonnenschutzmittel

Die Wirkung eines Sonnenschutzmittels ist nicht nur davon abhängig, ob das Produkt richtig ausgewählt ist, sondern ob es auch richtig angewendet wird. Dabei sind folgende Gesichtspunkte zu beachten:

- ☐ Vor dem Auftragen des Sonnenschutzmittels die Haut reinigen und Rückstände dekorativer Kosmetika entfernen
- ☐ Mindestens eine halbe Stunde vor der Besonnung das Produkt einreiben. Die Schichtdicke sollte ausreichend und gleichmäßig sein
- ☐ Cremes, Pasten für das Gesicht, dünnflüssigere Anwendungsformen, wie Lotionen für den Körper, abwaschbare Zubereitungen für behaarte Hautstellen
- ☐ Sonnenschutzmittel alle zwei Stunden erneut auftragen, in jedem Fall nach jedem Bad und Abtrocknen
- ☐ Falls zusätzlich andere Kosmetika gewünscht sind, wie Tagescremes oder Mückenabwehrmittel, immer zuerst das Sonnenschutzmittel einreiben
- ☐ Die erlaubte Bestrahlungszeit (Eigenschutzzeit mal Lichtschutzfaktor) keinesfalls überschreiten, danach das Sonnenschutzmittel nicht mehr neu auftragen und sich nicht mehr der Sonne aussetzen
- ☐ Allgemein gilt: Keine Parfüms, keine Erfrischungstücher mit Duftstoffen vor dem Sonnenbad verwenden, nach Einnahme von Arzneimitteln nicht in die Sonne (Gefahr photoallergischer bzw. phototoxischer Substanzen), bei bekannten Hauterkrankungen zuerst einen Dermatologen konsultieren

Grundsätzliche Leitlinien

- ☐ Die Benutzung eines Sonnenschutzmittels ist kein Freibrief für extrem lange Sonnenbäder.
- ☐ Die Anzahl intensiver Bestrahlungen (inklusive Solarien) sollte etwa 50 pro Jahr nicht überschreiten.
- ☐ Sonnenbrand ist stets zu vermeiden.

Hautpflege nach dem Sonnenbad

Nach jedem Sonnenbad muss die Haut zunächst schonend gereinigt werden. Hierzu sollten möglichst hautverträgliche saure Syndets mit pflegenden Zusätzen verwendet werden (keine Alkaliseifen). Danach sind Pflegeprodukte aufzutragen, am besten

Cremes oder Lotionen mit reichlich Feuchthaltesubstanzen. Die eingestrahlte Sonnenenergie steigert die Abgabe der Feuchtigkeit, die in der Pflegeperiode kompensiert werden muss. Im Grunde eignen sich hierzu alle vom Hersteller angebotenen Körpermilchpräparate oder feuchtigkeitsspendenden Gesichtscremes.

Daneben bieten manche Hersteller Après-Sun-Serien an. Hier handelt es sich um Emulsionen oder Hydrodispersionsgele für Gesicht und Körper mit entzündungshemmenden Substanzen, wie Allantoin, Pantothenylalkohol, Azulen, Bisabolol, Hamamelisextrakt, Gerbstoffen. Aloe-vera-Präparate haben einen leicht entzündungshemmenden und feuchtigkeitsspendenden Effekt und werden häufiger in Après-Sun-Präparaten verarbeitet.

Wenn nach dem Sonnenbad Emulgatoren und Fette vermieden werden sollen, z. B. bei der schon beschriebenen Mallorca-Akne (S. 291), dann kann auf Après-Sun-Gelees ausgewichen werden. Hat ein übermäßiges Sonnenbad bereits zu leichten Entzündungserscheinungen geführt oder sogar schon zu einem mehr oder weniger heftigen **Sonnenbrand**, so sind folgende Hinweise zu beachten:

Es dürfen keinesfalls stark fettende oder abdeckende Salben aufgetragen werden. Der entstehende Wärmestau würde entzündungsfördernd wirken. Am besten sollte die Hautoberfläche zuerst – wie eigentlich bei allen Verbrennungen leichteren Grades – durch kaltfeuchte Umschläge gekühlt werden, besonders bei großflächigen Entzündungen. Günstig sind After-Sun-Sprays, weil sie ohne direkten Kontakt mit der oft berührungsempfindlichen Haut aufgetragen werden können. Puder sind unter Umständen nützlich, sie wirken kühlend und verhindern die oft schmerzhafte Reibung zwischen der entzündeten Haut und der aufliegenden Kleidung. Die Behandlung eines schwereren Sonnenbrandes ist nur mit Arzneimitteln möglich. Sehr wirksam sind Prostaglandin-Synthethasehemmer, wie Acetylsalicylsäure oder glukocorticoidhaltige Dermatika (rezeptpflichtig, außer Hydrocortison in Dosierungen bis 0,25 % und Packungsgrößen bis 50 g).

1.18.5 Besondere Maßnahmen zur Körperpflege und Hygiene

Massagepräparate

Vermehrte Flüssigkeits- und Fettablagerungen in der Unterhaut führen zum Bild der Orangenhaut oder Cellulite. Neben allgemeinen Maßnahmen (Gewichtsreduktion, Anregung der Diurese, reichlich Bewegung und Gymnastik) sind bei Orangenhaut, die sich insbesondere an den Oberschenkeln der Frauen manifestiert, Massagen angezeigt. Hierfür werden eine Reihe Massagecremes angeboten. Als Wirkstoffe werden z. B. Coffein, Diglycosin, Xanthin, Bio-Kine 6, verschiedene Hyperämika verwandt, ihre Wirksamkeit ist noch Gegenstand von Diskussionen, der Wert des Massageeffektes jedoch unbestritten.

Auch gegen Hautdehnungsstreifen (Striae) werden Massagecremes empfohlen. Hautdehnungsstreifen sind zarte, narbige Linien meist paralleler Anordnung, die durch Risse der elastischen Fasern entstehen. Als Ursache werden hormonelle Dysregulationen bei gleichzeitiger Volumenzunahme in der Unterhaut angenommen. Am bekanntesten sind die Hautdehnungsstreifen in der Schwangerschaft. Eine Behandlung mit überfetteten Massagecremes kann versucht werden, einmal vorhandene Striae bleiben jedoch zeitlebens bestehen. Allerdings verlieren sie bei permanenter Behandlung mit der Zeit an Deutlichkeit. Auch bei Männern finden sich Hautdehnungsstreifen, hier meist nur im Gesäßbereich und an den Oberschenkeln. Massagecremes und eine feste Massage haben nur eine prophylaktische Wirkung. So wird schwangeren Frauen die regelmäßige intensive Massage der Bauchhaut mit einer Bürste, besonders in warmen Vollbädern, zur Verhinderung der unschönen Hautdehnungsstreifen empfohlen.

Produktbeispiele: Vichy Schwangerschaftsstreifencreme, Stria Fissan® Salbe, Elancyl® Dehnungsstreifen-Creme, Lipofactor® Cellulite Fluid/Spray, Vichy D-Stock Figure® Pflegecreme.

Antischweißmittel

Die Haut enthält etwa. 2 bis 3×10^6 Schweißdrüsen. Man unterscheidet:

- ☐ Ekkrine Schweißdrüsen. Direkter Ausgang zur Hautoberfläche, klein; sie sondern eine klare Flüssigkeit mit einem pH-Wert von 4 bis 6,8 ab. Diese Drüsen produzieren bis zu 99 % Wasser, der Rest besteht aus Elektrolyten.
- ☐ Apokrine Drüsen. Diese sind größer als ekkrine Schweißdrüsen; sie münden in die Haarfollikel und sind besonders in der Achselhöhle, auf der Brust und im Genitalbereich vorhanden.

Unmittelbar nach Austritt ist die sezernierte Flüssigkeit geruchlos, erst durch die bakterielle Zersetzung entstehen übelriechende Verbindungen (niedere Fettsäuren vom Typ der Butter- bzw. Capronsäure sowie Ammoniak und Mercaptane). Der apokrine Schweiß ist für die Geruchsbildung von besonderer Bedeutung. Er enthält Wasser, verschiedene Salze, Proteine und Lipide, hauptsächlich Cholesterol. Außerdem hat man im apokrinen Sekret sulfatierte Steroide nachweisen können, denen man für die Geruchsbildung besondere Bedeutung zumisst.

Die geruchsbildenden Keime gehören überwiegend zur Gruppe der grampositiven Bakterien. Durch verstärkte Schweißsekretion infolge erhöhter Außentemperatur, körperlicher Anstrengung oder psychischem Stress wird das Nahrungsangebot für Bakterien erhöht. Ihre Stoffwechseltätigkeit nimmt zu und ihre Population wächst. Körpergeruch geht immer einher mit verstärktem Keimwachstum. Obwohl Körpergeruch personenspezifisch ist, kann man zwei Geruchstypen unterscheiden: „sauren" und „stechenden" Geruch. Welcher Geruch sich bildet, hängt von der Bakterienart ab, die in der Achselhöhle überwiegt. Der „saure" Geruch entsteht hauptsächlich bei Stoffwechselprozessen der Mikrokokken. Als Geruchskomponenten werden in der Literatur kurzkettige freie Fettsäuren genannt, u. a. die Isovaleriansäure und Buttersäure. Der „saure" Geruchstyp ist bei Frauen recht häufig.

Der als sehr unangenehm empfundene „stechende" Geruch wird von coryneformen Bakterien gebildet. Er tritt häufig bei Männern auf. Die charakteristischen Geruchsstoffe sind Androsterol und Androsteron, zwei Abbauprodukte des männlichen Sexualhormons Testosteron.

Bei Deomitteln unterscheidet man in Abhängigkeit vom Wirkprinzip zwei Produktgruppen: **Deodoranzien** und **Antitranspiranzien.** Sie wirken auf unterschiedliche Art der Geruchsbildung entgegen. Deodoranzien beeinflussen das Wachstum der geruchsbildenden Bakterien auf verschiedene Weise oder binden die unangenehmen Gerüche, während Antitranspiranzien primär die Schweißsekretion vermindern. Die Wirksamkeit der beiden Produktgruppen kann durch geruchsüberdeckende Mittel ergänzt werden.

Wirkstoffe

Keimhemmende Mittel

Alkohol, Phenoxyethanol, Farnesol, Glycerolmonolaurat, Chlorhexidin und Triclosan als antimikrobiell wirksame Substanzen bewirken Reduzierung des Keimwachstums durch Bakteriostase und verhindern so die Entstehung des unangenehmen Geruchs.

Enzyminhibitoren

Die Zersetzung des geruchslosen Schweißes geschieht durch Ester spaltende Lipasen der Bakterien. Der einzige, zur Zeit verwendete Wirkstoff mit enzymhemmender Wirkung ist Triethylcitrat. Die Esterbindung dieses Triethylesters der Citronensäure wird durch Lipasen hydrolisiert, die frei werdende Citronensäure bewirkt eine geringfügige Absenkung des pH-Wertes auf der Hautoberfläche. Als Folge werden Enzyme blockiert und die Geruchsbildung wird gestoppt. Durch die Pufferkapazität der Haut stellt sich der ursprüngliche pH-Wert wieder ein, die Hemmung der Enzyme wird aufgehoben und der Kreislauf schließt sich.

Adstringenzien

Häufigste Ursache des Körpergeruchs ist zu starkes Schwitzen. In solchen Fällen sind Antitranspiranzien nützlich, da sie über eine Eiweiß fällende Wirkung die Schweißdrüsenkanäle verkleinern und somit die Sekretion unterbinden. Als Wirkstoffe werden Aluminiumhydroxichlorid und Aluminium-Zirkonium-Komplexe eingesetzt. Eine Besonderheit sind die Mineral-Deo-Steine, bei denen es sich um kristallisierte Kalium-Aluminium-Alaune handelt.

Geruchsüberdeckende Mittel

Verwendet werden zahlreiche Duftstoffe, die durch Glykole möglichst dauerhaft auf der Haut fixiert werden sollen. Problem ist, dass Körpergeruch und Parfümierung miteinander harmonieren müssen.

Geruchsabsorber

Mit Geruchsabsorbern wird nicht die Bildung des Körpergeruchs unterbunden, sondern es sollen die bereits gebildeten Geruchsstoffe absorbiert werden. Wirkstoff ist das Zinksalz der Ricinolsäure, das geruchsabsorbierende Eigenschaften hat.

Deoprodukte werden in verschiedenen Applikationsformen angeboten: Aerosole, Pumpsprays, Roll-Ons, Cremes, Deo-Stifte, Lösungen, Puder.

Produktbeispiele:

Aluminiumsulfat:
CD6® Creme

Triclosan:
Basic Homme® Deo Zerstäuber, Vichy Deo® Stift

Aluminium Chlorohydrate:
Claire Fisher Deo, frei Öl® Deo, ROC® Deodorant Creme/Roll on, PH_5 Eucerin® Deodorant, Hidrofugal®-Produkte, Antitranspirant®, Vichy Deo Roll On®, Widmer Deo® Creme

Farnesol:
Falcon® Deo Spray, Shoynear Hydrosoft® Deo Spray

Triethylcitrat:
Fette Mineral Deodorant

Zinc Ricinoleat:
Vichy Deo® Pumpzerstäuber

Intimhygiene

Reinigung und Pflege der äußeren Geschlechtsorgane

Eine möglichst täglich vorgenommene gründliche Reinigung der äußeren Geschlechtsorgane von Frau und Mann ist nicht nur aus allgemein hygienischen Gründen unabdingbar. Die Zersetzungsprodukte der an diesen Stellen reichlich produzierten Hautdrüsensekrete wirken hautreizend und bei jahrelanger Einwirkung karzinogen. Bei beschnittenen Männern z. B. gibt es kein Peniskarzinom, bei ihren Langzeitpartnerinnen kein Karzinom am Gebärmuttermund. Die Reinigung der äußeren Geschlechtsorgane sollte mit reichlich Wasser und einem alkalifreien Mittel durchgeführt werden.

Gerade der weibliche Intimbereich verlangt größere Beachtung als alle anderen Körperregionen, denn hier herrschen besondere Bedingungen. Der äußere Intimbereich, in den Harnröhre, Scheide und Enddarm münden, ist reich an Schleimhautfalten, apokrinen und ekkrinen Schweiß- sowie schleimproduzierenden Drüsen. Insbesondere die apokrinen Drüsen führen zu großer Schweißabsonderung, die durch Gemütsbewegungen, wie Freude, Angst, Schmerz, Schreck, sexuelle Erregung und Nervosität noch gesteigert wird. In Schleimhautfalten kann der Schweiß nur schlecht verdunsten und bildet ein ideales Klima für die Vermehrung der ohnehin reichlich vorhandenen Mikroorganismen. Der Abbau der Ausscheidungsprodukte durch Mikroorganismen führt schnell zu unangenehmen Gerüchen. Die Gefahr physiologischer Störungen und dadurch begünstigter Infektionen, z. B. durch Candida-Pilze, ist besonders hoch. Die regelmäßige Körperreinigung dient daher nicht nur der Beseitigung von Arbeits- und Umweltschmutz, sondern gleichermaßen der Entfernung der Drüsensekrete.

Menstruationsflüssigkeit ist geruchlos. Ähnlich wie bei Schweiß kommt es bei der bakteriellen Zersetzung jedoch zur Geruchsbildung.

Intimwaschmittel

Präparate stehen als Lotionen, Waschgele, Seifen und Schäume zur Verfügung. Milde Tenside zur Entfernung der Ausscheidungsprodukte, keimhemmende Zusätze (Chlorhexidin, Triclosan), entzündungshemmende Pflanzenauszüge sowie die saure Einstellung der Produkte vermeiden Reizungen. Wie bei jeder Waschung mit Seife, sollte auch nach der Anwendung der Intimwaschmittel intensiv mit Wasser nachgespült werden.

Intimpflegetücher

Intimpflegetücher sind weiche Vliestücher, die eine schwach saure Lotio mit Pflanzenextrakten enthalten. Antimikrobielle Stoffe sollen das Wachstum der Mikroorganismen verhindern. Pflegetücher sind für unterwegs gedacht und werden zwischen den normalen Waschungen verwendet.

Intimspray

Zusammen mit einem bakterienhemmenden Wirkstoff (Triethylcitrat), hautpflegenden Komponenten und einem Parfümzusatz ergänzt es die Waschlotionen und desodoriert zusätzlich den äußeren Intimbereich. Wesentliche Aufgabe der Intimsprays ist die Verzögerung des Keimwachstums. Durch den Zusatz pflegender Substanzen, wie Fettsäureester, die Auswahl des richtigen Treibmittels und den Verzicht auf alkoholische Zubereitungen werden Reizungen der Schleimhaut ausgeschlossen. Aber Intimsprays ersetzen nicht die reinigende Wäsche. Öl- bzw. wachsartige Rückfetter verbessern die Verträglichkeit.

Die üblichen Deodoranzien sind für den Intimbereich, da reizend, nicht geeignet. Intimsprays enthalten keine Alkohole. In Intimsprays, die wie Deosprays hergestellt werden, liegen als Treibmittel Propan oder Butan und Dimethylether vor; auf Fluorchlorkohlenwasserstoffe wird heute verzichtet. Auch die Parfümöle wurden reduziert: Um dezente Produkte zu erhalten, werden nur noch geringe Mengen eingesetzt.

Trotz regelmäßiger, adäquater Reinigung gehen bei Frauen immer wieder auftretende Entzündungen der äußeren Geschlechtsteile oft auf Hygienefehler durch luftundurchlässige, eng sitzende Unterwäsche, im Schritt einschneidende Hosen zurück.

Produktbeispiele: Liasan® Sensitive Lotio, Vionell® Waschlotio, Dercorme® Femme Intim Waschlotio.

Tampons

Tampons saugen die Menstruationsflüssigkeit bereits in der Vagina vollständig und schnell auf. Ist der Tampon vollgesogen, soll er weitere Flüssigkeit durchlassen und darf sie nicht stauen. Da das Menstruationssekret nicht kontinuierlich, sondern ungleichmäßig aus der Gebärmutter abgegeben wird, muss ein Tampon auch in kurzer Zeit sehr schnell relativ viel Blut aufnehmen können. Je nach Größe saugt er etwa 5 bis 18 Gramm Menstruationsflüssigkeit auf. Die Größe des benötigten Tampons ist sowohl abhängig von der Blutungsstärke als auch von der Elastizität der Scheidenwände.

Produktbeispiele: Tampax®, o.b.®

Länge der Tampons: 40 bis 60 mm, Durchmesser 11 bis 17 mm. Sie werden mit dem Finger oder mit einem Applikator eingeführt. Unterschiede bestehen im Aufbau, Materialzusammensetzung, Herstellung und Form. Die Größen haben unterschiedliche Bezeichnungen, wie mini, normal, extra und super. Neben der Saugleistung ist die Fähigkeit, die aufgesaugte Flüssigkeit zu halten, ein wichtiges Qualitätskriterium. Die Entfernung aus der Scheide wird durch ein Rückholbändchen ermöglicht. Digitaltampons sind in einer Cellophanhülle verpackt, die mit einem Aufreißband geöffnet wird. Die Qualität der Saugmaterialien wird nach den Vorschriften zum Medizinprodukterecht geprüft. Tampons dürfen keine reizenden, gesundheitsschädlichen oder allergenen Stoffe enthalten. Der pH-Wert ist dem des Scheidenmilieus von 3,5 bis 6,5 angepasst. Klinische Studien zeigen, dass Tampons keinen negativen Einfluss auf die Gesundheit und das Scheidenmilieu der Frau haben. Allerdings sollte zu lange Verweildauer vermieden werden. Mini-Tampons können vielfach auch bei intaktem Hymen eingeführt werden.

Binden, Slipeinlagen

Der extravaginale Menstruationsschutz muss höchsten Anforderungen hinsichtlich Saugfähigkeit, zuverlässigem Wäscheschutz, Formbeständigkeit, Tragekomfort und Sicherheit vor Geruchsbildung genügen. Dies hat zu Produkten geführt, die in Größe, Gewicht und Formgebung stark variieren und auf die unterschiedlichen Blutungsmengen optimal abgestimmt sind. Neben den Monatsbinden haben sich seit Ende der Siebziger Jahre Slipeinlagen für Zeiten mit minimaler Blutung oder als reiner Wäscheschutz in der intermenstruellen Zeit durchgesetzt.

Unabhängig von der Marke sind Binden und Slipeinlagen ähnlich aufgebaut: Der Kern besteht aus dem Saugkörper, der vollständig von einer Vlieshülle umgeben ist. Wäscheseitig ist zusätzlich eine Flüssigkeitssperrschicht vorhanden sowie ein Haftsystem zur Befestigung der Binde im Slip. Der Saugkörper besteht meist aus Zellstoff- oder Cellulosefasern, bei einigen Produkten auch aus Chemiefasern, die mit Zellstoffen vermengt sind.

Wichtigste Produkteigenschaft ist die Saugfähigkeit. Um Sicherheit während der langen Tragedauer zu gewährleisten (tagsüber fünf bis sechs, nachts sieben bis neun Stunden), darf Flüssigkeit auch bei großem Blutanfall nicht durchsickern oder gar überlaufen. Auch bei extremer dynamischer Beanspruchung müssen Binden stets ihre Form und den exakten Sitz im Slip beibehalten, und zwar sowohl im trockenen als auch im stark beanspruchten, vollgesogenen Zustand, die Oberfläche muss besonders weich und anschmiegsam sein.

Slipeinlagen nehmen etwa 5 g Vaginalflüssigkeit auf, die normal dimensionierte Binde hat eine Aufnahmekapazität von 5 bis 10 g, die dicke (Nacht-) Binde von etwa 50 g.

Produktbeispiele: Camelia®, Always Ultra®.

Reinigung der Afterregion

In der überwiegenden Mehrzahl der Fälle ist die Reinigung der Afterregion mit wenig Seife (Syndet) und reichlich Wasser ausreichend. Wenn technisch möglich, sollte eine derartige Reinigung nach jedem Stuhlgang vorgenommen werden. Analer Juckreiz und Analekzeme sind fast immer Unreinlichkeitsekzeme.

Die Ausmündung des Mastdarms bedarf ebenso wie der Genitalbereich besonderer Sauberkeit. Da bei der Darmentleerung immer Colibakterien mit ausgeschieden werden, besteht besonders bei der Frau die Gefahr, dass Keime mit Stuhlresten in die Harnröhre und Scheide gelangen, wenn der Analbereich falsch, d. h. von hinten nach vorne statt von vorne nach hinten gesäubert wird. Durch aufsteigende Colikeime können gefährliche Harnleiter- und Nierenbeckenentzündungen entstehen.

Für die Reinigung bieten sich Feuchttoilettenpapiere an. Getränkt mit Reinigungslotion, z. B. aus Kamille oder Jojoba-Extrakten, dienen sie der schonenden Reinigung insbesondere sensibler und gereizter Haut nach der Trockenreinigung. Feuchttoilettenpapiere werden als Einzelblätter in einer Entnahmebox oder einzeln verpackt für unterwegs angeboten.

Produktbeispiele: Hakle® Feuchttücher, Faktu® Clean Tücher.

Babykosmetik

Bis zum vierten Lebensjahr haben Kinder eine außerordentlich dünne, empfindliche Haut. Die Hornschicht ist schwach, die Penetration erhöht: Todesfälle nach Anwendung von Pudern mit irrtümlich zu hoher Hexachlorophen-Konzentration sind dokumentiert. Die Reinigung der Babyhaut, die besonders im Windelbereich mehrmals täglich vorgenommen werden muss, darf nur mit milden, sauren Detergenzien durchgeführt werden. Babyseifen und -bäder enthalten daher meist auch rückfettende und hautpflegende Zusätze. Babyöle dienen der Entfernung eingetrockneter Reste der Pflegeprodukte oder des Stuhls. Die Pflege der Babyhaut entspricht der Pflege der trocken-fettarmen Erwachsenenhaut. Auf Hautschutz gegen Umwelteinflüsse, wie Sonne, Kälte oder Feuchtigkeit, ist zu achten. Besonderer Sorgfalt bedürfen Reinigung, Pflege und Schutz der Babyhaut in der Windelregion. Hier wirken chemische (Ammoniak aus zersetztem Harn) und mikrobielle Noxen (Bakterien aus dem Stuhl). Der feuchtigkeitsdichte Okklusivverband „Windel" begünstigt das Wachstum der Bakterien und Pilze (Candida). Die exakte Reinigung bei jedem Wechsel der Windeln ist notwendig (milde Detergentien, Babyöl). Zubereitungen für die Pflege und den Schutz der Haut in der Windelregion sollen einerseits die Haut schützen, dürfen aber andererseits die transepidermale Wasserabgabe nicht blockieren. Daher werden W/O-Emulsionen oder Pasten verwendet (Vaseline, Wollfett, pflanzliche Öle, Paraffin, Wachs, Lebertranzinkpaste). Als Zusätze eignen sich Feuchthaltesubstanzen, Pantothenylalkohol, pflanzliche Extrakte und Duftstoffe.

Produktbeispiele: Baby Kosmetikserie von BeBe, Penaten, Balneum Junior (Boots Health Care).

Badepräparate

Badepräparate gibt es in den Anwendungsformen Badeöl, Schaumbad, Badesalz, Duschgel und Bademilch. Jedes Waschen, besonders wenn waschaktive Stoffe verwendet werden, entfernt den Wasser-Lipid-Mantel mehr oder weniger stark von der Hautoberfläche. Badeöle dienen in erster Linie dazu, diesen austrocknenden Effekt zu reduzieren, in dem sie dem Badewasser zugemischt werden und so als dünner Film auf die Hautoberfläche aufziehen. Um die Mischung der meist pflanzlichen Öle mit Wasser zu erleichtern, werden Tenside zugesetzt.

Produktbeispiele: Balneum Hermal®, Balmandol®, Eubos® Creme Ölbad, Widmer Remederm® Ölbad.

Ähnlich aufgebaut wie Badeöle sind Duschgele. In der Hydrogelgrundlage sind meist amphotere Tenside zugesetzt (Widmer Duschgel®, Vichy Physio® Duschgel). Badesalz bzw. Tabletten enthalten einen hohen Anteil an ätherischen Ölen und entwickeln im Badewasser Kohlendioxid (Sprudelbäder).

Schaumbäder haben einen mehr erfrischenden Effekt wegen des sehr hohen Tensidanteils (bis zu 50 % an Fettalkoholethersulfaten), aber auch reinigende Wirkung. Als Duftkomponenten werden ätherische Öle zugesetzt. In der Säuglings- und Kinderpflege werden Molke- und Kleiebäder, besonders bei empfindlicher oder geröteter Haut verwendet. In der medizinischen Therapie spielen Bäder eine wichtige Rolle, z.B. als Rheumabäder (enthalten Nicotinsäurebenzylester-Derivate) oder als Erkältungsbäder (Mischung ätherischer Öle, z.B. Eukalyptusöl).

Produktbeispiele: Präparate von Pharmacos, tetesept®.

Haarpflege

Die natürliche Funktion der Kopfhaare ist ein Schutz gegen Ultraviolettstrahlen, Hitze, Kälte und Verletzungen. Für die meisten Menschen steht jedoch die Bedeutung der Kopfhaare als Faktor der äußeren Erscheinung bei weitem im Vordergrund. Besonders Frauen leiden, wenn ihnen viele Haare ausfallen, und suchen fachliche Hilfe. Nach einer vor kurzem veröffentlichten Statistik wendet sich jede sechste an Haarausfall leidende Frau zunächst einmal an ihren Apotheker. Nach dem Friseur (55 %) und nach der Ärzteschaft (25 %) ist also die Apotheke die dritthäufigste Anlaufstelle für Haarprobleme bei Frauen. Junge Männer scheuen sich oft mit ihren Haarproblemen zum Arzt zu gehen und fragen ihren Apotheker nach aussichtsreichen Behandlungsmöglichkeiten.

Am Haar unterscheidet man das Mark, die Rinde und das Haarhäutchen (Cuticula), das das gesamte Haar außen überzieht. Die Cuticula besteht aus einer Lage schuppenförmig angeordneter Hornzellen. Beschädigungen der Cuticula machen das Haar ungeschützt gegen Austrocknung, z.B. durch zu nahes oder zu heißes Fönen, starkes Reiben der feuchten Haare beim Frottieren aneinander, falsche Haarpflege, physikalisch-chemische Schäden, zu starkes Abbiegen des feuchten Haares bei der Verwendung von Wicklern mit zu kleinem Durchmesser. Daneben geht der Zusammenhalt der vergleichsweise kurzen Tonofibrillen der Haarrinde verloren: Das Haar splittert und bricht schließlich ab. Die Haarrinde, etwa 80 % des Gesamtvolumen eines Haares, besteht aus mehr oder weniger stark pigmentierten, zu Tonofibrillen umgewandelten Hornzellen. Je nach Anordnung dieser Fasern entstehen glatte oder gekräuselte Haare.

Haare stecken mit ihrem jüngsten Anteil, dem **Innenhaar,** im Haarfollikel (Haarbalg), einer Einstülpung der Oberhaut. Das **Außenhaar** ragt über die Hautoberfläche vor. Die schräge Stellung der Haarfollikel ergibt den für jede Hautstelle typischen Haarstrich. Der am Haarfollikel ansetzende Muskel ermöglicht das Aufrichten des Haares. Gegen zu leichtes Ausziehen sind die Haare durch die Verzahnung der Haarcuticula mit der Haarscheidencuticula des Follikels geschützt. In der Tiefe des Haarfollikels liegt die Haarzwiebel mit den Melanin bildenden Zellen. Unter der Haarzwiebel findet sich die Haarpapille, die reichlich mit Gefäßen versorgt ist.

Bei gesundem Haar ist die Haarcuticula von einem Protein-Lipid-Film, der aus den Drüsen des Haarbodens und aus den Rückständen der Verhornung stammt, überzogen. Die meisten Maßnahmen der Haarpflege zielen auf Ersatz oder auf Stärkung dieses Films ab. Die Haupthaare sind Terminalhaare.

Von diesen unterscheiden sich deutlich in Länge und Dicke die Borstenhaare (Augenbrauen) und die Flaumhaare (Wollhaare, Lanugo).

Die Haarrinde enthält Melanine in unterschiedlichen Mengen und Verteilungsmustern. Im Alter nimmt der Pigmentgehalt ab und durch Lufteintritt zwischen die Hornfasern erscheint das Haar weiß. Dass Haare nach Sonneneinstrahlung heller werden, geht auf den Bleicheffekt des unter UVB-Einwirkung entstehenden Wasserstoffperoxids zurück.

Die Lebensdauer eines Haares ist relativ lang. Sieben Jahre besteht aktives Wachstum (*anagene Phase*), nach einer kurzen Übergangsphase (*katagene Phase*) beginnt die Ruhephase (*telogene Phase*), die, in dem der Haarfollikel höher rückt, mit dem Ausfall des Haares endet. Danach beginnt der Haarzyklus von neuem. Bei der Untersuchung der Haarwurzeln im Mikroskop lassen sich Haare im Telogen und Haare im Anagen voneinander unterscheiden. Normalerweise finden sich 15 % Telogen- und 85 % Anagenhaare. Das Zusammenspiel von Haarpapille, Haarfollikel und Stoffwechsel ist äußerst störanfällig: Verminderte Bildung der Haare und diffuser Haarausfall (Haarausfall = Effluvium; Haarverlust = Alopezie) ist ein bei Männern und Frauen weit verbreitetes Leiden. Schon vergleichsweise geringe Veränderungen der Versorgung mit wichtigen Nährstoffen (Durchblutungsstörungen), Infektionen, Arzneimittel oder Stress-Situationen bremsen oder blockieren die aktive Haarbildung. Einige/viele/alle Haare, je nach der Stärke der Noxe, treten vorzeitig in die Ruhephase über und fallen einige Wochen später aus. Nur massive Störungen der Haarbildung, wie z. B. bestimmte Chemotherapien, führen zu rasch einsetzendem Haarausfall. Nach Einwirkung von Schädigungen geringerer Intensität fallen die Haare erst Wochen später aus.

Von diffusem Haarverlust darf erst dann gesprochen werden, wenn am dritten Tag nach der Haarwäsche mindestens 80 Haare ausgehen. Insbesondere Frauen mit langen Haaren glauben oft zu Unrecht, an diffusem Haarausfall zu leiden, weil das Volumen der an einem Tag verloren gegangenen Haare so groß ist. Durch eine genaue Zählung der einzelnen Haare lässt sich dieser Irrtum korrigieren.

Haarausfall bei Frauen kann viele Ursachen haben:

- ☐ Hormonelle Umstellung: Schwangerschaft, Hormonpräparate
- ☐ Vitamin-Mineralstoffmangel: nur durch Haaranalyse festzustellen
- ☐ Chemische Einflüsse: Haarfärbungen, Bleichungen
- ☐ Mechanische Einwirkungen: Dauerwellen
- ☐ Haarbodenerkrankungen
- ☐ Falsche Pflege

Für eine gezielte Behandlung müssen die Ursachen abgeklärt werden. Ein Versuch mit Priorin®-Kapseln (Hirse, Aminosäuren), Bio-h-Tin®-Dragees (Vitamin H) oder Pantovigar®-Kapseln (Hefe, Cystin, Keratin) ist bei unklarer Ursache sicher sinnvoll.

Pflegeprodukte

Das Angebot an Haarpflegeprodukten wie Shampoos, Haarwässer, Haarkuren, Haarsprays, Haarfestigern, Fönlotionen ist riesengroß. Den Hauptumsatz machen Drogerien, Parfumerien und Kaufhäuser. Aber auch in der Apotheke gibt es eine breite Auswahl. Von Marken wie Dercap®, Eubos®, PH5 Eucerin®, Frei Öl®, Neutrogena®, Physiogel®, Priorin®, Ducray®, Anatel®, Resdan®, Sebamed® werden eine ganze Palette Shampoos angeboten. Produktserien, wie Rausch, Plantur, Floracell, haben sich mit einem umfangreichen Sortiment auf die Haarbehandlung spezialisiert.

Haare werden mit *Shampoos* gereinigt. Dabei handelt es sich um Lösungen mit einem relativ hohen Anteil waschaktiver Substanzen. Seifen sind wegen der Kalkseifenbildung (grauer Niederschlag) auf den Haaren ungünstig. Die Zusammensetzung richtet sich nach dem zu behandelnden Haarzustand: Normales, trockenes oder fettiges Haar. Shampoos gegen Schuppen enthalten hornhautlösende Zusätze oder antimikrobiell wirkende Substanzen.

Produktbeispiele: Neutrogena® T-Gel, Rochy Posay® Pitival, Ducray® Kelual Susp.

Bei hartnäckiger Schuppenbildung werden medizinische Shampoos mit Wirkstoffen wie Pyrithion, Ketoconazol (antimykotisch, Terzolin® Lösung) oder Selendisulfid (Selukos®, Selsun®) angewandt.

Bei *Haarwässern* handelt es sich um ethanolische Lösungen meist mit vielen Kräuterextrakten aus Arnika, Brennnessel, Birke oder Sonnenhut, die den Haarboden besser durchbluten, einer übermäßigen Abschuppung vorbeugen und leicht desinfizierend wirken. Zur Behandlung des Haarausfalls werden Haarwässer mit speziellen Wirkstoffen angeboten, die in den Haarwuchszyklus eingreifen und die Haarwurzeln mit Nähr- und Wuchsstoffen versorgen sollen.

Produktbeispiele: Rhodanid (Activogland®), Cimicifugaextrakt (CiMi® Haarpflege), Pentadecansäure (Pentadecan®), Aminexil (Dercap® Ampullen), 17α-Estradiol (Pantostin®-Lösung).

Bei trockenem Haarboden sind alkoholische Haarwässer ohne Ölanteil ungünstig. Hier empfehlen sich Haaröle, die allerdings direkt auf den Haarboden aufgebracht und nicht in die Haare geschmiert werden sollten.

Selbst nach Anwendung milder Shampoos kann das Haar den Fettüberzug verlieren, lädt sich elektrisch auf und kann dann nicht mehr frisiert werden. In solchen Fällen sollen konditionierende Spülungen angewendet werden (quartäre Invertseifen), auch bei Haarspliss (Aufspalten der freien Haarenden) sind solche **Haarconditioner** indiziert. Diese Haarnachbehandlungsmittel sind meist auf polyoxyethyliertem Lanolin aufgebaut, das den Haaren ihren Fettüberzug wiedergeben soll. **Haarfestiger** umhüllen die Haare mit einer filmbildenden Schicht (Polyvinylpyrrolidon). Die auf dem Markt befindlichen Haarpflegeshampoos sind zahlreich; die entsprechenden Marken werden vor allem in Friseurläden, Parfümerien und Drogerien verkauft. Aber es gibt auch apothekenexklusive Serien. **Trockenshampoos** sind absorbierende Puder.

Die androgenetische Alopezie

An erster Stelle der diffusen Alopezien ist die *androgenetische Alopezie* zu nennen. Jeder vierte Mann in der Altersgruppe zwischen 20 und 30 Jahren und jede zehnte Frau in der Altersgruppe zwischen 40 und 50 Jahren leidet an dieser Form des Haarverlustes. Betroffen sind nur ganz bestimmte Areale der Kopfhaut. Andere Formen diffusen Haarverlustes gehen auf Infektionen, Stoffwechselstörungen, Durchblutungsstörungen, unerwünschte Nebenwirkungen von Arzneimitteln (Zytostatika, Antikoagulanzien, Betablocker, Lipidsenker, Virustatika) oder Stress zurück. In solchen Fällen betrifft der Haarverlust die gesamte Kopfhaut und nicht nur bestimmte Areale. Durch falsche Haarkosmetik (Heimdauerwelle, fehlerhafte Haarfärbung) brechen mitunter die Haare auf den physikalisch-chemisch geschädigten Arealen ab. Mechanischer Druck oder mechanischer Zug führt bei längerer Einwirkung in geringer Intensität oder bei kurz dauernder Einwirkung in höherer Intensität zu *Druck-* oder *Traktionsalopezien* (Tragen von Helmen oder Hauben, straffe Pferdeschwanzfrisur).

Weltweit macht die androgenetische Alopezie 95 % aller Fälle von diffusem Haarverlust aus. Nach der Definition der WHO handelt es sich hier um eine *Erkrankung* und nicht um eine *erscheinungsmedizinische Störung*. Die androgenetische Alopezie beruht auf einer genetischen Fehlprogrammierung bestimmter Haarfollikel und ist unheilbar. Durch die Anwendung bestimmter Medikamente lässt sich der Haarausfall stoppen, manchmal kann sogar erreicht werden, dass neue Haare nachwachsen. Allerdings – und hierüber ist der Patient eindringlich zu informieren – müssen die suppressiven Maßnahmen (s. 301) durchgeführt werden, solange vermieden werden soll, dass der Haarausfall wieder einsetzt.

Die Fehlprogrammierung der Haarfollikel besteht in ihrer abnorm gesteigerten Empfindlichkeit in ganz charakteristischen Regionen gegenüber Dihydrotestosteron, welches bei der androgenetischen Alopezie in gesteigertem Maß durch die 5α-Steroiddehydrogenase aus Testosteron, dem männlichen Keimdrüsenhormon, gebildet wird. Bei jungen Männern genügen schon die normalen Hormonspiegel für die Auslösung des Haarausfalls. Die Glatzenbildung ist weder ein Zeichen besonderer Männlichkeit noch darf sie als sekundäres Geschlechtsmerkmal des Mannes angesehen werden. Bei *Frauen* setzt im *Präklimakterium* ein relativer Anstieg der Testosteronkonzentration ein und damit startet bei entsprechender genetischer Veranlagung der Haarausfall. Bei *jungen Frauen* mit androgenetischer Alopezie besteht der Verdacht auf einen Testosteron-produzierenden Nebennieren- oder Eierstocktumor.

Die fehlprogrammierten Follikel sind bei Mann und Frau unterschiedlich verteilt. Beim Mann beginnt der Haarausfall an der Stirn-Haar-Grenze (Entstehung der Geheimratsecken) und an der Scheitelhöhe (Tonsur). Mit fortschreitendem Lebensalter werden die haarlosen Areale immer größer und können zu einer Vollglatze führen. Schläfen und Hinterhaupt behalten ihr normales Haarkleid. Bei der Frau befällt die androgenetische Alopezie nur die Scheitelregion; an der Stirn-Haar-Grenze bleibt ein normal behaarter Streifen bestehen.

In den fehlprogrammierten Haarfollikeln führt Testosteron zu einer krankhaft gesteigerten Ankurbelung des Haarwachstums und damit zu einer Überdrehung des Haarzyklus. Die Phase der aktiven Haarbildung, das *Anagen*, wird verkürzt. Die Lebensdauer des einzelnen Haares nimmt ab und die Haare fallen immer früher aus. Die Untersuchung der Haarwurzeln ergibt eine prozentuale Zunahme der Kolbenhaare, der Telogenhaare. Man spricht deshalb von einem *telogenen Effluvium*. Die Größe der Follikel nimmt ab und statt der starken, pigmentierten Terminalhaare werden nur noch Flaumhaare gebildet. Schließlich gehen die Haarfollikel vollständig zugrunde.

Behandlung der androgenetischen Alopezie des Mannes

Zur spezifischen Lokalbehandlung der androgenetischen Alopezie des Mannes eignet sich 0,025 %iges 17α-Estradiol (Alfatradiol) in Propanol/Wasser. 17α-Estradiol – das Enantiomer des physiologischen Estrogens 17β-Estradiol hat keine hormonale Aktivität – wirkt als Hemmstoff der Steroid-5α-Dehydrogenase, des Schlüsselenzyms bei der Entstehung der androgenetischen Alopezie. Mit dieser rezeptfreien, aber apothekenpflichtigen Tinktur werden die vom Haarausfall betroffenen Stellen einmal täglich eingerieben. Der Erfolg (Aufhören des Haarausfalls) stellt sich allerdings erst nach einigen Wochen ein, bis der überdrehte Haarzyklus wieder normal langsam abläuft. In klinischen Versuchen, durchgeführt mit dem Fertigprodukt *Ell-Cranell-alpha*® wurde bewiesen, dass sich das prozentuale Verhältnis von anagenen zu telogenen Haaren wieder normalisiert. Die Behandlung der androgenetischen Alopezie mit 17α-Estradiol ist eine Dauerbehandlung.

Die topische Anwendung von 3–5 %igem Minoxidil ist zwar bei androgenetischer Alopezie erfolgreich, muss aber als *unspezifische Lokalbehandlung* angesehen werden. Minoxidil verbessert die Durchblutung der Haarwurzel und regt das Haarwachstum über verschiedene pharmakologische Mechanismen an, greift aber nicht in die Pathophysiologie der androgenetischen Alopezie ein. Minoxidil, ursprünglich als oral zu verabreichendes Antihypertonikum entwickelt, wird auch bei anderen Formen des Haarausfalls angewendet, während 17α-Estradiol ein therapeutisches Spezifikum nur bei androgenetischer Alopezie ist. In Deutschland sind topische Minoxidil-Präparationen rezeptpflichtig.

Produktbeispiel: Regaine® Lösung.

Zur *spezifischen oralen Behandlung* der androgenetischen Alopezie des Mannes kann Finasterid in Tagesdosen von 1 mg verabreicht werden (Propecia®, verschreibungspflichtig). Finasterid ist ein starker Hemmstoff der Steroid-5α-Dehydrogenase und wurde bis vor wenigen Jahren nur zur Behandlung der Prostatahypertrophie angewandt (Tagesdosen bis 5 mg). Finasterid erwies sich bei der androgenetischen Alopezie des Mannes als sehr gut wirksam, ist jedoch ein massiver Eingriff in den Hormonhaushalt. Da eine Behandlung über viele Jahre dauert, muss die Anwendung von Finasterid gut überlegt werden. Auf Grund seiner nicht ganz unproblematischen Wirkung sollte Finasterid nur solchen Männern mit androgenetischer Alopezie verordnet werden, bei denen der Haarverlust bedeutende berufliche (Schauspieler) oder persönliche (psychische) Nachteile bringt.

Von einigen chirurgischen Zentren werden zur Verbesserung des Erscheinungsbildes bei ausgeprägter androgenetischer Alopezie des Mannes Haartransplantationen angeboten. Haarfollikel im Hinterhauptsbereich sind immer frei von der oben erwähnten genetisch bedingten Fehlprogrammierung. Bei Transplantation solcher Follikel als *Mini- oder Mikrografts* in haarlose Areale wachsen die Haare aus dem Okzipitalbereich gut ein und fallen nicht aus.

Behandlung der androgenetischen Alopezie der Frau

Bei Frauen zwischen dem 40. und 50. Lebensjahr wird die androgenetische Alopezie durch die relative Hyperandrogenämie gestartet. Die Diagnose orientiert sich am Schütterwerden der Haare *ausschließlich im Scheitelbereich*. Tritt auch in der Schläfen- oder Hinterhauptregion Haarverlust auf, handelt es sich um eine diffuse Alopezie anderer Ursache, meistens um altersbedingte Veränderungen.

Zur *spezifischen Lokalbehandlung* steht auch bei der Frau 17α-Estradiol zur Verfügung. Altersbedingt sind die Erfolge nicht immer so gut wie beim Mann. *Systemische Gaben* von Antiandrogenen wurden bei der androgenetischen Alopezie der Frau versucht, haben sich aber nicht bewährt (unsichere Erfolge, notwendige Dauermedikation unter Konzeptionsschutz). Bei Frauen im gebärfähigen Alter ist die Anwendung von Finasterid auf Grund der starken teratogenen Wirkung auf einen männlichen Fetus kontrainduziert und im Postklimakterium interessanterweise unwirksam.

Behandlung des diffusen Haarausfalls bei Mangelzuständen

Verschiedene Mangelzustände (Tab. 1.18-12) können zur Verminderung der Haardichte, zu verlangsamtem Haarwachstum, zur Bildung dünner Haare und zu verstärktem Haarausfall führen. Im Zeitalter der immer häufiger notwendigen Chemotherapien und der oft kritiklosen Befolgung unausgewogener Diäten sind derartige Mangelerscheinungen nicht so selten. Hervorzuheben ist die Zivilisationskrankheit „Eisenmangel", bei der Haarausfall oft als erstes Symptom auftritt. Exakte klinische und experimentelle Untersuchungen konnten beweisen, dass die Zufuhr von Ionen, Metaboliten, Proteinen und Aminosäuren in vielen Fällen die Haarqualität zu bessern vermag und den Haarausfall sistieren lässt.

Erfolg versprechend bei diffusem Haarausfall ist die orale Gabe von Mineralstoffen (Eisen, Zink), Vitaminen (Vitamin H [Bio-h-Tin® Dragees, Rombellin® Dragees], Thiamin, Panthothensäure), Gelatine, Pflanzenextrakte (Hirse), Medizinalhefe und schwefelhaltige Aminosäuren (Priorin® Kapseln). Bei diversen anderen Haaraufbauprodukten ist eine gewisse Skepsis angebracht, da die bisher vorhandene Dokumentation nicht dem Stand der modernen Pharmakotherapie entspricht.

Bei jeder Form des Haarausfalls sollten die Intervalle der Haarwäsche auf fünf bis sieben Tage verlängert werden. Als Haarshampoos dienen milde, nicht alkalische Produkte. Durchblutungsfördernde

Haarbodenmassagen können bei jeder Form des diffusen Haarausfalls vorgenommen werden, solange die Kopfhaut keine Entzündungszeichen aufweist.

Tabelle 1.18-12: Haarveränderungen bei Vitamin-, Ionen- oder Nährstoffmangel

Vitamin/Spurenelement/ Nährstoff	Mangelerscheinung
Ascorbinsäure (Vitamin C)	Korkenzieherhaare (= Pili torti), perifollikuläre Blutungen, follikuläre Hyperkeratosen
Biotin (Vitamin H)	Diffuser Haarausfall
Kupfer (Menkes Syndrom)	Pili torti
Eisen (Anämie)	Dünne, brüchige, langsam wachsende Haare
Zink	Diffuse Alopezie
Essenzielle Fettsäuren	Diffuse Alopezie
Eiweiß oder Energie (Marasmus: Körpergewicht unter 60 % des Sollwertes)	Wechsel von pigmentlosen und pigmentierten Haarschaftanteilen („Fahnenzeichen"), telogenes Effluvium, Haarbruch auch intrafollikulär, diffuse Alopezie. Bei Anorexia nervosa Umwandlung von Terminalhaaren in Flaumhaare, manchmal auch Hypertrichose

Fußpflege

Da Fußsohlen – neben den Innenhandflächen – die meisten Schweißdrüsen haben, kann aufgrund gefühlsmäßiger oder körperlicher Reize vermehrt Feuchtigkeit abgegeben werden. Dabei bildet sich im Bereich des wohlverpackten und vor allem ungelüfteten Fußes sofort ein feuchtwarmes Klima, welches eine Reihe von Folgereaktionen auslösen kann:

- ☐ Auflockerung der obersten Schichten der Hornhaut
- ☐ Förderung des Wachstums auf der Haut befindlicher Mikroorganismen
- ☐ Bildung von Abbau- bzw. Zersetzungsprodukten und damit eines unangenehmen Geruchs

Die wichtigste Voraussetzung für erfolgreiche Fußpflege ist Sauberkeit. Jeden Abend sollten die Füße gründlich gewaschen werden, danach sind sie sorgfältig abzutrocknen, insbesondere in den Zehenzwischenräumen, damit keine Hautrisse entstehen. Wer es besonders gut mit seinen Füßen meint, gönnt ihnen ein Fußbad. Dabei sollte das Wasser bis zum Knie reichen und eine Temperatur von 36 bis 40 °C haben. Fußbadesalze oder erfrischend wirkende Zusätze, wie z. B. Menthol, Eukalyptusöl, Fichtennadelöl, Rosmarin oder Kamille, steigern das Wohlbefinden.

Wer unter feuchten Füßen leidet, kann dem Fußbad auch adstringierende und damit schweißhemmende Extrakte aus z. B. Eichenrinde oder Hamamelis zusetzen. Kreislauffördernd wirken Wechselbäder. Die Gesamtdauer eines solchen Bades beträgt etwa 15 Minuten: 3 Minuten heiß, 25 Sekunden kalt, wieder 3 Minuten heiß und so fort. Spezielle Fußwannen erleichtern die Prozedur.

Fußpflegemittel

Bei den Fußpflegemitteln unterscheidet man medizinische Präparate, die gegen Fußprobleme helfen – hierzu gehören in erster Linie Hühneraugen- und Hornhautmittel, Spezialpflaster, Ballenringe usw. – und kosmetische Mittel, wie Bäder, Lotionen, Cremes, Balsame, Puder, die sich auf die Pflege der Haut und der Nägel beschränken sowie Deosprays und Antitranspiranzien. Aber auch die Entfernung der Haare am Bein und das Lackieren der Fußnägel gehören dazu. Übrigens: Die Fußpflege sollte auch die Pflege der Beine mit einschließen.

Besonders bei Diabetikern ist auf eine konsequente Fußpflege zu achten (Neutrogena® Fußcreme, Eucerin® Urea Fußcreme).

Fußbäder

Sie bestehen aus den Grundstoffen Tenside, Soda oder Kochsalz. Je nach der gewünschten Wirkung können sie folgende Zusätze enthalten:

- ☐ Adstringierende: Alaun
- ☐ Desinfizierende: Salicylsäure, Natriumperborat
- ☐ Durchblutungsfördernde: Thymian, Lavendel, Arnika, Rosmarin, Meersalzextrakte
- ☐ Desodorierende: Chlorophyll (gibt dem Badewasser eine grünliche Farbe)
- ☐ Gegen Fußschweiß: Wacholderextrakte, Salbei, Eichenrinde, Birkenrinde, Zinnkraut

Fußcremes, Fußbalsame

Um die Geschmeidigkeit der Fußhaut zu erhalten, sollte sie nach dem Waschen bzw. Baden sorgfältig eingecremt werden. Fußcremes sind in aller Regel wasserhaltige Emulsionen, die je nach der gewünschten Wirkung Zusätze enthalten können, wie z. B. zur Durchblutungsförderung Roßkastanienextrakte.

Fußbalsame sind im Gegensatz zu Fußcremes wasserfrei. Sie können Auszüge aus Myrrhenharz, Ringelblume und ätherische Öle enthalten.

Fußgele dienen der Kühlung strapazierter Füße. Sie enthalten Alkohol; die rasche Verdunstung und spezielle Zusätze (Menthol, Minzöl) bewirken den spürbaren und ausgeprägten Kühleffekt (Efasit® Eisgel).

Fußpuder

Wer unter Fußschweiß leidet, sollte die Füße nach der Reinigung mit einem speziellen Fußpuder behandeln. Er sorgt für eine Vergrößerung der Hautoberfläche; dadurch verdunstet die aus den Schweißdrüsen austretende Flüssigkeit schneller. Enthält der Fußpuder eine adstringierende und damit schweißhemmend wirkende Substanz, meist Aluminiumsalze, werden die Ausführungsgänge der Schweißdrüsen verengt und damit die Flüssigkeitsabgabe auf ein normales Maß zurückgedrängt. Auch empfiehlt sich, am Morgen die Füße nach dem Waschen und gründlichen Abtrocknen mit einem Fußpuder zu behandeln, ebenso die Schuhe innen zu bestäuben, um damit der Geruchsbildung vorzubeugen.

Doch Fußpuder hilft nicht nur gegen Schweißfüße, sondern auch bei brennenden und müden Füßen. Er enthält als Grundlage Talkum. Durch Zusätze wie Alaun, Aluminiumsalze, Kampfer und Menthol wirkt er hautglättend, kühlend, antiseptisch oder desodorierend.

Fußsprays

Sie sind in ihrer Zusammensetzung auf eine langanhaltende Wirkung ausgerichtet. Basis ist Alkohol, in dem desodorierende oder adstringierende Stoffe gelöst sind. Um Hautinfektionen und Fußpilze zu verhindern, haben sie meist auch antiseptische Eigenschaften. Aber auch bei Fußsprays gilt: erst waschen, dann anwenden.

Nicht apothekenexklusive *Fußpflegeprodukte:* Efasit®, Gehwohl®, Saltrat®, Allgäuer Latschenkiefer®, Weleda.

Mittel zur Entfernung von Hornhaut und Hühneraugen

Hornhaut entsteht durch Druck, also z. B. durch zu enge Schuhe, durch langes Stehen und Gehen in nichtfußgerechtem Schuhwerk. Da es häufig zu schmerzhaften Hautrissen kommen kann, sollte die Hornhaut regelmäßig durch Raspeln, Hobeln oder Schmirgeln entfernt werden. Nicht wegschneiden, sonst wächst sie verstärkt nach! Wichtig: Hinterher die Haut mit einer fetten Fußcreme behandeln.

Ein Hühnerauge (Clavus) entsteht meistens, wenn der Schuh drückt oder wenn Deformitäten des Fußskeletts vorliegen. Dann bildet sich eine Hornschwiele, die zapfenartig nach unten wächst. Die nervenreiche Lederhaut reagiert darauf mit starken Schmerzen. Entlastungsringe beheben den Druckschmerz. Tinkturen aus Alkohol oder Etherlösungen von Collodium mit erweichenden oder keratolytischen Substanzen (Salicylsäure) sowie spezielle Pflaster oder Salben dienen der Entfernung der Hühneraugen. Nach mehrtägiger Anwendung kann das Hühnerauge nach einem warmen Fußbad herausgehoben werden, die schwarz gefärbte Wurzelzelle muss ebenfalls entfernt werden, andernfalls entsteht das Hühnerauge neu.

Produkte zur Behandlung und Entfernung von Hühneraugen gibt es z. B. von Scholl®, Cornina®, Hansaplast Footcare®, Clabin® Tinktur/Salbe, Wartner® gegen Warzen (Vereisungsmethode).

Mundhygiene

Mundpflegeartikel und Präparate zur Zahnreinigung nehmen in der Apotheke einen nicht unbeträchtlichen Bestandteil im Warensortiment ein. Die meisten Produkte sind allerdings auch über andere Vertriebskanäle, wie Drogerien, Kaufhäuser, erhältlich. Die Apotheke steht mit diesen Geschäften in einem harten Preiskampf. Trotzdem kann sie auf Artikel, wie Zahnpasten, Zahnbürsten, Mundwässer und andere Produkte zur Mundhygiene nicht verzichten, da der Apothekenkunde gerade über dieses Warensortiment eine ausführliche Beratung erwartet. Über die Bedeutung und Wirkung der verschiedenen Hilfsstoffe und Wirksubstanzen kann in vielen Fällen nur der Apotheker aufklären. In der Mundhöhle kommen etwa 350 verschiedene Mikroorganismen in einem ökologischen Gleichgewicht vor. Aus Bakterien der Mundhöhle und durch die Nahrung entsteht auf den Zähnen ein fester klebriger Belag, die Plaque. Wenn dieser Zahnbelag nicht regelmäßig und vollständig entfernt wird, kommt es zu Karies und entzündlichen Zahnbetterkrankungen, wie Gingivitis und Parodontitis. Karies entsteht, wenn gewisse Bakterien des Zahnbelages, wie *Streptococcus mutans*, aus niedermolekularen Kohlenhydraten der Nahrung (Haushaltszucker, Honig) Säuren bilden, die zur Schädigung des Zahnschmelzes führen. Als besonders effektiv für den Schutz des Zahnschmelzes haben sich Fluoride erwiesen, da sie die Demineralisation verringern und die Remineralisation fördern. Fluoride können als Tabletten oder lokal über die Mundschleimhaut durch fluoridhaltige Zahnpasten, Kaugummis oder Mundwässer zugeführt werden.

Die Gesundheit von Mund und Zähnen ist nur durch konsequente und regelmäßige Sauberhaltung und Reinigung der Zähne und Zahnzwischenräume (Zahnseide) sowie durch Massage der Gingiva zu erreichen.

Ziele der Reinigung sind:

- ☐ Entfernung unverkalkter zellulärer Ablagerungen
- ☐ Entfernung der Nahrungsmittelrückstände
- ☐ Abreiben der Plaques
- ☐ Verhinderung des Mundgeruches

Wichtig ist die systematische Reinigung aller Bereiche des Gebisses und vor allem der weniger zugänglichen Zahnzwischenräume. Nach jeder Hauptmahlzeit sollten die Zähne mindestens 3 Minuten gründlich gereinigt werden; dabei spielt die richtige Zahnputztechnik eine wesentliche Rolle.

Hilfsmittel zur Zahnputztechnik sind:

- ☐ Zahnbürsten (Hand- oder elektrische Bürsten, Interdentalbürsten)
- ☐ Zahnpasten, Zahnsalz, Mundwasser
- ☐ Zahnseide
- ☐ Zahnstocher
- ☐ Mundduschen

Die meisten der nachfolgend genannten Produkte der Zahnpflege und Mundhygiene sind nicht apothekenexklusiv, spielen aber in der Apotheke eine Rolle und werden deswegen aufgeführt.

Zahnbürsten

Die Zahnbürste ist das wichtigste Hilfsmittel für die optimale Mundpflege. Sie besteht aus einem unterschiedlich geformten Griff und dem Bürstenkopf, dessen Büschel eng oder weit bzw. länger oder kürzer angeordnet sein können. Die einzelnen Filamente der Büschel bestehen meist aus Perlon oder Nylon. Die Härte des Bürstenkopfs wird nach DIN-Norm 13917 geprüft und als hart, mittel oder weich eingestuft. Für die Massage des Zahnfleisches sind extra weiche Bürsten ungeeignet, sie werden bevorzugt bei empfindlichen, freiliegenden Zahnhälsen (Parodontose) oder bei Neigung zu Zahnfleischbluten angewandt. Zahnfleischbluten ist immer ein Grund, den Kunden zum Zahnarzt zu schicken.

Gute Zahnbürsten sollten folgende Voraussetzungen erfüllen:

- ☐ Die Borstenenden sollten abgerundet sein.
- ☐ Der Bürstenkopf sollte der Mundhöhle angepasst, kurz und klein sein, um alle Bereiche erreichen zu können.
- ☐ Der Griff muss gut in der Hand liegen und dem Anwender (Kind oder Erwachsener) angepasst sein.

Ein Bürstenkopf aus Naturborsten ist für die Mundhygiene ungeeignet. Es handelt sich meist um Schweineborsten, die leicht aufbrechen und auffasern. In den Kanälen der Borsten können sich Bakterien ansammeln und an der schuppigen Rinde der Borsten Nahrungsreste ablagern. Außerdem nehmen Naturborsten relativ leicht Wasser auf, so dass sie weich werden.

Besonders wichtig ist der regelmäßige Wechsel der Zahnbürste alle 4 bis 6 Wochen, hier sind die neu auf dem Markt erschienenen Indikatorbürsten eine gewisse Hilfe. Als Grundregel gilt: Wenn sich die Borsten auseinanderbiegen, wechseln!

Zahnbürsten in unterschiedlichen Ausführungen in Bezug auf Härte, Anzahl der Borsten, Griffgestaltung usw. gibt es von Blend-a-dent®, Colgate®, Oral B®, Butler®, Dr. Best®, Sensodyne®.

Elektrische Zahnbürste

Die Zahnreinigung kann mit einer manuellen Zahnbürste ebenso betrieben werden wie mit einer technischen. Die Vorteile der elektrischen Zahnbürste liegen in den relativ kleinen, mit synthetischen Borsten besteckten Bürsten und in dem Anreiz, dieses technische Spielzeug zu benutzen. Für Menschen, die die richtige Zahnputztechnik nicht erlernen können, ist sicher die mit einem geringen Andruck an die Zähne sich selbst bewegende automatische Zahnbürste geeignet. Das Gleiche gilt für Behinderte. Die *elektrischen Zahnbürsten* unterscheiden sich in ihren verschiedenartigen Bewegungsmustern: elliptisch (Blend-a-dent Medic®, Butler Sonicare®), oszillierend-rotierend (Braun Oral B Plak Control®) oder Bewegung der Zahnbürstenbüschel (Interplak®). Bei den Ultraschallzahnbürsten führt der Bürstenkopf schnelle elliptische Schwingbewegungen aus (Sonicare®).

Interdentalbürsten

Spezialbürsten zur Reinigung der Zahnzwischenräume müssen angewandt werden, wenn Zahnstellungsanomalien und festsitzende Prothetik, wie Kronen und Brücken, vorhanden sind. Die Interdentalbürsten sehen aus wie kleine Flaschenreiniger und dienen der Reinigung vor allem schwer zugänglicher Zwischenräume und gleichzeitig auch der Stimulation des Zahnfleisches.

Zahnstocher

Sie dienen der Entfernung frisch eingebissener Speisereste, die sich zwischen den Zähnen festgesetzt haben. Die Zahnstocher sollen aus weichem Holz bestehen, ein dreieckiges Profil und eine Spitze haben. Der Zahnstocher sollte zur Benutzung befeuchtet und in jedem Fall so eingefügt werden, dass seine Spitze zu den Zahnschneiden zeigt, damit die Gingiva zwischen den Zähnen nicht verletzt wird. Zahnstocher aus Metall führen schneller zu Verletzungen und sollen nicht benutzt werden. Zahnstochern aus Kunststoff fehlt häufig die notwendige Elastizität.

Produktbeispiele: Elmex®-, Oral B® Zahnhölzer.

Zahnseide

Zahnseide sollte aus einem Kunststofffaden bestehen, dessen Enden fest gewickelt sind und dessen mittlerer Teil etwas aufgedreht ist: Damit kann die Reinigung der proximalen Zahnflächen verbessert werden. Im Handel befindet sich runde oder abgeflachte Seide, gewachste oder natürliche Seide, Meterware oder Spezialausführungen. Die Zahnseide soll die Plaques in den Zwischenräumen entfernen, die von der Zahnbürste nicht erreicht werden können. Die Anwendung der Zahnseide sollte in jedem Fall bei einem Zahnarzt erlernt werden, da falsche Handhabung mehr schaden als nützen kann. Zahnseide muss straff um den Mittelfinger gespannt werden, mit Daumen und Zeigefinger in den Zahnzwischenraum eingeführt und dann ca. fünf- bis sechsmal an der Seitenfläche des Zahnes auf und ab bewegt werden. Die Gingiva darf nicht verletzt werden. Ungewachste Zahnseide ist besser als gewachste, weil diese beim Gebrauch Wachs abschilfert.

Zahnseiden aus Teflon: Gore Glide®, oder von Colgate®, mit flauschigem Mittelteil: Oral B Superfloss®, elektrisch betrieben: Oral B Interclean®.

Zahnpasten

Die Anforderungen an Zahnpasta, -creme oder -pulver sind vielfältig. Grundsätzlich soll eine Zahnpasta nicht schaden, weder dem Weichgewebe und der Zahnhartsubstanz noch dem Zahnersatz im Munde. Außerdem muss Zahnpasta angenehm schmecken, denn für viele Menschen ist das Frischegefühl, das sich nach Gebrauch der Zahnpasten einstellt, eine wichtige Motivation zum Zähneputzen. Zahnpasta darf bei Putzzeiten von drei Minuten und mehr keine brennenden oder ätzenden Verletzungen auf der Mundschleimhaut hervorrufen, d.h., der Gehalt an Aroma- oder Festsubstanzen darf nicht zu hoch sein. Der Tensidgehalt sollte möglichst kleiner als 1,8 % sein, um Schleimhautreizungen zu vermeiden. In Tabelle 1.18-13 sind die Stoffe aufgeführt, aus denen Zahnpasten normalerweise zusammengesetzt sind. Die Zahnbürste wird beim Putzen immer vom Zahnfleisch zum Zahnhals hin bewegt.

Die Abrasivität der Zahnpasten wird u.a. mit einem Radioaktivitäts-Dentin-Abrasionstest (RDA) ermittelt. Für Personen mit frei liegenden bzw. empfindlichen Zahnhälsen sollen Zahnpasten mit einem niedrigen RDA-Wert verwendet werden, z.B. Elmex® Sensitiv, Oral® B sensible. Größere Abrasivwirkung haben Spezialpasten zum Beispiel gegen Raucherbelag, wie Settima® Paste.

Tab. 1.18-13: Aufbau der Zahnpasten (G. Franz)

Substanzen	Anteil (%)
Putzkörper Calciumcarbonat, -hydrogenphosphat, Calcium- und Magnesiumphosphat, Magnesium- und Aluminiumoxid, Aluminiumhydroxid, Kieselsäure, Xerogele, Polymethacrylat-, Polyacrylat-Kügelchen	20–55
Wasser	10–40
Konsistenzbildner Glycerol, Sorbit 70%, Propylen- oder Butylenglykol	10–60
Bindemittel Carboxymethylcellulose, Alginate, Agar Agar, Carageen, Silicagele – Aerogele	Bis 2
Schaumstoffe (Tenside) Fettalkoholsulfonate, Laurylsulfate, Natriumlaurylsarcosinat	Bis 1,8
Aromaöle, Geschmacksstoffe Menthol, Pfefferminz, Krauseminz, Anis, Wintergrünöl, Eukalyptus, Fruchtaromen	Bis 1
Süßungsmittel Saccharin, Natriumcyclamat	0,05–0,15
Konservierungsmittel Hydroxybenzoesäuremethylester, Natriumbenzoat	Bis 0,2
Farbstoffe	
Wirkstoffe Fluoridverbindungen, Enzyme	

Spezialprodukte: mit Polymerkugeln (Pearls and Dents® Paste), Kräuterextrakten (Ajona®), Enzymkombinationen (Zendium®), Natriumhydrogencarbonat (Blendax Antibelag®, Weleda Solezahncreme®), Chlorhexidindiglukonat (Corsodyl® Gel).

Mundwässer

Nach dem Zähneputzen wird mit Mundwasser nachgespült, indem bei geschlossenem Mund das Wasser durch die Zwischenräume der Zähne gepresst wird. Mundwässer dienen primär der Verhinderung des Mundgeruchs und der Erzeugung von frischem Atem. Dazu werden verschiedene Geschmacksaromen und ätherische Öle (meist Pfefferminzöl) verarbeitet. Medizinische Mundwässer, z.B. gegen Zahnfleischentzündungen, enthalten Chlorhexidin, das bakteriostatisch auf grampositive und in höheren Konzentrationen auch auf gramnegative Keime wirkt.

Der Wirkstoff mit der größten Hemmung der Belagsbildung und Zahnfleischentzündungen ist Chlorhexidindiglukonat (Chlorhexamed® Lösung, Corsodyl® Lösung). Andere Wirkstoffe sind zum Beispiel Triclosan (Colgate® Plax total), Fluoride (Meridol®), Meerwasserzahnsalz (Merfluan®). Eine Vielzahl von Mundwässern enthalten ätherische Öle (Listerine®, Odol®).

Mundduschе

Die Munddusche ist ein gutes Hilfsmittel, um parodontalen Erkrankungen in den approximalen Räumen der Zähne speziell bei fest sitzendem Zahnersatz vorzubeugen. Die Munddusche kann nur Speisereste und den hellen Zahnbelag entfernen, nicht aber die haftenden Plaques; sie kann also nur zusätzlich zur Zahnbürste eingesetzt werden, z. B. Water Pik® Munddusche.

Fluoridierung

Fluoride sind die bisher einzigen Verbindungen, deren kariesvorbeugende und -hemmende Wirkung bewiesen ist. Die karieshemmende Wirkung der Fluorid-Ionen geschieht durch Anreicherung der Fluoride im Zahnschmelz, die Förderung der Remineralisation des Schmelzes und durch die Fluoridwirkung in den Plaques. Der Anstieg des Fluoridgehalts im Zahnschmelz führt zum signifikanten Rückgang der Lösungsgeschwindigkeit des Zahnschmelzes durch Säuren.

Verwendet werden anorganische Fluorid-Verbindungen, wie Natriumfluorid oder Natriumfluorphosphat, sowie organische, wie Aminfluorid, das nach klinischen Untersuchungen den besten kariesprotektiven Effekt hat. Fluoride sind in Zahnpasten, Mundwässern und in speziellen Kaugummis (Lacalut®), enthalten.

Für Zahnpasten mit Aminfluorid (Elmex®) wird eine höhere kariespräventive Wirkung angenommen. Höher dosiert sind fluoridhaltige Gele, wie Elmex® Gelée, die bei hohem Kariesrisiko einmal wöchentlich verwendet werden.

Plaque-Färbemittel

Um den Erfolg der Zahnpflege zu überprüfen, sind Plaquefärbetabletten bzw. -lösungen geeignet. Sie werden als Ein- oder Zweiphasenpräparate angeboten. Während Einphasenpräparate nur die Plaquemikroorganismen anfärben, geben Zweiphasenpräparate zusätzlich Aufschluss über das Alter der Plaque. Drei bis fünf Tage alte Plaques färben sich rot, ältere blau. Die Anwendung ist sowohl in der Praxis als auch zu Hause möglich. Die Tabletten werden zerkaut, die Lösungsmittel mit Q-Tip oder Wattepellet aufgetragen und die Plaques angefärbt. Anschließend wird zweimal gründlich gespült. Zur richtigen Kontrolle vor dem Spiegel ist ein kleiner Mundspiegel erforderlich. Die Färbetabletten bzw. die Lösung sollten alle acht Tage angewandt werden; ist die Mundhygiene optimal geworden, genügt eine Kontrolle alle ein bis drei Monate.

Produktbeispiel: Miraton® 2 Ton Färbetabletten.

Prothesenmittel

Zahnprothesen müssen mindestens einmal täglich gründlich gereinigt werden. Genau wie auf den eigenen Zähnen können sich auf künstlichen Gebissen Plaques bilden, die weißlichen Beläge können sich durch Lebensmittel verfärben, zwischen den Zähnen können Speisereste haften bleiben, die fauligen und unangenehmen Mundgeruch verursachen. Die Prothesenhygiene muss sehr ernst genommen werden und die entsprechenden Reinigungsmöglichkeiten müssen vom Apotheker daher den meist sehr alten Kunden genau erklärt werden. Reinigungsprodukte werden als Brausetabletten und als Pulver angeboten. Es gibt Ein- und Mehrschichtentabletten, die innerhalb von 10 bis 20 Minuten wirken. Die auf dem deutschen Markt erhältlichen Präparate wirken nach dem Prinzip der Oxidation in Verbindung mit waschaktiven Substanzen und Komplexbildnern.

Reinigungsmittel

Brausetabletten bestehen aus Natriumcarbonat, Natriumhydrogencarbonat und einer organischen Säure, meist Citronensäure. Natriumcarbonat wirkt in Lösung als pH-Wert-Korrigens. Im Wasser spaltet sich CO_2 ab. Wenn die Gasentwicklung abgeschlossen ist, hat sich die Tablette gelöst.

Als waschaktive Substanzen enthalten Prothesenreiniger anionische und nichtionische Tenside, die die Oberflächenspannung des Wassers herabsetzen und so den Reinigungsprozess einleiten.

Zum Weichmachen des Wassers und zur Komplexierung von Schwermetallionen sind Gerüststoffe erforderlich. Dazu gehören organische Säuren oder deren Salze, wie Natriumcitrat, Salze der Ethylendiamintetraessigsäure und Polyphosphate. Sie erhöhen das Schmutztragevermögen der Reinigungslösung und unterstützen die waschaktiven Substanzen. Manche Produkte enthalten zusätzlich proteolytische Enzyme. Sauerstoffträger sind Peroxoverbindungen, wie Natriumperoxoborat und -caroat, das Salz der Caro'schen Säure (Peroxoschwefelsäure). Zur Einstellung eines schwach sauren oder schwach alkalischen pH-Wertes dienen organische Säuren oder Natriumcarbonat. Die pH-Werte der Prothesenreiniger liegen etwa bei 6,5 bis 8,5.

Um die Geruchsbildung während des Reinigungsprozesses zu überdecken und um der Prothese einen frischen Geschmack zu geben, enthalten die Reiniger ein Aromapulver, meist auf der Basis von Minzölen.

Die Prothese wird mit einer Spezialprothesenbürste oder weichen Zahnbürste von anhaftenden groben Speiseresten befreit, in ein Glas mit warmem Wasser gelegt, so dass sie vollständig bedeckt ist, und eine Reinigungstablette zugefügt. In der Lösung werden die Wirkstoffe allmählich freigesetzt. Der Sprudeleffekt unterstützt die chemische Wirkung der Inhaltsstoffe mechanisch. Die reinigenden Zusätze vermindern die Oberflächenspannung des Wassers, enthärten das Wasser und bauen die primären Beläge ab.

Die abgetragenen Schmutzpartikel werden dank der dispergierenden und emulgierenden Eigenschaften der Tenside in Lösung gehalten. Phosphate erhöhen das Schmutztragevermögen der Lösung. Der aktive Sauerstoff wirkt antibakteriell und zerstört Farb- und Geruchsstoffe oxidativ, d.h. er bleicht Flecken und desodoriert.

Die Reinigungslösung dringt auch in die Zwischenräume und Nischen der Prothese vor, die die Zahnbürste nicht erreicht. Somit wird der Entstehung von Mund- und Gebissgeruch wirksam vorgebaut; unerwünschte Bakterien werden beseitigt und Entzündungen der Mundschleimhaut wird vorgebeugt.

Haftmittel

Haftpulver und Haftcremes enthalten die gleichen Wirkstoffe. Es handelt sich um natürliche und synthetische Quellstoffe, die im Speichel quellen. Als Träger für flüssige, cremige oder pastöse Darreichungsformen werden Kohlenwasserstoffe (Paraffin, Vaseline) oder Wachse verwendet. Es können Stoffe zugesetzt werden, die die Fließeigenschaften verbessern, ferner Farbstoffe und Aromen, wie z.B. Minzöl.

Die auf dem deutschen Markt erhältlichen Haftmittel enthalten folgende Substanzen, einzeln oder in Mischung:

- ☐ Natriumalginat, ein Polysaccharid, das aus Blaualgen gewonnen wird
- ☐ Natriumcarboxymethylcellulose, ein Celluloseether, dessen Viskosität vom Polymerisations- und Substitutionsgrad abhängt. Als Haftstoff eignen sich nur bestimmte Typen.
- ☐ Polyethylenoxide, langkettige Homopolymere des Ethylenoxids, die wasserlöslich und nichtionogen sind
- ☐ Calcium-, Natriumsalze und Polyvinylethermaleinsäureanhydrid
- ☐ Karaya-Gummi, das getrocknete, gereinigte und gemahlene Stammexsudat von *Sterculia urens* und anderen *Sterculia*-Arten, war ein in der Vergangenheit verbreitetes Haftmittel. Heute gilt es als obsolet, insbesondere aufgrund der bei Naturprodukten unvermeidlichen hohen Verkeimung.

Die natürlichen Quellstoffe wie auch die synthetischen Kopolymere bilden mit Wasser allmählich hochviskose Lösungen oder Suspensionen mit plastischen und pseudoplastischen Eigenschaften. Wesentliche physikalische Kriterien für die Eignung dieser Stoffe als Haftmittel sind ihre definierte Korngröße (je nach Substanz etwa um 50 bis 200 µm) und ihr Feuchtigkeitsgehalt.

Das Haftmittel wird nach Gebrauchsanweisung des Herstellers auf der gereinigten, getrockneten oder feuchten Prothese appliziert; dann wird die Prothese eingesetzt. Durch den Kontakt mit Wasser (Speichel) werden die Carboxylatgruppen des Polymers hydratisiert. Dadurch bauen sich Kohäsions- und Adhäsionskräfte zwischen Prothesenbasis und -lager auf, die notwendig sind, um die Prothese zu stabilisieren.

Günstig ist die Kombination von zwei Haftstoffen. Der erste, schneller quellende, nimmt rasch Wasser auf und sorgt für den Soforthalt. Der zweite, langsamer quellende, nimmt verzögert Wasser auf und sorgt für langandauernden Halt.

Die Haftmittel bilden auf der Prothesenbasis einen elastischen Film, der so dünn sein sollte, dass er die Bisshöhe nicht verändert. Die Viskosität des Speichels wird erhöht und somit das Abreißen des Speichelfilms verhindert. Die stabilisierte Prothese gewährleistet eine gleichmäßige Druckbelastung beim Abbeißen und Kauen. Der dünne Haftfilm vermindert das Fremdkörpergefühl bei neuen Prothesen und schützt vor Reizungen und Druckstellen, da kein direkter Kontakt zwischen dem harten Prothesenmaterial und der empfindlichen Mundschleimhaut besteht. Durch Versiegelung der Hohlräume zwischen Prothesenrand und -lager können sich Nahrungspartikel nicht so leicht unter die Prothese schieben, die andernfalls schmerzhafte Druckstellen verursachen würden.

Produkte von Blend-a-dent®, Corega®, Protefix®, Kukident®.

Nagelpflege

Besonders Frauen klagen häufig über Nagelveränderungen, wie weiße Flecken, brüchige oder splitternde Nägel, leichte Entzündungen am Nagelfalz. Mögliche Ursachen können sein:

- ☐ Konzentrierte Waschmittellösungen
- ☐ Häufige Verwendung von Nagellackentfernern
- ☐ Durchblutungsstörungen, Stoffwechselstörungen
- ☐ Unterversorgung mit Mineralstoffen und Spurenelementen
- ☐ Chemikalien bei bestimmten Berufen, z. B. Fotolaboranten, Maurer
- ☐ Hormonelle Einflüsse
- ☐ Falsche Technik des Nagellackierens
- ☐ Pilzinfektionen (Diabetes, AIDS)

Die Aufgabe des Apothekers wird in erster Linie darin bestehen, alle lokal toxischen Einflüsse herauszufinden und dem Kunden zu raten, diese zu meiden. Als Therapie kann die Einnahme von Cystin (Priorin® Kapseln) und Gelatine empfohlen werden. Ein Versuch mit Vitamin- und Mineralstoffpräparaten (Vitamin H in Bio-h-Tin® Tabletten) ist ratsam. Hausmittel gegen brüchige Nägel ist fettes Öl, das abends tropfenweise aufgetragen und eingerieben wird (n-Balsam®). Nagelbettentzündungen und Pilzinfektionen gehen über den Bereich der kosmetischen Behandlung hinaus und gehören in die Hand des Dermatologen.

1.18.6 Dekorative Kosmetika

Nach ApBetrO gehören auch dekorative Kosmetika zu den apothekenüblichen Waren. Getönte Make-ups, Eyeliner, Lidstrich, Wimperntusche, Wangenrouge oder farbige Lippenstifte dürfen deshalb auch in der Apotheke verkauft werden. Dekorative Körperpflegemittel dienen der Verschönerung, der Berichtigung „kleiner Schönheitsfehler" oder der Betonung eines bestimmten Aussehens. Auch in der Dermatologie haben dekorative Produkte ihre Bedeutung, z. B. zum Überdecken entstellender Narben oder Farbveränderungen der Haut.

Produkte von Vichy, ROC, Coselle.

Gesichts-Make-up

Flüssige Make-up-Präparate: Als Liquid-Make-up, Fluid-Make-up, Foundation oder Fond de Teint bezeichnet man O/W-Emulsionen, die einen bestimmten Anteil an weißen und farbigen Pigmenten enthalten. Je nach der gewünschten Deckkraft werden unterschiedliche Mengen an mattierenden Weißpigmenten eingesetzt, z. B. Talkum, Kaolin, Titandioxid, Zinkoxid. Der Farbton wird durch Beimischung von Eisenoxid erzielt, so dass das Make-up je nach Zusammensetzung rot, braun, gelb oder schwarz ist.

Pudercremes: Cremegrundlage mit Pulverbestandteilen.

Abdeckpräparate: Mischungen von Ölen und Wachsen mit Weiß- und Farbpigmenten.

Puder (Pulver)

Die Puderbestandteile liegen in feinster Zerkleinerung vor. Die wichtigsten Pudergrundlagen sind Talkum als glättende, Kaolin, Titandioxid und Zinkoxid als deckende, Calcium- oder Magnesiumcarbonat als absorbierende und Stärke als mattierende Bestandteile. Zum Färben werden anorganische Pigmente und Farblacke verwendet.

Kompaktpuder (gepresste Pudersteine)

Er enthält als Hauptkomponenten die Inhaltsstoffe des Puderpulvers. Damit der gepresste Puder gut in den Metallpfännchen zusammenhält, werden Bindemittel aus Zinkstearat und Ölen oder Cellulosederivate zugesetzt. Ein gutes Kompaktpräparat hat folgende Eigenschaften:

- ☐ Haltbarkeit gegen Zerbrechen
- ☐ Leichte Abgabe der Pudersubstanzen an Quaste und Pinsel
- ☐ Kornfeinheit der Pressmasse
- ☐ Haftfestigkeit und Deckkraft der Pudersubstanz

Rouge

Früher auch Wangenrot genannt, wird als Puder meist kompakt, als Fettschminke oder in emulgierter Form angeboten.

- ☐ Puderrouge ist ein mit Pigmenten und Farblacken gefärbter Gesichtspuder.
- ☐ Fettschminken enthalten die gleichen Färbemittel in einer wasserfreien Grundlage aus natürlichen oder synthetischen Wachsen, Fetten und Ölen sowie flüssigen oder halbfesten Paraffinderivaten.
- ☐ Cremerouge-Präparate sind in ihrer Zusammensetzung den Fond Cremes ähnlich.

Lidschatten (Eye Shadow)

Es gibt drei Typen von Lidschattenpräparaten:

- ☐ Wasserfreie auf Fettbasis
- ☐ Puder-Cakes
- ☐ Emulsionen

Sie enthalten als Grundstoffe Weißpigmente (Talkum, Zinkstearat, Zinkoxid, Kaolin), Farbpigmente (vor allem anorganische Substanzen) und Perlpigmente sowie Wachse (Bienen-, Carnauba-, Paraffinwachse) und Öle (Rizinus-, Silikonöl, Paraffine). Konservierungsmittel, Bindemittel und Filmbildner müssen sorgfältig ausgewählt werden, um den Augenbereich nicht zu gefährden.

Lidstrich-Präparate

Kajalstifte sind der Zusammensetzung nach harte Fettschminken. Sie enthalten Wachse, Öle und Farbpigmente. Bevorzugt werden anorganische Pigmente, wie Umbra, synthetische Eisenoxide und Lampenschwarz. Lidstrichpräparate werden zur Umrandung der Augen verwendet. Die Farben reichen von grau, braun, oliv, blau bis zu schwarz.

Eyeliner sind wässrige Suspensionen (feinstverteilte feste Stoffe schweben in einer Flüssigkeit) aus Farbstoffen mit Filmbildnern.

Wimperntusche (Mascarapräparate)

Mascarapräparate sind heute fast nur noch als Emulsionen im Handel erhältlich. Die Grundmasse besteht aus Emulgatoren, Wachsen, Ölen und Pigmenten. Silikonöle geben Mascarapräparaten wasserabweisende Eigenschaften. Manche Präparate enthalten synthetische Filmbildner, die die natürlichen Wimpern verlängern und damit auch verdichten.

Augenbrauenstifte

Es gibt sie in zwei Formen: als Schminkstifte in einer Drehmechanik oder in einer spitzbaren Holz- oder Kunststoffummantelung. Beide Formen enthalten Wachse, Öle und Pigmente.

Farbige Lippenstifte

Die Lippen – genauer gesagt das Lippenrot als Übergangszone zwischen Gesichtshaut und Mundschleimhaut – unterscheiden sich in wesentlichen Punkten von der normalen Haut. Lippen haben keine Talgdrüsen, die Oberfläche ist deshalb praktisch fettfrei, die Neigung zur Austrocknung sehr groß, es sind keine Schweißdrüsen vorhanden. Die Lippen werden hauptsächlich durch Mundspeichel feucht gehalten. Sehr anfällig sind sie gegenüber intensiver Sonneneinstrahlung, da sie sich nicht durch eine verstärkte Hornschichtbildung („Lichtschwiele") und Bräunung vor UVB-Strahlen schützen können.

Lippenpflege muss folgende Funktionen berücksichtigen:

- ☐ Aufrechterhaltung des natürlichen Lippenzustandes, d. h. Bewahrung des Wasser-Lipidmantels
- ☐ Verhinderung von Lippenschäden, also rauen, spröden, rissigen Lippen
- ☐ Schutz vor unterschiedlichen Witterungseinflüssen, z. B. Kälte oder Wind
- ☐ Beeinflussung des Erscheinungsbildes

Grundsätzlich setzen sich Lippenstifte aus folgenden Bestandteilen zusammen:

- ☐ Grundmasse aus Wachsen, Fetten und Ölen
- ☐ Zusätze zur Verbesserung der Haltbarkeit, wie Konservierungsmittel und Antioxidanzien
- ☐ Spezielle Wirkstoffe, wie entzündungshemmende Substanzen oder UV-Filter
- ☐ Aromastoffe zur Verbesserung der geschmacklichen Akzeptanz
- ☐ Farbstoffe als dekorativer Effekt

Bei der Verwendung der Lippenstifte sollen im Wesentlichen drei Ziele im Vordergrund stehen:

- ☐ Pflegender Aspekt, der dann überwiegt, wenn raue, rissige Lippen behandelt werden sollen
- ☐ Schutzeffekt, der immer dann im Vordergrund steht, wenn die Lippen schädigenden Umwelteinflüssen ausgesetzt sind (UV-Strahlen, Kälte, Wind)
- ☐ Rein dekorativer Effekt, der in der Farbgebung dem jeweiligen Modetrend unterliegt

Entsprechend diesen unterschiedlichen Anwendungszwecken variiert die Zusammensetzung eines Lippenpflegestiftes.

Farblose, rein pflegende Stifte enthalten neben der Grundmasse Zusätze, wie Vitamin-A-palmitat, Vitamin E oder entzündungshemmende Verbindungen, wie Allantoin, Bisabolol, Panthenol. Um einen Sonnenschutzeffekt zu erreichen, werden den Stiftwachsen die üblichen öllöslichen UVB-Filter und Mikropigmente, wie Titandioxid und Zinkoxid, zugesetzt. Farbige Lippenstifte sollen die Lippen anfärben oder ihre Konturen etwas korrigieren. Die Wahl der Farbe ist in erster Linie eine Frage des Typs und unterliegt gewissen Modetrends.

Die zur Zeit modischen Farbstifte enthalten vorwiegend Farbpigmente auf der Basis von Titandioxid, Eisenoxid, Manganviolett oder synthetischen Perlglanzpigmenten. Farblacke entstehen aus mineralischen oder wasserlöslichen Pigmenten, die auf puderartige Grundstoffe, wie Kaolin, Aluminiumhydroxid oder Titandioxid, niedergeschlagen werden. Durch entsprechende Technik und Variation der Zusätze erreicht man die verschiedenen Pastellfarben. Die Mode diktiert die jeweilige Farbgebung. So schwanken die Zusätze von Eosin zwischen 0,1 und 2 %, die der Pigmente von 1 bis 10 %, bei Verwendung von Pigmentpasten bis ca. 24 %. Pastelltönungen erreicht man durch Zusatz von Titandioxid.

Die unlöslichen organischen Pigmente und Eisenoxide sind unbedenklich, ihre Haftung auf den Lippen ist allerdings nicht so stark wie die der früher in höheren Konzentrationen verwendeten Eosinfarbstoffe („Kussechtheit"). Grundsätzlich dürfen nur solche Farbstoffe verwendet werden, die in der Kosmetikverordnung zugelassen sind.

Spezielle Stifte mit besonderer Zielsetzung sind Lippenkonturenstifte, Lipgloss, Lipfix, SlinLiner, Roll-on-Stifte.

Farbige Lippenstifte mit pflegenden Eigenschaften gibt es von Coselle, ROC, Vichy.

Alle Farbstoffe in der dekorativen Kosmetik können in Einzelfällen Auslöser von Kontaktallergien sein. Als nicht deklarierte Verunreinigung enthalten manche dekorative Kosmetika Nickel, das Kontaktallergen Nummer eins in Mitteleuropa.

1.18.7 Künstliche Bräunung und Bleichung der Haut

Künstliche Bräunung

Aufgrund der großen persönlichen und sozialen Bedeutung gut gebräunter Haut in der Werteskala vieler Menschen gewinnen die Möglichkeiten der künstlichen Bräunung zunehmend an Bedeutung. Vielen Menschen ist die natürliche Bräunung aus gesundheitlichen Gründen überhaupt verwehrt, andere haben weder die Zeit noch die materiellen Möglichkeiten für einen ausgedehnten Sonnenurlaub. Methoden der künstlichen Bräunung sind:

- ☐ Auftragen von Schminke
- ☐ Anwendung von Selbstbräunern
- ☐ Einnahme von Carotinoiden
- ☐ Bestrahlung in Sonnenstudios

Anwendung von Schminke

Schminken sind streichfähige Suspensionen anorganischer oder organischer farbiger Partikelchen und Puderrohstoffe in fetten Grundlagen. Zwar lässt sich durch Auftragen von Schminke jeder beliebige Farbton herstellen, aber gutes Schminken erfordert Können und Zeit. Darüber hinaus sind die üblichen Schminken nicht wasserfest und zerlaufen beim Baden, Schwitzen oder Weinen. Wasserfeste Schminken sind hier schon besser. Allerdings ist deren Auftragen noch zeitaufwendiger, da in einem zweiten Arbeitsgang die Schminke fixiert werden muss. Jedoch sind auch wasserfeste Schminken nicht vollkommen abriebfest; die aufwendige Prozedur muss täglich wiederholt werden. Aus diesem Grund wird diese Methode der „Tarnung" (Camouflage) nur zur Abdeckung umschriebener, medizinisch nicht beeinflussbarer Farbveränderungen im Gewebe empfohlen (Dermacolor® Camouflage). Als Methode der künstlichen Hautbräunung bleibt eigentlich nur die normale Schminke. Manche Tagescremes enthalten Braunpigmente, um der hellen Haut einen leichten Braunschimmer zu verleihen (getönte Tagescremes).

Selbstbräunende Präparate

Topisch anzuwendende Präparate

Selbstbräunende Präparate enthalten Aldole oder Ketole, die mit bestimmten Aminosäuren der Hornsubstanz zu dunkel gefärbten Produkten reagieren. Die am meisten verwendete Verbindung ist Dihydroxyaceton (DHA, 6 bis 20 % in O/W-Emulsionen). Bei 10 bis 15 % aller Menschen führt Dihydroxyaceton zu keiner Hautfärbung, da deren Keratin andersartig zusammengesetzt ist, bei weiteren 10 % entwickelt sich nur ein unnatürlich wirkender gelber Farbton. Besonders gut reagieren Stellen mit dicker Hornschicht, deshalb werden die Handinnenflächen besonders intensiv gefärbt. Große Schwierigkeiten bereitet der Übergang zur normal getönten Haut: Dieser muss daher unter der Kleidung versteckt werden. Mit Dihydroxyaceton gebräunte Hautschuppen können Hemd- und Blusenkragen verfärben, obwohl der Abrieb nicht so stark ist wie bei Schminke. Die selbstbräunende Zubereitung wird gleichmäßig aufgetragen, nachdem die Haut zuvor gründlich gereinigt worden ist. Nach 20 Minuten wird die Zubereitung erneut aufgetragen. Die Farbentwicklung dauert etwa vier Stunden und ist von Licht unabhängig. Die braunen Stellen können nur durch starkes Abreiben der oberen Hornschicht mit Bimsstein entfernt werden. Die durch Dihydroxyaceton hervorgerufene Hautbräune schützt nicht vor Sonnenbrand. Dihydroxyaceton ist unschädlich, führt nicht zu Hautirritationen und wirkt nicht allergisierend. Um eine möglichst natürliche Hautfarbe zu erzielen, bieten verschiedene Hersteller Produkte unterschiedlicher Zusammensetzung an. Jeder Anwender sollte selbst erproben, mit welchen Mitteln das optimale Hautkolorit bei sich zu erreichen ist. Auf dem gleichen Prinzip wie die Selbstbräuner beruhen die Temptoos, die oft als Urlaubsandenken heimgebrachten, etwa drei Wochen haltenden „Hautgemälde" mit Henna (Cave Verunreinigungen mit p-Phenylendiamin wegen Kontaktallergie).

Produktbeispiele: Vichy Selbstbräuner® Gel/Creme, Claire Fisher Selbstbräunungscreme®, ROC Minesol® Selbstbräuner, Widmer Selftan® Creme.

Orale Anwendung von Carotinoiden

Carotinoide sind im Tier- und Pflanzenreich weit verbreitete Farbstoffe. Betacaroten aus der Karotte und Canthaxanthin aus dem Eierschwamm werden gut resorbiert und erscheinen im Plasma. Abgelagert werden sie in jedem Fettgewebe (Unterhautfettgewebe sowie in Hautzellen) und in der Epidermis, so dass die Haut deutlich sichtbar gefärbt wird. Dieser Vorgang wurde bei Kleinkindern beobachtet, die mit Karotten reichlich gefüttert worden waren, und die Erkenntnisse wurden dann in der Kosmetik verwertet.

Betacaroten führt zu einer gelblich-rötlichen, nur selten kosmetisch befriedigenden Färbung der Haut. Die Domäne des Betacarotens sind die Lichtdermatosen, da die Ablagerung dieses Carotinoids in den Zellen der Haut Schutz gegen UV gibt. Zu Beginn der Behandlung sind Tagesdosen zwischen 200 und 300 mg, nach zwei Wochen zwischen 75 und 150 mg notwendig. Eine Vitamin-A-Hypervitaminose kann nicht entstehen. Canthaxanthin hat ähnliche Eigenschaften wie Betacaroten: Nach Einnahme färbt sich die Haut rötlich-braun, verglichen mit Betacaroten ist die Lichtschutzwirkung jedoch ganz schwach. Die Verbindung ist also für medizinische Zwecke nur in Kombination mit Betacaroten geeignet (ansprechendes Hautkolorit). Da sich bei längerem Gebrauch Canthaxanthin-Kristalle in der Netzhaut (Goldflitterphänomen) einlagern können, ist Canthaxanthin derzeit in den meisten mitteleuropäischen Staaten verboten.

Die Präparate enthalten 5 bis 60 mg Betacaroten. Zur Anfärbung der Haut sind täglich ca. 50 bis 75 mg in mindestens vierwöchiger Anwendung nötig. Nach Absetzen des Präparates verschwindet der Farbton langsam wieder. Die Anfärbung der Haut ist individuell stark unterschiedlich und schwankt von einem schönen Braun – besonders bei Kombination mit Melanin – bis hin zu eher gelber Färbung. Besonders die Stellen mit ausgeprägter Hornschicht, wie die Handinnenflächen, werden stärker gefärbt. Auf die Verfärbung des Stuhles sollte der Kunde hingewiesen werden. Rauchern sollte Betacaroten nicht empfohlen werden (erhöhtes Risiko für Lungenkrebs).

Als Nahrungsergänzungsmittel werden viele *Carotinoid-Produkte* angeboten: Carotinoid-N Dragees, Carocaps®, Carotinin® Dragees, Ladival® Carotin plus, Vivisun® Beta-Carotin.

Künstliche Bestrahlung

Da viele Bräunungswillige auch in der Apotheke wegen der Vor- und Nachteile künstlicher Bestrahlung um Rat fragen, sei kurz auf die in Sonnenstudios durchgeführte künstliche Bestrahlung eingegangen. Gegen die kurmäßige Anwendung ist nichts einzuwenden, wenn die folgenden Voraussetzungen erfüllt sind:

- ☐ Keine Einnahme von Arzneimitteln oder äußerliche Anwendung dekorativer Kosmetika während der Bestrahlungsperiode
- ☐ Keine Hautkrankheiten
- ☐ Begrenzung von Anzahl und Dauer der Bestrahlungen auf ein vernünftiges Maß je nach Hautempfindlichkeit

Für die Hautpflege nach künstlicher Bestrahlung gilt das Gleiche wie nach der Besonnung unter freiem Himmel: Pflegecremes mit reichlich Feuchtigkeit und Feuchthaltefaktoren (s. S. 293).

Bleichmittel

Hyperpigmentierungen in Form großflächiger brauner Flecken im Gesicht oder am Handrücken werden als kosmetisch störend empfunden. Die Möglichkeiten der Behandlung bestehen in:

- ☐ Abdeckung durch geeignetes Make-up
- ☐ Bleichung durch chemische Mittel
- ☐ Verhinderung der Bräunung durch Eingriff in die Melaninsynthese
- ☐ Total-Schutz der betroffenen Hautstellen vor UV-Strahlen
- ☐ Farbangleichung durch Betacaroten-Präparate

Naturprodukte (Gurkensaft, Citronensaft, Extrakte der Schafgarbe) haben keine signifikante Bleichwirkung. Azelainsäure (1,7-Heptandicarbonsäure) hemmt die Phenoloxidase, das Startenzym für die Melaninsynthese, sie wird in 20%iger Zubereitung mit nur mäßigem Erfolg zur Hautbleichung eingesetzt (verschreibungspflichtig). Peroxide und Chlorate bleichen das Melanin der Haare, sind jedoch auf der Haut wirkungslos (mangelnde Penetration). Quecksilber-Salze sind aus toxikologischen Gründen verboten, waren aber auch nicht sonderlich erfolgreich. Hydrochinon hemmt die Oxidation von Tyrosin zu Dopa (Dihydroxyphenylalanin), die erste Verbindung auf dem Weg zur Melaninbildung, und wird in Konzentrationen bis 5% zur Bleichung der Hyperpigmentierung angewandt. Höhere Konzentrationen bleichen besser, dürfen aber aus toxikologischen Gründen nicht verwendet werden (Nierenschäden). Moderne Behandlungsmethoden zur Bleichung der Haut verwenden Hydrochinon, kombiniert mit all-trans-Retinsäure und einem Glukocorticoid (verschreibungspflichtig). Wegen der möglichen konfettiartigen Bleichung der Umgebung werden hydrochinonhaltige Produkte nur noch selten verwendet.

Hypopigmentierende Zubereitungen eignen sich zum Bleichen von Sommersprossen, Altersflecken und Chloasmen (Schwangerschaftsflecken). Die Behandlung muss sich über viele Wochen erstrecken, die Erfolge sind nicht immer befriedigend. Die Behandlung sollte mit Beginn der lichtarmen Jahreszeit einsetzen. Eine der wichtigsten Maßnahmen für Patienten mit störenden Hyperpigmentierungen ist die exakte Abdeckung der Läsionen bei Sonneneinwirkung (Extremer UV-Block mit Pasten, Make ups, Mikropigmentcremes, s. S. 281).

Produktbeispiele: Celerit® Bleichcreme (Brunnenkresse, plus Creme zusätzlich mit UVB- und UVA-Filtern), Thiospot® Creme (Liponsäure, Thiolin), Drula® Bleichwachs (Bismutnitratoxid plus UV-Filter), Mela-D Creme® von La Roche Posay (Lipohydroxysäure plus UVB/UVA-Filter), Correcteur Antitaches® Gel von Lierac (Kojisäure in Liposomen), White Shade® Concentrate (Peptid zur Hemmung der Tyrosinase, Vitamin C Derivat, Titandioxid als UV-Schutz), Antitaches Main® von Vichy (Kojisäure plus UV-Filter), Pigmanorm® von Widmer (Hydrochinon, Vitamin-A-Säure, Hydrocortison; auf Grund der Zusammensetzung kein Kosmetikum, sondern verschreibungspflichtige Arzneimittel).

Am Rande sei hier erwähnt, dass bei einem *Pigmentmangel* der Haut (lokale Schäden der Pigmentzellen, z.B. Narben, Autoimmunkrankheiten, Vitiligo=Weißfleckenkrankheit) wenig Erfolg versprechende Möglichkeiten zur Behebung bestehen. Bei der Beratung sollte auf wasserfeste Schminken verwiesen werden.

1.18.8 Unerwünschte Reaktionen durch Kosmetika

Die Inzidenz unerwünschter Reaktionen auf Kosmetika wird mit drei bis acht Fällen pro einer Million verkaufter Packungen angenommen. Ausgeklammert hiervon sind Irritationen der Haut durch Depilationsmittel, da hier sehr häufig Fehlverhalten des Anwenders vorliegt (unerwünschte Reaktionen bis zu 50%).

Toxische Reaktionen

Toxische Reaktionen (toxische Hautentzündungen) treten bei der ersten Anwendung eines Produkts selten auf, meist erst nach wiederholten Applikationen über mindestens fünf Tage. Der Anwender klagt über stechendes Hautgefühl, Rötung und Juckreiz. Zumeist entwickeln sich derartige Erscheinungen bei Personen mit empfindlicher Haut: Sie ist definiert als ein Zustand, in dem entzündliche Reaktionen auf verschiedene Noxen und bei niedrigeren Konzentrationen früher auftreten als im Normalfall. Bei Personen mit trocken-fettarmer Haut treten Empfindlichkeitsreaktionen häufig auf. Ursachen solcher Erscheinungen können dem Hautzustand nicht angepasste Produkte, aber auch Verunreinigungen in „billigen" Kosmetika sein.

Bei Präakne bzw. fett-feuchtem Hautzustand manifestieren sich toxische Reaktionen in zahlreichen Mitessern (s. S. 274). Als Besonderheit ist die Mallorca-Akne anzuführen. Hier entstehen nach der Sonnenexposition stark juckende, entzündliche Knötchen (s. S. 291).

Allergische Reaktionen

Liegt eine Kontaktallergie gegen eine bestimmte Substanz vor, so kann unter Umständen die Aufbringung dieser oder einer chemisch ähnlichen Substanz als Komponente eines kosmetischen Produktes zu einem allergischen Kontaktekzem führen. Die Sensibilisierung, also die Entstehung der Allergie, geht zumeist auf eine in früherer Zeit durchgeführte medizinische Behandlung mit diesem oder einem ähnlichen Stoff oder auf berufliche Kontaktsubstanzen zurück. Es gehört zu den extremen Seltenheiten, dass durch Kosmetika selbst eine Sensibilisierung entsteht, da sie definitionsgemäß nicht auf erkrankter Haut angewendet werden, so dass ihre Inhaltsstoffe resorbiert werden könnten. Patienten mit einem Allergiepass erwarten Beratung, welche Kosmetika sie gefahrlos anwenden können. Die ab 1997 vorgeschriebene komplette Deklaration der Inhaltsstoffe erleichtert die Auswahl der Austauschprodukte.

Photodynamische Reaktionen

Manche chemischen Verbindungen haben die Eigenschaft, sich unter der Einwirkung von Photonen (meist aus dem UVA-, selten aus dem UVB-Bereich) zu verändern. Entweder wird die aufgenommene Energie an die umgebenden Zellen abgegeben oder es entsteht eine Verbindung mit anderer Struktur und allergenen Eigenschaften. Obwohl derartige Reaktionen nichts mehr mit kosmetischer Hautpflege zu tun haben und eigentlich in den medizinisch-dermatologischen Bereich gehören, soll an dieser Stelle doch darüber berichtet werden, weil der Apotheker auch über die Ursachen photodynamischer Reaktionen, wie sie durch Kosmetika verursacht werden können, unterrichtet sein sollte. Bei den photodynamischen Reaktionen unterscheidet man **phototoxische** und **photoallergische**. Phototoxische Reaktionen sind konzentrationsabhängig, äußern sich wie ein Sonnenbrand – manchmal sogar in blasigen Hautveränderungen – und sind eng auf die bestrahlte Stelle begrenzt. Die photoallergische Reaktion dagegen ist die Antwort auf eine neu entstandene Verbindung mit Allergencharakter. Photoallergische Hautreaktionen sind polymorph, streuen über die Kontaktstelle hinaus und gleichen Ekzemen.

Zahlreiche systemisch wirkende Pharmaka haben eine photodynamische Wirkung, z. B. Tetracycline, Phenothiazine, nichtsteroidale Antirheumatika, Gyrasehemmer. Auf Details kann in diesem Rahmen nicht näher eingegangen werden. Erwähnt seien lediglich die photodynamisch wirksamen Substanzen in kosmetischen Mitteln. Tritt bei der Anwendung der Kosmetika nach Sonnenexposition eine entzündliche Reaktion auf, muss an eine photodynamische Reaktion gedacht werden. Photodynamisch wirksame Inhaltsstoffe der Kosmetika sind:

Phototoxische Inhaltsstoffe

- ☐ Parfümkomponenten:
  synthetischer Moschus (musk Ambrette, 4-*tert.*-Butylmethoxy-2,6-dinitrotoluol)
  Sandelholzöl
  Bergamottöl (Psoralene)
- ☐ Konservierungsmittel:
  halogenierte Salicylanilide, Hexachlorophen
  Bithionol
  Fentichlor
- ☐ Farbstoffe:
  Akridinfarbstoffe
  Trypaflavin
  Eosin
- ☐ Lichtschutzmittel:
  p-Aminobenzoesäure
- ☐ Bräunungsbeschleuniger:
  Psoralene

Photoallergische Inhaltsstoffe

- ☐ Konservierungsmittel:
  halogenierte Salicylanilide
- ☐ Parfümkomponenten:
  synthetischer Moschus (s.o.)
- ☐ Lichtschutzfilter (UVA):
  Dibenzoylmethan-Derivate

Allergen und toxisch wirkende Inhaltsstoffe der Kosmetika

Nach der Reihenfolge ihrer Bedeutung für die Auslösung unerwünschter Reaktionen lassen sich Gruppen der Inhaltsstoffe kosmetischer Produkte auflisten:

- ☐ Konservierungsstoffe: Chloracetamid, Formaldehyd und Formaldehyddonatoren, Parabene, Imidazolidinylharnstoff, Kathon-CG
- ☐ Parfümöle und Duftstoffe: Musk Ambrette (synthetischer Moschus), Bergamottöl, Kölnisch Wasser
- ☐ Vehikel: Lanolin
- ☐ Verunreinigungen: Nickel, Detergenzien, Pestizide, in gut gereinigten kosmetischen Mitteln jedoch nie vorhanden

Die aufgeführten Handelsprodukte sind eine subjektive Auswahl der Autoren und erheben keinen Anspruch auf Vollständigkeit. Soweit möglich, wurden nur apothekenexklusive Präparate erwähnt. Eine Auflistung aller kosmetischer und dermopharmazeutischer Produkte in der Apotheke und in anderen Vertriebskanälen findet sich in dem im Literaturverzeichnis aufgeführten Buch von Joachim Kresken und Walter Leven.

Literatur

Bender, S. (2004): Körperpflegekunde, 2. Aufl., Wissenschaftliche Verlagsgesellschaft Stuttgart
Fey, H., Petsitis, X. (2004): Wörterbuch der Kosmetik, 5. Aufl., Wissenschaftliche Verlagsgesellschaft, Stuttgart
Kresken, J., Leven, W. (1998): Dermokosmetika Liste. 1. Auflage. Govi Verlag Pharmaz. Verlag GmbH, Eschborn
Petsitis, X., Kipper, K. (2005): Dekorative Kosmetik und Gesichtspflege. Wissenschaftliche Verlagsgesellschaft, Stuttgart
Raab, W., Kindl, U. (2004): Pflegekosmetik. 4. Auflage. Wissenschaftliche Verlagsgesellschaft, Stuttgart
Umbach, W. (1995): Kosmetika. 2. Auflage. Georg Thieme Verlag, Stuttgart

1.19 Blutdruckmessung

Hermann Liekfeld

Der chronisch erhöhte arterielle Blutdruck gehört zu den hauptsächlichen Ursachen von Herz- und Gefäßerkrankungen. Die Inzidenz hypertensiver Organschäden korreliert eindeutig mit der Höhe des Blutdrucks und der Dauer der erhöhten Druckbelastung. Die frühzeitige Erfassung und ausreichende Behandlung ist daher in der Prävention ein zwingendes Gebot.

Tückischerweise gehört die chronisch arterielle Hypertonie zu den Erkrankungen, die im Anfangsstadium und oft über Jahre keine oder nur uncharakteristische Symptome hervorrufen, es darüber hinaus sogar zu Beginn einer blutdrucksenkenden Behandlung vermehrt zu subjektiven Missempfindungen kommt.

Die Bedeutung der regelmäßigen Messung des Blutdrucks als Vorsorge sowie als therapiebegleitende Maßnahme steht heute außer Frage. Dem Apotheker fällt dabei eine wichtige Aufgabe hinsichtlich Prävention und Compliance zu. Zu unterscheiden sind:

- ☐ Blutdruckmessung in der Apotheke als Partnermessung
- ☐ Einführung in die Blutdruckselbstmessung und Überprüfung der vom Patienten selbst ermittelten Blutdruckwerte bzw. dessen Messtechnik

1.19.1 Blutdruckmessung in der Apotheke

Indikationen

Die Blutdruckmessung in der Apotheke dient als Screening zur Aufdeckung einer zeitweise oder dauerhaft erhöhten Blutdrucklage. Deswegen sollte auch bei vermeintlich Blutdruckgesunden je nach Alter mindestens ein- bis viermal pro Jahr der Blutdruck gemessen werden.

Wichtig ist die frühzeitige Erfassung des Zeitpunktes, wann eine Therapie beginnen muss. Häufige Messungen zu unterschiedlichen Tageszeiten und in wechselnden Situationen geben Auskunft über die Therapiebedürftigkeit; dies ist insbesonders bei einer labilen oder einer Grenzwerthypertonie von Bedeutung.

Therapiebegleitend kann die Blutdruckmessung in der Apotheke motivierend und zur Unterstützung der ärztlichen Behandlung nützlich sein (Compliance-Förderung). Außerdem hilft die gegenüber der Arztpraxis meist entspanntere Atmosphäre in der Apotheke, einen so genannten Erregungsblutdruck zu vermeiden.

Ausstattung des Messplatzes

Der Blutdruckmessplatz sollte abgeschirmt vom übrigen Publikumsverkehr angelegt werden (Beratungsplatz) und eine bequeme Sitzhaltung mit wahlweiser Auflagefläche für den rechten oder linken Arm ermöglichen. Als Messgerät sollte aus psychologischen und sachlichen Gründen kein Selbstmessautomat gewählt werden, zu bevorzugen ist die Partnermessung mit einem nicht in die Manschette integrierten Stethoskop. Dies verhindert die Anonymität und verbessert den Patientenkontakt, erlaubt die Möglichkeit zu Nachfragen und Erklärungen und schaltet Fehlmessungen weitgehend aus.

Zur Auswahl stehen Blutdruckmessgeräte mit Quecksilber- oder Membran-(Aneroid-)manometer (Abb. 1.19-1). Die Messgenauigkeit ist weitgehend identisch, das Quecksilber Sphygmomanometer gilt jedoch nach wie vor als „Goldstandard“. Die Filter der Quecksilbergeräte müssen allerdings regelmäßig gewechselt werden.

Sämtliche Blutdruckmessgeräte, die in den Verkehr gebracht werden, müssen entsprechend dem Medizinproduktegesetz (MPG) eine CE-Kennzeichnung haben. Für alle öffentlich in Gebrauch befindlichen Blutdruckmessgeräte ist eine zweijährige messtechnische Kontrolle nach MPG vorgeschrieben.

Technik des Messvorgangs

Jede Blutdruckmessung ist eine Momentaufnahme. Der Blutdruck eines Patienten ist keine konstante Größe, sondern unterliegt tageszeitlichen und emotionalen Schwankungen. Blutdruckspitzen werden häufig in den späten Vormittags- und Nachmittagsstunden gemessen, gelegentlich aber auch während der morgendlichen Aufwachphase, eine Blutdrucksenke besteht in der Nacht. Das Blutdruckprofil ei-

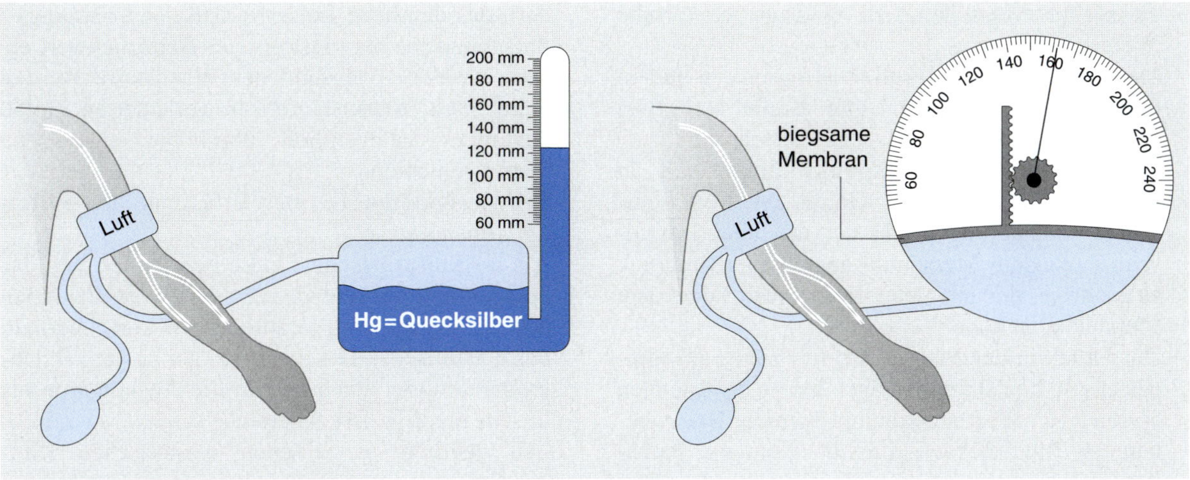

Abb. 1.19-1: Quecksilber- und Membran-(Aneroid-)manometer

nes jeden Menschen ist individuell. Die Blutdruckwerte insbesondere eines Hypertonikers zeichnen sich oft durch ausgeprägte Schwankungen selbst innerhalb kurzer Zeitabstände aus. Vom Patienten gelegentlich gewünschte Kontrollmessungen zwischen Arztpraxis und Apotheke stiften daher Verwirrung und sollten unterbleiben.

> Grundsatz jeder Blutdruckmessung muss sein: Eine falsche Messung ist schlechter als keine Messung.

Daher gilt:

- Vor jeder Blutdruckmessung sollte eine Ruhepause von mehreren Minuten eingehalten werden.
- Für die Routine ist die **Oberarmmessung im Sitzen** ausreichend. Bei einem unter ausgeprägter Orthostase leidenden, mit Antihypertensiva behandelten Hypertoniker sollte man den Blutdruck zusätzlich im Stehen messen, um bedenkliche Blutdruckabsenkungen zu erfassen. Immer sollte für eine bequeme Körperhaltung gesorgt werden.
- Erstmessungen sollten an beiden Armen, Wiederholungsmessungen immer am gleichen Arm erfolgen.

  Der Blutdruck wird vornehmlich am linken Arm (bei Linkshändern am rechten Arm) gemessen. Bei Seitendifferenzen des Blutdrucks sollte stets am Arm mit dem höheren Druck gemessen werden. Differenzen bis 20 mm Hg systolisch und 15 mm Hg diastolisch gelten als diagnostisch unbedeutend.
- Der Blutdruck wird am entblößten Arm gemessen; Kleidung, z. B. ein hochgeschobener Ärmel, darf oberhalb der Manchette nicht einschnüren.
- Die von Restluft entleerte **Manschette** wird fest, aber nicht abschnürend um den bequem gelagerten Oberarm gelegt, so dass der Unterrand etwa 2,5 cm über der Ellenbeuge liegt und der Arm noch angewinkelt werden kann.
- Das aufblasbare, in die Manschette eingearbeitete Gummiteil soll mindestens den gesamten inneren Halbumfang des Oberarms bedecken. Die Breite des Gummibeutels sollte mindestens 35 bis 50 % des Armumfanges betragen. Ein Bandmaß gehört daher zur Ausstattung des Messplatzes. Die routinemäßig beim Erwachsenen verwendeten Blutdruckmanschetten haben eine Gummibeutelgröße von etwa 12 bis 13 cm Breite und 24 cm Länge. Sie gelten für Armumfänge bis unter 33 cm.

  Eine Übersicht über die zu verwendenden Manschettengrößen gibt Tabelle 1.19-1 wieder. Zu bedenken ist dabei, dass das in die Manschette eingearbeitete Gummiteil nicht den Ausmaßen der Gesamtmanschette entspricht.

  Bei zu geringer Manschettenbreite ergeben sich zu hohe systolische und diastolische Werte, bei

Tab. 1.19-1: Manschettengrößen der Blutdruckgeräte

Patient	Oberarm-umfang (cm)	Gummiteil der Manschette Breite × Länge* (cm)
Kleinkind		5 × 8
Kind		8 × 13
Erwachsener	< 33 33–41 > 41	12–13 × 24 15 × 30 18 × 36

* Die angegebenen Längen sind Mindestmaße

zu breiter Manschette zu niedrige systolische Werte.

- Messungen im **Kindesalter** erfordern in jedem Fall Sondermanschetten, ihre Breite soll zwei Drittel der Oberarmlänge nicht überschreiten.
- Der **Auskultations-Messpunkt** muss sich in Herzhöhe befinden. Auf Grund der hydrostatischen Veränderung ergibt der mit über Herzniveau liegendem Messpunkt gemessene Blutdruck zu niedrige, der mit unter Herzniveau liegendem Messpunkt zu hohe Werte.
- Der Druck in der Manschette soll zügig um mindestens 30 bis 50 mm Hg über den zu erwartenden systolischen Wert aufgepumpt werden. Bei unbekannten Blutdruckverhältnissen kann die Palpation des Radialispulses hilfreich sein, das Verschwinden signalisiert den systolischen Druck. Für die Praxis eignet sich das generelle Hochpumpen auf ca. 200 mm Hg. Der Manschettendruck sollte sodann ohne Verzögerung langsam und gleichmäßig abgelassen werden (ca. 3 mm Hg/s), um einen die Messung beeinträchtigenden venösen Blutstau zu vermeiden und eine genügende Messgenauigkeit zu ermöglichen. Zu schnelles Ablassen ergibt fehlerhaft erniedrigte systolische und überhöhte diastolische Werte.
- Das Stethoskop wird bei der Partnermessung mit elastischem Druck in der Ellenbeuge aufgesetzt, um die Strömungs-/Pulsgeräusche zu erfassen (**Korotkoff-Phänomene**). Der entspannte Unterarm ist leicht angewinkelt, die Hohlhand nach oben gerichtet. Sämtliche Bewegungen im Bereich des Messarmes müssen unterbleiben, da sie zu Störgeräuschen oder Druckänderungen durch Muskelanspannung unter der Manschette führen können. Umgebungsgeräusche sollten insbesondere für den Anfänger möglichst gering sein, die Oliven des Stethoskopbügels den Gehörgang fest verschließen.
- Als **systolischen**/oberen Blutdruckwert bezeichnet man das Auftreten des ersten eben hörbaren Strömungs-/Pulsgeräusches, als **diastolischen**/unteren Blutdruckwert bezeichnet man das völlige Verschwinden des Strömungs-/Pulsgeräusches (Basisdruck im Gefäß). Die Messwerte sollten, sofern exakt genug abzulesen, nicht gerundet werden.
- **Ausnahmen** bei der Erfassung des Korotkoff-Phänomens:
  Bei Patienten mit **ausgeprägter Arteriosklerose** (insbesondere, wenn Pulsgeräusche bis zu Druckwerten von 40 mm Hg und tiefer hörbar sind) sowie während **körperlicher Belastungen** oder unmittelbar im Anschluss daran muss wegen der besonderen Gefäß- und Druckwellenverhältnisse abweichend nicht das völlige Verschwinden, sondern das deutliche Leiserwerden der Strömungs-/Pulsgeräusche als diastolischer Blutdruckwert erfasst werden. Aufgrund der Wandstarre werden beim stark arteriosklerotisch veränderten Gefäß außerdem gelegentlich überhöhte systolische Werte gemessen.
- **Schwierigkeiten** bei der Erfassung des Korotkoff-Phänomens:
  Als **auskultatorische Lücke** bezeichnet man das gelegentlich auftretende, zeitweise Verschwinden des Strömungs-/Pulsgeräusches bis kurz oberhalb des diastolischen Druckes, z. B. bei zu lang andauernder venöser Stauung. Nur die Auskultation bis in sehr niedrige Druckbereiche schützt vor fälschlich überhöht gemessenen diastolischen Blutdruckwerten.
- Bei **Herzrhythmusstörungen** wechselt das Herzschlagvolumen, somit ändert sich die Blutdruckamplitude von Schlag zu Schlag. Es müssen mehrere Messungen durchgeführt werden, der Mittelwert ergibt den Annäherungswert. Gelegentlich auftretende Extrasystolen können vernachlässigt werden.
- Das stets auftretende **Entfaltungsknistern** der Blutdruckmanschette darf nicht mit dem Korotkoff-Phänomen verwechselt werden. Zu achten ist daher auf die Rhythmik der Geräusche.
- Eine Messung sollte frühestens nach 60 Sekunden bei völlig entlüfteter Manschette wiederholt werden, um eine venöse Stauung und Arterienspasmen zu vermeiden. Dieser Hinweis ist besonders für Anfänger wichtig, die häufig ihren gemessenen Werten nicht trauen.
- Über die gemessenen Blutdruckwerte ist Buch zu führen nach Datum, Uhrzeit, Körperhaltung (sofern nicht sitzend) und Messarm (rechts/links). Hilfreich ist insbesondere bei wechselnder Therapie die zusätzliche Dokumentation der medikamentösen Maßnahmen.

Interpretation der Messwerte

Die Blutdruckhöhe ist altersabhängig und steigt bei beiden Geschlechtern mit dem Alter an. Der systolische Blutdruck erreicht bei Frauen im 70. Lebensjahr und bei Männern im 80. Lebensjahr sein Maximum. Der diastolische Blutdruck nimmt nur bis zum 60. Lebensjahr leicht zu und sinkt danach wieder ab.

Trotz der Altersabhängigkeit des Blutdrucks gelten einheitliche Sollwerte für jedes Lebensalter (Tab. 1.19-2).

Die weitgehend dauerhafte Blutdruckerhöhung bezeichnet man als **chronisch arterielle Hypertonie.** Gleichgültig, ob es sich um eine systolische und/oder diastolische Blutdruckerhöhung handelt,

Tab. 1.19-2: Definition und Klassifikation von Blutdruckbereichen (mm Hg) (WHO-ISH, J. Hypert. 1999, 17: 151–183)

Kategorie	Systolisch	Diastolisch
Optimal	< 120	< 80
Normal	< 130	< 85
Hochnormal	130–139	85–89
Hyperton		
Schweregrad I	140–159	90–99
Subgruppe: borderline	140–149	90–94
Schweregrad II	160–179	100–109
Schweregrad III	≥180	≥110
Isolierte systolische		
Hypertonie	≥140	< 90
Subgruppe: borderline	140–149	< 90

Anmerkung: Fallen diastolische und systolische Blutdruckwerte in unterschiedliche Kategorien, soll die jeweils höhere verwendet werden.

sie ist fast immer behandlungsbedürftig, insbesondere, wenn sie von anderen Risikofaktoren, wie Diabetes mellitus, Fettstoffwechselstörungen und Nikotinkonsum, begleitet wird.

Als **maligne oder akzelerierte Hypertonie** bezeichnet man Verläufe mit einem diastolischen Druck über 120 mm Hg, mit Augenhintergrundveränderungen und progredienter Einschränkung der Nierenfunktion.

Die Beurteilung des Blutdrucks muss sich auf einen Durchschnittswert aus mehreren Messungen an verschiedenen Tagen und zu unterschiedlichen Tageszeiten stützen. Diagnose und Therapiebedürftigkeit einer Hypertonie werden heute zunehmend durch ABDM (ambulantes Blutdruck-Monitoring, **24-Stunden-Langzeitmessung**) gestellt und beurteilt. Diese Methode ermöglicht die objektivste Beurteilung des Blutdruckverhaltens während des Tages und der Nacht. Die fehlende Nachtabsenkung des Blutdruckes ist ein wichtiges diagnostisches Kriterium.

Auch wenn die Beurteilung der gemessenen Blutdruckwerte vorrangig dem Arzt obliegt, sollte der Apotheker in der Lage sein, behandlungsbedürftige Patienten und gefährliche Situationen herauszufiltern, um diese von der Dringlichkeit eines Arztbesuches zu überzeugen. Bei Werten von über 200 mm Hg systolisch und/oder 120 mm Hg diastolisch muss zu einem sofortigen Arztbesuch geraten werden. In Ausnahmefällen können **nach telefonischer Rücksprache** mit dem behandelnden Arzt 5–10 mg Nifedipin per os oder Glyceroltrinitrat sublingual gegeben werden. Der Patient muss jedoch mindestens eine halbe Stunde in der Apotheke verbleiben und darf nicht ohne Begleitung nach Hause gehen (Schwindel!).

Von einer **Hypotonie** spricht man, wenn der systolische Blutdruck dauerhaft unter 110 mm Hg beim Mann und unter 100 mm Hg bei der Frau liegt.

Therapiebedürftig ist der niedrige Blutdruck nur dann, wenn er Beschwerden macht, z. B. vermehrte Ermüdbarkeit, Schwindelgefühl, Neigung zu Ohnmachten. Organschäden treten frühestens bei systolischen Blutdruckwerten unter 85 mm Hg auf, insbesondere bei Patienten mit arteriosklerotischen Gefäßveränderungen.

1.19.2 Blutdruckselbstmessung

Indikationen

Wie die Körperwaage und das Fieberthermometer gehört auch das Blutdruckmessgerät in vielen Familien zur selbstverständlichen Haushaltsausstattung. Nur wenn keine Gefahr der Neurotisierung besteht, kann die Anschaffung für gelegentliche Screeningmessungen befürwortet werden.

Immer zu empfehlen ist eine Selbstmessung bei guter Kooperation mit dem behandelnden Arzt zur Absicherung der Diagnose und zur Therapieüberwachung. Wichtige Indikationen sind die Ermittlung des Therapiebeginns bei labiler oder Grenzwerthypertonie, die Erfassung des stressfreien Basisdruckes außerhalb der „Weißkittelzonen", die Therapiebegleitung zur Dosisfindung bei schwer einstellbarem Hypertonus sowie die Therapiemotivierung (Compliance) durch Eigenüberwachung und Erfolgskontrolle.

Eine niedrige Blutdrucklage ist im Allgemeinen keine Indikation zur Empfehlung eines Selbstmessgerätes.

Voraussetzungen für den sinnvollen Gebrauch eines Messgerätes sind die Auswahl eines für den Patienten geeigneten Gerätes und die sichere Erlernung der Messtechnik. Dies sind zwei gewichtige Gründe, die gegen den Erwerb in Kaufhäusern oder im Versandhandel sprechen.

Geräteauswahl

Das Selbstmessgerät unterscheidet sich vom Partnermessgerät durch Einarbeitung einer Auskultationsmembran, eines Tonabnehmer- oder Druckermittlungssystems in die Manschette, um die Einhandbedienung zu ermöglichen. Man unterscheidet:

- ☐ Konventionelle, rein mechanische Selbstmessgeräte mit Stethoskop (Methode nach Riva-Rocci/Korotkoff)
- ☐ Elektronische Messgeräte ohne Stethoskop mit unterschiedlichen Messprinzipien:

- ☐ Akustische Messmethode mit Erfassung der pulssynchronen Strömungsgeräusche über der Arterie distal der Stauung durch ein Mikrofon (Korotkoff-Methode).
- ☐ Oszillometrische Messmethode mit Erfassung der durch Pulsdruckwellen bedingten arteriellen Volumenänderung unter einer Druckkammer

Konventionelle Geräte mit Stethoskop

Diese Methode erbringt bei korrekter Anwendung Messwerte höchster Genauigkeit. Die Geräte sind preiswert, robust und von geringer Reparaturanfälligkeit. Aufgrund der nachvollziehbaren Funktionsweise lassen sich Störungen häufig selbst beheben. Sie sollten daher vorrangig empfohlen werden.

Die angebotenen Geräte haben alle ein Membranmanometer und unterscheiden sich nur unwesentlich in ihrer Ausstattung. Die in die Manschette eingearbeitete Auskultationsmembran sollte über der Arteria brachialis am Innenarm liegen (s. Abb. 1.19-2), so dass anders als bei der Partnermessung nicht in der Ellenbeuge auskultiert wird. Darüber hinaus unterscheidet sich diese Methode nicht von der zuvor beschriebenen Messtechnik.

Nachteilig sind die fehlende Speicherung der Messwerte, die eingeschränkte Verwendung bei Schwerhörigkeit und die notwendige Lernbereitschaft des Patienten bei häufig mangelndem Verständnis für das Prinzip des Messvorganges. Die Bedienung des Druckablassventiles erfordert eine gewisse Geschicklichkeit. Bei älteren Patienten über 60 Jahren empfiehlt sich daher meist die Verwendung eines elektronischen Messgerätes.

Zur Überprüfung der Messsicherheit des Patienten kann zur simultanen Ermittlung der Druckwerte der Radialispuls palpiert (nur zur Überprüfung des systolischen Wertes geeignet) oder über ein T-Stück ein zweites Stethoskop angeschlossen werden.

Elektronische Geräte

Wegen ihrer größeren Bequemlichkeit finden zur Selbstmessung, zum Teil aber auch für die Messung im medizinalberuflichen Alltag elektronische Geräte, die vom technischen Aufbau her kein Stethoskop mehr benötigen, zunehmend Verwendung (Tab. 1.19-3).

Das Hauptproblem dieser Geräte ist es, die Übertragung der empfangenen elektronischen Ton- oder Drucksignale in die dem menschlichen Gehörempfinden entsprechenden akustischen Korotkoff-Signale zu transformieren. Gerätetechnisch bedingte Fehlmessungen sind daher nicht auszuschließen. Außerdem bringt die aufwändigere Technik eine erhöhte Störanfälligkeit mit sich.

Das Medizinproduktegesetz schreibt eine **technische Validierung** vor, die einer klinischen Überprü-

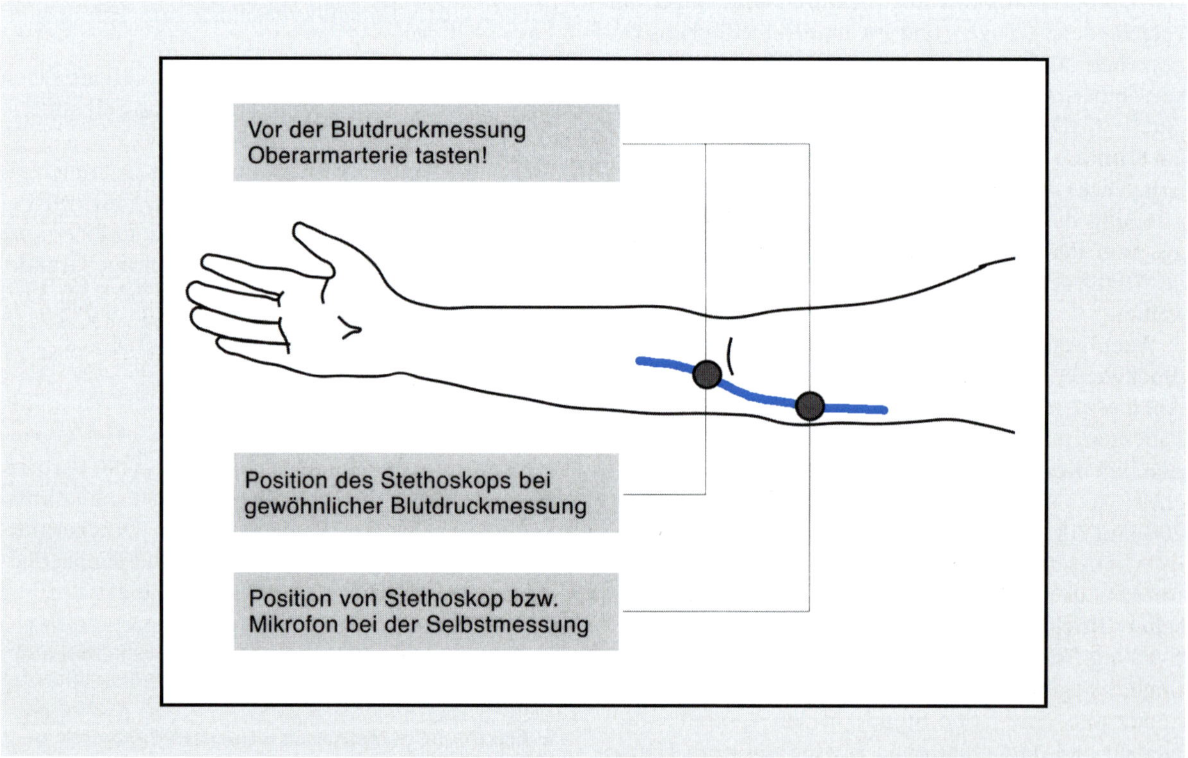

Abb. 1.19-2: Die korrekte Lage von Stethoskop bzw. Mikrofon bei der Selbstmessung des Blutdrucks

Tab. 1.19-3: Vollautomatische elektronische Geräte mit oszillometrischer Messmethode und Gütesiegel der Hochdruckliga (Stand 1/2003)

Hersteller	Gerätebezeichnung
Oberarm-Messgeräte	
Microlife	BP 3BTO-A (Oberarm, 2001), PZN 2245065
OMRON	MIT (Oberarm, 2001), PZN 450795 M5-I (Oberarm, 2002), PZN 1456883 (auch mit kleinerer und größerer Manschette lieferbar)
Hartmann	TENSOVAL COMFORT (Oberarm-Schalenmanschette, 2002) PZN 1215122 TENSOVAL COMFORT (Oberarm-Zugbügelmanschette large, 32–42 cm, 2002), PZN 1215139
BOSO Bosch und Sohn	boso-medicus prestige (Oberarm, 2002), PZN 2531204
Beurer	DC 50 (Oberarm, 2002), PZN 1971970 DC 55 (Oberarm, 2002), PZN 1971987
Handgelenk-Messgeräte	
OMRON	R 5-1 (Handgelenk, 2002), PZN 1456877

Die hauptsächlichen Hersteller der Blutdruckselbstmessgeräte sind in der Reihenfolge der Empfehlungshäufigkeit nach OTC-Studie Pharma-Rundschau 2002: Omron, Hartmann (u.a. Tensoval, WZ), Matsushita Electric Works (Nais, WZ), Uebe medical (Visomat, WZ), Bosch und Sohn (Boso, WZ).

fung standhalten muss. Die **klinische Validierung** ist derzeit noch nicht im Gesetz ausdrücklich gefordert, jedoch in Vorbereitung und wird auch heute schon angeraten.

Die europäische Norm (EN 1060) empfiehlt z. B. eine klinische Gerätetestung entsprechend
- dem deutschen **DIN**-Institut (DIN = Deutsche Industrie Norm)
- der **BHS** (BHS = British Hypertension Society)
- dem amerikanischen „National standard for electronic or automated sphygmomanometers **AAMI**" (AAMI = Association for the Advancement of Medical Instrumentation).

Zusätzlich erteilt die **„Deutsche Hochdruckliga"** ein **Gütesiegel,** das im Vergleich die strengsten, auf die hiesigen Verhältnisse abgestimmten Anforderungen hinsichtlich der klinischen Validierung stellt.

Für die Verwendung elektronischer Blutdruckmessgeräte sprechen die größtenteils erleichterte Ablesbarkeit durch digitale Anzeige und der automatische Druckablass aus der Manschette (Halbautomaten). Zusätzlich bieten viele Geräte ein elektronisches Gebläse, mit dem der Luftdruck in der Manschette gesteigert wird (Vollautomaten). Diese Geräte benötigen keinen Pumpball mehr und sind zumindest für Rheumatiker und neurologisch erkrankte Patienten mit eingeschränkter Kraft in den Händen von großem Wert. Auch für Menschen mit vermindertem Hörvermögen oder mangelnder Lernbereitschaft sind elektronische Geräte von Vorteil.

Die Blutdruckmessung mit elektronischen Geräten ist aufgrund veränderter hämodynamischer Bedingungen bei **Kindern** und **Schwangeren** problematisch und verbietet sich bei **Patienten mit Herzrhythmusstörungen**, so dass sicherheitshalber in diesen Fällen ein konventionell arbeitendes Stethoskopgerät, ausnahmsweise auch ein elektronisches Gerät mit akustischer Messmethode, empfohlen werden sollte.

Grundsätzlich sollten beim Verkauf elektronischer Blutdruckmessgeräte zwei bis drei vergleichende Probemessungen am Patienten durchgeführt werden. Dabei sollten simultan über der Ellenbeuge mit einem separaten Stethoskop die Korotkof-Töne überprüft und mit dem angezeigten Blutdruckwerten verglichen und/oder an demselben Arm nach ein bis zwei Minuten zwei (sofern übereinstimmend) oder drei Vergleichsmessungen mit einem herkömmlichen Sphygmomanometer durchgeführt werden. Sowohl die systolischen als auch die diastolischen Werte dürfen bei zwei Messungen nicht mehr als 5 mm Hg und höchstens bei einer von drei Messungen nicht mehr als 10 mm Hg voneinander abweichen.

Elektronische Geräte mit akustischer Messmethode

Geräte dieser Bauart sind seit Mitte der siebziger Jahre im Handel. Die anfangs wenig zufriedenstellende Messgenauigkeit hat heute einen Standard erreicht, der bei exakter Positionierung des Tonabnehmersystems zuverlässige Werte ermittelt. Bedauerlicherweise werden diese Geräte zunehmend nicht mehr hergestellt, so dass lediglich nur noch ein analog anzeigender Halbautomat für die Oberarmmessung (Zeigergerät mit Leuchtdiode) angeboten wird (boso privat automatik, PZN 0458650).

Das wesentliche Problem der akustisch-elektronischen Blutdruckmessung ist das häufig fehlerhafte Anlegen der Manschette. Das in die Manschette eingebaute Mikrofon muss noch exakter als bei der konventionellen Methode über der Arteria brachialis am Innenarm platziert sein (Abb. 1.19-3) und darf keinesfalls auf dem kräftigen Bauch des Bizepsmuskels liegen. Dem Patienten sollte daher der Verlauf dieses Blutgefäßes durch digitale Palpation der Puls-

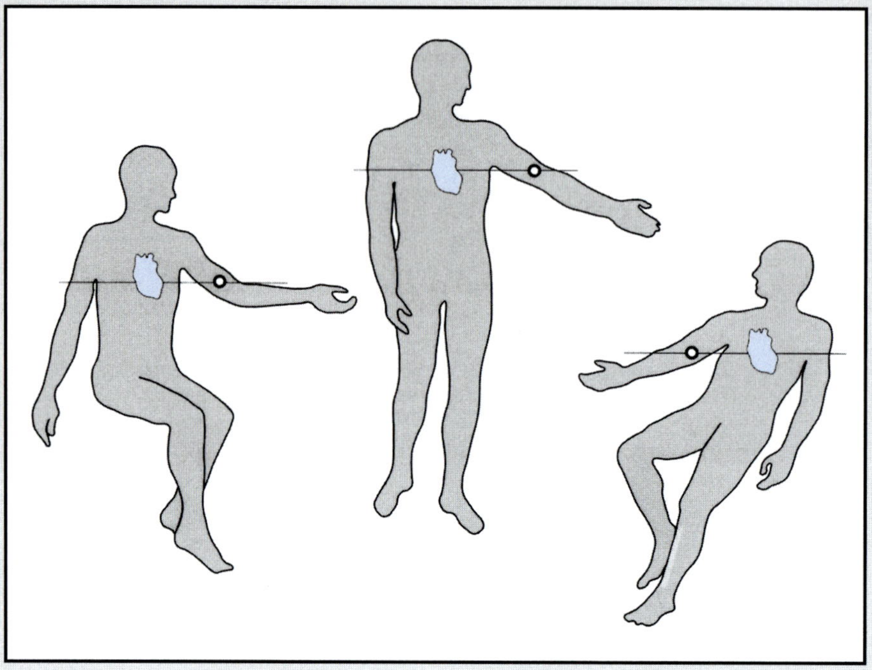

Abb. 1.19-3: Auskultationspunkt in Herzhöhe

wellen demonstriert werden. Aus der Achselhöhle kommend verläuft das Gefäß entlang der Innenseite des Oberarms und biegt unmittelbar oberhalb der Ellenbeuge radialwärts (Richtung Daumenseite) ab.

Die Manschette ist so anzulegen, dass der Arm noch angewinkelt werden kann, das Mikrofon somit nicht über der Ellenbeuge liegt (Ungenauigkeit verursachendes Luftpolster).

Besondere Sorgfalt erfordert das Mikrofonkabel, da häufige Biegungen und Knicke eine Überbeanspruchung bedeuten und zu Messproblemen führen können.

Elektronische Geräte mit oszillometrischer Messmethode

Diese Geräte benötigen weder ein Mikrofon noch ein Stethoskop, da nicht Geräusche, sondern Druck-Volumenänderungen der Arterie erfasst werden. Die Pulswellen erzeugen – je nach Manschettendruck – durch Wirbelung im Blutstrom Druckwellen unterschiedlicher Amplituden (Oszillationen), die auf eine in die Manschette eingearbeitete Druckkammer einwirken. Über einen Druckschlauch werden die Schwankungen vom Druckwandler des Gerätes registriert und in einem elektronischen Speicher abgelegt. Sobald der Druck in der Manschette geringer als der diastolische Blutdruck ist, verursacht die Pulswelle keine wesentlichen Druckschwankungen mehr. Der Mikroprozessor wertet nun die gespeicherten Oszillationen aus und errechnet nach einer programmierten mathematischen Formel den systolischen und diastolischen Blutdruck (Abb. 1.19-4).

Da sich der in Abbildung 1.19-4 und Abbildung 1.19-5 dargestellte Amplitudenverlauf je nach Patientensituation durchaus verändern kann, z. B. bei Hyperthyreotikern und Arteriosklerotikern, wird auch die Zuverlässigkeit der Messwerte beeinträchtigt. Mit einer neuartigen mathematischen Rechenoperation, die keine exakt definierten Eingangsgrößen voraussetzt, der Fuzzy Logic („unscharfe" Logik), versucht man, entsprechende Pulswellenveränderungen nach so genannten unscharfen Kriterien zu erkennen und sinnvoll in das Rechenverfahren zur Ermittlung des systolischen und diastolischen Blutdrucks einzubeziehen. Diese Elektronik ermöglicht auch das automatische Aufpumpen bei Vollautomaten ohne Druckvorwahl, weil bereits während des Aufpumpvorgangs der systolische Blutdruck erfasst wird.

Ein Vorteil der oszillometrischen Messmethode besteht darin, dass beim Anlegen der Manschette die Suche des genauen Messpunktes über der Schlagader wegen der Größe der als Drucksensor dienenden Luftdruckkammer weitgehend entfällt. Eine auskultatorische Lücke und arteriosklerotische Stenose-

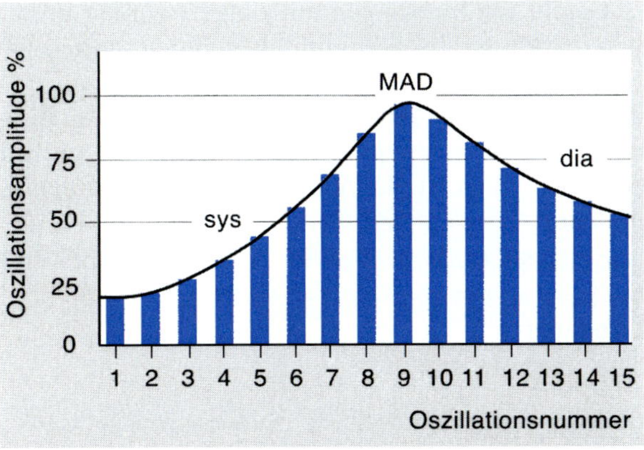

Abb. 1.19-4: Die Abbildung stellt die am Ende der Blutdruckmessung im Speicher befindlichen Manschettendruckoszillationen graphisch dar. Das Maximum der Oszillationsamplitude wird zur Normierung von 100 % benutzt und der zugehörige Manschettendruck als mittlerer arterieller Blutdruckwert (MAD) ausgegeben. Systolischer (sys) und diastolischer (dia) Wert werden den Oszillationen zugeordnet, die ca. 50 % bzw. 75 % der maximalen Amplitude entsprechen (Quelle: Schmidt, W.: Hertia – Firmenmittlg. 1994)

geräusche beeinflussen den Messvorgang nicht, dagegen aber jegliche Bewegung oder Muskelanspannung. Der Messarm muss daher streng ruhig gehalten werden, auch sollte der Patient während des Messvorgangs nicht sprechen.

Da die Herstellung oszillometrischer Messgeräte gegenüber den Mikrofongeräten einfacher und mit weniger Bauteilen möglich ist, setzt sich dieser Gerätetyp immer mehr durch. Die Produktion elektronischer Geräte mit akustischer Messmethode ist daher weitgehend eingestellt worden.

Mikrofongeräte haben ihren besonderen Wert für Spezialindikationen, bei denen oszillometrische Geräte häufig versagen und Stethoskopgeräte vom Patienten nicht akzeptiert werden. So sollte bei Herzrhythmusstörungen, z. B. ausgeprägter Bradykardie und Tachyarrhythmien, grundsätzlich ein Gerät auf der Messbasis der Korotkoff-Phänomene gewählt werden. Zusätzlich sollte die Luftablassgeschwindigkeit per Hand nachgesteuert werden können, da eine zu schnelle Ablassrate des Manschettendruckes bei bradykardem Herzrhythmus Messfehler verursachen kann.

Oszillationen können nicht nur über großen Gefäßen, wie der Arteria brachialis im Bereich des Ober-

1 Information und Beratung

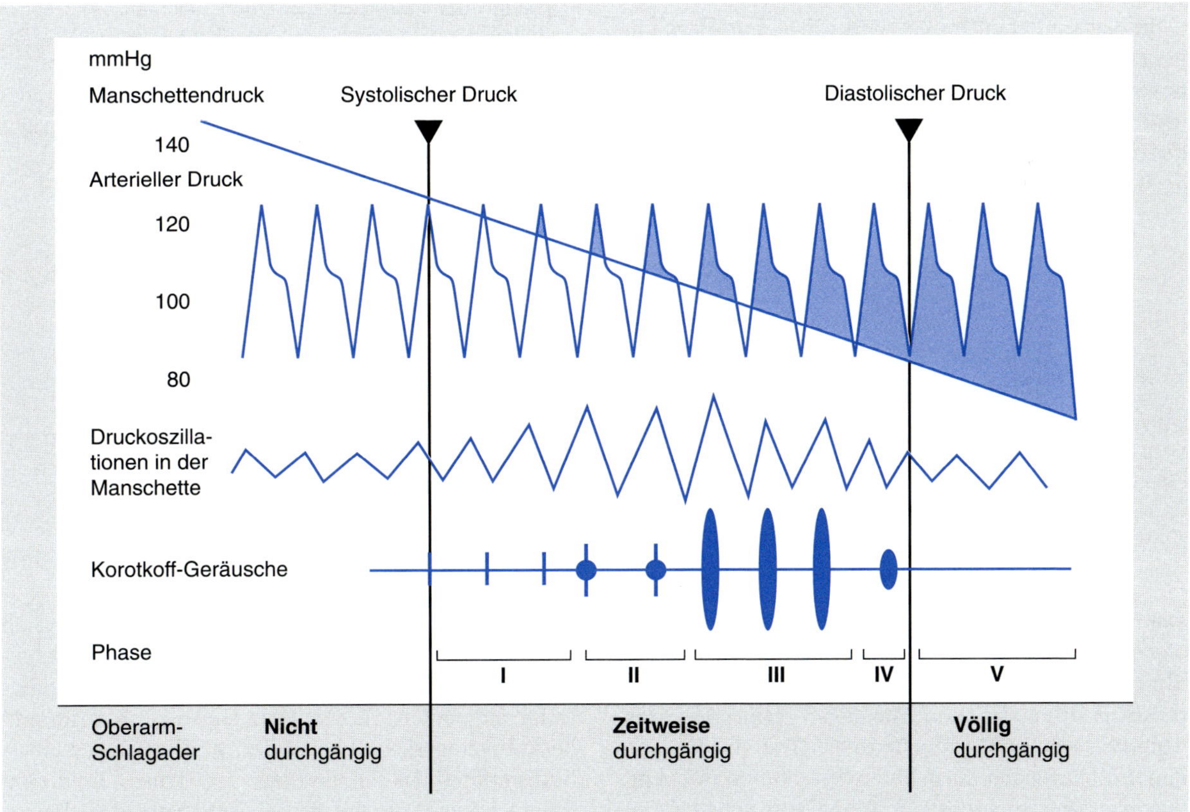

Abb. 1.19-5: Korotkoff-Geräusche und Oszillationen bei Kompression der Oberarmarterie in Abhängigkeit vom Manschettendruck

armes erfasst werden, sondern auch im Bereich des **Handgelenks** über der Arteria radialis und der Arteria ulnaris. Je herzferner ein Gefäß und je geringer somit sein Kaliber ist, umso geringer ausgeprägt sind auch die Oszillationen, was die Messgenauigkeit beeinträchtigen kann. Außerdem ist die Gefahr von Fehlmessungen groß, wenn nicht auf die exakte Position des Handgelenkes in Herzhöhe geachtet wird. Bei einer Messstelle über Herzhöhe werden zu niedrige, bei einer Messstelle unter Herzhöhe zu hohe Blutdruckwerte ermittelt.

Die Anatomie des Handgelenks spielt für die Messgenauigkeit eine große Rolle und wird bestimmt durch Handgelenksumfang, Knochenbau und Weichteilpolster. Die üblichen Geräte für die Blutdruckmessung am Handgelenk sind bestimmt für einen Handgelenksumfang zwischen 13,5 und 19,5 cm. Mit extragroßer Manschette für Handgelenksumfänge bis zu 22 cm ist beispielsweise das Gerät NAIS DIAGNOSTEC EW 3000 ausgestattet (PZN 2100131).

Die Messgenauigkeit der Handgelenkgeräte ist somit in Hinsicht auf den Vergleich mit der herkömmlichen auskultatorischen Korotkoff-Methode häufig unzureichend. Vergleiche mit invasiven intraarteriellen Blutdruckmessungen ergaben jedoch überraschenderweise eine befriedigende Übereinstimmung.

In der ärztlichen Praxis wird i. d. R. nur die nichtinvasive Korotkoff-Methode der Blutdruckmessung bevorzugt. Trotz geringerer Zuverlässigkeit werden im häuslichen Gebrauch aufgrund der größeren Bequemlichkeit zunehmend Handgelenkmessgeräte verwendet.

Geräte für Messungen am Finger wurden bisher von der Physikalisch-Technischen Bundesanstalt für Deutschland nicht zugelassen, sind jedoch im Zuge des Medizinproduktsgesetzes mit CE-Kennzeichnung verkehrsfähig geworden. Wegen der großen Störanfälligkeit ist die Fingermessung nicht zu empfehlen.

Literatur

Deutsche Liga zur Bekämpfung des hohen Blutdrucks e.V., Normwerte des Blutdrucks und Einteilung der arteriellen Hypertonie. 3. Aufl. Oktober 1989

Deutsche Liga zur Bekämpfung des hohen Blutdrucks e.V. – Deutsche Hypertonie Gesellschaft, Heidelberg: Druckpunkt 2/99

Deutsche Liga zur Bekämpfung des hohen Blutdrucks e.V. – Deutsche Hypertonie Gesellschaft, Heidelberg (2001): Empfehlungen zur Hochdruckbehandlung, 16. Aufl.

Gleichmann, S., Eckert, S., Gleichmann U., Vetter, W. (1994): Blutdruckselbstmessung, Standortbestimmung und Perspektiven, Steinkopff Verlag, Darmstadt

Kommission der Deutschen Gesellschaft für Kreislaufforschung, Empfehlungen zur indirekten Messung des Blutdruckes beim Menschen. Zeitschrift Kreislaufforsch. 6 (1971)

Toll, U., Anlauf, M.: Hochdruckliga – Gütesiegel für Blutdruckmessautomaten, NBP-Informationen 3/99, Sektion Gesundheitsökonomie (NBP = Nationales Blutdruck-Programm) der Deutschen Liga zur Bekämpfung des hohen Blutdrucks e.V. – Deutsche Hypertonie Gesellschaft, Heidelberg

Weber, F., Philipp, Th. (1997): Selbstmessung des Blutdrucks. Dtsch. med. Wschr.: 335–338

Working Group on Hypertension in the Elderly National High Blood Pressure Education Programm, Statement on Hypertension in the Elderly (1986): JAMA: 70–74

1.20 Physiologisch-chemische Untersuchungen

Ursula Kindl

Das Spektrum der Serviceleistungen der Apotheke weitet sich ständig aus. Neben dem Verleih von medizinischen Geräten oder der Anmessung von Kompressionsstrümpfen und Bandagen zählt die Messung von Körperflüssigkeiten, wie Blut und Urin, zu den am häufigsten ausgeübten Tätigkeiten des Apothekers. Aber auch die Ermittlung von Schadstoffen in der Umwelt, die Untersuchung von Wasserproben oder Suchtstoffen werden angeboten. Untersuchungen, die im Apothekenlaboratorium nicht möglich sind, werden an geeignete Laboratorien weitergegeben. Immer öfter werden Tests auch als sog. „hometests“ angeboten. Bekannteste Beispiele hierfür sind der Schwangerschaftstest oder die Blutzuckerselbstbestimmung des Diabetikers zu Hause. In diesen Fällen ist es Aufgabe des pharmazeutischen Personals den Patienten in die Messungen mit den Geräten einzuweisen und im Sinne des „pharmaceutical care“ bei Problemen zu betreuen. Nicht alle selbst durchzuführenden Tests sind aber für den Gebrauch des Laien geeignet, obwohl sie von den Herstellern so vermarktet werden. Als Beispiel sei der Nachweis eines Myocardinfarktes genannt. Hier muss der Apotheker dem Verlangen des Kunden kritisch gegenüberstehen und ggf. auch die Abgabe verweigern.

Schon an dieser Stelle sei darauf hingewiesen, dass der Apotheker lediglich die gemessenen Werte an den Patienten weitergeben darf. Die Interpretation der Ergebnisse oder die Stellung einer Diagnose bleiben Sache des Arztes.

Die Untersuchungen im eigenen Apothekenlaboratorium sollten nach QMS-Standard durchgeführt werden. Die Teilnahme an Ringversuchen beim ZL wird auch zur Qualitätsdokumentation gegenüber Dritten dringend empfohlen.

Um die Richtigkeit der Interpretation der Testergebnisse zu gewährleisten, ist es von Vorteil, sich mit den Reaktionsmechanismen der einzelnen Teststreifen sowie den möglichen Störfaktoren vertraut zu machen. Hierzu kann bei den Herstellern die nötige Literatur angefordert werden.

Aufgrund der ständigen Marktveränderungen sowohl bei Teststreifen als auch bei den Geräten muss von einer Auflistung der Produkte, die nie dem aktuellen Stand entsprechen würde, abgesehen werden. Zur besseren Anschaulichkeit werden aber bei den einzelnen Nachweisen beispielhaft Markennamen genannt.

1.20.1 Bewertungskriterien für Teststreifen

Teststreifen dienen vorwiegend der qualitativen und semiquantitativen, bei Auswertung mit Geräten auch der quantitativen Bestimmung von Harn, Blut oder anderen Körperflüssigkeiten oder Untersuchungsproben.

Bei qualitativen Bestimmungen stehen Spezifität und Empfindlichkeit im Vordergrund. Spezifität bedeutet, dass möglichst nur eine, nämlich die gesuchte Substanz nachgewiesen werden sollte, Empfindlichkeit, dass der Nachweis nur dann positiv ausfällt, wenn die Konzentration der gesuchten Substanz gerade eben die zulässige Norm überschreitet. Mit anderen Worten, physiologische Konzentrationen sollen keinen, pathologische dagegen einen deutlich erkennbaren Nachweis ermöglichen.

Die Empfindlichkeit kann durch eine Kurve graphisch dargestellt werden. Sie wird durch zwei Punkte charakterisiert, die maximale und die praktische Empfindlichkeit. Unter maximaler Empfindlichkeit versteht man dabei die Substanzkonzentration, bei der bei einer größeren Probenzahl 10 % der Ergebnisse positiv ausfallen. Die praktische Empfindlichkeit ist die Konzentration, bei der unter gleichen Bedingungen 90 % der Ergebnisse positiv sind. Im Idealfall liegen die Punkte nahe beieinander.

Bei quantitativen Bestimmungen werden als weitere Kriterien Richtigkeit und Reproduzierbarkeit gefordert.

1.20.2 Harnuntersuchungen mit Teststreifen

Obwohl die Harndiagnostik zu Gunsten der Blutmessungen stark zurückgegangen ist, hat sie dennoch ihre Vorteile.

- ☐ Teststreifen können bei Menschen jeden Alters, auch bei Säuglingen und bei Tieren angewendet werden
- ☐ Zur Gewinnung der Harnproben sind keine invasiven Methoden erforderlich
- ☐ Mit Teststreifen können schnell und einfach Harnbestandteile nachgewiesen werden, die einen ersten Hinweis auf ein krankhaftes Geschehen im Körper geben
- ☐ Der Patient kann eine bestehende Krankheit kontrollieren bzw. zu Hause Vorsorgeuntersuchungen durchführen

Allgemeine Anwendungshinweise zur Harnuntersuchung

Um bei Harnuntersuchungen zuverlässige Resultate zu erhalten, ist es notwendig, die folgenden Punkte genau zu beachten:

- ☐ Die zur Untersuchung verwendeten Gefäße müssen absolut sauber sein. Auch Spuren von Reinigungsmitteln, die häufig sauerstoffhaltige Verbindungen oder Enzyme enthalten, dürfen nicht vorhanden sein. Es empfiehlt sich, Proben nur in Einmalurinbechern entgegenzunehmen. Bei Nachweis eines Harnweginfektes muss das Gefäß außerdem steril sein.
- ☐ In der Regel wird als Probe der erste Morgenurin verwendet, außer bei einer Screeninguntersuchung auf Glukose. Morgenurin ist durch die längere Verweildauer in der Blase konzentriert und homogen. Proben von Tagesurin sind in der Regel Schwankungen in Konzentration und Zusammensetzung unterworfen, die durch Nahrungs- und Flüssigkeitsaufnahme, Medikamenteneinnahme und körperliche Betätigung hervorgerufen werden.
- ☐ Die zu untersuchende Probe sollte möglichst frisch und nicht älter als vier Stunden sein (Bei Aufbewahrung im Kühlschrank die Probe vor Untersuchungsbeginn wieder auf Zimmertemperatur bringen). Die Konservierung ist nicht zulässig.

Aufbau der Teststreifen

Auf einer Trägerfolie befindet sich eine dünne Schicht Saugpapier zum Auffangen überschüssigen Urins. Darüber liegt die Reaktionszone, ein mit entsprechenden Reagenzien und Pufferlösung imprägniertes Papier. Sie ist mit einer Membran oder einem Netz umhüllt, um die empfindliche Reaktionszone vor Abrieb und Beschädigung zu schützen, gleichmäßiges Eindringen der Probe zu gewährleisten und die homogene Färbung des Testbezirks zu bewirken.

Teststreifen kommen entweder einzeln versiegelt oder in Aluminium- oder Glasröhren in den Handel. Im Deckel des Gefäßes befindet sich ein Trockenmittel, um vor Luftfeuchtigkeit zu schützen. Bei vorschriftsmäßiger Handhabung und Aufbewahrung ist die Haltbarkeit bis zu dem auf der Verpackung angegebenen Datum gewährleistet.

Allgemeine Hinweise zum Gebrauch von Harnteststreifen

Um aussagefähige Resultate zu erhalten, müssen beim Gebrauch von Teststreifen folgende Punkte beachtet werden:

- ☐ Immer nur einen Teststreifen dem Behältnis entnehmen, das Gefäß sofort fest verschließen, um das Eindringen von Feuchtigkeit zu verhindern
- ☐ Die Reaktionszone nicht berühren
- ☐ Den Streifen kurz in den Harnstrahl halten oder in den Urinbecher tauchen. Überschüssigen Harn abschütteln oder den Streifen seitlich am Gefäß abstreifen
- ☐ Genau nach der angegebenen Zeit die einzelnen Felder mit der am Gefäß aufgebrachten Farbskala vergleichen. Verzögert auftretende oder nur an den Rändern der Testfelder auftretende Verfärbungen sind zu vernächlässigen
- ☐ Die Farbvergleiche an einem gut beleuchteten Ort durchführen
- ☐ Nicht mit der Farbskala einer anderen Packung vergleichen

Die Nachweise mit Harnteststreifen dienen der Erkennung von

- ☐ diabetischen Stoffwechselstörungen
- ☐ Erkrankungen des Urogenitaltraktes
- ☐ Erkrankungen der Galle und Leber

Untersuchung zur Erkennung der Störungen des Kohlenhydratstoffwechsels

Die Dunkelziffer nicht erkannter Diabeteserkrankungen ist noch immer erschreckend hoch. Grund ist die Symptomarmut am Anfang der Erkrankung. Da sich aber bereits in der Vorstufe zum Diabetes, dem sog. „metabolischen Syndrom", die ersten Spätschäden manifestieren, ist die frühzeitige Erkennung dieser Krankheit von großer Wichtigkeit. Besonders gefährdet sind übergewichtige Patienten oder solche, die an erhöhtem Blutdruck und/oder einem gestörten Fettstoffwechsel leiden. Klagen sie darüber hinaus über

- ☐ starkes Durstgefühl,
- ☐ Müdigkeit und Abgeschlagenheit,
- ☐ häufiges Wasserlassen,
- ☐ unerklärlichen Gewichtsverlust,
- ☐ schlechte Wundheilung,

so ist dringend ein „Screening" auf Glukose im Harn anzuraten.

In der Regel werden Harnuntersuchungen mit dem ersten Morgenurin durchgeführt. Anders bei der Glukosebestimmung im Harn. Zur Fahndung nach einem Diabetes soll eine Harnprobe, die etwa zwei Stunden nach einer kohlenhydratreichen Mahlzeit gewonnen wurde, getestet werden. Eine Wiederholung an drei aufeinander folgenden Tagen erhöht die Aussagekraft. Färbt sich das Testfeld von gelb nach grün (S-Glucotest®), bei anderen Herstellern auch von gelb nach braun, so ist der Test positiv.

Reaktionsablauf

Durch Luftsauerstoff wird D-Glukose durch das Enzym Oxidase zu Glukonolacton oxidiert. Es entsteht Wasserstoffperoxid, der, durch Peroxidase katalysiert, den Indikator (meist Toluidin-Tartrazin) in einen grün-blauen Farbstoff verwandelt (GOD-POD-Reaktion). Durch einen zugefügten Puffer ist die Reaktion pH-unabhängig.

Die meisten Tests können halbquantitativ ausgewertet werden. Die praktische Nachweisgrenze liegt bei 40 mg/dl Glukose. Die obere physiologische Grenzkonzentration im Morgenurin wird mit 15 mg/dl Glukose angegeben.

Entscheidend für den Nachweis von Glukose im Harn ist außer einer erhöhten Blutzuckerkonzentration die Höhe der Nierenschwelle. Normalerweise kann ab einer Blutzuckerkonzentration von 160 mg–180 mg/dl Glukose Harnzucker nachgewiesen werden. Ist die Nierenschwelle aber erniedrigt, können trotz normaler Blutzuckerwerte positive Harnbefunde auftreten. Dies kann in der Schwangerschaft der Fall sein (renale Glukosurie) oder bei Stoffwechselgesunden kurzfristig nach kohlenhydratreichen Mahlzeiten oder einem Glukosebelastungstest (alimentäre Glukosurie).

Dagegen werden bei älteren Menschen auf Grund einer erhöhten Nierenschwelle trotz erhöhter Blutzuckerwerte häufig negative Testergebnisse auf Harnzucker erhalten.

- ☐ Grundsätzlich macht jeder positive Glukosenachweis weitere diagnostische Maßnahmen erforderlich.
- ☐ Durch eine Harnzuckermessung können nur hyperglykämische, aber keine hypoglykämischen Werte erfasst werden. Letztere können nur durch eine Blutzuckermessung bestimmt werden.

Fehlerquellen

Obwohl der bekannteste Störfaktor die Ascorbinsäure weitgehend eliminiert wurde, sollte der Patient doch nach einer Einnahme von Vitamin C gefragt werden. Ggf. ist der Test nach 12-stündiger Ascorbinsäurekarenz erneut durchzuführen.

Bei stark erhöhten Bilirubin- und Harnsäurekonzentrationen oder bei starker Diurese können die Werte erniedrigt sein.

Falsch positive Ergebnisse erhält man durch Gefäße, in denen Rückstände von Spülmitteln (enzymatische oder oxidierende Bestandteile) haften.

Auch die Aufbewahrung der Teststreifen ist nicht unwesentlich für die Richtigkeit der Ergebnisse. Da viele Reaktionen durch Enzyme katalysiert werden, sind sie temperaturabhängig. Aufbewahrung der Teststreifen und Durchführung der Messungen sollten deshalb nicht unter 18 °C (Ski fahren) und 30 °C (Strand) erfolgen. Eine kurzzeitige Unter- und Überschreitung der Temperatur, wie es auf Reisen geschehen kann, ist ohne Belang.

Halbquantitative Glukosebestimmung im Harn

Besonders gut lassen sich Teststreifen mit bicoloren Testfeldern halbquantitativ auswerten. Die beiden Testbezirke reagieren unterschiedlich empfindlich auf Glukose. Dadurch lässt sich der Bereich von 0 %–5 % Glukose genau differenzieren (Diabur® Test 5000).

Nachweis der Ketonkörper

Sind im Harn Ketonkörper bei gleichzeitig erhöhten Blut- oder Harnzuckerwerten nachzuweisen, so deutet dies auf eine schlechte Stoffwechsellage des Diabetikers hin, die zur Ketoacidose führen kann.

Durch einen verringerten Glukoseverbrauch kommt es zur Hyperglykämie und Hyperosmolarität des Blutes. Gleichzeitig werden durch die gesteigerte Lipolyse vermehrt Fettsäuren zu Acetessigsäure und weiter zu β-Hydroxybuttersäure und Aceton abgebaut. Die Folge ist eine Acidose, die zum Koma führt. Patienten mit positivem Nachweis auf Ketonkörper und gleichzeitig erhöhten Glukosewerten müssen sich deshalb unverzüglich in ärztliche Behandlung begeben.

Bei normalen oder nur leicht erhöhten Blutzuckerwerten deutet ein positiver Nachweis der Ketonkörper im Harn auf eine kohlenhydratfreie Ernährung hin, wie z. B. bei der Atkins-Diät oder Nulldiät. Ferner können Ketonkörper nachgewiesen werden bei Schwangerschaftserbrechen (Hyperemesis gravidarum), bei acetonämischen Erbrechen, bei hohem Fieber sowie nach körperlicher Anstrengung.

Reaktionsablauf

Der Nachweis auf Ketonkörper beruht auf der Legal'schen Probe. Acetessigsäure und Aceton reagieren mit Nitroprussidnatrium im alkalischen Milieu unter Bildung eines violetten Farbkomplexes. Die Farbe wechselt von rosa nach violett (Keto Diabur® Test, Keto Diastix®).

Fehlerquellen

Eine rote Eigenfarbe des Harns, Phthaleine und Anthrachinonderivate im Harn, Captopril und Mesna sowie Sulfhydrilgruppen enthaltende andere Substanzen spiegeln falsch positive Resultate vor.

Tritt ein orangeroter Farbumschlag auf, so besteht Verdacht auf eine Phenylketonurie. Vor allem bei Frauen ist dann im Hinblick auf eine Schwangerschaft ärztliche Betreuung notwendig.

Bei zu langem Stehenlassen der Urinprobe kann es durch Abbau der Acetessigsäure zu falsch negativen Ergebnissen kommen.

Untersuchungen zur Erkrankung der Niere und des Urogenitaltrakts

Ebenso wichtig wie die Screeninguntersuchungen zur Erfassung einer latenten Diabeteserkrankung sind die Vorsorgeuntersuchungen, die der Aufdeckung von Blasen-Nierenerkrankungen dienen. Viele von ihnen verlaufen asymptomatisch, können aber bei Nichtbehandlung zu schweren Folgeerkrankungen, wie z. B. chronischer Pyelonephritis bis hin zum terminalen Nierenversagen führen. Wenn man die ständig wachsende Zahl der Dialysepatienten betrachtet, ihre eingeschränkte Lebensqualität und die immensen Therapiekosten, stellt sich hier für den Apotheker die wichtige Aufgabe, aufklärend und motivierend tätig zu werden, um die gefährdeten Personen von der Notwendigkeit einer Vorsorgeuntersuchung zu überzeugen.

Bei folgenden Symptomen wird zu einer Screeninguntersuchung geraten:

- ☐ Brennen oder Schmerzen beim Wasserlassen
- ☐ Blasen- oder Nierenschmerzen (Flankenschmerz)
- ☐ Chronische Kopfschmerzen
- ☐ Intermittierend auftretendes Fieber ohne erkennbaren Grund
- ☐ Ödeme (Gesicht oder Knöchel)
- ☐ Trüber oder rot gefärbter Urin
- ☐ Abgeschlagenheit und Müdigkeit
- ☐ Übelkeit, Erbrechen
- ☐ Dysurie, Pollakisurie

Visuelle Untersuchung des Harns

Eine erste orientierende Information ergibt sich aus der visuellen Inspektion des Harns.

Frischer Harn ist in der Regel klar, erst nach längerem Stehen trübt er sich durch die Ablagerung von Harnsedimenten. Ein bereits bei Entleerung milchiges Aussehen kann durch Eiter, Lipide, Calcium- oder Magnesiumphosphat bedingt sein. Auch aus der Urinfarbe lassen sich Rückschlüsse auf eventuelle Erkrankungen ziehen. Dabei ist aber zu beachten, dass Verfärbungen auch alimentär oder medikamentös bedingt sein können.

Normaler Urin ist hellgelb bis goldgelb. Eine blassgelbe Färbung kann durch starke Diurese, durch Diabetes insipidus oder Glomerulonephritis bedingt sein. Zitronengelber Urin deutet auf die Einnahme von Riboflavin, Sulfasalazin oder Rutosiden hin, saurer zitronengelber Urin auf Rheum- oder Sennaglykoside. Bei Zugabe von Alkalien schlägt in diesem Fall die Farbe nach orange um. Orangefarbener Harn deutet auf mangelnde Flüssigkeitszufuhr, auf Flüssigkeitsverluste durch Fieber oder starkes Schwitzen oder auf die Einnahme von Pyrazolonderivaten hin. Rot gefärbter Urin kann Blut, Hämoglobin oder Myoglobin enthalten, aber auch durch die Einnahme von Medikamenten, die Phenazopyridin, Phenolphthalein, Phenolrot oder Nitrofurantoin enthalten oder aber durch den Verzehr roter Rüben entstehen. Bräunlicher Urin kann durch Porphyrine oder Phenole, brauner Urin durch Methämoglobin, Melanin, Bilirubin oder Salicylsäure hervorgerufen werden.

Die Untersuchung auf Erkrankungen des Urogenitaltraktes erfasst die Parameter Leukozyten, Bakterien, Protein und Blut. Ergänzt wird sie durch die Bestimmung des pH-Wertes und des spezifischen Gewichts.

Der pH-Wert

Der pH-Wert ist von einer Reihe Faktoren abhängig, wie z. B. der Ernährung, der Einnahme von Medikamenten oder von verschiedenen Erkrankungen. Der normale Harn hat einen pH-Wert zwischen 5 und 8, jedoch sind größere Schwankungen möglich. Treten über längere Zeit pH-Werte im alkalischen Bereich auf, kann ein Harnwegsinfekt vorliegen, bei stark sauren Werten eine metabolische Azidose, übermäßiger Eiweißzerfall oder Harnsteine. Die eigentliche Bedeutung der Messung des pH-Wertes liegt in der Beurteilung eines unklaren Proteinnachweises, der vom pH-Wert und dem spezifischen Gewicht abhängig sein kann. Ferner wird er bei Harnsteinen zu deren Beurteilung herangezogen sowie, um die pH-Änderung als therapeutische Maßnahme kontrollieren zu können. Die Reaktionszone ist mit einer Mischung der Indikatoren Bromthymolblau und Methylrot imprägniert, die im Bereich von pH 5 bis pH 9 deutliche Farbabstufungen von orange über grün bis blau zeigen.

Falsche pH-Werte erhält man bei der Verwendung saurer Konservierungsmittel sowie bei zu langem Stehenlassen der Probe, da durch Umwandlung des Harnstoffs in Ammoniak dann ein alkalisches Milieu entsteht (Combur® 10 Test, Nephur® Test plus).

Spezifisches Gewicht

Die Messung des spezifischen Gewichts erlaubt Rückschlüsse auf die Konzentrationsfähigkeit der Niere und hilft, Fehlinterpretationen bei der Beurteilung der Protein-, Nitrit-, Leukozyten- und Glukosenachweise zu vermeiden. Schwach positive oder negative Ergebnisse können unter Berücksichtigung der Verdünnung oder Konzentration des Harns entweder bestätigt oder relativiert werden. Das spezifische Gewicht des Normalharns schwankt zwischen 1,001 und 1,04. Es wird durch die Messung des Gehalts an freien Kationen in der Probe bestimmt. Der Reagenzträger enthält Ionenaustauscher sowie Bromthymolblau als Indikator. Freie Kationen des Harns werden gegen H^+-Ionen des Polyelektrolyten ausgetauscht. Dadurch kommt es zum Abfall des pH-Wertes und Indikatorumschlag von blau nach gelb. Die Farbe ist um so stärker, je mehr Kationen die Probe enthält. Da die Salzkonzentration ein Maß für das spezifische Gewicht ist, kann empirisch eine Farbe einem bestimmten Wert zugeordnet werden. Störfaktoren sind starke Proteinurie sowie stark saurer Harn (Combur® 10 Test, Combistix® SG).

Nachweis von Bakterien

Der bakterielle Harnwegsinfekt kommt außer bei Neugeborenen oder Männern im höheren Lebensalter überwiegend bei Frauen vor. Der Nachweis beruht auf der Eigenschaft bestimmter harnpathogener Keime, wie zum Beispiel *Escherichia coli,* im Harn vorhandenes Nitrat zu Nitrit zu reduzieren. Da Nitrat physiologischerweise nicht im Organismus vorkommt, muss es am Vorabend der Untersuchung durch Essen von Gemüse zugeführt werden. Geeignet sind Spinat, grüne Bohnen, Karotten, Sauerkraut oder verschiedene Kohlarten.

Zur Untersuchung wird der erste Morgenurin verwendet, der eine genügend lange Verweildauer in der Blase hatte (mindestens 4–6 Stunden). Bei häufigen nächtlichen Miktionen ist am Abend die Trinkmenge zu reduzieren. Besonders wichtig ist bei dieser Untersuchung die Gewinnung der Urinprobe, wie sie beim Leukozytennachweis beschrieben wird.

Reaktionsablauf

Der Reaktionsmechanismus beruht auf der Griesschen Probe. Sulfanilamid reagiert in saurem Milieu mit Nitrit unter Bildung eines Diazoniumsalzes, das mit einer weiteren Komponente zu einem rosaroten Azofarbstoff kuppelt (Meditest® Nitrit).

Ein positives Testergebnis deutet immer auf bakterielle Kontamination hin, während ein negatives Ergebnis einen Harnwegsinfekt nicht zwingend ausschließt, da es Bakterien gibt, denen das Enzym Nitratreduktase fehlt und die deshalb zur Reduktion des Nitrats zu Nitrit nicht in der Lage sind. Bei Verdacht wird ärztlicherseits ein Nährboden mit dem Harn angesetzt, um auch diese Bakterien zu erfassen.

Fehlerquellen

Falsch negative Ergebnisse werden erhalten bei

- ☐ Häufigen Miktionen wegen zu kurzer Verweildauer des Harns in der Blase (Flüssigkeitsaufnahme vor der Untersuchung reduzieren)
- ☐ Hungern, parenteraler oder gemüsefreier Ernährung. Hier fällt der Test mangels notwendigem Nitrat negativ aus
- ☐ Gleichzeitiger Behandlung mit Antibiotika, Zytostatika, Sulfonamiden oder Chemotherapeutika durch reduziertes Keimwachstum in der Blase
- ☐ Einnahme hoher Dosen Ascorbinsäure
- ☐ Langem Stehenlassen des Harns vor der Untersuchung in Folge Reduktion von Nitrit zu Stickstoff.

Umgekehrt können durch Kontamination von außen bei langem Stehenlassen der Probe falsch positive Werte erhalten werden. Eine rote Eigenfarbe des Urins kann falsch positive Ergebnisse vortäuschen.

Alle nach der vorgeschriebenen Reaktionszeit auftretenden Verfärbungen des Testfeldes können durch nitrose Gase in der Luft (Zigarettenrauch) bedingt sein und sind deshalb nicht relevant.

Nachweis von Eiweiß

Die Ausscheidung von Proteinen ist bei einer Nierenerkrankung ein häufiges, wenn auch unspezifisches Symptom. So kann ein positiver Befund bei einem Gesunden nach starker körperlicher oder psychischer Belastung physiologisch sein. Bei Jugendlichen ist eine Proteinurie, bekannt unter dem Namen „orthostatische Proteinurie“, die spätestens bis zum 25. Lebensjahr wieder verschwindet, gutartig. Pathologische Proteinurien unterscheiden sich von benignen dadurch, dass sie persistierend sind, das heißt, im Tages- und Nachturin zu finden sind. Extrarenal bedingte Proteinurien, wie sie z. B. bei Koliken, Infarkten oder fieberhaften Erkrankungen vorkommen können, verschwinden in der Regel nach Beseitigung ihrer Ursachen. Werte ab 25 mg/dl Albumin im Harn gelten als pathologisch. Eiweißmengen von 500 mg/dl und mehr können bei der Glomerulonephritis und anderen Nierenerkrankungen auftreten. Ist im Harn Blut vorhanden, werden immer auch Proteine nachgewiesen.

Reaktionsablauf

Bei positivem Nachweis schlägt die Farbe des Testfeldes von hellgrün nach blau um (Albustix®). Es enthält als Indikator Tetrabromphenolphthaleinester oder Tetrachlorphenoltetrabromsulfophthalein sowie einen Puffer. Proteine sind H^+-Akzeptoren und veranlassen auch in gepufferter Lösung die Dissoziation bestimmter Farbstoffe unter H^+-Abgabe und Farbumschlag.

Falsch positive Befunde werden verursacht durch Desinfektionsmittel mit quartären Ammoniumgruppen, Infusionen mit Polyvinylpyrrolidon, Chlorhexidin sowie durch stark alkalische Harnproben. Arzneimittel wie Chinin, Chinidin, Chloroquin, Sulfonamide oder Penicillin stören nur in sehr hohen Konzentrationen.

Eine starke Diurese kann eine Proteinurie u. U. verschleiern (spezifisches Gewicht bestimmen).

Nachweis der Mikroalbuminurie

Eine gefürchtete Spätkomplikation bei Diabetes und Hypertonie ist die Nephropathie, die unbehandelt zu terminalem Nierenversagen führen kann. Da der Verlauf dieser Erkrankung, wenn sie frühzeitig er-

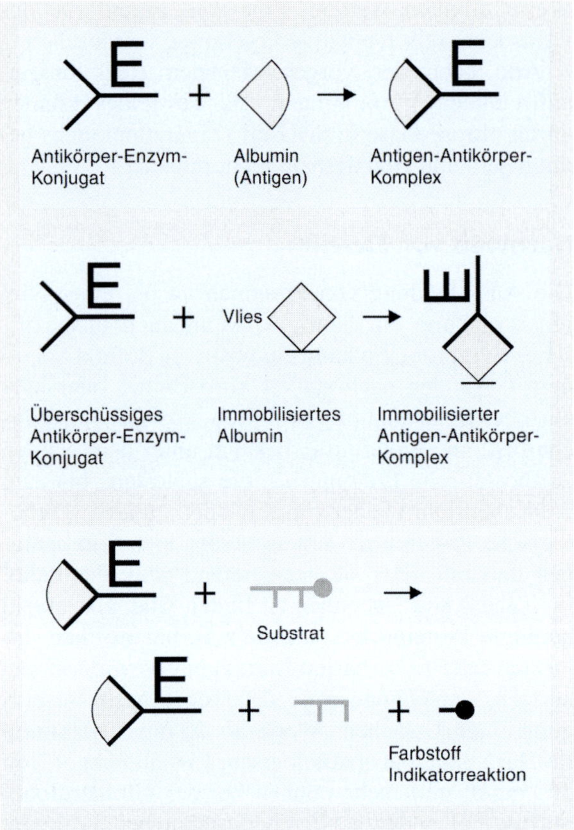

Abb. 1.20-1: Nachweis der Microalbuminurie (Micral II® Test) mit Schnelltests (Boehringer, Mannheim)

kannt wird, durch geeignete Behandlung (Normalisierung der Blutzuckerwerte, Senkung erhöhter Blutdruckwerte sowie Einschränkung der Eiweißzufuhr) verlangsamt oder sogar gestoppt werden kann, ist die frühzeitige Erkennung wichtig. Das Hauptmerkmal der diabetischen und hypertoniebedingten Nephropathie ist die Mikroalbuminurie. Darunter versteht man die Ausscheidung von 2–20 mg/dl Eiweiß im Harn. Da die üblicherweise zum Proteinnachweis verwendeten Teststreifen erst bei höheren Konzentrationen reagieren, sind sie für diesen Nachweis nicht geeignet. Die Albuminausscheidung kann von Tag zu Tag wechseln, deshalb sollte der Test an drei aufeinanderfolgenden Tagen durchgeführt werden. Zum Nachweis geeignet sind der Micral II® Test sowie der Microbumintest®. Besprochen wird der Micral II® Test.

Bei diesem Test werden chromatographische und immunologische Vorgänge miteinander verknüpft. Der Teststreifen wird in die Harnprobe bis zu einer bestimmten Markierung eingetaucht und anschließend auf eine ebene Unterlage gelegt. Der Harn wandert nach oben und erreicht über eine Pufferzone das Konjugatvlies. Hier wird vorhandenes Albumin an ein mobiles Antikörper-Goldkonjugat gebunden (Abb. 1.20-1). Es entsteht ein Antigen-Antikörper-Komplex. Dieser wandert weiter in das Reaktionsfeld. Die Farbe schlägt von weiß nach rosa um. Die Farbintensität der Reaktion ist proportional dem Albumingehalt des Harns.

Überschüssige oder freie Konjugatmoleküle werden vor Eintritt in das Reaktionsfeld durch immobilisiertes Albumin gebunden, so dass sie die Bestimmung nicht stören können.

Bei der Durchführung des Tests kann es durch falsches „handling" zu einer Reihe von Fehlern kommen. Dazu zählen zu kurzes oder zu tiefes Eintauchen in die Harnprobe, Berührung der Gefäßwand mit dem Streifen sowie Nichteinhaltung der Ablesezeit. Der Test sollte nicht durchgeführt werden bei akuten Erkrankungen, bei Fieber oder Harnwegsinfekten, bei positivem Nachweis von Nitrit, Leukozyten, Blut oder Eiweiß, bei schwerer Stoffwechselentgleisung der Diabetiker oder nach ungewohnter körperlicher Anstrengung.

Ein positiver Nachweis liegt vor, wenn mindestens 2 von 3 Proben im Morgenurin einen Farbumschlag zeigen.

Nachweis von Blut und Blutbestandteilen

Blut im Harn kann ein Symptom für viele Erkrankungen sein und ist deshalb in jedem Fall vom Arzt abzuklären. Bei Frauen müssen auf jeden Fall Blutbeimischungen, die von der Menstruation herrühren oder durch Zwischenblutungen bedingt sind, ausgeschlossen werden. Deshalb sollte die Untersuchung in dieser Zeit möglichst unterbleiben. Auf jeden Fall müssen durch eine entsprechende Genitalhygiene und Einführen eines Tampons diese Fehlerquellen vermieden werden. Andere Ursachen für eine Rotfärbung des Harns können Nahrungsmittel, verschiedene Arzneimittel (s. S. 326) oder eine Porphyrie sein. Sie können aber mit Teststreifen leicht erkannt und somit ausgeschlossen werden.

Durch den Teststreifen werden nicht nur intakte Erythrozyten wie bei der Hämaturie nachgewiesen, sondern auch freies Hämoglobin, wenn es zu Erythrozytenverfall intravasal, intrarenal oder im Harn gekommen ist. Hier spricht man von einer Hämoglobinurie. Ebenso wird Myoglobin erfasst, das vermehrt bei Muskelverletzungen, Nekrosen, nach Herzinfarkt, Vergiftungen, schweren Infektionskrankheiten oder nach hartem körperlichem Training auftritt. Deshalb ist wahrscheinlich ein Teil der rotgefärbten Urinproben nicht auf Hämoglobinurie, sondern auf eine Myoglobinurie zurückzuführen.

Reaktionsablauf

Myoglobin und Hämoglobin sind im Test nicht zu unterscheiden. Beide haben eine pseudoperoxidatische Aktivität. Sie katalysieren die Oxidation des Farbindikators durch ein organisches Dihydroperoxid, z. B. 2,5-Dimethylhexan-2,5-dihydroperoxid, zu einem blaugrünen Farbstoff. Als Farbindikatoren werden Tetramethylbenzidin oder o-Toluidin (3,3-Dimethylbenzidin) eingesetzt. Die Farbe schlägt von gelb nach grünblau um (Sangur® Test, Heglo® Stix).

Intakte Erythrozyten hämolysieren auf dem Testpapier. Das austretende Hämoglobin setzt die Farbreaktion in der Umgebung der Erythrozyten in Gang, so dass die charakteristischen grünen Farbpunkte entstehen. Der Test ist sehr spezifisch und empfindlich. Auf der Verpackung sind getrennte Farbskalen für Erythrozyten und Hämoglobin angegeben.

Übermäßige Mengen Nitrit im Harn verzögern die Reaktion. Falsch negative Ergebnisse können durch größere Mengen Gentisin- oder Ascorbinsäure bedingt sein. Die Fehlerquelle Ascorbinsäure wird auf den Teststreifen der Firma Boehringer durch ein mit Iodat imprägniertes Netz über dem Testfeld eliminiert; dabei wird Ascorbinsäure zur unwirksamen Dehydroascorbinsäure oxidiert. Bis zu 500 mg Vitamin C können so eliminiert werden. Extrem hohe Proteinausscheidungen und stark konzentrierter Harn verringern die Empfindlichkeit des Tests. Durch Oxidationsmittel verunreinigte Gefäße ergeben falsch positive Ergebnisse.

Nachweis von Leukozyten

Unter einer Leukozyturie versteht man die vermehrte Ausscheidung von Leukozyten im Harn. Sie ist ein wichtiges Symptom bei entzündlichen Erkrankungen der Niere und ableitenden Harnwege. Sie kann ferner bedingt sein durch Pilzinfektionen, Gonokokken oder Trichomonaden, bei nicht sachgemäß durchgeführter Probengewinnung auch durch Vaginalsekret. Besonders bei weiblichen Patienten beobachtet man viel öfter als bei Männern einen positiven Nachweis. Dies liegt auch daran, dass Frauen viel häufiger an einem Harnwegsinfekt leiden als Männer. In jedem Fall muss bei Männern und bei Frauen genau auf die exakte Probengewinnung geachtet werden.

Zur Untersuchung sollte nur Mittelstrahlurin verwendet werden. Dazu werden zuerst die äußeren Geschlechtsteile sorgfältig mit Wasser und Seife gewaschen, gründlich mit klarem Wasser abgespült und nicht abgetrocknet. Der erste Teil des Urins wird verworfen und der mittlere Urinstrahl in einem sterilen Auffanggefäß aufgefangen. Um bei Frauen die Kontamination durch Erythrozyten (Menses) oder Vaginalsekret zu vermeiden, sollte ein Tampon eingeführt werden.

Reaktionsablauf

Nachgewiesen werden Granulozyten und Histiozyten. Der auf dem Teststreifen (Cytur® Test, Nephur® Test + Leukozyten) aufgebrachte Indoxylester wird durch Granulozytenesterasen gespalten. Hierbei entsteht Indoxyl, das mit einem Diazoniumsalz zu einem violetten Azofarbstoff reagiert. Diese Reaktion läuft in längstens 120 s ab. Treten schon vorher Verfärbungen auf, liegt eine massive Leukozyturie vor.

Fehlerquelle kann eine starke Eigenfärbung des Harns sein, die das Testfeld manchmal grün anstatt blau erscheinen lässt. Deshalb sind auch alle Grüntöne als positiv zu werten. Falsch positive Werte werden durch mit Formalin konservierte Harnproben erhalten, erniedrigte Werte durch Ascorbinsäure, Cephalotin, Cephalexin, Gentamycin, Tetracycline, hohe Protein- und Glukosewerte sowie eine hohe Dichte.

Nachweis von Erkrankungen der Leber und der Galle

Bilirubin entsteht beim Abbau von Hämoglobin im retikuloendothelialen System. Durch Kupplung an Glukuronsäure wird lipidlösliches Bilirubin in konjugiertes, wasserlösliches Bilirubin (direktes Bilirubin) überführt und in der Regel über die Niere ausgeschieden.

Nachweis von Bilirubin

Der Nachweis beruht auf der Kupplung von Bilirubin mit einem stabilen Diazonium-Salz in saurem Milieu (2,6-Dichlor-benzoldiazoniumfluoroborat). Es entsteht ein rotvioletter Azofarbstoff. Die Intensität der Färbung nimmt mit steigendem Bilirubingehalt zu, schon die schwache Rosafärbung ist als positiv zu werten. Der Harnteststreifen kann auch für den Bilirubintest im Serum verwendet werden.

Die Empfindlichkeit des Tests wird durch Ascorbinsäure sowie große Mengen Nitrit herabgesetzt. Der Harn muss vor Licht geschützt und möglichst bald untersucht werden, andernfalls kann Bilirubin oxidiert werden und falsch negative Werte liefern. Falsch negative Werte können auch durch mit Formalin konserviertem Harn auftreten. Falsch positive Ergebnisse entstehen durch die rote Eigenfarbe des Harns oder Medikamente, die den Harn entweder rot färben oder bei saurem pH eine rote Eigenfarbe haben.

Nachweis von Urobilinogen

Urobilinogen und Stercobilinogen werden aus Bilirubin gebildet. In der Regel wird das Urobilinogen völlig, das Stercobilinogen teilweise rückresorbiert, das im Dickdarm gebildete Stercobilinogen fast völlig mit dem Stuhl ausgeschieden. Urobilinogen entsteht vermehrt, wenn die Stoffwechselkapazität der Leber überlastet oder eingeschränkt ist, beispielsweise bei akuter Virushepatitis oder Gallenwegsverschlüssen. Hierdurch wird der Urobilinogenspiegel im Blut erhöht und, da Urobilinogen nierengängig ist, auch im Harn vermehrt ausgeschieden.

Ein stabiles Diazonium-Salz (*p*-Methoxybenzoldiazoniumfluoroborat) bildet mit Urobilinogen im sauren Milieu des Testpapiers einen roten Azofarbstoff (Bilugen® Test). Die Konzentration des Urobilinogens bestimmt die Intensität der Färbung.

Störfaktoren sind dieselben wie beim Bilirubinnachweis. Eine gemeinsame Bestimmung der Parameter Bilirubin und Urobilinogen ist unerlässlich.

Schwangerschaftstest

Der Wunsch einer jeden Frau, möglichst schnell über eine bestehende Schwangerschaft Bescheid zu wissen, ist schon im Hinblick auf eine entsprechende Lebensführung und möglichst früh einsetzende ärztliche Betreuung leicht nachvollziehbar. In der Regel wird der Frühnachweis von der Frau selbst mit einem Schwangerschaftstest vorgenommen.

Biochemische Grundlagen

Voraussetzung für die Entwicklung der modernen Schwangerschaftstests war die Erkenntnis, dass humanes choriongonadotropes Hormon (HCG) von der gesunden Frau nur in der Schwangerschaft von den trophoblastischen Zellen der Plazenta sezerniert wird. Bei Nichtschwangeren wird HCG bei verschiedenen nichttrophoblastischen und trophoblastischen Neoplasmen gebildet. In der Frühschwangerschaft verdoppelt sich seine Konzentration etwa alle zwei Tage und ist etwa 6–10 Tage nach erfolgter Konzeption in Serum und Harn nachweisbar. Man kann davon ausgehen, dass am 28.–29. Tag des weiblichen Zyklus, also um den Tag des Ausbleibens der Regelblutung, im Morgenurin eine Konzentration von 100–200 I.E. HCG/l Urin vorhanden ist. Diese Konzentration ist für die am Markt befindlichen Tests ausreichend für einen Schwangerschaftsnachweis. Einige benötigen sogar nur noch Konzentrationen von 25 I.E. HCG/l Urin und ermöglichen den Schwangerschaftsnachweis bereits etwa 10 Tage nach erfolgter Konzeption (Femtest®, Evatest®, B-Test®).

Reaktionsablauf

Der Nachweis beruht auf einer Antigen-Antikörper-Reaktion mit vorhandenem HCG. Je nach Hersteller sind die Antikörper mit Goldpartikeln beschichtet (rosa Testergebnis) oder mit Latexpartikeln (blaues Testergebnis). Das Teststäbchen wird direkt in den Harnstrahl gehalten oder in den Harn eingetaucht. HCG reagiert mit den markierten Antikörpern zu einem Antigen-Antikörper-Komplex. Dieser wird durch kapillare Saugkräfte in die Reaktionszone transportiert. Hier wird er durch immobile Antikörper in einer sog. „sandwich-Reaktion" gebunden. Da diese Antikörper meist in einem bestimmten Muster angeordnet sind, erscheint das Ergebnis entweder als Linie, Punkt oder Kreuz. Ist in der Probe kein HCG, bleibt das Reaktionsfeld farblos. Überschüssige oder nicht gebundene Antikörper wandern in die zweite Reaktionszone und werden dort durch immobile Antikörper fixiert. Wenn ein bestimmtes Muster auftritt, meist eine Linie oder ein Punkt, ist die Reaktion beendet.

Bei nur einem Ergebnis ist der Test negativ, bei Markierungen in zwei Feldern positiv (Clearblue® Test, Prelude® Test).

Obwohl die Tests sehr einfach in ihrer Handhabung sind, kommt es doch immer wieder zu Fragen. Die wichtigsten sind nachfolgend zusammengefasst:

1. Ist ein positives Ergebnis immer positiv?
   Ist das Ergebnis positiv, was sich durch die zwei Linien auf den Testfeldern zeigt, liegt in der Regel eine Schwangerschaft vor. Ausnahme: HCG-sezernierende Tumoren oder eine HCG-Therapie.
2. Ist ein negatives Ergebnis immer negativ?
   Bei einem negativen Ergebnis sollte genau nach dem Zeitpunkt der letzten Periode gefragt werden. Es kann sein, dass der Test zu früh durchgeführt wurde und die HCG-Konzentration noch zu niedrig ist, um nachgewiesen werden zu können. Der Nachweis sollte zu einem späteren Zeitpunkt noch einmal wiederholt werden. Bei einem sehr unregelmäßigen Zyklus sollte man ca. 17 Tage nach dem letzten, für eine Befruchtung in Frage kommenden Geschlechtsverkehr testen.
3. Was ist der Grund, wenn weder eine Kontrolllinie noch eine Ergebnislinie auftritt?
   Der Test wurde entweder mit nicht genügend Harn befeuchtet oder der Stick war vorher schon feucht. Es muss ein neuer verwendet werden.

Ovulationstest

Man schätzt, dass etwa 10–15 % aller Paare ungewollt kinderlos sind. Soweit keine medizinischen Gründe dafür in Frage kommen, ist es sinnvoll, durch Bestimmung der fruchtbaren Tage der Frau, den bestmöglichen Zeitpunkt für eine Konzeption zu bestimmen.

Biochemische Grundlagen

Voraussetzung für eine Schwangerschaft ist die Bereitstellung einer reifen, befruchtungsfähigen Eizelle sowie die Wirkung von Spermien. Zur Zeit des Eisprungs wird eine Eizelle freigesetzt, die innerhalb der nächsten 24 Stunden befruchtet werden muss. Da die Lebensdauer der Spermien ungefähr 72 Stunden (Minimum ein Tag, Maximum fünf Tage) beträgt, kann der Geschlechtsverkehr auch einige Zeit vor dem Eisprung zur Empfängnis führen. Die fruchtbare Phase des monatlichen Zyklus ist durch den kontinuierlichen Anstieg des luteinisierenden Hormons gekennzeichnet, das durch die Ovulationstests nachgewiesen werden kann. 24 bis 36 Stunden vor dem Eisprung erreicht der LH-Spiegel eine Spitzenkonzentration. Findet um diese Zeit Geschlechtsverkehr statt, so ist eine Schwangerschaft wahrscheinlich.

Durchführung des Tests

Voraussetzung für die genaue Durchführung des Tests ist die Kenntnis der Zykluslänge. Der erste Tag der Blutung gilt als Tag 1. Bei unregelmäßigen Zyklen wählt man denjenigen mit der kürzesten Dauer. Bei einem 28 Tage dauernden Zyklus beginnt der Test am 11. Tag, bei einem kürzeren Zyklus beginnt der Test pro Tag jeweils einen Tag früher, bei einem längeren Zyklus jeweils einen Tag später. Die Verweildauer des Harns in der Blase sollte mindestens vier Stunden betragen haben. Bei häufigen Miktionen ist die Trinkmenge zur Zeit der Testung einzuschränken. Das Testkit enthält in der Regel fünf Sticks, mit denen täglich möglichst um dieselbe Zeit der Harn getestet wird. Der Test verläuft nach demselben Reaktionsmechanismus wie bei Schwangerschaftstest beschrieben, nur dass hier nicht HCG, sondern LH (luteinisierendes Hormon) nachgewiesen wird. Das Ergebnis zeigt im positiven Fall zwei, meist rosa gefärbte Linien an (Ovulationstest® ratiopharm). Ist die Farbtiefe in der Intensität ähnlich der Kontrolllinie, so kann innerhalb der nächsten 24 Stunden mit der Ovulation gerechnet werden. Tritt nur eine Linie auf, so ist noch kein LH-Anstieg vorhanden und der Test muss am nächsten Tag wiederholt werden. Wird bei keinem der Teststäbchen das Hormon nachgewiesen, wurde entweder der Zeitpunkt des Testbeginns falsch gewählt oder es handelt sich um einen anovulatorischen Zyklus, der auch bei gesunden Frauen immer einmal auftreten kann. Nicht anzuwenden ist der Test in den Wechseljahren, während einer Therapie mit ovulationsauslösenden Medikamenten oder kurz nach einer Schwangerschaft.

Oft wird die Frage gestellt, ob diese Tests auch zur Schwangerschaftsverhütung verwendet werden können. Das ginge nur dann, wenn man den Geschlechtsverkehr auf die Zeit nach der Ovulation beschränken würde, mit einem Sicherheitsfaktor (Lebensdauer der Spermien) von mindestens drei Tagen nach der Ovulation. Zur Schwangerschaftsverhütung eignen sich eher die Temperaturmessmethode mit Aufzeichnung der Basalkurve sowie der folgende Test.

Test zur Verhütung der Schwangerschaft

Viele Frauen lehnen die Einnahme von Ovulationshemmern ab oder vertragen sie nicht. Sie haben die Möglichkeit, mit der erwähnten Messung der morgendlichen Basaltemperatur oder mit dem Persona®-Test den Ovulationszeitpunkt und damit die fruchtbaren Zyklustage zu bestimmen. Beide Methoden setzen aber eine gewisse Disziplin in der exakten Testdurchführung voraus.

Reaktionsablauf

Beim Persona®-Test werden im Harn sowohl LH als auch E3G (Estron-3-Glukuronid), ein Harnmetabolit des Estradiols bestimmt. Sie steigen zu Beginn der Ovulation an, erreichen ihr Maximum um den Eisprung herum und sinken danach wieder ab. Ein Monitor ermittelt die Konzentration der beiden Hormone und baut über einen Mikrochip eine „Datenbank" über den persönlichen Zyklus der Anwenderin auf. Um einen Überblick über den monatlichen Zyklus zu erhalten, werden im ersten Zyklus 16 Tests durchgeführt, deren Ergebnisse im Gerät ausgewertet und gespeichert werden. Ab dem zweiten Zyklus sind nur noch acht Tests erforderlich. Eine Art „Ampel" gibt durch eine grüne, gelbe oder rote Färbung an, ob es sich um „sichere" Tage handelt oder ob ein zusätzlicher Empfängnisschutz angewendet werden muss.

1.20.3 Blutuntersuchungen mit Teststreifen

Blutuntersuchungen sind bei den Patienten viel populärer als Harntestungen. Gefragt sind vor allem die Bestimmung der Glukose und des Cholesterols, in weitem Abstand folgen die Triglyzeride. Mit dem Reflotron®-Gerät (Boehringer Mannheim) lassen sich eine Vielzahl Blutparameter bestimmen. Dennoch scheint sich die Anschaffung dieses relativ teuren Gerätes und der Teststreifen, die bei mangelnder Nachfrage zu schnell verfallen, für die wenigsten Apotheken zu lohnen. Deshalb wird auf eine eingehende Besprechung des Gerätes verzichtet. Für Cholesterolmessungen steht ein kombiniertes Glukose-Cholesterolmessgerät zur Verfügung (Accutrend® GC). Mit dem Cholestech®-Gerät können neben Glukose und Gesamtcholesterol noch Triglyzeride und die Unterfraktionen des Cholesterols, nämlich HDL, LDL, VLDL, bestimmt werden. Darüber hinaus gibt es eine Reihe anderer Geräte.

Allgemeine Hinweise zu Blutuntersuchungen im Apothekenlaboratorium

Zur Sicherheit des Patienten, aber vor allem des Untersuchers, müssen bei Untersuchungen mit menschlichen Körperflüssigkeiten strenge Vorkehrungen getroffen werden:

- ☐ Blutuntersuchungen, wie auch Harnuntersuchungen dürfen nur an einem Platz durchgeführt werden, der hygienisches Arbeiten erlaubt
- ☐ Bei jeder Blutuntersuchung müssen Schutzhandschuhe angezogen werden
- ☐ Nach der Durchführung des Tests müssen der Platz sowie die verwendeten Gegenstände sorgfältig gereinigt werden. Nadeln und Teststreifen sind nach den jeweiligen Vorschriften zu entsorgen
- ☐ Die Mitarbeiter sollten gegen Hepatitis B geimpft sein

In der Apotheke wird zur Blutuntersuchung Kapillarblut gewonnen. Dazu wird die Entnahmestelle, geeignet ist die seitliche Fingerbeere, mit Alkohol desinfiziert. Führt der Patient zu Hause selbst die Bestimmung durch, ist die Desinfektion mit Alkohol nicht notwendig. Hier genügt Waschen der Hände mit Wasser und Seife. In jedem Fall müssen der Alkohol vor der Probennahme völlig verdunstet bzw. die Hände trocken sein. Bei sehr kalten Händen ist es vorteilhaft, sie unter warmes Wasser zu halten und die Arme kurze Zeit hängen zu lassen, um eine bessere Blutfülle in den Extremitäten zu erhalten.

Die Stichtiefe kann mit den modernen Lanzettengeräten (Softclix II®) auf verschiedene Hautdicken eingestellt werden, so dass der Bluttropfen frei austreten kann. Auf keinen Fall darf der Finger stark gepresst werden, um eine größere Blutmenge zu erhalten. Der erste austretende Tropfen wird abgewischt und der zweite auf das Testfeld aufgetragen.

Möglichkeiten der Bluttestsysteme

Bestimmung des Blutzuckers

Bei normalem Farbsehvermögen und bei jüngeren Patienten genügt die visuelle Auswertung eines Teststreifens (Haemo Glucotest® 20–800R), ansonsten stehen die modernen Blutzuckermessgeräte zur Verfügung. Hier ist der Trend zu einer möglichst einfachen Handhabung sowie der Verwendung einer sehr geringen Blutmenge eindeutig.

Photometrische und elektrochemische Bestimmung

Bei der photometrischen Bestimmung wird durch Messung der Farbintensität des Testfeldes die Blutzuckerkonzentration bestimmt.

Eine semipermeable Membran im Testfeld des Streifens dient als Speicher für eine exakte Blutmenge, als Filter für korpuskuläre Bestandteile sowie als glatte Oberfläche für die Reflexionsmessung. Der Reaktionsverlauf ist derselbe wie bei der GOD-POD-Reaktion der Harnglukosebestimmung (Gluco Touch®, Accu Chek® compact, s. S. 324).

Bei der elektrochemischen Methode dienen Sensoren als Teststreifen.

Am einen Ende befinden sich Kontaktstreifen, auf dieser Seite wird der Streifen in das Gerät eingeführt. Das andere Ende enthält das Testfeld mit Glukoseoxidase und einem Mediator. Die bei der Oxidation des Blutzuckers zu Glukonolacton freiwerdenden Elektronen werden von ihm aufgenommen und an die Elektroden weitergeleitet. Dabei tritt ein Stromimpuls auf, der von einem Sensor gemessen wird. Er ist proportional der Glukosekonzentration im Blut (Ascensia® Elite, Medisense® X-tra plus, Freestyle®).

Gründe für differierende Messergebnisse beim Arzt und in der Apotheke

Häufig beschweren sich Patienten, dass die in der Apotheke bestimmten Werte nicht mit den vom Arzt gemessenen übereinstimmen. Um diesen Vorwurf entkräften zu können, gibt es einige Erklärungen:

- ☐ Wie die Blutdruckmessung auch, ist die Blutzuckermessung eine Momentaufnahme, d.h. die Werte können sich in kürzester Zeit verändern (Bewegung, Nahrungsaufnahme
- ☐ In der Arztpraxis wird der Blutzucker in der Regel aus Venenblut bestimmt, in der Apotheke aus Kapillarblut. Die Glukosekonzentration im Kapillarblut ist höher als im Venenblut (vor allem nach dem Essen), in Plasma und Serum wiederum höher als im Vollblut. Vergleiche können also nur mit derselben Blutprobe angestellt werden
- ☐ Bei hohen oder sehr niedrigen Hämatokritwerten ist die Selbstmessung ungenau, hier sollte nur die Labormethode herangezogen werden
- ☐ Blutzuckermessgeräte dürfen eine Streubreite von ±15 % haben. Wird mit verschiedenen Geräten gemessen, werden schon dadurch bedingt unterschiedliche Messergebnisse auftreten. Die Richtigkeit und Präzision der Messsysteme wird in klinischen Studien überprüft (Glukose-Hexokinase- oder Glukose-Dehydrogenase-Methode). Seriöse Hersteller stellen auf Anforderung die Studienergebnisse ihrer Geräte zur Verfügung

Auf jeden Fall sollte der Patient darauf hingewiesen werden, von Zeit zu Zeit sein Gerät auf die Richtigkeit der Messergebnisse zu überprüfen. Dies kann er durch standardisierte Kontrolllösungen, die gerätespezifisch hergestellt werden (Achtung: nach Anbruch nur kurz haltbar).

Umrechnung der Glukosekonzentrationen

Um Fehler bei der Interpretation der Messwerte zu vermeiden, ist die Kenntnis der Umrechnung von mg/dl in mmol/l und umgekehrt wichtig:

18 mg/dl Glukose = 1 mmol/l
1 mg/dl Glukose = 0,055 mmol/l

Referenzwerte

Bei Nichtdiabetikern sollte der Nüchternblutzuckerwert (Kapillarblut) <100 mg/dl, der postprandiale Wert (nach 2 Stunden) <140 mg/dl betragen. Bei Diabetikern sollte der Nüchternzuckerwert <120 mg/dl liegen, der postprandiale Wert <160 mg/dl.

Fehler der Blutzuckermessung

Um verwertbare Ergebnisse zu erhalten, müssen folgende Fehlerquellen vermieden werden:

1. Das Gerät wurde falsch oder gar nicht codiert. Vor dem erstmaligen Gebrauch eines Gerätes, nach Batteriewechsel und immer beim Gebrauch einer neuen Packung Teststreifen muss das Gerät nach der vom Hersteller angegebenen Vorschrift codiert werden. Die Codenummer der Teststreifenpackung sollte vor jeder Messung mit der vom Gerät angezeigten verglichen werden
2. Das Messsystem ist verschmutzt
3. Der Blutstropfen ist zu klein oder zu groß
4. Der Finger wurde zur Blutentnahme zu stark gepresst
5. Das Desinfektionsmittel ist nicht völlig verdunstet
6. Die Messung wurde bei zu hohen (>32 °C) oder zu niedrigen (<18 °C) Temperaturen durchgeführt
7. Die falsche Messeinheit ist in dem Gerät eingegeben (mmol/l anstatt mg/dl)
8. Die Hände sind stark verschwitzt (erhöhte Glukosewerte)
9. Bestimmte Arzneimittel können unter Umständen das Messergebnis beeinflussen oder als Nebenwirkung eine Erhöhung oder Erniedrigung der Blutglukose bewirken
10. Die Blutzuckermessung an anderen Körperteilen wie Unterarm, Handballen, Bauch oder Oberschenkel kann abweichende Werte im Vergleich der Messung aus der Fingerbeere ergeben

Für die unblutige Blutzuckermessung sind derzeit in Deutschland keine Geräte zugelassen. In den USA und England ist dafür die Gluco Watch® (Fa. Cygus) im Handel. Sie wird wie eine Uhr am Handgelenk getragen und ermittelt über 12 Stunden bis zu 6 Werte/Stunde. Diese Art der Messung kann derzeit allerdings die Fingerbeerenmessung nicht ersetzen, sondern nur ergänzen.

Bestimmung des $HbA1_c$-Wertes

Neben der Blutzuckerkontrolle eignet sich die Bestimmung des $HbA1_c$-Wertes zur Beurteilung der Stoffwechsellage.

Glukose kann mit Proteinen eine Reaktion eingehen, so auch mit Haemoglobin. „Glykierte Proteine" entstehen auch bei Stoffwechselgesunden und sind abhängig von der Blutzuckerkonzentration. Bei ihnen beträgt der $HbA1_c$-Wert etwa 5 %, beim Diabetiker ist dieser Wert erhöht. Da die Glykierung des Haemoglobins irreversibel ist, verbleibt es entsprechend der Lebensdauer der Erythrozyten ca. 90 Tage im Blut, bis es abgebaut wird. Das heißt, aus diesem Wert lässt sich in etwa die Stoffwechselsituation der letzten drei Monate ersehen. Eine kurzfristige Diät vor einem Arztbesuch verändert diesen Wert also nicht.

Der $HBA1_c$-Wert wird mit Kapillarblut bestimmt. Je nach Hersteller wird die Probe eingeschickt (Medpro® HbA1c) oder mit einem Gerät ausgewertet (Cholestec GDX®).

Referenzwerte

Nichtdiabetiker	4–6 %
Diabetiker	6–7 % gute Einstellung
	7–8 % befriedigende Einstellung
	>8 % schlechte Einstellung

Bestimmung der Lipide

Neben dem Cholesterol bestimmt man die High-density-Liporoteine (HDL, großer Proteinanteil und geringer Cholesterolanteil), die Low-density-Lipoproteine (LDL, geringer Proteinanteil und hoher Cholesterolanteil) sowie die Very-low-density-Lipoproteine (VLDL). HDL-Cholesterol nimmt aus dem Blut Cholesterol auf und führt es der Leber zur Metabolisierung zu. Hier wird es in Gallensäuren umgewandelt und ausgeschieden. LDL- und VLDL-Cholesterol führen zur Ablagerung von Cholesterol in den Blutgefäßen und damit zur Atherosklerose. Daneben sind die Triglyceride ein wichtiger Blutfettparameter.

Cholesterol, HDL-Cholesterol und die Triglyceride (TRG) werden durch die gängigen Geräte direkt gemessen, LDL-Cholesterol und VLDL-CHolesterol errechnet das Gerät automatisch nach der „Friedewald-Formel".

$$\text{mg/dl LDL} = \text{Gesamtcholesterol} - \text{HDL} - \frac{\text{TRG}}{5}$$

$$\text{mg/dl VLDL} = \frac{\text{TRG}}{5}$$

Reaktionsmechanismus

Gesamtcholesterol: Das in der Reaktionszone befindliche Enzym Cholesterolesterase hydrolysiert die im Blut vorhandenen Cholesterolester zu Cholesterol und Fettsäuren. Cholesteroloxidase oxidiert das Cholesterol zu Cholest-4-en-3-on und Wasserstoffperoxid. Dieser wird durch Peroxidase zu Sauerstoff und Wasser zersetzt. Aminophenazon und ein Toluidinderivat in der Reaktionszone werden durch den Sauerstoff zu einem roten Farbstoff oxidiert, dessen Farbintensität proportional dem Cholesteringehalt ist.

Triglyceride: Das Enzym Cholesterolesterase spaltet die Triglyceride in Glycerol und freie Fettsäuren. Glycerolkinase katalysiert die Umsetzung von Glycerol mit Adenosintriphosphat zu Glycerol-3-phosphat und Adenosindiphosphat. Letzteres wird durch Phosphatoxidase und Luftsauerstoff zu Dihydroxyacetonphosphat und Wasserstoffperoxid oxidiert. Peroxidase zersetzt den Wasserstoff in Sauerstoff und Wasser. Die Farbreaktion ist die Gleiche wie bei der Cholesterolbestimmung.

Referenzwerte

Die Werte richten sich nach den Risikofaktoren des Patienten. Bei einem gesunden Menschen ohne weitere Risikofaktoren (Diabetes, Übergewicht, Alter, genetische Disposition, Bluthochdruck, Raucher) gelten folgende Zielwerte:

Triglyceride	< 150 mg/dl
Gesamtcholesterol	200–220 mg/dl
HDL	> 65 mg/dl Frauen > 55 mg/dl Männer
LDL	< 140 mg/dl

Ständig neue Erkenntnisse erfordern eine Anpassung der Bewertung der einzelnen Faktoren. So wird momentan dem LDL-Cholesterol die größte Bedeutung zugeschrieben. Entsprechend werden die Zielwerte nach unten korrigiert. So soll der LDL-Cholesterolwert bei einem Risikofaktor möglichst unter 100 liegen.

Andere Tests

Als Beispiele für die unzähligen Tests, die in der Apotheke selbst durchgeführt werden können oder aber zur Auswertung in ein Laboratorium geschickt werden müssen, werden genannt: Bluttests

- ☐ zur Bestimmung der Malaria tropica
- ☐ zur Bestimmung der Thromboplastinzeit nach Quick
- ☐ zur Bestimmung des CRP (C-reaktives Protein)
- ☐ zur Bestimmung von Helicobacter pylori
- ☐ zur Bestimmung des PSA-Wertes (Prostata-spezifische Antigene)
- ☐ zur Bestimmung freier Radikale

Andere Tests

- ☐ Helicobacter-pylori-Speicheltest
- ☐ Haartest zur Bestimmung eingelagerter Schadstoffe
- ☐ Harn-Drogentest
- ☐ Darm-Schnelltests auf okkultes Blut
- ☐ Darmkrebstest durch Bestimmung eines tumorspezifischen Enzyms
- ☐ Tests zur Bestimmung von Wasserproben
- ☐ Tests zur Bestimmung von Bodenproben
- ☐ Tests zur Bestimmung von Schadstoffen in der Luft
- ☐ Amalgam-Speicheltest
- ☐ Fertilitätstest für Männer

Literatur

v. Aufsess, W.H., Oberender, P. (2002): Kosten und Nutzen der Blutzuckerselbstkontrolle. Sonderdruck „Der Kassenarzt“

Eber, O., Kraatz, K. (2002): Blutzuckermessgeräte heute. Diabetes Journal 10/2002

Hagemann, P., Reimann, I.W. (1992): Arzneimittel und Laborwerte. Wissenschaftliche Verlagsgesellschaft mbH, Stuttgart

Hoffmeister, H., et al. (1992): Untersuchungsbefunde und Laborwerte, MMV Medizinverlag, München

Kundt, Th. (2002): Klinische Wertigkeit der $HbA1_c$-Bestimmung. Diabetes Dialog 6/2002

Kutter, D. (1983): Schnelltests in der klinischen Diagnostik. Urban & Schwarzenberg, München

Sonntag, O. (1988): Trockenchemie. Thieme Verlag, Stuttgart

Tombek, A. (2003): Wie bekommt man den Blutzucker in den Griff. Forschung und Praxis 6/2003

Woschnagg, H., Exel, W. (1991): Mein Befund. C. Ueberreuter, Korneuburg

Zylka-Mehlhorn, V., Findersen, P. (2004): Laborwerte im Beratungsgespräch. 3. Aufl., Govi-Verlag Pharmazeutischer Verlag GmbH, Eschborn

Firmenbroschüren

Boehringer Mannheim: Harnanalytik mit Schnelltests

Boehringer Mannheim: Micral Test II

Broschüre der ABDA: Fragen und Antworten rund ums Thema Tests aus der Apotheke (1997)

Disetronic: Freestyle Blutzuckermesssystem (2001)

Lifescan: Blutzuckerselbstkontrolle (2000)

Macherey-Nagel: Meditest-Harnanalyse, Blutanalyse

Medisense: Precision Xtra® und Precision Xtra® plus (2002)

Roche Diagnostics. Diagnostica Dialog 4/99

Roche Diagnostics: Roche Dialog 1/2001

UnipathGmbH: Persona® Produktinformation

1.21 Die Abhängigkeit von Arzneimitteln und Drogen: Hintergründe, Risiken, Hilfen

Ernst Pallenbach

1.21.1 Definition der Abhängigkeit

Die Frage nach Hintergründen und Motiven, vor allem des jugendlichen Drogenkonsumenten, kennt inzwischen viele Antworten: jugendliche Neugierde, Experimentierfreudigkeit, aus „Spaß", Generationenkonflikte, gesellschaftliche Kritik, religiöses Vakuum, der Schrei nach einem „Vater unser" wird hörbar, was den Sog der Sekten auf den Jugendlichen erklären mag, sexuelle Barrieren, Unlustgefühle, körperliche und seelische Leistungsschwäche, auch ein Bedürfnis nach Anerkennung und Gleichberechtigung, aber auch fehlende Nestwärme, Verständnislosigkeit der Eltern und Erzieher, eine desolate häusliche Situation, eine schulische Monotonie – ein Bündel von Auslösern! Ein wesentliches Motiv zentriert sich in dem Unvermögen einer echten „Lebensbewältigung". Die Anforderungen der Gesellschaft, der Schule, des Arbeitsprozesses scheinen zu hoch gesteckt.

Die Palette der Möglichkeiten, süchtig zu werden, ist breit, sie bietet viele Alternativen und Möglichkeiten. Ob man an Meditation eine besondere Erfüllung findet oder an Meskalin, an bestimmten Kultformen, am Glücksspiel, am Essen oder an Cocain – abhängig ist man dann, wenn man dieses Verhalten nicht mehr kontrollieren kann. Nach herrschender Expertenmeinung ist der Kontrollverlust ein zentrales Merkmal aller Abhängigkeitsprobleme. Damit ist in der Trias der Entstehungsursachen einer Abhängigkeit die **Persönlichkeit** der entscheidende Faktor (Abb. 1.21-1). Eine Abhängigkeit ist primär also ein pathophysiologisches/pathopsychologisches und erst sekundär ein pharmakologisches Problem. Wäre dem nicht so, so müsste zwangsläufig jeder erstmalige Konsum von Alkohol, Schlafmitteln, Schmerzmitteln oder anderen ZNS-wirksamen Stoffen unweigerlich in eine Abhängigkeit führen.

Man unterscheidet deskriptiv-pharmakologisch verschiedene Typen der Drogenabhängigkeit (Abb. 1.21-2).

Das Krankheitsbild der Drogenabhängigkeit ist definiert als psychischer (seelischer) oder psychischer und physischer (körperlicher) Abhängigkeit von einer Droge (= Stoff mit zentralnervöser Wirkung), die zeitweise oder fortgesetzt eingenommen wird.

Seelische Abhängigkeit

Unbezwingbares, gieriges Verlangen, die Droge wegen ihrer seelischen, dämpfenden, Traumbilder provozierenden, stimmungshebenden stimulierenden Wirkungen einzunehmen.

Körperliche Abhängigkeit

Einbau der Droge in den Organismus durch Stoffwechselanpassung; dies ist verbunden mit Dosissteigerung und Toleranzerwerb. Bei plötzlichem Fehlen (Abstinenz) reagiert der Körper mit quälenden Entzugserscheinungen. Dieses Abstinenzsyndrom versucht der Abhängige durch erneute Drogeneinnahme zu überwinden.

Der Missbrauch (Abusus) ist definiert als

Ständige oder gelegentliche übermäßige Einnahme einer (= Toxikomanie) oder mehrerer (= Polytoxikomanie) Substanzen ohne medizinische Indikation bzw. mengenmäßig über die ärztlich empfohlene Dosierung hinaus.

Über Drogen und Sucht ist schon viel geschrieben worden, insbesondere was die pharmakologische Seite betrifft. Doch Sucht hat auch eine ganz andere Seite. Wichtig ist es ebenso, auch die vielfältigen ge-

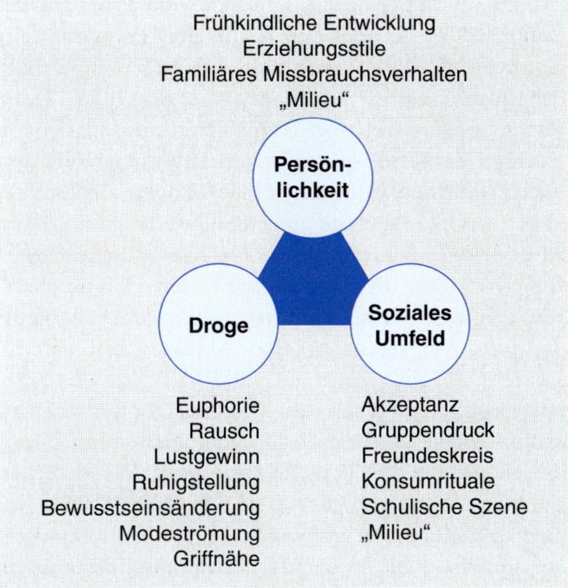

Abb. 1.21-1: Trias der Entstehungsursachen einer Abhängigkeit (nach Kielholz 1971, Pöldinger 1971, modifiziert)

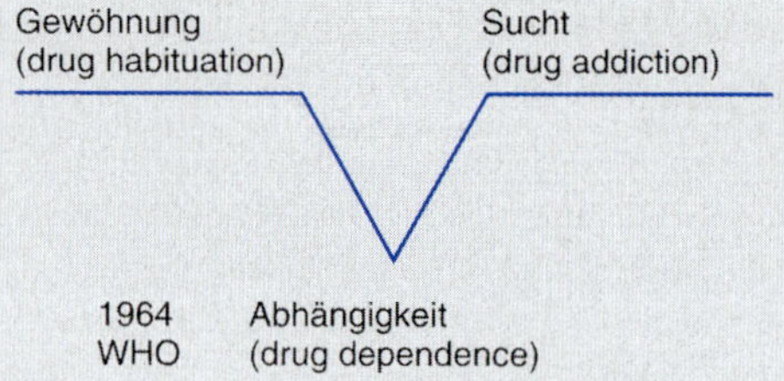

Vom Typ	Psychisch	Physisch	Toleranz-entwicklung
Morphin	+++	+++	+++
Cocain	+++	–	–
Cannabis	++	(+)	(+)
Amphetamin	++	(+)	++
Barbiturat-Alkohol	++	++	++
Halluzinogen (LSD)	++	(+)	++
Khat	++	–	–
Opiat-Antagonist	+++	+++	++

Abb. 1.21-2: Typen der Abhängigkeit nach WHO

sellschaftlichen, psychologischen, juristisch-kriminologischen und individuellen Gesichtspunkte zu erfassen. Eine Droge ist nicht nur ein Stoff mit seiner Wirkung, Sucht ist nicht nur eine Krankheit. Nicht nur eine Krankheit, die man behandelt und nach ein paar Wochen schon wieder vergisst. Sucht hat auch eine menschliche, eine ethische Dimension. Hinter jeder Droge, und erst recht hinter jedem „Drogenproblem“ steht ein Mensch mit seinem Schicksal. Jemand, der unser Zuhören, unsere Aufmerksamkeit fordert und braucht und nicht lediglich unseren erhobenen Zeigefinger. Und noch etwas: Wir sollten bei „Sucht“ nicht nur an das Klischee vom Fixer auf der Bahnhofstoilette oder den Kiffer denken oder an irgendwelche neuen kriminellen Vorfälle innerhalb der immer härter werdenden Drogenszene. Denn Sucht beginnt viel, viel früher. Und zu den Drogen gehören definitionsgemäß auch zahlreiche Genussmittel und Medikamente; legale Drogen, deren Verkauf und Gebrauch in unserer Gesellschaft erlaubt ist und sogar gefördert wird. Der wesentliche Unterschied zu den illegalen Drogen, den „klassischen“ Rauschgiften besteht nicht etwa darin, dass sie weniger oder langsamer in eine Abhängigkeit führen, sondern lediglich darin, dass die Mehrzahl der legalen Drogen gesellschaftlich voll akzeptiert ist. So nimmt fast jeder Mensch Drogen, auch wenn es nur die morgendliche Tasse Kaffee zum Wachwerden oder das gesellige Glas Bier am Abend oder der Griff zur Zigarette ist. Speziell der Alkoholkonsum ist, zumeist ohne große Aufmerksamkeit zu erregen, ein wesentliches gesellschaftliches Problem. Insbesondere Rauchen hat nachweislich eine Schrittmacherfunktion bei der Suchtbildung. Hier wie auch bei der Einnahme von Medikamenten nutzen wir alle die vermeintlich „positiven“ Wirkungen einer Droge.

Die Diagnose einer Abhängigkeit soll gestellt werden, wenn irgendwann während des letzten Jahres drei oder mehr der folgenden Kriterien vorhanden waren:

- ☐ Ein starker Wunsch oder eine Art Zwang, Substanzen oder Alkohol zu konsumieren
- ☐ Verminderte Kontrollfähigkeit bezüglich des Beginns, der Beendigung und der Menge des Konsums
- ☐ Substanzgebrauch mit dem Ziel, Entzugssymptome zu mildern und der entsprechenden positiven Erfahrung
- ☐ Ein körperliches Entzugssyndrom
- ☐ Nachweis einer Toleranz
- ☐ Ein eingeengtes Verhaltensmuster im Umgang mit Alkohol oder der Substanz, wie z. B. die Tendenz, Alkohol an Werktagen wie an Wochenenden zu trinken und die Regeln eines gesellschaftlich üblichen Trinkverhaltens außer acht zu lassen
- ☐ Fortschreitende Vernachlässigung anderer Vergnügungen oder Interessen zugunsten des Substanzkonsums
- ☐ Anhaltender Konsum trotz Nachweises eindeutiger schädlicher (körperlich, psychischer, sozialer) Folgen

Bei den **biologischen und physiologischen Faktoren** werden Fakten diskutiert, die den Rahmen dieses Beitrages sprengen, z. B. ein zerebrales „Belohnungssystem“, Neurotransmitter als Modulatoren, das Rezeptorsystem oder genetische Faktoren.

Aus klinischer Sicht gibt es inzwischen eine Fülle von Fakten, Erfahrungen und Hypothesen. Schon 1898 schrieb Grotjahn: „Die Neigung, narkotische Stoffe zu genießen, ist eine allgemeine menschliche Eigenschaft“. Staehelin sprach von der angestrebten Befindlichkeitsänderung, die immer auf Lustgewinn zielt. V. Frankl zitierte die „existentielle Frustration des Unerfülltseins des Menschen“. Von Gebsattel sprach von einer Entthronung des „Über-Ich“ durch Suchtmittel und Fenichel hat in Bezug auf den Alkohol den weisen Satz geprägt: „Das Über-Ich ist alkohollöslich“.

Diese wenigen Beispiele mögen vor Augen führen, wie komplex die Abläufe im Rahmen einer Drogenabhängigkeit sind. und damit wird auch der Krankheitswert einer Abhängigkeit deutlich.

1.21.2 Abhängigkeit, Drogen und Medikamente

Die Palette abhängigkeitsgefährdender Mittel wächst ständig. Vielleicht stehen wir erst am Anfang eines Schubs weiterer synthetischer Drogen als ständig wachsende Herausforderung. Aus der Realität, dass z. B. im Zweiten Weltkrieg der Suchtmittelkonsum einen relativen Tiefpunkt erreicht hatte, darf man schließen, dass der Suchtmittelgebrauch nicht einfach eine Folge beliebiger Schmerz- und Leiderfahrungen ist, im Gegenteil, wir müssen heute davon ausgehen, dass es wohl spezifischere Leiderfahrungen sind, die für das Verständnis der gestiegenen Suchtbereitschaft eine Rolle spielen (Uchtenhagen, 1989). Der Suchtmittelkonsum nahm in dem Ausmaß zu, in dem wirtschaftlicher Aufschwung, Bewegungsfreiheit, Nachrichtenflut, soziale Sicherheit und politische Stabilität zunahmen. Das damit den Menschen von heute aufgezwungene Tempo der inneren und äußeren Umstellungen konfrontiert sie mit Situationen, auf die sie oft keine probaten Antworten bereit haben. Wir wissen um die uralte triadische Verknüpfung der Phänomene Angst, Schmerz und „Fähigkeit zur Sucht“, die auf eine klinische Tradition und eine anthropologische Perspektive dieser Problematik zurückgeht. Die Tendenz, sowohl Schmerz als auch Angst schnell und unbedenklich ausschalten zu können, geht bereits häufig in die „normale Risikokalkulation“ des Menschen von heute ein. Die „Griffnähe“ solcher Mittel kommt ihm dabei entgegen.

Vor dem Hintergrund der psychopathologischen Karrieren solcher Patienten überrascht eigentlich nicht die Antwort auf die Frage „Was wird missbraucht?“. Nahezu alles! Der Experimentierfreudigkeit sind praktisch keine Grenzen gesetzt. Es bieten sich viele Alternativen an, die vom Abhängigen sowie vom Drogenkonsumenten oft wahllos und unter Nichtbeachtung der pharmakologischen Effekte kritiklos und damit gefährlich praktiziert werden.

Nicht nur durch neuere Entwicklungen auf dem Markt der „Designerdrogen“ existiert eine geradezu unübersehbare Flut von illegalen Drogen, die sowohl in der Laien- als auch in der Fachpresse häufig in einen Topf geworfen und kaum differenziert werden. Drogen werden pauschal verdammt oder pauschal verharmlost. Diese Extremdarstellungen aber werden dem Suchtproblem nicht gerecht. Wir müssen mit einer sehr viel differenzierteren Kenntnis an die Sache herangehen. Als ersten Schritt benötigen wir zu dieser Beurteilung eine grobe Gruppierung der Drogen. Es ist äußerst schwierig, wenn nicht sogar unmöglich, sämtliche „Rauschdrogen“ durchgängig und fehlerfrei einzuteilen. Und es drängt sich natürlich gleich zu Beginn die Frage auf: Nach welchen Kriterien will man die Vielzahl der Drogen überhaupt einteilen? Nach ihrer hauptsächlichen pharmakologischen Wirkung oder vielleicht nach ihrer chemischen Grundstruktur? Oder sollte man sie nach ihrer Herkunft in natürliche, synthetische bzw. halbsynthetische Substanzen klassifizieren? Oder nach ihrem rechtlichen Status? Oder vielleicht, wie in älterer Literatur häufig praktiziert, in so genannte „harte“ und „weiche“ Drogen?

Üblich ist eine Einteilung nach der vornehmlich pharmakologischen Wirkung der Drogen. Dabei lassen sich drei Hauptgruppen zusammenfassen:

I Sedierende Drogen, wie z. B. Heroin
Sie ermöglichen die Flucht aus der Realität. Sie stellen ruhig, machen Hässliches schön, lassen alle Sorgen verschwinden, steigern das Selbstwertgefühl, schenken zahlreiche Träume und erheben so über das irdische Dasein. Der Anwender fühlt sich wohl und ist mit sich und seiner Umwelt zufrieden. Zumindest für kurze Zeit. Leider ist die Schattenseite und der Preis für diese Eigenschaften sehr hoch und das Suchtpotenzial enorm. Die wichtigsten Vertreter sind Opium, Morphin und natürlich das Heroin.

II Halluzinogene Drogen, wie z. B. Haschisch oder Marihuana oder LSD
Vertreter dieser Gruppe verändern dosisabhängig das Bewusstsein und die Wahrnehmung und werden in älterer Literatur daher manchmal als „Phantastika" bezeichnet. Der Konsument sieht, hört oder fühlt Dinge, die in dieser Form in der Realität nicht existieren. Vorhandene äußere Reize, wie Farben und Musik, werden viel intensiver wahrgenommen, optische oder akustische Halluzinationen sind möglich. Bereits (latent) vorhandene Stimmungen werden verstärkt: So kann eine traurige Grundstimmung in eine Depression münden, Angst in eine Panikattacke und Fröhlichkeit in Euphorie. Neben Haschisch, Marihuana und LSD gehören PCP (Phenylcyclidin oder „Angel-dust"), aber auch verschiedene Pilze (Magic mushrooms), der Zauberkaktus Peyotl, verbreitete Pflanzen, wie die Engelstrompete, der Aztekensalbei, und verschiedene Lösungsmittel und Schnüffelstoffe zu der Gruppe der halluzinogenen Drogen.

III Anregende Drogen, wie z. B. Cocain oder Amphetamine
Sie führen zu Wachheit, Euphorie, Bewegungsdrang, Ideenflut, Glücksgefühlen und wirken meist auch sexuell stimulierend und reduzieren das Hungergefühl. Demzufolge haben fast alle Vertreter dieser Gruppe ein ausgeprägtes psychisches Abhängigkeitspotenzial. Und da es in unserer leistungsorientierten Gesellschaft einfach „in" ist, fit zu sein, sind „Koks" und Amphetamine sehr verbreitet. Übrigens verbirgt sich hinter der Modedroge Yabaa oder Shabu nichts anderes als Metamphetamin. Und Crack ist Cocain mit Backpulver vermischt. Auch die im Jemen und Somalia verbreitete Droge Khat wirkt stark anregend. Und vergessen wir nicht Ecstasy, das neben seiner anregenden Wirkung auch noch eine leicht halluzinogene und entaktogene Komponente hat.

Der Drogenkonsument praktiziert nicht selten eine schizoide Verhaltensweise. Er greift nämlich zu Drogen, die seine offene oder auch maskiert vorhandene Angst aktivieren: Keine Angstbefreiung, eine Angstprovokation ist die Folge. Die Halluzinogene, also Haschisch und LSD, aber auch zentrale Stimulantien, aktivieren ängstliche Tendenzen (Horrortrip).

Auf eine detaillierte Besprechung der illegalen, traditionellen Rauschdrogen, wie z. B. Cannabis und Halluzinogene, muss an dieser Stelle verzichtet werden, dazu können heute zahlreiche Quellen zu Rate gezogen werden.

Arzneimittel mit Abhängigkeitspotenzial

Tagtäglich werden wir über die Medien mit dem Drogenproblem konfrontiert. Wir sind bestens informiert über die Zunahme der Herointoten, über den Cocainkonsum berühmter Mitbürger oder über LSD und Liquid Ecstasy, das angeblich unwissenden Schülern in die Cola gekippt wurde. Illegale Drogen sind spektakulär, man spricht darüber im privaten Kreis wie in Presse und Rundfunk. Doch wer redet schon über die ungeheure Vielzahl an legalen Drogen wie Alkohol, Nikotin oder auch Arzneimittel. Es gibt aktuellen Schätzungen zufolge zehnmal so viele Arzneimittelabhängige wie Abhängige illegaler Drogen und die Dunkelziffer dürfte wahrscheinlich noch viel höher liegen. Woran liegt es aber, dass dieser eklatante Arzneimittelmissbrauch so wenig wahrgenommen wird und fast immer versteckt und wenig auffällig stattfindet? Zunächst einmal sind Arzneimittel (genau wie Zigaretten und Alkoholprodukte) legal und bedürfen daher keiner Beschaffungskriminalität. Die Anwender fallen kaum auf bei der „Beschaffung ihres Stoffes". Sehr häufig entwickelt sich eine Abhängigkeit von niedrigen Dosen (low-dose-dependence), die auch vom Anwender überhaupt nicht als süchtiges Verhalten wahrgenommen wird. Dies ist ein sehr wichtiger Punkt: Das Erkennen des eigenen Suchtverhaltens. Wer fasst sich schon gerne an die eigene Nase und gesteht Freunden und Verwandten sein Suchtproblem ein? Das macht kein „Kokser", kein „Alki" und erst recht kein „Tabletten-Junkie". „Das verschreibt mir doch mein Doktor", „das braucht mein Körper", so einfach ist die Begründung. Das eigene zwanghafte Verlangen nach dem Beruhigungs- oder Schmerzmittel ist völlig normal und in Ordnung, eigenes Verhalten wie Rauchen und Trinken wird nicht hinterfragt. Stattdessen zeigt man mit erhobenen Zeigefinger auf die „Suchtis" von der Straße. Denn Sucht ist immer noch die Sucht der anderen … Besonders häufig findet man diese Einstellung bei älteren Menschen; geradezu katastrophale Zustände erlebt man häufig in Pflege- und Altenheimen. Der Arztbesuch dient bei alten Menschen nicht selten gezielt der Gestaltung des Tagesablaufes und die verordneten Medikamente werden als „Abschiedsgeschenk" des Doktors angesehen und erwartet. Aber zunehmend entwickelt sich auch bei Jugendlichen der Hang zu diesem Verhalten. Von Arzneimittelabhängigkeit sind überwiegend Frauen betroffen, ganz im Gegensatz zu illegalen Drogen und Alkohol.

Der Umgang mit Patienten, die von Arzneimitteln abhängig sind, gehört zum Alltag eines jeden Offizinapothekers. Da kommen Patienten oder Kunden und verlangen Arzneimittel, die sie längst nicht mehr zur Behandlung von (ursprünglich real vorhandenen) Krankheiten benötigen. Helfen wir diesen Patienten wirklich, wenn wir ihnen wunschgemäß ihre Medikamente abgeben oder empfehlen? Natürlich ist eine simple Verweigerung der Abgabe nicht die Lösung des Problems. Denn die Großpackung Abführmittel kann der Kunde doch auch in der Nachbarapotheke ohne Rezept kaufen. Aussichtslos also? Nein! Es gibt sicherlich für die Mehrzahl der Patienten Möglichkeiten, ihre Tablettenabhängigkeit zu überwinden und für Arzt, Apotheker und Angehörige Möglichkeiten, ihnen dabei zu helfen. Keine leichte Aufgabe zweifellos und in den meisten Fällen ein sehr unbequemer Weg. Aber ohne Hilfe von außen ist es noch schwieriger. Ein erster und wichtiger Schritt für den Patienten ist genau wie bei Abhängigen von illegalen Drogen die Erkenntnis, dass er sich offensichtlich an das Medikament gewöhnt hat. Und darin liegt sicherlich ein ganz entscheidender Ansatzpunkt für alle Heilberufler. Sicher ist, dass die Chancen für eine Heilung umso höher sind, je früher interveniert wird. Halten wir uns deshalb nicht heraus, wenn uns medikamentenabhängige Patienten auffallen, auch wenn es viel bequemer wäre.

Knapp ein Zehntel aller verordneten Arzneimittel haben ein Missbrauchs- und Abhängigkeitspotenzial. Rund ein Drittel dieser Mittel wird nicht wegen akuter Probleme, sondern langfristig zur Suchterhaltung und zur Vermeidung von Entzugserscheinungen verordnet. Der Gesamtumsatz an Arzneimitteln lag im Jahr 1999 bei 1,6 Milliarden Packungen mit einem Gesamtumsatz von knapp 30 Milliarden Euro. Etwa ein Drittel davon wurde im Rahmen der Selbstmedikation ohne Rezept verkauft. Bundesweit rechnet man mit mindestens 1,5 Millionen Medikamentenabhängigen, davon sollen allein 1,2 Millionen von Benzodiazepinderivaten abhängig sein. Folgende Arneimittelgruppen oder einzelne Vertreter dieser Gruppen haben ein Abhängigkeitspotenzial:

- ☐ Schmerzmittel (Analgetika)
- ☐ Hustenblocker (Antitussiva)

- ☐ Schlaf- und Beruhigungsmittel (Hypnotika und Sedativa)
- ☐ Antiepileptika
- ☐ Aufputschmittel (Psychostimulanzien)
- ☐ Appetitzügler
- ☐ Grippemittel
- ☐ Parkinsonmittel
- ☐ Narkosemittel
- ☐ Abführmittel (Laxanzien)
- ☐ Nasentropfen
- ☐ Alkoholhaltige Arzneimittel
- ☐ Anabolika (Anabole Steroide)
- ☐ Blutdrucksenker (Antihypertonika)
- ☐ Corticoide
- ☐ Antidepressiva
- ☐ Antibiotika und Virustatika
- ☐ Malariamittel
- ☐ Herzglykoside

Schmerzmittel

Der indikationsgerechte Einsatz der peripher wirkenden Analgetika sowie der Opioid-Analgetika ist unbestritten. Angesichts der oft nur unbefriedigenden Schmerzbehandlung bei Patienten mit fortgeschrittenen Tumorerkrankungen macht man heute erfreulicherweise seltener einen Bogen um die Opioidanalgetika zur Schmerzprophylaxe mehr. Der Stufenplan der WHO berücksichtigt bereits ein solches Vorgehen. Aufgrund klinischer Erfahrungen ist auch bei längerfristiger Anwendung eine psychische Abhängigkeit bei Tumorpatienten im Allgemeinen nicht zu erwarten. Im Rahmen der „Begleitung“ eines unheilbar Kranken sollte daher die Verweigerung einer Opioid-Dosis keine Frage mehr sein, das Betteln des Patienten um eine notwendige Schmerzmittelgabe muss heute als menschenunwürdiger Zustand eingestuft werden.

Die kritiklose Verwendung der zentralwirkenden Analgetika verbietet sich natürlich von selbst. Die klassische Form des Morphinismus ist selten geworden, Opioide finden sich dagegen heute im Rahmen einer Polytoxikomanie. So zeigt sich als aktuelle Strömung die Kombination von Heroin und Medikamenten in Verbindung mit Cocain und Alkohol. Opioidabhängige sprechen davon, dass es sich um einen schwer zu beschreibenden „High-Zustand“ handelt, einen „flash“, der sich am ehesten noch mit einer Art von Orgasmus vergleichen lasse.

Die stärkste Abhängigkeitspotenz unter den Opioiden muss dem Heroin zugeschrieben werden: starke Lipophilie, schnelles Anfluten am Rezeptor, imperative Wirkung. Schon der erste „Schuss“ kann der Startschuss in die Karriere einer Abhängigkeit sein.

Dabei spielt es eine untergeordnete Rolle, ob Heroin inhaliert („hailing“ oder „blowing“), geschnupft oder injiziert wird. Drogenabhängige mit längerer Karriere benötigen bei einer Halbwertszeit von zwei bis drei Stunden steigende Dosen Heroin, was eine mehrmals tägliche Aufnahme verlangt. Riskant ist und bleibt für den Fixer der schwankende Reinheitsgrad. Als Streckmittel sind zur Zeit Paracetamol und/oder Coffein im Gebrauch.

Nicht opioide Analgetika („kleine“ Analgetika), auch als Kombinationspräparate im Handel, werden oft intensiv missbraucht, ein eindeutiges Abhängigkeitspotenzial ist nicht sicher nachgewiesen. Längerer und überhöhter Verbrauch kann aber zur Gewöhnung und psychischer Abhängigkeit führen. Als **Vorerkrankung,** die den Einstieg in eine Drogenkarriere mit Analgetika induzieren kann, muss das Symptom „Schmerz“ gelten (Poser, 1993).

Präparatebeispiele für Schmerzmittel

Zentral wirksame Schmerzmittel

- ☐ M-Long, MST, Capros (Morphin)
- ☐ Gelonida (Codein)
- ☐ Paracodin, Remedacen, DHC, Tiamon Mono (Dihydrocodein)
- ☐ Fentanyl (Fentanyl)
- ☐ Temgesic, Subutex (Buprenorphin)
- ☐ Dolantin (Pethidin)
- ☐ L-Polamidon (Levomethadon)
- ☐ Fortral (Pentazocin)
- ☐ Tramal, Tramadol (Tramadol)
- ☐ Valoron-N, Tilidin N (Tilidin + Naloxon)

Peripher wirksame Schmerzmittel

- ☐ Aspirin, ASS (Acetylsalicylsäure)
- ☐ Ben-u-ron, Mono Praecimed, Paracetamol (Paracetamol)
- ☐ Voltaren, Diclo, Effekton (Diclofenac)
- ☐ Tabalon, Aktren, Dolo-Puren, Imbun (Ibuprofen)
- ☐ Indomet, Indo retard 75 (Indometacin)
- ☐ Felden, Pirox (Piroxicam)
- ☐ Celebrex (Celecoxib)

Kombination von peripher wirksamen Substanzen mit Coffein

- ☐ Saridon (Paracetamol + Propyphenazon + Coffein)
- ☐ Vivimed (Paracetamol + Propyphenazon + Coffein)
- ☐ Optalidon N (Propyphenazon + Coffein)
- ☐ Neuralgin (Acetylsalicylsäure + Paracetamol + Coffein)
- ☐ Thomapyrin (Acetylsalicylsäure + Paracetamol + Coffein)
- ☐ Aspirin forte (Acetylsalicylsäure + Coffein)

- ☐ Azur (Paracetamol + Coffein)
- ☐ Neopyrin forte (Paracetamol + Coffein)
- ☐ Octadon P (Paracetamol + Coffein)
- ☐ Prontopyrin plus (Paracetamol + Coffein)

Hustenblocker

Eng verwandt mit den starken Analgetika sind die Antitussiva, unentbehrliche Mittel zur Unterdrückung der Häufigkeit und Intensität quälender Hustenattacken. Das Standardmolekül ist noch immer das Codein, ein Methylmorphin, das in einer Konzentration von 0,2 bis 0,8 % im Opium enthalten ist und zu 5 bis 20 % im Stoffwechsel zu Morphin metabolisiert wird. Es wirkt schwach analgetisch und euphorisierend, hat jedoch in Kombination mit anderen Stoffen Effekte, die für den Abhängigen attraktiv sind. Auch Dihydrocodein vermittelt ähnliche Wirkungen. Drogenabhängige bevorzugen oft das Dihydrocodein, das ein „sanfteres High" als Codeinphosphat erzeugt, einen langsameren Wirkungseintritt zeigt und auch länger wirkt. Bei der Mehrfachabhängigkeit sind neben den Opioiden und Analgetika auch Codein-Präparate sehr populär. Eine risikoärmere Alternative, die den Suchthunger der User kaum stillt, könnte das Noscapin (früher als Narcotin bezeichnet) sein.

Präparatebeispiele für Hustenblocker

- ☐ Bronchicum mono, Codeintropfen, Codein phosphoricum, Codicaps, Codipront, Makatussin-Codein, Optipect Kodein forte, Tussoret
- ☐ Paracodin, Remedacen, Tiamon Mono (Dihydrocodein)
- ☐ Dicodid (Hydrocodon) (BTM)
- ☐ Capval (Noscapin)
- ☐ Hustenstiller-Ratiopharm, NeoTussan, Tuss Hustenstiller (Dextromethorphan)
- ☐ Contac Erkältungs-Trunk Forte (Dextromethorphan, Paracetamol, Phenylephrin)

Schlaf- und Beruhigungsmittel

Jeder vierte Bundesbürger leidet unter Schlafstörungen, Frauen beklagen dies stärker als Männer, Ältere deutlich mehr als Jüngere, Städter mehr als Landbewohner. Im Spiegel der führenden Diagnosen stehen die „Schlafstörungen" schon immer auf den vorderen Rängen. Damit kommt der gezielten und indikationsgerechten Behandlung mit Schlafmitteln eine besondere Bedeutung zu. Im „Radar" von disponierten Patienten, Alkoholikern und Drogen-Usern wird eine abnorme, d. h. euphorisierende Wirkung geortet, die in Kombination mit anderen zentralwirksamen Stoffen, vor allem Alkohol, modifiziert und potenziert werden kann. Dieses Abusus-Risiko mussten nahezu alle Wirkstoffklassen der Sedativa/Hypnotika erleben: die heute schon obsoleten Gruppen der Bromide und Ureide, die klassischen Schlafmittel der Barbiturate, die barbituratfreien Piperidindione, das Methaqualon sowie die modernen Benzodiazepin-Hypnotika. Vor allem die unkontrollierte Langzeitmedikation, also ein nicht bestimmungsgemäßer Gebrauch, beinhaltet im Einzelfall das Risiko einer Abhängigkeit. Gefährdet sind in dieser Hinsicht chronisch Schlafgestörte, Neurotiker und der alte Mensch. Eine Ausweitung des Abusus hat nun in jüngerer Zeit die besondere Problematik auf der Drogenszene initiiert. Die therapeutischen Effekte, wie Angstlösung und Schlafförderung, sind dem Drogenkonsumenten willkommen, um Angst und Paniksensationen, auch Schlafstörungen vor allem in der Entzugsphase zu überbrücken. Mindestens zehn Prozent der Opiatabhängigen leiden unter Angstsyndromen. Daher sind Hypnotika und Tranquilizer bei dieser Klientel sehr beliebt und verbreitet.

Tranquilizer

Die Prävalenz psychischer Störungen in der Bevölkerung ist statistisch bedeutsam. Man darf davon ausgehen, dass bei Patienten in Allgemeinpraxen zu etwa 10 % Angststörungen und außerdem etwa 5 bis 7 % depressive Krankheitsbilder auftreten. Insgesamt leiden mindestens 25 % aller Patienten an behandlungsbedürftigen psychischen Problemen. So wird verständlich, dass Tranquilizer, vor allem die Gruppe der Benzodiazepine, auch nach nahezu 40 Jahren eine große Rolle spielen. Selbst die WHO hat ein Derivat (Diazepam) als unentbehrliches Arzneimittel klassifiziert. Im Interesse der Arzneimittelsicherheit wird der Therapeut jedoch stets eine kritische Risiko-Nutzen-Abwägung praktizieren müssen.

Präparatebeispiele Benzodiazepine und verwandte Substanzen

- ☐ Diazepam (Diazepam)
- ☐ Adumbran (Oxazepam)
- ☐ Noctamid (Lormetazepam)
- ☐ Rohypnol (Flunitrazepam)
- ☐ Radedorm (Nitrazepam)
- ☐ Tavor (Lorazepam)
- ☐ Musaril (Tetrazepam)
- ☐ Lendormin (Brotizolam)
- ☐ Oxazepam (Oxazepam)
- ☐ Planum (Temazepam)
- ☐ Normoc (Bromazepam)
- ☐ Faustan (Diazepam)

- ☐ Remestan (Temazepam)
- ☐ Lexotanil (Bromazepam)
- ☐ Halcion (Triazolam)

- ☐ Bikalm (Zolpidem)
- ☐ Stilnox (Zolpidem)
- ☐ Ximovan (Zopiclon)
- ☐ Sonata (Zaleplon)

Hinsichtlich einer Arzneimittelabhängigkeit wurde und wird keine andere Arzneimittelgruppe so kontrovers und auch emotional diskutiert wie die der Benzodiazepine. Aufgrund der großen therapeutischen Breite wurden Benzodiazepine ursprünglich zu unkritisch eingesetzt und die entstandene Kritik führte in Einzelfällen bereits zur Verweigerung der notwendigen Therapie. Fälle echter Hochdosis-Abhängigkeit sind relativ selten, das größere Problem ist die so genannte Low-dose-Abhängigkeit, also die Gewohnheitsbildung bei niedrigen Dosen, z. B. beim älteren Patienten oder bei Neurotikern. Experten sind sich weitgehend einig: Benzodiazepine, auch Hypnotika, werden primär nicht zu häufig, aber im Einzelfall oft zu lange verordnet.

Worauf ist bei der Verschreibung der Benzodiazepine zu achten?

- ☐ Sorgfältige Indikationsstellung
- ☐ Evtl. Schlafprotokoll von Patienten anfertigen lassen
- ☐ Keine Verschreibung bei Patienten mit Abhängigkeitsanamnese (?)
- ☐ Ausschluss von Schlafapnoe
- ☐ Vereinbarung der Behandlungsdauer (max. 6–8 Wochen)
- ☐ Verordnung kleiner Packungen
- ☐ Keine Einnahme „nach Bedarf", sondern fixes Schema
- ☐ Enger Patientenkontakt
- ☐ Schrittweise Dosisreduktion nach langfristiger Anwendung
- ☐ Dosisreduktion bei älteren Patienten

Antiepileptika

Unter Antiepileptika, auch Antikonvulsiva genannt, die zur Therapie und Prophylaxe der zentralen Krampfanfälle verwendet werden, findet man verschiedene Substanzen mit Suchtpotenzial. Neben den bereits besprochenen Barbituraten, wie Phenobarbital (Luminal u. a.), und anderen Derivaten der Barbitursäure, wie Primidon (Mylepsinum u. a.), eignen sich auch Benzodiazepine zur Behandlung aller Formen des Status epilepticus.

Überraschen dürfte dagegen, dass offensichtlich auch Carbamazepin (Tegretal, Timonil u. a.) missbräuchlich benutzt wird. Das bundesdeutsche Frühwarnsystem zur Erfassung des Arzneimittelmissbrauchs meldet jedenfalls über 40 Fälle einer missbräuchlichen Einnahme des Antiepileptikums in hoher Dosierung bis zu mehreren Gramm pro Tag. Die Betroffenen versorgen sich über den verschreibenden Arzt oder über Szenequellen und Dealer und gebrauchen das Mittel meist regelmäßig über Monate bis Jahre zur Sedierung. Besonders gefährlich scheint dabei die Kombination von Carbamazepin mit Alkohol zu sein.

Psychostimulanzien

Neben den natürlichen Weckmitteln, wie Kaffee, Tee, Khat und Coca-Cola, beschränkt sich der medizinische Anwendungsbereich der synthetisch hergestellten Stoffe auf seltene Krankheitsbilder, wie das hyperkinetische Syndrom beim Kind oder die Narkolepsie, wenn man von der Verwendung als „Abmagerungsmittel" und als Psychoanaleptikum absieht. Alle diese Wirkstoffe verzögern den Schlafeintritt, vermindern das Ruhegefühl und lassen das subjektive Empfinden gesteigerter Leistungsfähigkeit erleben. Der letztere Effekt bewirkt rasche Gewöhnung und hat daher Dosissteigerung zur Folge. Vor allem Amphetamine „täuschen" in ihrer Wirkung. Dem Gefühl der Sicherheit folgt die vertiefte Selbstunsicherheit, der subjektiv empfundenen Leistungssteigerung geht eine objektive Senkung des Leistungsniveaus parallel. Im Zweiten Weltkrieg haben typische Vertreter immer wieder eine unrühmliche Rolle gespielt: Pervitin® (Methamphetamin) bei Piloten, Preludin® (Phenmetrazin) und Ritalin® (Methylphenidat) im Rotlicht-Milieu, andere Mittel zum Doping und zum „Beigebrauch" des Drogenkonsumenten heute.

Abführmittel

Abführmittel bewirken zwar keine psychogen-bedingte Abhängigkeit, können jedoch dennoch zu Missbrauch aufgrund Gewöhnung führen. Denn Laxanziengebrauch kann leicht in einem Circulus vitiosus münden: Die Einnahme von Abführmitteln führt zu einem Kaliumverlust, der Darmträgheit bedingt. Dies führt zu Verstopfung und häufig erneuter Einnahme von Laxanzien. Es spielt keine wesentliche Rolle, welche Art Laxanzien verwendet wird. Chemisch definierte Substanzen sind genauso betroffen wie pflanzliche Präparate, deren Einnahme zusätzlich völlige Gefahrlosigkeit vorgaukelt („ist rein pflanzlich und daher unschädlich"). Lediglich

Quell- und Gleitmittel auf der Basis von Weizenkleie oder Paraffin und Substanzen, die Kohlendioxid entwickeln, sowie Lactulose-haltige Präparate, führen nicht zwangsläufig in den beschriebenen Teufelskreis. Kunden, die beharrlich an ihrer Laxanzieneinnahme festhalten, sollte man raten zu versuchen, mit weniger auszukommen. Maximal zweimal pro Woche sollten die Präparate in der Ausschleichphase verabreicht werden. Noch besser sollten viel Bewegung, ballaststoffreiche Ernährung und eventuell Quellmittel verbunden mit viel Flüssigkeit oder Lactulose-haltige Präparate empfohlen werden. Vor allem eines sollte diesen Personen angeraten werden: viel Geduld.

Nasentropfen

Gemeint sind schleimhautabschwellende Sympathomimetika, wie Xylometazolin (Otriven, Olynth u. a.), Oxymetazolin (Nasivin u. a.), Naphazolin (Privin u. a.), Tetryzolin (Yxin, u. a.) und Tramazolin (Ellatun, Rhinospray u. a.). Sie wirken vasokonstriktorisch und führen zu Minderdurchblutung der Nasenschleimhaut. Als Folge schwellen die Schleimhäute an und trocknen aus und es bilden sich Krusten, die zur Behinderung der Atmung führen. Dies veranlasst die „Nasentropfen-Junkies“ zu neuerlicher Verabreichung. Grundsätzlich sind Dosiersprays besser als herkömmliche Tropfen oder Quetschflaschen, die oftmals zu große Wirkstoffmengen freisetzen. Aus dem gleichen Grund ist auch Ausschleichen durch Umstieg auf eine Kinderdosierung sinnvoll. Auch Kochsalzlösungen und Erhöhung der Luftfeuchtigkeit können den „Entzug“ unterstützen. Und die Entwöhnung fällt leichter, wenn man nicht gleichzeitig mit beiden Nasenlöchern beginnt.

Anabolika

Mit Anabolika werden anabole Steroide bezeichnet, die oft im Doping und beim Bodybuilding verwendet werden und das Muskelwachstum fördern. Meist handelt es sich um „Nachbauten“ des körpereigenen Hormons Testosteron. Auch Wachstumshormone werden in Bodybuilderkreisen missbraucht. Nach der Einnahme von Anabolika und Hormonen wird eine erhöhte Euphorie beschrieben. Ein Großteil der Konsumenten hat das Gefühl, dass es kein Gewicht gibt, was sie nicht stemmen können. Neben zahlreichen Nebenwirkungen, wie eine erhöhte Anfälligkeit für Infektionen, Bluthochdruck, Depressionen, gesteigertes Risiko eines Herzinfarktes, Gewaltausbrüchen, Gynäkomastie (weibliche Brustbildung bei Männern), Haarausfall und Kopfschmerzen entwikkelt sich bei regelmäßiger Anwendung über Monate hinaus neben der psychischen auch eine körperliche Abhängigkeit.

Designer-Drogen, Ecstasy – eine Herausforderung

Allzeit präsent in den Medien sind Ectasy und Designerdrogen (Abb. 1.21-3). Dabei werden die beiden Bezeichnungen meist nicht gegeneinander abgegrenzt und fälschlicherweise synonym verwendet. In vielen Fällen ist das nicht einmal ganz verkehrt, da sich Ecstasy seit vielen Jahren als Spitzenreiter unter den sog. Partydrogen behauptet. Immer noch werden in Diskotheken, und zunehmend auch in privaten Kreisen, die kleinen Tabletten mit den niedlichen Prägungen vertrieben, obwohl sich inzwischen auch bei manchen Anwendern Bewusstsein für die Gefahren des Konsums ihrer Droge entwickelt hat.

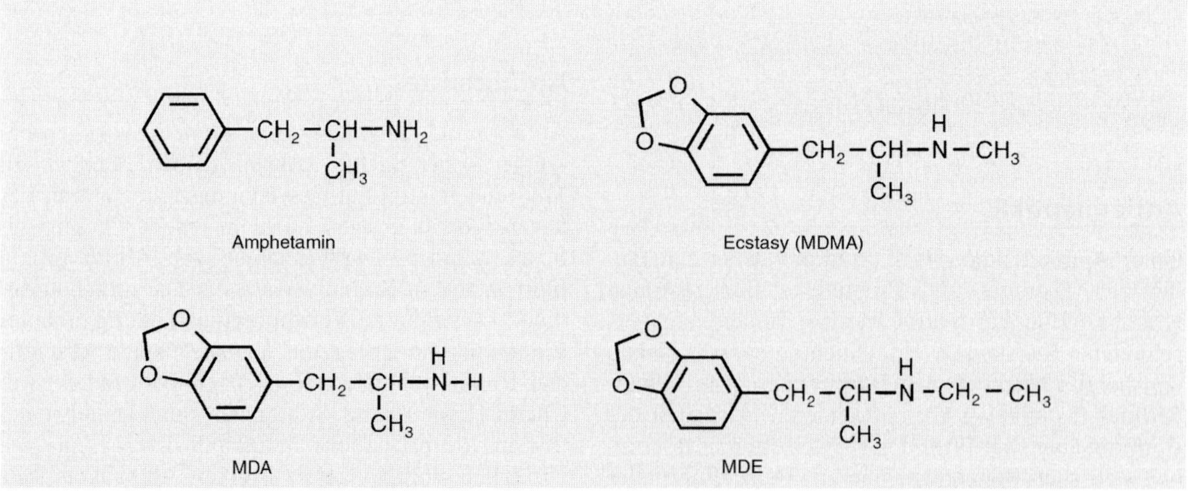

Abb. 1.21-3: Chemie der Designer-Drogen

Designerdrogen, oft auch als synthetische Drogen oder Modedrogen bezeichnet, sind vollsynthetische Suchtstoffe, die manchmal unter haarsträubenden hygienischen Bedingungen entwickelt worden sind. Es handelt sich um Molekülvariationen bekannter Arzneimittel oder Rauschmittel, die meist aus billigen, gut zugänglichen Grundchemikalien hergestellt werden können. So wird Ecstasy beispielsweise aus Piperonylmethylketon, das von einer etablierten bundesdeutschen Firma jahrelang in Massen in die USA geliefert wurde, hergestellt. In der Tat bietet der Markt der Designerdroge für den profitsuchenden Produzenten einige entscheidende Vorteile. Der Stoff muss nicht aus den „einschlägigen Rauschgiftländern" eingeführt werden, sondern kann hierzulande – oder wie häufig praktiziert – in Holland oder Polen produziert werden, lästige und gefährliche Grenzkontrollen entlang der „klassischen Rauschgiftroute" entfallen. Die Erprobung neuer Substanzen findet meist kostengünstig in einschlägigen Diskotheken statt, die Probanden sind unwissende Versuchskaninchen. Kommt der Stoff gut an, lässt er sich anschließend mit einem sehr geringen Risiko für den Produzenten prächtig vermarkten und Gewinn bringend verkaufen, denn eine neue psychoaktive Substanz unterliegt nicht grundsätzlich dem Betäubungsmittelgesetz. Erst nach Sicherstellung, Strukturaufklärung und Wirkungsnachweis wird sie indiziert, d. h. der Anlage I des Betäubungsmittelgesetzes unterstellt.

Der Name Ecstasy steht stellvertretend für eine Klasse synthetischer Drogen vom Typ des Amphetamins, die überwiegend in der Diskothekenszene und auf Partys große Popularität und Verbreitung gefunden haben. Amphetamine sind chemische Verbindungen, die sehr stark Kreislauf und Herz anregen sowie zentral stimulieren und den Appetit hemmen. Ecstasy – das sind kleine Tabletten mit verschiedenen Motiven wie einem Herzchen, einem Irokesen, einem Kleeblatt, Playboyzeichen, Comics, aber auch Buchstaben- und Zahlenkombinationen – analog zu unseren legalen Arzneimitteln.

Die bitter schmeckenden Tabletten – dem Bundeskriminalamt waren bis vor kurzem etwa 150 verschiedene Tablettenmuster, z. B. Prägungen von Dino, Feuerstein oder Kleeblatt, bekannt – werden meist oral aufgenommen, im Magen verdaut und der Wirkstoff zu zwei Dritteln renal unverändert ausgeschieden. Der mittlere Einzeldosisbereich liegt bei 100 bis 150 mg. Plasmaspitzenwerte sind nach ein bis zwei Stunden erreicht, die Resorption ist nach vier bis sechs Stunden abgeschlossen, die Wirkungsdauer liegt bei etwa drei Stunden.

In der Szene soll auch Fluoxetin als Begleitmedikation beliebt sein, da beide Stoffe in unterschiedlicher Weise den Serotoninstoffwechsel beeinflussen. Häufigere Einnahmen und/oder Dosiserhöhungen scheinen die Effekte nicht zu verstärken, im Gegenteil, die Neben- und Nacheffekte nehmen zu.

In der „Techno-Szene", bei „Space-Parties" wird bei lauter monotoner Musik und Laser- und Lichtblitzen stundenlang in Rausch und Ekstase unter der Wirkung dieser Drogen bis zur totalen Erschöpfung getanzt. Diese als Entaktogene bezeichneten Stoffe erzeugen ein „ozeanisches" Gefühl (eine Berührung des eigenen Inneren). Risiken – wenn nicht auf ausreichende Flüssigkeitszufuhr geachtet wird – sind Dehydratation, dysfunktionale Thermoregulation, im Extremfall hohes Fieber, disseminierte intravasale Gerinnung, Rhabdomyolyse und Nierenversagen. Besonders relevant sind die psychiatrischen Folgen, wie psychotische Syndrome, rezidivierende oder chronische Depressionen oder Angststörungen, Panikattacken, Agoraphobie.

Ein spezifisches Antidot ist bisher nicht bekannt. Bei Verdacht auf Konsum solcher Designer-Drogen können Maßnahmen ergriffen werden, die nachstehend aufgeführt sind:

Designer-Drogen, Ecstasy – Überdosierung, was tun?

- ☐ Beobachtung und Beruhigung mit Gesprächen (talk down), Zufuhr frischer Luft
- ☐ Ausreichende Flüssigkeitszufuhr, Elektrolyte und Glukose
- ☐ Gabe von Benzodiazepinen (Diazepam 5 bis 10 mg) durch den Arzt, eventuell alle 15 Minuten zur Behandlung von starken Angstattacken oder Muskelkrämpfen
- ☐ Therapie relevanter somatischer und psychiatrischer Syndrome (Atmung, Krämpfe, Hypertonie, Hypotonie, Hyperthermie)

Alkohol

Die wohl älteste psychotrop wirksame Droge der Menschheitsgeschichte ist der Alkohol. Heute ist und bleibt der Alkoholismus das sozialmedizinische Problem Nummer eins. 2 bis 3 % der Bevölkerung Deutschlands (= 1,6 bis 2,5 Millionen!) sind manifest alkoholabhängig, etwa 17 000 bis 20 000 Todesfälle jährlich sind alkoholbedingt. Die „Alkoholmündigkeit" erfasst immer jüngere Jahrgänge, allein 46 000 alkoholgefährdete Kinder und Jugendliche in Nordrhein-Westfalen, Zunahme der weiblichen Konsumenten, hohe Suizidquote, häufig und riskant die oft praktizierte Kombination mit Drogen und Pharmaka (Schmerzmittel, Schlafmittel, Tranquilizer, Psychostimulanzien) sprechen eine deutlich Sprache. Die Rehabilitation Alkoholabhängiger kann heute durch „Anticraving"-Substanzen, wie Dopaminantagonisten und -agonisten, unterstützt werden, Stoffe also, die das Verlangen nach Alkohol dämpfen sollen (Rückfallprophylaxe).

□ Alkohol ist stets ein pharmakotoxischer Multiplikator,
häufig Kombinationspartner beim Abhängigen und Drogenkonsumenten,
provoziert dabei kein „Promilleadäquates Verhalten" mehr

Nikotin

Neben Alkohol ist Nikotin das andere allgemein akzeptierte Genussgift unserer Gesellschaft. Nach einer Schätzung gibt es in Deutschland mehr als 6 Millionen süchtige Raucher. Nikotin hat sehr unterschiedliche Wirkungen. Es wird als beruhigend, anregend, beduselnd, konzentrationsfördernd oder konzentrationshemmend empfunden. Die tatsächlich körperlich spürbare Wirkung nimmt allerdings bei zunehmender Abhängigkeit rapide ab. Bei chronischen Rauchern verhindert das Rauchen vor allem Entzugserscheinungen. Ebenso wichtig wie die Wirkung des Nikotins scheint jedoch das Rauchen selbst zu sein. Die gewünschte Wirkung wird häufig mit dem Ritual des Rauchens verbunden. Es wird als gesellig empfunden und ist eine Art Beschäftigungstherapie. Keine andere Droge ist mit einem so hohen, über den ganzen Tag verteilten Zeitaufwand verbunden. Auch dadurch entsteht für den Raucher eine erhebliche Abhängigkeitsgefahr.

Viel diskutiert und häufig ignoriert werden die gesundheitlichen Folgen des Rauchens. Durch eine Vielzahl verschiedener Schadstoffe verursacht das Tabakrauchen erhebliche körperliche Schäden nach chronischen Gebrauch. Raucher riskieren u. a. Raucherbeine, Herzinfarkt, allgemeinen Leistungsabfall, Krankheitsanfälligkeit, Raucherhusten, Bronchitis, Krebs. Die Lebenserwartung eines Rauchers vermindert sich um durchschnittlich fünf Jahre. Allein in Deutschland sterben nach vorsichtigen Schätzungen jährlich ca. 140 000 Menschen an den Folgen des Tabakkonsums.

Es ist und bleibt eine Realität: Frühzeitiges und exzessives Zigarettenrauchen mit erhöhter Gefährdung der jugendlichen Persönlichkeit konditioniert zum Drogen- und Alkoholmissbrauch. Das Rauchen einer Zigarette lässt nach neueren Erkenntnissen den Endorphin-Gehalt im Plasma ansteigen, Raucher manipulieren demnach ihr endogenes Opioidsystem, der Nikotinentzug entspricht dem Opioidentzug. Für den abhängigen Raucher kann auch das Nikotinpflaster oder der Kaugummi zu einem attraktiven Ersatzstoff werden.

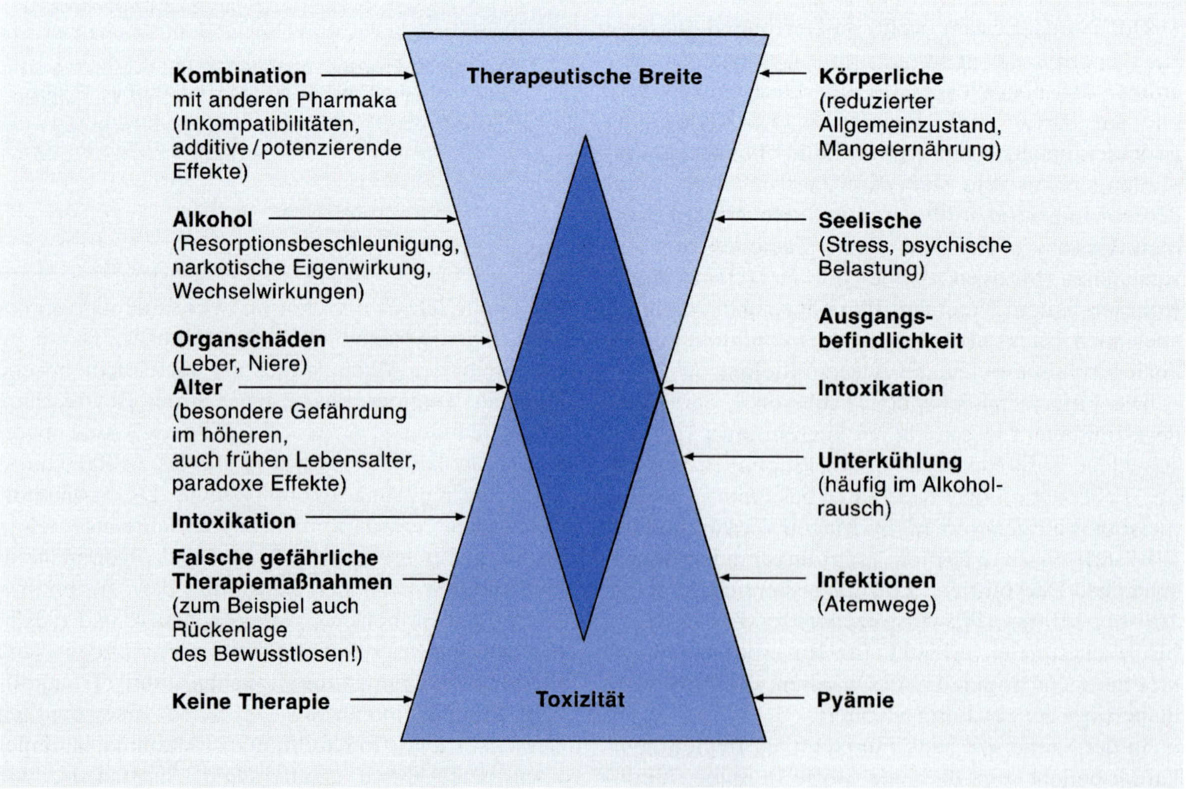

Abb. 1.21-4: Das Sanduhrphänomen (nach Wandrey und Leutner, 1967)

Sanduhrphänomen

Die „toxische Gesamtsituation“ kann sich erfahrungsgemäß nicht nur unter den Bedingungen der akuten Überdosierung (meist Suizidversuch), sondern auch im Verlauf eines chronischen Missbrauchs verschlechtern. Unabhängig von der therapeutischen Breite eines Stoffes kann es schicksalhaft zu einem „Sanduhrphänomen“ kommen (Abb. 1.21-4): Einengung der therapeutische Breite bei Zunahme der Toxizität durch Umwelt- und andere Faktoren, die das Vergiftungsbild komplizierend beeinflussen. Diese Vielfalt an schädigenden zusätzlichen Noxen kann unter ungünstigen Bedingungen den Tod bedeuten.

1.21.3 Abhängigkeit, was tun?

Angesichts der weltweit auftretenden und tiefgreifenden Probleme um die Abhängigkeit müssen wir zur Kenntnis nehmen, dass Patentlösungen bisher fehlen. In dieser Situation sind deshalb auch Ärzte und Apotheker in ihrer ganzheitlichen Verantwortung für den kranken Menschen aufgerufen, aufklärend, beratend und beispielgebend zu sein. Der Katalog der Möglichkeiten für alle, die mit ratsuchenden Patienten wie mit gefährdeten Jugendlichen zu tun haben, ist breit. Der Bogen spannt sich von der nachhaltigen Forderung der Pädagogen, bereits für das Kleinkindalter im Sinne des „wehret den Anfängen“ über die Aufforderung an Eltern und Erzieher zur Dialogbereitschaft gegenüber den Jugendlichen bis hin zum Engagement des Arztes in der akuten Situation eines Drogennotfalls. Sachgerechte und patientenorientierte Aufklärung ist eine gute Prävention (Einrichtung eines Beratungsplatzes!).

Auch und speziell für ApothekerInnen gibt es genügend Gründe, nicht tatenlos dem alltäglichen Suchtproblem entgegenzutreten, sich mit dem Problem „Sucht und Drogen“ zu beschäftigen und das nicht nur im Rahmen der Substitutionstherapie. Sucht ist eine Krankheit. Die daran erkrankten Menschen haben ein Anrecht auf angemessene Behandlung. Und wie besprochen, haben viele Arzneimittel ein suchterzeugendes Potenzial. Die Grenze zwischen Droge und Arzneimittel verschwimmt, Arzneimittel dienen zum Teil als legale Einstiegsdrogen. Apotheker sehen, wie der sinnvolle Gebrauch eines Arzneimittels „entartet“ in nicht bestimmungsmäßigen Gebrauch, beispielsweise bei der Daueranwendung von Tranquilizern. Die Intervention ist im frühen Stadium am meisten Erfolg versprechend. Für viele Patienten oder Kunden ist die Hemmschwelle zum Apotheker oder zum Arzt sehr niedrig. Für Apotheker besteht außerdem die Möglichkeit, eine niederschwellige Drogendiagnostik auch anonym anzubieten. Und speziell im Arzneimittelbereich ist es seine Aufgabe, den Arzt zu beraten, insbesondere bei „kritischen“ Verordnungen. Last but not least: Viele der klassischen illegalen Drogen (Heroin, Mutterkornalkaloide, LSD, Ecstasy und Cocain) sind ureigene, von Apothekern entwickelte oder entdeckte Stoffe.

Die Substitutionstherapie bei opiatabhängigen Patienten

Das vermehrte Auftreten von Hepatitis-Erkrankungen, AIDS und Tuberkulose bei Drogenabhängigen sowie deren soziale Verelendung veranlasst immer mehr Ärzte, heroinabhängigen Patienten ein opiathaltiges Ersatzarzneimittel zu verordnen. Mit dieser als „Substitution“ bezeichneten Therapie wird den Drogenabhängigen die Chance gegeben, aus dem Kreislauf von Sucht und Beschaffungskriminalität auszubrechen und andere vorhandene Therapieangebote zu nutzen. Eine Substitutionstherapie kann Drogenabhängigen helfen, aus ihrem alltäglichen Beschaffungskreislauf auszubrechen, vorhandene Therapiemöglichkeiten anzunehmen und damit langfristig von der Suchtkrankheit loszukommen. Der Umgang mit suchtkranken Patienten erfordert allerdings neben Fingerspitzengefühl solide Kenntnisse über illegale Drogen und die Substitutionstherapie selbst. Leider existiert sowohl bei vielen Ärzten als auch bei Apothekern ein Informationsdefizit, was teilweise zur ablehnenden Haltung gegenüber Substitutionspatienten führt und die flächendeckende und wohnortnahe Versorgung erschwert.

Die Zahl der Rauschgifttoten ist in den vergangenen beiden Jahren um jeweils etwa zehn Prozent gestiegen. In 80 % der Todesfälle waren Überdosierungen mit Heroin und Mischintoxikationen infolge polytoxikomanen Betäubungsmittel-Missbrauchs die Ursache. Aufgrund des enormen Abhängigkeitspotenzials von Heroin ist ein Entzug für den Suchtkranken ein äußerst schwieriger und langwieriger Prozess, der ohne professionelle Hilfe in stationären und teilstationären Einrichtungen kaum möglich ist. Die Entwöhnung von dem oft über viele Jahre verabreichten Suchtmittel erfordert medizinische, soziale und psychotherapeutische Maßnahmen. Eine medikamentöse Behandlung wie die Substitution ist nur eine einzelne Säule in einem Gesamtkonzept. Neben vielen unsinnigen Hilfsangeboten, wie beispielsweise dem großzügigen Verschreiben von Benzodiazepinen oder Analgetika, wie Tramadol, werden zu diesem Zweck Opioide als Heroin-Ersatzstoff angewandt, um so durch Minderung der Entzugssymptome die Chancen, dauerhaft vom Heroin loszukommen, zu verbessern. Durch Verabreichung des Ersatz-Opiates wird das ständige physische Verlangen nach Heroin vermindert und Abhängige können aus dem Teufelskreis der Sucht und Beschaffungskriminalität ausbrechen. Zu dieser Substitution sind in der Bundesrepublik lediglich Methadon, Levomethadon, Buprenorphin und in medizinisch begründeten Ausnahmefällen Dihydrocodein (DHC) oder Codein zugelassen. Um einer missbräuchlichen Verabreichung entgegenzuwirken, müssen die Substitutionsmittel gemäß Betäubungsmittelgesetz unter Aufsicht des Arztes oder seit 1998 auch alternativ in einer Apotheke oder einer anderen dafür zugelassenen Einrichtung eingenommen werden („Sichtbezug"). Dabei ist es wichtig, eine vertragliche Regelung zwischen dem behandelnden Arzt, der Apotheke und dem Patienten herbeizuführen. Ausnahmen von der Einnahme in der Apotheke oder der Arztpraxis (sog. „take-home-Verordnung") sind erst nach einem halben Jahr erfolgreicher Behandlung möglich. Näheres regelt die Betäubungsmittel-Verschreibungsverordnung (s. S. 927).

Substitution mit Methadon und Levomethadon

Methadon ist ein vollsynthetisches Opiat mit einer dem Morphin vergleichbaren analgetischen Potenz. Für Verwirrung sorgt immer wieder, dass es von Methadon zwei enantiomere Formen gibt: Levo-(L-) Methadon und Dextro-(D-)Methadon. Diese bilden zusammen das razemische Methadon. Die Wirkform ist L-Methadon; D-Methadon verfügt dagegen kaum über die erwünschte Wirkung. Demzufolge ist L-Methadon ungefähr (aber nicht exakt!) doppelt so stark wirksam wie das Razemat DL-Methadon. Aus Kostengründen wird in der Mehrzahl der Fälle das Methadon-Razemat verordnet und als Rezeptur in Apotheken hergestellt. Ziel aller Opiat-Substitutionsbehandlungen ist es, den Patienten so schnell wie möglich auf die individuelle Dosis einzustellen, die Entzugserscheinungen verhindert, aber nicht zu Euphorie oder anderen Anzeichen einer Überdosierung führt. Die Dosis muss bei der Einstellung auf Methadon jedoch in allen Fällen individuell und schrittweise gefunden werden. Es ist wichtig und gesetzlich vorgeschrieben, Methadon zur Mitgabe an den Patienten in einer Form bereitzustellen, die eine missbräuchliche parenterale Applikation weitestgehend unmöglich macht. Im Neuen Rezeptur-Formularium (NRF) ist eine Vorschrift für eine 0,5- und eine 1-prozentige viskose Lösung aufgeführt. Alternativ kann die Substanz oder das Fertigarzneimittel mit Himbeersirup oder Zuckersirup versetzt werden.

Substitution mit Buprenorphin

Seit Anfang 2000 steht mit Buprenorphin unter dem Handelsnamen Subutex® ein weiteres Arzneimittel zur Substitution in Deutschland zur Verfügung, nachdem die Substanz bereits seit längerer Zeit in Frankreich und auch in anderen europäischen Ländern, wie Italien, Österreich, England und der Schweiz, zur Substitution zugelassen worden war. Bei unseren Nachbarn in Frankreich werden Heroinabhängige fast ausschließlich mit Buprenorphin substituiert, da Methadon dort nur begrenzt und schwieriger als in Deutschland erhältlich ist. Buprenorphin wird im Rahmen der Substitutionsbehandlung als Sublingualtablette verabreicht. Analog zum Methadon muss es entweder vor den Augen des Arztes oder des Apothekers eingenommen werden. Die Mitgabe eines Wochenbedarfs der Tablette kann auf Anweisung des Arztes nach einem halben Jahr erfolgreicher Behandlung veranlasst werden. Da Buprenorphin nach peroraler Verabreichung größtenteils im Magen zerstört wird, ist das akzidentelle Intoxikationsrisiko, besonders bei Kindern, vermindert. Wie Methadon bindet Buprenorphin an die Opiatrezeptoren, ist allerdings im Gegensatz zum Methadon ein partieller Agonist am μ-Opiat-Rezeptor, der Wirkungen wie Analgesie, Euphorie, Atemdepression, Sedierung und Obstipation vermittelt. Höhere Dosierungen führen im Gegensatz zu reinen Opiatagonisten ab einer bestimmten Grenze nicht zur weiteren Wirkungssteigerung. Daher löst Buprenorphin im Gegensatz zu vollen Agonisten auch bei steigender Dosis keinen Abfall der Respirationsrate aus. Die Affinität von Buprenorphin zum μ-Rezeptor ist hoch, doch die niedrigere intrinsische Aktivität am Opiatrezeptor bedingt eine Sättigungskinetik („Ceiling-Effekt") und dadurch eine Plateauphase bei der Dosis-Wirkungsbeziehung, also keine beliebige Steigerung der Wirkung durch höhere Dosen. An den κ-Opiat-Rezeptoren, welche die dysphorischen Wirkungen der Opioide vermitteln, agiert Buprenorphin als Antagonist. Bei Buprenorphin besteht die Möglichkeit, die Tablette alle zwei bis drei Tage zu verabreichen. Die alternierende Therapie sollte jedoch frühestens nach einer zweiwöchigen Behandlung mit gleichbleibenden Dosen begonnen werden.

Substitutionstherapie während der Schwangerschaft und der Stillzeit?

Alle Opiate sind placentagängig. Dennoch ist eine Substitutionsbehandlung während der Schwangerschaft nicht grundsätzlich ausgeschlossen und in vielen Fällen im Vergleich zum weiteren Spritzen von Heroin sicherlich das geringere Übel. Beim Menschen gibt es in therapeutischen Dosen bislang keine Anzeichen für eine Embryotoxizität oder Teratogenität von Buprenorphin und Methadon. Allerdings kann die Anwendung dieser Substitutionsmittel während des letzten Schwangerschaftsdrittels beim Neugeborenen Entzugssymptome und Atemdepression hervorrufen. Die Entzugssymptome beim Neugeborenen scheinen unter Buprenorphin geringer ausgeprägt und vor allem kürzer zu sein als unter einer Methadon- oder Levomethadon-Therapie der werdenden Mutter. Da Methadon und Buprenorphin muttermilchgängig sind, sollen stillende Mütter die Substanzen nicht einnehmen oder der Säugling mit Milchprodukten ernährt werden. Niedrige Dosen von Methadon und Levomethadon scheinen jedoch vertretbar. In Einzelfällen kann daher die Gabe während der Stillzeit erwogen werden.

Gratwanderung zwischen Chance und Risiko

Auch wenn die Substitutionstherapie kein „Patentrezept mit Erfolgsgarantie" zur Behandlung opiatabhängiger Patienten ist, kann sie dennoch eine wichtige Säule im Rahmen eines Gesamtkonzeptes aus medizinischen, sozialen und psychotherapeutischen Maßnahmen sein, mit der Suchtkranken durch Minderung der Entzugssymptome die Chance gegeben werden kann, dauerhaft vom Heroin loszukommen. Mit Levomethadon, Methadon und Buprenorphin stehen dazu effiziente Behandlungsmethoden zur Verfügung. Die Substitutionstherapie erfordert neben einer großen Sensibilität für den Patienten fundierte pharmakologische und medizinische Kenntnisse. Die Einhaltung der „Spielregeln" durch den beteiligten Arzt und Apotheker sowie eine enge Zusammenarbeit zwischen den beiden Berufsgruppen und dem Patienten trägt entscheidend dazu bei, die viel diskutierten Risiken der Therapie, wie Intoxikationen oder Rückfälle, zu minimieren, und ist eine Grundvoraussetzung für den Therapieerfolg. Bei korrekter Anwendung sind Substitutionsmittel sichere Arzneimittel. Die in Fach- und Laienpresse zitierten Zwischenfälle sind fast ausnahmslos durch falsche Einnahme bzw. falsche Verabreichung bedingt. In der Mehrzahl liegt ein Beikonsum anderer Betäubungsmittel vor. Außerdem sind Überdosierungen, parenterale Verabreichung sowie das irrtümliche Trinken der Lösung durch kleine Kinder als Todesursache beschrieben. Dies verdeutlicht, wie wichtig es für alle an der Substitution beteiligten Personen (Patient, Arzt, Apotheker) ist, die gesetzlich vorgeschriebenen „Spielregeln" einzuhalten. Eine geregelte Vergabepraxis ist zwingend erforderlich. Eine moderne Apotheke sollte sich unbedingt dieser lohnenden und spannenden Aufgabe stellen.

Literatur

Fahrmbacher-Lutz, C. (2004): Suchtberatung in der Apotheke. Deutscher Apotheker Verlag, Stuttgart

Pallenbach, E., Ditzel, P. (2003): Drogen und Sucht. Suchtstoffe – Arzneimittel – Abhängigkeit – Therapie. Wissenschaftliche Verlagsgesellschaft, Stuttgart

2 Fachbegriffe in der Apotheke

2.1 Terminologie pharmazeutischer und medizinischer Begriffe

Paul Ulmer

2.1.1 Allgemeine Begriffe

„Wenn die Worte nicht stimmen, ist das, was gesagt ist, nicht das, was gemeint ist!"

(Konfuzius)

Eine jede Sprache kann nur dann zur Verständigung führen, wenn Sprechende und Hörende dasselbe unter den verwendeten Worten verstehen. In der Alltags- oder Umgangssprache ist dies nicht immer gewährleistet. Als lebendige Sprache unterliegt sie zeitlichen, regionalen, kultur- und klassenabhängigen Wandlungen. Hinzu kommt noch die Aufnahme fremdsprachlicher Begriffe in die eigene Sprache, oft mit gänzlich anderer Bedeutung, z. B. handy, engl.: bei der Hand, deutsch: Mobiltelefon. Aber auch innerhalb der Sprache können sich Bedeutungen wandeln, z. B. Pille. Zunächst ist hiermit eine bestimmte Arzneiform gemeint, umgangssprachlich dient dieser Begriff jetzt für schwangerschaftsverhütende Arzneimittel.

In der Wissenschaftssprache benötigt man jedoch in ihrem Bedeutungsinhalt klar abgegrenzte und, wenn möglich, überregional gültige Begriffe. In der Physik sind dies Dimensionen und Maßeinheiten, in der Technik Normen und in der Jurisprudenz Rechtsbegriffe und Tatbestände.

Die Gesamtheit der so, in einem bestimmten Bereich, als Fachsprache verwendeten Begriffe, nennt man **Terminologie** [Terminus, lat: Grenze (Granica, altslaw. ~ gestrichener Pfahl)].

Je älter aber eine Terminologie ist, desto gewachsener ist sie. So finden bei uns vielerlei Begriffe aus alten Kultursprachen, wie der griechischen, lateinischen, aber auch aus dem Arabischen, z. B.: Al-Kohol, ar.: das sehr Feine, Verwendung. Als so genannte tote Sprachen verfügen die altgriechische und die lateinische Sprache über einen Wortschatz mit abgeschlossenen Bedeutungsinhalten, so dass sie als Wissenschaftssprache prädestiniert sind. Allerdings muss sich auch eine tote Sprache weiterentwickeln lassen, da Sachverhalte neu zu benennen sind, die zum Zeitpunkt der Sprachschöpfung noch gänzlich unbekannt waren. Das derzeit gültige Arzneibuch bietet dafür viele Beispiele, so „Radiopharmazeutica" für radioaktive Arzneimittel, aber auch anderswo: „Taverna benzinaria" für Tankstelle im „vatikanischem Latein" . Durch diese Erweiterungsmöglichkeiten und ihre Verwendung als überregionale Gelehrtensprache im gesamten Abendland seit dem frühen Mittelalter zeichnet sich insbesondere die lateinische Sprache aus. Sie, wenngleich mit vielen Ausnahmen von der klassischen Schulgrammatik, bildet daher eine wichtige Grundlage für die pharmazeutische Fachsprache. Grundkenntnisse ihrer üblichen Wortendungen, getrennt nach Femina, Maskulina und Neutra – insbesondere für den Nominativ und Genitiv im Singular und Plural – sollten ebenso bekannt sein wie lateinische und griechische Zahlwörter.

Natürlich steuern auch moderne Sprachen Begriffe bei, gegenwärtig besonders die englische. Außerdem kommen Wortbildungen vor, die sich aus der Sprache des Ursprungslandes eines Stoffes ableiten lassen, die **Vernakularnamen** (vernaculus, lat.: einheimisch), z. B. Khoka (indianisch) = Coca (spanisch) = Cocain. Naturwissenschaftler vergangener Jahrhunderte gaben ihren Entdeckungen **Trivialnamen** (trivius, lat.: allgemein bekannt). Besonders in der Botanik, oft latinisiert, aber auch in der Chemie sind Trivialnamen anzutreffen. Fast alle Pflanzennamen gehören in diese Kategorie. Chemische Verbindungen wurden nach ihrem Vorkommen (Essigsäure im Essig), ihrer Gewinnung (Benzol aus Benzoesäure), ihrer Herstellung (Sublimat durch Sublimation des Quecksilberdichlorids) oder ihrer Verwendung (Salz oder Kochsalz für Natriumchlorid) benannt.

Eine besondere Rolle spielen **Synonyme** (synonymos, gr.: von gleichem Namen), verschiedene Wörter, die Gleiches bezeichnen: z. B. Kraftfahrzeug – Auto. Gleiche Wörter für Verschiedenes bezeichnet man als **Homonyme** (homoios, gr.: gleich): z. B. Bauer = Landmann oder Vogelkäfig. Benennungen nach dem Namen einer Person, wie z. B. Rauwolfia nach dem Arzt Rauwolf oder Glaubersalz nach dem Chemiker Glauber, bezeichnet man als **Eponyme**.

Ferner sind in der Terminologie **Präpositionen** („das Davorgestellte", z.B: contra, lat.: gegen), **Präfixe** („Vorsilben", z. B. hypo, gr.: unter, in Hypotonie = niederer Blutdruck; a ~, sog. alpha privativum, gr.: in Aphonie = Stimmlosigkeit), **Suffixe** („Anhangsilben", z. B. ~itis für akute Entzündungen), **Diminuitive** („Verkleinerung", Lobus – Lobulus, lat. Lappen – Läppchen (Ohrläppchen) und auch **Steigerungsformen** (purus, purissimum, lat.: rein – am reinsten) von besonderer Bedeutung. Sie werden insbesondere in medizinischen Begriffen angewendet.

2.1.2 Nomenklaturen

Im Unterschied zu den oben genannten, gewachsenen Quellen der pharmazeutischen Terminologie sind **Nomenklaturen** (Nomenklatura, lat.: Namensverzeichnis) künstliche, durch Übereinkunft geschaffene Benennungssysteme, um gleichartige Dinge zu beschreiben und gegeneinander abzugrenzen. Damit eine Nomenklatur ihren Zweck erfüllt, muss sie verständlich, einheitlich und überregional (international) gültig sein.

Botanische Nomenklatur

Die botanische Nomenklatur geht auf Linné zurück, der in die Biologie das binäre oder binominale (binominalis, lat.: zweinamig) System eingeführt hat. Sie wurde durch mehrere internationale Botanikerkongresse entwickelt (International Code of Botanical Nomenclature).

Die Gattungsnamen (Genus) sind Substantive, die Artnamen (Spezies) setzen sich aus dem Gattungsnamen und einem spezifischen Adjektiv (Epitheton, gr.: Beiwort) zusammen, z. B. Digitalis purpurea, Bellis perennis. Zur vollständigen wissenschaftlichen Benennung gehört außerdem der Autor der ersten wissenschaftlichen Bearbeitung und deren Jahreszahl, z. B. Pulex irritans Linné 1758, Trivialname: Menschenfloh.

Chemische Nomenklatur

Aus alchemistischen Anfängen entwickelten sich über Lavoisier und Berzelius systematische Nomenklaturen, die schließlich in die Arbeiten der IUPAC (International Union of Pure and Applied Chemistry) einmündeten. Die einfachste Art der Substanzbeschreibung sind die Elementsymbole und die sich daraus ergebenden Formeln, z. B. Summen-, Struktur- und Konstitutionsformeln. In der deutschen Bezeichnung anorganischer Verbindungen steht an erster Stelle der elektropositive Teil (Kation), gefolgt vom elektronegativen Anion, z. B. Eisen(II)-sulfat. In der organischen Chemie ist die Beschreibung der Substanzen ungleich komplizierter. Aus der Frühzeit der chemischen Wissenschaft gibt es noch zahlreiche Trivialnamen, z. B. Salicylsäure. Der erste bedeutende Kongress zur Schaffung eines Bezeichnungssystems für chemische Verbindungen war der Genfer Chemiekongress 1892. Seit 1922 hat die Kommission der IUPAC diese Aufgabe übernommen. Sie betreibt seitdem die Reform der chemischen Nomenklatur. Die nach ihren Richtlinien gebildeten „Rationellen Langbezeichnungen" beschreiben eine Verbindung in der Weise, dass sie in ein Formelbild übersetzt werden kann. Siehe dazu Lehrveranstaltung 1. Abschnitt des Studiums der Pharmazie, Chemische Nomenklatur. Häufig werden definierte Trivialnamen in die rationelle Bezeichnung eingebaut.

In der praktischen Arbeit haben sich für Arzneistoffe statt der oft umständlichen chemischen Langbezeichnungen nach IUPAC die internationalen Kurzbezeichnungen (INN = International Non-proprietary Names) durchgesetzt. Bereits 1915 hatte die FIP (Fédération Internationale Pharmaceutique) ein Komitee für Internationale Pharmazeutische Nomenklatur gegründet, 1950 übernahm die WHO (World Health Organization) die Aufgabe, international anerkannte Kurzbezeichnungen zu bilden und einzuführen. Außerdem wurden schon existierende nationale Kurzbezeichnungen integriert, z. B. aus Frankreich, Großbritannien, den skandinavischen Ländern und aus den Vereinigten Staaten (vgl. Pharmazeutische Stoffliste im Kopf der Stoffbeschreibungen).

Diese weltweit empfohlenen Bezeichnungen sind frei verwendbar. Sie dienen der Verständigung über Arzneistoffe und werden sowohl in Arzneibüchern wie auch als Namen für Generika (generare, lat.: er-

Tab. 2.1-1: INN-Bezeichnungen und Handelsnamen von Wirkstoffen/Fertigpräperaten

INN, Wirkstoff	Wirkstoffklasse	Handelsname®
Cefaclor	Antibiotikum, Cephalosporin	Panoral®
Glibenclamid	Sulfonamid, antiglykämisch	Euglucon®
Sulfacetamid	Sulfonamid, antibakteriell	Albucid®
Nicergolin	Lysergsäurederivate	Nootrop®
Propranolol	β-Blocker	Dociton®
Reproterol	β-Mimetikum, Bronchodilatator	Broncho-spasmin®
Enalapril	ACE-Hemmer	Xanef®

zeugen; generic name, engl.: Freiname; nach Ablauf des Patentschutzes in den Handel gebrachtes Zweitpräparat eines Wirkstoffes) angewandt.

Die Bildungsprinzipien der INN-Bezeichnungen sind folgende: Kurze, international eindeutige Schreibweise und Aussprache (daher: statt ph=f, ae und oe=e, th=t, y=i usw.), es sollen keinerlei Rückschlüsse auf anatomische, physiologische, pathologische oder therapeutische Begriffe möglich sein. Dafür stehen zur Gestaltung der INN-Bezeichnungen festgelegte Silben zur Verfügung, die die chemisch/therapeutische Klasse eines Arzneistoffes erkennen lassen. Diese Silben können als Präfix, Suffix oder als Infix (also in der Wortmitte) vorkommen (Tab. 2.1-1, die charakteristische Silbe ist unterstrichen).

Im Gegensatz zu den INN-Bezeichnungen genießen Warenzeichen (®=registrated trademarks) einklagbare Eigentums- und Patentrechte. Sie sind in ihrer Gestaltung frei und dürfen sich auch werbend auf Krankheiten und Gebrechen beziehen, sofern dadurch nicht Sitte und Anstand verletzt werden (s. Tab. 2.1-1).

Beachte: Da ein Warenzeichen auf ein (Fertig-) Produkt, oder eine, wie man früher sagte, Spezialität bezogen ist, muss es nicht zwingend synonym für einen Wirkstoff stehen.

Beide Nomenklaturen, die biologische und die chemische, aber auch die Kurzbezeichnungen nach INN werden im Arzneibuch verwandt.

Außerdem sind noch folgende Nomenklaturen vorgeschrieben: Für **Kosmetika** gilt die Deklaration der Inhaltsstoffe nach INCI (International Nomenclature of Cosmetic Ingredients) in der gesamten Europäischen Union. Sie ist überwiegend englisch, z.B.: Sodium statt Natrium, orientiert sich an den INN, aber auch an den sonst im Europäischen Arzneibuch üblichen lateinischen Bezeichnungen. Die Inhaltsstoffe werden auf allen Packungen in der Reihenfolge abnehmender Mengenanteile angegeben. Pflanzenteile werden im Allgemeinen nicht bezeichnet, dafür jedoch die Stammpflanze; Farben können auch mit ihrer Nummer im Color-Index (CI) anstelle des Namens, Duftstoffe werden als „Parfum" oder „Aroma" angegeben werden.

Medizinprodukte werden nach europäischer Übereinkunft seit 1999 nach der UMDNS-Nomenklatur (Universal Medical Device Nomenclature System) bezeichnet.

Schließlich benutzt man im Sprachgebrauch häufig Abkürzungen, z.B. ASS=Acetylsalicylsäure, DNS= Desoxyribonukleinsäure. Die in Proteinen vorkommenden Aminosäuren werden ebenfalls mit Kürzeln bezeichnet, z.B. Gly=Glycin, Leu=Leucin. Um den Aufbau eines Eiweißmoleküls zu beschreiben, werden die Kürzel der Aminosäuren in der Reihenfolge der Molekülstruktur aneinandergereiht. Allerdings kann die Verwendung von Abkürzungen auch zu erheblichen Unklarheiten führen. Beispiel: In der Alltagssprache wird die Kommunikationstechnik: „Integrated Services Digital Network" mit ISDN abgekürzt, der Pharmazeut versteht hingegen darunter Isosorbitdinitrat.

2.1.3 Terminologie der Arzneibücher

Das Arzneibuch ist eine rechtsverbindliche Sammlung anerkannter wissenschaftlicher Regeln über die Herstellung, Prüfung, Lagerung, Qualität und Kennzeichnung von Arzneimitteln und den für ihrer Herstellung verwendeten Stoffen. Die Geschichte der Arzneibücher spiegelt das Ringen um einen nunmehr gesamteuropäischen, feststellbaren und einheitlichen Standard von Rohstoffen, Arzneistoffen und auch deren wissenschaftliche Bezeichnung wider.

1872 entstand aus regionalen Pharmakopoeen (pharmakon, gr.: Heilmittel; poiein, gr.: machen: Arzneibuch) das erste Deutsche Arzneibuch, die Pharmakopoea Germanica Prima. In unregelmäßigen Abständen wurden seitdem die Ausgaben den neuen Entwicklungen angepasst. 1957 erschien ein so genanntes Internationales Arzneibuch. 1974 wurde im Rahmen der EG das Europäische Arzneibuch (Pharmacopocea Europaea – Ph. Eur., deutsch: EuAB) schrittweise neben dem nationalen Arzneibuch (DAB) eingeführt. 1987 wurde die 9. Ausgabe des DAB mit der Ph. Eur. 2. Ausgabe in einem Buch vereinigt. Mit der Einführung der Ph. Eur. 3. Ausgabe, 1997, amtliche deutsche Ausgabe, sind diese beiden Werte wieder getrennt worden. Ab 1997 gelten das jeweils gültige Europäische Arzneibuch und das jeweils gültige Deutsche Arzneibuch sich ergänzend.

Dabei wird das aktuelle Arzneibuch einfach nach dem Erscheinungsjahr benannt, z. B.: Deutsches Arzneibuch 2004 (DAB 2004). Das Europäische Arzneibuch 5. Ausgabe (Ph. Eur. 5.0), Grundwerk 2005, ersetzt die 4. Ausgabe der Ph. Eur., die mit dem 8. Nachtrag 2005 abgeschlossen worden ist.

Als Nachträge werden Änderungen einzelner Monographien eines Arzneibuches oder Neuaufnahmen bezeichnet, sie sollen die Neuauflage des Gesamtwerkes vermeiden. Um die Aktualität der einzelnen Monographien zu gewährleisten, bedient man sich bei der Ph. Eur. folgender Methode: Beispiel Trimethoprim 4.04/0060; dabei steht 4 für die 4. Ausgabe der Ph. Eur., 04 für den 4. Nachtragsband, während 0060 die Monographiebearbeitungsnummer des Arzneibuches ist.

Daneben entstanden Ende des 19. Jahrhunderts Vorschriftenbücher – ebenfalls mit Monographien und Rezepturen – die, von Berufsorganisationen herausgegeben, zwar allgemein anerkannt, aber nur bedingt rechtsverbindlich waren: die Ergänzungsbücher. Seit 1972 erhielten sie den international üblichen Beinamen *Codex,* z. B. Deutscher Arzneimittel-Codex (DAC 2004). Der „Deutsche Arzneimittel-Codex (DAC)“ und das zu ihm gehörige „Neue Rezepturformularium (NRF)“ werden jährlich durch eine Loseblattlieferung aktualisiert, z. B. NRF (mit 21. Ergänzungslieferung) 2004. In den Monographien ist als Fußnote angegeben, wann sie eingeführt worden sind.

Zunächst verwendeten Deutsche Arzneibücher die lateinische Nomenklatur, wie sie im wichtigsten Vorgängerwerk, dem preußischen Arzneibuch, Pharmakopoea Borussia, nach den Bildungsprinzipien der lateinischen Sprache entwickelt worden war. Diese Bezeichnungsweise findet sich heute noch weitestgehend auf den Gefäßen deutscher Apotheken und ist im Folgenden mit Altlatein (lat.) gekennzeichnet.

In der Apotheke werden die altlateinischen Begriffe darüber hinaus auch gerne für solche Produkte weiterverwendet, die in der Volksmedizin traditionell angewandt werden, aber weder europaweit offizinell noch in den modernen Arzneibüchern seit 1968 berücksichtigt worden sind, auch wenn für diese eine Bezeichnung in europäischem Latein möglich wäre. Beispiele: Electuarium Theriaca, Unguentum Majoranae. Listen der Drogen- und Chemikalienhändler und die Hilfstaxe sind ebenfalls in Altlatein verfasst. Ferner sind die altlateinischen Bezeichnungen auch in den ehemaligen RGW-Staaten (Rat für gegenseitige Wirtschaftshilfe) üblich.

Daneben hatte sich im romanischen Sprachraum, insbesondere in Frankreich, eine abweichende lateinische Nomenklatur entwickelt, die von mehreren westlichen Ländern übernommen wurde und in der Folge als „europäisches Latein“ bezeichnet wird. Zusätzlich werden von allen Nationen als Untertitel Bezeichnungen in den Landessprachen verwendet. All dieses brachte bei der Zusammenführung der Arzneibücher zu einem europäischen Gesamtwerk terminologische Verwirrungen. Die Bundesrepublik hat daher im DAB und in der Ph. Eur. die Monographien mit deutschen Titeln versehen. Die Untertitel sind im Hinblick auf die EU in europäischem Latein abgefasst. Das Synonym-Verzeichnis zum Arzneibuch, eine Art Generalinhaltsverzeichnis für alle in Deutschland, Österreich und der Schweiz relevanten Arzneibücher, stellt die Vergleichbarkeit der verschiedenen Bezeichnungsformen für die tägliche Arbeit sicher. Dies ist umso wichtiger, seit das Europäische Arzneibuch außer dem Stichwortverzeichnis über keinerlei Inhaltslisten „deutsch-lateinisch“/„lateinisch-deutsch“ mehr verfügt.

Bezeichnungen der Arzneipflanzen

Mit „Drogen“ (drogues – altfranzösisch – zu trocken) wurden ursprünglich getrocknete pflanzliche oder tierische Arzneistoffe bezeichnet. Allerdings hat das Wort seine Bedeutung mehrfach gewandelt. So bezeichnet man im angloamerikanischen Sprachraum mit „drug“ allgemein Arzneimittel. Inzwischen ist der Begriff das Synonym für Suchtmittel geworden.

Die Bezeichnungen werden grundsätzlich aus dem botanischen Namen der Stammpflanze, kombiniert mit dem Namen des verwendeten Pflanzenteils, gebildet (Tab. 2.1-2). Im europäischen Latein wird der Pflanzenname im Genitiv vorangestellt und dann der als Droge gesammelte Teil der Pflanze im Nominativ nachgestellt, beide im Singular. Die Bildungsprinzipien gelten auch für tierische Drogen.

In der altlateinischen Bezeichnung wird der Pflanzenteil im Nominativ – meist im Plural – vorangestellt, es folgt der Pflanzenname im Genitiv – meist im Singular.

Bezeichnungen der Chemikalien, Arzneistoffe und Zubereitungen

Die Salze werden im Altlatein der deutschen Sprache entsprechend aus dem substantivischen Kation und dem adjektivischen Anion gebildet: Natrium chloratum – Natriumchlorid. Die Suffixe -atum, -osum und -icum entsprechen der deutschen Nomenklatur -id, it, -at. Sauerstofffreie Anionen enden im

Tab. 2.1-2: Bezeichnungen für Arzneipflanzen

Stammpflanze	Pflanzenteil	Europäisches Latein	Altlatein
Arnica montana	Flos – Blüte	Arnicae flos	Flores Arnicae
Achillea millefolium	Herba – Kraut	Millefolii herba	Herba Millefolii
Foeniculum vulgare	Fructus – Früchte	Foeniculi fructus	Fructus Foeniculi
Foeniculum vulgare	Aetheroleum – Flüchtiges Öl	Foeniculi aetheroleum	Oleum Foeniculi
Olea europaea	Oleum – Fettes Öl	Olivae oleum	Oleum Olivarum

europäischen Latein auf -idum (einzige Ausnahme: hydroxidum für OH-Anionen), sauerstoffhaltige je nach Oxidationsstufe des Zentralatoms, auf -is oder -as. Im Französischen heißt Natriumchlorid Chlorure de Sodium – das Chlorid des Natriums. Folglich steht im europäischen Latein das Kation zwar an erster Stelle, jedoch im Genitiv.

Natrii chloridum ist also die eurolateinische Bezeichnung für Kochsalz, Kalii chloras für Kaliumchlorat.

Säuren werden in beiden Systemen mit Acidum und dem dazugehörigen Anion als kleingeschriebenes Adjektiv benannt, z. B. Acidum sulfuricum – Schwefelsäure (Tab. 2.1-3 bis 2.1-5).

Komplizierte chemische Namen werden in der deutschen Überschrift einer Monographie mit dem INN-Namen, in der lateinischen Überschrift latinisiert durch Anhängen der Endung -um bezeichnet. Beispiel: Phenyldimethylpyrazolon; INN: Phenazon, lat.: Phenazonum. Bezeichnungen für Zubereitungen und Darreichungsformen werden analog den Prinzipien bei der Benennung der Arzneipflanzen gebildet. Um jedoch hier genauer zu sein, werden zunehmend ältere Begriffe durch beschreibende Bezeichnungen als Überschriften der Rahmenmonographien ersetzt. So werden z. B. Salben (lat.: Unguenta) unter „Halbfeste Zubereitungen zur kutanen Anwendung", lat.: Praeperationes molles ad usum dermicum; beschrieben. Eine einzelne, bestimmte Salbe hingegen wird immer noch mit Unguentum bezeichnet. So ist auch die Änderung der Bezeichnung der Basiscreme DAC von Cremor basalis in Unguentum basale einleuchtend. Andere Beispiele für wichtige Begriffe aktueller und älterer Arzneibücher siehe die Tabellen 2.1-4 und 2.1-5.

Terminologie der Homöopathie

Bedingt durch die besonderen Anschauungsweisen in der Homöopathie (homoios, gr.: ähnlich, begründet durch Samuel Hahnemann 1796) und den daraus resultierenden Herstellungsvorschriften für Arzneimittel ergeben sich einige Abweichungen von der sonstigen Nomenklatur der Arzneibücher.

Grundlage hierfür ist in Deutschland derzeit das „Homöopathische Arzneibuch (HAB 2004)", in dem allerdings auch andere alternative Arzneimittel, wie z. B. anthroposophische (anthropos, gr.: Mensch; sophe, gr.: Weisheit) und spagirische (spanein, gr.: ziehen; ageirein, gr.: sammeln – ein „alchemistisches Verfahren") beschrieben werden. Für den Aufbau und die Terminologie des HAB sind Ausgaben homöopathischer Arzneibücher berücksichtigt worden, die weit zurückreichen, z. B. Gruner 1845; Pharmacopoea homoeopathica polyglotta, Schwabe 1901. Da sich das gesamte homöopathische Schrifttum der ursprünglichen Terminologie des Altlateins bedient,

Tab. 2.1-3: Chemische Bezeichnungen

Deutsch	Europäisches Latein	Altlatein	Summenformel
Salz*säure*	*Acidum* hydrochlor*icum*	*Acidum* hydrochlor*icum*	HCl
Natriumsulf*id*, -chlor*id*, -iod*id*	Natrii sulf*idum*, chlor*idum*, iod*idum*	Natrium sulfur*atum*, chlor*atum*, jod*atum*	Na_2S, NaCl, NaI
Natriumnitr*it*, -sulf*it*	Natrii nitr*is*, sulf*is*	Natrium nitr*osum*, sulfur*osum*	$NaNO_2$, Na_2SO_3
Natriumphosph*at*, -sulf*at*, -carbon*at*	Natrii phosph*as*, sulf*as*, carbon*as*	Natrium phosphor*icum*, sulfur*icum*, carbon*icum*	Na_3PO_4, Na_2SO_4, Na_2CO_3
Eisen(II)-sulf*at*	Ferrosi sulf*as*	Ferrum sulfur*icum*	$FeSO_4$
Natriumhydrogencarbon*at*	Natrii hydrogencarbon*as*	Natrium bicarbon*icum**	$NaHCO_3$
Basisches Bismutnitr*at*	Bismuthi subnitr*as*	Bismutum subnitr*icum*	$BiONO_3$-BiO(OH)

* Die Silbe „bi" soll ausdrücken, dass es sich um ein saures Anion handelt

Tab. 2.1-4: Gebräuchliche Bezeichnungen in Arzneibüchern

Bezeichnung	Deutsch	Beispiel	Deutsch
Acidum	Säure	Acidum acetylosalicylicum	Acetylsalicylsäure
Adeps	Fett	Adeps Lanae	Woll„wachs"
Alcoholum	Alkohol	Alcohol benzylicus	Benzylalkohol
Aqua	Wasser	Aqua ad iniectabilia	Wasser für Injektionen
Balsamum	Balsam	Balsamum peruvianum	Perubalsam
Capsula	Kapsel	Acidi ascorbici capsulae	Ascorbinsäurekapseln
Cellulosum	Cellulose	Cellulosum ligni depuratum	hochgebleichter Verbandzellstoff
Cera	Wachs	Cera flava	Gelbes Wachs
Collyrium	Augenwasser	Collyrium adstringens luteum	Gelbes Augenwasser
Compressi	Tabletten	Acidi ascorbici compressi	Ascorbinsäure-Tabletten
Corpora	Substanzen	Corpora ad usum pharmaceuticum	Substanzen zur pharmazeutischen Verwendung
Cortex	Rinde	Frangulae cortex	Faulbaumrinde
Emplastrum	Pflaster	Emplastrum adhaesivum	Heftpflaster
Ethanol	Äthanol	Ethanolum 96 per centum	Spiritus/Weingeist 96%ig
Extractum	Extrakt	Valerianae extractum fluidum	Baldrianflüssigextrakt
Faex	Hefe	Faex medicinalis	Medizinische Hefe
Filum	Faden	Filum tortum sterile	Steriles Nahtmaterial
Folium/Folia	Blatt/Blätter	Sennae folium	Sennesblatt
Fructus	Frucht	Juniperi fructus	Wacholder(frucht)beere
Gelatina	Leim/Gelatine	Gelatina zinci	Zinkleim
Globulus	Kugel	Globulus vaginalis	Vaginalkugel
Gossypium (Lanugo)	Baumwolle	Lanugo gossypii absorbens	Verbandwatte aus Baumwolle
Granulatum	Granulat	Granulatum laxativum	Abführkörnchen
Gutta	Tropfen	Guttae ophthalmicae	Augentropfen
Immunoserum	Immunserum	Immunoserum ad usum humanum	Immunserum für Menschen
Immunoglobulinum	Immunglobulin	Immunoglobulinum humanum normale	Immunglobulin vom Menschen
Infundibilium	Infusion	Sorbitoli solutiones infundibiles	Sorbit-Infusionen
Iniectabilium	Injektion	Laevulosi solutiones iniectabiles	Fructose-Injektionen
Kaolinum/Bolus	Ton	Kaolinum ponderosum	Weißer Ton
Lichen	Moos	Lichen islandicus	Isländisches Moos
Lignum	Holz	Santali lignum rubrum	Rotes Sandelholz
Liquor	Flüssigkeit (durch chemische Zersetzung)	Liquor Ammonii caustici triplex	Salmiakgeist 25%
Lotio	Schüttelmixtur	Zinci oxidi lotio	Zinkschüttelmixtur
Mel	Honig	Foeniculi mel	Fenchelhonig
Mixtura	Mischung	Mixtura solvens	(Schleim)lösende Mischung
Mucilago	Gel/Schleim	Carboxymethylcellulosi mucilago	Carboxymethylcellulosegel
Oleum	(fettes) Öl	Olea herbaria	Pflanzliche fette Öle
ophthalmicus	Aufs Auge bezogen	Guttae ophthalmicae, auch Oculoguttae	Augentropfen
Parenteralia	sterile Zubereitungen zur Infusion, Injektion oder Implantation		
Pasta	Paste	Zinci pasta mollis	Weiche Zinkpaste
Pastillus	Pastille	Liquiritiae succi pastilli	Lakritzenpastillen
Pericarpium	Fruchtschale	Aurantii pericarpium	Pomeranzenschale
Plantae	Pflanzen	Plantae ad ptisanam	Pflanzliche Drogen zur Teebereitung

Tab. 2.1-4: Gebräuchliche Bezeichnungen in Arzneibüchern (Fortsetzung)

Bezeichnung	Deutsch	Beispiel	Deutsch
Producta	Zubereitungen (durch Herstellung)	Producta allergenica	Allergenzubereitungen
Pulvis	Pulver	Pulvis cellulosi	Cellulose-Pulver
Radix	Wurzel	Gentianae radix	Enzianwurzel
Resina	Harz	Jalapae resina	Jalapenharz
Rhinoguttae	Nasentropfen	Naphazolini hydrochloridi rhinoguttae	Naphazolinhydrochlorid-Nasentropfen
Rhizoma	Wurzelstock	Curcumae xanthorrizae rhizoma	Gelbwurz
Sanguis	Blut	Sanguis humanus	Blutkonserve
Sapo	Seife	Sapo kalinus	Kaliseife (grüne)
Semen	Same	Lini semen	Leinsamen
Sirupus	Sirup	Sirupus simplex	Zuckersirup
Solutio	Lösung	Formaldehydi solutio	Formaldehydlösung
Species	Teemischung	Species urologicae	Blasentee
Spiritus	Ethanolische Lösung	Spiritus camphoratus	Kampferspiritus
Stylus	Stift	Styli caustici	Ätzstifte
Suppositorium	Zäpfchen	Suppositorium antihaemorrhoidalium	Hämorrhoidalzäpfchen
Tela	Mull	Tela gossypii absorbens	Verbandmull aus Baumwolle
Terra silicea	Kieselerde/Kieselgur	Terra silicea purificata	Gereinigte Kieselerde
Tinctura	Tinktur	Myrrhae tinctura	Myrrhentinktur
Tuber	Knolle	Aconiti tuber	Eisenhutknolle
Unguentum	Salbe	Zinci unguentum	Zinksalbe
Vaccinum	Impfstoff	Vaccinum cholerae	Cholera-Impfstoff
Vinum	Wein	Cinchonae vinum	Chinawein

hat man Vereinheitlichungen zum europäischen Latein, wie bei den Arzneibüchern, nicht vorgenommen. Um Verwirrungen zu vermeiden, werden die Bezeichnungen nach den ursprünglichen Gewohnheiten gebildet.

Soweit es sich um Stoffe aus der belebten Natur handelt, gilt das binominale System (s. S. 350). Solange aus einer Gattung nur eine Art homöopathisch genutzt wird, erhält sie als Bezeichnung nur den Gattungsnamen, z. B. *Aconitum* für eine Zubereitung aus *Aconitum napellus.*

Wird aus der gleichen Gattung später eine weitere Art homöopathisch eingesetzt, geschieht dies unter dem Gattungs- und Artnamen, z. B. Helleborus für *Helleboros niger,* später *Helleborus foetidus* und *Helleborus viridis.* Gelegentlich kommen, historisch bedingt, abweichende Namen vor, z. B. Flor de piedra für *Lycopodium leandri,* Nux moschata für *Myristica fragans.*

Chemische Substanzen werden, wie in den alten deutschen Arzneibüchern, mit Altlatein bezeichnet. Das Anion Chlorid – chloratum wird häufig muriaticum (lat.: salzsauer) genannt. Daneben erinnern viele chemische Namen auch an alchemistische Zeiten: Arsenicum album für das Anhydrid der arsenigen Säure, Calcaria usta für Calciumoxid, Calcium causticum für Calciumhydroxid, Hepar sulfuris (Schwefelleber) für Calciumpolysulfide, Cinnabaris (Zinnober) für rotes Quecksilbersulfid, Glonoinum für Nitroglycerin, Silicea für Kieselsäure und für Quecksilber-Verbindungen statt Hydrargyrum der Name Mercurius mit vielen alchemistisch bedingten Adjektiven.

Terminologische Begriffe bei der Herstellung homöopathischer Arzneimittel

Die Ph. Eur. enthält seit 1997 eine Rahmenmonographie „Homöopathische Zubereitungen/Praeperationes homoeopathicae“, in der die Begriffe Ausgangsstoffe, Arzneiträger, Konzentrierte Zubereitungen, Urtinkturen, Glycerolmazerate, Potenzierung und auch Darreichungsformen definiert werden.

Die Urtinktur wird dabei durch das Symbol ∅ oder TM (Tinctura maternalis, lat.: Muttertinktur) bezeichnet. Bei Potenzierungen, das HAB spricht hier schulwissenschaftlich korrekter von Verdünnungen, im Verhältnis 1 : 10 befindet man sich im Dezimalsystem (decem, lat.: zehn) und bezeichnet die Zubereitung mit D oder DH. Die nachfolgende Ziffer gibt die Zahl der Verdünnungsschritte, Potenzierungen, an, z. B. Belladoma D3 (Gehalt = 10^{-3}).

Tab. 2.1-5: Einige Adjektive und andere Begriffe aus den Arzneibüchern

Bezeichnung	Deutsch	Eurolateinisches Beispiel
acer	scharf	Capsici fructus acer
activatus	aktiviert	Carbo activatus
adhaesivus	anhaftend	Emplastrum adhaesivum
adsorbatus	anlagernd	Vaccinum diphtheriae adsorbatum
ad usum	zum Gebrauch	ad usum veterinarium
albus	weiß	Vaselinum album
anaesthecticus	betäubend	Aether anaestheticus
anhydricus	wasserfrei	Ampicillinum anhydricum
aquosus	wässrig	Unguentum emulsificans aquosum
artificiale	künstlich	Sal Ems artificiale
causticus	ätzend	Styli caustici
compositus	zusammengesetzt	Cinchonae tinctura composita
concentratus	konzentriert	Acidum phosphoricum concentratum
crudus	roh	Cresolum crudum
dilutus	verdünnt	Acidum hydrochloricum dilutum
dispersissimus	feinstverteilt	Sulfur dispersissimum; auch Sulfur praecipitatum
dulcis	süß	Essentia dulcis
emulsificans	emulgiert	Unguentum emulsificans
flavus/luteus	gelb	Cera flava
fluidus	flüssig	Extractum fluidum
glacialis	eisähnlich	Acidum aceticum glaciale
hemi	halb	Calcii sulfas hemihydricus
humanus	auf den Menschen bezogen	Sanguis humanus
hydrogenatus	gehärtet („hydriert")	Arachidis oleum hydrogenatum
levis	leicht	Magnesii oxidum levis
liquidum	flüssig	Simmondriae cera liquida
mollis	weich	Unguentum molle
niger	schwarz	Piperis nigri fructus
normatus	standardisiert	Opii pulvis normatus
per centum	prozentig	Glycerolum 85 per centum
perliquidus	dünnflüssig	Paraffinum perliquidum
ponderosus	schwer	Magnesii subcarbonas ponderosus
peroxidum	per(super)-oxid	Hydrogenii peroxidum 3 per centum
praecipitatus	ausgefällt	Silicii dioxidum praecipitatum
purificatus	gereinigt	Aqua purificata
racemicus	racemisch	Methioninum racemicum
ruber	rot	Hydrargyri oxidum rubrum
saccharatum	mit Zucker	Ferri oxidum saccharatum
siccatus	getrocknet	Magnesii sulfas siccatus
simplex	einfach	Sirupus simplex
solidus	fest	Paraffinum solidum
subliquidus	dickflüssig	Paraffinum subliquidum
vivus	lebend	Vaccinum febris flavae vivum

Im angelsächsischen Raum verwendet man für das Dezimalsystem gelegentlich das Symbol X und setzt die Zahl der Potenzierungen davor.

Verdünnt man im Verhältnis 1 : 100, arbeitet man im Centesimalsystem (centum, lat.: hundert). Die Zubereitungen werden mit dem Symbol C oder CH und der entsprechenden Verdünnungszahl gekennzeichnet.

Ein drittes System arbeitet mit Potenzierungen 1 : 50 000. Die Verdünnungen werden mit LM (Quinquagintamille, lat.: fünfzigtausend) und der römischen Ziffer für die Potenzierungsschritte bezeichnet, z. B. Sulphur LM VI.

Verdünnungen im flüssigen Milieu nennt man *Dilutionen* [Abk.: dil. (diluere, lat.: verdünnen)]. Lässt man die Verdünnung von genormten Zuckerkügelchen aufsaugen, heißt die Arzneiform *Globuli* [Abk.: glob. (globulus, lat.: Kügelchen, Globuli velati, lat.: velare: umhüllen – Imprägnierte Streukügelchen)]. Verdünnt man, wie bei schwerlöslichen Chemikalien oft üblich, mit einem festen Träger durch Verreiben, nennt man die Arzneiform *Trituration* [Abk.: trit. (terere, lat.: reiben)], die auch zu homöopathischen Tabletten verpresst werden kann.

2.1.4 Ausgewählte Gebiete der medizinischen Terminologie

Die Medizinische Terminologie ist außergewöhnlich umfangreich, vielschichtig und zudem eine historisch gewachsene „Nicht-Nomenklatur". Man kann sie sich daher fast nur durch „Lernen durch Gebrauch" aneignen. Ein Großteil der verwendeten Begriffe stammt aus der griechischen Sprache, Präfixe und Suffixe erweitern die Wortbedeutungen erheblich.

Sie dient der Verständigung innerhalb medizinischer Fachkreise, wie Ärzten, Apothekern, Krankenkassen und Aufsichtsbehörden, aber auch zur Infor-

Tab. 2.1-6: Einige ausgewählte medizinische Begriffe der Anatomie

Begriff	Bezeichnung	Beispiele
Körper	soma (gr.)	somatisch (auf den Körper bezogen)
Seele	psyche (gr.)	Psychiatrie psychosomatisch
Kopf	cranium (lat.) kephalos (gr.)	kranial Enzephalogramm en: endogen (innen) ex: exogen (außen)
Gehirn	cerebrum (lat.)	zerebral
Auge	oculus (gr.) ophthalmus (gr.)	Oculoguttae Exophthalmus
Ohr	otos (gr.)	Otitis media
Nase	rhis (gr.), nasus (lat.)	Rhinitis, nasal
Mund	os, oris (lat.)	oral (aber os, ossis; lat.: Knochen)
Zunge	lingua (lat.)	sublingual
Respirationstrakt		respiratorisch (die Atmung betreffend)
Kehlkopf	larynx (lat.)	Laryngospasmus (Stimmritzenkrampf) spasmos (gr.: Krampf)
Luftröhre	trachea (lat.)	Tracheotomie (Luftröhrenschnitt) tome (gr.: Schnitt)
Bronchus	Hauptbronchus Bronchiolen	Bronchitis
Lungenbläschen	Alveolen	alveolus (lat.: kleines Flußbett)
Lunge	pulmo (lat.)	pulmonal
Brust	pectus (lat.) Thorax (gr.)	Angina pectoris angere (lat.: beengen) Brust(panzer)
Kardiovaskuläres System	vas (lat.: Gefäß)	Vaskulitis
Herz	kardia (gr.)	kardial, Perikard
Kontraktion	syn (gr.: zusammen)	Systole
Dilatation	dia (gr.: auseinander)	Diastole
Kranzgefäße	corona (lat.: Kranz, Krone)	Koronargefäß
Arterie Arteriole	arteria (gr.: Schlagader), artan (gr.: anbinden)	arteriell Arteriosklerose
Kapillargefäße	capillus (lat.: Haar)	
Vene	phlebs (gr.: Ader)	venös, Phlebektomie (Venenresektion)
Blut	haima (gr.), sanguis (lat.)	Hämatom
Erythrozyt	erythros (gr.: rot)	rotes Blutkörperchen
Leukozyt	leukos (gr.: weiß)	weißes Blutkörperchen
Thrombozyt	thrombos (gr.: dicker Tropfen)	
Hämoglobin	globulus (lat.: Kügelchen)	Blutfarbstoff
Endokrines System	krinein (gr.: abtrennen)	innersekretorische Drüsen betreffend
Drüse	glandula (lat.)	
Hormon	horman (gr.: antreiben)	hormonal
Hypophyse	hypo (gr.: unter)	Hirnanhangsdrüse
Hypothalamus	thalamos (gr.: Höhle)	
Nervensystem	nervus (lat.: Nerv) sensorius (lat.: der Empfindung dienend) sympathein (gr.: mitleiden)	innerviert sensorisches System Sympathikus Parasympathikus
Reizaufnahme	recipere (lat.: aufnehmen)	Rezeptor
Reflex	reflectere (lat.: rückwärts biegen)	reflektorisch
Gastrointestinaltrakt		
Magen	gaster (gr.) ventriculus (lat.) ulcus (lat.: Geschwür)	Gastritis, Ulcus ventriculi
Speiseröhre	phagein (gr.: essen)	Ösophagus
Darm	enteron (gr.), dys (gr.: widrig) intestinum (lat.)	enteral, Dysenterie parenteral intestinal
Dünndarm		
Leerdarm	ieiunus (lat.: mager, dürr)	Jejunum
Krummdarm	ilia (lat.: Gedärm)	Ileum
Zwölffingerdarm	duodecim (lat.: zwölf)	Duodenum
Dickdarm		
Grimmdarm	colon	Kolik
Mastdarm	rectum	Rektoskopie
After	anus (lat.)	anal
Leber	hepar (gr.), iecur (lat.)	Hepar Sulfuris Oleum Iecoris
Galle	bilis (lat.), fel (lat.), chole (gr.)	Bilirubin, Fel Tauri, Cholesterol
Bauchspeicheldrüse	pas (gr.: ganz, alles), kreas (gr.: Fleisch)	Pankreas
Harnableitendes System		
Niere	nephros (gr.), lithos (gr.: Stein), renes (lat.: Nieren)	Nephrolithiasis, renal
Harnleiter	ouron (gr.: Harn)	Ureter
Harnröhre		Urethra
Blase	kystis (gr.)	Zystitis
Haut	derma (gr.) cutis (lat.)	Epidermis Dermatologie subkutan
Muskel	musculus (lat.) trephein (gr.: ernähren)	Muskelatrophie

Tab. 2.1-7: Ausgewählte Begriffe der Pathologie

Begriff	Deutsche Bedeutung
Ätiologie	Krankheitsursache
Bakteriell	Durch Bakterien bedingt
Benigne	gutartig
Endemisch	Über längere Zeit in einem bestimmten Gebiet auftretend
Epidemisch	Seuchenartig auftretend
Genuin	Angeboren
Idiopathisch	Ohne erkennbare Krankheitsursache, unabhängig von anderen Krankheiten entstanden
Karzinom	Bösartige Geschwulst
Koma	Tiefe Bewusstlosigkeit

Begriff	Deutsche Bedeutung
Letal	Tödlich
Maligne	Bösartig
Morbidität	Erkrankungshäufigkeit
Mortalität	Sterblichkeit
Pathogen	Krankheitserregend
Pathogenese	Entstehungsweise krankhafter Zustände
Rezidiv	Rückfall
Teratogen	Missbildungen hervorrufend
Trauma	Verletzung
Viral	Durch Viren bedingt

Tab. 2.1-8: Ausgewählte Indikationsgruppen der Pharmakologie

Arzneistoffgruppen	Wirkung/Verwendung	Herkunft der Bezeichnung
Analeptika	Kreislaufanregend	analambanein (gr.: in die Höhe heben)
Analgetika	Schmerzbetäubend	algos (gr.: Schmerz), dolor (lat.: Schmerz)
Anthelmintika	Gegen Würmer	helmis (gr.: Eingeweidewurm)
Antiallergika (Synonym: Antihistaminika)	Gegen Allergien	allos (gr.: andere), ergon (gr.: Wirkung)
Antiarrhythmika	Gegen Herzrhythmusstörung	arrythmos (gr.: unrhythmisch)
Antibiotika/ Chemotherapeutika	Gegen pathologische Mikroorganismen hemmend oder abtötend	bios (gr.: Leben), therapaia (gr.: Pflege, Behandlung)
Antidiabetika	Gegen Zuckerkrankheit	diabainein (gr.: hindurchgehen)
Antiemetika	Gegen Übelkeit und Erbrechen	emetos (gr.: Erbrechen), vomitus (lat.: Erbrechen)
Antiepileptika	Gegen Epilepsie (Fallsucht)	epilambanein (gr.: störend hereinbrechen)
Antihypertonika	Gegen Bluthochdruck	hyper (gr.: über), tonus (lat.: Druck)
Antihypotonika	Gegen niedrigen Blutdruck	hypo (gr.: unter)
Antikoagulantia	Blutgerinnungshemmend	coagulari (lat.: gerinnen)
Antikonzeptiva	Empfängnisverhütungsmittel	concipere (lat.: empfangen)
Antimykotika	Gegen Pilzerkrankung	mykes (gr.: Pilz), fungus (lat.: Pilz)
Antipyretika	Zur Fiebersenkung	pyretos (gr.: Fieberhitze)
Antitussiva/Expektorantia	Hustenmittel	tussis (lat.: Husten), pectus (lat.: Brust) expectorare (lat.: aus der Brust verjagen)
Bronchospasmolytika	Krampflösend (im Bronchialtrakt)	spasmos (gr.: Krampf), lysis (gr.: Auflösung)
Corticoide	Nebennierenrindenhormone	cortex (lat.: Rinde)
Dermatika	Hautmittel	derma (gr.: Haut), cutis (lat.: Haut)
Desinfizientia/Antiseptika	Zur Hemmung oder Entfernung von Keimen	inficere (lat.: anstecken), sepsis (gr.: Fäulnis)
Diuretika	Harntreibend	ouron (gr.: Harn), urina (lat.: Harn)
Geriatrika	Gegen Altersfolgen	geron (gr.: Greis)
Hämostyptika	Zum Blutstillen	haima (gr.: Blut), sanguis (lat.: Blut), styptikos (gr.: verdickend)
Kardiaka	Herzmittel	kardia (gr.: Herz), cor (lat.: Herz)
Koronarmittel	Beeinflussen die Herzkranzgefäße	corona (lat.: Kranz)
Laxantia	Abführmittel	laxare (lat.: lockern)
Ophthalmika	Für die Augen	ophthalmos (gr.: Auge), oculus (lat.: Auge)
Psychopharmaka	Beeinflussen die seelischen Abläufe	psyche (gr. Seele)
Rhinologika	In der Nase anzuwenden	rhis (gr.: Nase), nasus (lat.: Nase)
Urologika	Mittel gegen Erkrankungen des Harntrakts	s. Diuretika
Vaginaltherapeutika, Gynaekologica	Für die weiblichen Geschlechtsorgane Auf weibliche Hormone wirkend	therapaia (gr.: Pflege, Behandlung), gyne (gr.: Weib)
Zystostatika	Zellwuchshemmend, gegen Krebs	kytos (gr.: Wölbung), cellula (lat.: Zelle), statos (gr.: stehend)

mation des Patienten (patiens, lat.: leidend) über seine Diagnose (dia, gr.: auseinander; gignoskein, gr.: erkennen) und seine Therapie (therapein, gr.: heilen). Die medizinische Terminologie wird den folgenden Fachrichtungen zugeteilt:

Anatomie
anatemnein (gr.: aufschneiden)
Wissenschaft vom Bau der Lebewesen

Physiologie
physis (gr.: Natur)
Wissenschaft von der Tätigkeit und der Reaktion der Zellen

Pathologie
pathos (gr.: Krankheit)
Krankheitslehre und -forschung

Pharmakologie
pharmakon (gr.: Arzneimittel)
Lehre von der Wirkung der Arzneimittel

Klinische Disziplinen
kline (gr.: Bett)

Da medizinische Fremdwörter von der Allgemeinheit oft mit einer gewissen Einbildung verwendet werden, sind die Fachkreise zur Erklärung und Übersetzung aufgerufen, um Missverständnissen vorzubeugen. Hierzu dienen auch die Packungsbeilage, der „Beipackzettel", und die „Fachinformation" eines Fertigarzneimittels. Beide sind für die Zulassung eines Arzneimittels gesetzlich vorgeschrieben. Die Beschreibung der Anwendungsgebiete (Indikationen; lat.: indicare – anzeigen, s. Tab. 2.1-8), der Gegenanzeigen (Kontraindikationen), der Nebenwirkungen und Wechselwirkungen (Interaktionen; lat.: inter – zwischen) verwirrt und ängstigt die Patienten häufig. Um die Packungsbeilage patientenfreundlicher zu gestalten, hat der Gesetzgeber die Fachinformation für heilberufliche Fachkreise eingeführt. Sie beinhaltet zusätzlich zu den Informationen des Beipackzettels auch pharmakologische und toxikologische (toxikon, gr.: Pfeilgift) Angaben. Im Rahmen dieses Kapitels können daher nur einige Hinweise gegeben und Beispiele wichtiger Begriffe tabellarisch zusammengestellt werden (s. Tab. 2.1-6 bis 2.1-8).

Weiterführende Literatur

Hunnius, C. (2004): Pharmazeutisches Wörterbuch, 9. Aufl., de Gruyter, Berlin
Kluge, F. (1999): Etymologisches Wörterbuch. 23. Aufl., de Gruyter, Berlin
Pharmazeutische Stoffliste, Werbe- und Vertriebsgesellschaft, Eschborn
Pschyrembel, W. (2004): Klinisches Wörterbuch, 260. Aufl., de Gruyter, Berlin
Schulz, K.-H., Helmstädter, A. (2004): Fachlatein. 14. Aufl., Govi Verlag, Pharmazeutischer Verlag GmbH, Eschborn
Synonymverzeichnis (2005): 6. Aufl. Deutscher Apotheker Verlag, Stuttgart
The Merck Index (2001): 13. Aufl., Merck & Co., USA

2.2 Interpretation ärztlicher, zahnärztlicher und tierärztlicher Verschreibungen

Peter Aurnhammer

2.2.1 Häufigkeit der Verordnungen

Die ordnungsgemäße Belieferung der Rezepte steht heute neben der dazugehörenden Beratung im Mittelpunkt der apothekerlichen Tätigkeit. Apotheken erzielen im Schnitt über 80 % ihres Umsatzes mit verordneten Arznei- und Hilfsmitteln (Abb. 2.2-1 und Abb. 2.2-2). Sie erhalten dabei durchschnittlich rund 50 000-mal im Jahr (>150-mal/Tag) eine Verordnung und müssen diese ordnungsgemäß interpretieren und ausführen. Dies ist also ein zentraler Bestandteil des Apothekerberufes.

2.2.2 Das Rezept

Funktion

Verschreibungen, oft auch als Rezept bezeichnet (von lat. recipe = nimm), dienen dazu, einer namentlich bezeichneten Person (Ausnahme: Sprechstundenbedarf) oder einem Tier, ein oder mehrere Mittel zur Erhaltung oder Wiederherstellung der Gesundheit zu verordnen. Dies können Arzneimittel, Verbandstoffe, Hilfsmittel, aber auch Kuren, Massagen oder Krankengymnastik sein.

Rezepte erfüllen dabei primär zwei Funktionen:

1. den Bezug verschreibungspflichtiger Arzneimittel zu ermöglichen (Rezept = Bezugsschein) und/oder
2. die Kostenübernahme durch eine Krankenkasse zu gewährleisten (Rezept = Scheck).

Außerdem werden Rezepte auch immer öfter als eine Art „Einkaufszettel" für den Patienten verwendet, um sicherzustellen, dass er die vom Arzt gewünschte Arznei in der Apotheke bekommt. Dies geschieht z. B. bei Trivialerkrankungen, bei denen die vom Arzt ausgewählte Arznei nicht rezeptpflichtig ist (Bezugsscheinfunktion unnötig) und die Kosten von der Krankenkasse nicht übernommen werden bzw. der Arzt dies nicht wünscht (Scheckfunktion ausgeschlossen). Ab 1. Januar 2004 werden fast alle nichtverschreibungspflichtigen Arzneimittel von der Erstattung durch Krankenkassen ausgeschlossen. Da viele Ärzte diese dennoch verordnen wollen, hat die Funktion des Rezepts als „Einkaufszettel" noch an Bedeutung gewonnen. Zu diesem Zweck ist das „Grüne Rezept" eingeführt worden.

Verschreibungsberechtigung

Zur Verschreibung berechtigt sind Ärzte, Tierärzte und Zahnärzte mit deutscher Approbation, Ärzte aus EU-Ländern (griechischer Arzt ja, türkischer nein!) oder Schweizer Ärzte. Heilpraktiker sind hingegen nicht verschreibungsberechtigt. Sie dürfen dem Patienten nur Privatrezepte mit nicht verschreibungspflichtigen Medikamenten als „Einkaufszettel" ausstellen. Bei Zweifeln sollte der Apotheker die Verschreibungsberechtigung prüfen. Bei Kassenrezepten und BtM-Rezepten kann man diese stets voraus-

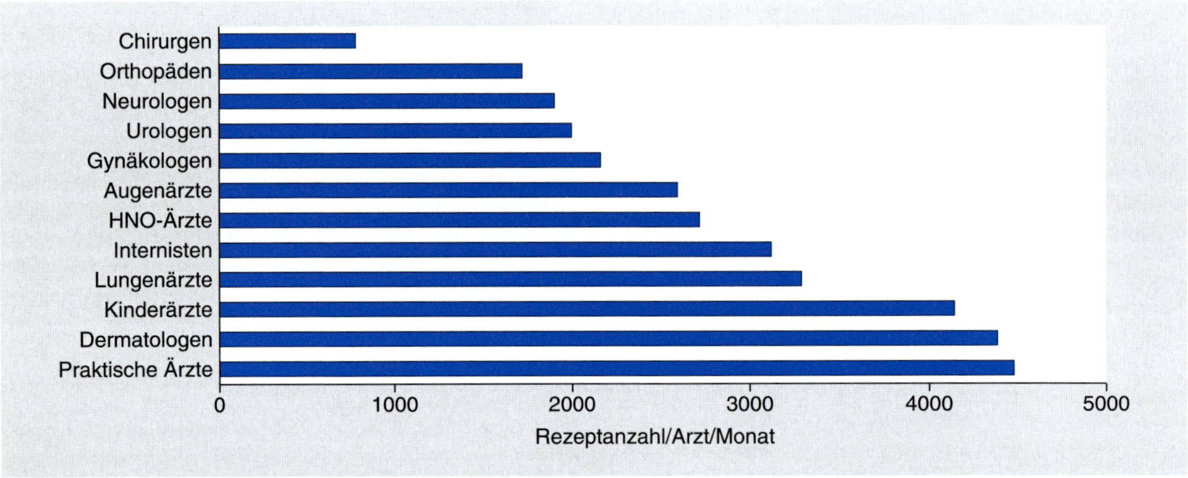

Abb. 2.2.-1: Rezeptanzahl nach Arztgruppen (VSA, München)

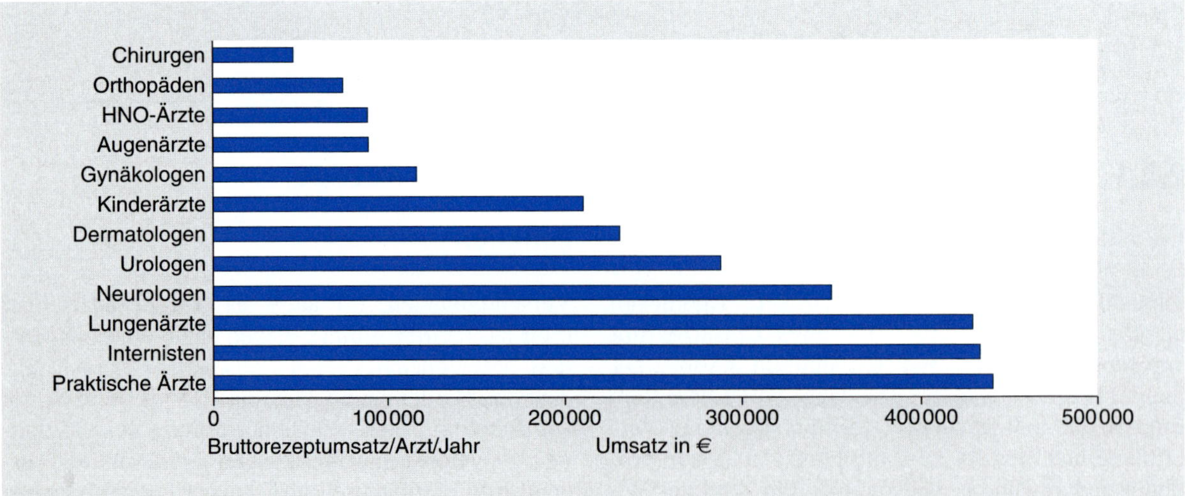

Abb. 2.2-2: Rezeptumsatz nach Arztgruppen (VSA, München)

setzen, da die Vordrucke nur an Ärzte ausgegeben werden, bei Privatrezepten ist auf die aufgedruckte Berufsbezeichnung zu achten.

Ärzte dürfen dabei nur innerhalb ihres Fachgebietes verschreiben. Das heißt, ein Zahnarzt darf z. B. keine Kontrazeptiva verschreiben, ein Tierarzt keine Arzneimittel zur Anwendung am Menschen (wohl aber Humanarzneimittel zur Anwendung am Tier!) und ein Allgemeinarzt keine Tierarzneimittel. Bei offensichtlichen Verstößen gegen diese Regelung darf die Apotheke das entsprechende Rezept nicht beliefern.

Verschreibungsregeln

§ 2 der Verschreibungsverordnung regelt im Detail wie eine Verordnung ausgestellt wird.

§ 2

(1) Die Verschreibung muss enthalten:

1. Name, Berufsbezeichnung und Anschrift des verschreibenden Arztes, Zahnarztes oder Tierarztes
2. Datum der Ausfertigung
3. Name der Person, für die das Arzneimittel bestimmt ist; bei tierärztlichen Verschreibungen Name des Tierhalters und der Tierart, bei der das Arzneimittel angewendet werden soll
4. Wartezeit bei Arzneimitteln, die für Tiere bestimmt sind, die der Gewinnung von Lebensmitteln dienen
5. abzugebende Menge des verschriebenen Arzneimittels
6. Gebrauchsanweisung bei Arzneimitteln, die in der Apotheke hergestellt werden sollen
7. Gültigkeitsdauer der Verschreibung
8. eigenhändige Unterschrift des Verschreibenden

(2) Ist die Verschreibung für den Praxisbedarf eines Arztes, Zahnarztes, Tierarztes, für ein Krankenhaus, für Einrichtungen oder Teileinheiten von Einrichtungen des Rettungsdienstes, eine Tierklinik oder einen Zoo bestimmt, so genügt an Stelle der Angabe nach Absatz 1 Nr. 3 ein entsprechender Vermerk.

(2 a) In die Verschreibung eines Arzneimittels, das zur Vornahme eines Schwangerschaftsabbruchs zugelassen ist und das nur in einer Einrichtung im Sinne des § 13 des Schwangerschaftskonfliktgesetzes angewendet werden darf, ist anstelle der Angabe nach Absatz 1 Nr. 3 ein entsprechender Vermerk zu setzen.

(3) Fehlt bei Arzneimitteln in abgabefertigen Packungen die Angabe der Menge des verschriebenen Arzneimittels, so gilt die kleinste Packung als verschrieben.

(4) Fehlt die Angabe der Gültigkeitsdauer, so gilt die Verschreibung sechs Monate.

(5) Fehlen Angaben nach Absatz 1 Nr. 2, 4 oder 6 oder sind sie unvollständig, so kann der Apotheker, wenn ein dringender Fall vorliegt und eine Rücksprache mit dem Arzt nicht möglich ist, die Verschreibung insoweit sachgerecht ergänzen.

(6) Ist die Anforderung eines Arzneimittels für ein Krankenhaus bestimmt, in dem zur Übermittlung derselben ein System zur Datenübertragung vorhanden ist, welches die Anforderung durch einen befugten Arzt sicherstellt, so genügt statt der eigenhändigen Unterschrift nach Absatz 1 Nr. 8 die Namenswiedergabe dieses Arztes.

Fehlt eine der Angaben unter § 2 (1), darf sie bis auf die Unterschrift nach Rücksprache mit dem Arzt sachgerecht ergänzt werden, Nr. 2, 4 und 6 notfalls ohne Rücksprache.

Zu den verordneten Mengen bestehen in der Praxis häufig Unklarheiten, vor allem bei Normgrößenverordnungen. Z. B.: Avalox N1: im Handel befinden sich Größen mit 5, 7 und 10 Stück. Alle drei sind als N1 eingestuft! Ähnliche Probleme gibt es auch z. B. bei vielen Insulinen (N2 = 5 × 3 ml und 10 × 3 ml).

Grundsätzlich müssen eventuelle Unklarheiten mit dem Verordner vor der Abgabe geklärt werden. Die Abgabe der kleinsten möglichen Menge wäre zwar möglich, wird aber oft nicht den Wünschen des Arztes entsprechen.

Auch bei der Angabe der Stärke gibt es Probleme: Meistens ist bei Fehlen einer entsprechenden Angabe die niedrigste Stärke gemeint. Dies kann aber nicht verallgemeinert werden und auch hier sind Unklarheiten grundsätzlich sofort auszuräumen. Z. B. verordnet: „Mevinacor" – es gibt Mevinacor 10® (enthält 10 mg Lovastatin) und Mevinacor® (enthält 20 mg).

Rezepte bzw. Verschreibungen sind juristisch gesehen Urkunden. Dies bedeutet, sie müssen leserlich, mit einem dokumentenechten Schreibgerät und unter Angabe von Name, Adresse, Datum und Unterschrift ausgestellt sein. Formvorschriften bezüglich des zu verwendenden Formulars oder Stempels gibt es allerdings nicht, so dass auch ein einfaches Stück Papier eine ordnungsgemäße Beschreibung enthalten kann. Rezepte müssen bei Einlösung stets im Original vorliegen – Fax oder Kopie reichen nicht aus. Wer Rezepte unerlaubt verändert oder fälscht, macht sich, wie bei anderen Urkunden auch, strafbar. Diese formalen Auflagen sollen die zuverlässige Arzneimittel- und Abrechnungssicherheit gewährleisten.

In der Praxis verursacht vor allem die Unleserlichkeit der Rezepte öfters Probleme. Diese werden zwar durch die Verwendung von Druckern seltener, sind aber immer noch häufig eine reale Gefährdung der Arzneimittelsicherheit.

Bevor ein Rezept beliefert werden darf, muss immer eindeutig geklärt sein, welches Arzneimittel der Arzt genau wünscht. Dies gilt sowohl für den Namen des Medikaments als auch für eventuelle Angaben von Stärke, Packungsgröße, Namenszusätzen und Dosierungsanleitungen. Vor allem die vermeintlich gut leserlichen Rezepte über Arzneimittel mit ähnlichen Bezeichnungen können zu Verwechslungen führen.

Einige Beispiele:

- ☐ Norflox® – Norflex®
- ☐ Tramal® – Traumeel®
- ☐ Mictonetten® – Mictonorm®
- ☐ Clinofem® – Clomifen®
- ☐ Presomen® (0,2/0,6/comp/–28/06)

Rezeptarten

Bei den Rezepten unterscheidet man im Wesentlichen vier unterschiedliche Varianten:

Privatrezepte

Sie dienen eigentlich als reiner „Bezugsschein" für verschreibungspflichtige Medikamente und haben primär keine Kostenerstattungsfunktion. Das heißt, ein Privatrezept berechtigt zum Bezug rezeptpflichtiger Arzneimittel; dabei müssen die Kosten immer vom Patienten selbst übernommen werden. Privatrezepte werden dem Patienten wieder ausgehändigt und dienen dann als Quittung für die verauslagten Kosten. Privatversicherte können sie zur Kostenerstattung bei ihrer Kasse einreichen. Außerdem werden Privatrezepte von Ärzten und Heilpraktikern auch für die oben erwähnte „Einkaufszettel-Funktion" verwendet.

Für die Form der Privatrezepte gibt es keine Vorschriften. Von den privaten Krankenkassen wird das blaue Formular im Querformat, das dem Kassenrezept ähnelt, gewünscht. In der Praxis werden Hochformatrezepte mit aufgedrucktem Adressenkopf des Arztes immer noch verwendet (Abb. 2.2-3). Theoretisch ist aber auch jede andere Form denkbar – selbst die Verschreibung auf einem Bierdeckel – solange die in § 2 VVO festgelegten Angaben gemacht werden.

Kassenrezepte

Sie vereinen die Funktion als „Bezugsschein" mit einer Art „Scheckfunktion". Das bedeutet, Kassenrezepte berechtigen zum kostenfreien, bis auf ggf. anfallende Zuzahlungen, Bezug sowohl von rezeptpflichtigen als auch von nicht rezeptpflichtigen Arzneimitteln, Hilfsmitteln, Verbandsstoffen usw. Das Rezept behält der Leistungserbringer und verwendet es zur Abrechnung (Abb. 2.2-4).

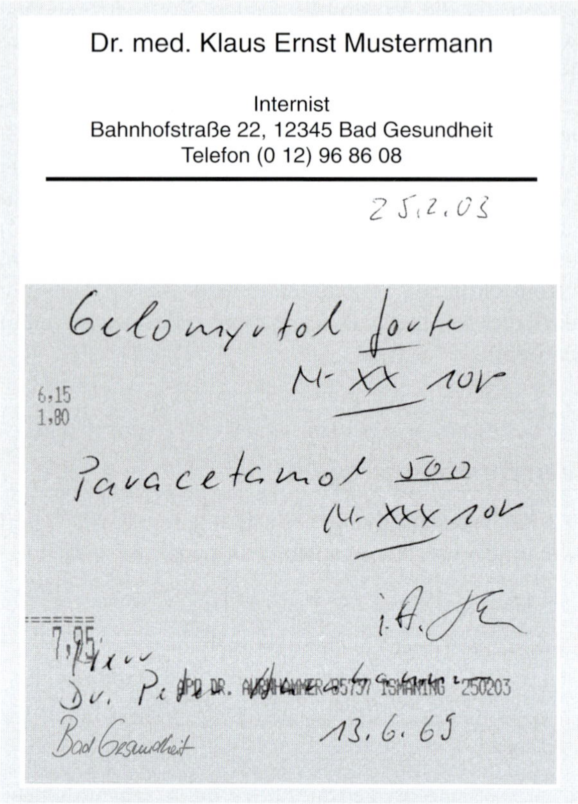
Dr. med. Klaus Ernst Mustermann

Internist
Bahnhofstraße 22, 12345 Bad Gesundheit
Telefon (0 12) 96 86 08

25.2.03

Gelomyrtol forte
N-XX 1OP

Paracetamol 500
N-XXX 1OP

6,15
1,80
7,95

i.A. [illegible]

Frau
Dr. P[illegible]
Bad Gesundheit 13.6.65

Abb. 2.2-3: Muster für ein Privatrezept

Für Kassenrezepte gelten zusätzlich zu den arzneimittelrechtlichen Vorschriften auch vertragsrechtliche und sozialrechtliche Bestimmungen zwischen den Krankenkassen und den Leistungserbringern. Sie sind die Grundlage des Sachleistungsprinzips in der gesetzlichen Kankenversicherung und regeln vor allem die Details der Kostenerstattung: Wer darf was, wann und wie verschreiben bzw. abgeben, damit die gesetzlichen Krankenversicherungen die Kosten übernehmen.

Hier wird z. B. festgelegt, dass

- ☐ abweichend von der Gültigkeitsdauer (d. h. wie lange man mit dem Rezept ein verschreibungspflichtiges Arzneimittel beziehen kann) die Erstattungsfähigkeit bei Primärkassen in den Bundesländern (Bayern: 2 Monate) unterschiedlich ist und bei Ersatzkassen einen Monat beträgt. Danach eingelöste Rezepte müssen wie Privatrezepte behandelt werden,
- ☐ für Verordnungen gesetzlich Versicherter grundsätzlich das rosa „Muster-16"-Formblatt verwendet werden muss,
- ☐ die Verordnung bestimmte zusätzliche Angaben enthalten muss, wie Versichertennummer, Arztnum-

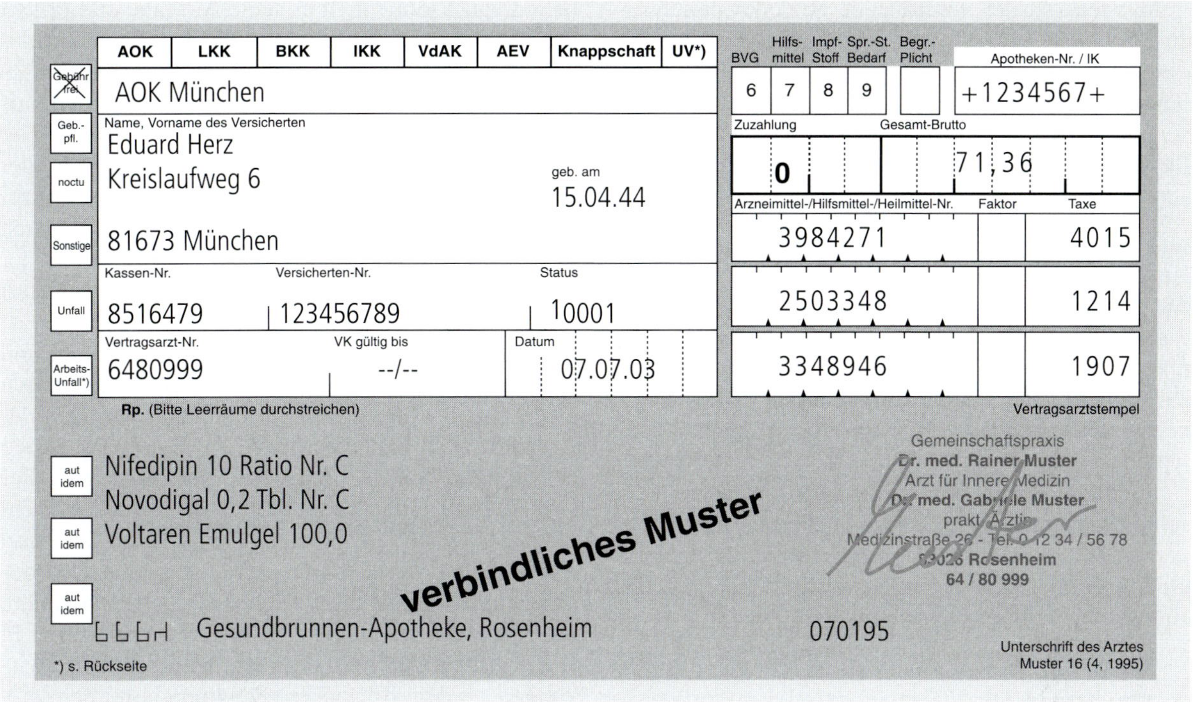

Gebühr frei | Geb.-pfl. | noctu | Sonstige | Unfall | Arbeits-Unfall*)

AOK | LKK | BKK | IKK | VdAK | AEV | Knappschaft | UV*)

AOK München

Name, Vorname des Versicherten

Eduard Herz

Kreislaufweg 6

geb. am 15.04.44

81673 München

Kassen-Nr. 8516479 | Versicherten-Nr. 123456789 | Status 10001

Vertragsarzt-Nr. 6480999 | VK gültig bis --/-- | Datum 07.07.03

BVG | Hilfs-mittel | Impf-Stoff | Spr.-St. Bedarf | Begr.-Plicht | Apotheken-Nr. / IK

6 7 8 9 | +1234567+

Zuzahlung 0 | Gesamt-Brutto 71,36

Arzneimittel-/Hilfsmittel-/Heilmittel-Nr.	Faktor	Taxe
3984271		4015
2503348		1214
3348946		1907

Rp. (Bitte Leerräume durchstreichen)

Vertragsarztstempel

aut idem Nifedipin 10 Ratio Nr. C

aut idem Novodigal 0,2 Tbl. Nr. C

aut idem Voltaren Emulgel 100,0

Gemeinschaftspraxis
Dr. med. Rainer Muster
Arzt für Innere Medizin
Dr. med. Gabriele Muster
prakt. Ärztin
Medizinstraße 26 - Tel. 0 12 34 / 56 78
83026 Rosenheim
64 / 80 999

verbindliches Muster

6664 Gesundbrunnen-Apotheke, Rosenheim 070195

Unterschrift des Arztes

*) s. Rückseite

Muster 16 (4, 1995)

Abb. 2.2-4: Kassenrezept gem. Muster 16

mer, Krankenkassennummer, Status des Versicherten, Name der Krankenkasse usw.,

- ☐ das Verordnungsblatt von Arzt und Leistungserbringer (Apotheke, Sanitätshaus, Physiotherapeuten) maschinell lesbar ausgefüllt werden muss. Die Apotheke muss dabei Pharmazentralnummer (PZN), Einzel- und Gesamtpreis, Zuzahlung, Belieferungsdatum, IK-Nummer (Institutionskennzeichen) und ihre Adresse aufdrucken,
- ☐ die Verordnung leserlich und sorgfältig auszustellen ist,
- ☐ maximal 3 Positionen pro Rezept verordnet werden dürfen,
- ☐ manche Arzneimittel von der Erstattung durch die Gesetzlichen Krankenkassen ausgeschlossen sind („Negativlisten“),
- ☐ Leerraum unter der Verordnung immer durch Unterschrift oder Durchstreichen „entwertet“ werden muss,
- ☐ Änderungen am Rezept immer mit Datum unterschrieben werden müssen,
- ☐ im Notfall das Datenfeld links oben nur mit Kasse, Patientenname und Geburtsdatum ausgefüllt werden muss.

In der Praxis kommt es leider sehr häufig vor, dass der Arzt diese Bestimmungen nicht ausreichend einhält. Dies kann zu erheblichen Problemen bei der Erstattung des Rezeptes führen, die sich vor allem für die Apotheke als Retaxationen durch die Krankenkassen auswirken. Daher sollten in der Apotheke alle wichtigen Punkte kontrolliert und Unklarheiten durch Rücksprache beseitigt werden.

Rezepte über Sprechstundenbedarf

Sie werden auch als PC-Rezepte bezeichnet (PC = pro communitate). Hier wird vom Arzt zu Lasten der gesetzlichen Krankenkassen (GKV) der Bedarf an den Mitteln verordnet, die in der Praxis an mehreren Patienten angewandt werden. Dazu gehören z. B. Injektionslösungen, Impfstoffe, Verbandstoffe, Salben usw., die meist in größeren Gebinden bezogen werden.

Alle Einzelheiten dazu haben die Kassenärzte und die GKV in der „Sprechstundenbedarfsvereinbarung“ geregelt. Danach ist z. B. das zu verwendende Formular festgeschrieben und die Regelung, dass statt drei hier sieben Medikamente auf einem Rezept verordnet werden dürfen. Außerdem wird geregelt, welche Mittel für PC-Verschreibungen zugelassen und welche ausgeschlossen sind.

Generell gilt, dass der Arzt für den Praxisbedarf wirtschaftliche Mengen verordnen muss; es sind auch Großpackungen ohne N-Kennzeichnung erlaubt. Die Apotheke erhält für viele, im Rahmen der PC-Verordnungen verschriebene Mittel, geringere Vergütungen als bei „normaler“ Verschreibung, z. B. bei Impfstoffen und zahlreichen Verbandstoffen.

Meistens ist der verordnende Arzt der beliefernden Apotheke für Beratung und Kontrolle bezüglich der einzuhaltenden Vorschriften sehr dankbar, da Fehler meist zu Lasten des Arztes retaxiert werden.

Betäubungsmittelrezepte

Sie haben einen Sonderstatus und werden im Rahmen der Vorschriften zu Betäubungsmitteln (BtM) auf Seite 920f. ausführlich besprochen. Hier dient das amtlich vorgeschriebene gelb/orange dreiteilige Formular sowohl als Privat- als auch als Kassenrezept. Das Deckblatt wird dem privat Versicherten zur Verrechnung wieder ausgehändigt, während es bei gesetzlich Versicherten zur Abrechnung in der Apotheke verbleibt.

Für BtM-Rezepte gelten spezielle, strengere Verschreibungsregeln, z.B. Mengenbeschränkungen, verkürzte Gültigkeit (7 Tage), Pflicht zur Angabe einer Gebrauchsanweisung usw. Details regelt die BtM-Verschreibungsverordnung (s. S. 927).

2.2.3 Rechtliche Grundlagen

Der Arzt hat bei Verschreibung und der Apotheker bei der Belieferung der Rezepte ein Netzwerk von gesetzlichen und vertraglichen Bestimmungen zu beachten. Die wichtigsten sind:

Gesetze und Verordnungen:

- ☐ Das Arzneimittelgesetz (AMG) und daraus folgend §2 der Verordnung über die Abgabe verschreibungspflichtiger Arzneimittel (VerschrV)
- ☐ Das Betäubungsmittelgesetz (BtMG) und daraus folgend die §§2 und 9 der Betäubungsmittelverschreibungsverordnung (BtMVV)
- ☐ Das Apothekengesetz und daraus folgend §17 der Apothekenbetriebsordnung (ApBetrO)
- ☐ Das Sozialgesetzbuch V (SGB V) und daraus folgend die Arzneimittelrichtlinien

Zur Belieferung der Kassenrezepte sind darüber hinaus zu beachten:

Verträge:

- ☐ Der Primärkassenvertrag, z.B. Apothekenvertrag für Bayern (§3)
- ☐ Der Ersatzkassenvertrag (§2)
- ☐ Der Rahmenvertrag nach §§129, 300 SGB V

Auswirkungen für den Apotheker

Der Apotheker darf sich bei der Belieferung eines Rezepts nicht darauf verlassen, dass der verschreibende Arzt alle ihn betreffenden Vorschriften eingehalten hat. Vielmehr ist es seine Aufgabe und Pflicht (§17 ApBetrO), selbst aktiv mitzuwirken und sowohl auf die Einhaltung der formalen Erfordernisse zu achten, z.B. Vollständigkeit der Angaben, als auch auf Auffälligkeiten in der Verordnung. Hier können z.B. erkennbare Irrtümer, Unklarheiten oder sonstige Bedenken, z.B. Wechselwirkungen, auftreten. Bevor diese nicht ausgeräumt sind, meist durch Rücksprache mit dem Verordner und nicht mit der Sprechstundenhilfe, darf das Rezept nicht beliefert werden.

Änderungen sind auf dem Rezept mit Datum und Unterschrift zu vermerken. Wird der Patient durch eine falsche Verordnung geschädigt, so ist auch der Apotheker haftbar, wenn der Fehler bei Einhaltung der nötigen Sorgfalt hätte auffallen müssen. Hier eine scharfe Grenze zu ziehen, ist sicherlich nicht möglich. Die Rechtsprechung zeigt aber, dass von einem Apotheker erwartet wird, deutliche Überdosierungen, z.B. Lanitop Tabl. 3×2, stark überhöhte Konzentrationsangaben, z.B. Betamethason in Basiscreme DAC 5%, oder eindeutige Wechselwirkungen, z.B. β-Blocker+β-Sympathomimetikum, Aspirin® + Marcumar®, zu erkennen und entsprechende Rezepte nicht ungeprüft zu beliefern.

Geeignet für die Überprüfung sind im Zweifelsfall neben der Apotheken-EDV (ABDA-Datenbank, Interaktions-Check) Nachschlagewerke, wie z.B. „Normdosen gebräuchlicher Arzneistoffe und Drogen" von Haffner/Schultz/Schmid/Braun oder die „Pädiatrischen Dosistabellen" von Harnack/Janssen.

Auch bei der Übertragung der angegebenen Dosierung vom Rezept auf das Fertigarzneimittel oder Etikett einer Rezeptur ist es wichtig, große Sorgfalt walten zu lassen, z.B. 3×1 ml würde übertragen als 3×1 ML (Messlöffel). Auch hier haftet ein Apotheker für entstehende Schäden.

Der Apotheker ist verpflichtet, das Inverkehrbringen der Arzneimittel, die nach Bewertung aller Umstände von ihm als bedenklich eingestuft werden müssen, abzulehnen. Die Verbotsnorm des §5 Abs. 1 AMG über bedenkliche Arzneimittel hat Vorrang vor dem Gebot des §17 Abs. 4 ApBetrO, die Verordnung unverzüglich auszuführen, und der Therapiefreiheit des Arztes.

Die Bewertung eines Arzneimittels als „bedenklich" durch das BfArM ist die wichtigste Quelle für die apothekerliche Entscheidung. Entsprechende Angaben werden regelmäßig in der Fachpresse veröffentlicht (Pharm. Ztg. (2003) 148:1237).

Ein besonderes Problem sind neben manchen Rezeptursubstanzen, z.B. Phenol oder Resorcin auch Arzneistoffkombinationen. Einzelne, unbedenkliche Wirkstoffe können zusammen zu einem bedenklichen Arzneimittel werden. Beispiel hierfür sind „Schlankheitsmittel" mit Bestandteilen, wie Diuretika, Appetitzüglern, Schilddrüsenhormonen und Antidiabetika. Hier kam es bereits zu Todesfällen und in der Folge zu strafrechtlichen Verurteilungen der beteiligten Ärzte und Apotheker.

2.2.4 Rezeptsprache

Dem Arzt ist bezüglich der zu verwendenden Sprache oder Bezeichnungen nichts vorgeschrieben. Früher dominierte die lateinische Fachsprache. Heute wird überwiegend in Deutsch verordnet, aber gerade bei Abkürzungen und auch bei älteren Ärzten wird man noch häufig mit lateinischen Ausdrücken und Bezeichnungen konfrontiert. Um Fehlinterpretationen zu vermeiden, ist also auch heute die exakte Kenntnis der entsprechenden Terminologie und Nomenklatur sowie der gängigen Abkürzungen unumgänglich.

Die folgenden Tabellen sind keine umfassende Zusammenstellung, sollen aber einen Überblick über die gängigsten Ausdrücke und Abkürzungen liefern (Tab. 2.2-1 bis Tab. 2.2-6).

Aber nicht nur bei diesen Abkürzungen sind Kenntnisse der Terminologie hilfreich. So erlauben auch viele Bezeichnungen der Fertigarzneimittel Rückschlüsse z. B. auf das Anwendungsgebiet: Mediabet (Antidiabetikum), Euglucon (Antidiabeti-

Tab. 2.2-1: Abkürzungen, die heute noch von Bedeutung sind

Abkürzung	Lat. Bedeutung	Dt. Übersetzung
aa	ana partes aequales	Zu gleichen Teilen
a. c.	ante cenam	Vor dem Essen
ad caps. gel.	ad capsulas gelatinosas	In Gelatinekapseln
ad man. med.	ad manum medici	Zu Händen des Arztes
ad us. ext.	ad usum externum	Zum äußerlichen Gebrauch
ad vitr. pip.	ad vitrum pipetatum	In ein Pipettenglas
alb.	albus, -a, -um	Weiß
a. i.	aut idem	Oder das Gleiche
a. s.	aut simile	Oder Ähnliches
cave		Vorsicht
cito		Schnell, unverzüglich
conc.	concisus	Geschnitten
conc.	concentratus, -a, -um	Konzentriert
comp.	compositus, -a, -um	Zusammengesetzt
d.s.	da signa	Gib die Anweisung
d.t.d.	dentur tales doses	Solche Mengen sollen gegeben werden
dep.	depuratus, -a, -um	Gereinigt
dil.; Dilut.	dilutus, -a, -um; Dilutio	Verdünnt; Verdünnung
flav.	flavus, -a, -um	Gelb
gtt.	gutta, guttae	Tropfen
i. m.	intra musculum	Intramuskulär
i. v.	intra venam	Intravenös
liqu.	liquidus, -a, -um	Flüssig
m.d.s.	misce, da signa	Mische, gib die Anweisung
m.f.p.	misce, fiat pulvis	Mische zu einem Pulver
noctu		Nachts
p.c.	post cenam	Nach dem Essen
p.c.	pro communitate	Sprechstundenbedarf
pro inf.	pro infantibus	Für Kinder
q.s.	quantum satis	Soviel wie nötig
Rp.	recipe	Nimm
s.c.	sub cutem	Unter die Haut
s. conf.	sine confectione	Ohne Verpackung
sol.	solutio; solutus, -a, -um	Lösung
trit.	trituratio	Verreibung
ungt.	unguentum	Salbe

Tab. 2.2-2: Abkürzungen, die bei Verordnung homöopathischer Mittel gebräuchlich sind

Arzneiformen	
Tabl.	Tabletten
Glob.	Globuli
Trit.	Trituration, Verreibung
Dil., dil.	Dilution, verdünnt
Amp.	Ampullen
Ung(t).	Unguentum, Salbe
Stärken/Dosierungen	
Ø	Urtinkur
D	Bezeichnung der Dezimalpotenz
C	Bezeichnung der Centesimalpotenz
LM	50 000fache Verdünnung
Spezielle Zubereitungen	
oplx	Oligoplex (Madaus)
smplx	Similiaplex (Pascoe)
PTK	Pentarkan (DHU)
Inj.	Injeel (Heel)
Homac.	Homaccord (Heel)
Nos.	Nosoden (Staufen)
Bioch.	Biochemie (Dr. Schüssler)
Spag.	Spagyrik (Zimpel)

kum), Mydocalm (Muskelrelaxans), Agiolax (Laxans) usw.

In letzter Zeit taucht bei Arzneimittelnamen aber auch vermehrt ein Problem auf: Hersteller erhalten für alte Präparate keine Nachzulassung, so dass sie die Zusammensetzung ändern müssen. Dabei will man aber auf den eingeführten Namen nicht verzichten. Oder ein gut eingeführter Name soll aus Marketinggründen für eine größere Anzahl Produkte/Darreichungsformen verwendet werden (Tab. 2.2-7). In beiden Fällen führt dies dazu, dass sich hinter der Bezeichnung eines derzeit im Handel befindlichen Fertigarzneimittel oft etwas ganz anderes verbergen kann, als der Name bzw. die frühere Zusammensetzung vermuten lassen. Dies kann ganz erhebliche Gefahren für die Arzneimittelsicherheit bedingen, z. B. Allergien auf nicht im Arzneimittel vermutete neue Inhaltsstoffe.

Mengenangaben

Für Mengenangaben bei Fertigarzneimitteln gibt es vier Möglichkeiten:

- ☐ In arabischen Zahlen: 20 Tabl., 50 Kps., 200 ml.
- ☐ In römischen Ziffern: Tabl. No. XX, Kaps. L, ml CC.
- ☐ Unbestimmte Mengenangaben:
  1 O(riginal)P = kleinste Packung,
  1 A(nstalts)P = größte Packung.
- ☐ Bezeichnung nach den Normgrößen: Seit 1994 sind Angaben der Normgrößen N1, N2 und N3 für Fertigarzneimittel Pflicht für die Verschreibungsfähigkeit zu Lasten der GKV. Cave: Gleiche N-Bezeichnung bedeutet nicht automatisch gleiche Stückzahl: Captopril N3 = 100 Stück, Bromazepam N3 = 50 Stück. Manchmal gibt es bei Fertigarzneimitteln innerhalb derselben N-Stufe auch unterschiedliche Packungsgrößen (s. S. 361).

Tab. 2.2-3: Verwendete Abkürzungen bei Herstellungsanweisungen und Qualitätsstandards

Abkürzung	Bedeutung
DAB 6	Deutsches Arzneibuch 6. Ausgabe 1926
DAB 7	Deutsches Arzneibuch 7. Ausgabe 1968
DAB 8	Deutsches Arzneibuch 8. Ausgabe 1978
DAB 9	Deutsches Arzneibuch 9. Ausgabe 1986
DAB 10	Deutsches Arzneibuch 10. Ausgabe 1991
DAB 1998	Deutsches Arzneibuch 1998
DAC	Deutscher Arzneimittel-Codex
DRF	Deutsche Rezept-Formeln
EB 6	Ergänzungsbuch zum DAB 6
HAB 1	Homöopathisches Arzneibuch 1. Ausgabe 1978
HAB 2004	Homöopathisches Arzneibuch 4. Ausgabe 2004
Hager	Hagers Handbuch der Pharmazeutischen Praxis
NRF	Neues Rezeptur-Formularium
ÖAB	Österreichisches Arzneibuch
Ph. Eur. 1	Europäisches Arzneibuch 1. Ausgabe, Band I bis III
Ph. Eur. 2	Europäisches Arzneibuch 2. Ausgabe, Band I bis III
Ph. Eur. 1997	Europäisches Arzneibuch 3. Ausgabe, 1997
Ph. Eur. 5.00	Europäisches Arzneibuch, 5. Ausgabe
Ph. Eur. 5.01 u. f.	Europäisches Arzneibuch, 5. Ausgabe, 1. Nachtrag u. f.
Ph. Helv.	Pharmacopoea Helvetica Editio octava
Stand.	Standardzulassung
SR	Standardrezepturen der ehem. DDR

Tab. 2.2-4: Auswahl an Abkürzungen aus der ABDA-Datenbank bzw. Lauer-Liste für Darreichungsformen

Abkürzung	Bedeutung	Abkürzung	Bedeutung
ATR, AT	Augentropfen	KKS	Kleinkinder-Suppositorien
AUS	Augensalbe	KSU	Kinder-Suppositorien
BSC	Basiscreme	LIN	Liniment
BSS	Basissalbe	LOT	Lotion
CRE	Creme	NSA	Nasensalbe
DOS	Dosieraerosol	REK	Retardkapseln
ESU	Erwachsenen-Suppositorien	TMR	Tabletten, magensaftresistent
FTA	Filmtabletten	TSA	Trockensaft
HSA	Hustensaft	VTA	Vaginaltabletten
HTA	Halstabletten	ZAM	Zylinderampullen
KAP	Kapseln		

Tab. 2.2-5: Kürzel für Angaben der Menge (nach Beyer, Ch.: Pharmazeutische und medizinische Terminologie)

Arabisch	Lateinisch	Grundzahl	Ordnungszahl	Vervielfältigungszahl	Zahladverb
1	I	unus	primus	semel	simplex
2	II	duo	secundus	bis	duplex
3	III	tres	tertius	ter	triplex
4	IV	quattuor	quartus	quater	quadruplex
5	V	quinque	quintus	quinquies	quincuplex
6	VI	sex			
7	VII	septem			
8	VIII	octo			
9	IX	novem			
10	X	decem			
20	XX	viginti			
30	XXX	triginta			
40	XL	quadraginta			
50	L	quinquaginta			
100	C	centum			
500	D	quingenti			
1000	M	mille			

Konzentrationsangaben

Hier verwendet der Arzt entweder die Angabe der exakten Mengen der Bestandteile (Polysorbat 10,0, Aqua dest. 90,0) oder die Angabe in Prozent (wässrige Polysorbatlsg. 10 %, 100 g).

Bei Prozentangaben ist es wesentlich zu erkennen, ob es sich um Masse-% (m/m) oder um Volumen-% (V/V) handelt. Üblich ist grundsätzlich die Angabe in Masse-%, nur Ethanol/Wasser- und Isopropylalkohol/Wasser-Gemische werden üblicherweise in Volumen-% angegeben.

Konzentrationen können aber auch anders, z. B. als Promille (‰) oder ppm (parts per million), angegeben werden. Unbestimmte Angaben sind bei Fertigarzneimitteln vor allem forte = stark, mite = mild.

Bei homöopathischen Mitteln ist die Konzentration in der Dezimalskala (D 6, D 30), der Centesimalskala (C 4, C 200) oder als Quinquagintesimal (50 000)-Skala (LM 12) angegeben.

- ☐ Bei einzeldosierten Arzneiformen (Tabletten, Kapseln, Suppositorien) wird der Wirkstoffgehalt pro Einzeldosis vom Hersteller angegeben, als Gewichtseinheit (mg oder µg) oder definierte Einheit (I.E., I.U.). Der Arzt braucht also nur noch die Häufigkeit und Menge der Einnahme anzugeben, z. B. 3 × 1 oder 1-0-1 (Tabletten).
- ☐ Bei mehrfach dosierten Arzneiformen (Säfte, Tropfen) muss der Arzt in seiner Gebrauchsanweisung auch die Dosiseinheit bzw. Dosiervorrichtung angeben, z. B.: 3 × 5 ml oder 3 × 1 Messlöffel (ML), 3 × 20 Tr. Diese Dosierungen sind immer ungenauer als einzeldosierte Arzneiformen. Besondere Vorsicht ist geboten, wenn unbestimmte Dosierhilfen verwendet werden sollen: Teelöffel (1 TL = 5 ml), Esslöffel (1 EL = 15 ml), 1 Messerspitze (MS). Diese Angaben dürfen bei oraler Applikation nicht mehr verwendet werden, da die Mengen wegen der unterschiedlichen Größen der verwendeten Tee- oder Esslöffel nicht von vornherein genau festzulegen sind. Daher ist mittlerweile auch vorgeschrieben, dass jede intern angewandte flüssige Zubereitung nur mit einer geeigneten Dosierhilfe abgegeben werden darf.

Dosierungsangaben

Hier unterscheidet man Einzeldosen und Tagesdosen.

Herstellungsvorschriften/Rezepturen

Der Arzt kann durch entsprechende Verschreibung den Apotheker anweisen, ein Arzneimittel rezepturmäßig herzustellen. Solch eine Verschreibung darf

Tab. 2.2-6: Zusätze und ihre Bedeutung in der Bezeichnung von Fertigarzneimitteln (Pharm. Ztg. 139: 1108 (1994), PTA heute (1996): 7: 700)

Bezeichnung	Bedeutung
Imodium akut Kapseln	Für den kurzfristigen Einsatz
Aspirin plus C Brausetabletten	Mit Vitamin C
Acerbon Cor Tabl.	Indikation, lat. Herz
Betnesol-V crinale	Zur Anwendung auf der Kopfhaut
Micropaque CT	**C**omputer**t**omographie (Diagnostikum)
Solutio Cordes Dexa N	Hinweis auf Gluko-corticoid Dexamethason
Aspirin direkt Kautabletten	Ohne Wasser einzunehmen
ferro sanol duodenal Kapseln	Resorption im Zwölffingerdarm
Vidisept EDO sine Augentropfen	**E**in-**D**osis-**O**phtiole
Kortikoid-ratioph. F-Salbe	Hier: **f**etthaltig
Munitren H Salbe	Mit Hydrocortison
Hydroderm HC Creme	Mit **H**ydro**c**ortison
Plasmafusin HES 450 Infusionslösg.	**H**ydroxy**e**thyl**s**tärke
Lefax Pump-Liquid	Lösung, Flüssigkeit
Bufedil long Retard-Tabl.	Langwirksam
Atrovent LS	Mit **L**ösungs**s**pender
Konakion MM	Mischmizelle
Likuden „M"	Mikrofein
Predni-M-Tablinen	Methylprednisolon
Psoralon MT 2 %	Minutentherapie
Solutrast 200 M	Myelographie
Hydrocutan mild	Niedrig dosiert (aber mit Hydrocortison)
ASS mini von ct Tabl.	Niedrig dosiert
Strodival mr	Magensaftresistent
Mono-Embolex NM	Niedermolekulares Heparin
Omeprazol-ratiopharm NT	Nicht teuer/Neue Technologie
Dextro O. G.-T.	Oraler Glukose-Toleranztest
Asparagus-P	Petroselinum
Helixor P 1 mg	Pinus (Kiefer)
Kalinor-retard P	Pellets
Nedolon P	Paracetamol
P-Mega-Tablinen	Penicillin
Unacid PD oral	Prodrug
Defluina peri Filmtabletten	Indikation: **peri**phere arterielle Durchblutungsstörungen
Volonimat Plus Salbe N	Kombi-Präparat
Arelix RR	Riva-Rocci
Azulfidine RA	Rheumatoide Arthritis
Furadantin RP	Rezidivprophylaxe
Isoptin RR plus	Riva-Rocci
Adalat SL rapid	Schnell, langsam
Benoxinat SE Thilo	Sine Konservantien, Einmaldosierung
Hepa-Merz Sil	Silymarin
Insulin S	Insulin vom Schwein
Legalon SIL Ampullen	Silibinin
Moradorm-S	Sine Diphenhydramin
Nimotop S	Subarachnoidalblutung
Santax S	Saccharomyces
Thilo-Tears SE Augengel	Sine Konservantien/ Einmaldosierung
Venostasin S	Schnell, stark, spürbar
sab simplex Tropfen	„Einfach", Monopräparat
Mykoproct sine Gel	„Ohne" einen früher enthaltenen Wirkstoff
Amoxicillin-ratiopharm 250 TS	Trockensaft
dolomo TN	Tag, Nacht
frubiase calcium T	Trinkampullen
Lopedium T	Tabletten
Lorinden T-Salbe	Mit Teer
Esterderm TTS 25	Transdermales therapeutisches System
Relefact TRH 200	Thyreotropin-releasing-Hormon
CromoHexal UD	Unit dose Augentropfen
Uralyt-U	Uric acid
Celestan-V	Betamethason-17-valerat
Cordes VAS	Vitamin-A-Säure
Dormicum V 5 mg/5 ml	Verdünnung
Penicillin V- ratiopharm	Penicillin V
Unacid PD oral	Prodrug
Benzaknen W	Waschsuspension
Beloc Zok	Zero-order-kinetics

nicht abgelehnt werden, auch wenn sie noch so mühevoll, unrentabel oder kompliziert ist. Die Pflicht des Apothekers, jede gültige Verordnung auszuführen, bezeichnet man als Kontrahierungszwang. Die Anfertigung muss „unverzüglich", d.h. ohne schuldhaftes Verzögern, erfolgen.

Der Arzt kann die einzelnen Bestandteile der gewünschten Rezeptur oder standardisierte Herstellungsvorschriften angeben: z.B. Basiscreme DAC, Lactuloselösung NRF, Weiche Zinkpaste DAB 1998, Zinkoxidschüttelmixtur DAC, Hustentee (Standardzulassung).

Tab. 2.2-7: Beispiele für Fertigarzneimittel mit unterschiedlicher Zusammensetzung bei gleicher Hauptbezeichnung (Stand 2004)

Fertigarzneimittel®	Inhaltsstoff(e)
ABC Wärme-Salbe N Hansaplast® ABC-Wärmepflaster Hansaplast® ABC-Wärmepflaster sensitive	Hydroxyethylsalicylat, Benzylnicotinat Cayennepfeffer Nonivamid
Agiolax® Granulat Agiolax® Pico	Flohsamen, Sennesfrüchte Natriumpicosulfat
Aspecton® Eukaps Aspecton® Hustensaft Aspecton® Hustentropfen	Eukalyptusöl Thymian-Extrakt Thymian-Extrakt, Anisöl, Eukalyptusöl, Menthol
Bronchicum® Kapsel, Tropfen, Elixir S Bronchicum® mono Codein Tropfen Bronchicum® Pastillen	Primelwurzel, Thymiankraut Codeinphosphat Thymianextrakt
Canesten® Creme Canesten® Extra Bifonazol Creme Canesten® Gyn	Clotrimazol Bifonazol Clotrimazol
Contac® Erkältungstrunk forte Granulat Contac® H Erkältungstrunk	Paracetamol + Phenylephrin + Dextromethorphan Paracetamol
Grippostad® C Kapseln Grippostad® Gute Nacht Saft gegen Erkältungen Grippostad® Heißgetränk Beutel	Paracetamol + Chlorphenamin + Vitamin C + Coffein Paracetamol + Dextromethorphan Paracetamol
Lemocin® CX Gurgellösung Lemocin® Pastillen	Chlorhexidin Tyrothricin + Lidocain + Cetrimoniumbromid
Moradorm® S Filmtabletten Moradorm® Tabletten	Baldrian + Passionsblume + Hopfen Diphenhydramin
Optalidon® 200 Filmtabletten Optalidon® N Dragees	Ibuprofen Propyphenazon + Coffein
Otriven® Baby Nasentropfen Otriven® Pflege Nasenspray	Phenylephrin Dexpanthenol, Meerwasser
Sedotussin® akut Efeu Sedotussin® Hustenstiller Tropfen	Efeublätterextrakt Pentoxyverin
Spalt® Liqua, Spalt Liqua Migräne	Ibuprofen
Togal® Ibuprofen Togal® Mobil-Gel Togal® Paracetamol 1000 Zäpfchen	Ibuprofen Ketoprofen Paracetamol
Vividrin® Nasenspray gegen Heuschnupfen	Cromoglicinsäure
Wick DayMed Erkältungs-Getränk für den Tag Pulver Wick DayMed Erkältungskapseln	Paracetamol + Guaifenesin+ Phenylephrin + Vitamin C Paracetamol + Dextromethorphan+ Phenylpropanolamin

Gelegentlich existieren für Rezepturen unterschiedliche Vorschriften. Ein bekanntes Beispiel ist die Kühlsalbe – Ungentum leniens. Die alte Kühlsalbe nach DAB 6 unterscheidet sich erheblich von der Vorschrift nach DAB 1998. Verschreibt der Arzt z.B. nur unbestimmt „Kühlsalbe“ so gelten nacheinander das aktuelle Arzneibuch, der DAC, dann NRF usw.

Es ist dem Arzt verboten „Geheimrezepturen“ zu verordnen, d.h. Rezepturen, die nur in einer bestimmten eingeweihten Apotheke interpretiert und angefertigt werden können, z.B. CPA-Creme 0,6 Spezialsalbe No. 2, Liposomenmischung Dr. Huber.

Gerade bei Rezepturen kommt es oft vor, dass bei der Verordnung Fehler gemacht werden. Oft werden z.B. Verordnungen eines Facharztes später vom Hausarzt einfach vom Behältnis abgeschrieben. Bei schwer leserlicher Beschriftung entstehen daraus oft fehlerhafte Verordnungen.

Große Gefahr geht von „kleinen Schreibfehlern" aus, wie Verrutschen der Kommastellen, Buchstabendrehern oder unklaren Abkürzungen, z. B. Kal. sulf.: Kalium sulfuratum (sulfid)?, sulfurosum (sulfit)?, sulfuricum (sulfat)?.

Es gilt folglich, besonders bei Rezepturen, grundsätzlich vor der Anfertigung exakt zu prüfen, ob sich irgendwelche Unklarkeiten oder Bedenken ergeben.

2.2.5 Substitution/aut idem

Generell untersagt die ApBetrO dem Apotheker jegliche Änderung an den *wirksamen* Bestandteilen der Rezepturen (§ 7) und Fertigarzneimitteln (§ 17). Somit dürfen in einer Rezeptur Hilfsstoffe ersetzt oder ergänzt werden, sofern sie keine arzneiliche Wirkung haben.

Anders sieht es aus bei der Abgabe von Generika. Hier sind die gesetzlichen Bestimmungen zurzeit sehr im Wandel. Leider verursacht die momentane Gesetzeslage bei allen Beteiligten zahlreiche Probleme und Unklarheiten.

Bis Februar 2002 galt eine klare und eindeutige Regelung: Dem Apotheker war es grundsätzlich verboten, ein anderes als das verschriebene Fertigarzneimittel abzugeben. Diese Regelung bezeichnete man als generelles Substitutionsverbot.

Die einzigen Ausnahmen von dieser Regel waren:

- ☐ Der Arzt hat durch entsprechenden Vermerk, z. B. Ankreuzen des Aut-idem-Kästchens oder Angaben, wie „aut similia genericum" bzw. „a. s. g.", eine Substitution ausdrücklich zugelassen.
- ☐ Der Arzt hat nur den Wirkstoff ohne Angabe eines Handelsnamens oder eines Herstellers verordnet, z. B. Diclofenac 50, 20 Tabletten.
- ☐ Bei Fällen im Notdienst, bei denen die sofortige Abgabe eines verschriebenen Arzneimittels, das aber nicht vorrätig ist, notwendig war und nur ein wirkstoffgleiches Präparat als Alternative zur Verfügung stand.

In diesen Fällen durfte der Apotheker substituieren, d. h., es war ihm erlaubt, zwischen wirkstoff-, stärken- und mengengleichen Präparaten verschiedener Hersteller auszuwählen. Hierbei war bei Kassenrezepten auch auf die finanzielle Seite zu achten: Es durfte nur ein „preisgünstiges" Präparat ausgewählt werden. Als preisgünstig galt ein Fertigarzneimittel, wenn es weniger kostete als ein eventuell festgesetzter Festbetrag bzw. wenn sich sein Preis im untersten Drittel der Preise vergleichbarer Arzneimittel befand.

Dieses Substitutionsverbot wurde durch die Apotheker immer mehr in Frage gestellt. Angesichts der mittlerweile unüberschaubaren Vielzahl an wirkstoffgleichen Präparaten bei oft annähernd gleichen Preisen, z. B. Omeprazol: 45 Generika, Ibuprofen: 150, Amoxicillin: 267 oder Diclofenac: 360 Generika, ist eine entsprechende Lagerhaltung in den Apotheken längst nicht mehr möglich, auch weil Ärzte ihr Verschreibungsverhalten teilweise in kurzen Abständen ändern und von der Möglichkeit zur Substitutionsfreigabe kaum Gebrauch machen.

Hier ist es mehr als sinnvoll, die Kompetenz der Apotheker bei der Beurteilung der Arzneimittel zu nutzen. Dabei wären sie durchaus bereit, Verantwortung sowohl für die Qualität des abgegebenen Fertigarzneimittels als auch für das Arzneimittelbudget zu übernehmen.

Anfang 2002 wollte nun die Politik diese Probleme aufgreifen und eine geeignete Regelung finden. Im Juli 2002 trat dann ein Gesetz in Kraft, das das Thema Substitution neu regelte. Leider wurde dabei nicht ansatzweise auf die, aus Sicht der Apotheken möglichen und nötigen Änderungen eingegangen. Es wurde ein Gesetz verabschiedet, das ausschließlich zu Sparzwecken bei den Arzneimittelausgaben diente, dem Apotheker keinerlei Handlungsspielraum ließ, die Lagerhaltung in den Apotheken noch weiter erschwerte und zusätzlichen Verwaltungsaufwand schaffte.

Im Einzelnen sieht die jetzt gültige Regelung wie folgt aus:

- ☐ Die alten Regeln zum Substitutionsverbot (immer verboten, außer bei Notdienst, ausdrücklicher Erlaubnis oder reiner Wirkstoffverordnung) bleiben prinzipiell bestehen.
- ☐ In bestimmten Fällen muss der Apotheker jetzt unabhängig von dieser alten Regelung substituieren, und zwar wenn:
  - ☐ die Krankenkassen für den entsprechenden Wirkstoff festgelegt haben, welcher Anbieter „preisgünstig" sind. Diese Festlegungen erfolgen alle drei Monate und führen zu einer Preissenkungsspirale. Praktisch alle Generikaanbieter senken ihre Preise immer unter diese Grenzen.
  - ☐ der Arzt kein in diesem Sinne preisgünstiges Fertigarzneimittel verschrieben hat.
  - ☐ der Arzt die Substitution nicht durch Ankreuzen des „Aut-idem-Kästchens" untersagt hat (= Umkehr dessen Funktion).
  - ☐ die preisgünstigen Alternativpräparate
    - verfügbar sind,
    - den gleichen Wirkstoff in der gleichen Stärke enthalten,
    - gleiche oder vergleichbare Darreichungsform haben,
    - vergleichbare Bioverfügbarkeit haben,
    - die gleichen Stückzahlen enthalten,
    - für identische Indikationen zugelassen sind.

Diese insgesamt komplizierte Regelung greift nur in sehr seltenen Fällen. Dem Apotheker bleiben dabei neben einer erschwerten Lagerhaltung (die Grenzen der „Preisgünstigkeit“ werden ja ständig neu festgelegt und damit sind ständig wechselnde Arzneimittel betroffen) die Diskussionen mit den Patienten, warum sie ihr gewohntes Medikament nicht mehr bekommen. Und beim nächsten Besuch gilt das zuvor mühsam Erklärte meistens schon nicht mehr.

Der Spareffekt dieser Regelung liegt hauptsächlich darin, dass die Pharmafirmen so gezwungen wurden, ihre Preise immer wieder zu senken. Der Apotheker hat durch die Neuregelung keinerlei Entlastung, sondern zusätzliche Verwaltungsarbeit. Sofern die Aut-idem-Abgabe von Fertigarzneimitteln nicht vom Arzt ausgeschlossen worden ist, kann der Apotheker das verordnete Arzneimittel oder eines der drei preisgünstigsten dieser Wirkstoffgruppe abgeben. Ist nur der Wirkstoff verordnet, kann aus den drei preisgünstigsten Fertigarzneimitteln ausgewählt werden.

Unabhängig von dieser Problematik um die Substitution gilt seit 1. April 2002 eine neue Regelung für die Abgabe von Re- und Parallelimporten. Bisher waren die Apotheken verpflichtet „auch“ Reimporte abzugeben, wenn diese namensgleich und mindestens 10 % günstiger waren als das Original.

Hier wurde festgelegt – ungeachtet der oft sehr schlechten Verfügbarkeit der Reimporte – dass eine Apotheke ab Januar 2003 7 % ihres GKV-Umsatzes als Reimporte abgeben muss. Diese Quote wird einzeln für jede Krankenkasse ermittelt und bei Nichteinhaltung dem Apotheker die Mehrkosten vom Erstattungsbetrag abgezogen. Auch hier entsteht neben finanziellen Einbußen vor allem hoher Verwaltungsaufwand bei allen Beteiligten. Außerdem ergibt sich die paradoxe Situation, dass in manchen Fällen einerseits ein Reimportarzneimittel abgegeben werden muss, um die Quote zu erfüllen, andererseits eben das nicht sein darf, weil der Abgabepreis des entsprechenden Reimports nicht unterhalb der Obergrenze der „preisgünstigen“ Arzneimittel liegt. Auch hierzu wird es ab 2004 eine neue Regelung geben, auf die man sich noch einigen muss.

2.2.6 Rezeptfälschungen

Leider kommen, besonders gehäuft in Großstädten, gefälschte Rezepte im Apothekenalltag vor.

Auf Auffälligkeiten sollte hier in jeder Apotheke geachtet werden und ein evtl. Verdacht sollte ggf. vor der Abgabe abgeklärt werden. Bei „erkennbarem Missbrauch“ oder bei einem gefälschtem Rezept ist die Abgabe zu verweigern; sie wäre strafbar. Auch wenn eine kommentarlose Abgabe oft der einfachere Weg wäre, hier ist der Apotheker aufgefordert, strafbare Handlungen nicht durch Wegsehen zu unterstützen, sondern den Vorfall angemessen zu behandeln.

Erhöhte Aufmerksamkeit ist immer bei folgenden Substanzgruppen geboten:

- ☐ Schlafmitteln, vor allem bei Benzodiazepinen
- ☐ Stark wirksamen Schmerzmitteln (Codein, Tramal)
- ☐ Appetitzüglern/Amphetaminen
- ☐ Allen als Drogenersatzstoffe verwendbaren Substanzen (Methadon)

Bei Arzneimitteln, die diese Stoffe enthalten, findet man sowohl komplett gefälschte Rezepte (meist Privatrezepte – Kopien) als auch „echte“ Rezepte, bei denen ein Mittel dazugeschrieben oder die Stückzahl manipuliert worden ist (aus 10 wurde 100, aus X wurde XX). Anhaltspunkte für solche Fälschungen sind neben dem Eindruck, den der Abholer vermittelt, kindliche Schrift, unterschiedliche Stifte, große Mengen, unübliche Bezeichnungen („Tropfen“ oder „Tabletten“ ausgeschrieben, 1 Schachtel) usw.

In so einem Fall ist grundsätzlich mit dem Arzt Rücksprache zu halten, ob er das Rezept, so wie es vorliegt, ausgestellt hat. Erst danach gilt es zu entscheiden, wie mit dem Rezeptüberbringer zu verfahren ist. Dabei ist je nach Situation auch das Einschalten der Polizei sinnvoll (BtM-Delikte, Rezeptdiebstähle usw.). Gefährliche Heldentaten, z. B. bei gewaltbereiten Drogenabhängigen, sind nicht sinnvoll und werden vom Apotheker auch nicht erwartet.

Aber auch ordnungsgemäß ausgestellte Rezepte sollten zu einem Telefonat mit dem verordneten Arzt führen, wenn ein begründeter Verdacht auf Missbrauch besteht, z. B. Rezept: 100 Codi-compretten + kauft Einmalspritzen. Zum Einen ist vorstellbar, dass der Arzt nichts von einem eventuellen Missbrauch weiß und daraufhin geeignete Maßnahmen ergreifen könnte, zum Anderen ist es sinnvoll, Ärzte mit in dieser Beziehung sehr laxer Einstellung darauf hinzuweisen, dass sich auch der Apotheker strafbar macht, wenn er „erkennbaren Missbrauch“ durch Abgabe unterstützt.

3 Herstellung von Arzneimitteln in der Apotheke

3.1 Rechtsgrundlagen zur Herstellung von Arzneimitteln

Hermann Vogel

3.1.1 Entwicklung und heutige Bedeutung

Jahrhundertelang war der Apotheker der alleinige Hersteller von Arzneimitteln und allein auf ihm lag die volle Verantwortung für die Qualität aller Stoffe und Arzneimittel, sei es, dass er diese bezogen, sei es, dass er sie in seiner Apotheke selbst hergestellt hatte. Ungeachtet der vielfältigen Vorschriften hinsichtlich Berufsausbildung sowie Räumen und Ausstattung der Apotheke, vertrauten Staat und Gesellschaft dem Apotheker und seiner Kunst, alle Arzneimittel sachgerecht („lege artis pharmaciae") herzustellen. Heute scheint ein Übermaß arzneimittelrechtlicher Vorschriften den Apotheker schier zu hindern, seine „Kunst" auszuüben, von der im letzten Jahrhundert entstandenen marktbeherrschenden Stellung der industriell hergestellten Fertigarzneimittel einmal ganz abgesehen. Die einschlägigen Bestimmungen ermöglichen und gewährleisten jedoch, qualitativ gleichwertige Arzneimittel in den Apotheken herstellen zu können; die vorhandenen gesetzlichen Möglichkeiten könnten sicher umfangreicher ausgeschöpft werden.

Die Herstellung von Arzneimitteln in der Apotheke durch den Apotheker bleibt ein prägendes Berufsmerkmal des „Fachmannes für das Arzneimittel". Unbeschadet ihres tatsächlichen, etwa jährlich 25 Millionen Herstellungen betragenden Umfanges (zur Umsatzstruktur der Apotheken s. „Betriebswirtschaftliche Grundlagen des Apothekenbetriebes", S. 685 f.) ist die Herstellerrolle auch im **Berufsbild** (Pharm. Ztg. 131 [1986] 1811) und in der Approbationsordnung für Apotheker (s. S. 873) verankert. Sie ist aus berufspolitischen Gründen wünschenswert, da sie den gesellschaftlichen Stellenwert des Berufsstandes erhöht und damit zur Zukunftssicherung der Apotheker und der Apotheke in der gegenwärtigen Form beiträgt. Mehr Eigenherstellung stärkt das Gewicht des Apothekerberufes im sozialpolitischen Bereich, wenn damit eine Senkung der Kosten für die Krankenkassen verbunden ist; dies muss nicht gleichzeitig die Schmälerung des Ertrages bedeuten. Die Möglichkeit der Herstellung eines Arzneimittels in der Apotheke zu erhalten, bleibt im Einzelfall (spezielle Dosierung, Verzicht auf Konservierung u. Ä.), nicht zuletzt wegen der Therapiefreiheit des Arztes, ordnungspolitisch zwingend erforderlich. Darüber hinaus ist aus gesundheitspolitischer Sicht die Eigenherstellung unverzichtbar, da in Ausnahmesituationen oder Katastrophenfällen die einzelne Apotheke Notversorgungsmaßnahmen nur leisten kann, wenn auch im normalen Apothekenbetrieb täglich Arzneimittelherstellung stattfindet.

Die meisten Darreichungsformen, wie Liquida (Lösungen, Säfte, Tropfen usw.) oder auch (abgeteilte) Pulver und Hartgelatinekapseln sowie Externa (Salben, Puder, Pinselungen, Gurgelwässer, Suppositorien, Pumpsprays u. a.), können in jeder Apotheke angefertigt werden. Dagegen dürfte die Herstellung der Arzneiformen „Tabletten" oder „Dragees" in der Regel nicht ohne weiteres möglich sein.

Der gesetzliche Rahmen für die Herstellung von Arzneimitteln in der Apotheke wird von der Apothekenbetriebsordnung (ApBetrO) 1987, S. 883, und vom Arzneimittelgesetz (AMG) 1976, S. 902, in den jeweils gültigen Fassungen gesteckt. Deren Bestimmungen sind fallweise zu beachten und greifen in vielfältiger Weise ineinander. Für die Herstellungspraxis in der Apotheke können moderne Vorschrif-

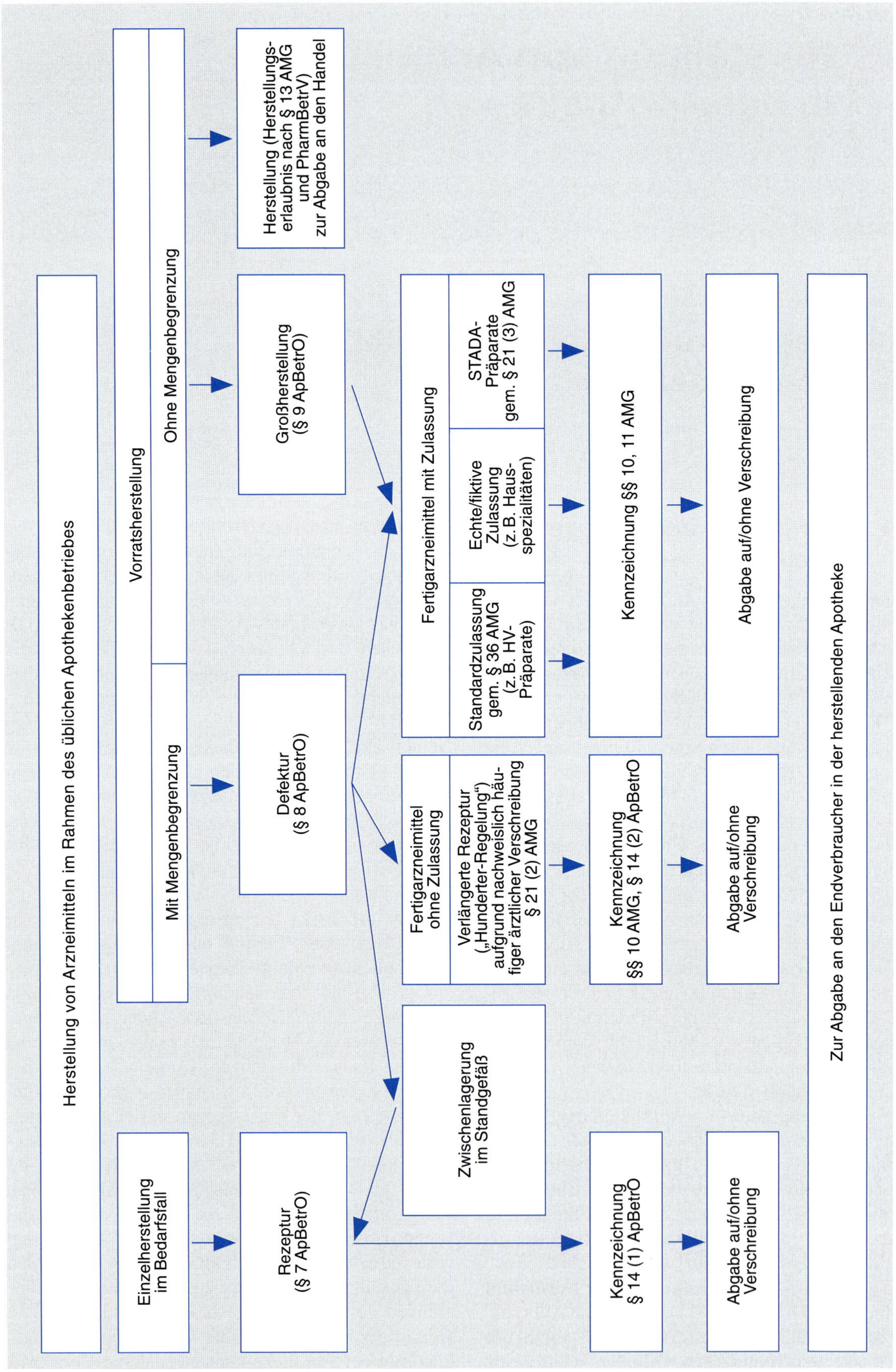

Abb. 3.1-1: Arzneimittelherstellung in der Apotheke, Übersicht über Möglichkeiten und Rechtsgrundlagen (nach Reuter, F.-E. (1990): Dtsch. Apoth. Ztg. 130: 852. Praktische Beispiele und nähere Einzelheiten s. Abb. 3.1-2, S. 382)

tensammlungen, wie das *Neue Rezeptur-Formularium (NRF),* hilfreich sein. Des Weiteren sollten jeweils die von der Bundesapothekerkammer verabschiedeten *Leitlinien zur Qualitätssicherung*, etwa hier „Herstellung und Prüfung der nicht sterilen Rezeptur- und Defekturarzneimittel", beachtet werden (s. Kapitel 3.2, S. 387). Von entscheidender Bedeutung jeder wirtschaftlich sinnvollen Betätigung in diesem Bereich ist darüber hinaus die kombinierte Ausschöpfung der rechtlich relativ problemlosen Herstellungsmöglichkeiten für Defektur-, Verlängerter Rezeptur- sowie Standardzulassungs-Arzneimittel (Abb. 3.1-1 und S. 378).

3.1.2 Apotheken- und arzneimittelrechtliche Voraussetzungen

Begriffsbestimmungen und Erläuterungen

Zum besseren Verständnis werden im Folgenden einige Begriffe des AMG näher erläutert und deren arzneimittel- und apothekenrechtliche Umsetzung aufgezeigt. Darüber hinaus sollen die Sonderstellung des Apothekers und der Apotheke gegenüber anderen gewerblichen oder industriellen Arzneimittelherstellern verdeutlicht werden.

Was sind Arzneimittel?

Arzneimittel sind Stoffe und Zubereitungen aus Stoffen, die dazu bestimmt sind, ... Krankheiten ... zu heilen, zu lindern, zu verhüten oder zu erkennen ... (§ 2 Abs. 1 AMG). Chemische Elemente, Verbindungen, ihre Gemische und Lösungen, Pflanzen, Pflanzenteile und Pflanzenbestandteile in bearbeitetem oder unbearbeitetem Zustand ... sind „Stoffe" im Sinne des AMG und damit Arzneimittel (§ 3 AMG).

Welche Arzneimittel müssen in der Apotheke hergestellt werden können?

Die Apotheke muss so mit Geräten ausgestattet sein, dass Arzneimittel in den Darreichungsformen Kapseln, Salben, Pulver, Drogenmischungen, Lösungen, Suspensionen, Emulsionen, Extrakte, Tinkturen, Zäpfchen und Ovula ordnungsgemäß hergestellt werden können. Die Herstellung von sterilen Arzneimitteln und von Wasser für Injektionszwecke muss möglich sein (§ 4 Abs. 7 ApBetrO).

Wer darf Arzneimittel herstellen?

Die gewerbliche Herstellung von Arzneimitteln ist an Sachkenntnis und eine Erlaubnis gebunden (§ 13 Abs. 1 AMG). Zur Herstellung „im Rahmen des üblichen Apothekenbetriebes", d. h. zur Abgabe an den Endverbraucher in der herstellenden Apotheke, benötigt der Inhaber der Apotheke eine solche Erlaubnis **nicht**. Dies gilt nicht für die Herstellung von Blutzubereitungen, Sera, Impfstoffen, Testallergenen, Testsera, Testantigenen und radioaktiven Arzneimitteln (§ 13 Abs. 2 AMG).

Die Herstellung von zur Applikation bestimmten Zytostatika-Lösungen erfordert über die rezepturmäßige Arzneimittelherstellung hinausgehende Regelungen, die eine bestmögliche Produktqualität sowie aufgrund der toxischen Wirkqualität den optimalen Schutz von Mensch und Umwelt gewährleisten. Die entsprechende **Zytostatika-Richtlinie** ist im Bundesgesundheitsbl. 9/98 S. 404 veröffentlicht (s. S. 422). Heranzuziehen ist hier auch die BAK-Leitlinie zur Qualitätssicherung „Herstellung und Prüfung applikationsfertiger Parenteralia mit toxischem Potenzial", die die Herstellung der z. B. Zytostatika- oder Virustatikazubereitungen in patientenindividueller Dosierung in der Apotheke beschreibt (www.abda.de: Siehe Leitlinie).

Außerdem ist auch die Leitlinie „Herstellung und Prüfung applikationsfertiger Parenteralia ohne toxisches Potential" erarbeitet worden. Ihre Zweckbestimmung ist die Qualitätssicherung bei der Herstellung von z. B. Lösungen zur parenteralen Ernährung, Infusionslösungen zur Schmerztherapie, zur Antibiotikatherapie oder zur Behandlung von Patienten mit Mukoviszidose in der Apotheke.

Arzneimittelherstellung ist eine **pharmazeutische Tätigkeit** und darf neben dem Apotheker vom pharmazeutischen Personal entsprechend seiner Ausbildung und seiner Kenntnisse nach Maßgabe § 3 ApBetrO ausgeübt werden.

Herstellen ist das Gewinnen, das Anfertigen, das Zubereiten, das Be- und Verarbeiten, das Umfüllen einschließlich Abfüllen, das Abpacken und Kennzeichnen (§ 4 Abs. 14 AMG). Arzneimittelherstellung in der Apotheke ist also nicht etwa nur die aufgrund einer ärztlichen Verschreibung vorgenommene ad-hoc-Herstellung (s. S. 377) und Abgabe, sondern die arzneimittelrechtlichen Vorschriften gelten auch für jede Art bezogener oder hergestellter und in „Standgefäßen" vorrätig gehaltener Stoffe oder Arzneimittel, wie z. B.

Grundstoffe (Ausgangsstoffe)	Weißes Vaselin Wasserfreies Natriumsulfat Lavendelöl Melissenblätter
Anfertigungen (Galenika)	Arnikatinktur Zinkoxidschüttelmixtur (NRF) Hydrophile Salbe
Stammverreibungen oder konzentrierte Lösungen (Rezepturhilfen)	Atropinsulfat/Lactose 1 + 99 Feinverteilter Schwefel/weißes Vaselin 1 + 1 Salicylsäure/2-Propanol 1 + 9

Halbfertigprodukte, z. B. vorgefertigte Rezepturen in nicht abgabefertiger Packung (Standgefäßvorrat)	Salicyl-Zinkpaste 5 % Betnesol-V-Creme/ Cordessche Salbe 3:2

Was sind Fertigarzneimittel?

Fertigarzneimittel sind Arzneimittel, die im Voraus hergestellt und in einer zur Abgabe an den Verbraucher bestimmten Verpackung in Verkehr gebracht werden (§4 Abs. 1 AMG, „Inverkehrbringen" heißt „Vorrätighalten ..., Feilbieten ..., Abgabe an andere", §4 Abs. 17 AMG).

Fertigarzneimittel sind also nicht nur die industriell hergestellten Arzneimittelpackungen, sondern auch alle in den Apotheken

– auf Vorrat abgabefertig hergestellten („abgefassten") HV-(Handverkaufs-) Arzneimittel, wie z. B.

Pflanzliche Drogen oder Drogen-zubereitungen	Kamillenblüten	50 g
	Leinsamen	250 g
	Gemischte Fenchel- und Kümmelfrüchte	je 25 g
Liquida	Baldriantropfen	50 ml
	Eibischsirup	100 ml
	Lebertran	200 ml
Externa	Myrrhentinktur	30 ml
	Iodtinktur	10 ml
	Salicylvaseline 2 %	30 g
	Wasserhaltiges Eucerin	50 g
	2-Propanol 70 %	100 ml

– auf Vorrat hergestellte und abgabefertig abgepackten Arzneimittel, wie

- ☐ aufgrund häufiger ärztlicher Verschreibungen vorgefertigte Rezepturen,
- ☐ nach STADA-Vorschriftenbuch hergestellte Arzneimittel,
- ☐ „Hausspezialitäten" nach eigenen oder übernommenen Vorschriften (Tropfen, Säfte, Weine, Salben, Zäpfchen, Tabletten usw.).

Sind alle Fertigarzneimittel zulassungspflichtig?

Fertigarzneimittel dürfen nur in Verkehr gebracht werden, wenn sie vom Bundesinstitut für Arzneimittel und Medizinprodukte (früher Bundesgesundheitsamt) zugelassen sind (§21 Abs. 1 AMG, s. S. 477 f.). Somit bedürfen auch alle oben aufgeführten, üblicherweise vorrätig gehaltenen Abpackungen für den Handverkauf und die weiteren auf Vorrat hergestellten Fertigarzneimittel jeweils einer Zulassung, sofern nicht eine Standardzulassung nach §36 oder die Ausnahmebestimmungen nach §21 Abs. 2 oder 3 AMG in Anspruch genommen werden können (s. S. 380).

Therapiefreiheit, Dispensierfreiheit, Einschränkungen

Zur Einzelanfertigung verschriebene sowie alle durch Einzelanfertigung in der Apotheke „ad hoc" hergestellten und abgegebenen Arzneimittel (Rezepturen, s. S. 377) sind keine Fertigarzneimittel im Sinne des Arzneimittelgesetzes. Sie sind nicht zulassungspflichtig und bedürfen auch keines eigenen Wirksamkeits- und Unbedenklichkeitsnachweises. Dadurch werden zwei wichtige Grundfreiheiten der Heilberufe erhalten, die Therapiefreiheit des verschreibenden Arztes und die Dispensierfreiheit des ein einzelnes Arzneimittel herstellenden Apothekers.

Diese Freiheiten gelten jedoch nicht unbeschränkt. Einmal können einzelne Arzneistoffe oder deren Zubereitungen durch das Bundesinstitut für Arzneimittel und Medizinprodukte als bedenklich eingestuft worden sein, es können aber auch Kombinationen von Arzneistoffen in einer ärztlichen Verschreibung hinsichtlich ihrer Nebenwirkungen unüberschaubar und dadurch bedenklich sein. In diesem Zusammenhang wird auf die Stellungnahme „Bedenkliche Arzneimittel" der Arzneimittelkommission der Deutschen Apotheker (AMK) verwiesen (s. S. 854). Die Beurteilungskriterien im Einzelfall und die rechtlichen Wertungen sind mit der Bundesoberbehörde abgestimmt und müssen vom Apotheker, ggf. nach einem klärenden Gespräch mit dem verordnenden Arzt, umgesetzt werden. Die Stellungnahme der AMK lässt sich wie folgt zusammenfassen: „Der Apotheker ist verpflichtet, das Inverkehrbringen von Arzneimitteln, die von ihm nach Bewertung aller Umstände als bedenklich eingestuft werden müssen, abzulehnen. Die Verbotsnorm des §5 Abs. 1 AMG hat Vorrang vor dem Gebot des §17 Abs. 4 ApBetrO und der Therapiefreiheit des Arztes" (Liste bedenklicher Arzneimittel, s. Pharm. Ztg. 2004: 1800; s. auch S. 377 und 904).

Qualitätssicherung

Grundanforderungen des AMG sind die Sicherstellung der Qualität, Wirksamkeit und Unbedenklichkeit der Arzneimittel (§1; s. S. 902 hierzu auch „Umsetzung der GMP-Regeln", S. 431 ff.). Da es nur **eine** pharmazeutische Qualität geben kann, gelten sowohl für die in Apotheken lagernden Ausgangsstoffe als auch für die dort hergestellten Arzneimittel die gleichen Anforderungen wie für industriell gefertigte Fertigarzneimittel. Qualitätsstandard sind das Arzneibuch und die anerkannten Regeln der pharmazeutischen Wissenschaft. Die Vorschriften des Arzneibuches und der Apothekenbetriebsordnung sichern die pharmazeutische Qualität der in Apotheken hergestellten Arzneimittel.

Das **Arzneibuch** (s. S. 912) ist eine Sammlung anerkannter pharmazeutischer Regeln über die Qualität, Prüfung, Lagerung und Abgabe sowie Bezeichnung von Arzneimitteln; Arzneimittel dürfen daher nur hergestellt und zur Abgabe an den Verbraucher in Verkehr gebracht werden, wenn die in ihnen enthaltenen Stoffe und ihre Darreichungsformen den für sie geltenden Vorschriften des Arzneibuches entsprechen (§ 55 Abs. 1 und 8 AMG).

Ausgangsstoffe, wie alle durch die Apotheken von Vorlieferanten bezogenen Arzneistoffe, aber auch Zubereitungen (Grundstoffe, Galenika, z. B. das Arzneibuchpräparat Arnikatinktur) sind keine Herstellungen, die zur „Abgabe an den Verbraucher" bestimmt sind. Die vorgeschriebene Arzneibuchqualität ist somit nicht sichergestellt, sie kann allerdings durch ein Analysenzertifikat belegt sein. Daraus ergibt sich die Kontrollfunktion der Apotheke: Denn zur Herstellung und Abgabe von Arzneimitteln dürfen nur Ausgangsstoffe verwendet werden, deren ordnungsgemäße Qualität festgestellt ist (§ 11 Abs. 1 ApBetrO). Zu Prüfung und Prüfungsprotokoll für Ausgangsstoffe s. S. 438).

Arzneimittel, die in der Apotheke hergestellt werden, müssen die nach der pharmazeutischen Wissenschaft erforderliche Qualität haben und sind nach den anerkannten pharmazeutischen Regeln herzustellen und zu prüfen. Enthält das Arzneibuch entsprechende Vorschriften, sind die Arzneimittel nach diesen Regeln herzustellen und zu prüfen. Soweit erforderlich, ist die Prüfung in angemessenen Zeiträumen zu wiederholen (§ 6 Abs. 1 ApBetrO). Zu Herstellungsprotokoll und Qualitätssicherung s. S. 442.

Nachweise der pharmazeutischen Qualität, der Wirksamkeit und Unbedenklichkeit für Fertigarzneimittel

Die Zulassungsunterlagen für Fertigarzneimittel, auch für solche, die, soweit eine Zulassung erforderlich ist, „im Rahmen des üblichen Apothekenbetriebes" hergestellt werden, müssen Nachweise der pharmazeutischen Qualität (§ 22 Abs. 1 AMG) sowie die Ergebnisse pharmakologisch-toxikologischer und klinischer Prüfungen enthalten (§ 22 Abs. 2 AMG). Dabei kann jeder pharmazeutische Hersteller auf vorhandenes wissenschaftliches Erkenntnismaterial bzw. bei nicht verschreibungspflichtigen Arzneimitteln auf die Aufbereitungsmonographien des Bundesinstituts für Arzneimittel und Medizinprodukte (§ 22 Abs. 3 in Verbindung mit § 25 Abs. 7 AMG) zurückgreifen. Diese Nachweise sind für zulassungspflichtige Hausspezialitäten sowie alle Fertigarzneimittel, die auch über andere Apotheken vertrieben werden sollen, erforderlich (s. Tab. 3.1-1).

3.1.3 Einzelherstellung im Bedarfsfall

Rezeptur nach § 7 ApBetrO (Individualrezeptur, ad-hoc-Rezeptur) ist die übliche Bezeichnung für ein im Gegensatz zum Fertigarzneimittel nicht im Voraus hergestelltes und/oder zur Abgabe abgepacktes Arzneimittel (Abb. 3.1-1). Dieser Begriff beinhaltet nicht nur ein aus einem oder mehreren Wirkstoffen in Verbindung mit Hilfs-, Trägerstoffen oder Lösungsmitteln angefertigtes Arzneimittel, sondern ist auch für die Einzelabfüllung (Dispensation) aus dem Apothekenstandgefäß gebräuchlich. Arzneimittelgesetz und Apothekenbetriebsordnung machen keine Unterschiede, ob es sich beim Inhalt des Standgefäßes um unverarbeitete oder verarbeitete Arzneistoffe, Arzneimittelmischungen oder auch im Voraus hergestellte Rezepturen jeglicher Art handelt. Apothekenübliche Rezepturen können hergestellt werden:

- aufgrund einer Verschreibung von Personen, die zur Ausübung der Heilkunde berechtigt sind (§ 7 Abs. 1 ApBetrO). In diesen Fällen müssen die Verschreibungen unverzüglich ausgeführt werden (§ 17 Abs. 4 ApBetrO).
- in Erfüllung eines schriftlichen oder mündlichen Kundenwunsches nach einem bestimmten Rezepturarzneimittel.
- als Handverkaufsempfehlung in der Apotheke aufgrund eines unspezifischen Arzneimittelwunsches des Kunden.

Die Herstellung in den beiden letztgenannten Fällen liegt in der Verantwortung des Apothekers und beschränkt sich auf nichtverschreibungspflichtige Arzneimittel. In allen drei Fällen hat der Apotheker ggf. auch zu beachten: „Bei begründetem Verdacht auf Missbrauch ist die Abgabe zu verweigern" (§ 17 Abs. 8 ApBetrO). Darüber hinaus (s. S. 376) gilt vorrangig für Arzt und Apotheker gemeinsam: „Es ist verboten, bedenkliche Arzneimittel in den Verkehr zu bringen." Bedenklich sind Arzneimittel, bei denen nach dem jeweiligen Stand der wissenschaftlichen Erkenntnisse der begründete Verdacht besteht, dass sie bei bestimmungsgemäßem Gebrauch schädliche Wirkung haben, die über ein nach den Erkenntnissen der medizinischen Wissenschaft vertretbares Maß hinausgehen (§ 5 Abs. 1 und 2 AMG).

Tab. 3.1-1: Übersicht über die Herstellung von Arzneimitteln in der Apotheke anhand praktischer Beispiele

I Art der Herstellung	II Beispiele	III Rechtsgrundlagen
1. Einzelherstellung im Bedarfsfall durch Abpacken oder Abfüllen in unveränderter Form aus einem Vorratsgefäß („Dispensation" oder „Abfassen" eines Arzneimittels)	1 Kamillenblüten 100 g 2 Leinsamen 250 g 3 Natriumsulfat 40 g 4 Baldriantinktur 50 ml 5 Isopropylalkohol 70 % 200 ml 6 Zusammengesetzte Chinatinktur 50 ml 7 Lebertran 200 ml 8 „ABC"-Herzwein 700 ml	1. Herstellungserlaubnis bei Herstellung im Rahmen des üblichen Apothekenbetriebes nicht erforderlich (§ 13 Abs. 2 Nr. 1 AMG) 2. Zulassungspflicht entfällt, da kein Fertigarzneimittel (§ 21 Abs. 1 AMG) 3. Rezeptur (§ 7 ApBetrO)
2. Einzelherstellung im Bedarfsfall durch Zubereiten („Rezeptur" eines Arzneimittels)	9 Rp. Acid. salicylic. 1,0 g Vasel. alb. ad 50,0 g m.f. ungt. 10 Rp. Tct. Tormentill. Tct. Myrrh. aa (NRF 7.1.) 15,0 g 11 Rp. Rad Angelic. Fol. Rub. frut. aa 30,0 g	Wie III.1 Wie III.2 Wie III.3
3. Vorratsherstellung für Standgefäß („Defektur" von Arzneimitteln)	12 Baldriantinktur 5 kg 13 Ethanol 70 % 10 kg 14 Spec. pectoral. 2 kg 15 Zinkoxidschüttelmixtur 2 kg 16 Salicylvaseline 1 % 1 kg 17 Jellinsalbe 200 g Wasserhaltiges Eucerin ad 500 g 18 Eigenpräparat „ABC"-Herzwein 50 kg	Wie III.1 Wie III.2 4. Defektur in Chargengrößen bis zu hundert abgabefertigen Packungen oder der entsprechenden Gesamtmenge an einem Tag (§ 8 ApBetrO; größere Menge ist Großherstellung nach § 9 ApBetrO)
4. Herstellung auf Vorrat in abgabefertiger Packung als vorgefertigte Rezeptur (nach „Hunderter-Regelung" nicht zulassungspflichtiges Fertigarzneimittel)	Wie II.1 bis II.11 19 Jellinsalbe 200 g Wasserhaltiges Eucerin ad 500 g (Abfüllung in 10 Tuben zu 50 g)	Wie III.1 Wie III.4 5. Nach „Vorratsrezeptur" – oder „Hunderterregel" hergestellte Fertigarzneimittel sind nicht zulassungspflichtig, sofern ihre Herstellung aufgrund nachweislich häufiger ärztlicher Verschreibung in Chargengrößen bis zu 100 abgabefertige Packungen an einem Tag zur Abgabe in dieser Apotheke erfolgt (§ 21 Abs. 2 Nr. 1 AMG)
5. Herstellung auf Vorrat in abgabefertiger Packung nach Standardzulassung (standardzugelassene Fertigarzneimittel)	Wie II.1 bis II.7 sowie alle standardzugelassenen Arzneimittel	Wie III.1 Wie III.4 6. Standardzulassung nach § 36 AMG 7. Verwendung einer Standardzulassung ist, sofern es sich um ein apothekenpflichtiges Arzneimittel handelt, einmalig dem Bundesinstitu für Arzneimittel und Medizinprodukte anzuzeigen (§ 67 Abs. 5 AMG); betrifft hier die Beispiele II.6 und II.7 (s. S. 381)
6. Herstellung auf Vorrat in abgabefertiger Packung in (traditioneller oder neuer) Eigenaufmachung nach Standardzulassung mit eigener oder traditioneller oder neuer Bezeichnung (standardzugelassene Fertigarzneimittel)	Wie II.6 Zusammengesetzte Chinatinktur DAB z. B. unter der Bezeichnung „Primus-Magentropfen"	Wie III.1 Wie III.4 Wie III.6 Wie III.7, die Bezeichnung „Primus-Magentropfen" ist dem Bundesinstitu für Arzneimittel und Medizinprodukte anzuzeigen (s. S. 382) 8. Beim Vertrieb von Eigenpräparaten auch außerhalb der herstellenden Apotheke ist eine Herstellungserlaubnis nach §§ 13 ff. AMG, u. a. die Benennung eines Herstellungs-, Kontroll- und Vertriebsleiters, neuerdings auch Stufenplanbeauftragten nach § 63a AMG erforderlich 9. Beim Vertrieb auch außerhalb der herstellenden Apotheke muss die Herstellu nach der „Betriebsverordnung für pharmazeutische Unternehmer" erfolgen
7. Herstellung eines STADA-Arzneimittels auf Vorrat in abgabefertiger Packung (zulassungspflichtiges Fertigarzneimittel)	Grippostad C Hoggar N Ibudolor	Wie III.1 Wie III.4 STADA-Lizenzvertrag mit der Apotheke STADA-Vorschriftenbuch gemäß § 21 Abs. 3 Satz 2 AMG
8. Herstellung einer echten Hausspezialität auf Vorrat in abgabefertiger Packung (zulassungspflichtiges Fertigarzneimittel)	„ABC-Herzwein", z. B. Pflanzenauszüge oder Tinkturenmischung nach eigener Vorschrift; gilt gleichermaßen für alle Beispiele von Bestandteilen, Zusammensetzungen und Arzneiformen nach eigenen Vorschriften, wie Tabletten, Kapseln, Pulver, Puder, Salben, Externa, Lösungen, Tropfen, Teemischungen usw.	Wie III.1 Wie III.4 Wie III.8 Wie III.9 10. Zulassung als Fertigarzneimittel gemäß §§ 21 ff. AMG erforderlich. Ein „fiktive" Zulassung war bis zum 30.4.1990 vorhanden, wenn die Herstellung dieses Arzneimittels im 1. Halbjahr 1978 dem (damaligen) Bundesgesundheitsamt angezeigt wurde (§ 105 Abs. 2 und 3 AMG). Sofern der erforderliche Antrag auf Verlängerung der Zulassung vor dem 30.4.1990 gestellt wurde, muss dieses Arzneimittel nachzugelass werden

IV Nachweis der pharmazeutischen Qualität	V Nachweis der Wirksamkeit und Unbedenklichkeit	VI Behältnisse, Kennzeichnungsvorschriften	VII Abgabepreis
1 Qualitätsprüfung nach Arzneibuch-Vorschriften (§55 AMG) 2 Prüfung der Arzneimittel und Ausgangsstoffe, Prüfprotokoll (§§6 und 11 ApBetrO) (Abb. 3.4-1 S. 438)	1 Entfällt, da kein Fertigarzneimittel	1 Verwendung von Behältnissen, die die Qualität des Arzneimittels nicht mehr als unvermeidbar beeinträchtigen (§13 ApBetrO) 2 Kennzeichnung nach den Vorschriften §14 Abs. 1 ApBetrO (Abb. 3.1-4, S. 385) 3 Ist ein verschreibungspflichtiges Arzneimittel enthalten, muss vom Arzt eine Gebrauchsanweisung verordnet sein und das Arzneimittel mit dieser gekennzeichnet werden (§2 Abs. 1 Nr. 6 Verordnung über verschreibungspflichtige Arzneimittel). Bei Fehlen der ärztlichen Gebrauchsanweisung kann das Arzneimittel in dringenden Fällen mit einer vom Apotheker sachgerecht ergänzten Gebrauchsanweisung gekennzeichnet werden (§2 Abs. 5 obiger Verordnung)	Arzneimittelpreisverordnung
Wie IV.1 Wie IV.2 3 Von einer Prüfung kann abgesehen werden, sofern die Qualität des Arzneimittels durch das Herstellungsverfahren gewährleistet ist (§7 Abs. 2 ApBetrO)	Wie V.1	Wie VI.1 Wie VI.2 Wie VI.3	Arzneimittelpreisverordnung
Wie IV.1 Wie IV.2 4 Herstellungs-, auch Prüfprotokoll (§8 Abs. 1 und 2 ApBetrO) 5 Von einer Prüfung des Arzneimittels kann abgesehen werden, soweit die Qualität durch das Herstellungsverfahren gewährleistet ist (§8 Abs. 3 ApBetrO)	Wie V.1	4 Lagerbedingungen: Vorratsbehältnisse für Arzneimittel dürfen die Qualität des Inhaltes nicht beeinträchtigen. Die Standgefäße müssen eindeutig, gut lesbar und ggf. mit einer im Synonym-Verzeichnis zum Arzneibuch aufgeführten Bezeichnung bezeichnet sein. Chargenbezeichnung und Verfallsdatum (§8 Abs. 1 Nr. 4 u. 5 ApBetrO) müssen auf dem Standgefäß angegeben werden (§16 Abs. 1 und 2 ApBetrO) 5 Aufschriften sind in schwarzer Schrift auf weißem Grund auszuführen. „Vorsichtig" oder „sehr vorsichtig" zu lagernde Mittel sind in roter Schrift auf weißem Grund bzw. in weißer Schrift auf schwarzem Grund auszuführen (§16 Abs. 3 ApBetrO s. Abb. 3.1-3 S. 384; s. DAC, Anlage K)	–
Wie IV.1 Wie IV.2 Wie IV.4 Wie IV.5	2 Entfällt, da bei von der Zulassungspflicht ausgenommenen Fertigarzneimitteln nicht erforderlich	Wie VI.1 6 Kennzeichnung grundsätzlich nach §10 AMG; Packungsbeilage nicht erforderlich (§11 Abs. 1 Satz 4 AMG). Soweit diesen Arzneimitteln eindeutig Rezepturcharakter zukommt (wie Beispiel II 19), darf die Beschriftung nach §14 Abs. 1 ApBetrO vorgenommen werden (Kommentar für ApBetrO)	Arzneimittelpreisverordnung
Wie IV.1 Wie IV.2 Wie IV.4 Wie IV.5	3 Erforderlich, wird durch Standardzulassung erbracht	Wie VI.1 7 Kennzeichnung nach §§10 und 11 AMG gemäß Angaben der Standardzulassung; die Packungsbeilage kann entfallen, wenn die vorgeschriebenen Angaben auf dem Behältnis stehen (Kommentar zur ApBetrO)	Arzneimittelpreisverordnung oder Eigenkalkulation
Wie IV.1 Wie IV.2 Wie IV.4 Wie IV.5	Wie V.3	Wie VI.1 Wie VI.7, die Bezeichnung „Primus-Magentropfen" kann auch an erster Stelle verwendet werden	Arzneimittelpreisverordnung oder Eigenkalkulation
Wie IV.1, IV.2 und IV.4, IV.5 in Verbindung mit den Herstellungs- und Prüfvorschriften der STADA	4 von der STADA als dem Besitzer der Zulassung und dem Herausgeber der Herstellungsvorschrift erbracht	STADA-Verpackungs- und Kennzeichnungsmaterialien gemäß §§10 u. 11 AMG	Festsetzung durch STADA
Wie IV.1 Wie IV.2 Wie IV.4 Wie IV.5 6 Zur Zulassung bzw. Nachzulassung u.a. Ergebnisse von Haltbarkeitsuntersuchungen, Methoden der Kontrolle der Qualität, analytischen Prüfung erforderlich (§22 Abs. 1 u. 2 Nr. 1 AMG)	5 Zur Zulassung bzw. Nachzulassung sind Ergebnisse pharmakologisch-toxikologischer und klinischer Prüfungen sowie Begründung der Zusammensetzung erforderlich (§22 Abs. 2 Nr. 2 u. 3, Abs. 3a AMG); es kann auch anderes wissenschaftliches Erkenntnismaterial vorgelegt werden (§22 Abs. 3 AMG). Eigene Ergebnisse nach Abs. 2 sind bei nicht verschreibungspflichtigen Bestandteilen nicht erforderlich, wenn die Angaben den für die einzelnen Arzneistoffe vom Bundesinstitut für Arzneimittel und Medizinprodukte erarbeiteten „Aufbereitungsmonographien" entsprechen (§25 Abs. 7 AMG; s. S. 383)	Wie VI.1 8 Kennzeichnung nach §§10 und 11AMG. Die Packungsbeilage kann entfallen, wenn die vorgeschriebenen Angaben auf dem Behältnis stehen (§11 Abs. 6 AMG)	Eigenkalkulation

Rezepturen müssen der Verschreibung entsprechen. Andere Bestandteile, soweit es sich nicht um indifferente Hilfsstoffe handelt, dürfen ohne Zustimmung des Verschreibenden bei der Herstellung nicht verwendet werden. Enthält eine Verschreibung einen erkennbaren Irrtum, ist sie unleserlich oder ergeben sich sonstige Bedenken, so darf das Arzneimittel nicht hergestellt werden, bevor die Unklarheit beseitigt ist (§ 7 Abs. 1 ApBetrO). In der Regel muss beim Arzt rückgefragt werden. Verschreibt der Arzt zur Herstellung eines Arzneimittels in der Rezeptur einen Arzneistoff, der in Zubereitungen als Fertigarzneimittel nicht mehr zugelassen ist, so muss der Apotheker die Herstellung ablehnen. Die Zusammensetzung der Rezeptur muss dann durch den Arzt geändert werden.

3.1.4 Herstellung auf Vorrat

Im Gegensatz zur Einzelherstellung als Rezeptur ist die *Defektur* Herstellung von Arzneimitteln im Voraus (Tab. 3.1-1); nach der seit 1987 gültigen ApBetrO ist zu unterscheiden zwischen der Defektur für den Vorrat im Standgefäß und der Defektur in abgabefertigen Packungen als Fertigarzneimittel. Zur mengenmäßigen Unterscheidung von der „Großherstellung“ (s. S. 383) ist für Defekturen die Begrenzung auf Chargengrößen bis zu 100 abgabefertigen Packungen oder der entsprechenden Gesamtmenge an einem Tag festgelegt.

Über die Herstellung der Defektur ist ein Herstellungsprotokoll anzufertigen, das u. a. über die Qualität der Ausgangsstoffe, die zugrunde liegenden Herstellungsvorschriften, Chargenbezeichnungen und Verfallsdaten Nachweis führt (§ 8 Abs. 1 ApBetrO, s. „Umsetzung der GMP-Regeln“, S. 431 ff.).

Von der Verpflichtung zur Prüfung dieser Defekturarzneimittel (§ 8 Abs. 2 ApBetrO) kann abgesehen werden, soweit das Herstellungsverfahren validiert ist. Die Validierung (s. S. 888) kann im Regelfall als gesichert gelten, wenn die Qualität der Ausgangsstoffe in der Apotheke festgestellt ist, die Herstellung nach anerkannten Regeln erfolgt und darüber hinaus das Arzneimittel ausschließlich durch pharmazeutisches Personal hergestellt wird (§ 3 Abs. 4 und 5 ApBetrO).

Defektur für das Standgefäß

Apothekenübliche Abpackungen, etwa von Tinkturen, Salben oder Liquida, liegen in der Regel zwischen 30 und 500 g, bei Hausspezialitäten auch darüber. Die gemäß § 8 ApBetrO in der 100fachen Menge zulässigen Defekturansätze an einem Tag dürften als Herstellung auf Vorrat für die meisten Apotheken ausreichend sein.

Defektur als Fertigarzneimittel

Hier liegt der Schwerpunkt sinnvoller Bemühungen um eine wirtschaftliche Arzneimittelherstellung in der Apotheke. Unter bestimmten Voraussetzungen unterliegen im Rahmen des üblichen Apothekenbetriebes hergestellte Fertigarzneimittel nicht der Einzelzulassung. Diese Möglichkeiten sind gegeben als so genannte „verlängerte Rezeptur“, als Herstellung von STADA-Fertigarzneimitteln sowie als Standardzulassungen nach § 36 AMG.

Herstellung als verlängerte Rezeptur („Hunderter-Regelung“)

Die Zulassungsvorschriften stehen einer rationellen Herstellung der Einzelrezepturen nicht im Wege, wenn diese Arzneimittel (§ 21 Abs. 2 Nr. 1 AMG)

- ☐ häufig ärztlich oder zahnärztlich verordnet,
- ☐ in den wesentlichen Herstellungsschritten in der Apotheke,
- ☐ in Chargengrößen bis zu 100 abgabefertigen Packungen an einem Tag,
- ☐ im Rahmen des üblichen Apothekenbetriebes hergestellt werden
- ☐ und zur Abgabe in dieser Apotheke bestimmt sind.

Herstellung aufgrund einheitlicher Vorschriften

Seit etwa 100 Jahren gibt es Vorschriftensammlungen für STADA-Arzneimittel. So werden auch heute noch in vielen Apotheken Fertigarzneimittel aufgrund einheitlicher Vorschriften hergestellt und unter einer einheitlichen Bezeichnung an den Verbraucher abgegeben. Eigentümer dieser Herstellungsvorschriften und Bezeichnungen solcher STADA-Präparate ist das den Apothekern verbundene Unternehmen STADA Arzneimittel AG, das für diese Arzneimittel die Zulassung beantragt hat (§ 21 Abs. 3 Satz 2 AMG). Die Herstellungs- und Kennzeichnungsvorschriften sowie das Verpackungsmaterial werden über Lizenzverträge an Apotheken vergeben.

STADA-Präparate können in Apotheken mit Hilfe von der STADA gelieferten Komplettsets hergestellt werden. Die herstellende Apotheke muss auf der Packung die Lizenznummer angeben, ein Herstellungsprotokoll ausfüllen und dieses drei Jahre aufbewahren.

Herstellung nach Standardzulassungen

Die Standardzulassungen haben den Charakter der Monographien früherer Arzneibücher als Herstellungsanweisungen:

> „Mit der Festlegung offizieller Standards wird die ursprüngliche Idee der Arzneibücher wieder aufgenommen, durch die Veröffentlichung von Monographien für häufig gebrauchte Fertigarzneimittel den Verbrauchern und Patienten sowie den Angehörigen der Heilberufe einen Qualitätsstandard zu gewährleisten" (Leitsätze des Bundesministeriums für Gesundheit zu § 36 AMG).

Formal unterliegen die apothekenüblichen Abpackungen von Kamillenblüten bis 2-Propanol 70 % usw. (s. S. 382) als Fertigarzneimittel der Zulassungspflicht. Damit nicht 21 400 Apotheken für ihre abgefassten Baldriantropfen eine Einzelzulassung beantragen müssen, sind für Arzneimittel, soweit eine Gefährdung der Gesundheit von Mensch und Tier nicht zu befürchten ist, weil die Anforderungen an die erforderliche Qualität, Wirksamkeit und Unbedenklichkeit erwiesen ist, Freistellungen von der Zulassung vorgesehen (§ 36 AMG). Diese Freistellungen sind als **Standardzulassungsmonographien** nach den gleichen Kriterien formuliert, die für dic Zulassung aller Fertigarzneimittel gelten (Abb. 3.1-2 und die dort beispielhaft gegebenen praktischen Erläuterungen zu „Glaubersalz").

Jeder Apotheker, aber auch jeder andere pharmazeutische Unternehmer kann von den Standardzulassungen Gebrauch machen. Heute stehen etwa 290 Standardzulassungen zur Verfügung. Ein großer Anteil davon sind Infusionslösungen und andere, insbesondere für die Herstellung in Krankenhausapotheken wichtige Arzneimittel. Bemerkenswert sind auch die variablen Mischungsverhältnisse der Teerezepturen. Eine Auswahl aus der Vielfalt insbesondere für den Handverkauf in der Apotheke und die Selbstmedikation wichtiger Fertigarzneimittel ist in Tabelle 3.1-2 aufgeführt. Die Sammlung der Standardzulassungen soll laufend erweitert werden. Die Standardzulassungen können als Ersatz für jene Hausspezialitäten dienen, deren Nachzulassung (s. S. 382) nicht beantragt oder nicht genehmigt worden ist. Nach § 36 Abs. 2 AMG muss der Verordnungsgeber bei der Auswahl der Arzneimittel, die als Standardzulassungen beschrieben werden sollen, den berechtigten Interessen der Arzneimittelverbraucher, der Heilberufe und der pharmazeutischen In-

Natriumsulfat-Dekahydrat

1.	**Bezeichnung des Fertigarzneimittels** Natriumsulfat-Dekahydrat
2.	**Darreichungsform** Pulver
3.	**Behältnisse** Dosen aus Polypropylen
4.	**Kennzeichnung** Nach § 10 AMG, insbesondere:
4.1	Zulassungsnummer 1399.99.99
4.2	Art der Verwendung Zum Einnehmen nach Auflösen in Wasser
4.3	Hinweis Nicht über 25 °C lagern
5.	**Packungsbeilage** Nach § 11 AMG, insbesondere:
5.1	Anwendungsgebiete Verstopfung
5.2	Gegenanzeigen Natriumsulfat-Dekahydrat ist nicht anzuwenden bei Vorliegen von Herzschwäche (Herzinsuffizienz), Bluthochdruck, eingeschränkter Nierenfunktion, Darmverschluss und Störungen des Wasser- sowie Elektrolythaushalts
5.3	Nebenwirkungen Bei häufiger Einnahme konzentrierter Natriumsulfatlösungen ist ein erhöhter Verlust von Wasser und Salzen, insbesondere von Kalium möglich. Eine vermehrte Aufnahme von Natrium kann zu einer Speicherung von Wasser im Körper und zu Bluthochdruck führen
5.4	Wechselwirkungen mit anderen Mitteln Aufgrund erhöhter Kaliumverluste kann die Wirkung von Herzglykosiden (Digitalis, Strophanthin) verstärkt werden
5.5	Dosierungsanleitung und Art der Anwendung Soweit nicht anders verordnet, nehmen Erwachsene im Allgemeinen 10 bis 15 g (2 bis 3 Teelöffel) Natriumsulfat-Dekahydrat gelöst in ca. 200 ml Wasser ein; Kinder über 6 Jahre die Hälfte. Die abführende Wirkung setzt nach 8 bis 10 Stunden ein. Für eine rasche Entleerung des ganzen Darmes in 3 bis 4 Stunden müssen im Allgemeinen 20 bis 30 g (1 bis 2 Esslöffel) Natriumsulfat-Dekahydrat gelöst in 500 ml Wasser eingenommen werden
5.6	Dauer der Anwendung Natriumsulfat-Dekahydrat soll nur kurzzeitig angewendet werden
5.7	Hinweis Nicht über 25 °C aufbewahren

Abb. 3.1-2: Beispiel einer Standardzulassungsmonographie (aus R. Braun (1989 ff.): Standardzulassungen, Text und Kommentar, 16. Erg. Lfg. 2004, Deutscher Apotheker Verlag, Stuttgart). Alle unter 1. bis 5.7 gemachten Angaben müssen verwendet werden. Andere Bezeichnungen, wie „Glaubersalz" oder „Aviso-Abführsalz", auch als Hauptnamen, sind zulässig. Irgendwelche Vorschriften über Farbe und Design der Packungen bestehen nicht. Statt der Propylendose kann für das Glaubersalz auch ein gleichwertiges Behältnis verwendet werden. Diese Standardzulassung gilt nur für das Anwendungsgebiet „Verstopfung". Andere Indikationsangaben wie „Darmpflege" oder „Blutreinigung" sind nicht zulässig. ▶

Tab. 3.1-2: Auswahl aus den derzeit etwa 290 standardzugelassenen Fertigarzneimitteln beim Menschen (aus: R. Braun (2004), Standardzulassungen für Fertigarzneimittel, a. a. O.)

Bezeichnung	Zulassungsnummer	Anzeigepflicht
Acetylsalicylsäure-Tabletten 100 mg	1899.98.99	+
Acetylsalicylsäure-Kapseln 500 mg	1899.99.98	+
Ambroxolhydrochlorid-Kapseln 30 mg	2309.99.99	+
Ammoniumbituminosulfonat-Salbe 20 Prozent	5699.97.99	+
Arnikatinktur	5799.99.99	–
Ascorbinsäure	2299.98.98	–
Atropinsulfat-Augentropfen 1 %	5899.99.97	+
Baldriantinktur	6099.99.99	–
Beruhigungstee VII	1949.93.99	–
Birkenblätter	8399.99.99	–
Bisacodyl-Tabletten 5 mg	2499.99.97	+
Blasen- und Nierentee II	1959.98.99	–
Brennnesselkraut	8599.99.99	–
Brusttee	1969.99.99	–
Campherspiritus	6299.99.99	–
Chinatinktur, zusammengesetzte	8799.99.99	+
Diphenhydraminhydrochlorid-Tabletten 25 mg	2799.99.98	+
Erkältungstee III	1979.97.99	–
Ethacridinlactat-Lösung 0,05 %	6499.98.97	+
Ethanol 70 % (V/V), vergällt mit Ethylmethylketon	2109.99.99	–
Fenchel, Bitterer	5199.99.99	–
Folsäure-Tabletten 5 mg	1909.99.99	+
Franzbranntwein	5299.99.99	–
Glycerol-Suppositorien 0,75–1,0 g	3099.99.99	+
Husten- und Bronchialtee I	2039.94.99	–
Ibuprofen-Filmtabletten 200 mg	2129.99.99	+
Indometacin-Kapseln 50 mg	2139.99.99	+
Kamillenblüten	7999.99.99	–
Lebertran	5499.99.99	+
Leinsamen	1099.99.99	–
Lindenblüten	1129.99.99	–
Magen- und Darmtee X	2029.90.99	–
Magnesiumsulfat	1199.99.99	–
Melissenblätter	1149.99.99	–
Natriumsulfat-Dekahydrat	1399.99.99	–
Paracetamol-Kapseln 500 mg	3599.99.99	+
Paracetamol-Zäpfchen 500 mg	3599.99.97	+
2-Propanol 70 % (V/V)	1599.98.99	–
Rizinusöl, Raffiniertes	1699.99.99	–
Salicyl-Vaseline 5 %	2219.97.99	–
Spitzwegerichkraut	1289.99.99	–
Wacholderbeeren	1369.99.99	–
Wasserstoffperoxid-Lösung 3 %	1799.99.99	–
Weißdornblätter mit Blüten	1349.99.99	–
Zinkpaste, Weiche	7699.99.99	+

dustrie Rechnung tragen. Erklärtes Ziel des Gesetzgebers ist die Entlastung des Bundesinstituts für Arzneimittel und Medizinprodukte von einer Vielzahl gleichartiger Zulassungsanträge.

Standardzulassungen können allein unter der Bezeichnung der Monographie, zusätzlich aber auch mit eigenen Namen in Verkehr gebracht werden.

Anzeigepflicht. Sofern es sich um Standardzulassungen für *apothekenpflichtige* Arzneimittel handelt, müssen diese dem Bundesinstitut für Arzneimittel und Medizinprodukte, Kurt-Georg-Kiesinger-Allee 3, 53175 Bonn, einmalig angezeigt werden (§ 67 Abs. 5 AMG). Diese Anzeige kann formlos geschehen, zur eindeutigen Erfassung der Anzeige sollen folgende Angaben enthalten sein:

- ☐ Name und Anschrift der Apotheke
- ☐ Bezeichnung der Standardzulassung
- ☐ Monographiebezeichnung und ggf. frei gewählte zusätzliche Bezeichnung
- ☐ Zulassungsnummer
- ☐ Nennung von verwendeten, nicht wirksamen Bestandteilen, z. B. Hilfsstoffen, sofern diese nicht in der Monographie aufgeführt sind

Als Nachweis für eine Anzeige sollte eine Kopie in der Apotheke aufbewahrt werden.

3.1.5 Hausspezialitäten

Der Begriff „Hausspezialität" kommt im AMG nicht vor, weder allein noch mit den Beiwörtern „echt" oder „unecht". Wenn diese als „Eigenaufmachungen", „Eigenpräparate" oder „Eigenspezialitäten" bezeichneten Arzneimittel für den Gesamtmarkt auch zu vernachlässigen sind, so kann ihnen doch für die herstellende Apotheke eine Bedeutung zukommen. Vor allem kann im Rahmen der Selbstmedikation diese Präparategruppe zur Kostenentlastung der gesetzlichen Krankenversicherung beitragen. In aller Regel sind solche Eigenpräparate nicht verschreibungspflichtige Teemischungen, Salben, Arzneiweine, Kombinationsarzneimittel für Trivialindikationen und führen eine eigene Bezeichnung; diese ist oft auch ein Markenzeichen für die herstellende Apotheke.

Echte Hausspezialitäten

Das Arzneimittelgesetz räumt diesen Eigenpräparaten der Apotheken keinerlei Sonderrechte mehr ein. Sollen sie nicht nur in der eigenen, sondern auch in jeder anderen Apotheke vertrieben werden können, benötigt der Apothekenleiter eine Herstellungserlaubnis nach § 13 Abs. 1 AMG. Auch wenn sie nur in der herstellenden Apotheke abgegeben werden sollten, handelt es sich um zulassungspflichtige Fertigarzneimittel. Wurden diese bereits vor 1976 hergestellt, mussten sie im ersten Halbjahr 1978 dem Bundesgesundheitsamt angezeigt werden. Dadurch erhielt der Apothekenleiter für sein Produkt die fiktive Zulassung bis 30.4.1990 (§ 105 Abs. 2 u. 3 AMG). Die generelle Anzeigeverpflichtung beim Bundesgesundheitsamt galt 1978 für alle Arzneimittelhersteller und ihre Produkte, für das Aspirin der Firma Bayer oder den Kräutertee der Firma Wurzelsepp ebenso wie für den ABC-Herzwein, den eine Apotheke nach eigener Vorschrift hergestellt hat, gleichgültig, ob sie dieses Produkt nur in der eigenen oder auch außerhalb der eigenen Apotheke vertrieben hat. So wurden beim Bundesgesundheitsamt damals über 25 000 solcher Eigenspezialitäten aus Apotheken angezeigt.

Jeder Apothekenleiter, der sein Eigenpräparat weiter herstellen und vertreiben wollte, musste bis 30.4.1990 einen Antrag auf Verlängerung der Zulassung stellen. Dabei waren eigene Ergebnisse der analytischen Prüfung hinsichtlich der Art und Dauer der Stabilität sowie der Kontrollmethoden auf Qualität einzureichen (§ 22 Abs. 1 u. 2 Nr. 1 AMG). Nicht erforderlich sind eigene Ergebnisse pharmakologisch-toxikologischer oder klinischer Prüfungen, sofern anderes wissenschaftliches Erkenntnismaterial vorgelegt werden kann. Dieses steht den Arzneimittelherstellern und somit auch dem Apothekenleiter in Form der **Aufbereitungsmonographien** zur Verfügung. Nach dem Arzneimittelgesetz ist das Bundesinstitut für Arzneimittel und Medizinprodukte verpflichtet, das wissenschaftliche Erkenntnismaterial aller nichtverschreibungspflichtigen Arzneimittel durch Kommissionen aufbereiten zu lassen. Diese bearbeiteten die auf dem Markt befindlichen Arzneimittel nach bestimmten Anwendungsgebieten, Stoffgruppen oder Therapierichtungen. Die Aufbereitungskommissionen wurden in der Zwischenzeit aufgelöst. Bei Neuzulassungen, aber auch Nachzulassungen entscheidet das Bundesinstitut für Arzneimittel und Medizinprodukte auf Grundlage dieser Ergebnisse (§ 25 Abs. 7 AMG, s. auch H.J. Meyer, R. Braun (1989): Pharm. Ztg. 1634).

Wenn die Indikationsangaben und Dosierungen der Hausspezialität (§ 22 Abs. 1 Nr. 5 AMG) bzw. der enthaltenen Arzneistoffe den Angaben in den Aufbereitungsmonographien entsprechen, muss der Apothekenleiter, wie auch jeder andere Arzneimittelhersteller, eigene Wirksamkeitsnachweise nicht mehr vorlegen. Das primäre Problem der Zulassung einer Hausspezialität war also nicht der Wirksamkeitsnachweis, sondern die Analytik. Die hier zu erbringenden Angaben unterscheiden sich in nichts von denen einer Nach- oder Neuzulassung industriell hergestellter Fertigarzneimittel. Wegen der mit der Analytik sowie auch wegen der mit der Nachzulassung verbundenen Kosten wird in der Regel die Herstellung einer echten Hausspezialität wirtschaftlich uninteressant sein (s. hierzu Standardzulassungen, S. 381).

Unechte Hausspezialitäten

Unter unechten Hausspezialitäten versteht man Fertigarzneimittel in der Aufmachung und mit der Bezeichnung einer Hausspezialität, die im Auftrage und außerhalb der Apotheke von einem Lohnhersteller hergestellt und geliefert werden. Sie spielten eine nicht geringe Rolle auf dem Arzneimittelmarkt. Über 12 000 derartige Präparate wurden dem damaligen Bundesgesundheitsamt angezeigt und damit bis Ende 1989 fiktiv zugelassen. Im Ergebnis hat dies zu einer großen Anzahl Fertigarzneimittel, insbesondere Schmerz-, Beruhigungs- oder Abführmitteln geführt, die vornehmlich in der Selbstmedikation abgegeben wurden und unter verschiedenen „Haus"namen jeweils die gleiche Zusammensetzung hatten. Die Intransparenz dieses Teils des Arzneimittelmarktes wurde in der Vergangenheit mehrfach kritisiert. Es konnten pharmazeutische Unternehmer als Lohnhersteller auftreten und die Zulassung für derartige Fertigarzneimittel beantragen (§ 21 Abs. 3 Satz 3 AMG). Zur besseren Markt- und Verbrauchertransparenz war aber vorgeschrieben, dass diese Arzneimittel neben dem Apotheken-(„Phantasie"-) Namen auch „unter einer einheitlichen Bezeichnung" an den Verbraucher abgegeben werden müssen. Die Bedeutung der unechten Hausspezialitäten ist merklich zurückgegangen.

Großherstellung in der Apotheke

Produktionsmengen, die über die für die Defektur (s. S. 380) genannten Obergrenzen hinausgehen, sind Großherstellung im Sinne von § 9 ApBetrO (Abb. 3.1-1). Auch wenn Großherstellung „im Rahmen des üblichen Apothekenbetriebes" stattfindet, müssen die GMP-Richtlinien (s. S. 431 f.) sowie die Vorschriften über die Herstellung von Arzneimitteln aus der Betriebsverordnung für pharmazeutische Unternehmer (s. „Pharmazeutisches Recht", S. 913) beachtet werden. Wegen der wesentlich aufwändigeren Herstellungs- und Kontrollmethoden sowie Prüfvorschriften wird die Großherstellung nur für wenige Apothekenbetriebe infrage kommen. In der Regel werden diese dann auch eine Herstellungserlaubnis nach § 13 AMG haben.

3.1.6 Behältnisse, Kennzeichnungsvorschriften, Haltbarkeit

In der Apotheke hergestellte Arzneimittel dürfen nur in Behältnissen in Verkehr gebracht werden, die gewährleisten, dass die Qualität nicht mehr als unvermeidbar beeinträchtigt wird (§ 13 ApBetrO, s. S. 890). Dies gilt auch für Standgefäße und alle anderen Vorratsbehältnisse in der Apotheke. Die BAK-Qualitätsleitlinie „Prüfung und Lagerung der Primärpackmittel" sollte beachtet werden (s. S. 387).

Wesentliche Kriterien für Arzneimittelqualität und -sicherheit sind darüber hinaus die ordnungsgemäße Kennzeichnung des Behältnisses zusammen mit Haltbarkeitsnachweis und ggf. Gebrauchsinformationen.

Standgefäße und alle anderen Vorratsbehältnisse müssen mit gut lesbaren und dauerhaften Aufschriften versehen sein. Es ist eine im Synonym-Verzeichnis zum Arzneibuch aufgeführte oder sonst gebräuchliche wissenschaftliche Bezeichnung zu verwenden. Der Inhalt ist mit zusätzlichen Qualitätskriterien, wie Chargenbezeichnung und Haltbarkeit (§ 8 Abs. 1 Nr. 4 u. 5 ApBetrO, s. S. 888), zu kennzeichnen (§ 16 Abs. 2 ApBetrO). Die Vorschriften der Gefahrstoffverordnung (s. S. 631) bleiben unberührt (§ 16 Abs. 1 ApBetrO). Die Bezeichnungen sind in schwarzer Schrift auf weißem Grund oder – entsprechend den Vorschriften der Anlage K des Deutschen Arzneimittel-Codex bzw. wenn es sich um einen verschreibungspflichtigen Arzneistoff handelt – für „vorsichtig" zu lagernde Arzneimittel in roter Schrift auf weißem Grund und für „sehr vorsichtig" zu lagernde Arzneimittel in weißer Schrift auf schwarzem Grund zu kennzeichnen (§ 16 Abs. 3 ApBetrO; Abb. 3.1-3).

Auf dem **Rezepturarzneimittel,** in der Regel auf dem Beschriftungsetikett, müssen angegeben sein (§ 14 Abs. 1 ApBetrO)

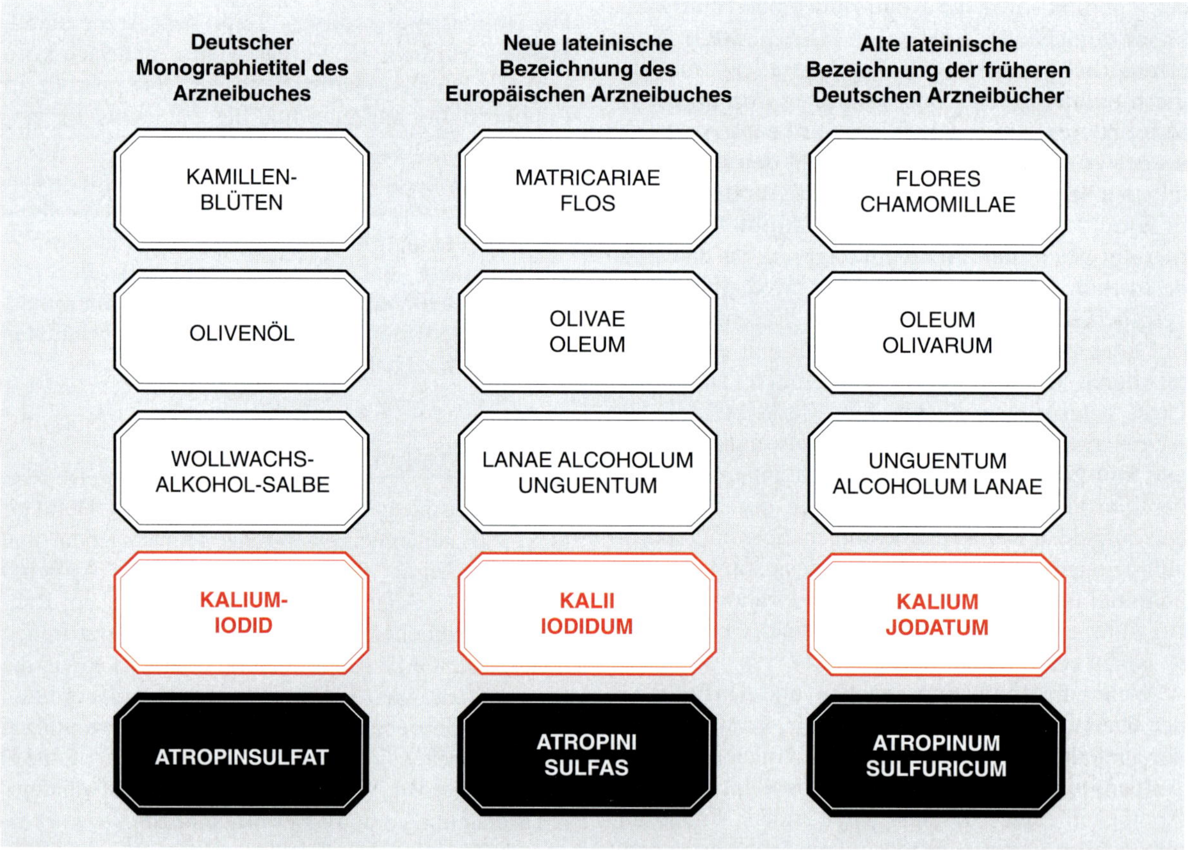

Abb. 3.1-3: Beispiele für die ordnungsgemäße Kennzeichnung von Standgefäßen und Vorratsbehältnissen mit einer im Synonym-Verzeichnis zum Arzneibuch aufgeführten Bezeichnung für „indifferente" Arzneimittel (schwarze Schrift), für „vorsichtig" zu lagernde Arzneimittel („Separanda", rote Schrift), und für „sehr vorsichtig" („Venena") zu lagernde Arzneimittel (weiße Schrift auf schwarzem Grund). In den deutschen Apotheken sind die alten lateinischen Bezeichnungen vorherrschend (rechte Spalte).

1. der Name und die Anschrift der Apotheke,
2. der Inhalt nach Gewicht, Rauminhalt oder Stückzahl,
3. die Art der Anwendung und ggf. die in der Verschreibung angegebene Gebrauchsanweisung,
4. die wirksamen Bestandteile nach Art und Menge,
5. das Herstellungsdatum,
6. ein Hinweis auf die begrenzte Haltbarkeit,

sowie bei Arzneimitteln mit gefährlichen physikalischen Eigenschaften Gefahrenhinweise und -symbole (§ 14 Abs. 5 ApBetrO).

Die BAK-Leitlinie zur Qualitätssicherung für Rezeptur- und Defekturarzneimittel empfiehlt weitere Kennzeichnungen aufzuführen:

- ☐ Angabe der Aufbrauchfrist (Enddatum) gemäß den Richtwerten des NRF
- ☐ Bei Verarbeitung von Fertigarzneimitteln als Rezepturbestandteil wird die Bezeichnung des Fertigarzneimittels angegeben
- ☐ Konservierungsstoffe, die in der Rezeptur enthalten sind, nach der Art und empfehlenswerterweise auch nach der Menge zu deklarieren
- ☐ unter obiger Nr. 4 nicht nur die wirksamen, sondern alle Bestandteile nach Art und Menge

Darüber hinaus schreiben BAK-Leitlinien zur Qualitätssicherung, etwa zur Herstellung von Zytostatika oder zur Herstellung von Parenteralia (s. S. 375, 387), zusätzlich sachdienliche Angaben vor.

Zu Nr. 1: Es fällt auf, dass der Name des Patienten, für den das Rezepturarzneimittel bestimmt ist, nicht angegeben werden muss, obwohl dies allgemein üblich ist. Um Verwechslungen zu vermeiden, ist diese Namensangabe auch dringend zu empfehlen (Abb. 3.1-4).

Zu Nr. 3: Zum Schutz des Patienten und der therapiegerechten Anwendung sind hier Kennzeichnungen wie „äußerlich“ oder „innerlich“ keinesfalls ausreichend. **Äußerlicher Gebrauch** ist lediglich die Anwendung auf Haut, Haaren oder Nägeln“ [§ 5 der Verordnung über verschreibungspflichtige Arzneimittel (VerschrV)]. Insofern wäre eine Angabe „zu innerlicher Anwendung“ viel zu wenig differenziert. Um Missverständnisse beim Verbraucher zu vermeiden, muss hier auf die klare Beschreibung der Art der Anwendung besonderer Wert gelegt werden, beispielsweise durch Angaben „Zum Einnehmen“, „Zur Inhalation“, „Zum Einführen in den Darm“, „Zum Auftragen auf die Schleimhaut“, „Zur subkutanen Injektion“ usw. (Cyran, Rotta: Apothekenbetriebsordnung, Kommentar, Deutscher Apotheker Verlag, Stuttgart). Hier müssen auch noch andere notwendige Hinweise wie „Vor Gebrauch umzuschütteln“ oder „Nur verdünnt anzuwenden“ usw. angegeben werden. Ist ein verschreibungspflichtiges Arzneimittel enthalten, **muss** die ärztliche Verschreibung eine Gebrauchsanweisung enthalten und das Arzneimittel mit dieser Gebrauchsanweisung gekennzeichnet werden (§ 2 Abs. 1 Nr. 6 VerschrV). Bei Fehlen der ärztlichen Gebrauchsanweisung kann das Arzneimittel in dringenden Fällen mit einer vom Apotheker sachgerecht ergänzten Gebrauchsanweisung gekennzeichnet werden (§ 2 Abs. 5 VerschrV).

Zu Nr. 6: Bei Rezepturarzneimitteln sind Hinweise wie „Begrenzt haltbar“, „Zum alsbaldigen Verbrauch bestimmt“ oder „Zum sofortigen Verbrauch bestimmt“ grundsätzlich ausreichend. Solche Angaben werden vom Publikum allerdings zunehmend hinsichtlich Präzisierung hinterfragt, so dass sich stattdessen die Kennzeichnung mit einer Aufbrauchfrist empfiehlt.

Fertigarzneimittel, auch die in der Apotheke hergestellten, müssen grundsätzlich nach AMG und mit allen Angaben und Informationen beschriftet sein, die von den §§ 10 (Kennzeichnung des Behältnisses und ggf. der Umhüllung des Arzneimittels) und 11 (Packungsbeilage) gefordert werden (s. S. 906 f.). Können Angaben hinsichtlich Gegenanzeigen, Wechselwirkungen und Nebenwirkungen nicht gemacht werden, so ist der Hinweis „keine be-

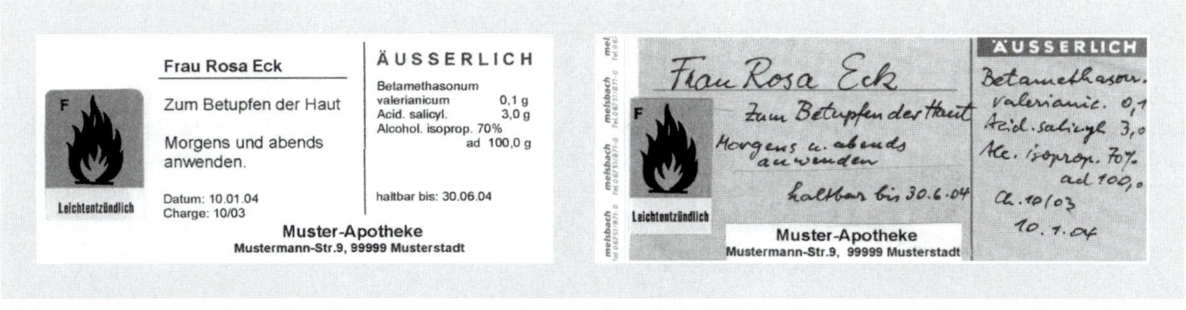
Frau Rosa Eck
Zum Betupfen der Haut
Morgens und abends anwenden.
Datum: 10.01.04
Charge: 10/03
ÄUSSERLICH
Betamethasonum valerianicum 0,1 g
Acid. salicyl. 3,0 g
Alcohol. isoprop. 70% ad 100,0 g
haltbar bis: 30.06.04
F
Leichtentzündlich
Muster-Apotheke
Mustermann-Str.9, 99999 Musterstadt
ÄUSSERLICH
Frau Rosa Eck
Zum Betupfen der Haut
Morgens u. abends anwenden
haltbar bis 30.6.04
Muster-Apotheke
Mustermann-Str.9, 99999 Musterstadt

Abb. 3.1-4: Musteretikett für ein Rezepturarzneimittel, handschriftlich oder EDV-erstellt, mit allen erforderlichen Angaben

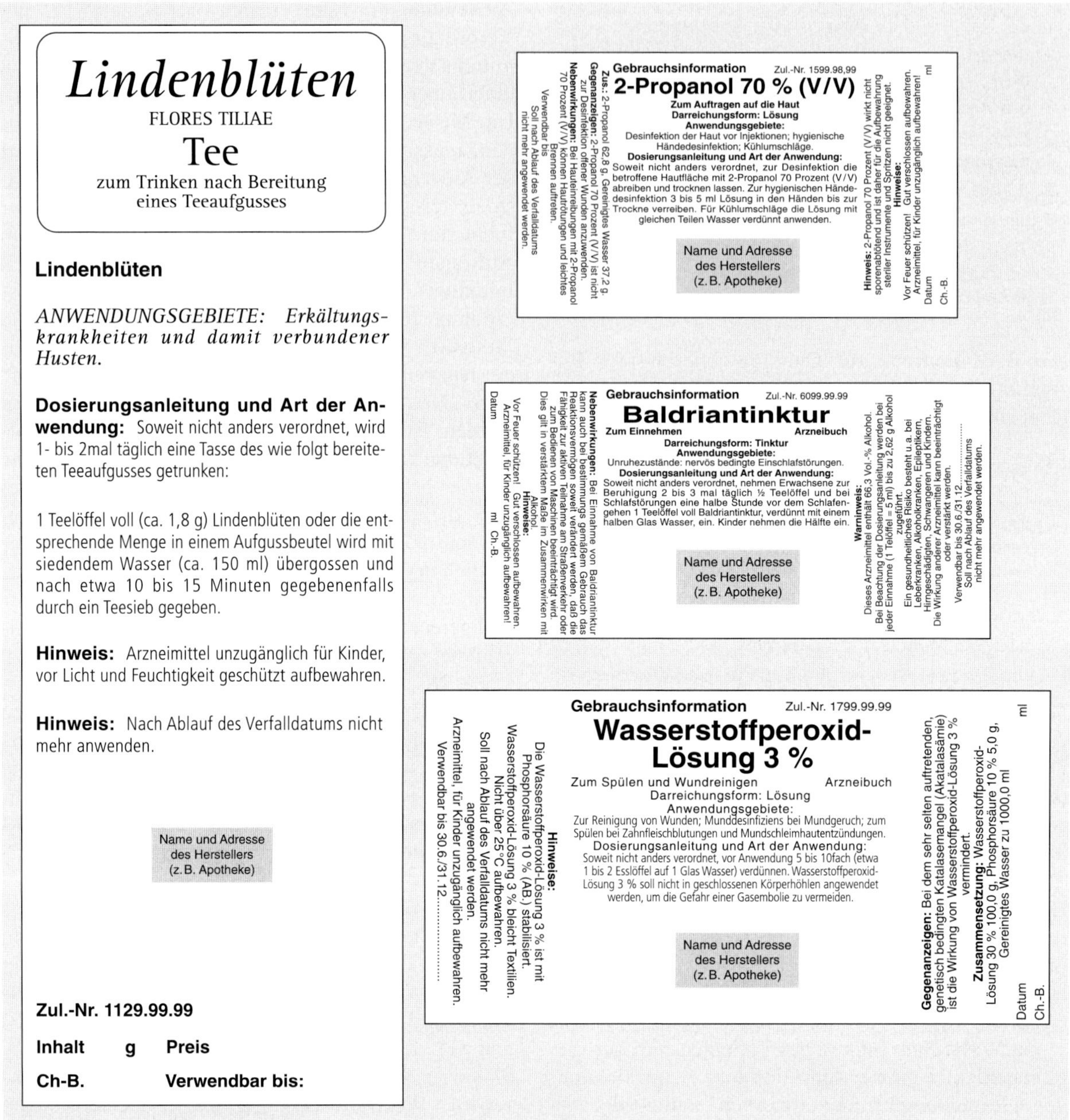

Lindenblüten

FLORES TILIAE

Tee

zum Trinken nach Bereitung eines Teeaufgusses

Lindenblüten

ANWENDUNGSGEBIETE: Erkältungskrankheiten und damit verbundener Husten.

Dosierungsanleitung und Art der Anwendung: Soweit nicht anders verordnet, wird 1- bis 2mal täglich eine Tasse des wie folgt bereiteten Teeaufgusses getrunken:

1 Teelöffel voll (ca. 1,8 g) Lindenblüten oder die entsprechende Menge in einem Aufgussbeutel wird mit siedendem Wasser (ca. 150 ml) übergossen und nach etwa 10 bis 15 Minuten gegebenenfalls durch ein Teesieb gegeben.

Hinweis: Arzneimittel unzugänglich für Kinder, vor Licht und Feuchtigkeit geschützt aufbewahren.

Hinweis: Nach Ablauf des Verfalldatums nicht mehr anwenden.

Name und Adresse des Herstellers (z.B. Apotheke)

Zul.-Nr. 1129.99.99

Inhalt g Preis

Ch-B. Verwendbar bis:

Gebrauchsinformation Zul.-Nr. 1599.98.99

2-Propanol 70 % (V/V)

Zum Auftragen auf die Haut
Darreichungsform: Lösung
Anwendungsgebiete:
Desinfektion der Haut vor Injektionen; hygienische Händedesinfektion; Kühlumschläge.
Dosierungsanleitung und Art der Anwendung:
Soweit nicht anders verordnet, zur Desinfektion die betroffene Hautfläche mit 2-Propanol 70 Prozent (V/V) abreiben und trocknen lassen. Zur hygienischen Händedesinfektion 3 bis 5 ml Lösung in den Händen bis zur Trockne verreiben. Für Kühlumschläge die Lösung mit gleichen Teilen Wasser verdünnt anwenden.

Name und Adresse des Herstellers (z.B. Apotheke)

Gebrauchsinformation Zul.-Nr. 6099.99.99

Baldriantinktur

Zum Einnehmen **Arzneibuch**
Darreichungsform: Tinktur
Anwendungsgebiete:
Unruhezustände: nervös bedingte Einschlafstörungen.
Dosierungsanleitung und Art der Anwendung:
Soweit nicht anders verordnet, nehmen Erwachsene zur Beruhigung 2 bis 3 mal täglich ½ Teelöffel und bei Schlafstörungen eine halbe Stunde vor dem Schlafengehen 1 Teelöffel voll Baldriantinktur, verdünnt mit einem halben Glas Wasser, ein. Kinder nehmen die Hälfte ein.

Name und Adresse des Herstellers (z.B. Apotheke)

Gebrauchsinformation Zul.-Nr. 1799.99.99

Wasserstoffperoxid-Lösung 3 %

Zum Spülen und Wundreinigen Arzneibuch
Darreichungsform: Lösung
Anwendungsgebiete:
Zur Reinigung von Wunden; Munddesinfiziens bei Mundgeruch; zum Spülen bei Zahnfleischblutungen und Mundschleimhautentzündungen.
Dosierungsanleitung und Art der Anwendung:
Soweit nicht anders verordnet, vor Anwendung 5 bis 10fach (etwa 1 bis 2 Esslöffel auf 1 Glas Wasser) verdünnen. Wasserstoffperoxid-Lösung 3 % soll nicht in geschlossenen Körperhöhlen angewendet werden, um die Gefahr einer Gasembolie zu vermeiden.

Hinweise:
Die Wasserstoffperoxid-Lösung 3 % ist mit Phosphorsäure 10 % (AB.) stabilisiert.
Wasserstoffperoxid-Lösung 3 % bleicht Textilien.
Nicht über 25 °C aufbewahren.
Soll nach Ablauf des Verfalldatums nicht mehr angewendet werden.
Arzneimittel, für Kinder unzugänglich aufbewahren.
Verwendbar bis 30.6./31.12. ....

Gegenanzeigen: Bei dem sehr selten auftretenden, genetisch bedingten Katalasemangel (Akatalasämie) ist die Wirkung von Wasserstoffperoxid-Lösung 3 % vermindert.
Zusammensetzung: Wasserstoffperoxid-Lösung 30 % 100,0 g, Phosphorsäure 10 % 5,0 g, Gereinigtes Wasser zu 1000,0 ml

Name und Adresse des Herstellers (z.B. Apotheke)

Datum Ch.-B. ml

Abb. 3.1-5: Beispiele für in Apotheken häufig hergestellte Fertigarzneimittel (Standardzulassungen). Auf den Etiketten sind alle nach §§ 10 und 11 AMG erforderlichen Angaben aufgedruckt

kannt" zu verwenden (§ 11 Abs. 5 AMG). Alle in der Apotheke abgabefertig abgepackten Fertigarzneimittel, insbesondere die Standardzulassungs-Arzneimittel (s. S. 381) werden üblicherweise ohne Umhüllung und Packungsbeilage hergestellt. Die Packungsbeilage kann entfallen, wenn die vorgeschriebenen Angaben auf dem Behältnis stehen (§ 11 Abs. 6 AMG). Beispiele für die ordnungsgemäße Beschriftung solcher Fertigarzneimittel s. Abb. 3.1-2 und 3.1-5.

Für die nach der sog. **Hunderterregel** (s. S. 380) hergestellten Arzneimittel entfällt die Packungsbeilage (§ 11 Abs. 1 Satz 4 AMG). Soweit diesen Arzneimitteln eindeutig Rezepturcharakter zukommt, darf die Beschriftung der Packungen nach § 14 Abs. 1 ApBetrO vorgenommen werden (Kommentar Apothekenbetriebsordnung); wegen der gegenüber einem ad-hoc-Rezepturarzneimittel möglicherweise längeren Lagerung kann auf die nach § 10 AMG u. a. vorgeschriebene Angabe des Verfallsdatums (Aufbrauchsfrist) nicht verzichtet werden (Abb. 3.1-5).

Wie lange ist Tinctura Pimpinellae haltbar?

Aus dem Handel bezogene oder in der Apotheke hergestellte Ausgangsstoffe und Arzneimittel (Defekturen) sowie Fertigarzneimittel müssen mit einem Verfallsdatum gekennzeichnet werden, bei Rezepturarzneimittel muss die begrenzte Haltbarkeit, besser eine Aufbrauchfrist angegeben werden (s. S. 390, s. auch „Haltbarkeit und Lagerung von Arzneimitteln“, S. 505). Letztlich obliegt dem Apotheker die Verantwortung für die Kennzeichnung der Haltbarkeit dieser Arzneimittel. Spezielle Haltbarkeitsdaten für Chemikalien, Drogen oder Tinkturen und andere Galenika können in der Regel von den Zertifikaten der Hersteller/Lieferanten übernommen werden. Daneben sind im Apothekerbetrieb zweckmäßigerweise die Richtwerte der Verordnung über Standardzulassungen sowie des NRF (Tab. 3.2-2, S. 381 ff.) heranzuziehen.

3.2 Praktische Hinweise zur Herstellung wichtiger Arzneiformen

Karsten Albert

3.2.1 Stellenwert der Rezeptur und Defektur

Nachdem die Eigenherstellung von Arzneimitteln in der Apotheke noch bis vor kurzem ständig an Bedeutung verloren hatte, ist dieser wichtige Bereich pharmazeutischer Tätigkeiten seit einigen Jahren wieder belebt worden. Nach einer Schätzung der ABDA – Bundesvereinigung Deutscher Apothekerverbände – stellt eine Apotheke pro Jahr etwa 1200 Rezepturen her, hochgerechnet auf alle deutschen Apotheken ergibt sich ein Jahreswert von rund 25 Millionen Zubereitungen. Diese Zahl bestätigt eindrucksvoll die große Bedeutung der in Apotheken angefertigen „maßgeschneiderten“ Arzneimittel.

Ein Grund für die Tendenzwende besteht in der Herausgabe moderner Vorschriftensammlungen, wie der Verordnung über Standardzulassungen, dem Neuen Rezeptur-Formularium (NRF) und den Standardrezepturen (SR) der ehemaligen DDR. Dadurch ist es möglich, auch in der Apotheke Arzneimittel herzustellen, die in ihrer Qualität dem heutigen Stand der Wissenschaften entsprechen.

Bei der Eigenherstellung der Arzneimittel im Rezeptur- oder Defekturmaßstab trägt der Apotheker ein hohes Maß an Verantwortung. Insbesondere die Rezeptur erfordert Sachkenntnis, Gewissenhaftigkeit und Urteilsvermögen, da diese Zubereitungen, abgesehen von einer organoleptischen Kontrolle, ohne weitergehende Prüfungen an Patienten abgegeben werden. Es ist daher erforderlich, alle Rezepturarbeiten mit großer Sorgfalt lege artis auszuführen. Dieser Begriff umfasst u.a. die Beachtung der GMP-Richtlinien (s. „Umsetzung der GMP-Regeln“, S. 431 ff.) sowie die Einhaltung der galenischen Grundregeln für die Herstellung von Arzneimitteln.

Leitlinien zur Qualitätssicherung

Die Bundesapothekerkammer (BAK) hat im Jahr 2000 die ersten Leitlinien zur Qualitätssicherung mit dem Ziel herausgegeben, die Qualität apothekerlicher Leistungen ständig zu verbessern. Für die Rezeptur und Defektur erleichtern die Empfehlungen nicht nur die vor jeder Arzneimittelherstellung unbedingt erforderliche Prüfung auf therapeutische Sinnhaftigkeit und galenische Plausibilität, sondern geben auch wertvolle Hinweise für die einzelnen Herstellungsvorgänge (Abb. 3.2-1 und 3.2-2). Für den Bereich Arzneimittelherstellung in der Apotheke sind bislang sieben Leitlinien zur Qualitätssicherung veröffentlicht worden (Tab. 3.2-1).

Tab. 3.2-1: Leitlinien der Bundesapothekerkammer zur Qualitätssicherung zum Thema „Arzneimittelherstellung in der Apotheke“
(Stand: April 2004); www.abda.de: S. Leitlinien.

Beschaffung und Wareneingang der Ausgangsstoffe und Primärpackmittel
Prüfung und Lagerung der Ausgangsstoffe
Prüfung und Lagerung der Primärpackmittel
Herstellung und Prüfung der nicht sterilen Rezeptur- und Defekturarzneimittel
Aseptische Herstellung und Prüfung applikationsfertiger Parenteralia mit toxischem Potential
Herstellung der Zubereitungen zur Anwendung am Auge
Wasser als Ausgangsstoff für die Herstellung von Arzneimitteln in der Apotheke
Hygienemanagemant

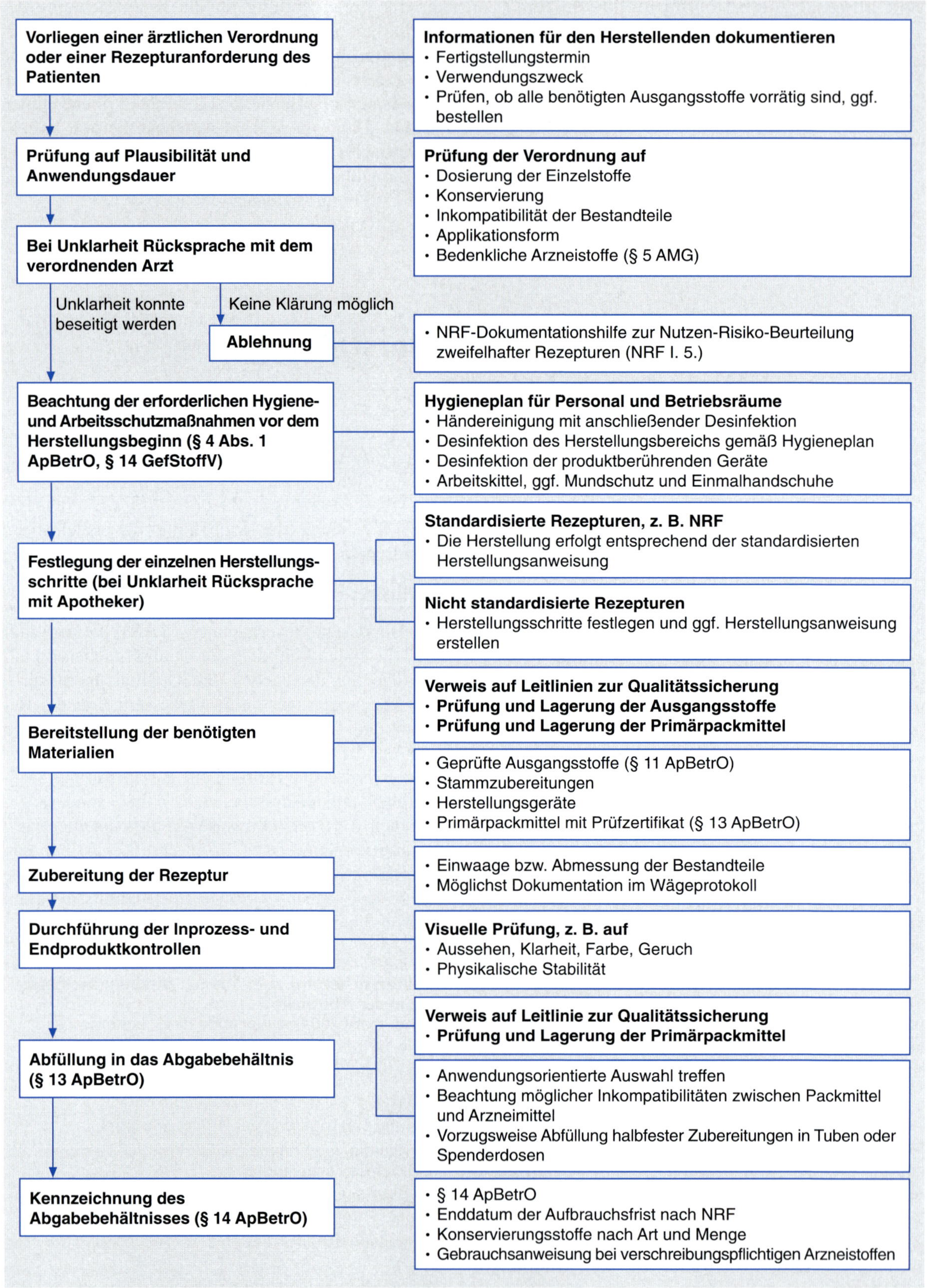

Abb. 3.2-1: Ablaufschema Rezeptur aus: BAK-Leitlinie zur Qualitätssicherung „Herstellung und Prüfung der nicht sterilen Rezeptur- und Defekturarzneimittel"

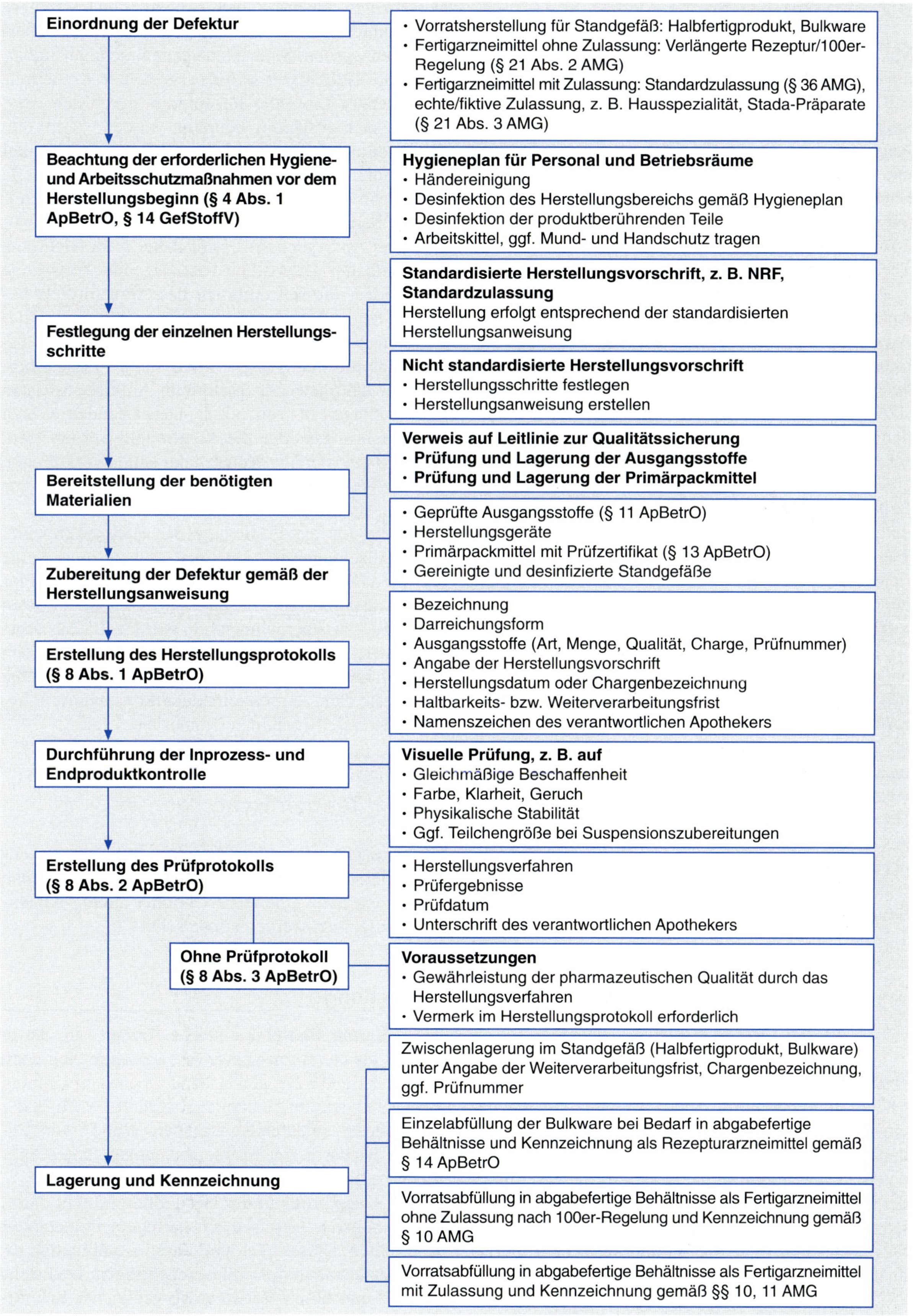

Abb. 3.2-2: Ablaufschema Defektur aus: BAK-Leitlinie zur Qualitätssicherung „Herstellung und Prüfung der nicht sterilen Rezeptur- und Defekturarzneimittel

3.2.2 Einführung

Mit dem vorliegenden Kapitel soll versucht werden, die sachgerechte Anfertigung der wichtigsten Arzneiformen in der Apothekenrezeptur in knapper, möglichst praxisbezogener Form zu beschreiben. Angesichts der Breite des Themas können jeweils nur die wichtigsten Hinweise berücksichtigt werden. Eine tiefergehende Abhandlung über die Arzneimittelherstellung ist nicht beabsichtigt und auch nicht erforderlich, da zahlreiche Lehrbücher zu diesen Themen ausführliche Angaben machen.

Ausgehend von einer kurzen Definition wird die Anfertigung der jeweiligen Arzneiform unter dem Aspekt der Apothekenpraxis dargestellt. Im Europäischen Arzneibuch (Ph. Eur.), im Deutschen Arzneibuch (DAB) und im Deutschen Arzneimittel-Codex (DAC), dem Ergänzungsbuch zum Arzneibuch, enthaltene einschlägige Vorschriften oder Richtlinien werden vorrangig berücksichtigt. Jedes Kapitel über eine Darreichungsform endet mit mehreren Rezepturbeispielen. In diesem Zusammenhang wird besonderer Wert darauf gelegt, primär apothekenrelevante Zubereitungen aus den Arzneibüchern und Formularien vorzustellen. Eine wichtige Funktion nimmt dabei das NRF ein.

Die optimale Versorgung der Bevölkerung mit Arzneimitteln ist nur durch ein sinnvolles Nebeneinander von Fertig- und Rezepturarzneimitteln möglich. Kompliziert herzustellende Arzneiformen, wie z. B. Tabletten oder Dragees, sollten ausschließlich als Fertigarzneimittel verwendet werden. Die Rezeptur wird jedoch immer dann Bedeutung haben, wenn Arzneimittel in einer galenisch unkomplizierten Darreichungsform individuell an die Bedürfnisse des Patienten angepasst werden müssen. Hier wird ein ordnungsgemäß hergestelltes Rezepturarzneimittel auch in der Zukunft seine therapeutische Berechtigung behalten.

3.2.3 Haltbarkeit von Rezepturen und Defekturen

Nach §14 ApBetrO müssen alle in der Apotheke hergestellten Arzneimittel einen „Hinweis auf die begrenzte Haltbarkeit“ haben; bei Defekturen sind in den Herstellungsprotokollen zusätzlich die Verfallsdaten zu vermerken. In der Praxis ist die Ermittlung der Haltbarkeitsfristen für Rezepturen und Defekturen jedoch schwierig, weil experimentelle Stabilitätsprüfungen oftmals fehlen und bei echten Individualrezepturen auch gar nicht durchzuführen sind.

Die Haltbarkeit der Zubereitungen ist einfach festzulegen, wenn der Herausgeber der Herstellungsvorschriften entsprechende Angaben macht; diese Zeitspannen sollten für die Kennzeichnung übernommen werden. Sind solche Daten nicht verfügbar, muss die Haltbarkeit selbst hergestellter Arzneimittel, in erster Linie der Rezepturen, durch den Apotheker sachverständig beurteilt werden. Wertvolle Hilfestellung leistet dabei das NRF, das im Kapitel „Allgemeine Hinweise“ eine ausführliche Tabelle mit Richtwerten der Aufbrauchsfristen für Zubereitungen beim Patienten enthält (Tab. 3.2-2).

Unter Aufbrauchsfrist wird dabei nach NRF eine innerhalb der Haltbarkeitsfrist liegende Zeitspanne verstanden, die mit Anbruch des Arzneimittels beginnt und die Verwendungszeit beschränkt. Vorwiegend aus hygienischer Sicht werden in der NRF-Tabelle für physikalisch-chemisch stabile Zubereitungen der häufigsten Arzneiformen Aufbrauchsfristen vorgeschlagen (s. Tab. 3.2-2). Dabei handelt es sich um Erfahrungswerte, die so gewählt worden sind, dass ein mikrobieller Verderb nur selten vorkommen dürfte. Trotzdem sind im Einzelfall Abweichungen von den Richtwerten möglich.

Sofern für die Festlegung der Haltbarkeit einer physikalisch-chemisch stabilen Zubereitung keine weiteren Daten verfügbar sind, hat es sich in der Praxis bewährt, die vorgeschlagenen Aufbrauchsfristen des NRF zu übernehmen. So wird z. B. die Aufbrauchsfrist in Tuben verpackter wasserfreier Salben auf 3 Jahre begrenzt. Diese Frist verkürzt sich bei gleichermaßen konfektionierten, konservierten hydrophilen oder lipophilen Cremes auf 1 Jahr.

3.2.4 Teegemische

Teegemische sind gleichförmige Mischungen aus unzerkleinerten oder zerkleinerten Drogen, denen Drogenextrakte, ätherische Öle oder andere Arzneistoffe zugesetzt werden können (DAC).

Herstellung

Teegemische sind eine einfache Arzneiform, die in Zeiten, als der Arzneischatz fast ausschließlich noch aus pflanzlichen Drogen bestand, in großem Umfang verwendet wurde. Heutzutage werden im Zuge der unverändert anhaltenden „grünen Welle“ von Patienten wieder vermehrt Teemischungen in der Apotheke verlangt.

Das Hauptproblem der Herstellung besteht darin, ein homogenes Gemisch mit geringem Pulveranteil zu erhalten. Dieses Ziel wird durch Kombination einer überschaubaren Anzahl Einzeldrogen, höchstens etwa 7, und durch Verwendung geeigneter Schnittgrößen erreicht.

Tab. 3.2-2: Richtwerte der Aufbrauchsfristen beim Patienten für chemisch und physikalisch „stabile" Arzneimittel zur wiederholten Anwendung in Mehrdosenbehältnissen. Eine Zubereitung, die durch ihre Bestandteile selbst schon als konserviert anzusehen ist, wird behandelt wie eine Zubereitung, der ein Konservierungsmittel zugesetzt wurde (modifiziert nach NRF, Kapitel I.4 „Haltbarkeit und Zubereitungen")

Arzneiform	Aufbrauchsfrist	Bemerkung
Feste Zubereitungen		
Granulate	3 Jahre	–
Kapseln	1 Jahr	–
Pulver	3 Jahre	–
Suppositorien	3 Jahre	Fettreif wird in der Regel nicht als Qualitätsmangel angesehen.
Teemischungen		
geschnitten, ohne flüchtige Bestandteile	3 Jahre	Zerkleinerungsgrad $\geq$2800
geschnitten, mit flüchtigen Bestandteilen (ätherischen Ölen)	1 Jahr	Zerkleinerungsgrad $\geq$2800
gepulvert, ohne flüchtige Bestandteile	6 Monate	–
gepulvert oder angestoßen, mit flüchtigen Bestandteilen	2 Wochen	–
Halbfeste Zubereitungen zur kutanen, rektalen, vaginalen, nasalen Anwendung, zur Anwendung in der Mundhöhle und zum Einnehmen		
Hydrophobe Salben, lipophile Gele		
in Dosen	6 Monate	Ausnahmefall, z. B. bei sehr hoher Konsistenz
in Spenderdosen	3 Jahre	–
in Tuben	3 Jahre	–
Hydrophile Cremes, Hydrogele		
konserviert, in Dosen	1 Monat	Ausnahmefall, z. B. bei Unverträglichkeit mit Tuben
konserviert, in Spenderdosen	6 Monate	–
konserviert, in Tuben	1 Jahr	–
unkonserviert, in Tuben, Spenderdosen	1 Woche	Starke Abhängigkeit von pH-Wert, Inhaltsstoffen und Lagertemperatur; 2 Wochen im Kühlschrank
Lipophile Cremes		
konserviert, in Dosen	1 Monat	Ausnahmefall, z. B. bei Unverträglichkeit mit Tuben
konserviert, in Spenderdosen	6 Monate	–
konserviert, in Tuben	1 Jahr	–
unkonserviert, in Tuben, Spenderdosen	1 Monat	–
Halbfeste Zubereitungen zur Anwendung am Auge		
Hydrophobe Salben	4 Wochen	In Analogie zu öligen Augentropfen
Lipophile Cremes		
konserviert	4 Wochen	In Analogie zu wässrigen Augentropfen; sachgerechte Herstellung ohne Reinraumtechnik problematisch
Hydrogele		
konserviert	4 Wochen	In Analogie zu wässrigen Augentropfen
Halbfeste Zubereitungen zur Anwendung am Ohr		
Hydrophobe Salben		
in Tuben, Spenderdosen	4 Wochen	In begründeten Fällen 6 Monate
Lipophile Cremes		
konserviert, in Tuben, Spenderdosen	4 Wochen	Empfehlung der Ph. Eur.

Tab. 3.2-2: Richtwerte der Aufbrauchsfristen beim Patienten für chemisch und physikalisch „stabile" Arzneimittel zur wiederholten Anwendung in Mehrdosenbehältnissen. (Fortsetzung)

Arzneiform	Aufbrauchsfrist	Bemerkung
Halbfeste Zubereitungen zur Anwendung am Ohr (Fortsetzung)		
Hydrogele		
konserviert, in Tuben, Spenderdosen	4 Wochen	Empfehlung der Ph. Eur.
unkonserviert, in Tuben	1 Woche	–
Flüssige Zubereitungen		
Augentropfen, Augenwässer		
wässrig, konserviert	4 Wochen	Empfehlung der Ph. Eur.
wässrig, unkonserviert	24 Stunden	Möglichst nur in sterilen Einzeldosisbehältnissen
ölig (Augentropfen)	4 Wochen	Ausnahme bei unkonservierten immunsuppressiv wirkenden Arzneistoffen: 1 Woche
Blasenspüllösungen, Wundspüllösungen		
konserviert	72 Stunden	Bei aseptischer Entnahme und Lagerung im Kühlschrank; Blasenspüllösungen möglichst nur in Einzeldosisbehältnissen
unkonserviert	–	Nach Anbruch verwenden und Rest sofort verwerfen
Emulsionen, Suspensionen, Lösungen zur kutanen, rektalen, vaginalen Anwendung und zum Einnehmen, Mundspülungen		
konserviert	6 Monate	–
unkonserviert	1 Woche	Starke Abhängigkeit von pH-Wert, Inhaltsstoffen und Lagertemperatur
Inhalationslösungen		
konserviert	4 Wochen	In Anlehnung an die Empfehlung bei Augentropfen
unkonserviert	24 Stunden	Möglichst nur in sterilen Einzeldosisbehältnissen
Tropfflüssigkeiten zur Inhalation		
wasserfrei	1 Jahr	Insbesondere ätherische Öle
Injektionslösungen		
konserviert	72 Stunden	Bei aseptischer Entnahme und Lagerung im Kühlschrank. Richtwert umstritten; im Einzelfall starke Abhängigkeit von Umständen der Entnahme und Lagerung
unkonserviert	–	Nach Anbruch sofort zu verwenden; Restbestände verwerfen
Nasentropfen, Nasenspray		
konserviert, in Pipettenglas oder Nasensprayflasche aus Kunststoff (Quetschflasche)	2 Wochen	Vergleichsweise hohes Kontaminationsrisiko bei der Anwendung; höchstens 10 ml je Abgabegefäß
konserviert, in Flasche mit Druckzerstäuberpumpe	6 Monate	Vergleichsweise geringes Kontaminationsrisiko bei der Anwendung
unkonserviert	24 Stunden	Möglichst nur in sterilen Einzeldosisbehältnissen
Ohrentropfen		
wässrig, konserviert	4 Wochen	Empfehlung der Ph. Eur.
wässrig, unkonserviert	24 Stunden	Möglichst nur in sterilen Einzeldosisbehältnissen
wasserfrei	4 Wochen	Empfehlung der Ph. Eur.; in begründeten Fällen 6 Monate

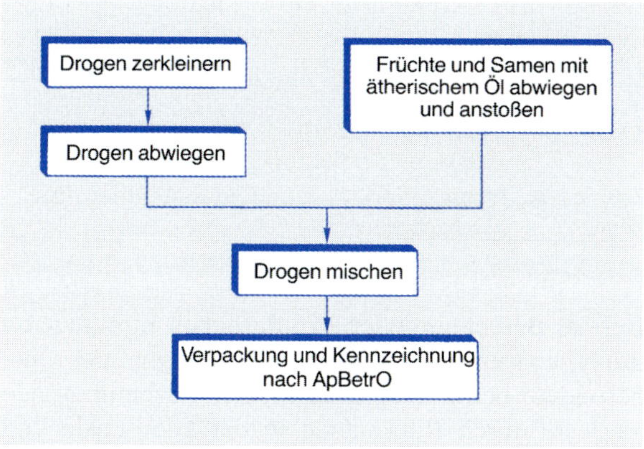

Abb. 3.2-3: Herstellungsschema für Teegemische

Drogen mit ähnlicher Dichte sollten möglichst die gleiche Schnittgröße zwischen 2800 und 4000 haben. Schwere Drogen dürfen nicht zu klein zerschnitten werden, da sie sich in diesem Fall bei Erschütterungen sehr schnell am Boden des Standgefäßes oder des Teebeutels ansammeln. Aus dem gleichen Grunde sollte der Pulveranteil bei Drogen zur Herstellung von Teegemischen 2 % nicht übersteigen. Vergleichbare Regelungen trifft das DAB im Kapitel „Zerkleinerungsgrad von Schnitt- und Pulverdrogen". Da Ganzdrogen fast ausschließlich beim Drogenhandel und nicht in der Apotheke zerkleinert werden, ist es unbedingt erforderlich, bereits bei der Eingangsprüfung auf die richtige Schnittgröße zu achten. Ist die Homogenität einer Teemischung trotz der geschilderten Maßnahmen immer noch unzureichend, so kann durch den Zusatz von etwa 20 % Brombeer- oder Himbeerblättern eine Stabilisierung erreicht werden. Diese weitgehend indifferenten Drogen halten mit Hilfe der behaarten Blattoberfläche andere glatte, spezifisch schwerere Bestandteile fest.

Im ersten Herstellungsschritt werden Früchte und Samen, die in innenliegenden Exkretbehältern ätherisches Öl enthalten, z. B. Apiaceenfrüchte, Wacholderbeeren, Sternanis, in einem Mörser angestoßen, um beim späteren Teeaufguss eine bessere Extraktion der Inhaltsstoffe zu ermöglichen. Bei der defekturmäßigen Herstellung der Teegemische dürfen gequetschte Drogen mit ätherischem Öl der Mischung erst kurz vor der Abgabe zugesetzt werden. Andernfalls sind während der Lagerung hohe Verluste an ätherischem Öl zu erwarten. Enthält die Teemischung Salze, z. B. Kaliumtartrat, so werden die Drogen mit einer wässrigen Lösung dieser Substanzen gleichmäßig durchfeuchtet und in dünner Schicht bei Raumtemperatur oder höchstens 40 °C getrocknet. Ätherische Öle werden am vorteilhaftesten durch Beträufeln der jeweils enthaltenen Ausgangsdrogen in alkoholischer Lösung zugesetzt.

Anschließend werden die einzelnen Bestandteile, beginnend mit den niedrig dosierten Drogen, entweder in einer großen Dose oder einer weiten Schale durch gründliches Schütteln bzw. Schaufeln gemischt (s. Abb. 3.2-3).

Verpackung und Lagerung

Die fertige Mischung wird in möglichst dicht schließenden Beuteln aus kräftigem Papier oder speziellen Folien abgegeben. Liegen keine speziellen Haltbarkeitsangaben vor, ist es empfehlenswert, zur Festlegung der Verfallsdaten die Richtwerte der Verordnung über Standardzulassungen und des NRF zu übernehmen (s. S. 391).

Rezepturbeispiele

Blasen- und Nierentee NRF

Grüne Mateblätter	10,0 g
Orthosiphonblätter	10,0 g
Bärentraubenblätter	20,0 g
Bohnenhülsen	20,0 g
Schachtelhalmkraut	20,0 g
Birkenblätter	20,0 g

Die zerschnittenen Drogen (Sieb 4000) werden zu einer Teemischung verarbeitet.

Species laxantes – abführender Tee DAB 6

Mittelfein zerschnittene Sennesblätter	32 Teile
Holunderblüten	20 Teile
Zerquetschter Fenchel	10 Teile
Zerquetschter Anis	10 Teile
Kaliumtartrat	5 Teile
Weinsäure	3 Teile
Wasser	13 Teile

Der Fenchel und der Anis werden mit der Lösung des Kaliumtartrats in 10 Teilen Wasser gleichmäßig durchtränkt und nach halbstündigem Stehen mit der Lösung der Weinsäure in 3 Teilen Wasser ebenso gleichmäßig durchfeuchtet, darauf getrocknet und mit den Holunderblüten und den Sennesblättern vermengt.

Bei der Umsetzung von Kaliumtartrat und Weinsäure in annähernd stöchiometrischen Mengen bildet sich Kaliumhydrogentartrat, das sich als schwerlösliches Salz auf den Drogen niederschlägt. Dadurch wird im Vergleich zum direkten Zusatz des Kaliumhydrogentartrats eine bessere Dosierungsgenauigkeit erzielt.

3.2.5 Zäpfchen (Suppositorien)

Zäpfchen sind einzeldosierte Arzneizubereitungen von fester Konsistenz. Form, Größe und Konsistenz der Suppositorien sind der rektalen Verabreichung angepasst (Ph. Eur.).

Zäpfchen zur Anwendung bei Erwachsenen haben meist eine Masse von 2 g, zur Anwendung bei Kindern eine Masse von 1 g.

Herstellung

In der Rezeptur und Defektur werden Zäpfchen heute fast ausschließlich im Gießverfahren hergestellt, das die Bereitung einheitlicher, genau dosierter Zäpfchen von ausgezeichnetem Aussehen ermöglicht.

Die fachgerechte Herstellung der Zäpfchen beginnt mit der Berechnung der erforderlichen Menge an Grundlage. Dieser Arbeitsschritt ist notwendig, weil Verordnung und Einwaage der einzelnen Zäpfchenbestandteile nach der Masse erfolgt, aber bei der anschließenden Herstellung volumenmäßig dosiert wird. Genaue Anleitungen zur korrekten Dosierung der Zäpfchen sind im DAC, Anlage F enthalten.

Mit Hilfe des **Verdrängungsfaktor-Verfahrens** wird die Einwaage an Zäpfchengrundlage errechnet, die im Gemisch mit den suspendierten Arzneistoffen zur Herstellung von *N* Zäpfchen eines vorgegebenen Volumens benötigt wird.

Zur Bestimmung des Kalibrierwertes, das heißt, des Fassungsvermögens der Zäpfchenform an Grundlage in Gramm, werden alle Bohrungen unter Anwendung des Klarschmelzverfahrens mit reiner Grundlage gefüllt. Die einzelnen Bohrungen müssen übervoll ausgegossen werden (sog. Gießschwarte), um eine durch Volumenkontraktion hervorgerufene Trichterbildung zu vermeiden. Nach dem Erkalten wird die Gießschwarte abgestreift, die Zäpfchen werden der Form entnommen und gewogen. Der ermittelte Kalibrierwert, bezogen auf die verwendete Zäpfchenmasse, wird auf der Gießform dauerhaft angebracht. Der Kalibrierwert errechnet sich als:

$$\bar{E} = \frac{E}{N}$$

$\bar{E}$ Durchschnittsmasse (g) eines Zäpfchens aus reiner Grundlage (Kalibrierwert)

E Gesamtmasse (g) von N Zäpfchen aus reiner Grundlage

N Anzahl der ausgegossenen Zäpfchen

Berechnung der erforderlichen Menge an Zäpfchengrundlage:

Mit Kenntnis des Verdrängungsfaktors lässt sich die für eine Rezeptur erforderliche Einwaage an Grundlage ermitteln:

$$M_N = N \cdot (\bar{E} - f \cdot A)$$

M_N Erforderliche Einwaage (g) an Grundlage für N Zäpfchen

N Anzahl der anzufertigenden Zäpfchen

$\bar{E}$ Durchschnittsmasse (g) eines Zäpfchen aus reiner Grundlage (Kalibrierwert)

f Verdrängungsfaktor

A Arzneistoff (g) pro Zäpfchen

Bei mehreren Arzneistoffen erweitert sich die Formel zu:

$$M_N = N \cdot (\bar{E} - f_1 \cdot A_1 - f_2 \cdot A_2 - \ldots f_n \cdot A_n)$$

f_1, f_2, f_n Verdrängungsfaktoren für den 1., 2. und *n*-ten Arzneistoff

A_1, A_2, A_n Masse (g) des 1., 2. und *n*-ten Arzneistoffes pro Zäpfchen

Bei der Berechnung der erforderlichen Einwaage an Zäpfchengrundlage ist zu berücksichtigen, dass insbesondere beim Ausgießen kleiner Rezepturansätze Verluste durch Rückstände in der Gießschale und am Pistill auftreten. Diese werden durch einen 10%igen Überschuss an Zäpfchengrundlage und Arzneistoff ausgeglichen. Bei Ansätzen im Defekturmaßstab vermindert sich dieser Zuschlag auf 5% und darunter.

Die Verdrängungsfaktoren wichtiger Arznei- und Hilfsstoffe können der Tabelle im DAC (Anlage F) entnommen werden.

Die **Dosierungsmethode nach Münzel** (modifiziert) eignet sich insbesondere zur rezepturmäßigen Herstellung von Zäpfchen, die in der Grundlage lösliche, teilweise lösliche oder flüssige Arzneistoffe enthalten. Um während der Anfertigung der Zubereitung Verluste auszugleichen, sollte der Gesamtansatz in der Regel um ein Zäpfchen mehr als benötigt ausgerechnet werden.

Der gesamte Arzneistoff wird mit weniger geschmolzener Grundlage als zur Herstellung der vorgesehenen Anzahl Zäpfchen erforderlich ist, gemischt und so ausgegossen, dass keine der Bohrungen (einschließlich der Bohrung für das zusätzliche Zäpfchen) voll gefüllt ist. Danach wird die Anzahl der teilweise oder gar nicht gefüllten Bohrungen, für die die Zäpfchengrundlage berechnet war, mit reiner Grundlage ausgegossen; anschließend wird die überstehende Gießschwarte abgestreift. Sie kann, da sie keinen Arzneistoff enthält, wieder verwendet werden.

Damit ist experimentell die exakte Menge an Zäpfchengrundlage bestimmt worden, der Inhaltsstoff ist jedoch noch inhomogen verteilt. Die erstarrten Zäpfchen werden der Form entnommen, aufgeschmolzen, durchgerührt und erneut ausgegossen.

Beim Gießverfahren wird zunächst eine Lösung oder eine möglichst homogene Suspension des Arzneistoffes in der geschmolzenen Zäpfchengrundlage hergestellt und anschließend in der Cremeschmelze oder Klarschmelze ausgegossen (Abb. 3.2-4). Als Standardgrundlage für rezepturmäßig hergestellte Zäpfchen sieht das NRF Hartfett vor. Da die meisten Arzneistoffe in Hartfett schwer löslich sind, ist ihrer Sedimentation und damit zwangsläufig eintretenden Dosierungsfehlern besondere Aufmerksamkeit zu schenken. Die Sedimentation kann durch folgende Maßnahmen verzögert werden:

- ☐ Verwendung fein gepulverter Arzneistoffe
- ☐ Erhöhung der Viskosität der Schmelze durch Zusatz von Hilfsstoffen, z. B. 0,5 % Hochdisperses Siliciumdioxid oder Ausgießen nach dem Cremeschmelzverfahren
- ☐ Kontinuierliches Rühren des Ansatzes

Beim **Cremeschmelzverfahren** werden die gepulverten Arzneistoffe in einer Zäpfchengießschale auf dem Wasserbad mit geschmolzener Grundlage angerieben und bis zu einer cremeartigen Konsistenz erwärmt. Die Herstellung erfolgt im Einzelguss, das heißt, die Bohrungen der Zäpfchenform werden nacheinander gefüllt. Bei der Verwendung von Kakaobutter als Zäpfchengrundlage ist es notwendig, die Form mit flüssigem Paraffin auszupinseln. Zum Ausgießen kann es unter Umständen zweckmäßig sein, den Ausguss der Schale kurz über einem Bunsenbrenner zu erhitzen. Außerdem muss vor jeder Füllung die Schmelze gut durchgerührt und eventuell neu erwärmt werden, da andernfalls Entmischungen bzw. unvollständig gefüllte Bohrungen zu erwarten sind. Die Gießschwarte wird vor dem endgültigen Erstarren der Zäpfchen mit einem angewärmten Spatel abgenommen.

Das Cremeschmelzverfahren wird vorzugsweise bei der Verarbeitung der hitzeempfindlichen Kakaobutter angewendet. Das gegen Überhitzung unempfindlichere Hartfett kann auch nach dem Klarschmelzverfahren ausgegossen werden.

Im **Klarschmelzverfahren** wird der Arzneistoff mit dem bei 38 bis 40 °C klargeschmolzenen Hartfett angerieben und etwa 2 °C oberhalb der Erstarrungstemperatur in ungekühlte Formen ausgegossen. Die Kühlung ist nicht ratsam, weil sich dadurch ein rasch erstarrender Mantel um einen langsamer fest werdenden Kern legt, was zu Rissen im Zäpfchen führen kann. Das Klarschmelzverfahren bietet gegenüber dem Cremeschmelzverfahren den Vorteil, dass weniger Luft eingearbeitet wird und aufgrund der verbesserten Gießfähigkeit unvollständig gefüllte Bohrungen weniger leicht entstehen. Die gegenüber dem Cremeschmelzverfahren niedrigere Viskosität der Schmelze begünstigt allerdings die Sedimentation spezifisch schwerer Arzneistoffe. Nach dem Abkühlen können die vollständig erstarrten Zäpfchen der Form entnommen werden. Dieser Zeitpunkt ist erreicht, wenn sich die Zäpfchen bei Druck auf den Boden mit einem knackendem Geräusch von der Form lösen. Solche „nackten" Zäpfchen werden anschließend in Aluminiumfolie eingewickelt und in Schachteln aus Kunststoff oder Faltkartons verpackt (s. Abb. 3.2-4).

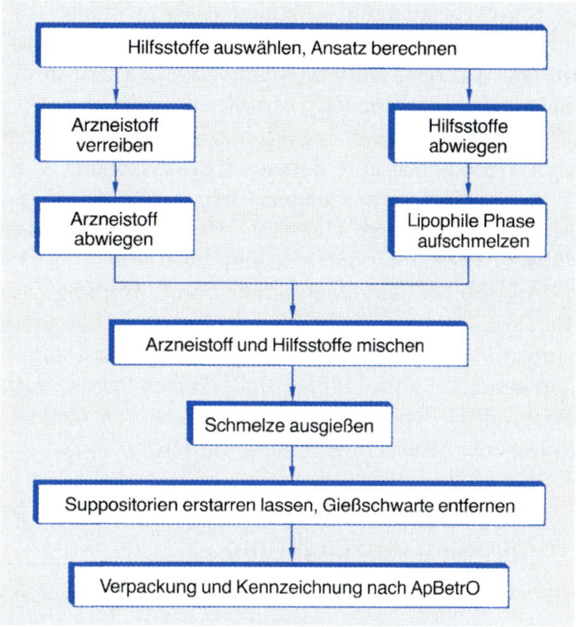

Abb. 3.2-4: Herstellungsschema für Zäpfchen

Durch Verwendung moderner Kunststofffolien, die gleichzeitig Gießform und Verpackung sind, können auch in der Apotheke größere Chargen mit professionellem Aussehen rationell hergestellt werden. Diese Gießfolien schützen die Zäpfchen vor haltbarkeitsbeeinflussenden Faktoren, wie Sauerstoff, Licht, Feuchtigkeit und Mikroorganismen. Außerdem bleiben die Zäpfchen formstabil, falls sie einmal versehentlich über ihre Schmelztemperatur erwärmt worden sind. Als Sekundärpackmittel werden Faltkartons verwendet. Für die Apotheke stehen z. B. Polyvinylchlorid-Polyethylen-Gießfolien der Firma Wepa, 56204 Hillscheid* zur Verfügung.

Rezepturprobleme

In Abhängigkeit von den verwendeten Arznei- und Hilfsstoffen können bei der Herstellung der Zäpfchen Probleme auftreten. Nachstehend wird versucht, Lösungsmöglichkeiten für diese Herstellungsschwierigkeiten anzugeben.

Kristallwasserhaltige Arzneistoffe können unerwünschte Verdickungen der Schmelze verursachen, so dass sich die Verwendung kristallwasserfreier Verbindungen empfiehlt.

Mikronisierte Arzneistoffe können ebenfalls die Schmelze puddingartig verdicken. Durch Verwendung grober gepulverter Substanzen oder Zusatz lipophiler Tenside, z. B. 2 % Sojalecithin oder Sorbitanstearat, kann die Fließfähigkeit der Masse verbessert werden.

* Die Angabe der Bezugsquellen ist zwangsläufig unvollständig. Sie ist keine Qualitätsbewertung und schließt die Existenz anderer Hersteller bzw. Lieferanten nicht aus.

Kleinere Mengen Trockenextrakt werden vorzugsweise nach Anreiben mit Hochdispersem Siliciumdioxid oder Mittelkettigen Triglyceriden in die Schmelze eingearbeitet.

Zur Emulgierung von Fluidextrakten empfehlen sich Grundlagen mit hohen Hydroxylzahlen, z. B. Witepsol-W-Typen, Condea Chemie GmbH, 45764 Marl*. Die eingeschränkte Haltbarkeit solcher Emulsionszäpfchen muss beachtet werden.

Ätherische Öle verursachen durch Bildung von Eutektika mit der Grundlage Schmelzpunktdepressionen. Diese unerwünschte Wirkung kann durch Verwendung höherschmelzender Grundlagen, z. B. Witepsol-E-Typen, oder durch Zusatz von Cetylalkohol oder Wachs aufgehoben werden.

Verpackung und Lagerung

Die Verpackung soll das Zäpfchen gegen äußere Einflüsse schützen und möglichst die Formstabilität gewährleisten.

In der Industrie werden in großem Umfang Verbundfolien aus Polyethylen und/oder Polypropylen beschichtetem Aluminium verwendet. Die Lagerungstemperatur sollte 25 °C nicht überschreiten.

Liegen keine speziellen Haltbarkeitsangaben vor, ist es empfehlenswert, zur Festlegung der Verfallsdaten den 3-Jahres-Richtwert des NRF zu übernehmen.

Rezepturbeispiel

Starke schmerzlindernde Suppositorien NRF	
Codeinphosphat	0,02 g
Paracetamol	0,5 g
Hartfett	nach Bedarf

Die Herstellung wird nach den Angaben des DAC (Anlage F) vorgenommen. Codeinphosphat (Sieb 90) und Paracetamol (Sieb 90) werden gemischt, mit wenig geschmolzenem Hartfett angerieben und nach Zugabe der restlichen Zäpfchengrundlage bei etwa 38 °C ausgegossen.

3.2.6 Gegossene Vaginalzäpfchen

Vaginalzäpfchen sind feste Einzeldosiszubereitungen, die verschieden, im Allgemeinen eiförmig geformt sind. Die Zubereitungen haben ein Volumen und eine Konsistenz, die für die vaginale Anwendung geeignet ist (Ph. Eur.). Sie wiegen meist 3 g.

Herstellung

Gegossene Vaginalzäpfchen (Vaginalkugeln, Globuli) werden im Prinzip nach den Methoden hergestellt, die im Abschnitt „Zäpfchen" (s. S. 393) aufgeführt sind (Abb. 3.2-4). Als Standardgrundlage für die rezepturmäßige Herstellung sieht das NRF ein Gel aus 1 Teil Gelatine, 2 Teilen Wasser und 5 Teilen Glycerol 85 % vor. Diese Grundlage ist in der Vaginalflüssigkeit löslich; bei Herstellungsschwierigkeiten können auch andere Grundlagen, z. B. Hartfett oder Macrogole, verwendet werden.

Zur Herstellung des Glycerolgelatinegels muss die gepulverte Gelatine 20 min lang im Wasser quellen. Anschließend wird das Glycerol 85 % zugesetzt und die Mischung auf dem Wasserbad bis zur klaren Lösung erwärmt. Erhitzung über 60 °C und übermäßiges Rühren sind zu vermeiden, da es sonst schnell zum Einschluss kleiner Luftbläschen kommt. Durch Stehenlassen kann eventuell eingearbeitete Luft wieder entfernt werden. Anschließend wird das verdunstete Wasser ergänzt und der Arzneistoff homogen in der Grundlage verteilt. Die fertige Mischung wird in eine Globuliform ausgegossen. Die Vaginalkugeln sollten möglichst erst nach einigen Stunden der Form entnommen werden, da sie nur langsam aushärten.

Rezepturprobleme

Glycerolgelatine ist mit stärkeren Säuren und Basen, Gerbstoffen und einigen Metallsalzen inkompatibel. In diesen Fällen ist ein gut emulgierendes Hartfett mit höherer Hydroxylzahl, z. B. Witepsol-W-Typen (s. oben) eine geeignete Alternative. Ist die Konsistenz der Glycerolgelatine zu weich, so kann sie durch Steigerung des Anteils an Gelatine erhöht werden.

Verpackung und Lagerung

Vaginalkugeln aus Glycerolgelatine müssen nach der Herstellung einzeln in Aluminiumfolie verpackt werden. Ist die Zubereitung nicht zum sofortigen Gebrauch bestimmt, muss sie durch Zusatz eines Konservierungsmittels, z. B. 0,15 % Methyl-4-hydroxybenzoat, vor mikrobiellem Verderb geschützt werden. Es ist dringend zu empfehlen, die Konservierung offen zu deklarieren. Wegen der Austrocknungsgefahr sollten Vaginalkugeln dicht verschlossen gelagert werden.

* Die Angabe der Bezugsquellen ist zwangsläufig unvollständig. Sie ist keine Qualitätsbewertung und schließt die Existenz anderer Hersteller bzw. Lieferanten nicht aus.

Rezepturbeispiel

Progesteron-Vaginalzäpfchen 25 mg NRF

Progesteron (mikrofein gepulvert)	0,025 g
Macrogol-Grundlage	nach Bedarf

Die Macrogol-Grundlage hat folgende Zusammensetzung:

Macrogol 400	60,0 Masseteile
Macrogol 6000	40,0 Masseteile

Die erforderliche Masse Macrogol-Grundlage M_N für N Vaginalzäpfchen berechnet sich unter Berücksichtigung des Eichwertes $\bar{E}$ (Kalibierwert) der Gießform für Macrogol-Grundlage entsprechend dem Verdrängungsfaktor-Verfahren, Anlage F des DAC, vereinfacht zu

$$M_N = N \cdot (\bar{E} - 0{,}025 \cdot g),$$

bei einem angenommenen Verdrängungsfaktor $f = 1{,}00$ für Progesteron.

3.2.7 Säfte und Tropfen

Flüssige Zubereitungen zur Einnahme sind in der Regel Lösungen, Emulsionen oder Suspensionen mit einem Wirkstoff oder mehreren Wirkstoffen in einem geeigneten Vehikel. Einige bestehen nur aus einem flüssigen Wirkstoff und können so verwendet werden (Ph. Eur.).

Die oral anzuwendenden Flüssigkeiten sind eine sehr heterogene Gruppe Arzneiformen, die von echten Lösungen über Drogenauszüge bis zu Oralemulsionen reicht. Davon sind für die Apothekenpraxis insbesondere die echten Lösungen in der Darreichungsform als Tropfen oder als Säfte von Bedeutung; diese Zubereitungen werden oft auch als Mixturen bezeichnet. Oralemulsionen und -suspensionen werden heutzutage fast ausschließlich industriell produziert und spielen in der Eigenherstellung nur eine untergeordnete Rolle.

Als Hilfsstoffe können Säfte und Tropfen Wasser oder andere, für orale Anwendung zulässige Lösungsmittel enthalten, ferner Lösungsvermittler, Solubilisatoren für lipophile Arzneistoffe, Stabilisatoren, geschmackskorrigierende Zubereitungen, für orale Anwendung zugelassene antimikrobielle Substanzen, viskositätserhöhende Stoffe, zugelassene künstliche Süßstoffe, zugelassene Farbstoffe.

Oral anzuwendende Lösungen sind aus folgenden Gründen eine wichtige Arzneiform für die Eigenherstellung:

- ☐ Arzneistoffe werden rasch resorbiert
- ☐ Es ist eine fein abgestufte, individuelle Dosierung möglich
- ☐ Aufgrund der hohen Arzneistoffverdünnung ist die Gefahr lokaler Reizerscheinungen gering
- ☐ Herstellungstechnologie ist im Allgemeinen einfach

Diesen Vorteilen stehen jedoch auch gewisse Nachteile gegenüber. Aufgrund der molekulardispersen Verteilung kann der Arzneistoff reaktionsbereiter sein, so dass im Vergleich zu festen Arzneiformen die Haltbarkeit abnimmt und die Möglichkeit von Inkompatibilitäten steigt.

Herstellung

Das unterschiedliche Erscheinungsbild der Darreichungsformen (Säfte oder Tropfen) erschwert die Entwicklung allgemein gültiger Regeln für eine ordnungsgemäße Bereitung. Eine Grundvoraussetzung ist die Kenntnis der Löslichkeiten aller Inhaltsstoffe im vorgesehenen Lösungsmittel. Entspechende Angaben sind beispielsweise in den Arzneibüchern, im DAC oder Nachschlagewerken enthalten. Diesen Daten sollte lediglich informierender Charakter beigemessen werden, da sie erfahrungsgemäß recht großen Schwankungen unterliegen. Ein allgemeines Herstellungsschema für Säfte und Tropfen zeigt Abbildung 3.2-5.

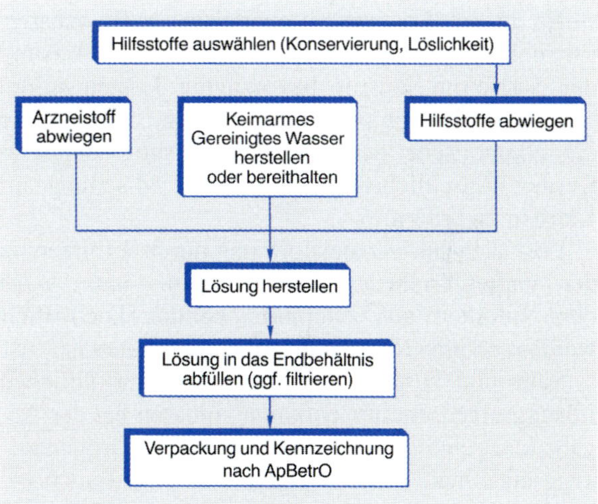

Abb. 3.2-5: Herstellungsschema für Säfte und Tropfen (Lösungen)

Bei der Herstellung der Säfte und Tropfen ist es absolutes Gebot, in jedem Fall die Lösung der enthaltenen Bestandteile durch Auswahl eines geeigneten Lösungsmittelsystems sicherzustellen und organoleptisch zu kontrollieren.

Die Grundregel bei der Herstellung der Lösungen besagt, dass die einzelnen Bestandteile in der Reihenfolge zunehmender Mengen abgewogen und gelöst werden; ätherische Öle und andere flüchtige Stoffe werden wegen der Verdunstungsgefahr immer zum Schluss eingewogen. Die Lösung sollte stets in einem durchsichtigen Gefäß und nicht direkt in der meist braun eingefärbten Arzneiflasche zubereitet werden, um eventuelle Lösungsverzögerungen oder Ausfällungen beobachten zu können. Werden schwer lösliche Substanzen direkt in ein Becherglas eingewogen und mit Flüssigkeit versetzt, dann bilden sie oftmals klebrige Massen, die sehr fest an der Glaswand haften. Diese Schwierigkeit kann vermieden werden, wenn der Boden des Gefäßes zuvor mit wenig Lösungsmittel bedeckt wird und anschließend die Substanz auf die Flüssigkeitsoberfläche gestreut wird.

In der Regel haben feinkristalline Stoffe die besten Lösungseigenschaften, sehr fein gepulverte Substanzen neigen zur Verklumpung und verzögern dadurch den Lösungsvorgang. Eine ähnliche Erscheinung tritt auf, wenn größere Mengen eines Salzes mit zu wenig Lösungsmittel versetzt werden. Dabei können sich feste, nur langsam lösende Krusten bilden. Kann in einer gefärbten oder leicht trüben Flüssigkeit die Auflösung eines stark wirkenden Arzneistoffes nicht kontrolliert werden, so muss diese Substanz getrennt von den übrigen Bestandteilen gelöst werden.

Separates Lösen ist ebenfalls empfehlenswert, wenn gleichzeitig hydrophile und lipophile Arzneistoffe in ein Lösungsmittelgemisch, z. B. Wasser/Ethanol, eingearbeitet werden sollen. Nach Lösung der Stoffe im jeweils bevorzugten Lösungsmittel werden beide Komponenten vereinigt; dabei sollte die alkoholische der wässrigen Lösung zugesetzt werden. Anschließend ist die fertige Mischung auf Klarheit zu prüfen.

Löst sich ein Arzneistoff nur durch Erhitzen in der vorgeschriebenen Konzentration, muss nach dem Erkalten auf Zimmertemperatur kontrolliert werden, ob eine Rekristallisation eingetreten ist.

Säfte und Tropfen, die Arzneistoffe mit üblichen Lösungseigenschaften enthalten, müssen bei der Abgabe klar sein. Oftmals sind jedoch z. B. Drogenauszüge enthalten, so dass leichte Trübungen auch bei sachgerechter Herstellung nicht zu vermeiden sind. In diesem Fall oder wenn eine Trübung innerhalb der Verwendungsfrist abzusehen ist, muss das Behältnis mit dem Hinweis „Vor Gebrauch umzuschütteln" gekennzeichnet werden. Fehlt diese Angabe, könnten massive Dosierungsfehler die Folge sein.

Mikrobielle Stabilität und Konservierung

Ein Rezepturproblem, das in der Apothekenpraxis bei der Herstellung der Säfte, Tropfen und anderen Zubereitungen immer wieder auftritt, jedoch leider oft übersehen wird, besteht in der mikrobiellen Qualität des verwendeten Wassers. Im Wasser können sich Mikroorganismen außerordentlich schnell vermehren, besonders in Gegenwart gelöster organischer Substanzen. Aus Abbildung 3.2-6 geht hervor, dass sogar Spuren gelöster Ionenaustauscherharze ausreichen, um rasantes Keimwachstum auszulösen. Ausgehend von einer Keimzahl um 100 steigt sie innerhalb weniger Tage bis in den Millionenbereich an. Ionenaustauscheranlagen sind deshalb potentielle Brutstätten für Mikroorganismen und es muss dringend vor der Verwendung eines nicht weiter gereinigten demineralisierten Wassers bei der Herstellung arzneilicher Lösungen abgeraten werden.

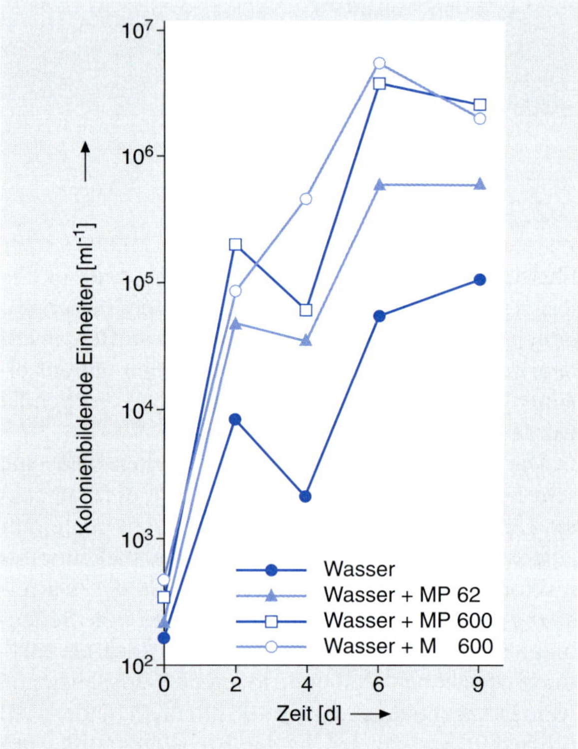

Abb. 3.2-6: Einfluss verschiedener Ionenaustauscherharze auf den Keimgehalt von Wasser (nach Seyfarth, H.: Arzneimittel-Forsch. 35 (1985), 205–216)

Mikrobiologisch einwandfreies Wasser erhält man in der Apotheke am einfachsten und sichersten durch Destillation oder durch Verwendung von industriell hergestelltem „In Behältnissen abgefülltem Gereinigtem Wasser" in Arzneibuchqualität. Eine andere Möglichkeit besteht in der Verwendung von frisch abgekochtem und bedeckt wieder abgekühltem demineralisierten Wasser. Dieses Verfahren wird u. a. in der BAK-Leitlinie zur Qualitätssicherung „Wasser als Ausgangsstoff zur rezeptur- und defekurmäßigen Herstellung" (s. Tab. 3.2-1) angegeben. Sowohl destilliertes als auch abgekochtes demineralisiertes Wasser sollte nicht länger als einen Arbeitstag lang gelagert werden.

Tab. 3.2-3: Konservierungsmittel für orale Liquida

Konservierungsmittel	Konzentration (%)	Wasserlöslichkeit bei 20 °C (%)
Ethanol	≥15	mischbar
Benzoesäure	0,1–0,2	0,29
Natriumbenzoat	0,1–0,2	55,6
Sorbinsäure	0,1–0,2	0,2
Kaliumsorbat	0,15–0,3	58,2
Methyl-4-hydroxybenzoat Ethyl-4-hydroxybenzoat Propyl-4-hydroxybenzoat Butyl-4-hydroxybenzoat	Begrenzender Faktor ist die Wasserlöslichkeit; häufig Kombination von 0,1 % Methyl- und Propyl-4-hydroxybenzoat (7+3 oder 8+2)	0,25 0,07 0,03 0,02

Auch die nachträgliche Konservierung der Zubereitung rechtfertigt die Verarbeitung mikrobiell verunreinigten Wassers nicht.

Ein weiteres Problem bei der Bereitung der Säfte und Tropfen ist die Konservierung, die bei jeder Herstellung auf Vorrat erfolgen muss. Die Anzahl geeigneter Verbindungen ist mit Ethanol, Sorbin- oder Benzoesäure und den Alkyl-4-hydroxybenzoaten nur gering (Tab. 3.2-3). Von diesen Substanzen sollte Ethanol wegen der Eigenwirkung und der Gefahr von Wechselwirkungen mit Arzneistoffen möglichst selten verwendet werden. Bei Verwendung von Ethanol sind die Auflagen der Warnhinweisverordnung zu beachten.

Sorbinsäure ist neben den Alkyl-4-hydroxybenzoaten eines der am häufigsten gebrauchten Konservierungsmittel. Bei der Verarbeitung gibt es mit dieser Substanz jedoch manchmal Probleme. Sorbinsäure muss unter Erhitzung in Lösung gebracht werden und ist dabei gleichzeitig wasserdampfflüchtig. Weitere Nachteile bestehen in der Tendenz zur Auskristallisation, der Oxidationsanfälligkeit und der weitgehenden Unwirksamkeit oberhalb pH 6. In neutral oder schwach alkalisch reagierenden Lösungen sollte man den dort immerhin noch schwach wirksamen Alkyl-4-hydroxybenzoaten den Vorzug geben. Aus Gründen der Arzneimittelsicherheit ist jeder Zusatz von Konservierungsmitteln offen zu deklarieren.

Dosierungsgenauigkeit

Bei der Verschreibung und rezepturmäßigen Herstellung flüssiger Arzneimittel kann es in Abhängigkeit von der Dichte der Lösung oder Mischung erheblich sein, ob der Wirkstoff volumenbezogen in einer Konzentration in Prozent (m/V) oder massebezogen in einer Konzentration in Prozent (m/m) enthalten ist. Soweit dies nicht durch eine standardisierte Herstellungsvorschrift geregelt ist, gelten nach NRF folgende Grundsätze:

- ☐ Mit Messgefäßen volumengenau zu dosierende Flüssigkeiten, bei denen es bei der Anwendung auf eine bestimmte Arzneistoff-Dosis (nicht auf eine bestimmte Konzentration) ankommt, werden so hergestellt, dass die nominale Wirkstoffmenge in einem abmessbaren Volumen der Rezeptur enthalten ist (Konzentration in Prozent [m/V]).
- ☐ Alle übrigen Flüssigkeiten werden so hergestellt, dass die Nominalkonzentration in Prozent (m/m) vorliegt.
- ☐ In Zweifelsfällen ist die Unklarheit mit dem verschreibenden Arzt zu beseitigen und die Verordnung entsprechend zu ändern.

Ein anderes nicht zu unterschätzendes Problem bei der Anfertigung der Säfte und Tropfen ist die Dosierungsgenauigkeit bei der späteren Applikation am Patienten. Bei den früher üblichen Dosierungsanleitungen für Säfte, z. B. ein Esslöffel voll, kann es immer wieder zu erheblichen Fehldosierungen kommen, da die Volumina der in den Haushalten verwendeten Löffel sehr unterschiedlich sind. Nach einer Umfrage des Zentrallaboratoriums Deutscher Apotheker bei bundesdeutschen Besteckherstellern reicht das Fassungsvermögen der Esslöffel von 9 bis 25 ml. Bezogen auf den Norminhalt von 15 ml entsprechen diese Werte einer Unterdosierung von 40 % bzw. einer Überdosierung von 67 %. Aus diesem Grund wurde in die Rahmenmonographie „Flüssige Zubereitungen zum Einnehmen“ der Ph. Eur. die Vorschrift aufgenommen, dass jede Dosis einer Mehrdosen-Zubereitung mit einer geeigneten Dosiervorrichtung zu entnehmen sein muss. Als Dosierhilfen für Säfte kommen in erster Linie Messkappen oder -becher, Messlöffel und Messpipetten infrage.

Verpackung und Lagerung

Säfte und Tropflösungen werden in dicht schließende Braunglasflaschen mit Schraubverschluss abgefüllt; Dosierhilfen müssen beigelegt werden.

Bei Tropfflaschen können sich Schwierigkeiten ergeben, wenn sie mit ungeeigneten Tropfeinsätzen versehen werden. Bei der Herstellung der Rezepturen ist stets darauf zu achten, dass die Faustregel „20 Tropfen = 1 g, 1 Tropfen = 0,05 g" nur für den Normaltropfenzähler der Ph. Eur. und nur für Wasser gilt. Wie aus Abbildung 3.2-7 hervorgeht, verringert bereits der Zusatz von 10 % Ethanol die Masse von 20 Tropfen auf 0,66 g gegenüber 0,98 g für Wasser. Wird diese Änderung des Lösungsmittels bei der Dosierungsanleitung nicht beachtet, ergibt sich eine Fehldosierung von mehr als 30 %. Ähnliche Verhältnisse zeigt ein Vergleich verschiedener Tropfeinsätze untereinander. Hier liegen die Massen zwischen 0,9 und 1,5 g, das heißt, die Dosierung schwankt um mehr als 60 %. Es ist deshalb erforderlich, bei der Anfertigung von Tropfen den verwendeten Tropfeinsatz mit der Lösung zu kalibrieren und die Dosierungsanleitung ggf. zu ändern. Falls mehrere Typen zur Auswahl stehen, ist ein Senkrechttropfer wegen der besseren Dosierungsgenauigkeit einem Randtropfer vorzuziehen. Als optimal ist ein Tropfeinsatz anzusehen, der etwa 60 Tropfen pro Minute liefert. Im Rahmen des aponorm-Packmittelprogramms stehen z. B. je nach Art der Tropflösung 3 verschiedene Senkrechttropfermonturen zur Verfügung*.

Außerdem ist es notwendig, den Patienten bei der Abgabe auf den richtigen Gebrauch der Tropfflaschen hinzuweisen. Flaschen mit Zentraltropfern müssen immer genau senkrecht gehalten werden, während Randtropfer die definierte Schräglage von etwa 45° erfordern (s. „Hinweise zur richtigen Handhabung und Aufbewahrung von Arzneimitteln", S. 112). Da die letztgenannte, etwas komplizierte Anweisung erfahrungsgemäß von Patienten oft nicht befolgt wird, sollten Lösungen stark wirksamer Arzneistoffe nicht mit Randtropfern dosiert werden. Liegen keine speziellen Haltbarkeitsangaben vor, ist es empfehlenswert, zur Festlegung der Verfallsdaten die Richtwerte des NRF zu übernehmen (s. S. 391).

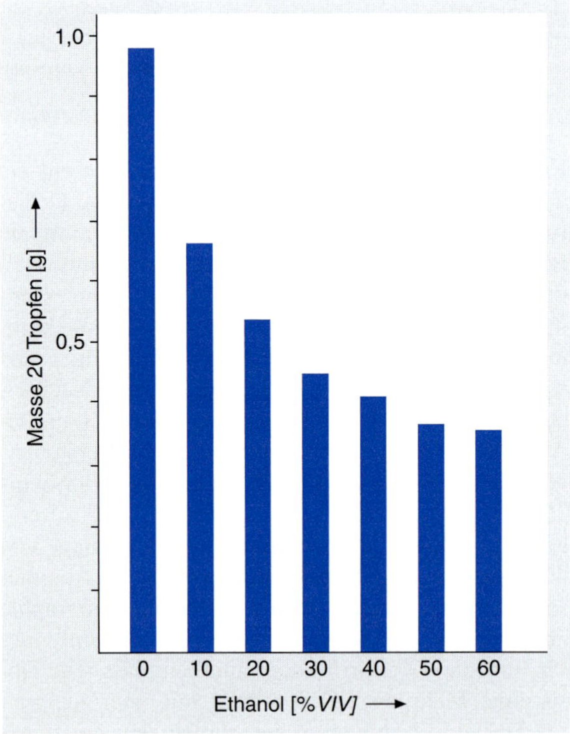

Abb. 3.2-7: Tropfmassen von Ethanol-Wasser-Gemischen, bestimmt mit dem Normaltropfenzähler (DAB) aus Albert, K. in: Schriftenreihe der Bundesapothekerkammer zur wissenschaftlichen Fortbildung, Bd. XIV, Gelbe Reihe. Werbe- und Vertriebsgesellschaft Deutscher Apotheker, Frankfurt 1986

Rezepturbeispiele

Sirupus Thymi compositus SR

Ammoniumchlorid	1,5 g
Wasser	3,0 g
Thymianfluidextrakt	15,0 g
Zuckersirup	zu 100,0 g

Der Thymianfluidextrakt und der Zuckersirup werden gemischt. Das Ammoniumchlorid wird in dem Wasser unter Erhitzung gelöst. Die Lösung wird der Mischung unter Schütteln zugesetzt.

Ölige Dronabinol-Tropfen 2,5 % NRF

Dronabinol	0,5 g
Mittelkettige Triglyceride	zu 20,0 g

Das Dronabinol wird im Vorratsbehältnis durch gelinde Erwärmung verflüssigt. Das flüssige Dronabinol wird in ein Becherglas gewogen und unter Erwärmung und Rühren in den Mittelkettigen Triglyceriden gelöst.

3.2.8 Nasentropfen, Nasensprays

Nasentropfen und flüssige Nasensprays sind Lösungen, Emulsionen oder Suspensionen, die zum Eintropfen oder Einsprühen in die Nasenhöhlen bestimmt sind (Ph. Eur.).

* Die Angabe der Bezugsquellen ist zwangsläufig unvollständig. Sie ist keine Qualitätsbewertung und schließt die Existenz anderer Hersteller bzw. Lieferanten nicht aus.

Herstellung

Um den empfindlichen Ziliarapparat der Nasenschleimhaut möglichst wenig zu beeinflussen, sollen wässrige Nasentropfen annähernd isotonisch und euhydrisch sein. Sie werden im Prinzip nach den Vorschriften hergestellt, die im Abschnitt „Augentropfen“ beschrieben sind. Im Gegensatz dazu ist die Verwendung von „Wasser für Injektionszwecke“ nicht unbedingt erforderlich, der mikrobiologischen Qualität des Wassers sollte jedoch wie bei jeder Arzneimittelherstellung besondere Aufmerksamkeit geschenkt werden. Die Sterilfiltration kann entfallen.

Wässrige Nasentropfen sollten immer durch Zusatz geeigneter Salze, z. B. Natriumchlorid, isotonisiert werden, da der Abtransport des Schleims durch die Zilien sonst behindert wird und längerfristig das Sekret verdickt wird. Der anzustrebende Isotoniebereich von 250 bis 400 mOsmol/kg zeigt, dass die Nasenschleimhaut besonders empfindlich gegenüber hypotonen Lösungen reagiert. In der Praxis lassen sich Nasentropfen schnell und sicher anfertigen, wenn die Arzneistoffe direkt in einer isotonischen Stammlösung, z. B. Natriumchlorid-Lösung oder Phosphat-Puffer, gelöst werden. Die resultierende, schwach hypertone Lösung wird in der Regel gut verträglich sein.

Der ideale pH-Wert für Nasentropfen liegt zwischen 6,5 und 8,0, außerhalb des Bereiches zwischen pH 6,5 und 9,0 hört die Flimmertätigkeit der Zilien auf. Ist aus Stabilitätsgründen ein pH-Wert unterhalb von 6,5 erforderlich, sollte der pH nie mit sauer reagierenden Pufferlösungen, sondern mit stark verdünnten Säuren eingestellt werden.

Wässrige Nasentropfen in Mehrfachdosenbehältnissen müssen konserviert werden. Als Konservierungsmittel wird in der Regel Benzalkoniumchlorid (0,01 %), oft in Kombination mit Natriummedetat (0,05 %), verwendet. Leider hat sich gezeigt, dass auch Benzalkoniumchlorid die Zilienaktivität der Nasenschleimhaut beeinträchtigt. Aus diesem Grund hält das Bundesinstitut für Arzneimittel und Medizinprodukte es für erforderlich, die Anwendungsdauer entsprechend konservierter Nasentropfen und Nasensprays auf höchstens 5 bis 7 Tage zu begrenzen. Für eine längere Anwendungsdauer oder als generelle therapeutische Alternative sind Arzneimittel zur Anwendung in der Nase ohne Konservierungsmittel, z. B. Einmaldosisbehältnisse, verfügbar.

Bisweilen werden den Nasentropfen organische Gelbildner zugesetzt, um die Wirkungsdauer über eine Erhöhung der Viskosität zu verlängern. Ein geeigneter Gelbildner ist z. B. Hydroxyethylcellulose 300 in einer Konzentration von 0,5 %. Bei der Herstellung wird der Celluloseether unter Umrühren in die wässrige Lösung eingestreut und der Ansatz bis zur vollständigen Durchquellung stehen gelassen.

Eine Verlängerung der Wirkung kann auch mit öligen Nasentropfen erzielt werden. Diese Zubereitungen werden jedoch in zunehmendem Maße negativ beurteilt, da sie die Ziliartätigkeit nachhaltig beeinträchtigen. Außerdem kann durch Aspiration eine Lipidpneumonie hervorgerufen werden. Dieses Risiko besteht nicht nur bei paraffinhaltigen Nasentropfen, sondern entgegen der häufig vertretenen Auffassung auch bei Zubereitungen mit anderen Lipiden, z. B. pflanzlichen Ölen.

Verpackung und Lagerung

Nasentropfen sollen nach den Vorschriften der Ph. Eur. in Behältnissen mit geeigneten Anwendungsvorrichtungen abgegeben werden, Konservierungsmittel müssen angegeben sein.

Liegen keine speziellen Haltbarkeitsangaben vor, ist es empfehlenswert, zur Festlegung der Verfallsdaten die Richtwerte des NRF zu übernehmen (s. S. 391).

Rezepturbeispiel

Natriumchlorid-Nasentropfen 0,9 % NRF

Natriumchlorid	0,09 g
Edetathaltige Benzalkoniumchlorid-Stammlösung 0,1 % (NRF S. 18)	1,0 g
Natriummonohydrogenphosphat-Dodekahydrat	0,025 g
Gereinigtes Wasser	zu 10,0 g

In einem mit Glasstab oder Magnetrührkern tarierten Becherglas werden die erforderliche Menge Natriumchlorid und Natriummonohydrogenphosphat-Dodekahydrat in Gereinigtem Wasser gelöst. Der Ansatz wird mit 1,0 g Edetathaltiger Benzalkoniumchlorid-Stammlösung 0,1 % zu 10,0 g ergänzt und gemischt. Die erhaltene Lösung muss farblos und bei visueller Prüfung frei von Bodensatz und auffälligen Schwebeteilchen sein. Falls erforderlich, ist bei Abfüllung durch ein geeignetes Einmal-Membranfilter oder durch ein mit Wasser vorgespültes Papierfilter zu filtrieren.

3.2.9 Ohrentropfen

Ohrentropfen und Ohrensprays sind Lösungen, Emulsionen oder Suspensionen mit einem Wirkstoff oder mehreren Wirkstoffen in Flüssigkeiten, die zur Anwendung im Gehörgang geeignet sind, z. B. Wasser, Glykole oder fette Öle, und keinen schädlichen Druck auf das Trommelfell ausüben (Ph. Eur.).

Herstellung

Als Trägerflüssigkeiten für Ohrentropfen werden in der Regel Mischungen von Wasser, Glycerol, Propylenglykol, Ethanol oder flüssigen Macrogolen verwendet. Die Grundlagen sind meist hyperton, um die Abschwellung der Schleimhäute zu bewirken. Aufgrund des hohen Gehaltes an ein- oder mehrwertigen Alkoholen ist die Konservierung oft nicht erforderlich. Für rein wässrige Lösungen eignen sich als Konservierungsmittel beispielsweise Benzylalkohol (0,5 bis 1,0 %) und Chlorhexidinacetat (0,005 bis 0,01 %).

Zubereitungen zur Anwendung am verletzten Ohr, besonders bei Trommelfell-Perforationen oder vor einem chirurgischen Eingriff, müssen nach Ph. Eur. steril sein. Sie dürfen keine Konservierungsmittel enthalten und müssen in Einzeldosisbehältnissen abgefüllt werden.

Verpackung und Lagerung

Rezepturmäßig hergestellte Ohrentropfen werden in Pipettenflaschen abgegeben. Der Zusatz von Konservierungsmitteln muss offen deklariert werden.

Liegen keine speziellen Haltbarkeitsangaben vor, ist es empfehlenswert, zur Festlegung der Verfallsdaten die Richtwerte des NRF zu übernehmen (s. S. 391).

Rezepturbeispiel

Natriumcarbonat-Monohydrat-Ohrentropfen 2,6 % NRF

Natriumcarbonat-Monohydrat	0,26 g
Glycerol 85 %	6,4 g
Gereinigtes Wasser	zu 10,0 g

In einem Becherglas wird das Natriumcarbonat-Monohydrat in den flüssigen Bestandteilen (Glycerol 85 % und Gereinigtem Wasser) unter Erwärmung vollständig gelöst. Der Ansatz wird nach dem Erkalten mit Gereinigtem Wasser zu 10,0 g ergänzt und gemischt. Die Flüssigkeit muss viskos, klar, farb- und geruchlos und bei visueller Prüfung nahezu frei von Schwebestoffen und unlöslichen Rückständen sein.

3.2.10 Augentropfen

Augentropfen sind sterile, wässrige oder ölige Lösungen oder Suspensionen eines Wirkstoffs oder mehrerer Wirkstoffe zur tropfenweisen Anwendung am Auge (Ph. Eur.).

Herstellung

Das Europäische Arzneibuch stellt an Augentropfen die Qualitätsanforderungen Sterilität, weitgehende Isotonie und Euhydrie sowie Schwebstofffreiheit; wässrige Zubereitungen in Mehrdosenbehältnissen müssen außerdem konserviert sein. Bei ordnungsgemäßer Herstellung muss jede dieser Forderungen angemessen berücksichtigt werden.

Der erste Arbeitsgang besteht in der Erstellung einer korrekten Formulierung, die alle zur Isotonisierung und Konservierung notwendigen Bestandteile enthält.

Isotonie und Euhydrie

Für die Ermittlung eines isotonisierenden Elektrolytzusatzes bieten sich verschiedene Möglichkeiten an:

- ☐ Auswertung von Nomogrammen
- ☐ Anwendung der Natriumchlorid-Äquivalente
- ☐ Anwendung der Aqua-ad-Methode
- ☐ Berechnung mit Hilfe der Gefrierpunktserniedrigung

Die letztgenannte Möglichkeit ist im DAC dargestellt. In der Anlage A „Angaben zur Konservierung von Augentropfen“ empfiehlt der DAC in einer ausführlichen Tabelle für 33 Arzneistoffe neben geeigneten Konservierungsmitteln auch isotonisierende Salze. Die genaue Berechnung des erforderlichen Zusatzes erfolgt mit der Anlage B „Angaben zur Isotonisierung“.

Soll die hypotone wässrige Lösung eines Arzneistoffes durch Zusatz eines Hilfsstoffes isotonisiert werden, so kann der erforderliche Gehalt der Lösung an Hilfsstoff nach folgender Formel mit hinreichender Genauigkeit ermittelt werden:

$$\text{Hilfsstoff} = \frac{0{,}52 - n \cdot \Delta T_A}{\Delta T_H}\ (\%)$$

- 0,52 Gefrierpunktserniedrigung (°C) der Tränenflüssigkeit bzw. des Serums gegenüber reinem Wasser
- n Gehalt (%) der Lösung des betreffenden Arzneistoffes
- ΔT_A Gefrierpunktserniedrigung (°C) einer 1 %igen Lösung des betreffenden Arzneistoffes gegenüber reinem Wasser
- ΔT_H Gefrierpunktserniedrigung (°C) einer 1 %igen Lösung des betreffenden Hilfsstoffes gegenüber reinem Wasser

Enthält eine Lösung mehrere Arzneistoffe, so sind die jeweiligen Werte für $n \cdot \Delta T_A$ zu addieren.

Die Gefrierpunktserniedrigungen wichtiger Arznei- und Hilfsstoffe können der Tabelle in der Anlage B des DAC entnommen werden. Das folgende Beispiel zeigt, wie die Angaben zu benutzen sind.

Die Rezeptur der zu isotonisierenden Lösung soll sein:

Zinksulfat	0,025
Wasser für Injektionszwecke	zu 10,0

In der DAC-Anlage A ist als geeigneter isotonisierender Zusatz Borsäure aufgeführt; die Konservierung sollte mit Thiomersal vorgenommen werden. Dessen Konzentration ist mit 0,002 % so gering, dass sie bei der Berechnung unberücksichtigt bleiben kann. Anschließend werden für Zinksulfat und Borsäure die ΔT_A- bzw. ΔT_H-Werte der Tabelle entnommen und in die vorgenannte Gleichung eingesetzt. Es ergibt sich

$$\text{Borsäure} = \frac{0{,}52 - 0{,}25 \cdot 0{,}09}{0{,}28} = 1{,}78\,\%\ (m/m)$$

Die Formulierung für die Herstellung lautet demnach:

Zinksulfat	0,025 g
Borsäure	0,178 g
Thiomersal	0,0002 g
Wasser für Injektionszwecke	zu 10,0 g

Über andere Verfahren der Isotonisierung, z. B. mit Nomogrammen, Natriumchlorid-Äquivalenten oder der Aqua-ad-Methode s. Gebler, H.: Tabellen für die pharmazeutische Praxis, Govi-Verlag Pharmazeutischer Verlag GmbH, Eschborn. Es kann auch sterile physiologische Kochsalz-Lösung aus Ampullen als Lösungsmittel verwendet werden, wenn die Lösung des Arzneistoffes nicht von vornherein hyperton ist.

Für die gute Verträglichkeit der Augentropfen ist neben der Schwebstofffreiheit und Isotonie auch ein möglichst physiologischer pH-Wert, der euhydrische pH-Wert, verantwortlich. Der pH-Bereich von 7,3 bis 9,7 gilt als schmerzfrei; pH-Werte unterhalb von 6,6 und oberhalb von 10,5 verursachen Schmerzempfindungen. Die hohe Empfindlichkeit des Auges, insbesondere gegenüber sauren pH-Werten, erschwert die Formulierung stabiler und trotzdem gut verträglicher Augentropfen, da die Stabilitätsoptima der meisten Arzneistoffe im schwach sauren pH-Bereich liegen. Dieses Problem ist jedoch für die rezepturmäßige Herstellung der Augentropfen in Anbetracht des alsbaldigen Gebrauchs eher zu vernachlässigen. Trotzdem ist folgende Grundregel zu beachten: Augentropfen dürfen nur aus zwingenden Gründen stärker sauer oder alkalisch reagieren. Damit das Puffersystem der Tränenflüssigkeit ausreicht, innerhalb kurzer Zeit den pH-Wert wieder bei 7,4 zu stabilisieren, dürfen unphysiologische pH-Werte möglichst nur mit verdünnten Säuren bzw. Laugen eingestellt werden. Allenfalls zulässig ist noch die Zubereitung mit schwachen Puffersystemen, sofern die Pufferkapazität der Augentropfen geringer als die der Tränenflüssigkeit ist. Als Pufferlösungen werden in der Regel Acetat-, Acetat/Borat-, Borat- und Phosphat-Puffer verwendet. Angaben zum euhydrischen pH-Wert und zur Auswahl geeigneter isotonischer Pufferlösungen macht das Arzneibuch der ehemaligen Deutschen Demokratischen Republik (AB/DDR 1987) oder findet man in Gebler, H.: Tabellen für die pharmazeutische Praxis, Govi-Verlag Pharmazeutischer Verlag GmbH, Eschborn.

Konservierung

Augentropfen zählen zu den sterilen Arzneiformen, die bei der Abfüllung in Mehrdosenbehältnissen konserviert werden müssen. Zur Anwendung am verletzten oder operierten Auge bestimmte, unkonservierte Augentropfen dürfen nur in Einzeldosisbehältnissen abgegeben werden.

Durch die Konservierung sollen die Augentropfen während des Gebrauchs vor mikrobieller Kontamination geschützt werden. Die Konservierung ist kein Ersatz für eine gar nicht oder fehlerhaft durchgeführte Sterilisation oder für die Verwendung mikrobiologisch nicht einwandfreien Wassers. Die sterile Ausgangslösung muss bereits durch die entsprechende Herstellungstechnologie, insbesondere durch Verwendung von „Wasser für Injektionszwecke“ und durch das Verfahren zur Verminderung der Keimzahl, sichergestellt sein (s. „Umsetzung der GMP-Regeln“, S. 431 ff.).

Geeignete Konservierungsmittel müssen folgende Eigenschaften haben:

- ☐ Rasche bakterizide und möglichst sporizide Wirksamkeit mit breitem antimikrobiellem Spektrum
- ☐ Reizlosigkeit und keine Sensibilisierungen
- ☐ Chemische Stabilität und physikalisch-chemische Kompatibilität innerhalb der gegebenen Rezeptur und mit den Behältermaterialien

Soll für eine bestimmte Rezeptur das Konservierungsmittel ausgewählt werden, müssen soweit wie möglich alle genannten Parameter berücksichtigt werden. Ob sich ein Konservierungsmittel eignet, ist oft nur schwierig zu beurteilen. Eine wertvolle Orientierungshilfe ist die Anlage A „Angaben zur Konservierung von Augentropfen“ des DAC, in der für zahlreiche ophthalmologisch verwendete Arzneistoffe geeignete Konservierungsmittel vorgeschlagen werden. Diese Substanzen sind in folgenden Konzentrationen zuzusetzen:

Thiomersal	0,002 %
Phenylmercurinitrat oder	
Phenylmercuriborat	0,002 %
Chlorhexidindiacetat	0,01 %
Benzalkoniumchlorid	0,01 %

Bei Mischungen mehrerer Arznei- oder Hilfsstoffe oder bei Überschreitung der angegebenen Konzentrationen können Inkompatibilitäten, insbesondere Ausfällungen, hervorgerufen werden.

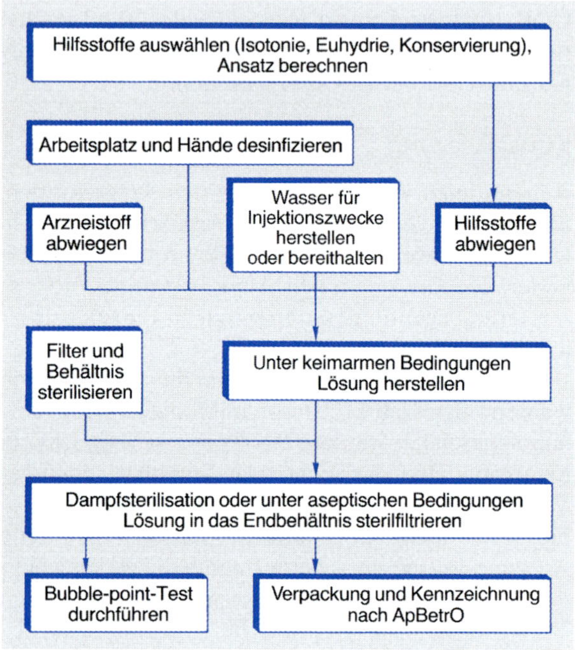

Abb. 3.2-8: Herstellungsschema für Augentropfen

Herstellung der Augentropfen-Lösung

Nachdem die endgültige Formulierung der Rezeptur festliegt, beginnt die eigentliche Herstellung der Augentropfen mit der Reinigung des Arbeitsplatzes und der Bereitstellung aller benötigten Geräte. Ein allgemeines Herstellungsschema für Augentropfen zeigt Abbildung 3.2-8.

Bei der Anfertigung der sterilen Darreichungsform „Augentropfen“ werden an die hygienischen Verhältnisse des Arbeitsplatzes besonders hohe Anforderungen gestellt. Zwar muss nicht unter vollkommen aseptischen Bedingungen hergestellt werden, jedoch muss bei der Keimfiltration und Abfüllung Keimfreiheit gewährleistet sein. Optimale Arbeitsbedingungen bieten ein Laminar-Air-Flow-Gerät oder (mit Einschränkungen) ein Sterilkasten. Da diese Einrichtungen in den meisten Apotheken nicht vorhanden sind, sollte die Zubereitung an einem vor Zugluft geschützten Ort vorgenommen werden. Ist beispielsweise die Rezeptur nur unzureichend gegenüber der Offizin abgeschirmt, sollten Augentropfen im Laboratorium hergestellt werden. Der Arbeitsplatz wird durch Abreiben mit Ethanol 70 % oder Isopropylalkohol 60 % gereinigt. Die Hände werden 30 s lang mit dem gleichen Alkohol desinfiziert. Der Einfachheit halber sollten bereits vorsterilisierte Einmalfilter und -kanülen bereitgehalten werden. Die Spritze und das Becherglas zur Herstellung der Lösungen werden mit verdünntem Alkohol ausgeschwenkt und mit Wasser für Injektionszwecke nachgespült und getrocknet.

Anschließend wird die Augentropfen-Lösung zügig, das heißt, ohne das Keimwachstum fördernde Standzeiten, hergestellt. Nach den Empfehlungen des NRF sollte als Lösungsmittel immer „Wasser für Injektionszwecke“ verwendet werden. Es wird entweder frisch destilliert oder aus Ampullen entnommen. Als problematisch erweist sich die Einwaage kleiner Mengen Konservierungsmittel, z. B. 0,2 mg Thiomersal auf 10 ml Lösung. Diese Schwierigkeiten lassen sich mit konzentrierten Stammlösungen umgehen. Für Thiomersal und Phenylmercuriborat (Endkonzentration: jeweils 0,002 %) empfiehlt sich die Verwendung 0,02 %iger Stammlösungen. Bei der Herstellung von 10 g Augentropfen muss von diesen Lösungen jeweils 1,0 g verwendet werden. Von Benzalkoniumchlorid (Endkonzentration: 0,01 %) sollte eine 0,1 %ige Lösung vorgehalten werden; die Dosierung beträgt 1,0 g je 10 g Augentropfen-Lösung.

Konservierungsmittel-Stammlösungen werden im Allgemeinen auf Vorrat hergestellt, um bei der Anfertigung der Rezepturen schnell zur Verfügung zu stehen (s. NRF-Stammzubereitungen S. 3, S. 4 und S. 18). Der Lagerfähigkeit dieser Lösungen kommt daher besondere Bedeutung zu.

In Glasflaschen aufbewahrte Stammlösungen von Phenylmercuriborat und Thiomersal sind bei Raumtemperatur 1 Jahr bzw. 3 Monate lang verwendungsfähig. Die Frist für die Weiterverarbeitung der Benzalkoniumchlorid-Stammlösung 0,1 % NRF beträgt 3 Monate.

Verminderung der Keimzahl

Grundsätzlich können Augentropfen durch Hitzesterilisation oder durch Keimfiltration entkeimt werden. Trotz der prinzipiellen Überlegenheit der Hitzeverfahren gegenüber der Entkeimungsfiltration wird aus Gründen der Praktikabilität, aber auch wegen der Thermolabilität vieler Wirkstoffe bei rezepturmäßiger Herstellung der Augentropfen in der Regel die Sterilfiltration (Porenweite des Filters 0,22 µm) vorgezogen.

Bei Verwendung vorsterilisierter Gerätschaften und Endbehältnisse wird wie folgt vorgegangen:

1 Lösung ohne Kanüle in die saubere Spritze aufziehen.
2 Sterilen Filtervorsatz auf die Spritze schrauben.
3 Sterile Kanüle aufstecken und bei senkrechter Haltung der Spritze (Kanüle oben) so lange den Stempel eindrücken, bis der erste Tropfen Flüssigkeit austritt.
4 Kunststoffverpackung der vorsterilisierten Augentropfflasche an der vorgesehenen Einstichstelle mit verdünntem Alkohol desinfizieren.
5 Mit der Kanüle die Kunststofffolie durchstoßen und die Lösung direkt in das Behältnis filtrieren.
6 Soweit möglich, das Behältnis noch im verschlossenen Kunststoffbeutel mit dem Tropfer verschrauben.

Es ist außerordentlich wichtig, im Anschluss an die Keimfiltration die Unversehrtheit des Membranfilters und damit den Erfolg des Verfahrens zu kontrollieren. Dazu wird der Membranfilter mit 10 bis 20 ml Wasser gespült und wieder mit der Kanüle versehen. Anschließend wird die Spitze der Nadel in ein Schälchen mit Wasser getaucht und durch Eindrücken des Stempels der Druck so lange erhöht, bis kleine Luftblasen aus der Kanüle austreten. Die Sterilfiltration durch ein 0,22 µm Filter kann als ordnungsgemäß gelten, wenn dazu die Luftsäule auf etwa 1/5 des ursprünglichen Volumens komprimiert werden muss (Bubble-Point-Test).

Verpackung und Lagerung

Augentropfen als Mehrdosenzubereitungen müssen nach Ph. Eur. in Behältnissen mit einem Höchstvolumen von 10 ml abgegeben werden, die eine mehrmalige tropfenweise Anwendung gestatten. Um bei der Applikation die mikrobielle Kontamination zu erschweren, sollte der Tropfer fest mit dem Behältnis verbunden sein. Die Behältnisse selbst müssen aus hochwertigem Glas, z. B. Glasart I, Ph. Eur. 3.2.1, oder einem anderen Material hergestellt sein, das die Qualität der Zubereitung nicht nachteilig beeinflussen kann. Für die Apothekenrezeptur können sie in vorsterilisierter Form bezogen werden. Bezeichnung und Menge des Konservierungsmittels sowie der Hinweis „nach Anbruch höchstens 4 Wochen lang verwendbar“ müssen auf dem Behältnis angegeben werden.

Liegen keine speziellen Haltbarkeitsangaben vor, ist es empfehlenswert, zur Festlegung der Verfallsdaten die Richtwerte des NRF zu übernehmen (s. S. 391).

Rezepturbeispiel

Oculoguttae Fluoresceini SR

Fluorescein-Natrium	2,00 g
Thiomersal	0,002 g
Natriumchlorid	0,28 g
Wasser für Injektionszwecke	zu 100,0 g

Die aus den Bestandteilen unter Rühren hergestellte Lösung wird filtriert und dampfsterilisiert oder bakterienfrei filtriert.

3.2.11 Pulver zum Einnehmen

Pulver zum Einnehmen sind Zubereitungen, die aus festen, losen, trockenen und mehr oder weniger feinen Teilchen bestehen. Die Pulver enthalten einen Wirkstoff oder mehrere Wirkstoffe mit Hilfsstoffen oder ohne Hilfsstoffe und, falls erforderlich, zugelassene Farbmittel und Geschmackskorrigenzien (Ph. Eur.).

Pulver zur oralen Anwendung werden im Allgemeinen in oder mit Wasser oder anderen geeigneten Flüssigkeiten eingenommen. In bestimmten Fällen können sie als solche geschluckt werden. Sie liegen entweder als Pulver im Einzeldosisbehältnis oder als Pulver im Mehrdosenbehältnis vor.

Herstellung

Gemischte oder ungemischte Pulver sind die älteste Arzneiform unter den trocken zu verabreichenden Arzneimitteln. In der Rezeptur spielen oral anzuwendende Pulver in Einzeldosisbehältnissen nur noch eine untergeordnete Rolle.

Sehr wichtig sind Pulver jedoch als Vor- und Zwischenprodukte bei der Herstellung vieler Arzneiformen, z. B. Granulate, Tabletten, Kapseln, Suspensionssalben. Der ordnungsgemäßen Anfertigung pulverförmiger Zubereitungen kommt daher eine große Bedeutung zu.

Die homogene Mischung fester Substanzen wird am sichersten erreicht, wenn ihre Teilchengröße, Form und Dichte gleich sind. Da dies in der Praxis fast niemals der Fall ist, müssen grobkristalline Substanzen vor dem Mischen in einem aufgerauten Porzellanmörser mit aufgerautem Pistill verrieben und anschließend gesiebt werden (Abb. 3.2-9). Bei der Herstellung kleinerer Rezepturansätze kann die getrennte Verreibung jeder einzelnen Substanz entfallen; Zerkleinerung und Mischung können in diesem Fall in einem Arbeitsgang durchgeführt werden.

Vor der Verreibung mehrerer Substanzen werden zunächst die Poren der Oberfläche eines rauen Mörsers mit einer indifferenten Komponente der Pulver-

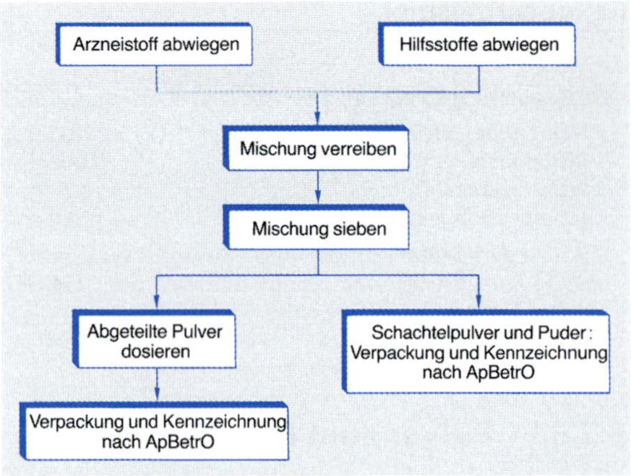

Abb. 3.2-9: Herstellungsschema für Pulvermischungen

mischung, z.B. Lactose oder Mannitol, weitgehend verschlossen, um so Substanzverluste zu vermeiden. Überschüssiger Hilfsstoff muss anschließend aus dem Mörser entfernt werden. Die einzelnen Bestandteile werden nacheinander in der Reihenfolge zunehmender Mengen miteinander verrieben. Dazu wird folgendermaßen verfahren: Der vorgelegte Arzneistoff wird mit dem zweiten Arzneistoff oder dem Hilfsstoff im Massenverhältnis 1:1 versetzt und verrieben. Die Mischung wird mit einem Kartenblatt von der Wandung gelöst, umgeschaufelt und mit 2 Teilen der nächsten Komponente verrieben. Anschließend wird unter Zusatz von 4, 8 usw. Massenteilen Hilfsstoff weiter verrieben.

Sollen sehr kleine Mengen eines stark wirksamen Arzneistoffes in einer Pulvermischung verarbeitet werden, muss zunächst eine Verreibung mit einem indifferenten Füllstoff vorgenommen werden. Aufgrund der guten Kompatibilität mit den meisten Wirkstoffen sind Vorverreibungen mit Mannitol im Verhältnis 1:10 oder 1:100 empfehlenswert. Diese Mischungen werden dann dem Pulver im entsprechenden Mengenanteil zugesetzt und weiterverarbeitet. Ein besonders lockeres und homogenes Pulver entsteht, wenn die fertig verriebene Mischung durch ein Sieb geeigneter Maschenweite, z.B. 355, geschlagen wird. Dabei werden durch Adhäsion oder elektrostatische Aufladung gebildete Agglomerate zerstört.

Rezepturprobleme

Eine besondere Schwierigkeit bei der Herstellung besteht im Klumpigwerden der Pulvermischung. Ursache kann die Verwitterung kristallwasserhaltiger Salze, wie Magnesiumsulfat oder Natriumsulfat, sein. Solche Substanzen dürfen deshalb nur in getrockneter Form verarbeitet werden. Hygroskopische Stoffe und Trockenextrakte sollten Pulvermischungen als Verreibung mit Hochdispersem Siliciumdioxid zugesetzt werden, ätherische Öle werden vorzugsweise auf indifferentes Trägermaterial, z.B. Lactose, aufgezogen und der Mischung zuletzt beigegeben.

Verpackung und Lagerung

Pulver zum Einnehmen mit weitgehend indifferenten Arzneistoffen werden in nicht abgeteilter Form in einer Pulverschachtel oder Papiertüte abgegeben. Sie werden daher auch als Schachtelpulver bezeichnet. Hygroskopische Pulvermischungen müssen in einem dicht schließenden Behältnis verpackt werden. Zur Sicherstellung einer ausreichenden Dosierungsgenauigkeit muss den Mehrdosenbehältnissen bei der Abgabe ein Messgefäß beigefügt werden. Oral anzuwendende Pulver in abgeteilter Form werden nur noch relativ selten angewendet. Sie werden bereits in der Apotheke in Papierkapseln abgefüllt. Dazu werden die Einzeldosen, deren Masse mindestens 0,2 g betragen sollte, auf Pulverschiffchen oder Kartenblätter ausgewogen. Pulver mit schwach wirkenden Arzneistoffen können auch mit einem Pulverdispensierlöffel (Pulverschere) dosiert werden.

Höchstens 12 Papierkapseln werden unter Seitenwechsel der Falze aufeinander gelegt und so geknickt, dass die Länge des kürzeren Teils etwa 1/3 des längeren beträgt. Die Papierkapseln werden mit einem Spatel oder einem Fön, nicht durch Aufblasen mit dem Mund, geöffnet und mit dem Inhalt der Pulverschiffchen gefüllt. Nach dem Verschließen werden die Ränder der Kapseln glattgestrichen, jeweils 3 Kapseln über Kreuz ineinandergesteckt und in einer Pulverschachtel oder Tüte verpackt.

Liegen keine speziellen Haltbarkeitsangaben vor, ist es empfehlenswert, zur Festlegung der Verfallsdaten den 3-Jahres-Richtwert des NRF zu übernehmen.

Rezepturbeispiel

Pulver für Darmspüllösung NRF

Kaliumchlorid	0,4 g
Natriumchlorid	2,6 g
Natriumcitrat (Trinatriumsalz, Dihydrat)	3,0 g
Macrogol 4000	zu 110 g

1. Falls Macrogol 4000 bereits gepulvert ist, wird mit Arbeitsschritt 2 begonnen. Andernfalls wird eine ausreichende Menge des Macrogol in einer rauen Reibschale fein oder mittelfein gepulvert und für die weitere Verarbeitung bereitgestellt. Je nach benötigter Menge und Größe des Mörsers muss ggf. in mehreren Fraktionen verrieben werden. Die Reibschale wird unter Ausschabung entleert und für Arbeitsschritt 2 bereitgehalten.

2. In der rauen Reibschale werden die für den Ansatz benötigten Mengen Salze im Überschuss zusammen fein oder mittelfein verrieben.

   Inprozessprüfung: Bei visueller Prüfung ohne Hilfsmittel muss ein feines weißes Pulver vorliegen.
3. Die für eine Einzeldosis erforderlichen 6,0 g der Verreibung des Salzanteils und 104,0 g gepulvertes Macrogol werden in einer 500-ml-Pulver-Mischdose mit Stahlkugeln gemischt und abgefüllt. Für jede weitere Einzeldosis wird der Mischvorgang wiederholt.

3.2.12 Pulver zur kutanen Anwendung

Pulver zur kutanen Anwendung sind Zubereitungen, die aus festen, losen, trockenen, mehr oder weniger feinen Teilchen bestehen. Die Pulver enthalten einen Wirkstoff oder mehrere Wirkstoffe mit Hilfstoffen oder ohne Hilfsstoffe und, falls erforderlich, zugelassene Farbmittel (Ph. Eur.).

Pulver zur kutanen Anwendung, meist auch als Puder bezeichnet, haben einen festen Platz in der Dermatologie. Wenn die Zubereitungen, insbesondere zur Anwendung auf großen offenen Wunden oder auf schwer erkrankter Haut bestimmt sind, müssen sie steril sein. Puder müssen außerdem frei von tastbaren Partikeln sein.

Herstellung

Pulver zur kutanen Anwendung werden im Prinzip nach den gleichen Verfahren hergestellt, die im Abschnitt „Pulver zum Einnehmen", s. S. 405 beschrieben sind (Abb. 3.2-9).

Verpackung und Lagerung

Rezepturmäßig hergestellte Puder werden in Dosen mit einer geeigneten Streuvorrichtung abgegeben.

Liegen keine speziellen Haltbarkeitsdaten vor, ist es empfehlenswert, zur Festlegung der Verfallsdaten den 3-Jahres-Richtwert des NRF zu übernehmen.

Rezepturbeispiel

Zinkoxid-Talkum-Puder 50 %, weiß NRF

Zinkoxid	25,0 g
Talkum	25,0 g

Eine ausreichende Menge Talkum ist vor der Verarbeitung in dünner Schicht ausgebreitet im Trockenschrank bei 180 °C eine Stunde lang zu erhitzen.

Zur Herstellung von weißem Zinkpuder werden das Zinkoxid und das sterilisierte Talkum in einer rauen Reibschale unter häufigem Abschaben von der Schalenwandung und vom Pistill fein verrieben. Nach dem Sieben (250) muss ein feines, weißes Pulver ohne Geruch vorliegen. Bei visueller Prüfung dürfen keine Klumpen zu erkennen sein.

3.2.13 Kapseln

Kapseln sind feste, normalerweise einzeldosierte Arzneizubereitungen von unterschiedlicher Form und Größe mit einer harten oder weichen Hülle. Kapseln sind zum Einnehmen bestimmt (Ph. Eur.).

Die Hülle der Hartkapseln besteht aus 2 zylindrischen Teilen. Diese sind jeweils an einem Ende mit einem halbkugelförmigen Boden abgeschlossen, während das andere Ende offen ist. Der Wirkstoff oder die Wirkstoffe, die üblicherweise in fester Form (Pulver oder Granulat) vorliegen, werden in einen der beiden Teile gefüllt, der mit dem anderen Teil verschlossen wird. Die Zuverlässigkeit des Verschlusses kann durch geeignete Mittel erhöht werden (Ph. Eur.).

Hartgelatine-Steckkapseln (Hartkapseln) sind die einzige moderne feste, einzeldosierte Arzneiform die heute noch mit vertretbarem Aufwand in der Apotheke hergestellt werden kann. Diese Zubereitungen eignen sich aus folgenden Gründen besonders gut für die Apothekenrezeptur:

- ☐ Kapseln haben trotz einfacher Herstellungstechnologie einen hohen Qualitätsstandard, wie rascher Zerfall, schnelle Wirkstofffreisetzung, gute Stabilität
- ☐ Zur Herstellung werden in den meisten Fällen neben dem Arzneistoff nur wenige Hilfsstoffe sowie ein Kapselfüllgerät benötigt
- ☐ Kapseln ermöglichen die geschmacks- und geruchsfreie Einnahme auch schlecht schmeckender Arzneistoffe
- ☐ Rezepturmäßig hergestellte Kapseln sind äußerlich von einem Fertigarzneimittel nicht zu unterscheiden und das ansprechende Aussehen gewährleistet die Akzeptanz beim Patienten.

Herstellung

In der Apothekenrezeptur werden Hartgelatine-Steckkapseln mit einem der handelsüblichen Kapselfüllgeräte angefertigt. In Deutschland ist das aponorm-Kapselfüllgerät weit verbreitet (Abb. 3.2-10). Zur Grundausstattung des Gerätes gehören Plattensätze für die Kapselgrößen 0 und 1, zusätzlich sind Plattensätze für die Kapselgrößen 000, 00, 2, 3 und

4 lieferbar (Tab. 3.2-4). Das Gerät ermöglicht die rationelle und hygienisch einwandfreie Herstellung von bis zu 60 Kapseln in einem Arbeitsgang, der das Öffnen, Füllen und Verschließen umfasst.

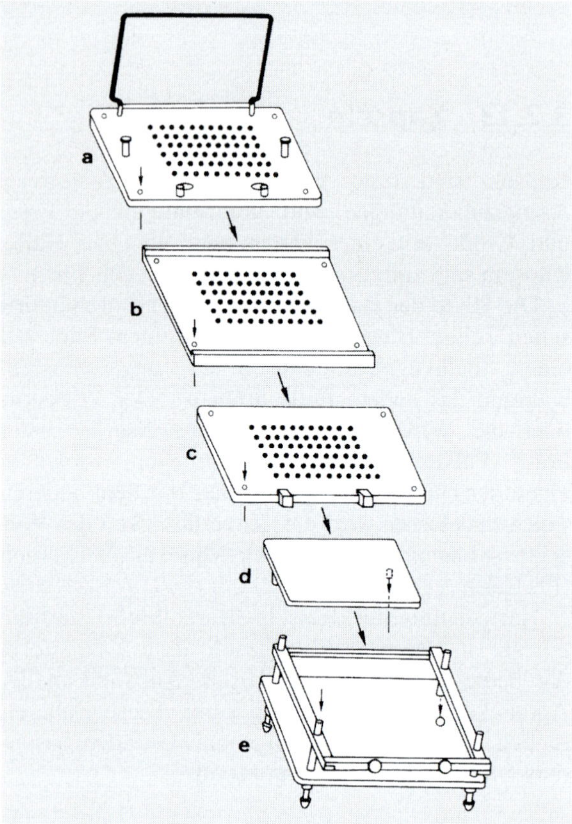

Abb. 3.2-10: Schematischer Aufbau des aponorm-Kapselfüllgerätes. **a** Deckelplatte (mit Bohrungen für Kapselkappen), **b** und **c** Lochplatten (zur Aufnahme der Kapselböden), **d** Druckplatte, **e** Rahmenteil (nach Strittmatter, Th., Siewert, M.: Pharm. Ztg. (1982): 495)

Tab. 3.2-4: Füllvolumina von Hartgelatine-Steckkapseln unterschiedlicher Hersteller

Kapselgröße	Füllvolumen (ml)			
	Scherer Star-Lock	Capsula operculata	Shionogi Qualicaps	Küpper Primax Snap-Fit
000	–	1,37	–	1,37
00	–	0,95	0,95	0,95
0	0,68	0,68	0,68	0,68
1	0,50	0,5	0,48	0,50
2	0,37	0,37	0,37	0,37
3	0,30	0,3	0,27	0,30
4	0,21	0,21	0,20	0,21

Vorbereitung des Füllguts

Das Kernproblem bei der Herstellung der Kapseln besteht in der Sicherstellung einer hohen Dosierungsgenauigkeit sowohl im Durchschnitt als auch je Kapsel. Wie bei Zäpfchen werden Kapseln nach Masse verordnet und als Gesamtansatz eingewogen, der Arzneistoff muss jedoch dosierungsgenau im Volumen einer jeden Kapsel vorhanden sein.

Zu Beginn der Herstellung muss die Kapselgröße festgelegt werden. Die Wahl richtet sich in erster Linie nach der Größe der Einzeldosis; nach einer Faustregel können Arzneistoffe in Einzeldosen bis zu 200 mg in Kapseln der Größe 1 abgefüllt werden.

Höhere Dosen oder Arzneistoffe mit schlechter Fließfähigkeit müssen in größeren Kapseln, z. B. Größe 0, verarbeitet werden. Da das Volumen eines Pulvers von zahlreichen Faktoren abhängig ist, muss im Einzelfall mit Abweichungen vom angegebenen Wert gerechnet werden. Im Zweifelsfall wird der Arzneistoff für die gewünschte Anzahl Kapseln abgewogen, in einen Messzylinder eingebracht und das Volumen ermittelt. Zur endgültigen Wahl der Kapselgröße wird die Anzahl der Kapseln mit dem Volumen der vorgesehenen Größe (Tab. 3.2-4) multipliziert und das Ergebnis mit dem Volumen des Arzneistoffes verglichen. Es ist die Kapselgröße geeignet, deren Volumen am nächsten oberhalb des Arzneistoffvolumens liegt.

Da das Schüttvolumen des Arzneistoffes für *N* Kapseln fast nie mit dem Volumen von *N* Kapselböden übereinstimmt, muss der fehlende Teil mit einem Füllstoff ergänzt werden. Als Füllmittel sieht das NRF eine Mischung aus 99,5 Massenteilen Mannitol und 0,5 Massenteilen Hochdispersem Siliciumdioxid vor. Das Füllvolumen der Kapselböden ist in Abhängigkeit von der Art des Füllmittels gewissen Schwankungen unterworfen. Es sollte deshalb für das jeweils verwendete Füllmittel und für jede Kapselgröße experimentell ermittelt werden. Bei Verwendung des gleichen Füllmittels und der gleichen Kapselböden kann der einmal bestimmte Kalibrierwert auch für zukünftige Rezepturen benutzt werden.

Eine Vorschrift zur Ermittlung dieses Kalibriervolumens ist in der Anlage G „Angaben zur Herstellung von Hartgelatine-Steckkapseln“ des DAC enthalten. Das Kapselfüllgerät wird mit der erforderlichen Anzahl Kapseln beschickt, die Böden und Kappen werden getrennt und die Unterteile anschließend durch vorsichtiges Einstreichen mit einer verriebenen Mischung aus 99,5 Massenteilen Mannitol und 0,5 Massenteilen Hochdispersem Siliciumdioxid gefüllt. Die im Gerät arretierten Böden werden vollständig entleert und das Pulver in einen Messzylinder (Einteilung 0,5 ml) übergeführt (Abb. 3.2-11).

Das Volumen des Messzylinders sollte wegen der Ablesegenauigkeit nicht größer sein als das 2,5fache des Gesamtfüllvolumens der Kapseln. Das abgelesene Volumen des Pulvers ist das Kalibriervolumen. Während der Eichung sind Erschütterungen des Messzylinders zu vermeiden, da hierdurch hervorgerufene Verdichtungen den Kalibierwert verfälschen würden. Das Kalibriervolumen wird, bezogen auf das Füllmittel, Zahl und Größe der Kapseln, auf dem Messzylinder dauerhaft angebracht.

Die eigentliche Herstellung des Füllguts ähnelt sehr stark der Anfertigung von gemischten Pulvern (s. S. 405). Die Zubereitung erfolgt in einer Reibschale, deren Poren zuvor durch Verreibung mit wenig Füllstoff weitgehend verschlossen worden sind. In der Anlage G des DAC werden 2 leicht unterschiedliche Verfahren zur Herstellung der Kapseln vorgestellt: Methode A zur Anfertigung hoch dosierter Zubereitungen und Methode B für niedrig dosierte Kapseln.

Bei der **Methode A** wird die erforderliche Einwaage Arzneistoff mit 0,5 % Hochdispersem Siliciumdioxid als Fließregulierungsmittel versetzt, die Mischung bis zur Homogenität verrieben und locker in den Messzylinder eingefüllt (Abb. 3.2-11). Durch Zugabe des Füllstoffs wird auf das zuvor bestimmte Kalibriervolumen aufgefüllt. An diesem Punkt der Herstellung ist der Rezepturansatz zwar genau dosiert, aber noch vollkommen inhomogen. Der Inhalt des Messzylinders wird anschließend wieder in die Reibschale zurückgegeben und sorgfältig verrieben. An der Wandung der Schale anhaftende Agglomerate müssen während des Verreibens wiederholt abgeschabt werden.

Bei der **Methode B** für niedrig dosierte Kapseln wird der Arzneistoff in einem Messzylinder mit soviel Füllstoff versetzt, bis das Volumen der Mischung etwa 80 % des Kalibriervolumens beträgt (Abb. 3.2-11). Diese Mischung wird in der Reibschale homogen verrieben und locker wieder in den

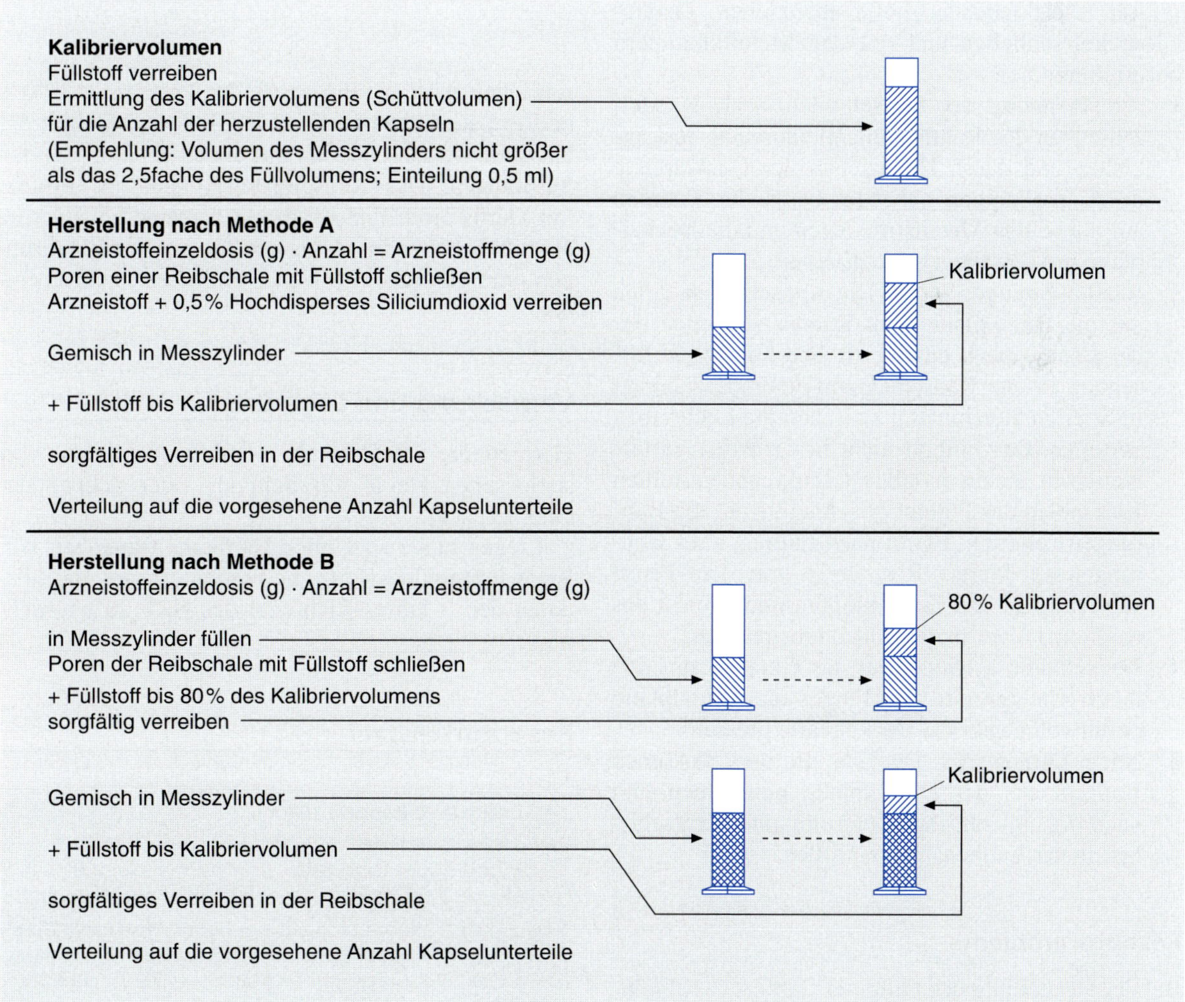

Abb. 3.2-11: Schematische Kurzfassung der Angaben des DAC zur Füllung von Hartgelatine-Steckkapseln (Anlage G) modifiziert nach Herzfeldt, C. D.: Acta Pharm. Technol., Beilage Pharmazie in der Praxis, Nr. 2 (1986), 3

Messzylinder eingefüllt. Die weiteren Arbeitsschritte entsprechen den bei der Methode A beschriebenen.

Abfüllung in Hartgelatine-Steckkapseln

Zur Montage des aponorm-Kapselfüllgerätes werden die Platten **a** bis **d** in der Reihenfolge der Schemazeichnung (s. Abb. 3.2-10) auf die Führungsstifte des Rahmenteils aufgesetzt. Dabei müssen die auf jeder Platte eingestanzten Zahlen rechts übereinander liegen. Bei seitenverkehrtem Einlegen der Platten wären die Bohrungen gegeneinander verschoben.

Die Füllung wird in folgenden Arbeitsgängen vorgenommen:

1 Bei geöffnetem Deckel die geschlossenen Kapselhüllen mit der Kapselkappe nach oben einsetzen. Meist werden weißopak eingefärbte Kapselhüllen verwendet. Sollen weniger als 60 Kapseln hergestellt werden, sind die freien Bohrlöcher mit selbstklebender Folie abzukleben. Gerätedeckel schließen und mit den Metallklammern arretieren.

2 Zur Trennung der Kapselhüllen beide Rändelschrauben des Rahmenteils gleichmäßig fest anziehen und durch Hochziehen der Deckelplatte die Kapselkappen abheben. Dazu die Daumen auf die beiden Metallstifte legen und die Deckelplatte mit den Fingern hochziehen.

3 Rändelschrauben lösen. Die Kapselböden fallen auf die Druckplatte; ihre Ränder schließen mit der Lochplatte **b** bündig ab. Die homogene Mischung aus der Reibschale mit einem Kartenblatt in Streifen gleichmäßig zwischen die Lochreihen verteilen. Das Füllgut nicht in der Mitte auftürmen! Mit einem möglichst senkrecht gestellten Kartenblatt das Füllgut gleichmäßig auf die Bohrungen verteilen. Bleibt nach Füllung aller Bohrungen ein kleiner Rest übrig, mit dem Pistill vorsichtig an das Gerät klopfen und danach das restliche Pulver in die Böden einstreichen.

4 Deckelplatte **a** wieder auf das Gerät setzen und durch Untergreifen der Finger die Grundplatte gefühlvoll gegen die Deckelplatte pressen.

5 Nach Öffnen des Deckels die geschlossenen Kapseln aus der Deckelplatte entnehmen und nach organoleptischer Kontrolle auf Unversehrtheit in das Endbehältnis einfüllen.

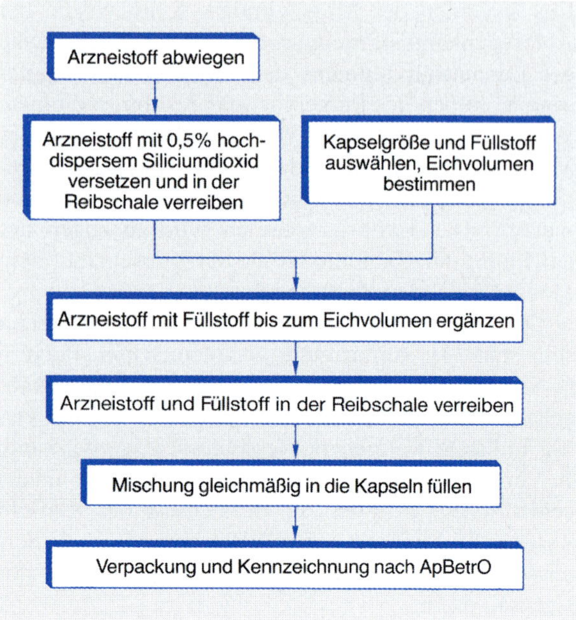

Abb. 3.2-12: Herstellungsschema für Hartgelatine-Steckkapseln (Methode A, DAC)

Rezepturprobleme

Bei der Herstellung des Füllgutes (Abb. 3.2-12) können ähnliche Schwierigkeiten auftreten, wie sie im Abschnitt „Pulver zum Einnehmen", s. S. 405 beschrieben werden. Ein spezielles Problem der Arzneiform Kapseln besteht in der Inkompatibilität der Kapselhülle aus Gelatine mit eiweißdenaturierenden Substanzen. Das Kapselmaterial kann als Protein mit Gerbstoffen und Eisensalzen reagieren. Lactose als Füllmittel ist bei Arzneistoffen, die Amino-Gruppen oder ähnliche Strukturen enthalten, nicht geeignet.

Verpackung und Lagerung

Hartgelatine-Steckkapseln werden in einem verschlossenen Gefäß mit Schraub- oder Schnappdeckel verpackt.

Liegen keine speziellen Haltbarkeitsangaben vor, ist es empfehlenswert, zur Festlegung der Verfallsdaten den 3-Jahres-Richtwert des NRF zu übernehmen.

Rezepturbeispiel

Ascorbinsäure-Kapseln 100 mg

Eine Kapsel enthält:

Ascorbinsäure (Sieb 180)	0,10 g
Füllstoff (Sieb 180)	nach Bedarf

Als Füllstoff eignet sich eine gesiebte Mischung (Sieb 180) aus 0,5 Massenteilen Hochdispersem Siliciumdioxid und 99,5 Massenteilen Mannitol. Die Herstellung erfolgt nach den Angaben der Anlage G, Methode B (DAC) mit Hartgelatine-Steckkapseln der Größe 1.

3.2.14 Dermatika

In der Eigenherstellung sind Dermatika mit Abstand die wichtigste Arzneiform, obwohl sie als Fertigarzneimittel eher eine untergeordnete Rolle spielen. Dermatika werden am häufigsten als Lösungen, Suspensionen oder Salben angewandt.

Qualität der Ausgangsstoffe

Großen Einfluss auf die Produktqualität hat die Qualität der Ausgangsmaterialien. Problematisch sind z. B. fette Öle, Vaseline und Wasser. Die chemische Haltbarkeit einer Salbengrundlage ist untrennbar mit der Frische der eingearbeiteten Fette und Öle verknüpft. Deshalb ist es erforderlich, beim Einkauf deren Peroxidzahl zu kontrollieren und niemals die neue Charge mit einem noch so kleinen Rest der alten zu vermischen. Dadurch würde der radikalische Mechanismus der Fettoxidation sofort wieder in Gang gesetzt werden. Wenn die Schwierigkeiten des Fettverderbs umgangen werden sollen, sind Rezepturen zu bevorzugen, die ausschließlich gesättigte, nicht oxidationsanfällige Komponenten enthalten. Mit der Basiscreme DAC steht eine derartige offizinelle Vorschrift zur Verfügung.

Am Beispiel des Vaselins wird das Problem der Variabilität von Hilfsstoffen deutlich. Je nach Hersteller und Charge variiert die Zusammensetzung der Hilfsstoffe in der Regel weitaus stärker als bei Arzneistoffen. Für diese Schwankungen lässt sich folgender Grund anführen: Hilfsstoffe sind oftmals technische Produkte, die nur zu einem geringen Prozentsatz im Pharmabereich verwendet werden. Deshalb können diese Stoffe nicht immer die außergewöhnlich engen Qualitätstoleranzen erfüllen, die bei Arzneistoffen gefordert werden. Diese Tatsache wird auch in den Arzneibüchern berücksichtigt, die entsprechend großzügigere Grenzwerte festlegen.

Für Weißes Vaselin fordert das DAB beispielsweise eine Erstarrungstemperatur am rotierenden Thermometer von 38 bis 56 °C. Dieser Wert charakterisiert das Schmelz- und Erstarrungsverhalten des Vaselins und es ist verständlich, dass eine Ware mit der Erstarrungstemperatur 38 °C sich technologisch vollkommen anders verhält als eine mit 56 °C. Trotzdem genügen beide Qualitäten dem Arzneibuch. In Abb. 3.2-13 sind die durchschnittlichen Erstarrungstemperaturen von Weißem Vaselin dargestellt, die im Zentrallaboratorium Deutscher Apotheker zwischen 1976 und 1986 in 168 Chargenuntersuchungen ermittelt worden sind. Die Messwerte liegen zwischen 43 und 57 °C; seit 1979 ist ein deutlicher Trend zu höheren Werten erkennbar. Ursache dieses Anstiegs sind geänderte Produktionsverfahren, die sich auch auf andere technologische Eigenschaften, wie das Blutungsverhalten und die Duktilität, auswirken. Es ist also durchaus möglich, dass sich bei gleichen Herstellungsverfahren allein durch wechselnde Vaselin-Qualitäten unterschiedliche Konsistenzen der Salbe ergeben.

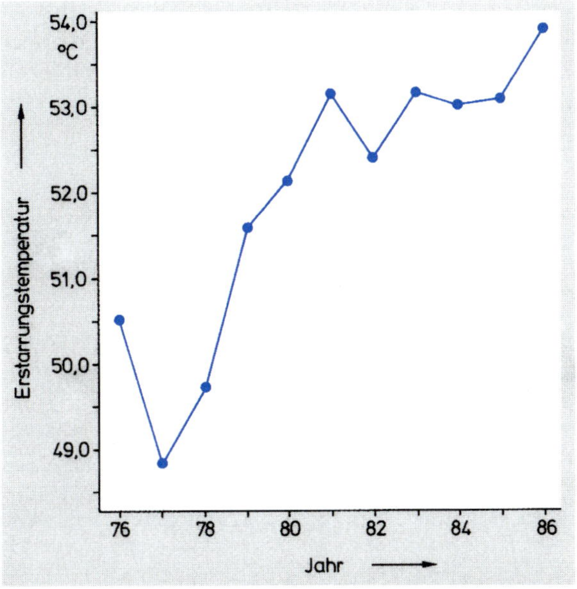

Abb. 3.2-13: Entwicklung der durchschnittlichen Erstarrungstemperaturen von Weißem Vaselin in den Jahren 1976 bis 1986 (Ergebnisse aus Chargenprüfungen des ZL-Prüfzeichens, n = 168) aus Albert, K. in: Schriftenreihe der Bundesapothekenkammer zur wissenschaftlichen Fortbildung, Bd. XIV, Gelbe Reihe. Werbe- und Vertriebsgesellschaft Deutscher Apotheker, Frankfurt 1986

Die mikrobiologische Reinheit ist eine der wichtigsten Qualitätsanforderungen an Dermatika. Nach den Anforderungen der Rahmenmonographie „Halbfeste Zubereitungen zur kutanen Anwendung“ (Ph. Eur.) müssen Zubereitungen, die zur Anwendung auf schwer geschädigter Haut bestimmt sind, steril sein. Die übrigen Dermatika dürfen nach der Vorschrift „Mikrobiologische Qualität pharmazeutischer Zubereitungen“ (Ph. Eur.) je g oder ml höchstens 100 aerob wachsende Bakterien und Pilze enthalten; höchstens 10 Enterobakterien sind erlaubt, Pseudomonas aeruginosa und Staphylococcus aureus dürfen nicht nachweisbar sein. Obwohl auch die Fettbestandteile eines Dermatikums mikrobiell verunreinigt sein können, ist der sehr häufig verwendete Hilfsstoff Wasser die größte Kontaminationsquelle. Es ist deshalb außerordentlich wichtig, zur Herstellung der Dermatika ausschließlich mikrobiologisch einwandfreies Wasser zu verwenden. Dieses wird entweder als industriell hergesteller Ausgangsstoff entsprechender Qualität aus Behältnissen entnommen oder kurz vor der Verarbeitung durch Destillation bzw. durch Aufkochen des Wassers frisch gewonnen (s. „Säfte und Tropfen" S. 397). Es ist selbstverständlich, dass zur Herstellung keimarmer Dermatika neben den Grundregeln der persönlichen Hygiene auch die übrigen Vorschriften der GMP-Richtlinien zu beachten sind („Umsetzung der GMP-Regeln", S. 431).

Flüssige Zubereitungen zur kutanen Anwendung

Flüssige Zubereitungen zur kutanen Anwendung sind Flüssigkeiten mit unterschiedlicher Viskosität, die zur lokalen oder transdermalen Freisetzung der Wirkstoffe vorgesehen sind. Die Zubereitungen sind Lösungen, Emulsionen oder Suspensionen, die einen Wirkstoff oder mehrere Wirkstoffe in einem geeigneten Vehikel enthalten können (Ph. Eur.).

Herstellung der Lösungen

Die Anfertigung flüssiger Zubereitungen zur kutanen Applikation wird prinzipiell nach den bereits im Abschnitt „Säfte und Tropfen", S. 397 beschriebenen Grundsätzen vorgenommen. Extern anzuwendende Lösungen bestehen sehr oft aus einer Lösung mehrerer Arzneistoffe in einem Wasser-Alkohol-Gemisch. In einem solchen Fall wird die lipophile Substanz im Alkohol gelöst, die eher hydrophile im Wasser. Anschließend werden beide Ansätze gemischt. Um den unerwünschten Austrocknungseffekt der Wasser-Alkohol-Mischungen zu vermeiden, wird oft ein geringer Anteil eines Rückfetters zugesetzt. Als lipophile Substanz eignet sich z. B. Rizinusöl.

Extern anzuwendende Lösungen sollten konserviert werden, wenn die Konzentration an Ethanol oder Isopropylalkohol 15 % unterschreitet. Geeignete Konservierungsmittel sind beispielsweise Sorbinsäure oder Alkyl-4-hydroxybenzoate (Konzentrationen, s. S. 399); der Zusatz ist nach Art und Menge zu deklarieren.

Verpackung und Lagerung

Lösungen zur äußerlichen Anwendung werden in Flaschen mit Schraubverschluss, ggf. mit Spritzeinsatz, oder in Flaschen mit Zerstäuberpumpen abgegeben.

Liegen keine speziellen Haltbarkeitsangaben vor, ist es empfehlenswert, zur Festlegung der Verfallsdaten die Richtwerte des NRF zu übernehmen (s. S. 391).

Rezepturbeispiel

Triamcinolonacetonid-Hautspiritus 0,2 % mit Salicylsäure 2 % NRF

Triamcinolonacetonid	0,040 g
Salicylsäure	0,40 g
Ethanol 70 % (V/V)	zu 18,0 g (20 ml)

In einem mit Glasstab oder Magnetrührkern tarierten Becherglas werden das Triamcinolonacetonid und die Salicylsäure ohne Erwärmen in dem Ethanol 70 % (V/V) gelöst. Die Flüssigkeit muss klar und farblos sein und nach Ethanol riechen. Sie darf keinen unlöslichen Rückstand und bei visueller Prüfung nicht ungewöhnlich viele Schwebeteilchen enthalten; andernfalls ist bei der Abfüllung durch Filtrierpapier zu filtrieren.

Herstellung der Suspensionen

Eine ordnungsgemäß formulierte und hergestellte Suspension zur kutanen Anwendung, oft auch als Schüttelmixtur oder Lotio bezeichnet, muss folgende Anforderungen erfüllen:

- ☐ Langsame Sedimentation der dispersen Phase
- ☐ Gute Aufschüttelbarkeit des Sediments und geeignete Konsistenz, die sowohl eine bequeme Entnahme aus dem Behältnis als auch eine problemlose Applikation auf der Haut ermöglicht.

Bei der Herstellung werden diese Forderungen in der Weise berücksichtigt, dass die Arzneistoffe zunächst in einer Reibschale fein gepulvert und anschließend gesiebt werden. Die Teilchengröße sollte in jedem Fall unter 100 µm, besser etwa 50 µm betragen. Anschließend wird der Feststoff in einer Fantaschale mit wenig Dispersionsmittel anteilsweise angerieben. Diese pastenähnliche Anreibung kann zur weiteren Homogenisierung durch einen Dreiwalzenstuhl gegeben werden. Besteht die äußere Phase aus mehreren Komponenten, so wird zum Anreiben diejenige mit der höchsten Viskosität und/oder den besten Benetzungseigenschaften verwendet. Bei vollständiger Benetzung der Festsubstanz ist die Dispersion unproblematisch, da Teilchenagglomerate auf diese Weise leicht getrennt werden und eingeschlossene Luft verdrängt wird. Zinkoxid wird z. B. durch Glycerol 85 % oder Wasser gut benetzt und ist darin leicht dispergierbar. In diesen Flüssigkeiten lassen sich dagegen lipophile Substanzen, z. B. Glukocorticoide oder Schwefel, nur schwer homogen verteilen. Durch Anreiben mit wenig Ethanol 96 % oder geringem Zusatz eines nichtionischen Tensids, z. B. Polysorbat, kann die Benetzung entscheidend verbessert werden.

Der allzu raschen Sedimentation kann außer durch Feinvermahlung der dispersen Phase auch durch Dichte- und/oder Viskositätserhöhung des Dispersionsmittels begegnet werden. Zur Erhöhung der Dichte enthält die äußere Phase der Suspensionen oft Glycerol 85 % oder Sorbitol-Lösung 70 %. Die Viskosität wird beispielsweise durch Zusatz von etwa 1 % Celluloseethern, Polyacrylsäure, Bentonit oder Hochdispersem Siliciumdioxid erhöht. Dazu lässt man die Gelbildner im wässrigen Anteil des Dispersionsmittels quellen, anschließend wird dieser Ansatz der Anreibung untergerührt.

Die häufig rezepturmäßig bereitete Zinkoxidschüttelmixtur wird besonders homogen und viskos, wenn zur Herstellung sehr heißes Wasser verwendet wird.

Werden Suspensionen in größerer Menge auf Vorrat hergestellt, ist die Konservierung unumgänglich. Der Schutz vor mikrobieller Zersetzung kann z.B. durch Zusatz von Alkyl-4-hydroxybenzoaten (0,1 %) oder durch Austausch eines Teils des Glycerols 85 % gegen Propylenglykol (20 %, berechnet auf die flüssige Phase) sichergestellt werden. Zugesetzte Konservierungsmittel müssen offen deklariert werden.

Verpackung und Lagerung

Suspensionen werden in dicht schließenden Weithalsgläsern abgegeben und mit dem Hinweis „Vor Gebrauch umschütteln" versehen.

Liegen keine speziellen Haltbarkeitsangaben vor, ist es empfehlenswert, zur Festlegung der Verfallsdaten die Richtwerte des NRF zu übernehmen.

Rezepturbeispiele

Ethanolhaltige Zinkoxidschüttelmixtur, weiß NRF

Zinkoxid	20,0 g
Talkum	20,0 g
Glycerol 85 %	20,0 g
Ethanol 90 %	20,0 g
Gereinigtes Wasser	20,0 g
	100,0 g

Eine ausreichende Menge Talkum ist vor der Verarbeitung in dünner Schicht ausgebreitet im Trockenschrank bei 180 °C eine Stunde lang zu erhitzen. In einer mit Pistill tarierten Salbenschale werden jeweils 20,0 g des erkalteten Talkums, Zinkoxids, Glycerols 85 % und Ethanols 90 % (V/V) unter häufigem Abschaben der an Pistill und Schalenwandung anhaftenden Bestandteile zu einer gleichmäßigen Paste verrührt. Unter weiterem Rühren und Abschaben wird portionsweise Gereinigtes Wasser eingearbeitet, bis der Ansatz zu 100,0 g ergänzt ist.

Zinköl Standardzulassung

Zinkoxid	50 Teile
Olivenöl	50 Teile

Gesiebtes Zinkoxid (Sieb 300) wird mit dem Olivenöl angeteigt, homogenisiert und in die vorgesehenen Behältnisse abgefüllt. Die Einarbeitung von Luft ist zu vermeiden, ggf. ist das Zinkoxidöl nach dem Homogenisieren zu entlüften.

Halbfeste Zubereitungen zur kutanen Anwendung

Die Ph. Eur. fasst alle streichbaren Dermatika in der Rahmenmonographie „Halbfeste Zubereitungen zur kutanen Anwendung" zusammen und definiert diese heterogene Gruppe der Arzneiformen wie folgt:

Halbfeste Zubereitungen zur kutanen Anwendung sind zur lokalen oder transdermalen Wirkstofffreisetzung bestimmt. Sie können eine erweichende oder schützende Wirkung auf die Haut ausüben. Die Zubereitungen haben ein homogenes Aussehen.

Halbfeste Zubereitungen zur kutanen Anwendung bestehen aus einer einfachen oder zusammengesetzten Grundlage, in der in der Regel ein Wirkstoff oder mehrere Wirkstoffe gelöst oder dispergiert sind. Je nach Zusammensetzung kann die Grundlage die Wirkung der Zubereitung beeinflussen.

Die Tabelle 3.2-5 gibt eine Übersicht der offizinellen Dermatika-Grundlagen aus den Arzneibüchern und Formularien. Die genaue Beschreibung der einzelnen halbfesten Zubereitungen wird in den 4 Untergruppen Salben, Cremes, Gele und Pasten vorgenommen. Die flüssigen Arzneiformen werden auf den S. 397 bis 400 näher besprochen.

Herstellung der Salben

Salben bestehen aus einer einphasigen Grundlage, in der feste oder flüssige Substanzen gelöst oder dispergiert sein können (Ph. Eur.).

Diese Dermatika sind mit Ausnahme einiger Macrogolsalben dadurch charakterisiert, dass sie kein Wasser enthalten. Wasserfreie lipophile Systeme zählen mit ihren typischen Vertretern Vaselin und Wollwachsalkoholsalbe zu den am häufigsten verordneten Rezepturarzneimitteln. Im Kleinmaßstab werden wasserfreie Salben immer auf dem Wasserbad hergestellt, um jede Überhitzung des Ansatzes sicher zu vermeiden. Die aufgeschmolzene Mischung wird anschließend bis auf Raumtemperatur kalt gerührt. Werden z. B. Salben auf Vaselin-Basis überhitzt, kann sich in der Abkühlphase die Ausbildung kristalliner Strukturen verzögern und eine unzureichende Konsistenz entstehen.

Mit wasserfreien hydrophoben Salben werden oft lipophile Arzneistoffe rezepturmäßig zu **Lösungssalben** verarbeitet. Dazu wird die fein gepulverte Substanz mit der auf dem Wasserbad geschmolze-

Tab. 3.2-5: Offizinelle Dermatika-Grundlagen aus Arzneibüchern und Formularien
Die Einteilung folgt der Systematik der Rahmenmonographien der Ph. Eur. für „Halbfeste Zubereitungen zur kutanen Anwendung" und „Flüssige Zubereitungen zur kutanen Anwendung" (modifiziert nach: „Tabellen für Rezeptur und Prüfung", Beilage zum NRF 2003)

Grundlagentyp	Charakteristik	Emulgator/Gelbildner	Konservierung
Hydrophobe Salben			
Weißes Vaselin DAB	Wasserfrei, paraffinhaltig, mit Wasser nicht mischbar, nicht abwaschbar	Emulgatorfrei	Keine Konservierung; mikrobiell nicht anfällig
Gelbes Vaselin Ph. Eur.	Siehe Weißes Vaselin	Emulgatorfrei	Keine Konservierung, mikrobiell nicht anfällig
Einfache Augensalbe DAC (vgl. NRF 15.19)	Siehe Weißes Vaselin, mit Wasser bzw. der Tränenflüssigkeit nicht mischbar	Emulgatorfrei	Keine Konservierung; mikrobiell nicht anfällig
Schweineschmalz DAB	Nahezu wasserfrei (höchstens 0,3 %), paraffinfrei, mit Wasser nicht mischbar, nicht abwaschbar, oxidationsanfällig	Emulgatorfrei	Keine Konservierung
Wasser aufnehmende Salben			
Emulgierende Augensalbe DAC (vgl. NRF 15.20)	Wasserfrei, paraffinhaltig, auch dermatologisch anwendbar	Nichtionisch: Cholesterol	Keine Konservierung; mikrobiell nicht anfällig
Hydrophile Salbe DAB	Wasserfrei, paraffinhaltig, Halbfertigware zur Herstellung der Wasserhaltigen hydrophilen Salbe DAB, als Grundlage keine eigenständige Indikation	Anionisch: Emulgierender Cetylstearylalkohol (Typ A)	Keine Konservierung; mikrobiell nicht anfällig
Lanolin DAB	Enthält 20 % Wasser, paraffinhaltig, schwer abwaschbar, als Bestandteil in Dermatika, als eigenständige Grundlage nicht geeignet	Nichtionisch: Wollwachs	Keine Konservierung
Weiche Salbe DAC (früher: Unguentum molle DAB 6, SR)	Enthält 10 % Wasser, paraffinhaltig, schwer abwaschbar	Nichtionisch: Wollwachs	Keine Konservierung; mikrobiell nicht anfällig
Wollwachsalkoholsalbe DAB	Wasserfrei, paraffinhaltig, schwer abwaschbar	Nichtionisch: Wollwachsalkohole, Cetylstearylalkohol	Keine Konservierung; mikrobiell nicht anfällig
Unguentum Alcoholum Lanae SR	Siehe Wollwachsalkoholsalbe DAB	Nichtionisch: Wollwachsalkohole, Sorbitanmonooleat/Glycerolmonooleat	Keine Konservierung; mikrobiell nicht anfällig
Hydrophile Salben			
Macrogolsalbe DAC (früher: Polyäthylenglykolsalbe DAB)	Wasserfrei, lipidfrei, leicht streichbar, wasserlöslich, leicht abwaschbar, ausgeprägtes Lösungsvermögen für Arzneistoffe	Emulgatorfrei	Keine Konservierung; mikrobiell nicht anfällig
Lipophile Cremes (W/O-Cremes)			
Kühlsalbe DAB	Enthält 25 % Wasser, wollwachsfrei, geringes Wasseraufnahmevermögen, schwer abwaschbar, begrenzt haltbar, als Rezepturgrundlage ungeeignet, da physikalisch instabil	Emulgatorfrei	Keine Konservierung; DAB erlaubt Zusatz von Antioxidanzien. Die Bezeichnung des zugesetzten Antioxidans ist kennzeichnungspflichtig
Wasserhaltige Wollwachsalkoholsalbe DAB	Enthält 50 % Wasser, schwer abwaschbar, inkompatibel mit grenzflächenaktiven Arznei- und Hilfsstoffen	Nichtionisch: Wollwachsalkohole, Cetylstearylalkohol	Keine Konservierung, jedoch empfehlenswert

Tab. 3.2-5: Offizinelle Dermatika-Grundlagen aus Arzneibüchern und Formularien (Fortsetzung)

Grundlagentyp	Charakteristik	Emulgator/Gelbildner	Konservierung
Lipophile Cremes (W/O-Cremes) (Fortsetzung)			
Unguentum Alcoholum Lanae aquosum SR	Siehe Wasserhaltige Wollwachsalkoholsalbe DAB	Nichtionisch: Wollwachsalkohole, Sorbitanmonooleat/ Glycerolmonooleat	Keine Konservierung, jedoch empfehlenswert
Hydrophobe Basiscreme DAC (vgl. Lipophile Cremegrundlage NRF 11.104)	Enthält 65 % Wasser, paraffinhaltig, wollwachsfrei, weiche, leicht streichfähige Creme, inkompatibel mit grenzflächenaktiven Arznei- und Hilfsstoffen	Nichtionisch: Triglyceroldiisostearat	Kaliumsorbat 0,14 %
Hydrophile Cremes (O/W-Cremes)			
Wasserhaltige hydrophile Salbe DAB	Enthält 70 % Wasser, paraffinhaltig, leicht abwaschbar, Verdünnung mit Wasser möglich, Verflüssigung etwa ab dem Verhältnis (1+2), inkompatibel mit kationischen Arznei- und Hilfsstoffen	Anionisch: Emulgierender Cetylstearylalkohol (Typ A)	Sorbinsäure 0,1 % oder PHB-Ester 0,1 %
Nichtionische hydrophile Creme DAB	Enthält 50 % Wasser, paraffinhaltig, leicht abwaschbar, kompatibel mit ionischen Arznei- und Hilfsstoffen, inkompatibel mit bestimmten phenolischen Arzneistoffen	Nichtionisch: Cetylstearylalkohol, Polysorbat 60	Sorbinsäure 0,1 % oder PHB-Ester 0,14 %
Basiscreme DAC	Enthält 40 % Wasser, paraffinhaltig, hoher Emulgatoranteil,abwaschbar mit Wasser und mit Lipiden mischbar, kompatibel mit ionischen Arznei- und Hilfsstoffen, inkompatibel mit bestimmten phenolischen Arzneistoffen	Nichtionisch: Glycerolmonostearat 60, Cetylalkohol, Macrogol-20-glycerolmonostearat	Keine Konserivierung; durch 20 % Propylenglykol-Anteil (bezogen auf die Wasserphase der Basiscreme) vor mikrobiellem Verderb geschützt
Nichtionische hydrophile Creme SR DAC (vgl. NRF S. 26)	Enthält 65 % Wasser, paraffinfrei, leicht abwaschbar, Verdünnung mit Wasser im Verhältnis (1+1) ergibt dickflüssige Emulsion (vgl. Nichtionisches Wasserhaltiges Liniment DAC), kompatibel mit ionischen Arznei- und Hilfsstoffen	Nichtionisch: Cetylstearylalkohol, Glycerolmonostearat, Macrogol-80-cetylstearylether	Kaliumsorbat 0,14 %
Anionische hydrophile Creme SR DAC (vgl. NRF S. 27)	Enthält 65 % Wasser, paraffinfrei, leicht abwaschbar, inkompatibel mit kationischen Arznei- und Hilfsstoffen	Anionisch: Emulgierender Cetylstearylalkohol (Typ A)	Kaliumsorbat 0,14 %
Lipophile Gele (Oleogele)			
Hydrophobes Basisgel DAC	Wasserfrei, paraffinhaltig, nur geeignet für kaltemulgierbare lipophile Cremes (vgl. Hydrophobe Basiscreme DAC)	Nichtionisch: Polyethylen	Keine Konservierung; mikrobiell nicht anfällig
Hydrophile Gele			
Carmellose-Natrium-Gel DAB (Syn.: Carboxymethylcellulosegel)	Inkompatibel mit kationischen Arznei- und Hilfsstoffen, toleriert nur geringe Alkoholkonzentrationen, säureempfindlich	Anionisch: Carmellose-Natrium	Sorbinsäure 0,1 % zusammen mit Kaliumsorbat 0,1 % oder PHB-Ester 0,14 %
Hydroxyethylcellulosegel DAB	Herstellung weitgehend pH-unabhängig, inkompatibel mit Alkoholkonzentrationen über 20 % und phenolischen Verbindungen, kompatibel mit ionischen Arznei- und Hilfsstoffen	Nichtionisch: Hydroxyethylcellulose	Siehe Carmellose-Natrium-Gel

Tab. 3.2-5: Offizinelle Dermatika-Grundlagen aus Arzneibüchern und Formularien (Fortsetzung)

Grundlagentyp	Charakteristik	Emulgator/Gelbildner	Konservierung
Hydrophile Gele (Fortsetzung)			
2-Propanolhaltiges Carbomergel DAB	Neutralisation mit Natriumhydroxid-Lösung erforderlich, inkompatibel mit kationischen Arznei- und Hilfsstoffen, bedingte Verträglichkeit mit Salzen, Säure- und Basen-empfindlich, hitzesterilisierbar, nur zur kutanen Anwendung auf der unverletzten Haut – nicht zur oralen, rektalen oder vaginalen Anwendung zulässig	Anionisch: Carbomer 50 000 (Polyacrylsäure)	Keine Konservierung; mikrobiell nicht anfällig
Wasserhaltiges Carbomergel DAB	Siehe 2-Propanolhaltiges Carbomergel	Siehe 2-Propanolhaltiges Carbomergel	Siehe Carmellose-Natrium-Gel
Pasten			
Zinkpaste DAB	Paraffinhaltig, wollwachsfrei, nicht abwaschbar, schwer streichbar, gute Haftfähigkeit	–	Keine Konservierung; mikrobiell nicht anfällig
Weiche Zinkpaste DAB	Paraffinhaltig, wollwachsfrei, nicht abwaschbar, gut streichbar, gute Haftfähigkeit, fettend	–	Keine Konservierung; mikrobiell nicht anfällig
Lipophile Zinkoxid-Paste 30 % (NRF 11.111)	Siehe Weiche Zinkpaste DAB	–	Keine Konservierung; mikrobiell nicht anfällig
Flüssige Dermatika-Grundlagen			
Hydrophile Hautemulsionsgrundlage (NRF S. 25)	Enthält 85 % Wasser, leicht abwaschbare, hydrophile O/W-Emulsion, frei von Cetylstearylalkohol, kompatibel mit ionischen Arznei- und Hilfsstoffen, inkompatibel mit Tannin	Nichtionisch: Macrogol-8-stearat, Sorbitanmonostearat	Kaliumsorbat 0,14 %; abweichende Konservierung in begründeten Fällen siehe NRF S. 25.
Wasserhaltiges Liniment SR DAC (vgl. NRF 11.93)	Enthält 82 % Wasser, leicht abwaschbare, hydrophile O/W-Emulsion, inkompatibel mit kationischen Arznei- und Hilfsstoffen	Anionisch: Emulgierender Cetylstearylalkohol (Typ A)	Kaliumsorbat 0,14 %
Nichtionisches wasserhaltiges Liniment DAC (vgl. NRF 11.92)	Enthält 82 % Wasser, abwaschbare, hydrophile O/W-Emulsion, kompatibel mit ionischen Arznei- und Hilfsstoffen	Nichtionisch: Glycerolmonostearat, Cetylstearylalkohol, Macrogol-80-cetylstearylether	Kaliumsorbat 0,14 %
Zinkoxidschüttelmixtur DAC	Enthält 30 % Wasser, dickflüssige Suspension, sedimentiert beim Stehenlassen, vgl. auch NRF 11.22.	–	Keine Konservierung; mikrobiell nicht anfällig
Zinkoxidöl DAC (vgl. Zinköl NRF 11.20)	Dickflüssige, ölige Suspension, sedimentiert beim Stehenlassen, begrenzte Haltbarkeit wegen Autoxidation von Olivenöl	–	Antioxidantien-Zusatz ohne Rücksprache mit dem verschreibenden Arzt nicht vorgesehen
Ethanol-Wasser-Gemische DAB	Zur kutanen Anwendung, zur Anwendung im Gehörgang, steigender Alkoholanteil erhöht die Tiefenwirkung und Austrocknung, Zusatz von rückfettenden Hilfstoffen vermindert austrocknende Wirkung, ausgeprägtes Lösungsvermögen für Arzneistoffe	–	Keine Konservierung; mikrobiell nicht anfällig bei Ethanol > 20 % (V/V)
2-Propanol-Wasser-Gemische DAC	Vgl. Ethanol-Wasser-Gemische DAB	–	Keine Konservierung; mikrobiell nicht anfällig bei 2-Propanol > 15 % (V/V)

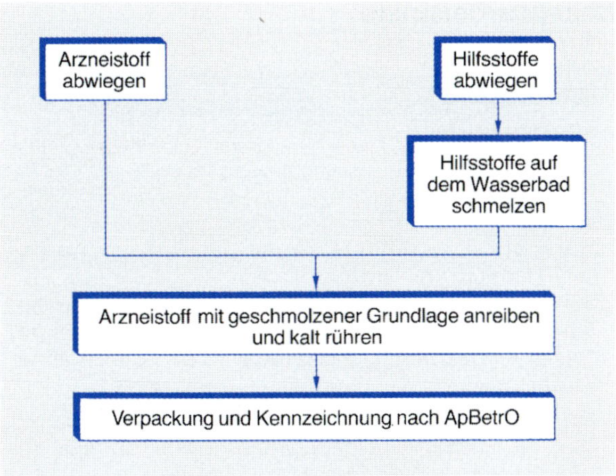

Abb. 3.2-14: Herstellungsschema für Lösungssalben

nen Grundlage versetzt und kalt gerührt (Abb. 3.2-14). Bei dieser im Prinzip sehr einfachen Herstellung ist zu beachten, dass in der Wärme schnell übersättigte Lösungen entstehen können, aus denen der Arzneistoff während der Lagerung evtl. wieder auskristallisiert. Da erfahrungsgemäß die Löslichkeit der meisten Arzneistoffe in lipophilen Grundlagen gering ist, sollten Lösungssalben nur bei genauer Kenntnis der Löslichkeitsverhältnisse hergestellt werden. Sehr gut lassen sich z.B. ätherische Öle nach dieser Methode verarbeiten. Diese leicht flüchtigen Stoffe sind in die abgekühlte Grundlage einzurühren.

Auf keinen Fall dürfen Lösungssalben mit flüchtigen Lösungsmitteln hergestellt werden, die nach der Verdunstung zur Ausfällung des Wirkstoffes führen. Abzulehnen ist auch die Verwendung anderer Lösungsmittel, z.B. Rizinusöl für Salicylsäure, da nach Einarbeitung in die Grundlage das Löslichkeitsprodukt überschritten werden kann und der Arzneistoff auskristallisiert. Im Zweifelsfall ist es empfehlenswerter, mit fein gepulverten Arzneistoffen eine ordnungsgemäße Suspensionssalbe anzufertigen.

Rezepturbeispiel

Wollwachsalkoholsalbe DAB

Cetylstearylalkohol	0,5 Teile
Wollwachsalkohole	6,0 Teile
Weißes Vaselin	93,5 Teile

Die Substanzen werden auf dem Wasserbad geschmolzen und anschließend bis zum Erkalten gerührt. Bis zu 12 Teile des Vaselins können durch Dickflüssiges Paraffin ersetzt werden.

Die meisten Salben liegen als **Suspensionssalben** vor, das heißt, der Arzneistoff ist in der Grundlage

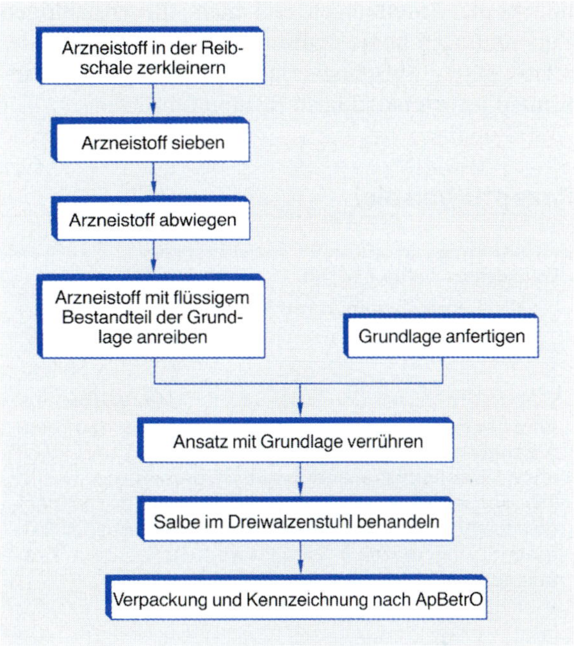

Abb. 3.2-15: Herstellungsschema für Suspensionssalben

weitgehend unlöslich. Bei der Herstellung muss der Wirkstoff als möglichst feines Pulver eingearbeitet werden (Abb. 3.2-15), um eine hohe Bioverfügbarkeit und wenig Reizerscheinungen auf der Haut sicherzustellen. Die Teilchengröße sollte in jedem Fall unter 100 µm betragen, als erstrebenswerter Richtwert sind 50 µm anzusehen. Arzneistoffe zur Herstellung der Suspensionssalben sollten, soweit möglich, bereits als fein gepulverte Qualität eingekauft werden, da in der Apotheke Festsubstanzen nur unter hohem Zeitaufwand in der Reibschale vermahlen werden können. Die „Verreibung" in einer glattflächigen Salbenschale ist zur wirksamen Teilchenverkleinerung nicht geeignet. Empfehlenswert ist dagegen die Verarbeitung von Stammverreibungen, die für häufig verwendete Arzneistoffe erhältlich sind, z.B. Salicylsäure-Verreibung 50% DAC.

Wie bereits im Abschnitt „Suspensionen", S. 412 beschrieben, wird der fein gepulverte Feststoff etwa mit der gleichen bis doppelten Menge eines flüssigen Bestandteils der Salbengrundlage angerieben. In diesen Ansatz wird anteilsweise die restliche Grundlage eingerührt. Anschließend wird die Salbe über den Dreiwalzenstuhl gegeben. Mit dieser Nachbehandlung werden durch Agglomeration einzelner Partikel entstandene Pulvernester zerstört; die vorher notwendige Zerkleinerung der Teilchen kann dadurch jedoch nicht ersetzt werden. Die Wirkung des Dreiwalzenstuhls ist besonders gut, wenn hochkonzentrierte Stammverreibungen verarbeitet werden. Bei der defekturmäßigen Herstellung sollten deshalb immer die Anreibungen und nicht die endgültigen Zubereitungen homogenisiert werden. Aufgrund der relativ hohen Substanzverluste verbietet sich dieses Prinzip jedoch bei kleinen Rezepturansätzen.

Rezepturbeispiel

Salicylsäure-Salbe 2 % NRF

Salicylsäure-Verreibung 50 %	2,0 g
Weißes Vaselin	48,0 g
	50,0 g

Salicylsäure-Verreibung 50 % wird mit dem Weißen Vaselin in einer Salbenschale unter Rühren und häufigem Abschaben der Salbe von Schalenwandung und Pistill ohne Erwärmung zu einer praktisch geruchlosen, weißlich durchscheinenden Salbe verarbeitet. Die Salbenoberfläche muss einheitlich aussehen; bei visueller Prüfung dürfen einzelne Salicylsäure-Kristalle oder Kristallaggregate nicht zu erkennen sein.

Herstellung der Cremes

Cremes sind mehrphasige Zubereitungen, die aus einer lipophilen und einer wässrigen Phase bestehen (Ph. Eur.).

Wird emulgatorhaltigen Salben (Wasser aufnehmende Salben, Absorptionsgrundlagen) Wasser zugesetzt, bilden sich in Abhängigkeit vom Emulgatortyp lipophile (W/O) oder hydrophile Cremes (O/W). Bedauerlicherweise ist die Nomenklatur der Dermatika, insbesondere bei den Cremes, sehr uneinheitlich. So werden lipophile Cremes oft auch als Salben bezeichnet oder hydrophile Cremes firmieren als wasserhaltige hydrophile Salben. Den folgenden Ausführungen liegen die Bezeichnungen der Ph. Eur. zugrunde.

Zur Herstellung der **lipophilen Cremes** (Abb. 3.2-16) werden die Bestandteile der Fettphase im Wasserbad bei 60 bis 80 °C aufgeschmolzen und mit dem zuvor ausgekochten, auf eine etwa 5 °C höhere Temperatur abgekühlten Wasser anteilsweise versetzt. Da zur Emulgierung der W/O-Systeme recht hohe Energiemengen erforderlich sind, muss die wässrige Phase in kleinen Mengen unter beständigem Rühren eingearbeitet werden. Ist die Raumtemperatur erreicht, werden leicht flüchtige Bestandteile zugesetzt und verdunstetes Wasser ergänzt. In einigen Fällen können lipophile Cremes auch auf dem Wege der Kaltemulgierung bereitet werden. Dieses auf den ersten Blick vorteilhafte Verfahren erfordert sehr kräftiges Rühren. Die physikalische Stabilität dieser Cremes ist der von heiß bereiteten Systemen in der Regel unterlegen.

Rezepturbeispiele

Kühlsalbe DAB

Gelbes Wachs	7 Teile
Cetylpalmitat	8 Teile
Erdnussöl	60 Teile
Gereinigtes Wasser	25 Teile

In das auf etwa 60 °C erwärmte Gemisch von Wachs, Cetylpalmitat und Erdnussöl, dem ein geeignetes Antioxidans zugesetzt werden kann, wird das auf gleiche Temperatur abgekühlte, frisch aufgekochte Gereinigte Wasser eingearbeitet. Die Salbe wird bis zum Erkalten gerührt.

Als Antioxidantien eignen sich z. B. α-Tocopherol (0,01 %), 3-Butyl-4′-hydroxyanisol (0,005 bis 0,02 %) oder Propylgallat (0,15 %).

Wasserhaltige Wollwachsalkoholsalbe DAB

Wollwachsalkoholsalbe	1 Teil
Gereinigtes Wasser	1 Teil

In die auf etwa 60 °C erwärmte Wollwachsalkoholsalbe wird das auf gleiche Temperatur abgekühlte, frisch aufgekochte Gereinigte Wasser eingearbeitet. Die Salbe wird bis zum Erkalten gerührt.

Hydrophile Cremes (Abb. 3.2-16) sind aufgrund der hohen Oberflächenaktivität der enthaltenen O/W-Emulgatoren relativ einfach und mit geringerem Energieaufwand als lipophile Cremes herzustellen. Für die Apotheke hat sich folgendes Verfahren bewährt: Die hydrophile und die lipophile Phase werden getrennt auf etwa 60 °C erhitzt, die hydrophile Phase wird anteilsweise der lipophilen zugesetzt und die Mischung unter ständigem Rühren auf

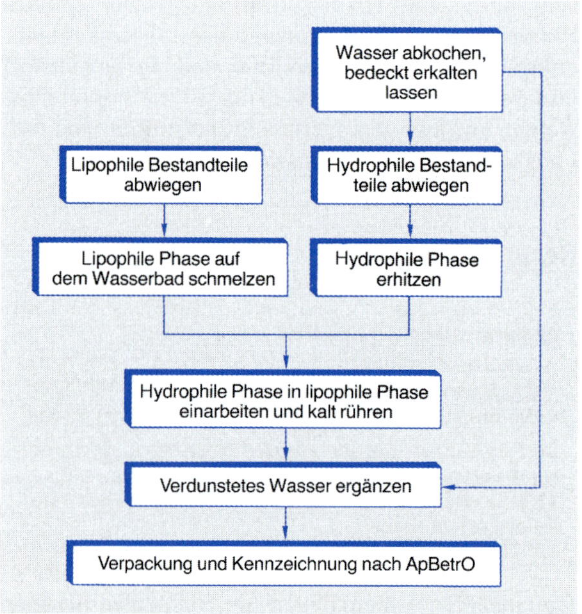

Abb. 3.2-16: Herstellungsschema für Cremes

30 bis 25 °C abgekühlt. Es ist wichtig, ohne Unterbrechung zu rühren, jedoch auch nicht länger und intensiver als erforderlich ist. Durch übermäßiges Rühren nehmen hydrophile Cremes sehr schnell Luft auf. Eine solche Aufblähung zu einer Art Mikroschaum hat eine Reihe Konsequenzen:

- ☐ Bei stark lufthaltigen Zubereitungen stimmt die applizierte Wirkstoffmenge nicht, da Cremes volumenmäßig dosiert werden, z.B. 1 cm langer Salbenstrang
- ☐ Die Oxidationsanfälligkeit eingearbeiteter Arzneistoffe steigt
- ☐ Bei der Verpackung in Tuben ist es nicht möglich, die vorgeschriebene Einwaage einzufüllen
- ☐ Lufthaltige Cremes haben eine stumpfe Oberfläche und enthalten nach längerer Lagerung unschöne Hohlräume, die aus zusammengelaufenen Luftbläschen entstehen

Ein für alle Apotheken praktikables Verfahren besteht in der nachträglichen Bearbeitung der hydrophilen Cremes im Dreiwalzenstuhl bei engster Spalteinstellung. Es bilden sich dabei homogene, weitgehend luftfreie Cremes mit Oberflächenglanz.

Werden hydrophile Cremes auf Vorrat hergestellt, ist der Zusatz von Konservierungsmitteln unumgänglich. Das Arzneibuch sieht für diesen Zweck bei den offizinellen Cremes Sorbinsäure (0,1 %) oder Alkyl-4-hydroxybenzoate (0,1 bis 0,14 %) vor; Bezeichnungen und Konzentrationen der Stoffe müssen offen deklariert werden.

Rezepturbeispiele

Basiscreme DAC

Glycerolmonostearat 60	4,0 g
Cetylalkohol	6,0 g
Mittelkettige Triglyceride	7,5 g
Weißes Vaselin	25,5 g
Macrogol-20-glycerolmonostearat	7,0 g
Propylenglykol	10,0 g
Gereinigtes Wasser	40,0 g

Glycerolmonostearat 60, Cetylalkohol, Mittelkettige Triglyceride und Weißes Vaselin werden im Wasserbad auf 60 °C erhitzt und anteilsweise mit der auf die gleiche Temperatur erwärmten Mischung aus Macrogol-20-glycerolmonostearat, Propylenglykol und Gereinigtem Wasser versetzt. Die Creme wird bis zum Erkalten ständig gerührt und das verdunstete Wasser ergänzt. Anschließend kann die Creme bei engster Spalteinstellung durch den Dreiwalzenstuhl gegeben werden.

Wasserhaltige hydrophile Salbe DAB

Hydrophile Salbe	30 Teile
Gereinigtes Wasser	70 Teile

Die hydrophile Salbe wird auf dem Wasserbad bei etwa 70 °C geschmolzen und in die Schmelze das auf gleiche Temperatur abgekühlte, frisch aufgekochte Gereinigte Wasser in kleinen Anteilen eingearbeitet. Die Salbe wird bis zum Erkalten gerührt und das verdampfte Wasser ersetzt. Die Salbe kann mit 0,1 % Sorbinsäure konserviert werden. Sofern aus galenischen oder therapeutischen Gründen erforderlich, kann als Konservierungsmittel anstelle von Sorbinsäure 0,06 % Methyl-4-hydroxybenzoat zusammen mit 0,04 % Propyl-4-hydroxybenzoat verwendet werden.

Herstellung der Gele

Gele bestehen aus gelierten Flüssigkeiten. Die Gele werden mit Hilfe geeigneter Quellmittel hergestellt (Ph. Eur.).

Für die Apothekenrezeptur gewinnen Hydrogele zunehmend an Bedeutung, Oleogele kommen dagegen seltener vor. Die Rezeptur eines typischen Hydrogels enthält immer den Gelbildner, einen hohen Wasseranteil sowie Feuchthalte- und Konservierungsmittel. Die mit Abstand am häufigsten verwendeten organischen Gelbildner sind verschiedene Celluloseether und Carbomer (Polyacrylsäure); Bentonit als anorganischer Hydrogelbildner spielt nur eine untergeordnete Rolle. Als Feuchthaltemittel eignen sich Glycerol 85 %, Propylenglykol oder Sorbitol 70 % in Konzentrationen zwischen 10 und 20 %. Zur Konservierung haben sich Zusätze von Sorbinsäure/Kaliumsorbat (je 0,1 %) oder Alkyl-4-hydroxybenzoaten (0,14 %) bewährt. Die Deklaration der Konservierungsmittel ist erforderlich.

Filmbildende **Oberflächengele** werden mit Celluloseethern hergestellt. Die Anfertigung der Zubereitungen kann recht zeitraubend sein, da die Quellung der Cellulosederivate einige Stunden dauert. Im Allgemeinen wird der Gelbildner, z. B. Hydroxymethylcellulose, mit dem Feuchthaltemittel angerieben und anschließend anteilsweise die wässrige Phase hinzugefügt. Die Ausquellung wird bei Methyl- und Hydroxyethylcellulose durch Kühlung beschleunigt. Ist in der Rezeptur ausnahmsweise kein Feuchthaltemittel enthalten, wird der Gelbildner mit wenig heißem Wasser angerieben. Carboxymethylcellulosegel wird nach dem gleichen Prinzip hergestellt, die Quellung ist jedoch in der Hitze begünstigt. Zur schnelleren Herstellung kann daher auf dem Wasserbad gearbeitet werden.

Methyl- und Hydroxyethylcellulosegele sind aufgrund der Etherstruktur des Gelbildners mit phenolischen Arzneistoffen inkompatibel. Im Gegensatz zu Carmellose-Natrium-Gelen (Carboxymethylcellulosegelen) und Carbomergelen (Polyacrylatgelen) sind sie jedoch mit Kationen kompatibel. Hydroxyethylcellulosegel flockt auch in Gegenwart hoher Salzkonzentrationen nicht aus.

Carbomer (Polyacrylsäure) ist der wichtigste Hilfsstoff zur Bereitung **tiefenwirksamer Gele.** Abweichend vom allgemeinen Schema wird die Polyacrylsäure unter Rühren langsam in die wässrige Phase eingestreut. Um eine möglichst klumpenfreie Dispersion zu erreichen, kann der Gelbildner durch ein Sieb gestrichen werden. Nach einer Quellzeit von 5 bis 10 min wird die zur Neutralisation und Gelbildung notwendige Base hinzugefügt. Während der Zugabe darf nur langsam gerührt werden, da die Mischung sehr rasch geliert und somit Luftblasen eingeschlossen werden können. Zur Neutralisation werden vornehmlich verdünnte Alkalihydroxid- oder Ammoniak-Lösungen verwendet. Carbomergele sind mit kationischen Arzneistoffen, starken Säuren und größeren Elektrolytmengen unverträglich.

Rezepturbeispiel

Hydroxyethylcellulosegel DAB

Hydroxyethylcellulose 10000	2,5 Teile
Glycerol 85 %	10,0 Teile
Gereinigtes Wasser	87,5 Teile

Die Hydroxyethylcellulose wird mit dem Glycerol angerieben, das frisch aufgekochte und wieder abgekühlte Gereinigte Wasser zugegeben, vorsichtig umgerührt und das Gel 1 h lang quellen gelassen. Konservierung mit 0,1 % Sorbinsäure zusammen mit 0,1 % Kaliumsorbat. Die Konservierungsmittel werden in der gesamten Wassermenge gelöst.

Herstellung der Pasten

Pasten sind halbfeste Zubereitungen zur kutanen Anwendung und enthalten in der Grundlage große Anteile von fein dispergierten Pulvern (Ph. Eur.).

Pasten sind hoch konzentrierte Suspensionssalben mit Feststoffanteilen zwischen 20 und 50 %. Sie werden nach dem unter „Suspensionssalben" beschriebenen Verfahren hergestellt. In Anbetracht der hohen Feststoffkonzentration sollten Pasten in jedem Fall mit einem Dreiwalzenstuhl homogenisiert werden.

Rezepturbeispiel

Zinkpaste DAB

Zinkoxid	25 Teile
Weizenstärke	25 Teile
Weißes Vaselin	50 Teile

Das Gemisch aus Zinkoxid und Weizenstärke wird in dünner Schicht 3 bis 4 h lang bei 40 bis 45 °C getrocknet, sofort gesiebt (250) und mit dem geschmolzenen Vaselin verrieben.

Inkompatibilitäten bei der Herstellung halbfester Zubereitungen

Unvorhergesehene Probleme können bei der Anfertigung von Rezepturen auftreten, in denen ein oder auch mehrere Fertigarzneimittel oder Arzneistoffe enthalten sind. Die Weiterverarbeitung von Fertigarzneimitteln wird aus folgenden Gründen vorgenommen:

- ☐ Der Hautzustand des Patienten erfordert eine Grundlage, die als Fertigarzneimittel nicht angeboten wird
- ☐ Die Konzentration des Wirkstoffes, insbesondere von Corticosteroiden, soll aus Gründen der besseren Verträglichkeit herabgesetzt werden
- ☐ Der Patient benötigt eine Kombination mehrerer Arzneistoffe, die als Fertigprodukt nicht verfügbar ist

In der Praxis kann die Anfertigung solcher Rezepturen große Probleme bereiten, da von ärztlicher Seite oft ohne Rücksicht auf die Galenik allein nach pharmakologischen Gesichtspunkten verordnet wird.

Schwierigkeiten entstehen schon dadurch, dass die Nomenklatur der Dermatika-Fertigarzneimittel nicht einheitlich ist. Der Begriff „Salbe" steht z. B. sowohl für eine hydrophile Macrogol-Salbe als auch für ein wasserfreies Lipogel. Beim Mischen kann es dann zu Unverträglichkeitsreaktionen kommen.

Ein anderes Problem besteht darin, dass in Fertigarzneimitteln die Hilfsstoffe nicht immer bekannt sind und somit bei der Kombination Inkompatibilitäten auftreten können. Als manifeste, das heißt, sofort erkennbare Inkompatibilitäten, können Verflüssigung, Verfestigung oder sogar Brechen der Emulsion auftreten. Diese Unverträglichkeitsreaktionen sind für den Hersteller der Rezeptur zwar unangenehm, jedoch nicht so gravierend wie die larvierten Inkompatibilitäten, die zwar vorhanden, jedoch organoleptisch nicht zu entdecken sind. Hier sind beispielsweise zu nennen: Adsorptionsvorgänge, Komplexbildungen und Solubilisationserscheinungen.

Um solche Inkompatibilitäten zu vermeiden, sollte zuvor möglichst die Verträglichkeit der einzelnen Rezepturbestandteile miteinander abgeklärt werden. Wertvolle Hilfsmittel sind in diesem Zusammenhang die Angaben über Hilfsstoffe in den Gebrauchsinformationen oder der Roten Liste und das Buch „Externe Therapie von Hautkrankheiten", Thieme Verlag, von O. P. Hornstein und E. Nürnberg. Diese Monographie enthält ausgezeichnete Tabellen über die Hilfsstoffe von mehr als 200 Fertigarzneimitteln und über die Kompatibilität der Dermatika-Bestandteile. War die Suche in diesen Informationsquellen wider Erwarten erfolglos, sollte bei der Herstellerfirma nachgefragt werden. Bei Dermatika ist man fast immer bereit, die qualitative Zusammensetzung bekanntzugeben. Über Unverträglichkeiten der Grundlagen und Hilfsstoffe mit Arzneistoffen informieren auch Gebler, H. (1998): „Tabellen für die pharmazeutische Praxis", Govi-Verlag Pharmazeutischer Verlag GmbH, Eschborn. Mit Kenntnis des Emulsionstyps und der Zusammensetzung sind bei der Kombination folgende Grundregeln einzuhalten:

- ☐ Externa mit unterschiedlichem Emulsionstyp sollen nicht ohne zwingenden Grund kombiniert werden. Falls eine solche Rezeptur angefertigt werden soll, ist Rücksprache mit dem Arzt erforderlich. Im Normalfall sind Dermatika mit den jeweiligen Basiscremes bzw. Basissalben oder ähnlichen offizinellen Zubereitungen gleichen Emulsionstyps zu kombinieren.
- ☐ Es ist nicht sinnvoll, kationenaktive Arzneistoffe in Dermatika mit anionenaktiven Hilfsstoffen zu verarbeiten. In solchen Rezepturen bilden sich Salze, die die Freisetzung des Arzneistoffes behindern; die Hydratation des Emulgators nimmt ab. Schließlich kann auch hier die Emulsion brechen. So ist die Kombination von Antihistaminika, Lokalanästhetika, kationenaktiven Antibiotika und Triarylmethan-Farbstoffen mit Wasserhaltiger hydrophiler Salbe DAB nicht möglich. Bei Verwendung der Nichtionischen hydrophilen Creme DAB oder der Basiscreme DAC kann diese Inkompatibilität auf einfache Weise vermieden werden.
- ☐ Phenolische Wirkstoffe sollten möglichst nicht in macrogolhaltige Salbengrundlagen eingearbeitet werden. In diesem Fall können sich über Wasserstoffbrücken-Bindungen Macrogol-Arzneistoff-Komplexe bilden.

Falls Rezepturen mit Fertigarzneimitteln auf Vorrat hergestellt werden, ist auf ausreichende Konservierung zu achten. Bei großer Verdünnung mit einer konservierungsmittelfreien Grundlage reicht der aus dem Fertigarzneimittel stammende Schutz nicht mehr unbedingt aus und es sollte mit dem gleichen Konservierungsmittel auf die Normkonzentration aufgestockt werden. Die Kombination mehrerer Konservierungsmittel sollte vermieden werden.

Verpackung und Lagerung

Rezepturmäßig hergestellte Salben werden entweder in Kruken, Spenderdosen oder Tuben verpackt. Aus Gründen der mikrobiellen und chemischen Stabilität ist das Packmittel „Tube" eindeutig vorzuziehen. So legt auch die Ph. Eur. in der Rahmenmonographie „Halbfeste Zubereitungen zur kutanen Anwendung" fest, dass wasserhaltige oder andere flüchtige Stoffe enthaltende Zubereitungen dicht verschlossen zu lagern sind.

Die aus hygienischer Sicht schlechter zu beurteilende Verpackung in Kruken sollte nur dann vorgenommen werden, wenn es die Konsistenz der Salbe nicht erlaubt, sie problemlos aus der Tube herauszudrücken. Geeignete Kunststoffdosen mit Schraubdeckel stehen u. a. im Rahmen des aponorm-Programms zur Verfügung*. Die vollständig aus Polypropylen gefertigten Kruken zeichnen sich durch gute Dichtigkeit und weitgehende Kompatibilität mit den meisten Grundstoffen aus. Mit Dithranol ist das Material unverträglich, gegen Hydrochinon, Steinkohlenteer und ätherische Öle bedingt widerstandsfähig. Zubereitungen mit lichtempfindlichen Arzneistoffen, z. B. Methoxsalen, sollten aus Gründen des Lichtschutzes nicht in Kruken, sondern in Metalltuben verpackt werden.

Tuben sind z. B. unter dem Warenzeichen „aponorm" als innenschutzlackierte Aluminiumtuben in 4 Größen erhältlich*. Wegen des Schutzlackes können fast alle streichfähigen Dermatika abgefüllt werden; Inkompatibilitäten sind für Zubereitungen mit Dimethylsulfoxid, Aluminiumchlorid-Hexahydrat, Quecksilberverbindungen, Silbersalzen, starken Laugen, starken Mineralsäuren und Fluorid-Ionen bekannt geworden.

Alle 4 Tubengrößen haben das gleiche Gewinde und passen damit auf den aponorm-Tubenfüller, der speziell zur Abfüllung rezepturmäßig hergestellter Dermatika entwickelt wurde. Dazu wird die Leertube auf den mit Salbe gefüllten Zylinder geschraubt und das Füllgut mit dem Stempel in die Tube gedrückt. Nach Aufschrauben der Tubenkappe wird die Tube mit einer Zange verschlossen.

Liegen keine speziellen Haltbarkeitsangaben vor, ist es empfehlenswert zur Festlegung der Verfallsdaten die Richtwerte des NRF zu übernehmen (s. S. 391).

* Die Angabe der Bezugsquellen ist zwangsläufig unvollständig. Sie ist keine Qualitätsbewertung und schließt die Existenz andere Hersteller bzw. Lieferanten nicht aus.

3.3 Parenterale Darreichungsformen

Hartmut Vaitiekunas und Annette Heiny

Innerhalb der letzten Jahre hat die Herstellung applikationsfertiger Parenteralia in patientenindividueller Dosierung immer mehr Einzug in den Alltag der (Krankenhaus-)Apotheken gehalten. So werden auf Einzelanforderung Zytostatika, Virustatika, Antibiotika, Lösungen zur parenteralen Ernährung und zur Behandlung der Patienten mit Mukoviszidose hergestellt und Infusionspumpen zur Schmerztherapie befüllt.

Dabei handelt es sich zumeist um eine kontinuierliche aseptische Einzelherstellung aus sterilen Ausgangsstoffen (Fertigarzneimitteln). In seltenen Fällen werden auch unsterile Ausgangstoffe, z. B. Morphinsubstanz, für die Zubereitung verwendet, die eine anschließende Sterilisation des Produktes im Endbehältnis erforderlich machen.

Die Anwendung anerkannter pharmazeutischer Regeln sichert die ordnungsgemäße Qualität der in der Apotheke hergestellten applikationsfertigen Parenteralia.

Wichtige pharmazeutische Regeln für die rezepturmäßige Herstellung von Parenteralia in Apotheken:

- ☐ Arzneibücher
- ☐ USP-Monographie 1206
- ☐ EG-GMP-Leitfaden für Arzneimittel
- ☐ Apothekenbetriebsordnung (bes. §§ 6, 7, 11)

für Parenteralia mit toxischem Potential, insbesondere Zytostatika gelten zusätzlich:

- ☐ Leitlinie der Bundesapothekenkammer zur aseptischen Herstellung und Prüfung applikationsfertiger Parenteralia mit toxischem Potential
- ☐ Richtlinie für die Herstellung applikationsfertiger Zytostatikalösungen in Apotheken
- ☐ Merkblatt M 620 der BGW „Sichere Handhabung von Zytostatika"
- ☐ TRGS 525 „Umgang mit Gefahrstoffen in Einrichtungen der humanmedizinischen Versorgung"

3.3.1 Räume und Ausstattung

Der ideale Arbeitsplatz für die zentrale Herstellung patientenindividuell dosierter Parenteralia umfasst zwei Räume, die durch eine Schleuse voneinander getrennt sind. Der erste Raum dient als Vorbereitungsraum. Neben der Lagerung der benötigten Fertigarzneimittel und Einmalartikel werden hier die Anforderungen bearbeitet (Plausibilitätskontrolle, Vorbereitung der Herstellung durch Eingabe in ein EDV-System) und die Dokumentation erstellt. In der Schleuse legt das Personal die spezielle Bereichskleidung an (Reinraumschuhe, sterile Kittel oder Overalls, die möglichst wenig Partikel abgeben, OP-Hauben, die Haare und ggf. den Bart vollständig bedecken, Einmalhandschuhe und ggf. einen Mundschutz) und führt eine hygienische Händedesinfektion durch. Zusätzlich zur Personalschleuse sollte, wenn möglich, eine Produktschleuse vorhanden sein, um unnötiges Hin- und Hergehen zu vermeiden. Um die Qualität des kontrollierten Bereichs zu gewährleisten, muss sichergestellt sein, dass die Türen der Schleusen nicht gleichzeitig geöffnet werden. Im zweiten Raum, dem kontrollierten Bereich, stehen die Laminar-Air-flow- oder Sicherheitswerkbänke (Reinraumklasse A), in denen alle kritischen Arbeitsschritte durchgeführt werden müssen. Sie sind sachgerecht aufzustellen, zu betreiben, zu prüfen und gemäß Herstellerangaben regelmäßig zu warten. Die Werkbänke sollten vorzugsweise kontinuierlich in Betrieb sein. An die Reinheit des umgebenden Raumes werden besondere Anforderungen hinsichtlich der Anzahl der Partikel und Mikroorganismen in der Luft gestellt, die im EU-GMP-Leitfaden beschrieben sind. Um sie erfüllen zu können, müssen Wände, Decken, Fußböden und Arbeitsflächen glatte Oberflächen haben und gut zu reinigen und zu desinfizieren sein. Die Bodenbeläge sollten fugenlos und es sollte nur die notwendige Möblierung vorhanden sein. Waschbecken oder Abflüsse sollten sich nicht im kontrollierten Bereich befinden. Ferner müssen in den Belüftungssystemen Filter angemessener Wirksamkeit, z. B. HEPA-Filter, verwendet werden.

Die Anforderungen an den kontrollierten Bereich sind abhängig vom Kontaminationsrisiko bei der Herstellung (Tab. 3.3-1). Lassen sich die Präparate in Risikogruppe 1 oder 2 b nach der USP-Monographie 1206 einordnen, muss mindestens Reinraumklasse D erreicht werden. Für Herstellungen in der Risikogruppe 2 a ist ein Reinraum der Klasse C erforderlich. Der gesamte Bereich sollte nicht von Unbefugten betreten werden können.

Tab. 3.3-1: Einteilung der Risikogruppen in Anlehnung an die USP-Monographie 1206

Risikogruppe 1:

- Das Präparat wird aus handelsüblichen, sterilen Fertigarzneimitteln (Arzneistoffe, Infusionslösungen) hergestellt und unmittelbar appliziert.
- Die Herstellung umfasst nur einfache und möglichst wenige aseptische Arbeitsschritte, die unverzüglich abgeschlossen werden.
- Die Herstellung findet im geschlossenen System statt.

Risikogruppe 2 a:

- Das Präparat wird aus sterilen Fertigarzneimitteln im überwiegend geschlossenen System hergestellt; dabei werden Vormischungen angefertigt und später verwendet.
- Die Herstellung umfasst komplexe und/oder zahlreiche aseptische Manipulationen über einen längeren Zeitraum.
- Die Herstellung findet im geschlossenem System statt. Das Produkt wird jedoch nicht sofort appliziert, z. B. Vorbereitung fürs Wochenende, oder als mehrtägige Infusion, z. B. über eine tragbare Pumpe, verabreicht.

Risikogruppe 2 b:

- Das Präparat zur parenteralen Anwendung wird aus nicht sterilen Ausgangsstoffen hergestellt und vor der Abgabe gemäß den Methoden im Ph. Eur. sterilisiert.
- Die Herstellung findet z.T. im offenen System statt.

3.3.2 Arbeitsablauf

Für die Herstellung applikationsfertiger Parenteralia muss eine ärztliche Verordnung mit patientenindividueller Zusammensetzung vorliegen. In der Krankenhausapotheke geht die Anforderung der Station per Fax oder online ein. Für häufig vorkommende Zubereitungen, wie z. B. Zytostatika oder Lösungen zur parenteralen Ernährung, ist es sinnvoll, ein spezielles Formblatt auszuarbeiten, das alle wichtigen Angaben zum Patienten abfragt, die nur noch von dem Anfordernden eingetragen werden müssen, damit nichts vergessen und eine weitere Bearbeitung durch das Apothekenpersonal erleichtert wird (Abb. 3.3-1 und 3.3-2). Die Plausibilität der ärztlichen Verordnung muss vom Apotheker geprüft werden. Unklarheiten sind durch Rücksprache mit dem verordnenden Arzt zu beseitigen.

Folgende Angaben durch die Station bzw. die Arztpraxis sind unerlässlich, um die Prüfung der Verordnung auf Plausibilität durch die Apotheke zu ermöglichen:

1. Name, Vorname, Geburtsdatum des Patienten, Station oder Arztpraxis
2. Körpergewicht, Körpergröße des Patienten
   Diese Daten werden benötigt, um die Körperoberfläche (KO) des Patienten zu berechnen. Mit Hilfe der KO kann die Therapiedosis überprüft oder für den Arzt errechnet werden.
3. Patientenindividuelle Faktoren
   Bei einem Diabetiker sollte man nach Möglichkeit auf die Verwendung von Glukose als Trägerlösung verzichten. Besteht beim Patienten eine Niereninsuffizienz, ist evtl. eine Dosisanpassung notwendig.
4. Verordnete/-s Arzneimittel und die Dosierung (Regeldosis und individuelle Therapiedosis ggf. Korrekturfaktor für angezeigte Dosierung)
   Es empfiehlt sich, INN-Namen der Arzneistoffe zu fordern, um Verwechslungen durch die Verwendung von Abkürzungen, z. B. könnte Mito Mitomycin oder Mitoxantron sein, oder Fertigarzneimittelnamen zu vermeiden.
5. Trägerlösung nach Art und Menge
   Das besondere pharmazeutische Problem der Arzneistoffe ist oft ihre Stabilität in Lösung. Viele dieser Medikamente werden deshalb als Lyophylisat in Verkehr gebracht und sind vor der Applikation zu rekonstituieren. Die Stabilität der Arzneiform hängt z.T. von der Konzentration des Arzneistoffs in der Trägerlösung ab. Der Apotheker muss die Kompatibilität der Trägerlösung mit dem Arzneistoff unter pharmakologischen und chemischen Gesichtspunkten beurteilen. Auch auf Inkompatibilitäten zwischen Arzneimittel und Primärpackmittel (Infusionsbeutel, Pumpenreservoir) ist zu prüfen. So gibt es Arzneistoffe, z. B. Paclitaxel, Carmustin, die mit PVC-Behältnissen nicht kompatibel sind.
6. Applikationsart, -zeit
   Die Applikation kann als Bolus, Kurzinfusion, Infusion oder in einer Pumpe erfolgen.

Sind alle Unklarheiten beseitigt, können die benötigten Materialien für die Herstellung zusammengestellt werden. Die Vorbereitung und auch der Herstellungsgang können durch EDV-Programme unterstützt werden. Als Ausgangsprodukte werden, wenn möglich, für die parenterale Anwendung vorgesehene Fertigarzneimittel (arzneistoffhaltige und Trägerlösungen) und für die Herstellung bevorzugt sterile Einwegartikel verwendet, z. B. Einmalspritzen und -kanülen, Spikes (Druckausgleichssysteme), Adapter, Überleitungssysteme, Verschlusskonen und Behältnisse für Parenteralia.

Vor der Herstellung ist die Rezeptur gemäß USP-Monographie 1206 in die entsprechende Risikogruppe einzuordnen. Der Herstellungsraum muss entsprechend (s. S. 422) ausgestattet sein. Applikationsfertige Parenteralia der Risikogruppen 1 und 2 a wer-

Medizinische Klinik mit
Schwerpunkt Hämatologie/Onkologie
Städt. Klinikum Braunschweig

Version 01.00

Hoch-malignes Non-Hodgkin-Lymphom
CHOP

Name:	**Größe: cm**	**Station:**
Geburtsdatum:	**Gewicht: kg**	**Telefon-Nr.:**
Pat.-Nr.:	**KO: , m^2**	
Zyklus-Nr.:	**Dosis-Reduktion: ja☐ nein☐**	**Diabetes: ja☐ nein ☐**

Tag	Datum/ Uhrzeit	Medikament	Handels-name	Dosis	Applikation	Ges. Dosis	gegeben (Hand-zeichen)
1	....	Adriamycin*		50 mg/m^2	i.v. in 250 ml G 5% (30 min)	....	....
	....	Cyclophosphamid		750 mg/m^2	i.v. in 500 ml NaCl 0,9 % (60 min)	....	....
	....	Vincristin		1,4 mg/m^2	i.v. (max. 2 mg absolut!)	....	....
	....	Prednison		100 mg	p.o.	....	....
2	....	Prednison		100 mg	p.o.	....	....
3	....	Prednison		100 mg	p.o.	....	....
4	....	Prednison		100 mg	p.o.	....	....
5	....	Prednison		100 mg	p.o.	....	....

*für Adriamycin lichtgeschützten Infusionsbeutel verwenden (Infusionssystem muss nicht lichtgeschützt sein)

Support. Maßnahmen:
- Antiemese: Tag 1 ⇒ Stufe 3
- mind. 2 l Flüssigkeitszufuhr pro Tag
- Gastritis-, Ulcusprophylaxe: H_2-Rezeptorantagonist 1 Tbl. abends
- Allopurinol 300 mg p.o. bei erhöhter Harnsäure
- Tag 1: Uromitexan 200 mg/m^2 i.v. (Bolus) direkt vor Cyclophosphamidgabe und 4 h, 8 h nach Beginn der Therapie. Die Applikation nach 8 h kann p.o. erfolgen.

Weitere Untersuchungen zur Toxizität:
- Neuro-Status, EKG/Echokardiographie vor Therapiebeginn und jedem 2. Kurs

Laborkontrollen:
- vor jedem Therapiekurs: BB, GOT, GPT, LDH, γGT, AP, Bili, Krea, HS, E'lyte, Glukose, Ges.-EW, Urinstatus
- einmal pro Woche im Therapieintervall: BB, GOT, AP, Bili, Krea, E'lyte, Glukose (Kontrolle path. Werte nach 3–4 Tagen)

Wiederholung: – Tag 21

Anzahl der Kurse: – 4–6

....

Datum und Uhrzeit **Unterschrift des verantwortlichen Arztes**

Abb. 3.3-1: Formblatt zur Anforderung einer Zytostatika-Zubereitung

Anforderung für parenterale Ernährung

Station: ____________ Telefon: ____________

PATIENT			
	Name:		Diagnose:
	Vorname:	Diabetiker: ○ ja ○ nein	
	Geburtsdatum:	Leberinsuffizienz: ○ ja ○ nein	
	: ____________	Niereninsuffizienz: ○ ja ○ nein	
	Gewicht in kg: ____________		
	Größe in cm ____________		

Anforderung für den ____________ **bzw. von** ____________ **bis** ____________ **(Datum)**

Zusammensetzung:

Glucose 40 %	____________ ml	
Glucose 20 %	____________ ml	berechnet die Apotheke:
Amino 10 % Elyt	____________ ml	Kohlenhydrate:
Amino 10 % Elyt + Xylit	____________ ml	Aminosäuren:
KCl 7,46 % (1 molar)	____________ ml	Fette:
K-dihydrogenphosphat 13,6 % (1 molar)	____________ ml	Energie:
Calcium 10 %	____________ ml	Na^+: K^+: Ca^{2+}: Mg^{2+}: Cl^-: PO_4^{2-}: Acetat:
Lipofundin MCT 20 %	____________ ml	
Multibionta	____________ ml	
Vitalipid adult	____________ ml	theoret. Osmol.:
Sonstiges:	____________ ____________	Gesamtvolumen:

____________ Datum

____________ Unterschrift des Arztes

Abb. 3.3-2: Formblatt zur Anforderung einer Zubereitung zur parenteralen Ernährung

den aseptisch zubereitet. Sie sollten in der Regel von zwei pharmazeutischen Mitarbeitern im Team hergestellt werden. Einer übernimmt die Herstellung und bleibt aus hygienischen und sicherheitstechnischen Aspekten während des gesamten Arbeitsablaufs mit den Händen innerhalb der Werkbank. Der zweite Mitarbeiter ist für das Anreichen der Ausgangsmaterialien oder Einmalartikel, Etikettierung und für die Verpackung der fertigen Zubereitung zuständig. Bei den Arbeiten in der Werkbank sind ruhige Bewegungen erforderlich, um die Strömungsverhältnisse der Luft so wenig als möglich zu beeinflussen.

Werden die Parenteralia aus nicht sterilen Ausgangsprodukten hergestellt (Risikogruppe 2 b), ist die anschließende Sterilisation im Endbehältnis durch Dampfsterilisation oder die Filtration durch bakterienzurückhaltende Filter notwendig. All diese Verfahren dienen dem Produktschutz.

Bei der Herstellung müssen stoffspezifische Eigenschaften berücksichtigt werden, so dürfen einige Substanzen nur bei Tageslicht verarbeitet werden, da diese Präparate künstliches Licht nicht vertragen. Die Daten zur physikalisch-chemischen Stabilität können aus Fachinformationen, aus der Literatur oder aus eigenen Untersuchungen bezogen werden.

Nach der Herstellung müssen die patientenindividuell dosierten Parenteralia in gut lesbarer, dauerhafter Schrift unter Berücksichtigung von § 14 ApBetrO gekennzeichnet werden (Tab. 3.3-2).

Der Name des Patienten, für den das Arzneimittel bestimmt ist, und der Name des verschreibenden Arztes bzw. der Station, müssen nach der Verordnung also nicht angegeben sein. Aus Gründen der Arzneimittelsicherheit sollte aber nicht darauf verzichtet und auch folgende Angaben zur Deklaration nicht vergessen werden:

- ☐ alle Bestandteile nach Art und Menge (Wirkstoffe, Hilfsstoffe, Trägerlösungen)
- ☐ Lagerungshinweise (Lichtschutz, Lagerung im Kühlschrank oder bei Raumtemperatur, Kühlkette), genaue Verwendbarkeitsfrist
- ☐ ggf. Datum und Uhrzeit der vorgeschriebenen Applikation
- ☐ sonstige qualitätssichernde Hinweise, z. B. Lichtschutz bei der Applikation, Verwendung von PVC-freiem Besteck

Diese Angaben können z. B. mit Hilfe eines Thermotransferdruckers auf Etiketten übertragen werden, die dann auf die Primärverpackung aufgeklebt werden.

Zum Schutz des Produktes und ggf. der Umgebung sollten die Zubereitungen anschließend einzeln flüssigkeitsdicht in Folie eingeschweißt werden. Die Angaben auf dem Etikett müssen dabei lesbar bleiben.

Tab. 3.3-2: Kennzeichnung der Rezepturarzneimittel nach § 14 Abs. 1 ApBetrO

1. Der Name oder die Firma des Inhabers der Apotheke und deren Anschrift
2. Der Inhalt nach Gewicht, Rauminhalt oder Stückzahl
3. Die Art der Anwendung und ggf. die in der Verschreibung angegebene Gebrauchsanweisung
4. Die wirksamen Bestandteile nach Art und Menge
5. Das Herstellungsdatum
6. Ein Hinweis auf die begrenzte Haltbarkeit

Vor der Abgabe des fertigen Produktes an die Station oder Arztpraxis sollte eine Endkontrolle durchgeführt werden. Zwar kann bei rezepturmäßiger Zubereitung von der Prüfung des Endproduktes nach § 7 ApBetrO abgesehen werden, wenn die Qualität durch das Herstellungsverfahren gesichert ist, dennoch ist es sinnvoll, eine Sichtprüfung auf Unversehrtheit des Behältnisses, Farbe, Klarheit, Abwesenheit sichtbarer Partikel, Phasentrennung oder Verklumpung durchzuführen. Ferner sollten die Dosisberechnungen zur Sicherheit für den Patienten von einer zweiten Person kontrolliert und stichprobenweise Wägungen der Zubereitung durchgeführt werden. Von Vorteil ist es, wenn durch die EDV-Unterstützung ein Wägeprotokoll vorhanden ist. Letztendlich sollte nochmals hinterfragt werden, ob die Angaben auf dem Etikett der ärztlichen Verordnung entsprechen, ob die richtige Trägerlösung und das richtige Behältnis gewählt wurden, ggf. Lichtschutz beachtet wurde und ob die Deklaration auf dem Etikett vollständig ist.

Zum Abschluss der Herstellung erfolgt die Dokumentation:

1. Kopie der Anforderung des Arztes
2. Bezeichnung aller verwendeten Bestandteile nach Art und Menge
3. Chargenbezeichnung und Verfallsdatum
4. ggf. das Wägeprotokoll
5. ggf. Dokumentation der Sterilisationsmethode
6. Herstellungsdatum
7. Haltbarkeit
8. Protokoll der Endkontrolle
9. Name und Unterschrift des herstellenden pharmazeutischen Mitarbeiters und des verantwortlichen Apothekers.

Die lückenlose Dokumentation ist erforderlich, um unter Umständen alle Arbeitsschritte zurückverfolgen zu können, sie muss 3 Jahre aufbewahrt werden.

Rechtlich gesehen handelt es sich bei der Herstellung der Parenteralia in individueller Dosierung durch die Apotheke um eine Arzneimittelherstellung. Nach Apothekenbetriebsordnung ist diese eine pharmazeutische Tätigkeit und darf nur von geschultem und qualifiziertem pharmazeutischen Personal vorgenommen werden. Nichtpharmazeutisches Personal darf das pharmazeutische Personal dabei unterstützen. Die Verantwortung für die ordnungsgemäße Herstellung, Prüfung und Abgabe trägt der zuständige Apotheker.

3.3.3 Qualitätssicherung und Validierung

Zur Sicherstellung der ordnungsgemäßen Qualität aller in der Apotheke hergestellten applikationsfertigen Parenteralia sind für die verschiedenen Herstellungsverfahren zumindest allgemeine Herstellungsanweisungen nach einem einheitlichen Muster zu erstellen. Wenn bestimmte Rezepturen, z. B. Lösungen zur Schmerztherapie oder zur parenteralen Ernährung, immer wieder vorkommen, müssen für diese spezielle Herstellungsanweisungen entwickelt werden. Darin sollten zumindest die Zuständigkeiten, die benötigten Materialien, Substanzen bzw. Fertigarzneimittel, das Verfahren der Zubereitung und ggf. Sterilisation, Angaben zur Haltbarkeit der applikationsfertigen Lösung, die Endkontrolle, die Art der Verpackung und die Art der Kennzeichnung aufgeführt werden. Die Anweisungen können auch in einem EDV-Programm gespeichert sein, welches durch die Herstellung bis zum abgabefertigen Produkt leitet.

Neben dem Herstellungsplan muss auch ein Hygieneplan vorhanden sein, der Maßnahmen festlegt, die das Risiko der Kontamination der Produkte mit Keimen und Partikeln minimieren und die mikrobiologische Qualität des Arzneimittels gewährleisten. Darin sollten alle Hygienemaßnahmen für das Personal (notwendige Anzahl Mitarbeiter, Bereichskleidung, hygienische Händedesinfektion) und bei der aseptischen Herstellung aufgeführt sein. Die Reinigung und Desinfektion aller Bereiche der Herstellung applikationsfertiger Parenteralia muss in einem Plan schriftlich festgelegt werden. Der kontrollierte Bereich sollte von Mitarbeitern gereinigt werden, die dort tätig sind. Bei der Erstellung des Hygieneplans sind die Desinfektionsliste der Deutschen Gesellschaft für Hygiene und Mikrobiologie (DGHM) und für die Reinigung der Werkbänke auch die Angaben der Hersteller zu beachten.

Da die Sterilität der Zubereitungen nur stichprobenweise überprüft werden kann, muss sie durch Validierung des Herstellungsverfahrens gewährleistet werden. Für jede Produktgruppe sollte eine geeignete Simulation erarbeitet werden, die den gesamten Herstellungsprozess unter Verwendung steriler Nährmedien darstellt. Die so befüllten Behältnisse werden auf Keimwachstum geprüft. Für jedes neue Herstellungsverfahren und mit jedem neuen Mitarbeiter muss eine Validierung durchgeführt und in regelmäßigen Abständen wiederholt werden.

Auch die Luftqualität im kontrollierten Bereich und in den Werkbänken muss regelmäßig überprüft werden. Zur Qualitätskontrolle gehört die Erfassung von Partikeln und Keimen mit speziellen Messgeräten, Sedimentationsplatten und Abklatschuntersuchungen der Arbeitsflächen, der Bereichskleidung und der Finger. Die Prüfintervalle sind abhängig vom Herstellungsumfang und werden vom verantwortlichen Apotheker in einem Prüfplan zusammen mit Ziel-, Warn- und Aktionsgrenzen festgelegt.

3.3.4 Besonderheiten bei Arzneistoffen mit toxischem Potential am Beispiel Zytostatika-Zubereitungen

Da mit Zytostatika-Zubereitungen erhebliche Gefährdungen des Personals auftreten können, empfiehlt sich deren zentrale Herstellung (Tab. 3.3-3).

Tab. 3.3-3: Vorteile der zentralen Herstellung

1. Schutz des Personals durch zentral verbesserten Arbeitsschutz
2. Schutz des Patienten durch klar dokumentierte Dosierungsgenauigkeit (Therapiesicherheit) und aseptische Herstellung
3. Schutz der Umwelt durch verringerte Abfallmengen
4. Kostenersparnis, vorsichtige Kalkulationen gehen von mindestens 10 % aus (Kostenreduzierung durch Substanzeinsparung, durch Ausnutzung der wirtschaftlichen Großpackungen sowie durch Verminderung des Zytostatikasondermülls)

Zytostatika und auch Virustatika, wie Cidofovir, Foscarnet und Ganciclovir, gehören zu den cmr-Arzneimitteln, d. h. sie wirken **c**ancerogen, **m**utagen und **r**eproduktionstoxisch. Aufgrund dieser Eigenschaften ist die Gefährdung des zubereitenden Personals im Falle einer Freisetzung, z. B. durch Aerosolbildung, oder Kontamination (Verschlucken, Stichverletzungen, Hautresorption) nicht auszuschließen. Schon 1979 konnte die Belastung des exponierten Personals festgestellt werden. Bis heute gibt es immer wieder Untersuchungen, die entweder im Blut oder im Urin der mit der Herstellung der Zubereitungen der Zytostatika betrauten Personen messbare

Spiegel von Zytostatika oder deren Metabolite beschrieben haben. Über langfristige Auswirkungen einer chronischen Exposition mit kleinsten Zytostatikamengen gibt es keine sicheren Erkenntnisse. Auch konnten im Zusammenhang mit cmr-Arzneimitteln AGW-Werte (Arbeitsplatz-Grenzwert) nicht ermittelt werden, da aufgrund der Wirkungsmechanismen der Substanzen und der Reparaturmechanismen im menschlichen Körper mit all seinen interindividuellen Schwankungen die Bestimmung solcher Werte schwierig ist.

In der Herstellung der Parenteralia mit toxischem Potential ist daher neben dem zuvor beschriebenen Produktschutz auch Personenschutz zu gewährleisten. Der Personenschutz umfasst die persönliche Schutzausrüstung für das Personal, spezielle Werkbänke, die die Kontamination des Herstellenden und der Umgebung verringern, und das Erlernen der Arbeitstechniken zur Minimierung von Expositionsrisiken. Um Crosskontamination zu vermeiden, sollten toxische Arzneistoffe möglichst in von anderen Herstellungsbereichen getrennten Räumen verarbeitet werden. Besteht diese Möglichkeit nicht, ist die umfassende Reinigung vor und nach der Verarbeitung der cmr-Arzneimittel ggf. mit deaktivierenden Reinigungslösungen erforderlich.

Zur persönlichen Schutzausrüstung (PSA) gehört sterile, hoch geschlossene, flüssigkeitsundurchlässige Bereichskleidung mit langen Ärmeln und anganliegenden Bündchen (Kittel oder Overall), die täglich gewechselt wird. Für die verwendeten Handschuhe sollte vom Hersteller der Nachweis erbracht werden, dass sie ein definiertes Rückhaltevermögen für die verarbeiteten cmr-Arzneimittel haben. Sie müssen in regelmäßigen, vorgeschriebenen Zeitabständen, z.B. alle 30 Minuten, gewechselt werden. Ferner sollten sie mechanisch belastbar und anatomisch angepasst sein. Zur PSA gehören auch Reinraumschuhe, OP-Hauben und ggf. ein Mundschutz, die allerdings eher dem Produktschutz als dem Personenschutz dienen. Bei Reinigungsarbeiten in der Werkbank und Verschüttungen außerhalb der Werkbank müssen zusätzlich eine Schutzbrille mit Seitenschutz, eine Atemschutzmaske mindestens der Güte P2 und flüssigkeitsdichte (Über-)Schuhe getragen werden.

Für den Herstellungsraum gelten die Vorgaben auf Seite 422. Werden also Anbrüche verwendet oder sollen Zubereitungen nicht nur zum sofortigen Gebrauch, sondern z.B. für die Wochenendversorgung hergestellt werden, ist folglich mindestens ein Reinraum der Klasse C entsprechend der EG-GMP-Leitlinie als Herstellungsraum notwendig. Die Herstellung findet in nach DIN 12980 geprüften Zytostatika-Werkbänken (Typ H) statt, die nach Installation durch einen neutralen Wartungsdienst

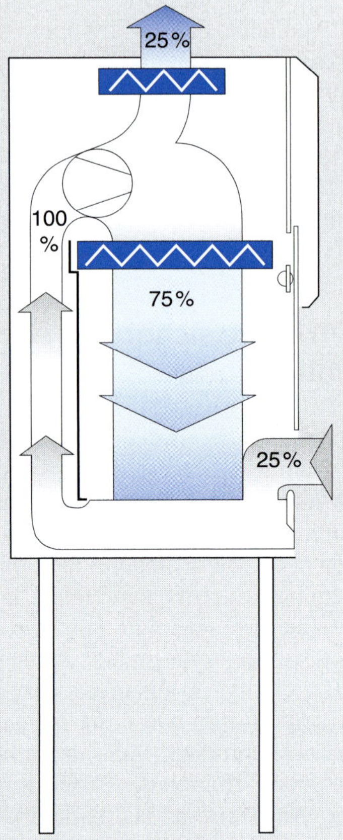

Strömungsprinzip:

75% reine Luft (blau) im Arbeitsbereich und 25% Raumluftanteil (grau) werden über einen Ventilator angesaugt. Der Ventilator drückt einerseits 25% als gefilterte Fortluft aus der Werkbank, andererseits 75% als Reinluft wiederum in den Arbeitsraum.

Abb. 3.3-3: Zytostatikawerkbank im Querschnitt (Quelle: Schulz Lufttechnik GmbH)

überprüft worden sind. Diese ermöglichen neben dem Produktschutz auch optimalen Personenschutz (Abb. 3.3.3).

Für Sicherheitswerkbänke sind die Empfehlungen des Bundesverbandes Deutscher Krankenhausapotheker e.V. einzuhalten (Tab. 3.3-4).

Der Personen- und Produktschutz ist von der Erhaltung des vorgeschriebenen Laminarstroms und dieser wiederum vom Aufstellungsort und von der Arbeitsweise in und vor der Werkbank abhängig. Als Arbeitsfläche innerhalb der Bank werden saugfähige Unterlagen mit flüssigkeitsundurchlässiger Rückseite gewählt. Die eigentlichen Arbeitsschritte werden innerhalb der Werkbank zwecks Risikominimierung möglichst im geschlossenen System durchgeführt. Für Durchstechflaschen werden Druckentlastungseinrichtungen mit wasserabweisenden Filtern verwendet. Dadurch kann die Entstehung ge-

Tab. 3.3-4: Anforderungen an eine Sicherheitswerkbank [Quelle: Sicherheitswerkbänke für die zentrale Herstellung von Zytostatikazubereitungen: Empfehlung für Aufstellung und Betrieb (Krankenhauspharmazie 2/94)]

1. Die Sicherheitswerkbänke müssen den geltenden Vorschriften bezüglich Rückhaltevermögen, Produktschutz und Verschleppungsschutz genügen. Seit 1997 werden Zytostatikawerkbänke Typ H nach DIN 12 980 empfohlen.
2. Die Sicherheitswerkbänke, die den aktuellen Prüfgrundsätzen nicht entsprechen, sollten umgerüstet werden.
3. Die Sicherheitswerkbänke sollten in einem gesonderten Reinraum ausreichender Größe aufgestellt werden. Die Zuluft des Raumes sollte auf die Sicherheitswerkbank abgestimmt sein; die Zuluftführung ist so zu wählen, dass eine einwandfreie Funktion der Sicherheitswerkbank gewährleistet ist.
4. Eine Abluftführung der Zytostatikawerkbank nach außen kann als zusätzliche Sicherheitsmaßnahme sinnvoll sein, wenn sichergestellt ist, dass auch kurzfristige Rückwirkungen auf die Luftströmung in der Sicherheitswerkbank, selbst in ungünstigen Fällen, ausgeschlossen sind.
5. Prüfungen nach Prüfungsart 3 DIN 12950 an den Sicherheitswerkbänken sollten nach Aufstellung, vor Inbetriebnahme, nach einer Änderung des Aufstellortes sowie nach Filterwechsel vorgenommen werden. Es wird empfohlen, die Prüfungen routinemäßig halbjährlich zu wiederholen. Alle Prüfungen sind im Gerätebuch zu dokumentieren. Zusätzlich wird die Durchführung des KI-Diskustests und die Prüfung des Laminar-flows unter praxisgerechten Bedingungen empfohlen.
6. Zum Betrieb der Sicherheitswerkbänke müssen eine Betriebsanleitung und ein Gerätebuch vorhanden sein. Die Sicherheitswerkbänke sollten rund um die Uhr ohne Unterbrechung betrieben werden. Eine Grundreinigung der Werkbank sollte mindestens einmal im Monat durchgeführt werden.
7. Filterwechsel an den Sicherheitswerkbänken sind kontaminationsarm durchzuführen. Der Filterwechsel und die Entsorgung der Filter sollten beim Kauf der Sicherheitswerkbänke mit den jeweiligen Herstellern bzw. Vertreibern abgestimmt werden.

fährlicher Überdrucke, die zur Freisetzung von Aerosolen und Stäuben in der Werkbank führen können, vermieden werden (Abb. 3.3-4, 3.3-5). Ruhige Arbeitsweise unter und vor der Werkbank ist sehr wichtig, da hektische Bewegungen die laminare Strömung der Luft und damit die Sicherheit der Mitarbeiter gefährden können.

Vor dem Transport auf die Station oder in die Arztpraxis sollten applikationsfertige Zubereitungen mit toxischem Potential flüssigkeitsdicht eingepackt werden. Als Transportbehältnis werden bruch- und auslaufsichere, verschließbare Behältnisse verwendet. Das transportierende Personal sollte über die

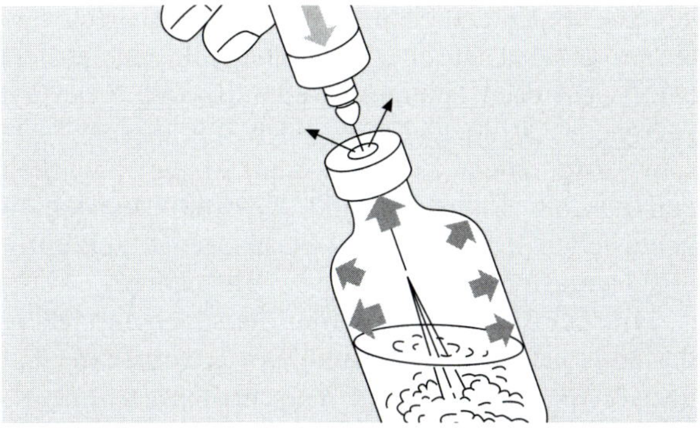

Abb. 3.3-4: Aerosolbildung beim Lösen

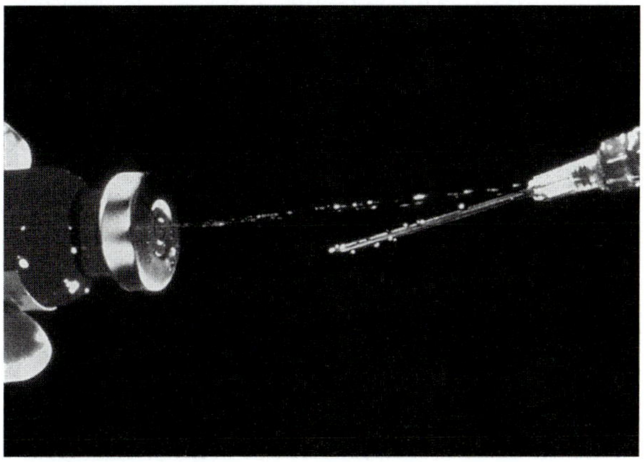

Abb. 3.3-5: Arbeiten ohne Druckausgleichssystem

Toxizität des Transportgutes aufgeklärt und über notwendige Maßnahmen bei Unfällen unterrichtet werden.

Das toxische Potential der Ausgangsstoffe ist auch bei der Abfallentsorgung zu beachten. Leicht kontaminierter Abfall, wie sichtbar leere Flaschen, die Arzneistoffe mit toxischem Potential enthalten, benutzte leere Spritzen, Spikes, Kanülen, Handschuhe und Arbeitsunterlagen werden in einem speziellen Müllbehältnis eingeschweißt und wie Hausmüll, aber getrennt von anderen Abfällen, entsorgt. Größere Restmengen der toxischen Arzneimittel, z. B. angebrochene oder verfallene Fertigarzneimittel und nicht oder nicht vollständig aufgebrauchte applikationsfertige Zubereitungen werden in speziellen Behältnissen gesammelt und über autorisierte Unternehmen der Sonderabfallentsorgung zugeführt.

Die für die Herstellung der Parenteralia mit toxischem Potential eingesetzten Mitarbeiter werden vor Aufnahme der Tätigkeit arbeitsmedizinisch untersucht. Regelmäßige Nachuntersuchungen sind erforderlich. In den meisten Krankenhäusern wird eine allgemeinärztliche Untersuchung mit Differenzialblutbild durchgeführt. Diese Untersuchung ermöglicht über die Exposition kaum eine Aussage. Zytogenetische Untersuchungsverfahren, z. B. Schwesterchromatidaustausch- (SCE) und Mikronucleustest (MN) sind nach heutigem Kenntnisstand sicherlich geeigneter. Dennoch ist es auch mit diesen Tests schwierig, einen Kausalzusammenhang zwischen gentoxischer Belastung und Zytostatikaexposition herzustellen. Dieses Gebiet ist also auch zukünftig eine Herausforderung für die Arbeitsmedizin.

Mit Zytostatika dürfen nur Personen umgehen, die unterwiesen worden sind. Der Unternehmer hat nach VGB 1 („Allgemeine Vorschriften", Unfallverhütungsvorschrift) dafür Sorge zu tragen, dass die Beschäftigten über die bei ihrer Tätigkeit auftretenden Gefahren sowie über die Maßnahmen zu ihrer Abwendung vor der Aufnahme der Beschäftigung und danach in angemessenen Zeitabständen, mindestens jedoch einmal jährlich, unterwiesen werden.

Hinsichtlich der Beschäftigung werdender und stillender Mütter sowie Jugendlicher sind die Bestimmungen des Mutterschutzgesetzes und des Jugendarbeitsschutzgesetzes einzuhalten. Der Umgang mit cmr-Arzneimitteln ist der dafür zuständigen Behörde und dem Unfallversicherungsträger anzuzeigen

3.3.5 Chancen, die sich aus der zentralen Herstellung der Parenteralia ergeben können

Zwischen dem Personal des Apothekenlaboratoriums und den anfordernden Stationen entwickelt sich aufgrund der patientenbezogenen Applikationsformen oft ein besonders gutes Verhältnis. Für den reibungslosen Ablauf der zentralen Herstellung ist es von Vorteil, wenn der zuständige Apotheker Kenntnis vom Stationsalltag hat. Diese kann er durch Teilnahme an Visiten mit den Stationsärzten oder dem Oberarzt erlangen. Die Teilnahme an den Visiten kann der Schlüssel zur Pharmazeutischen Betreuung der Patienten auf Station sein. Anfänglich sollte man mit einer sog. „Lernvisite" starten, um Einblick in die z.T. komplexen Therapien der Patienten zu erhalten. Zwingend erforderlich ist dann, diese Visiten nachzuarbeiten.

Nach und nach werden sich Bereiche ergeben, in denen die Kenntnisse des Apothekers der Station nützlich sind. Der Apotheker wird für die Ärzte und das Pflegepersonal der Ansprechpartner in allen pharmazeutischen Fragen:

- ☐ Hilfestellung bei der Auswahl der Arzneimittel, die zur Sondenapplikation geeignet sind
- ☐ Beratung über Kompatibilitäten bei der Zuspritzung von Injektabilia zu Trägerlösungen
- ☐ Hilfestellungen bei der Umstellung von Haus- auf Klinikmedikation (Arzneimittelanamnese)
- ☐ Schulung des Personals im Umgang mit Zytostatika
- ☐ Zusammenstellung von Informationen zu neuen Arzneimitteln
- ☐ Schulung der Patienten in der Anwendung bestimmter Arzneiformen (Dosieraerosole, Insulinpens)
- ☐ Mitwirkung beim Entlassungsmanagement

In einem zweiten Schritt kann der Apotheker dann in die direkte pharmazeutische Betreuung der Patienten einsteigen. Das Patientengespräch bedarf großen Fingerspitzengefühls. Die Fragen der Patienten an ihren Apotheker sind sehr unterschiedlich. Zur Beantwortung muss sich der Apotheker eng mit den Ärzten abstimmen. Themen für Patientengespräche siehe Tab. 3.3-5.

Tab. 3.3-5: Themen für Patientengespräche

- ☐ Aufklärung über Nebenwirkungen
- ☐ Alternative Therapiemöglichkeiten
- ☐ Antiemese bei Tumorpatienten
- ☐ Schmerztherapie
- ☐ Mukositisprophylaxe in der Tumortherapie
- ☐ Ernährung
- ☐ Wundpflege

Außerdem kann der Apotheker eine pharmazeutische Visite durchführen. Hier liegt der Schwerpunkt auf pharmakologische Interaktionen und technologische Unverträglichkeiten bei der für den Patienten aufgestellten Medikation. Regelmäßig werden dann darauf beruhende Gespräche mit den zuständigen Ärzten geführt. Auf diese vielfältige Weise wirkt der Apotheker positiv bei der Therapie der Patienten mit. Dieses führt zur Qualitätssteigerung bei der Patientenversorgung.

3.4 Umsetzung der GMP-Regeln

Hans Joachim Schneider

3.4.1 Einführung

Probleme der Qualitätssicherung bei der industriellen Herstellung der Arzneimittel veranlassten die Weltgesundheitsorganisation (WHO) im Jahre 1969 einen Bericht herauszugeben, der „Grundregeln für die Herstellung von Arzneimitteln und die Sicherung ihrer Qualität" aufstellte. Der englische Titel „Good Manufacturing Practices" fand als Abkürzung „GMP" Eingang in die Fachliteratur und weltweite Anerkennung.

Die Abwanderung der Arzneimittelherstellung aus der Apotheke in die industrielle Fertigung und die damit verbundene Änderung der Mitarbeiterqualifikation machten diesen Schritt zur GMP notwendig; ihre Übernahme in nationales Recht war nur eine Frage der Zeit. Nach dem Arzneimittelgesetz, dem Apothekengesetz und der Betriebsordnung für pharmazeutische Unternehmer sind die GMP-Regeln, soweit es für den Apothekenbetrieb notwendig erschien, 1987 in die Apothekenbetriebsordnung (ApBetrO) aufgenommen worden (s. „Pharmazeutisches Recht", S. 883 f.). Die unvoreingenommene Gegenüberstellung der Vorschriften von ApBetrO und GMP-Regeln zeigt, dass vieles davon lange bestehende pharmazeutische Tradition ist.

Die Erfahrung lehrt allerdings, dass einzelne Aspekte der GMP sehr nützliche Denkanstöße sind, die Organisation der Apotheke methodisch zu überprüfen. Die Sicherung der Qualität bei der Herstellung von Arzneimitteln in der Apotheke, auch über längere Zeiträume hinweg, wird bei Einhaltung der GMP-Regeln erleichtert. Insbesondere seit dem Wegfall der Praktikantenzeit vor dem Studium der Pharmazie gewinnen die GMP-Regeln neben tradierter Erfahrung als qualitätssicherndes Element zusätzliches Gewicht.

Im Rahmen dieser Einführung wird deshalb auf die wichtigsten Gesichtspunkte eingegangen. Dabei soll auch gezeigt werden, dass bestimmte Arbeiten für den GMP-Standard nur einmalig zu erbringen sind. Danach wird es zur Routine, deren Erledigung delegiert werden kann, den Apotheker entlastet und ihm so mehr Zeit gibt, sich seinen Kunden zu widmen, sie zu informieren und zu beraten.

Zentrale Punkte der Anpassung der Herstellungsregeln an die GMP-Richtlinien durch die Apothekenbetriebsordnung sind die Einführung des Zertifikatsystems für vorgeprüfte Ware, die Prüf- bzw. Chargennummer für Ausgangsstoffe und defekturmäßig in der Apotheke hergestellte Arzneimittel, die Dokumentation und Inprozesskontrolle bei der Herstellung (Rezeptur und Defektur) sowie die Hygienemaßnahmen. Außerdem wird von der GMP eine Selbstinspektion gefordert.

Im Folgenden werden die GMP-Regeln in ihrer Integration in die ApBetrO dargestellt und die praktischen Konsequenzen erläutert.

GMP-Richtlinien

Grundregeln der Weltgesundheitsorganisation für die Herstellung der Arzneimittel und die Sicherung ihrer Qualität. Geeignete Maßnahmen für die Herstellung und Qualitätskontrolle von Arzneimitteln:

1 Vorbemerkungen
2 Begriffsbestimmungen
3 Personal
4 Räumlichkeiten
5 Technische Ausrüstung
6 Hygiene
7 Ausgangsmaterialien
8 Herstellungsvorgänge
9 Etikettierung und Verpackung
10 Qualitätskontrollsystem
11 Selbstinspektion
12 Aufzeichnung über den Vertrieb
13 Berichte über unerwünschte Wirkungen

3.4.2 Begriffsbestimmungen

Hier werden Begriffe wie Arzneimittel, Herstellung, Ausgangsmaterial, Charge, Chargennummer, Quarantäne und Qualitätskontrolle erläutert; dabei werden die wichtigsten wegen ihrer Bedeutung im Apothekenbetrieb kurz dargestellt.

Charge. Die Menge des Arzneimittels, die in einem bestimmten Herstellungsgang gefertigt wird. Das Wesentliche einer Charge ist ihre Homogenität (§ 4 Abs. 16 AMG).

Chargennummer. Eine Kennzeichnung in Zahlen und/oder Buchstaben, welche die Charge identifiziert und es ermöglicht, den Produktionsablauf dieser Charge einschließlich aller Herstellungsstufen und Kontrollen zurückzuverfolgen und nachzuprüfen.

Quarantäne. Der Zustand eines Materials, das abgesondert wird und erst nach der Freigabe zur Verfügung steht.

Qualitätskontrolle. Alle Maßnahmen, die dazu bestimmt sind, die Produktion einheitlicher Arzneimittelchargen und deren Übereinstimmung mit den festgelegten Spezifikationen in Bezug auf Identität, Gehalt, Reinheit und andere Eigenschaften zu gewährleisten.

Ein weiterer wichtiger Begriff ist die Einführung einer **Analysenkontrollnummer.** Sämtliche Ausgangsmaterialien, die auf irgendeiner Stufe der Arzneimittelherstellung verwendet werden, müssen einer Eingangskontrolle unterzogen werden. Zur klaren Identifizierung der einzelnen, vom Lieferanten bezogenen Materialien (Arzneigrundstoffe, Drogen etc.) wird an jedes eine eigene Nummer vergeben, ähnlich der Chargennummer bei der Herstellung (§ 6 ApBetrO). Dabei ist der Apotheker in der Gestaltung frei.

☐ Z. B. Herstell-/Prüfdatum	14.04.2004
☐ Verwendung des Datums:	140404 oder
☐ Laufende Nummer:	04/181 04 = Jahr 181 = laufende Nummer in der Prüf- oder Herstellungskartei

☐ Es empfiehlt sich, unterschiedliche Systeme für Herstell- bzw. Prüfnummer zu verwenden, um Verwechslungen bei der Dokumentation (§§ 6, 10, 22 ApBetrO) zu vermeiden.

3.4.3 Personal

Den Zielsetzungen der GMP wird § 3 ApBetrO voll gerecht, in dem die Verantwortlichkeiten und Beschäftigungsmerkmale des Apothekenpersonals festgelegt sind.

Besondere Beachtung sollte in diesem Zusammenhang der Vorschrift in Abs. 1 geschenkt werden: „Das Apothekenpersonal darf nur entsprechend seiner Ausbildung und seinen Kenntnissen eingesetzt werden". Dies ist zwar eigentlich eine Selbstverständlichkeit, sie gewinnt aber speziell im Herstellungsbereich (in Rezeptur und Defektur) besondere Bedeutung, da dort nach Beendigung der Herstellungsvorgänge Überprüfungen der Qualität nicht immer möglich sind. Hier ist die Arbeit nach den „Regeln der Kunst" oftmals von der Erfahrung abhängig.

Die zurückgehende Herstellung erfordert in der Apotheke besondere Methoden der Qualitätssicherung, z. B. sollten Rezepturen und Defekturen, bei denen besondere Herstellungsmethoden für eine gute Qualität notwendig ist, in einer eigenen **Rezepturkartei** mit den besonderen Bemerkungen zur Herstellung dokumentiert werden. Neu hinzukommende Mitarbeiter sollten mit dieser Kartei vertraut gemacht werden, insbesondere unbekannte Rezepturen müssen mit ihnen anfangs vorbesprochen und im Ergebnis kontrolliert werden.

Man erreicht so stets eine gleichbleibende Arzneimittelqualität. Die noch zu besprechende Dokumentation bei der Herstellung liefert hierzu wichtige Grundlagen (s. S. 441). Der Apothekenleiter sollte darüber hinaus von Zeit zu Zeit die Durchführung auch regelmäßig anfallender Rezepturen überprüfen, um sich von der Einhaltung des notwendigen Qualitätsstandards zu überzeugen.

Das am 1. Januar 2000 in Kraft getretene Gesetz zur Reform der gesetzlichen Krankenversicherung verpflichtet alle Leistungserbringer, also auch die Apotheker, zu Maßnahmen der Qualitätssicherung. Die Bundesapothekerkammer hat zu diesem Zweck seither 20 Leitlinien zur Qualitätssicherung entwickelt, die den Apotheken als Hilfestellung bei der Formulierung ihrer betriebsspezifischen Prozesse dienen sollen. 9 der Leitlinien befassen sich mit Herstellungsprozessen (4).

3.4.4 Räumlichkeiten

„Die Räumlichkeiten der Apotheke müssen nach Art, Größe, Zahl und Einrichtung geeignet sein, … insbesondere die einwandfreie Entwicklung, Herstellung und Prüfung … der Arzneimittel zu gewährleisten. Sie sind in einwandfreiem hygienischen Zustand zu halten (§ 4 ApBetrO)." Deshalb ist auch die Tierhaltung in der Apotheke aus hygienischen Gründen ausdrücklich untersagt (s. amtliche Begründung zur ApBetrO); ebenso sollten Pflanzen nicht in der Nähe der Rezeptur aufgestellt werden.

Rezepturplatz

Wie die Rezeptur am besten in der Apotheke angeordnet werden soll, wird in der ApBetrO offengelassen. Die „einwandfreie Herstellung" ist sicher nur da gewährleistet, wo die Kontamination mit Staub, Bakterien, anderen Arzneistoffen und/oder Laboratoriumsdämpfen möglichst weitgehend vermieden werden kann.

Tab. 3.4-1: Untersuchung der Verkeimung der Luft in verschiedenen Apotheken

	Keimzahlen/h			
	Platz 1	**Platz 2**	**Platz 3**	**Platz 4**
City (sehr belebt)	11,0	8,6	4,4	1,2
Vorstadt (mäßig belebt)	6,0	6,0	6,0	2,4
Vorstadt (sehr belebt)	15,0	1,6	4,8	2,4
Vorstadt (sehr belebt)	18,4	7,6	3,4	3,4
City (sehr belebt)	19,2	12,6	7,6	2,4
City (mäßig belebt)	2,2	3,0	2,8	0,4
Durchschnitt	11,9	6,6	4,8	2,0

Als Mikroorganismen wurden nachgewiesen:

Bakterien: *Staphylococcus epidermidis*
Vergrünende Streptokokken
Diplokokken
Mikrokokken
Aerobe Sporenbildner

Pilze: Saprophyten

Aufstellungsorte und -dauer:

Platz 1 Nahe der Kasse auf dem Handverkaufstisch
Platz 2 Rezepturtisch in der Offizin oder ein damit vergleichbarer Platz
Platz 3 Eine etwas abseits gelegene Stelle der Offizin
Platz 4 Labortisch im abgeschlossenen Laboratorium oder, soweit vorhanden, Rezepturtisch einer räumlich abgeschlossenen Rezeptur

An den jeweilgen Orten wurde an fünf aufeinanderfolgenden Tagen zwischen 16.00 und 16.30 Uhr jeweils eine Blutplatte (Eigenherstellung: Blut-Agar (Basis) Fa. Merck, Art. Nr. 10886 mit 5 % Hammelblut) aufgestellt. Die Keimzahl wurde nach 48 Stunden (Bebrütungstemperatur: 35 °C) bestimmt.

Die in Tabelle 3.4-1 angegebenen, durch Zählen sedimentierter Keime gewonnenen Ergebnisse einer Untersuchung von F. Möller, Zentrallaboratorium Deutscher Apotheker, aus dem Jahre 1982 können als Entscheidungshilfe dienen. Danach ist durch den Publikumsverkehr in der Offizin die Kontamination mit Staub und Keimen von der Straße her erwartungsgemäß größer (bis 24 Keime/h) als an entfernteren Stellen (12 Keime/h). Eine Arbeitsfläche im abgeschlossenen Laboratorium bzw. in einer vor Turbulenzen geschützten Rezeptur bringen befriedigende Ergebnisse (4 bis 10 Keime/h). Mit der gleichen Methode werden in der industriellen Fertigung außerhalb der Laminar-Air-Flow-Bereiche Keimbelastungen von bis zu 10 Keimen/h toleriert (s. Lignau, APV 3, GMP-Seminar, S. 58). Bei Beachtung einiger Hygieneregeln (s. Kap. 3.4.6) braucht niemand in der Apotheke ein mikrobielles Jakobinertum zu entwickeln. Allerdings sind für die Herstellung der Augenarzneimittel und Injektionen trotz der generell geübten Sterilfiltration strengere Maßstäbe anzulegen als bei anderen Arzneiformen. Wer häufiger Augentropfen und vor allem Augensalben herstellen muss, sollte im Interesse des Patienten einen Laminar-Air-Flow-Bereich einrichten, um bestmögliche Qualität zu liefern. Die Integration eines solchen Herstellungsbereichs in der Rezeptur lässt sich mit relativ geringen Mitteln erreichen; die Kosten dafür liegen kaum höher als die der Einrichtungsgegenstände im Bereich der Selbstbedienung. Eine weniger gute Alternative wäre der Sterilkasten.

Gegen die Herstellung der Arzneimittel im Apothekenlaboratorium bestehen keine Bedenken, allerdings dürfen nicht gleichzeitig Arzneimittelprüfungen stattfinden, um Kontaminationen zu vermeiden. Aus den gleichen Gründen sind die zur Herstellung benötigten Grundstoffe **außerhalb** des Laboratoriums zu lagern. Ein **Quarantäneplatz** für noch nicht geprüfte bzw. noch nicht freigegebene Ausgangsstoffe oder Arzneimittel ist ebenfalls **außerhalb** des Laboratoriums einzurichten.

3.4.5 Technische Ausrüstung

Die technische Ausrüstung ist entsprechend dem Versorgungsauftrag der Apotheke definiert und lässt dem Apotheker bei der Auswahl der Geräte freie Hand, solange er die gesetzlich vorgegebenen Qualitätsstandards erreicht (§ 4 Abs. 7 und 8 ApBetrO).

3.4.6 Hygiene

Das Wort Hygiene (§ 4 Abs. 1 ApBetrO) erschien erstmals 1987 in der Apothekenbetriebsordnung. Obwohl es für einen verantwortungsbewussten Apotheker schon immer eine Selbstverständlichkeit war, für einwandfreie hygienische Zustände seiner Apothekenräume zu sorgen, ist es sicher sinnvoll, die Empfehlungen der GMP-Regeln zu befolgen, einen Hygieneplan aufzustellen und in der Apotheke auszuhängen (Tab. 3.4-2). Darin sollten eigene Anweisungen an die in der Arzneimittelherstellung beschäftigten Mitarbeiter enthalten sein.

Verantwortlich für Anleitung und Kontrolle auf dem Gebiet der Hygiene ist der Apothekenleiter. Mit der Durchführung und Kontrolle kann ein geeigneter Mitarbeiter beauftragt werden. Alle Mitarbeiter sind verpflichtet, das betriebliche Hygienekonzept einzuhalten und zur Verbesserung des Hygienestatus beizutragen (Hygienerichtlinie (2002) und Leitlinie der Bundesapothekerkammer „Hygienemanagement“ (4)).

Tab. 3.4-2: Hygieneplan für Rezeptur und Defektur

1	Saubere Arbeitskleidung verwenden, bei gleichzeitiger HV-Beteiligung oder anderer Arbeiten einen eigenen Labormantel für die Rezeptur verwenden
2	Rezepturtisch täglich oder vor Beginn einer Herstellung feucht reinigen (ggf. Zusatz eines Desinfektionsmittels, z. B. Sagromed)
3	Aqua purificata zur Rezeptur täglich frisch herstellen und in einem vorher keimfrei gemachten Gefäß aufbewahren, mindestens aber das Wasser vor Verarbeitung einige Minuten aufkochen. Bei geringen Mengen von Aqua purificata (bis 100 ml) besser Ampuwa verwenden, den Anbruch verwerfen
4	Standgefäße sauberhalten, einmal wöchentlich abstauben
5	Vor Beginn der Rezeptur Arbeitsgeräte auf Sauberkeit prüfen Herstellung von Augenarzneimitteln oder Injektionslösungen: Laminar-Flow-Gerät mit 70 %igem Isopropylalkohol (2-Propanol) auswischen, Gerät 15 Minuten vor Herstellungsbeginn einschalten und auf ausreichenden Luftstrom achten (Zeiger des Strömungsmessers im grünen Bereich) Sämtliche Utensilien quer zum Luftstrom stellen, sonst Turbulenzen An produktberührenden Teilen ist – vorzugsweise unmittelbar vor dem Gebrauch – Keimarmut durch Desinfektion mit Alkohol-Wasser-Mischungen geeigneter Konzentration, z. B.: 2-Propanol 70 % (V/V), oder durch andere adäquate Maßnahmen sicherzustellen (Hygienerichtlinie (2002) und (4)).
6	Vor Rezepturbeginn Hände waschen und desinfizieren, z. B. Desderman, und bei Augensalben Einmalhandschuhe tragen
7	Bei Erkältung (Husten/Schnupfen) Mundschutz tragen oder Rezeptur durch einen anderen Mitarbeiter durchführen lassen
8	Nach Beendigung der Rezeptur Arbeitsfläche und Geräte gründlich säubern

Die im Arzneibuch enthaltenen Anforderungen an die mikrobielle Reinheit von Arzneimitteln sind unter „Praktische Hinweise zur Herstellung wichtiger Arzneiformen“, S. 387 ff. bei den einzelnen Formen beschrieben. Darüber hinaus wurden von der FIP bereits 1974 Standards entwickelt, die diese ergänzen. Diese sind in leicht veränderter Form in das Europäische Arzneibuch übernommen (s. Kap. 5.1.4) worden (Tab. 3.4-3).

Von besonderer Bedeutung ist die strenge Forderung nach Abwesenheit pathogener Keime mit besonderen Infektionsrisiken, wie *Pseudomonas aeruginosa, Staphylococcus aureus*, Enterobakterien (Proteus, Salmonellen, Dysenterieerreger), *Escherichia coli*. Um einen guten Hygienestandard zu erreichen, sollten folgende Punkte Beachtung finden:

- ☐ Für die Herstellung ist ein räumlich abgetrennter Bereich anzustreben.
- ☐ In den Herstellungsbereichen sollten sich nur Personen aufhalten, die dort entsprechende Tätigkeiten ausführen.
- ☐ Warenanlieferung nicht durch die Offizin und andere Räume.
- ☐ Tiere nicht in den Apothekenräumen halten.
- ☐ Pflanzen nicht in Herstellungsbereichen.
- ☐ Abfälle aller Art nicht in Arbeitsräumen lagern.
- ☐ Berufskleidung tragen, insbesondere im Herstellungsbereich.
- ☐ Essen, Rauchen und unhygienisches Verhalten im Herstellungsbereich unterlassen.
- ☐ Teppichböden nicht im Herstellungsbereich.
- ☐ Statt Seife und Handtuch, Händedesinfektionsspender und Einmalhandtücher aus Papier einführen.
- ☐ Mitarbeitertraining zum Einhalten richtiger Hygieneregeln, insbesondere bei der Reinigung und Desinfektion der Hände* vor Anfertigung eines Arzneimittels.
- ☐ Mitarbeiter mit ansteckenden Krankheiten sind nicht in der Herstellung zu beschäftigen.

Weitere Einzelheiten siehe Leitlinien zur Qualitätssicherung (4).

3.4.7 Ausgangsmaterialien

Zur Herstellung der Arzneimittel dürfen nur Ausgangsstoffe verwendet werden, deren ordnungsgemäße Qualität festgestellt ist (§ 11 ApBetrO). Es ist eigentlich für jeden verantwortlich denkenden Menschen eine Selbstverständlichkeit, diese Forderungen zu erfüllen. Schließlich hängt die Qualität eines Endproduktes – außer vom Herstellungsverfahren – ganz entscheidend von der Qualität der eingesetzten Ausgangsstoffe ab. Qualitätssichernde Maßnahmen in der Behandlung der Ausgangsmaterialien, wie ihre korrekte, Verwechslungen vermeidende Bezeichnung, spezielle Karteien als qualitätssteuernde Einkaufshilfen, Eingangskontrollen, sich wiederholende Zwischenprüfungen bei Lagerung, die Auswahl des richtigen Lieferanten (Prüfzertifikate) gewinnen hierbei eine besondere Bedeutung und bedürfen der ganz besonderen Aufmerksamkeit des dafür verantwortlichen Apothekers. Sie werden in den folgenden Abschnitten besprochen.

* Mit alkoholischen Präparaten, die für die chirurgische Händedesinfektion geeignet sind, kann eine 90 %ige Reduktion der Hautflora erreicht werden. Meist werden Kombinationen aus Ethanol, 1-Propanol oder Isopropylalkohol mit quartären Ammoniumverbindungen, Phenol-Derivaten angeboten. In der Praxis wird oft übersehen, daß 96 %iges Ethanol nur eine schlechte desinfizierende Wirkung hat. 70 %iges Ethanol oder Isopropylalkohol wirken dagegen am besten. Eine ausführliche Darstellung geeigneter Desinfektionsmittel findet sich in Gebler, H. (1998): Tabellen für die pharmazeutische Praxis (Fortsetzungswerk), Govi-Verlag, Pharmaz. Verlag GmbH, Eschborn.

min und der schnellen Elimination über die Leber (biologische Halbwertszeit von 3 bis 5 Minuten) minimal und beschränken sich auf Blutungen und Hämatome im Bereich der Einstichstellen sowie mit einer Wahrscheinlichkeit von 0,3 bis 0,6 % auf gastrointestinale Blutungen, Zahnfleischbluten, Nasenbluten und zerebrale Blutungen.

Eine potentielle Indikation ist der akute ischämische Schlaganfall, den in den USA jährlich über 400 000 Menschen erleiden. Bisher liegt noch keine Zulassung vor, die klinischen Studien bestätigten jedoch einen positiven Effekt. Trotz einer höheren Rate an zerebralen Blutungen führte die Therapie mit intravenösem rt-PA innerhalb von drei Stunden nach Beginn eines ischämischen Schlaganfalls zu einem verbesserten klinischen Ergebnis. Ein weitere therapeutische Anwendung zeichnet sich für die intravenöse Thrombolyse bei akutem hemisphärischen Schlaganfall ab; erste klinische Studien wurden bereits durchgeführt.

3.5.4 Sicherheit, Qualität und Ethik

1982 ist das erste gentechnisch hergestellte Pharmakon Humulin® (Humaninsulin) der Firma Eli Lilly zugelassen worden. 21 Jahre später werden der große Fortschritt, den rekombinante Medikamente repräsentieren, und die Sicherheit der Gentechnik auf diesem Sektor, die durch die Verwendung von Sicherheitslaboratorien, Sicherheitsplasmiden und Sicherheits-Mikroorganismen, z. B. *E. coli* K12, gewährleistet ist, nicht mehr in Frage gestellt. Die anfänglichen (Horror)visionen sind nicht eingetreten, und die vielfachen Bedenken konnten glücklicherweise zerstreut werden. Die zur Zeit heftig und kontrovers diskutierte Herstellung gentechnisch veränderter Nahrungsmittel berührt den Pharmasektor nicht. Rekombinante Proteine werden nach dem hohen internationalen GMP-Standard in Firmen hergestellt, die gemäß der DIN/ISO 9000-Serie zertifiziert sind. Das Qualitätsmanagement wird analog zur Produktion der „klassischen" chemischen Arzneimittel auch bei rekombinanten Proteinen auf allen Herstellungsebenen praktiziert und garantiert eine gleichbleibend optimale Qualität des Pharmakons. Auch in den Bereichen Ethik, Religion und Gesellschaftspolitik wird diese Art therapeutischer Gentechnik durchweg akzeptiert, selbst wenn der Mensch bei der absichtlichen Veränderung natürlich vorkommender Proteine die Rolle eines Schöpfers annimmt. Letztendlich besteht das primäre Ziel dieser Technologie in der Linderung menschlichen Leidens und der Heilung von Krankheiten.

Literatur

Baron, D. (1996): Immunologie – Antikörper, Cytokine, Impfungen – PZ-Schriftenreihe Bd. 6, Govi Verlag Pharmazeutischer Verlag GmbH, Eschborn

Baron, D. (1997): Therapeutischer Einsatz monoklonaler Antikörper. Naturwissenschaften 84: 189–198

Dingermann, T. (1998): Gentechnisch hergestellte Arzneimittel. Apotheke und Krankenhaus 14: 18–84

Dingermann, T. (1999): Gentechnik Biotechnik. Wissenschaftliche Verlagsgesellschaft, Stuttgart

Glaser, V. (1999): Therapeutic monoclonals enjoy a renaissance. Gen. Engin. News 19/8: 1–55

Meinen, M., Schöpe, K. B. (1991): Recormon® – für die intravenöse und subkutane Anwendung. Firmenbroschüre von Roche Diagnostics GmbH (Boehringer Mannheim GmbH)

Reichling, J., Baron, D., Saller R. (1998): Produktion und Anwendung von gentechnisch hergestellten Arzneimitteln. Zeitschr. für Phytopathol. 19: 263–268

Thomae, Homöopathie in der Praxis (1987): Actilyse, Standardinformation für Krankenhausapotheker

Watson, J. D., Gilman, M., Witkowski, J., Zoller, M. (1993): Rekombinierte DNA. Spektrum Akademischer Verlag, Heidelberg. 195–215 (Gene in Säugetierzellen)

Watson, J. D., Gilman, M., Witkowski, J., Zoller, M. (1993): Rekombinierte DNA. Spektrum Akademischer Verlag, Heidelberg. 445–457 (GT in Landwirtschaft)

Werner, R. G., Walter, J. (1990): Downstream Processing von aus Zellkulturen gewonnenen Produkten. BioEngineering 5/90: 14–19

Werner, R. G. (1994): Gene Technology: Chances for Diagnosis and Therapy. Meth. Find. Exp. Clin. Pharmakol. 16: 525–537

Yanchinski, S. (1997): Nexia Biotech opens the first transgenic animal production facility in Canada. Gen. Engin. News 16/20: 26–39

4 EDV in der Apotheke

Horst W. Schuchmann

4.1 Einführung

Die heutige Apotheke ist ohne eine Vielzahl elektronischer Bauelemente, die die täglichen Arbeiten unterstützen oder erst ermöglichen, kaum mehr vorstellbar. Im täglichen Leben begegnet uns die elektronische Datenverarbeitung in Taschenrechnern, mobilen und stationären Telefonen und Telefonanlagen, Faxgeräten, Waagen und sonstigen Messsystemen oder mehr oder weniger großen Computern des Warenwirtschaftssystems. Selbst Datenerfassungsgeräte für die Warenwirtschaft, wie Barcodescanner, Kärtchenleser, Tastaturen oder Personal Digital Assistents (PDA) können als eigenständige Computer mit eigenem Betriebssystem verstanden werden.

Zunehmend durchdringt auch in der Apotheke die Vernetzung all dieser Gerätschaften die tägliche Arbeit. Die Bestellung eines Kunden aus dem Internet kann die Apotheke über das Faxgerät erreichen oder bei Verwendung eines Internet-Shopsystems auch gleich in der Warenwirtschaft landen und möglicherweise über das Festnetz eine Bestellung beim nachgelagerten Großhandel auslösen. Die Bestätigung der Warenlieferung durch den Großhandel kann eine SMS (Short Message Service) der Apotheke an den Kunden zur Folge haben, in der die Bereitstellung der Ware für einen bestimmten Zeitpunkt zugesichert wird.

Bei Abholung der Arzneimittel kann die Apothekerin die Beratung des Kunden mit den auf den Speichermedien der Apotheke vorliegenden Daten vornehmen oder auch im Internet nach praktikablen Lösungen für die Wünsche des Kunden fündig werden. Möglicherweise kann sie dies auch deshalb in besonders ungestörter Atmosphäre tun, weil die Waren durch ein automatisches Komissioniersystem bis an den Beratungsplatz transportiert werden.

Während die Datenverarbeitungssysteme in einem Zeitraum von wenigen Jahren immer mehr leisten konnten, haben sich viele Apotheken in ihrer internen Struktur nur wenig an die neuen Möglichkeiten angepasst. Vorteile, die die fortschreitende Technik für die Apothekenführung und den Apothekenalltag bietet, werden oft nicht genutzt. Es ergibt sich die Situation, dass komplexe Systeme teuer bezahlt, jedoch nur zu einem Bruchteil ihrer Leistung genutzt werden.

Von einfachen Bestellcomputern bis zu Systemen, die annähernd alle Daten der Apotheke, egal, ob sie innerhalb der Apotheke oder auf einem Internetserver weltweit genutzt werden, verwalten, gibt es ein breites Spektrum an Angeboten. Welches System für eine Apotheke notwendig und sinnvoll ist, lässt sich nicht allgemein beantworten. Selbst für Apotheken gleicher Umsatzgröße können völlig unterschiedliche Systeme angebracht sein, wenn sich Sortiment, Lage, Personalstruktur oder die Kommunikation mit den Kunden unterscheiden.

Es wird im Folgenden versucht, einen Überblick über die apothekenrelevanten Grundlagen der EDV zu geben. Die Betrachtungen beziehen sich auf kommerziell verfügbare Systeme zur Nutzung in der Apotheke sowie der Informationen bzw. Datenbereitstellung im Internet.

4.2 Komponenten eines EDV-Systems

Ein EDV-System besteht aus Hardware und Software. Mit Hardware werden die Teile einer EDV-Anlage bezeichnet, die zum „Anfassen" sind, z. B. Zentraleinheit, Bildschirm, Drucker. Mit Software werden die Komponenten bezeichnet, die zum Einsatz notwendig, aber nicht greifbar sind. Dies sind das Betriebssystem und die Programme.

4.2.1 Hardware

Die Hardware besteht aus der Zentraleinheit (Computer) mit den dazugehörigen Bauteilen (Prozessor, Hauptspeicher, Grafikkarte, Kontroller, Massenspeicher) sowie den Peripheriegeräten (Bildschirm, Drucker, Scanner, USV – unterbrechungsfreie Stromversorgung).

Prozessor

Das Herz des Computers ist der Prozessor (CPU – Central Processing Unit). Die Kenntnis von Aufbau und Funktionsweise sind für den Anwender nicht notwendig, wichtig sind ausreichende Geschwindigkeit und Leistungsfähigkeit. Bei modernen Systemen spielt für die Systemleistung der Ausbau des Hauptspeichers die entscheidende Rolle. Hier gilt: je mehr Speicher desto besser.

Massenspeicher

Zur Speicherung der Daten und Programme werden üblicherweise Disketten, Festplatten oder CD-ROM verwendet. Disketten werden wegen ihrer geringen Kapazität und langsamen Zugriffsgeschwindigkeit nur noch selten verwendet, z. B. für Preisänderungen oder Sonderangebote. Die CD-ROM ist eigentlich nichts anderes als eine große Diskette. Sie hat eine große Speicherkapazität (650 MB entsprechen etwa 20 000 Seiten), ist preiswert und unempfindlich. Der Zugriff auf große, sich in regelmäßigen Abständen verändernde Datenbestände, die zur Information in der Apotheke dienen, wie z. B. die ABDA-Stammdaten oder Arzneimittelinformationen der ABDA-Datenbank sind das typische Einsatzgebiet der CD-ROM.

Die Festplatte ist zur Zeit das gebräuchlichste Speichermedium bei Apothekencomputern. Von der Festplatte können Daten sowohl gelesen als auch auf diese abgespeichert werden. Die Festplatte ist der empfindlichste Teil des Computers, sie kann durch Erschütterungen, z. B. durch den Besen der Putzfrau, oder andere Einflüsse aus der Umgebung leicht beschädigt werden. Da die Festplatte fest mit dem Computer verbunden ist, ist es notwendig, ihre Daten auf einem externen Medium (Disketten, CD-ROM, Bänder) zu sichern.

Peripherie

Der Computer samt seinen gespeicherten Daten wäre ohne die Möglichkeit, Daten eingeben oder ansehen zu können, ein nutzloses Gerät. Zur Eingabe der Daten dienen Peripheriegeräte, wie Tastatur, Kärtchenleser oder Scanner, zur Datenausgabe Bildschirm und Drucker. Da alle Vorgänge über diese Geräte abgewickelt werden, sollte im eigenen Interesse darauf geachtet werden, dass sie den ergonomischen Anforderungen entsprechen. Bei schlechter Ergonomie wird zwar mit dem Computer gearbeitet, aber längst nicht so effektiv wie es wünschenswert wäre. Jede Sekunde, die zwecks Korrektur falsch eingegebener oder gelesener Daten verloren geht, kostet letztendlich Geld und senkt die Motivation der Bediener.

Drucker

Bei Druckern ist die Vielfalt größer als bei allen anderen Peripheriegeräten. Es sollte überlegt werden, wozu diese benutzt werden und wo sie in der Apotheke platziert werden. Es kann preiswerter sein, für unterschiedliche Anforderungen, wie z. B. Listendruck und Kundeninformation, zwei Drucker einzusetzen als lange Wege, unprofessionelle Layouts oder lästige Geräuschentwicklungen in Kauf nehmen zu müssen.

Nadeldrucker

Buchstaben und Zeichen werden aus einzelnen Punkten zusammengesetzt und durch Stahlstifte (Nadeln), die auf ein Farbband drücken, auf Papier übertragen.

Vorteile: schnell, robust, preiswert, Durchschläge, Endlos-, Etiketten- und Einzelblatt möglich. Nachteile: schlechtes Schriftbild, laut.

Thermodrucker

Hier verwendet man horizontal angeordnete Thermoelemente. Es wird ein spezielles Papier, das sog. Thermopapier verwendet. Bereits bei geringer Wärmeeinwirkung färbt sich dieses an der entsprechenden Stelle schwarz bzw. violett. Früher wurden Thermodrucker in Faxgeräten eingesetzt. Heute findet man dieses Druckverfahren in Bondruckern.

Vorteile: robust, kompakt, preiswert, schnell. Nachteile: Die Ausdrucke verblassen mit der Zeit bzw. sind sehr anfällig gegen Beschädigungen: Bereits eine heiße Tasse Kaffee vermag einen Thermo-Ausdruck zu ruinieren. Die Druckmöglichkeiten sind durch das Format der Druckrolle vorgegeben.

Tintenstrahldrucker

Zeichen werden ebenfalls aus einzelnen Punkten zusammengesetzt, indem Tintentröpfchen unter hohem Druck auf Papier aufgetragen werden.

Vorteile: leise, gutes Schriftbild, Farbdruck möglich. Nachteile: nicht alle Papiersorten verwendbar, Tinte kann eintrocknen, hoher Seitenpreis.

Laserdrucker

Arbeitsweise ähnlich Kopiergeräten. Kohlepartikel werden bei hoher Temperatur in das Papier eingebrannt. Der Druck wird nicht zeilenweise durchgeführt, sondern eine ganze Seite wird im Drucker zusammengestellt und über optische Medien (Laser) auf das Papier übertragen.

Vorteile: schnell, gutes Schriftbild. Nachteile: Warmlaufphase nach dem Einschalten, hoher Seitenpreis, teilweise recht laut.

Scanner und Modems

Scanner tasten einen Gegenstand optisch ab und setzen die gelesenen Daten (Barcode) in Buchstaben und Zahlen um. Es gibt Handscanner, die über eine Packung geführt werden, und Scanner, die fest eingebaut sind und über die eine Packung gezogen wird. Welcher Typ für die einzelne Apotheke am besten geeignet ist, hängt von der Verwendung und von dem zur Verfügung stehenden Platz ab. Bei großem Volumen der zu scannenden Packungen ist ein fest eingebauter Scanner empfehlenswert.

Modems (Modulator/Demodulator) und ISDN-Adapter dienen der Datenübertragung zu einem anderen Computer über die Telefonleitung. Es gibt große Unterschiede in Geschwindigkeit und Zuverlässigkeit.

4.2.2 Software

Unter Software versteht man die nicht fassbaren Teile eines Datenverarbeitungssystems: Betriebssystem und Anwendungssoftware ist immer nur im Zusammenspiel mit Hardware funktionsfähig.

Betriebssystem

Das Betriebssystem regelt den Umgang mit dem Computer und die Ein-/Ausgabe der Daten. Da in der Apotheke an mehr als einer Stelle gleichzeitig (Multiuser) gearbeitet wird, konzentriert sich die Auswahl des Betriebssystems darauf, allen Arbeitsplätzen die notwendigen Programme und Daten gleichzeitig zur Verfügung zu stellen. Es ist zweckmäßig, wenn an einem Arbeitsplatz mit mehr als einem Programm gleichzeitig gearbeitet werden kann (Multitasking).

Ein echtes Multiuser-/Multitasking-Betriebssystem ist UNIX und seine Abkömmlinge (QNX, Linux). An die Zentraleinheit sind mehrere Terminals (Bildschirme und Tastaturen) angeschlossen, die alle mit unterschiedlichen, aber auch mit dem gleichen Programm arbeiten können. Heute werden anstelle der Terminals „intelligente Terminals“ verwendet. Dies sind eigene Computer, die eine Bedienungsoberfläche für die Zentraleinheit bereitstellen, aber ebenfalls dazu benutzt werden können, unabhängig von der Zentraleinheit Programme auf diesem Arbeitsplatz ablaufen zu lassen.

Mit Netzwerken, z. B. Windows, werden mehrere Computer miteinander verbunden. Dadurch erhalten alle Arbeitsplätze (Clients) gleichzeitig Zugriff auf die zentral in einem Computer (Server) gespeicherten Daten und Programme. In der Leistungsfähigkeit und Stabilität bestehen bei den in der Apotheke üblichen Systemen keine Unterschiede zwischen Netzwerk- und UNIX-Lösungen. Mischformen sind gebräuchlich.

Anwenderprogramme

Typische Standardprogramme sind Textverarbeitung, Finanzbuchhaltungsprogramme, Programme zur elektronischen Kontoführung, Kalkulationsprogramme, Graphikprogramme und Datenbanken. Die Programme sind für breite Anwenderkreise gedacht und nicht speziell auf die Apotheke abgestimmt. Das ist normalerweise auch nicht tragisch, da, in der Apotheke Briefe schreiben, sich nicht wesentlich von der gleichen Arbeit im Büro unterscheidet.

Branchensoftware ist konkret auf die spezifischen Erfordernisse einzelner Handels- oder Produktionszweige zugeschnitten. Die für Apotheken angebotenen Warenwirtschaftssysteme zählen zu dieser Gruppe.

Individualsoftware wird hingegen speziell für den einzelnen Anwender und seine Probleme entwickelt und programmiert. Es kann in einzelnen Fällen sinnvoll sein, sich für eine Apotheke ein Programm ganz individuell erstellen zu lassen, das die Funktionen des Hauptprogramms ergänzt, z. B. zusätzliche Auswertungen, oder apothekenspezifische Probleme löst, z. B. Lieferung an ein Krankenhaus. Auch bei der Verwaltung innovativer Dienstleistungen, für die es noch keine Branchenlösung gibt, kann eine Individualprogrammierung sinnvoll sein, damit die Apotheke überhaupt diese Leistung anbieten kann.

Kriterien zur Auswahl von Individualprogrammen

Die Aufgabe, die das Programm erfüllen soll, muss genau beschrieben sein, der Kostenrahmen ist genau festzulegen. Die Erfahrungen des Programmierers sollten durch Referenzen belegt werden. Es sollte darauf geachtet werden, dass der Quellcode der Programme der Apotheke gehört und dieser auch übergeben wird. Es muss geklärt werden, ob sich das Programm mit der sonstigen Software in der Apotheke verträgt und in welcher Form eine Wartung durchzuführen ist, damit weitere Anforderungen, Fehler und Wechsel der Betriebssysteme nicht die Verwendung des Programms gefährden.

4.3 Ergonomie

Ergonomie ist die Lehre von den Arbeitsbedingungen und deren optimaler Anpassung an die Bedürfnisse des Menschen. Während es für Büromöbel eine Reihe detaillierte Vorschriften über Ausrichtung, Höhe und Ausstattung gibt, haben die Richtlinien für den noch recht jungen Bereich der Bildschirmarbeitsplätze z.T. bisher nur Empfehlungscharakter.

Kriterien zur Ergonomie

Tastatur

- ☐ Tasten etwa 3 cm über dem Tisch
- ☐ Neigung maximal 15 %
- ☐ Tastenweg 3–5 mm
- ☐ Tastenabstand Mitte bis Mitte 18 mm
- ☐ Tastaturabstand von der Tischkante mindestens 10 cm
- ☐ Klare Anordnung der Tasten, der Zahlenblocks, des Funktionstastenbereichs
- ☐ Höhenverstellbarkeit der Tastaturauflage

Bildschirm

- ☐ Bildwiederholfrequenz mindestens 70 Hertz
- ☐ Hohe Trennschärfe der Zeichen
- ☐ Hohe Zeichenstabilität, kein Zittern
- ☐ Geringe Reflexion der Bildschirmoberfläche
- ☐ Ausreichende Größe, d.h. die Schriftdarstellung muss ausreichend groß sein
- ☐ Augenabstand etwa 40–50 cm bei einem 14-Zoll-Bildschirm
- ☐ Freie Ausrichtung des Bildschirms
- ☐ Bildschirm leicht aufwärts geneigt direkt vor dem Anwender
- ☐ Augenhöhe an der oberen Bildschirmkante
- ☐ Bildschirmbedienungselemente leicht zugänglich
- ☐ Ausrichtung des Bildschirms im rechten Winkel zur Fensterfront
- ☐ Strahlungsarm
- ☐ Ausleuchtung des Bildschirmarbeitsplatzes niedriger als die Umgebung
- ☐ Höhenverstellbar
- ☐ Nicht merkbare Geräuschentwicklung

Drucker

- ☐ geringe Geräuschentwicklung
- ☐ geringe Geruchs-/Gasentwicklung, wie beispielsweise von Ozon bei Laserdruckern

Software

- ☐ Anpassung an die persönliche Arbeitsweise (Einstellung von Farbe und Bildaufbau)
- ☐ Standardisierte, einheitliche Oberfläche für alle Programmteile

- □ Aus allen Programmbereichen verfügbare aussagekräftige Hilfefunktion
- □ Statusanzeige über die Vorgänge, die das System gerade erledigt
- □ Ausgabe von Warnmeldungen bei Aktionen, die zu einem Datenverlust führen können
- □ Möglichkeit Aktionen abzubrechen oder rückgängig zu machen
- □ Nutzerführung sollte Fehleingaben vermeiden
- □ Handbuch mit Kurzeinführung und Referenzkapitel

4.4 Einsatzformen der EDV

4.4.1 Zentrale Datenverarbeitung

Vor einigen Jahren wurde im Apothekenbereich die zentrale Datenverarbeitung propagiert. Alle nicht apothekenspezifischen Daten, wie Artikelstammsatz, Artikelinformation usw., sind auf einem in einem Rechenzentrum oder beim Großhandel befindlichen Zentralcomputer gespeichert. In der Apotheke befinden sich nur die relativ preiswerten Geräte (Terminals oder Computer), die zur Kommunikation mit dem Zentralcomputer notwendig sind.

Vor- und Nachteile der zentralen EDV

Der Vorteil der zentralen EDV liegt darin, dass nicht Hunderte von Apothekern über Diskette oder per Hand geänderte Daten korrigieren und sichern müssen, sondern diese zentral gepflegt werden. Informationen über die Zusammensetzung von Arzneimitteln, Lieferbarkeit, Rückrufe usw. stehen sofort zur Verfügung und nicht erst mit zwei Wochen Verspätung. Der Apotheker braucht sich nicht um Kapazität und Leistungsfähigkeit des Systems zu kümmern, da in der Apotheke nur auf die Daten zugegriffen wird. Die in der Apotheke befindliche Hardware kann wesentlich preisgünstiger sein. Der Nachteil der zentralen EDV liegt in den hohen Telefonkosten, der langsameren Datenübertragung und darin, dass der Apotheker kaum Einfluss auf das Programm hat.

Wegen der inzwischen niedrigeren Telefonkosten und höhere Datentransferraten gewinnt der Gedanke der zentralen EDV wieder zunehmend Bedeutung. Insbesondere die logistische Ersparnis beim Anbieter der Apothekensoftware ist enorm. Daten und Programme müssen nicht mehr an Hunderte Anwender verschickt werden. Der hundertfache Aufwand für die Betreuung und Nachsorge der potenziell fehlerträchtigen Einspielvorgänge entfällt und Hardware, die nicht vorhanden ist, muss auch nicht gewartet werden.

4.4.2 Dezentrale Datenverarbeitung

Bei der dezentralen EDV befinden sich alle notwendigen Geräte und Daten in der Apotheke. Die Geräte können gekauft, geleast oder gemietet werden. Welche dieser Anschaffungsformen für die einzelne Apotheke am sinnvollsten ist, sollte anhand einer Investitionsrechnung unter Berücksichtigung der persönlichen Steuersituation zusammen mit dem Steuerberater abgeschätzt und entschieden werden.

Vor- und Nachteile der dezentralen EDV

Die Vorteile liegen insbesondere in der unmittelbaren Verfügbarkeit der Programme und Daten. Unabhängig von betriebsfremden Zwängen können das Warenlager bearbeitet, Bestellungen und Fakturierungen durchgeführt und Informationen abgefragt werden. Die Kosten des Systems hängen nicht von der Häufigkeit der Benutzung ab, werden also auch nicht über den geplanten Rahmen hinausgehen, wenn das System nach einigen Jahren wesentlich intensiver genutzt wird als bei der Installierung angenommen. Alle Daten befinden sich in der Apotheke und sind somit einem Fremdzugriff weitestgehend entzogen. Die Nachteile liegen darin, dass alle Änderungen (Preisänderungen, Auswertungen, Datensicherung), also auch die der apothekenunabhängigen Daten, vom Apothekenpersonal vorgenommen werden müssen. Wenn die berühmte verschüttete Tasse Kaffee oder der Apothekenpoltergeist den Computer außer Betrieb setzt, fällt die Anlage für einige Stunden aus. Durch Gesetzgeber oder Kostenträger vorgeschriebene notwendige zusätzliche Funktionen bedingen möglicherweise die Erweiterung der Anlage und damit häufig auch die Verlängerung des Mietvertrages oder neue Investitionen.

4.4.3 Apothekensoftware

Zur Ausstattung eines Apotheken-Computers gehört neben der Hardware als wichtigster Bestandteil die Warenwirtschaftssoftware (Anwendersoftware). Hinter dieser allgemein gehaltenen Bezeichnung verbergen sich teilweise sehr unterschiedliche Programmteile. Diese sind je nach Apotheken-Computer-System in Art und Umfang und natürlich auch im Preis unter Umständen recht vielfältig. Bei einem Vergleich verschiedener Angebote ist es deshalb unumgänglich, den Umfang der Apothekensoftware genau zu spezifizieren. Während in der Vergangenheit nur Aspekte der Warenwirtschaft von Bedeutung waren, sind die Systeme mittlerweile zu integrierten Systemen angewachsen, mit denen sich alle Bereiche der Apotheke verwalten, organisieren und steuern lassen. Welche Programmteile für jeden einzelnen Anwender wichtig oder weniger wichtig sind, muss natürlich jeder selbst beurteilen. Die wichtigsten Programmteile einer Apothekensoftware sind:

Bestellverwaltung

Das Ziel jeder Apotheke ist es, mit geringen Warenlagerkosten eine optimale Lieferbereitschaft zu erzielen. Das Bestellprogramm ermittelt für die Apotheke die optimale Bestellmenge. Dabei werden die Rabattvereinbarungen und Rabattausschlüsse der Großhändler ebenso berücksichtigt wie die aktuellen Nettoangebote. Je nachdem, ob ein POR- oder POS-Warenwirtschaftssystems genutzt wird, gibt es einen grundlegenden Unterschied: Während beim POS-System durch die sofortige verkaufsorientierte Bedarfsermittlung die Bestellung ausgelöst wird, wird sie beim POR-System erst später durch ABDA-Karte erfasst. Alle erzielten Rabatte, Skonti, und Handelsspannenausgleiche werden artikelbezogen gespeichert. Über eine Auftragsverwaltung besteht die Möglichkeit, Lieferzeiten zu optimieren.

Bedeutung des Mindestbestandes und Dispositionszeitraums

Mit Mindestbestand wird die Menge eines Artikels bezeichnet, bei deren Erreichen bzw. Unterschreiten der Bestellvorgang ausgelöst wird. Der Mindestbestand soll verhindern, dass die Apotheke für die Zeit zwischen Bestellung und Lieferung nicht lieferfähig ist. Er steht in einer engen Relation zu der Bestellmenge.

Ein Artikel, der mehrmals am Tag nachgefragt wird, wird sicherlich nicht jedes Mal mit der Menge 1 bestellt und sollte auch nicht bis auf die letzte Packung verkauft werden. Bei einem Artikel, der im Monat zweimal verkauft wird, ist es recht unwahrscheinlich, dass diese zwei Packungen an einem Tag verkauft werden; hier braucht erst nach Abgabe der letzten Packung neu bestellt zu werden. Es haben sich in der Praxis Relationen zwischen Bestellmenge und Mindestbestand gebildet, die aber je nach Apotheke durchaus unterschiedlich sein können.

Bestellmenge	Mindestbestand
1	0
3	0
5	1–2
10	2–3

Mit Dispositionszeitraum wird die durchschnittliche Anzahl Tage, die zwischen zwei Bestellungen liegen soll, bezeichnet. Dieser ist abhängig von der Rechnungsstellung der Lieferanten, der Lage und Größe der Apotheke und einigen weiteren Faktoren. Als Eckwerte kann man einsetzen

- ☐ Der Großhandel fakturiert normalerweise monatlich.
- ☐ Die Bearbeitung mehrere Packungen eines Artikels ist effektiver als die mehrmalige Bearbeitung einer einzelnen Packung.
- ☐ Die Einrichtung eines Übervorrats und die Auffüllung aus dem Übervorrat ist mit zusätzlicher Arbeit verbunden.
- ☐ Bei Bestellung größerer Mengen werden bessere Rabatte gewährt.

Mindestbestand und Dispositionszeitraum haben erheblichen Einfluss auf die Warenbewirtschaftung. Bei zu geringem Mindestbestand und Dispositionszeitraum sinkt die Lieferfähigkeit der Apotheke. Bei zu hohem Mindestbestand und langer Dispositionszeit steigen Warenlager und die daraus entstehenden Kosten (Zinsen, Platzbedarf, Überalterung, Verwaltung, Übervorrat). In der Praxis hat sich für über den Großhandel bezogene Artikel ein Dispositionszeitraum von 17 bis 20 Tagen ergeben, für Direktlieferungen eine Dispositionszeit, die der Frequenz der Vertreterbesuche entspricht.

Bestellmengenoptimierung

Für die in der Bestelldatei erfassten Artikel wird zuerst die nach den vorgegebenen Kriterien optimale Bestellmenge errechnet, anschließend wird nach dem Lieferzeitpunkt und Rabattgesichtspunkten ein Lieferant gewählt.

Die Bestellmenge wird nach unterschiedlichen mathematischen Verfahren berechnet. In allen Verfahren spielen die Faktoren letzte Bestellmenge, letztes Bestelldatum (Lagerzeit), Mindestbestand, Dispositionszeitraum eine Rolle. Eine einfache Formel könnte sein:

$$\text{Bestellmenge} = \frac{\text{letzte Bestellmenge} \times \text{Dispositionszeitraum}}{\text{Lagerdauer}}$$

Die Multiplikation der letzten Bestellmenge mit einem Quotienten aus Dispositionszeitraum und Lagerzeit führt dazu, dass bei einer Lagerzeit, die den Dispositionszeitraum überschreitet, die zu bestellende Menge verringert wird. Ist die Lagerzeit kürzer als der Dispositionszeitraum, wird die Bestellmenge erhöht.

Die ermittelte Bestellmenge wird dann gerundet auf die vorgegebenen Mengenstaffelungen (1, 2, 5, 10, …). Ob die Bestellmenge sofort oder erst bei der nächsten Bestellung erhöht wird, ob Saisonabhängigkeiten oder andere Faktoren, wie Preis, Zeilenwert, Lagerkapazität, Monatsanfang oder -ende, berücksichtigt werden, ist je nach Software unterschiedlich. In die Errechnung der Bestellmenge kann auch eingehen, ob sich durch einen Sprung auf die nächsthöhere oder niedrigere Bestellmengenstaffel die Rabattkonditionen soweit verändern, dass höhere Lagerkosten aufgefangen werden können, oder ob die Verringerung der Lagerkosten den Rabattverlust ausgleicht.

In einem POR-System kann sich bei der Berechnung der Bestellmenge herausstellen, dass durch Verminderung der Bestellmenge im Vergleich zur vorigen Bestellung, z. B. wegen langer Lagerdauer, der Mindestbestand herabgesetzt wird. In diesem Fall sollte die Bestellung vom Computer abgewiesen oder nachgefragt werden, ob die Bestellung wirklich durchgeführt werden darf.

EDV-Systeme können in der Regel artikel- bzw. zeilenabhängige Rabatte optimal verarbeiten. Dazu wird die errechnete Bestellmenge bzw. der Zeilenwert mit einer von der Apotheke einzugebenden Tabelle verglichen. Bei vereinbarten Pauschalrabatten können die Artikel unter Beachtung des Vormonats-/Vorjahresumsatzes über einem, in das Computerprogramm einzugebenden Verteilungsschlüssel den einzelnen Großhändlern zugewiesen werden.

Die Optimierung nach Rabattgesichtspunkten kann leicht dazu führen, dass durch die EDV ein Lieferant bevorzugt wird, der zwar hohe Rabatte, aber wenig Service (Sortimentsbreite, Lieferfähigkeit, Retouren, Information) bietet. Da dies nicht unbedingt im Interesse der Apotheke liegt, wird vorgeschlagen, diese Leistungen eines Großhändlers mit der Eintragung eines aktiven Basisrabatts, der zwar nicht gewährt wird, aber die EDV „überlistet“, zu honorieren.

Aus therapeutischen, aber auch aus wirtschaftlichen Gründen hat die schnelle Lieferbereitschaft der Apotheke Vorrang gegenüber einem evtl. zu erzielenden Rabatt. Eilige Artikel dürfen mengenmäßig optimiert werden, der Großhandel darf daher nicht nach der Rabattsituation, sondern muss nach Liefertermin und Lieferfähigkeit ausgewählt werden. Wenn das EDV-Programm diese nicht automatisch berücksichtigen kann, muss die Möglichkeit einer manuellen Korrektur bestehen.

Die Entscheidung, ob Bestellmenge und Lieferant unter Ausnützung des höchstmöglichen Rabatts gewählt werden oder ob geringe Lagerhaltungskosten und somit ggf. der Verzicht auf Höchstrabatte als hauptsächliches Bestellkriterium gewählt werden, liegt beim Apotheker. Der Computer kann nur die gewählten Kriterien optimal in die Praxis umsetzen.

Wareneingang

Bei der Bearbeitung des Wareneinganges werden wichtige Hinweise wie Abholungen, Kühlartikel, Lagerort und Verfall angezeigt. Der Wareneingang wird per Scanner erfasst. Entsprechende Nettoangebote werden sofort mit ihrem Sollwert überprüft und evtl. auftretende Differenzen zum Lieferschein aus dem Wareneingang sofort bearbeitet. So sind z. B. Retouren oder Verbundlieferungen zu handhaben.

Retouren

Mit der EDV erzeugt die Verwaltung der an Lieferanten zurückzugebenden Artikel (Retouren) nur noch sehr geringen Aufwand. Sie werden ähnlich wie eine Bestellung über Scanner, Lochkartenleser oder Tastatur erfasst und in eine Datei geschrieben. Dabei werden jedem Artikel Lieferant, Bestelldatum und Rechnungsnummer automatisch zugeordnet. Manuell muss nur noch die zu retournierende Packungszahl eingetragen werden. Das EDV-System erstellt dann die Retourenbelege, bucht die retournierten Packungen vom Bestand ab und verändert bei Gutschrift das Lieferantenkonto entsprechend. Bei einigen Computersystemen ist es möglich, direkt von anderen Auswertungen aus Retouren zu erstellen, ohne zusätzliche Erfassung der Artikel.

Verfallsdaten

Arzneimittel, deren Haltbarkeit geringer ist als die durchschnittliche Lagerdauer in der Apotheke, werden bei Eingang der Lieferung mit ihrem Verfallsdatum separat erfasst. Die Erfassung der Verfallsdaten aller täglich gelieferten Arzneimittel ist aufwendig, weil sie nicht im aufgedruckten Barcode verschlüsselt sind. Bei erneuter Bestellung wird das zuvor erfasste Datum in einem Speicher weiter nach vorne geschoben, das älteste Datum wird dabei gelöscht. Wenn die Verfallsdatenkontrolle sich auf das Warenlager sinnvoll auswirken soll, müssen die gerade gelieferten Arzneimittel so eingeordnet werden, dass die älteren Packungen zuerst abgegeben werden können.

Sinnvollerweise verfügen Systeme über eine Verfallsdatenautomatik, die beim Abverkauf eines Artikels eingeschaltet wird. Manuelles Buchen der Verfallsdaten an der Kasse sollte dennoch möglich sein. Bei dieser sehr komfortablen Lösung werden auch Artikel berücksichtigt, die unterschiedliche Verfallsdaten haben. Periodisch können alle Lagerartikel ausgedruckt werden, die in den nächsten sechs Monaten verfallen.

Inventur

Aus kaufmännischen und finanzrechtlichen Gründen muss jährlich der Wert der im Warenlager befindlichen Artikel festgestellt werden. Man unterscheidet zwischen tatsächlich durchgeführter und rein rechnerischer Inventur.

Die *rechnerische* Inventur liegt bei POS-Systemen ständig vor, da alle Bestände dem Computer bekannt sind. Bei POR-Systemen wird diese durch eine Näherungsrechnung durchgeführt. Für alle Artikel, die nur in einer Menge von einem Stück bestellt wurden bzw. am Lager sind, wird ein Bestand von 1 angenommen, bei allen anderen Artikeln erfolgt eine Näherungsrechnung, die sich an dem Dispositionszeitraum, der bisherigen durchschnittlichen Lagerzeit, der zuletzt bestellten Menge und dem Mindestbestand orientiert. Je nach verwendeter Formel können dabei aber durchaus Abweichungen von 10% und mehr vorkommen. Rechnerische Inventuren bei POR-Systemen haben deshalb nur Aussagekraft, wenn Sie untereinander verglichen werden oder indem die Abweichung von der tatsächlichen Inventur festgestellt und in die Bewertung einbezogen wird.

Die *tatsächliche* Inventur muss nach Richtlinien der Finanzämter manuell durchgeführt werden. Mit einem EDV-System ist die Erfassung aber innerhalb weniger Stunden möglich. Es wird eine Liste aller im Lager befindlichen Artikel erstellt. Bei POS-Systemen wird vom EDV-System in das Feld „Inventurmenge" der Bestand, der im Computer gespeichert ist, eingetragen, bei POR-Systemen die Menge 1 oder eine beliebige andere Menge. Es wird jetzt nur noch verglichen, ob die in die Liste eingetragene Menge mit dem tatsächlichen Bestand übereinstimmt. Nur die Abweichungen werden entweder manuell in den Artikelsatz eingegeben oder mit einem transportablen Erfassungsgerät oder Scanner aufgenommen und in den Computer überspielt. Das EDV-System errechnet anhand der Daten den Inventurwert und druckt eine Inventurliste aus. Durch Verknüpfung mit dem letzten Bestelldatum können länger im Lager befindliche Artikel mit einem Bewertungsabschlag versehen werden.

Neben der klassischen Inventur, die auf einen Stichtag bezogen und ermittelt wird, gibt es auch die Möglichkeit der *permanenten* Inventur. Dabei werden systematisch die Bestände des Lagers in engen Zeitintervallen überprüft. So kann zu jedem Zeitpunkt eine korrekte Inventurliste erzeugt werden.

Neinverkäufe

Auch ohne EDV ist die Erfassung der Nein- bzw. Negativverkäufe selbstverständlich möglich, jedoch ist der Zeitaufwand nicht unerheblich. Das ist auch der Grund dafür, dass sie meistens unterbleibt. Gerade in der heutigen Zeit ist die Erkennung eigener Lieferschwierigkeiten und somit die Steuerung der Lieferfähigkeit äußerst wichtig.

Mit einer EDV-Anlage dagegen ist der Zeitaufwand für die Erfassung eines Negativverkaufs sehr gering, da meist am Auskunftsterminal sowieso der Artikel im ABDA-Artikelstammsatz nachgesehen wird. Sollte sich dann herausstellen, dass dieser Artikel nicht vorhanden ist, kann über eine spezielle Funktionstaste der Neinverkauf aufgezeichnet werden, wenn der Kunde nicht auf eine Nachlieferung warten möchte.

Die Neinverkäufe können dann in festgelegten Zeitabständen über einen statistischen Ausdruck ausgewertet werden. Hierbei wird dann erkannt, ob mehrere Nachfragen eines bestimmten Artikels dazu führen, diesen in das Lager zu nehmen. Auch schon bei erneutem Aufrufen dieses Artikels in der Auskunft ist sofort auf dem Bildschirm ersichtlich, ob und wann dieser schon einmal nachgefragt wurde. Zu diesem Zeitpunkt kann entschieden werden, diesen Artikel in das Lager zu legen oder nicht.

Sonderangebote

Sonderangebote werden in elektronischer Form durch den Großhandel direkt oder via Softwareanbieter über die Warenwirtschaft zur Verfügung gestellt. Wichtig für den sinnvollen Einsatz ist der automatische, möglichst in verständlicher Form aufbereitete Zugang aus der Sofortbestellung in Bestellwesen, Artikelinfo und Kasse.

Die Einbindung beim Direktbezug kann etwa so ablaufen: Wenn die Ware nicht ausschließlich vom Großhandel bezogen wird, sondern auch das Direktgeschäft genutzt werden soll, stellt sich folgende Frage: Wie viel von welcher Ware kauft man beim Vertreter und welchen Betrag spart man gegenüber dem Großhandelsbezug ein? Das System beantwortet sie dann automatisch und zeigt den Einkaufsvorteil an. Dabei wird der günstigste Großhandel ermittelt und den Direkt-Konditionen gegenübergestellt. Bei Warenlieferung werden die vereinbarten Konditionen zur Kontrolle vorgegeben. Man kann zusätzlich Zeilen und/oder Auftragsrabatte vergeben. Hat der Lieferant die Rechnung noch nicht mitgeliefert, verbucht man nur die Menge und den Wert später.

Direktbestellungen

Will man die Möglichkeiten nutzen, Direktbestellungen durchzuführen, ist dafür ein spezieller Programmteil in der Warenbewirtschaftungssoftware notwendig. Die in Frage kommenden Artikel werden speziell im Artikelstammsatz gekennzeichnet, so dass, wenn die Bestellung notwendig ist, das Direktbestellverfahren ausgelöst wird. Die Sonderangebotsfunktion sowie eine Retourenübersicht ergänzen den Programmteil.

Kalkulation der Freiwahlartikel

Ein spezieller Programmteil ermöglicht es, Freiwahlartikel nach eigenen Vorgaben zu kalkulieren und den Verkaufspreis zu errechnen. Sofern die Kalkulation auf Basis komplexer Regeln durchgeführt wird, muss genau geprüft werden, ob diese Regeln, wenn ein anderes EDV-System angeschafft wird, auch nachgebildet werden können.

Kommissionierer

Ein Kommissioniersystem wird meist entweder aus bautechnischen Gründen (Platzgewinnung in der Offizin), Positionierung in der Beratung des Kunden oder, um Personalkosten zu sparen, eingerichtet. Eine Apothekensoftware benötigt zwei Schnittstellen zum Kommissioniersystem: Eine, um das System zu befüllen (Wareneingang), und die andere, um die Ware abzurufen (Kasse).

Listen und Analysen

Es kann zwischen Standardlisten, die voreingestellt verfügbar sein sollten, und individuell erstellten Listen (Listengenerator) unterschieden werden.

Standardauswertungen:
- ☐ Verfallsdatenkontrolle
- ☐ Rennerliste
- ☐ Ladenhüterüberwachung
- ☐ Warengruppen
- ☐ Herstellerliste
- ☐ Lagerort
- ☐ Neinverkäufe
- ☐ Negativverkäufe
- ☐ Neuanlagen
- ☐ Bestandsbewertung
- ☐ Verkaufsstatistik
- ☐ Gewinn und Verlust aus Preisänderungen
- ☐ Günstige Kleinpackungen
- ☐ Umsätze – Einkauf
- ☐ Umsätze – Verkauf

Es lassen sich keine verbindlichen Regeln aufstellen, wann Auswertungen durchgeführt werden sollen, weil die Apotheken zu unterschiedlich in ihrer Struktur sind. Anhaltswerte aus der Praxis sind:

Inventur, rechnerisch:	monatlich
Ladenhüter:	monatlich bis quartalsweise
Schnelldreher:	monatlich bis quartalsweise
Verfallsdaten:	quartalsweise
Inventur, tatsächlich:	jährlich

Listengenerator

Der Listengenerator ermöglicht es, auf individuelle Bedürfnisse zugeschnittene Auswertungen, Statistiken und Tabellen zu erstellen, die zu frei definierbaren Zeitpunkten automatisch gestartet werden können. Mit dem Listengenerator können Feldwerte aus den unterschiedlichen Datenbanken über die Definition der Berechnungsformeln flexibel miteinander verknüpft werden. So lassen sich wichtige Informationen für die Steuerung der Apotheke zu nahezu allen Themen und Fragen erhalten.

4.4.4 Artikelinformation

ABDA-Artikelstamm

Die Artikeldatei ist die Auskunftsdatenbank für den Apotheker. Sie enthält die komplette „Große Deutsche Spezialitäten Taxe/ABDA-Artikelstamm“, die selbst angelegten Artikel und das Rand-Sortiment. Die Artikelsuche ist komfortabel und kann z. B. nach Herstellern oder nur nach Lagerartikeln eingegrenzt werden. Bei der Eingabe der Artikelnamen kann man sich einer „Jokersuche“ bedienen. Leerzeichen und Umlaute werden automatisch erkannt, so dass gerade die Suche nach Artikeln des Randsortimentes vereinfacht wird. Man hat direkten Zugriff auf verschiedene Statistikdaten eines Artikels. So können z. B. die letzten Bestellungen mit Rechnungsnummer, Einkaufsmenge, Lieferdatum, Lieferant, Bezugspreis, Dispozeit und den Retouren eingesehen werden oder die Abverkäufe der letzten Monate bewertet werden.

In der Artikelanzeige sind die Angebotsartikel gekennzeichnet. Die Lagerortanzeige gibt einen schnellen Überblick, in welchem Regal welcher Artikel gelagert ist.

Außerdem ist eine Reihe von Alternativabfragen möglich: Festbetrag, Indikation, Warengruppe, Import, Stoff, Verbandmittel oder Hilfsmittel. Alle Daten stehen automatisch für die Kasse, für das Rezeptdruckprogramm, Warenwirtschaft und Fakturierung zur Verfügung.

Änderungsdienst

Preis- und Artikel-Änderungsdienst

Das komplette Warensortiment wird zweimal monatlich durch den Änderungsdienst aktualisiert.

Listenfunktionen:
- ☐ Vorabliste der anstehenden Preisänderungen, gruppiert nach Preiserhöhung und Preissenkung
- ☐ Liste der Ausverkaufpräparate
- ☐ Preisetiketten
- ☐ Liste der sonstigen Änderungen
- ☐ Liste der Neuaufnahmen
- ☐ Festbetragsartikel über Festbetrag
- ☐ aut-idem-Artikel über Preisgrenze

Die Änderungen stehen den Apotheken per ISDN oder Diskette rechtzeitig zur Verfügung, so dass Einkaufsvorteile genutzt werden können, um eine Preiserhöhung ausnutzen zu können.

Flexible Organisationen sind möglich, wenn der Änderungsdienst zu einem beliebigem Termin vor dem Gültigkeitszeitpunkt eingespielt, jedoch automatisch am Stichtag aktiviert werden soll bzw. nicht notwendig ist.

Die Stückelungsfunktion wird üblicherweise mit dem Preisänderungsdienst aktualisiert und stellt sicher, dass im Einkauf und Verkauf die Nutzung preisgünstigerer Kleinpackungen nicht übersehen wird.

Konsequenzen, die sich daraus ergeben sind:
- ☐ Bestellung kleinerer Packungen statt großer Packungen
- ☐ Rezeptdruck von Großpackungen bei Abgabe mehrerer kleiner Packungen mit der gleichen Stückzahl, wie die Großpackung enthält
- ☐ Kasse: Hinweis auf Kleinpackungen bei Abgabe von Großpackungen
- ☐ Kasse: Vorteilsrechnung bei Abgabe von Großpackungen

Arzneimittelinformation

Die ABDA-Datenbank mit Roter Liste ist das am meisten genutzte Arzneimittelinformationssystem der Apotheke. Durch sinnvolle Einbindung in Artikelstamm und Kasse können Fertigarzneimittel-bezogene Informationen sehr rasch aufgefunden werden. Die ABDA-Datenbank besteht aus den Modulen „Deutsche Fertigarzneimittel“, „Internationale Fertigarzneimittel“, „Pharmazeutische Stoffliste“, „Wirkstoffdossiers“ und „Interaktionen“. Die Qualität der ABDA-Datenbank kann durch das APV-Prüfsiegel belegt werden. Systeme, die dieses Siegel haben, sind generell gut geeignet für die Fragestellungen in der Apotheke. Systeme, die das Siegel nicht haben, können für persönliche Belange dennoch voll ausreichend sein.

Aktuelle Informationen

Dieses Programm bietet die Möglichkeit, auf Knopfdruck die neuesten Informationen zu Arzneimitteln aus der Deutschen Apothekerzeitung bzw. Pharmazeutischen Zeitung abzurufen: Sie werden täglich per ISDN und zusätzlich halbmonatlich über den Preisänderungsdienst aktualisiert. Informationen gibt es zum Beispiel über:

- ☐ Neuerscheinungen von Artikeln
- ☐ Neue Wirkstoffe
- ☐ Zulassungsänderungen für deutsche Präparate
- ☐ Plötzliche auftretende wichtige fachliche Änderungen zu Arzneimitteln

Die schnelle Suche des gewünschten Themas über Meldungsart, Arzneimittelnamen, Hersteller oder sonstige Schlagwörter ist möglich. Auch die Suche über Erscheinungsdatum oder über einen bestimmten Zeitraum sowie nach Lagerartikeln ist vorhanden. Die Suchmöglichkeiten sind kombinierbar.

Die Themen werden nach verschiedenen Meldungsarten eingeteilt: Neueinführung, Neueinführung Nichtarzneimittel, ökonomische und pharmazeutische Änderungen eines Artikels, Rückrufe,

Meldungen des Bundesinstituts für Arzneimittel und Medizinprodukte, der Arzneimittelkommission bzw. der ABDATA.

Bei der Speicherung der Meldungen wird neben der Dauer der Speicherung für die Archivierung auch die Dauer der Anzeige in der Artikelverwaltung berücksichtigt. Beides kann vom Anwender individuell eingestellt werden.

Das Modul ist in die Artikelverwaltung integriert. Zusätzlich gibt es in der ABDA-Datenbank eine Verbindung zum Modul „Deutsche Fertigarzneimittel" und zu „Pharmazeutische Stoffliste". Bei Bezug einer ABDA-Datenbank ist das Modul in seinem Datenumfang enthalten und muss von der Apotheke nicht extra erworben werden.

CAVE

Das Zusatzmodul CAVE ergänzt die ABDA-Datenbank um die Möglichkeit Allergien und Kontraindikationen zu überprüfen. Darüber hinaus ist es möglich zu testen, ob das Medikament für eine bestimmte Altersklasse oder nur ein bestimmtes Geschlecht eingesetzt werden darf. Die Angaben werden für die Software so aufbereitet, dass insbesondere ein automatisierter Test für diese vier Merkmale in einer Kasse durchgeführt werden kann. Dies entspricht dem Verfahren, wie es für den Interaktionscheck schon lange üblich ist. Dazu ist eine Kundenverwaltung, die die Pflege der Merkmale Alter, Geschlecht, Allergien und Kontraindikationen für entsprechende Kunden erlaubt, notwendig. Neben der Einbindung in Pharmaceutical-Care-Programme ist nach Angabe des Datenanbieters die Anbindung an gängige Kassen sinnvoll, da die Apotheke auch im normalen Betrieb sofort Risiken erkennen und entsprechende Alternativen anbieten kann.

4.4.5 Administration

Automatisierung

In der Apotheke gibt es eine Vielzahl immer wiederkehrender Routinetätigkeiten, wie z.B. Preisänderungen, Datensicherung, Vertreterbesuch, Direktbestellung, statt.

Dazu kann die Software z.T. so eingestellt werden, dass diese Routinetätigkeiten ohne Eingriff von außen ablaufen (Abholung und Einspielung eines Preisänderungsdienstes) oder angestoßen werden (Periodische Ausgabe einer Prüfliste). Es muss allerdings sichergestellt sein, dass diese Arbeiten auch tatsächlich erledigt werden.

Betriebswirtschaftliche Auswertungen

Die betriebswirtschaftliche Auswertung (BWA) erstellt alle wichtigen Kenngrößen, wie z.B. Wareneinsatz, Lagerumschlag, Lagerbestand, Umsatzstruktur und vieles mehr. Mit Hilfe des BWA-Programms kann periodisch die komplette Verkaufs- und Einkaufsdatenbank analysiert werden. Leistungsmerkmale sind:

- ☐ Sortimentsgestaltung
- ☐ Unterstützung der Provisionsvergabe an die Mitarbeiter
- ☐ Optimale Personaleinteilung
- ☐ Zielgruppenanalyse

Personalverwaltung

Bei Kassenprogrammen ist die Anmeldung durch die Mitarbeiter Standard. Durch sie wird die Information, welcher Mitarbeiter welche Artikel verkauft hat, transparent. Häufig werden dazu die Mitarbeiter im System mit einigen zusätzlichen Angaben und deren Funktion gespeichert. Leistungsfähige Mitarbeiterverwaltungen mit Urlaubsverwaltungen, Arbeits- und Zeitplanung sowie Lohnberechnung sind derzeit noch in keinem System realisiert, obwohl für viele, insbesondere größere Apotheken für diese Verwaltung ein erheblicher Aufwand besteht.

Regaloptimierung

In einer Regaloptimierung werden die Standorte, die Produkte in der Freiwahl haben, gespeichert. Über den Verkauf kann anschließend ausgewertet werden, an welchen Verkaufsplätzen welche Artikel mengen- und wertmäßig verkauft wurden. Damit können die optimalen Renditen für das Sortiment in Abhängigkeit vom Standort erreicht werden.

Finanzbuchhaltung

Eine Buchhaltung kann unabhängig vom Apothekensystem betrieben werden. Damit kann die Apotheke die gesamte Buchhaltung selbst erledigen. Belege können eingegeben und die Umsatzsteuer-Voranmeldung ausgedruckt werden. Man erhält weitere Auswertungen, wie z.B. betriebswirtschaftliche Auswertung, Finanzbericht, Rohertragsberechnung und Erlösaufteilung.

Marktforschung

Apotheken haben die Möglichkeit, ihre Verkaufsdaten der Marktforschung zur Verfügung zu stellen. Dafür erhalten sie ein Honorar sowie Produkt- und auf ihre Region bezogene Verkaufszahlen. Vor allem die Sortimentsstruktur in der Frei- und Sichtwahl kann damit rechtzeitig erkannt und entsprechend gesteuert werden.

Die notwendigen Ein- und Verkaufsdaten werden einmal pro Woche, die Lagerbestände einmal monatlich automatisch per ISDN übertragen. Die für den Datenaustausch erforderlichen Programme sind für die Apotheke kostenlos.

Büroanwendungen

In Bezug auf die Apotheken-EDV ist zu prüfen, ob Daten an die Standardbürosoftware übergeben werden können. Der Austausch kann direkt durch Verzweigung in marktführende Programme oder durch die Erzeugung einer von diesen Programmen lesbaren Datei stattfinden.

4.4.6 Notfunktion

Auch die sicherste EDV-Lösung kann statistisch betrachtet einmal ausfallen. Für diesen Fall ist Vorsorge zu treffen, damit die Apotheke nicht bis zur erfolgreichen Behebung der Störung geschlossen bleiben muss. Die Mindestanforderung lautet: „Der Verkauf muss weitergehen." Um dies sicherzustellen sind unterschiedliche Strategien möglich:

- ☐ Probleme in der elektrischen Versorgung können durch Spannungskonstanthalter und unterbrechungsfreie Stromversorgungen minimiert werden.
- ☐ Der Ausfall des Zentralrechners betrifft kurzfristig vor allem die Kassenfunktion. Hier sind folgende Lösungen möglich:
  - weiterhin Etiketten/POS-Etiketten einsetzen. Da jede Packung mit einem Preisetikett ausgezeichnet ist und die Kassenschubladen mit dem Schlüssel geöffnet werden können, kann weiterverkauft werden. Rezepte werden, sobald das gesamte System wieder läuft, nachträglich bedruckt.
  - Spiegelserverlösungen, d. h. ein Ersatzrechner, der praktisch auf dem neuesten Datenstand ist, übernimmt die Funktion des ausgefallenen Rechners
  - autonome Kassen mit oder ohne Abgleichfunktion. Darunter versteht man Kassenrechner, die auch ohne Anbindung an den Zentralrechner arbeiten, weil entsprechende Software aufgespielt ist. Nachdem der Zentralrechner wieder in Betrieb genommen wurde, können die Daten ggf. abgeglichen werden, um aufgelaufene Bestellungen oder Kundendaten zu verarbeiten.
  - „Manipulationen" am Server nur außerhalb der Geschäftszeit. Dies erhöht die Kosten der Dienstleistung in der Regel erheblich.
  - Doppelverkabelung. Bei Ausfall eines Kabels wird auf ein anderes Kabel umgesteckt.

Datensicherung

Die regelmäßige Sicherung der sensiblen Daten der Apotheke ist dringend zu empfehlen. Hierbei werden alle wichtigen aktuellen und individuellen Apothekendaten in Minutenschnelle auf Magnetband oder die Festplatte des Kassenrechners gespiegelt, extern gespeichert und sicher archiviert. So kann selbst bei einem eventuellen Ausfall die Datensicherung auf einen Austausch-Computer zurückgespielt werden, um binnen kürzester Zeit erneut den reibungslosen Apothekenbetrieb zu gewährleisten. Die Datensicherung ist auch aus versicherungstechnischen Gründen an einem Ort aufzubewahren, der bei einem Schaden der Apotheke nicht betroffen wird. Ein solcher Ort ist nicht im Keller, im Tresor oder in der Nähe der Servers. Die Lagerung außerhalb der Apothekenräume ist empfehlenswert.

4.4.7 Kasse

Kernfunktionen der Kasse

Datenkassen verbinden Wareneingang und Bestellung mit dem Verkauf. Die Kasse übernimmt die Ermittlung des korrekten Preises für die jeweilige Abgabesituation, erstellt Quittungen, bedruckt Rezepte, speichert die Warenbewegungen und fixiert alle Daten für die Statistik. Zugleich ist die Kasse das Informationszentrum im Gespräch mit dem Kunden. Alle relevanten Hinweise werden automatisch oder auf Knopfdruck zur Verfügung gestellt.

Patientenkarte

Zur Kundenbindung und zur Darstellung des individuellen Leistungsangebotes werden Kundenverwaltungen mit Patientenkarten oder die Krankenversichertenkarte eingesetzt. Typische Funktionen sind Erfassung der Kundendaten, automatische Übernahme des korrekten Rezeptstatus und der gängigen Zahlungsart, Verwaltung von Spezialpräparaten, Listengenerierung/Auswertungen, Verwaltung von Befreiungsbescheiden, Druck von Sammelbelegen, Interaktionscheck über die Medikation, Rabattgewährung, Ansprache via Bon und Kundendisplay, Pflege von Gesundheitsdaten und Ausgabe von Einverständniserklärungen.

Pharmaceutical-Care/Pharmazeutische Betreuung

In Pharmaceutical-Care-Programmen werden ergänzende medizinische Daten eines Kunden erfasst und bei jeder Abgabe von Arzneimitteln Angaben zu Dosierung oder Probleme bei der Medikation aufgenommen. Mit den Angaben lassen sich Medikationsprofile und Reichweitenprofile zur weiteren Auswertung erstellen.

Sofortbestellung

Es besteht die Möglichkeit, einen nachgefragten Artikel aus der Artikelauskunft/Kasse heraus sofort beim nächsten Großhandel zu bestellen und zu erfahren, ob der Artikel am Lager ist. Damit kann dem Kunden sofort mitgeteilt werden, wann er den gewünschten Artikel abholen kann. Sofern diese Funktion angeboten wird, sollten bei einem Anruf mehrerer Artikel abgefragt bzw. bestellt werden können. Auch die Verwaltung einer Abholnummer bzw. der Ausdruck eines entsprechenden Abholzettels sollte möglich sein.

Rezepturen

Das Taxierungsprogramm bietet eine Vereinfachung der vielfältigen Rechenvorgänge beim Taxieren einer Rezeptur. Hierfür wird die offiziell gültige Arzneimittelpreisverordnung zugrunde gelegt. Das Programm berücksichtigt sämtliche Stoffe und Gefäße und kennt die Rezepturzuschläge. Eigene Stoffe und Gefäße können hinzugefügt werden. Außerdem können für eine Rezeptur die Preise eines Fertigarzneimittels in der entsprechenden Form aus der normalen Apotheken-Taxe herangezogen werden. Alle Rezepturen können gespeichert und im Bedarfsfall immer wieder aufgerufen werden. Dabei werden sowohl die jeweils gültigen Preise als auch selbst eingetragene Einkaufspreise berücksichtigt.

Die detaillierte Taxation mit allen Inhaltsstoffen, Gefäßen, Rezeptur-Zuschlägen, Etikettenkosten und der Mehrwertsteuer wird am Bildschirm angezeigt und kann zum Beispiel auf die Rezeptrückseite ausgedruckt werden. Für die Abgabegefäße existiert meist ein Etikettendruckprogramm mit variabler Platzierung der Stoffe, Apothekendaten und zur Rezeptur selbst eingetragener Hinweise.

Es gibt verschiedene Möglichkeiten, gespeicherte Rezepturen zu suchen, so z.B. über Vorgabe des Wirkstoffes, Kunden- oder Ärztenamen, Bearbeiter oder über das Datum der Taxation.

Das Programm kann auch bei einigen Rechenvorgängen sehr hilfreich sein: Es rechnet über die Dichte automatisch die vorgegebenen Einheiten um. Automatische Errechnung der Abgabemenge von Einzelstoffen bei Vorgabe eines Höchstpreises ist möglich und Ergänzungen auf die herzustellende Gesamtmenge werden mit der ad-Funktion selbstständig ermittelt. Ebenso ist eine Vorgabe über „ana partes", „ana partes ad" oder die Prozentangabe der Stoffe möglich. Die fertig errechneten Preise für die gängigen Größen können bei Abgabe von Einzelstoffen angezeigt werden. Ein automatischer Gefäßvorschlag zeigt, abgestimmt auf die Herstellungskategorie, das entsprechende Gefäß in der richtigen Größe an. Der Vorschlag kann individuell nach eigenen Vorstellungen gestaltet werden. Es können Infotexte zu Rezepturen, z.B. Hinweise zur Anfertigung, eingegeben werden.

Rezeptbearbeitung

Die Rezepte werden mit allen für die Abrechnungsstellen notwendigen Informationen bedruckt und erfüllen damit alle Bedingungen der Abrechnung. Die Funktion ist immer in einer Kasse enthalten und wird je nach Organisationsform an separaten Plätzen für die Nachbearbeitung benötigt. In diesem Zusammenhang ist bei der Anschaffung neuer Software zu klären, wie telefonische Bestellungen der Kunden und Arztpraxen (Vorablieferungen, Kreditverkäufe) in der Apotheke so gehandhabt werden, dass nachgelieferte Rezepte später bedruckt werden können, ohne dass der Lagerbestand beeinflusst wird.

Kassenbuch

Mit diesem Programm speichert man die täglichen Einnahmen (bar, Scheck etc.) und Ausgaben im Computer. Man kann zu jeder Zeit Zahlungsein- und -ausgänge auf den Bildschirm holen oder ausdrucken. So erhält man tägliche, wöchentliche oder monatliche Kassenberichte. Wenn mit Datenkassen gearbeitet wird, übernimmt man die Werte des Abschlussbons direkt in das Programm Kassenbuch.

Manchmal werden Kassensysteme ohne Kassenbuch angeboten. In diesem Fall ist zu prüfen, ob eine Schnittstelle besteht (ASCII oder DATEV sind gängig). Liegt keine Schnittstelle vor, so ist zusammen mit dem Steuerberater genau zu prüfen, ob alle notwendigen Angaben z.B. für die Mehrwertsteuer auf dem Abschlussbon enthalten sind. Ansonsten besteht evtl. die Notwendigkeit, die Umsatzsteuer nach einem anderen Verfahren (Schätzverfahren) errechnen zu müssen.

Transfusionsgesetz – Verbuchung der Blutprodukte

Dieses Programm ermöglicht die zeitgemäße EDV-Verwaltung der gesamten Blutprodukte-Dokumentation nach § 17 der Apothekenbetriebsordnung. Es werden alle Dokumente gespeichert; noch unvollständige können zu einem späteren Zeitpunkt ergänzt und gedruckt werden. Bei Integration in das System erkennt die Software im Wareneingang und an der Kasse die entsprechenden Artikel, da sie im ABDA-Artikelstamm markiert sind. Die notwendigen Angaben von Lieferant, Arzt und Patient können entsprechend verbucht werden.

Betäubungsmittelkartei

Folgende Möglichkeiten benötigt ein Betäubungsmittel-(BtM-)Programm:

- ☐ Anzeige der Verschreibungshöchstmengen pro BtM
- ☐ Hinweise zur Überschreitung der Höchstmengen
- ☐ BtM in dem offiziellen ABDA-Artikelstamm
- ☐ Zugriff auf die Adressverwaltung
- ☐ Anzeige und Ausdruck der vorhandenen Karteikarten mit den aktuellen Beständen auf Knopfdruck.
- ☐ Automatische Bestandsberechnung
- ☐ Bei einer Änderung, z. B. Neuaufnahme eines Artikels, sofortige Aktualisierung der BtM-Datei per Preisänderungsdienst
- ☐ Monatlicher Ausdruck zur Abzeichnung
- ☐ Der Apotheker kann den Zugang zu den BtM-Einträgen über Passwort schützen
- ☐ Jede nachträgliche Änderung wird protokolliert, um Manipulationen zu verhindern

Dokumentation der Prüfung von Fertigarzneimitteln und Drogen

Die systematische Prüfung der Drogen und Chemikalien sowie die weitgehend statistische Fertigarzneimittelprüfung können ebenfalls elektronisch dokumentiert werden. Während in der Vergangenheit für diese und die vorgenannten Dokumentationsprozesse Zusatzprogramme neben der Warenwirtschaft eingesetzt wurden, setzen sich auch in diesem Bereich immer stärker die integrierten Lösungen im Rahmen der Systemsoftware der Apotheke durch. Die Vorteile für dieses Verfahren sind insbesondere die leichtere Erlernbarkeit, da diese Bereiche für das Personal unter der gleichen Oberfläche, deren Bedienung bekannt ist, verlaufen, und die höhere Datensicherheit, da die Daten automatisch gesichert werden sowie eine erhöhte Investitionssicherheit beim Wechsel auf andere Betriebssysteme.

4.4.8 Verwaltung der Nebengeschäfte

Faktura

Angebote, Lieferscheine, Rechnungen und Mahnungen gehören zu einer Fakturierung, die in der Apotheke für die Belieferung spezieller Kunden (Ärzte, Stammkunden, Firmen oder Versorgungseinrichtungen) eingesetzt wird. Sinnvollerweise muss eine Fakturierung direkt mit einer Kasse zusammenarbeiten. Vielseitige Korrekturfunktionen für die Nachbearbeitung, differenzierte Kalkulationen/Rabattmodelle, zeitgesteuerte Ausgabe der Rechnungen/Mahnungen sowie die Einzel- und Massendatenausgabe gehören zu einem solchen Programm.

Krankenhausversorgung

Aufgrund der spezifischen Anforderungen, die zwischen der Apotheke und einem Krankenhaus vereinbart werden, haben sich spezielle Warenwirtschaftssysteme für die krankenhausversorgende Apotheke entwickelt. Leistungsmerkmale derartiger Systeme sind z. B.

Verkauf:

- ☐ Beliebig viele Krankenhäuser mit unterschiedlicher Arzneimittelliste belieferbar
- ☐ Stationsbezogene Auftragserfassung

Bestandskontrolle:

- ☐ Schon beim Verkauf wird selbstständig der Bestand kontrolliert und eine Nachbestellung mit Bestellmengen-Optimierung ausgelöst
- ☐ Berücksichtigung von Auf- oder Abschlägen auf die Preise

Fakturierung:

- ☐ Rechnungsstellung mit Auf- oder Abschlägen in € oder Prozent auf Endsumme oder jeden einzelnen Artikel
- ☐ Monatliche Sammelrechnung oder Einzelfaktura
- ☐ Berücksichtigung der Vorauszahlungen

Einkauf:

- ☐ Genaue Übersicht der Lieferanten für die zu bestellenden Artikel
- ☐ Ermittlung optimaler Bestellmengen
- ☐ Prüfung der Bestände und Bestellauslösung auf Knopfdruck
- ☐ Aufträge an Lieferanten automatisch per Telefax/E-Mail
- ☐ Eintrag der Verfallsdaten beim Wareneingang
- ☐ Eintrag der Natural- oder prozentualen Rabatte beim Wareneingang

Abgabe-Statistik:

- ☐ Stationsgenaue Arzneimittel-Statistik mit Sortierung nach Artikelumsatz
- ☐ Indikationslisten
- ☐ Herstellerliste
- ☐ Monatsbezogene Umsatzliste mit prozentualem Vergleich zwischen den Stationen
- ☐ ABC-Analyse*
- ☐ Kombinierte Auswertungen mit beliebigen Verknüpfungen
- ☐ Exportschnittstellen (ASCII, CSV)

Artikel- und Sortimentspflege:

- ☐ Übernahme von Artikeln aus dem ABDA-Artikelstamm
- ☐ Berücksichtigung der Indikationen nach der ABDA-Datenbank und Roten Liste
- ☐ Warengruppenschlüssel
- ☐ Pflege von Einkaufsmengen und -preisen
- ☐ Berücksichtigung der Natural- oder prozentualen Rabatte
- ☐ Verfallsdatengerechte Bestandsmengenpflege
- ☐ Artikelgenaue Abgabestatistik über 13 Monate für jedes Krankenhaus und summiert für alle Krankenhäuser/Kunden
- ☐ Automatische Inventur und Zählinventur

Kundenpflege:

- ☐ Berücksichtigung der Krankenhaus-Organisation mit Stationen und Abteilungen
- ☐ Individuelle Fakturierparameter je Kunde
- ☐ Anschriften der Ärzte oder anderen wichtigen Personen mit Geburtsdatum
- ☐ Kennwortgeschützte Anzeige der Umsätze

Altenheimversorgung

Die Funktionen einer Altenheimversorgung werden durch Kundenverwaltung, Pharmaceutical-Care und Fakturierung abgedeckt.

* Der ABC-Analyse liegt die Erkenntnis zugrunde, dass vielfach eine relativ kleine Zahl Einflussfaktoren einen großen Teil der Wirkung ausmachen (80-20- oder 90-10-Regeln). Ein klassisches Anwendungsbeispiel der ABC-Analyse ist der Beschaffungsbereich, da häufig bereits eine relativ kleine Zahl der Güter, die in den Produktionsprozess einfließen, einen großen Anteil am Gesamtwert aller Beschaffungsgüter ausmacht. Die ABC-Analyse dient zum Herausfiltern der hochwertigen Güter. Diese sog. A-Güter werden aufgrund ihres hohen Verbrauchswertes in der Beschaffungsdisposition besonders berücksichtigt und exakt geplant. Damit soll sichergestellt werden, dass die größten Anstrengungen, z. B. zur Kostenreduzierung, sich auf die wichtigsten Einflussfaktoren konzentrieren. Die ABC-Analyse kann auch für andere Zwecke, z. B. zur Klassifizierung der Kunden oder Lieferanten, eingesetzt werden.

Mehrapothekenversionen

Es ist nicht selten, dass innerhalb einer Familie oder nach der neuen Gesetzgebung mehrere Apotheken betrieben werden. Es gibt aber auch durch rein wirtschaftliche Überlegungen geprägte Möglichkeiten, eine Zusammenarbeit zwischen mehreren Apotheken anzustreben. Meist handelt es sich um kleine Netzwerke aus 2–3 Apotheken, die im Einkauf zusammenarbeiten wollen, um die Einkaufskonditionen und die Lieferfähigkeit zu verbessern.

Leistungsmerkmale der Mehrapothekenversionen:

- ☐ gemeinsame Bestellungen
- ☐ gemeinsame Patientendatei
- ☐ Austausch der Ladenhüter und Verfallartikel
- ☐ Artikel in einer Partnerapotheke reservieren
- ☐ automatische Erstellung der Lieferscheine und Rechnungen
- ☐ Zugriff von der Kasse und allen anderen Arbeitsplätzen zum Partnersortiment

Drogerie/Reformhaus/Sanitätshausversionen

Ein Apothekensystem mit Warenwirtschaft und Kasse deckt prinzipiell die Handelsvorgänge, die in Drogerie, Reformhaus oder Sanitätshaus vorkommen, auch ab. Bei der Einbindung dieser Vertriebsformen ist zu prüfen, auf welchem Weg die Sortimentsdaten der in diesem Bereich tätigen Großhändler aufgenommen und gepflegt werden können. Im Kassenbereich ist darüber hinaus zu prüfen, inwieweit modifizierte Abrechnungspreise mit einem anderen Institutionskennzeichen verarbeitet werden können.

Mehrfirmenversionen

Manchmal erweist es sich als sinnvoll, bestimmte Geschäftsfelder der Apotheke in eigenständige Gewerbe/Firmen auszulagern. Motivation kann z. B. die Einsparung von Gewerbesteuer oder die Gestaltung eines von der Apotheke unabhängigen Preisniveaus gegenüber bestimmten Kunden sein. Benötigt wird in diesem Zusammenhang eine leistungsfähige Fakturierung sowie eine Warenwirtschaft, die eine firmenübergreifende Bestellung erlaubt.

4.5 POS – POR

4.5.1 Warenwirtschaftssoftware POR

Die Bezeichnung POR ist eine Abkürzung und bedeutet ausgeschrieben Point of Reordering oder Point of Replacement, was mit „Zeitpunkt im Moment der Bestellung" frei übersetzt werden kann.

Bestimmend ist der Zeitpunkt, wann der EDV-Anlage eine Lagerveränderung mitgeteilt wird. Beim POR-Verfahren, mit dem ABDA-Kärtchen als Grundlage, wird bei Erreichung eines Mindestbestandes durch Einlesen des ABDA-Kärtchens dem Computer mitgeteilt, dass dieser Artikel nachbestellt werden soll. Das Computerprogramm kann dann zu diesem Zeitpunkt die Berechnung anstellen, wann dieser Artikel das letzte Mal mit welcher Stückzahl bestellt worden ist. Aufgrund der Zeitdauer von der letzten bis zur aktuellen Bestellung wird der Bedarf errechnet. Bei dieser Berechnung wird auch der individuelle Zeitraum berücksichtigt, für den die Menge der Artikel reichen muss und der vom Anwender vorgegeben werden kann.

Weitere Vorgaben (Parameter) des Anwenders steuern die genaue Errechnung des neuen Bedarfs. Je nach Software sind Steuerungen durch diese Parameter mehr oder weniger detailliert und vielfältig. Wichtig ist dabei nur, dass sich das Bestellverhalten, welches sich der Anwender gedanklich vorstellt, über entsprechende Eingaben auf den Computer übertragen lässt. Es muss möglich sein, die Errechnung der Bestellmenge so zu steuern, dass sie den persönlichen Vorstellungen entspricht. Selbstverständlich kann im Anfangsstadium einer EDV-Installation die Bestellmengenoptimierung aufgrund fehlender oder zu weniger Vergangenheitsdaten noch nicht ausreichend sein. Hier muss der Anwender manuell eingreifen.

Grundsätzlich ist festzuhalten, dass moderne Apotheken-Computer-Systeme in diesem Bereich kaum noch Wünsche offen lassen. Die Bestellmengenoptimierung ist Grundlage für viele weitere Organisationsschritte. Es ergibt sich daraus evtl. ein neuer Mindestbestand, der dann am Lagerort (in der Regel auf dem ABDA-Kärtchen) gekennzeichnet wird. Es kann die entsprechende Anzahl Preisetiketten gedruckt werden. Mit diesen und dem Auftragsprotokoll kann der Wareneingang erheblich leichter organisiert werden, da Abweichungen von der Liefermenge sofort festgestellt werden können. Es bleiben entweder Etiketten übrig (Fehlmengen) oder es sind zu wenig Etiketten da (Mehrlieferungen).

Der gravierendste Unterschied zum POS-Verfahren ist, dass beim POR-Verfahren keine stückgenaue Lagerauskunft möglich ist. Allerdings kann zur Errechnung des Lagerbestandes eine annähernd richtige Gesamtsumme auch im POR-Verfahren ermittelt werden. Dieser wird durch rechnerische Ermittlung des theoretischen Lagerbestandes aufgrund der vorhandenen Bestelldaten unter Berücksichtigung des Datums der Auswertung errechnet. Die theoretische Errechnung des Lagerwertes auf das Gesamtlager erreicht eine fast hundertprozentige Genauigkeit.

In Bezug auf die Arbeitsabläufe ist beim POR-Verfahren die Erkennung des Bestellzeitpunktes durch die Mitarbeiter geblieben. Bei Entnahme eines Artikels muss erkannt werden, ob der verbliebene Lagerbestand die Mindestmenge erreicht hat, so dass das Kärtchen für eine Nachbestellung gezogen und zur Eingabe in die EDV-Anlage weitergegeben werden muss. Auch die Pflege der Kennzeichnung der Mindestbestände auf dem ABDA-Kärtchen ist beim POR-Verfahren ein absolut notwendiger Arbeitsvorgang. Manche Systeme zeigen, wenn sie bei Öffnung der Apotheke hochgefahren werden, eine Übersicht der Artikel an, deren Mindestbestand geändert werden muss.

4.5.2 POS mit Back-Office-Erfassung

Bei konsequenter Weiterentwicklung der Informationssysteme des POR-Systems wurde die stückgenaue Bestandsführung angestrebt. Dazu war die zeitnahe Erfassung der einzelnen Abverkäufe notwendig. Mit dieser Vorgabe wurde das POS-(Point of Sale-)System in seinen Grundzügen entwickelt. Da die technische Realisierung der Abverkaufserfassung im Handverkauf (echtes POS-Front-Office-Verfahren) relativ schwierig war, installierte der überwiegende Teil der POS-Anwender das so genannte Back-Office-Verfahren.

Dabei wird jede Packung mit einem von der EDV-Anlage erstellten Etikett versehen, von dem der eine Teil mit dem aufgedruckten Strichcode abgerissen werden kann. Somit kann man den Abverkaufsvorgang schnell und ohne technischen Aufwand abwickeln. Die abgerissenen Teiletiketten werden dann zeitversetzt (deshalb kein echtes POS) im Helferinnenbereich mit einem Lesestift oder Scanner ins EDV-System eingelesen und lagerbestandsmäßig verbucht.

Diese Abverkaufserfassung löst dann im EDV-System die Mindestbestandskontrolle und, wenn notwendig, die Bestelloptimierung und die anschließende Bestellung aus.

Eindeutiger Vorteil dieses Back-Office-Verfahrens gegenüber dem nachfolgend beschriebenen Front-Office-Verfahren ist der relativ geringe technische Aufwand. Der Vorteil einer stückgenauen Lagerführung ist vor allen Dingen im Ergänzungssortiment für betriebswirtschaftliche Auswertungen zu sehen. Diese Auswertungen sind Grundlage für fundierte Entscheidungen weitreichender Art. Bisher wurden die Vorzüge des POS noch durch den Mehraufwand des Etikettierens aller Artikel gemindert. Mittlerweile ist jedoch fast vollständig auf allen Packungen ein Strichcode des Herstellers vorhanden. Durch ihn ist auch das Ergänzungssortiment fast vollständig entweder mit der Pharmazentralnummer, als Code 39, oder mit der acht- bzw. dreizehnstelligen europäischen Artikelnummer als EAN-Code versehen. Die Nutzung des industrieseitig vorhandenen Strichcodes macht es möglich, auf die eigene Etikettierung zu verzichten. Daher wird dieses Verfahren nur noch selten angewendet.

4.5.3 POS mit Datenkassen

Die weitergehenden Anforderungen an die POS-Programme brachten es mit sich, dass eine exakte zeitgenaue Erfassung erforderlich wurde. Denn Kassenterminals bzw. Datenkassen verlangten im HV-Bereich Erfassungseinheiten, die die einfache und schnelle Bedienung ermöglichten.

Wenn von Datenkassen geredet wird, ist in den meisten Fällen die Ergänzung einer vorhandenen oder neu anzuschaffenden Apotheken-EDV-Anlage gemeint. Das POS-Front-Office-Verfahren ist erst seit der konsequenten Nutzung des industrieseitig aufgebrachten Strichcodes möglich. Nach wie vor müssen jedoch die Packungen, die noch keinen Strichcode tragen, mit einem maschinenlesbaren Etikett ausgezeichnet werden. Bei Schnelldrehern kann man jedoch auch durch die Verwendung eines selbst erstellten Kurzcodes diese Auszeichnung sparen.

Unter Werbegesichtspunkten kann es sinnvoll sein, einfache Werbeaufkleber mit dem Apothekenlogo und den Verkaufspreisen auf den Packungen anzubringen, damit der Kunde auch zu Hause noch weiß, in welcher Apotheke er den Artikel gekauft hat.

Im POS-Front-Office-Verfahren wird die gesamte Bestandsführung des Warenlagers fast komplett automatisiert. Die beiden Schnittstellen zur EDV-Anlage sind der Abverkauf und der Wareneingang. Es ist verständlich, dass diese Tätigkeiten absolut korrekt ausgeführt werden müssen. Falsche oder fehlende Mitteilungen über Bestandsveränderungen würden in der EDV-Anlage unweigerlich zu Nein- bzw. Negativverkäufen, falschen Bestellungen und fehlerhaften Auswertungen und daher zu Fehlentscheidungen führen. Der Arbeitsablauf bei der Abgabe eines Artikels beschränkt sich im Wesentlichen auf die EDV-mäßige Erfassung über den Strichcode. Die weitergehenden Tätigkeiten an der Datenkasse beziehen sich auf die reinen Kassenfunktionen bzw. auf Artikelinformationen, die auch über diesen Arbeitsplatz abgerufen werden können. Selbstverständlich sind direkte Eingaben, wie eine Neinverkaufserfassung oder die Auslösung einer zusätzlichen Bestellung, möglich. Der Warenkreislauf wird im Wareneingangsbereich optimal geschlossen, wenn auch hier über entsprechende Strichcodeleser oder Scanner alle eingehenden Artikel erfasst werden. Damit ist die fehlerfreie und automatische Kontrolle der Aufträge und Eingangsrechnungen gewährleistet.

4.6 Wirtschaftlichkeit eines Warenbewirtschaftungssystems

Welche EDV-Anlage lohnt sich für die Apotheke? Diese Frage lässt sich auf den letzten Cent wohl nicht schlüssig beantworten. Vom Fall zu Fall können die dazu notwendigen Voraussetzungen unterschiedlich sein und es gibt sicherlich kein Universalsystem, das für alle Apotheken gleichermaßen geeignet ist.

Der Wert der Bestelloptimierung und der Bereinigung des Warenlagers von Ladenhütern zeigt sich erst nach einiger Zeit. Eine direkte Ersparnis bringt die Durchführung der Inventur. Durch gezielte Auswertungen lassen sich nicht im Lager befindliche, aber nachgefragte oder bestellte Artikel herausfinden, um sie evtl. auf Lager zu nehmen und somit die Lieferbereitschaft zu verbessern. Der größte Vorteil einer EDV liegt in der Übersicht über das Warenlager. Es können damit Lagerhaltungskosten und langfristig auch Zeit eingespart werden, da viele zeitintensive, manuelle Arbeiten entfallen. Die Einsparung von Personal ist wenig wahrscheinlich. Möglicherweise freigesetzte Kapazitäten können allerdings für andere Aufgaben genutzt werden und bringen der Apotheke damit indirekt Gewinn. Es sollten also die Kosten eines absoluten Minimalsystems mit einem um wünschenswerte Funktionen erweiterten System gegenübergestellt und dann entschieden werden, ob die Mehrkosten für die Apotheke sinnvoll und tragbar sind.

Kosten eines Computersystems

Die Kostenkalkulation sollte sich an einem Zeitraum von 60 Monaten orientieren. Um die Anbieter miteinander vergleichen und um feststellen zu können, ob Kauf, Miete oder Leasing an günstigsten sind, werden alle Kosten, sowohl die einmaligen (Anschaffungspreis) als auch die laufenden (Wartungskosten, Aktualisierungsgebühren, Ersatzteile usw.), addiert. Aus der Gesamtsumme lässt sich die tatsächliche monatliche Belastung errechnen.

Ein einfaches POR-System mit Bestellwesen, schnellem Zugriff auf die Apothekentaxe, Rezeptdruck und einigen statistischen Auswertungen kann für kleine Apotheken möglicherweise ausreichend sein. Andererseits müssen wegen der Pflicht zur Bedruckung der Rezepte die auf Verordnung abgegebenen Artikel sowieso erfasst werden; daher bietet sich das POS-System an. Für die meisten Apotheken wird ein System mit zwei bis drei Bildschirmarbeitsplätzen sinnvoll sein. Wünschenswert ist eine in das Warenwirtschaftssystem integrierte Artikelinformation zu pharmazeutischen Daten. Häufig bieten erst spezifische Programmteile einer Warenwirtschaft die Möglichkeit, eine bestimmte Leistung (Altenheimversorgung, Kundenkarte) anzubieten und ein effektives Controlling zu gestalten.

Ohne EDV lässt sich eine zeitgemäße Apotheke nicht führen. Die wirtschaftliche Lage der Apotheken zwingt dazu, das Lager optimal zu gestalten, das Personal effektiv einzusetzen und alle zeitaufwendigen Routinearbeiten der EDV zu überlassen. Ein für die Apotheke gut geeignetes System kann über einige Jahre mehrere zehntausend Euro einsparen, ein falsch gewähltes die Apotheke entsprechend belasten. Die Wahl der EDV-Anlage sollte deshalb gründlich überlegt werden und muss sich an den individuellen Gegebenheiten orientieren.

4.7 Apotheke und Internet

4.7.1 Allgemeines

Das Internet ist ein weltweiter Verbund einzelner Rechner, die miteinander kommunizieren und Daten austauschen können. Die Computer können dabei durch unterschiedliche Medien der Datenübertragung verbunden sein, etwa Telefonkabel, Seekabel, Glasfaserkabel, Satellitenstrecken. Der Datentransport geschieht so, dass die Daten in elektronische Pakete, die mit der Zieladresse versehen sind, unterteilt und auf die Reise geschickt werden. Dabei wandern die Datenpakete über verschiedene Rechner, bis sie ihr Ziel erreicht haben. Der besondere Aufbau des Netzes stellt sicher, dass die Daten auch dann ihr Ziel erreichen, wenn auf dem Weg ein Rechner ausfällt. Dann nimmt das Datenpaket eben einen Umweg in Kauf, um zum Ziel zu gelangen. Dadurch ist das Internet gut gegen Totalausfall geschützt. Es bietet Unternehmen, Organisationen und Privatpersonen eine Reihe normierter Dienstleistungen an, von denen die wichtigsten nachfolgend besprochen werden.

E-Mail

E-Mail steht für die Möglichkeit, jemandem auf elektronischem Weg Post zukommen zu lassen. Wie bei der herkömmlichen Post ist dazu eine eindeutige Adresse notwendig, die nach einem allgemeinen Schema aufgebaut ist. Sie lautet *name@domainname*, z. B. horstw.schuchmann@eulen-apotheke.de. Dabei ist *name* der konkrete Briefkasten des Empfängers und *domainname* ist ein realer Rechner mit einer eindeutigen Adresse im Internet, auf „de“ befindet sich der Briefkasten (Mailbox). Zwischen den beiden Bezeichnungen ist das Zeichen „@“ einzusetzen. Es wird als „Klammeraffe“ bezeichnet und wie das englische „at“ ausgesprochen.

Neben der Nachricht kann auch noch ein Dateianhang verschickt werden, z. B. ein Bild. Elektronische Post wird normalerweise mit speziellen Mailprogrammen verarbeitet und verwaltet, die Funktionen (komfortables Überarbeiten, einfache Rückantwort) zur einfachen Verwaltung bereitstellen. In der Apotheke erhält man z. B. von Lieferanten, die auf diesem Wege Angebote unterbreiten, oder Kunden, die Arzneimittel reservieren, E-Mails. Es ist deshalb wichtig, dass regelmäßig geprüft wird, ob neue Post für die Apotheke im elektronischen Briefkasten vorhanden ist.

WWW

Das World Wide Web, abgekürzt www, was etwa so viel wie „weltweit verfügbares Netzwerk“ bedeutet, ist ein riesiges Informationssystem mit Millionen Informationsseiten auf Hunderttausenden von Rechnern. Wer vom „Internet“ spricht, meint häufig das WWW. Die Seiten des Internets können mit frei verfügbaren Programmen, sog. Browsern, angezeigt werden. Die verschiedenen Informationsseiten sind miteinander verbunden, so dass man von Seite zu Seite springen kann. Diese Verbindungen bezeichnet man als „links“.

Damit man eine bestimmte Information erhalten kann, benötigt man die Adresse, bei der die Informationsseite abgelegt ist. Sie wird als URL (Uniform Resource Locator) bezeichnet und hat vereinfacht die allgemeine Form: http://www.Rechneradresse/Dateiname, z. B. http://www.pharmazeutische-zeitung.de/index.htm. Häufig wird bei der Nennung einer Adresse auf den Bestandteil http://www. ebenso wie auf die Angabe des Dateinamens verzichtet. Der erste Teil ist jedoch im Browser einzutragen, damit die Seite tatsächlich richtig aufgerufen werden kann. Wenn der Dateiname nicht angegeben wird, dann sucht sich der Rechner automatisch eine vorgegebene Startseite und man surft dann bis zur gewünschten Seite weiter.

Häufig kennt man die Adresse, auf der die gesuchte Information gespeichert ist, nicht. Dann bedient man sich der Suchmaschinen. Suchmaschinen enthalten zu vielen WWW-Seiten stichwortartige Angaben und den Verweis auf die Adresse, auf der die Seite zu erreichen ist. Der Nutzer kann Stichworte eingeben und es werden alle Seiten gezeigt, die bei der Suchmaschine mit diesem Stichwort verbunden sind. Dabei werden Treffer, die besonders wichtig sind, weil sie z. B. häufig aufgesucht werden, meist weiter oben auf der Liste gezeigt. Da die Treffer mit den tatsächlichen Adressen verlinkt sind, kann leicht auf die angezeigten Seiten verzweigt werden, um dort die gewünschten Informationen abzurufen. Die derzeit größte Suchmaschine ist unter der Adresse www.google.de zu erreichen.

Darüber hinaus spielen sog. „Linklisten“ eine gewisse Rolle, wenn es um speziellere, z. B. berufsbezogene Fragen geht. Personen und Institutionen stellen hier auf Internetseiten in strukturierter Form eine große Zahl „Links“ auf andere themenbezogene Seiten zu Verfügung. Damit gelingt es leicht, spezielle Fragen, die in lokalen, nicht durch große Suchmaschinen indizierten Datenbanken gespeichert sind, abzufragen. Ein sehr übersichtliche Linkliste für pharmazeutische Fragen wird durch die Apothekerkammer Sachsen-Anhalt gepflegt.

FTP

FTP (File Transfer Protocol, Datenübertragungsdienst) unterstützt den Austausch beliebiger Dateien im Internet. Jeder Netzteilnehmer kann FTP benutzen, um über das Internet Daten von einem Rechner auf einen anderen zu transportieren. In der Apotheke wird der Dienst verwendet, wenn man sich von einem Informationsangebot im WWW z. B. eine Datei oder ein umfangreiches elektronisches Dokument holt (herunterlädt), um damit auf dem Rechner in der Apotheke zu arbeiten. Wenn die Apotheke selbst Daten im Internet auf ihrer Homepage bereitstellt, dann werden die Daten vom Rechner in der Apotheke unter Verwendung von FTP auf dem Internetrechner, auf dem die Seite der Apotheke für jedermann erreichbar ist, abgelegt. Diesen Vorgang bezeichnet man als „hochladen“.

Usenet

Das Usenet im Internet ist ein Diskussionsforum. Es funktioniert im Prinzip wie ein weltweites, elektronisches schwarzes Brett. Irgendjemand heftet eine Frage oder eine Meinung an das schwarze Brett und jedermann, der an diesem schwarzen Brett teilnimmt, hat die Möglichkeit, sich dazu zu äußern. Auf diese Weise kann man sich in vielen Bereichen sehr spezifische Informationen zu einem Thema oder einer Frage beschaffen. Die Beiträge empfängt man über E-Mail und eigene Beiträge sendet man über E-Mail an das Usenet.

Es gibt tausende verschiedener Gruppen (Newsgroups), die sich mit einer Vielzahl Themen aus den Bereichen Computer, Wissenschaft, Kultur, Neuigkeiten, Hobby und Vermischtes beschäftigen. Apotheken können z. B. an Newsgroups zu pharmazeutischen Themen oder Newsgroups für bestimmte Krankheiten (Diabetes) beteiligt sein. Bei „yahoogroups“ besteht z. B. eine Newsgroup, die sich nur an Apothekenleiter wendet. Für die aktive Teilnahme – also die Einsendung eigener Beiträge – gelten Spielregeln, die innerhalb der Gruppe bekannt gemacht werden (sog. Nettiquette), die man unbedingt einhalten sollte, sonst muss man damit rechnen, aus der Gruppe ausgeschlossen zu werden.

4.7.2 Nutzung des Internets durch die Apotheke

Die Apotheke ist Nutzer und Anbieter von Daten im Internet. Als Nutzer bedient sich die Apotheke der vorgenannten Dienste, um Informationen oder Bestellungen aufzunehmen. Ein besondere Rolle spielt derzeit die Bewertung der aufgefundenen Sachverhalte, da die vielfältigen Möglichkeiten des Internets dazu führen, dass auch ungesicherte Informationen angeboten werden. Daneben ist gerade für das Unternehmen Apotheke zu beachten, dass gewisse Sicherheitsvorkehrungen, wie Virenscanner und Firewalls unbedingt angeschafft und installiert sein sollten, damit die Rechner der Apotheke nicht Schaden nehmen oder zeitweise ausfallen.

4.7.3 Darstellung der Apotheke im Internet

Die überwiegende Zahl der deutschen Apotheken ist in mehr oder weniger ausführlicher Form im Internet vertreten und kann mit ihren Angaben abgerufen werden. Dabei kann vereinfacht zwischen einem gemeinsamen Auftritt in Portalen und einem Individualauftritt unter einer eigenständigen *domain* unterschieden werden.

Wer sich für einen eigenständigen Auftritt entscheidet, ist im Rahmen der rechtlichen Möglichkeiten, die durch das Teledienstgesetz und die apothekengesetzlichen Regelungen vorgegeben werden, frei in seiner Darstellung.

Meist tritt das Unternehmen Apotheke mit dem vorhandenen Leistungsspektrum auf. Neben Kontaktmöglichkeiten ist häufig eine Möglichkeit zur Vorbestellung von Arzneimitteln berücksichtigt. Aufwendigere Auftritte können auch mit einem Shopsystem zu Bestellung nicht apothekenpflichtiger Produkte aufwarten. Die nachfolgende Übersicht gibt eine nicht vollständige Zusammenstellung gängiger Inhalte individueller Apothekenwebsites.

Inhalte individueller Apothekenseiten

1. Standardinhalte, wie lokaler Notdienstkalender, Öffnungszeiten, Mitarbeitervorstellung, Arzneimittelreservierung, Sonderangebote

2. Schwerpunkte, z.B. Aktionen, Leistungen für bestimmte Patientengruppen
3. Gesundheitsservice: Pollenflugkalender, Gesundheitslexikon, Reise- und Impfberatung, Kosmetik, Diabetesratgeber, Ernährungstipps
4. Shopsystem
5. Interaktive Elemente, wie E-Mail-Versand ohne notwendigen Klienten, Risikochecks für bestimmte Krankheitsbilder, BMI-Berechnung, SMS-Versand, Zuzahlungsrechner, digitale Postkarten, Spiele, Gästebuch, themenbezogene Linklisten

Damit eine Darstellung im Internet von einer relevanten Zahl Anwender wahrgenommen wird, sind verschiedene Werbemaßnahmen angezeigt, die eine einzelne Apotheke nicht unbedingt zu leisten vermag. Deren Inhalte sind in regelmäßigen Zeiträumen mit neuen Inhalten zu realisieren, damit die Internetsurfer die Apothekenseiten wiederholt aufsuchen. Shopsysteme sind in Anschaffung, Installation, Einbindung in den Apothekenbetrieb und Pflege aufwendig. Hier setzt die Idee der Gesundheitsportale (aponet.de, apotheken.de, virtuelle-apotheke.de u.v.m.) an. Obwohl z.T. unterschiedliche Ideen verfolgt werden, ist ihnen gemeinsam, dass sie eine bundesweit einheitliche Adresse für den Internetnutzer anbieten, tagesaktuelle Inhalte aufbereiten und den Anwender, wenn er es wünscht, zu einer bestimmten Apotheke, die seinen Vorstellungen entspricht, hinführen. Dazu geben die beteiligten Apotheken ihre individuellen Profile und Dienstleistungen schematisiert vor und der Anwender kann die Angaben in einer Datenbank abfragen. Zusätzlich können über regionale Daten die nächstgelegenen Apotheken oder jene, die gerade geöffnet sind (bundesweite Notdienstfunktionen), ermittelt werden. Meist stehen in diesen Portalen Shop- und Vorbestellsysteme zu Verfügung, so dass auch mit geringerem finanziellen Aufwand für die einzelne Apotheke dieses Angebot realisiert werden kann. Die Teilnahme an einem Portal kann die ausschließliche Darstellung einer Apotheke im Internet sein. Sie kann jedoch mindestens genauso gut als Ergänzung einer individuellen Website verwendet werden. Ein Verlinkung vom Portal zur individuellen Seite wird stets durch die Portalbetreiber unterstützt.

Portalsysteme bieten auch für kleinere Unternehmen, wie es Apotheken meist sind, die Möglichkeit, an modernen oder zukünftigen Vertriebsmöglichkeiten apothekenüblicher Waren teilzunehmen. Die Einbindung von Shopsystemen, die über Internet oder Handy erreichbar sind, in die lokale Warenwirtschaft der Apotheke vor Ort ist technisch bereits realisiert und am Markt verfügbar. Die Entwicklung der Kommunikationstechnologie wird in den nächsten Jahren zeigen, welche Lösungen von den Apothekenkunden gewünscht und angenommen werden.

5 Qualitätssicherung in der Apotheke

5.1 Zulassung und Registrierung der Fertigarzneimittel

Axel Fehlauer

5.1.1 Einführung

Fertigarzneimittel sind nach § 4 Abs. 1 Arzneimittelgesetz (AMG) Arzneimittel, die im Voraus hergestellt und in einer zur Abgabe an den Verbraucher bestimmten Packung in Verkehr gebracht werden. Ergänzend wird in § 4 Abs. 17 AMG festgelegt, das Inverkehrbringen ist das Vorrätighalten zum Verkauf oder zu sonstiger Abgabe sowie das Feilhalten, das Feilbieten und die Abgabe an andere.

Der häufig verwendete Begriff Zubereitung oder Rezeptur wird im AMG nicht näher definiert. Eine Rezeptur, die z.B. auf Verschreibung eines Arztes hergestellt wird, ist entsprechend § 4 Abs. 1 Nr. 1 AMG kein Fertigarzneimittel, da sie auf Anforderung und nicht im Voraus hergestellt wird.

Für Fertigarzneimittel besteht nach § 21 Abs. 1 AMG die **Zulassungspflicht** und es sind die Vorschriften nach § 10 AMG zur Kennzeichnung sowie die §§ 11 und 11a AMG zur Packungsbeilage und zur Gebrauchsinformation für Fachkreise (Fachinformation) zu erfüllen.

Die vorstehende Einführung beschreibt Verfahrensweisen, die sich nach den Regelungen des deutschen Arzneimittelgesetzes ergeben. Sofern ein Arzneimittel in mehr als einem Mitgliedstaat der Europäischen Union (EU) neu zugelassen werden soll, ist ein europäisches Zulassungsverfahren notwendig. Es kann zwischen einem dezentralen und einem zentralen Verfahren gewählt werden. Im dezentralen Zulassungsverfahren (Verfahren der gegenseitigen Anerkennung) sind mindestens zwei weitere Mitgliedstaaten bzw. deren Zulassungsbehörden im Bewertungsverfahren zu beteiligen.

Im Falle einer zentralen Zulassung, die für bestimmte Arzneimittel, z.B. gentechnisch hergestellte, sogar EG-rechtlich vorgeschrieben ist, wird die Arzneimittelzulassung von der Europäischen Kommission in Brüssel erteilt und gilt in der gesamten EU. Die Koordinierung der europäischen Zulassungsverfahren, wie z.B. die Erstellung der erforderlichen Bewertungsberichte, erfolgt seit 1.1.1995 über eine zentrale europäische Zulassungsbehörde (EMEA) in London.

Die Entscheidung über die Zulassung trifft der wissenschaftliche Ausschuss für Arzneispezialitäten (CPMP), dem die EMEA zugeordnet ist.

Beide Möglichkeiten der Zulassung, zentral oder dezentral, sind verfahrenstechnisch sehr komplex, so dass auf ihre Beschreibung hier nicht eingegangen werden kann. Es wird auf die einschlägigen Regelungswerke der Europäischen Kommission verwiesen, die im Amtsblatt der Europäischen Gemeinschaften veröffentlicht und über den Buchhandel zu beziehen sind.

Als Ausnahme von der Zulassungspflicht werden in § 21 Abs. 2 Nr. 1 AMG die Arzneimittel genannt, die zur Anwendung am Menschen bestimmt sind und auf Grund nachweislich ärztlicher oder zahnärztlicher Verschreibung in einer Apotheke in Chargengrößen bis zu 100 abgabefertigen Packungen an einem Tag im Rahmen des üblichen Apothekenbetriebes hergestellt werden (so genannte 100er-Regelung) und zur Abgabe in dieser Apotheke bestimmt sind. Zum Beispiel wären Kamillenblüten, die in der Apotheke im Voraus abgefüllt und zum Verkauf vorrätig gehalten werden, zulassungspflichtig, sofern sie nicht aufgrund häufiger ärztlicher Verordnung abgegeben würden oder es sich um eine Standardzulassung handelte (s. S. 381, 482). Von der Zulassungspflicht befreit sind nach § 21 Abs. 2 Nr. 2 auch die Arzneimittel, die zur klinischen Prüfung am Menschen bestimmt sind. Für die besondere Gruppe der homöopathischen Arzneimittel besteht ebenfalls keine Zulassungspflicht, der Gesetzgeber schreibt hier in § 38 AMG die Registrierung vor.

Den Zulassungsanträgen sind Unterlagen nach § 22 AMG und die Sachverständigengutachten nach § 24 AMG beizufügen. Vergleichbare Anforderungen an die Unterlagen zur Registrierung sind in § 38 AMG aufgeführt.

Die zuständige Bundesoberbehörde darf die Zulassung u. a. **versagen,** wenn (§ 25 Abs. 2 Nr. 1 bis 3 AMG)

- ☐ die vorgelegten Unterlagen unvollständig sind,
- ☐ das Arzneimittel nicht nach dem jeweils gesicherten Stand der wissenschaftlichen Erkenntnisse ausreichend geprüft worden ist,
- ☐ das Arzneimittel nicht die nach den anerkannten pharmazeutischen Regeln angemessene Qualität aufweist.

Für die Versagung der Registrierung werden in § 39 Abs. 2 Nr. 1 bis 3 AMG gleichlautende Gründe festgelegt. Im § 4 Abs. 15 AMG wird der Qualitätsbegriff definiert:

Qualität ist die Beschaffenheit eines Arzneimittels, die nach Identität, Gehalt, Reinheit, sonstigen chemischen, physikalischen, biologischen Eigenschaften oder durch das Herstellungsverfahren bestimmt wird.

Weitere Ausführungen zum Begriff Qualität siehe S. 376, 481.

Die Zulassung **erlischt** entsprechend § 31 Abs. 1 Nr. 3 AMG nach Ablauf von fünf Jahren seit ihrer Erteilung, es sei denn, dass spätestens drei Monate vor Ablauf dieser Frist ein Antrag auf Verlängerung gestellt wird.

Vor der Entscheidung über die Zulassung eines Arzneimittels mit neuen wirksamen Bestandteilen im Sinne des § 49 AMG ist nach § 25 Abs. 6 AMG eine Zulassungskommission zu hören. Weicht das Bundesinstitut für Arzneimittel und Medizinprodukte (BfArM), vormals Bundesgesundheitsamt, bei der Entscheidung über den Zulassungsantrag von dem Votum der Zulassungskommission ab, so hat es dies zu begründen.

5.1.2 Voraussetzungen für die Zulassung

Grundlage für die Anforderungen an den Antrag auf Zulassung oder Registrierung und der erforderlichen Dokumentation sind die §§ 22 bis 26 AMG. Nachfolgend werden die wichtigsten allgemeinen Anforderungen kurz und die Anforderungen zur Qualitätsdokumentation ausführlicher dargestellt.

In § 22 AMG werden Angaben über die Bestandteile des Arzneimittels nach Art und Menge, Darreichungsform, Wirkungen, Nebenwirkungen, Wechselwirkung mit anderen Mitteln und über die Dosierung gefordert. Außerdem sind Angaben über die Herstellung, Kontrollmethoden und Dauer der Haltbarkeit zu dokumentieren; ebenfalls sind die Ergebnisse der analytischen, pharmakologisch-toxikologischen sowie der klinischen Prüfung vorzulegen. Anstelle der Ergebnisse zu den beiden letztgenannten Prüfungen kann nach § 22 Abs. 3 AMG anderes wissenschaftliches Erkenntnismaterial, z. B. wissenschaftliche Literatur, vorgelegt werden. Dies ist bei Arzneimitteln erlaubt, deren Wirkungen und Nebenwirkungen bekannt sind und mit dem wissenschaftlichen Erkenntnismaterial belegt sind.

In § 24 AMG wird ein analytisches, pharmakologisch-toxikologisches und ein klinisches Sachverständigengutachten gefordert.

Aus dem **analytischen Gutachten** muss hervorgehen, ob das Arzneimittel die nach den anerkannten pharmazeutischen Regeln angemessene Qualität aufweist und ob die vorgeschlagenen Kontrollmethoden dem jeweiligen Stand der wissenschaftlichen Erkenntnisse entsprechen und zur Beurteilung der Qualität geeignet sind.

Für Tierarzneimittel ist zusätzlich ein Gutachten über die Rückstandsprüfung erforderlich. Die Rückstandsprüfung bezieht sich hier auf Arzneimittelrückstände in Lebensmitteln, die von Tieren stammen, bei denen das jeweilige Arzneimittel verfüttert wurde.

Für Arzneimittel, die Stoffe mit in der medizinischen Wissenschaft nicht allgemein bekannter Wirkung enthalten, besteht nach § 49 AMG für eine bestimmte Zeit die automatische Verschreibungspflicht. Im Laufe der Zeit wurde, da keine eindeutigen Festlegungen veröffentlicht sind, die Differenzierungen neuer und bekannter Stoffe aus dieser gesetzlichen Vorschrift abgeleitet, d. h. alle Stoffe sowie entsprechende Zubereitungen (Arzneimittel), die der Verschreibungspflicht unterliegen, werden, wenn ein Antrag auf Zulassung gestellt wird, als „neu“ eingestuft. Aus dieser wichtigen Differenzierung ergeben sich dann auch die Anforderungen im Zulassungsverfahren an die Prüfungen und Unterlagen für neue Ausgangsstoffe. An dieser Stelle wird

Der pharmazeutische Monographieteil enthält Angaben zu folgenden Punkten:

- ☐ Bezeichnung des Fertigarzneimittels
- ☐ Darreichungsform
- ☐ Zusammensetzung
- ☐ Herstellungsvorschrift
- ☐ Inprozesskontrollen
- ☐ Eigenschaften und Prüfungen:
  - Ausgangsstoffe (Eigenschaften, Identität, Reinheit, Gehalt)
  - Fertigarzneimittel (Aussehen und Eigenschaften, Identität, Reinheit, Gehalt)
- ☐ Behältnis
- ☐ Haltbarkeit

Damit werden auch durch die Verordnung über Standardzulassungen die gleichen Forderungen zur Qualität erhoben, wie dies auch bei der Einzelzulassung der Fall ist. Für alle erforderlichen Qualitätsmerkmale muss der pharmazeutische Unternehmer die Verwendung der in der Verordnung oder im Arzneibuch vorgeschriebenen Prüfverfahren einschließlich der Ergebnisse in seinen Unterlagen nachweisen und, wie es die Betriebsverordnung für pharmazeutische Unternehmer (PharmBetrV) allgemein vorschreibt, dokumentieren. Mit den damit verbundenen Angaben soll die Forderung nach einer gleichbleibenden Qualität sichergestellt werden, die die Voraussetzung für eine reproduzierbare Wirksamkeit ist.

5.1.4 Registrierung homöopathischer Arzneimittel

Die Registrierungspflicht für homöopathische Arzneimittel leitet sich aus § 38 Abs. 1 AMG ab, der vorschreibt, dass Fertigarzneimittel, die Arzneimittel im Sinne des § 2 Abs. 1 oder Abs. 2 Nr. 1 sind, als homöopathische Arzneimittel im Geltungsbereich des AMG nur in den Verkehr gebracht werden dürfen, wenn sie in ein bei der zuständigen Bundesoberbehörde zu führendes Register für homöopathische Arzneimittel eingetragen sind. Einer Zulassung bedarf es nicht.

Für die Registrierungsunterlagen wird in § 38 Abs. 2 AMG gefordert: „Dem Antrag auf Registrierung sind die in den §§ 22 bis 24 AMG bezeichneten Angaben, Unterlagen und Gutachten beizufügen.“ Das gilt nicht für die „Angaben über die Wirkungen und Anwendungsgebiete“ sowie für die Unterlagen und Gutachten über die pharmakologisch-toxikologische und klinische Prüfung.

Werden nach § 39 Ab 3 AMG **Standardregistrierungen** in Verkehr gebracht, deren Verpackungsart die Zugabe einer Packungsbeilage nicht ermöglicht, so können nach § 11 Abs. 6 AMG die in der Packungsbeilage geforderten Angaben auf dem Behältnis stehen, sofern das Arzneimittel ohne äußere Umhüllung in Verkehr gebracht wird.

Die Qualität homöopathischer Arzneimittel muss den Anforderungen der jeweiligen Monographie des geltenden Homöopathischen Arzneibuches (HAB) entsprechen (s. „Homöopathie in der Praxis“, S. 139).

Wenn das Arzneimittel nicht nach einer im geltenden HAB beschriebenen **Herstellungsvorschrift** bzw. **Verfahrenstechnik** hergestellt ist, wird dies u.a. nach § 39 Abs. 2 Nr. 7 AMG als Versagungsgrund für die Registrierung aufgeführt. Daraus leitet sich die Definition für homöopathische Arzneimittel ab, demzufolge sind dies Arzneimittel, die entsprechend einer Herstellungsvorschrift des geltenden HAB hergestellt werden.

Für homöopathische Ausgangsstoffe, die nicht im HAB monographisch beschrieben sind und die registriert werden sollen, hat der pharmazeutische Unternehmer eigene Monographien vorzulegen, die analog einer Monographie des HAB aufgebaut sein sollen.

Bei allen Arzneiformen gelten die in der betreffenden Monographie angegebenen Qualitätsanforderungen jeweils für die niedrigst herstellbare Verdünnung der entsprechenden Zubereitung. Für die angegebenen Qualitätsmerkmale sind im Rahmen der Haltbarkeitsprüfungen entsprechende Ergebnisse vorzulegen, aus denen die Dauer der Haltbarkeit abgeleitet werden kann.

Bei nichtverschreibungspflichtigen Dilutionen, Triturationen und Globuli wird generell die Haltbarkeit von fünf Jahren unterstellt.

Bei Arzneimitteln, die im Register für homöopathische Arzneimittel eingetragen sind, muss nach § 11 Abs. 3 AMG bei der Bezeichnung, wie sie in Abs. 1 Satz 1 Nr. 1 gefordert wird, der Hinweis „Homöopathisches Arzneimittel“ angegeben sein. Angaben nach § 11 Abs. 1 Nr. 4 AMG über die Anwendungsgebiete (Indikation oder Wirkungsweise) dürfen nicht gemacht werden. Wenn davon abweichend der Antragsteller ein Anwendungsgebiet für sein homöopathisches Arzneimittel beansprucht, werden Angaben über Wirkungen, Unterlagen und Gutachten über die pharmakologisch-toxikologische und klinische Prüfung notwendig, die entsprechend § 38 Abs. 2 AMG bei homöopathischen Arzneimitteln sonst nicht erforderlich sind. In diesem Fall unterliegt das betreffende Arzneimittel der Zulassungspflicht.

Für alle im HAB aufgeführten Stoffe sind Standardregistrierungen verordnet worden oder in Vorbereitung. Damit sind jeweils einzelne homöopathische Fertigarzneimittel von der Pflicht zur Registrierung freigestellt, sofern sie den Anforderungen und Vorschriften der entsprechenden Monographie des HAB entsprechen.

5.2 Sicherheit bei Arzneimitteln und Medizinprodukten

Annekarin Bertelsmann

Das Kapitel gibt einen kurzen Einblick in die Strategien und die Praxis der Sicherheitssysteme für Arzneimittel und Medizinprodukte in Deutschland und in Europa. Dieses Gebiet hat sich in den letzten Jahren teilweise neu entwickelt, denn die Europäisierung, die auch Auswirkungen auf den Apothekenalltag hat, wird durch die unterschiedlichen Pharmakovigilanzsysteme in den einzelnen Mitgliedstaaten geprägt. Mit der europäischen Verordnung über ein zentralisiertes Verfahren zur europaweiten Zulassung der Arzneimittel und der europäischen Richtlinie für ein dezentrales Zulassungsverfahren mit gegenseitiger Anerkennung der Arzneimittelzulassung innerhalb der Mitgliedstaaten der Europäischen Union (EU) begann eine neues Zeitalter im Umgang mit Arzneimitteln und ihren Risiken in Deutschland und den anderen Mitgliedstaaten der EU. Sie führten im Jahre 1995 zur Errichtung einer Europäischen Agentur zur Beurteilung von Arzneimitteln (EMEA) in London.

Unmittelbare Folge dieser Europäisierung für die Apotheke ist, dass bei Arzneimitteln, die sich derzeit auf dem Markt befinden, sechs verschiedene behördliche Zulassungsarten unterschieden werden können, die sich im Laufe der Zeit nach Ende der Übergangsbestimmungen auf drei wesentliche Zulassungsarten konzentrieren. Da die Art der Zulassung auch die Art des Verfahrens bei Risiken bestimmt, ist es wichtig, die einzelnen Zulassungsarten zu unterscheiden. Es gibt Arzneimittel, die

- eine nationale Zulassung nach dem Arzneimittelgesetz (AMG) ohne Bezugnahme auf andere Mitgliedsländer der EU haben
- eine dezentrale Zulassung nach der oben genannten Richtlinie haben. Dies bedeutet, dass ein Arzneimittel in einem der Mitgliedstaaten eine Zulassung erhalten hat, die dann von den anderen Mitgliedstaaten im gegenseitigen Anerkennungsverfahren anerkannt worden ist. Seit 1998 muss die erste in der EU erteilte Zulassung von den anderen Mitgliedstaaten im Vorhinein akzeptiert werden. Eine eigene nationale Zulassung ist dann nicht mehr möglich
- eine zentrale Zulassung haben. Diese wird nicht national, sondern durch die Europäische Arzneimittelbehörde (EMEA) vorbereitet und dann formal durch die Europäische Kommission beschieden. Solche Arzneimittel können in allen Mitgliedstaaten der Europäischen Union (EU) unmittelbar und ohne ausdrückliche Genehmigung nationaler Behörden vertrieben werden. Dieses Zulassungsverfahren ist obligatorisch für biotechnisch hergestellte Arzneimittel und kann vom pharmazeutischen Hersteller wahlweise für andere innovative Produkte, z. B. Proteasehemmer in der AIDS-Therapie, in Anspruch genommen werden

5.2.1 Arzneimittelrisiken und Pharmakovigilanz

Der Begriff „Pharmakovigilanz" wurde im Zuge der europäischen Gesetzgebung zum freien Verkehr von Arzneimitteln in der EU geprägt. Er beschreibt Systeme, die der Sammlung und wissenschaftlichen Auswertung der Informationen dienen, die für die Arzneimittelüberwachung nützlich sind. Dies gilt insbesondere für Informationen über Nebenwirkungen, die bei bestimmungsgemäßem Gebrauch am Menschen auftreten. Da alle Mitgliedstaaten der EU verpflichtet sind, ein solches System einzurichten, war es notwendig, wesentliche Begriffe, wie z. B. „Nebenwirkung, schwerwiegende Nebenwirkung, unerwartete Nebenwirkung" zu definieren und zu harmonisieren. Außerdem musste ein europäisches Konzept zur Arzneimittelsicherheit entwickelt und für alle Mitgliedsländer verbindlich gemacht werden. Die entsprechende EU-Richtlinie ist in allen Mitgliedstaaten in nationales Recht transferiert worden. In diesem Kapitel werden die Strategien für Humanarzneimittel beschrieben. In der Regel werden sie entsprechend auch für Tierarzneimittel angewandt.

Das System zur Sammlung und Auswertung der Arzneimittelrisiken

Nationale Meldungen der Arzneimittelrisiken und ihre Auswertung

Das Arzneimittelgesetz beschreibt in den §§ 62 und 63 die Rahmenbedingungen für ein System, das der Behörde die Aufgaben in der Pharmakovigilanz zuweist. Die zuständige Bundesoberbehörde soll

- ☐ eine Gefährdung der Gesundheit von Mensch oder Tier verhüten, die durch Risiken entstehen, die bei der Anwendung von Arzneimitteln auftreten
- ☐ Arzneimittelrisiken, insbesondere Nebenwirkungen, Wechselwirkungen mit anderen Mitteln, Gegenanzeigen und Verfälschungen zentral erfassen
- ☐ Arzneimittelrisiken auswerten
- ☐ die gesetzlich erforderlichen Maßnahmen koordinieren
- ☐ mit den Dienststellen der Weltgesundheitsorganisation (WHO), den Arzneimittelbehörden anderer Länder, den Gesundheits- und Veterinärbehörden der Bundesländer, den Arzneimittelkommissionen der Kammern der Heilberufe sowie mit anderen Stellen zusammenarbeiten, die bei der Durchführung ihrer Aufgaben Arzneimittelrisiken erfassen

Für die Verteilung der Zuständigkeiten sind für bestimmte Produkte zwei zentrale Stellen zur Erfassung der Nebenwirkungen etabliert. So werden die Risiken von Sera, Impfstoffen, Blutzubereitungen, Testallergenen, Testsera und Testantigenen im Paul-Ehrlich-Institut (PEI) und die der anderen Arzneimittel im Bundesinstitut für Arzneimittel und Medizinprodukte (BfArM) erfasst. Die Sammlung anekdotischer Einzelfallberichte wird Spontanerfassung genannt. Das BfArM erhält Meldungen aus unterschiedlichen Quellen (Abb. 5.2-1). In dem Spontanerfassungssystem des BfArM werden alle Verdachtsfälle unerwünschter Arzneimittelwirkungen gesammelt, dokumentiert und ausgewertet. Die pharmazeutischen Unternehmer haben eine gesetzliche Anzeigepflicht für Nebenwirkungen. Alle Verdachtsfälle auf Nebenwirkungen, die das BfArM von Ärzten oder Apothekern aus der Bundesrepublik erhält, werden dem betroffenen Hersteller in Kopie zur Bewertung und Stellungnahme übersandt. Die Einzelfälle werden in der Nebenwirkungsdatenbank des BfArM dokumentiert, einem rechnergestützten System, das seit 1982 aufgebaut worden ist. Zur Erfassung werden Kodierungssysteme benutzt, die international gebräuchlich sind, damit die Daten mit

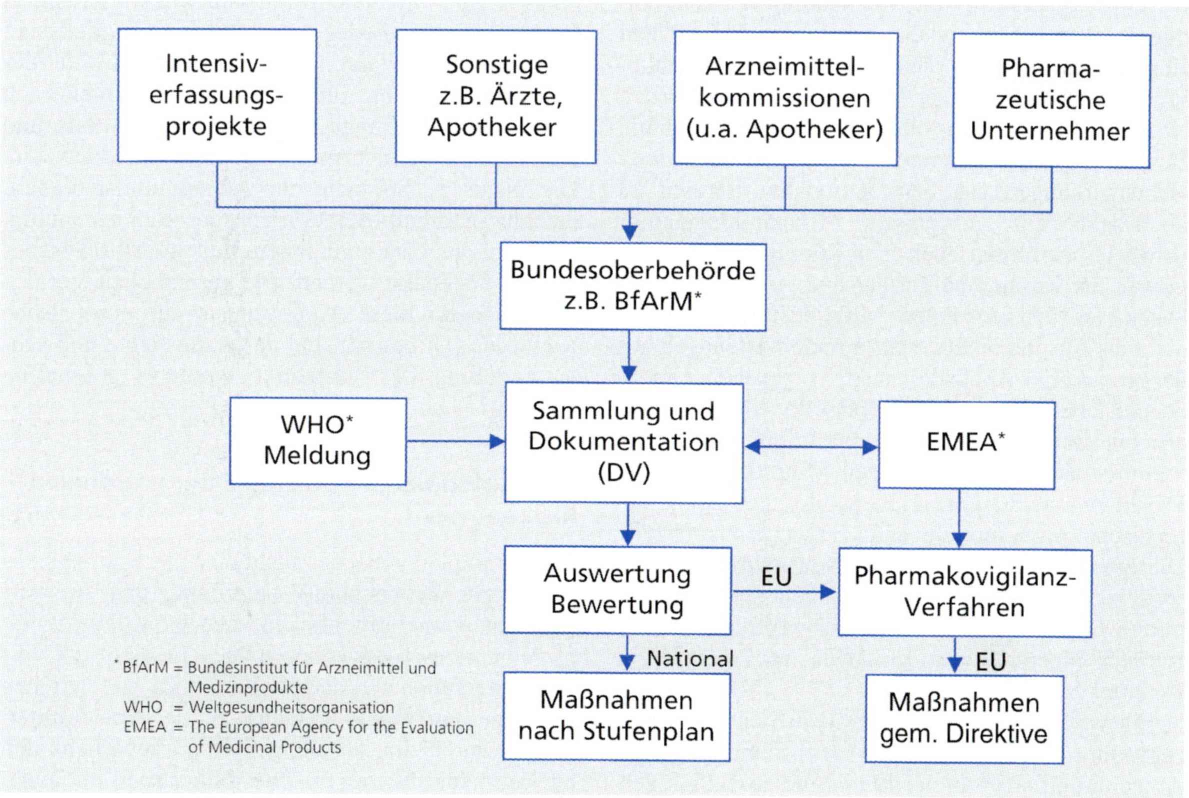

Abb. 5.2-1: Bearbeitung der unerwünschten Arzneimittelwirkungen im Bundesinstitut für Arzneimittel und Medizinprodukte (BfArM)

denen anderer europäischer Behörden kompatibel sind. Eine einheitliche europäische Nomenklatur [Medical Dictionary for Drug Regulatory Affairs (MEDDRA)] ist vorgesehen. Die Verdachtsfälle über schwerwiegende Nebenwirkungen werden durch das BfArM und PEI an die Europäische Agentur für Arzneimittel (EMEA) in London weitergegeben, die Meldungen gehen in eine europäische Datenbank ein.

Darüber hinaus nimmt das Bundesinstitut für Arzneimittel und Medizinprodukte seit 1980 an einem internationalen Arzneimittelüberwachungsprogramm (International Drug Monitoring) der Weltgesundheitsorganisation (WHO) teil und übermittelt in regelmäßigen Abständen die gesammelten Daten in die Datenbank des WHO Collaborating Centre for International Drug Monitoring in Uppsala (Schweden). Das Institut hat direkten Zugang zum WHO-Spontanerfassungssystem und der Datenbank in Uppsala und kann Auswertungen zu bestimmten Verdachtsmomenten und Wirksubstanzen direkt vornehmen.

Sammlung der Berichte über Arzneimittelrisiken auf europäischer Ebene

In den Mitgliedstaaten variieren die gesetzlichen Anforderungen und die Struktur der Systeme zur Meldung, Sammlung und Auswertung der Arzneimittelrisiken erheblich. Das hat in der EU zu dem Konzept geführt, ein zentrales nationales Pharmakovigilanzzentrum in allen Mitgliedstaaten gesetzlich einzurichten und ihnen die Aufgabe der Sammlung, Bewertung und Dokumentation von Berichten über Nebenwirkungen aus dem nationalen Bereich zu übertragen. Die europäische Arzneimittelagentur (EMEA) übernimmt auch hier Koordinierungsfunktion in der Zusammenführung und Auswertung der Daten aus den einzelnen Mitgliedstaaten und ist nicht als Ansprechpartner für direkte Meldungen aus der Ärzte- oder Apothekerschaft vorgesehen. Um sicherzustellen, dass die europäische Agentur auch alle relevanten Informationen zu möglichen Arzneimittelrisiken erhält, wurde den Mitgliedstaaten die Pflicht zur Meldung der Nebenwirkungen an die europäische Arzneimittelagentur gesetzlich auferlegt. Diese betrifft schwerwiegende Nebenwirkungen sowohl zentral als auch dezentral zugelassener Arzneimittel. Die Mitgliedsstaaten sind verpflichtet, diese Berichte innerhalb von 15 Tagen der Agentur zur Kenntnis zu bringen.

Ein weiterer Stützpfeiler in dem Sicherheitskonzept für Arzneimittel und der Sammlung der Arzneimittelrisiken in der EU ist die gesetzlich verankerte Meldepflicht für pharmazeutische Unternehmer. Dieses Konzept hat seinen Vorläufer in den Strategien des Arzneimittelgesetzes. Insbesondere ist das Konzept des Stufenplanbeauftragten in die europäische Gesetzgebung eingegangen. Der Stufenplanbeauftragte (s. S. 907) ist eine qualifizierte Person, die nach nationalem und europäischem Recht im pharmazeutischen Unternehmen für die Sammlung und Bewertung der Arzneimittelrisiken und die Koordination der Maßnahmen zur Risikoabwehr persönlich verantwortlich ist. Er ist auch dafür verantwortlich, dass schwerwiegende Nebenwirkungen innerhalb von 15 Tagen an die zuständige Arzneimittelbehörde bzw. die Arzneimittelbehörde des Mitgliedstaates gemeldet werden, in dem die Nebenwirkungen aufgetreten sind. Schwerwiegende Nebenwirkungen von Arzneimitteln mit zentraler Zulassung, die in Ländern außerhalb der EU bekannt geworden sind, hat der Stufenplanbeauftragte direkt der EMEA zur Kenntnis zu bringen. Was unter einer schwerwiegenden Nebenwirkung zu verstehen ist, wird in der Richtlinie 75/319/EG definiert.

Verfahren zur Abwehr der Arzneimittelrisiken

Bei freiem Warenverkehr innerhalb der Mitgliedstaaten der Europäischen Union (EU) kann ein Patient in Deutschland in gleichem Maße von Risiken eines Arzneimittels betroffen sein wie ein Patient in Portugal, England oder jedem anderen Mitgliedstaat. Die Art der Verfahren, die dann zur Abwehr der Arzneimittelrisiken initiiert werden, richten sich nach dem Zulassungsstatus des Arzneimittels und können daher dementsprechend unterschiedlich sein. Die bisherige Strategie zur Arzneimittelsicherheit, die nur innerhalb der Grenzen der Bundesrepublik galt, musste daher verändert und an europäisches Niveau angepasst werden. Die gesetzlichen Voraussetzungen für diese Anpassung an die europäische Richtlinie (Direktive) sind durch die siebte und achte Änderung des Arzneimittelgesetzes geschaffen worden.

Der Stufenplan als Strategie der nationalen Risikoabwehr

Als Stufenplan wird die allgemeine Verwaltungsvorschrift zur Beobachtung, Sammlung und Auswertung der Arzneimittelrisiken nach § 63 des Arzneimittelgesetzes (AMG) bezeichnet. Er dient der verfahrensrechtlichen Ausgestaltung des gesetzlichen Auftrages und regelt die Erfassung der Arzneimittelrisiken durch die zuständigen Bundesoberbehörden auf nationaler Ebene, die Zusammenarbeit mit anderen Behörden und Stellen auf nationaler, europäischer und internationaler Ebene sowie die Einschaltung der pharmazeutischen Unternehmer und die Informationswege im nationalen Bereich. Der Stufenplan trat am 1. Oktober 1980 in Kraft und wurde 1990 überarbeitet. Einige Konzepte des Arzneimittelgesetzes und Stufenplans haben Eingang in das europäische Pharmakovigilanzsystem gefunden.

Aufgrund seiner rechtlichen Form hat der Stufenplan nur eine verwaltungsinterne Bindungswirkung bezüglich der Koordination zwischen den Bundesoberbehörden und den Länderbehörden unter Beteiligung von Dritten. Eine unmittelbare Außenwirkung kommt ihm jedoch nicht zu. Die Mitarbeit der Ärzte an der Erkennung der Arzneimittelrisiken erfolgt aufgrund berufsethischer Erwägungen. Die Mitarbeit des Apothekers ist durch die Apothekenbetriebsordnung gegeben, die ihn verpflichtet, Arzneimittelrisiken der zuständigen Behörde mitzuteilen. Für die vom Hersteller verursachten Qualitätsmängel ist in der Regel die oberste Landesgesundheitsbehörde des Bundeslandes zuständig, in dem die Apotheke ansässig ist. Das ist bei Mängeln der pharmazeutischen Qualität besonders wichtig, weil die oberste Landesbehörde Anordnungen nach § 69 AMG treffen kann, wie z. B. das Inverkehrbringen von Arzneimitteln untersagen und ggf. deren Rückruf anordnen.

Stufenplanbeteiligte

Am Stufenplan beteiligt sind alle Behörden und Stellen, die bei der Durchführung ihrer Aufgaben Arzneimittelrisiken erfassen. Zu den 13 Stellen, die in der Verwaltungsvorschrift aufgezählt werden, gehören die obersten Gesundheits- und Veterinärbehörden der Länder, die Arzneimittelkommissionen der Heilberufe sowie die Bundesverbände der Pharmazeutischen Industrie und Dienststellen der Weltgesundheitsorganisation (WHO).

Arzneimittelrisiken

Im Abschnitt 3 des Stufenplans werden elf verschiedene Arzneimittelrisiken beispielhaft aufgezählt. Von diesen sind Mängel der Qualität, Mängel der Kennzeichnung und Packungsbeilage, Nebenwirkungen, Wechselwirkungen mit anderen Mitteln, Gegenanzeigen und missbräuchliche Anwendung in § 21 Abs. 1 ApBetrO eingegangen. Eine zentrale Rolle spielen jedoch die Nebenwirkungen der Arzneimittel. Nach harmonisierter europäischer Definition ist die Nebenwirkung eine Reaktion, die schädlich und unbeabsichtigt ist und bei Dosierungen auftritt, wie sie normalerweise beim Menschen zur Prophylaxe, Diagnose oder Therapie der Krankheiten oder für die Änderung einer physiologischen Funktion verwendet werden.

Gefahrenstufen nach Stufenplan

Für Arzneimittel mit nationaler Zulassung wird bei der Abwehr der Arzneimittelrisiken nach Stufenplan in der Regel in einem zweistufigen Verfahren vorgegangen, weil möglichst die Verhältnismäßigkeit der Mittel gewährleistet sein soll. Zur ersten Stufe gehört, dass das Bundesinstitut für Arzneimittel und Medizinprodukte in der Regel zweimal jährlich die Stufenplanbeteiligten zu einer vertraulichen Sitzung einlädt. Diese so genannte Routinesitzung soll dem regelmäßigen Austausch von Informationen dienen und die Möglichkeit eröffnen, auch solche Beobachtungen und Tendenzen darzulegen, die noch vor der Schwelle des behördlichen Eingriffs liegen. Das Bundesinstitut gibt einen Sachstandsbericht über die eingegangenen Meldungen und lässt über Maßnahmen zur Beschaffung weiterer Informationen beraten. Ergibt sich der Verdacht auf ein Arzneimittelrisiko, tauscht das Bundesinstitut mit allen betroffenen Herstellern Informationen (Gefahrenstufe I) aus. Dieser Informationsaustausch erstreckt sich unter Berücksichtigung des Arzneimittelverbrauches insbesondere auf

- ☐ die Häufigkeit der vermuteten Arzneimittelrisiken,
- ☐ ihre möglichen Ursachen,
- ☐ den Grad der Gefährdung der Patienten auch unter Berücksichtigung der therapeutischen Alternativen.

Die Stufenplanbeteiligten werden über den Beginn des Verfahrens informiert.

Ergibt sich aus diesem Informationsaustausch in der Stufe I oder durch sonstige Informationen ein **begründeter Verdacht** auf ein gesundheitliches Risiko, wird in Stufe II des Stufenplanes ermittelt. Die Auslegung dieses unbestimmten Rechtsbegriffes ist häufig strittig und war mehrfach Grund einer gerichtlichen Überprüfung der Maßnahmen. Nach einem Gutachten der wissenschaftlichen Dienste des Deutschen Bundestages gilt der Verdacht auf ein gesundheitliches Risiko so lange als begründet, wie eine wissenschaftlich plausible Annahme des Zusammenhanges zwischen dem bekanntgewordenen Risiko und dem Arzneimittel **nicht** ausgeräumt werden kann. Auf eine Nebenwirkung übertragen bedeutet dies, dass der Nebenwirkungsverdacht begründet ist, wenn z. B.

- ☐ andere Ursachen ausgeschlossen werden können,
- ☐ eine positive Reexposition vorliegt,
- ☐ eine Dechallenge positiv verläuft, das heißt, dass nach Absetzen des angeschuldigten Medikamentes eine Besserung der Nebenwirkung eintritt.

In das Verfahren der Stufe II werden alle pharmazeutischen Unternehmer einbezogen, die im Sinne des Arzneimittelgesetzes verantwortlich sind. Als Voraussetzung für eine behördliche Maßnahme wird in der Regel der betroffene Unternehmer angehört; dies kann in mündlicher oder schriftlicher Form geschehen. Die mündliche Form der Anhörung ist die Sondersitzung nach Stufenplan. Zu ihr lädt die zuständige Bundesoberbehörde, z. B. das Bundesinstitut für Arzneimittel und Medizinprodukte, ein. Sie kann öffentlich sein, ihr Ablauf ist in der Verwaltungsvorschrift vorgegeben. Die auf der Sondersitzung vorgetragenen Fakten bilden die sachliche und fachliche Grundlage für Entscheidungen des Instituts. Sie findet unter Vorsitz eines Vertreters des Bundesinstituts statt. Er gibt zunächst einen Sachstandsbericht und lädt externe Gutachter ein, die in den Prozess der Nutzen-Risiko-Abwägung ihren unabhängigen wissenschaftlichen Sachverstand und ihre praktisch-therapeutischen Erfahrungen einbringen. Durch Befragung der Hersteller oder Gutachter sollen die möglichen Risiken objektiv und kritisch ermittelt werden. Gelegenheit zur Stellungnahme haben auch die übrigen Stufenplanbeteiligten. In der Regel werden in einer Sondersitzung zunächst die Risiken und dann der Nutzen des betroffenen Arzneimittels verhandelt. Sie wird beendet mit einer zusammenfassenden Darstellung, in der der Termin, zu dem mit einer Entscheidung gerechnet werden kann, und der Rahmen der in Betracht kommenden Maßnahmen genannt werden.

Die zur Risikoabwehr notwendigen Maßnahmen werden auf nationaler Ebene in Abstimmung mit den beteiligten Behörden von Bund und Ländern getroffen. Der Katalog des Stufenplanes zählt ohne Anspruch auf Vollständigkeit Maßnahmen auf, die von den zuständigen Bundesoberbehörden, Landesbehörden und durch den/die zuständigen Bundesminister getroffen werden können. Es kommen insbesondere folgende Maßnahmen in Betracht:

Durch die Bundesoberbehörde:

- ☐ Weitere Einholung von Gutachten aus Klinik und Forschung
- ☐ Anwendungsempfehlungen, die sich in erster Linie an die Ärzteschaft richten
- ☐ Abgabeempfehlungen, die sich an die Apothekerschaft richten
- ☐ Auflagen, die sich an die pharmazeutischen Unternehmer richten
- ☐ Rücknahme, Widerruf oder Ruhen der Zulassung nach § 30 AMG

Durch die Landesbehörden:

- ☐ Intensivierung der Überwachungsmaßnahmen
- ☐ Untersagung des Inverkehrbringens
- ☐ Anordnung des Rückrufes
- ☐ Sicherstellung

Durch den Bundesminister für Gesundheit und soziale Sicherung:

- ☐ Ausweitung der Apothekenpflicht
- ☐ Unterstellung unter die Verschreibungspflicht oder die Vorschriften des Betäubungsmittelrechts

Europäische Verfahren der Risikoabwehr

Für Arzneimittel mit einer dezentralen Zulassung sowie für zentral zugelassene Arzneimittel liegt die Durchführung für ein Verfahren der Risikoabwehr nicht mehr in der nationalen Kompetenz. Mit Verlagerung der Zulassung der Arzneimittel von der nationalen auf eine europäische Ebene gewinnen daher europäische Verfahren zur Risikoabwehr eine immer größere Bedeutung. Die europäische Arzneimittelbehörde (EMEA) übernimmt die Projektleitung und hat eine Koordinationsfunktion. Die Unterlagen werden auf nationaler Ebene beurteilt, da die einzelnen Behörden in dem Arzneispezialitätenausschuss der EU (Committee for Proprietary Medicinal Products, CPMP) und in den wissenschaftlichen Expertengremien (Pharmakovigilance Working Party, Ad-hoc Expert Group) der Agentur vertreten sind. Die Verantwortung für eine wissenschaftliche Bewertung wird unter den Mitgliedstaaten verteilt, indem vom CPMP zwei Berichterstatter (Rapporteur und Co-Rapporteur) bestimmt werden, die ihrerseits Sachverständige benennen und hinzuziehen können.

Für die Arzneimittel der Zulassungskategorie A (nationale Zulassung) gelten primär zwar die jeweils geltenden nationalen Bestimmungen zur Risikoabwehr. In Deutschland ist dieses Verfahren als Stufenplan bekannt, das bereits seit 1980 etabliert ist. Im Rahmen der EU kann jedoch auf Antrag eines Mitgliedstaates, eines pharmazeutischen Unternehmers oder der Kommission der Europäischen Union ein nationales Verfahren zur Risiko-Nutzen-Abwägung jederzeit auf eine europäische Ebene gehoben werden, wenn ein Interesse der Gemeinschaft vorliegt.

Wie bei einer Sondersitzung nach Stufe II üblich, haben auch bei europäischen Sicherheitsverfahren die pharmazeutischen Unternehmer das Recht, ihre Nutzen-Risiko-Analyse vorzutragen und sich dabei von Gutachtern ihrer Wahl beraten und unterstützen zu lassen. Das Verfahren endet mit einer Entscheidung der Europäischen Kommission, die für alle Mitgliedstaaten einheitlich und bindend ist. Sie entscheidet auf der Basis eines Gutachtens des CPMP, der für die wissenschaftliche Bewertung verantwortlich ist. Maßnahmen des Risikoverfahrens können entweder der Widerruf der Zulassung oder eine Änderung der Bedingungen des Inverkehrbringens sein. Im letzteren Fall erhält das Arzneimittel eine europaweit einheitliche Zusammenfassung der Merkmale des Arzneimittels (Summary of Product Characteristics, SmPC), die in alle offiziellen Sprachen der Mitgliedsländer übersetzt wird und verbindlich ist. Das Arzneimittel selbst erhält den Status eines dezentral zugelassenen Produktes.

Risikoverfahren zu Arzneimitteln, die im Rahmen des gegenseitigen Anerkennungsverfahrens zugelassen worden sind, können daher gar nicht im nationalen Alleingang durchgeführt werden, denn bei einem nicht vertretbaren Risiko besteht kein nationaler Handlungsspielraum mehr. Die Pharmakovigilanzverfahren müssen unter Beteiligung der Mitgliedstaaten der EU nach den Bestimmungen der geänderten Richtlinie 75/319/EWG eingeleitet und durchgeführt werden.

Bei Risikoverfahren zu Arzneimitteln, die sich mit einer zentralen Zulassung im Verkehr befinden, können nationale Bewertungen nur über die Mitarbeit in den wissenschaftlichen Ausschüssen des CPMP eingebracht werden. Nach der Bewertung und der Erstellung eines Gutachtens durch den CPMP wird wiederum formal durch die Europäische Kommission bzw. durch den Europäischen Rat entschieden. Dies ist für alle Mitgliedstaaten gleichlautend und bindend. Die nationale Umsetzung der Kommissionsentscheidung ist durch die 7. Änderung des AMG möglich geworden, ohne dass ein eigenständiges nationales Stufenplanverfahren eingeleitet wird. Daher nimmt die Bedeutung der nationalen Stufenplanverfahren ständig ab.

Die Rolle des Apothekers im Pharmakovigilanzsystem

Der Auftrag aus der Apothekenbetriebsordnung

In § 21 der Apothekenbetriebsordnung (ApBetrO) wird der Umgang mit Arzneimittelrisiken in der Apotheke geregelt. Dabei wird dem Apotheker auch die Überprüfung der Angaben und ggf. die Weiterleitung festgestellter Risiken bei Fertigarzneimitteln zur Pflicht gemacht. Die Überprüfungspflicht bezieht sich auf folgende drei Bereiche:

- ☐ Mängel an der Qualität des Arzneimittels
- ☐ Mängel an der Information zur sicheren Anwendung des Arzneimittels
- ☐ Risiken, die im Zusammenhang mit der Anwendung von Arzneimitteln bekannt werden

Die Apothekenbetriebsordnung und der nationale Stufenplan zählen eine Reihe Risiken auf, die bei der Anwendung von Arzneimitteln auftreten können. Von diesen ist der Begriff „Nebenwirkung" durch die Richtlinie 75/319/EWG einheitlich für den europäischen Raum definiert. Als Hilfestellung für den Apotheker listet die ApBetrO Maßnahmen auf, die bei Arzneimittelrisiken, die in der Apotheke auftreten bzw. festgestellt worden sind, sinnvoll sind. Die Verantwortung dafür, dass diese Maßnahmen auch getroffen werden, trägt der Apothekenleiter. Zu den Maßnahmen des § 21 ApBetrO gehören im Einzelnen:

- ☐ Weitergabe aller Informationen über die in der Apotheke festgestellten Arzneimittelrisiken an den Apothekenleiter oder die leitenden Ärzte sowie an die Arzneimittelkommission des Krankenhauses
- ☐ Überprüfung der Informationen und die Veranlassung von Maßnahmen zur Gefahrenabwehr
- ☐ Benachrichtigung der zuständigen Behörde
- ☐ Rückruf der Arzneimittel
- ☐ Dokumentation der Risiken sowie Art und Umfang der ergriffenen Maßnahmen
- ☐ Rückgabe und Absonderung nicht verkehrsfähiger Arzneimittel und/oder Ausgangsstoffe.

Außerdem wird festgelegt, wie mit nicht mehr verkehrsfähigen Arzneimitteln in der Apotheke umgegangen werden soll. Die amtliche Begründung zu § 21 der Apothekenbetriebsordnung macht den Umfang der Bestimmungen und die Bedeutung dieser Vorschrift deutlich. Es heißt dort:

„Die Regelungen dienen der Arzneimittelsicherheit und entsprechen der wichtigen Funktion, die die Apotheken im System der Beobachtung, Sammlung und Auswertung von Arzneimittelrisiken zu erfüllen haben."

Sammlung der Meldungen über Arzneimittelrisiken in der Apotheke

Die unterschiedliche Art der möglichen Risiken, die in der Apotheke festgestellt werden können, erfordert differenziertes Handeln bezüglich Überprüfung der Angaben und Veranlassung der erforderlichen Maßnahmen zur Gefahrenabwehr. Es sollte daher bei der Sammlung der Arzneimittelrisiken zwischen Arzneimittelrisiken, die vor der Anwendung des Arzneimittels (Qualitätsmängel und Mängel in der Information zum Arzneimittel), und denen, die im Zusammenhang mit der Anwendung des Arzneimittels festgestellt worden sind, unterschieden werden.

Mängel der pharmazeutischen Qualität

In der Regel handelt es sich bei Risiken, die vor dem Gebrauch der Arzneimittel auftreten, um Mängel der pharmazeutischen Qualität. Nach § 21 Nr. 3 ApBetrO hat der Apothekenleiter die zuständige Landesbehörde zu informieren. Das kann durch ein formloses Schreiben unter Angabe der Beanstandungen und Einsendung der beanstandeten Packung des Arzneimittels geschehen. Es wird aber empfohlen, zur Dokumentation und Berichterstattung dieser Mängel den Berichtsbogen (Abb. 5.2-2) der Arzneimittelkommission der Deutschen Apotheker zu benutzen, da hier die notwendigen Angaben zur Bearbeitung des Risikos auf einem Formular zusammengefasst sind. Der Berichtsbogen kann von der Geschäftsstelle angefordert oder auch am PC ausgefüllt und per E-Mail nach Eschborn gesandt werden. Die Adresse http://www.arzneimittelkommission.info führt auf die entsprechende Seite zu dem Feld „ Arzneimittel zur Überprüfung auf Qualitätsmängel“. Das Formular liegt als pdf-Dokument vor und kann auch ausgedruckt werden.

Darüber hinaus kann es zur Gefahrenabwehr und zur Überprüfung der Beanstandung notwendig sein, vor der Benachrichtigung der zuständigen Behörde die Arzneimittelkommission in die Überprüfung einzubeziehen. Manchmal muss bei Qualitätsmängeln, die bei der Anwendung des Arzneimittels zu lebensbedrohlichen Zwischenfällen führen würden, neben der Benachrichtigung der zuständigen Behörde zusätzlich auch der betroffene pharmazeutische Unternehmer unverzüglich informiert werden. Dieser ist nicht nur nach den Bestimmungen des Arzneimittelgesetzes, sondern auch nach den europäischen Bestimmungen für die Qualität und Unbedenklichkeit der von ihm in Verkehr gebrachten Arzneimittel verantwortlich. Durch diese Information kann er rechtzeitig und europaweit eigenverantwortliche Maßnahmen zur Minimierung des Risikos ergreifen. Bei pharmazeutischen Unternehmern, die ihren Sitz in einem anderen Mitgliedstaat der EU haben, kann dies mit einem unangemessenen Aufwand verbunden sein, so dass Maßnahmen zur Gefahrenabwehr immer dem Einzelfall angepasst und den Risiken angemessen sein sollen.

Mängel der Packungsbeilage und Fachinformation

Wertbestimmend für ein Arzneimittel ist neben der stofflichen Qualität auch die Information über seine Anwendung. Große Mängel im Inhalt dieser Information sind als gravierende Arzneimittelrisiken zu werten. Im AMG sind zwei wichtige Informationsquellen vorgeschrieben: die Packungsbeilage und die Fachinformation. Die Fachinformation ist für „Fachkreise“ bestimmt. Ihr Gegenstück ist die Packungsbeilage, die in erster Linie für den Patienten bestimmt ist. Sie soll derart gestaltet sein, dass im Vergleich zur Fachinformation die Inhalte nicht verkürzt und außerdem die Risiken nicht verschwiegen oder verharmlost werden. Die inhaltlichen Aussagen in der Fachinformation und Packungsbeilage müssen dem Stand der wissenschaftlichen Erkenntnis entsprechen. Dieser kann z. B. an einer neuen Zulassung mit gleicher Wirksubstanz oder an einer Monographie der Aufbereitung und Nachzulassung gemessen werden. Soweit Fachinformationen vorhanden sind, ist in der Roten Liste hinter der Ordnungsnummer ein entsprechender Hinweis angegeben. Die jeweils aktuelle Fachinformation zu einem Arzneimittel ist eine wichtige Informationsquelle für die Apotheke, die ihr kostenlos zur Verfügung gestellt wird, da

- ☐ der pharmazeutische Unternehmer verpflichtet ist, Apothekern auf Anforderung eine Fachinformation zur Verfügung zu stellen,
- ☐ der Pharmaberater verpflichtet ist, die Fachinformation vorzulegen,
- ☐ die zuständige Bundesoberbehörde bei Änderungen, die für die Therapie relevant sind, durch Auflage bestimmen kann, in welcher Form diese Änderungen der Fachinformation den Fachkreisen zugänglich zu machen sind.

Arzneimittelrisiken bei der Anwendung eines Arzneimittels

Es ist inzwischen europaweit etabliert, dass die Sammlung der Meldungen über Arzneimittelrisiken auch oder gerade Verdachtsfälle umfasst. Ein Verdacht entsteht, wenn ein Ereignis (eine Reaktion) mit einer möglichen Ursache (Arzneimitteleinnahme) in Zusammenhang gebracht wird. Werden z. B. in einem Beratungsgespräch in der Apotheke Verdachtsfälle über Unverträglichkeiten, z. B. Neben- oder Wechselwirkungen, festgestellt, so kann zu einer Beratung oder pharmazeutischen Betreuung (Pharmaceutical Care) auch die Überprüfung der Angaben sowie die Kontaktaufnahme mit dem behandelnden Arzt und die Erfassung der Daten dieses Einzelfalles gehören. Für solch eine Meldung sollte der Bogen „Bericht über unerwünschte Arzneimittelwirkungen“ des BfArM benutzt werden (Abb. 5.2-3). Der Berichtsbogen kann von der Geschäftstelle der Arzneimittelkommission der Deutschen Apotheker angefordert oder auch am PC ausgefüllt und per E-Mail an die Geschäftsstelle in Eschborn versandt werden. Sie leitet ihn dann an die Arzneimittelkommission der Deutschen Ärzteschaft weiter. Die Adresse http://www.arzneimittelkommission.info führt auf

Berichtsbogen

zur Meldung von Arzneimittelrisiken nach Stufenplan

ARZNEIMITTEL KOMMISSION

Nicht ausfüllen; nur für interne Zwecke

am: ....

Einsendung: ☐

....

Weitergeleitet an: ....

am: ....

Arzneimittelkommission der Deutschen Apotheker
Postfach 5722
65732 Eschborn
Carl-Mannich-Straße 26
65760 Eschborn

Apothekenstempel:

Bearbeitet von:

Bezeichnung des Arzneimittels/Medizinprodukts: [1]

.... **PZN:** ....
Darreichungsform: [2] .... **Bezogen von:** [6] ....
Packungsgröße: [3] .... **Bezugsdatum:** [7] ....
Hersteller/Importeur: [4] .... **Verwendbar bis:** [8] ....
Chargen-Bez.: [5] .... **Anbruch:** [9] ....

auf Faltschachtel und innerem Behältnis stimmen überein ☐ ja ☐ nein

(bzw. vom Patienten zurückgegeben) ☐ ja ☐ nein

I. Beobachtungen zur pharmazeutischen Qualität
Grund der Beanstandung: [10]

(Deklaration, Verpackungsfehler, Beschädigung der Oberfläche, Verdunstung, Zersetzung, Verfärbung, Ausfällung, Trübung, Entmischung, Verwechslung, andere Mängel) ....

....

....

....

....

Sind in der Apotheke weitergehende Untersuchungen erfolgt? [11]

....

....

Es wird gebeten, bei Beanstandungen zum Punkt 10 das Arzneimittel oder den Ausgangsstoff im Original-Behältnis mit einzusenden. (Die Verpflichtung nach § 21 Abs. 3 ApBetrO bleibt unberührt.)

II. Andere Beobachtungen nach § 62 AMG und Stufenplan
unerwünschte Arzneimittelwirkungen: [12] ....

....

....

Anwendung von .... bis .... Dosierung (tgl.) ....

Erfolgte die Anwendung auf ärztliche Verordnung? ☐ ja ☐ nein

Weitere Anwendungen nach Auftreten der Nebenwirkung? ☐ ja ☐ nein

Bestehen Nebenwirkungen nach Absetzen weiter? ☐ ja ☐ nein

Welche anderen Arzneimittel werden (wurden) angewendet?

....

....

Verdacht auf Missbrauch oder Vielverbrauch [13]

....

....

Angaben zur Person des Patienten [14]

Pat.-Initialen .... Alter: .... Jahre ☐ männl. ☐ weibl.

Der Patient ist aufzufordern, die Beobachtungen auch dem zu behandelnden Arzt mitzuteilen.

Mit der Weitergabe der Apothekenanschrift bin ich einverstanden [15] ☐ ja ☐ nein

Abb. 5.2-2: Berichtsbogen der Arzneimittelkommission der Deutschen Apotheker

Hinweise zum Berichtsbogen

1. Name des beanstandeten Arzneimittels (bzw. des Ausgangsstoffes, der Droge, des Fertigarzneimittels).
2. Galenische Zubereitung oder Applikationsart.
3. Packungsgröße (bzw. Menge oder Gewicht des Gebindes).
4. Angabe des pharmazeutischen Unternehmers.
5. Die Angabe der Chargenbezeichnung ist für die Weiterverfolgung von galenischen Beanstandungen unerlässlich.
6. Angabe der Bezugsquelle, z. B. Name der pharmazeutischen Großhandlung.
7. Beim Bezugsdatum genügt, wenn verfügbar, der Monat und das Jahr (z. B. 7/97).
8. Verfalldatum, wenn vorhanden, bitte angeben.
9. Zur Beurteilung ist es häufig wichtig zu wissen, ob die Packung schon geöffnet wurde oder schon im Haushalt eines Patienten war.
10. Der Beanstandungsgrund sollte möglichst detailliert angegeben werden. Die wichtigsten Mängel, die bei der organoleptischen Überprüfung von Arzneimitteln auffallen, sind als Begriffe genannt.
11. Falls in der Apotheke weitergehende Untersuchungen (z. B. nach DAB oder DAC) durchgeführt wurden, wird um Mitteilung der Ergebnisse gebeten.

    Nach § 21 Abs. 3 ApBetrO besteht die Verpflichtung, Qualitätsmängel, die vom Hersteller verursacht sind, unverzüglich der zuständigen Behörde zu melden. Es bleibt der Apotheke jedoch unbenommen, einen entsprechenden Verdacht zunächst über die Arzneimittelkommission abklären zu lassen. Dazu ist es meistens notwendig, das beanstandete Arzneimittel in seiner Originalverpackung für eine Laboruntersuchung zur Verfügung zu haben bzw. an den Hersteller zu schicken. Eine solche Einsendung erübrigt sich, wenn typische unerwünschte Wirkungen gemeldet werden, da diese über eine Laboruntersuchung nicht aufklärbar sind (s. Punkt 12 und 13).
12. § 62 AMG verpflichtet die Arzneimittelkommissionen der Kammern der Heilberufe bei der Erfassung von Arzneimittelrisiken, insbesondere Nebenwirkungen, Wechselwirkungen mit anderen Mitteln, Gegenanzeigen usw. mit der zuständigen Bundesoberbehörde als zentraler Erfassungsstelle zusammenzuarbeiten. Bei Verdacht auf diese Arzneimittelrisiken wird darum gebeten, möglichst genaue Angaben über die Beschwerden des Patienten zu machen. Wenn möglich, sollten die Anwendungsdauer, die Dosierung, die Begleitmedikation und weitere Beobachtungen dokumentiert werden. Eine Einsendung des betreffenden Arzneimittels ist nur in den (seltenen) Fällen notwendig, wo die Ursache für die unerwünschte Wirkung in der pharmazeutischen Qualität des Präparates vermutet wird.
13. Bei Verdacht auf Arzneimittel-Missbrauch oder –Vielverbrauch wird um Schilderung der näheren Umstände (Menge, Dauer, Anzahl der Fälle usw.) gebeten.
14. Bei der Meldung von unerwünschten Arzneimittelwirkungen sind einige Angaben zur Person unverzichtbar. Die Initialen des Patienten, Alter und Geschlecht dienen dazu, Doppelmeldungen zu erkennen und zu eliminieren.
15. Sollte nur angekreuzt werden, wenn unerwünschte Wirkungen oder Arzneimittelmissbrauch gemeldet werden, damit die Information ggf. anonymisiert an den pharmazeutischen Unternehmer weitergeleitet wird.

Arzneimittelkommission der Deutschen Apotheker

Telefon: (06196) 928 - 170
Telefax: (06196) 928 - 176
e-mail: amk@abda.aponet.de

Abb. 5.2-2: Berichtsbogen der Arzneimittelkommission der Deutschen Apotheker (Fortsetzung)

BERICHT ÜBER UNERWÜNSCHTE ARZNEIMITTELWIRKUNGEN (auch Verdachtsfälle)

Bundesinstitut für Arzneimittel und Medizinprodukte, Kurt-Georg-Kiesinger-Allee 3, 53175 Bonn, Tel.: 0228/207-30, FAX: 0228/207-5207

BfArM

Firmen Code Nr.	Pat. Init.	Geburtsdatum	Geschlecht	Größe	Gewicht	Schwangerschafts-woche:
	N-name ☐ V-name ☐		m ☐ w ☐			

Beobachtete unerwünschte Wirkungen aufgetreten am Dauer

Arzneimittel / Darreichungsform	Tages-dosis	Appli-kation	gegeben von / bis	wegen (Indikation)
1. Chrg.-Nr:				
2. Chrg.-Nr:				
3. Chrg.-Nr:				
4. Chrg.-Nr:				

Vermuteter Zusammenhang mit Arzneimittel Nr. 1 2 3 4	dieses früher gegeben ja ☐ nein ☐	vertragen ja ☐ nein ☐	ggf. Reexposition neg. ☐ pos. ☐

Grunderkrankung: Begleiterkrankungen:

Anamn. Besonderheiten: Nikotin ☐ Alkohol ☐ Kontrazeptiva ☐ Schrittmacher ☐
Implantate ☐ Strahlentherapie ☐ physikal. Therapie ☐ Diät ☐ Allergien* ☐
Stoffwechseldefekte ☐ Arzneimittelabusus* ☐ Sonstige: ☐
weitere Erläuterungen

Veränderung von Laborparametern in Zusammenhang mit der unerwünschten Arzneimittelwirkung: (ggf. Befund beifügen)

Verlauf der Therapie der unerwünschten Arzneimittelwirkung: lebensbedrohend ja ☐ nein ☐

Ausgang der unerwünschten Arzneimittelwirkung:
wiederhergestellt ☐ bleibender Schaden ☐ noch nicht wiederhergestellt ☐ unbekannt ☐
Exitus ☐ Sektion ja ☐ nein ☐ (ggf. Befund beifügen)
Todesursache:

a) beh. Arzt b) Hersteller c) Arznei. Komm.

Beurteilung des Kausalzusammenhanges: gesichert ☐ wahrscheinlich ☐ möglich ☐ unwahrscheinlich ☐ unbeurteilt ☐ nicht zu beurteilen ☐

Weitere Bemerkungen:
(ggf. Anlage verwenden)

Wer wurde informiert: BfArM ☐ Hersteller ☐ Arznm.-Komm.-Ärzte ☐ Sonstige:

Name des Arztes: Fachrichtung: PLZ: Klinik: ja ☐ nein ☐ (ggf. Stempel)	Hersteller:	Datum: Unterschrift:

BfArM 643 / I (10.99)

Abb. 5.2-3: Berichtsbogen über unerwünschte Arzneimittelwirkungen des BfArM

die entsprechende Seite zu dem Feld „Unerwünschte Arzneimittelwirkungen". Für die absendende Apotheke wird eine zweite E-Mail generiert, die als Dokumentation abgespeichert oder ausgedruckt werden kann. Der Meldebogen enthält – auch unter europäischer Betrachtungsweise – immer noch die Anforderungen an die zu berichtenden Daten innerhalb der Spontanerfassung. Unter Spontanerfassung versteht man die systematische Erfassung und Auswertung spontaner Berichte über Verdachtsfälle (Einzelfälle) unerwünschter Wirkungen im Zusammenhang mit der Arzneimittelanwendung. Als Minimalanforderungen an einen Bericht gelten europaweit vier Punkte:

1. Identifizierung eines Patienten

   Dazu dienen Angaben, wie Initialen, Geburtsdatum oder wahlweise Alter und Geschlecht. Alle personenbezogenen Daten (Patient, Arzt, Apotheke) unterliegen beim BfArM den Bestimmungen des Datenschutzes und werden entsprechend vertraulich behandelt. Sie werden ohne schriftliches Einverständnis des Betroffenen grundsätzlich nicht an Dritte weitergegeben.
2. Eine unerwünschte Wirkung

   Diese sollte in ihrem Erscheinungsbild beschrieben werden, z. B. erhöhte Körpertemperatur, Blasenbildung der Haut und Kribbeln in den Fingern. Es ist aber auch die Angabe mehrerer Einzelsymptome möglich, z. B. Fieber, Tremor, Photosensibiliät u. Ä.
3. Ein verdächtigtes Arzneimittel

   Erfasst werden sollten die Arzneimittel, die der Patient zum Zeitpunkt des Auftretens der unerwünschten Arzneimittelwirkung eingenommen hat. Arzneimittel, die nach dem Ereignis eingenommen worden sind, sollen nicht genannt werden. Wenn diese jedoch eine weitere unerwünschte Wirkung ausgelöst haben, ist erneut zu berichten. Die aufgelisteten Arzneimittel sollten durch ihre vollständige Bezeichnung gut identifiziert werden können. Dem Handelsnamen einschließlich Zusätze, wie „forte", „retard", „comp." usw., ist Vorzug gegenüber einer Bezeichnung der Wirksubstanz zu geben, da die Markennamen gleichzeitig die Ermittlung der vollständigen Zusammensetzung (Hilfs- und Wirkstoffe) und die Feststellung des betroffenen pharmazeutischen Unternehmers ermöglichen. Nicht vergessen werden dürfen die Angaben zur Stärke und Darreichungsform der Arzneimittel. Das Arzneimittel, welches bei Angabe mehrerer für die Auslösung der unerwünschten Wirkung verdächtigt wird, sollte durch Ankreuzen gekennzeichnet werden.
4. Die Identität des Meldenden, ggf. in datenschutzrechtlicher Form.

Zusätzliche Angaben sollten auf dem Berichtsbogen bei „Arzneimittel" unter den Ziffern 1 bis 4 gemacht werden. Falls bekannt ist, bei welcher Erkrankung das betreffende Arzneimittel eingenommen worden ist, wird dies im Feld „wegen (Indikation)" vermerkt. Wenn der Patient nur ein Arzneimittel eingenommen hat, kann es nützlich sein, dies ausdrücklich zu vermerken, weil sich die Wahrscheinlichkeit eines Zusammenhanges der unerwünschten Wirkung mit der Arzneimittelanwendung erhöht, wenn man genau weiß, dass weitere Arzneimittel nicht eingenommen worden sind.

Außerdem sind, soweit vorhanden, Angaben zum Ausgang der unerwünschten Wirkung von Bedeutung. Sie können auf dem Bogen angekreuzt werden. Wenn weitere Angaben zum Verlauf der unerwünschten Arzneimittelwirkung bekannt sind, sollten sie als Freitext in den entsprechenden Feldern gemacht werden, z. B. „stationäre Aufnahme war erforderlich" oder „Besserung der unerwünschten Wirkung ist nach Absetzen des Arzneimittels eingetreten". Zusätzliche Hinweise zum Ausfüllen des Berichtsbogens über unerwünschte Arzneimittelwirkungen werden auf seiner Rückseite gegeben.

Der größte Vorteil eines Spontanerfassungssystems ist, dass es durch die Meldung von Verdachtsfällen möglich wird, unerwartete oder bisher unbekannte Arzneimittelrisiken zu erkennen. Als unbekannt kann jede unerwünschte Arzneimittelwirkung eingestuft werden, die nicht in dem Abschnitt „Nebenwirkung" der Packungsbeilage dieses Arzneimittels enthalten ist. Als unerwartet können auch solche unerwünschten Wirkungen eingestuft werden, die zwar in ihrer Art in der Packungsbeilage benannt werden, sich aber in ihrem Erscheinungsbild (Schwere und Spezifität) deutlich von der Beschreibung unterscheiden, z. B. „Rötung der Haut" versus „fleckiges Exanthem mit Blasenbildung" als beobachtete Nebenwirkung. Besonders wichtig ist es, bisher unbekannte Nebenwirkungen und auch Verdachtsfälle von Arzneimittelmissbrauch zu berichten. Gerade solche Verdachtsfälle können in erster Linie in der Apotheke bei der Abgabe von Arzneimitteln beobachtet werden. Berichte über unerwünschte Arzneimittelwirkungen, die der Arzneimittelkommission der Deutschen Apotheker übermittelt worden sind, werden in regelmäßigen Abständen an die zuständige Bundesoberbehörde weitergeleitet. Darüber hinaus können die Berichte auch direkt an die zuständige Bundesoberbehörde gesandt werden. Je nach Einzelfall kann es bei lebensbedrohlichen unerwünschten Wirkungen, insbesondere bei Nebenwirkungen mit letalem Ausgang erforderlich sein, sowohl die zuständige Bundesoberbehörde als auch den pharmazeutischen Unternehmer unverzüglich direkt zu informieren.

Behandlung nicht verkehrsfähiger Arzneimittel

Nach den Bestimmungen des Arzneimittelgesetzes darf ein Arzneimittel, dessen Zulassung zurückge-

Zum Sicherheitskonzept der Medizinprodukte

Mit der Verabschiedung des MPG ist ein zweites Gesetz neben dem Arzneimittelgesetz (AMG) für den Apothekenbetrieb relevant geworden. Im Apothekenalltag bedeutet dies, dass neben arzneimittelrechtlichen Vorschriften und der Apothekenbetriebsordnung auch die Bestimmungen des MPG und seine nachfolgenden Rechtsverordnungen für die Produkte beachtet werden müssen, die eine CE-Kennzeichnung haben. Diese ist nach Ablauf der Übergangsbestimmungen für alle Medizinprodukte die Voraussetzung für ihre Verkehrsfähigkeit.

Zertifizierungsverfahren

Bei Medizinprodukten tritt an die Stelle der Zulassung, die aus dem AMG bekannt und anhand der Zulassungsnummer kenntlich ist, ein Konformitätsbewertungsverfahren, das bei positivem Ergebnis mit einer Zertifizierung endet und durch eine CE-Kennzeichnung (Conformité Européenne) für den Apotheker erkennbar ist. Das Konformitätsbewertungsverfahren stellt fest, ob das Produkt den Bestimmungen der entsprechenden EU-Richtlinie entspricht. Die Zertifizierung erfolgt anhand eines dreistufigen Klassifizierungssystems. Die Klassen werden entsprechend dem Risiko vergeben, das von dem Produkt ausgeht. Für die Einstufung sind Anwendungsart und -dauer entscheidend. So umfasst z. B. die Klasse I Produkte, wie Verbandstoffe, Rollstühle, Ultraschallkontaktgel. Für Produkte der Klasse I darf der Hersteller die Zertifizierung auch in eigener Verantwortung selbst vornehmen. Zur Klasse II gehören u. a. Kontaktlinsen, orthopädische Implantate, aber auch Produkte, die früher dem AMG zugeordnet waren, wie z. B. Amalgam. Klasse III umfasst Produkte mit hohem Risiko, wie z. B. Herzschrittmacher.

Anders als bei Arzneimitteln ist nicht das Bundesinstitut für Arzneimittel und Medizinprodukte die zentrale staatliche Zulassungsstelle für Medizinprodukte, sondern die Zulassung der Medizinprodukte wird durch sog. „Benannte Stellen" vorgenommen. Dies können Behörden, privatrechtliche Stellen, wie etwa Technische Überwachungsvereine (TÜV), sein. Sie werden vor Aufnahme ihrer Tätigkeit akkreditiert und auf ihre Eignung zur Zertifizierung von Medizinprodukten überprüft.

Aktive Medizinprodukte, d. h. solche, die zum Betrieb eine Energiequelle benötigen, werden durch die Zentralstelle der Länder für Sicherheitstechnik in München (ZLS) akkreditiert. Für nicht aktive Medizinprodukte ist die Zentralstelle der Länder für Gesundheitsschutz (ZLG) in Bonn zuständig. Als nichtaktive Medizinprodukte werden solche bezeichnet, die nicht energetisch betrieben werden. Die Tätigkeit einer Benannten Stelle wird in Deutschland von der Überwachungsbehörde des Bundeslandes überwacht, in dem sie ihren Sitz hat.

CE-Kennzeichnung

Hat ein Medizinprodukt eine CE-Kennzeichnung, bedeutet dies, dass es mit den einschlägigen europäischen Bestimmungen konform ist. Daher ist dieses Produkt auch in allen anderen Mitgliedstaaten der Europäischen Union sowie der Europäischen Freihandelszone (EFTA, European Free Trade Association) mit Ausnahme der Schweiz ohne weitere Zulassung verkehrsfähig. Die Entscheidung über die Vergabe des CE-Kennzeichens ist wie bei Arzneimitteln für fünf Jahre gültig und kann auf Antrag des Herstellers verlängert werden. Bestandteil der CE-Kennzeichnung ist die Kennnummer der Benannten Stelle, die für die Durchführung des EG-Konformitätsverfahren verantwortlich ist. Medizinprodukte der Klasse I, die keine Zertifizierung durch eine Benannte Stelle benötigen, haben diese Nummer nicht.

Das CE-Kennzeichen muss deutlich sichtbar, gut lesbar und dauerhaft auf dem Medizinprodukt und, falls vorhanden, auf der Handelspackung sowie auf der Gebrauchsanweisung angebracht werden. Ausgenommen sind Medizinprodukte, die zu klein sind, deren Beschaffenheit es nicht zulässt oder bei denen es nicht zweckmäßig ist. Die CE-Kennzeichnung bedeutet für den Apothekenbetrieb eine Vereinfachung, da diese Produkte nicht den Importvorschriften des AMG unterliegen. Nach Ablauf der Übergangsfristen dürfen nur noch Medizinprodukte mit CE-Kennzeichnung in der Apotheke abgegeben werden.

Normung

Durch Normung werden die gesetzlichen Anforderungen an Produkte, Verfahren, Institutionen u. Ä. konkretisiert. Zum Sicherheitskonzept der EU-Regelungen gehört, dass für die Zertifizierung Medizinprodukte nur noch **harmonisierte Normen** verwendet werden können. Dies sind Normen, die im Auftrag der EG-Kommission erstellt und im Amtsblatt der EU veröffentlicht werden. Die harmonisierten Normen werden in deutsche Normen überführt und als harmonisierte Normen gekennzeichnet. Sie werden durch das Bundesministerium für Gesundheit und Soziale Sicherung im Bundesanzeiger bekanntgemacht.

In das Gebiet der Normung gehört auch die Erstellung einer einheitlichen Nomenklatur für Medizinprodukte, die im Auftrag der Europäischen Kommission durch das Europäische Komitee für Normung (CEN) in Zusammenarbeit mit der Internationalen Organisation für Normung (ISO) mit den entsprechenden Codenummern für Medizinprodukte erarbeitet wird. Die Nomenklatur soll gleichzeitig auch als weltweiter Standard gelten. Daher werden Drittländer, wie die USA, in die Entwicklung der Nomenklatur einbezogen. Vorläufer dieser Norm ist die bereits international gebräuchliche Nomenklatur „Universal Medical Devices Nomenclature System (UMDNS)“, deren Gebrauch bis zur Fertigstellung der EU-Nomenklatur CEN empfohlen wird.

Da diese einheitliche Nomenklatur in allen Mitgliedsländern der EU offiziell für die nationalen und internationalen Anzeige- und Meldeverfahren bestimmt ist, haben ihre Codes eine große Bedeutung für Kataloge, Listen, Lagerorganisationen, bei Publikationen oder im Schriftverkehr. Sie müssen auch von den Apotheken für Medizinprodukte mit CE-Kennzeichen angewendet werden. Die Nomenklatur liegt in deutscher Sprache vor und wird im Auftrag des Bundesministeriums für Gesundheit und soziale Sicherung vom Deutschen Institut für medizinische Dokumentation und Information (DIMDI, Köln) herausgegeben. Eine Liste kann von dort bezogen werden. Sie ermöglicht aufgrund der zugeordneten Zahlencodes eine eindeutige internationale Zuordnung aller Medizinprodukte mit einem CE-Kennzeichen.

Apothekenpflicht

Medizinprodukte, die bisher nach dem Arzneimittelgesetz geregelt waren, unterlagen auch der Beschaffungskompetenz, Überprüfungs- und Beratungspflicht des Apothekers. Das ist im MPG in dieser Form jedoch nicht festgelegt. Eine Regelung brachte jedoch die Verordnung über die Vertriebswege für Medizinprodukte (MPVertrV), die die Produkte, die bisher nach der Verordnung über apothekenpflichtige und frei verkäufliche Arzneimittel als apothekenpflichtige Arzneimittel galten, ebenfalls wieder der Apothekenpflicht unterstellt und damit ausdrücklich der Kompetenz des Apothekers zuordnet.

Verschreibungspflicht

Für Medizinprodukte, die bisher dem Arzneimittelgesetz unterlagen und nach der Verordnung über verschreibungspflichtige Arzneimittel oder der Verordnung über die automatische Verschreibungspflicht als verschreibungspflichtige Arzneimittel galten, enthält das MPG ebenfalls keine Regelung. Dieser Status quo wird in der Verordnung über die Verschreibungspflicht von Medizinprodukten (MPVerschrV) geregelt. Somit unterliegen die Medizinprodukte, die bisher verschreibungspflichtig waren, wieder der Verschreibungspflicht.

Risikoermittlung und Risikoabwehr

Das Medizinprodukt muss die erforderliche Qualität haben, der medizinische Zweck muss durch den Hersteller belegt sein und es muss medizinisch und technisch unbedenklich sein. Die „Grundlegenden Anforderungen“ des Gesetzes gehen von einem hohen Sicherheitsniveau aus und folgen dem Stand der Technik. Vergleichbar zum Arzneimittelgesetz unterliegen die Medizinprodukte einer Nutzen-Risiko-Abwägung.

Die Rolle des Bundesinstituts für Arzneimittel und Medizinprodukte (BfArM)

Mit Inkrafttreten des MPG wurde auch ein neues Beobachtungs- und Meldesystem eingerichtet. Seine Konzeption ist durch die europäische Leitlinie „Leitlinien für ein Medizinprodukte-Beobachtungs- und Meldesystem (MEDEV 3/93) festgelegt. Es soll wie bei den Arzneimitteln der zentralen Erfassung und Abwehr von eventuell mit Medizinprodukten einhergehenden gesundheitlichen Risiken dienen.

Das Bundesinstitut für Arzneimittel und Medizinprodukte (BfArM) ist als Bundesoberbehörde benannt, die für die **zentrale Erfassung,** Auswertung und Bewertung der Risiken zuständig ist. Dabei arbeitet das Institut auf nationaler Ebene mit den zuständigen Behörden der Länder, Herstellern, Vertreibern, fachlich berührten anderen Bundesoberbehörden, Fachgesellschaften und Institutionen sowie Stellen zusammen, die im Rahmen ihrer Aufgaben Risiken der Medizinprodukte erfassen. Insbesondere ist hier die Zusammenarbeit mit dem Deutschen Institut für medizinische Dokumentation und Information (DIMDI) hervorzuheben, die gesetzlich geregelt worden ist.

Auf internationaler Ebene arbeitet das BfArM mit den entsprechenden Behörden der anderen Mitgliedsländer der EU, anderen Staaten und der Weltgesundheitsorganisation (WHO) zusammen. Darüber hinaus hat das Institut auch eine Koordinierungsfunktion für alle innerstaatlichen Maßnahmen zur Risikobewertung sowie zur Bearbeitung der aus der EU kommenden Informationen. Die Maßnahmen zur Risikoabwehr, die sich aus der Risikobeurteilung ableiten, werden in der Regel von den zuständigen Landesbehörden veranlasst. Jedoch erhält das BfArM die Berechtigung, zur Abwendung der **akuten Risiken,** längstens für ein halbes Jahr Anordnungen zu treffen oder Maßnahmen zu veranlassen, wenn rechtzeitiges Handeln der zuständigen Behörde nicht möglich ist, damit eine unmittelbare und gegenwärtige Gefahr durch das Medizinprodukt verhütet wird. Analog zum Stufenplan für Arzneimittel hat das Bundesministerium für Gesundheit einen „Sicherheitsplan für

Formblatt für die Meldung von Vorkommnissen durch sonstige Inverkehrbringer sowie Betreiber und Anwender nach § 3 Abs. 2 bis 4 der Medizinprodukte-Sicherheitsplanverordnung (außer Zahnärzte und zahnmedizinische Einrichtungen)

☐ Bundesinstitut für Arzneimittel
und Medizinprodukte
Abteilung Medizinprodukte
Kurt-Georg-Kiesinger-Allee 3
53 175 Bonn
Telefax: 0228 / 207-5300

☐ Paul-Ehrlich-Institut
Referat Sicherheit In-vitro-Diagnostika
Paul-Ehrlich-Straße 51–59
63 225 Langen
Telefax: 06103 / 77-1268

Meldung erstattet von (Krankenhaus, Praxis, Apotheke etc.)	
Straße	
PLZ	Ort
Bundesland	
Kontaktperson Tel. Fax	
Datum der Meldung	Unterschrift

Hersteller (Adresse)	
Handelsname des Medizinproduktes	Art des Produktes
Modell oder Katalognummer	Serien-/Chargennummer(n)
Datum des Vorkommnisses	Datum des Vorkommnisses
Patienteninitialen: Geburtsjahr:	Geschlecht: ☐ m ☐ w
Beschreibung des Vorkommnisses/Folgen für den Patienten (ggf. Ergänzungsblatt benutzen; ggf. auch Angaben zu mit dem Medizinprodukt verbundenen sonstigen Medizinprodukten/Zubehör)	

„Vorkommnis" ist eine Funktionsstörung, ein Ausfall oder eine Änderung der Merkmale oder der Leistung oder eine Unsachgemäßheit der Kennzeichnung oder der Gebrauchsanweisung eines Medizinprodukts, die unmittelbar oder mittelbar zum Tod oder zu einer schwerwiegenden Verschlechterung des Gesundheitszustands eines Patienten, eines Anwenders oder einer anderen Person geführt hat, geführt haben könnte oder führen könnte.

Nach § 5 der Medizinprodukte-Sicherheitsplanverordnung haben die Meldungen unverzüglich zu erfolgen. Das Formblatt sollte möglichst vollständig ausgefüllt werden, andererseits sollten aber noch unvollständige oder fehlende Daten nicht dazu führen, eine Meldung zu verzögern oder zu unterlassen.

Sie erhalten eine Eingangsbestätigung für Ihre Meldung mit Angabe einer BfArM-/PEI-Fallnummer, unter der das Vorkommnis bearbeitet wird. Nach Abschluss des Vorgangs werden Sie über das Ergebnis der Risikobewertung informiert.

Die Medizinprodukte-Sicherheitsplanverordnung und weitere Informationen zum Medizinprodukte-Beobachtungs- und Meldesystem sind im Internet unter www.dimdi.de zu finden.

Abb. 5.2-5: Formblatt zur Anmeldung der Risiken von Medizinprodukten

Medizinprodukte" als Sicherheitsplan-Verordnung erstellen lassen. Soweit Risiken aufgetreten sind, müssen sie mit dem Formblatt nach Abbildung 5.2-5 gemeldet werden.

Die Rolle des Deutschen Instituts für medizinische Dokumentation und Information

Das Deutsche Institut für medizinische Dokumentation und Information (DIMDI) hat die Aufgabe zugewiesen bekommen, ein Informationssystem über Medizinprodukte einzurichten, um die Daten aus der Beobachtung, Sammlung, Auswertung und Bewertung der Risiken **zentral zu verarbeiten** und sie den zuständigen Bundes- und Landesbehörden und auch anderen Mitgliedstaaten und Institutionen der EU zu übermitteln. In diesem Zusammenhang stellt DIMDI Datenerhebungsbögen zur Verfügung, mit denen Vorkommnisse und Beinahe-Vorkommnisse mit Medizinprodukten gemeldet werden können. Inhalt und Umfang der zu meldenden Daten ergeben sich aus den europäischen Vorgaben. Alle personenbezogenen Daten unterliegen den Bestimmungen des Datenschutzgesetzes. Zur Erleichterung des Informationsaustausches im internationalen Bereich sind die Formblätter zweisprachig (deutsch/englisch) gestaltet. Sie werden auch auf Diskette angeboten. Die Diskette enthält außerdem die vollständige Nomenklatur für Medizinprodukte (UMDNS), die zur Bezeichnung des Medizinproduktes in der Meldung zu benutzen ist.

5.3 Sicherung und Weiterentwicklung der Qualität pharmazeutischer Leistungen

Martin Thomsen

Wenn es um die Verteilung der Gelder im Gesundheitssystem geht, dann gibt es heftige Diskussionen um deren Verwendung, die auf der einen Seite von den Krankenkassen, auf der anderen Seite von den Leistungserbringern geführt werden. Jeder versucht aus seiner Perspektive zu erklären, wie die Versichertenbeiträge der Patienten genutzt werden sollen. Eine klare Trennung zwischen Sachargumenten und Emotionen ist dabei nicht immer möglich.

Als Leistungserbringer ist man daher gut beraten, wenn man das eigene Handeln ständig einer kritischen Überprüfung unterzieht und sich fragt, ob das, was man tut, noch zeitgemäß ist. Es reicht nicht mehr, auf das bestehende System zu zeigen und zu argumentieren, dass am besten alles so bleiben soll, wie es im Moment gerade ist, denn dann läuft man Gefahr, als „bewegungsunfähig" und „starr" bezeichnet zu werden. Die Folge ist, dass man als Diskussionspartner nicht mehr ernst genommen wird.

Im Rahmen der allgemeinen Diskussion wird das Handeln der Apotheker immer wieder auf die Abgabe der Arzneimittel beschränkt. Für Berufsfremde ist die öffentliche Apotheke oft ein auf Arzneimittel spezialisiertes Logistikunternehmen. Die Gefahr, die, wenn dieser Eindruck nicht korrigiert wird, entsteht, ist, dass die Ware „Arzneimittel" als ein übliches Handelsgut angesehen wird. So ist auch zu erklären, dass der alleinige Vertriebsweg „Apotheke" in den Diskussionen immer öfter infrage gestellt und die Versandapotheke oder der Wegfall des Fremd- und Mehrbesitzverbotes gefordert wird. In dieser Diskussion spielt der Qualitätsgedanke (fast) keine Rolle mehr, immer wieder ist von den reinen „Vertriebskosten" der Apotheke die Rede, ohne den darin enthaltenen Mehrwert für das System zu erkennen. Die Aufgabe der Apotheke und der Berufsvertretung liegt nun darin, diesen Mehrwert für jeden sichtbar zu machen. Es muss deutlich werden, dass die Sicherung der Qualität bei der Arzneimittelabgabe nicht nur eine Produktqualität ist, sondern eine Dienstleistung, die mit dem Produkt verbunden ist und an der ständig weitergearbeitet wird.

Auch für die Politik darf der Begriff „Qualität" nicht aus dem Gesundheitssystem verschwinden. Auf einer Konferenz der für das Gesundheitswesen der Länder zuständigen Ministerinnen und Minister, Senatorinnen und Senatoren wurde daher Folgendes gefordert:

- ☐ Entwicklung von Methoden des Qualitätsmanagements
- ☐ Entwicklung von Qualitätsstrategien und Richtlinien für bereichsspezifische und -übergreifende Qualitätsverfahren
- ☐ Evaluation und Qualitätsmanagement müssen in die Aus-, Fort- und Weiterbildung der Gesundheitsfachberufe aufgenommen und kompetent vermittelt werden
- ☐ Notwendig ist auch die Einführung einer systematischen Evaluation und Qualitätsbeurteilung der Lehre an den Hochschulen sowie der Weiter- und Fortbildungsangebote
- ☐ Die Selbstverwaltungen und Fachverbände haben auf der Grundlage der DIN-EN-ISO-Normen Konzepte für ein umfassendes Qualitätsmanagement gesundheitlicher Dienstleistungen zu entwickeln

Die ABDA – Bundesvereinigung Deutscher Apothekerverbände – hat sich mit der Entwicklung eines apothekenspezifischen Qualitätsmanagement beschäftigt. Wesentlich dabei war, dass zwar die DIN-EN-ISO-Normen die Grundlage eines solchen Systems sein sollen, dass aber aus ihnen ein apothekenspezifisches Qualitätsmanagement erarbeitet werden muss. Die Anforderungen für ein derartiges System sind in einer Mustersatzung der Bundesapothekerkammer niedergelegt.

Ein Qualitätsmanagementsystem (QMS) enthält die Elemente, die für einen sinnvoll zu gestaltenden Betriebsablauf benötigt werden. Hierbei handelt es sich um festgelegte Handlungsabläufe, die zweifelsfrei definieren, wer was wann und vor allem wie tut. Allein diese Strukturierung sorgt schon dafür, dass durch die immer wiederkehrende Handlungen in einem Betrieb ein „Standard“ gelebt wird.

Um die Pharmazie in einem apothekenspezifischen Qualitätsmanagementsystem zu betonen, wurden bei der Bundesapothekerkammer „Leitlinien zur Qualitätssicherung“ verabschiedet. Diese enthalten die Handlungsabläufe für bestimmte pharmazeutische Tätigkeiten (Prüfung der Ausgangsstoffe, Blutuntersuchungen u. a.) und sind eine wertvolle Hilfe für die Apotheke, die ein Qualitätsmanagementsystem in den Betriebsablauf integrieren möchte. Diese Leitlinien finden sich in der jeweils gültigen Fassung auch im Internet unter www.abda.de.

Bei Einführung eines apothekenspezifischen QMS verbleibt ein individueller Gestaltungsspielraum, der auch für einen (Klein-)betrieb wie eine Apotheke notwendig ist, um sich auf lokale Schwerpunkte (Diabetikerversorgung, onkologisch tätige Ärzte mit häufigen Verschreibungen von herzustellenden Zytostatikalösungen) einstellen zu können. Um aber die Grundstrukturierung des Betriebes vornehmen zu können, wurden verschiedene Bereiche mit einer geforderten Mindestanzahl an Handlungsabläufen oder Prozessen definiert. Tabelle 5.3-1 beschreibt die Anforderungen des nach der Mustersatzung der Bundespothekerkammer beschlossenen Qualitätsmanagementsystems. Den Ablauf des genauen Zertifizierungsverfahrens erfährt man bei der zuständigen Apothekerkammer.

Die Einführung eines Qualitätsmanagementsystems ist unbestritten eine Maßnahme, um pharmazeutische Qualität zu leisten und zu dokumentieren. Aber auch durch Spezialisierung in bestimmten Bereichen erreicht man eine Weiterentwicklung pharmazeutischer Leistungen aus der Apotheke heraus. Mit dem Trend, Patienten nur so kurz wie möglich im stationären Bereich zu belassen und ansonsten in seinem gewohnten häuslichen Umfeld zu versorgen, entstanden neue Tätigkeitsfelder für die Offizinapotheke. Da eine Zytostatikatherapie oft auch im ambulanten Bereich durchgeführt werden kann, haben viele Apotheker ihr Serviceangebot um die Herstellung applikationsfertiger Zytostatikalösungen erweitert. Hierbei ist es nicht damit getan, sich einen logisch sinnvollen Weg zu überlegen, wie man an Substanzen zur Herstellung kommt und die Lösung dann anschließend zum Arzt bzw. Patienten bringt, sondern es bedarf einer speziellen Ausstattung und besonderer Fähigkeiten, um in diesem Tätigkeitsfeld erfolgreich arbeiten zu können. Viele Kollegen haben bereits vor Jahren begonnen, sich speziell fortzubilden. Darüber hinaus ist viel Geld investiert worden, um die zur Herstellung der Zytostatikazubereitungen notwendigen Voraussetzungen räumlicher und technischer Natur zu schaffen (s. Seite 422). Um sich auf dieses Aufgabenfeld vorzubereiten, wurden Richtlinien erlassen, die dem interessierten Kollegen alle Notwendigkeiten erklären.

Nach der Errichtung geeigneter Räume gemäß den Anforderungen der Richtlinie nimmt die zuständige Überwachungsbehörde, meist unter Hinzuziehung der Gewerbeaufsicht, das Zytostatikalabor ab, und der Betrieb kann beginnen. Als günstig hat sich erwiesen, wenn die Apotheke und der verschreibende Arzt fachlich eng zusammenarbeiten. Dadurch wird auch eine kurzfristige Änderung der Zytostatikarezeptur umgesetzt werden können, ohne dass es zu einer verzögerten Belieferung kommt. Die örtliche Nähe zum verschreibenden Arzt sorgt zusätzlich für Flexibilität in der Belieferung, die dem Patienten zugute kommt.

Neben der Belieferung mit Zytostatikalösungen wird das Angebot der Apotheken um die Bereitstellung von Lösungen zur parenteralen Ernährung oder applikationsfertige Antibiotikazubereitungen erweitert. Damit wird es weiteren Patienten ermöglich, im gewohnten häuslichen Umfeld durch neue Dienstleistungen der Apotheke betreut zu werden. Es werden die Kosten für einen stationären Aufenthalt der

Tab. 5.3-1: Anforderungen gemäß Mustersatzung der Bundesapothekerkammer

Anlage zur Mustersatzung für das Qualitätsmanagementsystem der deutschen Apotheken

In dem Handbuch gemäß §4 Abs. 1 Nr. 2 der Mustersatzung sind mindestens Prozesse zu den nachfolgenden Themen/Tätigkeitsbereichen zu beschreiben:

1. Leitbild der Apotheke (mindestens 3 Prozesse)
- Qualitätspolitik
- Festlegung und Einordnung von Prozessen
- Weiterentwicklung des QMS

2. QMS-Handbuch (mindestens 1 Prozess)
- Inhalte/Struktur/Überarbeitung

3. Hygieneplan/-management (mindestens 1 Prozess)
- Anforderung an Betriebsräume/Personal

4. Pharmazeutische Tätigkeiten (mindestens 5 Prozesse)

4.1 Beispiele:
- Herstellung und Prüfung von Rezeptur- und Defekturarzneimitteln
- Prüfung und Lagerung von Ausgangsstoffen, Primärpackmitteln und Fertigarzneimitteln
- Abgabe von sowie Information und Beratung über Arzneimittel
- Selbstmedikation

4.2 andere pharmazeutische Tätigkeiten:
- Werden spezielle Arzneimittel hergestellt, z. B. Zytostatikalösungen, antibiotikahaltige Zubereitungen oder Lösungen zur enteralen bzw. parenteralen Ernährung, muss dies jeweils beschrieben werden.
- Wird eine indikationsspezifische Pharmazeutische Betreuung angeboten, muss diese beschrieben werden.
- Werden weitere pharmazeutische Dienstleistungen, z. B. kontrollierte Abgabe von Substitutionsmitteln, angeboten, müssen diese jeweils beschrieben werden.

5. Dienstleistungen (mindestens 2 Prozesse)

5.1 Beispiele:
- Abgabe von sowie Beratung und Information über Arzneimittel und apothekenübliche Waren
- Ernährungsberatung
- Belieferung von Praxisbedarf, von Krankenhäusern/Altenheimen
- Durchführung physiologisch-chemischer Untersuchungen

6. Personal/Betriebsorganisation (mindestens 5 Prozesse)

6.1 Beispiele:
- Stellenbeschreibungen der Mitarbeiter
- Fortbildung der Mitarbeiter
- Interner Informationsfluss und Kommunikation
- Informationsverarbeitung und Dokumentation, z. B. gemäß ApBetrO und von AMK-Informationen

6.2 Weitere Themenbereiche
- Sofern die Apotheke ausbildet, muss dieser Bereich beschrieben sein.
- Sofern die Apotheke Weiterbildungsstätte ist, muss dieser Bereich beschrieben sein.

7. Warenwirtschaft (mindestens 3 Prozesse)
- Bestellung
- Wareneingang
- Lagerkontrolle

Patienten gesenkt, gleichzeitig steigt die individuelle Lebensqualität für die betroffenen Patienten durch den Verbleib zu Hause an.

Durch Änderung des Apothekengesetzes ist es seit dem Jahr 2002 möglich, individuelle applikationsfertige Zytostatika durch eine Krankenhausapotheke herstellen zu lassen und diese durch eine öffentliche Apotheke dem Patienten bzw. dem Arzt auszuhändigen. Hier sollte gewährleistet sein, dass die ausliefernde Apotheke über ausreichendes Wissen über Zytostatikarezepturen verfügt, da es sonst zu Reibungen zwischen Arzt, Lieferapotheke und Herstellungsapotheke kommen, die den bisherigen Vertriebsweg infrage stellen.

Wie bereits oben erwähnt, werden die Apotheken als spezialisierte Logistikunternehmen gesehen, die Dienstleistung bei der „Verteilung" von Arzneimitteln oftmals nicht erkannt. Zunehmend werden jedoch pharmazeutische Leistungen gefordert. Als jüngstes Beispiel kann der in Niedersachsen abgeschlossene Vertrag mit dem BKK Landesverband gelten, in dem u. a. ein Arzneimitteldossier aufgeführt ist. Es wird darin sichergestellt, dass alle in einer bestimmten Apotheke erworbenen Arzneimittel für einen Patienten gespeichert und auf mögliche Interaktionen getestet werden. Weiterhin wird vertraglich geregelt, dass dem Patienten die Arzneimittel bis ans Krankenbett geliefert werden. Durch die Einbindung der vom Patienten als Hausapotheke bestimmten, lokal ansässigen Apotheke ist die schnellstmögliche Belieferung mit der Möglichkeit der fachlichen Betreuung gesichert.

Wünschenswert ist, dass pharmazeutische Dienstleistungen in Zukunft honorierfähig werden. Solange die ökonomische Leistung einer Apotheke am Packungspreis des Arzneimittels festgemacht werden, bieten sich für die Umsetzung auf Ausweitung eines pharmazeutischen Dienstleistungsangebotes wenig Anreize.

Literatur

Scheibeler, A. A.W., Laun, T. (2002): QMS-Manager. Govi-Verlag Pharmazeutischer Verlag GmbH, Eschborn

Süverkrüp, R., Müller-Bohn, Th. (2003): Qualitätsmanagement in der Apotheke. Deutscher Apotheker Verlag, Stuttgart

Thomson, M. (2004): QMS-Qualitätsmanagement in Apotheken. 3. Aufl. Govi-Verlag Pharmazeutischer Verlag GmbH, Eschborn

5.4 Haltbarkeit und Lagerung der Arzneimittel

Johannes Krämer

Neben Wirkstoff, Gehalt, Reinheit und Arzneistofffreisetzung gehört die Haltbarkeit zu den wichtigen Qualitätskriterien eines Arzneimittels. Sie garantiert die vom Gesetz geforderte Sicherheit im Arzneimittelverkehr und die notwendige Qualität über die gesamte Laufzeit, d. h., von der Herstellung des Produkts bis zum Verbrauch durch den Patienten. Arzneimittel unterliegen in diesem Zeitraum vielen Umwelteinflüssen, wie Luft, Licht, Feuchtigkeit und wechselnden Temperaturen, die zwangsläufig zu gewissen Veränderungen des ursprünglichen Zustandes führen. Es ist Aufgabe und liegt in der Verantwortung des Herstellers, diese Veränderungen durch geeignete Rezepturen und entsprechende Haltbarkeitsprüfungen möglichst gering zu halten und die ordnungsgemäße Beschaffenheit seines Produkts über die gesamte Verwendbarkeitsdauer sicherzustellen. Für den Apotheker besteht die Pflicht, vom Großhandel bezogene und gelagerte Arzneistoffe sowie Fertigarzneimittel in bestimmten Zeitabständen auf ihre einwandfreie Beschaffenheit zu prüfen (§§ 6, 12 ApBetrO) und den Patienten bei der Abgabe des Medikaments auf die Einhaltung sachgemäßer Lagerungsbedingungen hinzuweisen (weiterführende Literatur siehe S. 535).

5.4.1 Gesetzliche Anforderungen und Stabilitätsrichtlinien

Haltbarkeit im Arzneimittelgesetz

Anforderungen an die Stabilität der Arzneimittel sind an mehreren Stellen des Arzneimittelgesetzes (AMG) verankert. Nach § 5 AMG ist es verboten, bedenkliche Arzneimittel in den Verkehr zubringen, d. h. Arzneimittel, bei denen der begründete Verdacht besteht, dass sie bei bestimmungsgemäßem Gebrauch schädliche Wirkungen haben. Weiterhin ist es nach § 8 AMG verboten, Arzneimittel herzustellen oder in Verkehr zu bringen, die durch Abweichung von den anerkannten pharmazeutischen Regeln in ihrer Qualität nicht unerheblich gemindert sind.

Daraus ergibt sich indirekt die Forderung nach ausreichender Haltbarkeit der Arzneimittel. Bei der Zulassung eines Fertigarzneimittels durch die Bundesoberbehörde müssen den Unterlagen nach § 22 Abs. 1 Nr. 14 AMG Angaben über die Art der Haltbarmachung, die Dauer der Haltbarkeit, die Art der Aufbewahrung und die Ergebnisse der Haltbarkeitsversuche beigefügt sein.

Hier enthält der Gesetzestext klare und eindeutige Angaben und Forderungen zur Arzneimittelstabilität. Das AMG regelt ferner die Kennzeichnung und Beachtung der Haltbarkeit eines Fertigarzneimittels auf Behältnissen, in Packungsbeilage und Fachinformation. Nach § 10 Abs. 1 Nr. 9 AMG muss auf den Behältnissen und, soweit verwendet, auf den äußeren Umhüllungen in gut lesbarer Schrift in deutscher Sprache und auf dauerhafte Weise das Verfallsdatum mit dem Hinweis „verwendbar bis" angegeben sein. Das Verfallsdatum ist mit Monat und Jahr anzugeben. Die Packungsbeilage muss nach § 11 Abs. 1 Nr. 14 AMG unter „Gebrauchsinformation" den Hinweis enthalten, dass das Arzneimittel nach Ablauf des Verfallsdatums oder, soweit erforderlich, nach Öffnung des Behältnisses bzw. nach Herstellung der gebrauchsfertigen Zubereitung durch den Anwender mit Ablauf einer Frist nicht mehr anzuwenden ist. Auch die Fachinformationen für Ärzte, Zahnärzte, Tierärzte und Apotheker müssen nach § 11a Abs. 1 Nr. 15 AMG Angaben zur Dauer der Haltbarkeit und, soweit erforderlich, die Aufbrauchsfrist nach der Öffnung des Behältnisses oder nach der Herstellung der gebrauchsfertigen Zubereitung enthalten. Weiterhin müssen gemäß Nr. 16 desselben Absatzes Angaben zu besonderen Lager- und Aufbewahrungshinweisen gemacht werden.

Haltbarkeitsanforderung in Arzneibüchern

Im Arzneibuch ist eine Rahmenmonographie über „Arzneimittelstabilität" nicht vorhanden. Lediglich in einzelne Monographien sind Vorschriften und Hinweise zur Haltbarkeitsverbesserung oder zur Haltbarkeitsdauer unter definierten Bedingungen aufgenommen worden. Im Gegensatz dazu findet man beispielsweise in der Pharmacopoea Helvetica 9 (Ph. Helv. 9) und im amerikanischen Arzneibuch (USP 26) ausführliche und allgemeine Angaben zu den Problemen der Stabilität und Stabilisierung der Arzneimittel.

Die USP 26 unterscheidet fünf Arten der Stabilität als Kennzeichen ausreichender Haltbarkeit (Tab. 5.4-1).

Tab. 5.4-1: Haltbarkeitskennzeichen nach USP 26

Art der Stabilität	Haltbarkeitsspezifische Eigenschaften des Arzneimittels während der Verwendungsdauer
Chemisch	Jeder aktive Bestandteil darf sich innerhalb festgelegter Grenzen chemisch nicht verändern und muss den deklarierten Gehalt aufweisen
Physikalisch	Ursprüngliche physikalische Eigenschaften, wie Aussehen, Geschmack, Einheitlichkeit, Auflösung und Suspendierbarkeit müssen erhalten bleiben
Mikrobiologisch	Sterilität oder Resistenz gegen mikrobielles Wachstum müssen den festgelegten Anforderungen entsprechend gewährleistet sein
Therapeutisch	Therapeutische Wirksamkeit darf sich nicht verändern
Toxikologisch	Toxizität darf nicht wesentlich ansteigen

APV-Richtlinie „Haltbarkeit und Haltbarkeitsprüfung von Arzneimitteln"

Von der Arbeitsgemeinschaft für Pharmazeutische Verfahrenstechnik (APV) wurde 1985 (Pharm. Ztg. [1985] 130: 649) eine Richtlinie über Haltbarkeit und Haltbarkeitsprüfung der Arzneimittel publiziert, die auf früheren Empfehlungen des Bundesverbandes der Pharmazeutischen Industrie und der Fédération Internationale Pharmaceutique (FIP) beruht. Sie diente als Grundlage zur Beurteilung der Haltbarkeit in der Bundesrepublik Deutschland und ist gleichzeitig ein wichtiger Beitrag im Bemühen um eine internationale Vereinheitlichung der Beurteilungskriterien zur Qualität von Arzneimitteln.

Nach dieser Richtlinie wird „Haltbarkeit als spezifikationsgerechte Qualität des Arzneimittels bis zum Ende der vom Hersteller festgelegten Laufzeit" definiert. Die Qualität des Arzneimittels wird dabei bestimmt durch

- Wirkstoff-Gehalt
- Reinheit
- Organoleptisch wahrnehmbare, physikalisch-chemische und mikrobiologische Eigenschaften.

Wurde früher zwischen Laufzeitspezifikationen, für die galt, dass der **Wirkstoff-Gehalt** eines Arzneimittels bis zum Ende der Laufzeit 90 % des deklarierten Wertes nicht unterschreiten soll, und den Freigabespezifikationen unterschieden, so gelten heute einheitliche Grenzwerte. Bei frischer Ware (Endprodukt der Herstellung) darf im Allgemeinen die Toleranzgrenze von ±5 % nicht überschritten werden. Diese Toleranzgrenze gilt nun auch für gelagerte Arzneimittel und muss durch entsprechende Untersuchungsergebnisse belegt werden.

Abbauprodukte sollen möglichst identifiziert und im Gehalt begrenzt werden. Es muss sichergestellt sein, dass Abbauprodukte nicht zur Erhöhung der Toxizität des entsprechenden Arzneimittels führen.

Die Qualität hinsichtlich der organoleptisch wahrnehmbaren, physikalisch-chemischen und mikrobiologischen Eigenschaften des Arzneimittels gilt als gesichert, wenn die

- ☐ Prüfergebnisse den Spezifikationen (der Herstellers oder der Arzneibuchmonographie) entsprechen,
- ☐ bestimmungsgemäße Anwendung des Arzneimittels möglich ist,
- ☐ auftretende Veränderungen nicht so ausgeprägt sind, dass die Akzeptanz durch den Verbraucher gestört wird.

Um Wirkstoffverluste während der Lagerung auszugleichen, wird eine bestimmte Menge eines wirksamen Bestandteils über den deklarierten Wert hinaus zugesetzt. Solche Stabilitätszuschläge sollten im Normalfall 10 % der Deklaration nicht überschreiten.

Für die Auswahl und Festlegung geeigneter Behältnisse und Verschlüsse, der Laufzeiten, Aufbrauchsfristen, Lagerungs- und Aufbewahrungshinweise bilden **Haltbarkeitsprüfungen** die entsprechende Basis. Hierzu zählen Belastungsversuche unter Stressbedingungen, z. B. erhöhte Temperatur und Luftfeuchtigkeit, Langzeitversuche und Folgeuntersuchungen in der für den Verkehr vorgesehenen Rezeptur und Verpackung. Art und Umfang der Prüfungen richten sich dabei nach der jeweiligen konkreten Problemstellung. Sie werden in einem Prüfplan festgelegt.

EU-Richtlinie „Haltbarkeitsversuche an Wirkstoffen und Fertigerzeugnissen"

Die EU-Richtlinie „Haltbarkeitsversuche an Wirkstoffen und Fertigerzeugnissen" ist ein Teil der geänderten Richtlinie 75/318/EWG. Sie ist inzwischen Bestandteil der Richtlinie 2001/83/EWG zur Schaffung eines Gemeinschaftskodex und enthält Hinweise zur Ermittlung der Haltbarkeitsdauer und Empfehlungen zu Aufbewahrungsbedingungen im Hinblick auf eine Genehmigung für das Inverkehrbringen eines neuen Arzneimittels. Die Angaben zur Durchführung der Haltbarkeitsversuche beziehen sich auf die „wesentlichen Eigenschaften des wirksamen Bestandteils" und auf „Haltbarkeitsversuche am Fertigerzeugnis". Sie wird nunmehr abgelöst durch ein Dokument der International Conference on Harmonization (ICH), das für Europa, Japan und die USA die Anforderungen an die Stabilität der Arzneistoffe und Formulierungen regelt. Gemäß dieser ICH-Richtlinie gilt die Stabilität unter den vorgegebenen Prüfbedingungen dann als belegt, wenn definierte Grenzwerte für Abbauprodukte eingehalten werden (Tab. 5.4-2). Diese Grenzwerte sind gestaffelt und schreiben vor, ab welcher Konzentration die Strukturaufklärung der Abbauprodukte oder deren biologische Qualifizierung durchzuführen ist. Maßgeblich ist dabei unter anderem, wie hoch die tägliche Aufnahme ist.

Tab. 5.4-2: Grenzwerte nach ICH für Abbauprodukte

Maximale tägliche Dosis	Grenzwert für Strukturaufklärung
< 1 mg	1 % oder 5 µg
1–10 mg	0,5 % oder 20 µg
10 mg–2 g	0,2 % oder 2 µg
> 2 g	0,1 %
	Grenzwert für biol. Qualifikation
< 10 mg	1 % oder 50 µg
10–100 mg	0,5 % oder 200 µg
100 mg–2 g	0,2 % oder 2 µg
> 2 g	0,1 %

5.4.2 Stabilitätsrelevante Veränderungen

Beispiele für stabilitätsrelevante Veränderungen zeigen die Farbtafeln I bis IV im Anschluss an S. 530.

Chemische Veränderungen

Die während der Laufzeit eines Arzneimittels auftretenden chemischen Instabilitäten können sich sowohl auf die wirksamen Bestandteile als auch auf Hilfsstoffe beziehen. Zu den häufigsten chemischen Arzneimittelveränderungen zählen:

- ☐ Hydrolytische und oxidative Zersetzungen
- ☐ Razemisierungen
- ☐ Decarboxylierungen
- ☐ Substitutionsreaktionen
- ☐ Polymerisationsvorgänge

In vielen Arzneistoffmolekülen sind Ester-, Amid-, Glykosid- oder Lacton-Gruppen vorhanden; daher ist der **hydrolytische Abbau** die häufigste Zersetzungsreaktion. Die Hydrolysegeschwindigkeit hängt von einer Vielzahl Faktoren ab. Je nach Zubereitungsform sind pH-Wert, Puffersubstanzen, Hilfsstoffe, Lösungsmittel, Temperatur, Luftfeuchte, Herstellungsmethode oder Packmittel von entscheiden-

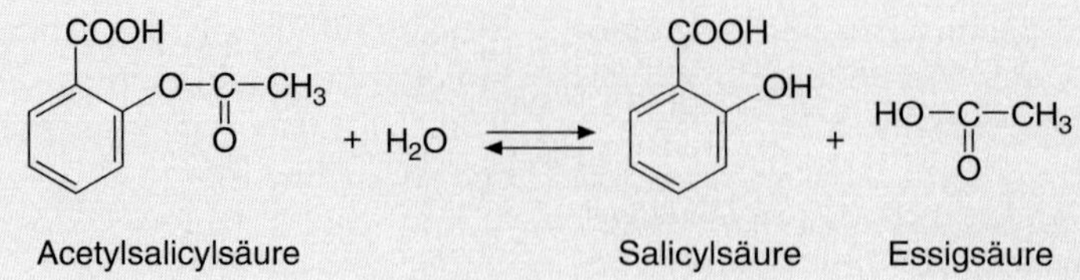

Abb. 5.4-1: Zersetzung in acetylsalicylsäurehaltigen Tabletten

dem Einfluss. Als Beispiel für eine typische Ester-Hydrolyse wird die Spaltung der Acetylsalicylsäure in Salicylsäure und Essigsäure erwähnt, die häufig beobachtet wird, z. B. bei Zersetzung acetylsalicylsäurehaltiger Tabletten (Abb. 5.4-1).

Neben der Hydrolyse ist die Reaktion mit Sauerstoff der am häufigsten vorkommende wertmindernde Zersetzungsprozess. Betroffen sind vor allem Wirk- und Hilfsstoffe mit Phenol, Olefin-, Endiol-, Ether- und Aldehyd-Gruppen, deren Oxidationsprodukte sehr oft gefärbt sind, eine andere Löslichkeit und die Änderung der wahrnehmbaren Eigenschaften, wie Aussehen, Geruch und Geschmack, zur Folge haben. Die Oxidation der Ascorbinsäure zu Dehydroascorbinsäure soll hier als Beispiel für eine solche Zersetzungsreaktion dienen (Abb. 5.4-2).

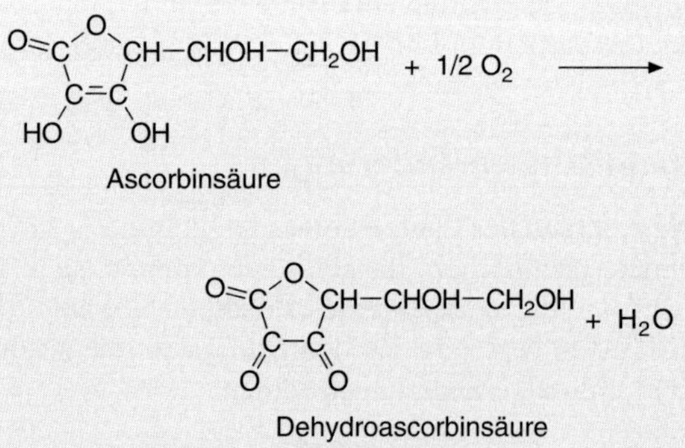

Abb. 5.4-2: Oxidation von Ascorbinsäure

Sterische Umlagerungen (Epimerisierung, Razemisierung) können einmal nach Umwandlung einer isomeren Form in eine andere, weniger wirksame Form, z. B. Epimerisierung von Ergotamin zu Ergotaminin bzw. Pilocarpin zu Isopilocarpin, oder durch Veränderungen der Kristallform bzw. Löslichkeit zu einer verringerten therapeutischen Wirksamkeit des Arzneimittels führen.

Decarboxylierungsreaktionen der Arzneistoffe sind relativ selten und meist eine Folge vorangegangener hydrolytischer bzw. oxidativer Prozesse.

Ein klassisches Beispiel für eine **Substitutionsreaktion** ist die Bildung unwirksamer Adrenalinsulfonsäuren aus Adrenalin und dessen Stabilisator Hydrogensulfat in wässrigen Lösungen.

Bei **Polymerisationsprozessen** sind Licht, Wärme, Schwermetall-Ionen und Sauerstoff geschwindigkeitsbestimmende Faktoren. Sie sind wie Decarboxylierungen meist Folgereaktionen und führen häufig zu intensiv gefärbten Produkten. Beispiele dafür sind die Bildung gelbgefärbter Polymerisate von Hydroxymethylfurfural, das bei der Hitzesterilisation von Glukose-Lösungen auftritt, oder die Polymerisation von Formaldehyd in der Kälte zu schwerlöslichen Oligomeren.

Photochemische Veränderungen

Ebenso wie Wärme kann auch die Energie des Lichts die für eine Reaktion notwendige Aktivierung liefern. Hierbei muss Strahlung von geeigneter Frequenz und von genügend hoher Energie absorbiert werden, damit das betreffende Molekül oder ein Atom des Moleküls aus dem normalen in einen angeregten Zustand übergeht. Im Allgemeinen sind die Reaktionen sehr komplex und bestehen aus einer ganzen Reihe von Einzelschritten. Lichtempfindlich ist jeder Wirk- und Hilfsstoff, der aufgrund seiner chemischen Struktur Licht bestimmter Wellenlänge absorbieren kann und die Voraussetzungen für eine chemische Umsetzung hat. Im Arzneibuch wird deshalb für zahlreiche Arznei- und Hilfsstoffe Lichtschutz gefordert. Ein Beispiel extremer Lichtempfindlichkeit ist der Wirkstoff Nifedipin, bei dem schon die tropfenweise Entnahme einer Lösung im Tageslicht genügt, um weitgehende Zersetzung herbeizuführen (Abb. 5.4-3).

Bei der Herstellung, Lagerung und Prüfung der Zubereitungen mit diesem Arzneistoff ist deshalb besonderer Lichtschutz erforderlich.

Die photolytische Zersetzungsreaktionen der Phenothiazin-Derivate, z. B. Chlorpromazin, erfolgt unter Bildung eines rot gefärbten Radikals und kann auf diese Weise bereits visuell wahrgenommen werden.

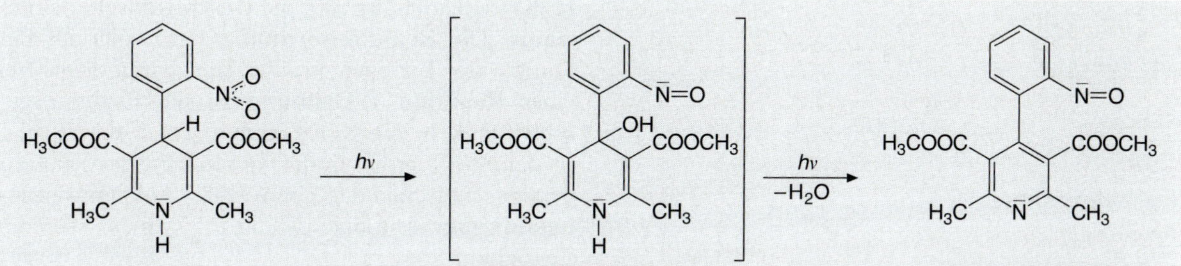

Nifedipin — Mögliches Zwischenprodukt — Zersetzungsprodukt

Abb. 5.4-3: Zersetzung von Nifedipin durch Tageslicht

Physikalische Veränderungen

Physikalische Veränderungen betreffen mehr die Zubereitungsform als den Arzneistoff. Sie sind allerdings in den meisten Fällen mit chemischen Veränderungen gekoppelt bzw. unmittelbare Folgereaktionen. Typische physikalische Veränderungen beziehen sich beispielsweise auf

- ☐ Härte und Zerfallseigenschaften bei Tabletten
- ☐ Konsistenz bei Salben
- ☐ Aufschüttelbarkeit und Kristallform bei Suspensionen
- ☐ Phasenumkehr (Brechen oder Aufrahmen) bei Emulsionen
- ☐ Viskosität bei Säften
- ☐ Klarheit bei Lösungen
- ☐ Agglomeration bei Granulaten und Pulvern

Während chemische Reaktionen primär zu Änderungen der Dosis, d. h. zur Abnahme an wirksamer Substanz, führen, haben physikalische Veränderungen vor allem Beeinträchtigungen der Homogenität (Dosierungsgenauigkeit), der Wirkstofffreigabe, der lokalen Verträglichkeit und der Anwendbarkeit der Zubereitungen zur Folge. Sie können meist schon bei einfachen organoleptischen Prüfungen erkannt werden und sind deshalb Gegenstand vieler Reklamationen in der Apotheke. Die häufigsten Qualitätsmängel werden im Abschnitt „Organoleptische Prüfung der Fertigarzneimittel“ (s. Kap. 5.5) abgehandelt.

Mikrobielle Veränderungen

Arzneimittel unterliegen während der Herstellung, Lagerung sowie bei der Anwendung der ständigen Gefahr einer Kontamination mit Mikroorganismen. Die Anwesenheit oder Vermehrung von Keimen kann, sofern die Zubereitung die guten Eigenschaften eines Nährbodens hat, zu folgenden Risiken führen:

- ☐ Infektion durch pathogene Keime
- ☐ Bildung von Pyrogenen in Parenteralia
- ☐ Mikrobieller Abbau von Wirk- und Hilfsstoffen
- ☐ Veränderungen des Aussehens, Geruchs und Geschmacks

Insbesondere die Gefahr schwerer Infektionen oder erhöhter Toxizität durch mikrobielle Stoffwechselprodukte führte in den vergangenen Jahren zu strengen Anforderungen an die mikrobielle Reinheit der Arzneimittel. Bereits in den 60er Jahren wurden von einer FIP-Arbeitsgruppe **Richtlinien zur mikrobiellen Reinheit** der verschiedenen Arzneimittelkategorien entworfen, die im Wesentlichen auch heute noch die Grundlage der entsprechenden Anforderungen des Arzneibuches sind (s. S. 435).

Zum Schutz gegen mikrobielle Kontamination werden viele Arzneimittel, insbesondere wasserhaltige Zubereitungen, mit Konservierungsmitteln versetzt oder anderen Maßnahmen, z. B. Sterilisation, unterzogen. Sie alle haben zum Ziel, das Keimwachstum zu hemmen und auf diese Weise die Haltbarkeit der Produkte zu verbessern.

Bildung toxischer Zersetzungsprodukte

Beim Abbau von Arzneistoffen entsteht, soweit bisher bekannt, nur in wenigen Fällen eine Erhöhung der Toxizität durch Zersetzungsprodukte.

Als gefährliches und allgemein bekanntes Zersetzungsprodukt wird immer wieder 4-Epianhydrotetracyclin angeführt, das sich aus Tetracyclin bildet und zu schweren Nierenfunktionsstörungen führen kann (Abb. 5.4-4).

Weitere Beispiele sind die Entstehung des giftigen m-Aminophenols durch Decarboxylierung von p-Aminosalicylsäure, die Begünstigung allergischer Reaktionen durch Polymerisation von Penicillin-De-

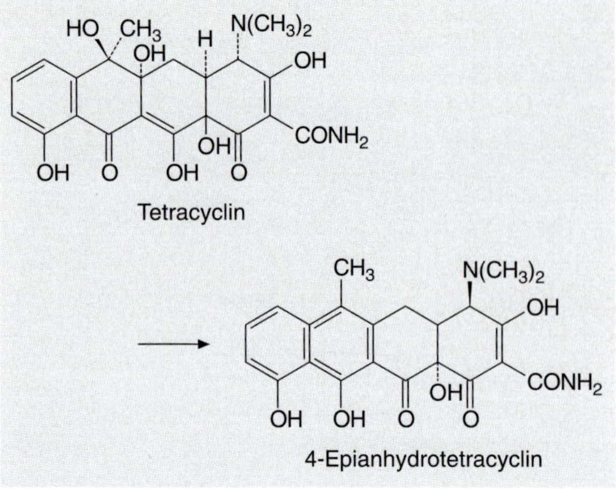

Abb. 5.4-4: Zersetzung von Tetracyclin zum toxischen 4-Epianhydrotetracyclin

rivaten und die Bildung karzinogener Nitrosamine aus Aminophenazon in Gegenwart von Nitrit.

5.4.3 Haltbarkeitsprüfungen

Haltbarkeitsprüfungen sind die Grundlage für die Festlegung der Laufzeiten, Aufbrauchsfristen, Lagerungs-, Aufbewahrungshinweisen sowie für die Auswahl geeigneter Behältnisse und Verschlüsse für das jeweilige Arzneimittel. Die Prüfmuster werden einmal unter akzelerierten Bedingungen, z.B.: für feste orale Darreichungsformen 40 °C; 75 % rel. Feuchte, gelagert und zum anderen Langzeitversuchen unter „normalen" Verhältnissen, z.B. für feste orale Darreichungsformen 25 °C; 60 % rel. Feuchte, unterworfen. Aus den unter definierten Lagerungsbedingungen (Temperatur, relative Feuchte) gewonnenen Ergebnissen werden Stabilitätsprognosen erarbeitet und Laufzeiten für die weltweit festgelegten Klimazonen abgeleitet. Das Muster muss bei Langzeitversuchen über die gesamte, vom Hersteller festgelegte Laufzeit für das betreffende Arzneimittel gelagert worden sein.

Reaktionskinetik

Bei jeder chemischen Reaktion verändert sich innerhalb eines Zeitraumes dt die Konzentration der beteiligten Partner um die Bezeichnung dc. Die Reaktionsgeschwindigkeit wird durch die Beziehung dc/dt definiert. Sie gibt die Zu- oder Abnahme der Konzentration c innerhalb eines gegebenen Zeitintervalls dt bei konstantem Volumen wieder:

$$\frac{\mathrm{d}c}{\mathrm{d}t} = k(c).$$

In dieser Beziehung ist k die **Geschwindigkeitskonstante**. Die **Reaktionsordnung** ergibt sich aus der Summe der Exponenten aller Konzentrationen. Bei einer **Reaktion 1. Ordnung** ist die Reaktionsgeschwindigkeit der Konzentration eines der reagierenden Stoffe proportional. Die Integration des Zeitgesetzes zwischen den Grenzen c_0 (Anfangskonzentration) zum Zeitpunkt t_0 und c zu einem späteren Zeitpunkt t führt zu:

$$k = \frac{2{,}303}{t} \lg \frac{c_0}{c}$$

Diese Gleichung in der Exponentialform lautet

$$c = c_0 \cdot \mathrm{e}^{-kt}$$

Hier kommt zum Ausdruck, dass bei Reaktionen 1. Ordnung die Konzentration exponentiell mit der Zeit abnimmt. Dabei strebt die Konzentration von einem Ausgangswert c_0 asymptotisch einem Endwert zum Zeitpunkt $t\infty$ zu (Abb. 5.4-5).

Im Rahmen einer Haltbarkeitsprüfung wird die Reaktionsgeschwindigkeitskonstante k zur Berechnung der Zeit benötigt, welche bis zum Absinken des Gehaltes von 100 auf 90 % vergeht. Sie errechnet sich zu

$$\mathrm{t}_{90\%} = \frac{0{,}105}{\mathrm{k}} \text{ [Zeit]}$$

Es werden viele Umsetzungen nach diesem Zeitgesetz behandelt, obwohl sie theoretisch einer höheren Ordnung gehorchen.

> Bei den meisten Reaktionen erhöht sich im Bereich normaler Temperaturen die Geschwindigkeitskonstante um den Faktor 2 bis 3, wenn die Temperatur um 10 °C ansteigt.

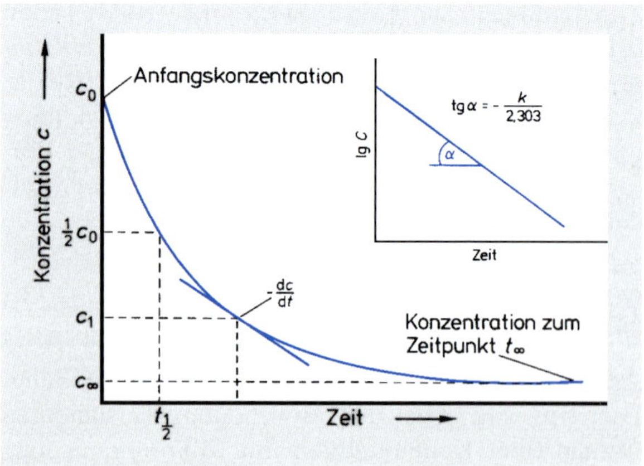

Abb. 5.4-5: Graphische Darstellung einer Zersetzungsreaktion über die Zeit *t*

Haltbarkeitsspezifische Untersuchungsmethoden

Die Aussagekraft von Haltbarkeitsuntersuchungen und damit die Festlegung der Verwendbarkeitsfrist einer pharmazeutischen Zubereitung hängt ganz entscheidend von den Analysenmethoden ab. In erster Linie eignen sich hierfür selektive oder spezifische chromatographische Verfahren (quantitative Dünnschichtchromatographie, Gaschromatographie, Hochdruckflüssigchromatographie), mit denen eine exakte Bestimmung des Wirkstoffs und die quantitative Erfassung der Zersetzungsprodukte mitunter sogar gleichzeitig möglich sind (Abb. 5.4-6).

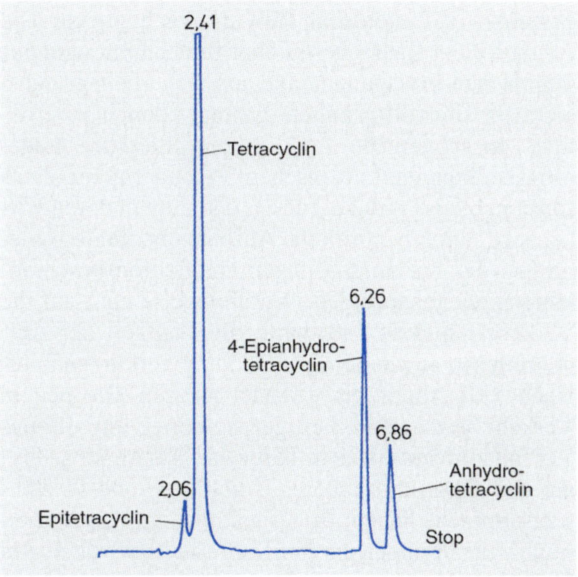

Abb. 5.4-6: HPLC-Trennung von Tetracyclin und seinen Zersetzungsprodukten

Die Analysenmethode muss außerdem genügend empfindlich und zuverlässig sein. Sie muss entsprechende statistische Kriterien hinsichtlich Richtigkeit und Präzision erfüllen. Die einzelnen Daten, wie z. B. Mittelwert, Standardabweichung, Variationskoeffizient, Vertrauensgrenzen, Prüfung auf Normverteilung und Ausreißer, lassen sich mit Tabellenkalkulationssoftware ermitteln, bedürfen jedoch der sorgfältigen Validierung.

Eine wichtige Rolle bei Haltbarkeitsuntersuchungen hat die Art der notwendigen **Probenaufbereitung,** die möglichst einfach, z. B. Verdünnen, sein soll. Es muss gewährleistet sein, dass der Wirkstoff und mögliche Zersetzungsprodukte vollständig von Hilfsstoffen abgetrennt werden und keine Adsorptionen auftreten.

Auf die Grundlagen und die Beurteilung der einzelnen Analysenverfahren und der statistischen Methoden kann an dieser Stelle nicht eingegangen werden. Hier muss auf die Literatur, S. 535, verwiesen werden.

5.4.4 Haltbarkeitsfristen

Bei der Auswertung von Haltbarkeitsversuchen wird der Begriff **Haltbarkeitsfrist** (Haltbarkeitsdauer) verwendet. Dabei versteht man unter Haltbarkeitsfrist die Zeitspanne, während der eine Charge unter definierten Versuchsbedingungen (Temperatur, relative Luftfeuchtigkeit, Verpackung) alle Anforderungen erfüllt. Die Haltbarkeitsfrist wird begrenzt durch den Zeitpunkt, an dem eines der Qualitätsmerkmale die Anforderung nicht mehr erfüllt.

Demgegenüber ist die **Verwendbarkeitsfrist** (Verwendbarkeitsdauer, Laufzeit, shelf-life) eine für die praktische Anwendung eines Arzneimittels ausschlaggebende Größe. Die Verwendbarkeitsfrist ist die Zeitspanne, während der ein Arzneimittel in einem bestimmten Klima verwendet werden darf. Sie setzt sich zusammen aus der **Lagerungsdauer** und der **Aufbrauchsdauer.** Haltbarkeitsfrist und Verwendbarkeitsfrist werden im üblichen Sprachgebrauch häufig synonym verwendet. Das Ende der Verwendbarkeitsfrist wird durch das **Verfallsdatum** angegeben.

Haltbarkeit der Arzneistoffe und Drogen

Im Arzneibuch findet man Angaben zur Verwendbarkeitsdauer nur in den Monographien der Seren und Impfstoffe. Sie fehlen bei Arzneistoffen und Drogen. Auch Hinweise über angemessene Zeiträume für Wiederholungsprüfungen an Ausgangsstoffen, zu denen der Apotheker nach § 11 der ApBetrO verpflichtet ist, vermisst man bis auf wenige Ausnahmen, z. B. Kiefernnadelöl, weitestgehend. Es bleibt somit dem Sachverstand des Apothekers überlassen, die Intervalle für entsprechende Nachprüfungen festzulegen. Eine solche Entscheidung ist schwierig, da in der Literatur nur wenige Daten über die Haltbarkeit der Ausgangsstoffe vorliegen. Besondere Probleme ergeben sich bei der Beurteilung der Drogen, da dieses Material im Vergleich zu festen, definierten Arzneistoffen wesentlich instabiler und gegenüber Umwelteinflüssen (Temperatur, Feuchtigkeit, Sauerstoff) erheblich empfindlicher ist.

Im Hinblick auf die spärlichen Informationen zur Haltbarkeit Ausgangsstoffe wurde begrüßt, dass im Arzneibuch der DDR (AB/DDR 1987) sowohl eine allgemeine Vorschrift „Begrenzung der Aufbewahrungszeit von Arzneimitteln“ als auch detaillierte

Angaben über die Verwendbarkeitsdauer und die Prüfabstände in vielen Monographien vorhanden waren (siehe Albert, K.; Literaturverzeichnis S. 535). Nach dem Arzneibuch der DDR unterschied man drei Gruppen von Ausgangsstoffen:

- ☐ Stoffe, die sich bei sachgemäßer Lagerung nicht verändern. Ihre maximale Lagerzeit sollte 10 Jahre nicht überschreiten.
- ☐ Stoffe, deren Stabilität durch einfache analytische Verfahren kontrolliert werden kann. Sie sollten in regelmäßigen Abständen, meist nach 6 bis 24 Monaten, nachuntersucht werden.
- ☐ Stoffe, bei denen der Qualitätsverlust durch einfache Verfahren nicht festgestellt werden kann, weil die Inhaltsstoffe zu komplex oder die analytischen Verfahren zu aufwendig sind. Bei dieser Gruppe wird eine Begrenzung der Lagerungsdauer für sinnvoll erachtet.

Die maximalen Lagerungszeiten für die einzelnen Stoffklassen sind in Tabelle 5.4-3 aufgeführt.

Tab. 5.4-3: Maximale Lagerungszeiten für Ausgangsstoffe nach AB/DDR 1987

Stoffgruppe	Lagerungszeit	Besondere Hinweise
Definierte chemische Stoffe	10 Jahre	Antibiotika: 2 bis 3 Jahre
Schnittdrogen	3 Jahre	Viele Drogen nur 18 Monate
Drogen mit ätherischen Ölen (gepulvert)	24 Stunden	
Tinkturen	2–3 Jahre	
Extrakte	2 Jahre	
Ätherische Öle	2 Jahre	Ausnahmen: 6 Monate bis 1 Jahr
Fette Öle	–	In Abständen von 2 Jahren prüfen

Weitere wertvolle Daten sind einer im Jahre 1994 veröffentlichten Mitteilung des Laboratoriums der Niederländischen Apotheker (LNA) und der Verordnung über Standardzulassungen zu entnehmen. Eine übersichtliche Zusammenfassung gibt Albert, K. (2005): Lagerungszeiten von Arzneistoffen, Hilfsstoffen, Drogen und Drogenzubereitungen. Govi-Verlag Pharmaz. Verlag GmbH, Eschborn. Sie ist von großer Tauglichkeit für den Apothekenalltag, gibt jedoch nur eine Orientierungshilfe und keine rechtsverbindliche Norm.

Nach Arzneibuch ist eine Substanz so lange haltbar, wie die Untersuchungsergebnisse innerhalb der Toleranzgrenzen der Monographievorschrift liegen.

Es wäre wünschenswert, für künftige Ausgaben des Arzneibuchs realistisch bemessene Lagerungszeiten bzw. Prüfintervalle vorzuschreiben und einfache haltbarkeitsspezifische, beispielsweise dünnschichtchromatographische Prüfverfahren, aufzunehmen.

Haltbarkeit der Fertigarzneimittel

Die **Haltbarkeitsfrist** bzw. Verwendbarkeitsdauer eines Fertigarzneimittels wird aus den Ergebnissen der Haltbarkeitsprüfung abgeleitet. Sie wird im Allgemeinen auf **maximal fünf Jahre** begrenzt. Die Angabe einer Laufzeit von über fünf Jahren wird aus praktischen Erwägungen und aus Sicherheitsgründen nicht für sinnvoll gehalten. Einmal können kurzfristige, unsachgemäße und unkontrollierbare Lagerungsbedingungen zu raschen Veränderungen eines sonst stabilen Produkts führen und zum anderen wirken sich durch behördliche Auflagen bedingte Änderungen der Packungsbeilagen (Indikationsbeschränkungen, Gegenanzeigen, Warnhinweise etc.) auf die Verkehrsfähigkeit und damit die Laufzeit der Arzneimittel in abgabefertiger Packung verkürzend aus. Nach § 10 Abs. 1 Nr. 9 AMG müssen alle neu in Verkehr gebrachten Fertigarzneimittel ein **offenes Verfallsdatum** mit dem Hinweis „Verwendbar bis" auf Behältnis und äußerer Umhüllung und in deutscher Sprache haben; früher galt dies nur für Arzneimittel, die weniger als drei Jahre haltbar waren. Im Zuge der Nachzulassung werden auch die so genannten „Altspezialitäten" mit einem offenen Verfallsdatum versehen sein, so dass in einigen Jahren mit einer einheitlichen Regelung bei allen Fertigarzneimitteln zu rechnen ist. Das Verfallsdatum ist mit Monat und Jahr anzugeben. Um beim Verbraucher den Eindruck zu vermeiden, ein Arzneimittel habe gegen Ende der Laufzeit eine verminderte Wirkung, sollten alle Hersteller verpflichtet werden, in der Gebrauchsinformation darauf hinzuweisen, dass die Qualität bis zum Ende der Laufzeit gesichert ist.

Bei einzelnen Darreichungsformen (Trockensäfte, Trockenampullen, Augentropfen) ist neben dem Verfallsdatum noch die Angabe einer **Aufbrauchsfrist** (häufig verbunden mit einem Lagerungshinweis) anzugeben, aus der hervorgeht, wie lange das frisch zubereitete, geöffnete bzw. angebrochene Arzneimittel verwendet werden darf.

Viele Fertigarzneimittel sind wesentlich länger als fünf Jahre haltbar; daher kann die in § 10 Abs. 1 Nr. 9 AMG vorgeschriebene Angabe des Verfallsdatums bei Arzneimitteln entfallen, die an Bundeswehr, den Bundesgrenzschutz sowie für Zwecke des Zivil- und Katastrophenschutzes an Bund oder Länder abgegeben werden (§ 71 AMG).

Untersuchungen an **langzeitgelagerten Fertigarzneimitteln,** die vom Deutschen Arzneiprüfungsinstitut in München im Auftrag des Bundesamtes für Zivilschutz durchgeführt worden waren, beweisen die weit über fünf Jahre hinausgehende Haltbarkeit für viele Produkte. Einige Arzneimittel, insbesondere Ampullen, aber auch Tabletten, Dragees und andere Darreichungsformen zeigten selbst nach teilweise mehr als 25-jähriger Lagerzeit noch einwandfreie Beschaffenheit und Qualität. Hierbei ist jedoch einschränkend darauf hinzuweisen, dass diese Bestände in optimaler Verpackung unter optimalen Bedingungen (weitgehend konstante Temperatur und Luftfeuchtigkeit) gelagert werden und direkte Rückschlüsse auf die Laufzeiten derselben Produkte im normalen Handel deshalb nicht erlaubt sind. Sie zeigen aber auch, dass ein Arzneimittel noch nicht zwangsläufig minderwertig oder verdorben ist, wenn das vom Hersteller angegebene Verfallsdatum überschritten ist. Das Verfallsdatum ist in diesem Zusammenhang eher als Mindesthaltbarkeitsdatum anzusehen. Dennoch ist es nach § 8 Abs. 2 AMG verboten, Arzneimittel in den Verkehr zu bringen, deren Verfallsdatum abgelaufen ist.

5.4.5 Lagerung

Gesetzliche Anforderungen

Die im Arzneibuch beschriebenen Wirkstoffe, Hilfsstoffe, pharmazeutischen Zubereitungen und anderen Produkte müssen so gelagert werden, dass die Verschmutzung und, soweit wie möglich, die Zersetzung verhindert wird. Im Unterschied zu vorhergehenden Arzneibüchern sind die Angaben und Empfehlungen unter der Überschrift „Lagerung" jedoch keine Vorschrift. Die zuständige Behörde kann zusätzliche Lagerungsbedingungen vorschreiben. Behältnisse, die der Lagerung der Arzneimittel dienen, einschließlich der Verschlüsse müssen so beschaffen sein, dass die Qualität des Inhalts möglichst nicht nachteilig beeinflusst wird. Die ApBetrO beschäftigt sich in § 16 mit der Lagerung der Arzneimittel; hier heißt es in Abs. 1:

„Arzneimittel, Ausgangsstoffe, apothekenübliche Waren und Prüfmittel sind übersichtlich und so zu lagern, dass ihre Qualität nicht nachteilig beeinflusst wird und Verwechslungen vermieden werden. Soweit ihre ordnungsgemäße Qualität nicht festgestellt ist, sind sie unter entsprechender Kenntlichmachung gesondert zu lagern. Dies gilt auch für Behältnisse, äußere Umhüllungen, Kennzeichnungsmaterial, Packungsbeilagen und Packmittel. Die Vorschriften der Gefahrstoffverordnung über die Lagerung und Kennzeichnung gefährlicher Stoffe und Zubereitungen bleiben unberührt."

Die allgemeinen Lagerungshinweise des Arzneibuchs werden durch die Bestimmung in der Monographie „Behältnisse" ergänzt. Für Behältnisse gilt grundsätzlich, dass sie den Inhalt vor Verlust und Veränderung schützen sollen. Sie dürfen keine physikalischen oder chemischen Einwirkungen auf den Inhalt ausüben. Die Qualität des Inhalts darf durch den Kontakt mit dem Behältnis nicht so verändert werden, dass die geforderten Grenzwerte überschritten werden. Was die Lagerungseignung angeht, so werden insbesondere folgende Anforderungen präzisiert:

Gut verschlossen. Ein gut verschlossenes Behältnis schützt seinen Inhalt vor Verunreinigungen durch fremde feste, flüssige Stoffe und vor Beeinträchtigungen des Inhalts unter Normalbedingungen der Lagerung und des Transports.

Dicht verschlossen. Ein dicht verschlossenes Behältnis ist für feste, flüssige und gasförmige Stoffe unter Normalbedingungen der Lagerung und des Transports undurchlässig. Behältnisse zur mehrfachen Entnahme müssen so beschaffen sein, dass die geforderte Dichtigkeit nach dem Wiederverschließen jeweils gewährleistet ist.

Zugeschmolzen. Ein durch Schmelzen des Behältnismaterials dicht verschlossenes Behältnis.

Vor Feuchtigkeit geschützt. Diese Angabe bedeutet, dass das Arzneimittel in einem dicht verschlossenen Behältnis zu lagern ist. Wenn das Behältnis bei hoher Luftfeuchtigkeit geöffnet wird, müssen Vorsichtsmaßnahmen ergriffen werden. Erforderlichenfalls kann im Behältnis zur Senkung der Luftfeuchte ein Trockenmittel verwendet werden, vorausgesetzt, dass der Kontakt dieses Mittels mit dem Inhalt der Behältnisse vermieden wird.

Behältnis mit Sicherheitsverschluss. Ein mit einer Vorrichtung verschlossenes Behältnis, das eindeutig erkennen lässt, ob das Behältnis geöffnet worden ist.

Vor Licht geschützt. Diese Angabe bedeutet, dass das Arzneimittel in einem Behältnis zu lagern ist, dessen Material genügend Licht absorbiert, um den Inhalt vor strahlenbedingten Veränderungen zu schützen, oder dass das Behältnis mit einer äußeren Umhüllung versehen ist, welche denselben Schutz bietet, oder dass das Arzneimittel an einem Ort gelagert wird, an dem jedes schädigende Licht ausgeschlossen ist.

Vorsichtig zu lagern bedeutet, von den übrigen Arzneimitteln getrennt zu lagern und das Behältnis mit roter Schrift auf weißem Grund zu beschriften.

Tab. 5.4-4: Kennzeichnung gemäß EMEA-Anforderungen

Stabilität belegt bei	Kennzeichnung	Ggf. zusätzliche Kennzeichnung
25 ± 2 °C; 60 ± 5 % rel. Feuchte	Keine spezielle	Nicht im Kühlschrank lagern
40 ± 2 °C; 75 ± 5 % rel. Feuchte		Nicht im Gefrierschrank lagern
25 ± 2 °C; 60 ± 5 % rel. Feuchte	Nicht bei Temperaturen oberhalb 30 °C lagern	Nicht im Kühlschrank lagern
30 ± 2 °C; 60 ± 5 % rel. Feuchte		Nicht im Gefrierschrank lagern
25 ± 2 °C; 60 ± 5 % rel. Feuchte	Nicht bei Temperaturen oberhalb 25 °C lagern	Nicht im Kühlschrank lagern nicht im Gefrierschrank lagern
5 ± 3 °C	Bei Temperaturen von 2 bis 8 °C lagern	Nicht im Gefrierschrank lagern
< 0 °C	Im Gefrierschrank aufzubewahren	

Sehr vorsichtig zu lagern bedeutet, in einem besonderen Schrank unter Verschluss zu lagern und das Behältnis mit weißer Schrift auf schwarzem Grund zu beschriften. Die Vorschriften unter „Vorsichtig zu lagern“ und „Sehr vorsichtig zu lagern“ gelten nicht für Fertigarzneimittel.

Die allgemeinen Angaben früherer Arzneibücher zur Lagerungstemperatur sind einer individuellen Regelung durch die Einzelmonographien gewichen. Dort werden ggf. weitere Angaben unter anderem zum Behältnismaterial gemacht.

Für zentrale europäische Neuzulassungen der Fertigarzneimittel fordert die EMEA (European Agency for the Evaluation of Medicinal Products) seit Juli 1998 die folgenden, in die Kennzeichnung aufzunehmenden Lagerungshinweise (Tab. 5.4-4).

Die EMEA verpflichtet die pharmazeutischen Unternehmer somit, die Lagerungshinweise aus den Ergebnissen der Stabilitätsstudien abzuleiten. Ausdrücklich wird darauf verwiesen, dass die allgemein üblichen Lagerbedingungen „bei Raumtemperatur“ sowie „bei Umgebungstemperatur“ nicht mehr akzeptiert werden.

Was die Anbruchstabilität angeht, so fordert die EMEA eine Kennzeichnung, die für die Aufbewahrung beim Patienten notwendig sein kann (Tab. 5.4-5).

Tab. 5.4-5: Kennzeichnung gemäß EMEA-Anforderungen nach Anbruch

Lagerungsproblem	Zusätzliche Kennzeichnung*	Kommentar
Feuchtigkeitsempfindlichkeit	Behältnis dicht verschlossen halten	z. B. bei Plastikflasche
Feuchtigkeitsempfindlichkeit		z. B. bei Blisterpackungen
Lichtempfindlichkeit	Arzneimittel im Originalbehältnis aufbewahren	
Lichtempfindlichkeit	Arzneimittel im Umkarton aufbewahren	

* Die Notwendigkeit der Einhaltung der Vorsichtsmaßnahmen muss in der Packungsbeilage erläutert werden.

Für die ordnungsgemäße Lagerung der Fertigarzneimittel gelten in erster Linie die Angaben der Herstellerfirmen, die sich wiederum nach den behördlichen Empfehlungen richten. 1983 wurde im Bundesanzeiger eine Empfehlung des damaligen Bundesministers für Jugend, Familie und Gesundheit zur Lagerung bekannt gemacht. Diese definiert eindeutig, dass unter Lagerung die dauernde Aufbewahrung durch Fachkreise zu verstehen ist. Fertigarzneimittel sind im Normalfall bei Raumtemperatur lagerungsfähig. Sie bedürfen dann keines besonderen Lagerungshinweises. Dabei wird davon ausgegangen, dass die Lagerungstemperatur von + 2 °C nicht unterschritten wird, es sei denn, dass ein anders lautender Hinweis angebracht ist. Soweit im Interesse der Erhaltung einer einwandfreien Beschaffenheit der Fertigarzneimittel die Überschreitung einer bestimmten Temperatur vermieden werden soll, sollen folgende Hinweise verwendet werden:

„Nicht über 25 °C lagern!“
„Nicht über 20 °C lagern!“
„Nicht über 8 °C lagern!“

Der Hersteller muss erforderlichenfalls auch Angaben auf dem Arzneimittel zur Aufbewahrung beim Patienten anbringen und diese auch in die Packungsbeilage aufnehmen. Dazu sind die Angaben zu präzisieren hinsichtlich Aufbewahrung

- ☐ im ungeöffneten Behältnis,
- ☐ nach Anbruch des Behältnisses und
- ☐ nach Zubereitung für den Gebrauch.

Es sei darauf hingewiesen, dass die in der ApBetrO geforderten Lagerungsbedingungen in den jeweiligen Substanzmonographien des Arzneibuches nicht mehr vollständig aufgeführt sind. Entsprechende Hinweise enthält die Anlage K des Deutschen Arzneimittel-Codex.

Praktische Hinweise zur Lagerung und Aufbewahrung

Beim täglichen Umgang mit Fertigarzneimitteln, Arzneistoffen und Drogen entstehen mitunter Unsicherheit und Ratlosigkeit, wie denn nun die günstigsten Lagerungsbedingungen zu erreichen sind. Einige der dabei auftretenden Probleme werden nachfolgend aufgeführt und erläutert.

Lagerhaltung der Drogen

Drogen sind möglichst kühl und vor Licht geschützt aufzubewahren. Für die Lagerhaltung ist einem trockenen Kellerraum unbedingt der Vorzug vor einem warmen oder heißen Dachboden zu geben. Als Vorratsgefäße sind dicht schließende Weißblechdosen problemlos. Zur Abgabe an den Patienten sollten möglichst keine Papierbeutel, sondern Pergamin- oder Cellophanbeutel, bei aromatischen Drogen Beutel mit Aluminiumfolie verwendet werden.

Lagerung der Penetrantia

In der ApBetrO sind keine besonderen Lagerungsvorschriften für „Penetrantia" (ätherische Öle, Iodoform, Naphthalin, Phenol, Kreosot, Zinkvalerat u. a.) aufgeführt. Aus der Allgemeinvorschrift geht jedoch hervor, dass diese besonders durchdringend riechenden Stoffe im Sinne einer ordnungsgemäßen Lagerung von anderen Arzneimitteln getrennt zu lagern sind. Vom Arzneibuch wird beispielsweise für Phenol die „dicht verschlossene" und „vor Licht geschützte" Lagerung angegeben. Alle Penetrantia sollten so gelagert werden, dass andere Arzneimittel und auch Medizinprodukte durch den Geruch nicht nachteilig beeinflusst werden können.

Umfüllen in Standgefäße

Die Lagerung der Arzneistoffe und Drogen in Papierbeuteln gefährdet die einwandfreie Beschaffenheit. Arzneimittel in solcher oder ähnlicher Verpackung sind daher so schnell wie möglich auf Identität zu prüfen und in ordnungsgemäße Behältnisse umzufüllen. Das Vermischen mit alter Ware ist tunlichst zu vermeiden (s. „Umsetzung der GMP-Regeln" (s. Kap. 3.4)). Transportgefäße sind nur dann zulässig, wenn ordnungsgemäße Beschriftung vorhanden und einwandfreie Beschaffenheit auch bei längerer Lagerung gewährleistet sind.

Lagerung der Säuren und Laugen

Säuren und Laugen in größeren Behältnissen dürfen nach den Unfallverhütungsvorschriften der Berufsgenossenschaft nicht in Regalen über Kopfhöhe gelagert werden. Für den Fall des Bruchs der Gefäße empfiehlt es sich, so genannte Pannensets für verschüttete Chemikalien (zu beziehen über Chemikalienhandel) vorrätig zu halten.

Lagerung brennbarer Flüssigkeiten und gefährlicher Stoffe

Brennbare Flüssigkeiten sind nach den Vorschriften des Gefahrstoffrechts zu lagern. Brennbare Flüssigkeiten sind im Sinne dieser Verordnung Stoffe mit Flammpunkt, die bei 35 °C weder fest noch salbenförmig sind, bei 50 °C einen Dampfdruck von 3 bar oder weniger haben und zu bestimmten Gefahrklassen (A I bis A III und B je nach Flammpunkt) gehören.

Die Verordnung findet für die in Offizin und Laboratorium zum Handgebrauch bzw. in einer für den Fortgang der Arbeiten erforderlichen Menge brennbarer Flüssigkeiten keine Anwendung. Die Lagerung gefährlicher Stoffe und Zubereitungen (Lösungsmittel, Oberflächenbehandlungsmittel, Schädlingsbekämpfungsmittel und sonstige bestimmte Zubereitungen) ist in den Vorschriften der **Gefahrstoffverordnung** (s. „Gefahrstoff- und Pflanzenschutzrecht", Kap. 7, S. 631) beschrieben.

Rücknahme von Arzneimitteln

Bei der Rücknahme von Arzneimitteln, die sich längere Zeit in den Händen eines Patienten befunden haben, ist besondere Vorsicht geboten. Durch unsachgemäße Lagerung beim Patienten kann das Arzneimittel Mängel aufweisen und muss dann als verdorben gelten. Der Apothekenleiter trägt die volle Verantwortung auch für solche Arzneimittel. Denn nach § 8 Abs. 1 Nr. 1 AMG ist es verboten, in ihrer Qualität nicht unerheblich geminderte Arzneimittel in den Verkehr zu bringen.

5.4.6 Verantwortung des Apothekers

Der Apotheker ist zur Lagerung und Abgabe einwandfreier Arzneimittel verpflichtet. Um dieser Verpflichtung nachzukommen, sind Kontrollen und Maßnahmen erforderlich, die sich in besonderem Maße auf die Haltbarkeit und Lagerhaltung der Arzneimittel beziehen. Im amerikanischen Arzneibuch (USP 26) werden folgende Verhaltensmaßregeln für den Apotheker empfohlen:

- ☐ Ältere Lagerbestände sind zuerst zu verkaufen, Verfallsdaten sind zu überwachen.
- ☐ Arzneimittel sind unter Bedingungen zu lagern, die in den jeweiligen Monographien oder Packungsbeilagen angegeben sind. Arzneimittel sind auf Anzeichen von Instabilität zu prüfen (s. „Organoleptische Prüfung von Fertigarzneimitteln", Kap. 5.5).
- ☐ Beim Umfüllen, Abpacken, Verdünnen und Mischen von Arzneimitteln ist auf sorgfältige Arbeitsweise, die Verwendung geeigneter Behältnisse und ordnungsgemäße Beschriftung zu achten.
- ☐ Die Patienten sind über den richtigen Umgang mit dem ausgehändigten Arzneimittel zu informieren und zur geeigneten und sicheren Aufbewahrung anzuhalten. Verfallene und überalterte Zubereitungen sind ordnungsgemäß zu vernichten.

Die sorgfältige Beachtung dieser Empfehlungen ist im Hinblick auf die Arzneimittelsicherheit von besonderer Bedeutung. Vor allem die im letzten Absatz angesprochene Verpflichtung des Apothekers zur Information und Beratung (S. 9) sollte ernst genommen werden, da sie zu den grundlegenden Aufgaben des Apothekerberufs zählt.

5.5 Organoleptische Prüfung der Fertigarzneimittel

Johannes Krämer

Sensorisch erfassbare Merkmale, wie Beschaffenheit, Aussehen, Geruch und Geschmack, waren ursprünglich die einzigen Qualitätskriterien zur Beurteilung der Identität und Reinheit von Drogen, Chemikalien und daraus hergestellter Rezepturen. Einfache organoleptische Prüfungen bildeten die „wissenschaftliche" Grundlage aller Arzneibuchmonographien. Mit ihrer Hilfe sollte die Echtheit einer Droge oder eines Wirkstoffes nachgewiesen, Verfälschungen erkannt und minderwertige Ware ausgesondert werden.

Mit der Entwicklung neuer synthetischer Arzneistoffe, industriell gefertigter Arzneimittel und chemischer sowie chemisch-physikalischer Nachweis- und Bestimmungsmethoden verloren die Sinnesprüfungen an Aussagekraft und Bedeutung. Sie spielen in den Monographien unserer Arzneibücher nur noch eine untergeordnete Rolle. Im Arzneibuch wird beispielsweise darauf hingewiesen, dass die Angaben im Abschnitt „Eigenschaften" nicht als analytische Norm anzusehen und daher nicht verbindlich sind. Diese Aussage bezieht sich jedoch nur auf die im Arzneibuch aufgeführten Arzneistoffe. Ganz anders liegen die Verhältnisse bei Fertigarzneimitteln. Hier sind organoleptische Prüfungen in allen Phasen der Entwicklung, Herstellung, Lagerung und Abgabe eines Arzneimittels ein wichtiger, mitunter sogar entscheidender Teil der Qualitätskontrolle. Insbesondere der Apotheker leistet mit einer solchen sensorischen Prüfung als letzte Kontrollinstanz vor der Abgabe des Medikaments an den Patienten einen wesentlichen Beitrag zur Arzneimittelsicherheit (weiterführende Literatur s. S. 535).

5.5.1 Gesetzliche Grundlagen der Prüfpflicht

Der Apotheker ist zur Lagerung und Abgabe einwandfreier Arzneimittel verpflichtet. Zur Erfüllung dieser Aufgabe sind entsprechende Prüfungen vorzunehmen. Die ApBetrO fordert im § 12 die Prüfung von Fertigarzneimitteln:

- Fertigarzneimittel, die nicht in der Apotheke hergestellt worden sind, sind stichprobenweise zu prüfen. Dabei darf von einer über die Sinnesprüfung hinausgehenden Prüfung abgesehen werden, wenn sich keine Anhaltspunkte ergeben haben, die Zweifel an der ordnungsgemäßen Qualität des Arzneimittels begründen.
- Das anzufertigende Prüfprotokoll muss mindestens enthalten:
  - den Namen oder die Firma des pharmazeutischen Unternehmers,
  - die Bezeichnung und Darreichungsform des Arzneimittels,
  - die Chargenbezeichnung oder das Herstellungsdatum,
  - das Datum und die Ergebnisse der Prüfung,
  - das Namenszeichen des prüfenden oder die Prüfung beaufsichtigenden Apothekers.

Diese Aufzeichnungen sind (gemäß § 22 ApBetrO) mindestens bis ein Jahr nach Ablauf des Verfallsdatums, jedoch nicht weniger als drei Jahre aufzubewahren.

Wird keine ordnungsgemäße Prüfung der Fertigarzneimittel durchgeführt bzw. kann eine Apotheke die entsprechenden Prüfprotokolle nicht vorweisen, handelt es sich um eine Ordnungswidrigkeit (nach § 34 Nr. 3 c und Nr. 3 j ApBetrO), welche mit einem Bußgeld bis zu 5000 € belegt werden kann.

Im Normalfall kann zwar davon ausgegangen werden, dass Arzneimittel in abgabefertiger Packung bereits vor der Freigabe im Herstellerbetrieb einer mehrfachen Kontrolle unterzogen werden. Unzureichende Stabilitätsuntersuchungen, Transportbelastungen oder unsachgemäße Lagerungsbedingungen können jedoch relativ rasch zu Veränderungen führen, die in vielen Fällen schon durch einfache Sinnesprüfung erkennbar sind.

Art und Umfang der Prüfung

Im Verordnungstext fehlen Angaben über Umfang und Häufigkeit der durchzuführenden Prüfungen. Es existieren jedoch Empfehlungen, z. B. APV-Richtlinie (1988): Dtsch. Apoth. Ztg. 128: 112, in jeder Apotheke, unabhängig von der Größe des Warenlagers, durchschnittlich ein Arzneimittel täglich (jedoch in Abhängigkeit von Bedarf, Umfang des Warenlagers und Größe der Apotheke) zu untersuchen. Nur wenn eine ausreichende Anzahl Prüfungen durchgeführt wird, ist eine sinnvolle Relation zu der bestehenden großen Zahl der im Handel befindlichen Fertigarzneimittel gegeben. Die Vielzahl der Apotheken gewährleistet die notwendige flächendeckende Überprüfung sämtlicher Arzneimittel in einem überschaubaren Zeitraum. Falls in jeder Apotheke werktags ein Fertigarzneimittel organoleptisch überprüft wird, bedeutet dies, dass in etwa 21 500 Apotheken jährlich ca. 6,1 Millionen Fertigarzneimittel einer sensorischen Prüfung unterzogen würden.

Die einzelnen Arzneimittel sollen je nach Darreichungsform spezifisch überprüft werden. Dabei sind die Anforderungen des Arzneibuches sowie der allgemein anerkannte Stand der pharmazeutischen Wissenschaften zu berücksichtigen. Die Überprüfungen können sich auf äußerlich wahrnehmbare Merkmale beschränken, solange sich dabei keine Anhaltspunkte ergeben, die Zweifel an der einwandfreien Beschaffenheit begründen. Behältnis, Umhüllung und Beipackzettel sind in die Überprüfung einzubeziehen und ein Vergleich mit Mustern der gleichen oder einer anderen Charge sowie Tabellenwerken, z. B.: Pharmazeutika Bestimmungsliste, IMP Kommunikation, Neu Isenburg, ist zu empfehlen.

5.5.2 Qualitätsmängel

Seit der Gründung der Arzneimittelkommission der Deutschen Apotheker im Jahre 1975 und ihre Einbeziehung in den Stufenplan nach § 63 AMG nimmt die Zahl der Meldungen aus Apotheken über Arzneimittelrisiken ständig zu. Derzeit werden etwa 4500 Meldebögen jährlich an diese Institution eingesandt, die sich überwiegend auf organoleptisch festgestellte Qualitätsmängel bei Fertigarzneimitteln beziehen (s. Farbtafel I bis IV im Anschluss an S. 531). Eine vergleichende Auswertung der Meldungen (Abb. 5.5-1) zeigt, dass galenische Mängel ca. 40 % aller Beanstandungen ausmachen. Eine stets aktuelle Darstellung bietet www.abda.de/ABDA/artikel.html? ID = 306.

Bei dieser hohen Beanstandungsquote muss berücksichtigt werden, dass zum überwiegenden Teil lagerungs- oder transportbedingte Einflüsse (Temperatur, Feuchtigkeit, mechanische Einwirkungen, Lagerzeit) als Ursache für die gemeldeten Qualitätsminderungen infrage kommen. Viele Reklamationen erfolgen durch Patienten, so dass unbekannte Einflussfaktoren, z. B. unsachgemäßer Umgang mit den Arzneimitteln, auch von dieser Seite in Betracht gezogen werden müssen. Eine erhebliche Zahl der Chargenrückrufe oder der vom Hersteller vorgenommenen Änderung in der Galenik der Zubereitungen beweisen aber auch echte Herstellungsfehler und unzureichende Haltbarkeit vieler Produkte.

Entsprechende Kontrollen im Laboratorium, die von der Arzneimittelkommission beim Zentrallaboratorium Deutscher Apotheker veranlasst werden, bestätigen in etwa 60 % der Fälle die Richtigkeit der Beanstandungen. Bei diesem Prozentsatz sind gale-

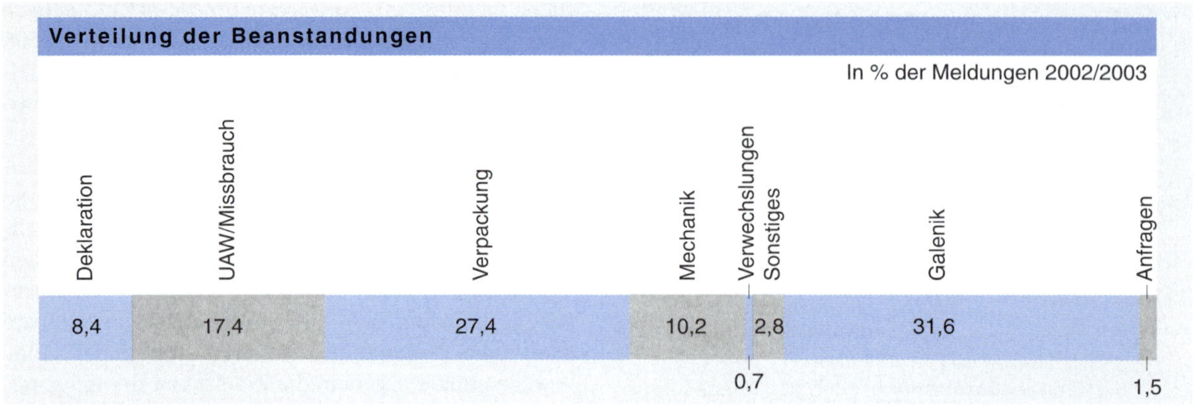

Abb. 5.5-1: Verteilung der Beanstandungen (in % der Meldungen 2002/2003 an die Arzneimittelkommission der Deutschen Apotheker)

nische „Schönheitsfehler" bereits abgezogen. Diese Zahl spricht für die hohe Effektivität der organoleptischen Prüfungen und die hohe Sachkenntnis der einsendenden Kollegen. Sie verdeutlicht aber auch, dass sie durch Laboratoriumsbefunde ergänzt werden müssen.

Ein kleinerer Teil der Meldungen bezieht sich auf Verpackungsfehler (ca. 27 %), auf Meldungen über Nebenwirkungen und Missbrauch (ca. 17 %), auf Deklarationsmängel (ca. 8 %), mechanische Defekte, Verwechslungen und sonstige Beanstandungen (ca. 14 %). Für den stichprobenweise prüfenden Apotheker sind praktische Hinweise und entsprechende Prüfanleitungen eine große Hilfe. Das gilt sowohl für die Überprüfung der einzelnen Darreichungsformen als auch für die kritische Beurteilung der Behältnisse, Packungsbeilagen und Umhüllungen.

Die folgenden Angaben zu häufigen Qualitätsmängeln bei Fertigarzneimitteln beruhen zum größten Teil auf Erkenntnissen und Erfahrungen aus der Zusammenarbeit mit der Arzneimittelkommission der Deutschen Apotheker und auf Untersuchungsergebnissen, die in mehr als 30 Jahren im Deutschen Arzneiprüfungsinstitut und im Zentrallaboratorium Deutscher Apotheker ermittelt worden sind.

Feste Arzneiformen

Feste Arzneiformen sind heterogene Systeme, d. h., physikalische Mischungen verschiedener Hilfs- und Wirkstoffe. Sie unterliegen während des Herstellungsprozesses zusätzlichen chemischen Wechselwirkungen durch die Verwendung von Lösungsmitteln und dem Einfluss höherer Temperaturen. Wegen der Heterogenität der Zusammensetzung werden besondere Anforderungen an die Qualität dieser Arzneiformen gestellt.

Pulver

Pulver sind Zubereitungen, die aus festen, losen, trockenen und mehr oder weniger feinen Teilchen bestehen. Im physikalischen Sinne sind Pulver trockene Haufwerke, bei denen die sehr geringe Kohärenz der Einzelteilchen Fließvorgänge ermöglicht. Die Fließvorgänge sind Grundlage für die Verwendung

- ☐ als Pulver im Sinne einer definierten Arzneiform,
- ☐ zur Weiterverarbeitung in Granulaten, Tabletten oder Kapseln.

Fließvermögen und der Ausschluss von Entmischungsvorgängen sind die wichtigsten Qualitätskriterien bei Pulvern.

Granulate

Granulate sind Zubereitungen, die aus festen und trockenen Körnern bestehen; dabei ist jedes Korn ein Agglomerat aus Pulverpartikeln mit genügender Festigkeit.

Granulate haben nur andeutungsweise eine kugel-, zylinder- oder andersförmige Gestalt. Die Oberfläche ist meist uneben, zackig oder aufgeraut und das ganze Korn mehr oder weniger porös.

Problemlose Handhabung und der Ausschluss von Entmischungen sind die wichtigsten Forderungen bei dieser Arzneiform (Tab. 5.5-1). Daneben spielen ausreichende Streu- und Rieselfähigkeit, Korngrößenverteilung, Bindefähigkeit, Feuchtigkeit, Benetzbarkeit und Zerfallbarkeit eine Rolle.

Tab. 5.5-1: Qualitätsmängel von Pulvern und Granulaten (s. Abb. 5.5-6 bis 5.5-8: Farbtafeln im Anschluss an S. 531)

Beanstandungsgrund	Mängelursache
Geruchs- und Geschmacksveränderungen	Rezepturumstellungen Inkompatibilitäten von Wirk- und Hilfsstoffen Zersetzung von Aromastoffen Unterschiedliche Eigenschaften von Naturstoffen
Inhomogenität	Zu hoher Pulveranteil und Zerfall bei Granulaten Ungenügende Bindemittelzusätze Unterschiedliche Dichte und Korngröße der Einzelbestandteile Mechanische Belastungen während des Transports
Teilchenagglomeration, Verfärbung	Temperatur- und Feuchtigkeitseinflüsse (alternierende Hydratationsverhältnisse), Undichte Verpackung Mikrobieller Befall Inkompatibilitäten

Pellets

Pellets unterscheiden sich von Granulaten – abgesehen von der Herstellungstechnik – vor allem durch die geringere Porosität, die glatte Oberfläche und die nahezu kugelförmige Gestalt im Größenbereich von 0,3 bis 3 mm.

Geruchs- und Geschmacksveränderungen betreffen mehr als die Hälfte aller Reklamationen bei Pulvern und Granulaten. Diese Beanstandungen werden selten bei der Überprüfung in der Apotheke festgestellt, sondern vielmehr durch Patienten vorgebracht. Undichtes Verpackungsmaterial, z.B. lückenhafte Folienverschweißung oder undichte Bördelränder bei Beutelverpackungen, sind eine häufige Ursache für Verklebungen und Verklumpungen von Pulvern. Verfärbungen werden bei Inkompatibilitäten, z.B. Salicylsäure und eisenhaltiges Talkum, oder Wirkstoffzersetzungen beobachtet. Brausegranulate sind gegenüber Feuchtigkeit besonders empfindlich. Mitunter wurden erhebliche Abweichungen der Füllmenge bei abgeteilten Pulvern oder Granulaten festgestellt.

Tabletten

Tabletten sind feste, verschieden geformte Arzneizubereitungen, die aus feinkristallinen gepulverten oder granulierten Wirkstoffen, normalerweise unter Zusatz von Füll-, Binde-, Spreng- und Gleitmitteln, durch Pressen hergestellt werden. Zusätze von Farbstoffen, Geschmackskorrigenzien, Konservierungsmitteln und Stabilisatoren sind erlaubt. Alle Hilfsstoffe müssen jedoch physiologisch und toxikologisch unbedenklich und mit den Wirkstoffen kompatibel sein.

Tab. 5.5-2: Qualitätsmängel von Tabletten (s. Abb. 5.5-9 bis 5.5-13: Farbtafeln im Anschluss an S. 531)

Beanstandungsgrund	Mängelursache
Verfärbungen (ganz oder teilweise)	Feuchtigkeit, Wärme, Licht Mikrobielle Kontamination Inkompatibilitäten von Wirk- und/oder Hilfsstoffen Wirkstoffzersetzung Verunreinigungen
Oberflächenveränderungen (Rissbildung, Deckeln, Rauheit, Abrieb, Bruch, Verklebungen, Auskristallisationen)	Herstellungsmängel Mechanische Belastungen bei Transport oder Lagerung Feuchtigkeits- und Temperatureinflüsse Mangelhafte Verpackung
Formabweichungen	Rezepturänderung Verwechslungen Untermischung verschiedener Produktionschargen
Zerfallseigenschaften, Teilbarkeit, Druckfestigkeit, Arzneistofffreisetzung	Herstellungsmängel (Pressdruck!) Alterungsvorgänge (Härtezunahme) Feuchtigkeitseinflüsse Unterschiedliche Produktionsstätten innerhalb Europas bei namensgleichen Produkten

Im Arzneibuch werden Tabletten lediglich als „… fest und haben normalerweise eine zylindrische Form …“ charakterisiert. Sie müssen eine genügend große Festigkeit haben. Bei normaler Handhabung dürfen sie weder bröckeln noch zerbrechen. Es gilt heute jedoch als Selbstverständlichkeit, dass Tabletten eines Herstellungsganges auch hinsichtlich Form und Farbe einheitlich sein und eine unbeschädigte Oberfläche haben sollten (Tab. 5.5-2). Tabletten werden nach ihrem Verwendungszweck unterschieden (Abb. 5.5-2).

Die häufigsten Beanstandungsgründe bei Tabletten beziehen sich mit ca. 60 % auf physikalische Instabilitäten. Mit Abstand folgen Verfärbungen, Geruchs- und Geschmacksveränderungen. Hier sind insbesondere acetylsalicylsäurehaltige Tabletten zu erwähnen (Geruch nach Essigsäure und Auskristallisation von freier Salicylsäure). Bei Depottabletten ist auf besondere Zerfallseigenschaften zu achten, z.B. formstabile Ausscheidung der Tablettenmatrix mit dem Stuhl.

Dragees/Filmtabletten

Dragees bzw. überzogene Tabletten sind feste Arzneiformen, deren feste oder halbfeste Kerne mit ei-

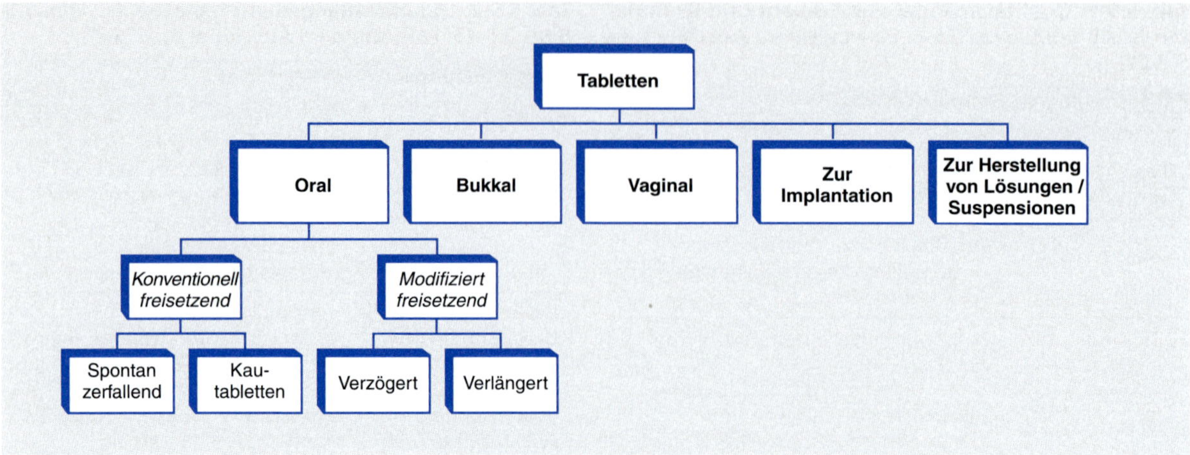

Abb. 5.5-2: Verschiedene Verwendungszwecke von Tabletten

nem ein- oder mehrschichtigen, gleichmäßigen und lückenlosen Überzug versehen sind. Nach Arzneibuch haben „überzogene Tabletten" eine glatte, in bestimmten Fällen glänzende und oft gefärbte Oberfläche. Der Querschnitt zeigt bei Lupenbetrachtung einen Kern, der von einer oder mehreren nicht unterbrochenen Schichten anderer Struktur umgeben ist.

Wie bei den Tabletten ist zu fordern, dass Dragees in Größe und Farbe einheitlich sind und eine unbeschädigte Oberfläche haben. Die Vorteile dieser Arzneiform gegenüber Tabletten bestehen in:

- ☐ Schutz gegen Sauerstoff, Feuchtigkeit und Licht
- ☐ Verbesserung der Einnahmefähigkeit
- ☐ Schutz vor Inaktivierung der Wirkstoffe durch die Magensäure
- ☐ Verhinderung von Irritationen der Mund- und Magenschleimhaut
- ☐ Verdecken des schlechten Geruchs und Geschmacks
- ☐ Steuerung der Wirkstofffreigabe
- ☐ Verbesserung des Aussehens
- ☐ Vermeidung von Abrieb und Staubbildung
- ☐ Bessere Patientencompliance und bessere Identifizierung der Arzneiform

Beschädigungen der Oberfläche (Rißbildung, Randschäden, Abplatzen der Drageedecke, Deckelbildung) sind bei dieser Arzneiform der weitaus häufigste Beanstandungsgrund (Tab. 5.5-3). Es folgen Verfärbungen und Verklebungen, die insbesondere bei extrakthaltigen Dragees beobachtet werden. Für die relativ häufigen Meldungen über Geruchs- und Geschmacksveränderungen sind meist wirkstoffspezifische Eigenschaften, z.B. Baldrianextrakt, Knoblauchinhaltsstoffe, Vitamin B_1, Fermente oder Lösungsmittelreste verantwortlich, die beim Herausdrücken aus dem Blisterstreifen, beim Öffnen der Kunststoffbehältnisse bzw. bei längerer Verweildauer im Mund besonders deutlich wahrnehmbar sind.

Tab. 5.5-3: Qualitätsmängel von Dragees/Filmtabletten (s. Abb. 5.5-14 bis 5.5-19: Farbtafeln im Anschluss an S. 531)

Beanstandungsgrund	Mängelursache
Rissbildungen, Deckeln, Bruch	Fehler bei der Drageekernherstellung Feuchtigkeitseinflüsse (Quellung des Kerns) Mechanische Belastung
Verfärbungen, Verklebungen	Feuchtigkeitseinflüsse Dünne oder lückenhafte Dragierung Hohe Lagerungstemperaturen
Geruchs- und Geschmacksveränderungen	Lösungsmittelreste des Coating-Prozesses Stark riechende Pflanzenextrakte, z.B. Baldrian Enzymhaltige Zubereitungen Vitaminzusatz (Vitamin B_1)

Kapseln

Kapseln sind einzeldosierte Arzneizubereitungen mit einer harten oder weichen Hülle unterschiedlicher Form und Größe. Die Wirkstoffe oder ihre Mischung mit Hilfsstoffen können als Feststoffe oder in flüssiger bzw. halbfester Form in den Kapseln enthalten sein. Kapselhüllen bestehen überwiegend aus Gelatine, Stärke oder anderen, physiologisch unbedenklichen und indifferenten Stoffen, die mehr oder weniger getrocknete Gele makromolekularer Substanzen sind. Das Arzneibuch unterscheidet:

- ☐ Hartkapseln
- ☐ Weichkapseln

Tab. 5.5-4: Qualitätsmängel von Kapseln (s. Abb. 5.5-20 bis 5.5-21: Farbtafeln im Anschluss an S. 531)

Beanstandungsgrund	Mängelursache
Deformation, Konsistenzänderung, Dichtigkeit	Erweichung oder Nachhärtung Brüchigkeit oder Sprödigkeit durch zu hohe oder zu niedrige Luftfeuchtigkeit Inkompatibilitäten zwischen Hülle und Füllgut Platzen der Naht bei Weichgelatinekapseln Mechanische Belastung
Verfärbung von Kapselhülle oder Kapselinhalt, Verklumpung des Inhalts (Agglomeration)	Inkompatibilitäten Feuchtigkeitseinflüsse
Geruchsveränderungen, Dosierungsabweichungen	Feuchtigkeits- und Temperatureinflüsse (Gelatine!) Mikrobieller Befall Schrumpfungsvorgänge

- ☐ Magensaftresistente Kapseln
- ☐ Kapseln mit modifizierter Wirkstofffreisetzung

Die ursprüngliche Forderung, dass Kapseln eines Herstellungsganges hinsichtlich Aussehen, Kapselhülle und Kapselinhalt gleichmäßig sein müssen, ist nicht mehr Bestandteil des Arzneibuches. Sie gilt dennoch als wichtiges Qualitätskriterium bei dieser Arzneiform (Tab. 5.5-4).

Kapseln sind gegenüber Schwankungen der Temperatur und Luftfeuchtigkeit besonders empfindlich. Zur Lagerung der Gelatinekapseln sollte eine relative Luftfeuchtigkeit von 30 bis 40 % (bei Hartgelatinekapseln bis 60 %) und eine Temperatur von 15 bis 25 °C eingehalten werden. An erster Stelle der Beanstandungen stehen deshalb physikalische Veränderungen. Hygroskopisches Füllgut entzieht der Kapselwand Wasser; dadurch versprödet die Hülle und die Stabilität wird beeinträchtigt. Feuchtes Füllgut beeinflusst die Formstabilität und führt mitunter zu Verklebungen. Deformationen, insbesondere Schrumpfungen der Kapselhülle bei Weichkapseln, können fälschlicherweise den Eindruck von Fehldosierungen erwecken. Mangelhafte Zerfallseigenschaften werden bei Weichkapseln relativ häufig festgestellt (Nachhärtung durch sekundäre Quervernetzung in der Gelatinehülle).

Flüssige Arzneiformen

Nach Arzneibuch sind **flüssige Zubereitungen zur peroralen Anwendung** in der Regel Lösungen, Emulsionen oder Suspensionen mit einem oder mehreren Wirkstoffen in einem geeigneten Vehikel; einige bestehen nur aus einem flüssigen Wirkstoff.

Tab. 5.5-5: Qualitätsmängel von Lösungen (s. Abb. 5.5-22 bis 5.5-23: Farbtafeln im Anschluss am S. 531)

Beanstandungsgrund	Mängelursache
Trübungen, Ausflockungen, Kristallisationen, Gelbildung	Nachtrübung pflanzlicher Zubereitungen Konzentrations- oder Viskositätserhöhung durch Lösungsmittelverdunstung Ungenügende Solubilisation Undichte Packmittel Inkompatibilitäten Verschiebung des pH-Wertes Zu hohe oder zu niedrige Lagerungstemperaturen
Geruchs- und Geschmacksveränderungen	Natürliche Schwankungen bei pflanzlichen Ausgangsstoffen Rezepturänderungen (Alkohol-Gehalt, Aromastoffe)
Verunreinigungen, Verfärbungen	Mikrobieller Befall infolge ungenügender Konservierung Licht- und Temperatureinflüsse Inkompatibilitäten

Lösungen

Eine Lösung ist eine homogene Phase, die aus mindestens zwei Komponenten besteht. Unter den verschiedenen Lösungstypen sind als Arzneimittel nur zwei von Interesse. Es sind dies Lösungen fester Stoffe in Flüssigkeiten und Lösungen flüssiger Stoffe in Flüssigkeiten. Die Vorteile von Lösungen bzw. von flüssigen oralen Zubereitungen gegenüber festen Arzneiformen bestehen in:

- ☐ leichter Applikation (Säuglinge, Kinder, alte und schluckbehinderte Personen)
- ☐ individueller Dosierbarkeit
- ☐ häufig rascher Resorption und beschleunigtem Wirkungseintritt

Unter den zur oralen Anwendung bestimmten Lösungen sind pflanzliche Zubereitungen im Hinblick auf Ausfällungen besonders problematisch. Leichte Nachtrübungen, die sich beim Schütteln homogen verteilen, sind zu tolerieren und nur als Schönheitsfehler einzustufen. Massive Ausflockungen und Bodensätze, die meist auf ungenügende Ablagerungen vor der Abfüllung im Herstellerbetrieb zurückzuführen sind, sind dagegen echte Qualitätsmängel (Tab. 5.5-5). An zweiter Stelle der Beanstandungen stehen Geruchs- und Geschmacksveränderungen, die zum überwiegenden Teil auf Unterschiede der pflanzlichen Ausgangsdrogen (Herkunft, Erntezeitpunkt, Lagerungsbedingungen) beruhen. Dagegen erweisen sich vom Patienten reklamierte Trübungen in wässrigen Lösungen und Säften oft als Sekundärinfektionen durch Mundsekrete, die in die Lösung gelangen, wenn die Flasche direkt angesetzt wird. Abscheidungen fester Stoffe in Lösungen sind stets dann zu erwarten, wenn annähernd gesättigte oder übersättigte Lösungen vorliegen. Die Folge davon sind Dosierungsungenauigkeiten.

Emulsionen

Unter Emulsionen versteht man ein thermodynamisch instabiles System, das aus wenigstens zwei miteinander nicht mischbaren Flüssigkeiten besteht, von denen die eine als Kügelchen in der anderen flüssigen Phase dispergiert ist. Das System ist durch einen Emulgator stabilisiert. In einer Emulsion ist notwendigerweise eine flüssige Phase immer polar, z.B. Wasser, während die andere relativ unpolar, z.B. Öl, ist. Wenn die Ölphase in einer wässrigen, zusammenhängenden (= äußeren) Phase dispergiert ist, handelt es sich um eine Öl-in-Wasser-Emulsion (O/W-Emulsion). Bildet das Öl die äußere und das Wasser die disperse (= innere) Phase, so hat man eine Wasser-in-Öl-Emulsion (W/O-Emulsion) vor sich. Arzneilich verwendete Emulsionen für die orale Applikation sind gewöhnlich vom Typ O/W und erfordern die Verwendung eines O/W-Emulgators (synthetische, nichtionische Tenside, arabisches Gummi, Tragant, Gelatine). Nach Arzneibuch können Emulsionen Anzeichen einer Phasentrennung haben, die aber durch Umschütteln leicht zu beheben sein muss. Danach muss die Zubereitung genügend stabil bleiben, damit eine homogene Dosis entnommen werden kann.

Phasentrennung bei Emulsionen ist meist eine Folge zu hoher Temperaturen bei Lagerung oder Transport (Tab. 5.5-6). Echte Herstellungsfehler sind selten. Chargenabhängige Unterschiede in der Viskosität gehen häufig auf die Verwendung natürlicher Emulgatoren und Stabilisatoren zurück. Fette Öle und ätherische Öle in Emulsionen sind anfällig gegenüber oxidativen Einflüssen.

Tab. 5.5-6: Qualitätsmängel von Emulsionen (s. Abb. 5.5-24: Farbtafeln im Anschluss an S. 531)

Beanstandungsgrund	Mängelursache
Phasentrennung bzw. Phasenumkehr, Aufrahmung, Brechen der Emulsion	Zu hohe oder zu niedrige Temperaturen Veränderungen der Teilchengrößen in der dispersen Phase Mangelhafte Homogenisierung Zu geringer Emulgatorzusatz Fehlende Stabilisatoren
Viskositätsveränderungen	Natürliche Schwankungen bei pflanzlichen Rohstoffen, z.B. Tragant, Arabisches Gummi Temperatureinflüsse Undichte Verpackungen Thixotrope Effekte
Geruchs- und Geschmacksveränderungen, Verfärbungen	Inkompatibilitäten Ranzidität (Ranzigkeit) Temperatureinflüsse Hydrolytische und oxidative Vorgänge

Suspensionen

Eine Suspension ist ein grobdisperses System aus schwer löslichen Feststoffpartikeln in einem flüssigen Dispersionsmittel. Die Partikel haben fast durchweg größere Durchmesser als 0,1 µm.

Das suspendierte Material darf sich nicht schnell absetzen und auf dem Gefäßboden abgesetzte Partikel sollen keinen harten Kuchen bilden (zementieren). Die Partikel müssen außerdem schnell wieder zu einer gleichmäßigen Mischung dispergierbar sein, wenn das Gefäß geschüttelt wird. Die Suspension darf nicht zu viskos sein, damit sie sich durch eine enge Flaschenöffnung ausgießen lässt.

Typische Qualitätsmängel bei Suspensionen (Tab. 5.5-7) sind feste, nicht oder nur schwer aufschüttelbare Sedimente durch ungenügende Stabilisation. Fehler in der Entwicklung dieser Arzneiform stellen sich häufig erst während der Laufzeit (längere Lagerung) solcher Fertigarzneimittel heraus. Bei Verfestigung der Suspension oder bei Austrocknungserscheinungen liegt die Ursache oft auch in undichter Verpackung bzw. undichten Verschlüssen.

Tab. 5.5-7: Qualitätsmängel von Suspensionen (s. Abb. 5.5-25: Farbtafeln im Anschluss auf S. 531)

Beanstandungsgrund	Mängelursache
Inhomogenität (Agglomeration, Zonenbildung)	Fehlende Stabilisatoren Kristallwachstum Unterschiedliche Teilchengröße
Nicht aufschüttelbare Sedimente, Kuchenbildung („Caking")	Unzureichende Stabilisierung Temperatureinflüsse
Viskositätsveränderungen, Klumpenbildung, Bildung von Pulvernestern	Austrocknung durch Verdunstungseffekte Thixotropie Mangelhafte Galenik Zu geringe Viskosität der Dispersionsphase Chemische Reaktionen

Von Patienten werden häufig angebrochene, durch unsachgemäße Behandlung eingetrocknete Packungen reklamiert. Suspensionen finden vorwiegend Verwendung, um schlecht schmeckende Substanzen in eine angenehm einzunehmende Form zu bringen. Bemerkenswert hoch ist aber gerade die Zahl der Beanstandungen, die sich auf Geruch und Geschmack dieser Arzneiform beziehen.

Änderungen in der Galenik der Zubereitung durch den Hersteller und geringe Schwankungen in der Zusammensetzung der zur Aromatisierung verwendeten Grundstoffe sind dafür verantwortlich. Häufig lassen sich derartige Beobachtungen bei einer Nachprüfung aber nicht bestätigen oder objektivieren.

Augentropfen, Augenbäder und Nasentropfen

Nach Arzneibuch sind **Augentropfen** sterile, wässrige oder ölige Lösungen oder Suspensionen eines oder mehrerer Wirkstoffe zur tropfenweisen Anwendung am Auge. Wässrige Zubereitungen in Mehrdosenbehältnissen müssen ein Konservierungsmittel in angemessener Konzentration enthalten. Augentropfen als Lösungen müssen bei einer Prüfung unter geeigneten visuellen Bedingungen klar und praktisch frei von Schwebeteilchen sein. Augentropfen als Suspensionen können ein Sediment haben, das leicht dispergierbar ist. Die aufgeschüttelte Suspension muss genügend lange stabil bleiben, um die Entnahme der genauen Dosis zu gewährleisten.

Nach Arzneibuch sind **Augenbäder** sterile, wässrige Flüssigkeiten, die als Augenbäder, Augenspülungen oder zum Tränken von Augenverbänden verwendet werden. Augenwässer müssen unter geeigneten Prüfbedingungen klar und praktisch frei von Partikeln sein.

Tab. 5.5-8: Qualitätsmängel von Augen-, Nasentropfen und Augenwässern (s. Abb. 5.5-26: Farbtafeln im Anschluss an S. 531)

Beanstandungsgrund	Mängelursache
Verunreinigungen, Geruchsbildung	Ungenügende Konservierung Sekundärinfektionen während des Gebrauchs Filterfasern
Trübungen, Verfärbungen	Temperatureinflüsse Chemische Instabilität, z.B. adrenalinhaltige Augentropfen
Augenreizungen	Unphysiologischer (saurer) pH-Wert Fehlende Isotonie Unterschiedliche Schmerzempfindlichkeit der Patienten

Nasentropfen und **Nasensprays** sind Lösungen, Emulsionen oder Suspensionen, die zum Tropfen oder Sprühen in die Nasenhöhle bestimmt sind. Die Anforderungen für Augentropfen gelten im Wesentlichen auch für Nasentropfen.

Neben Isotonie oder schwacher Hypertonie und Pufferung auf einen pH-Bereich von 6,5 bis 8 ist bei Nasentropfen besonderer Wert auf ausreichende Konservierung (Tab. 5.5-8) zu legen.

Die zunehmende Verwendung undurchsichtiger Kunststoffbehältnisse erschwert die organoleptische Prüfung der Augen- und Nasentropfen in der Apotheke. Von Patienten reklamierte Augentropfen sind meist länger als die zulässigen vier Wochen nach Ausbruch in Gebrauch und insbesondere Nasentropfen durch Nasensekret sekundär kontaminiert. Saure pH-Werte sind häufig aus Gründen der Stabilität erforderlich, so dass ein Kompromiss zwischen physiologischer Verträglichkeit und Haltbarkeit geschlossen werden muss.

Parenteralia

Nach der Definition des Arzneibuches sind Parenteralia sterile Zubereitungen, die zur Injektion, Infusion oder Implantation in den menschlichen oder tierischen Körper bestimmt sind. Bei diesen Zubereitungen sind zu unterscheiden:

- ☐ Injektionszubereitungen
- ☐ Infusionszubereitungen
- ☐ Konzentrate zur Herstellung von Injektionszubereitungen oder Infusionszubereitungen
- ☐ Pulver zur Herstellung von Injektionszubereitungen oder Infusionszubereitungen
- ☐ Implantate

Unter **Injektionszubereitungen** versteht das Arzneibuch sterile Lösungen, Emulsionen oder Suspensionen.

Infusionszubereitungen sind sterile, wässrige Lösungen oder Öl-in-Wasser-Emulsionen. Sie sind frei von Pyrogenen, normalerweise blutisotonisch und grundsätzlich dazu bestimmt, in großen Mengen verabreicht zu werden. Infusionszubereitungen dürfen keine Konservierungsmittel enthalten. Injektions- und Infusionszubereitungen sowie nach Lösung bzw. Verdünnung auch Konzentrate und Pulver zur Herstellung von Injektions-/Infusionszubereitungen müssen unter geeigneten visuellen Bedingungen geprüft, klar und praktisch frei von Teilchen sein (Tab. 5.5-9).

An erster Stelle der Beanstandungen bei Parenteralia stehen ungelöste Partikel, meist faserartige Schwebestoffe. Fast genauso häufig werden Ausfällungen, Auskristallisationen und Verfärbungen, teil-

Tab. 5.5-9: Qualitätsmängel von Parenteralia und Trinkampullen (Abb. 5.5-27 bis 5.5-29; Farbtafeln im Anschluss an S. 531)

Beanstandungsgrund	Mängelursache
Partikuläre Verunreinigungen (Fasern, Glassplitter, Staub, Bakterien, Pilze, Asche)	Ungeeignetes Filtermaterial Mangelhafte Vorreinigung der Ampullen bzw. Infusionsflaschen Mangelhafte Filtrationstechnik
Ausfällungen	Kapillarrisse Übersättigte und instabile Lösungen Ungenügende Solubilisation Mangelhafte Glasqualität
Verfärbungen, Geruch nach Schwefelwasserstoff (H_2S)	Licht- und Temperatureinflüsse Ungenügende Inertgas-Behandlung während des Produktionsprozesses Schwefelhaltige Verbindungen (Aminosäuren, Phenothiazine, sulfithaltige Stabilisatoren)

Tab. 5.5-10: Qualitätsmängel von halbfesten Zubereitungen (s. Abb. 5.5-30 bis 5.5-32: Farbtafeln im Anschluss an S. 531)

Beanstandungsgrund	Mängelursache
Phasentrennung	Zu hohe oder zu niedrige Transport- bzw. Lagerungstemperaturen Ungenügende Stabilisierung Inkompatibilitäten
Ausscheidungen, Verklumpungen	Fettkristallbildung der Salbengrundlage Mangelhafte Verarbeitung
Konsistenzänderungen	Verflüssigung von Gelen Nachhärten von Pasten durch Alterung oder starke Temperaturschwankungen Thixotrope Effekte Austrocknung
Verunreinigungen	Metallspäne im Bereich der Tubenöffnung Ablösung von Teilen der Tubeninnenlackierung Mikrobieller Befall
Verfärbungen, Geruch	Inkompatibilität mit dem Verpackungsmaterial Chemische Instabilität Ranzidität

weise nur in einzelnen Ampullen beobachtet. Diese Veränderungen gehen vielfach auf das Konto von Kapillaren oder Haarrissen im Bereich des Ampullenspießes sowie Veraschungen durch das Zuschmelzen während des Herstellungsvorgangs. Die Bildung flimmerartiger Schwebestoffe ist abhängig von der Glasqualität, vom pH-Wert der Lösung und von den Lagerungsbedingungen. Geruch nach Schwefelwasserstoff (H_2S) ist in fast allen Fällen eine produktspezifische, wirkstoff- und stabilisatorabhängige Eigenschaft, z.B. (Acetyl-)cystein, Penicilline, sulfithaltige Stabilisatoren.

Halbfeste Zubereitungen zur kutanen Anwendung

Salben, Cremes, Gele und Pasten

Nach der Definition des Arzneibuches sind halbfeste Zubereitungen zur Anwendung auf der Haut oder bestimmten Schleimhäuten bestimmt und sollen eine lokale Wirkung ausüben, Wirkstoffe perkutan zur Resorption bringen oder eine erweichende oder schützende Wirkung auf die Haut haben.

Salben im engeren Sinne bestehen aus einer einheitlichen Grundlage, in welcher feste oder flüssige Substanzen gelöst und dispergiert sein können.

Cremes sind mehrphasige Zubereitungen, die aus einer lipophilen und einer wässrigen Phase bestehen.

Gele bestehen aus gelierten Flüssigkeiten, die mit geeigneten Quellmitteln hergestellt werden.

Pasten enthalten in der Salbengrundlage große Anteile fein dispergierter Pulver.

Zubereitungen, die zur Anwendung auf großen offenen Wunden oder auf schwer verletzter Haut bestimmt sind, müssen steril sein.

Zwei Drittel aller Beanstandungen bei Dermatika beziehen sich auf physikalische Instabilitäten (Phasentrennung, Ausscheidungen, Verflüssigungen). Nicht selten beschränken sich Absonderungen einer flüssigen Phase nur auf den Bereich der Tubenöffnung, Klümpchenbildung wird häufig bei Fettgrundlagen beobachtet (Tab. 5.5-10).

Dermatika in Tubenverpackung werden wegen der schwierigen Kontrolle in der Apotheke zum überwiegenden Teil durch Patienten reklamiert.

Zubereitungen zur rektalen Anwendung

Das Arzneibuch unterscheidet Suppositorien, Rektalkapseln, Rektallösungen und -suspensionen sowie Pulver und Tabletten zur Herstellung von Rektallösungen und -suspensionen.

Suppositorien sind glatt, ihre Größe ist unterschiedlich, jedoch der rektalen Verabreichung angepasst. Die makroskopische Prüfung der Oberfläche und eines Längsschnittes durch das Suppositorium zeigt normalerweise eine einheitliche Struktur.

Rektalkapseln entsprechen in der Regel in ihren Eigenschaften Weichkapseln. Sie haben eine längliche Form, sind glatt und haben ein gleichmäßiges Aussehen.

Dispergierte Arzneistoffe müssen fein und gleichmäßig verteilt sein.

Hitzeverformungen, Krater- und Hohlraumbildungen sind zusammen mit Fettreifbildungen auf der Suppositorienoberfläche die weitaus häufigsten Beanstandungsgründe bei dieser Arzneiform (Tab. 5.5-11). Sie gehen auf die hohe Temperaturempfindlichkeit der Zubereitungen zurück. Gießkanäle, geringfügige Grate und Fettreifbildungen sind im Allgemeinen nur als Schönheitsfehler einzustufen, da die bestimmungsgemäße Anwendung und Akzeptanz durch den Verbraucher nur wenig beeinflusst werden. Auch Suppositorien und Ovula werden wegen undurchsichtiger Primärpackmittel häufig von Patienten reklamiert.

Tab. 5.5-11: Qualitätsmängel von Zubereitungen zur rektalen Anwendung (s. Abb. 5.5-33 bis 5.5-37: Farbtafeln im Anschluss an S. 531)

Beanstandungsgrund	Mängelursache
Deformationen, Bruch, Rissbildungen	Herstellungsmängel Hitzeverformungen Transport- und Lagerungsschäden
Inhomogenität, Ausscheidungen	Fettreifbildung Rekristallisationen durch Temperatureinflüsse
Verfärbungen	Inkompatibilitäten mit Verpackungsmaterial Chemische Instabilität
Mangelhafte Auflösung	Nachhärten der Suppositoriengrundlage

Zubereitungen zur Inhalation

Zubereitungen zur Inhalation sind flüssige oder feste Darreichungsformen, die als Dampf, Aerosol oder Pulver im unteren Teil des Respirationstrakts angewendet werden, um eine lokale oder systemische Wirkung zu erzielen.

Zubereitungen zur Inhalation werden in Einzeldosis- oder Mehrdosenbehältnissen in Verkehr gebracht.

Das Arzneibuch unterscheidet:

- ☐ Flüssige Zubereitungen zur Inhalation
- ☐ Flüssigkeiten zur Zerstäubung
- ☐ Zubereitungen in Druckgas-Dosierinhalatoren
- ☐ Pulver zur Inhalation

Zubereitungen, die zur Anwendung als Aerosol (Dispersion fester oder flüssiger Teilchen in einem Gas) vorgesehen sind, werden abhängig von der Art der Zubereitung mit einem der folgenden Geräte verabreicht:

- ☐ Inhalator mit Zerstäuber
- ☐ Druckgas- und Dosierinhalator
- ☐ Pulver-Inhalator

Tab. 5.5-12: Qualitätsmängel von Zubereitungen zur Inhalation

Beanstandungsgrund	Mängelursache
Verpackungsfehler	Defekte an Ventil oder Sprühkopf
Verfärbung	Chemische Instabilität Inkompatibilitäten zwischen Füllgut und Behältnis
Ungenügende Füllmenge	Leckage zu hoch Ungenaue Dosierung pro Sprühstoß

An der Spitze aller Reklamationen (Tab. 5.5-12) stehen bei Zubereitungen in Druckgas-Dosierinhalatoren Funktionsfehler des Ventilsystems, die häufig auch nach dem Erstanbruch infolge mangelhafter Reinigung durch den Patienten verursacht werden. Bemerkenswert sind aber auch die häufigen Reklamationen wegen „zu geringer Anzahl der Sprühstöße pro Packung", die sich bei Nachprüfung an einer frischen Packung nur selten bestätigen lassen. Bei Aerosolsuspensionen und Pulvern zur Inhalation stehen Verklumpungen als Beanstandungsgrund an der Spitze der Meldungen.

Teedrogen und Teemischungen

Unter **Teedrogen** versteht man im Allgemeinen arzneilich verwendete, meist zerkleinerte und getrocknete Pflanzenteile. Teedrogen, die einzeln, also unvermischt angewandt werden, bezeichnet man als „Monodrogen". **Teemischungen** sind demzufolge Mischungen mehrerer solcher Monodrogen (Einzeldrogen).

Im Arzneibuch ist eine allgemeine Monographie über Teedrogen unter dem Titel „Zubereitungen aus pflanzlichen Drogen" vorhanden. In Kap. 2.8 „Methoden der Pharmakognosie" sind Hinweise zur Durchführung bestimmter Identitäts-, Reinheits- und Gehaltsprüfungen angegeben. So findet man beispielsweise bei der Prüfung auf „fremde Bestandteile" die Forderung, dass pflanzliche Drogen frei von Schimmel, Insekten und anderen tierischen Verunreinigungen sein sollen (Tab. 5.5-13). Von fremden Bestandteilen dürfen höchstens 2 % (m/m) vorhanden sein. Die fremden Bestandteile setzen sich ganz oder teilweise zusammen aus

- ☐ fremden Pflanzenteilen (Teile der Pflanze selbst, welche jedoch nicht der Definition oder Beschreibung in der Monographie entsprechen) oder
- ☐ fremden Verunreinigungen (Teile fremder Pflanzen und mineralischer Stoffe).

Verunreinigungen durch Insektenbefall, fremde Bestandteile oder verdorbene Anteile stehen an erster

Tab. 5.5-13: Qualitätsmängel von Teedrogen und -mischungen

Beanstandungsgrund	Mängelursache
Verunreinigungen	Tierische oder mineralische Bestandteile Schimmel- oder Rostbefall Verdorbene Drogenanteile
Verfälschungen	Minderwertige Ersatzdrogen Andere Rassen und Unterarten
Minderwertige Droge	Fremde Pflanzenteile Wirkstoffverluste durch falsche oder zu lange Lagerung, z. B. ätherische Öldrogen

Stelle der Beanstandungen. Bei bestimmten Teedrogen sind Verfälschungen fast schon obligat, da Originalware entweder zu teuer oder in der geforderten Qualität überhaupt nicht zu bekommen ist, z. B. Krokus, Arnikablüten, Bibernellwurzel, Myrrhe, Schachtelhalmkraut, Sonnentaukraut, Weidenröschenkraut.

Behältnis, Packungsbeilage und Umhüllung

Die Anforderungen an Behältnisse, Packungsbeilagen und Umhüllungen sind im Arzneimittelgesetz (§§ 10 bis 12), in Betriebsverordnungen (ApBetrO, PharmBetrV) und in anderen Rechtsverordnungen, Richtlinien und Empfehlungen, z. B. Arzneibüchern, GMP-Richtlinien, DIN-Vorschriften festgelegt. Für die Überprüfung in der Apotheke sind in erster Linie die Ausführungen im Arzneimittelgesetz maßgebend, auf die an dieser Stelle besonders hingewiesen wird.

Tab. 5.5-14: Qualitätsmängel der Packmittel

Beanstandungsgrund	Mängelursache
Behältnis undicht	Beschädigungen durch mechanische Einwirkungen Undichter Verschluss Herstellungsfehler Ungenügende Primärpackmittel
Füllmenge fehlerhaft	Fehler beim Abfüllvorgang Verdunstung von Lösungsmitteln
Entnahmeprobleme	Defektes Sprühsystem bei Aerosolen Fehlerhafte Tropfvorrichtungen Ungeeignete Primärpackmittel Kindergesicherte Verpackungen
Deklarationsfehler	Mangelnde Beachtung der gesetzlichen Vorschriften (§§ 10 u. 11 AMG)

27 % aller Meldungen aus Apotheken an die Arzneimittelkommission der Deutschen Apotheker beziehen sich auf Verpackungsfehler (Tab. 5.5-14). Bei Aerosolen und Sprays machen diese Qualitätsmängel mehr als die Hälfte aller Beanstandungen aus. Reine Deklarationsmängel betreffen etwa 7 % aller Reklamationen.

5.5.3 Probleme bei organoleptischen Prüfungen

Bestimmte Maßnahmen, die eigentlich der Erhöhung der Arzneimittelsicherheit dienen sollen, erschweren gleichzeitig die Möglichkeiten der sensorischen Prüfung der Fertigarzneimittel. Bei **kindergesicherten Verpackungen,** bei Verwendung von undurchsichtigem Verpackungsmaterial, z. B. Kunststoffbehältnisse für Augentropfen, Braunglasampullen, undurchsichtige Folienverpackung oder Blisterstreifen bei Suppositorien, Tabletten, Dragees und Kapseln, Salben in Tuben, und bei mit Garantieverschluss versehenen Produkten ist die Beurteilung des Inhalts ohne zerstörende Prüfung nicht möglich.

Trotz entsprechender Aufklärung und dem Hinweis auf die gesetzlich vorgeschriebene Prüfpflicht werden sich die meisten Patienten weigern, eine beschädigte oder für Prüfzwecke gewaltsam geöffnete Packung des verordneten oder gewünschten Medikaments entgegenzunehmen. Auf diese Tatsache sind vermutlich die in den letzten Jahren deutlich gestiegenen Mängelreklamationen zurückzuführen, die allerdings oft erst zu einem Zeitpunkt stattfinden, bei dem ein Teil des Inhalts bereits verbraucht worden ist. In einer solchen Situation ist die Beurteilung des Originalzustandes verständlicherweise nicht mehr möglich. Nur in wenigen Fällen wird zu Vergleichszwecken dieselbe Charge des beanstandeten Produktes zur Verfügung stehen, um unsachgemäße Lagerungsbedingungen ausschließen und einen Herstellungsfehler wahrscheinlicher machen zu können. Ebenso lassen sich Beanstandungen einer mangelhaften Chargenhomogenität innerhalb einer Charge oder mangelhaften Chargenkonformität von Charge zu Charge nur sehr aufwendig verifizieren. Die Lösung dieses Problems ist vorerst nicht in Sicht.

5.5.4 Checklisten und Prüfprotokolle

Aus der täglichen Apothekenpraxis heraus wurde vielfach der Wunsch nach Hilfestellung bei der organoleptischen Prüfung der Fertigarzneimittel in Form von Checklisten geäußert. Die Arbeitsgemeinschaft für Pharmazeutische Verfahrenstechnik stellte

1986 als Ergebnis zweier Seminare im Rahmen einer Richtlinie zur Prüfung der Fertigarzneimittel in der Apotheke eine solche Checkliste vor, die als Prüfvorschrift und Prüfprotokoll zugleich gedacht ist. Sie enthält in kurzer und allgemeiner Form Angaben über Art und Herkunft des Prüfmusters, über anzuwendende Prüfkriterien und über das Prüfergebnis (Abb. 5.5-3).

In der APV-Richtlinie sind außerdem sehr detaillierte Prüfkriterien zur Beurteilung der Primärpackmittel, Packungsbeilagen und Umhüllungen aufgeführt, die wohl nur in Einzelfällen in diesem Umfang erforderlich sind. Für Routineüberprüfungen sind sie zu ausführlich. An dieser Stelle wird deshalb auf eine Aufzählung der einzelnen Merkmale zur Überprüfung der Verpackung verzichtet und auf den genauen Wortlaut der publizierten Richtlinie sowie auf das Arzneimittelgesetz verwiesen.

Zur Dokumentation nach Maßgabe der Apothekenbetriebsordnung können die Prüfprotokolle nach Prüfdaten geordnet, fortlaufend nummeriert abgelegt und jahrgangsweise aufbewahrt werden. Von gesteigertem Interesse ist außerdem die organoleptische Prüfung der Importarzneimittel, die sich zweckmäßig als Vergleichsprüfung gegen das inländische Produkt durchführen lässt. Eine Checkliste, die in der Anlage zu einem Rundschreiben der Bayerischen Landesapothekerkammer (1997) veröffentlicht wurde, ist nachstehend in Tabelle 5.5-15 in modifizierter Form abgedruckt.

5.5.5 Erfassung und Auswertung Qualitätsmängel

Bei der stichprobenweise vorgenommenen Prüfung der Fertigarzneimittel in der Apotheke ergibt sich der in Abbildung 5.5-4 dargestellte organisatorische Ablauf. Im Falle der Beanstandung eines Arzneimittels wird von der Apotheke der ausgefüllte Berichtsbogen sowie das betreffende Arzneimittel an die Arzneimittelkommission der Deutschen Apotheker geschickt. Beides zusammen ist zur Beurteilung zwingend erforderlich.

Die Hersteller leisten der Apotheke gegenüber Ersatz für das eingeschickte Arzneimittel, erfahrungsgemäß sogar in den Fällen, in denen sich der Verdacht auf Qualitätsmängel (s. Abb. 5.5-6 bis 5.5-37: Farbtafel im Anschluss an S. 531) als unbegründet herausgestellt hat. Nur selten wird dieses Entgegenkommen der Hersteller zur Rückgabe überalterter Packungen missbräuchlich ausgenutzt, da das Herstellungsdatum über die Chargenbezeichnung entschlüsselt werden kann und viele Arzneimittel ein offenes Verfallsdatum haben.

Zahlreiche Beanstandungen, die entweder unbedeutend oder bereits bekannt sind oder deren Sachverhalt eindeutig ist, werden von der Geschäftsstelle der Arzneimittelkommission der Deutschen Apotheker mit den Herstellerfirmen direkt abgeklärt. Sehr häufig müssen jedoch analytische Überprüfungen und Untersuchungen im Laboratorium durchgeführt werden, um vorhandene Qualitätsmängel exakt beurteilen zu können. Zu diesem Zweck werden die verdächtigen Proben zusammen mit dem Meldebogen an das Zentrallaboratorium Deutscher Apotheker gesandt. Der Meldebogen der Arzneimittelkommission kann am PC ausgefüllt und als E-Mail an die Geschäftsstelle in Eschborn gesandt werden. Die Adresse www.arzneimittelkommission.info führt auf die Seiten der AMK im ABDA-Portal. Die auf dem Meldebogen angegebenen Sachverhalte dienen der Arzneimittelkommission als Grundlage, um weitere Maßnahmen einleiten zu können. Dazu gehört die Information des Herstellers, der Apotheke sowie die Meldung an die zuständige Überwachungsbehörde. Wenn sich eine Beanstandung als nicht berechtigt erweist oder es sich um einen Bagatellfall, z. B. galenische Nebenfehler, handelt, genügt eine Mitteilung an den Einsender. Führt eine Beanstandung zu einem Chargenrückruf, wird in der Regel das APG-Rückrufverfahren eingeleitet (S. 496).

Leider besteht für den Apotheker bei Verdacht auf Qualitätsmängel und andere Arzneimittelrisiken bezüglich der Meldepflicht keine klare Gesetzeslage. Die Verunsicherung beruht auf dem Nebeneinander der unterschiedlichen Vorschriften in Arzneimittelgesetz und Apothekenbetriebsordnung. Die Arzneimittelkommission der Deutschen Apotheker ist zwar nach § 62 AMG in den Stufenplan zur Beobachtung, Sammlung und Auswertung von Arzneimittelrisiken eingebunden, aber im § 21 Abs. 3 ApBetrO (Meldung von Qualitätsmängeln) nicht aufgeführt. Für den Apotheker, der seiner Arzneimittelkommission nach der Allgemeinen Verwaltungsvorschrift zu § 63 AMG Mängel und Risiken der Arzneimittel meldet, besteht deshalb gleichzeitig auch eine Meldepflicht an die zuständige Überwachungsbehörde (Abb. 5.5-4). Der Meldebogen an die Arzneimittelkommission der Deutschen Apotheker über Arzneimittelrisiken enthält deshalb einen Durchschlag, der für die Meldung an die Überwachungsbehörde geeignet ist.

In der Praxis hat sich jedoch in überzeugender Weise bewährt, dass die Arzneimittelkommission die primäre Anlaufstelle sein sollte und dadurch gewissermaßen als Clearingstelle dienen kann. Durch Absprachen mit den Landesbehörden ist sichergestellt, dass diese staatlichen Institutionen in allen gravierenden Fällen von der Arzneimittelkommission unverzüglich informiert werden und dann von

/ ______ (lfd. Nr./Jahr)

1. Beschreibung

1.1 ______ (Bezeichnung/PharmU) ______ (Darreichungsform) ______ (Packungsgröße)

______ (Zul.-Nr./Reg.-Nr.) ______ (Ch.-B.) ______ (verwendb. bis)

(evtl. lt. Chargenschl.): ______ (Herstellungsdatum) ______ (mind. haltb. bis)

1.2 Herkunft .. Lager .. Neulieferung ______ (Liefer-/Rg.-Nr.)

1.3 Grund der Prüfung .. Routine .. Literatur/Rückr. .. Import .. Reklamation

1.4 Anzahl der Prüfmuster ______

1.5 Zerstörende Prüfung .. ja .. nein

	entspr. ja / nein	entf. nicht gepr.	Bemerkg.
2. Prüfkriterien			
2.1 Anzahl, Volumen, Masse	.. ..	..	
2.2 Form (z. B. bei Tabl., Supp., Kaps.)	.. ..	..	
2.3 Farbe (gleichmäßig)	.. ..	..	
2.4 Geruch (ohne/charakteristisch)	.. ..	..	
2.5 Oberflächenbeschaffenheit	.. ..	..	
2.6 Homogenität (z. B. bei Salben)	.. ..	..	
2.7 Aufschüttelbarkeit (Suspensionen)	.. ..	..	
2.8 Klarheit (Lösungen)	.. ..	..	
2.9 Vergleich mit Lagermuster	.. ..	..	
2.10 Sonstiges = ______ (Art)	.. ..	..	
2.11 Verpackung	.. ..	..	(s. Rücks.)

3. Untersuchungsergebnis

3.1 Soweit geprüft, keine Beanstandungen ..
3.2 Beanstandungen siehe Bemerkungen 0
3.3 Überw.-Behörde/AM-Kommission/Hersteller benachrichtigt 0
3.4 Bemerkungen
3.5 Unterschrift/Datum: ______

Primärpackmittel = ______ (Art)		
unversehrt, dicht	.. ..	..
Angabe von (§ 10 AMG)	.. ..	..
*Bezeichnung/Dosierung	.. ..	..
*Hersteller/Anschrift	.. ..	..
*Zul.-Nr./Reg.-Nr.	.. ..	..
*Ch.-B.	.. ..	..
*Darreichungsform	.. ..	..
*Inhalt (g, ml, St.)	.. ..	..
*Art der Anwendung	.. ..	..
*wirks. Bestandt. (Art und Menge)	.. ..	..
*Verfalldatum	.. ..	..
*Verschr.pfl./apoth.pfl.	.. ..	..
Originalverschluß	.. ..	..
Kindergesicherte Verpackung	.. ..	..
Sonstiges = ______ (Art)	.. ..	..
Packungsbeilage		
Angabe von (§ 11 AMG)	.. ..	..
*„Gebrauchsinformation"	.. ..	..
*Bezeichnung/Dosierung	.. ..	..
*Hersteller/Anschrift	.. ..	..
*wirks. Bestandteile (Art und Menge)	.. ..	..
*Anwendungsgebiete	.. ..	..
*„Gegenanzeigen"	.. ..	..
*„Nebenwirkungen"	.. ..	..
*„Wechselwirkungen"	.. ..	..
*Dosierungsanleitung	.. ..	..
*„soweit nicht anders verordnet"	.. ..	..
*Art und Dauer der Anwendung	.. ..	..
*„nicht anwenden nach Verfall"	.. ..	..
*kinderunzugänglich aufbewahren"	.. ..	..
*Sonstiges = ______ (Art)	.. ..	..
Faltschachtel		
Angabe von (§ 10 AMG)	.. ..	..
*Bezeichnung/Dosierung	.. ..	..
*Hersteller/Anschrift	.. ..	..
*Zul.-Nr./Reg.-Nr.	.. ..	..
*Ch.-B.	.. ..	..
*Darreichungsform	.. ..	..
*Inhalt (g, ml, St.)	.. ..	..
*Art der Anwendung	.. ..	..
*wirks. Bestandt. (Art und Menge)	.. ..	..
*Verfalldatum	.. ..	..
*Verschr.pfl./apoth.pfl.	.. ..	..
*Originalverschluß	.. ..	..
*Sonstiges = ______ (Art)	.. ..	..

Abb. 5.5-3: Anlage der APV-Richtlinie zur Prüfung von Fertigarzneimitteln in der Apotheke

Tab. 5.5-15: Checkliste für die vergleichende organoleptische Prüfung eines Import-Arzneimittels mit dem deutschen Präparat

Präparat	Bemerkungen	Entspricht	Entspricht nicht
Umkarton/Kennzeichnung			
Warenzeichenname			
Packungsgröße			
Arzneiform			
Hersteller			
Importeur			
Mitvertrieb			
Chargen-Bezeichnung			
Herkunftsland			
Apotheken-/Verschreibungspflicht			
Umkarton beklebt			
Aufdruck Wirkstoff			
Pharmazeutischer Unternehmer			
Registriernummer			
Verwendbarkeitsdatum			
Pharmazentralnummer			
Decodierbarer Barcode			
Gebrauchsinformation			
Hersteller wie Umkarton			
Wirkstoff, Hilfsstoffe			
Anwendungsgebiete wie Original			
Art und Dauer der Anwendung wie Original			
Wirkungsweise wie Original			
Textfassung/Datum			
Arzneimittel/Primärpackmittel			
Primärpackmittel wie Original			
Primärpackmittel, Chargenbezeichnung wie auf Umkarton			
Primärpackmittel, Haltbarkeitsfrist			
Primärpackmittel unversehrt, z. B.: Blister geschnitten			
Kindersicherung			
Umkarton			
Darreichungsform wie Original			

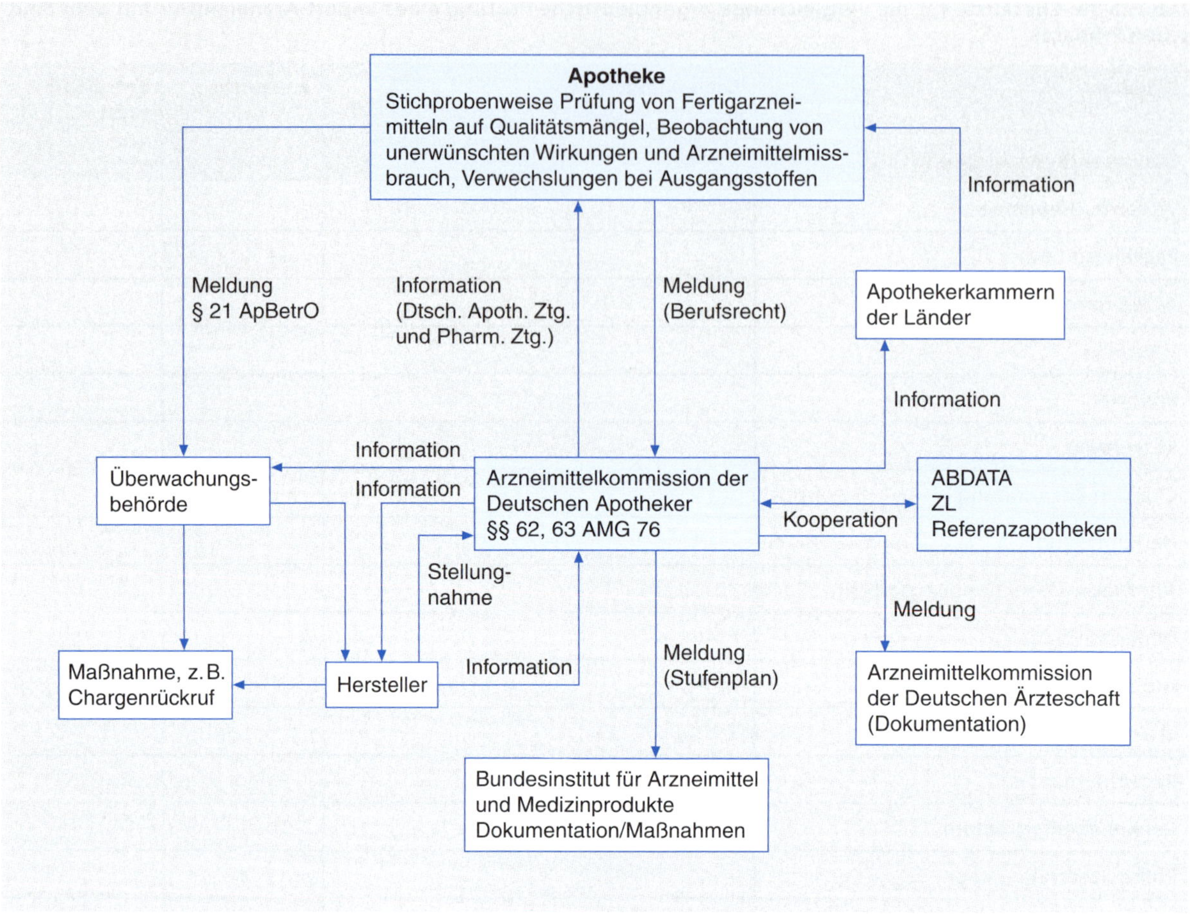

Abb. 5.5-4: Organisationsschema zur Erfassung von Qualitätsmängeln bei Arzneimitteln

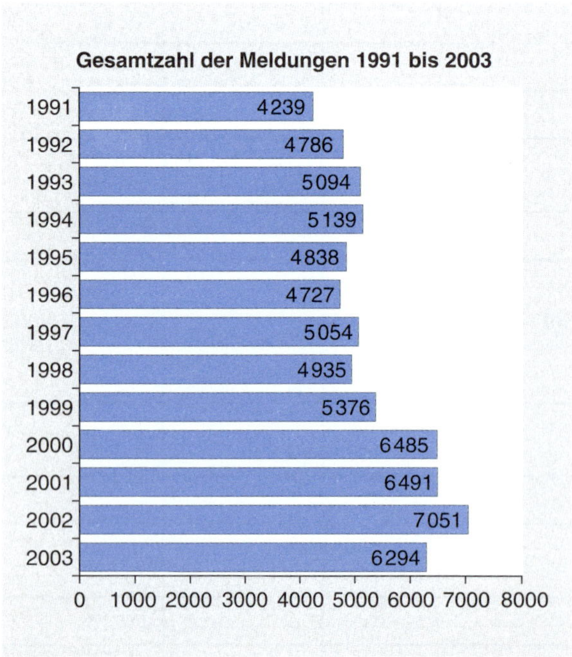

Abb. 5.5-5: Gesamtzahl der Meldungen an die Arzneimittelkommission der Deutschen Apotheker von 1991–2003

sich aus weitere Maßnahmen, z.B. Chargenrückruf, anordnen können. Es wäre dennoch wünschenswert gewesen, wenn man diese bewährte Verfahrensweise im Verordnungstext festgeschrieben hätte, um die Unklarheiten endlich aus der Welt zu schaffen.

Meldungen über unerwünschte Arzneimittelwirkungen und vermuteten Arzneimittelmissbrauch werden an das Bundesinstitut für Arzneimittel und Medizinprodukte und die Arzneimittelkommission der Deutsche Ärzteschaft zur Dokumentation und Auswertung weitergeleitet. Die hohe Effektivität der stichprobenweise durchgeführten organoleptischen Prüfungen in der Apotheke zeigt sich in der steigenden Anzahl der Meldungen und Chargenrückrufe. Aus der Darstellung in Abbildung 5.5-5 geht hervor, dass von 1991 bis 2003 über 61 000 (seit 1976 bis jetzt 135 000) Meldungen an die Arzneimittelkommission der Deutschen Apotheker eingingen. Im Zeitraum von 1991 bis 2003 wurden ca. 3800 Chargen aus dem Verkehr gezogen.

Auf etwa jede 16. Meldung kommt somit ein Chargenrückruf. Im Laufe des Jahres 2002 waren von den 127 qualitätsbedingten Rückrufen von Fertigarzneimitteln die entsprechenden Mängel in 110

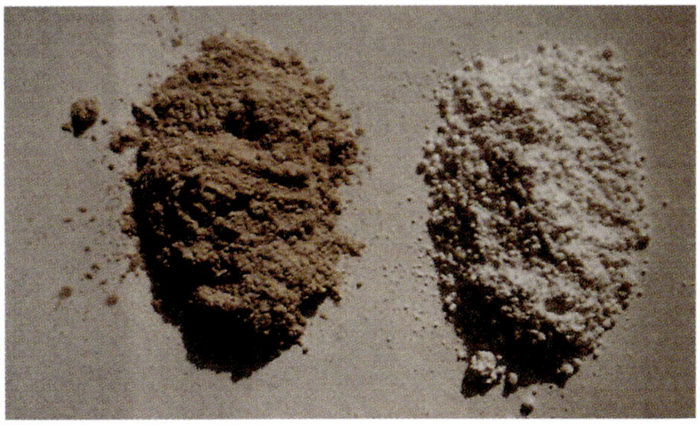

Abb. 5.5-6: Verfärbung eines salicylsäurehaltigen Puders

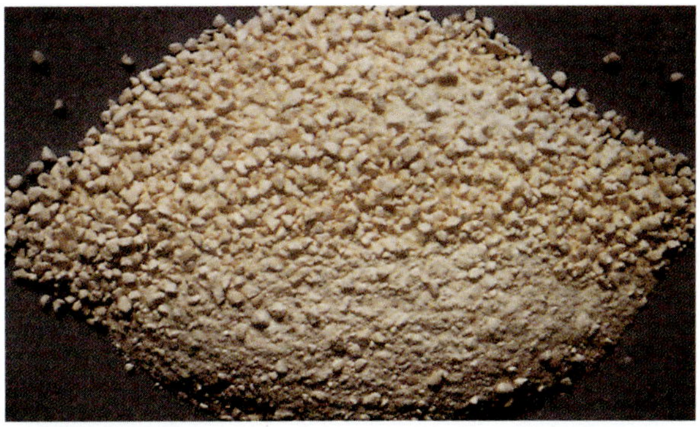

Abb. 5.5-7: Hoher Pulveranteil in einem Granulat

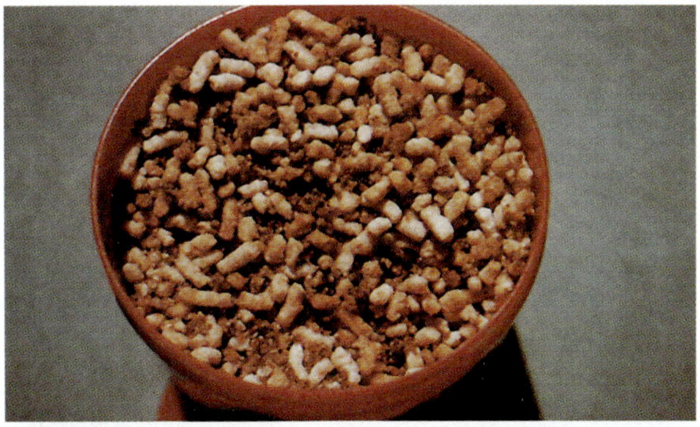

Abb. 5.5-8: Verfärbung und Zersetzung eines Brausegranulats

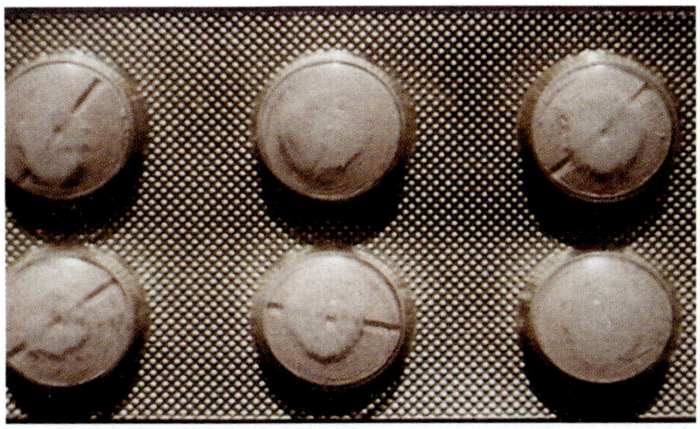

Abb. 5.5-9: Ablagerung von Tablettenstaub (Abrieb) an der Kunststofffolie der Blisternäpfe

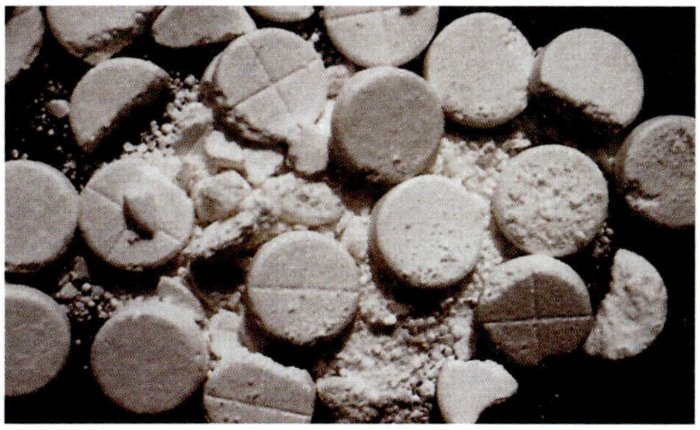

Abb. 5.5-10: Mangelhafte Bruchfestigkeit von Tabletten

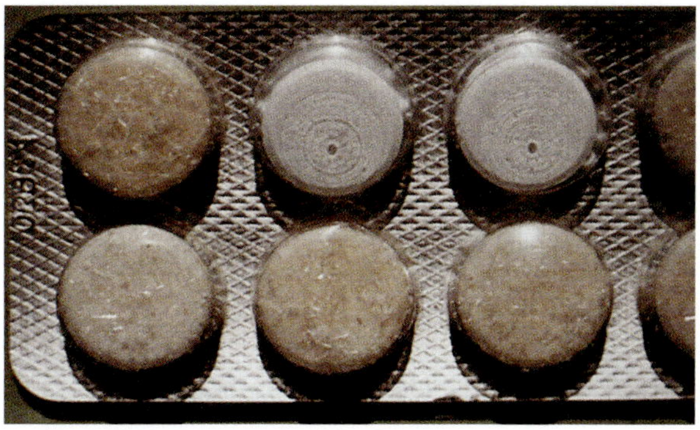

Abb. 5.5-11: Zersetzung acetylsalicylsäurehaltiger Tabletten

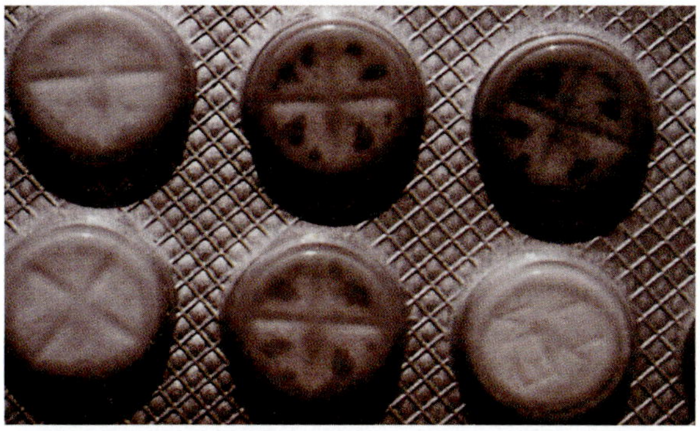

Abb. 5.5-12: Fleckige Verfärbung schilddrüsenhormonhaltiger Tabletten

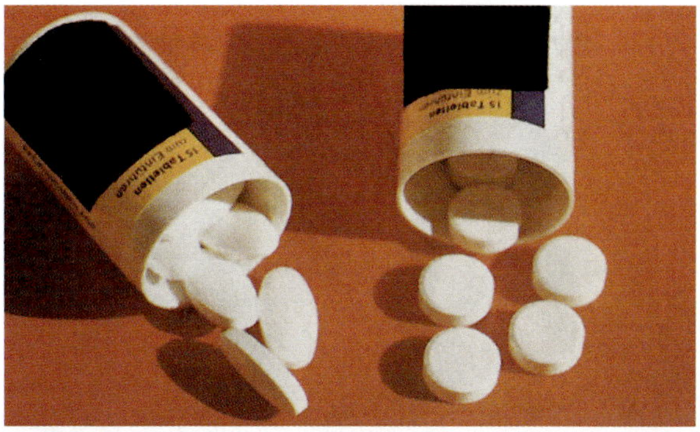

Abb. 5.5-13: Änderung der Tablettenform bei Vaginaltabletten

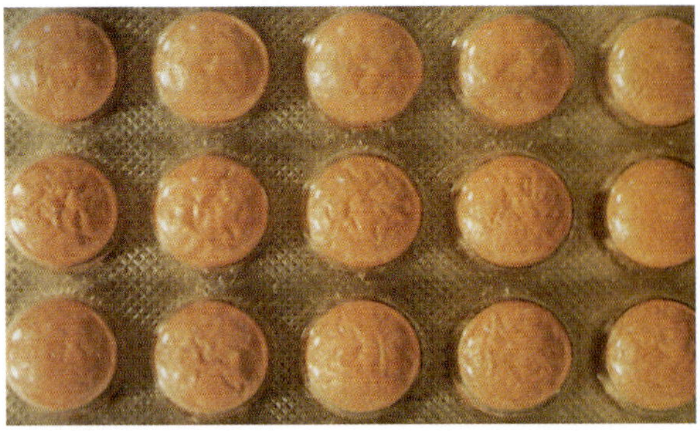

Abb. 5.5-14: Schrumpfung der Lackschicht bei Filmtabletten

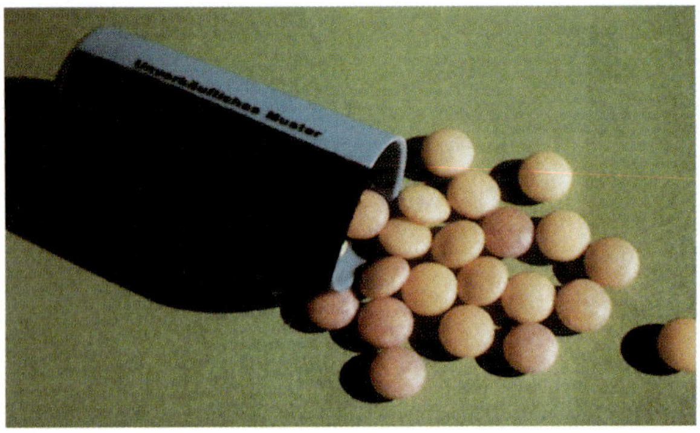

Abb. 5.5-15: Ausbleichung des Farbstoffes im Drageeüberzug

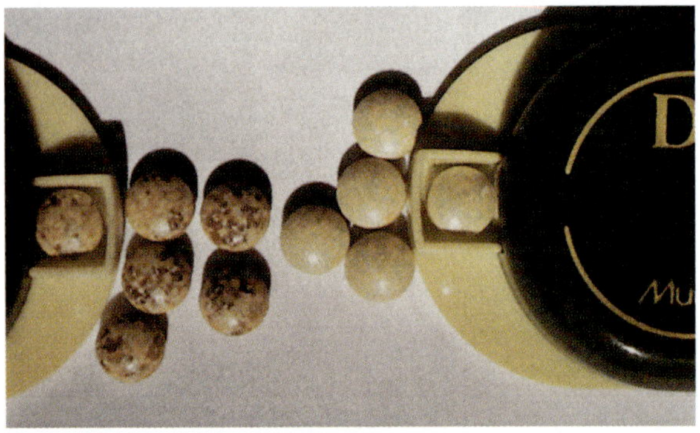

Abb. 5.5-16: Verfärbung und Zersetzung von Dragees zur Mund- und Rachendesinfektion

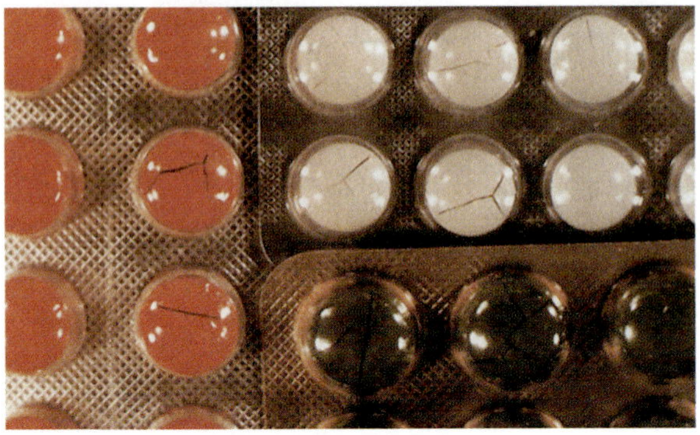

Abb. 5.5-17: Rissbildung bei Dragees

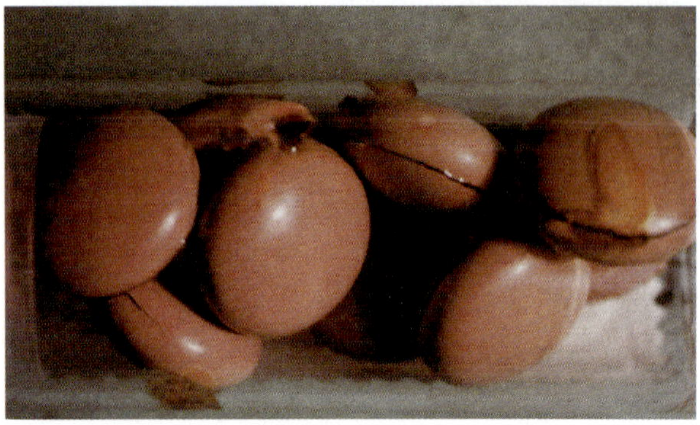

Abb. 5.5-18: Deckelbildung und Verklebung bei extrakthaltigen Dragees

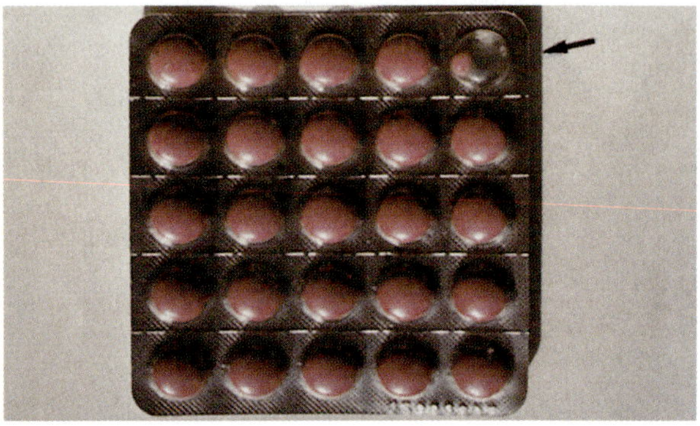

Abb. 5.5-19: Verpackungsfehler (Einsiegelung eines Drageebruchstückes, s. Pfeil)

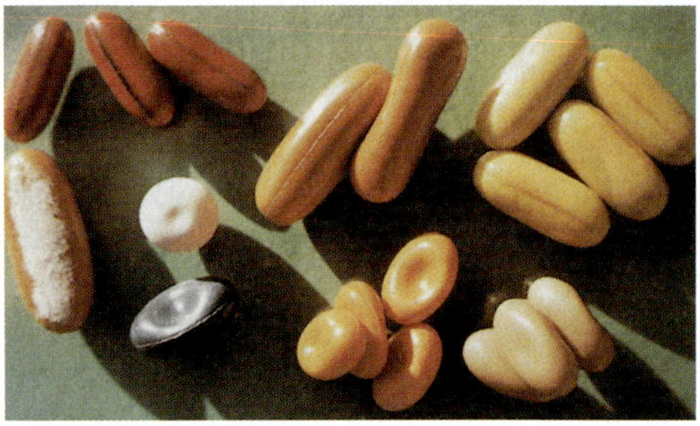

Abb. 5.5-20: Erweichung, Verformung und Verklebung bei Weichkapseln

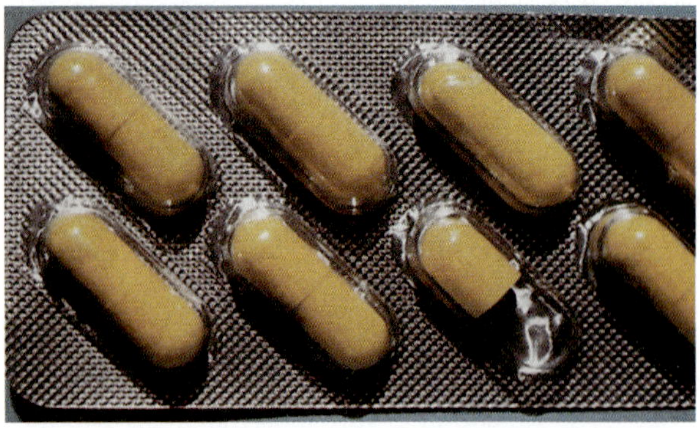

Abb. 5.5-21: Verpackungsfehler (Einsiegelung einer leeren Kapselhälfte)

Abb. 5.5-22: Starke Ausfällungen in einer pflanzlichen Flüssigzubereitung

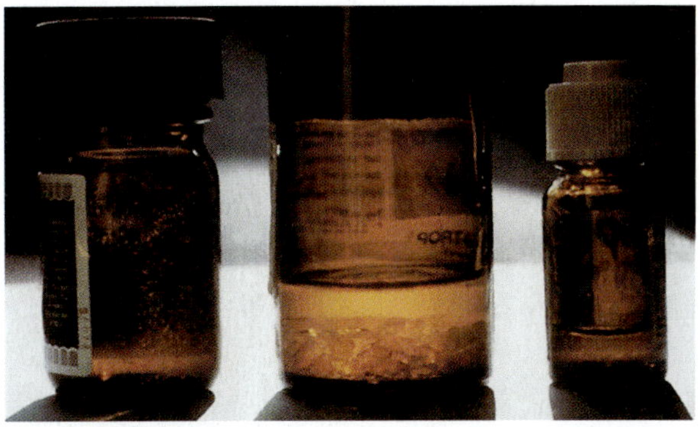

Abb. 5.5-23: Wirkstoffauskristallisation durch mangelhafte Galenik bzw. Lösungsmittelverdunstung

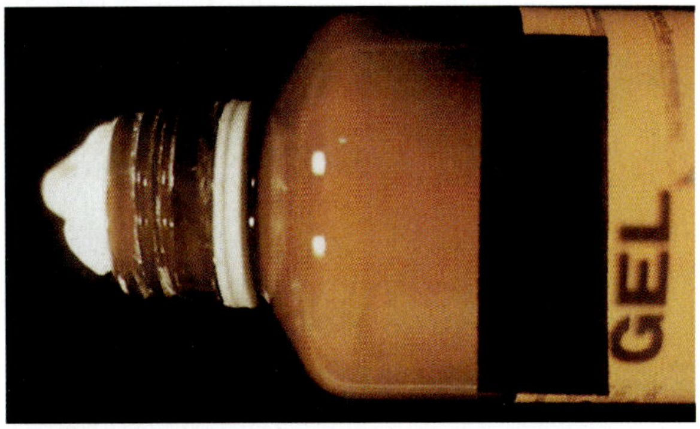

Abb. 5.5-24: Thixotroper Effekt bei einem Gel

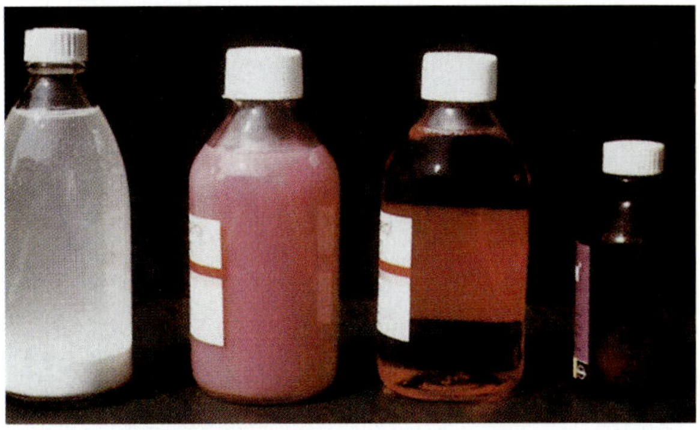

Abb. 5.5-25: Ungenügende Stabilisierung bzw. Solubilisierung von Liquida

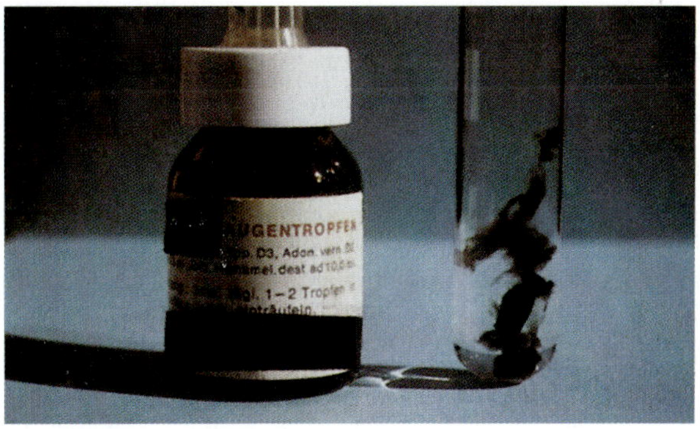

Abb. 5.5-26: Mikrobielle Kontamination von Augentropfen

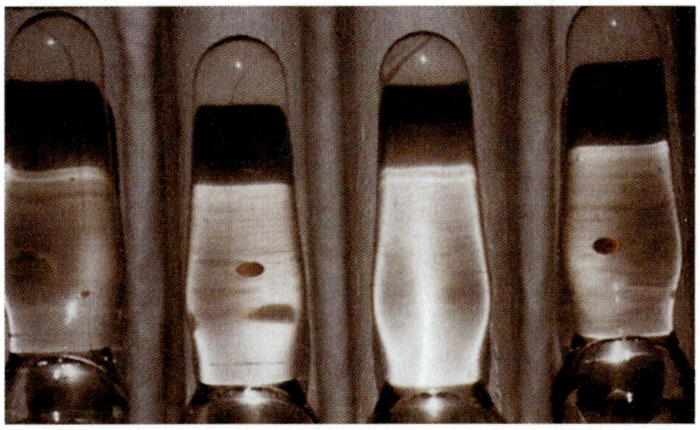

Abb. 5.5-27: Tröpfchenförmige Wirkstoffausscheidungen in guajacolhaltigen Ampullen

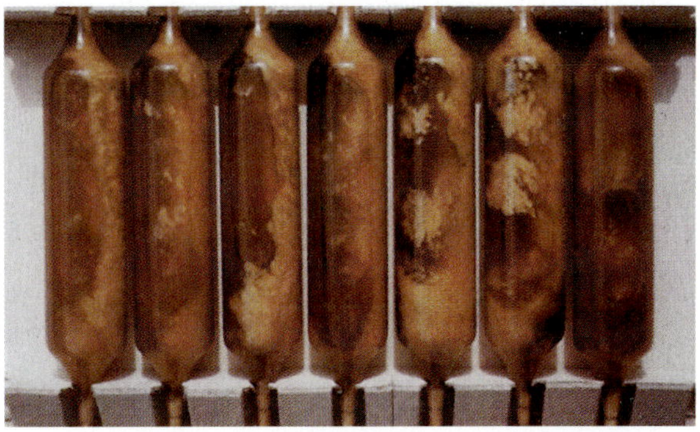

Abb. 5.5-28: Starke Ausfällungen in Trinkampullen

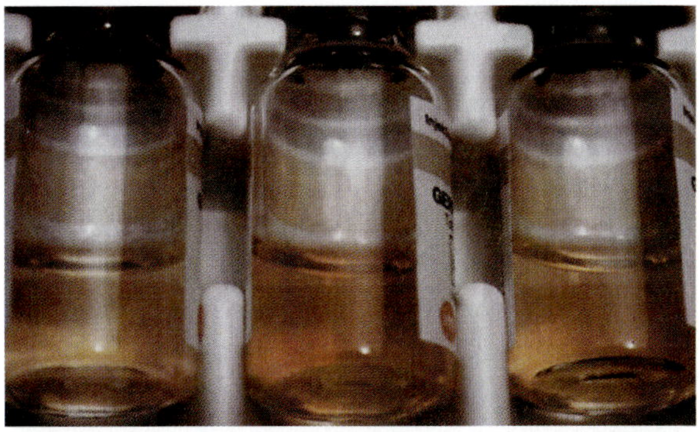

Abb. 5.5-29: Verfärbung einer antibiotikahaltigen Injektionslösung

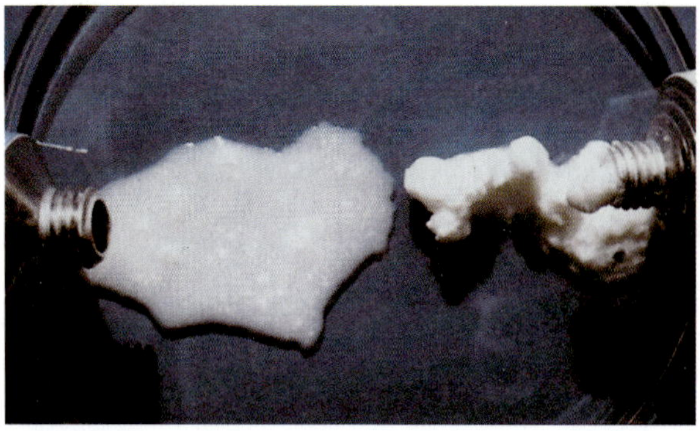

Abb. 5.5-30: Aufrahmung und Phasentrennung zweier Cremes

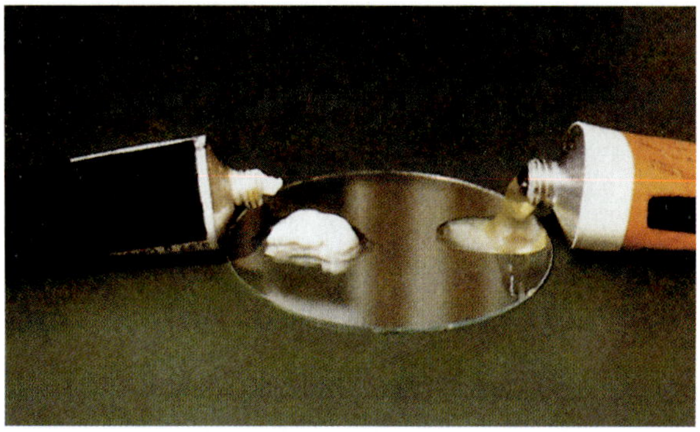

Abb. 5.5-31: Abscheidung einer öligen Phase bei einer Salbe und Verflüssigung eines Gels

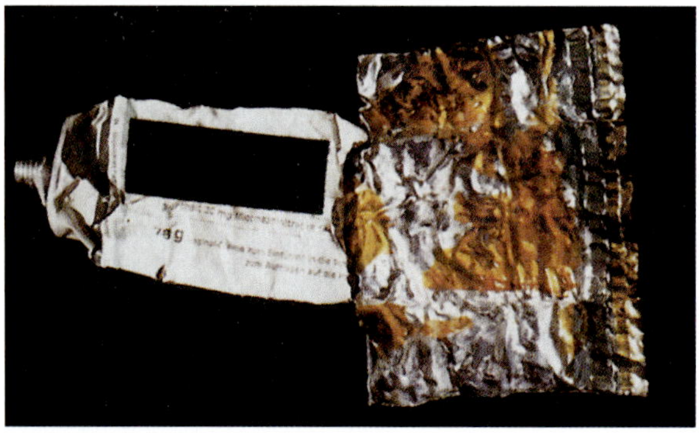

Abb. 5.5-32: Mangelhafte Tubeninnenlackierung

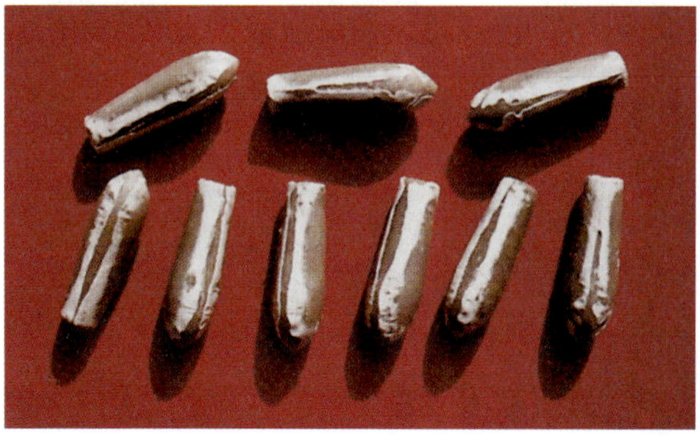

Abb. 5.51-33: Starke Fettreifbildung bei Suppositorien

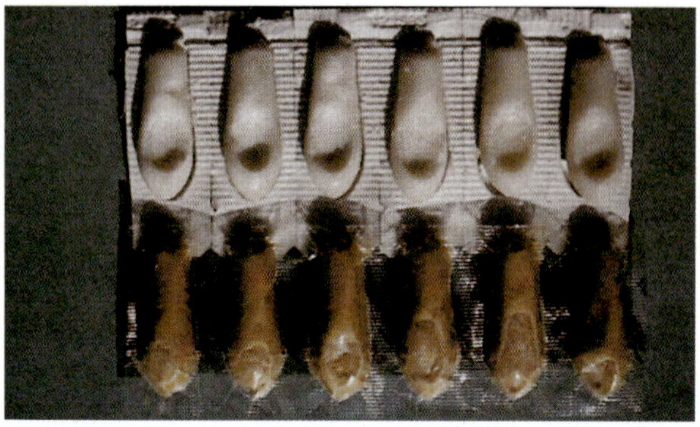

Abb. 5.5-34: Krater- und Hohlraumbildung bei Suppositorien

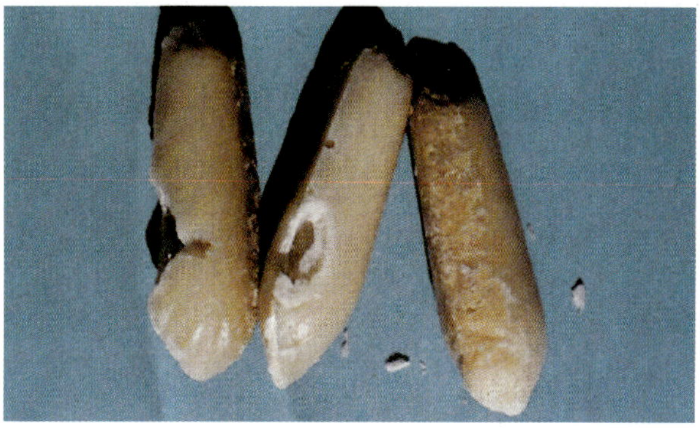

Abb. 5.5-35: Bildung von Pulvernestern bei Suppositorien

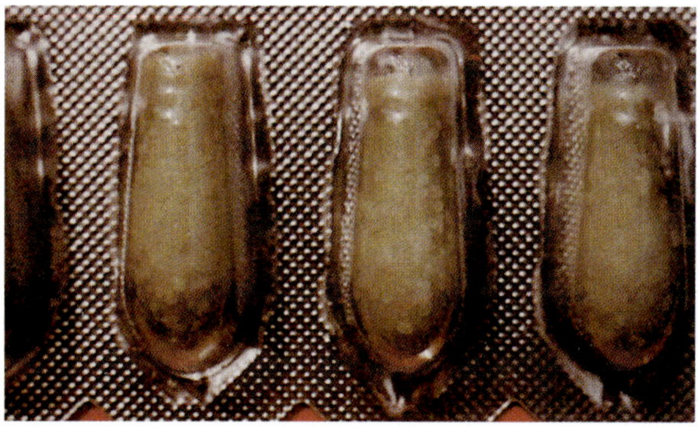

Abb. 5.5-36: Auskristallisation bei kampfer- und mentholhaltigen Suppositorien.

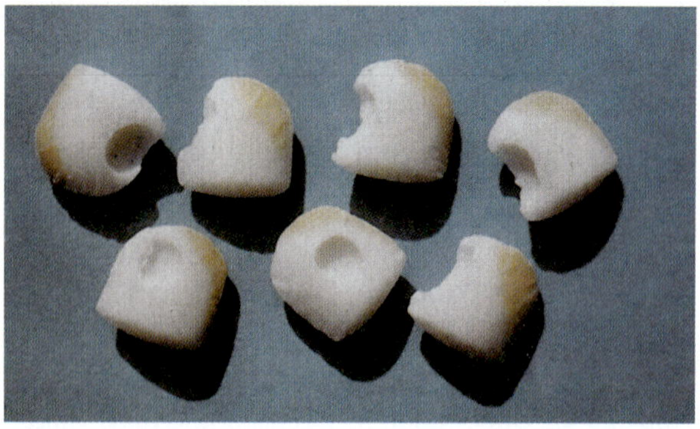

Abb. 5.5-37: Kraterbildung, Deformation und ungleichmäßige Wirkstoffverteilung bei Vaginalsuppositorien

dieser Fälle durch organoleptische Prüfung erkennbar. Hierbei handelt es sich also um 86,6 % der betroffenen Fälle. Im Jahr 2001 führten organoleptisch erfassbare Merkmale zu 85,5 % der qualitätsbedingten Chargenrückrufe, nämlich in 130 von 152 Fällen. Die Apotheker leisten mit der organoleptischen Prüfung der Fertigarzneimittel in der Apotheke einen sehr wesentlichen und unverzichtbaren Beitrag zur Arzneimittelsicherheit und damit zum Schutz des Verbrauchers bzw. Patienten.

Für die Überarbeitung des Manuskriptes danke ich Frau Kollegin Sonja Mund.

Literatur

Allgemeine Verwaltungsvorschrift zur Beobachtung, Sammlung und Auswertung von Arzneimittelrisiken (Stufenplan) nach § 63 AMG vom 10. Mai 1990, BAnz Nr. 91 vom 16. Mai 1990

Albert, K. (2005): Lagerungszeiten und Haltbarkeit von Arzneistoffen, Hilfsstoffen, Drogen und Drogenzubereitungen. Govi-Verlag Pharmaz. Verlag GmbH, Eschborn

APV-Richtlinie zur Prüfung von Fertigarzneimitteln in der Apotheke. Dtsch. Apoth. Ztg. 128 (1988): 1112

Arzneibuch der Deutschen Demokratischen Republik 1987, Akademieverlag Berlin

Dinnendahl, V. (1984): Wir über uns. Arzneimittelkommission der Deutschen Apotheker. Pharm. Ztg. 129: 970/32–973/35

Hasskarl, H. (1980): Bestimmungsgemäßer Gebrauch von Arzneimitteln. Pharm. Ind. 42: 662–664

Interview mit dem APG-Präsidenten zum neuen Arzneimittel-Rückrufverfahren. Pharm. Ztg. (1986) 131: 1626

Krämer, J.; Blume, H., Siewert, M. (1990): Retardarzneimittel zur peroralen Applikation. In: Pharm. Ztg. 135: Nr. 33, S. 2169–2170

Krämer, J., Pfefferle, H.-J., Blume, H. (1994): Magensaftresistent überzogene Zubereitungen. In: Pharm. Ztg. (1994) 139: 3998–4005

Neues APG-Rückrufverfahren. In: Pharm. Ztg. (1986) 131: 1398–1399

Sucker, H., Fuchs, P., Speiser, P. (1991): Pharmazeutische Technologie. Thieme, Stuttgart

Thoma, K. (1989): Arzneimittelstabilität. Werbe- und Vertriebsgesellschaft Deutscher Apotheker, Eschborn

6 Verbandstoffe und Krankenpflegeartikel

6.1 Verbandstoffkunde

Karl-Heinz Kuhlmann

6.1.1 Einführung

Dieser Leitfaden wendet sich speziell an die jungen Pharmazeuten, die während ihres Studiums mit den zahlreichen, modernen und speziellen Verbandstoffen nicht vertraut gemacht worden sind. Es wird der Versuch gemacht, in konzentrierter Form, das heißt, unter Verwendung von Tabellen und Abbildungen das sehr umfangreiche Gebiet der Verbandstoffkunde übersichtlich zu gestalten. Nur wenn ausreichende Kenntnisse über Verbandstoffe vorhanden sind, ist der pharmazeutische Nachwuchs in der Lage, seiner Beratungspflicht nachzukommen. Hier liegt auch die Chance, sich bei Arzt und Kunde zu profilieren. Als eine Verbandstofffibel oder zur Verwendung als Nachschlagewerk ist diese Darstellung nicht geeignet, eher ist sie eine Einführung in die Verbandstoffkunde, wie sie mir als praktizierendem Apotheker und als Lehrer im Unterricht für Pharmaziepraktikanten sinnvoll erscheint. Für die intensive Beschäftigung mit diesem Thema wird auf die Literatur S. 562 verwiesen.

Bereits vor unserer Zeitrechnung wurden Wunden mit Materialien, die die Natur lieferte, abgedeckt: Blätter, Baumrinde, Moose, Fasern, wie Flachs oder Hanf, Kräuter- oder Wurzelbreie, zugedeckt mit dem Bast der Bäume, dienten als Wundauflage und -verschluss. Im Orient entstand die Kunst des Webens und Spinnens, mit der auch die Leinenbinden hergestellt worden sind, die in den Gräbern der Pharaonen an Mumien gefunden worden sind. Auch die Griechen benutzten schon Leinen als Verbandsmaterial. Von ihnen übernahmen die Römer Materialien und Verbandstechniken, wie z. B. bei Galen berichtet wird.

Im 18. Jahrhundert wurde Leinen, gezupft als Scharpie, anstelle der Baumwolle und der Schwämme bevorzugt. Im 19. Jahrhundert begann dann die industrielle Fertigung der Verbandsstoffe. Leinwand und Scharpie verloren an Bedeutung, als es Prof. V. von Bruns zusammen mit dem Apotheker Schmid in Tübingen gelang, eine saugfähige Baumwolle durch Kochen mit Soda-Lösung herzustellen. Sodann kamen neben der Baumwolle zahlreiche andere Materialien für die Herstellung der Verbandstoffe auf den Markt: Zellstoffe aus der Papiergewinnung mit guter Saugfähigkeit und Chemiefasern zur Herstellung verschiedener Spezialverbandstoffe.

6.1.2 Rohstoffe und Materialien

Die wichtigsten Rohstoffe der Natur sind Baumwolle, Zellstoff und die Zellwolle (regenerierte Cellulosefaser). Daneben werden Kunststoffe in der Herstellung der Verbandstoffe verwendet. Genormte Verbandstoffe sind darüber hinaus gekennzeichnet durch festgelegte Bezeichnungen, oft auch durch Kurzbezeichnungen.

Aus den natürlichen Rohstoffen werden die folgenden Verbandstoffe hergestellt:

- ☐ Watte
- ☐ Zellstoff/Zellwolle
- ☐ Textile Flächengebilde (Gewirke, Vliesstoffe, Gewebe); die Definition für die jeweiligen textilen Flächengebilde findet sich unter den dazugehörigen Produktgruppen

Tab. 6.1-1: Watteprodukte

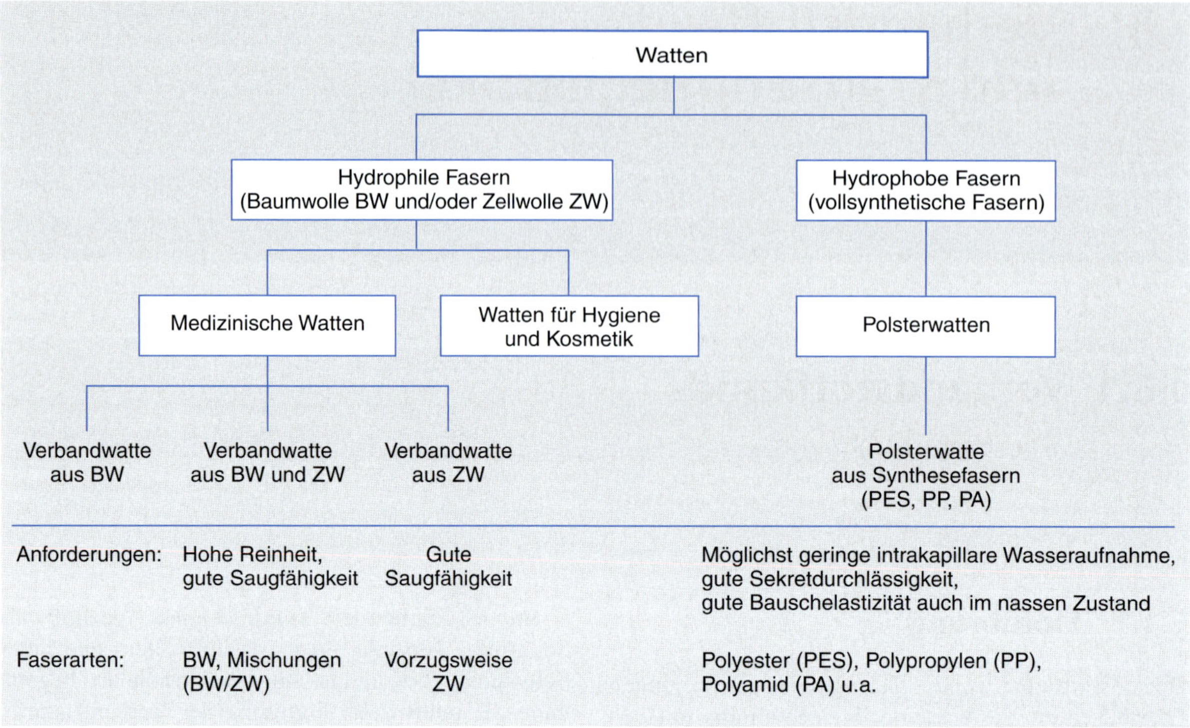

6.1.3 Produktgruppen

Watten

Zu den Watten zählen Verband-, Kosmetik- und Polsterwatte sowie spezielle Watteprodukte (Tab. 6.1-1 und 6.1-2). Die Qualitätsanforderungen an Verbandwatten werden nach dem Medizinprodukterecht festgelegt. Großer Wert muss auf Reinheit, insbesondere bei Augenwatte, und auf Saugfähigkeit gelegt werden. Dagegen gelten diese Anforderungen nicht für Kosmetikwatte. Diese ist, entsprechend ihrem Verwendungszweck, nicht nur in Zickzacklagen, sondern auch als Wattebällchen, häufig eingefärbt, und als „Pads" im Handel. Bei Polsterwatten handelt es sich heute fast ausschließlich um vollsynthetisch hergestellte Faserprodukte. Spezialerzeugnisse aus Watte sind Pellets, Zahnwatteröllchen, Tampons, Damenbinden mit Watte als Saugschicht und Wattestäbchen (Tab. 6.1-2).

Tab. 6.1-2: Spezielle Watteprodukte

	Verwendung	Beispiele
Pellets (Zahnwatterollen)	Zahnarzt	Celluron-Zahnrollen
Tampons (Damenbinden)	Monatshygiene	ob, Tampax, Mimosept
Wattestäbchen	Kosmetik, Säuglingspflege, Pinselungen	Q-Tips, Bibo

Zellstoff und Zellwolle

Ausgangsprodukt für Zellstoff (Abb. 6.1-1) sind schnell wachsende Hölzer der Koniferen oder Pappeln. Nach Beseitigung der Begleitstoffe Lignin, Fett, Harz, Wachs und Hemicellulose erhält man in speziellen Aufschlussverfahren die Holzcellulose. Diese wird gereinigt, gebleicht, getrocknet und in Zellstoffbahnen aufgerollt, die den Grundstoff für die Herstellung von Verbandzellstoff (Zellstoffwatte), Fluff (Pulp) und Zellwolle bilden (Tab. 6.1-3, Abb. 6.1-1).

Verbandzellstoff ist hochgebleicht und besteht aus 100 % Zellstoff. Beim Zerreißen stäubt und beim Feuchtwerden zerkrümelt er. Daher ist er als direkte Wundauflage nicht geeignet.

Zerfasert man Zellstoffrollen trocken auf Spezialmühlen, so erhält man **Flockenzellstoff** (Fluff). Er ist sehr voluminös und weich und kann wegen seiner großen Oberfläche große Mengen Flüssigkeiten aufsaugen.
Produkte: Windelhosen, Damenbinden und Krankenunterlagen in der Kranken- und Körperpflege.

Tab. 6.1-3: Verbandstoffe aus Holz

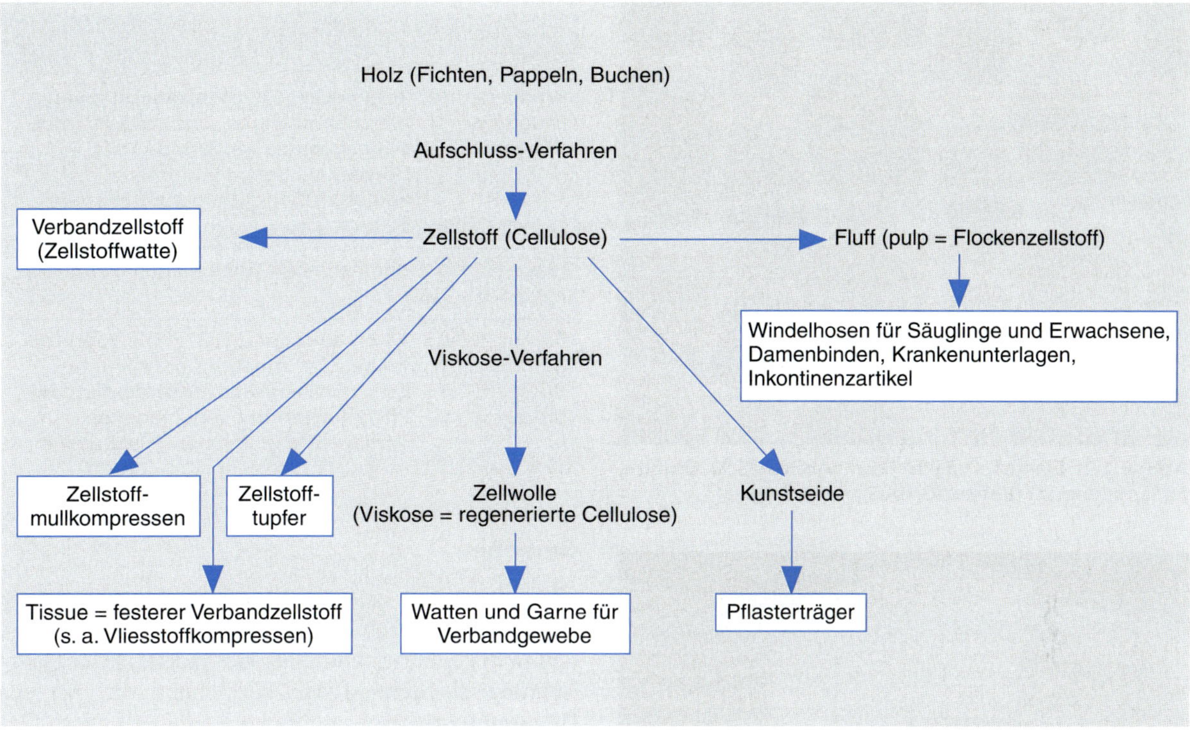

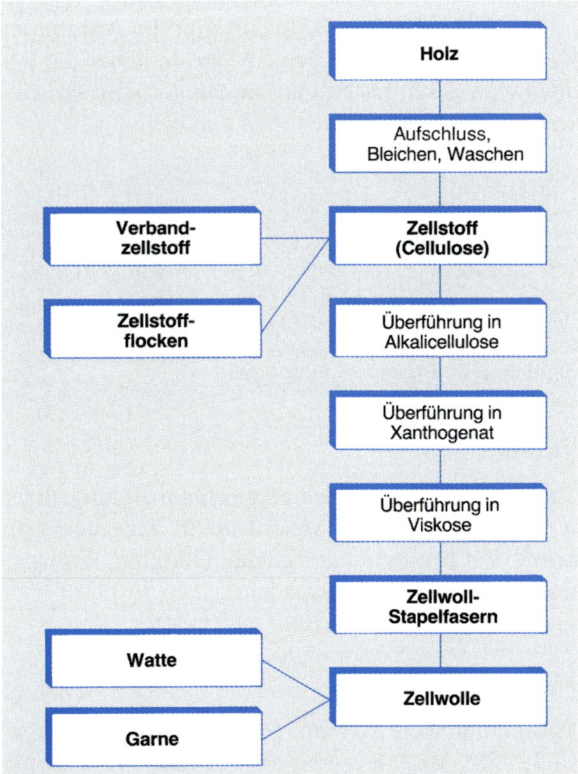

Abb. 6.1-1: Zellstofferzeugnisse (aus Riedel, Triebsch (1995): Verbandstoff-Fibel, 5. Aufl., Wissenschaftliche Verlagsgesellschaft, Stuttgart)

Zellwolle ist eine regenerierte Cellulosefaser, die nach dem Viskoseverfahren gewonnen und daher auch Viskosefaser genannt wird. Unter dem Mikroskop unterscheidet sich die regenerierte Cellulosefaser von der nativen Cellulose durch gleichmäßige stäbchenförmige Fasern. Zellwolle ist das Rohmaterial für Watte, Mull und verschiedene Binden.

Textile Flächengebilde

Strickwaren und Gewirke

Strickwaren werden auf Strickmaschinen hergestellt. Sie sind sehr dehnbar und passen sich gut den Körperformen an. Zu ihnen gehören **Trikotschlauchverbände** und **Schlauchverbände,** wie Stülpa (Hartmann), tg (tubegauz der Fa. Lohmann) und Tricofix (Beiersdorf), die vielfältig verwendbar sind: zur Fixierung der Wundauflagen, für Glieder- und Rumpfverbände oder als Unterzug für Gipsverbände. **Netzverbände** sind eine Weiterentwicklung der Schlauchverbände und bestehen als hochelastisches Gewirke aus Polyamid-umsponnenen Gummifäden und gekräuselten Polyamidgarnen. Sie werden vorwiegend zur Fixierung von Wundverbänden verwendet.

Produktbeispiele: Surgifix (Schumacher), tg-fix Netzverband (Lohmann) und Elastofix (Beiersdorf) (Abb. 6.1-2 und 6.1-3). Bei tg-grip Stützschlauch-

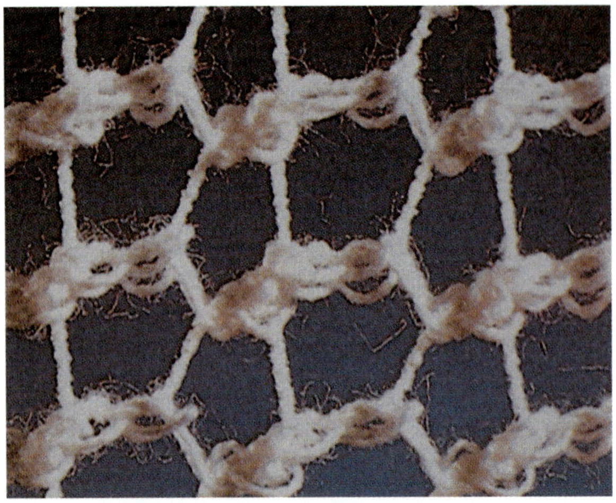

Abb. 6.1-2: Elastofix (55 % Baumwolle, 25 % Gummi, 20 % Polyamid) (Beiersdorf AG, Hamburg)

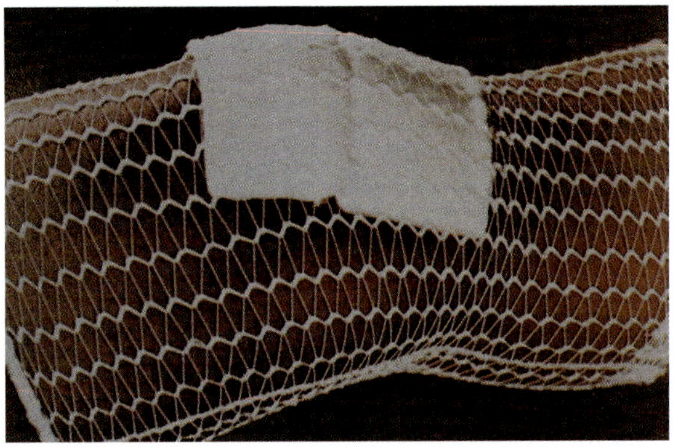

Abb. 6.1-3: Elastofix in der Anwendung (Beiersdorf AG, Hamburg)

verband (Lohmann) handelte es sich um einen dauerelastischen Schlauchverband aus 80 % Baumwolle, der rutschfest ist.

Vliesstoffe

Bei Vliesstoffen (Tab. 6.1-4) handelt es sich um nichtgewebte textile Flächengebilde (non woven fabrics), die aus Baumwolle, Zellwolle oder synthetischen Fasern, wie Polyamid, Polyester oder Polypropylen bestehen. Die Herstellung ist billiger als diejenige von Geweben oder Strickwaren.

Diese flexiblen, textilen Flächengebilde entstehen aus den Faservliesen durch verschiedene Verfestigungsverfahren:

- ☐ Chemische Verfestigung mit Kunstharzen und Laugen (Nassverfahren)
- ☐ Thermoplastische Verfestigung bei niedrig schmelzenden Fasern, wie z. B. Polyamid (Trockenverfahren)

Tab. 6.1-4: Vliesstoffprodukte (ohne Kompressen)

Anwendungsbereich	Produktgruppe
Kranken- und Säuglingspflege	Bettwäsche, Lätzchen, Waschlappen, Waschhandschuhe, Mehrzwecktücher, Windelschutzhose, Mundschutz, Höschenwindeln, Inkontinenzslips, Endloswindeln, Krankenunterlagen, Inkontinenzvorlagen
Frauenhygiene	Damenbinden, Slipeinlagen, Einmalslips
Feuchtigkeitsgetränkte Vliesstoffprodukte	Alkomed (Isopropylalkohol), Sagrotan-Tücher (Desinfektionsmittel), Betaisodona-Wundvlies (PVP-Iod), Varitan-Pflegetücher (mit verschiedenen Arzneistoffen), Penaten-Pflegetücher

Gewebe

Hierbei handelt es sich um textile Flächengebilde aus Fäden, die sich rechtwinkelig kreuzen; sie werden in der Längsrichtung als Kettfäden, in der Querrichtung als Schussfäden bezeichnet, die Art der Bindung wird Leinwandbindung genannt. Diese Gewebe werden auf automatischen Webstühlen aus Garnen, gesponnen aus Einzelfäden, oder aus Zwirnen, das sind überdrehte Garne, hergestellt.

Die **Fadendichte** (Fädigkeit) gibt die Anzahl der Kett- und Schussfäden pro cm^2 an. Je höher die Fadendichte, desto fester und saugfähiger wird das Gewebe sein. Zu diesen Geweben gehören:

- ☐ Verbandmull
- ☐ Mullkompressen (Augenkompressen, Zellstoff-Mullkompressen – einschließlich Vliesstoffkompressen –, Salbenkompressen und hydroaktive Wundauflagen)
- ☐ Mulltupfer
- ☐ Fixierbinden
- ☐ Stütz- und Kompressionsbinden

Verbandmull

Verbandmull besteht aus gebleichtem Baumwollgewebe. Er kommt als Meterware in Zickzacklagen mit 80 cm Breite in den Handel. Gerollter Verbandmull wird als Gazin (Lohmann) und in elastischer Form als Mullix (Hartmann) angeboten.

Mullkompressen

Mullkompressen werden aus Verbandmull hergestellt. Sie sind 8-, 12- oder 16fach gelegt, die Schnittkanten eingeschlagen (**ES-Kompressen** von Hartmann und **ST-Kompressen** von Lohmann) und kommen als Peel-Packungen in den Handel, um sie vor dem Anschmutzen zu schützen. Bei Einfach-

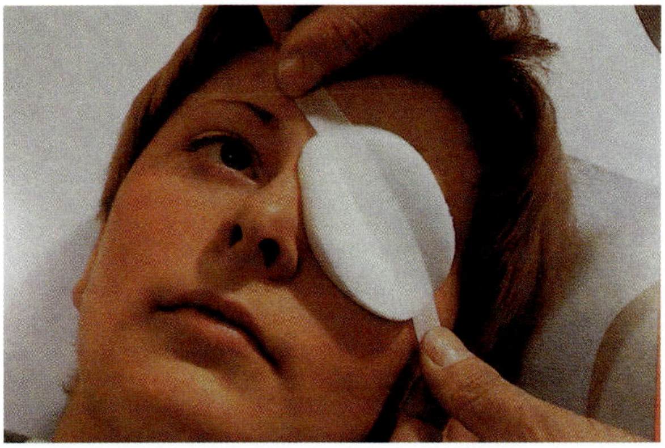

Abb. 6.1-4: **Augenkompresse (aus Riedel, Triebsch (1995): Verbandstoff-Fibel, 5. Aufl., Wissenschaftliche Verlagsgesellschaft, Stuttgart)**

und Standardkompressen fehlen die eingeschlagenen Schnittkanten.

Augenkompressen (Abb. 6.1-4) sind ovale Kissen aus Augenwatte mit beidseitiger Mullbeschichtung. Wenn sie von einer Umhüllung umschlossen (verschweißt) sind, heißen sie Augenkissen (Pro-Ophta-Kompressen von Lohmann).

Zellstoff-Mullkompressen sind eine Kombination aus Zellstoff und entweder einseitiger Mullauflage oder beidseitig mit Schlauchmull überzogen. Sie kommen vorwiegend in Rollen als Meterware und in einer Breite von 10 cm in Verkehr. Ihre Saugkraft ist erheblich (Fil-Zellin von Hartmann). Bei Zemuko (Lohmann) ist die einseitige Mullauflage durch Vliesstoff ersetzt worden.

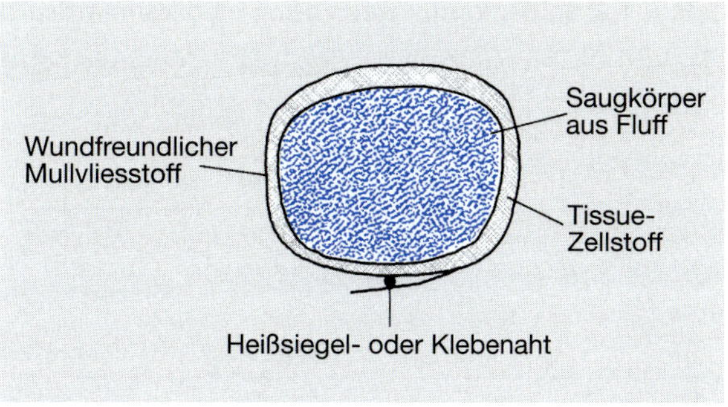

Abb. 6.1-5: Prinzipieller Aufbau der mit Vliesstoff kombinierten Wundauflage (Hartmann AG, Heidenheim)

Vliesstoffkompressen (Tab. 6.1-5) bestehen entweder aus

- ☐ reiner textiler Faser, also einer Baumwoll-Zellwoll-Mischung (Sofnet von Johnson & Johnson) mit geringer Saugkapazität oder sind
- ☐ Vliesstoffkombinationen, zusammengesetzt aus einem „Saugkörper" unterschiedlichen Materials und einer Vliesstoffumhüllung mit oder ohne synthetische (hydrophobe) Fasern (Tab. 6.1-5, Abb. 6.1-5 und Abb. 6.1-6).

Salbenkompressen (Tab. 6.1-6 und 6.1-7) enthalten Salbengrundlagen mit oder ohne Arzneistoffe. Sie verkleben mit der Wunde nicht und sind im Gegensatz zu Salbenverbänden luft- und feuchtigkeitsdurchlässig (Abb. 6.1-7).

Tab. 6.1-5: Vliesstoffkompressen und wundfreundliche Kompressen
x = besonders wundfreundlich; xx = hohe Saugkapazität

	Material		
Cutisorb	Zellwolle-Watte-Saugkörper, Polyamid-Umhüllvliesstoff	x	xx
Dispomed® Kompresse	Einlagiger Vliesstoff, bindemittelfrei		
Metalline® Kompresse	Aluminiumbedampfter, bindemittelfreier textiler Vliesstoff mit makroporöser Verprägung mehrerer Sauglagen aus Baumwoll/Zellwoll-Vlies	x	xx
Regal®-Kompresse	100 % Viskose-Vlies in Gewebestruktur mit *Viskose-Watte-Einlage*		
Rondomoll®	Verbandvlies in Gazestruktur CV und Polyester	x	xx
Rondopad® Kompresse	Mikroperforierte Polypropylenfolie über Vliesstoff, *Wattesaugkörper*	x	xx
Sofnet® Kompresse	100 % Viskose-Vlies in Gewebestruktur, 8fach		
Surgipad®	Viskose-Umhüllung, Saugkörper: Baumwolle und Viskose	x	xx
Vliwasaoft®	Universelle weiche und saugfähige Vliesstoffkompresse	x	xx
Vliwin®	Nicht verklebende Saugkompresse mit Polyethylen-Netz	x	xx
Zetuvit® Kompresse	Polyamid-Viskose-Verbundvlies, *Fluff-Saugkörper*	x	xx
Zevelko® Kompresse	Polypropylen-Vliesumhüllung, Zellstoff	x	xx

Tab. 6.1-6: Salbenkompressen ohne medikamentöse Zusätze

Name	Hersteller	Format	Packungsgröße	Kurzbeschreibung
Adaptic®	J & J	7,6 × 7,6 cm 7,6 × 20,3 cm 7,6 × 40,6 cm	50 36 36	Gewirk aus Zellwolle mit Ö/W-Emulsion (USP XX)
Atrauman®	PH	5 × 5 cm 7,5 × 10 cm	10 u. 5 St., steril, einzeln eingesiegelt	Hydrophober, fadenverstärkter Polyester-Gitterstoff, imprägniert mit einer selbstemulgierenden, wirkstofffreien Salbenmasse
		10 × 20 cm	30 St., steril, einz.	
Branolind®	PH	7,5 × 10 cm	10 u. 30 St.	weißes Vaselin
Cuticerin®	BDF	7,5 × 7,5 cm 7,5 × 20 cm	10 u. 50 St.	Acetatgewebeträger mit neutraler Salbe imprägniert
Grassolind® neutral	PH	7,5 × 10 cm	10 u. 30 St., steril, einzeln eingesiegelt	Wirkstofffreie Salbenkompresse aus weitmaschigem, luft- und sekretdurchlässigem Baumwollgewebe, imprägniert mit einer neutralen Salbenmasse; wirken auch in der Langzeitanwendung weder sensibilisierend noch allergisierend
		10 × 10 cm	10 St., steril, einzeln	
		10 × 20 cm	30 St., steril, einzeln	
		17 × 24 cm	30 St. in Alu-Dose	
Lomatuell H®	Lo	10 × 10 cm	10 u. 50 St.	Mit hydrophober Salbengrundlage, steril
		10 × 20 cm 10 × 30 cm	10 St.	
Oleo-Tüll®	AV	4 × 10 cm 10 × 10 cm 10 × 30 cm	10 St.	Einzeln verpackt, steril
Sofra-Tüll® sine	AV	10 × 10 cm	10 u. 50 St.	weißes Vaselin, Wollwachs
Tegapore®	3M	7,5 × 10 cm 7,5 × 20 cm	25 St.	Polyamidgewebe, transparente Wundauflage, verhindert Wundverklebung, sekretdurchlässig
		20 × 25 cm		

J & J: Johnson & Johnson; PH: Hartmann; BDF: Beiersdorf; Lo: Lohmann; AV: Aventis; 3M: 3M Medica

Tab. 6.1-7: Salbenkompressen mit medikamentösen Zusätzen

Name	Hersteller	Format	Packungsgröße	Wirkstoff	Kurzbeschreibung
Antibiotulle Lumière®	SA	10 × 10 cm	10	Neomycinsulfat, Polymyxin-B-sulfat, weißes Vaselin	Antimikrobielle Wirksamkeit
Betaisodona® Wundgaze	Mu	10 × 10 cm	10	PVP-Iod (Poly[1-vinyl-2-pyrrolidon]-Iod-Komplex)	Antimikrobielle Wirksamkeit
Corticotulle Lumière®	SA	10 × 10 cm	5 St.	Neomycinsulfat, Polymyxin-B-sulfat, Triamcinolonacetonid, Weißes Vaselin	Antimikrobielle Wirksamkeit; Keloidprophylaxe
Fucidine®	LE	10 × 10 cm 10 × 30 cm	10 St.	Fusidinsaures Natrium	Bei infizierten Hauterkrankungen
Tulle gras lumière®	SA	10 × 10 cm	10 St.	Perubalsam	Granulationsfördernd, verhindert Wundverklebung, steril
		20 × 20 cm	30 St.		
		60 × 20 cm	10 St.		

SA: Sana vita; LE: LEO-Pharma; PH: Hartmann; Mu: Mundipharma

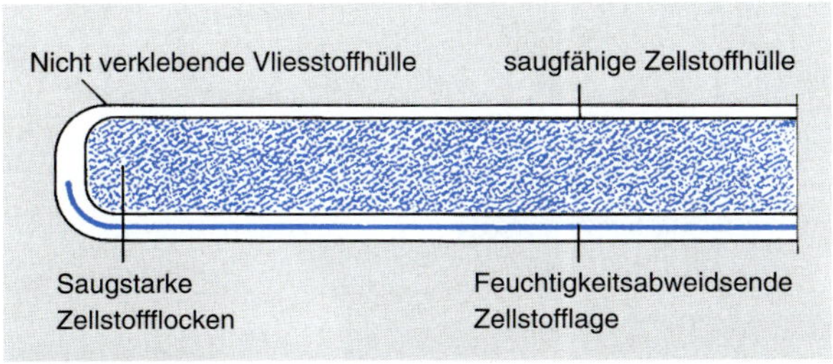

Abb. 6.1-6: Zetuvit (wundfreundliche Saugkompresse aus 4 speziellen Materialschichten) (Hartmann AG, Heidenheim)

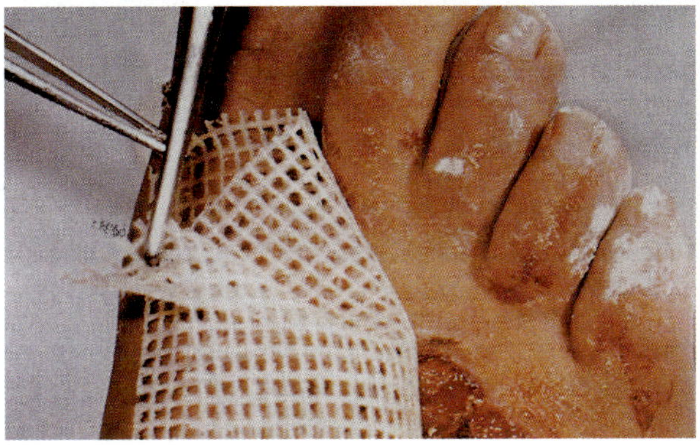

Abb. 6.1-7: Branolind-Salbenkompressen (Hartmann AG, Heidenheim)

Hydroaktive Wundauflagen

Hydroaktive Wundauflagen (Spezialkompressen) ermöglichen die phasengerechte Wundbehandlung und feuchte Wundheilung (Abb. 6.1-8 a bis c, 6.1-9). Es handelt sich um „hydroaktive Verbände“. Sie dienen als passive Wundabdeckung zum mechanischen Schutz und der Optimierung des Wundmilieus. Auf diese Weise ist die komplikationslose und schnelle Wundheilung bei ungestörtem Ablauf der einzelnen Heilungsphasen möglich:

1. Reinigungsphase
2. Granulationsphase
3. Epithelisierungsphase.

Vorteile der Feuchttherapie:

- ☐ Günstiges Mikroklima, ähnlich einem Kulturmedium für Zellkulturen
- ☐ Gesteigerte Neubildung von Bindegewebszellen (Fibroblasten) und Hautzellen (Epithelzellen)
- ☐ Wundreinigende Wirkung
- ☐ Kein Festkleben neugebildeter Epithelzellen am Verband
- ☐ Keine Inaktivierung von Abwehrzellen (Leukozyten, Monozyten, Makrophagen etc.) durch Austrocknung
- ☐ Keine Inaktivierung von lokal ausgeschiedenen Immunstoffen und Wachstumsfaktoren

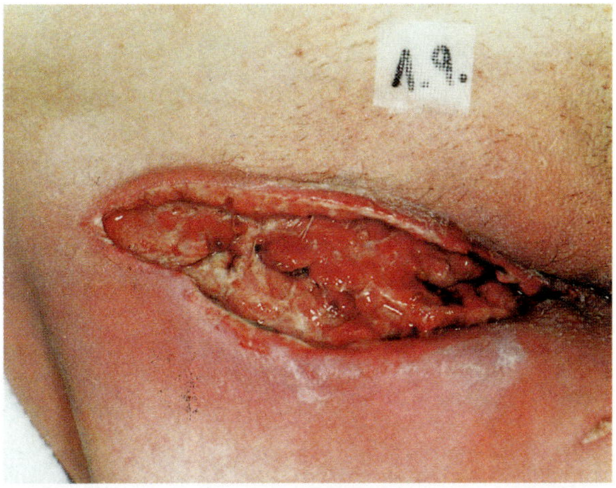

Abb. 6.1-8: Anwendung von hydroaktiven Wundauflagen am Beispiel Cutinova® cavity (Beiersdorf).

a: Eine schmierig belegte Wunde (Weichteilabszess in der Leistengegend, der operativ geöffnet wurde) mit einer hydroaktiven Wundauflage vom 1. September bis 17. Oktober 1994 behandelt

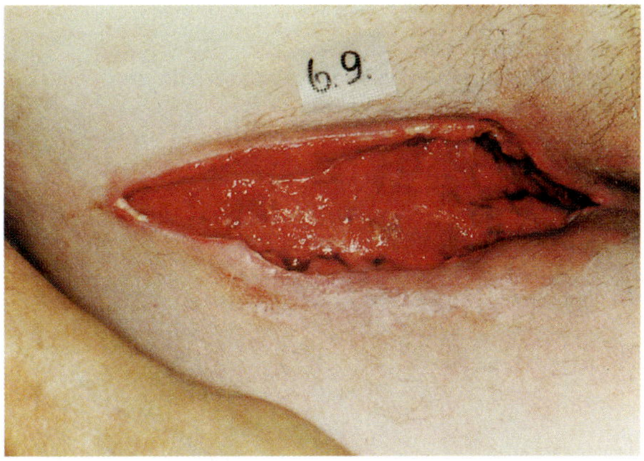

b: Heilungsverlauf nach sechs Tagen: Die Wunde ist sauber, es lässt sich eine zügige Granulation (Gewebebildung) feststellen

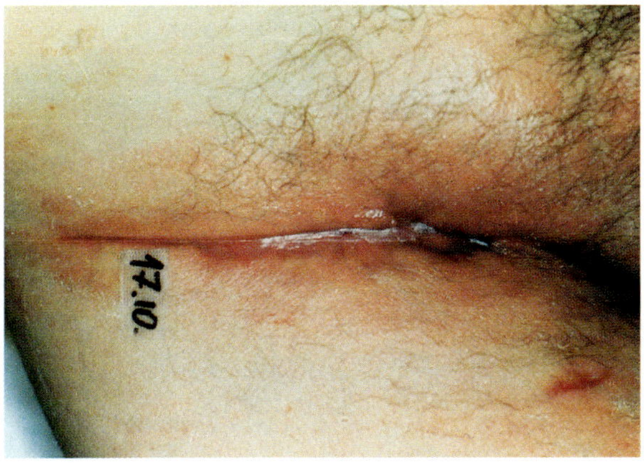

c: Kompletter Wundverschluss nach sechs Wochen (Fotos: Beiersdorf AG, Hamburg)

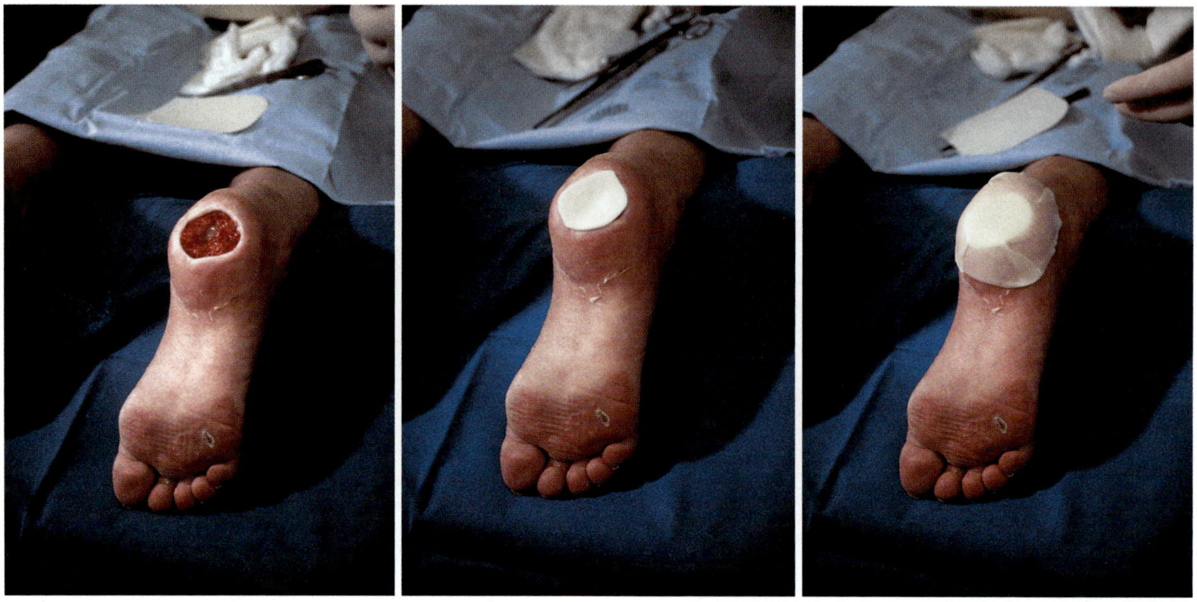

Abb. 6.1-9: Wundkonditionierung bei einem Dekubitus an der Ferse: Die Polyurethan-Weichschaum-Kompresse (Cutinova® plus) wird nach Größe und Form der Wunde zugeschnitten, in die Wunde gelegt und mit einem hydroaktiven Wundverband (Cutinova® thin) abgedeckt (Beiersdorf AG, Hamburg) (aus: Assmussen, Söllner)

Tab. 6.1-8: Folienverbände = „Fensterpflaster"

Name	Hersteller	Format	Packungsgröße, -art	Kurzbeschreibung
Hydrofilm® transparent	PH	6× 9 cm 10×15 cm 12×25 cm	10 u. 100 10 u. 50 10 u. 30	Selbstklebender Transparentverband zur sterilen Wundabdeckung
Hydrofilm® transparent plus	PH	5,0× 7,0 8,0×12,0 12,0×25,0	5 u. 50 30 20	Mit Wundauflage
Opraflex®	Lo	5× 7 cm 10×12 cm 10×25 cm 15×20 cm 30×20 cm	10 u. 100 10 u. 50 10 u. 20 10	Sterilisierter, selbstklebender Folienverband, Polyurethan mit Acrylkleber, transparent
OpSite® Flexigrid® (früher: Cutifilm)	S+N	6,0× 7,0 10,0× 8,0 10,0×12,0 10,0×12,0 u. a.	100 100 50 10	Transparenter Wundschutzverband für trockene und schwach sezernierende Wunden. Aus Polyurethanfolie mit hypoallergener Klebemasse
OpSite Post-Op NEW® (früher: Cutifilm Plus)	S+N	6,5× 5,0 9,5× 8,5 12,0×10,0 u. a.	100 20 10	Mit Wundauflage
Suprasorb F®	Lo	5,0× 7,0 10,0×10,0 10,0×12,0 10,0×15,0 u. a.	10 u. 100 1 10 u. 50 1	Selbstklebender, elastischer Polyurethanfilm, für postoperative, nicht infizierte Wunden
Tegaderm®	3M	Verschiedene Formate	v. 5–100	Der Transparentverband mit dem Patentrahmen für die Wundversorgung und Fixierung und Abdeckung zentraler und peripherer Zugänge

PH: Hartmann; Lo: Lohmann; S+N: Smith & Nephew; 3M: 3M Medica

Tab. 6.1-9: Hydrogelverbände

Name	Hersteller	Format	Packungsgröße, -art	Kurzbeschreibung
Geliperm®	BP	10 × 10 cm 26 × 12 cm	5 u. 20 St. 3 u. 10 St.	Polyacrylamid-Gel Durchsichtiger Gelverband; 96 % Wasser, ohne Wirkstoff; für stark sezernierende Wunden mit Perforation
Hydrosorb®	PH	5 × 7,5 cm 10 × 10 cm	5 St., steril	Ein transparenter selbsthaftender Hydrogelverband aus saugfähigen Polyurethanpolymeren, kaschiert mit einer semipermeablen, keim- und wasserdichten Polyurethan-Folie. Durch hohen Wasseranteil etwa 60 % ausgewogenes feuchtes Wundmilieu; löst trockene Nekrosen ab, fördert Granulation und Epithelisierung; hervorragende Biokompatibilität; schmerzlos, ohne Wundirritation und rückstandsfrei zu entfernen. Zur feuchten Wundbehandlung
Hydrosorb® plus	PH	7,5 × 7,5 cm 12,5 × 12,5 cm	5 St., steril	Saugfähiger Hydrogelverband mit Eigenschaften wie Hydrosorb, jedoch mit Zusatznutzen: glasklare Transparenz ermöglicht Wundinspektion; Polsterwirkung und ausgezeichnetes Langzeit-Saugvermögen; selbsthaftend durch umlaufenden Kleberand. Zur feuchten Wundbehandlung
		19 × 24 cm	3 St., steril	
Suprasorb® G	Lo	5 × 7,5 cm 10 × 10 cm 20 × 20 cm	5 St.	Zur Auf-, Ablösung von Nekrosen

PH: Hartmann; Lo: Lohmann; BP: Yamanouchi

Zur Gruppe der hydroaktiven Wundauflagen gehören:

- ☐ **Alginate.** Durch kapillares Saugvermögen wird überschüssiges Exsudat in die Kompresse aufgenommen (Tab. 6.1-11); *Produktbeispiel:* Sorbalgon (Hartmann).
- ☐ **Folienverbände aus Polyurethan und Silikon.** Sie sind einschichtig, nicht saugfähig, aber atmungsaktiv und schützen vor Austrocknung. *Produktbeispiele* siehe Tabelle 6.1-8.
- ☐ **Hydrogele.** Sie haben einen hohen Wasseranteil bis zu 96 %, sind meist transparent, die Aufnahme von Wasser ändert die Gelstruktur nicht. *Produktbeispiele* siehe Tabelle 6.1-9.
- ☐ **Hydrokolloide.** Es handelt sich um einen selbsthaftendes Elastomer, in das Gelatine, Pektin, Karaya-Gummi oder Natrium-Carboxymethylcellulose eingelagert ist. Es fördert die Beseitigung toxischer Stoffe, verhindert die Austrocknung und absorbiert Exsudat. Eine sekundäre Wundauflage ist nicht erforderlich. *Produktbeispiele* siehe Tabelle 6.1-10.
- ☐ **Weichschaum-Wundauflagen aus Polyurethan.** Sie haben ein hohes Aufnahmevermögen für Sekrete und sind bei Verbrennungen oder infizierten Wunden geeignet (Abb. 6.1-9). *Produktbeispiele:* siehe Tabelle 6.1-12.

Mulltupfer

Mulltupfer (Abb. 6.1-10) werden aus Verbandmull hergestellt und je nach Anwendung verschieden gefaltet. Man unterscheidet:

- ☐ Krüllgaze- und Schlinggazetupfer unterschiedlicher Größe
- ☐ Präparier- und Gehörgangtupfer (Spitztupfer)

Produktbeispiele: Krüllgazetupfer: Pagasling (Hartmann). Präpariergazetupfer: Telaprep (Hartmann). Spitzgazetupfer: Pagalong (Hartmann).

Fixierbinden

Fixierbinden dienen der Fixierung von Wundauflagen, wenn Heftpflaster, Schlauch- oder Netzschlauchverbände nicht geeignet sind. Man unterteilt sie in

- ☐ starre Fixierbinden,
- ☐ elastische Fixierbinden und
- ☐ auf sich selbst haftende elastische Fixierbinden.

Allein die elastischen und die auf sich selbst haftenden elastischen Fixierbinden erfüllen die gewünsch-

Tab. 6.1-10: Hydrokolloidverbände

Name	Hersteller	Format	Packungsgröße, -art	Kurzbeschreibung
Combiderm®	Con			Hydrokolloidaler Wundverband (Hydrogranulat) mit Auslaufschutz für mäßig stark exsudierende Wunden; kann bis zu 7 Tagen auf der Wunde verbleiben. Gelbildung im Wundkissen, nicht auf der Wunde
Combiderm® N	Con			(nicht adhäsiv); ohne Haftrand für geschädigte Hautareale, z. B. durch Cortisongabe, bei Pergament- oder Altershaut
Comfeel® plus, Flexibler Wundverband	Col	10 × 10 cm 15 × 15 cm 20 × 20 cm	10 St. 5 St. 5 St.	Selbsthaftender, elastischer, flexibler und semipermeabler Verband mit abgeflachtem Rand. Adsorbiert Wundsekret ohne Austrocknung der Wunde. Schützt die Haut vor Keimbildung und Verschmutzung
Cutinova® hydro	S&N	5 × 6 cm 10 × 10 cm 15 × 20 cm	10 St. 5 St. 3 St.	Hydroaktiver Wundverband; für physiologische Heilung und Reinigung sezernierender und schwer heilender Wunden
Hydrocoll®	PH	10 × 10 cm 15 × 15 cm 20 × 20 cm	10 St. 5 St. 5 St.	Saugfähiger Hydrokolloid-Verband mit semipermeabler, keimdichter Deckschicht; selbsthaftend; bewirkt durch Gelumwandlung der hydrokolloiden Verbandanteile ein feuchtes Wundmilieu; beschleunigt die Reinigung; fördert die Granulation und Epithelisierung; schmerzlos ohne Wundirritation zu entfernen
Suprasorb® H	Lo			2-schichtig: Polyurethanfolie + saugfähige Hydrokolloidschicht
Tegasorb®	3M	10 × 10 cm 15 × 15 cm 10 × 12 cm 13 × 15 cm 17 × 20 cm	 Oval Oval Oval	In quadratischer und ovaler Form (mit Kleberand) für Prophylaxe, Therapie und Nachbehandlung von Decubitalulcera und Ulcus cruris
Varihesive®	Con	10 × 10 cm 15 × 20 cm 20 × 20 cm 20 × 30 cm		Gelbildende Hydrokolloidpartikel (Pektin, Gelatine, Na-Carboxymethylcellulose in Polymermatrix). Sämtliche Varihesive-Verbände sind keim- und wasserundurchlässige, hypoallergene Adhäsivverbände zur feuchten Wundkonditionierung. Sie sind einzeln verpackt, können nicht mit der Wunde verkleben und fördern Wundreinigung, Granulation und Reepithelisierung; auch bei chronischen Wunden wie Ulcus cruris und Dekubitus
Varihesive® V	Con	10 × 10 cm 15 × 20 cm 20 × 20 cm 20 × 30 cm		Wie Varihesive, aber mit weiterentwickelter Polymermatrix; flexibler, höhere Exsudataufnahme
Varihesive® E Border	Con	6 × 6 cm 10 × 10 cm 15 × 15 cm 10 × 13 cm	 Tropfenförmig	Wie Varihesive E, zusätzlich hydrokolloider Fixierrand. Spezielle Tropfenform für Dekubiti im Sakralbereich
Varihesive® extra dünn	Con	7,5 × 7,5 cm 10 × 10 cm 15 × 15 cm 5 × 10 cm 5 × 20 cm		Wie Varihesive E, nur dünnere Schicht. Halbtransparent für schwach nässende Wunden und in der Abheilphase
Varihesive® mit Fixierrand	Con	5 × 5 cm 7,5 × 7,5 cm		Wie Varihesive, mit mikroporösem Kleberand. Für kleinere Hautverletzungen

Con: Convatec; Col: Coloplast; S&N: Smith & Nephew; PH: Hartmann

Tab. 6.1-11: Alginatverbände

Name	Hersteller	Format	Packungsgröße, -art	Kurzbeschreibung
Kaltostat®	Con	Verschiedene Formate		Kompressen, Tamponaden, zur Wundreinigung; Absorptionskapazität bis zum 19fachen Eigengewicht
Sorbalgon®	PH	5 × 5 cm 10 × 10 cm	10 St., steril, einzeln	Tamponierbare, wirkstofffreie Kompressen aus Calciumalginat-Fasern, die sich im Austausch von Blut und Sekreten in ein hydrophiles, nicht verklebendes Gel umwandeln und die Wunde ausfüllen; Keime werden während der Umwandlung in der Gelstruktur eingeschlossen
Suprasorb® A	Lo	5 × 5 cm	10 St.	Hohe Sekretaufnahmekapazität, Einsatz in der Reinigungsphase bei stark sezernierenden Wunden

Con: Convatec; PH: Hartmann; Lo: Lohmann

Tab. 6.1-12: Polyurethanschaumstoffkompressen

Name	Hersteller	Format	Packungsgröße, -art	Kurzbeschreibung
Allevyn® standard	S&N	5 × 5 cm 10 × 10 cm 10 × 20 cm 20 × 20 cm	3 Stück 10 Stück	Stark saugfähige Polyurethan-Wundauflage für exsudatreiche Wunden
Allevyn® adhesive	S&N	7,5 × 7,5 cm 12,5 × 12,5 cm 17,5 × 17,5 cm 22,5 × 22,5 cm	3 Stück 10 Stück	Wie oben, perforierte und selbsthaftende Wundkontaktfolie
Allevyn® cavity	S&N	5 cm rund 10 cm rund 25 × 2,5 cm oval 12 × 4 cm oval	10 Stück 5 Stück 10 Stück 5 Stück	Wundkissen für tiefe Wunden, hohes Absorptionsvermögen, kein Verkleben mit der Wunde
Cutinova® thin	S&N	5 × 6 cm 10 × 10 cm 15 × 20 cm	10 Stück 5 Stück 3/48 Stück	Zur Versorgung oberflächiger, granulierender Wunden mit mäßiger Sekretion. Reinigt die Wunde, selbstklebend, wasserfest, keimdicht
Syspur-Derm®	PH	7,5 × 7,5 cm 10 × 20 cm	10 Stück, steril, einzeln eingesiegelt	*Polyurethan-Schaumstoff* zur Reinigung und Konditionierung der Wunden und Ulzerationen; zur temporären Deckung großflächiger Hautdefekte; zur Vorbereitung von Hauttransplantationen

S&N: Smith & Nephew; PH: Hartmann

ten Anforderungen: Sie schnüren nicht ab, verrutschen nicht, engen die Beweglichkeit nicht ein und sind ausreichend luft- und wasserdampfdurchlässig.

Elastische Fixierbinden (Tab. 6.1-13) werden aus texturierten Garnen verschiedener Zusammensetzung hergestellt. Die strukturierte Oberfläche (Pehalast, Abb. 6.1-11; Elastomull®, Abb. 6.1-12) gewährleistet Rutschfestigkeit, so dass sich die Bindentouren nicht verschieben können. Imprägniert man sie mit Latex, so erhält man auf sich selbst haftende elastische Mullbinden, die allerdings nicht waschbar sind (Gazofix®, Abb. 6.1-13; Elastomull® haft, Abb. 6.1-14).

Stütz- und Kompressionsbinden

Stütz- und Kompressionsbinden werden bei Beinleiden (Ulcus cruris, Ödeme infolge venöser Stauungen, Venenentzündungen, Varizen) oder auch als Verbände bei Sport- und Unfallverletzungen angewandt. Man teilt sie ein in:

- Kurzzugbinden
- Langzugbinden
- Schaumgummi- oder Schaumstoffbinden
- Pflasterbinden

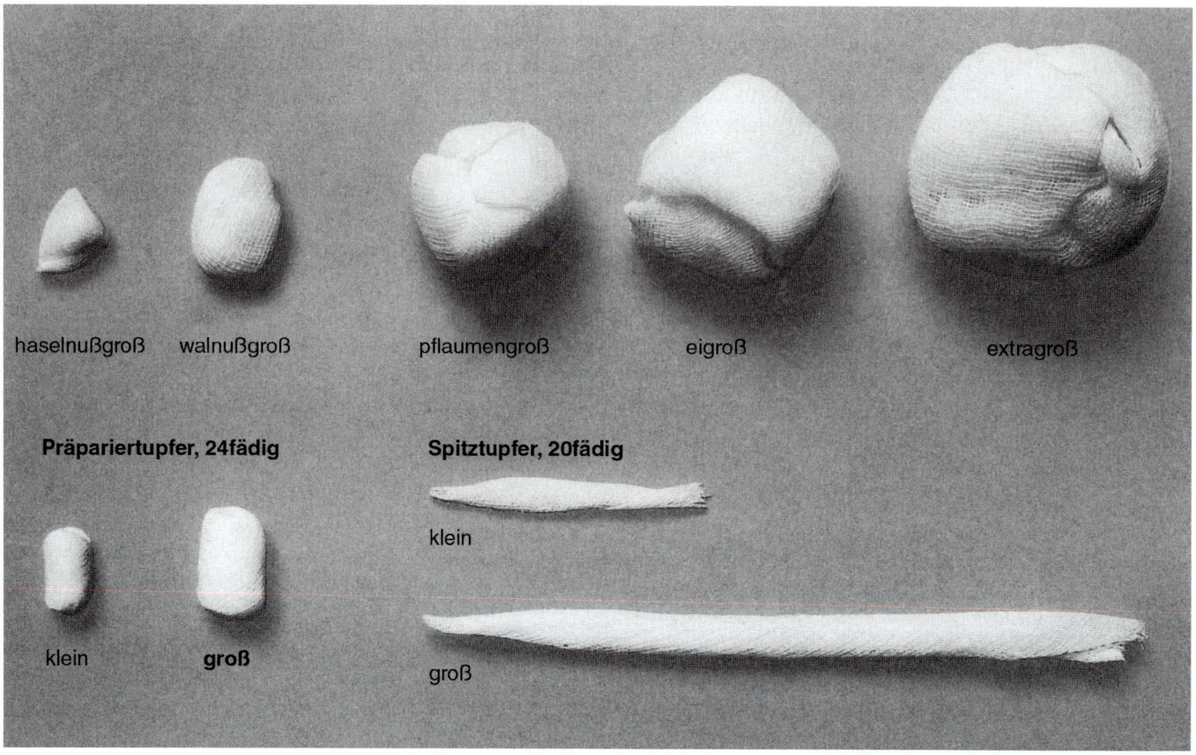

Abb. 6.1-10: Mulltupfer (Hartmann AG, Heidenheim)

Tab. 6.1-13: Elastische und auf sich selbst haftende Fixierbinden (nach Beiersdorf Produkt-Information)

Elastische Fixierbinden	Produktbeispiele	Hersteller	Latex-Imprägnierung
Aus 100 %iger Baumwolle	Gazomull® Pehalast®	Beiersdorf Hartmann	– +
Mit überwiegend Kräuselpolyamid-Kettfäden und Baumwoll-Schussfäden	Elastische Fixierbinde Lastotel® Rondoflex® Urbelast® Gazofix®, Gazofix® color Haftelast®	Genopharm Hartmann Dr. Wüsthoff Urban Beiersdorf Lohmann	– – – – + +
Mit Kräuselpolyamid-Kettfäden und hohem Naturfaseranteil in Kette und Schuss	Elastomull® Mollelast® Peha-crepp® Rondokrepp® Urban-crepp® Elastomull® haft Peha-haft®	Beiersdorf Lohmann Hartmann Dr. Wüsthoff Urban Beiersdorf Hartmann	– – – – – + +

Unterscheidungsmöglichkeiten für Fixierbinden sind:

- ☐ aus 100 % Baumwolle mit überdrehten Kettfäden
- ☐ mit Kettfäden aus Kräuselpolyamid-Kettfäden und Baumwoll-Schussfäden, nicht haftend und haftend
- ☐ mit Kettfäden aus Kräuselpolyamid und Baumwoll- oder Zellwollfäden sowie Baumwoll-Schussfäden, nicht haftend und haftend

Alle drei Bindentypen haben eine strukturierte Oberfläche, die bewirkt, dass sich die einzelnen Bindentouren nicht verschieben. Die Gelenkbeweglichkeit bleibt weitgehend erhalten, die Blutzirkulation wird nicht behindert. Haftende Fixierbinden sind mit Latex imprägniert, so dass die einzelnen Bindentouren noch fester aufeinander haften.

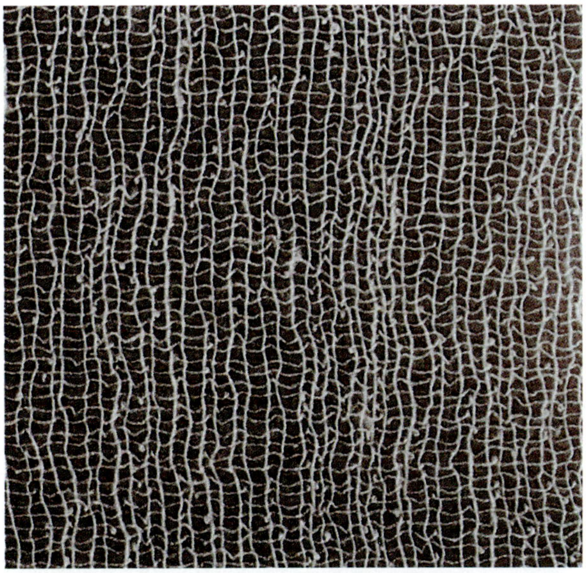

Abb. 6.1-11: Pehalast®: elast. Fixierbinden aus 100 % Baumwolle (Beiersdorf AG, Hamburg)

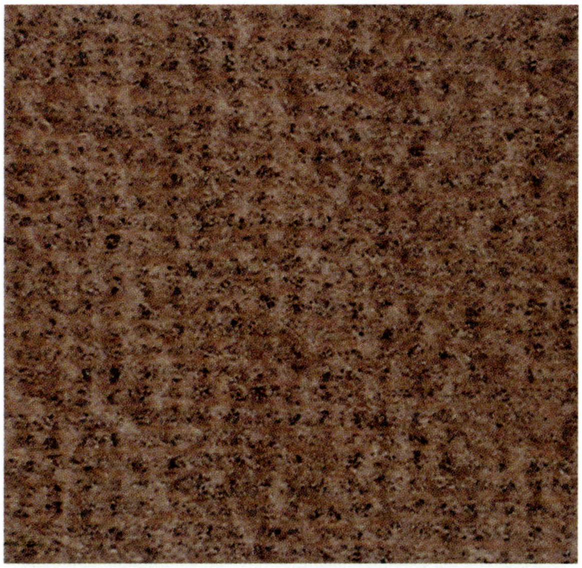

Abb. 6.1-13: Auf sich selbst haftende elastische Mullbinden unterschiedlicher Zusammensetzung. Gazofix®: 40 % Baumwolle, 60 % Polyamid, lateximprägniert (Beiersdorf AG, Hamburg)

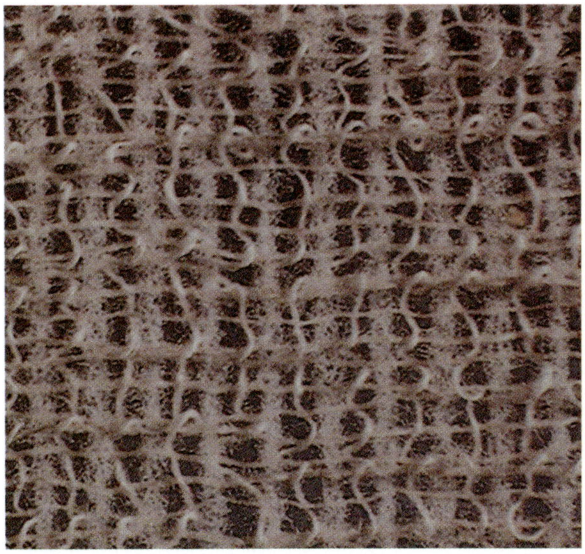

Abb. 6.1-12: Elastomull® (38 % Baumwolle, 82 % Viskose, 30 % Polyamid) (Beiersdorf AG, Hamburg)

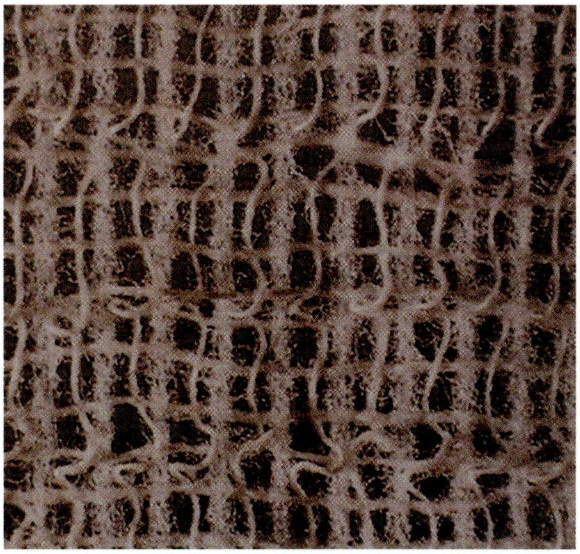

Abb. 6.1-14: Auf sich selbst haftende elastische Mullbinden unterschiedlicher Zusammensetzung. Elastomull® haft: 40 % Baumwolle, 30 % Viskose, 30 % Polyamid, lateximprägniert (Beiersdorf AG, Hamburg)

Idealbinden (elastische Binden) sind **Kurzzugbinden**. Sie sind aus überdrehten Baumwollfäden gewebt und erhalten dadurch ihre Elastizität. Üblicherweise sind sie weiß und um die doppelte Länge dehnbar, so dass ihre maximale Länge im gedehnten Zustand bis 5 m betragen kann. Idealbinden sind hautfreundlich, ermüden jedoch mit der Zeit; die Kompressionswirkung geht nicht verloren. Durch Waschen kann ihre Elastizität wieder hergestellt werden. Hautfarbene Idealbinden haben einen kürzeren Zug und bewirken dadurch eine stärkere Kompression.

Produktbeispiel: Comprilan® (Beiersdorf).

Durch Aufsprühen von Latex entsteht eine auf sich selbst haftende Idealbinde.

Produktbeispiele: Idealhaft® (Hartmann), Comprihaft® (Beiersdorf).

So genannte Pütter-Verbände bestehen aus zwei hautfarbenen Idealbinden, die zur Doppelbindetech-

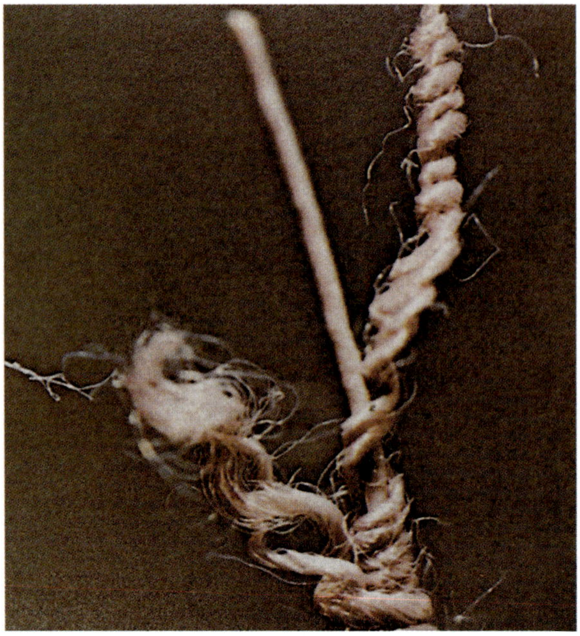

Abb. 6.1-15: Umsponnene Gummikettfäden einer Eloflex-Binde (Lohmann GmbH & Co. KG, Neuwied)

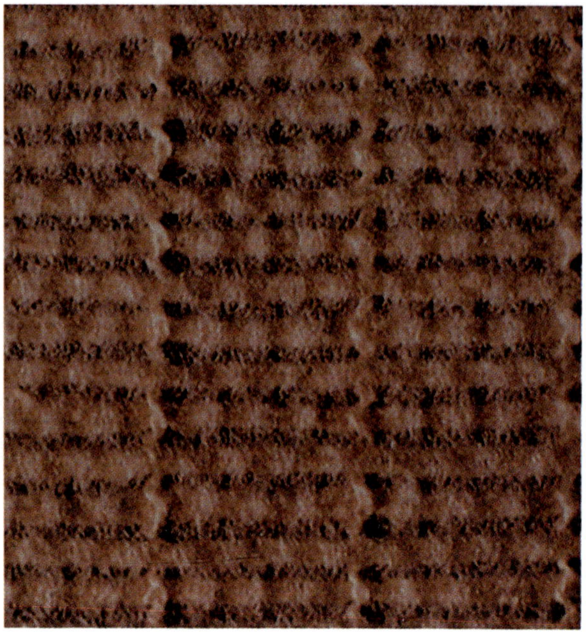

Abb. 6.1-16: Uniflex®-Binde (71 % Baumwolle, 27 % Polyamid, 1 % Polyurethan) (Beiersdorf AG, Hamburg)

nik nach Pütter, das heißt, gegenläufig gewickelt, bei Venenentzündungen angewendet werden. *Produktbeispiele:* Comprilan®-Verband (Beiersdorf), Elko® (Lohmann), Pütter-Verband (Hartmann).

Zu den Idealbinden gehören auch die **Nabelbinden,** das sind verkürzte Idealbinden mit Bändern.

Langzugbinden „ermüden" beim Tragen nicht, da sie ihre Elastizität nicht verlieren können. Die Kettfäden bestehen aus mit Kräuselpolyamid um-

Tab. 6.1-14: Stütz- und Kompressionsbinden (Kurz- und Langzugbinden) (aus Riedel, Triebsch (1995): Verbandstoff-Fibel, Wissenschaftliche Verlagsgesellschaft, Stuttgart)

	Kurzzugbinden (Dehnbarkeit: 100%)			Langzugbinden (inkl. Mittelzugbinden, Dehnbarkeit: bis 200%)		
	Dauerelastisch	Nicht dauerelastisch		Weicher Typ		Straffer Typ
		Idealbinden nach DIN 61632	Nicht genormte Idealbinden			
Dehnbares Prinzip:	Texturiertes Polyamid	Überdrehte Baumwollgarne	Überdrehte Baumwollgarne	Polyurethan-Elastomer	Gummifäden	Polyurethan-Elastomer
Produktbeispiele:	Ideallast®, Lastobind®, Durelast®, Uniflex®	Idealbinde (schlingkantig), Elasticon® (webkantig)	Comprilan®, Pütter-Verband, Elko®	Lastodur® weich, Elodur® fein, Eloflex®, Dauerbinde fein	Eloflex®	Lastodur® straff, Lastodur®-Gelenkverband, Comprilastic® MZB, Elastoflex® mit Lycra MZB, Elodur® kräftig, Dauerbinde kräftig

Tab. 6.1-15: Kurz- und Langzugbinden

Produktbeispiele (Binde)	Hersteller	Elastische Kettfäden	Besonderheiten	Maximale Dehnbarkeit (%)
Kurzzug (100 %ige Dehnbarkeit)				
Compridur®	Beiersdorf	Kräuselpolyamid	Enden mit Latex imprägniert	70
Durelast® Idealast®	Lohmann Hartmann	Kräuselpolyamid mit Polyamid überdrehten Baumwollzwirnen	Sehr kurzer Zug Dauerelastische Idealbinde	50 90
Lastobind® Rhena-Varidress® Uniflex®	Hartmann Kreussler Beiersdorf	Kräuselpolyamid Kräuselpolyamid Polyurethan/Kräuselpolyamid	Dauerelastische Idealbinde Dauerelastische Idealbinde Dauerelastische Idealbinde	70 90
Mittelzug (100–150 %ige Dehnbarkeit)				
Comprilastic® Eloflex® Lycra	Beiersdorf Beiersdorf	Polyurethan Polyurethan	Kräftige Kompression Auch Gelenkbinde/weiche Kompression	100 120
Lastohaft®	Hartmann	Polyurethan	Kräftige Kompression, haftend	
Lenkelast® Rosidal-F® fein	Lohmann Lohmann	Polyurethan/Kräuselpolyamid Kräuselpolyamid	Dauerelastische Idealbinde Leichte Kompression	130 105
Langzug (100 %ige Dehnbarkeit)				
Dauerbinde F fein	Lohmann	Polyurethan/Kräuselpolyamid	Weiche Kompression, auch Gelenkbinde	180
Dauerbinde K kräftig	Lohmann	Polyurethan	Kräftige Kompression, auch Gelenkbinde	180
Elodur® kräftig	Beiersdorf	Polyurethan	Kräftige Kompression, auch Gelenkbinde	170
Elodur® fein Eloflex®	Beiersdorf Beiersdorf	Polyurethan Gummifäden/Kräuselpolyamid	Weiche Kompression, auch Gelenkbinde	170 200
Lastodur® straff	Hartmann	Polyurethan	Kräftige Kompression, auch Gelenkbinde	180
Lastodur® weich	Hartmann	Polyurethan	Weiche Kompression	180

sponnenen Gummi- oder Polyurethan-Fäden (Abb. 6.1-15). Binden mit umsponnenen Gummikettfäden altern und sind empfindlich gegen Salben oder Schweiß, ihre Dauerelastizität geht durch schonendes Waschen nicht verloren.

Produktbeispiel: Eloflex® (Beiersdorf).

Dauerelastische Binden, die auf sich selbst haften, werden wie bei den elastischen Mull- oder Idealbinden mit Latex imprägniert.

Produktbeispiele: Lastohaft® (Hartmann), Elohaft® (Beiersdorf).

Zu den Langzugbinden gehören auch die Universalbinden, die preisgünstiger sind und gegenüber dem Anteil an Synthetikfasern einen höheren Prozentsatz an Baumwollfäden enthalten.

Produktbeispiele: Lenkelast® (Lohmann), Uniflex® (Beiersdorf, Abb. 6.1-16); mit Latex imprägniert: Unihaft® (Beiersdorf).

Von besonderem Interesse ist bei den Kurz- und Langzugbinden ihre Dehnbarkeit, die die Anwendung der Binde für die vorgesehene Indikation bestimmt. Man unterscheidet (Tab. 6.1-14, 6.1-15):

- ☐ **Kurzzugbinden** (KZB) mit einer Dehnbarkeit bis 100 %. Hierzu gehören Idealbinden und Kräuselpolyamid-Binden (Abb. 6.1-17). Sie können über Nacht angelegt bleiben.
  Produktbeispiel: Durelast® (Lohmann, Abb. 6.1-18)
- ☐ **Mittelzugbinden** (MZB) haben im Vergleich zu den Kurz- und Langzugbinden geringere Bedeutung; sie sind um 100 bis 150 % dehnbar.
- ☐ **Langzugbinden** (LZB) haben eine Dehnbarkeit bis zu 200 %, einen hohen Ruhedruck und dürfen daher nicht über Nacht getragen werden, da andernfalls die Endkapillaren der Blutgefäße verschlossen werden und auf diese Weise die Durchblutung gestört ist.
  Produktbeispiel: Dauerbinde fein (Lohmann, Abb. 6.1-19).

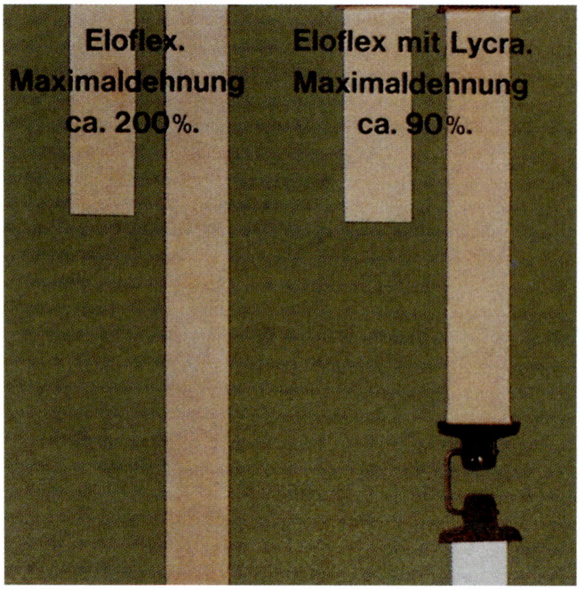

Abb. 6.1-17: Demonstration der Dehnbarkeit einer Kurz- und Langzugbinde (Lohmann GmbH & Co. KG, Neuwied)

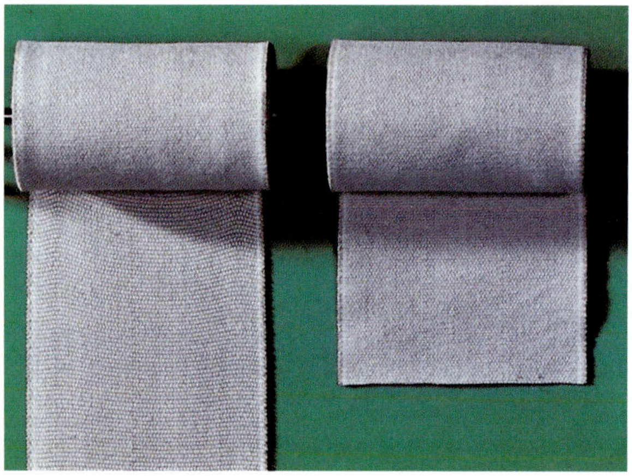

Abb. 6.1-18: Durelast®-Binde (KZB) (Lohmann GmbH & Co. KG, Neuwied)

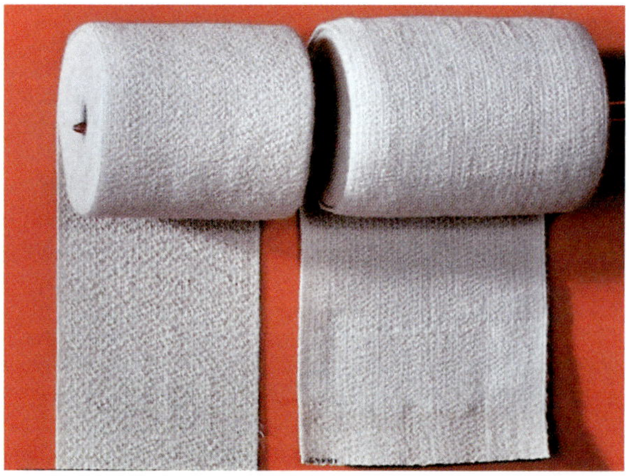

Abb. 6.1-19: Lohmann-Dauerbinde fein (LZB) (Lohmann GmbH & Co. KG, Neuwied)

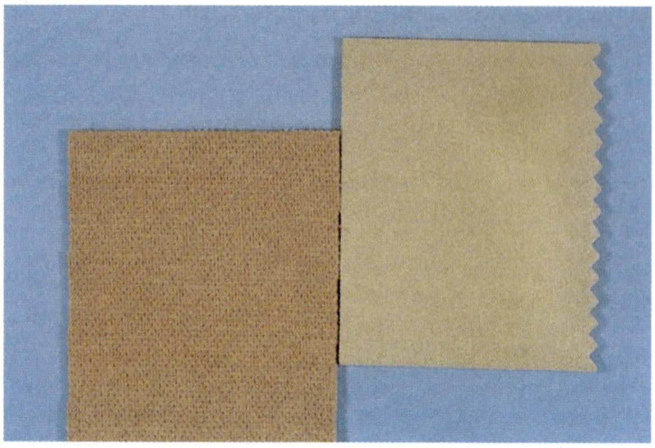

Abb. 6.1-20: Schaumgummibinde Lastocomp® (Hartmann AG, Heidenheim)

- ☐ **Gelenkbinden** sind von 7 m im gedehnten Zustand auf 3,5 m im gedehnten Zustand verkürzte Langzugbinden.
  Produktbeispiel: Gelenkverband (Lohmann)
- ☐ **Schaumgummibinden** altern und werden brüchig, **Schaumstoffbinden** dagegen haben eine längere Lebensdauer. Beide werden als Kompressionsverband und bei Ulcus cruris angewandt.
  Produktbeispiele: Lastocomp® (Schaumgummibinde, Hartmann, Abb. 6.1-20), Autosana® Schaumstoffbinde (Kreussler).

Bei der Tape-Technik (s. Tape-Verbände, S. 555) werden Polyurethan-Schaumstoffbinden zur Polsterung verwendet.

Produktbeispiel: Pretape® (Lohmann).

Bei **Pflasterbinden** handelt es sich um elastische Binden (Abb. 6.1-21 a, b, c), die mit einem Pflasterkleber (s. S. 555) bestrichen sind. Es sind Binden, die entweder quer- oder längselastisch sind (Tab. 6.1-16). Hier liegen also Übergänge zu Kurzzugbinden vor. Sie werden nach der Verödung von Krampfadern, zur Thromboseprophylaxe, bei Brüchen und Sportverletzungen zur gleichbleibenden Dauerkompression verwendet.

Pflaster

Der Begriff „Pflaster" hat im Laufe der Jahrhunderte einen rasanten Wandel durchgemacht. Pflaster waren ursprünglich stangen- oder blockähnliche Arzneizubereitungen (Abb. 6.1-22) aus Bleisalzen höherer Fettsäuren sowie Fetten, Ölen, Wachs oder Harz (lat.: Emplastra), denen je nach Indikation Arzneistoffe zugesetzt wurden. Vor Gebrauch wurden sie nach Erwärmen auf geeignete Materialien (Leinen, Leder oder Salbenmull) aufgestrichen. Nunmehr handelt es sich bei den handelsüblichen Pflastern um gebrauchsfertige Produkte (lat.: Collemplastra). Die Entwicklung gebrauchsfertiger Pflaster ging von Amerika aus. Durch Beimischung von Kautschuk entstanden Pflaster, die auf der Haut klebten. In Deutschland entwickelte der Apotheker P. Beiersdorf in Zusammenarbeit mit P. G. Unna die so genannte Guttaplaste; hierfür wurde als Träger der bis dahin gebräuchliche Salbenmull gegen Guttapercha ausgetauscht. Eine große Verbesserung war wegen seiner reizlindernden und entzündungshemmenden Eigenschaften der Zusatz von Zinkoxid. Der Durchbruch gelang dem Unternehmen mit dem ersten Zinkoxid-Kautschuk-Pflaster, dem **Leukoplast.** Nach dem Zweiten Weltkrieg begann das

Tab. 6.1-16: Pflasterbinden

Handelsbeispiele	Hersteller	Klebemasse
Längselastische Binden		
Acrylastic®-Pflasterbinde	Beiersdorf	Polyacrylat
Elastoplast®-Pflasterbinde	Beiersdorf	Zinkoxid-Kautschuk
Porelast®-Pflasterbinde	Lohmann	Zinkoxid-Spezial
Porelast®-Acryl-Pflasterbinde	Lohmann	Polyacrylat
Querelastische Binden		
Porodress®-Pflasterbinde	Lohmann	Zinkoxid-Spezial
Längs- und querelastische Binden		
Panelast®-Pflasterbinde	Lohmann	Zinkoxid-Spezial
Panelast®-Acryl-Pflasterbinde	Lohmann	Zinkoxid-Spezial
Tricoplast®-Pflasterbinde	Beiersdorf	Polyacrylat

Zeitalter der Kunststoffe, die im Laufe der Zeit zahlreiche Verbesserungen nicht nur der Verbandstoffe, sondern auch der Pflaster brachten.

Träger- und Klebematerialien

Grundsätzlich besteht ein Pflaster aus einem Träger und einem Kleber.

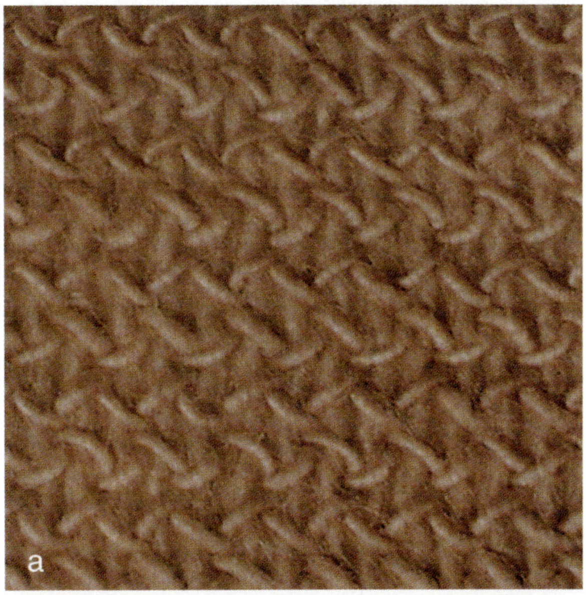

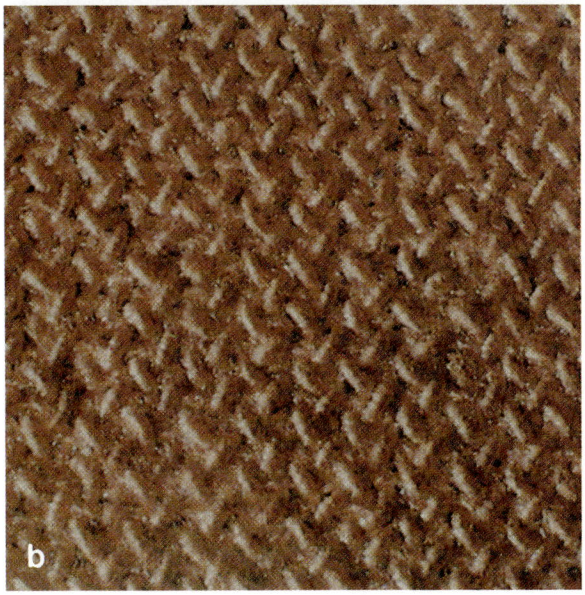

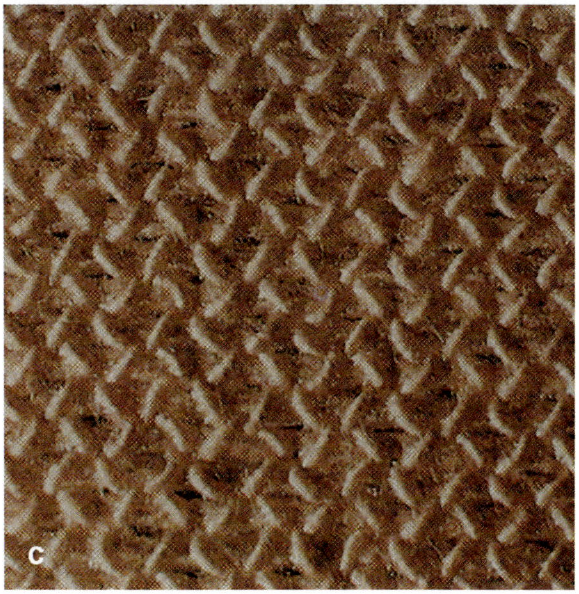

Abb. 6.1-21: Pflasterbinden. a Elastoplast® (Zinkoxid-Kautschuk), **b** Acrylastic® (Polyacrylat), **c** Tricoplast® (Polyacrylat) (Beiersdorf AG, Hamburg)

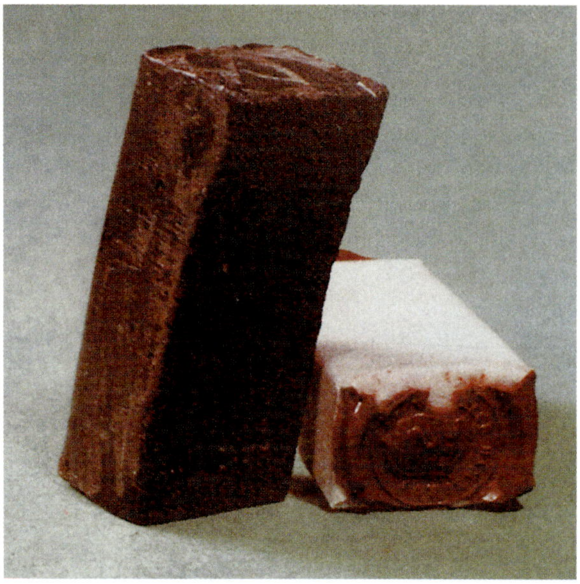

Abb. 6.1-22: Medikamentöse Stangenpflaster (Beiersdorf AG, Hamburg)

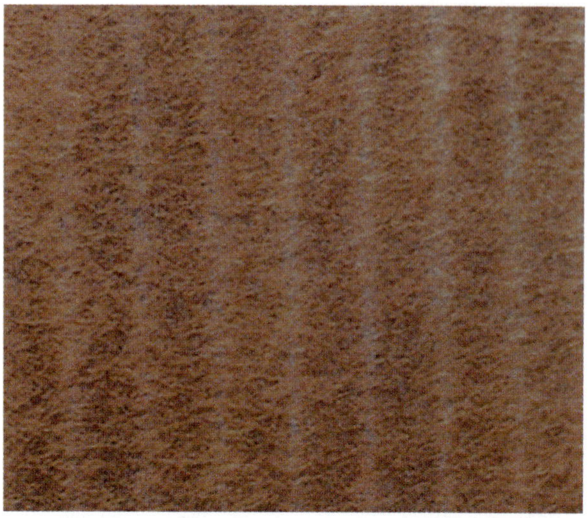

Abb. 6.1-24 a: Träger: Viskosevlies (Polyacrylat in Streifenstrich) (Beiersdorf AG, Hamburg)

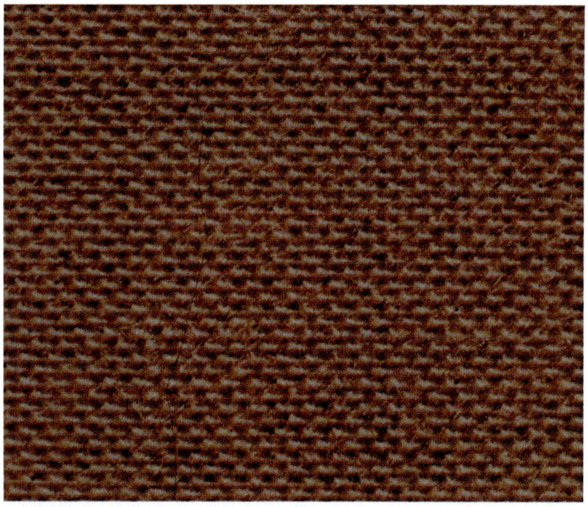

Abb. 6.1-23 Kleber: Zinkoxid-Kautschuk (perforiert), Träger: Zellwolle (Viskose) (Beiersdorf AG, Hamburg)

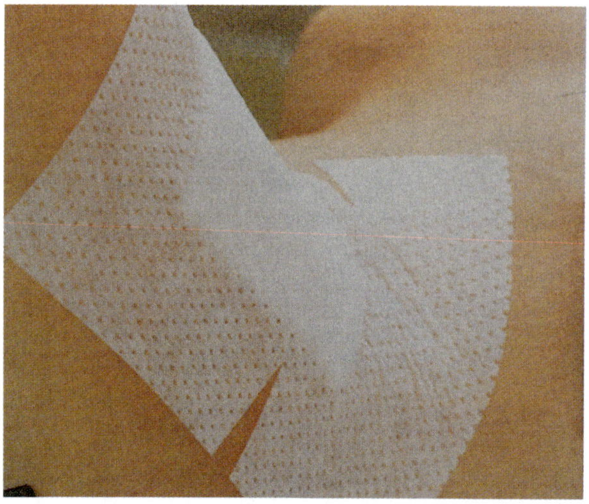

Abb. 6.1-24 b: Polyamidvlies (Beiersdorf AG, Hamburg)

Träger

Die verschiedenen Trägertypen sind in den Abbildungen 6.1-23 bis 6.1-26 dargestellt.

Ein wesentliches Problem für die Qualität eines Pflasterklebstoffes ist seine Allergisierungsrate, für die in den Klebstoffen, die Colophonium enthalten, die Harzsäuren verantwortlich sind. In den modernen Klebemassen sind Auslöser für die Allergisierung meist Restmengen von Lösungsmitteln oder Monomeren, aus denen das Polymerisat entstanden ist. Bis vor kurzem wurde Polyacrylat in organischen Lösungsmitteln auf den Träger aufgebracht, das Lösungsmittel verdunstet, Polyacrylat wird dabei nachpolymerisiert. Hypoallergene Klebstoffe werden durch lösungsmittelfreie Polymerisation in wässriger Emulsion hergestellt. Die Allergisierungsrate sank von 3 bis 4 % auf unter 0,5 %. In einem neuen Verfahren wird das fertige Pflaster mit Elektronenstrahlen beschossen; auf diese Weise wird die Klebemasse vollständig polymerisiert, so dass keine allergisierenden Restmonomere mehr vorhanden sind.

Klebematerialien

Vor- und Nachteile der verschiedenen Klebematerialien sind in Tabelle 6.1-17 zusammengestellt.

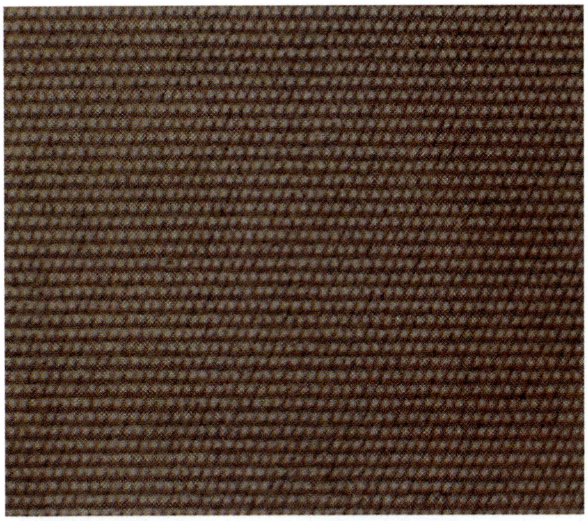

Abb. 6.1-25: Träger: Acrylat-Gewebe (Beiersdorf AG, Hamburg)

Abb. 6.1-26: Träger: PVC-Folie (Beiersdorf AG, Hamburg)

Pflaster als Fixiermittel und Wundschnellverbände

Heftpflaster unterscheiden sich von Wundschnellverbänden dadurch, dass sie keine Wundauflage haben (Tab. 6.1-18). Der Verbraucher weiß dies häufig nicht zu differenzieren, daher wird in der Apotheke häufig nachgefragt. Heftpflaster können nach ihrem Trägermaterial oder ihrer Klebemasse unterschieden werden.

Hautfarbenes Renforcé ist der Träger für Heftpflaster mit Zinkoxid-Kautschuk-Klebemasse. Diese sind wasserdampf- und luftundurchlässig. Durch Imprägnieren und Lackieren erhält man „wasserfeste" Heftpflaster. Hierzu gehören auch Tapes (Abb. 6.1-27), die weiße starre Gewebepflaster sind und in

Tab. 6.1-17: Vor- und Nachteile verschiedener Klebematerialien (aus Riedel, Triebsch (1995): Verbandstoff-Fibel, Wissenschaftliche Verlagsgesellschaft, Stuttgart)

Zinkoxid-Kautschuk-Klebemasse	Polyacrylat-Klebemasse
Elastische Gerüstsubstanzen (Naturkautschuk, Oppanole), Harze (Colophonium, Dammar), Weichmacher (Wollfett, Vaseline), Füllkörper (hauptsächlich Zinkoxid), Alterungsschutzmittel	Polyacrylat
Vorteile	
Gute Klebkraft	Transparent, röntgenstrahlendurchlässig, sterilisierfähig, keine Kleberänder, selten Hautreizungen, unempfindlich gegen Klimaschwankungen oder Feuchtigkeit
Nachteile	
Intransparent, röntgenstrahlenundurchlässig, nicht sterilisierfähig, Kleberänder, Hautreizungen, empfindlich gegen Klimaschwankungen oder Feuchtigkeit	Schlechtere Klebekraft

Längs- und Querrichtung gerissen werden können. Sie eignen sich für die Verwendung bei Sportverletzungen, z. B. Verstauchungen, Tennisarm, Verrenkungen, und sind eine moderne Methode zur aktiven Stabilisierung. Das Anlegen von Tape-Verbänden erfordert eine spezielle Technik. Zwei Anwendungsbereiche des Tape-Verbandes sind zu unterscheiden:

- ☐ Der Tape-Kompressionsverband bei frischen Verletzungen
- ☐ Der funktionelle Tape-Stützverband bei instabilen Gelenken.
  Produktbeispiele: Leukotape®, Leukotape® Air (hypoallergen und atmungsaktiv, Leukotape® color (Beiersdorf), Porotape® (Lohmann).

Die modernen Heftpflaster sind mit Polyacrylat-Klebemasse beschichtet und haben als Trägermaterialien Kunstseide, Vliesstoffe aus Polyamid (Hansamed, Beiersdorf) oder Viskose bzw. Folien.

Folienpflaster (Polyethylen oder Polyvinylchlorid) sind ebenfalls mit Polyacrylat-Klebemasse bestrichen und lassen sich, wie folgt, differenzieren:

Tab. 6.1-18: Heftpflaster, breitflächige Fixierpflaster

Träger	Klebemasse	Produktbeispiele	Hersteller	Eigenschaften
Renforcé (Zwischengewebe)	Zinkoxid-Kautschuk	Leukoplast® Omniplast® Porofix®	Beiersdorf Hartmann Lohmann	Hohe Klebkraft
Zellwolle-Mull	Polyacrylat	Fixomull® Fixomull® stretch*	Beiersdorf Beiersdorf	Elastisch
Kunstseide	Polyacrylat	Leukosilk® Omnisilk® Micropore® Silkafix®	Beiersdorf Hartmann 3M Lohmann	Reißbar
Vliesstoffe (verschiedene Materialien)	Polyacrylat	Leukopor® Onmivlies® Curafix®* Curafix H®* Omnifix® elastic*	Beiersdorf Hartmann Lohmann Lohmann Hartmann	Luft-, wasser- und dampfdurchlässig, sehr elastisch
Folien (verschiedene Materialien)	Polyacrylat	Leukoflex® Leukoderm® Leukofix®** Onmiflex® Omnipor® Transpore®**	Beiersdorf Beiersdorf Beiersdorf Hartmann Hartmann 3M	Wasserabstoßend in den Kleber Baumwollmull eingearbeitet

* Fixierpflaster
** Quer und längs zu reißen

- ☐ Nicht perforiert, reißfest, wasser- und luftundurchlässig; *Produktbeispiele:* Leukoflex® (Beiersdorf), Omniflex® (Hartmann)
- ☐ Fein perforiert, quer und längs reißbar, luftdurchlässig; *Produktbeispiele:* Leukofix® (Beiersdorf, Abb. 6.1-28), Omnipor® (Hartmann), Transpore (3M)

Zur breitflächigen Fixierung der Wundauflagen stehen verschiedene Produkte zur Verfügung (s. auch Tab. 6.1-18).

Produktbeispiele: Fixomull® (Abb. 6.1-29), Fixomull® stretch (Beiersdorf), Curafix®, Curafix® H (Lohmann), Omnifix® elastic (Hartmann).

Wundschnellverbände (Tab. 6.1-19) sind Heftpflaster mit Wundauflagen. Diese können bestehen aus:

- ☐ Zellwoll-(ZW-)Gewirke
- ☐ Polyesterfolien auf textilem Sauggewebe
- ☐ Aluminiumbedampftem Vlies- oder Zellstoff *Produktbeispiel:* Metalline® (Lohmann, Abb. 6.1-30)
- ☐ Imprägnierten Vliesstoffen

Die Wundauflagen werden häufig mit Desinfektionsmitteln, wie Bismutsubgallat (Dermatol), Acridin-Farbstoffen, Quecksilber-Verbindungen (Merfen) imprägniert. Bei der Hansaplast® med-Linie (Beiersdorf) wird seit neuestem Silber in der Wundauflage als sicheres Antiseptikum verwendet. Um zu verhindern, dass die Wundauflage mit der Wunde verklebt, sind besonders solche geeignet, die mit Aluminium bedampft oder einem mikroporösen Polypropylen-(PP-)Film überzogen sind. Bewährt haben sich auch Wundauflagen, bei denen der Entklebungseffekt dadurch bewirkt wird, dass sich die Wundauflage während des Aufsaugens des Wundsekrets abhebt. Die Wundauflage macht sehr oft weniger als die Hälfte der angegebenen Breite aus.

Produktbeispiele: Hansaplast®, Hansamed® (Beiersdorf).

Anstelle der Renforcé-Träger und Zinkoxid-Kautschuk-Klebemasse werden auch elastischer Vliesstoff und Polyacrylat-Klebemasse verwendet.

Produktbeispiele: Curapor® (Lohmann), Hansamed® soft (Beiersdorf, Abb. 6.1-31 a), Cutiplast® (Beiersdorf, Abb. 6.1-31 b).

Bei den **modifizierten Wundschnellverbänden** (Strips) handelt es sich in der Regel um Folienprodukte, die bei kleinen Verletzungen sehr beliebt sind; sie wirken schmutzabweisend und lösen sich bei Feuchtigkeit nicht ab, wasserdicht sind sie allerdings nicht. Über der Wundauflage sind sie in der Regel perforiert, um die Belüftung der Wunde zu ermöglichen.

Produktbeispiele: Hansaplast® Strips transparent (Beiersdorf, Abb. 6.1-32), Hansaplast® Strips universal waterresistent (Beiersdorf, Abb. 6.1-33 a), Hansamed® plus (Beiersdorf), Hansaplast® Strips elastic (Beiersdorf, Abb. 6.1-33 b).

Abb. 6.1-27 a: Leukotape® (Zinkoxid-Kautschuk)

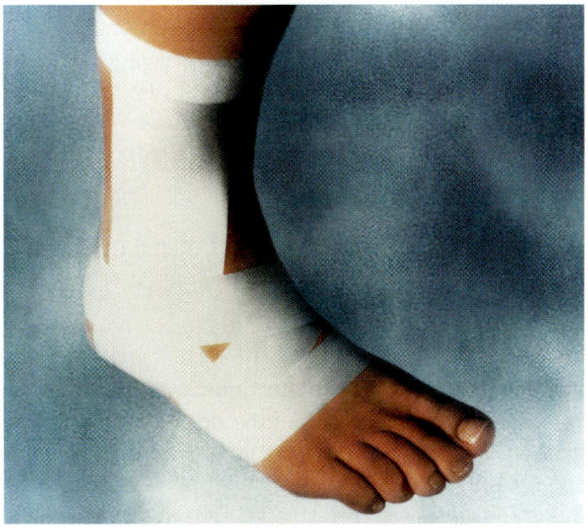

Abb. 6.1-27 b: Leukotape® Talus zur funktionellen Behandlung von leichten Distorsionen des Sprunggelenks

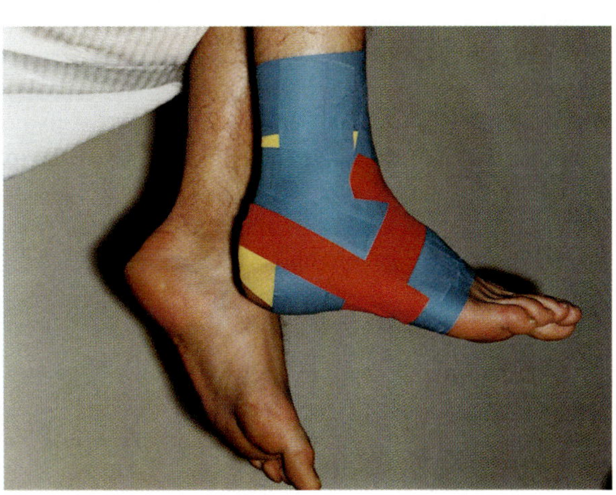

Abb. 6.1-27 c: Tape-Verband für das Sprunggelenk, da ein umgeknickter Knöchel nach einem Unfall häufig instabil ist (Foto: Beiersdorf AG, Hamburg)

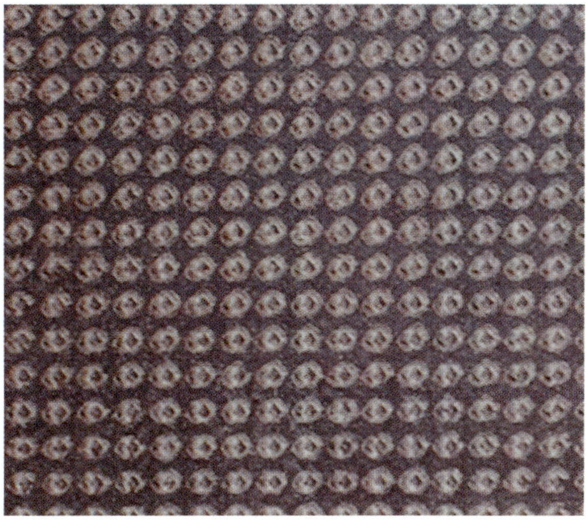

Abb. 6.1-28: Träger für Folienpflaster (Leukofix®): Polyethylen-Folie (perforiert) (Beiersdorf AG, Hamburg)

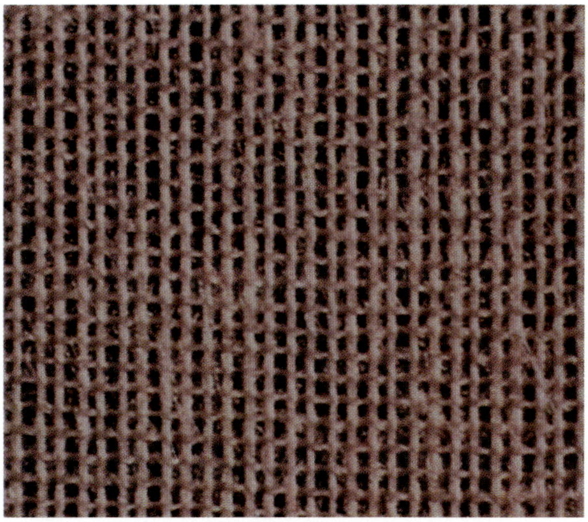

Abb. 6.1-29: Fixomull® (Zellwoll-Mull, Viskose) (Beiersdorf AG, Hamburg)

Spezialpflaster

Es handelt sich um gebrauchsfertige Pflaster und Pflasterstreifen aus unterschiedlichen Materialien mit den beiden bekannten Klebern. Sie wurden entwickelt, um verschiedenen medizinischen Indikationen entsprechen zu können.

Medizinische Pflaster

Sie sind Collemplastra und mit Capsicin als hyperämisierendem oder Salicylsäure als keratolytischem Arzneistoff versehen. Die Verwendung von Phenol, Cantharidin oder Senfölen in Pflastern gilt als obsolet.

Tab. 6.1-19: Wundverbände

Träger	Klebemasse	Produktbeispiele	Hersteller	Hinweis
Renforcé (Zwischengewebe)	Zinkoxid	Hansaplast® classic Hansaplast® elastic Kosmoplast® Kosmoplast elastisch	Beiersdorf Beiersdorf Hartmann Hartmann	Gute Klebkraft
Vliesstoffe (verschiedene Materialien: PE, PA, CV)	Polyacrylat	Curaplast® Curaplast® por Cutiplast® Hansamed® soft Hansamed® sensitive	Lohmann Lohmann Beiersdorf Beiersdorf Beiersdorf	Metalline Wundauflage, großporiges Vlies, querelastisch
Kunstseide	Polyacrylat	Dermicel®	Johnson & Johnson	
Folien (verschiedene Materialien, z. B. Polyurethan)	Polyacrylat	Band Aid® Hansaplast® transparent Hansaplast® comfort	Johnson & Johnson Beiersdorf Beiersdorf	Wasserdicht, atmungsaktiv

Produktbeispiele: Hansaplast® ABC Wärmepflaster mit dem Wirkstoff Cayennepfefferdickextrakt, Hansaplast® ABC Wärmepflaster sensitive (Beiersdorf) mit dem Wirkstoff Nonivamid; Finalgon® (Thomae), hyperämisierend durch Methylsalicylat; Guttaplast®, keratolytisch (Beiersdorf, Abb. 6.1-34; verschiedene Hühneraugenpflaster (Abb. 6.1-35).

Zur Vorbereitung chirurgischer Eingriffe an der Hautoberfläche, z. B. Einstich von Kanülen, steht ein Pflaster mit Lokalanästhetikum zur Verfügung; Produktbeispiel: Emla®-Pflaster (Astra), Lidocain und Prilocain enthaltend.

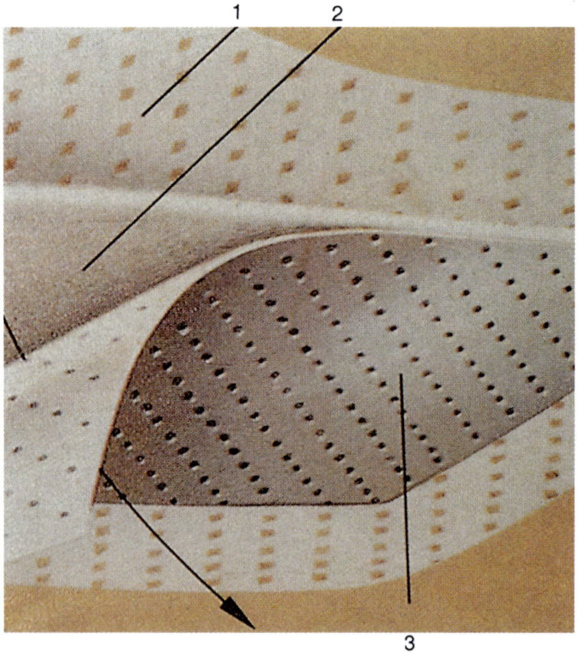

Abb. 6.1-30: Metalline® (aluminiumbedampfter Vliesstoffschleier) (Lohmann)

1 Luftdurchlässiger Vliesstoff,
2 Hochsaugfähiges Polster,
3 Aluminiumbedampfter Vliesstoffschleier als Wundauflage

Testpflaster

Diese werden zur Diagnose allergischer Krankheiten bzw. der Tuberkulose nach Moro verwendet. Klebemasse und Auflage sind durch eine Folie oder einen Polyester-Schutzring getrennt. Auf diese Weise wird verhindert, dass eine Rötung, durch Klebemasse verursacht, fälschlicherweise als positive Reaktion gedeutet wird.

Produktbeispiele: Curatest® (Lohmann), Leukotest® (Beiersdorf, Abb. 6.1-36).

Augenverbände

Augenverbände (Augenokklusionsverbände) werden zur Prophylaxe und Behandlung des Schielens sowie nach Augenoperationen verschiedener Indikationen angewandt. Es handelt sich um Spezialpflasterprodukte (ausgestanzte Pflasterstreifen) aus elastischem Gewebe mit luft- und wasserdampfdichter Polyacrylat-Klebemasse und mehreren Vlieslagen als Träger.

Produktbeispiel: Elastopad® (Beiersdorf, Abb. 6.1-37).

Bei Poroplast®-Augenverbandzuschnitten (Lohmann, Abb. 6.1-38) befinden sich in den ausgestanzten Pflasterstreifen Kunststoffscheiben. Der hautfreundliche Augenverband Opticlude® (3M) besteht aus leichter poröser Kunstseide, die dem Auge zugewandte Seite aus einem saugfähigen Spezialvlies, das nicht mit der Bindehaut verkleben kann.

Nabelbruchpflaster

Zur Behandlung eines Nabelbruches werden bei Säuglingen Spezialpflaster verwendet.

Produktbeispiel: Porofix® Nabelbruchpflaster (Lohmann, Abb. 6.1-39).

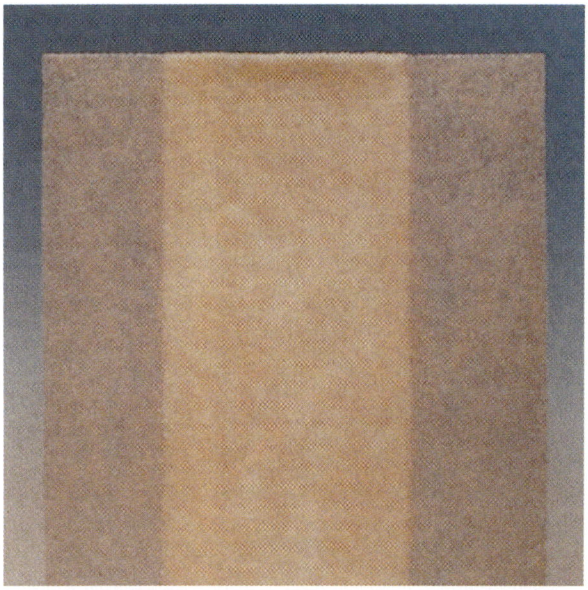

Abb. 6.1-31: a Hansamed® soft, b Cutiplast® (Klebemasse: Polyacrylat, Träger: Polyestervlies, Wundauflage: Zellwoll-/Polyestervlies) (Beiersdorf AG, Hamburg)

Wundnahtpflaster

Es handelt sich um Pflasterstreifen, die als Wundnahtverschluss geeignet sind. Sie werden je nach Typ Klammerpflaster oder Butterfly-Pflaster genannt und sind hervorragend geeignet, bei kleineren Wunden die Wundklammerung oder Wundnaht zu ersetzen. Man unterscheidet je nach Träger verschiedene Typen:

- ☐ Gewebe mit Zinkoxid-Kautschuk-Klebemasse: Porofix®-Klammerpflaster (Lohmann, Abb. 6.1-40)
- ☐ Gewebe und Polyacrylat-Klebemasse: Curapont® (Lohmann)

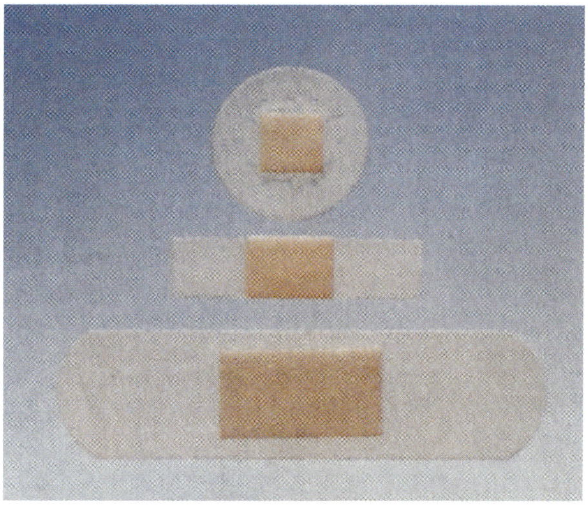

Abb. 6.1-32: Hansaplast® Strips transparent (Kautschuk-Harz) (Beiersdorf AG, Hamburg)

- ☐ Folie mit Polyacrylat-Klebemasse: Band Aid® (Johnson & Johnson) und Steri Strip® (3M)
- ☐ Polyamid- und Polyacrylat-Klebemasse: Leukostrip® (Beiersdorf)

Flüssigpflaster

Es handelt sich um Verbandmaterialien, die Mull und Kompressen fixieren können oder geeignet sind, als flüssiger „Wundschnellverband" zu dienen. Als Sprühkleber werden Mischpolymerisate aus Acryl- oder Methacrylsäure und ihren Estern verwendet, Lösungsmittel sind Alkohole, meist Ethanol, als Treibmittel dient z. B. Frigen®. Als Nachteil wird bei der Anwendung die schwierige Ablösung der Acrylat-Klebemasse empfunden, die sehr intensiv haftet.

Produktbeispiele: Zur Fixierung Leukospray®, gefärbter Sprühverband (Beiersdorf). Als Wundverschluss Hansaplast® Sprühpflaster (Beiersdorf, Abb. 6.1-41), Flint® (Togal), Nebacetin® Sprühverband (BYK Gulden), Nobecutan® (Bastian-Werke).

Membranpflaster

Diese Bezeichnung ist der vereinfachte Name für TTS, eine neue richtungsweisende Arzneiform, die Zukunft haben wird. TTS steht für transdermales therapeutisches System. Es ermöglicht die systematische Zuführung eines Wirkstoffes über einen langen Zeitraum durch die Haut in den Blutkreislauf (s. auch S. 129).

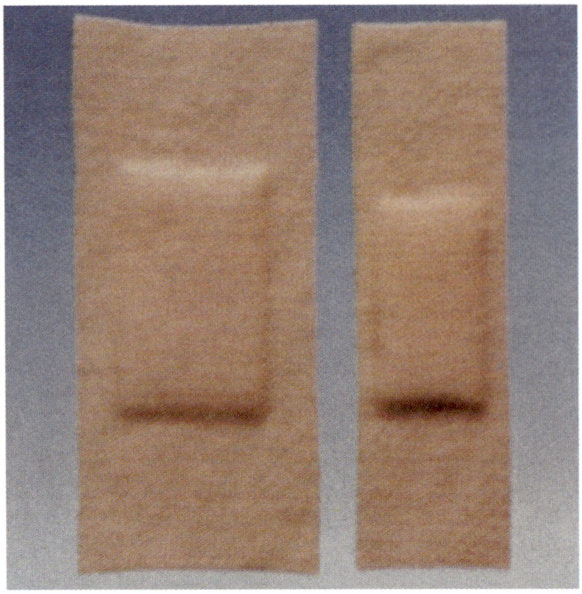

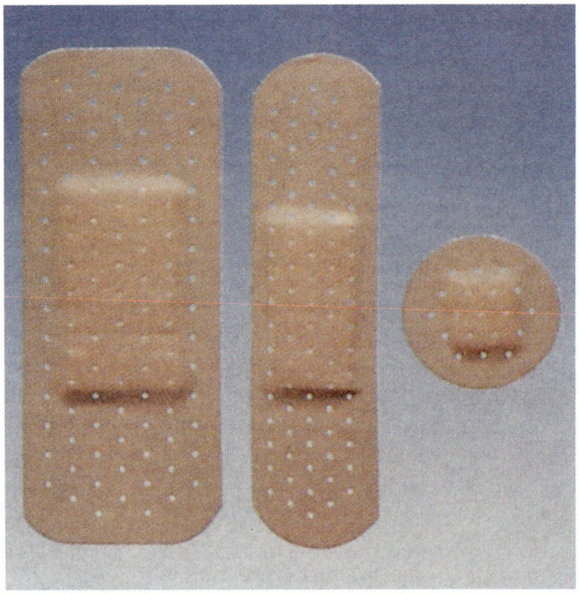

Abb. 6.1-33: a Hansaplast® Strips universal waterresistent (Kautschuk-Harz), b Hansaplast® Strips elastisch (Zinkoxid-Kautschuk-Harz). (Fotos: Beiersdorf AG, Hamburg)

Abb. 6.1-34: Guttaplast® (Zinkoxid-Kautschuk mit 60 % Salicylsäure) (Beiersdorf AG, Hamburg)

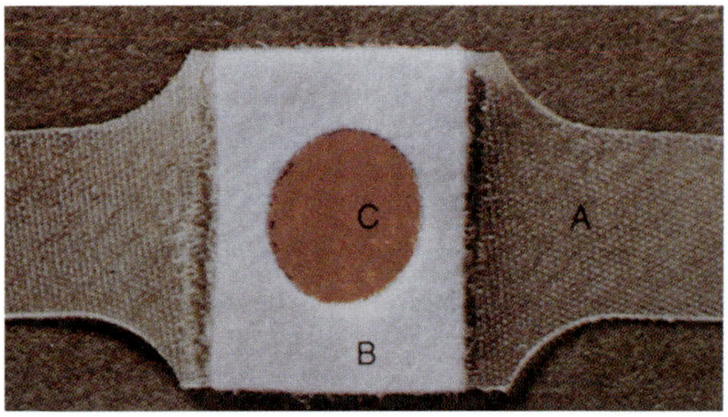

Abb. 6.1-35: Hühneraugenpflaster: A, B Stoffträger mit Kautschuk-Harz, C 40 % Salicylsäure (Beiersdorf AG, Hamburg)

Narben- und Blasenpflaster

Hansaplast® Narbenreduktionspflaster (Beiersdorf) sind geeignet, hypertrophe Narben dauerhaft nach 8–10 Wochen Behandlung zu reduzieren. Die Wirkung ist durch eine Steigerung der Enzymaktivität infolge verbesserter Durchblutung in der behandelten Region zu erklären.

Mepiform® (Mölnlycke), ein selbsthaftender Silikonverband zur Behandlung von Narben und Keloiden, passt sich sehr gut an die Körperkonturen an. Der sehr dünne Verband besteht aus einem Polyurethanfilm/Viskosevliesstoff mit mikrohaftender Silikonbeschichtung.

Blasenpflaster sind hydrokolloide Wundauflagen zur Versorgung infektionsgefährdeter Blasen. Sie sind abgeleitet von den hydroaktiven Wundverbänden (s. S. 543). Pflasterträger ist Polyurethanschaum, Klebemasse des rundumklebenden Blasenpflasters ist Polyacrylat.

Produktbeispiele: Hansaplast® Footcare Blasenpflaster (Beiersdorf), Compeed® Blasenpflaster (Woelm).

Auf dem Prinzip der feuchten Wundheilung beruhen auch die beiden Gelpflaster Dermaplast® aktiv Brandwunden- und Schürfwundenpflaster (Hartmann)

Spezialverbandstoffe

Zinkleimbinden/Zink-Gel-Verbände

Sie sind gebrauchsfertig und bestehen aus Mull- oder Idealbinden, die mit Zinkleim, der in seiner Zu-

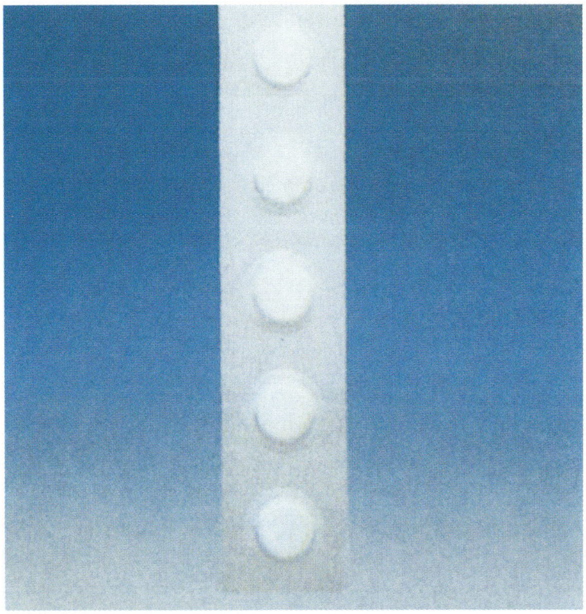

Abb. 6.1-36: **Leukotest® (Polyacrylat) (Beiersdorf AG, Hamburg)**

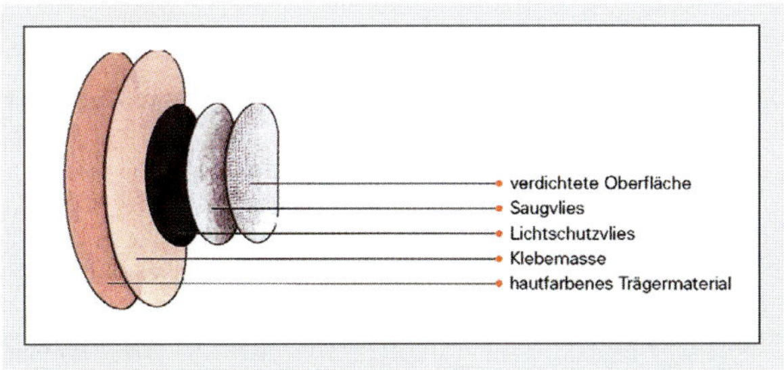

Abb. 6.1-37: Aufbau Elastopad® Augenokklusionspflaster (Beiersdorf AG, Hamburg)

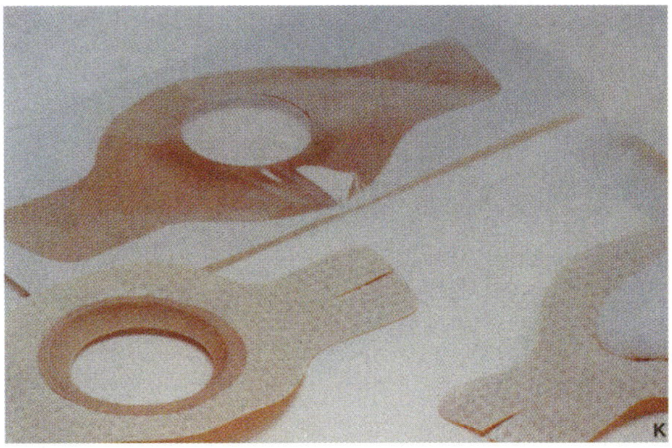

Abb. 6.1-38: Poroplast®-Augenverbandzuschnitte (Lohmann GmbH & Co. KG, Neuwied)

sammensetzung vom Zinkleim des Arzneibuches abweicht, imprägniert sind. Zinkleimbinden werden gegen Austrocknen sorgfältig verpackt und bei Beinleiden, z.B. Ulcus cruris, zur Nachbehandlung bei

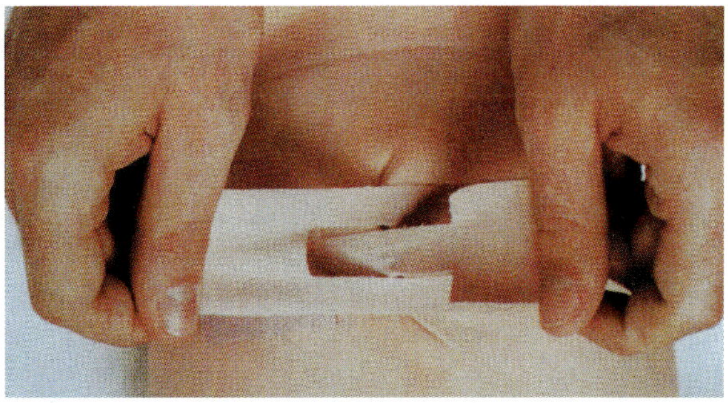

Abb. 6.1-39: Porofix®-Nabelbruchpflaster (Lohmann GmbH & Co. KG, Neuwied)

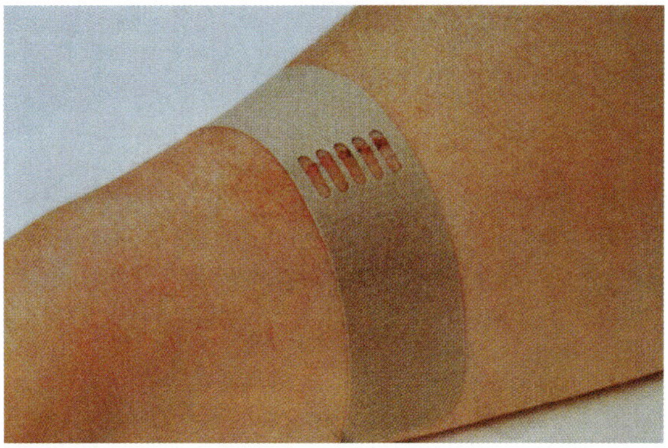

Abb. 6.1-40: Porofix®-Klammerpflaster (Lohmann GmbH & Co. KG, Neuwied)

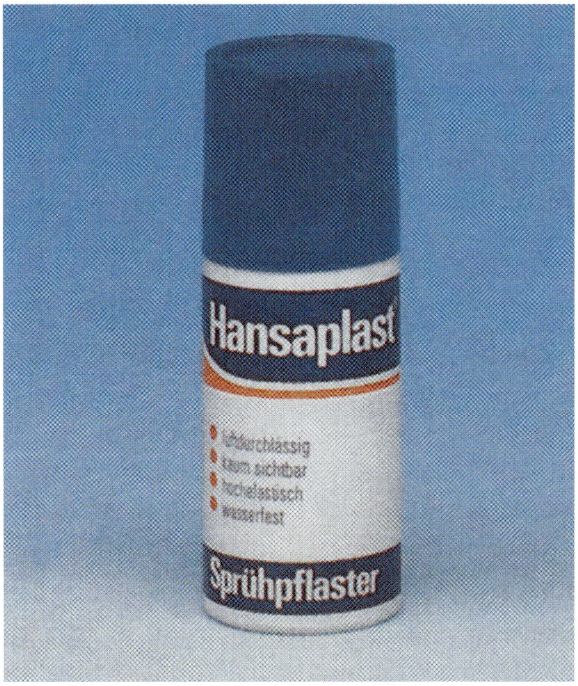

Abb. 6.1-41: Hansaplast®-Sprühpflaster (Beiersdorf AG, Hamburg)

Knochenbrüchen und bei Thrombose angewandt. Über den am Patienten angelegten Zinkleimverband sollte ein Schlauchverband gezogen werden, um zu verhindern, dass er mit den Strümpfen verklebt.

Produktbeispiele: Varicex® (Lohmann), Varix® (Hartmann), Ideal-Varix® (Hartmann), Varolast® – längs- und querelastisch (Hartmann).

Bei den Zink-Gel-Verbänden werden Mullbinden mit einer Zink-Gel-Masse auf Cellulose-Basis imprägniert, bei Gelocast® elastic dient eine Kreppbinde als Träger. Sie ist längselastisch, Gelostretch® ist längs- und querdehnbar.

Produktbeispiele: Gelocast®, Gelocast® elastic (Beiersdorf), Gelostretch® (Beiersdorf).

Gips- und Kunstharzbinden

Zur Herstellung der Gipsbinden wird das Gipshalbhydrat (Calciumsulfat-Semihydrat) entweder auf Mullbinden aufgestreut (eingestreute Gipsbinden) oder auf Mullbinden gestrichen (gestrichene Gipsbinden). Eingestreute Gipsbinden sind Langzeitabbinder, gestrichene Gipsbinden Kurzzeitabbinder.

Unter Abbindung versteht man nach Eintauchen der Gipsbinde in Wasser den Übergang des Halbhydrats durch Wasseraufnahme in das Doppelhydrat.

Produktbeispiele für eingestreute Gipsbinden: Alba® (Hartmann), Cito® (Lohmann).

Produktbeispiele für gestrichene Gipsbinden: Platrix® (Beiersdorf), Cellona® (Lohmann).

Mehrfach ist versucht worden, Gipsverbände durch besseres Material oder Produkte abzulösen. Die Verbandstoff- und Kunststoffindustrie hat den Versuch unternommen, einige modellierfähige und für Röntgenstrahlen durchlässige Produkte zu schaffen. Als Ergebnis werden folgende Beispiele angeführt:

- ☐ Baycast®, ein Polyurethan-Stützverband (Bayer)
- ☐ Lightcast® II, eine flexible Fiberglasbinde (3M)
- ☐ Scotchcast®, eine Fiberglasbinde, die mit einem Prepolymerisator imprägniert ist (3M)

Da Kunstharzbinden hohe Kosten verursachen, nur kurze Zeit lagerungsfähig sind, Hautunverträglichkeiten auftreten können und ein großer apparativer Aufwand für die Anwendung notwendig ist, haben sie die herkömmlichen Gipsbinden nicht verdrängen können, auch wenn ihre geringe Masse für den Patienten zweifellos ein Vorteil ist.

Literatur

Asmussen, P. O., Söllner, B.: Tutorial medical Wundmanagement Prinzipien Praxis, Beiersdorf

Beiersdorf: Das medical Programm: Taping compact

Hartmann: Die interaktiven Wundauflagen 2

Probst, W., Vasel-Biergans, A. (2004): Wundmanagement. Wissenschaftliche Verlagsgesellschaft, Stuttgart

Produktionsübersichten der Firmen: Convatec, Hartmann, Lohmann, Smith & Nephew

Riedel, E., Triebsch, W. Sedlarik, K. M. (1995): Verbandstoff-Fibel, 5. Auflage, Wissenschaftliche Verlagsgesellschaft, Stuttgart

Vasel-Biergans, A., (2003): Wundauflagen für die Kitteltasche, Wissenschaftliche Verlagsgesellschaft, Stuttgart

Wilson, F., Kohm B. (2003): Verbandmittel, Krankenpflegeartikel, Medizinprodukte, 8. Auflage, Deutscher Apotheker Verlag, Stuttgart

6.2 Hilfsmittel und andere Krankenpflegeartikel

Monika Epping

6.2.1 Einführung

Hilfsmittel haben ihre apothekenrechtliche Grundlage in § 25 der Apothekenbetriebsordnung, nach der sie zu den Gegenständen zählen, die mittelbar oder unmittelbar der Gesundheit des Menschen dienen. Nach dem Sozialrecht handelt es sich bei Hilfsmitteln um sächliche Mittel oder technische Produkte, die durch ersetzende, unterstützende oder entlastende Wirkung den Erfolg der Krankenbehandlung sichern oder die Überwindung körperlicher Behinderungen ermöglichen sollen. Der Erstattungsanspruch für Hilfsmittel ist für gesetzlich Krankenversicherte im Sozialgesetzbuch V (SGB V) festgelegt. Nach § 33 SGB V haben sie einen Anspruch auf Versorgung mit Hilfsmitteln, soweit diese nicht nach § 34 SGB V von der Versorgung ausgeschlossen sind (Negativliste).

Nach § 128 SGB V haben die Krankenkassen ein Hilfsmittelverzeichnis zu erstellen, in dem die Hilfsmittel, für die Leistungspflicht besteht, aufgeführt sind. Das Hilfsmittelverzeichnis ist regelmäßig fortzuschreiben. Die Änderungen werden im Bundesanzeiger bekannt gemacht. Mit der Erstellung und Fortschreibung ist der Verband der Innungskrankenkassen als dem für die Hilfsmittel federführenden Bundesverband der Spitzenverbände der gesetzlichen Krankenkassen beauftragt. Dieser entscheidet allerdings nicht allein über die Aufnahme neuer Hilfsmittel in das Verzeichnis. Hier ist nach § 139 SGB V Qualitätssicherung vorgeschrieben. Über die Aufnahme entscheiden die Spitzenverbände gemeinsam, nachdem der Medizinische Dienst der Krankenkassen die Qualitätsvoraussetzungen geprüft hat. Die Qualitätskriterien werden im Hilfsmittelverzeichnis für jede Produktgruppe festgelegt.

Das Hilfsmittelverzeichnis (Tab. 6.2-1) gliedert sich in 34 Produktgruppen. Innerhalb einer Produktgruppe werden gleichwertige Hilfsmittel nach Indikationen oder Wirkungsweisen zusammengefasst. Dem Verzeichnis mit seinen 34 feststehenden Produktgruppen ist ein Verzeichnis der Anwendungsorte (Tab. 6.2-2) zugeordnet. Zur systematischen Aufbereitung und Pflege des Hilfsmittelverzeichnisses dient als Ordnungskriterium für jedes Einzelprodukt eine aus 10 Ziffern bestehende Positionsnummer (Tab. 6.2-3).

Im Folgenden sind die für Apotheken bedeutsamen Krankenpflegeartikel nicht alphabetisch, sondern nach Anwendungsgebieten beschrieben. Zur Literatur wird auf das Buch Hilfsmittel und Medizinprodukte für die Kitteltasche und andere weiterführende Literatur auf Seite 629 hingewiesen.

Nach § 126 SGB V müssen Apotheken für die Abgabe von Hilfsmitteln zugelassen werden. Die Zulassungskriterien zur Abgabe der Hilfsmittel legen die Spitzenverbände der gesetzlichen Krankenkassen gemeinsam in den Richtlinien nach § 126 SGB V fest. Nach der letzten Fassung gelten Apotheken als zugelassene Leistungserbringer für diejenigen Hilfsmittel, an denen keine behinderten- und therapiegerechte Zurichtung erforderlich ist. Diese bezeichnet man als Hilfsmittel der Gruppe 1. Dazu gehören saugende und ableitende Inkontinenzhilfen, Stomaartikel – soweit keine Erstversorgung bzw. Versorgungsänderung vorgenommen wird –, einfache Dekubitushilfsmittel und Applikationshilfen, wie Spritzen und Infusionsgeräte. Für Hilfsmittel der Gruppe 2 ist eine Zurichtung erforderlich. Dazu benötigen Apotheken eine Zulassung. Die Zulassungsbedingungen sind in den Lieferverträgen der Apothekerverbände mit den gesetzlichen Krankenkassen festgelegt. Zur Gruppe 2 gehören u. a. Kompressionsstrümpfe, Bandagen, Ernährungspumpen,

Tab. 6.2-1: Hilfsmittelverzeichnis nach § 128 SGB V

Verzeichnis der Produktgruppen	
Absauggeräte	01
Adaptionshilfen	02
Applikationshilfen	03
Badehilfen	04
Bandagen	05
Bestrahlungsgeräte	06
Bindenhilfsmittel	07
Einlagen	08
Elektrosimulationsgeräte	09
Gehhilfen	10
Hilfsmittel gegen Dekubitus	11
Hilfsmittel für Kehlkopflose	12
Hörhilfen	13
Inhalations- und Atemtherapiegeräte	14
Inkontinenzhilfen	15
Kommunikationshilfen	16
Kompressionstherapie	17
Krankenfahrzeuge	18
Krankenpflegeartikel	19
Lagerungshilfen	20
Messgeräte für Körperzustände/-funktionen	21
Mobilitätshilfen	22
Orthesen	23
Prothesen	24
Sehhilfen	25
Sitzhilfen	26
Sprechhilfen	27
Stehhilfen	28
Stomaartikel	29
Schienen	30
Schuhe	31
Therapeutische Bewegungsgeräte	32
Toilettenhilfen	33
Pflegehilfsmittel	50–54
Verschiedenes: Pflege	98
Verschiedenes: Krankenkassen	99

technische Dekubitushilfsmittel, wie Wechseldruckmatratzen, Rollstühle oder Sauerstoffgeräte. Die erforderlichen Seminare zur Erlangung der notwendigen Sachkenntnis bieten die Landesapothekerverbände an.

Eine weitere wichtige gesetzliche Grundlage für Hilfsmittel ist seit 1994 das Medizinproduktegesetz. Nahezu alle Hilfsmittel sind zugleich auch Medizinprodukte. Das Medizinproduktegesetz regelt den Verkehr mit Medizinprodukten (S. 497, 918). Die Bestimmungen zum Herstellen und Vertreiben der Medizinprodukten sind vergleichbar mit den entsprechenden Bestimmungen des Arzneimittelgesetzes. Die Hilfsmittel sind aber nur ein kleiner Teil

Tab. 6.2-2: Hilfsmittel nach Anwendungsarten (§ 128 SGB V)

Vor- und Mittelfuß	01
Sprunggelenk	02
Fuß	03
Knie	04
Hüfte	05
Bein	06
Hand	07
Ellenbogen	08
Schulter	09
Arm	10
Leib/Rumpf	11
Halswirbelsäule	12
Brustwirbelsäule	13
Lendenwirbelsäule	14
Wirbelsäule	15
Bruch (Hernie) am jeweiligen Ort	16
Kopf	17
Behaarte Kopfhaut	18
Äußeres Ohr	19
Hörorgan	20
Auge/Sehorgan	21
Gebiss/Mundhöhle	22
Kehlkopf	23
Atmungsorgane	24
Harn-/Verdauungsorgane	25
Künstliche Körperöffnungen (Stoma)	26
Geschlechtsorgane	27
Peripherer Kreislauf	28
Ganzkörper	29
Haut	30
Muskel/Nerven	31
Skelett (knöchern)	32
Skelett (Bindegewebe)	33
Häuslicher Bereich	40
Pflegebereich	45
Innenbereich	46
Straßenverkehr	50
Innenraum und Straßenverkehr	51
Sport und Freizeit	55
Arbeitsplatz	60
Treppen	65
Ohne Zuordnung bzgl. des Anwendungsgebietes	99

der Medizinprodukte. Mit dem Begriff „Medizinprodukt" wird ein sehr weit gefächertes Spektrum Produkte erfasst, das weit über den Rahmen der medizinisch-technischen Geräte hinausgeht. Produkte zur Wundversorgung und zur Empfängnisverhütung fallen ebenso unter den Anwendungsbereich des Medizinproduktegesetzes wie Herzschrittmacher, chirurgische Instrumente, chirurgisches Nahtmaterial, klinische Laborgeräte, In-vitro-Diagnostika, Implantate, Prothesen, künstliche Zähne, wie auch Brillen, Hörgeräte, Rollstühle, Gehhilfen und Kompressionsstrümpfe. Alle Medizinprodukte müssen eine CE-Kennzeichnung haben, außer wenn sie zur klinischen Prüfung bestimmt oder Sonderanfertigungen sind.

Allgemein sind Medizinprodukte alle einzeln oder miteinander verbunden verwendeten Instrumente, Apparate, Vorrichtungen, Stoffe und Zubereitungen aus Stoffen oder andere Gegenstände einschließlich der für das einwandfreie Funktionieren eingesetzten Software; diese müssen vom Hersteller zur Anwendung am Menschen mit ihren Funktionen zur

- Erkennung, Verhütung, Überwachung, Behandlung, oder Linderung von Krankheiten,
- Erkennung, Überwachung, Behandlung, Linderung oder Kompensierung von Verletzungen oder Behinderungen,
- Untersuchung, Ersetzung oder Veränderung des anatomischen Aufbaus oder eines physiologischen Vorgangs oder
- Empfängnisregelung zu dienen bestimmt sein.

Ihre bestimmungsgemäße Hauptwirkung im oder am menschlichen Körper darf weder durch pharmakologisch oder immunologisch wirkende Mittel noch durch Metabolismus erreicht werden, deren Wirkungsweise aber durch solche Mittel unterstützt werden kann. Auch das Zubehör für das Betreiben der Medizinprodukte gilt als Medizinprodukt.

Sämtliche Medizinprodukte werden in die 4 Risikoklassen I, II a, II b, und III eingeteilt. Es gelten die folgenden Entscheidungskriterien für die Einteilung:

- Verletzlichkeit des menschlichen Körpers (Invasivität)
- Potentielle Risiken im Zusammenhang mit der möglichen oder tatsächlichen Abgabe, Entnahme oder dem Austausch von Energie oder Substanzen (Produktaktivität)
- Dauer ihrer Anwendung (kurzzeitige, vorübergehende oder langfristige Anwendung)

Der vom Hersteller angegebene Verwendungszweck entscheidet über die Zuordnung.

Wer Medizinprodukte herstellt – in der Apotheke kommt da z. B. Ultraschallgel infrage – muss einen Sicherheitsbeauftragten benennen. Der Sicherheitsbeauftragte sollte durch Ausbildung dazu geeignet sein und mindestens 2 Jahre Berufserfahrung haben.

Im Folgenden sind die für Apotheken bedeutsame Hilfsmittel bzw. Hilfsmittelgruppen nach ihrer Einordnung im Hilfsmittelverzeichnis kurz beschrieben.

Tab. 6.2-3: Hinweise zum Aufbau einer Produktgruppe nach § 128 SGB V. Hilfsmittelverzeichnis am Beispiel der Produktgruppe 29 Stomaartikel

Eine Produktgruppe besteht aus folgenden Abschnitten:

1. **Gliederung**
   Die produktgruppenspezifische Gliederung enthält die Angabe der Produktgruppe, die Anwendungsorte, die Produktuntergruppen und die Produktarten
2. **Definition und Indikationsgebiete**
   Die Definition der Produktgruppe enthält die medizinischen Erklärungen, die leistungsrechtlichen Hinweise sowie die Indikationen
3. **Qualitätsstandards**
   Sie beschreiben die medizinischen und technischen Mindestanforderungen an ein Produkt, die erfüllt werden müssen, um in das Hilfsmittelverzeichnis aufgenommen zu werden
4. **Beschreibung der Produktart**
   Die Erläuterungen zur Produktart beschreiben die Zweckbestimmung, Art, Materialien, Wirkungsweise und Indikationen
5. **Produktübersicht**
   Die Auflistung enthält die Hilfsmittel mit Angabe der Positionsnummer (siehe auch Nr. 6), Bezeichnung (= Name des Produktes), Hersteller/Vertreiber, Konstruktionsmerkmale sowie andere Hinweise, wenn ein Vertragspreis oder kein Preis vereinbart wird
6. **Aufbau der Positionsnummer**
   Zur systematischen Aufbereitung und Pflege des Hilfsmittelverzeichnisses dient als Ordnungskriterium für jedes Einzelprodukt eine vierteilige aus 10 Stellen bestehende Positionsnummer. Diese Positionsnummer setzt sich (am Beispiel der Produktgruppe „Stomaartikel") wie folgt zusammen:

```
29.   26.   01.   0001
 |     |     |     |__ Bezeichnung des Einzelproduktes (Kolostomiebeutel)
 |     |     |__ Bezeichnung der Untergruppe (geschlossene Beutel)
 |     |__ Bezeichnung des Anwendungsortes (Beutel und Zubehör)
 |__ Bezeichnung der Produktgruppe (Stomaartikel)
```

6.2.2 Absauggeräte

Zu den Absauggeräten gehören netzabhängige und netzunabhängige Sekretabsauggeräte und solche mit Inhalator. In der Apotheke dürften von den Absauggeräten lediglich die Milchpumpen eine Rolle spielen.

Milchpumpen

Handmilchpumpen (Abb. 6.2-1 bis 6.2-3) sind manuell zu betätigende Auffanggeräte zum Abpumpen der Muttermilch.

Elektrische Milchpumpen, erzeugen ein Vakuum, mit dessen Hilfe die Muttermilch kontinuierlich oder in Intervallen abgesaugt wird (Abb. 6.2-4).

Handhabung einer elektrischen Milchpumpe:

- ☐ Vor Gebrauch Flasche, Stopfen mit Dosierkrümmer und Brustglocke komplett 3 bis 5 min in kochendes Wasser legen – abkühlen lassen – Schlauch ca. 1 cm über das lange Ende des Dosierkrümmers **1** schieben.

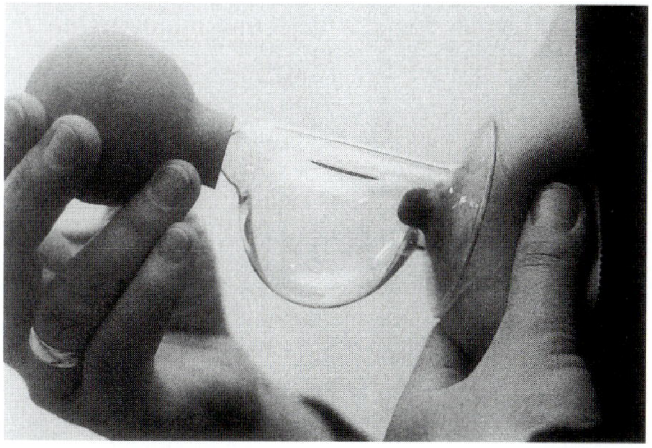

Abb. 6.2-1: Milchpumpe (Glas- oder Kunststoffhohlkörper mit Gummiball)

- ☐ Freies Schlauchende auf Saugstutzen **2** des Überlaufgefäßes schieben.
- ☐ Netzschalter (EIN) betätigen – Pumpe läuft.
- ☐ Mit rechter Hand Brust anheben, Brustglocke aufsetzen und mit linker Hand Flasche halten; gleichzeitig mit linkem Zeigefinger **3** die Öffnung am Dosierkrümmer schließen.

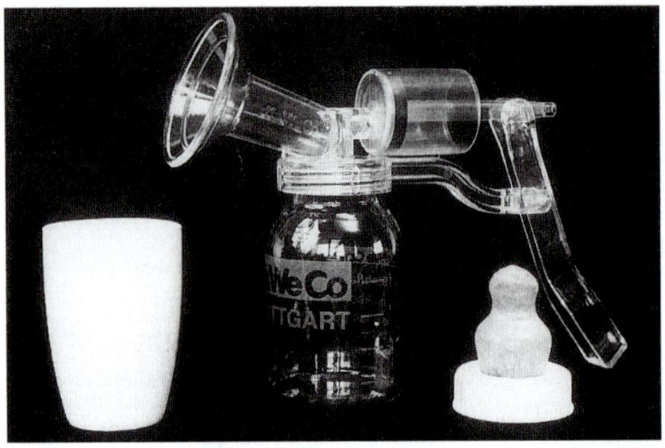

Abb. 6.2-2: Handhebel-Milchpumpe, mit der die Muttermilch unmittelbar in die Trinkflasche gepumpt werden kann

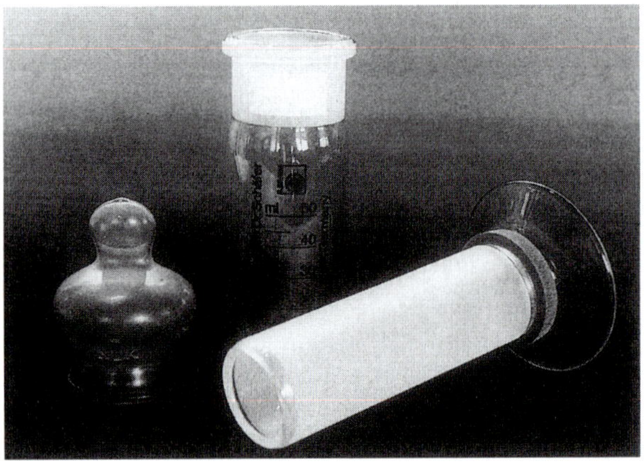

Abb. 6.2-3: Pumpenzylinder aus Glas oder Kunststoff nach Schäfer, mit dem die Muttermilch unmittelbar in die Trinkflasche fließen kann

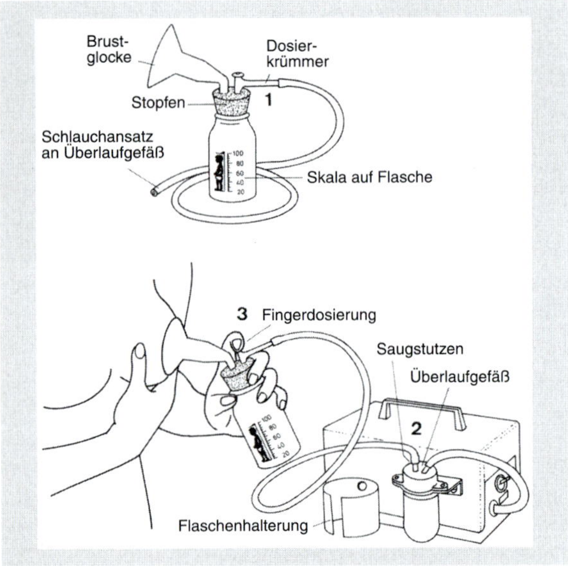

Abb. 6.2-4: Elektrische Milchpumpe und ihre Handhabung

- ☐ Die Regulierung der Saugkraft kann durch längeres oder kürzeres Verschließen der Öffnung des Dosierkrümmers erreicht werden. Es wird somit die natürliche Absaugung der Muttermilch simuliert. Abgesaugte Milch fließt durch die Brustglocke in die Flasche.
- ☐ **Achtung:** Flasche nur bis zur Höchstmarke der Skala füllen!
- ☐ Stopfen mit Brustglocke usw. abnehmen und Gumminuck auf Flasche stecken.

Brusthütchen und Milchauffänger

Brusthütchen und Milchauffänger sind keine Hilfsmittel der Hilfsmittelverzeichnisses. Sie dürfen aufgrund der Negativliste für Hilfsmittel nach § 34 SGB V zu Lasten der GKV nicht abgegeben werden.

Brusthütchen sind Glaskörper mit Gummisaugern, die bei empfindlichen oder wunden Brustwarzen während des Stillens oder bei innenliegenden Brustwarzen verwendet werden (Abb. 6.2-5).

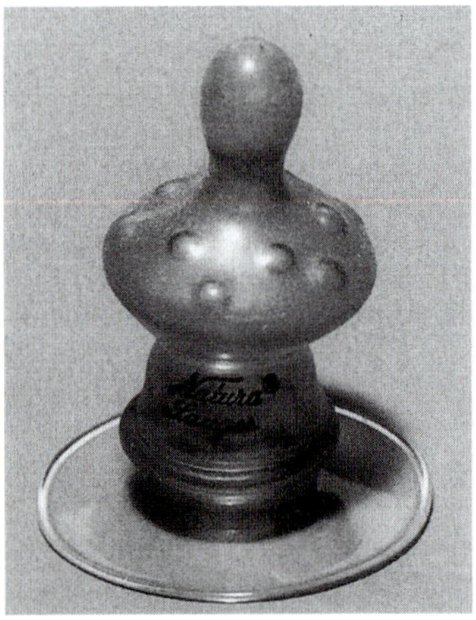

Abb. 6.2-5: Brusthütchen

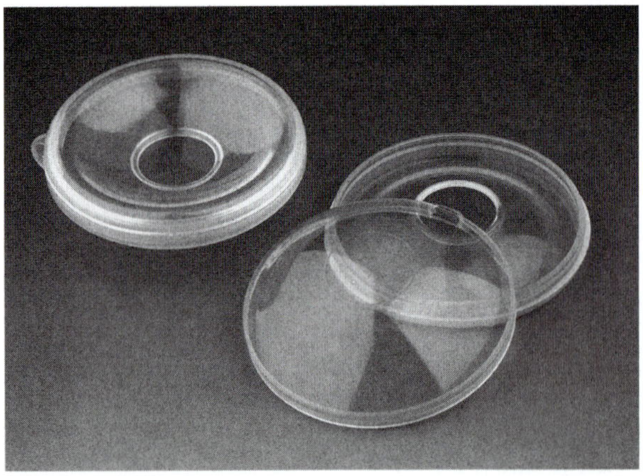

Abb. 6.2-6: Brustschild

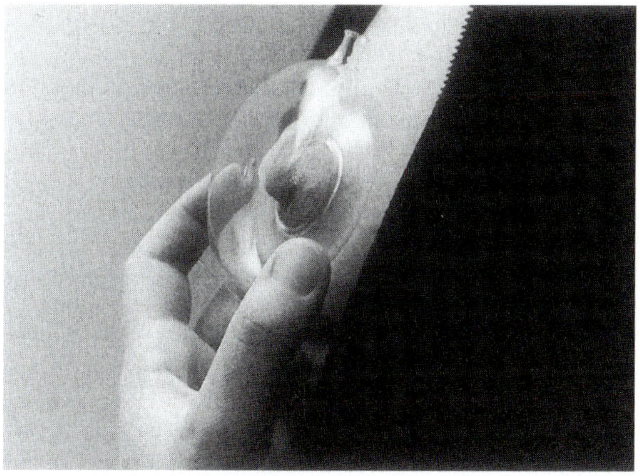

Abb. 6.2-7: Milchauffänger

Brustschilde sind zwei- oder einteilige Scheiben aus Kunststoff, die, während der Schwangerschaft getragen, dafür sorgen sollen, innenliegende Brustwarzen wieder hervortreten zu lassen (Abb. 6.2-6).

Milchauffänger (Schildkröte) sind ein- oder zweiteilige Hohlkörper aus Glas oder Kunststoff zum Auffangen der Muttermilch außerhalb der Stillzeit und zur Vorbeugung gegen eine Brustwarzenentzündung (Abb. 6.2-7).

6.2.3 Applikationshilfen

Applikationshilfen sind Instrumente oder Geräte, die die Verabreichung von Arzneimitteln und/oder medizinisch indizierten Ernährungslösungen ermöglichen oder unterstützen.

Dazu gehören

- ☐ Spritzen, Anwendungshilfen für Spritzen, Pens
- ☐ Infusionspumpen und Zubehör
- ☐ Ernährungspumpen und Zubehör
- ☐ Infusionsbestecke und Zubehör für Schwerkraft- bzw. Pumpsysteme

Spritzen und deren Anwendungshilfen

Spritzen sind speziell für die parenterale Applikation der Arzneimittel konzipiert. Die einzelnen Spritzen unterscheiden sich je nach Anwendungszweck zum Teil wesentlich voneinander. Grundsätzlich ist zunächst zwischen Kunststoffspritzen zur einmaligen Anwendung als der heute gebräuchlichsten Form und Glas- bzw. Glas-Metallspritzen zur Mehrfachverwendung zu unterscheiden. Die angebotenen Spritzen unterscheiden sich nach

- ☐ Anwendungzweck, z.B.: Insulinspritzen, Spritzen zur Verwendung mit Spritzenpumpen
- ☐ Nennvolumen
- ☐ Kanüle mit der Spritze fest verbunden oder abnehmbar
- ☐ Graduierung mit aufgedruckter Skala

Applikationshilfen sind auch Augenbadewannen und Augenpipetten sowie andere Einnahmehilfen. Sie sind nicht im Hilfsmittelverzeichnis aufgeführt. Bei der Abgabe zu Lasten der GKV ist darauf zu achten, ob sie der Negativliste für Hilfsmittel nach § 34 SGB V unterliegen.

Tab. 6.2-4: Einmalkanülen-Standardprogramm

Kanülen (Originalgrößen)	Farbcode	Größe	Ø mm	Länge mm	Indikationen
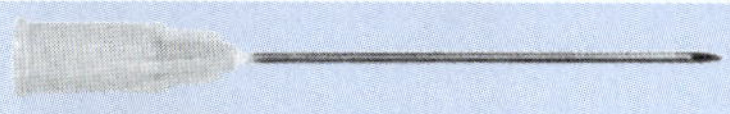	gelb	1=G 20 × $1\,^{1}/_{2}$	0,90	38	i.v., für dickflüssige Lösungen, i.m.
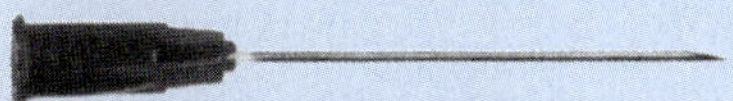	grün	2=G 21 × $1\,^{1}/_{2}$	0,80	38	i.v., für große Mengen, i.m., für wässrige Lösungen
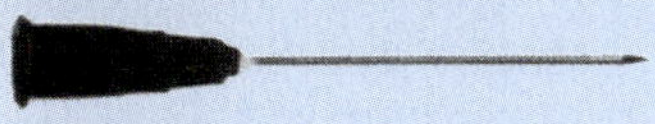	schwarz	12=G 22 × $1\,^{1}/_{4}$	0,70	32	i.v., i.m.
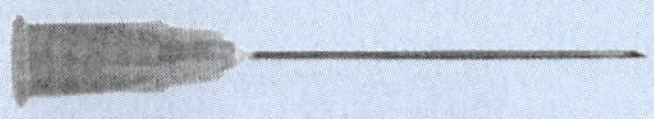	violett	14=G 23 × $1\,^{1}/_{4}$	0,65	32	i.v., i.m., Kleinmengen
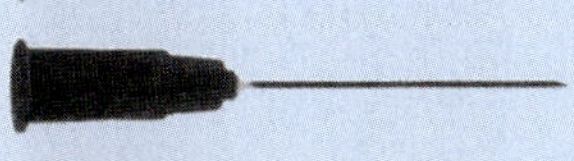	blau	16=G 23 × 1	0,60	26	i.v., i.m., Kleinmengen
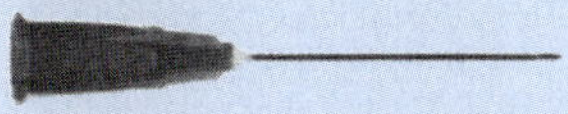	lila	17=G 24 × 1	0,55	25	i.v., s.c., Handvene, Pädiatrie
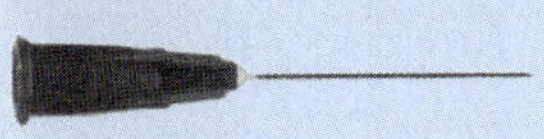	braun	18=G 26 × 7/8	0,45	23	i.v., s.c., Handvene, Pädiatrie
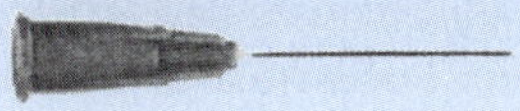	grau	20=G 27 × 7/8	0,42	22	Insulin, i.m.

Tab. 6.2-5: V2A-Kanülen (Standardausführungen)

Pravaz (Nr.)	Gauge (G)	Durchmesser (mm)	Länge (mm)	Anwendungsgebiet
1	20	0,9	38	intravenös
2	21	0,8	35	
12	22	0,7	32	
14	23	0,65	32	
16	24	0,60	26	
17	25	0,55	25	subkutan
18	26	0,50	23	
20	27	0,45	22	

Tab. 6.2-6: Kanülen für Diabetiker

Größe	Durchmesser (mm)	Länge (mm)	zur Injektion von
24 × 11	0,7		
14 × 11	0,65		
16 × 11	0,60	11	Insulin
18 × 11	0,50		
20 × 11	0,45		

Kanülen

Kanülen sind Hohlnadeln aus rostfreiem Stahl in unterschiedlichen Längen und Stärken mit international geltendem Luer-Ansatz. Sie werden nach deutscher Norm in Pravaz „Nr." und nach internationaler Norm in Gauge „G" gekennzeichnet. Die Größen sind am Kanülenansatz eingraviert. Bei Einmalkanülen ist der Kunststoffansatz eingefärbt, entsprechend der Farbe, die der Kanülengröße zugeordnet ist (Tab. 6.2-4 bis 6.2-6).

V2A-Kanülen sind wiederverwendbare Kanülen mit Luer-Steckansatz. Beim Lock-Sicherheitsansatz wird die Kanüle an den Lock-Ansatz der Spritze fest arretiert (Tab. 6.2-4).

Kanülen sind im Hilfsmittelverzeichnis unter den Abrechnungsnummern 03.99.99 aufgeführt.

Venenverweilkanülen

Dazu gehören:

- ☐ Venenpunktionskanülen, die am Patienten fixiert werden und wiederholte Injektionen, Infusionen oder Blutentnahme ermöglichen
- ☐ Stausskanülen mit Griffplatte zur gleichen Verwendung
- ☐ zweiteilige Flügelkanülen mit und ohne Injektionsventil, die am Patienten verbleiben und mehrfache Injektionen schmerzfrei gestatten
- ☐ Venenpunktionsbesteck, mit dünnwandiger Kanüle, flexiblen Flügeln und transparentem Sicherheitsschlauch, das eine Injektion aus jeder Richtung erlaubt

Einmalspritzen

Für den einmaligen Gebrauch werden Spritzen aus Kunststoff verwendet. Bei zweiteiligen Einmalspritzen bestehen der Zylinder mit Konus für Kanülenansatz und der Kolben mit Kolbenstange aus Polypropylen. Kolben mit Kolbenstange können auch aus Polyethylen gefertigt sein. Bei dreiteiligen Einmalspritzen besteht der Kolben aus Silikon oder auf dem Kolben sitzt ein Silikon-Ring. Der Kanülenansatz ist üblicherweise bei Einmalspritzen bis 5 ml zentrisch, bei größeren Spritzen exzentrisch angesetzt (Abb. 6.2-8 a, b, c). Die Kanüle wird je nach

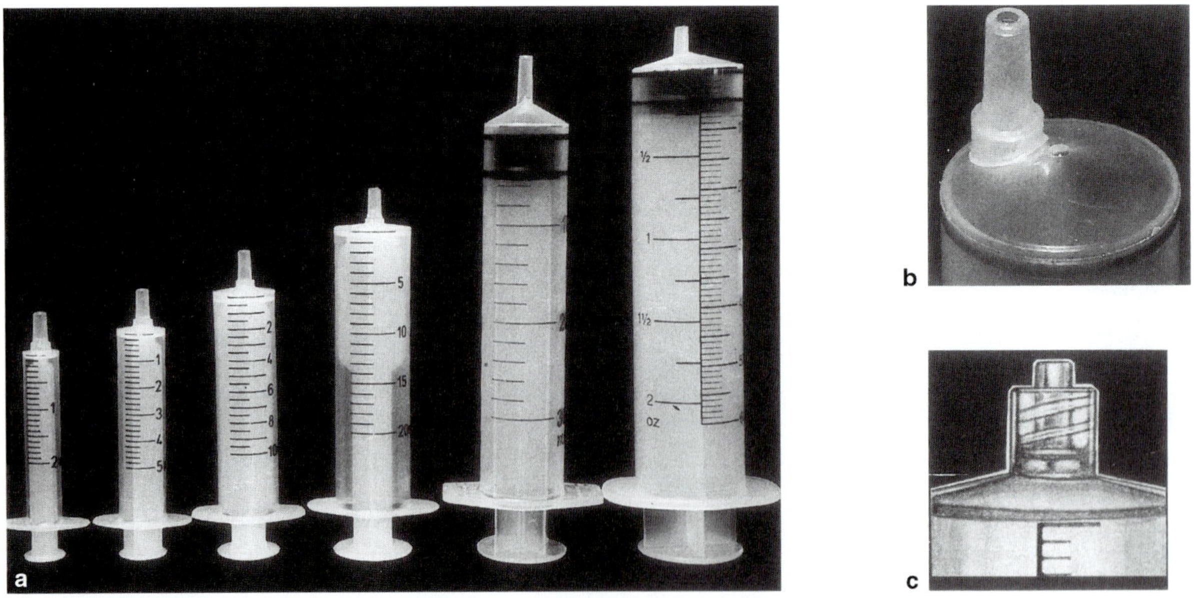

Abb. 6.2-8: Einmalspritzen mit verschiedenem Ansatz. a Einmalspritzen, b Steckansatz (exzentrisch), c Luer-Lock-Ansatz (zentrisch)

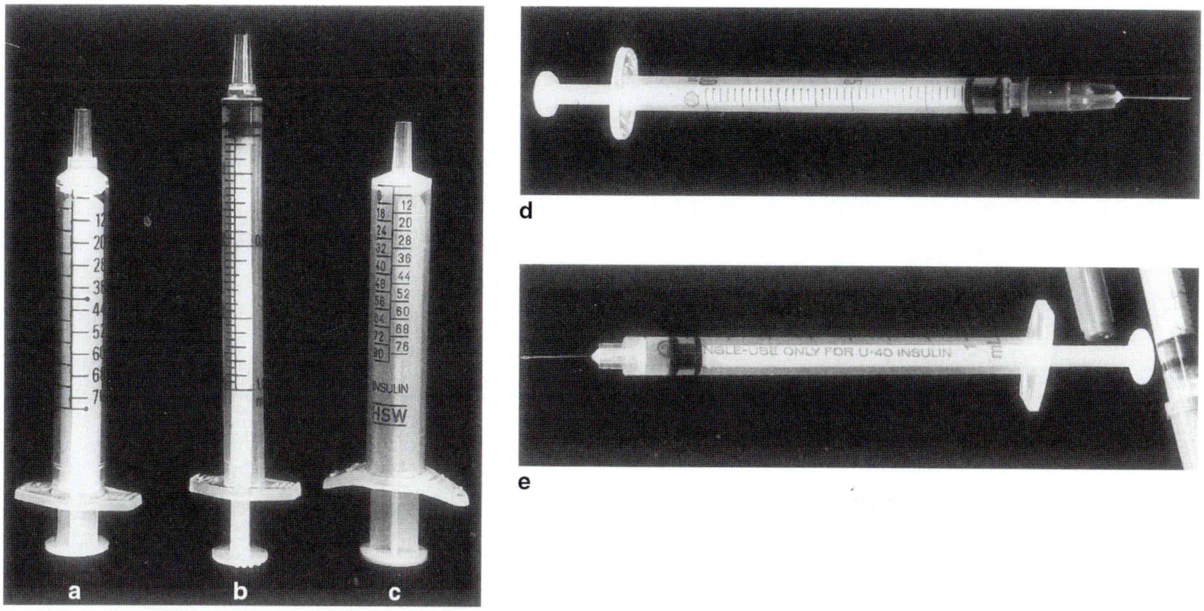

Abb. 6.2-9: Insulinspritzen. **a** Normale (2 ml/80 Einheiten), **b** schlanke (1 ml/40 Einheiten), **c** normale Form (2 ml/80 Einheiten), **d** aufgesetzte, **e** eingeschweißte Kanüle

Fabrikat und Spritzenart aufgesteckt oder durch den Lock-Sicherheitsansatz mit der Spritze fest verbunden. Einmalspritzen sind einzeln steril eingesiegelt. Größen: 1, 2, 5, 10, 20, 30, 50 und 100 ml.

Insulinspritzen

Zur Insulininjektion werden von Diabetikern heute überwiegend Einmalspritzen aus Polypropylen und -styrol verwendet (Abb. 6.2-9 a–e). Insulinspritzen haben ein Injektionsvolumen von 1 oder 2 ml. Neben der Volumenskala in ml ist auf dem Zylinder eine Skala für Insulineinheiten angebracht. 1 ml entsprechen 40, 2 ml 80 Insulineinheiten. Insulin-Einmalspritzen gibt es in normaler, kurzer und langer Zylinderform. Die lange Zylinderform mit aufzusteckender oder eingeschweißter Insulinkanüle ermöglicht eine besonders exakte Feindosierung.

Insulin-Pens (Insulin-Dosierer)

Pens haben ein Arzneimittelreservoir, aus welchem eine einstellbare Dosis auf Knopfdruck freigesetzt und injiziert werden kann. Der Einstich erfolgt entweder von Hand oder auch auf Knopfdruck. Pens haben gegenüber den Insulinspritzen den Vorteil der leichteren Handhabbarkeit und der höheren Dosiergenauigkeit. Insulinpens müssen für mindestens 3 verschiedene Insuline geeignet sein. Sie sind damit für insulinpflichtige Diabetiker, die aufgrund einer Sehschwäche oder eingeschränkter Fingerfertigkeit Schwierigkeiten beim Aufziehen der Insulinspritze haben, geeignet.

Für mehrmalige Injektionen bei einer intensivierten konventionellen Insulintherapie bieten Insulin-Pens gegenüber Insulinspritzen folgende Vorteile:

- ☐ Spritzfertiges Insulin: umständliche Vorbereitung der Injektion entfällt
- ☐ Exakte Dosierung: Aufzieh- und Ablesefehler werden vermieden
- ☐ Konzentriertes Insulin, Injektion kleiner Insulinmengen
- ☐ Unauffällig wie ein Füllhalter, keine Einschränkung im beruflichen und privaten Umfeld

Neben den bisher üblichen Insulinen mit 40 I. E. pro ml sind für Pen-Systeme Insuline mit 100 I. E. pro ml entwickelt worden, die sich in Patronen befinden. Zur besseren Unterscheidung haben die Patronen für die unterschiedlichen Insuline verschiedene Farben, die mit den entsprechenden Kennzeichnungen der Pens oder den Farben an den Pens übereinstimmen. Die verschiedenen Insuline unterscheiden sich in ihren Wirkprofilen, die den Spritz-Ess-Abstand bedingen.

Ein Pen (Abb. 6.2-10, Tab. 6.2-7) besteht aus der oberen Hülse mit Gewindestange, Dosisanzeige und Dosierkopf, der unteren Hülse mit Sichtfenster und Skala, Insulinpatrone, Kanüle (Tab. 6.2-8), die auf die untere Hülse fixiert wird, sowie aus einer inneren und äußeren Schutzkappe für die Kanüle. Verwendete Materialien sind Kunststoff und Metall.

Je nach Fabrikat sehen die Pens unterschiedliche Dosen/Injektionen vor, die an einem Dosierknopf

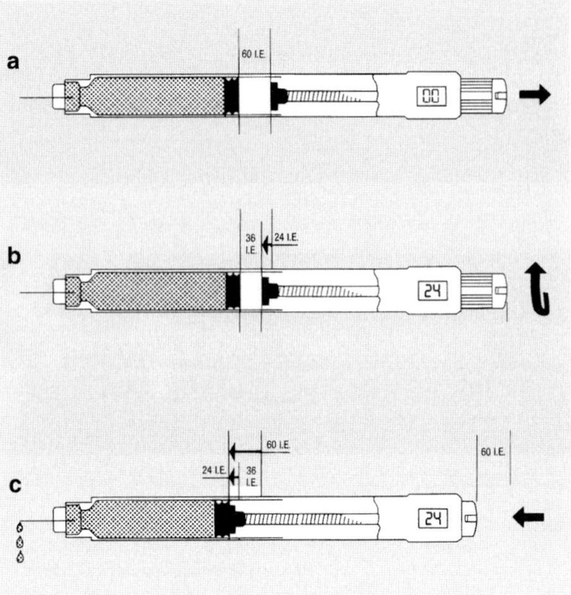

Abb. 6.2-10: Funktionsweise eines Pens am Beispiel Opti-Pen
a Vor der Dosiseinstellung den Startknopf drücken, um Dosierknopf zu entriegeln. Der Abstand zwischen Stopfen und Gewindestange beträgt 60 I. E.
b Dosiseinstellung z. B. 24 I. E. Den Dosierknopf drehen; die Gewindestange in der oberen Hülse wird um 24 I. E. nach vorne geschoben. Der Abstand zwischen Stopfen und Gewindestange beträgt nur noch 36 I. E. (=60 I. E.–24 I. E.).
c Den Dosierknopf drücken, bis er einrastet; die Gewindestange wird dabei um insgesamt 60 I. E. nach vorne geschoben. Nach 36 I. E. trifft sie den Stopfen und schiebt ihn um weitere 24 I. E. (=60 I. E.–36 I. E.) nach vorne. Dabei werden dann 24 I. E. Insulin – entsprechend der Dosiseinstellung – abgegeben.

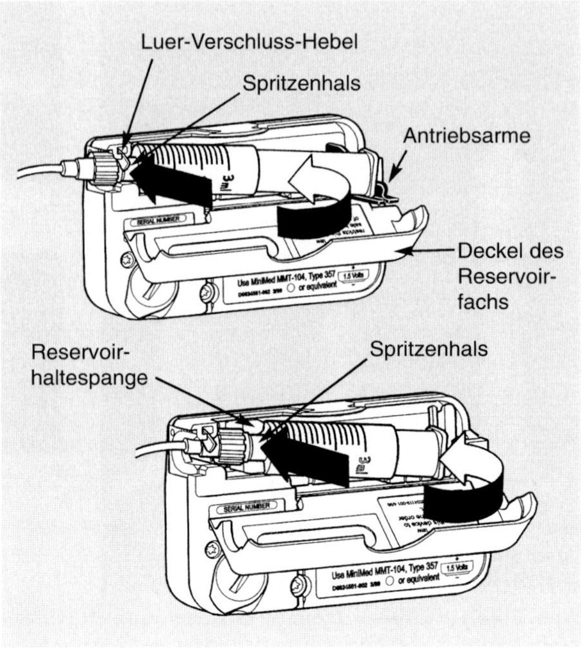

Abb. 6.2-11: Insulinpumpen

mit Dosisvorwahl eingestellt werden können. Bis zu 60 I. E. können in 1er-, 2er- und 4er-Schritten vorgewählt und abgegeben werden. Die vorgewählte Dosis wird unterschiedlich nach Fabrikat am Dosierknopf oder im Dosierfenster mechanisch oder digital angezeigt. Eine Dosiskorrektur ist bei verschiedenen Pens möglich, z. B. wenn die vorgewählte Insulinmenge falsch eingestellt war. Die verwendeten Pen-Kanülen haben eine Länge von 6, 8, 10 und 12 mm.

Neben den üblichen Pens bieten Hersteller, wie z. B. Novo-Nordisk und Lilly, Einmal-Pens an, die nur so lange benutzt werden, bis die inliegende Insulin-Patrone aufgebraucht ist. Diese Pens werden üblicherweise an den Hersteller zurückgeschickt und recycelt.

Infusionspumpen – Insulinpumpen

Infusionspumpen ermöglichen die ausschließlich kontinuierliche, kontinuierliche mit Bolusgabe, intermittierende oder circadiane Applikation der Arzneistoffe. Meistens sind die Pumpen portable Einheiten, die am Körper getragen werden können und die Mobilität des Patienten nur wenig einschränken. Eine Infusionspumpe kommt immer dann in Betracht, wenn die definierte Zufuhr eines Wirkstoffs medizinisch notwendig ist und der erwünschte Effekt – eine Wirkstoffspiegel in erforderlicher Höhe und Konstanz – auf andere Art und Weise nicht erzielt werden kann.

Mit Insulinpumpen als eigener Gruppe der elektronischen Medikamentenpumpen kann eine dem physiologischen Bedarf weitgehend angepasste Insulindosis appliziert werden; dadurch kann eine nahezu normoglykämische Stoffwechseleinstellung erreicht werden. Hierzu wird Insulin aus einem Reservoir in der Pumpe mit einem elektronisch gesteuerten Motor dem Organismus i. d. R. subkutan zugeführt. Insulinpumpen werden immer dann verwendet, wenn die normoglykämische Einstellung mit einer intensivierten konventionellen Insulintherapie und mehreren täglichen Insulininjektionen nicht möglich ist (Abb. 6.2-11).

Ernährungspumpen

Ernährungspumpen können zur künstlichen Ernährung über eine Sonde im Magen-Darm-Trakt (enteral) oder einen Katheter im Blutgefäßsystem (parenteral) erforderlich sein, wenn andere Formen der Ernährung oder andere Formen der Applikation von Ernährungslösungen nicht möglich sind. Eine künstliche Ernährung kann zu Hause durchgeführt werden, u. a. auch deswegen, weil die Verweildauer von Sonden und Kathetern einige Monate und sogar län-

Tab. 6.2-7: Pens verschiedener Hersteller (Auswahl)

Name und Hersteller	Kleinster Dosierschritt	Max. Dosis (I. E.)	Dosisanzeige a: analog d: digital	Dosiskorrektur	Sicherheitsstopp	Tastbare Codierung	Insulinkonzentration	Patronengröße (ml)	Besonderheiten
OptiPen Pro1 (Aventis)	1	60	d	+	+	+	U100	3	Große Dosisanzeige, deutliches Klicken, schneller Patronenwechsel
OptiPen Pro2 (Aventis)	2	60	d	+	+	+	U100	3	Große Dosisanzeige, deutliches Klicken, schneller Patronenwechsel
OptiPen 1E (Aventis)	1	60	d	–	+	+	U100	3	Große Dosisanzeige, deutliches Klicken, Metallpen
OptiPen 2E (Aventis)	2	60	d	–	+	+	U100	3	Große Dosisanzeige, deutliches Klicken, Metallpen
OptiPen Starlet 1E (Aventis)	1	60	d	–	+	+	U100	3	Große Dosisanzeige, deutliches Klicken
OptiPen Starlet 2E (Aventis)	2	60	d	–	+	+	U100	3	Große Dosisanzeige, deutliches Klicken
BerliPen 301 (Berlin-Chemie)	1	21	a	–	–*	+	U100	3	Halbautomatik
BerliPen 302 (Berlin-Chemie)	2	42	a	–	–*	+	U100	3	Halbautomatik
Disetronic PenU40/0,5 (Disetronic)	0,5	40	d	+	+	–	U40	3,15	Nachfüllbare Kartusche
Disetronic PenU40/1 (Disetronic)	1	40	d	+	+	–	U40	3,15	Nachfüllbare Kartusche
Disetronic PenU100/1 (Disetronic)	1	80	d	+	+	–	U100	3,15	Nachfüllbare Kartusche
Autopen 1,5 (Owen Mumford)	1	16	a	–	–	–	U100	1,5	Halbautomatik
Autopen 3 (Owen Mumford)	2	42	a	–	–	–	U100	3	Halbautomatik
HumaPen Ergo (Lilly)	1	60	a	+	–	–	U100	3	Gut lesbare Dosierzahlen, einfache Dosiskorrektur ohne Insulinverlust, sekundenschneller Patronenwechsel
NovoPen 3 (NovoNordisk)	1	70	a	+	–	–	U100	3	
NovoPen 3 Demi (NovoNordisk)	0,5	35	a	+	–	+	U100	3	Zur Feindosierung
NovoPen 3 Junior (NovoNordisk)	0,5	35	a	+	–	+	U100	3	Für Kinder
Innovo (NovoNordisk)	1	70	d	+	+	–	U100	3	Erinnerungsfunktion, 4 Jahre Lebensdauer
Omnican Pen 1 (B. Braun)	1	16	a	–**	–	+	U100	1,5	Halbautomatik, deutliches Klicken
Omnican Pen 2 (B. Braun)	2	32	a	–**	–	+	U100	3	Halbautomatik, deutliches Klicken
Omnican Pen 31 (B. Braun)	1	21	a	–**	–	+	U100	3	Halbautomatik, deutliches Klicken
Omnican Pen 32 (B. Braun)	2	42	a	–**	–	+	U100	3	Halbautomatik, deutliches Klicken

* Noch zu injizierende Menge ist am Dosierknopf ablesbar
** Eine Dosiskorrektur ist bei Omnican Pens möglich. Bei der Reduzierung der eingestellten Dosis wird Insulin abgegeben.

Tab. 6.2-8: Kanülen für Pens (Auswahl)

Pens der Firmen	Aventis	Berlin-Chemie	Lilly	NovoNordisk	B.Braun	Owen Mumford
Kanülen						
BD MicroFine		X	X	X*	X	X
BD MicroFine für OptiPen/Optiset	X					
Berlifine		X	X	X*	X	X
Novofine		X	X	X	X	X
Omnican		X	X	X*	X	X
Omnican H für OptiPen	X					
Nadeln für Optipen	X					
Penfine	X	X	X	X*	X	X

* Der Hersteller übernimmt keine Verantwortung für die Passung der Nadeln anderer Hersteller auf seine Injektionsgeräte

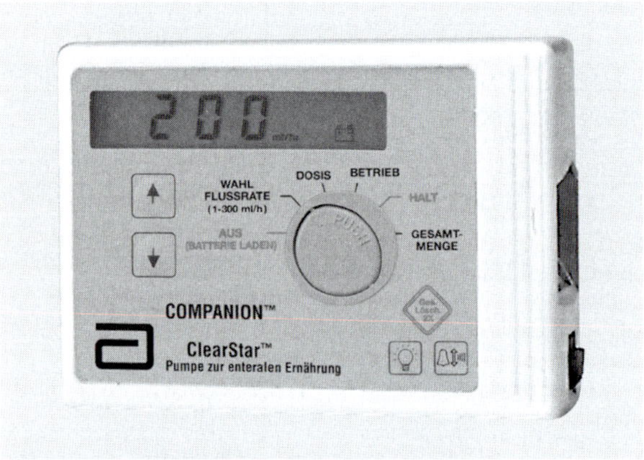

Abb. 6.2-12: Ernährungspumpe, enteral

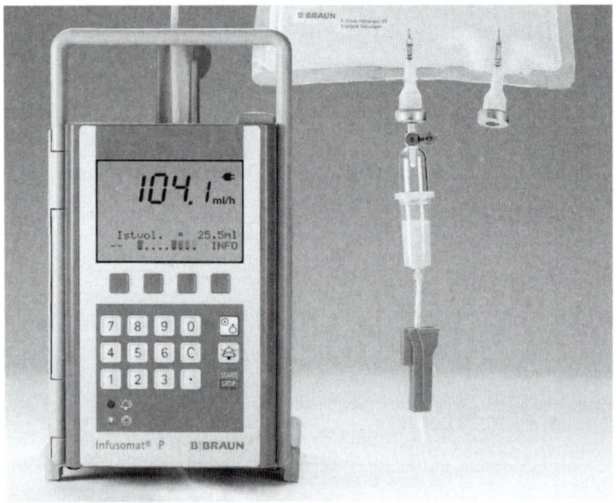

Abb. 6.2-13: Ernährungspumpe, parenteral

ger möglich ist und deswegen häufige, den Arzt erfordernde Katheterwechsel nicht mehr notwendig sind.

Bei der enteralen Ernährung liegt die Ausgangsöffnung der Sonde im Magen (gastral), im Zwölffingerdarm (duodenal) oder im Leerdarm (jejunal). Wurde früher die Sonde meist über die Nase eingeführt, wird sie heute immer mehr durch eine perkutan-endoskopische Applikation ersetzt, bei der die Sonde mit einem in den Magen-Darm-Trakt eingeführten Endoskop durch die Bauchhaut eingeführt wird (Abb. 6.2-12).

Wegen des großen Aufwandes und der spezifischen Risiken, die insbesondere durch das in den Körper eingeführte Schlauchmaterial und die zugeführten Ernährungslösungen entstehen können, sind bei der enteralen Ernährung hohe Anforderungen an die Einleitung der Therapie sowie an die Einweisung und Betreuung der Patienten zu stellen. Wichtig ist, dass die Überleitungssysteme alle 24 Stunden erneuert werden. Die Sonde sollte nach jeder Nahrungszufuhr mit Wasser gespült werden. Dass stets mit frisch gewaschenen Händen gearbeitet werden muss, ist angesichts der Tatsache, dass Ernährungslösungen gute Nährböden für Bakterien sind, wohl selbstverständlich.

Die parenterale Ernährung erfolgt über spezielle, peripher- oder zentralvenöse Verweilkatheter oder Ports. Sie kommt nur dann in Frage, wenn enterale Ernährung nicht mehr möglich ist: bei Kurzdarmsyndrom, schwersten Darmentzündungen, Stenosen im Darmbereich durch Tumore oder Metastasen.

Ernährungspumpen können auch leihweise zur Verfügung gestellt werden – bei Verleih durch die Apotheke ist die Medizinproduktebetreiberverordnung zu beachten (Abb. 6.2-13).

Hilfsmittel für die Anwendung von Flüssigkeiten und Arzneimitteln

Augenbadewanne

Die Augenbadewanne (Abb. 6.2-14) dient der Applikation medizinischer Augenbäder und der Ausspülung von Fremdkörpern aus dem Auge.

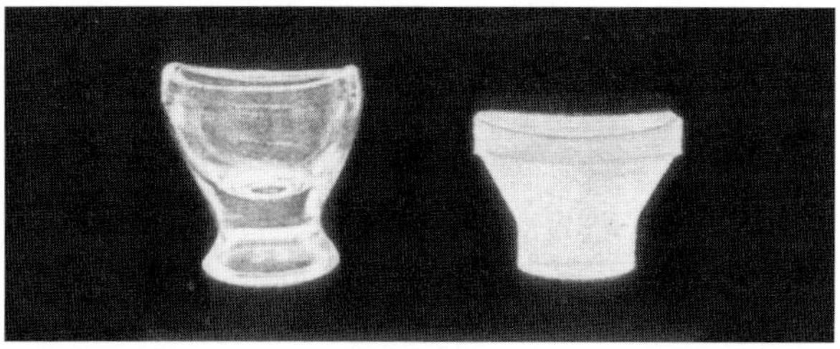

Abb. 6.2-14: Augenbadewanne. a Glas, b Kunststoff

Augendusche

Mit einer Augendusche (Abb. 6.2-15) werden Fremdkörper aus dem Auge gespült. Sie dient ferner der Augenspülung bei Verletzungen.

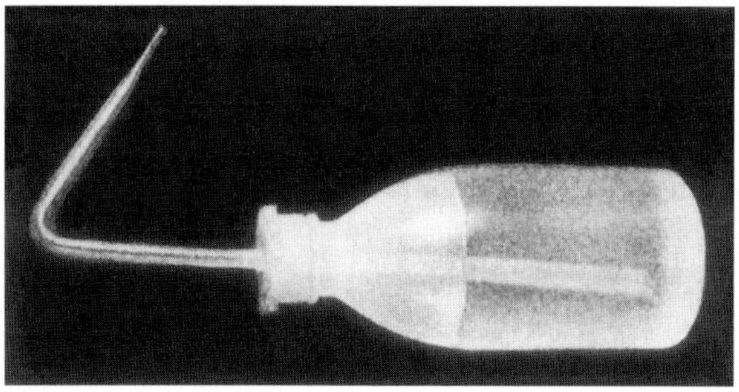

Abb. 6.2-15: Augendusche

Augenpipette

Die Augenpipette (Abb. 6.2-16) ist eine Tropfpipette aus einem Glashohlkörper mit einer Gummikappe zur tropfenweisen Dosierung der Flüssigkeiten.

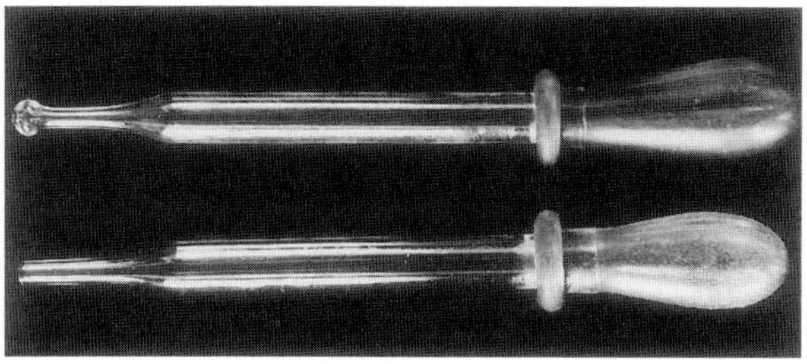

Abb. 6.2-16: Augenpipetten

Einnahmehilfen

Einnehmebecher

Ein Einnehmebecher aus Kunststoff, Glas oder rostfreiem Stahl dient der Einnahme von Arzneimitteln (Abb. 6.2-17). Für die indikationsgerechte Dosierung sorgt eine Einteilung in ml oder Ess-, Kindersowie Teelöffel.

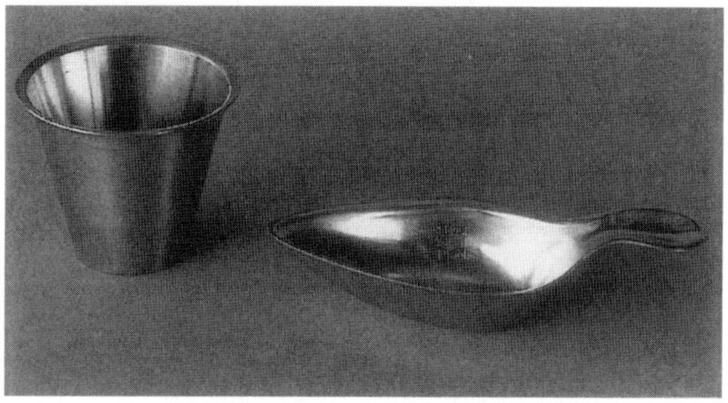

Abb. 6.2-17: Einnehmebecher, Einnehmelöffel

Einnehmelöffel

Zur Einnahme flüssiger Arzneimittel oder zur Darreichung fester oraler Arzneiformen wird ein Einnehmelöffel (Abb. 6.2-17) aus Kunststoff, Porzellan oder rostfreiem Stahl mit einer Graduierung auf der Innenseite angewendet.

Einnehmetasse

Die Einnehmetasse (Abb. 6.2-18) aus Kunststoff oder Porzellan dient der leichteren Aufnahme dünnflüssiger Nahrung. Die Porzellantasse hat eine Griffanordnung für Links- oder Rechtshänder. An der Kunststofftasse befindet sich ein Doppelgriff für links und rechts. Trinkbecher sind mit geschlossenem Deckel und Trinkansatz versehen.

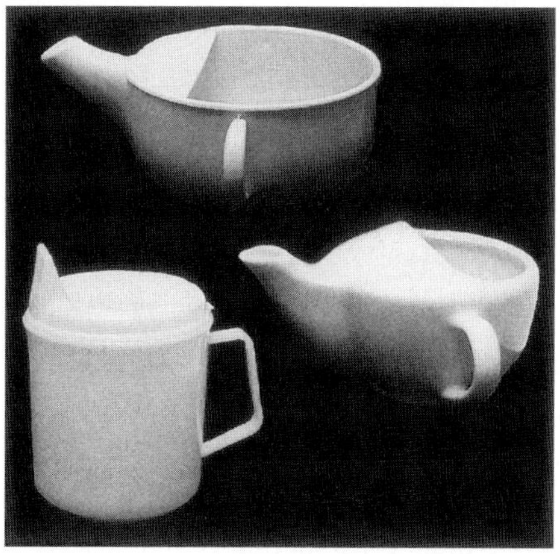

Abb. 6.2-18: Einnehmetassen und Trinkbecher

Einnehmerohr

Das Einnehmerohr (Abb. 6.2-19) ist ein Trinkrohr aus Kunststoff (biegsam) oder Glas mit einem flachen abgeknickten Mundstück.

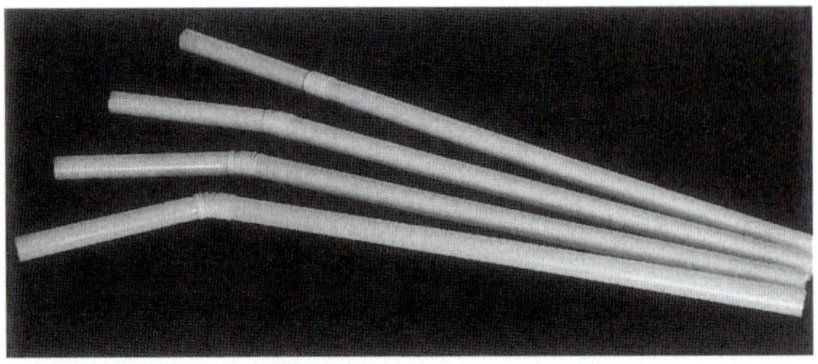

Abb. 6.2-19: Einnehmerohr

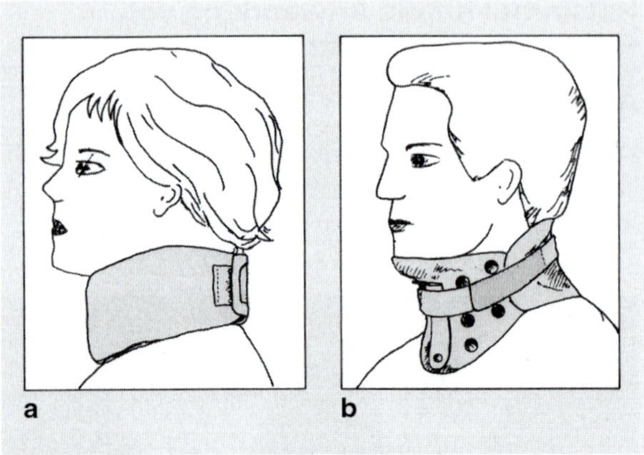

Abb. 6.2-20: Halskrawatten. a Schaumgummi, **b** Kunststoff (höhenverstellbar)

6.2.4 Bandagen

Bandagen sind körperteilumschließende oder -anliegende, meist konfektionierte Hilfsmittel. Sie dienen der Kompression oder wirken funktionssichernd bzw. stabilisierend. Die Grundelemente der Bandagen bestehen aus flexiblem oder festem Material. Bandagen werden angewandt bei akuten oder chronischen Weichteilerkrankungen.

Die Produktgruppe umfasst u. a. die folgenden, für Apotheken bedeutsamen Untergruppen (mit Angabe der Hilfsmittelnummer):

Vor- und Mittelfuß

Mittelfußbandagen werden bei chronischen und akuten Spreizfußbeschwerden, leichter bis schwerer Distorsion des Mittelfußes angewandt und müssen nicht immer getragen werden. Sie sollen nicht einschnüren, aber auch nicht ausgeleiert sein und ausschließlich aus atmungsaktivem Material bestehen.

05.01.01 Mittelfußbandagen
- ☐ Mittelfußbandagen mit Pelotte, elastisch
- ☐ Mittelfußbandagen, unelastisch
- ☐ Mittelfußbandagen mit Pelotte, unelastisch
- ☐ Epicondylitisbandagen mit Pelotte(n)
- ☐ Epicondylitisspangen

Halswirbelsäule

Bei Verletzungen (Stauchung) und Entzündungen der Halswirbelsäule (im Nacken- und Schulterbereich sowie schmerzhaften Verspannungen der Nacken- und Schultermuskulatur etc.) ist eine Halskrawatte (Abb. 6.2-20) indiziert. Halskrawatten werden je nach Indikation aus Schaumgummi in gerader oder anatomischer Form oder aus Kunststoff höhenverstellbar getragen. Es ist darauf zu achten, dass die Cervikalstütze nicht zu lange getragen wird, da sonst die Muskulatur geschwächt wird.

05.12.01 Schaumstoffcervikalstützen
- ☐ Anatomische Cervikalstützen
- ☐ Anatomische Cervikalstützen mit Verstärkung

05.12.02 Kunststoffcervikalstützen
- ☐ Anatomische Cervikalstützen*
- ☐ Einstellbare anatomische Kunststoffcervikalstützen*

Sprunggelenk

Sprunggelenkbandagen werden bei chronischen, posttraumatischen oder postoperativen Reizzuständen im Bereich des Sprunggelenks oder der Achillessehne angewandt. Sie sollen nicht dauernd getragen werden, da die Eigenstabilität das Gelenk darunter leiden könnte.

05.02.01 Kompressionsbandagen mit Pelotte
- ☐ Bandagen zur Sprunggelenkweichteilkompression
- ☐ Bandagen zur Achillessehnenkompression

05.02.20 Funktionssicherungsbandagen
- ☐ Funktionssicherungsbandagen*

05.02.03 Stabilisierungsbandagen
- ☐ Stabilisierungsbandagen*

* Diese Bandagen sind gleichzeitig Orthesen.

Fuß

05.03.01 Spitzfußbandagen
- ☐ Spitzfußbandagen*

Knie

Bandagen im Bereich des Knies werden bei chronischen, posttraumatischen oder postoperativen Weichteilreizzuständen des Kniegelenks, bei Degeneration des Knorpels in der Gelenkscheibe (Patella-Sehnenbandagen) und bei traumatischen oder degenerativen Kniegelenksveränderungen angewandt.

05.04.01 Kompressionsbandagen mit Pelotte
- ☐ Patellabandagen
- ☐ Patellasehnenbandagen

05.04.02 Knieführungs-/Funktionssicherungsbandagen
- ☐ Knieführungsbandagen
- ☐ Funktionssicherungsbandagen*
- ☐ Knieführungsbandagen mit Flexions-/Extensionsbegrenzung*

05.04.03 Stabilisierungsbandagen
- ☐ Stabilisierungsbandagen
- ☐ Stabilisierungsbandagen mit Gelenk(en)*

Hand

Bei Sehnenscheidenentzündungen und Zerrungen des Handgelenks werden Handgelenkbandagen mit Klettverschluss angewendet (Abb. 6.2-21). Sie dienen der Stützung des Handgelenks und geben den Sehnen oberhalb des Handgelenks zusätzlichen Halt.

05.07.01 Daumensattelgelenkbandagen
- ☐ Daumensattelgelenkbandagen

05.07.02 Handgelenkbandagen
- ☐ Handgelenkbandagen
- ☐ Handgelenkbandagen mit Fingerauflage
- ☐ Stabilisierungsbandagen*

Ellenbogen

Epicondylitisbandagen sind Bandagen oder Spangen aus Kunststoff oder Kunstleder mit oder ohne Pelotte, mit Schnalle oder Klettverschluss. Die Epikondylitis-Bandage bewirkt eine mechanische Entlastung der Unterarmmuskulatur (Sehnenansätze am Epikondylus), ohne die Blutzirkulation zu beeinträchtigen. Sie ist indiziert bei Überbeanspruchung der Unterarmmuskulatur durch Sportverletzungen oder Überanstrengung (Abb. 6.2-21)

05.08.02.0 Epicondylitisbandagen
- ☐ Epicondylitisspangen

6.2.5 Gehhilfen

Gehhilfen dienen gehbehinderten Menschen zum Ausgleich der verminderten Belastbarkeit der unteren Extremitäten (Abb. 6.2-22). Man unterteilt die Gehhilfen nach ihrem Anwendungsbereich nur für Innenräume und für Innen- und Außenräume. Im Innenraum werden Gehgestelle, Gehwagen und Gehübungsgeräte verwendet. Für die Apotheken größere Bedeutung haben Gehhilfen für den Innen- und Außenbereich. Dazu gehören:

10.50.01 Hand- und Gehstöcke
- ☐ Handstöcke
- ☐ Gehstöcke
- ☐ Gehstöcke mit anatomischem Handgriff
- ☐ Mehrfußgehhilfen
- ☐ Mehrfußgehhilfen mit anatomischem Handgriff

Hand- und Gehstöcke müssen einen Handgriff mit Abrutschsicherung haben, höhenverstellbar sein, dürfen max. 1 kg wiegen und müssen einen rutschsicheren Stockpuffer haben. Das Material muss bruchsicher sein. Die Handgriffe müssen handgerecht geformt sein und links und rechts verwendbar sein. Anatomische Handgriffe sollen eine Druckverteilung durch handformgerechte Griffgestaltung mit möglichst großer Lastaufnahmefläche haben und können jeweils nur rechts oder links verwendet werden.

Die Länge der Stöcke muss der Körpergröße angepasst werden. Die korrekte Stocklänge ermittelt man durch die Messung des Abstandes zwischen Boden und Ulnar-Karpalgelenk des im Ellenbogen um ca. 20° bis 30° gebeugten Armes.

10.50.02 Unterarmgehstützen
- ☐ Unterarmgehstützen
- ☐ Unterarmgehstützen mit anatomischem Handgriff
- ☐ Arthritisstützen

Unterarmgehstützen haben im Unterschied zu den Hand- und Gehstützen über den normalen Handgriff hinaus ein Rohr oder Kunststoffoberteil, welches bis

* Diese Bandagen sind gleichzeitig Orthesen.

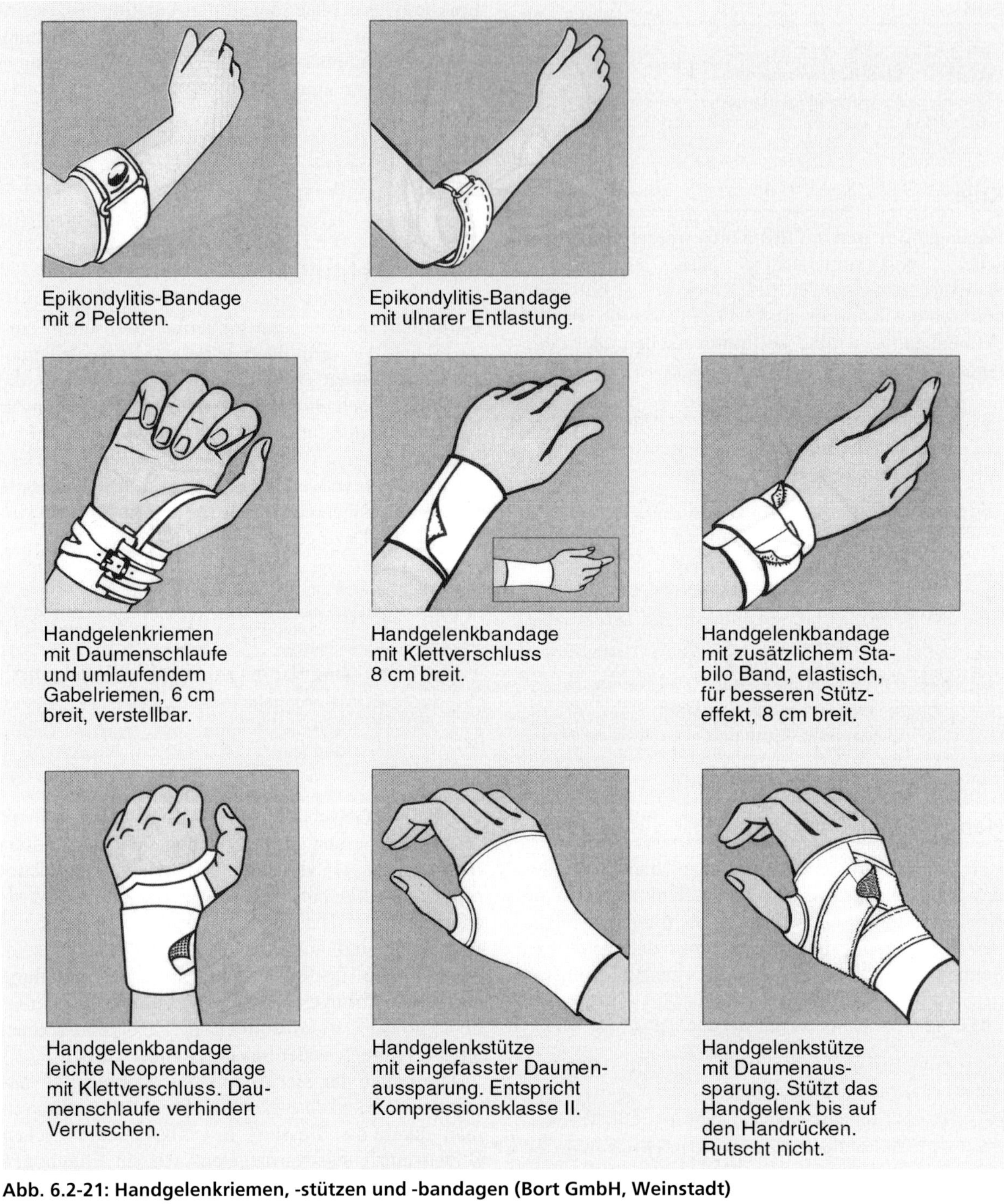

Epikondylitis-Bandage mit 2 Pelotten.

Epikondylitis-Bandage mit ulnarer Entlastung.

Handgelenkriemen mit Daumenschlaufe und umlaufendem Gabelriemen, 6 cm breit, verstellbar.

Handgelenkbandage mit Klettverschluss 8 cm breit.

Handgelenkbandage mit zusätzlichem Stabilo Band, elastisch, für besseren Stützeffekt, 8 cm breit.

Handgelenkbandage leichte Neoprenbandage mit Klettverschluss. Daumenschlaufe verhindert Verrutschen.

Handgelenkstütze mit eingefasster Daumenaussparung. Entspricht Kompressionsklasse II.

Handgelenkstütze mit Daumenaussparung. Stützt das Handgelenk bis auf den Handrücken. Rutscht nicht.

Abb. 6.2-21: Handgelenkriemen, -stützen und -bandagen (Bort GmbH, Weinstadt)

in die Nähe des Ellenbogens reicht (Abb. 6.2-23). Das Ende bildet eine Kunststoffschale zur Aufnahme des Unterarms. Dadurch ist das Abkippen bei großer Belastung nicht möglich, so dass durch Unterarmgehstützen eine völlige Entlastung eines oder beider Beine erreicht werden kann. Die Länge der Unterarmgehstützen kann normalerweise durch Federknopfmechanismus oder Schrauben verstellt werden; es gibt aber auch Unterarmgehstützen mit extrem hoher Belastbarkeit, bei denen die Verstellung der Höhe mit der Säge vorgenommen werden muss.

Auch Unterarmgehstützen haben einen rutschfesten Stockpuffer, ein Gewicht von max. 1,2 kg und einen abrutschsicheren Handgriff. Die maximale Belastbarkeit muss angegeben sein.

Zunehmende Bedeutung sowohl im Straßenbild als auch für Apotheken gewinnen die fahrbaren Gehhilfen, zu denen die dreirädrigen Gehhilfen (Deltarä-

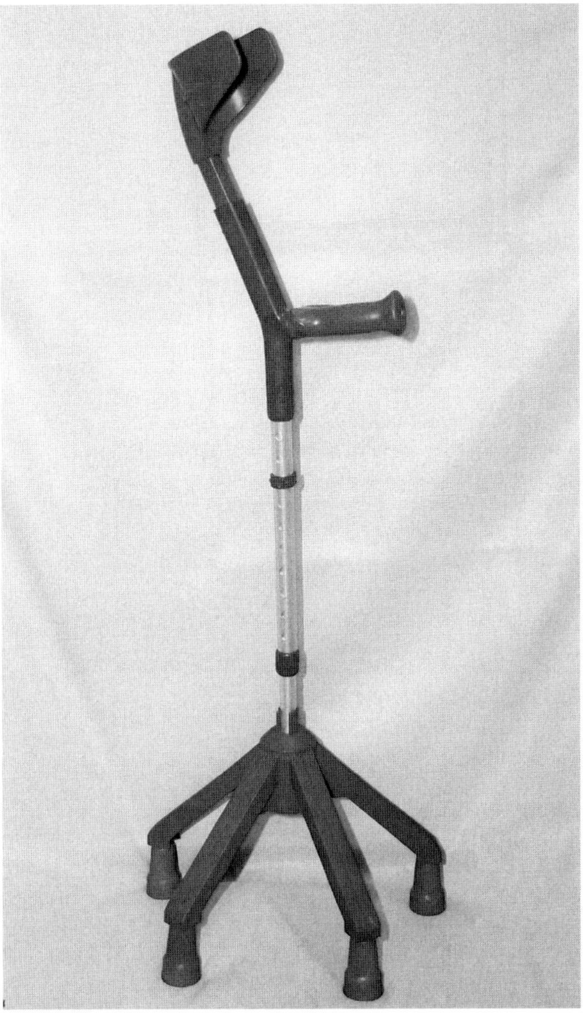

Abb. 6.2-22: Mehrfußgehhilfe (aus Schäfer/Doneth, 2003)

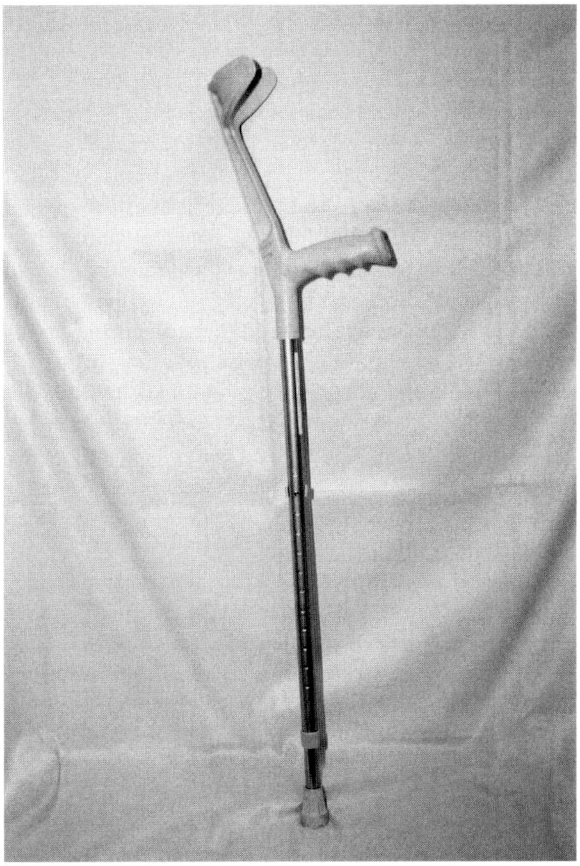

Abb. 6.2-23: Gehhilfe mit Unterarmstütze (aus Schäfer/Doneth, 2003)

der) – Pos.-Nr. 10.50.04.0 und die vierrädrigen Gehhilfen (Rollatoren) mit der Pos.-Nr. 10.50.04.1 zählen (Abb. 6.2-24).

Fahrbare Gehhilfen dienen zum Ausgleich der verminderten Belastbarkeit gehbehinderter Menschen. Sie müssen an die Körpergröße anzupassen sein, rutschsichere Handgriffe haben, die Räder müssen einen Minimaldurchmesser von 200 mm haben, die Vorderräder lenkbar sein und die Hinterräder müssen eine dosierbare Bremseinrichtung mit Arretierung aufweisen. Sie erweitern den Aktions- und Mobilitätsradius gehbehinderter Menschen und verringern deren Gangunsicherheit. Gehräder müssen durch den Leistungserbringer gewartet und repariert werden können.

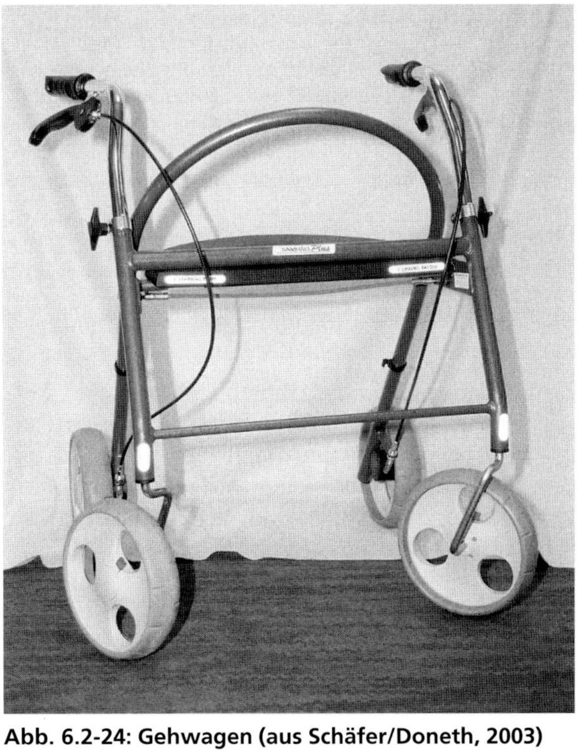

Abb. 6.2-24: Gehwagen (aus Schäfer/Doneth, 2003)

6.2.6 Hilfsmittel gegen Dekubitus

Unter Dekubitus wird Wund- und Durchliegen bei mangelnder Gewebeernährung verstanden. Ursache hierfür sind im Wesentlichen ständige Druckeinwirkung, Schwerkräfte, Sauerstoffmangel im Gewebe, Feuchtigkeit, Wärme, Hautbeschaffenheit bei meist gehunfähigen Patienten. Die Ursachen führen zur Kompression der Blutgefäße, die Blutzirkulation wird unterbrochen, das Gewebe nicht mehr genügend mit Sauerstoff versorgt, die Haut „stirbt" ab, es bilden sich Dekubitalulcera/Dekubitusgeschwüre.

Ein Dekubitus entsteht vorrangig an Körperstellen, an denen Knochen der Haut unmittelbar anliegen, vor allem an Knochensprüngen, an denen die Polsterwirkung des Unterhautgewebes abgeschwächt ist. In Rückenlage sind die gefährdeten Stellen: Hinterkopf, Schulterblätter, Ellenbogen, Becken, Gesäß, Steißbein, Wade und Ferse; in der Seitenlage: Ohren und Fußknöchel. Begünstigt wird die Bildung eines Dekubitus durch zentral oder örtlich bedingte Empfindungslosigkeit (Querschnittslähmung) oder durch Kontakt der Haut mit Harn.

Die Dekubitus-Hilfsmittel werden in zwei Gruppen eingeteilt:

1. Hilfsmittel zur Vorbeugung:
   Diese eignen sich in den meisten Fällen zur Verhinderung der Dekubitalgeschwüre bei einer bestehenden anderen Erkrankung und bei einigen Krankheitsbildern, wie Inkontinenz in Verbindung mit Gehunfähigkeit, multipler Sklerose, Spina bifida, Hemiplegien, Paraplegien, Tetraplegien, Kachexie.
2. Hilfsmittel zur Behandlung oder Nachbehandlung:
   Diese verringern den Körperdruck (Auflagedruck), so dass sie bei der Behandlung oder Nachbehandlung der Dekubitalgeschwüre angewandt werden können.

Fuß

11.03.01 Fersenschützer

Zu den Fersenschützern gehören Fersenschalen, Fersenrollen und Fersenringe. Fersenschalen haben auf der Innenseite ein Synthetikfell (ein Vorteil zu einem Naturfell besteht nicht) und außen ein Kunststoffgewebe und werden mit Klebebändern oder Klettverschlüssen befestigt (Abb. 6.2-25, Abb. 6.2-26).

Fersenrollen bestehen meistens aus einem Schaumstoffkern und sind mit Kunststofffell ummantelt. Bei Fersenrollen ist die Fixierung schlechter, die Fersen hängen frei in der Luft und es besteht die Gefahr der Spitzfußbildung. Die Fußsohlen müssen deswegen abgepolstert werden. Fersenrollen bieten sich eher für Patienten an, die sich nicht oder nur wenig selbst bewegen können.

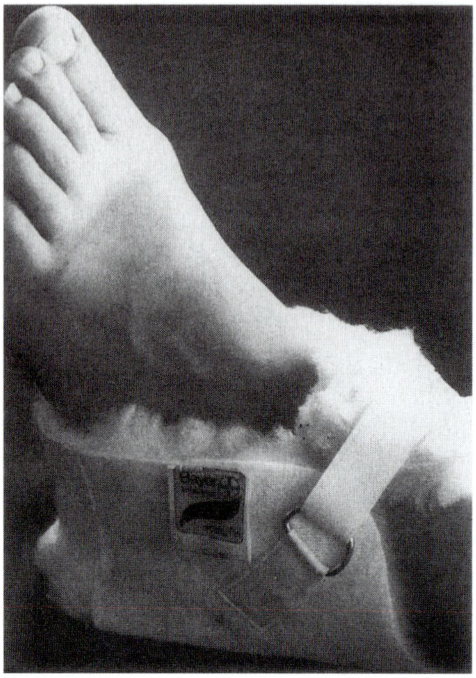

Abb. 6.2-25: Fersenschutz

Fersenringe können entweder aus Schaumstoff oder aus Gummi bestehen und werden mit Luft gefüllt. Auch hier liegen die Fersen frei, die Ringe können schlecht fixiert werden und daher sind sie eher für wenig mobile Patienten geeignet.

Ellenbogen

11.08.01 Ellenbogenschützer

Ellenbogenschützer bestehen aus einem innenliegenden Synthetikfell mit einem Florgewicht von min. 800 g/m^2 bei 22 mm Florhöhe oder Schaumstoff und umfassen den Ellenbogen schalenartig oder zirkulär. Fixiert werden Ellenbogenschützer mit Klettbändern oder anderen Befestigungsgurten (Abb. 6.2-27).

Leib/Rumpf

Luftringe

Luftringe sind Gummihohlkörper mit seitlichem Drehluftventil in den Größen 40, 42,5 oder 45 cm. Befüllt können sie an verschiedene Körpergewichte angepasst werden und sind bei Anwendung mit einem textilen Bezug zu versehen. Sie dienen der kurzzeitigen Entlastung bei Dekubitus im Sakralbereich.

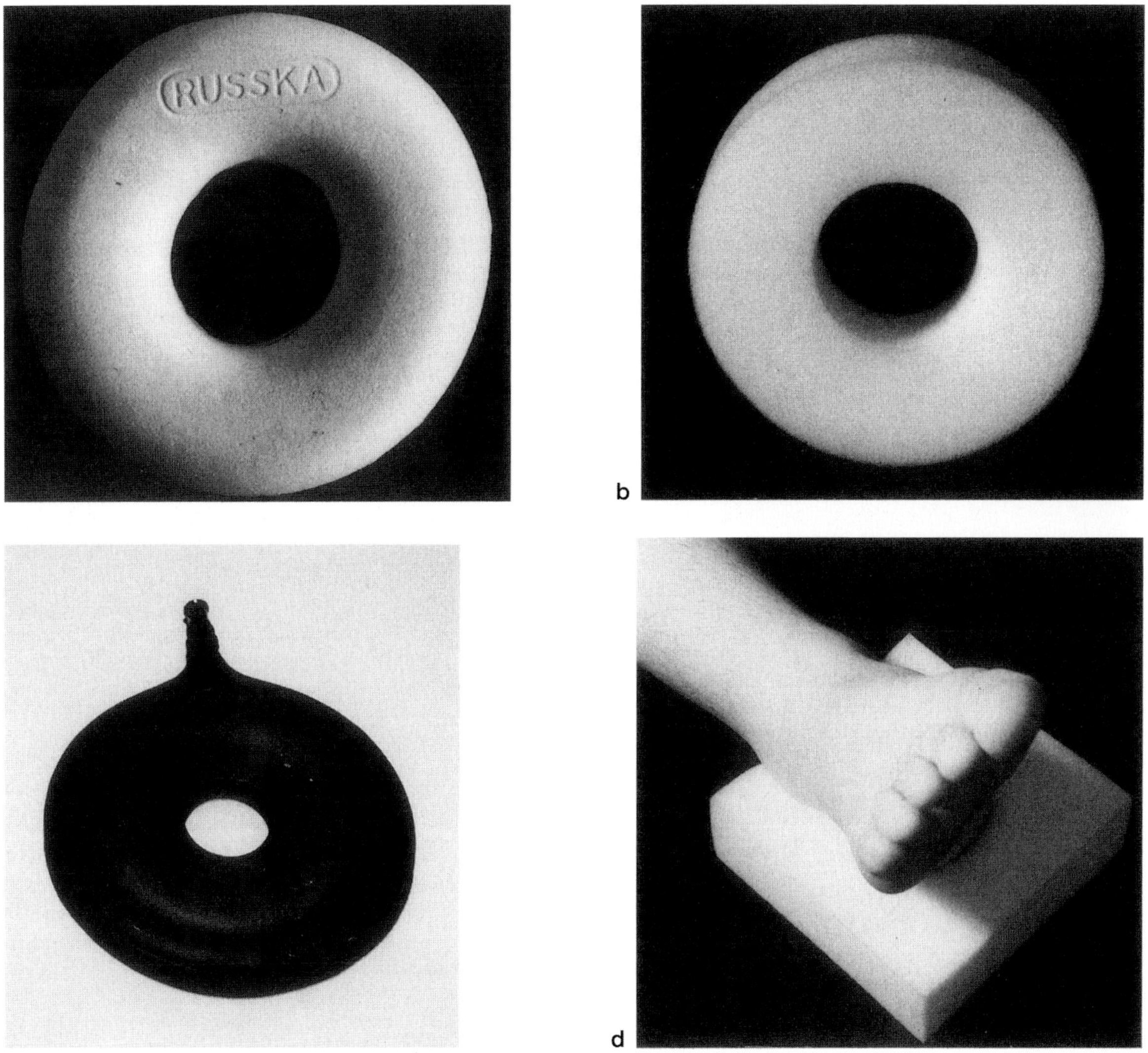

a b c d

Abb. 6.2-26: Fersenringe. **a** Kunststoff (rund), **b** Schaumgummi (rund), **c** luftgefüllt, **d** Schaumgummi (quadratisch)

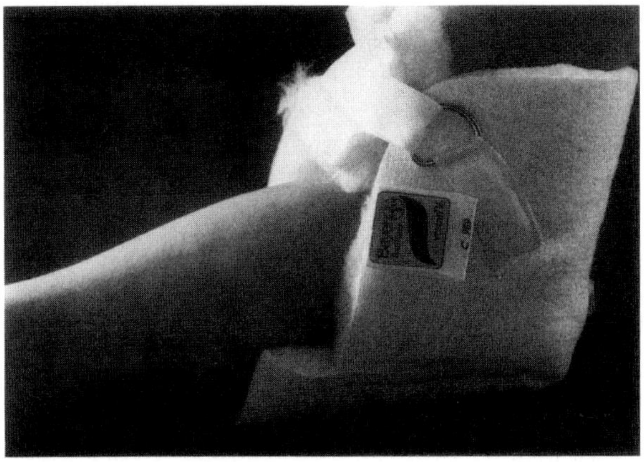

Abb. 6.2-27: Ellenbogenschutz

Wegen der schlechten Auflage, der Gefahr eines Fenster-Ödems und ungenügender Belüftung innerhalb des Luftringes sollte dieser nur kurzfristig angewandt werden (Abb. 6.2-28).

Fellauflagen Sitzfläche und Rückenlehne

Sitzfellauflagen und Felle für Rückenlehnen bestehen meist aus einem Synthetikfell mit einer Florhöhe von ca. 2 cm. Sie haben auf der dem Körper abgewandten Seite eine textile Schicht. Diese Hilfsmittel sind vornehmlich zur Benutzung in Rollstühlen vorgesehen. Auf die unterschiedliche Sitzbreite, Sitztiefe und Rückenlehnenhöhe muss bei der Versorgung geachtet werden.

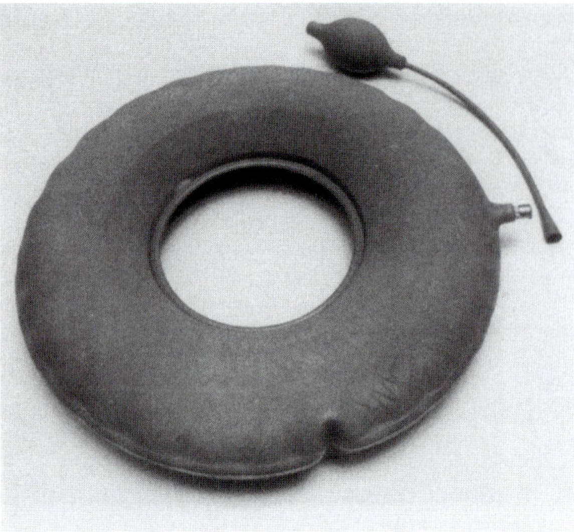

Abb. 6.2-28: Luftring

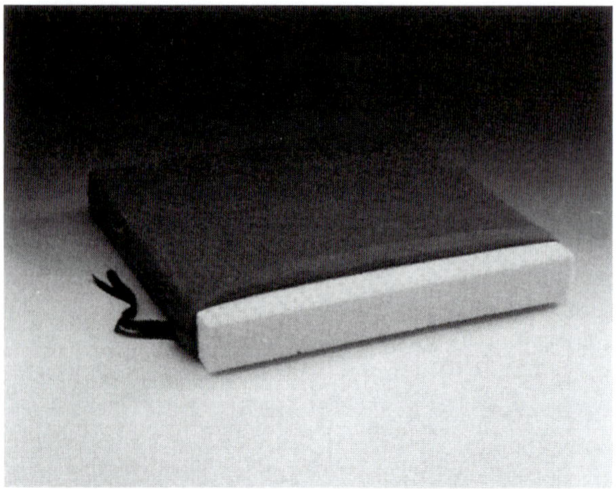

Abb. 6.2-29: Schaumkissen

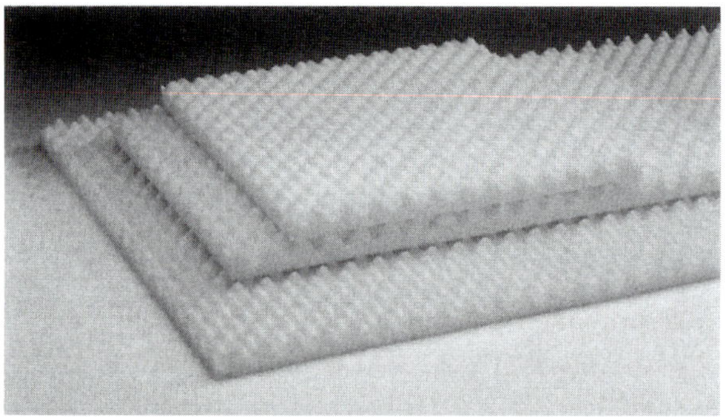

Abb. 6.2-30: Schaumpolsterauflagen

Schaum- oder Weichpolsterkissen

Schaum- oder Weichpolsterkissen bestehen im Wesentlichen aus Schaumstoffkernen mit Textilbezügen. Einige Produkte haben zusätzlich Polsterschichten. Die Bezüge können abgenommen und gewaschen werden. Diese Sitzkissen sind meist für Rollstühle geeignet. Auf die unterschiedlichen Sitztiefe und Sitzbreite muss bei der Versorgung geachtet werden (Abb. 6.2-29 bis 6.2-31).

Wechseldrucksitzkissen

Wechseldrucksitzkissen bestehen aus einer luftmatratzenähnlichen Auflage, einem Kompressor und Luftschläuchen. Die Sitzkissen haben wabenartige oder längsgewölbte Oberflächen und sind in mehrere Luftkammern eingeteilt, die Kompressoren haben einen 220-V-Stromanschluss und eine Druckregulierung. Durch Auf- und Abpumpen der Kammern wird die Druckentlastung einzelner Bereiche erreicht. Wechseldrucksitzkissen dienen zur Prophylaxe bei hochgradig dekubitusgefährdeten Patienten.

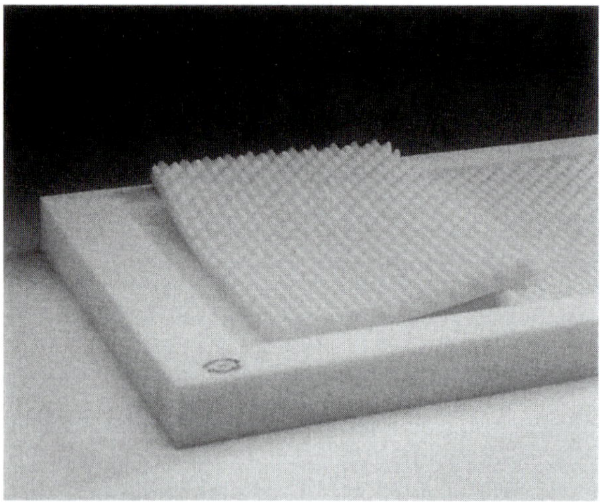

Abb. 6.2-31: Schaumstoffmatratzen

Viskoelastische gel-, wasser- oder luftgefüllte Sitzkissen

Durch Hilfsmittel dieser Art muss die Entlastung des Sakralbereiches sowie Druckverteilung auf eine möglichst große Fläche gegeben sein. Das Verrutschen der Sitzhilfe muss ausgeschlossen werden. Ferner darf kein Feuchtigkeits- oder Wärmestau entstehen.

Es werden drei Arten unterschieden:

1. Gelgefüllte oder viskoelastische Sitzkissen, die teilweise einen zusätzlichen Schaumstoffmantel und Textilbezug haben
2. Wassergefüllte Sitzkissen
3. Luftgefüllte Sitzkissen

Diese Sitzkissen ermöglichen durch Gewichtsverteilung eine hohe Druckentlastung und entsprechende Weichteillagerung dekubitusgefährdeter Körperteile.

Größen: 40×40 bis 50×50 cm. Sie werden vornehmlich im Rollstuhl verwendet.

11.11.01 Sitzhilfen zur Vorbeugung
- ☐ Luftringe/Luftkissen
- ☐ Fellauflagen für Rollstühle: Sitzfläche
- ☐ Fellauflagen für Rollstühle: Sitz/Rückenlehnen
- ☐ Schaum- oder Weichpolstersitzkissen

11.11.02 Sitzhilfen zur Be- oder Nachbehandlung
- ☐ Viskoelastische gel-, wasser- oder luftgefüllte Sitzkissen
- ☐ Wechseldrucksitzkissen

Antidekubitusunterlagen und Segmente

Fellauflagen

Fellauflagen bestehen aus einem hautfreundlichen Synthetikfell mit einem Florgewicht von min. 800 g/m^2 bei 22 mm Florhöhe. Die Rückseite besteht aus textilem Material. Das gleichmäßig hohe Fell verteilt den Auflagedruck des Körpers und sorgt für Luftzirkulation. Die Felle werden in den Größen angeboten:
50×70 cm (0,35 qm), 70×75 cm (0,52 qm), 70×140 cm (0,98 qm), 90×140 cm (1,25 qm).

Fellauflagen sind indiziert bei krankheitsbedingtem langen Liegen ohne direkte Gefährdung durch ein Dekubitalgeschwür sowie bei Immobilität und weitgehend eingeschränkter Beweglichkeit im Hüft- und Sakralbereich (Abb. 6.2-32).

Schaum- oder Weichpolsterauflagen

Schaum- oder Weichpolsterauflagen haben einen Schaumstoff- oder anders gearteten weichen Kern

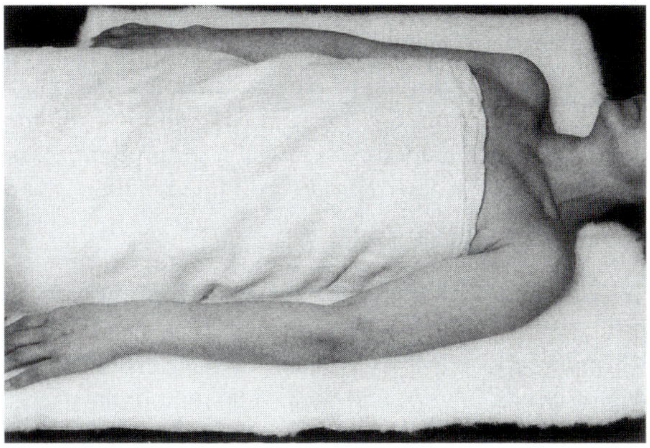

Abb 6.2-32: Antidekubitusunterlage

und sind mit atmungsaktiven Bezügen versehen. Diese Hilfsmittel werden zur Teilkörper-, aber auch zur Ganzkörperentlastung angeboten (Abb. 6.2-29, 6.2-30).

Schaum- oder Weichpolstermatratzen

Schaum- oder Weichpolstermatratzen werden anstelle der sonst üblichen Matratzen in den vorhandenen Bettrahmen eingelegt. Einige dieser Matratzen haben einen Schaumstoffrahmen, in den verschieden harte Weichpolsterwürfel aus Schaumstoff eingelegt werden können. Sie sollen den Körper möglichst weich lagern und gleichzeitig eine gute Belüftung ermöglichen (Abb. 6.2-31). Diese Matratzen dienen zur Prophylaxe bei Kachexie und zur Therapie bei Dekubitus.

Wasserbefüllbare und beheizbare Matratzen

Es werden ein oder mehrere auslaufsichere Flüssigkeitsbehälter in einen entsprechenden Schaumstoffrahmen und unterhalb des Flüssigkeitsbehälters eine „Flächenheizung" eingelegt. Diese sorgt über eine elektronische Thermostatregelung für eine dosierbare Temperierung des Wassers bis 36 °C. Auswechselbare Isolationsauflagen und Überzüge bewirken zusätzliche Druckentlastung des Körpers und absorbieren Körperflüssigkeit. Stabilisatoren im Flüssigkeitsbehälter vermindern den Seegang-Effekt.

Luftgefüllte Matratzen

Luftgefüllte Matratzen bestehen aus vier Elementen. Jedes Element hat etwa 180 Luftpolster, die pilzartig auf einer Unterlage stehen. Die Luftpolster sind mit Luftkanälen untereinander verbunden. Sie können mit einer Luftpumpe aufgeblasen und damit individuell auf jedes Körpergewicht eingestellt werden.

Wassermatratzen

Wassermatratzen werden in den vorhandenen Bettrahmen eingelegt. Sie bestehen aus einem Schaumstoffrahmen, in den ein- oder mehrteilige Wasserkissen eingelegt werden, die aufgrund der Wasserbefüllung dem aufliegenden Körpergewicht angepasst werden können. Der Nachteil dieser Produkte liegt in der geringen Atmungsaktivität ihrer Oberfläche. Wassermatratzen sollten nur mit einer zusätzlichen Fellauflage oder einer anderen Abdeckung benutzt werden (Abb. 6.2-33).

Wasserkissen

Wasserkissen sind Gummikörper in den Größen 55×50 cm und 70×80 cm in glatter oder unterteilter

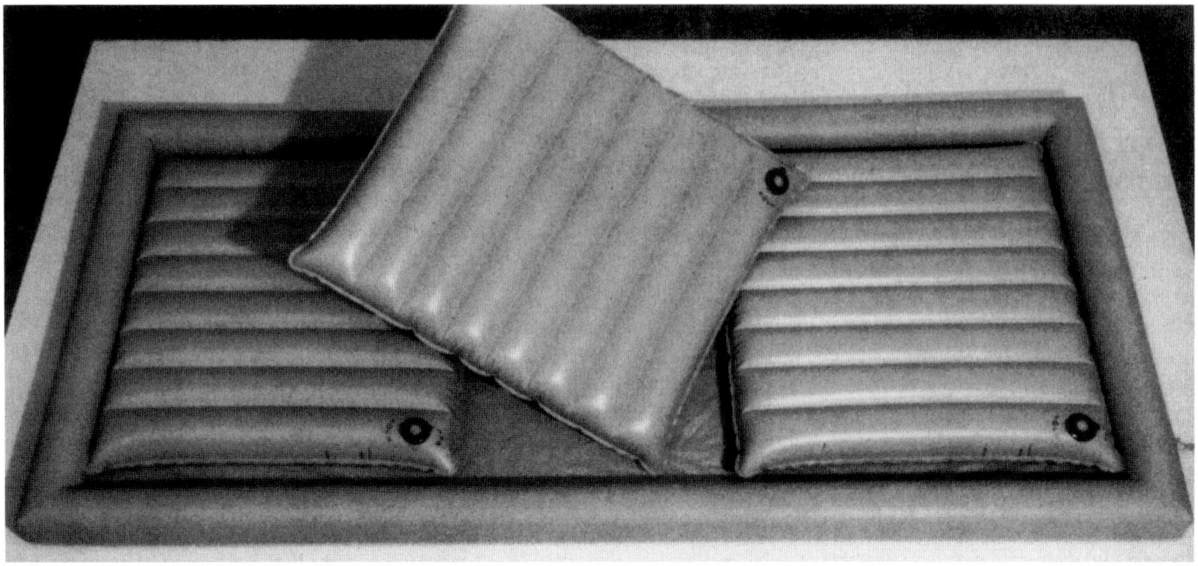

Abb. 6.2-33: Wassermatratze

Ausführung. Sie werden zu 1/2 bis maximal 3/4 mit Wasser von 38–39 °C gefüllt (Abb. 6.2-34). Sie sollten nur in Verbindung mit einem Fell oder einer ähnlichen Auflage verwendet werden.

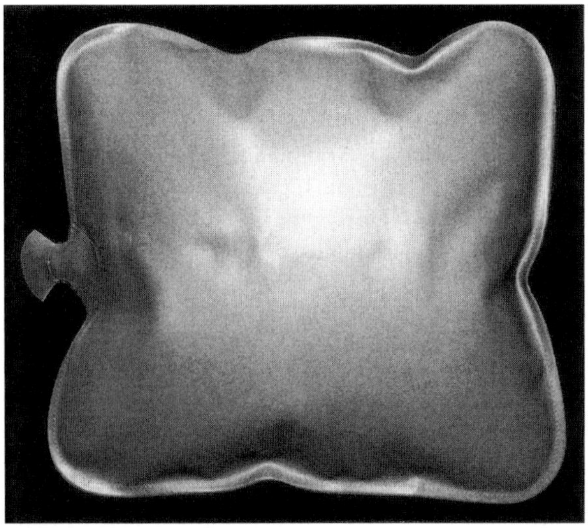

Abb. 6.2-34: Wasserkissen

Matratzen zur Entlastung des Sakralbereiches

Diese Matratzen bestehen aus hochflexiblem Schaumstoffmaterial, das anstelle der handelsüblichen Matratzen in den Bettrahmen eingelegt wird. Im Bereich des Kreuzbeines befindet sich eine Aussparung, in die spezielle Kissen – viskoelastisch, luftgepolstert oder schaumgepolstert – eingelegt werden. Die Verwendung dieser Matratzen ist angezeigt bei Dekubitusgefährdung durch Kachexie, Poliomyelitis, Tetraplegie, Diabetes in Verbindung mit bestehenden Hautläsionen als Langzeithilfsmittel für die Sakral- und Hüftentlastung. Matratzen kommen bei großflächiger Dekubitusgefährdung in Verbindung mit bestehenden Hautläsionen als Langzeithilfsmittel in Betracht.

Wechseldruckmatratze

Bei einer Wechseldruckmatratze (Abb. 6.2-35) liegen die Patienten zur Verhütung und Nachbehandlung des Dekubitus auf einer aus Luftpolstern bestehenden Matratze, in denen der Druck in den Luftkammern in Minutenabständen ständig wechselt. Durch einen elektrischen Kompressor füllen und entleeren sich die Polster automatisch. Der Auflagedruck wird so eingestellt, dass der Stützeffekt nach Gewicht und Größe des Liegenden geändert werden kann. Die Höhe der Matratze beträgt etwa 6,3 cm. Die druckgefährdeten Stellen werden so kontinuierlich an den richtigen Stellen entlastet.

Bei einem Lamellendrehbett können die Lamellen der Luftkammern – je nach Erfordernis – zu Unterlagen verschiedener Längen zusammengesetzt werden. Das elektrische Luftpumpenaggregat versorgt beide Kammersysteme über PVC-Schläuche mit Luft. Füllung und Entleerung wechseln im Vierminutentakt, so dass sich stets ein Kammersystem füllt, während das andere entlastet wird. Für den Kranken entsteht aus diesem Wechsel eine Drehbewegung von jeweils 20° nach links und dann wieder nach rechts. Dies gewährleistet den ständigen Wechsel der Hauptbelastungszonen aufliegender Gewebe.

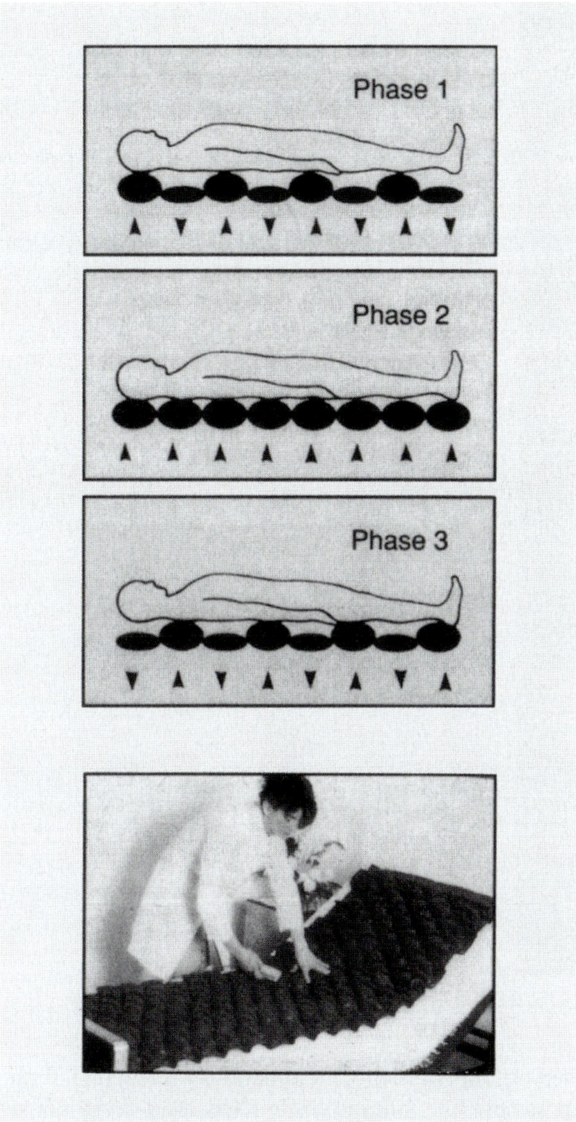

Abb. 6.2-35: Wechseldruckmatratze

11.11.03 Liegehilfen zur Vorbeugung
- ☐ Fellauflagen 50 × 70 cm
- ☐ Fellauflagen 70 × 75 cm
- ☐ Fellauflagen 70 × 140 cm
- ☐ Fellauflagen 90 × 140 cm
- ☐ Schaum- oder Weichpolsterauflagen
- ☐ Schaum- oder Weichpolstermatratzen
- ☐ Wassermatratzen
- ☐ Wasserkissen/Teilmatratzen

11.11.04 Liegehilfen zur Be- oder Nachbehandlung
- ☐ Matratzen zur Entlastung des Sakralbereichs
- ☐ Wechseldruckmatratzen

Neben den vorstehend abgehandelten Hilfsmitteln sind in der Apotheke auch die folgenden Krankenpflegeartikel üblich, die jedoch nicht in das Hilfsmittelverzeichnis aufgenommen worden sind. Bei der Verordnung zu Lasten der GKV ist darauf zu achten, ob sie in der Negativliste für Hilfsmittel nach § 34 SGB V aufgeführt sind.

Lagerungshilfen

Auch spezielle Lagerungshilfen aus Kunststoff können zur Dekubitusversorgung angewendet werden. Dazu zählen u. a. Stufenlagerungskissen, Beinlagerungsschienen, Nacken-, Bein- und Armrollen, Seitenlagerungskeile und Toilettenauflagen (Abb. 6.2-36).

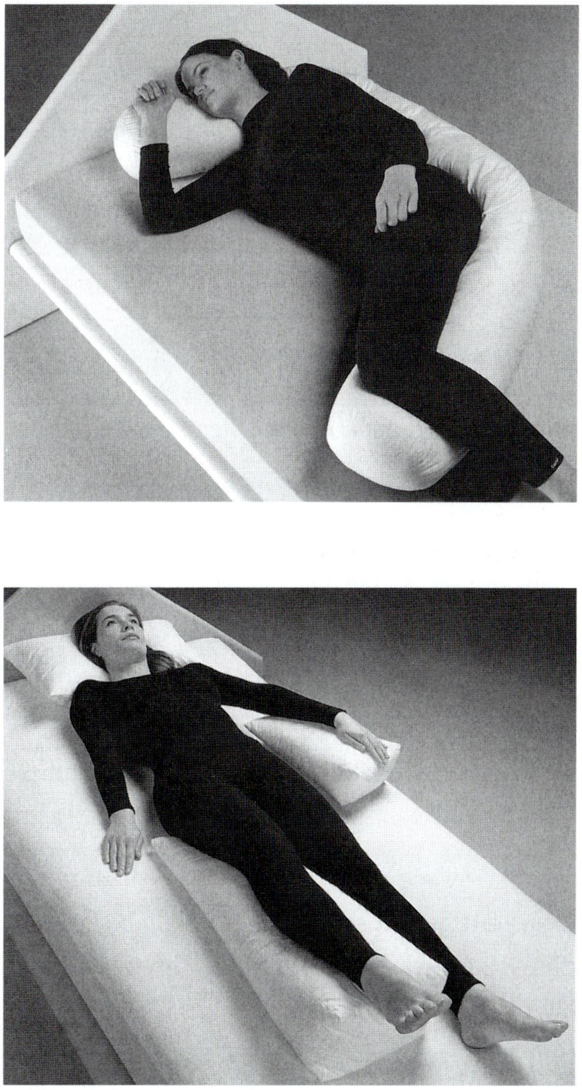

Abb. 6.2-36: Lagerungshilfen

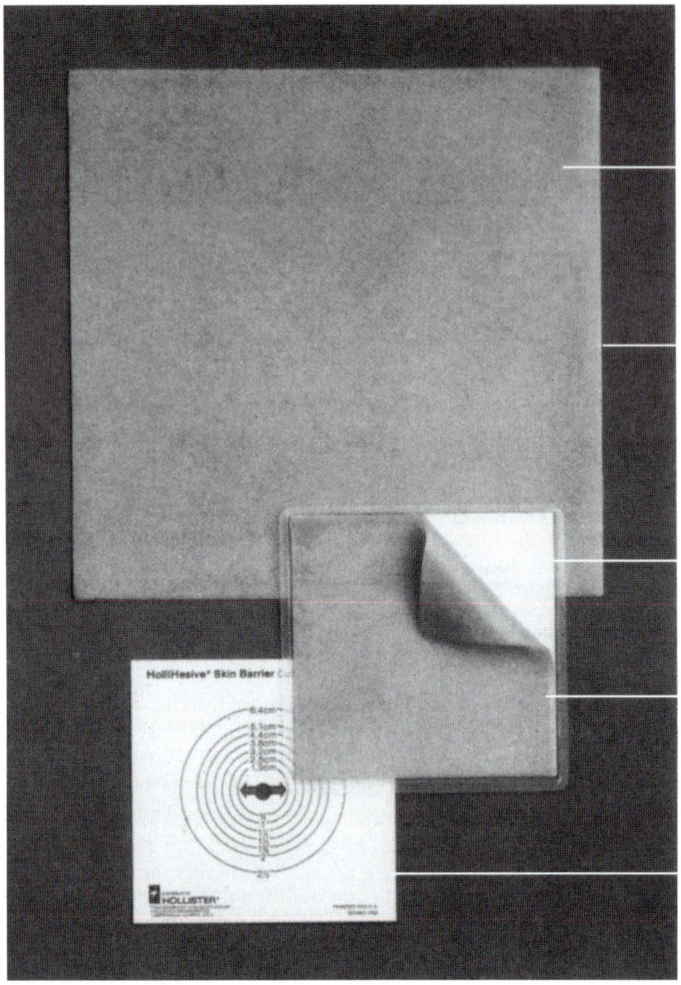

Abb. 6.2-37: Hautschutzplatten

Hautschutzplatten

Hautschutzplatten bestehen aus hautfreundlichen synthetischen Materialien, schützen die Haut und decken Problembereiche ab. Obgleich hauptsächlich für die Stomaversorgung entwickelt, werden Hautschutzplatten auch bei der Dekubitusvor- und -nachsorge angewendet. Selbsthaftend in verschiedenen Größen bis zu 20×20 cm eignen sie sich für besonders druckgefährdete Körperstellen, wie Hüftknochen, Ellenbogen, Fußgelenk und Ferse (Abb. 6.2-37).

Druckentlastungsverband

Druckentlastungsverbände sind speziell für die lokale Therapie der Dekubiti entwickelt. Sie bestehen aus druckentlastenden Schaumstoffringen, die sich im Innenbereich in mehrere Ringe für eine Druckentlastungszone bis zu 9 cm gliedern. Die Randzonen bestehen aus Schaumstoffwürfeln. Sie bewirken die erforderliche Flexibilität. Als Einlage zur Wundversorgung werden Calciumalginat-Kompressen angewandt. Ein mikroporöser Kleberand sorgt für sichere und sanfte Haftung (Abb. 6.2-38).

6.2.7 Inkontinenzhilfen

Inkontinenz ist das Unvermögen, Harn- und/oder Stuhlabgang willkürlich zu kontrollieren. Ursachen einer Inkontinenz können Fehlbildungen bzw. verschiedene Krankheits- und Verletzungsfolgen sein. Die Harninkontinenz wird leistungsrechtlich nach dem Hilfsmittelverzeichnis des SGB V in folgende Formen definiert (Abb. 6.2-39):

- **Intermittierende oder Reflexinkontinenz** (Aussetzen, Unterbrechungen): Durch eine Störung der Blasenautomatik bei einem bestimmten Füllungsgrad der Blase wird unwillkürlich der Sphinkter eröffnet und die Blasenmuskulatur kontrahiert. Hierdurch wird der in der Blase befindliche Urin in einem Strahl entleert. Hierzu ist auch die primäre Inkontinenz bei retardierten Kindern zu zählen.

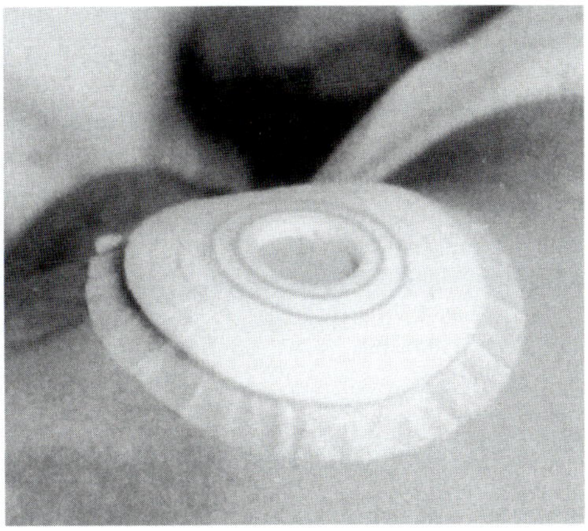
a

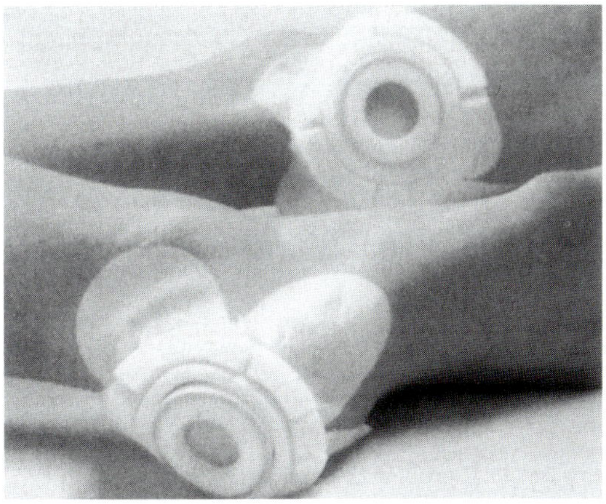
b

Abb. 6.2-38: Comfeel®-Druckentlastungsverband. **a** Die Comfeel Ulcus druckentlastenden Verbände passen sich aufgrund ihrer Flexibilität perfekt der Körperform an – auch in Problembereichen. **b** Speziell für Ferse und Ellenbogen gibt es den druckentlastenden Verband mit vierlaschiger mikroporöser Klebefläche und einer druckentlastenden Zone von 2–4 cm

- **Stress- oder Belastungsinkontinenz** durch Störungen des unwillkürlichen/willkürlichen Nervensystems und/oder muskuläre Insuffienz der Schließmuskeln. Bei bestimmten Körpervorgängen/Belastungen, wie z. B. Husten, Niesen, wird die Blasenentleerung in Gang gesetzt, die, wenn überhaupt, nicht sofort beeinflusst werden kann.
- **Permanente Inkontinenz,** bei der durch Lähmung des Schließmuskels ständig Urin schon bei fast leerer oder später geschrumpfter Blase abträufelt.
- **Tröpfel-Inkontinenz** bei mechanischen Abflusshindernissen, z. B. Ischuria paradoxa. Der Urin geht bei prall gefüllter Blase tropfenweise ab.
- **Dyssynergie-Inkontinenz** auf der Grundlage von ZNS-Läsionen. Typisch für diese Blasenentleerungsstörung ist, dass die Blase nur selten vollständig entleert wird.

Bei der Stuhlinkontinenz gibt es im Wesentlichen drei Formen:

- Teil-Inkontinenzgase gehen unkontrolliert ab.
- Teil-inkontinenzdünnflüssiger Stuhl kann nicht gehalten werden.
- Voll-Inkontinenzstuhl geht komplett unkontrolliert ab.

Eine Stuhlinkontinenz kann auf verschiedene Ursachen gegründet sein. Dazu zählen z. B. neurologische Störungen, Missbildungen im Analbereich, entzündliche Erkrankungen, Unfälle, Tumore, Bindegewebsschwäche bei Frauen nach vielen Geburten oder auch Belastung durch schwere körperliche Arbeit.

Inkontinenzhilfen sollen Ausscheidungen auffangen und möglichst hautfern ableiten, speichern und sammeln, um Infektionen und Hautläsionen und sonstige Störungen zu verhindern.

Nach den Verordnungsgrundsätzen des SGB V können Inkontinenzhilfen zu Lasten der gesetzlichen Krankenversicherung verordnet werden, wenn

- diese im direkten Zusammenhang mit der Behandlung einer Krankheit (bei Blasen- oder/und Darminkontinenz im Rahmen einer Dekubitusbehandlung oder bei Dermatitiden) notwendig werden,
- neben der Blasen- oder/und Darminkontinenz so schwere Funktionsstörungen, z. B. Halbseitenlähmung mit Sprachverlust, vorliegen, dass ohne Inkontinenzartikel Dekubitus oder Dermatitiden drohen, der Betroffene die Harn- und/oder Stuhlabgabe nicht kontrollieren und sich insoweit auch nicht bemerkbar machen kann,
- nur durch Inkontinenzartikel das allgemeine Grundbedürfnis der Teilnahme am gesellschaftlichen Leben befriedigt werden kann. Voraussetzung hierfür ist jedoch eine „aktive Teilnahme" am gesellschaftlichen Leben. Eine aktive Teilnahme am gesellschaftlichen Leben liegt vor, wenn der Versicherte, ggf. unter Zuhilfenahme von Mobilitätshilfen, in die Lage versetzt wird, seine Mobilität zu aktivieren und ihm damit eine von Pflegekräften nicht ständig überwachte Alltagsgestaltung ermöglicht wird.

Ist eine dieser Bedingungen erfüllt, besteht die Leistungspflicht unabhängig davon, ob sich der Betroffene in häuslicher Umgebung aufhält oder in einem Alten- oder Pflegeheim untergebracht ist.

Die Notwendigkeit einer Inkontinenzversorgung sollte in regelmäßigen Abständen (3–6 Monaten) vom behandelnden Arzt oder dem medizinischen Dienst überprüft werden.

Die Leistungspflicht der gesetzlichen Krankenversicherung besteht nicht, wenn Inkontinenzartikel

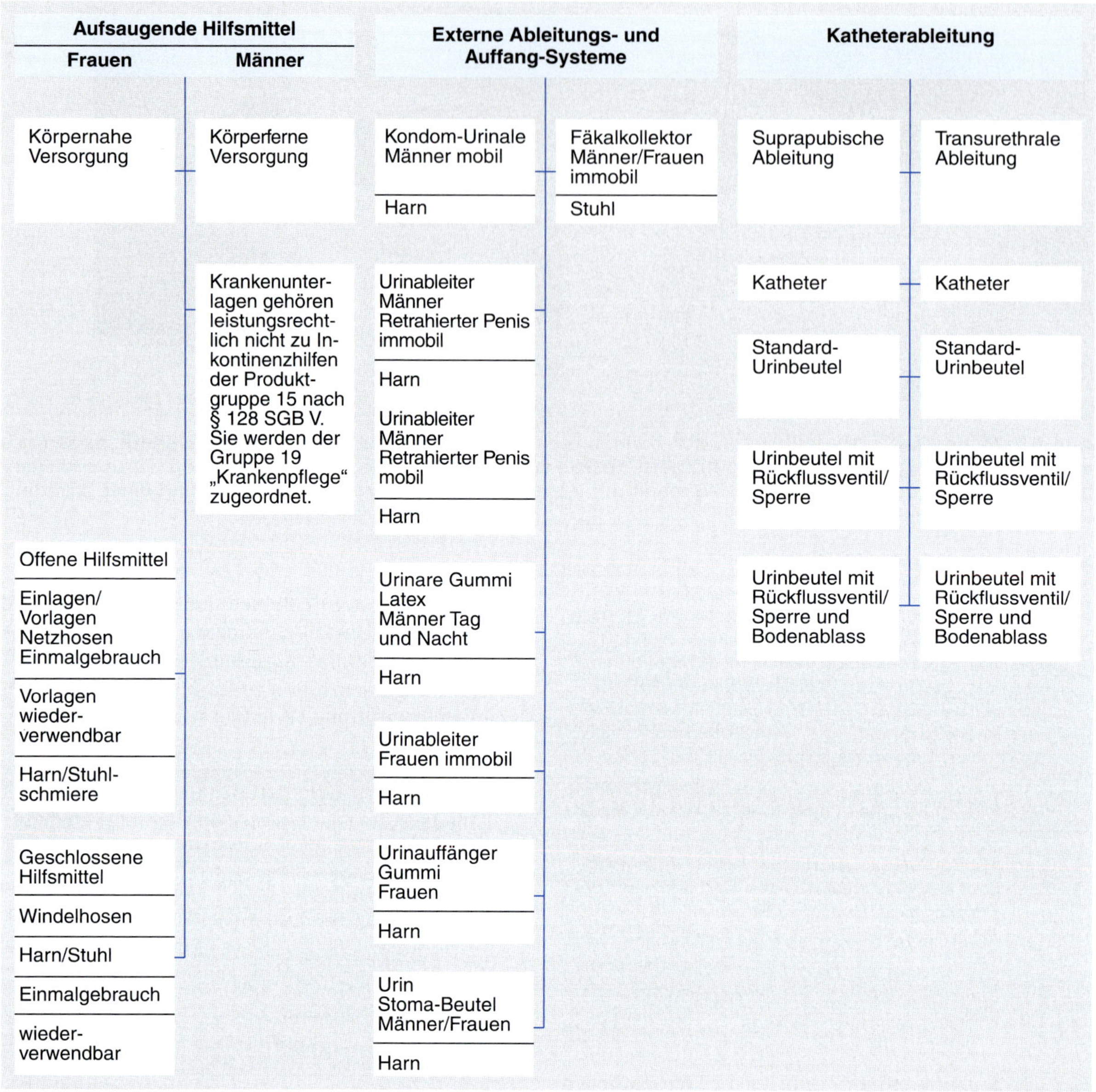

Abb. 6.2-39: Inkontinenzhilfen

ausschließlich zur Erleichterung hygienischer und pflegerischer Maßnahmen dienen.

Das ist insbesondere dann der Fall, wenn aufgrund des körperlichen oder geistigen Zustandes dauernde Bettlägrigkeit vorliegt und Inkontinenzartikel, abgesehen von den zuvor beschriebenen medizinischen Indikationen (Dekubitusbehandlung und -prophylaxe), allein aus hygienischen oder pflegerischen Gesichtspunkten angewandt werden sollen.

Aufsaugende (absorbierende) Versorgung

Produkte dieser Gruppe saugen (absorbieren) Körperausscheidungen auf und sollen dadurch die Dauerbefeuchtung der Haut im Anwendungsbereich vermeiden. Geeignet sind Artikel, die körpernah getragen werden und dabei eine feuchtigkeitsdichte Abschlussschicht an der Seite haben, die der Haut abgewandt ist.

Dazu gehören:

15.25.01 Saugende Inkontinenzvorlagen

- ☐ Anatomisch geformte Vorlagen (Abb. 6.2-40 und 6.2-41), normale Saugleistung, Größe 1
- ☐ Anatomisch geformte Vorlagen, erhöhte Saugleistung, Größe 2
- ☐ Anatomisch geformte Vorlagen, hohe Saugleistung, Größe 3
- ☐ Rechteckvorlagen, Größe 1 (Abb. 6.2-42)
- ☐ Rechteckvorlagen, Größe 2
- ☐ Vorlagen für Urininkontinenz
- ☐ Wiederverwendbare Vorlagen (Abb. 6.2-43)

15.25.02 Netzhosen für Inkontinenzvorlagen (Abb.6.2-44)

- ☐ Netzhosen, Größe 1
- ☐ Netzhosen, Größe 2

15.25.03 Saugende Inkontinenzwindelhosen (Abb. 6.2-45, 6.2-46)

- ☐ Windelhosen, Größe 1
- ☐ Windelhosen, Größe 2
- ☐ Windelhosen, Größe 3
- ☐ Wiederverwendbare Windelhosen, Größe 1 (Abb. 6.2-47)
- ☐ Wiederverwendbare Windelhosen, Größe 2
- ☐ Wiederverwendbare Windelhosen, Größe 3

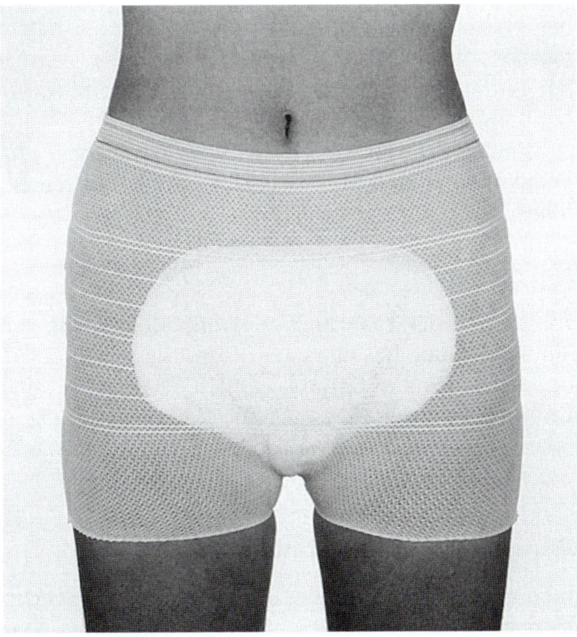

Abb. 6.2-40: Anatomisch geformte Vorlage

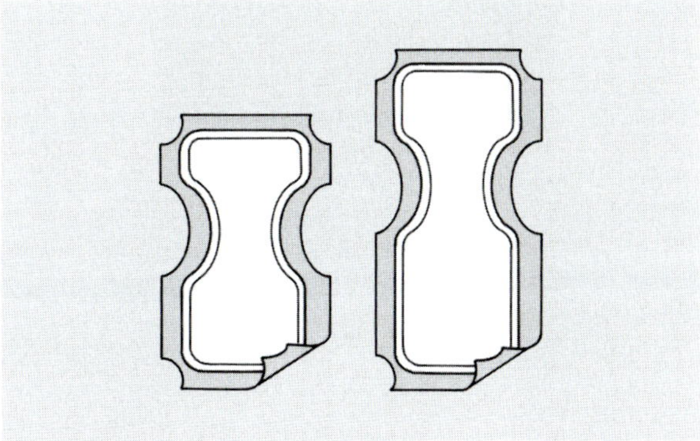

Abb. 6.2-41: Formatierte Einlagen

Anatomisch geformte Vorlagen

Diese Vorlagen (formatierte Einlagen) (Abb. 6.2-40) haben eine anatomische Form und werden mit Netzhose oder Slip fixiert. Sie bestehen aus einem mit Zellstoff, Cellulosefasern oder -flocken gefülltem Saugkissen mit flüssigkeitsundurchlässiger Außenschicht und einem Vlies zur Körperseite (Abb. 6.2-41). Speziell gestaltete Ränder verhindern das Auslaufen. Einige Produkte haben ein elastisches Beinbündchen.

Größe 1 (30×30 cm): Normale Saugleistung, min. 450 ml Aufnahme für mittlere bis schwere Harninkontinenz und/oder Stuhlinkontinenz.

Größe 2 (30×60 cm): Erhöhte Saugleistung, min. 600 ml Aufnahme für schwere Harninkontinenz und/oder Stuhlinkontinenz.

Größe 3 (30×70 cm): Hohe Saugleistung, min. 900 ml Aufnahme für schwere Harninkontinenz und/oder Stuhlinkontinenz.

Rechteckvorlage

Rechteckvorlagen (nichtformatierte Einlagen) werden ebenfalls mit Netzhose oder Slip fixiert und bestehen aus den gleichen Materialien wie anatomisch geformte Vorlagen (Abb. 6.2-42).

Größe 1 (20×40 cm): Mittlere Harninkontinenz, ständige Abgabe von kleinen Urinmengen, min. 150 ml Aufnahme.

Größe 2 (20×60 cm): Mittlere Harninkontinenz, ständige Abgabe von kleinen Urinmengen, min. 190 ml Aufnahme.

Vorlagen für Urininkontinenz

Vorlagen für Urininkontinenz können rechteckig sowie formatiert sein. Sie werden ebenfalls mit Netzhose oder Slip fixiert und sind bei leichter Harnin-

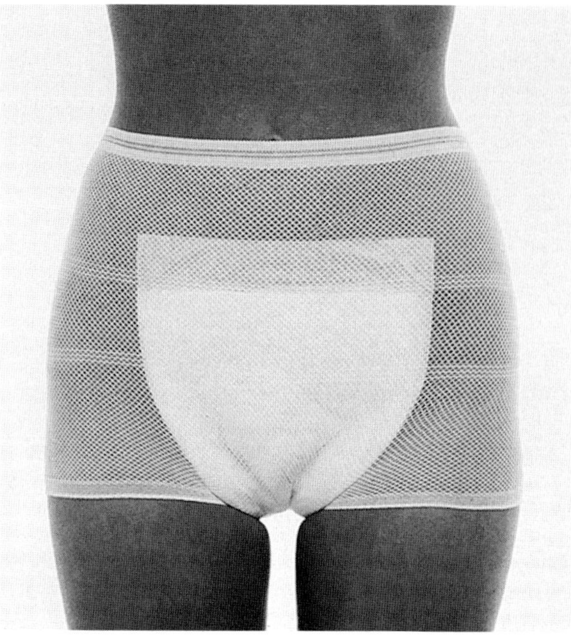

Abb. 6.2-42: Rechteckvorlage (nicht formatiert)

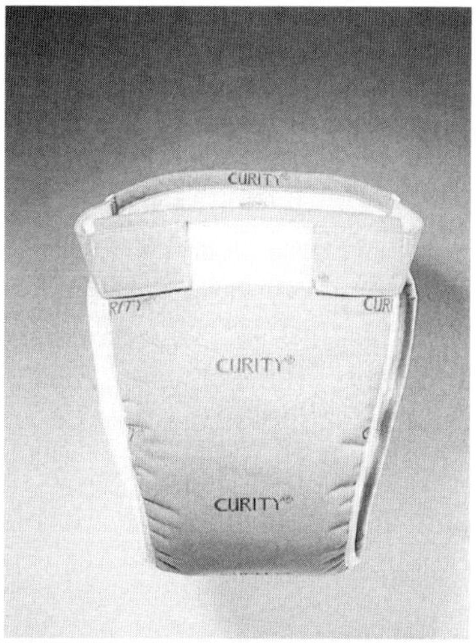

Abb. 6.2-43: Wiederverwendbare Vorlage. Zur Fixierung wird keine Netzhose benötigt. Ideal bei mittlerer und leichter Inkontinenz. Ohne oder mit Klettverschluss tragbar

kontinenz – geringer Urinverlust bis zu 150 ml – angezeigt. Diese Vorlagen werden üblicherweise von Frauen verwendet.

Wiederverwendbare Inkontinenzvorlagen und Windelhosen

Diese Produkte bestehen aus einer flüssigkeitsundurchlässigen Außenschicht aus Kunststoff und einem Vlies zur Körperseite. Der Absorberkern besteht aus einem vliesartigen Stoff, der mehrere Lagen, meist Viskose und Polyester hat (Abb. 6.2-43, 6.2-47).

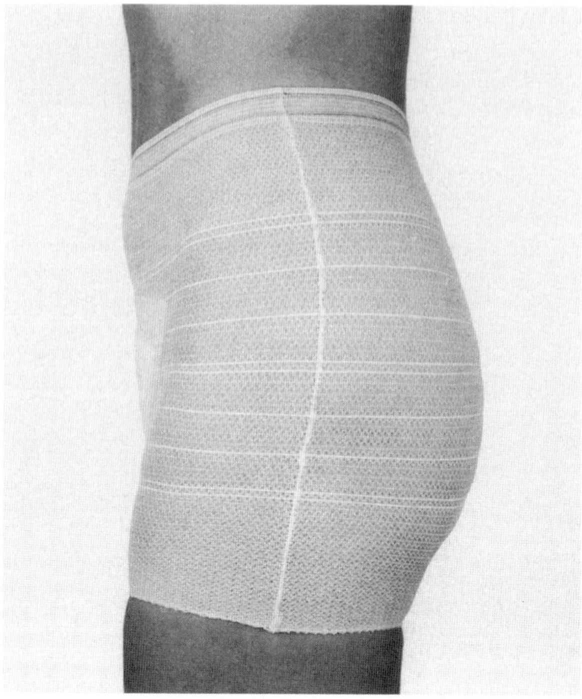

Abb. 6.2-44: Netzhose für Vorlagen

Diese Inkontinenzhilfen können ca. 300-mal bei 95 °C gewaschen werden.

Die Vorlagen haben speziell gestaltete Ränder, die das Auslaufen verhindern. Sie werden mit Netzhosen am Körper fixiert und bei leichter und mittlerer Inkontinenz sowie bei leichter Stuhlinkontinenz (Stuhlschmiere) angewandt.

Die Windelhosen werden mit Klettverschlüssen oder Kunststoffdruckknöpfen verschlossen und haben elastische Beinbündchen und speziell gestaltete Ränder, die das Auslaufen verhindern. Sie werden bei mittlerer und schwerer Harninkontinenz sowie bei Stuhlinkontinenz angewandt.

Wiederverwendbare Inkontinenzvorlagen und Windelhosen aus einer Kunststofffolie und einem Vlies. Sie können etwa 300-mal getragen werden.

Netzhosen

Sie dienen der Fixierung von Inkontinenzvorlagen am Körper und bestehen aus elastischem Netzgewebe, teilweise mit Baumwollanteil. Netzhosen sind waschbar, werden aber auch als Einmalartikel angeboten. Es gibt sie in den Größen 1 und 2 (Abb. 6.2-44).

Windelhosen (Inkontinenz-Slips)

Inkontinenz-Windelhosen dienen der aufsaugenden Versorgung bei Harn- und Stuhlinkontinenz (Abb. 6.2-45, 6.2-46a, b). Sie bestehen aus einem

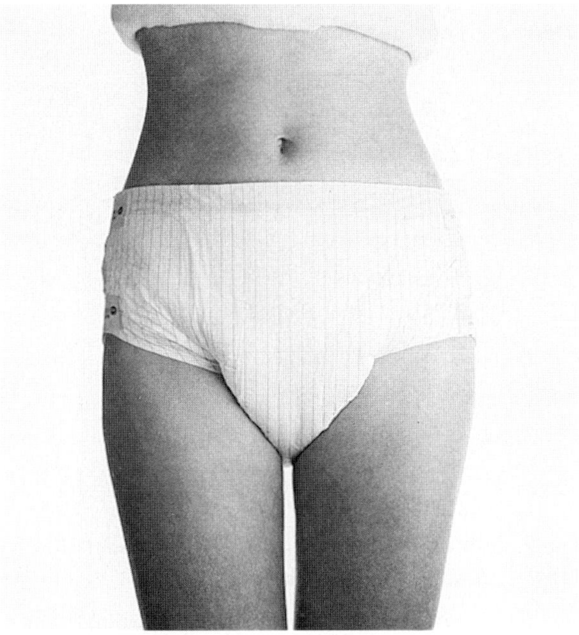

Abb. 6.2-45: Windelhose (Inkontinenz-Slip)

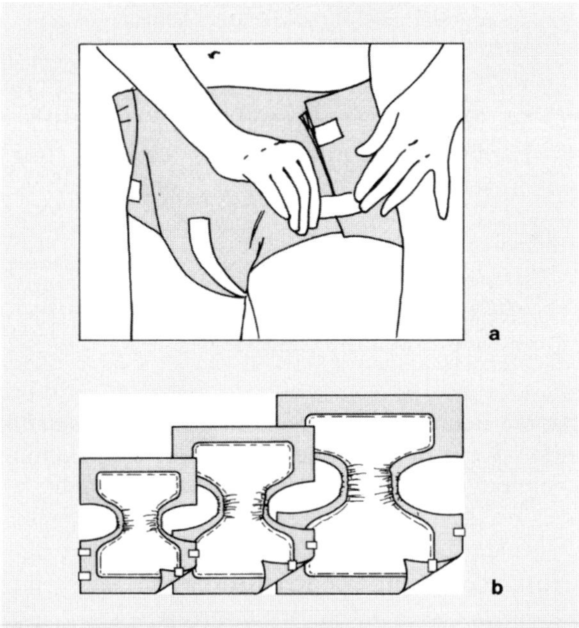

Abb. 6.2-46 a, b: Inkontinenzslips

mit Zellstoff, Cellulosefaser oder -flocken gefülltem Saugkissen, einer flüssigkeitsundurchlässigen Außenschicht und einem Vlies zur Körperseite. Sie werden mit Mehrfachklebebändern verschlossen, haben elastische Beinbündchen und spezielle auslaufsichere Ränder sowie einen Rücknässeschutz durch Mehrkammersysteme (bei einigen Produkten mit Nässeanzeiger) und/oder durch Zusätze (Absorber), die den Urin unter Bildung einer gelartigen Masse binden.

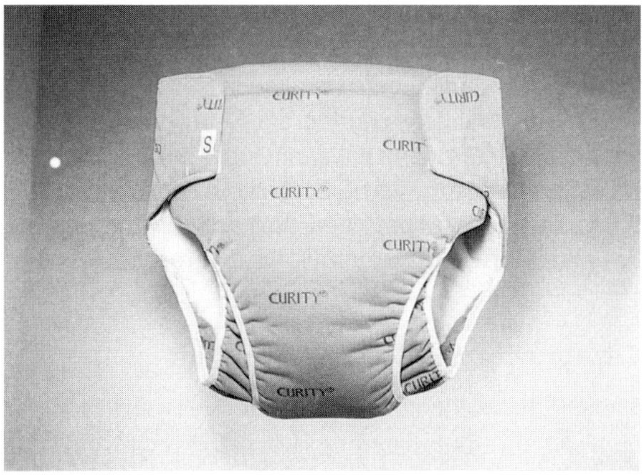

Abb. 6.2-47: Wiederverwendbare Windelhose; Basislösung mit doppeltem Schutz durch eine zusätzliche Auslaufsperre. Bei mittlerer bis schwerer Harn- und Stuhlinkontinenz

Größe 1 (50–80 cm Umfang): mindestens 500 ml Aufnahme

Größe 2 (70–110 cm Umfang): mindestens 700 ml Aufnahme

Größe 3 (100–150 cm Umfang): mindestens 1000 ml Aufnahme

Neu in das Hilfsmittelverzeichnis aufgenommen wurden die Einmal-Urininkontinenzhosen mit Saugkissen unter der Pos.-Nr. 15.25.24.0 bis 2. Einmal-Urininkontinenzhosen sind für mobile inkontinente Patienten mit mittlerer Harninkontinenz bei ständiger Abgabe von Urin in kleinen Mengen geeignet. Sie zeichnen sich durch einen Gummizug im Bund und an den Beinen aus und können mehrfach an- und ausgezogen werden.

Nicht zu der Produktgruppe der Inkontinenzhilfen nach dem Hilfsmittelverzeichnis gehören Krankenunterlagen. Sie dienen zur Unterstützung der Pflege meist bettlägeriger Patienten.

Aufsaugende Inkontinenzhilfen für den Einmalgebrauch sind Vliesstoffprodukte mit oder ohne (Super-)Absorber, Citratpuffer und Kupferverbindungen.

(Super-)Absorber

Der Trivialname „Superabsorber" bezeichnet Polymere, die hochsaug- und quellfähig sind. Sie sind Bestandteil der Saugkissen mancher Inkontinenzprodukte. Polymerisate dieser Art sind u. a. Stärke-Acrylnitril-Polymerisate, Stärke-Acrylamide, Hydroxyalkylcellulose, Carboxymethylcellulose, Polysaccharide, Polyacrylate.

Der unter Quellung (Gelbildung) aufgenommene Harn kann nicht ausgepresst werden. Z. B. bindet 1 g

Natriumpolyacrylat etwa 50 ml Flüssigkeit. Die Absorber führen bei rascher Wasseraufnahme zu höherer Saugkapazität und zu verbessertem Rückhaltevermögen entsprechender Einlagen.

Sie tragen auch zur Geruchsverminderung bei, denn Urininkontinenz hat alkalisches Milieu zur Folge. Das Wachstum von Bakterien (E. coli, Staphylokokkus, Pseudomonas) und dadurch die Zersetzung des Harnstoffs zu Ammoniak wird gefördert.

Citratpuffer, Kupferverbindungen

Manche Produkte sind mit einem Citratpuffer versehen, der die Stabilisierung des pH erreicht und dadurch zur deutlichen Verminderung der Gesamtkeimzahl führt. Andere Inkontinenzhilfen sind mit Kupferverbindungen zur Hemmung der Harn- und Eiweißzersetzung und zum Schutz gegen Dekubitus imprägniert.

Externe Ableitungs- und Auffangsysteme und Katheterableitungen

Produkte dieser Gruppe leiten die Körperausscheidungen/Harn direkt oder über Verbindungs(ableitungs)schläuche in entsprechende Auffangbeutel.

Dazu gehören:

15.25.04 Externe Urinableiter
- ☐ Urinal-Kondome/Rolltrichter (Abb. 6.2-48, 6.2-49)
- ☐ Urinableiter für Frauen
- ☐ Urinableiter für Männer
- ☐ Urinableiter für Kinder

15.25.05 Urin-Beinbeutel
- ☐ Beinbeutel ohne Ablauf, unsteril
- ☐ Beinbeutel mit Ablauf, unsteril
- ☐ Beinbeutel ohne Ablauf, steril
- ☐ Beinbeutel mit Ablauf, steril
- ☐ Kinderbeinbeutel, steril

15.25.06 Urin-Bettbeutel
- ☐ Bettbeutel ohne Ablauf, unsteril
- ☐ Bettbeutel mit Ablauf, unsteril
- ☐ Bettbeutel ohne Ablauf, steril
- ☐ Bettbeutel mit Ablauf, steril

15.25.07 Urinauffangbeutel für geschlossene Systeme,
- ☐ Bettbeutel
- ☐ Kombinierte Bett- und Beinbeutel

15.25.08.1 Auffangbeutel für Dauergebrauch
- ☐ Urinbeutel für Dauergebrauch

15.25.09 sonstige Urinauffangbeutel

15.25.10 Stuhlauffangbeutel
- ☐ Beutel mit Klebefläche

15.25.11 Zubehör für Auffangbeutel
- ☐ Haltebänder für Urinbeinbeutel
- ☐ Halterungen/Taschen für Urinbeinbeutel
- ☐ Halterungen/Befestigungen für Urinbeinbeutel
- ☐ Sonstiges Zubehör

15.25.12 Urinalbandagen
- ☐ Urinalbandagen

15.25.13 Urinableitsysteme für Frauen
- ☐ Urinableitsystem für Frauen

Die Zuordnung hängt von den in vier Stunden durchschnittlich abgegebenen Harnmengen ab.

- ☐ Leichte Harninkontinenz: bis zu 100 ml Harnverlust
- ☐ Mittelschwere Harninkontinenz: 100 bis 200 ml Harnverlust
- ☐ Schwere Harninkontinenz: 200 bis 300 ml und mehr Harnverlust

Die Gesellschaft für Inkontinenzhilfe e.V. (GIH) hat die Harninkontinenz aus sozialer Sicht wie folgt klassifiziert:

- ☐ Sporadische Inkontinenz ($<$ 10 ml/h)
- ☐ Belastende Inkontinenz ($<$ 25 ml/h)
- ☐ Schwere Inkontinenz ($<$ 50 ml/h)
- ☐ Absolute Inkontinenz ($<$ 50 ml/h)

Für die Beurteilung des Schweregrades der Inkontinenz ist zudem von Bedeutung, ob mit der Harninkontinenz auch eine Stuhlinkontinenz einhergeht.

Urinal-Kondome (Rolltrichter)

Urinal-Kondome für Männer haben heute als Alternative zur Windel- und Katheterversorgung eine hohe Akzeptanz bei der Langzeitversorgung mobiler harninkontinenter Männer mit mittlerer und schwerer Inkontinenz sowie bei Rollstuhlfahrern, soweit der Penis nicht retrahiert ist. Sie bestehen meist aus Gummi, Latex, Silko-Latex oder Silikon (besonders hautschonend – Latexallergie).

- ☐ Kondome werden mit Haftstreifen am Penis befestigt
- ☐ Kondome werden mit Haftkleber angebracht
- ☐ Selbsthaftende Kondome

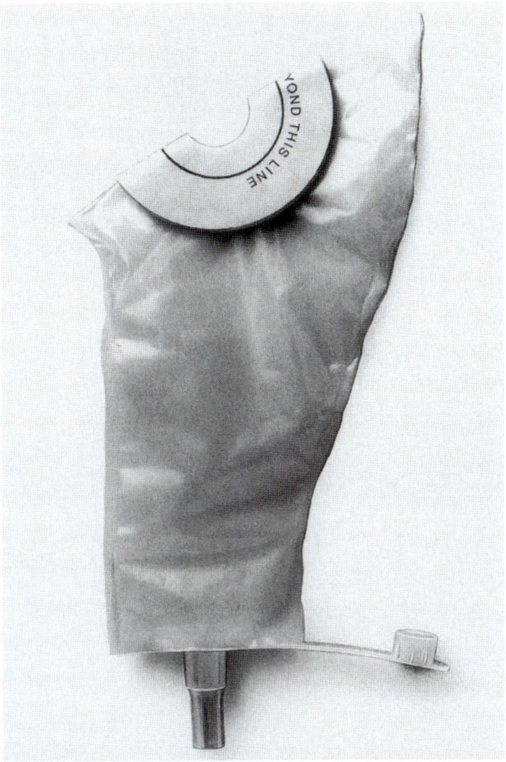

Abb. 6.2-48: Externes Urinableitungssystem für Männer, vergleichbar dem externen Harnableitungssystem für Frauen, jedoch mit anderer Form der Hautschutzplatte

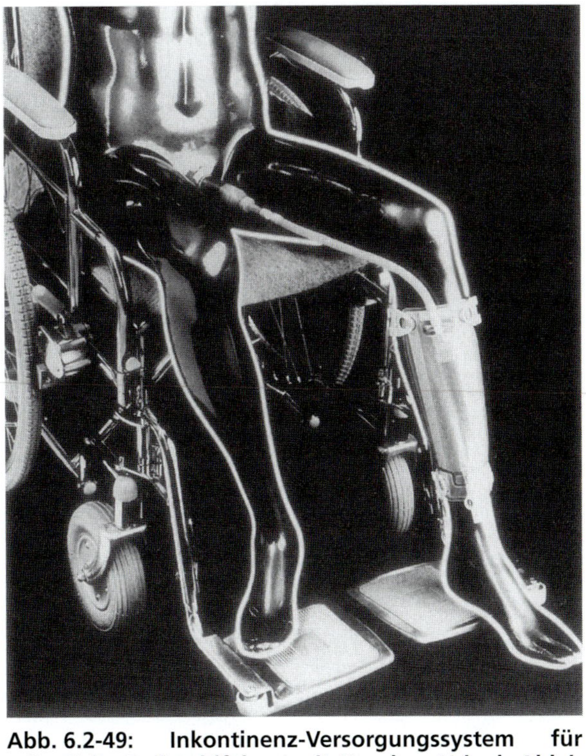

Abb. 6.2-49: Inkontinenz-Versorgungssystem für männliche Rollstuhlfahrer mit Kondom-Urinal, Ableitungsschlauch und Beinbeutel, der immer unter Blasenniveau angebracht sein muss

- ☐ Selbsthaftende Kondome mit Rücklaufsperre
- ☐ Selbsthaftendes Kondom mit abnehmbarer Spitze (wenn eine intermittierende Katheterisierung erforderlich ist, kein Kondomwechsel)

Entsprechend der Penisgröße muss das passende Kondom ausgesucht werden, um absolute Dichtigkeit zu erreichen. Urinalkondome (Abb. 6.2-52) sind Einmalprodukte, die je nach Produkt in der Regel bis zu 48 h getragen werden können. Zu diesem Versorgungssystem gehört ein Beinbeutel, der mit einer Beinbeuteltasche am Oberschenkel getragen werden sollte oder mit elastischen Beinbändern am Unterschenkel (besonders bei Rollstuhlfahrern) fixiert wird (Abb. 6.2-49, 6.2-50, 6.2-51). Der Beinbeutel muss über eine Rücklaufsperre verfügen, um auch beim Sitzen den Rückstau des Harns zu verhindern (Abb. 6.2-53 a, b). Er soll immer unter Blasenniveau befestigt sein. Ein Beutelfassungsvermögen von ca. 500 ml ist bei mobilen Inkontinenten ausreichend. Für Rollstuhlfahrer empfiehlt sich die Verwendung größerer Beutel (ca. 900 ml). Die Schlauchlänge wird entsprechend der Körperlänge und Befestigungsart bestimmt.

Urinableiter für Frauen

Externes Harnableitungssystem für immobile Frauen bei mittlerer bis schwerer Inkontinenz ist zugleich für Rollstuhlfahrerinnen konzipiert. Es besteht aus einem geruchs- und flüssigkeitsdichten Auffangbeutel mit einer daran befestigten anatomisch längsovalen synthetischen selbsthaftenden Hautschutzplatte, die weitgehend harnresistent ist. Diese verschließt die äußeren weiblichen Genitalien vollständig. Der Auffangbeutel wird am unteren Ende über einen Ableitungsschlauch mit einem Urinauffangbeutel verbunden. Die mittlere Tragzeit beträgt 18 bis 20 h (Abb. 6.2-54).

Urinableiter für immobile Männer

Externes Harnableitungssystem für immobile Männer bei mittlerer bis schwerer Inkontinenz, bei denen Urinal-Kondome aus anatomischen Gründen nicht verwendet werden können. Das System ist wie der Urinableiter für Frauen konzipiert und besteht aus den gleichen Materialien. Die selbsthaftende Hautschutzplatte umschließt das männliche Geschlechtsteil. Auch hierbei wird der Auffangbeutel am unteren Ende über einen Ableitungsschlauch mit einem Urinauffangbeutel verbunden. Die mittlere Tragezeit beträgt 18 bis 20 h (Abb. 6.2-48, 6.2-49, 6.2-51, 6.2-52).

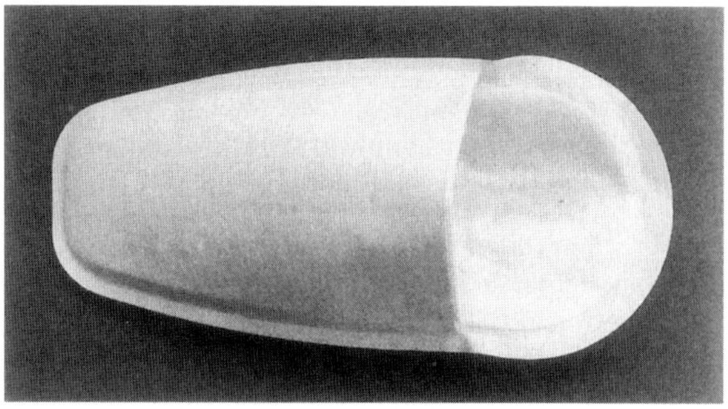

Abb. 6.2-50: Tröpfeleinlagen für Männer (Penistasche)

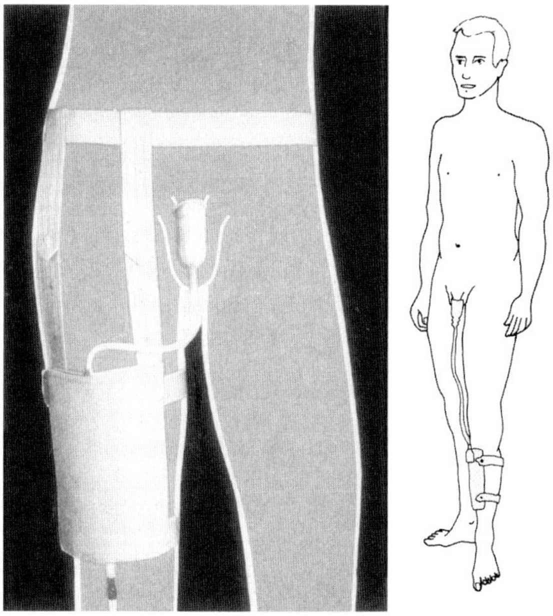

Abb. 6.2-51: Urinalkondome mit Beinbeuteltasche

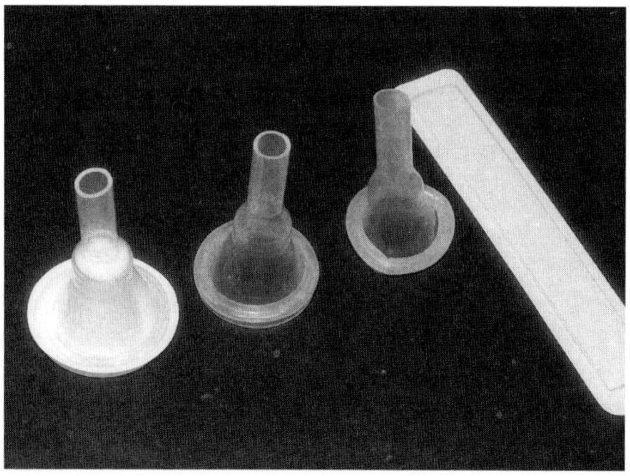

Abb. 6.2-52: Urinalkondome (v. l.): Silikon, selbsthaftend mit verkürzter Hülle bei kurzem oder eingezogenem Penis; Silikon, selbsthaftend: Silikon, zweiteilig mit Hydrokollid-Haftstreifen zur Befestigung am Penis

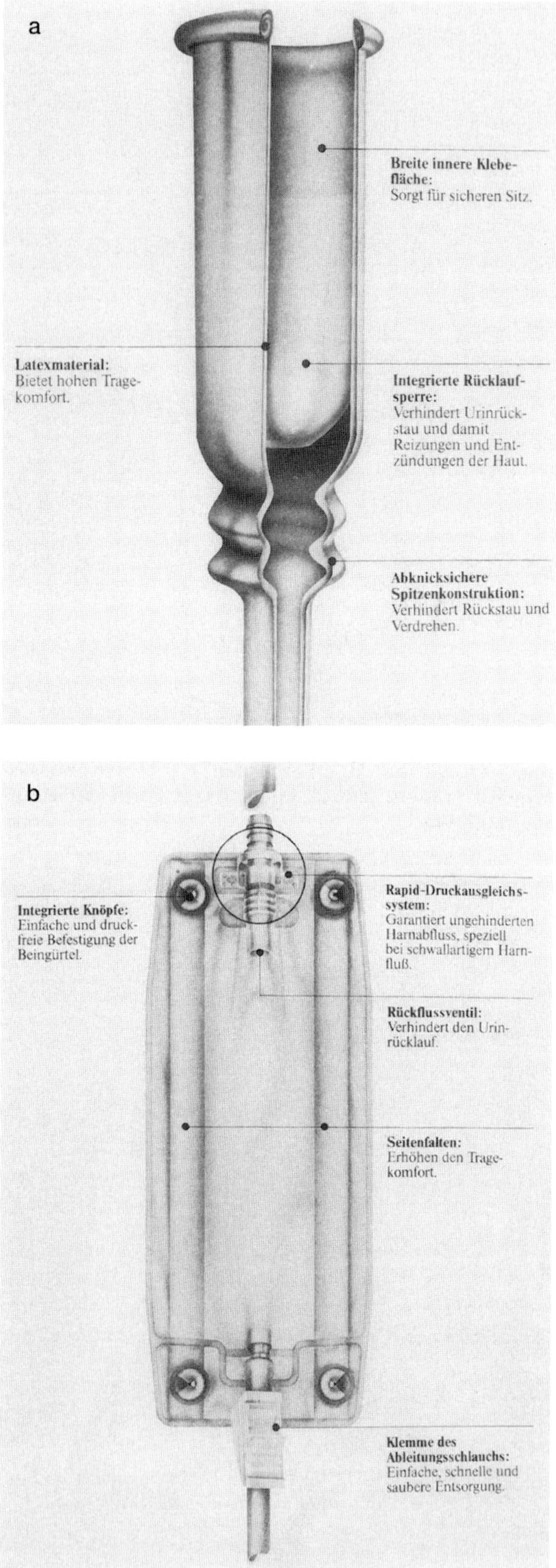

Abb. 6.2-53: a Selbsthaftendes Kondom mit Rücklaufsperre, b Beinbeutel mit Rückflussventil und Druckausgleichsystem

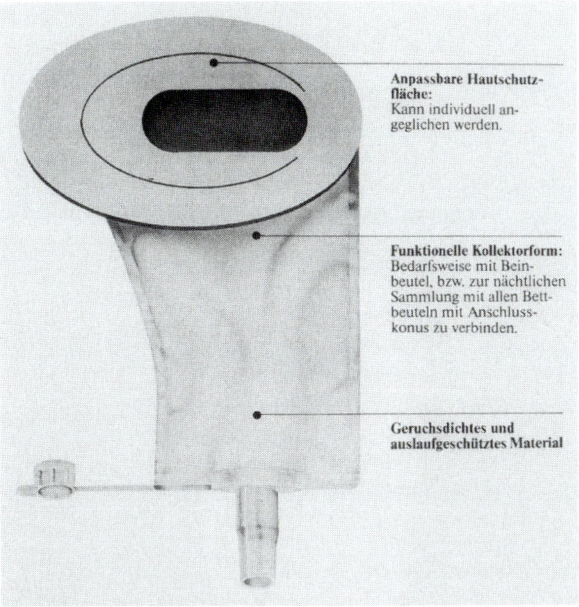

Abb. 6.2-54: Externes Harnableitungssystem für immobile Frauen

Urinableiter für mobile Männer

Externes Harnableitungssystem für mobile Männer mit retrahiertem Penis oder solchen Betroffenen, die eine Alternative zur Katheterversorgung suchen.

Das System ist vierteilig und besteht aus:

- ☐ Silikon-Andruckplatte (Druckpolster) mit Rastring für Kondom
- ☐ Knicksicheres Kondom zum Rasten
- ☐ Textiler Slip in den Konfektionsgrößen von 34 bis 50 zur Fixierung (einlegen) der Andruckplatte
- ☐ Beinbeutel 500 ml mit Rücklaufsperre und Verbindungsschlauch zum Urinal

Die Andruckplatte aus Silikon übt einen sicheren Druck auf die Schamgegend aus, um den Penis hervortreten zu lassen. Aber auch für inkontinente Männer mit normaler Penisanatomie ist dieses Auffangsystem geeignet, wenn eine Abneigung gegen das Kondom-Urinal besteht oder durch seine Verwendung Infektionen entstanden sind.

Urinableiter für Kinder

Externes Harnableitungssystem für Kinder, bestehend aus einem geruchs- und flüssigkeitsdichten Beutel mit einer daran befestigten Klebefläche. Diese umschließt das Geschlechtsteil und wird am Körper fixiert. Ein Urinablaufventil dient als Verbindungsstück zum Urinbeutel. Die mittlere Tragedauer beträgt 18 bis 20 h. Das Versorgungssystem wird bei Kindern verwendet, bei denen keine Feuchtigkeit auftreten darf. Im Normalfall ist die Versorgung mit Windeln ausreichend.

Urin-Beinbeutel

Beinbeutel ohne und mit Ablauf (unsteril) werden in Verbindung mit einem Urinal-Kondom bei mobilen Inkontinenten mit mittlerer bis schwerer Inkontinenz verwendet. Beinbeutel haben eine Urin-Rücklaufsperre, einen schrägen oder geraden Anschlussschlauch und Vorrichtungen zur Fixierung des Beutels am Ober- oder Unterschenkel (Abb. 6.2-55, 6.2-56, 6.2-57). Unsterile Beutel sollen nur verwendet werden, wenn über die Rücklaufsperre der Reflux verhindert werden soll. Beinbeutel mit Ablassventil können entleert werden, ohne den Beutel vom externen Urinableiter zu trennen.

Beinbeutel ohne Ablassventil – Mindestvolumen 700 ml.

Beinbeutel mit Ablassventil – Mindestvolumen 400 ml.

Beinbeutel ohne und mit Ablauf (steril) werden in Verbindung mit einem Katheter oder Urinal-Kondom bei mittlerer bis schwerer Inkontinenz verwendet. Bei sterilen Beuteln mit Ablassventil kann die Benutzungsdauer 24 bis 36 h betragen, da der Beutel zur Entleerung nicht vom Urinableiter getrennt werden muss. Dadurch wird die Gefahr einer Blaseninfektion bei Ableitungen durch Katheter deutlich gesenkt.

Urin-Bettbeutel

Bettbeutel ohne und mit Ablauf (unsteril) dienen bei immobilen Patienten zur Aufnahme des Urins nach Ableitungen durch Urinal-Kondome oder Katheter bei mittlerer bis schwerer Inkontinenz. Bettbeutel haben einen ausreichend langen Schlauch, der die Fixierung unterhalb des Blasenniveaus erlaubt, sowie Befestigungsösen für Bettbeutelhalter. Unsterile Bettbeutel sollen unter den gleichen Bedingungen wie unsterile Beinbeutel verwendet werden.

Bettbeutel ohne Ablassventil – Mindestvolumen 1500 ml.

Bettbeutel mit Ablassventil – Mindestvolumen 1000 ml.

Bettbeutel ohne und mit Ablauf (steril) dienen bei immobilen Patienten zur Aufnahme des Urins nach Ableitung durch Katheter oder Urinal-Kondom bei mittlerer bis schwerer Inkontinenz. Auch bei sterilen Bettbeuteln mit Ablassventil kann die Benutzungsdauer 24 bis 36 h betragen.

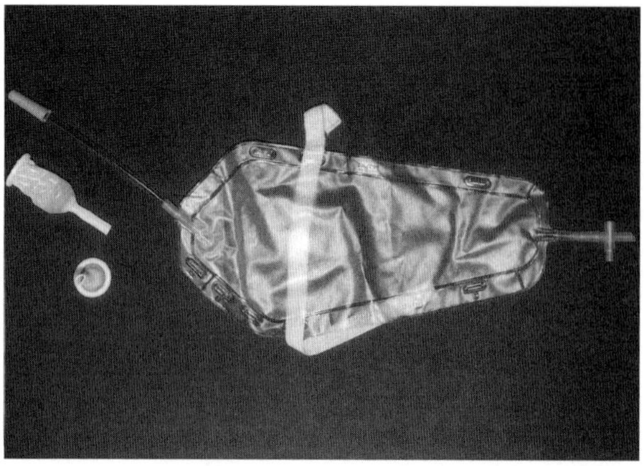

Abb. 6.2-55: Beinbeutel, transparent mit schrägem Schlauchansatz, Ablassventil und selbsthaftendem Kondom. Vorzugsweise Verwendung für Rollstuhlfahrer

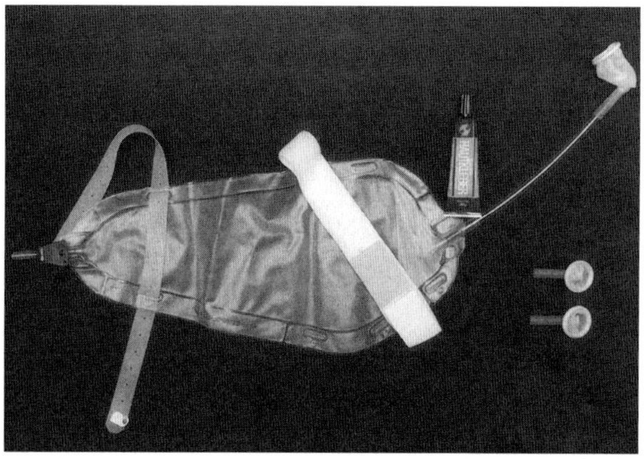

Abb. 6.2-56: Beinbeutel, 1000 ml, transparent mit schrägem Schlauchansatz, Ablassventil und angebrachtem Kondom. Das Kondom wird mit Hautkleber fixiert. Vorzugsweise Verwendung für Rollstuhlfahrer

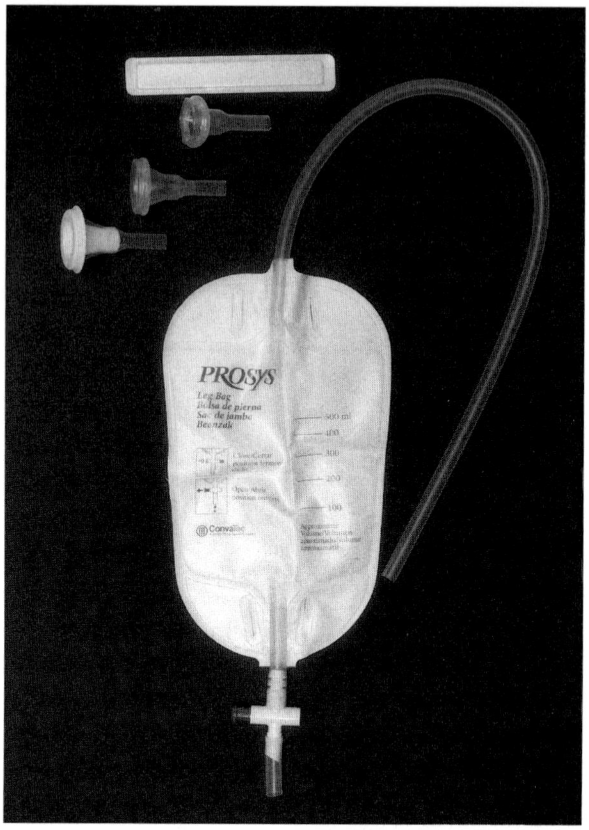

Abb. 6.2-57: Beinbeutel mit 500 ml Fassungsvermögen und Rücklaufsperre, 60 cm Schlauchansatz, Textiloberfläche auf der körperzugewandten Seite und Entnahmefenster für Urin zu Untersuchungszwecken

Urinauffangbeutel für geschlossene Systeme

Bettbeutel für geschlossene Systeme werden üblicherweise in Verbindung mit einer Katheterableitung verwendet. Als geschlossene Systeme werden Ableitungssysteme bezeichnet, die über einen längeren Zeitraum am Körper verbleiben und nicht getrennt werden. Beutel dafür müssen steril sein, eine Rücklaufsperre und ein Ablassventil haben. Sie haben ferner eine Urintropfkammer, die den Urinfluss unterbricht und dadurch die Aufwärtsbewegung der Keime verhindert und eine desinfizierbare Öffnung zur Entnahme von Urinproben. Die Beutel sind transparent und haben eine Maßeinteilung. Geschlossene Systeme können bei sachgemäßer Anwendung 10 bis 14 Tage benutzt werden. Das Beutelvolumen beträgt min. 2000 ml (Abb. 6.2-53).

Urinauffangbeutel für den Dauergebrauch

Urinbeutel für den Dauergebrauch dienen der Urinaufnahme in Verbindung mit einem Urinal-Kondom. Sie bestehen meist aus Latexgummi, sind mit Rücklaufsperre und Ablassventil ausgestattet und haben Vorrichtungen für die Befestigung am Körper. Diese Beutel müssen regelmäßig desinfiziert werden, damit die Infektion durch Urinrückstände verhindert wird. Sie haben eine lange Lebensdauer (Abb. 6.2-51, 6.2-53).

Zubehör für Auffangbeutel

Zum Zubehör für Auffangbeutel gehören z. B. Betthalter zur Befestigung der Beutel am Bett.

Urinale

Urinalbandagen dienen der Versorgung mobiler Männer und Frauen bei mittlerer bis schwerer Inkontinenz. Sie bestehen aus Gummi oder Latex und sind sehr stabil konzipiert. Urinale für Männer haben zumeist eine konisch zulaufende Öffnung oder einen aufblasbaren Ring für den Penis. Für die Versorgung immobiler Männer haben die Urinale eine so genannte „Entenform“. Aus hygienischen Gründen werden Urinale dieser Art nur noch selten in der Praxis angewendet.

Für Frauen ist das Ableitungssystem schiffchenartig gebaut. Die Bandagen werden mit Leibgürteln und Schenkelriemen getragen. Sie müssen regelmäßig desinfiziert werden.

Stuhlauffangbeutel

Fäkalkollektor für Stuhlinkontinente

Stuhlauffangbeutel (Abb. 6.2-58, 6.2-59) dienen der Aufnahme von Ausscheidungen immobiler weiblicher und männlicher Personen bei unkontrollierten mehrfachen dünnflüssigen Stühlen und bei Vorliegen von Dermatosen oder Dekubitus im Steißbereich.

Die Auffangbeutel bestehen aus einer geruchs- und flüssigkeitsdichten Folie mit einer daran befestigten runden oder rechteckigen Hautschutzplatte mit mikroporöser Klebefläche und einem wiederverschließbaren Ausstreifventil. An dieses kann bei stetigem dünnflüssigem Stuhlabgang oder, wenn dünnflüssige Stuhlausscheidungen bilanziert werden müssen, ein Urinauffangbeutel an angeschlossen werden. Je nach Hersteller können Fäkalkollektoren bis zu 24 h am Körper verbleiben. Ein eingebautes Thermometer/Gasventil erlaubt die Temperaturmessung bei sitzendem Beutel und ermöglicht das Entweichen von Darmgasen. Das Beutelende kann auch abgeschnitten und mit einer Klammer verschlossen werden (Abb. 6.2-58).

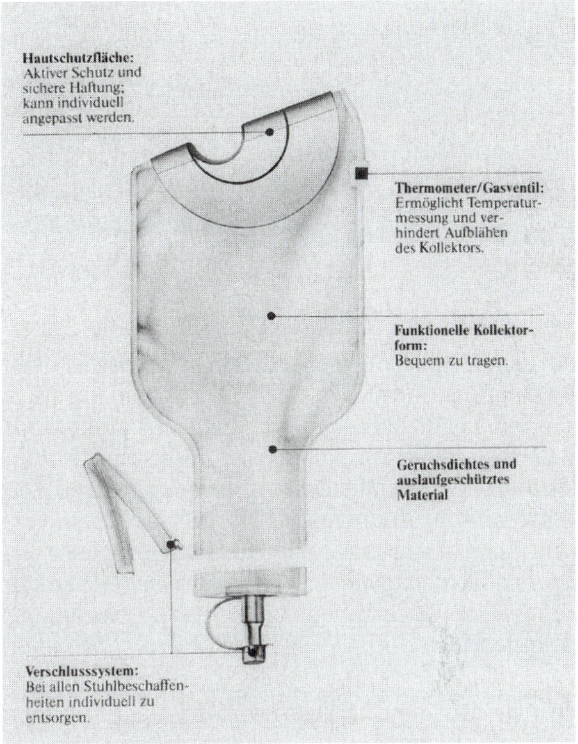

Abb. 6.2-58: Fäkalkollektor mit runder Hautschutzplatte

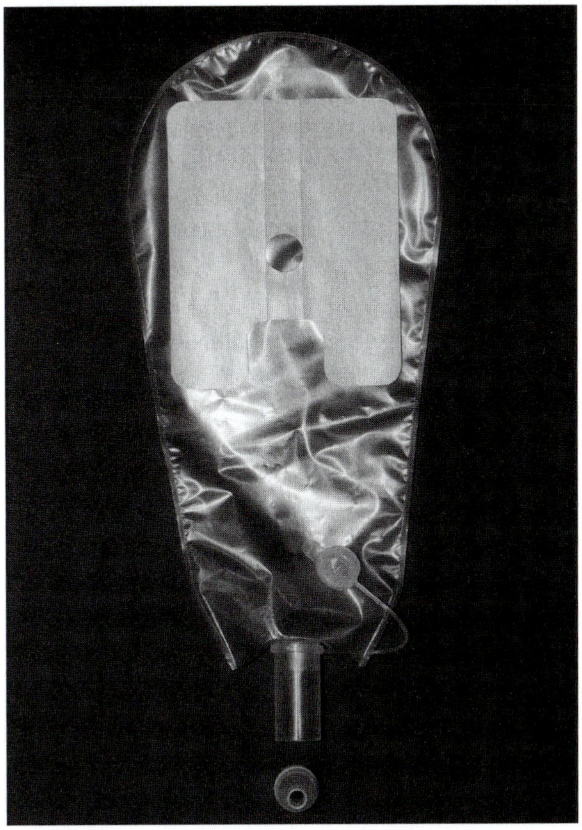

Abb 6.2-59: Fäkalkollektor mit rechteckiger Hautschutzplatte

Katheter

Katheter sind schlauchförmige Instrumente, die in Hohlräume des Körpers eingeführt werden, um etwas ein- und/oder abzuleiten.

Sie werden in der Chirurgie (große Bauchoperationen), Anästhesie (länger dauernde Operationen), Intensivstationen (Schockpatienten und Bewusstlose), Gynäkologie (Beckenoperationen), Urologie (Blasen- und Nierenoperationen), Neurologie (Nervenleiden und bei Gelähmten) und in der Krankenpflege bei Inkontinenz angewandt. Im Nachfolgenden werden nur Blasenkatheter behandelt.

Indikation

Für das Legen eines Blasenkatheters gibt es folgende Indikationen:

- ☐ Entleerung der Harnblase bei akuter oder chronischer Harnverhaltung oder Inkontinenz
- ☐ Vor und nach Operationen (gynäkologische Operationen, Operationen sehr langer Dauer, Rektum, Prostata)

- ☐ Kontinuierliche Blasenspülung
- ☐ Kontrolle der Nierenfunktion bei Unfallverletzten und Vergifteten
- ☐ Bestimmung des Restharns
- ☐ Ausscheidungskontrolle bei bakteriologischen Untersuchungen, falls Mittelstrahlentnahme nicht möglich

Intermittierender Katheterismus

Bei neurogenen Blasenentleerungsstörungen, wie Spina bifida, Multiple Sklerose, Rückenmarkverletzungen, Lähmungen und zur Katheterisierung nach Bauchoperationen, kann der intermittierende Katheterismus (Selbstkatheterismus) angezeigt sein. Die Blase wird intermittierend, mehrmals täglich, mit einem Einmalkatheter in individuell festgelegten Zeitintervallen katheterisiert, so dass keine Überdehnung, keine Restharnbildung und dabei keine Inkontinenz auftritt.

Transurethrale und suprapubische Harnableitung

Beim *transurethralen* Blasenkatheterismus wird der Katheter über die Harnröhre eingeführt. Die Blase wird dabei intermittierend oder dauerhaft katheterisiert. Das Anlegen des Katheters setzt allerdings neben Geschicklichkeit bei der Anwendung ein ausgeprägtes Bewusstsein für aseptisches Handeln voraus. Durch den transurethralen Blasenkatheter werden die natürlichen Schutzbarrieren des Körpers gegen Einwanderung der Erreger ausgeschaltet. Deshalb bringt jede Katheterisierung die Gefahr mit sich, dass Keime aus der Umgebung des Patienten ins Körperinnere gelangen und dort teilweise lebensbedrohende Krankheiten verursachen. Harnwegsinfektionen sind mit ca. 40 % die häufigste im Krankenhaus erworbene Infektion. Davon werden wiederum 75 % durch Katheterisierung oder durch Dauerkatheter verursacht. Zur Verringerung der Gefahren beim Blasenkatheterismus wird deshalb die Verwendung steriler Katheter-Sets empfohlen. Nicht sterile Katheter ohne Verpackung sind obsolet. Der transurethrale Blasenkatheter darf im Gegensatz zum suprapubischen auch von Pflegekräften angelegt werden. Deshalb eignet er sich besonders für die Hauspflege.

Die *suprapubische* Harnableitung ist ein Verfahren zur Harnblasendrainage, das den transurethralen Katheter, vor allem im stationären Bereich, immer mehr verdrängt hat. Hierbei wird unter örtlicher Betäubung die mit dem Katheter intubierte Punktionskanüle senkrecht zur Bauchwand in die Blase eingestochen. Nach Erreichen der Blase wird die Punktionskanüle zurückgezogen und der Katheter an der Bauchdecke fixiert. Die suprapubische Harnableitung darf nur vom Arzt durchgeführt werden und wird daher in der häuslichen Pflege nur selten angewandt. Die Vorteile liegen gegenüber dem transurethralen Katheter in dem geringeren Risiko für Harnwegsinfektionen und -verletzungen.

15.25.14 Einmalgebrauchskatheter
- ☐ Einmalkatheter für Frauen
- ☐ Einmalkatheter für Männer
- ☐ Einmalkatheter für Kinder

15.25.15 Verweilkatheter
- ☐ Ballonkatheter für Frauen
- ☐ Ballonkatheter für Männer
- ☐ Ballonkatheter für Kinder
- ☐ Ballonspülkatheter

15.25.16 Katheterverschlüsse

15.25.17 Analtampons

15.25.18 Bettnässer-Therapiegeräte

15.25.19 Sonstige Hilfsmittel zur Inkontinenztherapie
- ☐ Hilfsmittel zum Training der Beckenbodenmuskulatur

Eigenschaften

Blasenkatheter müssen weich, biegsam, biostabil, wasserbeständig, schleimhautfreundlich und atoxisch sein. Sie müssen zudem eine glatte Oberfläche ohne scharfe Kanten haben.

Einmalkatheter

Der Katheter wird je nach Indikation ausgewählt. Zur **Kurzzeitanwendung** (Entleerung der Blase oder Einbringen einer Flüssigkeit) werden Einmalkatheter verwendet (Abb. 6.2-60). Für den intermittierenden Katheterismus (Selbstkatheterismus) sind sie Bestandteil des Kathetersets (Tab. 6.2-9).

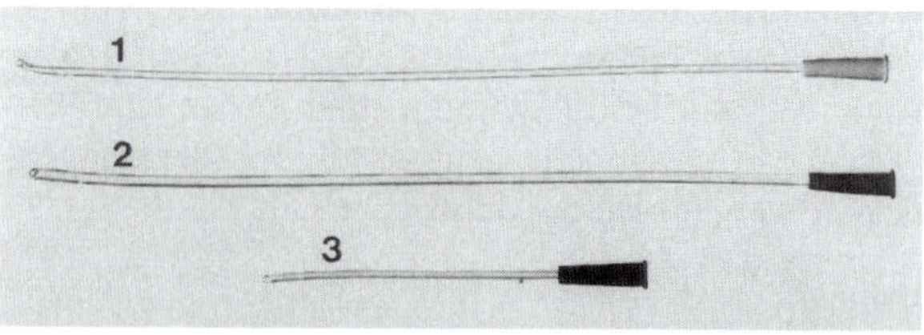

Abb. 6.2-60: Einmalkatheter
1 Tiemann-Spitze, für Männer, 40 cm Länge, geschlossene abgerundete Spitze und zwei seitliche Augen. Ch: 8, 10, 12, 14, 16, 18, 20
2 Nelaton-Spitze, für Männer, 40 cm Länge, geschlossene gebogene, abgerundete Spitze. Ch: 8, 10, 12, 14, 16, 18, 20
3 Nelaton-Spitze, für Frauen, 18 cm Länge, geschlossene abgerundete Spitze und zwei seitliche Augen. Ch: 10, 12, 14, 16

Tab. 6.2-9: Kathetersets zum Selbstkatheterisieren

Inhalt	Frauen		Männer	
	Travel	Home	Travel	Home
Apothekenpflichtig	●		●	
Katheter	● Ch 12	● Ch 12	● Ch 14	● Ch 14
Urinauffangbeutel	●	●	●	●
Kompresse(n)	●	● 3	● 2	● 3
Tupfer	● 2	● 2	● 3	● 3
Erfrischungstuch	●	●	●	●
Abfallbeutel	●	●	●	●
Unterlagetuch	●	●	●	●
Ablagetuch	●		●	
Pinzette		●	●	●
Spiegel	●			
Gummihandschuhe	● 2			
Desinfektionsmittel	●		●	
Gleitmittel			●	

Ch 12 = 12 Charrière (1 Charrière ≙ 1/3 mm)
Ch 14 = 14 Charrière
2, 3 = Anzahl

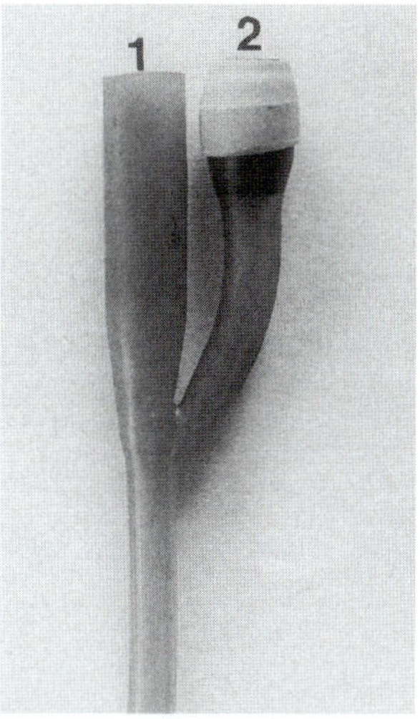

Abb 6.2-61: Läufe des 2-Wege-Ballonkatheters
1 Hauptlauf, 2 Auffüllkanal für den Ballon

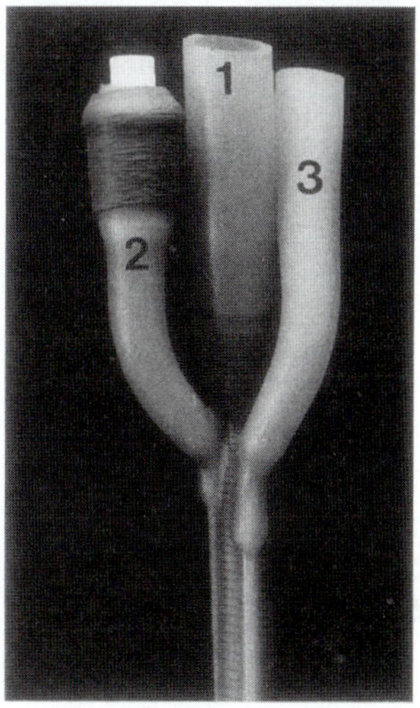

Abb 6.2-62: Läufe des 3-Wege-Ballonkatheters
1 Hauptlauf, 2 Auffüllkanal für den Ballon, 3 Spülkanal

Verweilkatheter

Zur **Langzeitanwendung** bei transurethralem Dauerkatheterismus werden Ballonkatheter (Verweilkatheter) aus reinem Latex, Latex mit Teflon oder Silikon beschichtet oder aus reinem Silikon verwendet (Abb. 6.2-63). Standardkatheter sind 2-Wege- oder 3-Wege-Katheter (Abb. 6.2-61, 6.2-62). Der 3-Wege-Katheter dient als Dauerspülkatheter zur kontinuierlichen Blasenspülung.

Spezialkatheter (Hämaturiekatheter) sind mit einer eingearbeiteten Spiralfeder versehen, so dass sie auch bei hohem Unterdruck nicht kollabieren. Als 2-Wege-verstärkte Katheter sind sie speziell für das Absaugen von Blutkoagula und Sedimenten geeignet. 3-Wege-verstärkte Katheter sind besonders zum Spülen, zur Drainage und zur Tamponade verwendbar (Abb. 6.2-61, 6.2-62).

Analtampons

Analtampons sind „verschließende Versorgungen“. Sie haben die Aufgabe, Stuhl so lange im Darm zurückzuhalten, bis durch Entfernung des Tampons der Darm entleert werden kann. Sie bestehen aus Spezialschaum, der nach Aktivierung durch Flüssigkeit weich und flexibel wird und sich den anatomischen Verhältnissen anpasst. Die Einführung geschieht mit einem Applikator. Bei entsprechender Indikation kann operativ ein Magnetring (künstlicher Enddarmverschluss) zirkulär um den Enddarm implantiert werden. Ein Analtampon mit Magnetstift wird dann im Darm durch den Magnetring sicher fixiert.

Bettnässertherapiegeräte

Solche Therapiegeräte sollen der fehlenden individuellen Wahrnehmung des Harndrangs, der Auslösung der Miktion bei Enuresis nocturna, vorbeugen. Durch spezielle Nässesensoren in einer Unterhose oder Betteinlegematte werden bei Einsetzen einer Miktion akustische oder fühlbare Weckreize ausgelöst (Abb. 6.2-64).

Hilfsmittel zum Training der Beckenbodenmuskulatur

Mit besonderen Gewichten gleicher Größe, z. B. Kunststoffkonen mit Metallkern zwischen 20 und 70 g, wird das aktive Festhalten in der Vagina geübt.

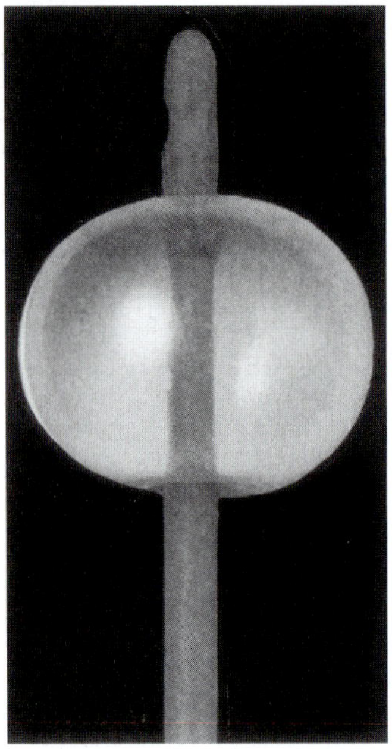

Abb. 6.2-63: Gefüllter Ballon eines Dauerkatheters

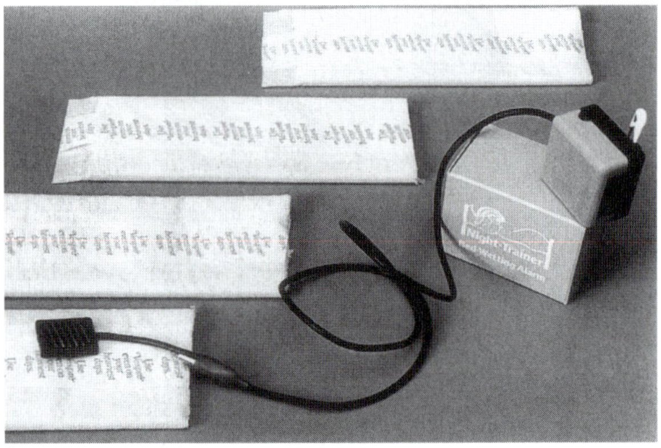

Abb. 6.2-64: Bettnässertherapiegerät

Dadurch soll das bewusste Anspannen der Beckenbodenmuskulatur trainiert werden, um einen positiven Effekt auf den Synergismus der Blasenausgangsmuskeln auszuüben. Indikation: Stressurge-Inkontinenz bei Beckenbodenschwäche.

Krankenunterlagen

Krankenunterlagen sind zwar im Hilfsmittelverzeichnis aufgeführt, jedoch nicht im Abschnitt „Inkontinenzartikel" beschrieben.
Krankenunterlagen werden entweder direkt als Inkontinenzunterlage oder als zusätzlicher Bettschutz bei der Verwendung körpernah fixierter Artikel angewandt. Es gibt sie in verschiedenen Ausführungen mit Zellstofflagen oder Flockenfüllungen. Die Oberseite besteht aus einer wasserundurchlässigen, hautverträglichen Schutzschicht aus Vliesstoff. Auf der

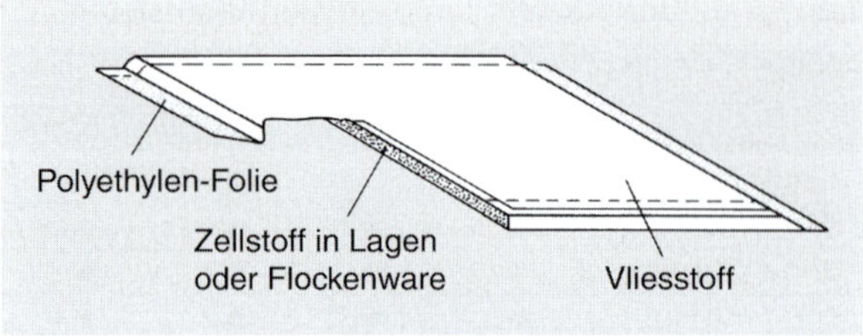

Abb. 6.2-65: Aufbau einer Krankenunterlage

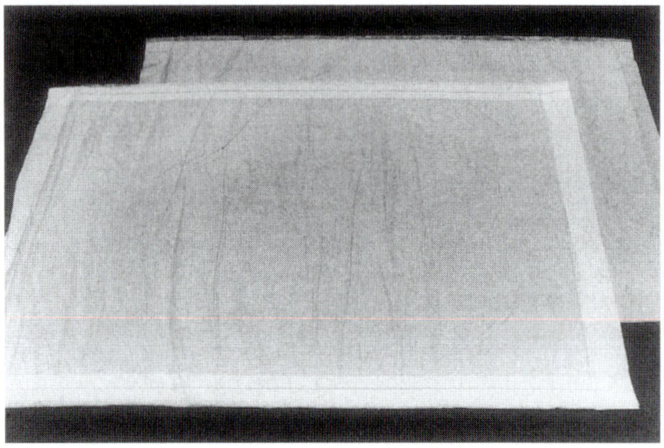

Abb. 6.2-66: Krankenunterlagen zur Versorgung mobiler Patienten

Unterseite verhindert eine Polyethylen-Folie das Durchsickern der Feuchtigkeit (Abb. 6.2-65, 6.2-66). Größen: 40 × 40 cm, 60 × 60 cm, 60 × 90 cm.

Bei geschickter Faltung können Krankenunterlagen auch für die Versorgung mobiler Patienten verwendet werden.

6.2.8 Hilfsmittel der Frauenheilkunde

Neu in die Produktgruppe 15 des Hilfsmittelverzeichnisses wurden unter den Pos.-Nr. 15.25.21.0 die Pessare aufgenommen. Zu ihnen gehören die Stützpessare, nicht die Verhütungspessare. Die Indikation dieser Pessare ist die durch eine Gebärmuttersenkung (Deszensus) bedingt gesicherte weibliche Stressinkontinenz, auch wenn eine Operation nicht gewünscht ist oder nicht in Frage kommt.

Stützpessare

Stützpessare sind ring-, schalen- oder würfelförmige Körper aus verschiedenen Materialien. Sie dienen der Stützung verschiedener Genitalabschnitte bei Gebärmuttersenkung und Gebärmutterverlagerung. Stützpessare werden üblicherweise der Form nach

Tab. 6.2-11: Kompressionsklassen

Kompressionsklasse	Kompressionsintensität	Kompression in kPa*	Kompression in mmHg**
I	Leicht	2,4 bis 2,8	18 bis 21
II	Mittel	3,1 bis 4,3	23 bis 32
III	Kräftig	4,5 bis 6,1	34 bis 46
IV	Sehr kräftig	6,5 und größer	49 und größer

* 1 kPa = 7,5 mm Hg
** 1 mm Hg = 0,133 kPa

Tab. 6.2-12: Kompressionsklassen und Indikationen

I Leicht	II Mittel	III Stark	IV Sehr stark
Bei Schwere- und Müdigkeitsgefühl in den Beinen, bei geringer Varikosis ohne wesentliche Ödemneigung und bei beginnender Schwangerschaftsvarikosis	Bei stärkeren Beschwerden, ausgeprägter Varikosis mit Ödemneigung, posttraumatischen Schwellungszuständen, nach Abheilung unerheblicher Ulzerationen, nach oberflächlichen Thrombophlebitiden, nach Verödungen und Varizenoperationen zur Fixierung des Behandlungserfolges und bei stärkerer Schwangerschaftsvarikosis	Bei allen Folgezuständen der konstitutionellen oder postthrombotischen venösen Insuffizienz, schwerer Ödemneigung, sekundärer Varikosis, Atrophie blanche, Dermatosklerose und nach Abheilung schwerer, besonders schon reduzierter Ulzera	Bei Lymphödem und elephantiatischen Zuständen
		Klassen **III** und **IV** ausschließlich Maßanfertigung	

☐ Körpermaßtabelle ist verbindlich für alle Hersteller, nach der die Serienstrümpfe, so genannte Nummernstrümpfe, als Maßkonfektion hergestellt werden (Tab. 6.2-10).

Kompressionsstrümpfe werden je nach Indikation in vier Kompressionsklassen eingeteilt (Tab. 6.2-11). Die Zuordnung zu den einzelnen Klassen richtet sich nach der Kompression im Fesselbereich: Liegt eine Kompressionswert zwischen 2 Klassen, sollte jeweils die niedrigere Kompressionsklasse gewählt werden.

Anmessen

Passgenauigkeit und richtiger Sitz sind Voraussetzung für Erfolg der Therapie mit Kompressionsstrümpfen bzw. -strumpfhosen (Tab. 6.2-12, Abb. 6.2-78 bis 6.2-81). Deshalb kommt dem Anmessen besondere Bedeutung zu. Die Beine des Patienten dürfen beim Anmessen nicht geschwollen sein. Zum Maßnehmen der Beinmaße hat sich ein Maßbrett bewährt. So hat man zum ermittelten Umfangmaß, mit einem längsstabilen Maßband genommen, das entsprechende Längenmaß auf dem Maßbrett. Beim Anmessen ist systematisch vom Fuß zum Oberschenkel vorzugehen. Die ermittelten Maße werden in eine Maßkarte eingetragen. Wichtig ist die Anmessung am ausgeruhten, entstauten Bein, also möglichst morgens. Bei der Abgabe von einem Paar Kompressionsstrümpfe sind immer beide Beine zu messen, denn es können sich wesentliche Unterschiede ergeben (Abb. 6.2-79).

Größeneinteilung der Kompressionstrümpfe

Grundsätzlich wird zwischen Maßanfertigung und Serienstrümpfen unterschieden. Ob ein Patient mit einem Maß- oder mit einem Serienstrumpf versorgt werden muss, kann erst nach dem exakten Maßnehmen entschieden werden.

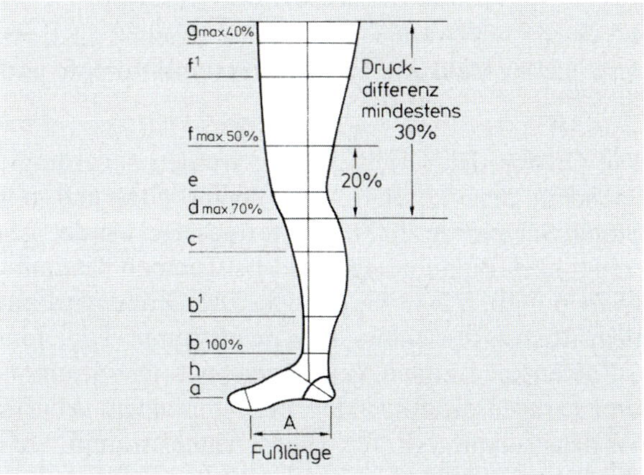

Abb. 6.2-78: Druckverlauf und -gradient. Der Kompressionsdruck nimmt bei Kompressionsstrümpfen und Strumpfhosen von der Fessel zum Oberschenkel hin kontinuierlich ab

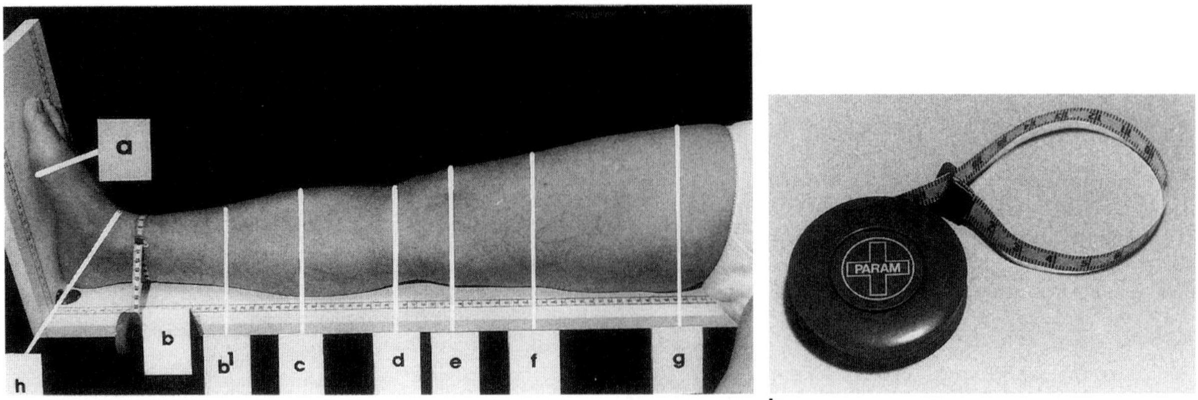

a b

Abb. 6.2-79: a Darstellung der Messtechnik mit Maßbrett und gekennzeichneten Messstellen der Beinumfangmaße von a bis g, b Maßband

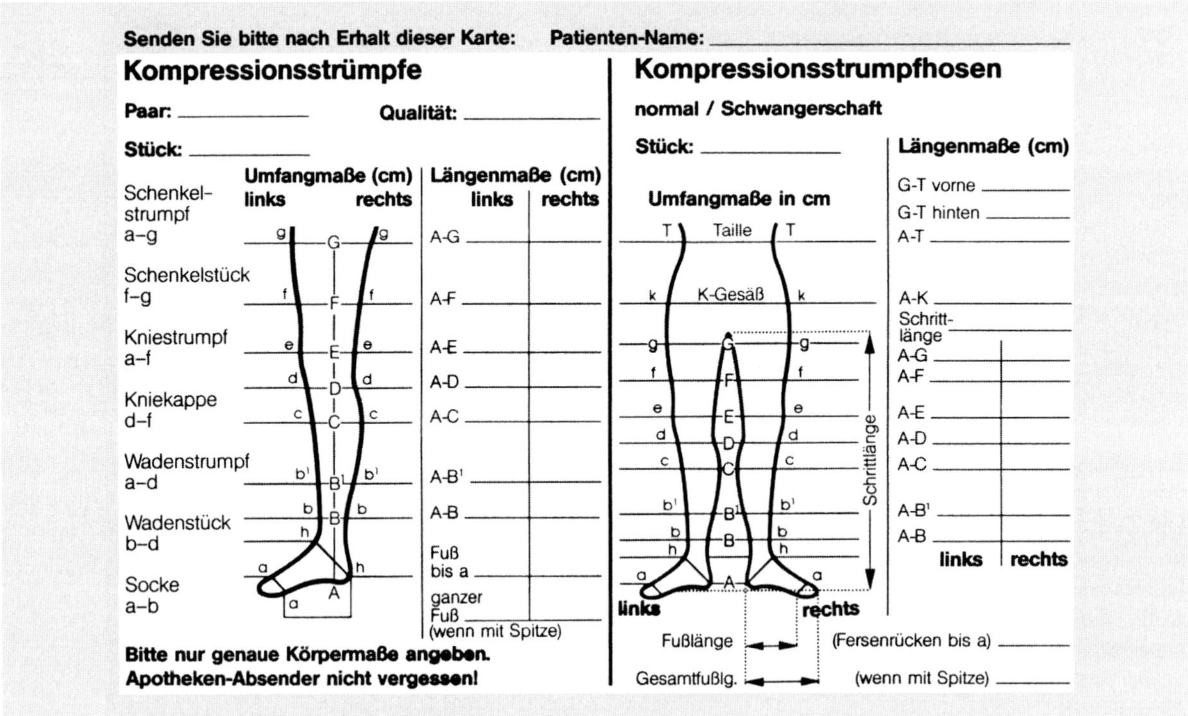
Senden Sie bitte nach Erhalt dieser Karte: Patienten-Name: ______

Kompressionsstrümpfe

Paar: ______ Qualität: ______

Stück: ______

	Umfangmaße (cm) links	rechts	Längenmaße (cm)	links	rechts
Schenkelstrumpf a–g			A-G		
Schenkelstück f–g			A-F		
Kniestrumpf a–f			A-E		
			A-D		
Kniekappe d–f			A-C		
Wadenstrumpf a–d			A-B'		
Wadenstück b–d			A-B		
Socke a–b			Fuß bis a		
			ganzer Fuß (wenn mit Spitze)		

Bitte nur genaue Körpermaße angeben. Apotheken-Absender nicht vergessen!

Kompressionsstrumpfhosen

normal / Schwangerschaft

Stück: ______

Umfangmaße in cm

Längenmaße (cm)	links	rechts
G-T vorne		
G-T hinten		
A-T		
A-K		
Schrittlänge		
A-G		
A-F		
A-E		
A-D		
A-C		
A-B'		
A-B		

Fußlänge (Fersenrücken bis a) ______

Gesamtfußlg. (wenn mit Spitze) ______

Abb. 6.2-80: Maßkarte für Kompressionsstrümpfe und Strumpfhosen

Die Größen der Serienstrümpfe werden neuerdings, nachdem die alte RAL 387 überarbeitet und mit Stand September 2000 neu festgesetzt wurde, getrennt nach Beinumfangs- und Längenmaß bestimmt (Tab. 6.2-10, 6.2-13 bis 6.2-15). Die Größe wird mit dem Buchstabenschlüssel für den Strumpf-Typ, dem 3 Zahlenpaare folgen, gekennzeichnet. Die Strumpftypen tragen die folgenden Bezeichnungen: AD für Wadenstrumpf, AF für Halbschenkelstrumpf, AG für Schenkelstrumpf und AT für Strumpfhose. Das erste Zahlenpaar steht für den Umfangsbereich an der Fessel, das zweite Zahlenpaar für den Umfangsbereich am oberen Strumpfende und das dritte Zahlenpaar legt den Längenbereich der Größe bezogen auf die Gesamtlänge des Strumpftyps fest.

Beispiel: AF 20–23 (46–50/57–64)

AF	Halbschenkelstrumpf
20–23	Beinumfang an der Messstelle B
46–50	Beinumfang am oberen Strumpfende
57–64	Gesamtlänge des Strumpfs

Die drei Messwerte können getrennt festgelegt werden und unterscheiden sich bei den einzelnen Herstellern. Das bedeutet, dass bei einem bestimmten Maß bei dem einen Hersteller bereits ein Maß-

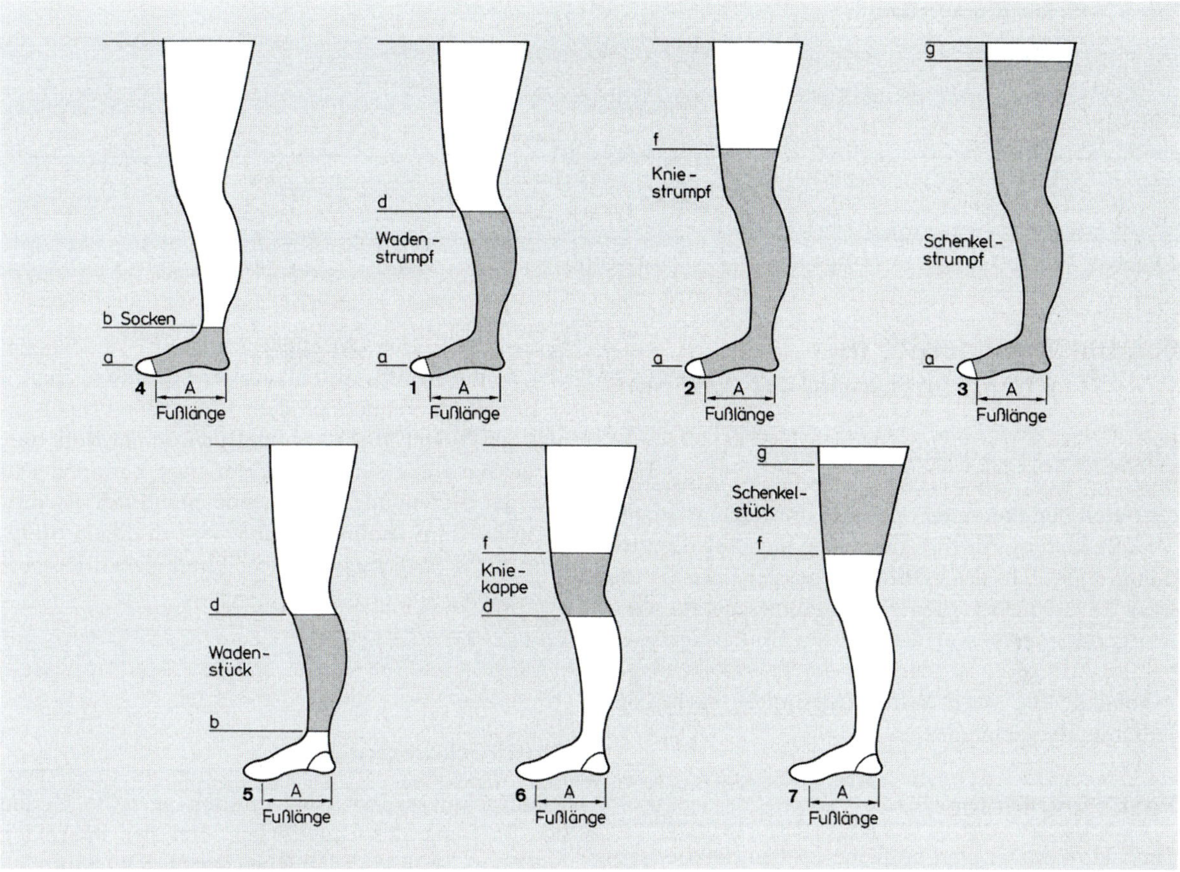

Abb. 6.2-81: Lieferbare Ausführungen. 1 bis 3 Kompressionsstrümpfe (erstattungsfähig) 4 bis 7 Gelenkstützen und Segmente (nicht erstattungsfähig)

Tab. 6.2-13: Beinlängenmaße

Buchstabenschlüssel für die Länge	Beinlänge in cm						
IG	65	68	71	74	77	80	83
IF	54	57	59	62	64	67	69
IE	41	43	45	47	49	51	53
ID	35	37	38	40	41	43	44
IC	27	29	30	32	33	35	36
IB_1	19	20	21	22	23	24	25
IB	10	11	11	12	12	13	13

Tab. 6.2–14: Massen für die Vordehnung

Garn	Gewicht für die Vordehnung in cN/tex
Elastan	0,01 ± 0,0025
Ummantelte elastische Garne	0,04 ± 0,005
Garne aus natürlichen Faserstoffen und nicht texturierte synthetische Garne	0,5 ± 0,1
Texturierte Garne	2,0 ± 0,2

strumpf bestellt werden muss, während dasselbe Maß bei einem anderen noch mit einem Serienstrumpf versorgt werden kann.

Da die Erstattungspreise der Lieferverträge für die Maßstrümpfe auf Druck der Krankenkassen niedrigere Margen enthalten, kann sich der Größenvergleich bei verschiedenen Herstellern lohnen.

Tab. 6.2-15: Restdruckverhältnis

Kompressionsklasse	Restdruckverhältnis in % des Drucks an der Fessel		
	Bei Messstelle B_1	Bei Messstelle C	Bei Messstelle F oder G
I	70 bis 100	50 bis 80	20 bis 60
II	70 bis 100	50 bis 80	20 bis 50
III	70 bis 100	50 bis 70	20 bis 40
IV	70 bis 100	50 bis 70	20 bis 40

6.2.10 Messgeräte für Körperzustände/-Funktionen

Messgeräte für Körperzustände dienen der Eigenmessung bzw. Überwachung der Funktionsparameter durch den Patienten oder eine Betreuungsperson. Von Bedeutung für die Apotheken sind aus der Produktgruppe 21 des Hilfsmittelverzeichnisses die Peak-Flow-Meter, die Blutdruckmessgeräte, die Blutgerinnungsmessgeräte und die Blutzuckermessgeräte. Außerdem werden hier die Thermometer abgehandelt. Sie sind keine Hilfsmittel nach dem Hilfsmittelverzeichnis.

Peak-Flow-Meter

Peak-Flow-Meter sind einfache Lungenfunktionsgeräte, mit denen der so genannte Peak-Flow oder Spitzenfluss bestimmt wird (Abb. 6.2-82). Darunter versteht man die maximale Atemstärke, welche bei forcierter Ausatmung kurz nach ihrem Beginn erreicht wird. Peak-flow-Meter werden bei Asthma bronchiale (schwere und mittelschwere Formen) und bei obstruktiver Bronchitis (mit rasch wechselnder Obstruktion) eingesetzt. Ein Lungenemphysem ist keine Indikation für die Selbstüberwachung.

Die Patienten sollten immer mit dem gleichen Gerät und regelmäßig zu bestimmten Zeiten messen. Die Messwerte werden in spezielle Protokollbögen (erhältlich bei Herstellern von „Asthma-Sprays") eingetragen, in denen auch andere wesentliche Informationen, wie z.B. die Medikation, vermerkt werden. Ein geschulter Patient kann mit einem Peak-Flow-Meter erkennen, welche Medikamente er anwenden muss oder wann ein Arztbesuch erforderlich ist.

Man unterscheidet bei Peak-Flow-Metern je nach ihrer physikalischen Messmethode das Kolbenandruckprinzip oder das Rotameter-Prinzip.

Bei ersteren atmet der Patient über ein Mundstück in einen zylinderförmigen Hohlraum aus. Hinter dem Mundstück trifft der Atemstrom auf eine beweglich aufgehängte Scheibe. Durch den entstehenden Staudruck wird die Scheibe gegen die Rückstellkraft einer Feder in Achsrichtung ausgelenkt, gleichzeitig wird eine Arretiervorrichtung verschoben, welche die größte Auslenkung der Scheibe festhält.

Bei den Geräten nach dem Rotameter-Prinzip atmet der Patient über ein Mundstück in ein Rohr aus, an dessen Ende sich eine Verengung befindet. Der von der Verengung entstehende Staudruck ist proportional zum Atemstrom und wird in einem Steigrohr durch Verschieben eines zylindrischen Körpers gemessen.

21.24.01.1 Peak-Flow-Meter

Blutdruckmessgeräte

Blutdruckmessgeräte sind amtlich geeichte Geräte zur Messung des Blutdruckes. Bei der indirekten (äußeren) Methode nach **Riva-Rocci** (RR) wird eine aufblasbare Manschette meist um den Oberarm gelegt und durch Zusammendrücken der darunter befindlichen Arterie (A. brachialis) der Blutstrom aufgestaut. Beim langsamen Ablassen des Manschettendruckes wird durch die sich entfaltende Arterie das Blut nur während der Systole hindurchgepresst und das Pressgeräusch als **Korotkoff-Geräusch** (russi-

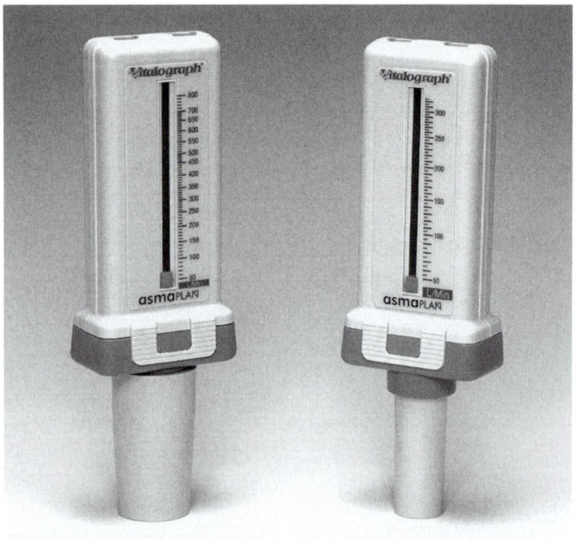

Abb. 6.2-82: Peak-Flow-Meter (aus Schäfer/Doneth, 2003)

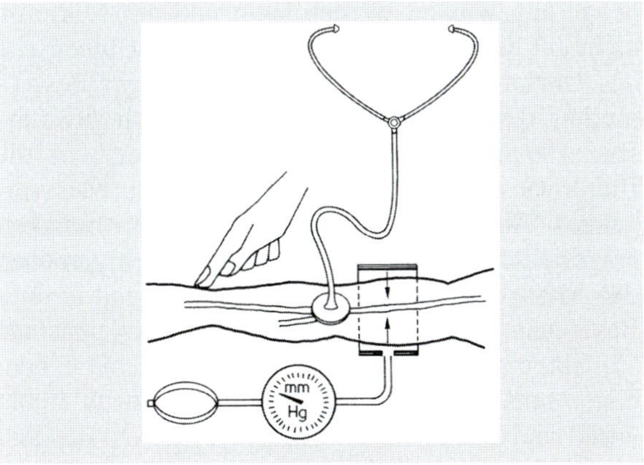

Abb. 6.2-83: Schema zur Blutdruckmessung nach Riva-Rocci

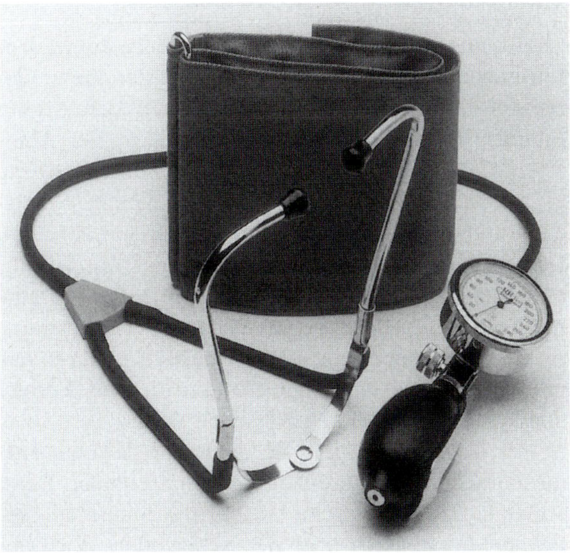

Abb. 6.2-84: Patienten-Blutdruck-Messgerät mit eingebautem Stethoskop

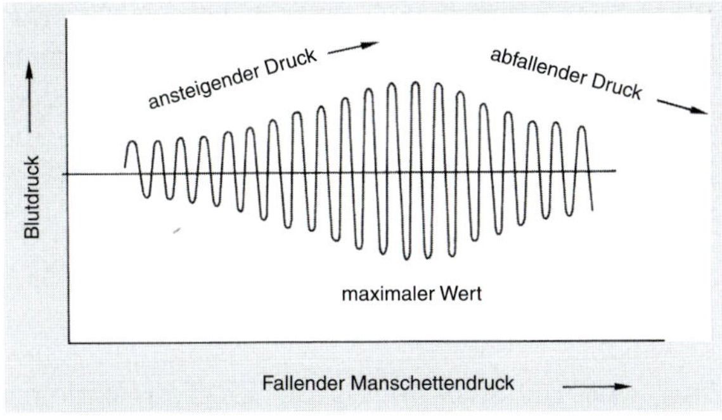

Abb. 6.2-85: Blutdruckmessung nach der oszillometrischen Messmethode

scher Militärarzt) über ein Stethoskop oder Mikrophon hörbar gemacht. Dieses befindet sich in der Armmanschette und wird genau über der Arterie fixiert. Das Korotkoff-Geräusch ist so lange zu hören, bis die Arterie voll entfaltet ist und damit der Manschettendruck gleich dem diastolischen Druck ist. Mit einem Manometer kann die Druckdifferenz während des ersten und letzten Korotkoff-Geräusches ermittelt werden und somit auch der systolische und diastolische Blutdruck. Das Entstehen und Verschwinden des Korotkoff-Geräusches ist das Kriterium für die Messung des systolischen (höchsten) und diastolischen (untersten) Wertes der Blutdruckmessung (Abb. 6.2-83), über die Bedeutung und Interpretation der Blutdruckwerte und das Verfahren der Messung s. „Blutdruckmessung in der Apotheke", S. 314.

Geräte zur Selbstmessung des Blutdrucks unterscheiden sich von professionellen Geräten durch eingearbeitete Auskultationsmembran, Tonabnehmer oder Druckermittlungssystem in der Manschette, um einhändig messen zu können.

Gerätetypen/-arten im Detail:

- ☐ **Akustisch messende Blutdruckselbstmessgeräte mit in der Manschette integriertem Stethoskop**

  Diese traditionellen Gerätetypen bieten bei korrekter Anwendung auch heute noch die vergleichsweise höchste Messgenauigkeit.

  Die Geräte sind robust, ganz selten reparaturanfällig und preiswert (Abb. 6.2-84). Nachteilig ist der geringe Bedienungskomfort, der Zeitaufwand bis zum Messergebnis. Für viele ältere Menschen ist die richtige Positionierung des Mikrofons und der Umgang mit der Bügelmanschette problematisch.

- ☐ **Akustisch messende Blutdruckselbstmessgeräte mit elektronischer Anzeige des Messergebnisses**

  Diese Geräte bieten dem Patienten einen besseren Bedienungskomfort als die traditionellen Stethoskopgeräte.

  Die Verwendung solcher Blutdruckmessgeräte empfiehlt sich v. a. bei Patienten mit ausgeprägten Herzrhythmusstörungen oder fortgeschrittener Arteriosklerose, da bei diesen Indikationsgruppen die oszillometrische Messmethode möglicherweise keine genauen Ergebniswerte liefert.

  Bei diesen Geräten handelt es sich um Halbautomaten.

- ☐ **Oszillatorisch messende Halbautomaten**

  Als Halbautomaten werden elektrisch arbeitende Blutdruckmessgeräte bezeichnet, bei denen die Manschette noch manuell aufgepumpt werden muss, kein automatischer Impuls zum Luftablass der Manschette nach Beendigung des Messvorgangs erfolgt und die Messwerte elektronisch angezeigt werden (Abb. 6.2-85).

  Die Blutdruckmessung nach der oszillatorischen Methode erfasst die Stärke der vom Blutdruck verursachten Pulsdruckwellen und die hieraus resultierende Volumenänderung in der Arterie.

  Mit einem in den Geräten integrierten Rechner und einem speziellen Lösungsalgorithmus wird die Höhe des aktuellen Blutdrucks berechnet.

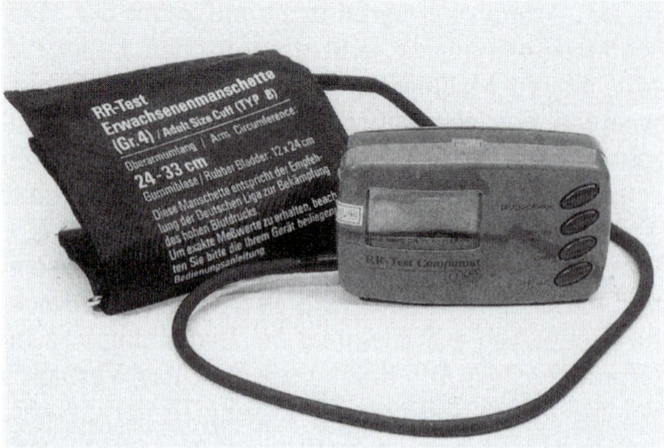

Abb. 6.2-86: Vollautomatisches Blutdruckmessgerät mit integrierter Elektropumpe, 9-stufiger Druckvorwahl, Druckablassautomatik, Memory-Speicher, großer LCD-Anzeige mit akustischem Signal. Blutdruck- und Pulsmessung erfolgen in einem Messvorgang.

Die Oszillometer eignen sich weniger bei starken Herzrhythmusstörungen oder fortgeschrittener Arteriosklerose.

☐ **Oszillatorisch messende Vollautomaten**

Vollautomaten (Abb. 6.2-86), arbeiten ausschließlich mit der oszillatorischen Messmethode (s. o.).

Dabei bieten sie dem Patienten optimalen Bedienungskomfort:
Die Manschetten werden auf Knopfdruck automatisch aufgepumpt und die Luft nach Beendigung der Messung automatisch aus der Manschette abgepumpt.

Die Anzeige des Messergebnisses erscheint wie bei den Halbautomaten elektronisch.

Eine neue Entwicklungsstufe der Blutdruckmessgeräte sind oszillatorische Vollautomaten zur Messung am Handgelenk. Es werden nicht nur Stärke, sondern auch die Form der Pulswellen (Höhe, Breite, Art) gemessen. Bei schwachem oder instabilem Puls/Blutdruck wird die Zuverlässigkeit der Messung verbessert.

Konventionelle Geräte mit Stethoskop

Bei korrekter Anwendung sind mit diesen Geräten Messwerte von höchster Genauigkeit zu erzielen. Die konventionellen Geräte haben ein Membranmanometer. Die Verwendung ist eingeschränkt, z. B. bei Schwerhörigkeit, durch fehlende Messwertspeicherung und bei älteren Patienten, die häufig mangelndes Verständnis für das Prinzip des Messvorganges zeigen.

Elektronische Geräte

Akustische digitale Messmethode

Das eingebaute Mikrofon muss bei diesen Geräten exakt auf der Arteria brachialis liegen. Die Manschette ist so anzulegen, dass der Arm in der Ellenbeuge angewinkelt werden kann und das Mikrofon nicht auf der Ellenbeuge, sondern auf der Innenseite des Oberarms platziert wird. Bei richtiger Positionierung des Tonabnehmersystems werden zuverlässige Werte ermittelt. Digitalgeräte speichern die Blutdruckwerte bis zur Beendigung des Messvorganges. Auf eine konstante Ablassgeschwindigkeit eingestellte Ventile (sog. Halbautomaten) erhöhen den Messkomfort besonders bei älteren und in ihrer Bewegung eingeschränkten Personen. So genannte Vollautomaten, bei denen durch ein Gebläse oder eine Pumpe der Luftdruck in der Manschette erhöht wird, sind Patienten zu empfehlen, deren Handbeweglichkeit stark eingeschränkt ist, wie z. B. Rheumatiker (s. Abb. 6.2-86).

Oszillometrische Messmethode

Oszillometrische Geräte brauchen weder ein Mikrofon noch ein Stethoskop, denn es werden keine Geräusche, sondern Volumenänderungen der Arterie erfasst. Jede Pulsdruckwelle erzeugt in der Manschette eine Druckschwankung (Oszillation). Diese wird von einem Druckwandler des Gerätes registriert und in einem elektronischen Speicher abgelegt. Ist der Druck in der Manschette geringer als der untere Blutdruck, verursacht die Pulswelle keine wahrnehmbaren Druckschwankungen mehr. Der Mikroprozessor wertet die gespeicherten Druckkurven aus und errechnet nach einer mathematischen Formel den systolischen und diastolischen Wert.

Bei dieser Messmethode dient der gesamte aufblasbare Teil der Manschette als Drucksensor. Beim Anlagen der Manschette entfällt die Suche des genauen Messpunktes über der Schlagader. Wird der Manschettendruck zu schnell reduziert, ergeben sich Messfehler. Bei der Messung des Blutdrucks am Handgelenk muss die Manschette in Herzhöhe sein. Mit **vollautomatischen** Geräten dauert der Messvorgang nur etwa 20 Sekunden. Die Schalenmanschette wird um das Handgelenk gelegt, sie wird auf Tastendruck automatisch aufgepumpt, es erscheinen die Blutdruck- und Pulswerte im LCD-Display (Abb. 6.2-87).

Vollautomatisches Gerät für verschiedene Manschettengrößen

Das neue Blutdruck-Messgerät RR-Test Variomat OS der Firma Roland Arzneimittel, Hamburg, stellt sich vollautomatisch auf den spezifischen Druck der jeweiligen Manschette ein, ohne dass vom Patienten eine manuelle Regulierung vorgenommen werden muss (Abb. 6.2-88). Mit einem von Roland Arzneimittel zur Verfügung gestellten Maßband wird beim Beratungsgespräch in der Apotheke der Oberarmumfang des Kunden gemessen. Je nach Weite stehen

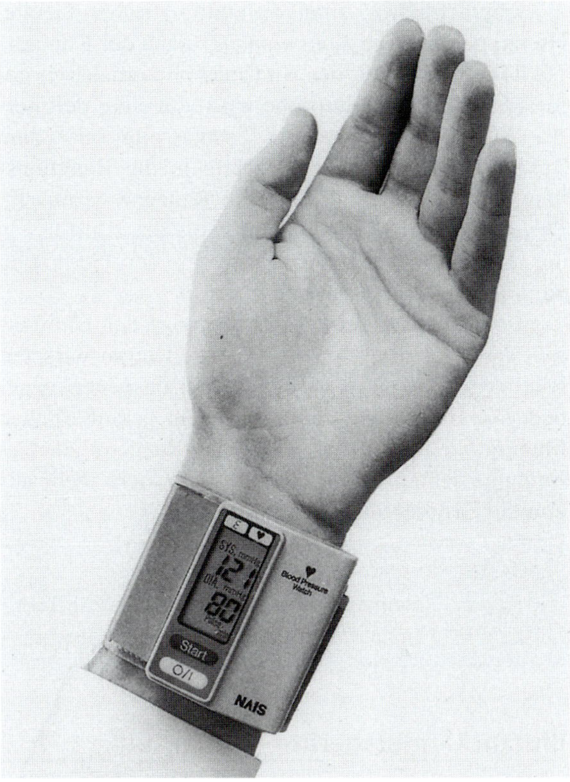

Abb. 6.2-87: Oszillometrisches Handgelenk-Blutdruck-Messsystem, das Blutdruck und Puls am Handgelenk ermittelt. Nach Herstellerangaben erkennt das System nicht nur die Stärke, sondern auch die Form der Pulswelle (Höhe, Breite, Art). Dadurch soll für Menschen mit schwachem oder instabilem Blutdruck/Puls die Zuverlässigkeit der Blutdruckmessung verbessert werden. Bei der Messung ist das Handgelenk immer in Herzhöhe zu halten.

fünf verschiedene Manschettengrößen zur Auswahl, so dass die jeweils individuell passende Manschette mit dem neuen RR-Test-Variomat OS geliefert werden kann, für Kinder ebenso wie für Bodybuilder.

21.28.01	Blutdruckmessgeräte
	☐ Manuelle Blutdruckmessgeräte
	☐ Halbautomatische Blutdruckmessgeräte
	☐ Vollautomatische Blutdruckmessgeräte

Geräte zur Messung der Gerinnungszeit des Blutes

Diese Geräte (Abb. 6.2-89) ermöglichen es Patienten, bei denen die Gerinnungsfähigkeit des Blutes mit oral einzunehmenden, gerinnungshemmenden Arzneimittel herabgesetzt werden muss, die Blutgerinnung selbst oder mit einer Betreuungsperson zu messen. Gemessen wird mit Kapillarblut.

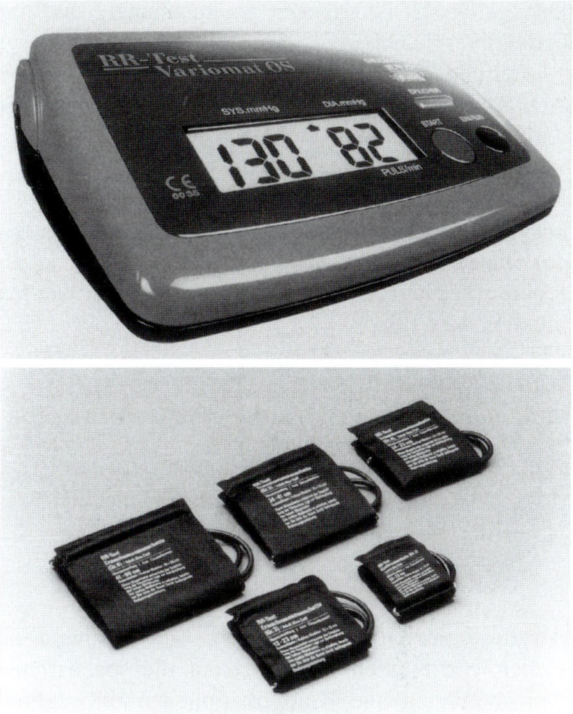

Abb. 6.2-88: RR-Test Variomat OS – das Blutdruck-Messgerät für verschiedene Manschettengrößen

Der Quick-Wert oder die Thromboplastinzeit nach Quick ist die Zeit, die von der Zugabe eines Reagenz zur Aktivierung des exogenen Gerinnungssystems der Probe bis zum Auftreten eines Fibringerinnsels vergeht. Heute wird aus Gründen der Vergleichbarkeit der INR (International Normalized Ratio) angegeben.

$$\text{INR} = \frac{\text{Thromboplastinzeit Patientenplasma}}{\text{Thromboplastinzeit Kontrollplasma}}$$

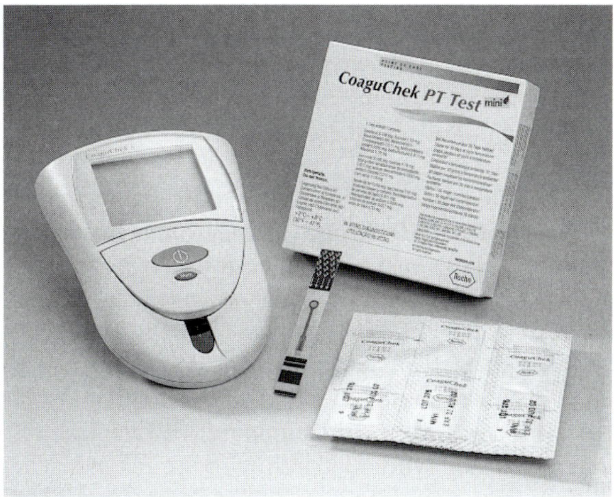

Abb. 6.2-89: Messgerät zur Bestimmung des Quickwertes (aus Schäfer/Doneth, 2003)

Der Quickwert ist dagegen geräteabhängig und nur bedingt vergleichbar.

Achtung: Wenn die Blutgerinnung z. B. durch Arzneimittel gehemmt wird, steigt der INR an, aber der Quickwert fällt.

Indikation

Die Messgeräte zur Bestimmung der Gerinnungszeit des Blutes sind indiziert bei Patienten, die für unabsehbare Zeit mit Antikoagulantien behandelt werden müssen, weil sie

- ☐ eine künstliche Herzklappe erhalten haben,
- ☐ sich in einem Zustand nach rezidivierenden Embolien oder Thrombosen befinden,
- ☐ den Ersatz eines Blutgefäßes erhalten haben oder sich einer Bypassoperation unterziehen mussten,
- ☐ an schweren Herzrhythmusstörungen mit Vorhofflimmern leiden.

An die Patienten sind besondere Anforderungen zu stellen. Sie müssen vom Arzt auf die spezifischen Anforderungen und Komplikationen und Gefahren einer Antikoagulation auf Dauer hingewiesen werden. Dazu gehört ein standardisiertes Schulungsprogramm, in dem die Patienten über die Wirkungsweise der Antikoagulantien, die Wechselwirkung mit anderen Medikamenten, die therapeutische Breite der Gerinnungshemmung, die Dokumentation der Blutgerinnungswerte im Patientenpass, das Erkennen und richtige Handeln bei Komplikationen, die Endokarditis-Prophylaxe bei Herzklappenersatz informiert und aufgeklärt werden. Zu der Schulung gehört natürlich auch die Einweisung in die Handhabung des Gerätes. Die Schulung ist auch deswegen so wichtig, da jede Abweichung vom einzustellenden Bereich ein potentiell lebensbedrohendes Risiko ist.

Die Geräte werden grundsätzlich nach der verwendeten physikalischen Methode und dem daraus resultierenden Automatisierungsgrad in halbautomatische und vollautomatische Ausführungen unterschieden.

Koagulometer nach der *Kugelmethode* messen als Halbautomaten den Eintritt der Gerinnung mit einer Stahlkugel, die sich zusammen mit der Probe in einem Röhrchen befindet, das etwas schräg gelagert ist und um seine Längsachse gedreht wird. Die Stahlkugel verbleibt aufgrund der Schwerkraft an einer genau definierten Stelle (dem tiefsten Punkt), bis sie beim Einsetzen der Gerinnung in Drehrichtung mitgenommen wird: Dadurch wird ein magnetischer Sensor ausgelöst und die Zeit gestoppt und angezeigt.

Gebräuchlicher sind vollautomatische Geräte. Hierzu gehören die *Koagulometer* nach der Kapillarmethode, bei denen der Blutfluss photometrisch gemessen wird. Die Blutprobe wird von einer definierten Auftragsstelle auf der Testkassette oder dem Teststreifen durch Kapillarkräfte in die Reaktionskammer befördert und mit dem Reagenz vermischt. Die Zeitmessung läuft so lange, bis der Blutfluss in der Kapillare durch das Einsetzen der Gerinnung zum Stillstand gekommen ist.

In vollautomatischen Geräten wird der Blutfluss reflexionsphotometrisch gemessen. Hierzu wird der Bluttropfen in ein Testfeld mit Eisenspänen gegeben. Die Eisenspäne liegen in einem veränderlichen Magnetfeld. Kommt es durch das Reagenz zur Gerinnung, richten sich die Eisenspäne nicht mehr aus und die Zeitmessung wird gestoppt.

21.34.01 Blutgerinnungsmessgeräte
- ☐ Halbautomatische Quickwert-Messgeräte
- ☐ Vollautomatische Quickwert-Messgeräte

Blutzuckermessgeräte

Die Selbstkontrolle mit Blutzuckermessgeräten gibt dem insulinpflichtigen Diabetiker einen guten Überblick über die therapeutisch erreichte Stoffwechselsituation unter Alltagsbedingungen. Blutzuckermessgeräte (Abb. 6.2-90) dienen der Messung der Glukosekonzentration im Blut. Gemessen wird mit Blutzuckerteststreifen in Proben von Kapillarblut. Die Blutzuckerteststreifen sind keine Hilfsmittel und nicht Bestandteil des Hilfsmittelverzeichnisses. Sie sind aber auch nicht mehr wie früher Geltungsarzneimittel, sondern seit 2002 Medizinprodukte. Man unterscheidet Teststreifen, die ausschließlich zur Auswertung für ein elektrochemisches oder reflexionsphotometrisches Messgerät geeignet sind, und Teststreifen, die sowohl zur visuellen Auswertung als auch zur Auswertung durch ein Messgerät geeignet sind.

Die grundsätzlichen Anforderungen an Blutzuckermessgeräte sind aber bei beiden Typen gleich:

- ☐ Die Geräte müssen genaue und reproduzierbare Werte liefern.
- ☐ Die Geräte müssen einfach zu handhaben und abzulesen sein.
- ☐ Die Messwerte müssen in mmol/l oder mg/dl angezeigt werden.
- ☐ Der Messbereich darf bei 95 % aller gemessenen Werte nicht mehr als ± 20 % abweichen.
- ☐ Den Messgeräten muss eine verständliche Gebrauchsanweisung in deutscher Sprache beigegeben sein.

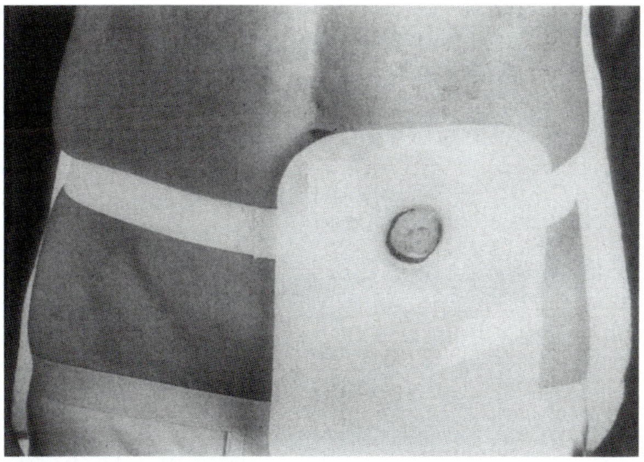

Abb. 6.2-108: Karaya-Kolostomiebeutel mit Gürtelversorgung (angelegt)

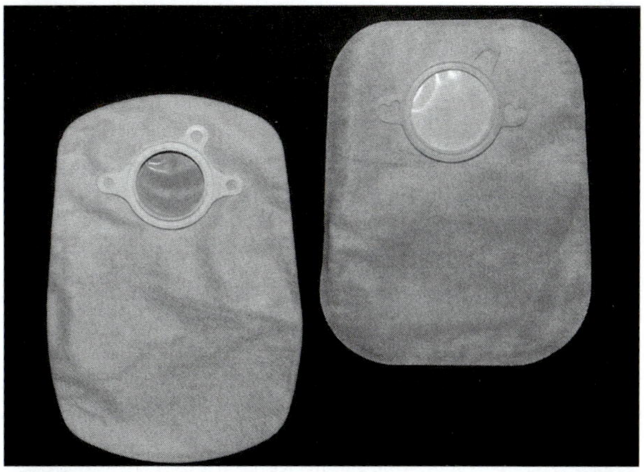

Abb. 6.2-109: Geschlossene Beutel für Basisplatte. Links: Convatec „Combihesive" Natura mit Filter und Textiloberfläche auf der dem Körper zugewandten Seite. Farbe opak (beige). Rastringgrößen: 32, 38, 45, 57, 70 mm. Rechts: Hollister „Tandem" Kolostomiebeutel mit Rastring, stille Folie, körperseitiges naturweiches Vlies, Aktivkohlefilter, Zentrumverschluss. Rastringgrößen: 38, 44, 57, 70 mm.

Geschlossene Beutel mit Hautschutzring, auch mit Klebefläche oder Kleberand

Die geschlossenen Stomabeutel mit Hautschutzringen aus Naturprodukten, z. B. Karaya, oder synthetischen Materialien sind selbsthaftend oder werden mit Klebeflächen okklusiv oder mikroporös oder durch Gürtel am Körper befestigt. Ihr Vorteil liegt in der guten Verträglichkeit dieser Materialien, ihrer Anpassungsfähigkeit an kleinere Hautvertiefungen und in der Eigenschaft, systemunterwandernde Feuchtigkeit aufsaugen zu können. Die Haltbarkeit solcher Hautschutzringe ist abhängig von der aufzusaugenden Feuchtigkeit und unterliegt deshalb starken Schwankungen. Durch verschiedene Lochdurchmesser bzw. die Möglichkeit, die passende Öffnung

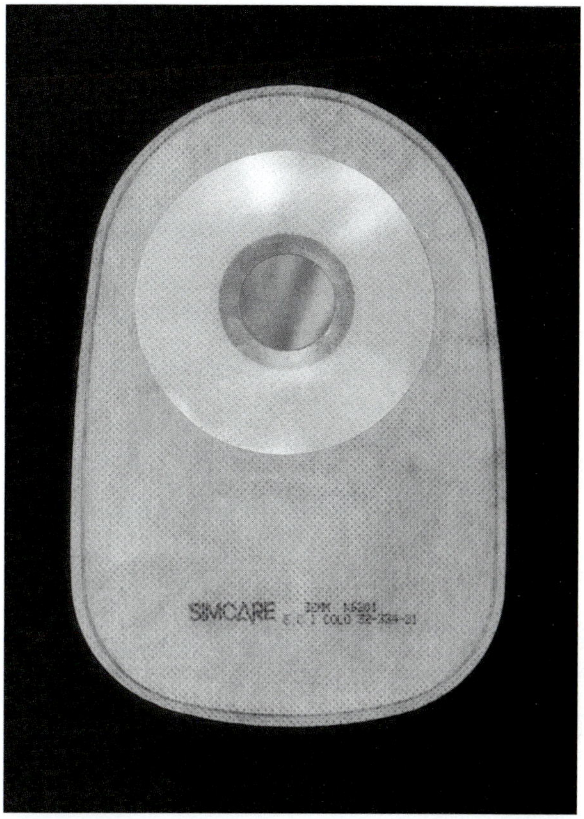

Abb. 6.2-110: Geschlossener Beutel Medic Eschmann „Simcare" Kolostomie-Filterbeutel mit Hautschutzfläche haftend, Filter, atmungsaktive Körperseite, transparent, hautfarben. Öffnungsgrößen: 15–44 mm ausschneidbar und Lochgrößen 25, 32, 38, 44, 51, 64 mm

auszuschneiden, ist eine Anpassung an fast alle Stomagrößen möglich (Abb. 6.2-108 bis 6.2-113).

29.26.01 Geschlossene Beutel

- ☐ Beutel mit Basisplatte
- ☐ Beutel mit Klebefläche oder Kleberand
- ☐ Beutel mit Hautschutzring, auch mit Klebefläche oder Kleberand
- ☐ Beutel mit gewölbten Hautschutzring, auch mit Klebefläche oder Kleberand

Ausstreifbeutel für Basisplatte zum Rasten

Die Ausstreifbeutel für den Anschluss an die Basisplatte werden mit einem Rastring an die Basisplatte angeschlossen, die über mehrere Tage am Patienten verbleiben kann. Dadurch kann der Wechsel des Beutels ohne jeweilige Erneuerung der Abdichtverklebung vorgenommen werden. Die sonst durch häufiges Entfernen des Beutels gereizte oder geschädigte Haut wird deshalb weitgehend geschont. Da diese Beutel vornehmlich bei der Ileostomie angewandt werden und die Ausscheidungen meist dünnflüssig bis breiig sind, ist am unteren Ende eine Öff-

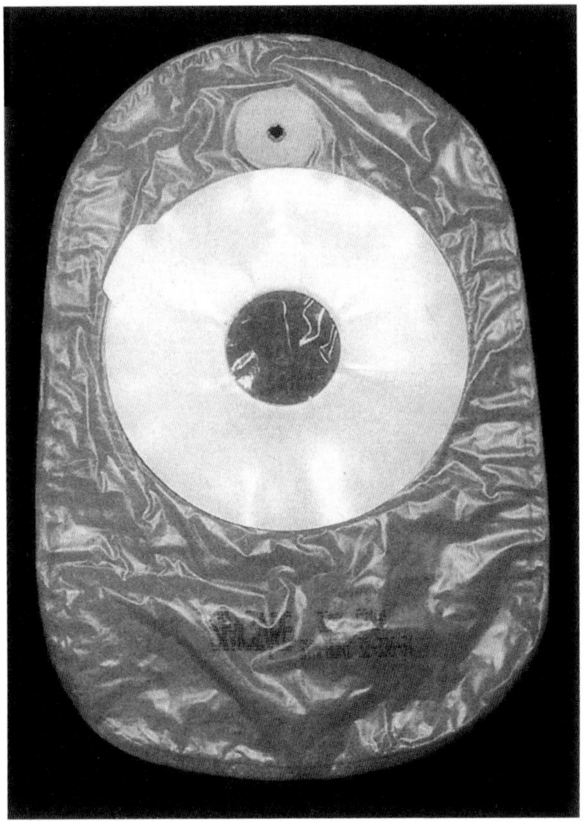

Abb. 6.2-111: **Geschlossener Beutel.** Medic-Eschmann „Simcare Symphony" Kolostomie-Filterbeutel mit Hautschutzfläche haftend, biologisch abbaubar, hautfarben, transparent. Öffnungsgrößen: 15–44 mm ausschneidbar und 25, 32, 38, 44, 51 mm

nung angebracht, die die Entleerung des gefüllten Beutels ermöglicht, ohne ihn vom Körper trennen zu müssen. Die Beutelöffnung wird mit einer Klammer verschlossen. Somit können Ausstreifbeutel unter Umständen bis zu mehreren Tagen benutzt werden. Durch verschiedene Lochdurchmesser und die Möglichkeit, die passende Öffnung in der Basisplatte auszuschneiden, ist die Anpassung der Basisplatte an fast alle Stomagrößen möglich (Abb. 6.2-114 bis 6.2-116).

Ausstreifbeutel mit Klebefläche oder Kleberand

Die Ausstreifbeutel mit Klebefläche oder Kleberand werden mit einer Klebefläche, deren Größe, Beschaffenheit und Zusammensetzung je nach Hersteller verschieden ist, direkt auf der Haut fixiert. Da diese Beutel vornehmlich bei einer Ileostomie angewandt werden und die Ausscheidungen meist dünnflüssig bis breiig sind, ist am unteren Ende eine Öffnung angebracht, die die Entleerung des gefüllten Beutels ermöglicht, ohne ihn vom Körper trennen zu müssen. Die Beutelöffnung kann mit einer Klammer

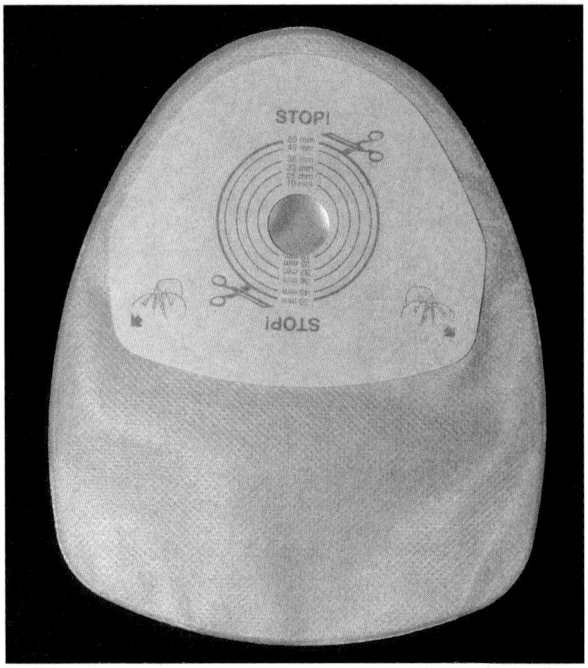

Abb. 6.2-112: Geschlossener Beutel Convatec „Naturess" anatomische Beutelform mit Filter, durchgehender Haftgelatine und Textiloberfläche auf der dem Körper zugewandten Seite. Farbe opak (beige). Lochgröße von 19 bis 50 mm ausschneidbar jeweils bei 19, 25, 32, 38, 45, 50 mm.

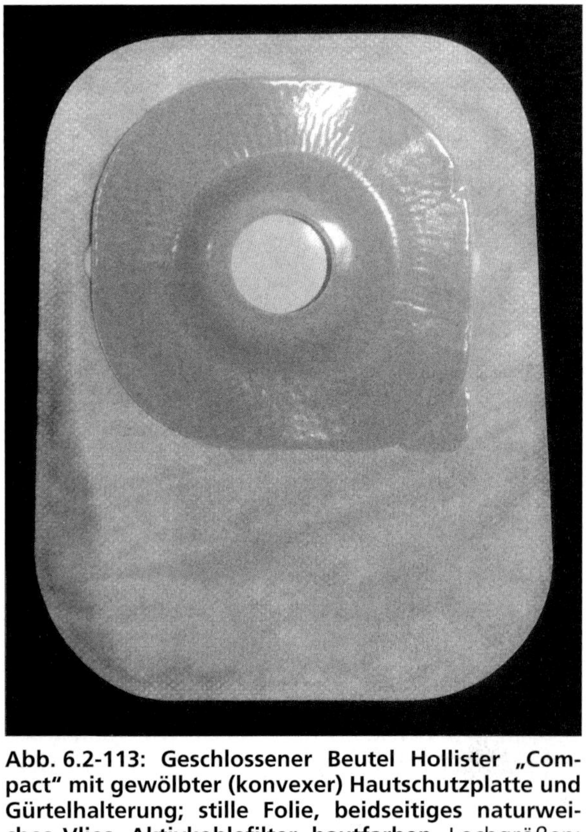

Abb. 6.2-113: Geschlossener Beutel Hollister „Compact" mit gewölbter (konvexer) Hautschutzplatte und Gürtelhalterung; stille Folie, beidseitiges naturweiches Vlies, Aktivkohlefilter, hautfarben. Lochgrößen: 19, 22, 25, 29, 32, 35, 38, 41, 44, 51 mm

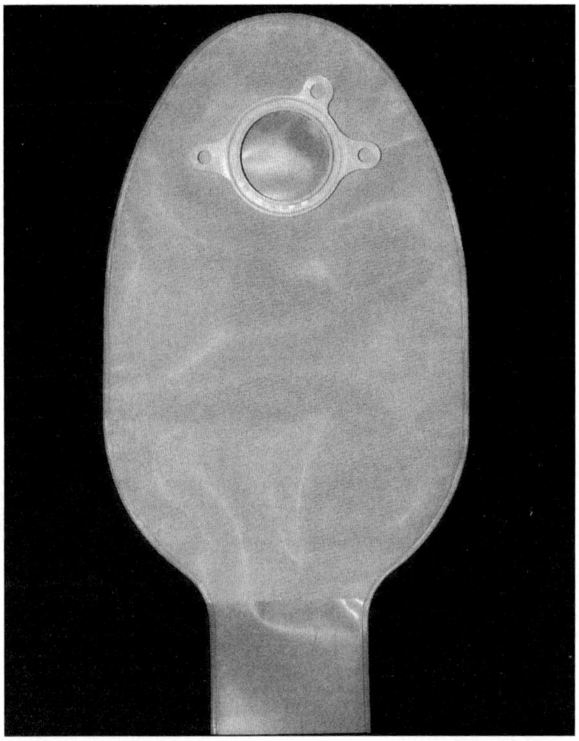

Abb. 6.2-114: Ausstreifbeutel für Basisplatte Convatec „Combihesive Natura" mit Filter und Rastring. Farbe opak (beige). Rastringgrößen: 32, 38, 45, 57, 70 mm

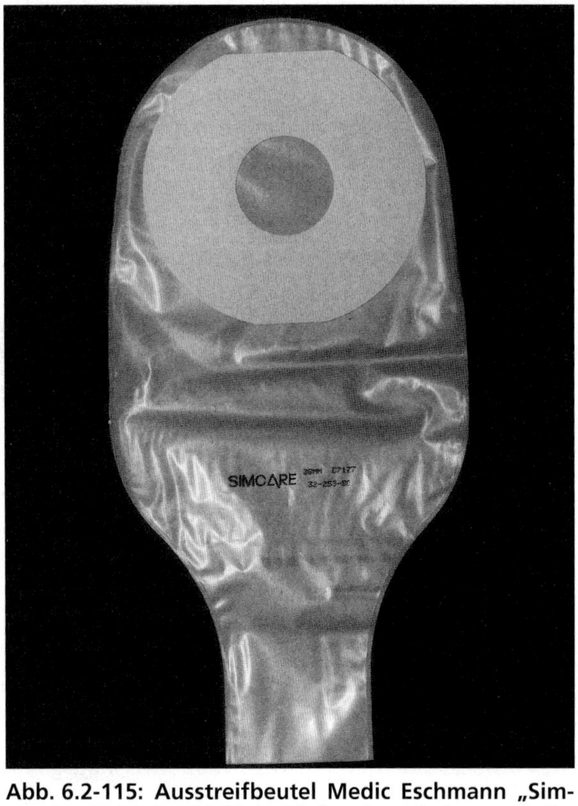

Abb. 6.2-115: Ausstreifbeutel Medic Eschmann „Simcare" mit Zinkoxid-Klebefläche, hautfarbener Folie. Lochgrößen: 19, 20, 32, 38, 51 mm

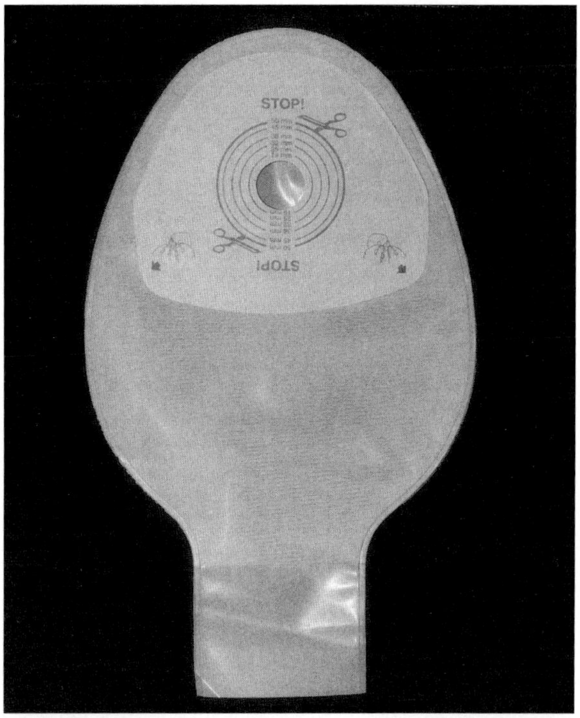

Abb. 6.2-116: Ausstreifbeutel Convatec „Naturess" mit Filter und durchgehender Haftgelatine (Hautschutzring). Farbe opak (beige). Lochgröße von 19 bis 50 mm ausschneidbar jeweils bei 19, 25, 32, 38, 45, 50 mm

verschlossen werden. Somit können Ausstreifbeutel unter Umständen bis zu mehreren Tagen benutzt werden. Durch verschiedene Lochdurchmesser bzw. die Möglichkeit, die passende Öffnung auszuschneiden, ist eine Anpassung der Beutel an fast alle Stomagrößen möglich (Abb. 6.2-115).

Ausstreifbeutel mit Hautschutzring

Die Ausstreifbeutel mit Hautschutzringen (auch mit Klebefläche oder Kleberand) aus Naturprodukten, z. B. Karaya, oder synthetischen Materialien sind selbsthaftend oder werden mit Klebefläche okklusiv oder mikroporös oder durch Gürtel am Körper befestigt. Ihr Vorteil liegt in der guten Verträglichkeit dieser Materialien, ihrer Anpassungsfähigkeit an kleinere Hautvertiefungen und in der Eigenschaft, systemunterwandernde Feuchtigkeit aufsaugen zu können. Die Haltbarkeit solcher Hautschutzringe ist abhängig von der aufzusaugenden Flüssigkeit und unterliegt starken Schwankungen.

Da diese Beutel vornehmlich bei einer Ileostomie angewandt werden und die Ausscheidungen meist dünnflüssig bis breiig sind, ist am unteren Ende eine Öffnung angebracht, die die Entleerung des gefüllten Beutels ermöglicht, ohne ihn vom Körper trennen zu müssen. Die Beutelöffnung wird mit einer

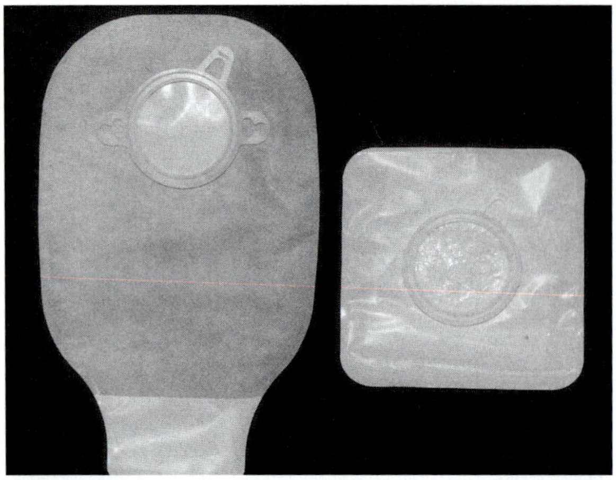

Abb. 6.2-117: Hollister Minibeutel „Guardin". Links: Ausstreifbeutel hautfarben mit Rastring; stille Folie, beidseitiges naturweiches Vlies. Rechts: Kolostomiebeutel weiß mit Rastring, stille Folie, Aktivkohlefilter

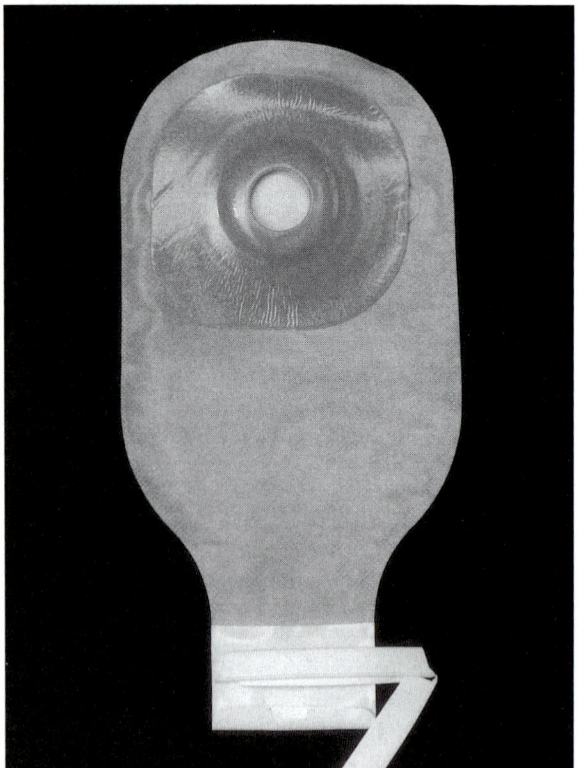

Abb. 6.2-118: Ausstreifbeutel Hollister „Compact" mit gewölbter (konvexer) Hautschutzplatte und Gürtelhalterung; stille Folie, beidseitiges naturweiches Vlies, hautfarben. Lochgrößen: 19, 22, 25, 29, 32, 35, 38, 41, 44, 51 mm

Klammer verschlossen. Somit können Ausstreifbeutel unter Umständen bis zu mehrere Tage benutzt werden. Durch verschiedene Lochdurchmesser bzw. die Möglichkeit, die passende Öffnung auszuschneiden, ist die Anpassung an fast alle Stomaöffnungen möglich (Abb. 6.2-116, 6.2-117, 6.2-118).

29.26.02 Ausstreifbeutel

- ☐ Beutel mit Basisplatte
- ☐ Beutel mit Klebefläche oder Kleberand
- ☐ Beutel mit Hautschutzring, auch mit Klebefläche oder Kleberand
- ☐ Beutel mit gewölbten Hautschutzring, auch mit Klebefläche oder Kleberand

Urostomiebeutel für Basisplatten

Die Urostomiebeutel für den Anschluss an die Basisplatte werden mit einem Rastring an die Basisplatte angeschlossen, die über mehrere Tage am Patienten verbleiben kann. Dadurch kann der Wechsel des Beutels ohne jeweilige Erneuerung der Abdichtungsverklebung vorgenommen werden. Die sonst durch häufiges Entfernen des Klebematerials gereizte oder geschädigte Haut wird deshalb weitgehend geschont.

Urostomiebeutel sind mit einer Rücklaufsperre ausgestattet, die den Urinrückfluss in Richtung Harnleiter verhindert. Außerdem haben sie ein Ablassventil mit Anschlussmöglichkeit an einen Urinauffangbeutel für die Nacht oder für den Fall, dass der Urostomiebeutel für längere Zeit nicht entleert werden kann. Durch verschiedene Lochdurchmesser bzw. die Möglichkeit, die passende Öffnung auszuschneiden, ist die Anpassung der Basisplatten an fast alle Stomagrößen möglich (Abb. 6.2-119).

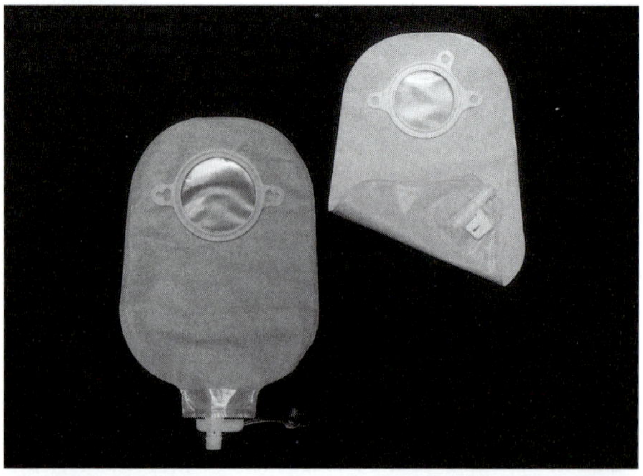

Abb. 6.2-119: Urostomiebeutel für Basisplatte. Links: Hollister „Tandem" mit Rastring, Rücklaufsperre, Ablaufventil, Zentrumverschluss, transparent, stille Folie, körperseitiges naturweiches Vlies. Rastringgrößen: 38, 44, 57, 70 mm. Rechts: Convatec „Combihesive Natura" mit Ablaufhahn. Farbe opak (beige). Rastringgrößen: 32, 38, 45, 57 mm

Urostomiebeutel mit Klebefläche oder Kleberand

Die Urostomiebeutel mit Klebefläche oder Kleberand werden mit einer Klebefläche, deren Größe, Beschaffenheit und Zusammensetzung je nach Hersteller verschieden ist, direkt auf der Haut fixiert. Durch verschiedene Lochdurchmesser bzw. die Möglichkeit, die passende Öffnung auszuschneiden, ist die Anpassung der Beutel an fast alle Stomagrößen möglich.

Urostomiebeutel mit Hautschutzring

Die Urostomiebeutel mit Hautschutzringen (auch mit Klebefläche oder Klebeband) aus Naturprodukten, z.B. Karaya, oder synthetischen Materialien sind selbsthaftend oder werden mit Klebeflächen okklusiv oder mikroporös oder durch Gürtel am Körper befestigt. Ihr Vorteil liegt in der guten Verträglichkeit dieser Materialien, ihrer Anpassungsfähigkeit an kleinere Hautvertiefungen und in der Eigenschaft, systemunterwandernde Feuchtigkeit aufsaugen zu können. Die Haltbarkeit solcher Hautschutzringe ist abhängig von der aufzusaugenden Flüssigkeit und unterliegt deshalb Schwankungen. Durch verschiedene Lochdurchmesser bzw. die Möglichkeit, die passende Öffnung auszuschneiden, ist die Anpassung der Beutel an fast alle Stomagrößen möglich (Abb. 6.2-120 bis 6.2-122).

29.26.03 Urostomiebeutel
- ☐ Beutel mit Basisplatte
- ☐ Beutel mit Klebefläche oder Kleberand
- ☐ Beutel mit Hautschutzring, auch mit Klebefläche oder Kleberand
- ☐ Beutel mit gewölbten Hautschutzring, auch mit Klebefläche oder Kleberand

Minibeutel

Minibeutel dienen dem Verschluss des Stomas während der ausscheidungsfreien Zeit. Sie bestehen aus den gleichen Materialien wie Stomabeutel, können aber aufgrund ihrer geringen Größe nur kleine Mengen der Ausscheidungen aufnehmen. Sie werden genauso wie Stomabeutel mit unterschiedlichen Systemen auf der Haut befestigt. Ihre Anwendung beschränkt sich auf Personen, die über genügend und geregelte ausscheidungsfreie Zeit verfügen bzw. ausscheidungsfreie Zeit z.B. durch Irrigation erreichen können (Abb. 6.2-117, 6.2-123).

Stomakappen

Stomakappen dienen dem Verschluss des Stomas während der ausscheidungsfreien Zeit. Sie bestehen

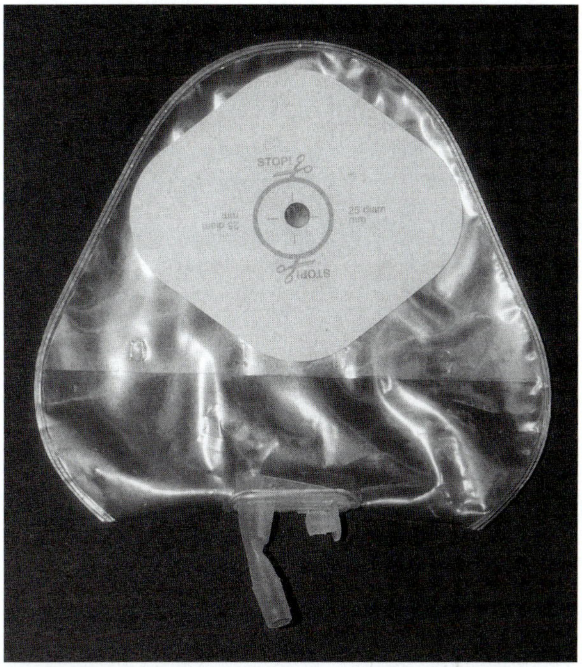

Abb. 6.2-120: Urostomiebeutel Convatec „Stomadress" transparent mit durchgehender Haftgelatine (Hautschutzring) und Ablassventil. Lochgröße 9 mm, bis 25 mm ausschneidbar

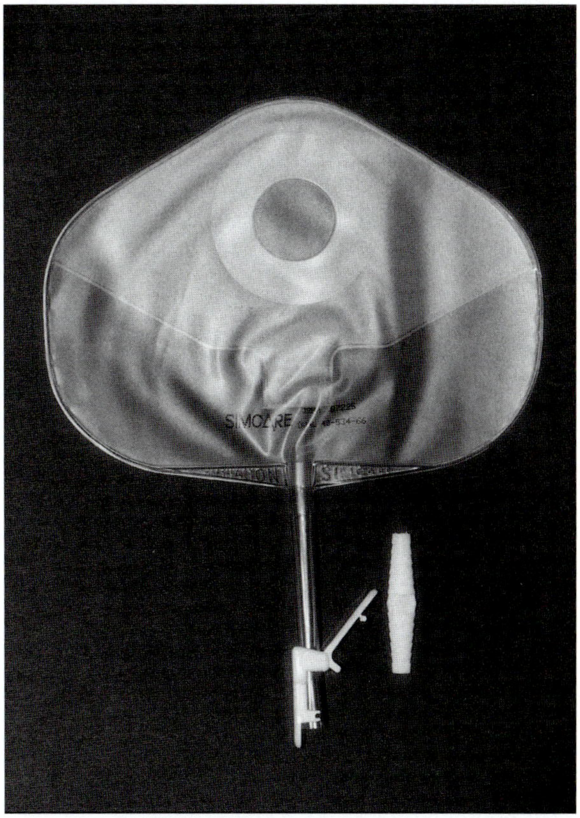

Abb. 6.2-121: Urostomiebeutel Medic Eschmann „Simcare" mit Kleberand und Ablassventil. Lochgrößen: 19, 25, 32, 38 mm

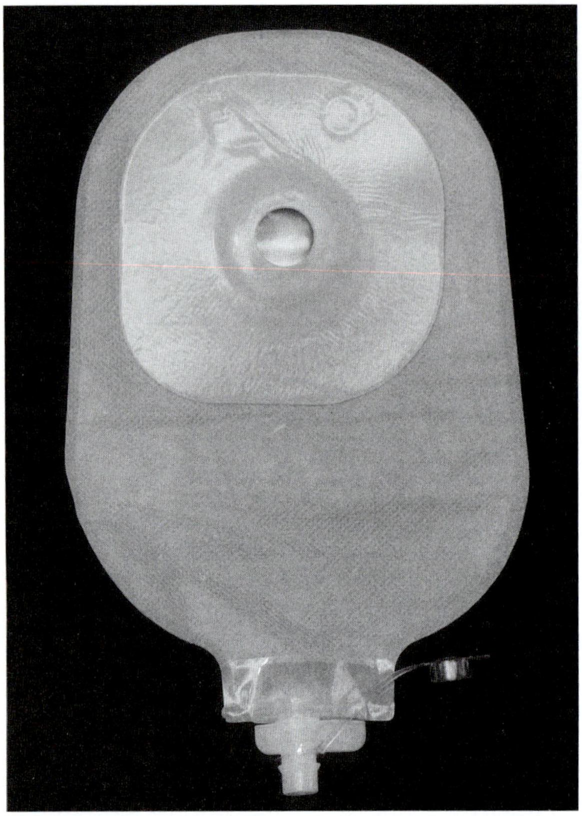

Abb. 6.2-122: Urostomiebeutel „Compact" mit gewölbter (konvexer) Hautschutzplatte und Gürtelhalterung; stille Folie, naturweiches Vlies, transparent, Ablaufventil, Rücklaufsperre. Lochgrößen: 13, 16, 19, 22, 25, 29, 32, 35, 38, 44, 51 mm

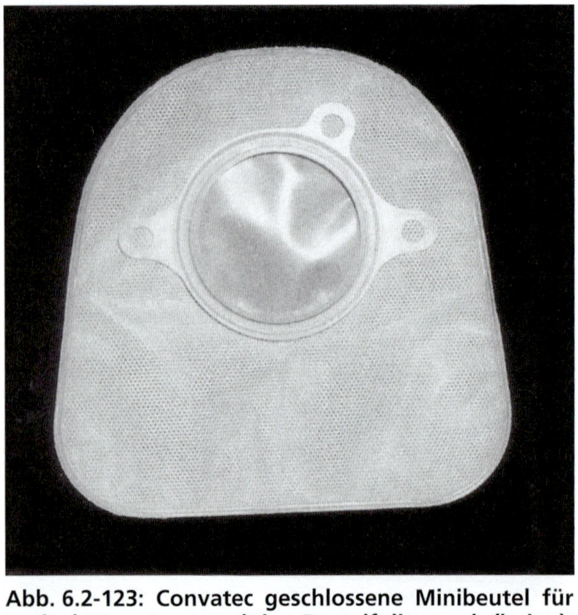

Abb. 6.2-123: Convatec geschlossene Minibeutel für Basisplatte, atmungsaktive Beutelfolie, opak (beige). Rastringgrößen: 32, 38, 45, 57 mm

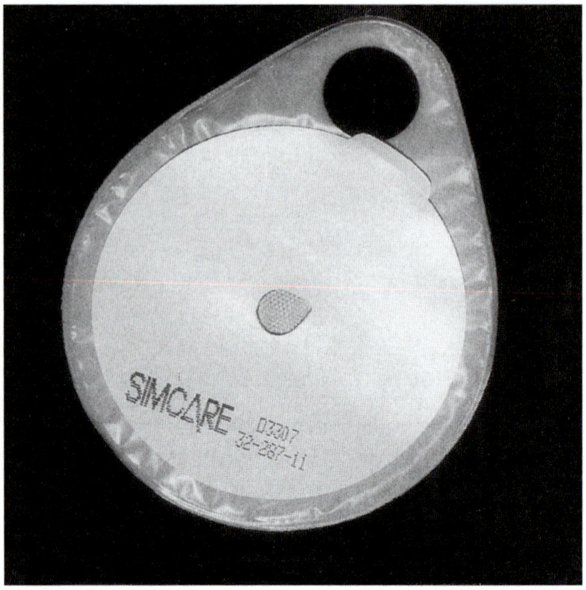

Abb. 6.2-124: Medic-Eschmann „Simcare" Stomakappe mit Filter, Hautschutzfläche haftend, weiche Innenausstattung. Öffnungsgrößen bis 51 mm ausschneidbar

aus den gleichen Materialien wie Stomabeutel, können aber aufgrund ihrer Größe nur kleinste Mengen der Ausscheidungen, hauptsächlich Sekret, aufnehmen. Sie werden genauso wie Stomabeutel mit unterschiedlichen Systemen an der Haut befestigt. Ihre Anwendung beschränkt sich auf Personen, die über genügend und geregelte ausscheidungsfreie Zeit verfügen bzw. ausscheidungsfreie Zeit durch Irrigation erreichen können (Abb. 6.2-124).

29.26.04 Stomakappen/Minibeutel

Basisplatten

Basisplatten dienen der Befestigung der Stomabeutel mit entsprechendem Rastring und sind systemkonform. Sie werden meist in Größen 10 cm × 10 cm, 15 cm × 15 cm und 20 cm × 20 cm angeboten. Sie bestehen aus hautfreundlichen, synthetischen Materialien. Im Außenbereich des Rastringes wird eine mikroporöse Klebefläche verwendet (feste und flexible Ausführungen). Durch das zweiteilige System wird es dem Stomaträger ermöglicht, den Wechsel des Beutels vorzunehmen, ohne die Basisplatte von der Haut trennen zu müssen. Dadurch wird die weitgehende Schonung der Haut erreicht. Basisplatten können je nach Art des Stomas und Feuchtigkeitsbelastung mehrere Tage am Körper verbleiben. Durch verschiedene Lochdurchmesser ist die Anpassung der Basisplatte an fast alle Stomagrößen möglich (Abb. 6.2-126, 6.2-127).

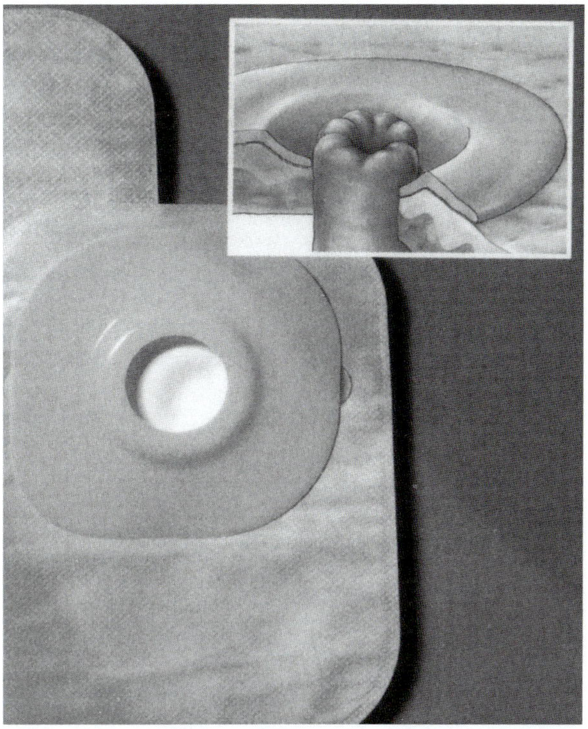

Abb 6.2-125: Schematische Darstellung einer „konvexen Versorgung", bei der das unter Hautniveau liegende (retrahierte) Stoma sichtbar ist

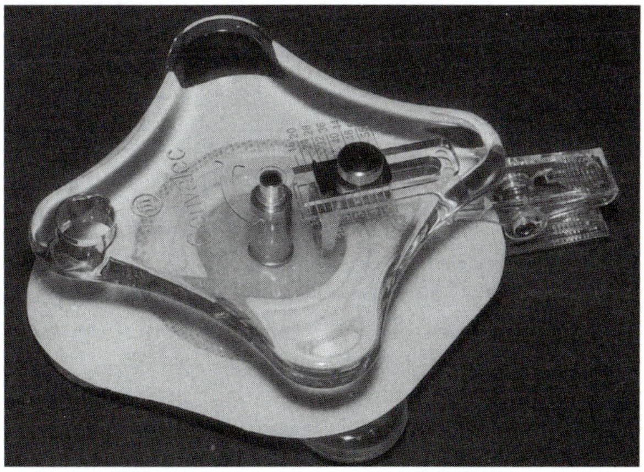

Abb. 6.2-126: Schneideset für Basisplatten. Für die Anwender zweiteiliger Versorgungssysteme ist von Convatec ein Schneideset entwickelt worden, mit dessen Hilfe in geraden Basisplatten einfach und genau Öffnungen entsprechend dem individuellen Stomadurchmesser ausgeschnitten werden können. Das Schneideset lässt sich auf den jeweiligen Durchmesser einstellen. Insgesamt sind 24 verschiedene Einstellungen von 14 bis 60 mm Stomadurchmesser im Abstand von 2 mm möglich. Das Messer ist aus doppelt gehärtetem und doppelt geschliffenem Edelstahl mit einer Funktionsfähigkeit von etwa zwei Jahren. Es kann im Fachgeschäft nachgeschliffen werden

Neben „normalen" Basisplatten in gerader Form spielen **gewölbte konvexe Basisplatten** eine wichtige Rolle in der Stomaversorgung (Abb. 6.2-125). Konvexe Basisplatten sind bei Kolostomie, Ileostomie und Urostomie gleichermaßen geeignet für Problemstomata, wie z. B. retrahierte Stomata oder ungünstige anatomische Verhältnisse im Stomabereich.

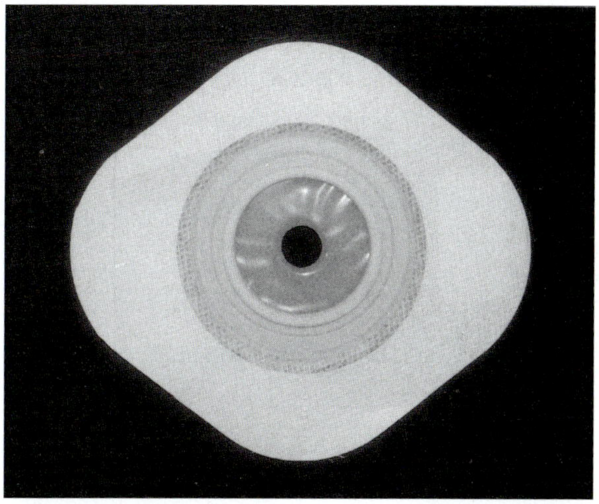

Abb. 6.2-127: Basisplatte Convatec „Combihesive Natura" auf Haftgelatine-Basis mit flexibler Klebefläche und Rastring. 5 Basisplatten mit Rastringgrößen 32, 38, 45, 57, 70 mm

29.26.05 Basisplatten

- ☐ Basisplatten Größe 1 (Größe bis zu 100 cm², ca. 10×10 cm oder 11,3 cm Durchmesser)
- ☐ Basisplatten Größe 2 (Größe bis zu 160 cm², ca. 12,5×12,5 cm oder 14,3 cm Durchmesser)
- ☐ Basisplatten Größe 3 (Größe bis zu 225 cm², ca. 15×15 cm oder 17 cm Durchmesser)

29.26.06 Basisplatten, gewölbt

- ☐ Basisplatten Größe 1 (Größe bis zu 100 cm², ca. 11,3 cm Durchmesser)
- ☐ Basisplatten Größe 2 (Größe bis zu 160 cm², ca. 14,3 cm Durchmesser)
- ☐ Basisplatten Größe 3 (Größe bis zu 225 cm², ca. 17 cm Durchmesser)

Hautschutzplatten

Hautschutzplatten bilden eine schützende Schicht zwischen Haut und Versorgungssystem. Sie bestehen aus hautfreundlichen, synthetischen Materialien, schützen die Haut vor der Klebefläche des Beutels, decken Problembereiche ab, z. B. bei Fisteln, und erlauben die Heilung der Haut bzw. die Beschleunigung des Heilungsprozesses bei Entzündungen oder anderen Hautläsionen. Durch die verschiedenen Größen der Hautschutzplatten ist die individuelle Anpassung an die betroffenen Hautpartien gewährleistet. Durch Ausschneidungen können Hautschutzplatten an die Stomaöffnungen angepasst werden. Alle Hautschutzplatten sind selbsthaftend. Auf ihnen können Beutel mit Klebefläche versorgt werden. Hautschutzplatten können bis zu acht Tagen auf der Haut verbleiben.

Hautschutzplatten werden außerdem in der Dekubitusversorgung angewandt.

29.26.07 Hautschutzplatten

- ☐ Hautschutzplatten Größe 1 (Größe bis zu 100 cm^2, ca. 10×10 cm)
- ☐ Hautschutzplatten Größe 2 (Größe bis zu 160 cm^2, ca. 15×15 cm)
- ☐ Hautschutzplatten Größe 3 (Größe bis zu 225 cm^2, ca. 20×20 cm)
- ☐ Hautschutzrollen (Mindestbreite 10 cm)

Irrigation

Die herkömmliche Beutelversorgung kann bei einer Sigmakolostomie unter bestimmten Voraussetzungen durch die tägliche Irrigation ersetzt werden (Abb. 6.2-128). Es handelt sich dabei um eine Darmspülung, bei der ein Darmrohr mit Sicherheitskonus in das Stoma eingeführt wird. Je nach Bedarf wird mit 0,5 bis 2 l körperwarmem Wasser in einer gut verträglichen Fließgeschwindigkeit der Einlauf durchgeführt. Vor Darmentleerung wird ein Schlauchbeutel angelegt, über den Darminhalt und Spülflüssigkeit direkt in die Toilette geleitet werden. Die Irrigation, oft nur einmal täglich durchgeführt, kann eine ausscheidungsfreie Zeit bis zu 48 Stunden gewährleisten. Sie soll den Darm stimulieren, seine Peristaltik anzuregen. Während der ausscheidungsfreien Zeit wird das Stoma mit einer Stomakappe abgedeckt.

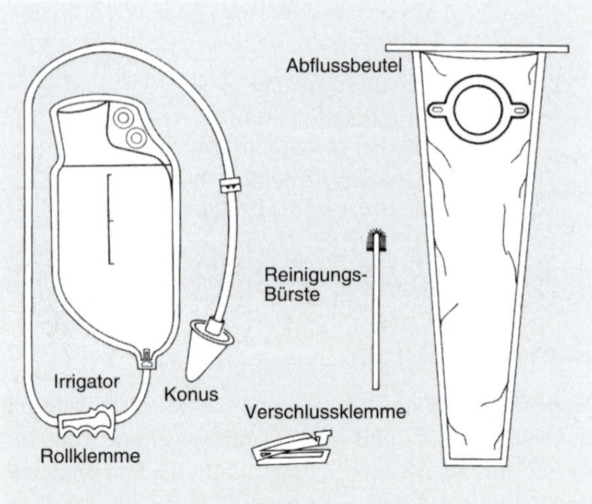

Abb. 6.2-128: Irrigationssystem

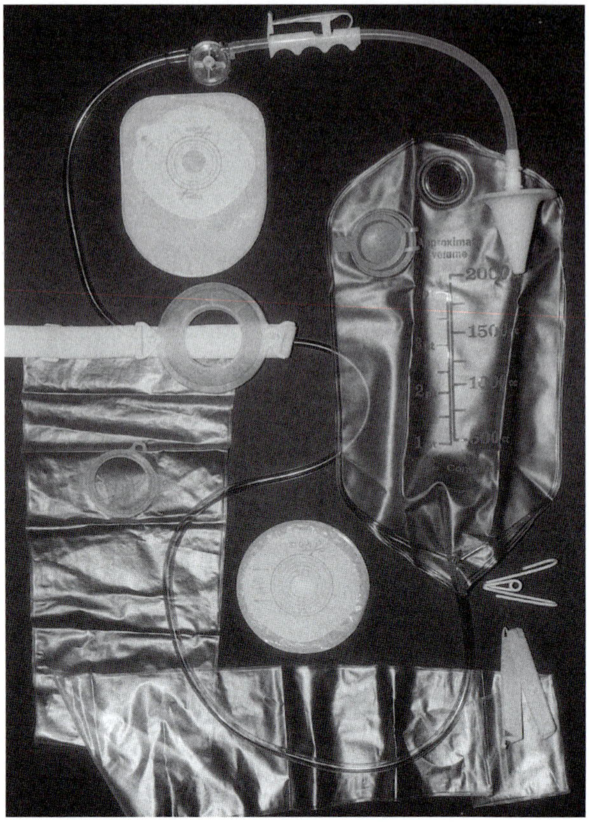

Abb. 6.2-129: Irrigationsset Convatec „Visi Flow", bestehend aus Wasserbehälter mit Konus, Reinigungsbürste, Combihesive Gürtel, Combihesive Irrigationsbeutel, Beutelklammer, Verschlussclips, Combihesive Haftgelatine-Basen Duoflex, Combihesive Stomakappe, Combihesive Minibeutel, ConvaCare Reinigungstüchern

Manuell betriebene Irrigatoren

Die Irrigatoren dienen der Spülung des Darms, um die Entleerung zu erreichen. Manuell betriebene Irrigatoren bestehen aus einem Wasserbeutel oder -behälter, einer Zuleitung mit Drosselmechanismus, einem Irrigationskonus und einem Beutel, der als langer, beidseits offener Schlauch ausgebildet ist. Dieser Schlauch erlaubt am kürzeren, oberen Ende das Einführen des Irrigationskonus mit der Hand, während das lange, untere Ende die Ableitung des ausgespülten Darminhaltes in die Toilette ermöglicht. Der Irrigationsbehälter wird normalerweise mit körperwarmem Leitungswasser gefüllt. Der notwendige Spüldruck wird durch hohes Aufhängen des Wasserbehälters über eine Halterung an einer Wand o. Ä. erreicht. Besondere Spülzusätze sollten vermieden werden.

Solche Irrigationssets kommen nur für Stomaträger infrage, deren Kolostomie des Dickdarms weitgehend erhalten wurde, da nur in diesen Fällen die Möglichkeit der Irrigation besteht. Nach einer Irrigation ist der Stomaträger 24 bis 48 Stunden ausscheidungsfrei, abhängig von der Darmaktivität und Speicherkapazität des verbliebenen Dickdarms (Abb. 6.2-129).

Elektrisch betriebene Irrigatoren

Die Irrigatoren dienen der Spülung des Darms, um die Entleerung zu erreichen. Bei elektrisch betriebenen Irrigatoren wird der notwendige Spüldruck durch eine regelbare Pumpe erreicht. Diese batterie- oder akkubetriebenen Geräte erlauben den mobilen Einsatz ohne die sonst notwendigen Wandhalterungen.

Ersatzbeutel für Irrigatoren

Die Ersatzbeutel für Irrigatoren sind spezielle Spülbeutel, die nur für die einmalige Benutzung bestimmt sind.

29.26.08 Irrigatoren
- ☐ Manuell betriebene Irrigatoren
- ☐ Elektrische betriebene Irrigatoren
- ☐ Ersatzbeutel für Irrigatoren

Hilfen für Einläufe, Instillationen und Spülungen

Die Hilfen für Einläufe, Instillationen und Spülungen sind nicht im Hilfsmittelverzeichnis aufgeführt. Bei der Abgabe zu Lasten der GKV ist darauf zu achten, ob sie der Negativliste für Hilfsmittel § 34 SGB V unterliegen.

Darmrohr

Darmrohr-Rektal-Katheter (Abb. 6.2-130) aus rotem Gummi oder Kunststoff für den Einmalgebrauch dienen dem Abgang von Gasen und Einführen in den Mastdarm für hohe Einläufe.

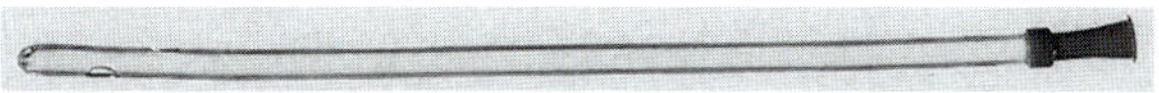

Abb. 6.2-130: Darmrohr

Irrigator

Irrigatoren (Abb. 6.2-131) sind Gefäße aus Kunststoff, Glas, Metall oder Gummi (Reiseirrigator) mit Schlauch und dreiteiliger Hartgummigarnitur, Hahn, Klistier- sowie Mutterrohr. Mit dem Klistierrohr wird der Irrigator für Darmeinläufe (Darmspülung) und mit dem Mutterrohraufsatz zu Scheidenspülungen verwendet. Durch Heben oder Senken des Gefäßes wird der gewünschte Druck erreicht. Die Firma Pfrimmer stellt auch einen elektronischen Irrigator her.

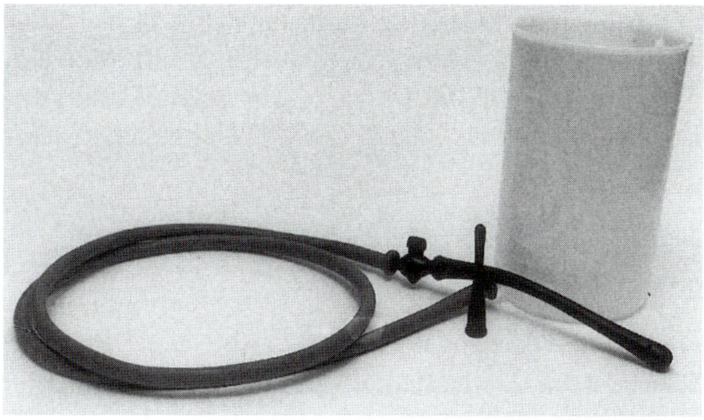

Abb. 6.2-131: Irrigator

Klistierspritze

Klistierspritzen (Abb. 6.2-132) bestehen aus einem birnenförmigen Gummiball mit eingestecktem Hartgummiansatz (Birnspritze) oder mit angearbeitetem Weichgummi-Klistierrohr (Ball-/Ohrenspritzen). Mit Hartgummiansatz dienen sie dem Einbringen kleiner Flüssigkeitsmengen in den Enddarm. Für Klistiere bei Kleinkindern bzw. für Ohrenspülungen werden die Ballspritzen mit Weichgummiansatz verwendet.

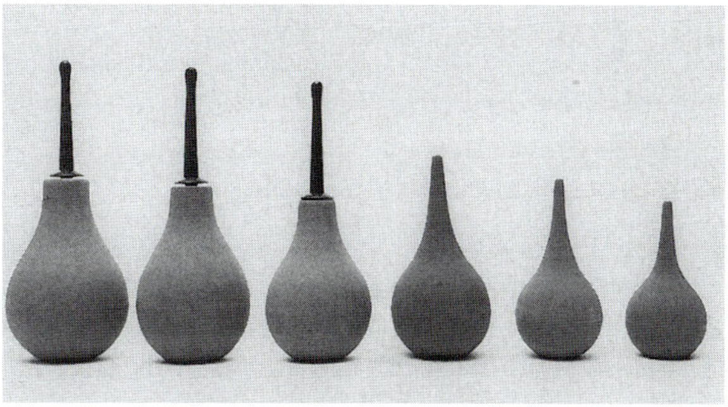

Abb. 6.2-132: Klistierspritzen: links Birnspritzen, rechts Ballspritzen

Stomapflegemittel

Unter den Pos.-Nr. 29.26.10 und 29.26.11 sind die Stomapflegemittel und das Zubehör im Hilfsmittelverzeichnis aufgenommen. Dazu gehören u. a. Hautschutzpasten, -pulver, -tücher, Lotionen und Cremes, Pflasterentferner und Haftsprays. Zum Zubehör werden Gürtel, Filter, Hautschutzringe, Beutelbezüge und Stomaverschlüsse gerechnet.

6.2.13 Hilfsmittel zur Kälte- und Wärmebehandlung

Die folgenden Hilfsmittel sind nicht im Hilfsmittelverzeichnis aufgeführt. Sie unterliegen alle der Negativliste für Hilfsmittel nach § 34 SGB V und können daher nicht zu Lasten der GKV abgegeben werden.

Eisbeutel

Bei medizinisch indizierter Anwendung von trockener Kälte werden Eisbeutel (Abb. 6.2-133) und Kompressen zur Kältetherapie verwendet. Eisbeutel sind Gummihohlköper, die für kalte Umschläge durch eine Öffnung mit zerstoßenem Eis gefüllt werden. Die gebräuchlichsten Ausführungen sind Eisbeutel für den Leib (rund in 20, 23 und 25 cm Durchmesser) und für den Hals.

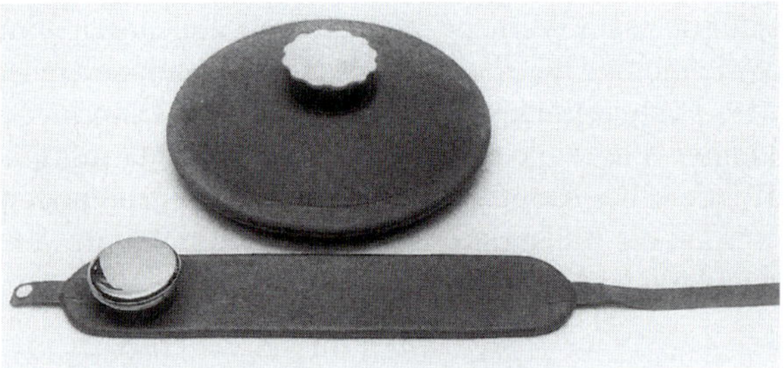

Abb. 6.2-133: Eisbeutel und -krawatte

Kompressen zur Kältetherapie

In Kälte-Packs wird durch eine chemische Reaktion Kälte erzeugt. Beim Zusammendrücken des inneren Beutels werden Ammoniumnitrat-Kristalle in Wasser gelöst. Kälte-Packs dienen der Soforttherapie bei Prellungen, Zerrungen und Blutergüssen.

Kompressen zur Kälte- und Wärmetherapie

Kalt-Heiß-Kompressen sind mit Spezialgel gefüllte Kunststoffkissen. Eine Kühlung zwischen +4 und –20 °C ist vor der Kältebehandlung möglich. Für die Wärmetherapie kann die Kompresse in heißem Wasser erwärmt werden.

Kompressen zur Wärmetherapie

In Wärme-Packs wird durch eine chemische Reaktion Wärme erzeugt. Nach Zerdrücken des inneren Beutels entsteht eine Temperatur von +43 °C. Er kann zur Therapie sofort angewandt werden.

Fangopackungen sind vorgefertigte Kompressen unterschiedlicher Größe. Sie werden in heißem Wasser erhitzt, leicht ausgedrückt und auf die zu behandelnde Körperpartie aufgebracht (Anwendung: 30 bis 60 min). Mehrfache Wiederverwendung der Kompressen ist möglich.

Paraffin-Kunststoff-Kompressen sind weiche Kissen aus Kunststoff, in denen Paraffin eingeschweißt ist. Sie werden im Wasserbad auf die gewünschte Temperatur erhitzt. Es gibt sie als Gesichts-, Organ- und Universalkompressen sowie als Halskrawatten.

Thermo-Kissen

Thermo-Kissen haben eine Gel-Füllung zur Kälte- und Wärmetherapie mit einem Anwendungsbereich von –15 bis +60 °C.

Gr. I: 20×22 cm; für kleinflächige Anwendung, Hände, Füße.

Gr. II: 20×47 cm; für Anwendung im Oberschenkel-, Kniebereich, Schultern.

Gr. III: 30×47 cm; für großflächige Anwendung, Rücken, Zervikalbereich.

Gr. S: 20×28 cm; für mittelflächige Anwendung, Waden, Gelenke.

Halskrawatte 10×48 cm für Hals-, Nasen-, Ohrenbereich.

Halskrawatte für Kinder 10×24 cm.

Für die Kältetherapie wird das Thermo-Kissen ca. 2 bis 3 Stunden im Gefrierfach vorgekühlt. Zur Wärmetherapie wird das Thermokissen 20 Minuten in einem Wasserbad bei ca. 60 °C erwärmt.

Wärmflaschen

Es gibt ein- und zweiseitig lamellierte Wärmflaschen. Zu empfehlen sind einseitig lamellierte Wärmflaschen, die zuerst mit der schützenden Luftschicht zwischen den Lamellen und nach Abkühlung mit der glatten Fläche auf die mit Wärme zu behandelnde Körperstelle gelegt werden. Sie werden mit 60 bis 70 °C warmem Wasser gefüllt.

Literatur

Beisersdorf Medical-Programm

Beisersdorf Medical-Katheterübersicht

Bild-Lexikon der Krankenpflegeartikel (2000): 4. Auflage, Govi Verlag, Pharmaz. Verlag GmbH, Eschborn

Heilmann, K. (1984): Therapeutische Systeme, 4. Auflage, Enke, Stuttgart

Hestia Pharma-Info

Hollister Incorporated Info

Kraft, K.-H., Brandenburg, E. (1994): Hilfsmittelindex für Apotheken, mit Ergänzungen, Govi-Verlag, Pharmaz. Verlag GmbH, Eschborn

Param-Info Kompressionsstrümpfe

Produktübersicht der Firmen Lohmann, Beiersdorf und Hartmann

Schäfer, C., Doneth, J. (2003): Hilfsmittel und Medizinprodukte für die Kitteltasche, Wissenschaftliche Verlagsgesellschaft, Stuttgart

Wilson, F., Kohm, B. (2003): Verbandmittel, Krankenpflegeartikel, Medizinprodukte, 8. Auflage, Deutscher Apotheker Verlag, Stuttgart

7 Umgang mit Gefahrstoffen, Pflanzenschutzmitteln und Maßnahmen bei Vergiftungen und Notfällen

Torsten Herting

7.1 Umgang mit Gefahrstoffen und Pflanzenschutzmitteln in der Apotheke

7.1.1 Einführung

Die rechtlichen Bestimmungen im Umgang und der Handel mit Gefahrstoffen sind durch den Gesetzgeber 2004 umfassend neu geregelt worden. Dabei wird zunehmend nationales Recht durch europäisches Recht ersetzt. Für den Apotheker bedeutet das, dass die für die tägliche Arbeit notwendigen Vorschriften für Kennzeichnung, Verpackung und Einstufung nicht mehr in den deutschen Gesetzen, sondern in den entsprechenden EG-Richtlinien zu finden sind (sog. „gleitende Verweistechnik"). Dieses Verfahren führt zur Vereinfachung und Beschleunigung der Umsetzung des EG-Rechts in nationales Recht, hat aber für den Apotheker den Nachteil, dass er diese Informationen nur noch den EG-Amtsblättern entnehmen kann.

Folgende Gesetze und Verordnungen (Auswahl) regeln den Umgang mit Gefahrstoffen (Abb. 7.1-1):

Die *Gefahrstoffverordnung (GefStoffV)* regelt die Einstufung, Kennzeichnung, Verpackung, Lagerung und den Umgang mit Gefahrstoffen. Dabei stehen der Arbeitsschutz und der Schutz des Anwenders im Vordergrund. Die eingestuften Gefahrstoffe und deren Zubereitungen (§ 5 GefStoffV) sind in der sog. EG-Stoffliste aufgeführt.

Die *Chemikalien-Verbotsverordnung (ChemVerbotsV)* regelt die Erlaubnis- und Anzeigepflicht beim

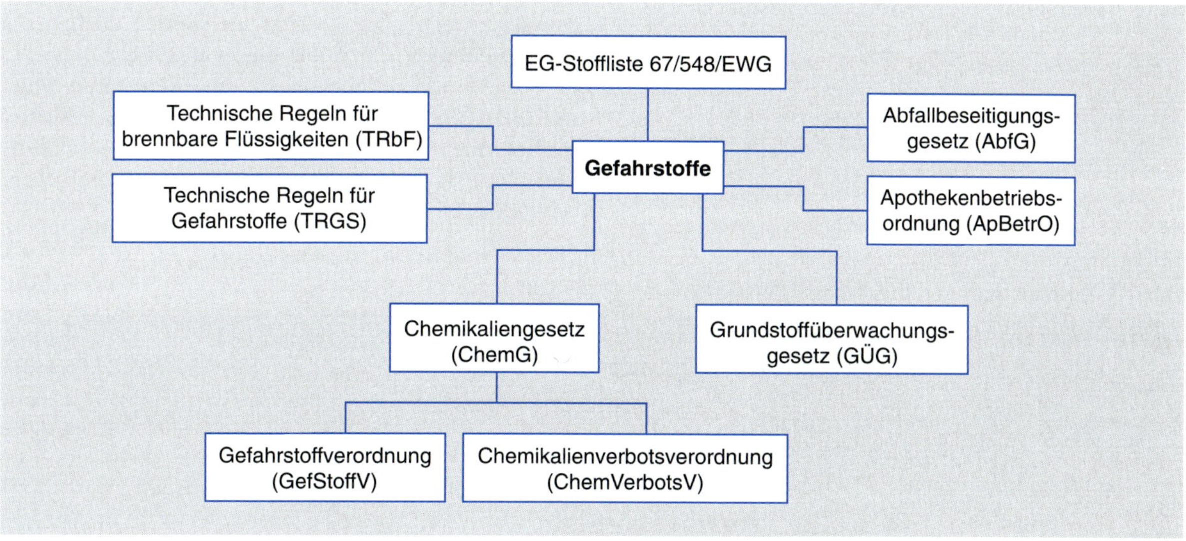

Abb. 7.1-1: Apothekenrelevante Vorschriften für den Umgang mit Gefahrstoffen

Inverkehrbringen der Gefahrstoffe, verlangt die Sachkenntnis und regelt Verbote für bestimmte Gefahrstoffe.

Außerdem sind die *Technischen Regeln für Gefahrstoffe (TRGS)* zu beachten. Diese erläutern und ergänzen die Gefahrstoffverordnung und werden vom Ausschuss für Gefahrstoffe (AGS) erstellt.

Da die bisher gültige Verordnung über brennbare Flüssigkeiten (VbF) durch die *Betriebssicherheitsverordnung (BetrSichV)* aufgehoben ist, gelten für Lagerung, Abfüllung oder Beförderung brennbarer Flüssigkeiten neben der BetrSichV noch die Technischen Regeln für brennbare Flüssigkeiten (TRbF) und Anhang III Nr. 1 und § 12 der Gefahrstoffverordnung.

Das *Grundstoffüberwachungsgesetz (GÜG)* soll die Herstellung von illegalen Drogen verhindern. Die Entsorgung von Chemikalien ist im Abfallbeseitigungsgesetz (AbfG) geregelt.

Für Arzneimittel gelten zusätzlich bei Abgabe, Kennzeichnung und Lagerung auch weiterhin die arzneimittelrechtlichen Bestimmungen.

7.1.2 Betriebssicherheitsverordnung (BetrSichV) und Technische Regeln für brennbare Flüssigkeiten (TRbF)

Die BetrSichV regelt den Arbeitsschutz und die Sicherheit am Arbeitsplatz. Durch Aufhebung der VbF sind die Gefahrklassen A I, A II, A III und B derzeit nur noch in der Technischen Regel brennbare Flüssigkeiten 20 (TRbF 20) enthalten. Stattdessen werden brennbare Flüssigkeiten in die folgenden Gefährlichkeitsmerkmale nach der GefStoffV, Anhang VI Richtlinie 67/548/EWG eingestuft:

- ☐ Hochentzündlich (F^+, R-Satz 12)
- ☐ Leicht entzündlich (F, R-Satz 11)
- ☐ Entzündlich (R-Satz 10)

Damit werden die Vorrats- und Abgabegefäße in der Apotheke nur noch nach der GefStoffV gekennzeichnet, die Angabe der alten Gefahrklassen entfällt.

Die Arbeitsbereiche mit Brand- und Explosionsgefahr sind so zu gestalten, dass Übertragungen von Bränden auf benachbarte Bereiche vermieden werden, ausreichend Feuerlöscher vorhanden sind und Flucht- und Rettungswege schnelles Verlassen ermöglichen. In Arbeitsräumen dürfen Gefahrstoffe nur gelagert werden, wenn die Lagerung mit dem Schutz der Arbeitnehmer vereinbar ist.

Die Technischen Regeln für brennbare Flüssigkeiten regeln den Transport, die Lagerung und Abfüllung brennbaren Flüssigkeiten in Betrieben. Für den Apotheker sind folgende TRbF von Bedeutung:

- ☐ TRbF 01 (Allgemeines, Aufbau und Anwendung der TRbF)
- ☐ TRbF 20 (Läger)
- ☐ TRbF 60 (ortsbewegliche Behälter)

Nach der TRbF 20 fallen Gefäße mit brennbaren Flüssigkeiten im Laboratorium und in der Rezeptur, die sich im Arbeitsgang befinden oder in der für den Handgebrauch erforderlichen Menge bereitgehalten werden, nicht unter die TRbF.

Brennbare Flüssigkeiten dürfen nicht

- ☐ in Durchgängen und Fluren,
- ☐ Treppenhäusern

gelagert werden.

Die Mengen brennbarer Flüssigkeiten sind auf das notwendige Maß zu begrenzen. Für die Lagerung von brennbaren Flüssigkeiten galten nach der inzwischen aufgehobenen VbF Höchstmengen (Tab. 7.1-1), die ohne Erlaubnis unter den Bedingungen einer Apotheke gelagert werden dürften. Es ist anzunehmen, das es bei dieser Regelung bleibt.

Wegen der Gefährlichkeit der brennbaren Flüssigkeiten sind beim Umgang besondere Sicherheitsvorkehrungen zu beachten. Die notwendigen Unfallverhütungsvorschriften können von der Berufsge-

Tab. 7.1-1: Höchstmengen brennbarer Flüssigkeiten

Höchstlagermenge in Litern in Anlehnung an die bisherige VbF			
Ort der Lagerung	Art der Behälter	Gefahrklassen	
		A I	A II oder B
Vorratsräume der Apotheken mit einer Grundfläche bis 60 m^2	Zerbrechliche Gefäße	5	10
	Sonstige Gefäße	60	120
Über 60 m^2 bis 500 m^2	Zerbrechliche Gefäße	20	40
	Sonstige Gefäße	200	400

nossenschaft für Gesundheitsdienst und Wohlfahrtspflege, Pappelallee 35, 22089 Hamburg bezogen werden.

Beim Umgang mit brennbaren Flüssigkeiten sollte der Apotheker Folgendes beachten:

- ☐ Die Lagermengen brennbarer Flüssigkeiten sollten möglichst gering gehalten werden.
- ☐ Brennbare Flüssigkeiten dürfen nicht in Durchgängen und Fluren gelagert werden.
- ☐ Im Laboratorium und in der Rezeptur dürfen die Vorratsgefäße nicht mehr als 1 l Rauminhalt haben (Handgebrauch) und ihre Anzahl muss auf ein Minimum beschränkt werden.
- ☐ Die Vorratsgefäße werden nur noch nach der Richtlinie 67/548/EWG mit den Gefahrensymbolen F^+ (hochentzündlich), F (leicht entzündlich) und entzündlich (kein Gefahrensymbol) gekennzeichnet. Zusätzlich sind die weiteren Kennzeichnungen der GefStoffV hinsichtlich der anderen Gefahren zu beachten. Die Angabe der Gefahrklasse entfällt.
- ☐ Größere Mengen brennbarer Flüssigkeiten sollten im Abzug umgefüllt oder verarbeitet werden, um die Bildung explosionsfähiger oder brennbarer Gemische zu verhindern.
- ☐ Größere Mengen brennbarer Flüssigkeiten sind in Gefahrstoffschränken oder besonderen Lagerräumen zu lagern.

7.1.3 Grundstoffüberwachungsgesetz

Das Grundstoffüberwachungsgesetz regelt den Verkehr mit Chemikalien, die zur Herstellung von Suchtstoffen verwendet werden können. Derzeit unterliegen 22 Grundstoffe, die in drei Kategorien eingeteilt sind, der gesetzlichen Überwachung (Abb. 7.1-2). Für Apotheken gilt, dass für den Bezug üblicher Mengen Grundstoffe keine Genehmigung erforderlich ist. Grundstoffe der Kategorie 1 dürfen nur an Erlaubnisinhaber nach § 7 Grundstoffüberwachungsgesetz abgegeben werden. Da nach Einführung des Gesetzes der legale Erwerb größerer Mengen dieser Stoffe erschwert worden ist, versuchen Dealer öfters kleinere Mengen in der Apotheke zu erwerben. Bei Verdacht auf missbräuchliche Verwendung auch in Abbildung 7.1-2 nicht aufgeführter Chemikalien muss die Belieferung verzögert und unverzüglich die Polizei benachrichtigt werden. Eine missbräuchliche Verwendung kann z. B. vorliegen bei:

- ☐ Bestellung großer Mengen
- ☐ Angabe eines für den Stoff ungeeigneten Verwendungszweckes
- ☐ Bezahlung eines Aufpreises bei sofortiger Lieferung

Kategorie 1:
- Ephedrin
- Ergometrin (Ergobasin)
- Ergotamin
- Lysergsäure
- 1-Phenyl-2-propanon (Benzylmethylketon, BMK, P-2-P)
- Pseudoephedrin
- N-Acetylanthranilsäure
- 3,4-Methylendioxyphenylpropan-2-on (Piperonylmethylketon)
- Cis- und trans-Isosafrol
- Piperonal (Heliotropin)
- Safrol
- Zubereitungen, die Ephedrin, Pseudoephedrin oder Safrol (Sassafrasöl, Fenchelholzöl) enthalten

Kategorie 2:
- Essigsäureanhydrid (Acetanhydrid)
- Anthranilsäure (2-Aminobenzoesäure)
- Phenylessigsäure
- Piperidin

Kategorie 3:
- Aceton
- Diethylether
- Methylethylketon (2-Butanon)
- Toluol
- Kaliumpermangangat
- Schwefelsäure
- Salzsäure

Abb. 7.1-2: Im Grundstoffüberwachungsgesetz aufgelistete Stoffe

7.1.4 Gefahrstoffrecht

Begriffsbestimmung

Nach § 19 Abs. 2 ChemG sind Gefahrstoffe

1. gefährliche Stoffe und Zubereitungen nach § 3a ChemG sowie Stoffe und Zubereitungen, die sonstige chronisch schädigende Eigenschaften haben
2. Stoffe, Zubereitungen und Erzeugnisse, die explosionsfähig sind
3. Stoffe, Zubereitungen und Erzeugnisse, aus denen bei der Herstellung oder Verwendung Stoffe oder Zubereitungen nach Nummer 1 oder 2 entstehen oder freigesetzt werden können
4. sonstige gefährliche chemische Arbeitsstoffe bei der Arbeit (Richtlinie 98/24 EG)
5. Stoffe, Zubereitungen und Erzeugnisse, die erfahrungsgemäß Krankheitserreger übertragen können

Der Begriff *Gefahrstoff* ist somit der Oberbegriff und schließt damit alle weiteren gefährlichen Stoffe und Zubereitungen mit ein.

Gefährliche Stoffe und gefährliche Zubereitungen nach § 3 a ChemG haben folgende Eigenschaften:

- **Physikalisch/chemische**
  - Explosionsgefährlich
  - Brandfördernd
  - Hochentzündlich
  - Leicht entzündlich
  - Entzündlich
- **Toxische**
  - Sehr giftig
  - Giftig
  - Gesundheitsschädlich
  - Ätzend
  - Reizend
  - Sensibilisierend
  - Krebserzeugend
  - Fortpflanzungsgefährdend
  - Erbgutverändernd
- **Ökotoxische**
  - Umweltgefährlich

Gefahrstoffe mit krebserzeugenden (**c**ancerogenen), erbgutverändernden (**m**utagenen), fortpflanzungsgefährdenden (**r**eproduktionstoxischen) und fruchtschädigenden (entwicklungsschädigenden) Eigenschaften, sog. *cmr-Stoffe*, werden zur Einstufung und Kennzeichnung in drei Sicherheitskategorien eingeteilt (Tab. 7.1-2).

Tab. 7.1-2: Klassifizierung der Stoffe mit cmr-Eigenschaften

Kategorie	Einstufung
1	Stoffe, die beim Menschen bekanntermaßen cmr-Eigenschaften haben
2	Stoffe, mit hinreichenden Anhaltspunkten für cmr-Eigenschaften
3	Stoffe, die wegen möglicher cmr-Eigenschaften zur Besorgnis Anlass geben

Für die Apotheke wichtig sind die neu eingestuften Steroidhormone nach der cmr-Klassifizierung. Diese Einstufung nach TRGS 905 hat große Auswirkungen, da sie unter Verschluss aufzubewahren und beim Umgang mit ihnen besondere Sicherheitsvorkehrungen erforderlich sind.

Einstufung

Die Einstufung der Gefahrstoffe ist in folgenden Paragraphen geregelt:

ChemG:	§ 3a (Einstufung), § 13 (Einstufungspflicht) und § 14 (Ermächtigung zu Einstufungsvorschriften)
GefStoffV:	§ 4 (Gefährlichkeitsmerkmale), § 5 (Einstufung von Stoffen)

Es gibt zwei Gruppen von Gefahrstoffen:

Gruppe 1:	Vom Gesetzgeber bereits eingestufte Gefahrstoffe (EG-Stoffliste, Listenprinzip)
Gruppe 2:	Vom Gesetzgeber noch nicht eingestufte Gefahrstoffe; die Einstufung hat der Hersteller vor dem ersten Inverkehrbringen nach Richtlinie 67/548/EWG, Anhang 6 selbst durchzuführen (Definitionsprinzip)

Da die Trennung zwischen Arzneigrundstoffen und Chemikalien aufgehoben ist, fallen jetzt auch viele Arzneistoffe, wie z. B. Salicylsäure oder Hydrocortison unter das Gefahrstoffrecht.

Der Apotheker findet die gesetzlich eingestuften Gefahrstoffe und Zubereitungen – und nur diese spielen meistens in der Apotheke eine Rolle – in der *EG-Richtlinie 67/548/EWG Anhang 1 („EG-Stoffliste")* (Tab. 7.1-3). Sind für Zubereitungen aus diesen Gefahrstoffen in den Spalten 5 und 6 der EG-Stoffliste keine Angaben gemacht, gilt für die Einstufung die EG-Richtlinie 1999/45/EG.

Die Vorschriften der Gefahrstoffverordnung gelten jedoch **nicht**

- für **Arzneimittel nach § 21 AMG**. Darunter versteht man Fertigarzneimittel, die vom Bundesinstitut für Arzneimittel und Medizinprodukte zugelassen oder registriert sind,
- für **Rezepturen**, die nach der sog. **Hunderter-Regelung** auf häufige ärztliche Verschreibung in der Apotheke im Voraus hergestellt werden und
- für **Standardzulassungen** nach § 36 AMG, soweit keine anderen Angaben gemacht werden,
- für **Individualrezepturen**, außer sie haben gefährliche physikalische Eigenschaften.

Für die Rezeptur gelten die Vorschriften des Gefahrstoffrechts nur insoweit, als nur Arzneimittel mit gefährlichen physikalischen Eigenschaften, die in der Apotheke hergestellt, aber keine Fertigarzneimittel sind, hiervon betroffen sind. Gefährliche physikalische Eigenschaften haben nur explosionsgefährliche, brandfördernde und entzündliche Stoffe (§ 14 Abs. 5 ApBetrO).

Der folgende Bestimmungsschlüssel (Abb. 7.1-3) soll die ordnungsgemäße Zuordnung, nach der Gefahrstoffe bei der Abgabe zu kennzeichnen sind, erleichtern.

Erlaubnis und Sachkenntnis

Wer sehr giftige oder giftige Stoffe oder Zubereitungen (T^+- und T-Gefahrstoffe) in den Handel bringen will, bedarf der Erlaubnis der zuständigen Behörde (§ 2 ChemVerbotsV). Für den Handel mit allen an-

Tab. 7.1-3: Auszug aus der EG-Stoffliste nach Richtlinie 67/548/EWG

Stoffidentität		Stoff		Zubereitung	
Bezeichnung 1	INDEX-Nr. EWG-Nr. CAS-Nr. 2	Einstufung 3	Kennzeichnung 4	Konzentrationsgrenzen 5	Einstufung/ Kennzeichnung 6
o-Dianisdin Siehe: 3,3'-Dimethoxybenzidin					
Salze von o-Dianisidin Siehe: Salze von 3,3'-Dimethoxybenzidin					
Diantimontrioxid	051–005–00–X 215–175–0 1309–64–4	Carc. Cat. 3; R40	Symb.: Xn R: 40 S: (2)–22–36/37		
Diarsenpentaoxid Anm.E	033–004–00–6 215–116–9 1303–28–2	Carc. Cat. 1; R45 T; R23/25 N; R50–53	Symb.: T; N R: 45–23/25–50/53 S: 53–45–60–61		
Diarsentrioxid Anm.E Vgl.: Arsentrioxid	033–003–00–0 215–481–4 1327–53–3	Carc. Cat. 1; R45 T^+; R28 C; R34 N; R50–53	Symb.: T^+; N R: 45–28–34–50/53 S: 53–45–60–61		
3,6-Diazaoctan-1,8-diamin Vgl.: Triethylentetramin	612–059–00–5 203–950–6 112–24–3	Xn; R21 C; R34 R43 R52-53	Symb.: C R: 21–34–43–52/53 S: (1/2)–26–36/37/ 39-45-61	25% $\leq$ C 10% $\leq$ C < 25% 5% $\leq$ C < 10% 1% $\leq$ C < 5%	C; R21–34–43 C; R34–43 Xi; R36/38–43 Xi; R43

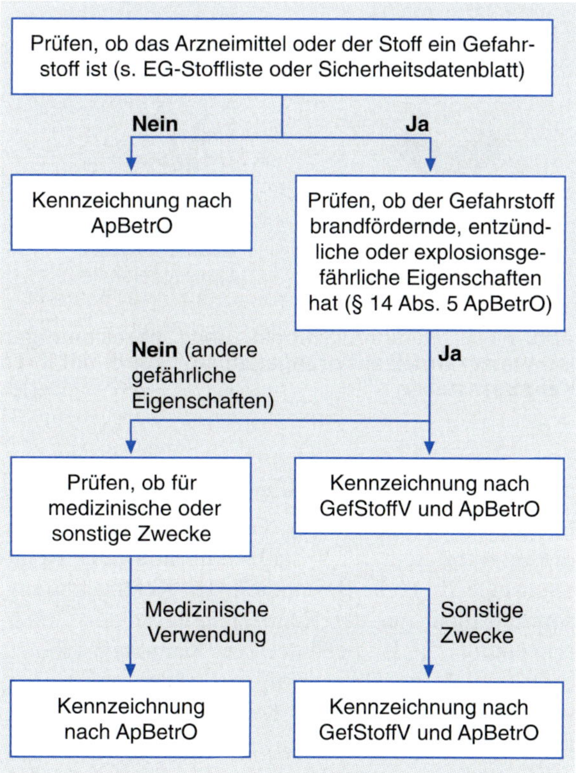

Abb. 7.1-3: Bestimmungsschlüssel: Wann ist für die Kennzeichnung von Arzneimitteln bzw. anderen Stoffen bei der Abgabe die GefStoffV, wann die ApBetrO anzuwenden?

deren Gefahrstoffen, z. B. gesundheitsschädliche, ätzende, wird **keine** Erlaubnis benötigt. Die Erlaubnis wird unter folgenden Bedingungen erteilt, wenn

- die Sachkunde nach § 5 ChemVerbotsV vorliegt,
- der Antragsteller zuverlässig und
- die betreffende Person mindestens 18 Jahre alt ist.

Für Unternehmer gilt, dass in jedem Betrieb eine Person mit den oben genannten Anforderungen vorhanden sein muss. Jeder Wechsel ist der zuständigen Behörde unverzüglich anzuzeigen. Die Erlaubnis kann auf einzelne gefährliche Stoffe und Zubereitungen beschränkt werden.
Keiner Erlaubnis bedürfen:

- Apotheken
- Hersteller
- Importeure
- Großhändler, die Gefahrstoffe nur an Wiederverkäufer, gewerbliche Verbraucher oder öffentliche Forschungs-, Untersuchungs- oder Lehranstalten abgeben

Hersteller, Importeure und Großhändler müssen das erstmalige Inverkehrbringen der sehr giftigen und giftigen Gefahrstoffe der zuständigen Behörde vor

Aufnahme der Tätigkeit anzeigen. Obwohl keine Erlaubnis verlangt wird, muss trotzdem eine Person mit Sachkunde nach § 5 ChemVerbotsV im Betrieb anwesend sein.

Die notwendige *Sachkenntnis* nach § 5 ChemVerbotsV haben:

- ☐ Apotheker
- ☐ Pharmazeutisch-technische Assistenten
- ☐ Pharmazieingenieure
- ☐ Apothekerassistenten
- ☐ Drogisten mit Giftprüfung
- ☐ Geprüfte Schädlingsbekämpfer

Alle anderen Personen müssen eine Prüfung vor der zuständigen Behörde ablegen (§ 5 Abs. 2 ChemVerbotsV).

Kennzeichnung der Gefahrstoffe

Allgemeine Vorschriften

Sinn der ordnungsgemäßen Kennzeichnung von Gefahrstoffen und ihrer Zubereitungen ist es, den Anwender vor Gefahren im Umgang mit diesen zu schützen. Die Kennzeichnung ist im 2. Abschnitt der GefStoffV und den Richtlinien 67/548/EWG und 1999/45/EG geregelt:

- ☐ § 5 Einstufung, Verpackung, Kennzeichnung
- ☐ § 6 Sicherheitsdatenblatt

Dazu hat der Gesetzgeber für Gefahrstoffe spezielle Kennzeichnungsregeln und Anforderungen eingeführt:

- ☐ Gefahrensymbol
- ☐ Gefahrenbezeichnung
- ☐ Kennbuchstabe*
- ☐ fühlbares Warnzeichen (Tastmarke)*
- ☐ kindergesicherter Verschluss*
- ☐ Hinweise auf besondere Gefahren (R-Sätze)*
- ☐ Sicherheitsratschläge (S-Sätze)*
- ☐ Sicherheitsdatenblatt*
- ☐ deutlich erkennbar, haltbar und in deutscher Sprache.

Die mit einem * versehenen Anforderungen können z.T. entfallen.

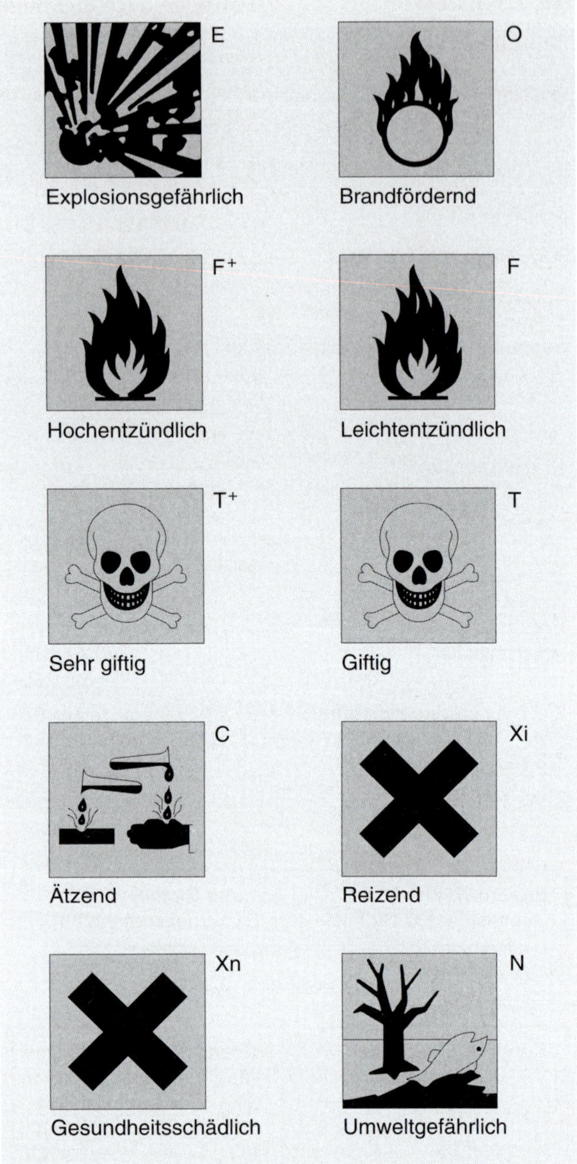

Abb. 7.1-4: Gefahrensymbole und -bezeichnungen (schwarzer Druck auf orangegelbem Grund) mit ihren Kennbuchstaben

Zur schnellen Orientierung dienen die Gefahrensymbole und dazugehörigen Gefahrenbezeichnungen, die in Abbildung 7.1-4 dargestellt sind. Der Kennbuchstabe ist nicht Bestandteil der Kennzeichnung, sondern dient nur der Kennzeichnung eines Gefahrensymbols: Z. B. bedeutet der Kennbuchstabe T, dass es sich um einen giftigen Gefahrstoff (Gefahrenbezeichnung) mit dem Totenkopfsymbol (Gefahrensymbol) handelt.

Zusätzlich müssen Abgabegefäße für Privatpersonen, die bestimmte Gefahrstoffe enthalten, mit einem tastbaren Warnzeichen (Tastmarke) (T^+, T, C, F^+, F und Xn Gefahrstoffe) (Abb. 7.1-5) und mit einem *kindergesicherten Verschluss* (T^+, T und C-Gefahrstoffe) versehen werden. Dabei spielt es keine Rolle, ob der Anwender selbst behindert ist oder nicht. Bei der Tastmarke für Sehbehinderte handelt es sich um ein erhabenes gleichschenkliges Dreieck, das ertastet werden kann. Der Kennbuchstabe kann, muss aber nicht mehr enthalten sein. Nach der Richtlinie 2000/32/EG besteht das Blindenwarnzeichen nur noch aus einem gleichschenkeligen schwarzen Dreieck ohne Gefahrensymbole.

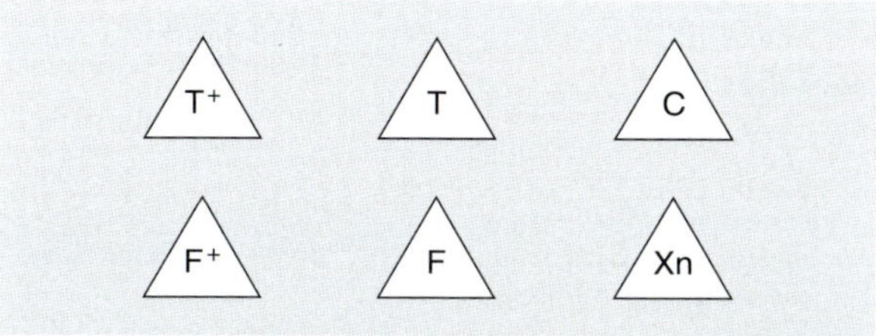

Abb. 7.1-5: Ertastbare Warnzeichen (Tastmarken) nach § 12 GefStoffV (der Kennbuchstabe kann entfallen)

Damit die Gefahrensymbole ihre Warnfunktion ausüben können, ist neben der Farbe (schwarzer Druck auf orangegelben Untergrund) auch ihre Mindestgröße vorgeschrieben. Die Gefahrensymbole müssen mindestens 1/10 der für die Kennzeichnung vorgeschriebenen Größe haben (Tab. 7.1-4), dürfen jedoch nicht kleiner als 1 cm^2 sein.

Tab. 7.1-4: Mindestgröße der Kennzeichnung von Gefahrstoffen

Rauminhalt der Verpackung	Mindestgröße der Kennzeichnung
Bis zu 0,25 l	Angemessene Größe
Von mehr als 0,25–3 l	Mindestens 52 × 74 mm
Von mehr als 3– 50 l	Mindestens 74 × 105 mm
Von mehr als 50–500 l	Mindestens 105 × 148 mm
Von mehr als 500 l	Mindestens 148 × 210 mm

Neben den Gefahrensymbolen müssen auch **Hinweise auf besondere Gefahren (R-Sätze),** angegeben werden. Diese ermöglichen die nähere Beschreibung der Gefahren. Sie sind in der Richtlinie 67/548/EWG Anhang 3 wiedergegeben. So bedeutet z. B. R 20: Gesundheitsschädlich beim Einatmen; R 40: Irreversibler Schaden möglich. Neben der Einzelangabe ist auch die Kombination der R-Sätze möglich, z. B. R 40/20/21: Gesundheitsschädlich: Möglichkeit irreversiblen Schadens durch Einatmen und bei Berührung mit der Haut. Generell bedeutet die Angabe eines Bindestrichs in der EG-Stoffliste „und" und ein Schrägstrich „kombiniert". Beispiel: Diarsenpentaoxid R: 45–23/25–50/53.

Zusätzlich sind noch **Sicherheitsratschläge (S-Sätze)** anzugeben. Sie sind im Anhang 4 der Richtlinie 67/548/EWG aufgeführt. Durch sie soll der Anwender auf den richtigen Umgang mit Gefahrstoffen und deren Zubereitungen hingewiesen werden. Beispiele: S 2: Darf nicht in die Hände von Kindern gelangen; S 37: Geeignete Schutzhandschuhe tragen. Auch hier gibt es einzelne und kombinierte S-Sätze.

Hersteller haben für jeden Gefahrstoff ein **Sicherheitsdatenblatt** nach § 6 GefStoffV zu erstellen. Dieses Sicherheitsdatenblatt gibt weitere Informationen über den Gefahrstoff, so z. B. Angaben zur ersten Hilfe und Toxikologie, zu physikalischen und chemischen Eigenschaften und zur Entsorgung. Diese Sicherheitsdatenblätter sind gewerblichen Verbrauchern bei der ersten Belieferung kostenlos mitzuliefern. Für apothekenrelevante Gefahrstoffe werden diese Sicherheitsdatenblätter den Apotheken als CD z. B. der Firma Caelo oder eingeklebt in die Pharmazeutische Zeitung regelmäßig kostenlos geliefert bzw. können bei den Herstellern angefordert werden. Die ordnungsgemäße Kennzeichnung der Gefahrstoffe und Zubereitungen bei der Abgabe oder Lagerung sind entweder der EG-Stoffliste oder dem Sicherheitsdatenblatt zu entnehmen.

Vorratsgefäße

Die oben beschriebenen Kennzeichnungsvorschriften gelten im Gegensatz zu früher auch für alle in der EG-Stoffliste aufgeführten Arzneistoffe und Chemikalien. Sind hier keine Angaben gemacht, muss der Apotheker für hier nicht aufgeführte Stoffe die Sicherheitsdatenblätter zu Rate ziehen. Vorratsgefäße sind folgendermaßen zu kennzeichnen (Abb. 7.1-6):

- ☐ Bezeichnung des Inhaltes
- ☐ Gefahrensymbol und Gefahrenbezeichnung
- ☐ R- und S-Sätze
- ☐ Ggf. Kennzeichnung nach arzneimittelrechtlichen Bestimmungen
  - Indifferentia
  - Separanda
  - Venena
  - Andere Angaben, wie z. B. Prüfnummer und Verfallsdatum

Die Erleichterungen für die Kennzeichnung der Vorratsgefäße in Apotheken und Laboratorien für Mengen bis 1 kg (Handgebrauch) sind entfallen.

Neben den Kennzeichnungsvorschriften der GefStoffV müssen zusätzlich die Technischen Re-

Isopropylalkohol 70%
EG-Nr./EG-Kennzeichnung 200-661-7 (2-Propanol)
Leichtentzündlich – Reizt die Augen – Dämpfe können Schläfrigkeit und Benommenheit verursachen
– Behälter dicht geschlossen halten – Von Zündquellen fernhalten – Nicht rauchen – Berührung mit den Augen und der Haut vermeiden – Bei Berührung mit den Augen sofort gründlich mit Wasser abspülen und Arzt konsultieren – Bei Verschlucken sofort ärztlichen Rat einholen und Verpackung oder Etikett vorzeigen
Verwendbar bis: XX.XX.XX
Prüf-Nr.: XXXAXX

Leichtentzündlich

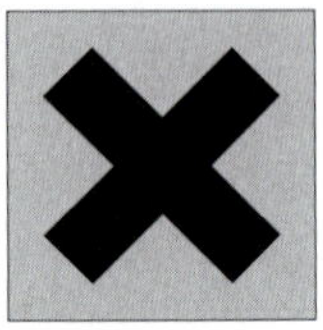
Reizend

Abb. 7.1-6: Ordnungsgemäße Kennzeichnung eines Vorratsgefäßes

geln für brennbare Flüssigkeiten, die Bestimmungen des Arzneibuches und der Apothekenbetriebsordnung beachtet werden.

Abgabebehältnisse

Bei der Kennzeichnung der Abgabegefäße muss zwischen zwei Anwendergruppen unterschieden werden:

- ☐ Kennzeichnung für gewerbliche Anwender, z. B. Ärzte, Handwerker
- ☐ Kennzeichnung für Privatanwender: für jedermann erhältlich

Die Abgabebehältnisse für *gewerbliche Anwender* sind mindestens mit folgenden Angaben zu kennzeichnen; die Kennzeichnung muss leicht lesbar, haltbar und in deutscher Sprache sein:

- ☐ Bezeichnung des Stoffes, der Zubereitung oder der Handelsname
- ☐ Bezeichnung der Bestandteile einer Zubereitung
- ☐ Mit der Angabe „EG-Kennzeichnung" die dem Stoff zugeordnete EG-Nummer (EINECS- oder ELINCS-Nr.). Unter der EINECS-Nr. ist der Stoff im europäischen Altstoffverzeichnis der auf dem Markt befindlichen chemischen Stoffes aufgeführt, unter der ELINCS-Nr. ein neu angemeldeter Stoff
- ☐ Gefahrensymbole mit den zugehörigen Gefahrenbezeichnungen
- ☐ Hinweise auf besondere Gefahren (R-Sätze)
- ☐ Sicherheitsratschläge (S-Sätze)
- ☐ Name, Anschrift und Telefonnummer des Herstellers, Einführers oder Vertreibers
- ☐ Zusätzlich vorgeschriebene Angaben für bestimmte Stoffe oder Zubereitungen, z. B. „Achtung, noch nicht vollständig geprüfter Stoff" oder „Nur für gewerbliche Anwender"

Zusätzliche Kennzeichnungspflichten und Regelungen bestehen bei der Abgabe von Gefahrstoffen, die für jedermann erhältlich sind (*Privatanwender*), da keinerlei Sachkenntnis vorausgesetzt werden kann und somit erhöhter Erklärungsbedarf besteht (Abb. 7.1-7):

- ☐ Ertastbares Warnzeichen (Abb. 7.1-5) bei mit T^+, T, C, Xn, F^+ und F zu kennzeichnenden Stoffen und Zubereitungen
- ☐ Kindergesicherter Verschluss bei mit T^+, T und C zu kennzeichnenden Gefahrstoffen
- ☐ Eine Gebrauchsanweisung bei mit T^+, T und C zu kennzeichnenden Gefahrstoffen

Citronensäure
EG-Nr./EG-Kennzeichnung 201-069-1
Reizt die Augen
Darf nicht in die Hände von Kindern gelangen – Berührung mit den Augen und der Haut vermeiden – Bei Verschlucken sofort ärztlichen Rat einholen und Verpackung oder Etikett vorzeigen
Datum: XX.XX.XX Ch.B.: XX.X Inhalt: 200,0
X-Apotheke, Z-Stadt, Telefon: XXXXX

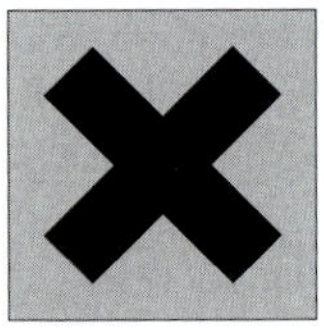
Reizend

Abb. 7.1-7: Ordnungsgemäße Kennzeichnung eines Abgabegefäßes für technische Zwecke

- ☐ Immer die Sicherheitsratschläge S 1 (Unter Verschluss aufbewahren), S 2 (Darf nicht in die Hände von Kindern gelangen) und S 46 (Bei Verschlucken sofort ärztlichen Rat einholen und Verpackung oder Etikett vorzeigen), außer der Gefahrstoff kann nicht verschluckt werden
- ☐ bei T^+, T und C-Gefahrstoffen muss zusätzlich zu S 1 und S 2 und **statt** S 46 der S-Satz S 45 (Bei Unfall oder Unwohlsein sofort Arzt hinzuziehen – wenn möglich Etikett vorzeigen) angegeben werden

Erleichterte Kennzeichnungsrichtlinien gelten für Abgabegefäße, die kleine Mengen Gefahrstoffe enthalten, wenn

- ☐ die Abgabemenge bis 125 ml beträgt **und**
- ☐ es sich um reizende (Xi), brandfördernde (O), leicht entzündliche (F) oder entzündliche (kein Gefahrensymbol) Gefahrstoffe handelt
- ☐ oder es sich um gesundheitsschädliche Stoffe (Xn) handelt, die nicht für jedermann erhältlich sind (gewerbliche Anwender).

Für Zubereitungen der Gefahrstoffe, soweit sie nicht in den Spalten 5 und 6 der EG-Stoffliste aufgeführt sind, und für Mischungen verschiedener Gefahrstoffe, z. B. Fleckenwasser, gelten komplizierte Regelungen nach der Zubereitungsrichtlinie 1999/45/EG. Da diese Zubereitungen in der öffentlichen Apotheke keine Rolle spielen, wird auf die weiterführende Literatur verwiesen.

Aufbewahrung und Lagerung der Gefahrstoffe

Gefahrstoffe sind so aufzubewahren oder zu lagern, dass

- ☐ die menschliche Gesundheit und die Umwelt nicht gefährdet werden,
- ☐ ein Missbrauch oder Fehlgebrauch nach Möglichkeit ausgeschlossen ist,
- ☐ die Lagerung oder Aufbewahrung in geeigneten Behältnissen vorgenommen wird, die eine Verwechslung mit Lebensmittelgefäßen ausschließen und
- ☐ sie nicht in der Nähe von Arzneimitteln und Lebensmitteln gelagert werden,
- ☐ die Lagerung übersichtlich ist,
- ☐ die Kennzeichnungsvorschriften eingehalten werden (GefStoffV und ApBetrO),
- ☐ ätzende Stoffe nicht über Augenhöhe gelagert werden,
- ☐ T^+- und T-Gefahrstoffe unter Verschluss gehalten werden.

Sehr giftige und giftige (T^+- und T-)Gefahrstoffe müssen also für Unbefugte unzugänglich sein, d. h. unter Verschluss aufbewahrt werden. Unbefugt sind beispielsweise Boten, Büro- und Reinigungspersonal. Da nunmehr auch Arzneistoffe unter das Gefahrstoffrecht fallen können, kann es vorkommen, dass rot auf weiß signierte Stoffe trotzdem unter Verschluss aufzubewahren sind, da sie nach der EG-Stoffliste oder vom Hersteller als sehr giftig oder giftig eingestuft sind (Tab. 7.1-5).

Tab. 7.1-5: T^+- und T-Gefahrstoffe, die zusätzlich zum Gefahrstoffrecht gemäß der ApBetrO rot auf weiß signiert werden müssen (Auswahl)

Gefahrstoffe, rot auf weiß (ApBetrO)
Belladonnablättertrockenextrakt
Betamethason und Verbindungen
Bleipflaster
Chloralhydrat
Chloramphenicol
Clobetasol und Verbindungen
Dexamethason und Verbindungen
Dihydrocodeinhydrogentartrat
Formaldehyd-Lösung über 25 %
Gentamycinsulfat
Hydrocortison und Verbindungen
Ipecacuanhafluidextrakt
Phenol
Pilocarpinhydrochlorid
Prednisolon
Prednison
Procainhydrochlorid
Steinkohlenteer
Testosteron und Verbindungen
Tetracainhydrochlorid
Triamcinolonacetonid
Vitamin-A-Säure

Sehr giftige, giftige, brandfördernde und hoch entzündliche Gefahrstoffe und Zubereitungen sowie gesundheitsschädliche Gefahrstoffe mit den R-Sätzen R 40, 62, 63 und 68 unterliegen einem **Selbstbedienungsverbot** (§ 4 ChemVerbotsV).

Verpackung der Gefahrstoffe

Die Verpackungen gefährlicher Stoffe und Zubereitungen (§ 5 GefStoffV) müssen so beschaffen sein, dass

- ☐ vom Inhalt nichts ungewollt nach außen gelangen kann und
- ☐ eine Verwechslung mit Lebensmittelgefäßen ausgeschlossen ist.

Abgabe der Gefahrstoffe

Gefahrstoffe dürfen nur durch sachkundiges Personal (s. S. 634) abgegeben werden. Bei der Abgabe der Gefahrstoffe ist zwischen zwei Anwendergruppen zu unterscheiden:

- ☐ Abgabe an gewerbliche Anwender
  - Erleichterte Kennzeichnung
  - Bei erstmaliger Abgabe Aushändigung des Sicherheitsdatenblattes
- ☐ Abgabe an Privatpersonen
  - Erweiterte Kennzeichnung und Verpackung

Für Abgabegefäße, die an gewerbliche Anwender abgegeben werden, gelten erleichterte Kennzeichnungsregelungen, während für Privatpersonen zusätzliche Bestimmungen einzuhalten sind (s. S. 638).

Die Gefahrstoffe können bei der Abgabe in drei Gruppen eingeteilt werden:
Gruppe 1 sind Gefahrstoffe, die als sehr giftig (T^+) und giftig (T) eingestuft sind.

- ☐ Die Abgabe muss schriftlich dokumentiert werden (Abgabebuch),
- ☐ der Erwerber muss mindestens 18 Jahre alt sein,
- ☐ namentlich bekannt sein oder sich ausweisen und
- ☐ den Gefahrstoff in erlaubter Weise anwenden.
- ☐ Bei der Abgabe muss eine schriftliche Gebrauchsanweisung mitgegeben werden.

Es müssen folgende Angaben in einem **Abgabebuch** (auch das ehemalige Giftbuch ist möglich) dokumentiert werden:

- ☐ Name des Gefahrstoffes oder der Zubereitung
- ☐ Menge
- ☐ Abgabedatum
- ☐ Verwendungszweck
- ☐ Name und Anschrift des Erwerbers
- ☐ Name des Abgebenden
- ☐ Bestätigung des Empfangs durch Unterschrift im Abgabebuch oder besser auf einem Empfangsschein

Das Abgabebuch und die Empfangsbestätigung sind mindestens drei Jahre nach der letzten Eintragung aufzubewahren. Hersteller und Händler, die nur an Wiederverkäufer, gewerbliche Verbraucher oder öffentliche Lehranstalten abgeben, können die oben angegebenen Angaben auch in anderer Weise, z. B. EDV-Erfassung, dokumentieren.

Gruppe 2 sind Gefahrstoffe ohne Dokumentationspflicht, aber mit besonderen Abgabebestimmungen. Hierbei handelt es sich um mit O, F^+ und Xn mit den R-Sätzen 40, 62, 63 oder 68 eingestufte Gefahrstoffe.

- ☐ Der Anwender muss mindestens 18 Jahre alt sein und
- ☐ den Gefahrstoff in erlaubter Weise anwenden.
- ☐ Bei der Abgabe besteht Informationspflicht.

Die Abgabe der Gefahrstoffe der Gruppen 1 und 2 an Kinder oder Minderjährige ist auch bei Vorlage einer Bestätigung der Eltern oder einer Firma nicht zulässig.

Eine mündliche **Informationspflicht** (§ 3 ChemVerbotsV) gilt für mit T^+, T, O, F^+ und Xn+R 40, R 62, R 63 oder R 68 eingestufte Gefahrstoffe. Der Verbraucher ist über Vorsichtsmaßnahmen, Gefahren und über die Entsorgung zu unterrichten.

Die Mitgabe einer schriftlichen **Gebrauchsanweisung** (Richtlinie 88/379/EWG) ist vorgeschrieben bei mit T^+, T und C eingestuften Gefahrstoffen, wenn diese Angaben auf der Verpackung nicht möglich sind. Dabei sind Informationen zur Anwendung und Dosierung, bei Fehlgebrauch, zu geeigneten Schutzmaßnahmen und zur Aufbewahrung und Entsorgung zu machen.

Der Abgebende muss sich vom Erwerber die ordnungsgemäße Anwendung bestätigen lassen. Es empfiehlt sich, den Nachweis, dass eine Information über den Gefahrstoff stattgefunden hat, nach dem Formular in Abb. 7.1-8 zu führen.

Die *Kennzeichnung* der Abgabegefäße ist auf Seite 638 beschrieben.

Gewerblichen Verbrauchern, z. B. Ärzten, ist bei der ersten Lieferung eines Gefahrstoffes das entsprechende *Sicherheitsdatenblatt* (s. S. 637) auszuhändigen.

Eine große Hilfe bei der Abgabe sind EDV-Programme zum Gefahrstoffrecht, wie das Gefahrstoff-Programm, Deutscher Apotheker Verlag, Stuttgart, oder InfoSys, Govi-Verlag, Eschborn. Bei Eingabe des Gefahrstoffes werden alle abgaberelevanten Bestimmungen angezeigt. Eine andere Variante sind die Gefahrstoffetiketten des Bedarfsgroßhandels, z. B. Firma Wepa, 54426 Hillscheid.

Nachweis über die Informationspflicht nach § 3 ChemVerbotsV (Gefahrensymbol T^+, T, O, F^+ und Xn + R 40, R 62, R 63 oder R 68)

Frau/Herr ....

wohnhaft in ....

Straße ....

ausgewiesen durch:

persönlich bekannt ○ Personalausweis ○

erhielt am .... Nr.: ....

folgenden Gefahrstoff: ....

Verwendungszweck: ....

Der Erwerber versichert, dass er den Gefahrstoff nur in erlaubter Weise verwenden will.

Er wurde über die mit dem Verwenden des Gefahrstoffes verbundenen Gefahren, die notwendigen Vorsichtsmaßnahmen bei bestimmungsgemäßem Gebrauch und für den Fall des unvorhergesehenen Verschüttens oder Freisetzens sowie über die ordnungsgemäße Entsorgung unterrichtet.

.... , den ....

....
(Unterschrift des Erwerbers)

Abb. 7.1-8: Nachweis über die Informationspflicht nach § 3 ChemVerbotsV

Praktische Umsetzung in der Apotheke

Die folgenden Hilfen sollen die praktische Umsetzung in der Apotheke erleichtern. Abbildung 7.1-9 ermöglicht die schnelle Überprüfung, ob ein Gefahrstoff abgegeben werden darf und an wen, während Tabelle 7.1-6 als Arbeitshilfe für die Kennzeichnung und Abgabe von Gefahrstoffen dient.

Vorratsgefäße und Reagenzienflaschen

Alle Vorratsgefäße und Reagenzienflaschen sollten in der Apotheke daraufhin überprüft werden, ob die enthaltenen Stoffe in der EG-Stoffliste aufgeführt sind. Für dort nicht aufgeführte Stoffe sind die Sicherheitsdatenblätter zu Rate zu ziehen. Als Hilfe bietet sich das Gefahrstoffverzeichnis von Hörath, Deutscher Apotheker Verlag, Stuttgart, die Sammlung der Sicherheitsdatenblätter oder ein EDV-Programm an.

Bei der Prüfung der Ausgangsstoffe im Laboratorium sollte in Zukunft auf eventuelle Neueinstufungen geachtet werden. So sind z. B. alle Steroide neu als T-Gefahrstoffe eingestuft worden.

- ☐ Die so ermittelten Gefahrstoffe sind nach der GefStoffV mit
  - Bezeichnung des Inhaltes
  - Gefahrensymbol und Bezeichnung
  - R- und S-Sätzen

  zu kennzeichnen.
- ☐ Ätzende Flüssigkeiten dürfen nicht über Augenhöhe gelagert werden.
- ☐ Das Vorrätighalten brennbarer Flüssigkeiten in Rezeptur und Laboratorium ist auf ein Minimum zu beschränken. Die maximale Flaschengröße zerbrechlicher Gefäße beträgt 1 l. Größere Mengen sind in explosionssicheren Gefäßen, in speziellen Lagerräumen oder Gefahrstoffschränken zu lagern.

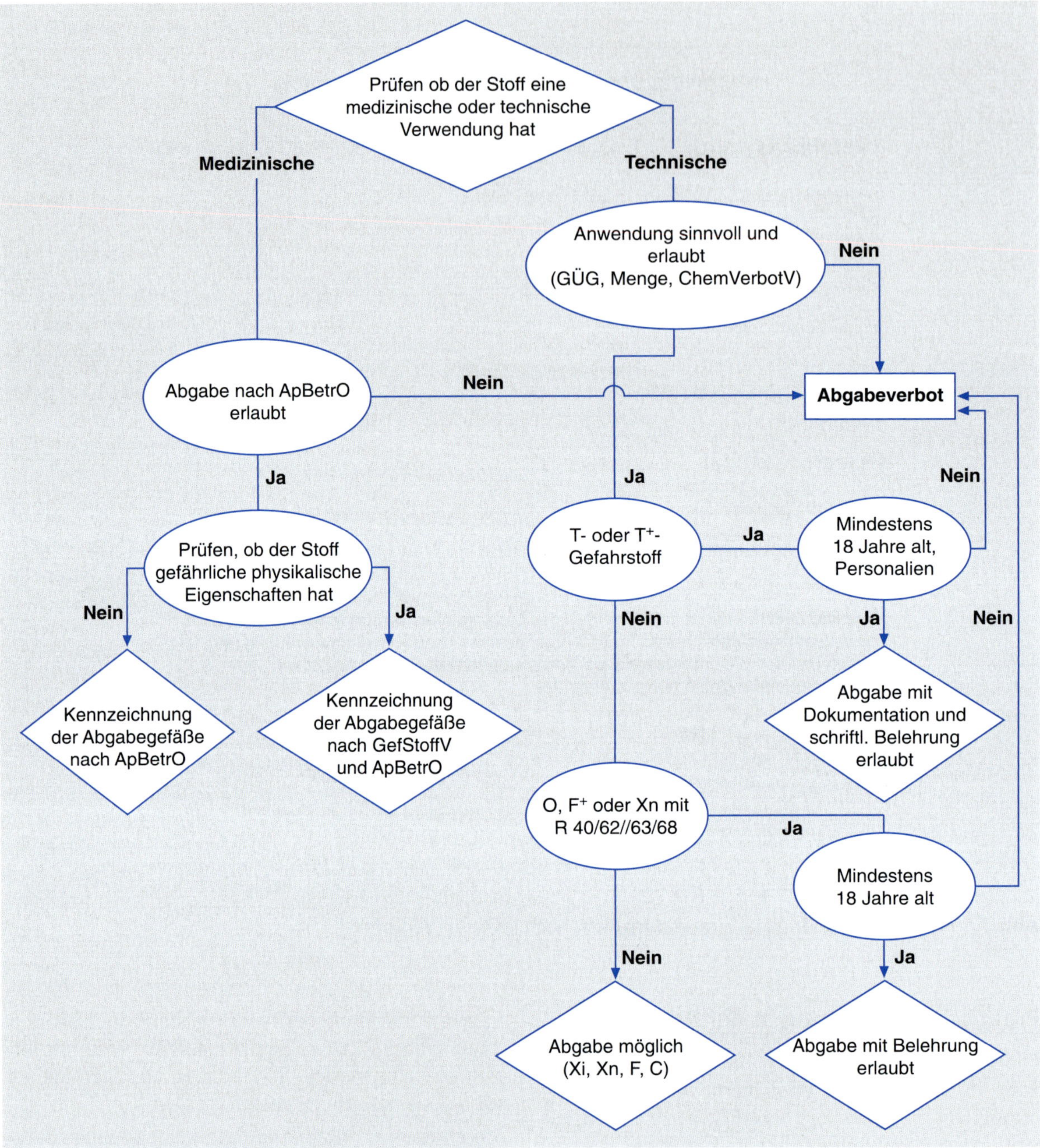

Abb. 7.1-9: Prüfschema für die Abgabe von Gefahrstoffen

- ☐ Die Lager- und Kennzeichnungsvorschriften der ApBetrO sind zu beachten (Tab. 7.1-5), z. B.
  - Separanda-, Venena-Kennzeichnung,
  - Prüf-/Chargennummer,
  - Verfallsdatum
- ☐ Es ist zu prüfen, ob das Transportgefäß als Lagergefäß verwendet werden kann. Insbesondere ist an die dauerhafte, vollständige Beschriftung nach ApBetrO zu denken. Es bietet sich an, die geeigneten Transportgefäße in einheitliche, vorschriftsmäßig beschriftete Alu-Dosen zu stellen, um die Umfüllung der Gefahrstoffe zu vermeiden (Arbeitsschutz).
- ☐ T^+- und T-Gefahrstoffe – auch die des Reagenziensatzes – sind unter Verschluss zu lagern.

Dokumentation

Folgende Vorgänge sind schriftlich zu dokumentieren:

- ☐ *Gefahrstoffverzeichnis:* Es muss regelmäßig aktualisiert und jährlich überprüft werden (S. 648).
- ☐ *Betriebsanweisungen:* Die Mitarbeiter sind bei Aufnahme der Arbeit arbeitsbereichs- und tätigkeitsbezogen einzuweisen. Es hat jährlich eine Wiederholungseinweisung stattzufinden. Diese sind durch Unterschriften der Arbeitnehmer zu dokumentieren.
- ☐ *Anzeige des Umgangs mit krebserzeugenden Substanzen:* Der Umgang mit krebserzeugenden Stoffen ist dem Gewerbeaufsichtsamt und der Berufsgenossenschaft anzuzeigen.
- ☐ *Nachweis über die Abgabe von T^+- und T-Gefahrstoffen:* Die Abgabe dieser Gefahrstoffe ist schriftlich zu dokumentieren. Das Abgabebuch und die Empfangsbestätigung sind mindestens drei Jahre nach der letzten Eintragung aufzubewahren.
- ☐ *Nachweis über die/den Ersthelfer:* Hier genügt das Abheften der Ersthelfer-Bescheinigungen.
- ☐ *Meldung von Schwangeren:* Werdende Mütter sind unverzüglich der zuständigen Behörde (Gewerbeaufsichtsamt) zu melden.
- ☐ *Freiwillig: Nachweis über die Abgabe der Sicherheitsdatenblätter.* Der Nachweis über die Abgabe der Sicherheitsdatenblätter an Ärzte und gewerbliche Verbraucher ist gesetzlich nicht vorgeschrieben. Aus praktischen und rechtlichen Gründen ist dies aber empfehlenswert, da so im Schadensfall der Apotheke keine Mitschuld unterstellt werden kann.
- ☐ *Freiwillig: Nachweis über die Informationspflicht* nach § 3 ChemVerbotsV. Aus rechtlichen Gründen sollte der Erwerber die Informationen über den Gefahrstoff durch seine Unterschrift bestätigen. So ist die Apotheke im Falle eines Unfalles abgesichert.

Abgabe

Bei der Abgabe der Gefahrstoffe im Handverkauf muss zwischen gewerblichen und privaten Anwendern unterschieden werden.

Bei Abgabe von Gefahrstoffen, die für jedermann erhältlich sind, ist folgendermaßen vorzugehen (s. auch Abb. 7.1-3, Abb. 7.1-9 und Tab. 7.1-6):

A: Handverkauf:

1. Schritt: *Verwendungszweck erfragen (Abb. 7.1-9).* Dabei ist zu prüfen, ob es sich um ein Arzneimittel oder um eine Chemikalie handelt. Für Stoffe mit gefährlichen physikalischen Eigenschaften gilt immer die Gefahrstoffverordnung. Z.B. ist Citronensäure je nach Verwendung ein Arzneimittel oder ein Gefahrstoff, Kaliumpermanganat ist immer ein Gefahrstoff.

2. Schritt: *Prüfen, ob der Gefahrstoff überhaupt abgegeben werden darf.* Beachtung des Grundstoffüberwachungsgesetzes. Ist die Abgabe überhaupt sinnvoll?

3. Schritt: *Alter des Erwerbers feststellen.* Nur F-, Xn- (ohne R 40, R 62, R 63, R 68) und Xi-Gefahrstoffe dürfen an Personen unter 18 Jahre abgegeben werden. Alle anderen Gefahrstoffe (T^+-, T-, F^+-, O- und Xn+R 40 und R 62, R 63, R 68) dürfen nur an Personen, die mindestens 18 Jahre alt sind, abgegeben werden. Bei T^+- und T-Gefahrstoffen muss der Erwerber bekannt sein oder sich ausgewiesen haben. Dazu sich den Personalausweis oder Führerschein zur Feststellung der Personalien und des Alters zeigen lassen.

4. Schritt: *Dokumentation der Abgabe und Empfangsbestätigung* bei T^+- und T-Gefahrstoffen. *Nachweis über die Informationspflicht* bei T^+-, T-, F^+-, O- und Xn-, R 40-, 62-, 63-, 68-Gefahrstoffen.
Aus Sicherheitsgründen ist die vorgenommene Belehrung durch Unterschrift des Erwerbers dokumentieren (Abb. 7.1-8).

5. Schritt: *Kennzeichnung der Verpackung nach GefStoffV.* Aus Sicherheitsgründen nur Fertigetiketten verwenden, keine Lebensmittelgefäße.

- Bezeichnung des Stoffes bzw. der Zubereitung
- Gefahrensymbole und Gefahrenbezeichnung
- Hinweise auf besondere Gefahren (R-Sätze)
- Sicherheitsratschläge (S-Sätze)
- Teilweise tastbares Gefahrensymbol* (bei T^+, T, C, F^+, F, Xn)
- Teilweise kindergesicherter Verschluss* (bei T^+, T, C)
- EG-Nummer
- EG-Kennzeichnung (Stoff ist in der EG-Stoffliste)
- Name, Anschrift und Telefonnummer der Apotheke

(* nicht bei gewerblichen Anwendern)

Erleichterungen

Bei brandfördernden, leichtentzündlichen, entzündlichen oder reizenden Gefahrstoffen (O, F und Xi) kann bei Mengen bis 125 ml auf die R- und S-Sätze verzichtet werden.

Beispiel: Bei der Abgabe von Isopropylalkohol 100 ml sind nur Gefahrensymbol und Gefahrenbezeichnung notwendig. Erhöht sich die Menge auf z. B. 150 ml, müssen die R- und S-Sätze vorhanden sein. Ein tastbares Warnzeichen muss in den o.a. Fällen bei leichtentzündlichen und entzündlichen Gefahrstoffen angebracht werden.

Tab. 7.1-6: Arbeitshilfe zur Kennzeichnung der Gefahrstoffe und deren Zubereitungen

Gefahrenbezeichnung	T^+	T	C	F^+	F	O	Xn + R40 und 62, 63, 68	Xn	Xi	Sonstige Stoffe
Medizinische Anwendung	A	A	A	A, G	A, G	A, G	A	A	A	A
Technische Anwendung	G	G	G	G	G	G	G	G	G	A
Erleichterungen bei Mengen bis 125 ml (keine R- und S-Sätze)					Ja	Ja			Ja	
Belehrung nach § 3 ChemVerbotsV	Ja	Ja		Ja		Ja	Ja			
Kindergesicherter Verschluss*	Ja	Ja	Ja							
Tastbares Warnzeichen*	Ja	Ja	Ja	Ja	Ja		Ja	Ja		
S 1*	Ja	Ja	Ja							
S 2*	Ja	Ja	Ja	Ja	Ja	Ja	Ja	Ja	Ja	
S 45*	Ja	Ja	Ja							
S 46*				Ja	Ja	Ja	Ja	Ja	Ja	
Dokumentation der Abgabe	Ja	Ja								
Gebrauchsanweisung	Ja	Ja	Ja							
Empfänger muss bekannt sein oder sich ausweisen und mindestens 18 Jahre alt sein	Ja	Ja								
Mindestens 18 Jahre alt sein				Ja		Ja	Ja			

Bei Abgabe an gewerbliche Anwender können die mit * versehenen Angaben entfallen. Ihnen ist bei der ersten Lieferung das Sicherheitsdatenblatt auszuhändigen. Bei medizinischer Anwendung kein tastbares Warnzeichen. Bei Kennzeichnung nach der ApBetrO entfallen die Angaben der Tabelle.
A Kennzeichnung nach ApBetrO
G Kennzeichnung nach GefStoffV

6. Schritt: *Gebrauchsanweisung* bei T^+-, T- Gefahrstoffen mitgeben, sofern auf den Abgabegefäßen keine Angaben gemacht sind.

7. Schritt: Bei gewerblichen Anwendern Sicherheitsdatenblatt mitgeben.

B: Abgabe auf Rezept:

1. Schritt: *Prüfen, ob es sich um einen Stoff mit gefährlichen physikalischen Eigenschaften handelt (Abb. 7.1-3 und 7.1-9).* Wenn ja, Kennzeichnung nach GefStoffV und ApBetrO, sonst nur nach ApBetrO.

2. Schritt: *Kennzeichnung je nach Ergebnis von 1.*

Beispiele:

Hydrocortison 1 % Basiscreme DAC 100,0: Die Zubereitung ist ein Arzneimittel, Hydrocortison ist ein T-Gefahrstoff, hat aber keine gefährlichen physikalischen Eigenschaften. Kennzeichnung der Salbe nach ApBetrO

2 % Salicylspiritus 70 % 200,0: Ethanol 70 % hat gefährliche physikalische Eigenschaften (leichtentzündlich). Die Kennzeichnung muss nach der GefStoffV erfolgen. Dazu sind nur die Gefahrensymbole, Gefahrenbezeichnung und R- und S-Sätze der *physikalischen* Gefahren anzugeben (leicht entzündlich, von Zündquellen fernhalten – nicht Rauchen). Die anderen R- und S-Sätze entfallen. Kein tastbares Warnzeichen, da es sich um ein Arzneimittel handelt.

Im Folgenden werden weitere Beispiele gegeben, an denen die Anwendung der Kennzeichnungsvorschriften der GefStoffV studiert werden kann.

Jodoform-Ether 10 % 100 ml

Es handelt sich um eine Individualrezeptur mit gefährlichen physikalischen Eigenschaften (Ether). Daher muss neben der Kennzeichnung nach der ApBetrO das Abgabegefäß auch nach der GefStoffV gekennzeichnet werden. Die Erleichterungen für Kleinstmengen treffen in diesem Fall nicht zu, da es sich bei Ether um einen F^+-Gefahrstoff handelt. Das tastbare Warnzeichen entfällt bei Arzneimitteln (Tab. 7.1-6).

Jodoform-Ether
Name der Rezeptur: Jodoform-Ether 10 %
Menge: 100 ml
Firma, Anschrift und Telefonnummmer: X-Apotheke, Z-Stadt, XXXXX
Gefahrensymbol: F^+
Gefahrenbezeichnung: hochentzündlich
Gefahrenhinweise:
R 12 hochentzündlich
R 19 kann explosionsfähige Peroxide bilden
Sicherheitsratschläge:
S 9 Behälter an einem gut belüfteten Ort aufbewahren
S 16 von Zündquellen fernhalten – nicht rauchen
Name des Halters und Nennung des Tieres
Gebrauchsanweisung: Einmal täglich den Huf einpinseln
Tierarzneimittel
Datum: xx.xx.xx
Haltbarkeitshinweis: haltbar bis xx.xx.xx

Atropinsulfat-Augentropfen 1 % 10 ml

Es handelt sich bei Atropinsulfat-Augentropfen um eine Individualrezeptur mit einem T^+-Gefahrstoff. Da Atropinsulfat keine gefährlichen physikalischen Eigenschaften hat, gilt ausschließlich die Kennzeichnung für die ApBetrO.

Atropinsulfat-Augentropfen
Name der Rezeptur: Atropinsulfat-Augentropfen 1 %
Menge: 10 ml
Firma und Anschrift: X-Apotheke, Z-Stadt
Datum: xx.xx.xx
Name des Patienten: xxxxxxx
Gebrauchsanweisung: Am Abend vor der Untersuchung 1 Tropfen in das Auge
Haltbarheitshinweis: Nach Anbruch 4 Wochen haltbar
Konservierung: konserviert mit Thiomersal

Wasserstoffperoxid-Lösung

An diesem Beispiel kann man gut nachvollziehen, wie Änderungen der Konzentration eines Gefahrstoffes zu unterschiedlichen Einstufungen führen. Bei Zubereitungen unter 5 % wird nach der ApBetrO gekennzeichnet, da in der EG-Stoffliste keine Angaben gemacht sind. Bei Zubereitungen von 5 % bis 8 % (Einstufung mit Xi) ist die Zubereitung nur bei technischer Anwendung nach der GefStoffV zu kennzeichnen. Zubereitungen von 8 % bis 50 % werden neu mit Xn, über 50 % mit C, Konzentrationen von 70 % mit C und O gekennzeichnet. Bei medizinischer Anwendung erfolgt die Kennzeichnung immer nach der ApBetrO z. B. Wasserstoffperoxid-Lösung zum Spülen. Bei Einstufung mit der Kennzeichnung O muss der Erwerber älter als 18 Jahre sein und die Belehrung sollte aus rechtlichen Gründen durch Unterschrift bestätigt werden. Bei der ersten Lieferung an gewerbliche Anwender ist das Sicherheitsdatenblatt mitzuliefern.

Wasserstoffperoxid-Lösung ... %
Anm. B
EWG-Nr. 231-765-0
Symb.: O, C
R: 5-8-20/22-35
S: (1/2)-17-26-28-36/37/39-45

C>70 %	C; R20/22-35
50 %<C<70 %	C; R20/22-34
35 %<C<50 %	Xn; R22-37/38-41
8 %<C<35 %	Xn; R22-41
5 %<C<8 %	Xi; R36
Footnote	
C>70 %	R5, O; R8
50 %<C<70 %	O; R8

Arbeitssicherheit und Gesundheitsschutz

Der Apotheker ist durch die Vorschriften des 3., 4. und 5. Abschnittes der GefStoffV, der Betriebssicherheitsverordnung, der Verordnungen der Berufsgenossenschaft sowie durch das Arbeitsschutzgesetz zum Schutz der Mitarbeiter im Betrieb verpflichtet.

Neu ist die Einführung eines Schutzstufenkonzeptes. Nach Auswertung der im Betrieb durchgeführten Gefährdungsbeurteilung (§ 7 GefStoffV) ergeben sich vier Schutzstufen. Je höher die Schutzstufe, desto umfangreicher sind die Anforderungen an den Arbeitsschutz (§§ 8 bis 11 GefStoffV).

Für die Messung der Arbeitsplatzkonzentration der Gefahrstoffe gibt es nur noch den „Arbeitsplatzgrenzwert" und den „biologischen Grenzwert" (§ 3 GefStoffV).

Unter dem Arbeitsplatzgrenzwert versteht man den Grenzwert für die zeitlich gewichtete durchschnittliche Konzentration eines Stoffes in der Luft am Arbeitsplatz in Bezug auf einen gegebenen Referenzraum bei dem akute oder chronische schädliche Auswirkungen auf die Gesundheit im Allgemeinen nicht zu erwarten sind. Der „biologische Grenzwert" ist der Grenzwert für toxikologisch-arbeitsmedizinisch abgeleitete Konzentration eines Stoffes, seines Metaboliten oder eines Beanspruchungsindikators im entsprechenden biologischen Material, bei dem im Allgemeinen die Gesundheit eines Beschäftigten nicht beeinträchtigt wird.

Im Vordergrund steht die Vermeidung des Einsatzes von Gefahrstoffen. Tabelle 7.1-7 gibt die Unternehmerpflichten gemäß Gefahrstoffverordnung wieder.

Da durch ärztliche Verordnungen im Rahmen der Rezeptur der Umgang mit Gefahrstoffen in der Apotheke nicht zu vermeiden ist, hat der Arbeitgeber

Tab. 7.1-7: Unternehmerpflichten nach der Gefahrstoffverordnung (§§ 7 bis 16)

Pflichten des Unternehmers	Maßnahmen
Information der Beschäftigten	Eine schriftliche Betriebsanweisung für jeden im Betrieb verwendeten Gefahrstoff muss vorliegen. Die Mitarbeiter sind bei der Aufnahme der Arbeit arbeitsplatzbezogen und dann einmal jährlich zu unterweisen. Inhalt und Datum der Unterweisung sind schriftlich festzuhalten und durch Unterschrift des Arbeitnehmers zu bestätigen
Ermittlungspflicht	Der Arbeitgeber hat eine Gefährdungsermittlung der im Betrieb verwendeten Gefahrstoffe durchzuführen
Prüfpflicht	Der Arbeitgeber hat zu prüfen, ob durch Umstellung der Verfahren die gesundheitlichen Risiken bei der Arbeit reduziert werden können. Er hat eine Ersatzstoffprüfung vorzunehmen
Überwachungspflicht	Der Arbeitgeber hat die Gefahren am Arbeitsplatz festzustellen und zu bewerten. Ggf. sind Messungen zum „Arbeitsplatzgrenzwert" und zum „Biologischen Grenzwert" durchzuführen
Schutzmaßnahmen	Der Arbeitgeber hat persönliche, technische und organisatorische Schutzmaßnahmen zu ergreifen. Dazu zählen: Gestaltung des Arbeitsplatzes; Bereitstellung geeigneter Arbeitsmittel; Begrenzung der Mitarbeiteranzahl, die Gefahrstoffen ausgesetzt ist; angemessene Hygienemaßnahmen, insbesondere die regelmäßige Reinigung des Arbeitsplatzes und geeignete Arbeitsmethoden und Verfahren. Der Arbeitgeber hat die Funktion und die Wirksamkeit der technischen Schutzmaßnahmen regelmäßig, mindestens jedoch jedes dritte Jahr, zu überprüfen; das Ergebnis der Prüfung ist aufzuzeichnen. Die Einschränkungen oder Beschäftigungsverbote von Jugendlichen, schwangeren oder stillenden Mitarbeiterinnen sind zu beachten
Gefahrstoffverzeichnis	Der Arbeitgeber muss ein Gefahrstoffkataster erstellen
Arbeitsmedizinische Vorsorge	Der Arbeitgeber hat entsprechend der Schutzstufe ärztliche Untersuchungen zu veranlassen oder anzubieten.

Tab. 7.1-8: Auswahl von Arzneistoffen, bei denen besondere Schutzmaßnahmen erforderlich sind (BGW-Mitteilungen 1/2000, Fachinformationen der Hersteller, H. Hörath, Wissenschaftliche Verlagsgesellschaft; U. Stapel, Govi-Verlag, Eschborn)

Arzneistoff	Eigenschaften
Anabolika	Krebsverdächtig, fruchtschädigend, fortpflanzungsgefährdend
Benzylnicotinat	Hautreizend
Solutio Castellani	Krebsverdächtig
Chinidinhydrochlorid	Verdacht: fruchtschädigend
Fuchsin	Krebsverdächtig
Gestagene Steroide	Krebsverdächtig, fruchtschädigend, fortpflanzungsgefährdend
Gentianaviolett	Krebsverdächtig
Glukocorticoide	Fruchtschädigend
Lindan	Giftig beim Einatmen, reizt die Augen und Haut
Methotrexat	Sensibilisierend, reizend, Verdacht: fruchtschädigend
Methylenblau	Verdacht: fruchtschädigend
Metronidazol	Verdacht: erbgutverändernd, krebsverdächtig
Salicylsäure	Hautreizend, resorbierbar durch die Haut
Steinkohlenteer	Krebserzeugend, Aufnahme durch die Haut
Steroidhormone (androgene und estrogene)	Krebsverdächtig und/oder fortpflanzungsgefährdend
Tetracycline	Verdacht: krebserzeugend
Vitamin-A-Säure	Hautreizend, fruchtschädigend in hohen Dosen

durch geeignete Arbeitsverfahren dafür Sorge zu tragen, dass gesundheitliche Schäden der Mitarbeiter ausgeschlossen werden. Dazu sind ggf. eigene Betriebsanweisungen für besonders kritische Rezepturen zu erstellen. Tab. 7.1-8 gibt eine Auswahl von Arzneistoffen mit einem erhöhten Schutzbedarf wieder.

Bei der Verwendung dieser Arzneistoffe in der Rezeptur sind z. B. weitere Schutzmaßnahmen für die Mitarbeiter erforderlich. Insbesondere sollte mit Handschuhen und ggf. mit Mundschutz gearbeitet werden. Auch an ein Arbeiten unter dem Abzug ist zu denken.

So führt die Umstellung der Salbenherstellung von der Fantaschale auf ein geschlossenes System, (z. B. Unguator®- oder Topitec®-System), zu einem deutlich erhöhten Arbeitsschutz.

Gestaltungsspielraum besteht für den Apothekenleiter dagegen bei den Untersuchungen im Laboratorium, da nach § 4 Abs. 8 der Apothekenbetriebsordnung auch andere Analysenmethoden zur Arzneistoffprüfung herangezogen werden können. Es empfiehlt sich, da, wo es möglich ist, die nasschemischen Verfahren durch physikalische Methoden, wie z. B. Schmelzpunkt, Brechungsindex, Siedepunkt und Micro-DC usw. zu ersetzen.

Besonders kritisch aus Sicht des Arbeitsschutzes ist der Umgang mit krebserregenden (carc.) oder erbgutverändernden (mut.) Substanzen. Der Umgang mit krebserregenden Stoffen der Kategorien 1 oder 2 ist den Gewerbeaufsichtsämtern und der Berufsgenossenschaft anzuzeigen. Dabei müssen u. a. Stoffbezeichnung, Menge, Schutzmaßnahmen und Verwendungszweck angegeben werden. Eine Durchschrift dieser Anzeige ist nach Kap. 4.2 der Unfallverhütungsvorschrift BGR 163 der Berufsgenossenschaft für Gesundheitsdienst und Wohlfahrtspflege (früher ZH 1/513) zuzuleiten. Eine Auswahl apothekenrelevanter krebserzeugender Stoffe ist in Tab. 7.1-9 wiedergegeben.

Da bereits das Vorrätighalten als Umgang gilt, ist es zu empfehlen, diese krebserzeugenden Stoffe zu entsorgen und damit zu entfernen. Für Apotheken, in denen Zubereitungen aus Zytostatika hergestellt werden, sind zusätzliche Vorschriften der GefStoffV sowie die Richtlinie „Herstellung applikationsfertiger Zytostatikalösungen in Apotheken“ der Arbeitsgemeinschaft Apotheken-, Arzneimittelwesen und Medizinprodukte der Länder (AA AMP) zu beachten, ferner die TGRS 525 „Umgang mit Gefahrstoffen in Einrichtungen zur human-medizinischen Versorgung, Teil I und II“. Außerdem hat der Arbeitgeber Beschäftigungsverbote für bestimmte Mitarbeiter (werdende und stillende Mütter, Jugendliche) zu beachten. So dürfen Jugendliche (15. bis 18. Lebensjahr) mit Arbeiten, bei denen sie schädlichen Einwirkungen von Gefahrstoffen ausgesetzt sind, nur beschäftigt werden, soweit dies zur Erreichung ihres Ausbildungszieles erforderlich ist. Werdende oder stillende Mütter dürfen nicht mit sehr giftigen, giftigen, gesundheitsschädlichen Gefahrstoffen beschäftigt werden, wenn die Grenzwerte überschritten werden. Werdende Mütter dürfen generell nicht mit krebserzeugenden, fruchtschädigenden und erbgutverändernden Gefahrstoffen arbeiten. Schwangere Mitarbeiter müssen den Gewerbeaufsichtsämtern gemeldet werden.

Gefahrstoffe dürfen nur noch über behördlich genehmigte Entsorger entsorgt werden. Dabei erhält die Apotheke einen Übernahmeschein, der gegenüber den Aufsichtsbehörden die ordnungsgemäße Entsorgung dokumentiert.

Tab. 7.1-9: Auswahl krebserzeugender Stoffe der Kategorie 1 und 2 in der Apotheke

Krebserzeugende Stoffe (Auswahl)
Aminoazobenzol
Arsen(III)-oxid
Arsensäure-Lösung
Benzidin
Benzol
Cadmium-Salze
Chrom(VI)-oxid
Chromsäureanhydrid
Chomschwefelsäure
Cobalt(II)-chlorid
Dichlorethan (Ethylenchlorid)
Dimethylformamid
Hydrazinsulfat
Kaliumbromat
Kaliumchromat
Kaliumdichromat
Methylen-(bis)dimethylanilin
Natriumhexanitrocobaltat (III)
Thioacetamid
o-Toluidin

Die Berufsgenosenschaft fordert für jede Apotheke einen ständig anwesenden, ausgebildeten Ersthelfer und das Vorrätighalten eines Verbandbuches. Das Wissen ist alle zwei Jahre in einem speziellen Kurs aufzufrischen.

Betriebsanweisungen

Die Betriebsanweisungen sind ein wesentlicher Bestandteil des Arbeitsschutzes. Der Arbeitgeber muss für alle im Betrieb verwendeten Gefahrstoffe eine Betriebsanweisung in verständlicher Form ausarbeiten und in der Apotheke auslegen. Bei Aufnahme der Arbeit und einmal jährlich müssen die Mitarbeiter anhand dieser Betriebsanweisung über die auftretenden Gefahren und über die Schutzmaßnahmen unterrichtet werden. Diese Unterrichtung ist mit Datum und Inhalt der Unterweisung schriftlich zu dokumentieren. Der Arbeitnehmer hat die Unterweisung durch seine Unterschrift zu bestätigen. Bearbeitbare Vorlagen für die Dokumentation liegen den Betriebsanweisungen von Kaufmann auf CD-ROM bei. Da in allen Apotheken üblicherweise mit den identischen Stoffen gearbeitet wird, kann auf die Standard-Betriebsanweisung von Kaufmann (Deutscher Apotheker Verlag) zurückgegriffen werden. Ggf. müssen nur für einzelne Gefahrstoffe zusätzliche Betriebsanweisungen erstellt werden.

Die Betriebsanweisung muss enthalten:

- ☐ Umgang mit dem Gefahrstoff oder auch der Gefahrstoffgruppe
- ☐ Schutzmaßnahmen
- ☐ Entsorgung
- ☐ Verhalten im Gefahrenfalle
- ☐ Erste-Hilfe-Maßnahmen

Gefahrstoffverzeichnis

Um einen schnellen Überblick über die im Betrieb hergestellten oder verwendeten Gefahrstoffe zu haben, ist der Arbeitgeber nach § 7 GefStoffV verpflichtet, ein Verzeichnis aller im Betrieb ermittelten Gefahrstoffe zu führen, das sog. Gefahrstoffverzeichnis. Das Verzeichnis muss mindestens folgende Angaben erhalten:

- ☐ Bezeichnung des Gefahrstoffes
- ☐ Einstufung des Gefahrstoffes
- ☐ Mengenbereiche im Betrieb
- ☐ Arbeitsbereiche bzw. Lagerort

Zur vereinfachten Erstellung des Verzeichnisses kann entweder auf die Sicherheitsdatenblätter, soweit sie alle vorhanden sind, bzw. auf das Gefahrstoffverzeichnis von H. Hörath, Deutscher Apotheker Verlag, Stuttgart, zurückgegriffen werden, in dem die in der Apotheke relevanten Gefahrstoffe aufgelistet sind. Auch die Betriebsanweisungen von U. Stapel, Govi-Verlag, enthalten jetzt ein Gefahrstoffverzeichnis. Da die Mengen der Gefahrstoffe ständig wechseln, ist es ausreichend, die Größe des betreffenden Standgefäßes und den Lagerort einzutragen. Alternativ können die Daten auch mit dem Gefahrstoff-Programm von Kaufmann, Mahlmann, Schult, oder R. Kopp Infosys-Programm, auf EDV gespeichert werden.

Das Verzeichnis ist bei wesentlichen Änderungen fortzuschreiben und mindestens einmal im Jahr zu überprüfen.

7.1.5 Pflanzenschutzrecht

Obwohl Pflanzenschutz- und Schädlingsbekämpfungsmittel zu den apothekenüblichen Waren (§ 25 ApBetrO) gehören, spielt diese Warengruppe umsatzmäßig bislang in der Apothekenpraxis keine Rolle. Der größte Teil des Umsatzes mit Pflanzenschutzmitteln für Haus und Garten läuft über andere Kanäle. Durch das neue Pflanzenschutzgesetz vom 14. Mai 1998 traten aber so grundlegende Veränderungen ein, dass dieser Markt auch für die Apotheke interessant geworden ist. So ist z. B. die Selbstbedienung mit diesen Mitteln verboten worden und der Abgebende muss über die notwendige Sachkunde verfügen. Da nach der Pflanzenschutz-Sachkunde-Verordnung vom 28. Juli 1987 sowohl der Apotheker als auch der pharmazeutisch-technische Assistent und neuerdings die pharmazeutisch-kaufmännische Angestellte (PKA) über die hier geforderte Sachkenntnis verfügen, tut sich für die Apotheke ein interessantes neues Betätigungsfeld auf. Allerdings hat die PKA nur die eingeschränkte Sachkunde für die Abgabe der Pflanzenschutzmittel, d. h. T^+- und T-Pflanzenschutzmittel darf sie nicht abgeben.

Rechtliche Bestimmungen

Der an dem Verkauf von Pflanzenschutz- und Schädlingsbekämpfungsmitteln interessierte Apotheker muss sich mit folgenden Gesetzen und Verordnungen in der jeweiligen Fassung vertraut machen:

- ☐ Gesetz zum Schutz der Kulturpflanzen (Pflanzenschutzgesetz – PflSchG)
- ☐ Verordnung über gefährliche Stoffe (Gefahrstoffverordnung – GefStoffV)
- ☐ Lebensmittel- und Bedarfsgegenständegesetz
- ☐ Verordnung über Höchstmengen an Pflanzenschutz- und sonstigen Mitteln sowie anderen Schädlingsbekämpfungsmitteln in oder auf Lebensmitteln und Tabakerzeugnissen (Pflanzenschutzmittel – Höchstmengenverordnung – PHmV)
- ☐ Futtermittelverordnung
- ☐ Verordnung über Anwendungsverbote und Beschränkungen für Pflanzenbehandlungsmittel (Pflanzenschutz-Anwendungsverordnung)
- ☐ Verordnung zum Schutz der Bienen vor Gefahren durch Pflanzenschutzmittel (Bienenschutzverordnung)
- ☐ Pflanzenschutz-Sachkundeverordnung

Gesetz zum Schutz der Kulturpflanzen

Zweck des Gesetzes (§ 1) ist der Schutz der Kulturpflanzen bzw. deren Erzeugnisse vor Schadorganismen und der Schutz von Mensch, Tier und Umwelt bei der Anwendung von Pflanzenschutzmitteln. Man unterscheidet zwischen Pflanzenschutzmitteln und Pflanzenstärkungsmitteln (§ 2).

Pflanzenschutzmittel

Hierbei handelt es sich um Stoffe, die

- ☐ Pflanzen bzw. deren Erzeugnisse vor Schadorganismen, Krankheiten und Vorratsschädlingen schützen,

- die Lebensvorgänge der Pflanzen beeinflussen, ohne ihrer Ernährung zu dienen (Wachstumsregler) und
- das Keimen von Pflanzenerzeugnissen hemmen.

Pflanzenstärkungsmittel

Hierbei handelt es sich um Stoffe, die

- die Widerstandsfähigkeit der Pflanzen gegen Schadorganismen erhöhen, ohne dass diese Stoffe schädliche Auswirkungen auf Mensch, Tier und Umwelt haben.

Kernstück des Gesetzes ist die Zulassungspflicht aller in der Bundesrepublik auf dem Markt befindlichen Pflanzenschutzmittel (§ 11 bis 18 c) und die Anmeldepflicht für Pflanzenstärkungsmittel (§ 31 bis 31 d). Die Zulassung ist bei der Biologischen Bundesanstalt für Land- und Forstwirtschaft, Braunschweig (BBA) zu beantragen. Sie wird nur erteilt, wenn der Stoff wirksam ist und bei sachgemäßer Anwendung keine Schäden für Mensch und Umwelt verursacht. Seit 1. Juli 2001 gilt eine *Indikationszulassung*. Mit ihr wird genauer festgelegt, in welchen Kulturen und gegen welche Schädlinge ein Pflanzenschutzmittel angewandt werden darf. Die Anwendung außerhalb des zugelassenen Bereichs ist eine Ordnungswidrigkeit. Die zugelassenen Pflanzenschutzmittel erkennt man an der Plakette nach Abbildung 7.1-10.

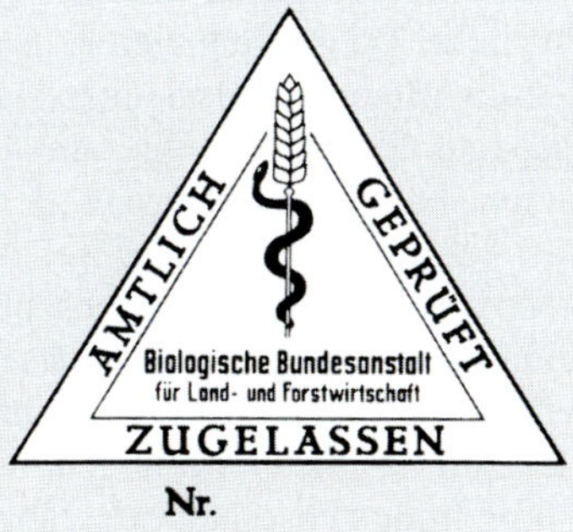

Abb. 7.1-10: Zeichen für zugelassene Pflanzenschutzmittel

Die Zulassung wird für höchstens zehn Jahre erteilt und muss danach erneut beantragt werden. Jeder Hersteller, Vertriebsunternehmer oder Einführer von Pflanzenschutzmitteln ist verpflichtet, den jährlichen Umsatz nach Art und Menge der BBA bis zum 30. Juni des folgenden Jahres zu melden (§ 19). Die Selbstbedienung mit Pflanzenschutzmitteln ist verboten. Eine Ausnahme besteht nur für Wachstumsregler, die für die Anwendung an abgeschnittenen Zierpflanzen, außer Anbaumaterial, bestimmt sind. Sowohl der Verkäufer (§ 22) als auch der gewerbliche Anwender (§ 10) von Pflanzenschutzmitteln müssen über die notwendige Sachkenntnis verfügen.

Der dritte Abschnitt des Gesetzes regelt die Anwendung von Pflanzenschutzmitteln (§ 6 bis 10 a). Danach dürfen Pflanzenschutzmittel nur nach guter fachlicher Praxis angewendet werden, ihre Anwendung ist beschränkt auf land-, forstwirtschaftliche und gärtnerisch genutzte Flächen, die jedoch nicht in unmittelbarer Nähe von Gewässern oder Seen liegen dürfen. Damit ist z. B. die Anwendung der Pflanzenschutzmittel auf Brachflächen nur mit behördlicher Genehmigung erlaubt.

Zur guten fachlichen Praxis gehört auch, dass die Grundsätze des integrierten Pflanzenschutzes berücksichtigt werden. Man versteht darunter die Kombination von Verfahren, bei denen unter vorrangiger Berücksichtigung biologischer, biotechnischer, pflanzenzüchterischer sowie anbau- und kulturtechnischer Maßnahmen die Anwendung chemischer Pflanzenschutzmittel auf das notwendige Maß beschränkt wird. Weiter regelt das Gesetz die Kennzeichnung der Verpackungen, die Wartezeiten bei der Anwendung und Anwendungsverbote bzw. Beschränkungen bestimmter Pflanzenschutzmittel (§§ 7, 20, 21) und im fünften Abschnitt die gesetzlichen Anforderungen an die Pflanzenschutzgeräte.

Gefahrstoffverordnung

Die Gefahrstoffverordnung wird von S. 631 bis S. 648 behandelt.

Lebensmittel- und Bedarfsgegenständegesetz

Nach § 8 des Lebensmittel- und Bedarfsgegenständegesetzes ist es verboten, Lebensmittel für andere derart herzustellen oder so zu behandeln, dass ihr Verzehr die Gesundheit schädigt. Außerdem ist es verboten, Lebensmittel in Verkehr zu bringen, die Rückstände von Pflanzenschutzmitteln in höherer Konzentration als gesetzlich zugelassen oder aber Rückstände von verbotenen oder nicht zugelassenen Pflanzenschutzmitteln enthalten.

Pflanzenschutzmittel-Höchstmengenverordnung

Die Pflanzenschutzmittel-Höchstmengenverordnung regelt die maximal zulässigen Höchstmengen der Rückstände von Pflanzenschutzmitteln, die in oder auf Lebensmitteln, soweit sie gewerbsmäßig in Verkehr gebracht werden, nicht überschritten werden dürfen. Für in den Anlagen nicht aufgeführte Stoffe wird eine Höchstmenge von 0,01 mg in 1 kg des Lebensmittels festgesetzt.

Pflanzenschutz-Anwendungsverordnung

Die Pflanzenschutz-Anwendungsverordnung will eine Gefährdung von Mensch, Tier und Umwelt, die durch den Einsatz von Pflanzenschutzmitteln entstehen kann, durch Verbote oder Beschränkungen eingrenzen. Aus diesem Grund ist die Anwendung bestimmter Pflanzenschutzmittel generell verboten. Diese Stoffe sind in Anlage I der Verordnung aufgeführt. Als Beispiele seien erwähnt: Arsen-, Blei-, Quecksilber-Verbindungen und chlorierte Kohlenwasserstoffe.

Die in Anlage 2 der Verordnung aufgeführten Wirkstoffe dürfen nur beschränkt angewendet werden. Dazu gehört z. B. Aldicarb, das nur zur Bodenbehandlung im Ziergarten- und Zuckerrübenbau, in Baumschulen, Rebschulen und in Erdbeervermehrungsanlagen zugelassen ist. Eventuell anfallendes Obst darf in dem Jahr der Anwendung nicht verzehrt werden.

Die Wirkstoffe der Anlage 3 dürfen nur zu bestimmten Terminen, für bestimmte Kulturen oder nur mit bestimmten Geräten angewendet werden. Ihr Einsatz in Wasserschutzgebieten ist entweder verboten oder nur mit Auflagen erlaubt. So darf beispielsweise Deiquat nach der Getreideblüte nicht mehr angewendet werden.

Bienenschutzverordnung

Die wichtigste Bestimmung der Bienenschutzverordnung besagt, dass bienengefährliche Pflanzenschutzmittel nicht an blühenden Pflanzen angewendet werden dürfen. Die Verordnung gilt nicht nur für Kulturpflanzen, sondern generell für alle blühenden Pflanzen. Ausgenommen sind nur solche Pflanzen, die von Bienen nicht angeflogen werden, wie z. B. Kartoffeln und Hopfen. Die Verwendung in einem Umkreis von 60 m um Bienenstücke ist nur mit Zustimmung des Imkers erlaubt. Die Pflanzenschutzmittel werden nach ihrer Bienengefährlichkeit in vier Klassen eingeteilt. Entsprechende Warnhinweise sind auf der Verpackung angegeben. Werden als nicht bienengiftig gekennzeichnete Präparate in einer höheren Konzentration eingesetzt als in der Gebrauchsinformation angegeben, gelten sie als bienengiftig.

Gute fachliche Praxis im Pflanzenschutz

Neben der Kenntnis der gesetzlichen Bestimmungen verlangt der Pflanzenschutz vom Abgebenden Sachkenntnis in der Anwendung der Pflanzenschutzmittel und den daraus entstehenden Gefahren. Während der Apotheker diese Sachkenntnis hinsichtlich der Gefahren hat, dürften für die Beratung des Verbrauchers im Hinblick auf Diagnose, Auswahl der Präparate und praktische Anwendung häufig nur unzureichende Kenntnisse vorhanden sein. Im Folgenden wird daher ein kurzer Abriss des modernen Pflanzenschutzes gegeben.

Hierbei steht nach dem Pflanzenschutzgesetz der **integrierte Pflanzenschutz** im Vordergrund. Man versucht hierbei sowohl die Belange der Agrarwirtschaft (Ökonomie) als auch den Schutz des Naturhaushaltes (Ökologie) zu berücksichtigen (Abb. 7.1-11).

Unter integriertem Pflanzenschutz ist eine Kombination von Maßnahmen zu verstehen, bei denen unter vorrangiger Berücksichtigung biologischer, biotechnischer, pflanzenzüchterischer sowie anbau- und kulturtechnischer Maßnahmen die Anwendung chemischer Pflanzenschutzmittel auf das notwendige Maß beschränkt wird.

Vorbeugende Maßnahmen

Eine Kulturpflanze kann nur dort eine optimale Entwicklung durchlaufen, wo sie aufgrund ihrer genetischen Veranlagung günstige Wachstumsbedingungen vorfindet. Abweichungen hiervon führen zu erhöhter Anfälligkeit gegenüber Krankheitserregern. Deshalb beginnt moderner Pflanzenschutz bereits bei der Auswahl der Pflanzen, der Bodenbearbeitung, dem Zeitpunkt der Aussaat bzw. Pflanzung, der Düngung und Pflanzenernährung. Man spricht hierbei von **indirekten Pflanzenschutzmaßnahmen** oder **Pflanzenhygiene**.

Eine weitere Möglichkeit ist die Schaffung von Lebensraum für so genannte **Nützlinge** (biologischer Pflanzenschutz). Man versteht darunter Lebewesen, die die Schädlinge an unseren Kulturpflanzen auf natürliche Weise reduzieren. Solche Nützlinge sind zum Beispiel Marienkäfer, Florfliege, Schwebfliege und Gallmücke. Ihre Anwesenheit erspart in vielen Fällen den Einsatz der Pflanzenschutzmittel. Auch ein steter Wechsel der **Fruchtfolge** ist eine vorbeugende Pflanzenschutzmaßnahme, weil damit die Entwicklung eines Schädlings meist unterbrochen wird. Die Folgekultur sollte nicht zur gleichen Pflanzenfamilie gehören, die gleiche Kultur darf frühestens nach drei Jahren auf derselben Fläche angebaut werden. Bei einigen Kulturen gibt es inzwischen gegen bestimmte Krankheiten resistente oder teilresistente Sorten. So sind z. B. mit ADR (anerkannte deutsche Rose) gekennzeichnete Rosen gegen Mehltau resistent. Zur Pflanzenhygiene gehört auch die Beseitigung oder Verwertung befallener oder kranker Pflanzen oder Pflanzenteile, um die Ausbreitung zu verhindern.

Direkte Schädlingsbekämpfungsmaßnahmen

Bevor Pflanzenschutzmittel eingesetzt werden, ist nach guter fachlicher Praxis immer erst zu prüfen,

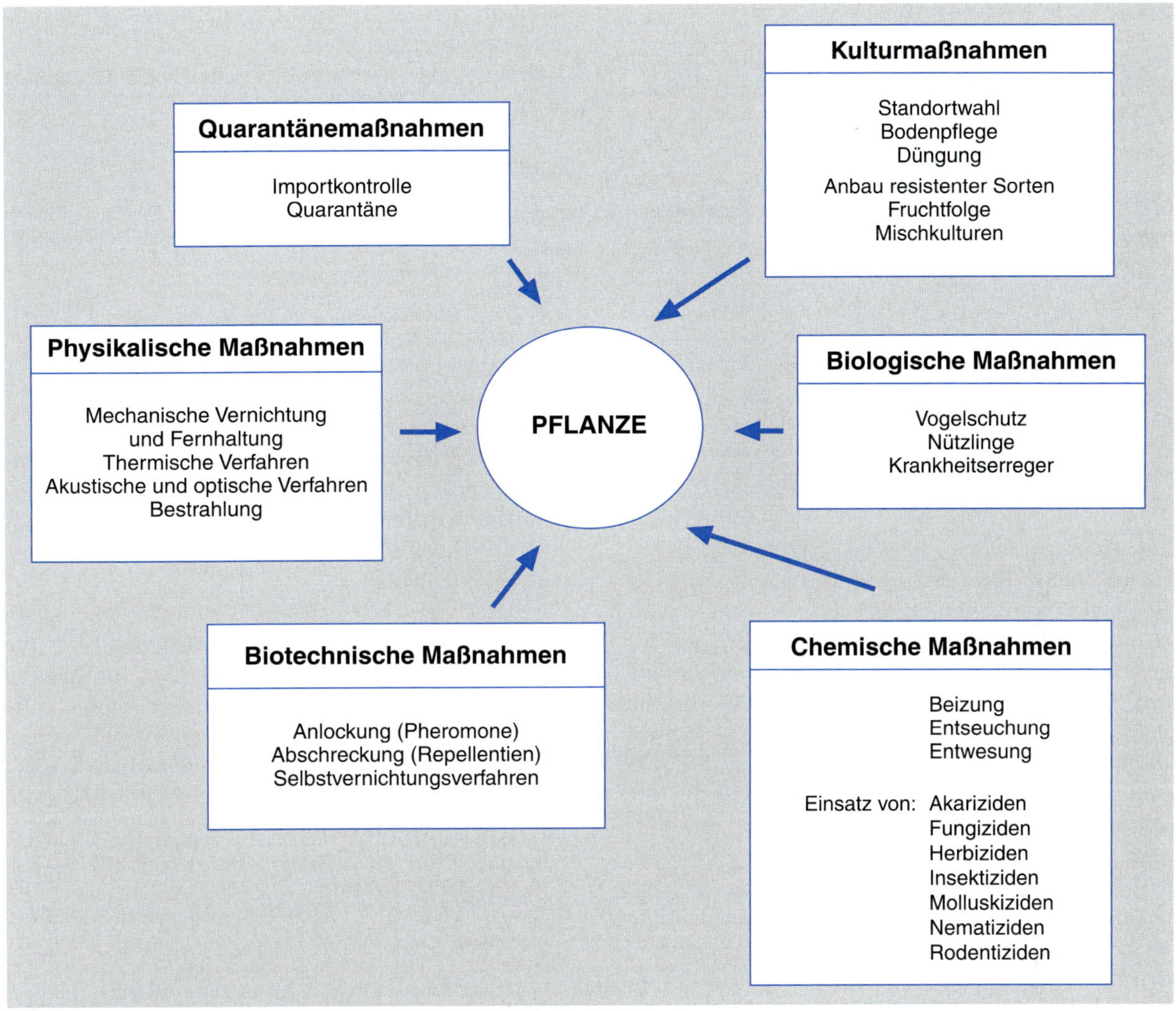

Abb. 7.1-11: Maßnahmen des integrierten Pflanzenschutzes

ob der Schädlingsbefall so groß ist, dass eine erhebliche Ertrags- oder Qualitätsminderung zu befürchten ist (Feststellung der Schadensschwelle). Man unterscheidet zwischen physikalischen, biologischen, biotechnischen und chemischen Maßnahmen.

Physikalische Maßnahmen

Mechanische und physikalische Bekämpfungsmaßnahmen spielen bis auf einige Sonderfälle heute nur noch eine untergeordnete Rolle. Zu erwähnen wären: Abflammverfahren für Wildkräuter, akustisches und optisches Fernhalten und Abschrecken der Vögel und Fallen zur Abwehr von Nagetieren.

Biologische Maßnahmen

Biologische Bekämpfungsverfahren zeichnen sich durch ihre Unbedenklichkeit für Mensch und Umwelt aus. Durch Ausbringen natürlicher Feinde der Schädlinge wird deren Übervermehrung gezielt gestoppt, ohne die Umwelt zu belasten. Als Beispiel sei die Massenzucht von Raubmilben gegen Spinnmilben auf Tomaten oder Gurken in Gewächshäusern erwähnt. Eine andere Möglichkeit ist die Anwendung insektenpathogener Bakterien gegen Schädlinge. Das Präparat *Bacillus thuringiensis* wird erfolgreich gegen Schmetterlingsraupen eingesetzt, Wartezeiten sind nicht erforderlich.

Biotechnische Maßnahmen

Bei dieser Methode werden Lockstoffe (Attractants), Abschreck- oder Hemmstoffe (Repellents) verwendet. Im Handel befinden sich Pheromon-Fallen gegen Apfel-, Pflaumen- und Fruchtschalenwickler, die mit weiblichen Sexuallockstoffen beködert werden und so die jeweiligen männlichen Falter anlocken. Auch mit gelb angestrichenen, wasserhaltigen Schalen (Moericke-Schalen) oder gelben Leimtafeln kann man Schädlinge, z. B. einige Blattlausarten, fangen.

Chemische Maßnahmen

Kräuterzubereitungen. Die Anwendung von Kräuterzubereitungen als Pflanzenschutzmittel nimmt im Rahmen der „grünen Welle" zu. Hierzu einige Beispiele:

- ☐ Brennnessel (Jauche zur Düngung und Stärkung)
- ☐ Rainfarn (Tee oder Brühe gegen Mehltau, Rost und verschiedene Milbenarten)
- ☐ Wurm- und Adlerfarn (Jauche, Brühen gegen Blattläuse)
- ☐ Schachtelhalm (Jauche, Brühe gegen Mehltau und Rost)
- ☐ Knoblauch und Zwiebeln (Jauche gegen Pilzkrankheiten)
- ☐ Pyrethrum-Präparate

Die Mehrzahl dieser Mittel hat jedoch nur einen geringen Schutzeffekt und wirkt überwiegend als Dünge- und Pflanzenstärkungsmittel. Jauchen müssen vor dem Ausbringen mindestens 1:10 verdünnt werden, da es sonst zu Verätzungen der Pflanzen kommen kann. Nur Pyrethrum-Präparate, die eine hervorragende Wirkung gegen beißende und saugende Insekten haben, sind deshalb amtlich als Pflanzenschutzmittel zugelassen. Da auch Naturstoffe Nützlinge schädigen können, sollten sie sparsam eingesetzt werden.

Chemische Pflanzenschutzmittel. In der Bundesrepublik sind derzeit etwa 1700 Pflanzenschutzmittel mit ungefähr 280 Wirkstoffen zugelassen. Für den Pflanzenschutz in Haus und Garten kommt man jedoch mit wenigen Wirkstoffen aus. Für die Auswahl der Präparate sollten folgende Punkte beachtet werden:

- ☐ Möglichst keine T- oder T^+-Gifte. Es gibt viele hochwirksame Pflanzenschutzmittel, die für den Menschen nahezu ungefährlich sind, z. B. Pyrethrum-Präparate
- ☐ Möglichst selektiv
- ☐ Möglichst kleinste Mengen
- ☐ Möglichst kurze Wartezeiten

In der folgenden Aufstellung sind vorzugsweise einzusetzende Wirkstoffe in Haus und Garten aufgeführt (Auswahl).

Pilzmittel

Dichlofluanid, z. B. in Euparen®: gegen Pilzkrankheiten an Erdbeeren, im Weinbau, an Beeren- und Kernobst, Pfirsich, Gemüse, Hopfen sowie an Rosen und anderen Zierpflanzen.

Lecithin, z. B. in Bio-Blatt-Mehltaumittel®: gegen echten Mehltau.

Metiram, z. B. in Polyram-Combi®: gegen Pilze, insbesondere der Kartoffel.

Triforin, z. B. in Saprol®: gegen Schorf, echten Mehltau und Rostpilze.

Sonstige Pflanzenschutzmittel

Bacillus thuringiensis, z. B. in Neudorffs Raupenspritzmittel® N: biologisches Pflanzenschutzmittel gegen Schmetterlingsraupen.

Kali-Seife, z. B. in Neudosan AF®: gegen Spinnmilben und andere saugende Insekten an Zierpflanzen, Gemüse und im Obstbau (2 %ige Lösung).

Natur-Pyrethrum und Rapsöl, z. B. in Raptol®: gegen Insekten und Spinnmilben.

Lockstoffgemisch, z. B. in Mesurol®: gegen Nacktschnecken.

Paraffin, z. B. in Celaflor Weißöl®: gegen überwinternde Schädlinge, wie Spinnmilben, Schildläuse und Sitkafichtenlaus.

Für Beratungen bei Problemfällen stehen die amtlichen Pflanzenschutzämter zur Verfügung. Auf die Diagnose von Pflanzenkrankheiten kann im Rahmen dieser Abhandlung nicht eingegangen werden. Es wird auf die weiterführende Literatur hingewiesen.

Weiterführende Literatur

AID, Pflanzenschutz im Garten. Auswertungs- und Informationsdienst für Ernährung, Landwirtschaft und Forsten, Postfach 200153, Bonn

Gebler, H., Diedrich, R. (2005): Gifte und gefährliche Stoffe – praxisnah, Govi-Verlag Pharmaz. Verlag GmbH, Eschborn

Gleiche, G. (1996): Arbeitssicherheit und Gesundheitsschutz in der Apotheke. Deutscher Apotheker Verlag, Stuttgart

Hörath, H. (2002): Gefährliche Stoffe und Zubereitungen. Wissenschaftliche Verlagsgesellschaft, Stuttgart

Hörath, H. (2003): Gefahrstoffverzeichnis. Deutscher Apotheker Verlag, Stuttgart

Kaufmann, D. (2005): Betriebsanweisungen gem. § 14 Gefahrstoffverordnung. Deutscher Apotheker Verlag, Stuttgart

Kaufmann, D. (2005): Gefahrstoffrecht für die Apothekenpraxis. Deutscher Apotheker Verlag, Stuttgart

Kaufmann, D., Fischer, J. (2004): Kennzeichnung in der Apotheke. Deutscher Apotheker Verlag, Stuttgart

Kaufmann, D., Mahlmann, W., Schult, C.: Gefahrstoff-Programm. Deutscher Apotheker Verlag, Stuttgart

Kopp, R.: Infosys Gefahrstoffe, Kennzeichnung und Dokumentation apothekenüblicher Gefahrstoffe. Govi-Verlag Pharmaz. Verlag GmbH, Eschborn

Kretschmer, R. (2005): Notfallmedikamente von A-Z. Wissenschaftliche Verlagsgesellschaft, Stuttgart

Lennartz, M. (2003): Pflanzenschutz und Schädlingsbekämpfung für die Kitteltasche. Wissenschaftliche Verlagsgesellschaft Stuttgart

Schumm, F.K., in Eckert-Lill, C. und Gebler, H. (2003), Die PKA, Govi-Verlag Pharmaz. Verlag GmbH, Eschborn

Schumm, H., Schumm, F.K. (1990): Pflanzenschutz und Pflanzenpflege in Haus und Garten in der Kompetenz des Apothekers. Deutscher Apotheker Verlag, Stuttgart

Stapel, U. (2002): Betriebsanweisung gem. § 20 Gefahrstoffverordnung. Govi-Verlag Pharmaz. Verlag GmbH, Eschborn

7.2 Notfälle und Erste-Hilfe-Maßnahmen in der Apotheke

7.2.1 Einführung

Unter erster Hilfe versteht man vorläufige Hilfeleistungen sowohl körperlicher als auch seelischer Art an Verletzten, bis ärztliche Hilfe zur Stelle ist. Es sollte ein Gebot der Menschlichkeit und Nächstenliebe für jedermann sein, einem hilflosen Mitmenschen nach bestem Wissen und Können Hilfe zu leisten. Nach § 323 c des Strafgesetzbuches ist jeder Bürger zur ersten Hilfe verpflichtet, soweit dies den Umständen nach möglich ist und die Maßnahmen zumutbar sind.

Entscheidend für viele Folgeschäden bei einem Unfall sind die Maßnahmen, die in den ersten Minuten als lebensrettende Sofortmaßnahmen getroffen werden. Deshalb sollte der Apotheker auf Notfallsituationen in seiner Apotheke, sei es bei Kunden, sei es bei Mitarbeitern, vorbereitet sein. Der Hilfesuchende erwartet in der Apotheke mit Recht eine über das normale Maß hinausgehende erste Hilfe.

Nach der Unfallverhütungsvorschrift BGV A5 der Berufsgenossenschaft für Gesundheitsdienst und Wohlfahrtspflege (BGW), Hamburg, muss seit Neuestem ein ausgebildeter Ersthelfer ständig in der Apotheke zur Verfügung stehen. Die Erste-Hilfe-Kenntnisse sind alle 2 Jahre aufzufrischen. Außerdem ist der Apotheker verpflichtet, die Mitarbeiter einmal jährlich über das Verhalten bei Arbeitsunfällen zu unterweisen.

Die folgenden Grundanforderungen sind an den Helfer zu stellen:

- ☐ Gefahren erkennen
- ☐ Überlegen und entscheiden, was zu tun ist
- ☐ Richtig und schnell helfen
- ☐ Ruhe bewahren
- ☐ An Eigenschutz denken

7.2.2 Allgemeine lebensrettende Maßnahmen

Ziel aller Erste-Hilfe-Maßnahmen ist die **Aufrechterhaltung der Vitalfunktionen** nach der ABC-Regel (**A**temwege freihalten, **B**eatmung und Aufrechterhaltung der **C**irculation) und das Herbeiholen ärztlicher Hilfe. Man kann sich die erste Hilfe als Ablauf einer Rettungskette vorstellen (Abb. 7.2-1).

Besondere Bedeutung kommt dabei dem **Notruf** zu. Es ist daher zu empfehlen, in der Nähe des Telefons alle wichtigen Rufnummern für den Notfall bereitzuhalten:

- ☐ Polizei: 110
- ☐ Feuerwehr: 112
- ☐ Rettungsleitstelle: örtlich verschieden
- ☐ Verzeichnis der Vergiftungszentralen
- ☐ Verzeichnis der Notfalldepots

Der Notruf sollte die folgenden Informationen enthalten:

- ☐ **Wo** ist der Unfallort?
- ☐ **Was** ist geschehen?
- ☐ **Wie** viele Verletzte?
- ☐ **Welche** Verletzungen?
- ☐ **Wer** ruft an?

Wie sehen nun die lebensrettenden Sofortmaßnahmen aus? An erster Stelle steht die **Prüfung auf Bewusstlosigkeit.** Bei Bewusstlosen sind die Schutzreflexe ausgefallen, so dass Erstickung droht, weil die Atemwege verlegt sind durch:

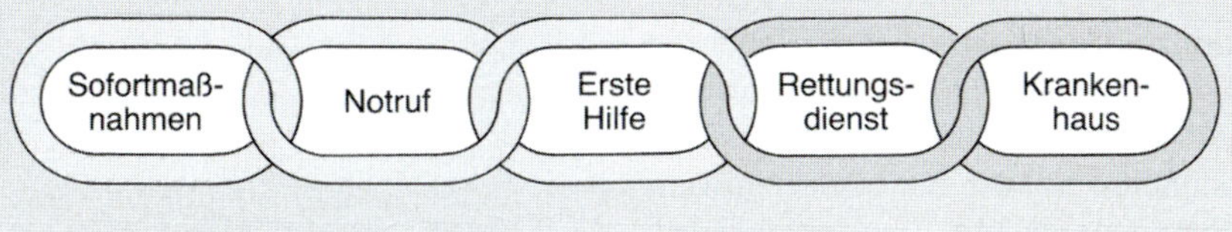

Abb. 7.2-1: Kette der lebensrettenden Maßnahmen

- ☐ Zurücksinken des Zungengrundes in Rückenlage
- ☐ Fremdkörper, wie Zahnprothesen
- ☐ Blutungen im Rachenraum oder durch Schleim
- ☐ Einatmen von Mageninhalt bei Erbrechen

Daher:
Sofort den Kopf überstrecken (Abb. 7.2-4, Bild 1–3 und Text). Danach ist bei allen bewusstlosen Verletzten die sofortige **Kontrolle der Atmung** notwendig. Sie erfolgt durch Handauflegen auf Rippenrand und Bauchdecke in der Magengrube sowie durch Hören an Mund und Nase, ob Luft ein- bzw. austritt (Abb. 7.2-2).

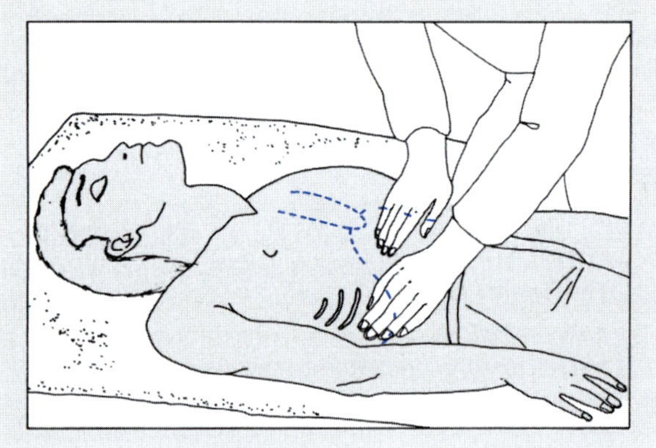

Abb. 7.2-2: Atmungskontrolle am Bewusstlosen (Quelle s. Abb. 7.2-3)

Bei vorhandener Atmung wird der Patient in **Seitenlage** gelagert; Abbildung 7.2-3 zeigt die praktische Durchführung. Ist keine Atmung vorhanden (keine Atemgeräusche und Bewegungen, bläulich blasses Aussehen), muss zusätzlich die Herztätigkeit überprüft werden. Bei vorhandener Herztätigkeit muss unverzüglich mit der **Beatmung** begonnen werden. Abbildung 7.2-4 zeigt die Durchführung. Wichtigste Maßnahme hierbei ist das Überstrecken des Halses, um den Zungengrund anzuheben. In den meisten Fällen setzt dann die Spontanatmung wieder ein und der Verletzte kann in die Seitenlage gebracht werden. Bei Verletzten mit Atem- und Herzstillstand ist neben der Atemspende die **Herzdruckmassage** erforderlich. Für ihre Durchführung ist eine besondere Ausbildung notwendig, um Schäden am Verletzten zu vermeiden.

Um die Infektionsgefährdung des Helfers bei der Atemspende einzuschränken, wird nur noch die Durchführung der Mund-zu-Nase-Beatmung empfohlen. Absolut sicheren Schutz bietet die Anwendung einer Beatmungsmaske mit Rückschlagventil, z. B. Life Way®, F. Weinmann.

Durch den möglicherweise direkten Blutkontakt bei der Hilfeleistung besteht für den Helfer erhöhte Infektionsgefahr mit AIDS- bzw. Hepatitisviren. Daher sollten diese Maßnahmen nur noch mit Handschuhen durchgeführt werden. Aus diesem Grund sind auch ab Oktober 1988 Verbandskästen nach DIN 13 163 und 13 164 mit vier Einmalhandschuhen aus PVC auszustatten.

Kann keine Atmung festgestellt werden, sind folgende Maßnahmen zu ergreifen:

- ☐ Überstrecken des Kopfes
- ☐ Mund- zu Nase-Beatmung
  Häufigkeit: 10- bis 15-mal pro Minute
- ☐ Ca. 2–3 Sekunden Atemluft langsam einblasen
- ☐ Der Brustkorb des Verletzten muss sich leicht heben (ca. 800 ml)
- ☐ 2–3 Sekunden Pause
- ☐ Durchführung, bis Eigenatmung einsetzt
- ☐ Erfolgskontrolle: Rückgang der Zyanose

Ist der Verletzte ansprechbar, stehen Maßnahmen gegen **Störungen der Zirkulation** im Vordergrund. Bei sichtbaren starken Blutungen ist die Blutstillung eine der wichtigsten Aufgaben der ersten Hilfe. Die **Blutstillung** kann bewirkt werden durch:

- ☐ Anlegung eines Druckverbandes, z. B. mit einem Verbandpäckchen
- ☐ Druck auf eine sterile Wundauflage mit der Hand
- ☐ Abdrücken (Abb. 7.2-5)
- ☐ Abbinden (Achtung: nur in Ausnahmefällen gestattet, wenn der Druckverband nicht ausreicht; die Abbindung darf nur vom Arzt, nicht aber vom Laienhelfer gelöst werden)

Größere Flüssigkeitsverluste des Körpers führen zum **Schock.** Sie können hervorgerufen werden durch:

- ☐ Blutverlust infolge bedrohlicher Blutungen nach außen bzw. innen
- ☐ Verbrennungen, starkes Erbrechen und Vergiftungen
- ☐ Minderung der Herzleistung, z. B. bei Vergiftungen
- ☐ Psychische Belastung
- ☐ Allergische und septische Reaktionen

Klinische Anzeichen des Schocks:

- ☐ Teilnahmslosigkeit
- ☐ Fahle Blässe, kalter Schweiß
- ☐ Unruhe, Frieren, Zittern
- ☐ hoher und flacher Puls $>$ 100 Schläge/min
- ☐ Systolischer Blutdruck $<$ 60 mm Hg

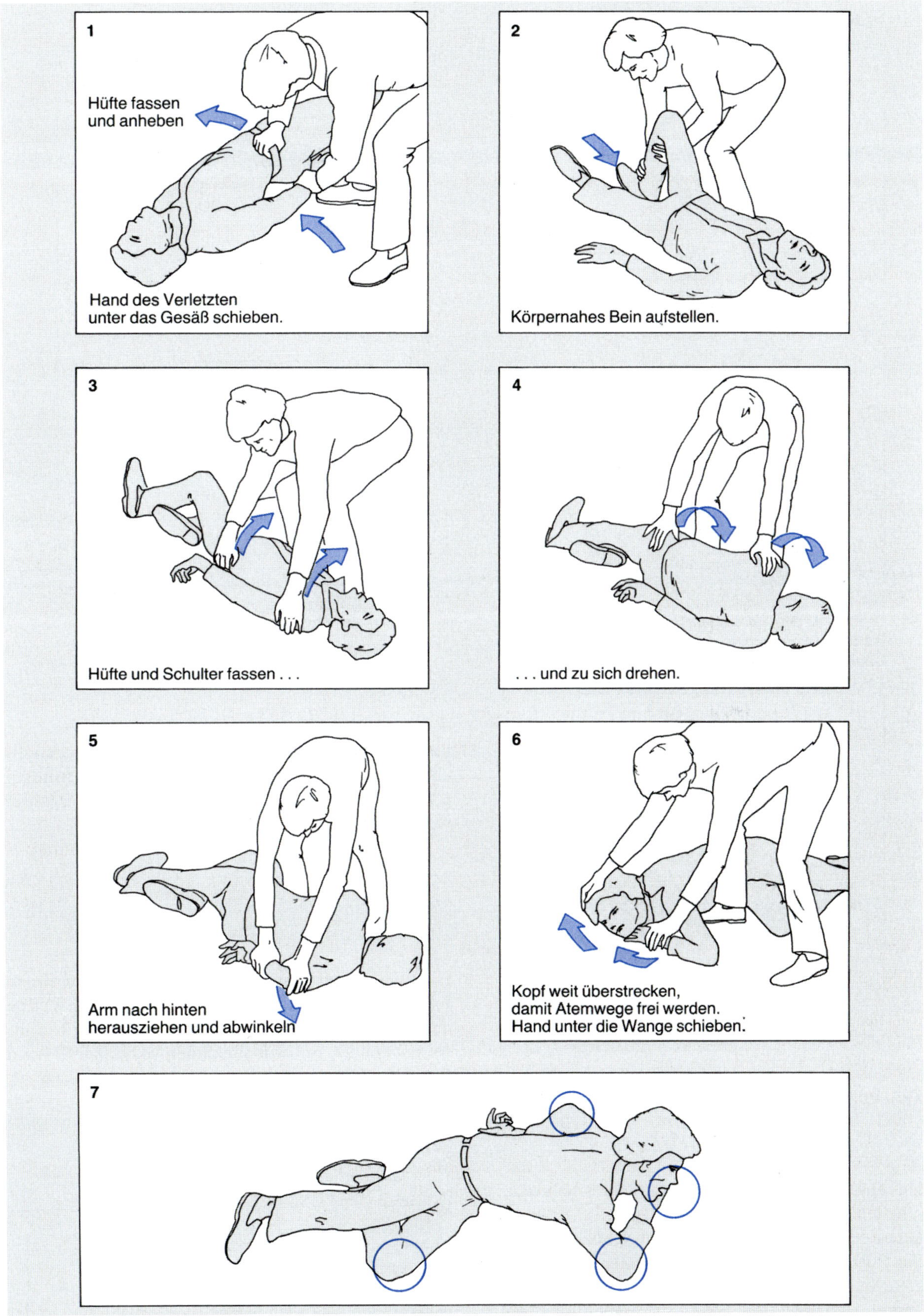

Abb. 7.2-3: Seitenlagerung bei Bewusstlosigkeit (Quelle: Erste Hilfe – leicht gemacht, Ottobrunn 1992)

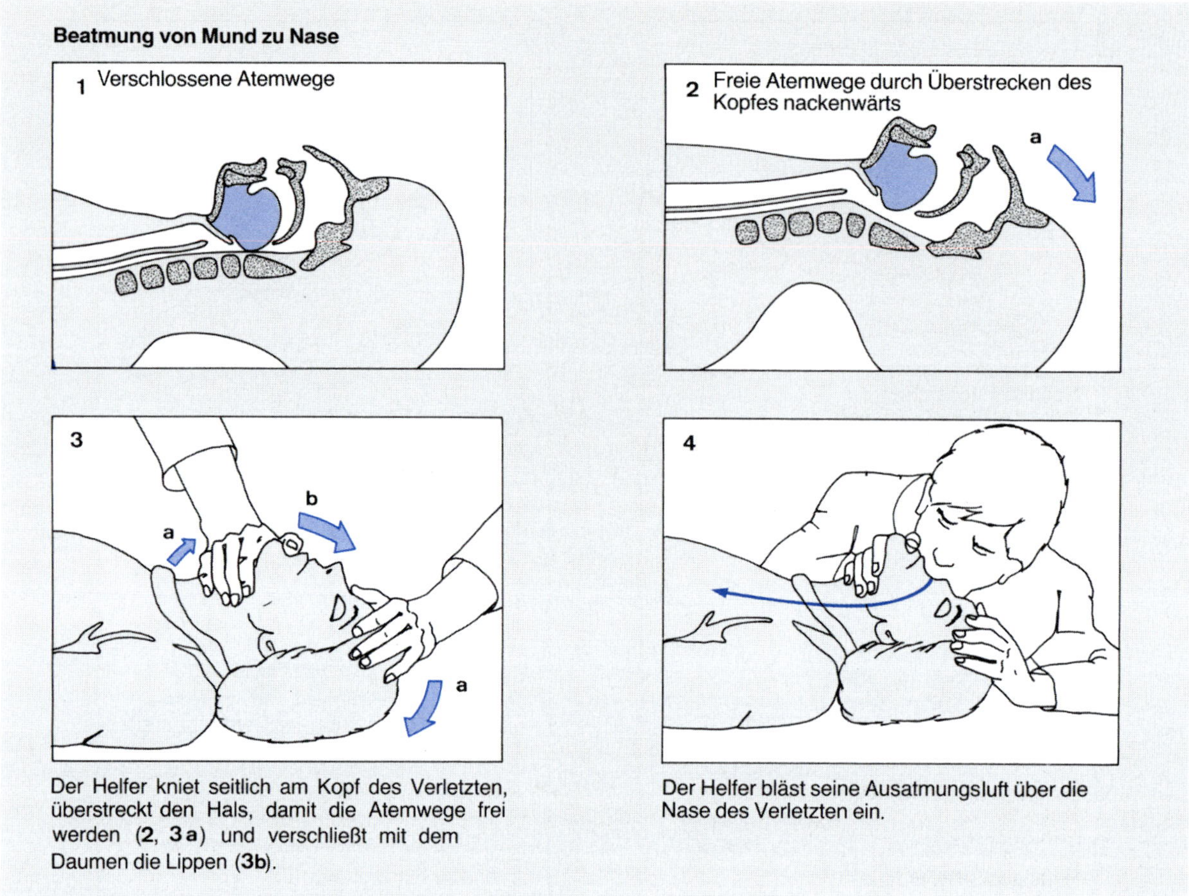

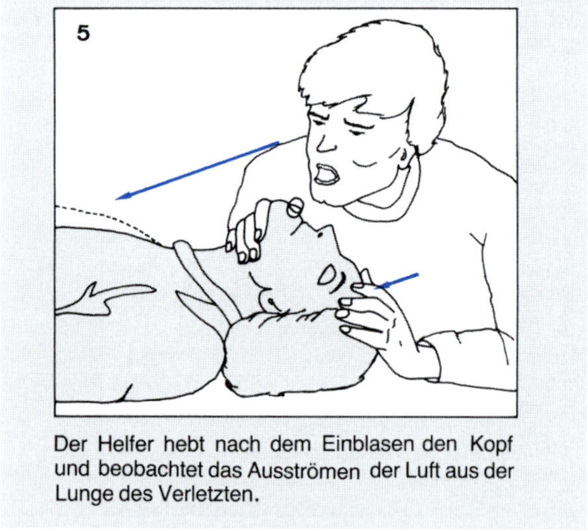

Abb. 7.2-4: Beatmungstechniken (Quelle: s. Abb. 7.2-3)

Um einen Überblick über die Größe des Schocks zu erhalten, sind die Pulskontrolle (Abb. 7.2-6) und die Blutdruckmessung notwendig. Im Schockzustand ist die Pulsfrequenz erhöht, der systolische Blutdruck abgesunken. Je höher der Puls über 100 Schläge/min angestiegen und der systolische Blutdruck unter Werte von 100 mm Hg abgefallen ist (der Puls ist dann am Hals kaum noch tastbar), um so bedrohlicher ist der Schock. Mit der so genannten **Hunderter-Regel nach Allgöwer** kann man sich orientieren, wie schwer der Schock ist (Abb. 7.2-7).

Die Berechnung erfolgt nach folgender Formel:

	Puls	: syst. Blutdruck	=	Indexzahl
z. B.	140	: 70	=	2

Eine Faustregel besagt, dass Verletzte bis zu einem Index von 1 noch transportfähig sind. Bei Werten darüber ist die Bekämpfung des Schocks am Unfallort notwendig. Sofortmaßnahmen (Abb. 7.2-8) beim Schock sind:

- ☐ Hochstellen der Beine (Autotransfusion)
- ☐ Schocklage
- ☐ Wärme erhalten
- ☐ Beruhigend einwirken
- ☐ Infusion (Arzt)

Abbildung 7.2-9 zeigt ein Erste-Hilfe-Schema, das in Notfällen als Orientierung dienen kann und in der Apotheke ausgehängt werden sollte.

am Oberarm

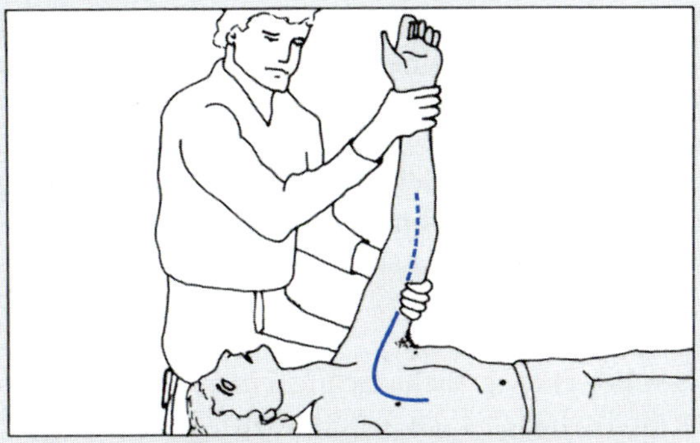

Den Oberarm mit der Hand umfassen und das blutzuführende Gefäß gegen den Oberarmknochen drücken.

am Oberschenkel

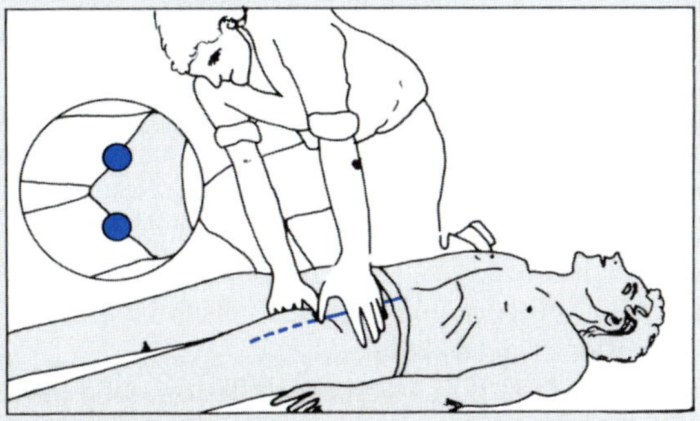

Den Oberschenkel mit beiden Händen umfassen und das blutzuführende Gefäß in der Leistenbeuge auf den darunterliegenden Beckenknochen drücken.

Abb. 7.2-5: Behinderung der Blutzufuhr in Oberarm und Oberschenkel (Quelle s. Abb. 7.2-3)

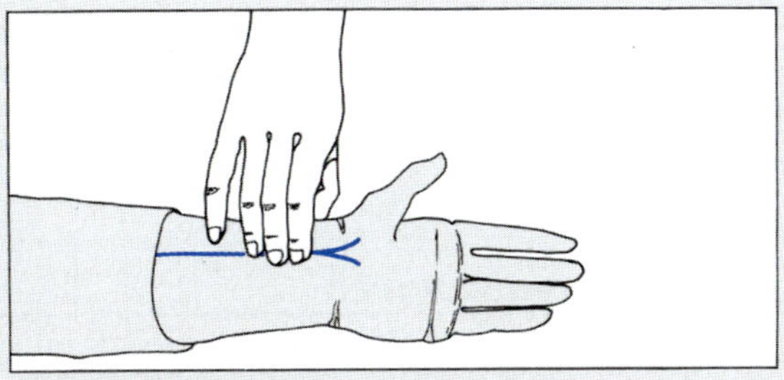

Mit 3 Fingern Puls am Handgelenk fühlen oder an der Halsschlagader tasten.

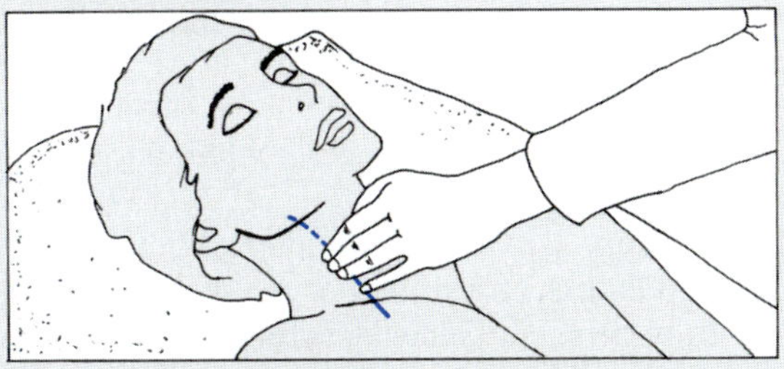

Normaler Pulsschlag pro min:		Schneller Puls pro min:
Erwachsener	60– 80	über 100 Schläge
Kleinkind	80–100	
Säugling	100–120	

Abb. 7.2-6: Pulskontrolle (Quelle s. Abb. 7.2-3)

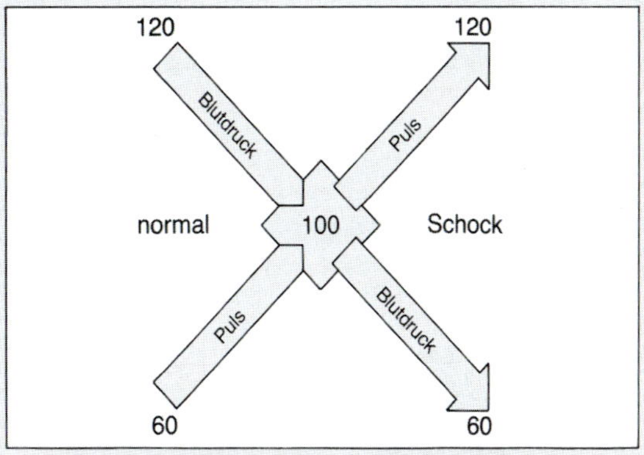

Puls (Herzschläge pro min) über 100
systolischer Blutdruck (mm/Hg) unter 100 = Schock

Je höher der Puls über 100 ansteigt und der Blutdruck unter 100 abfällt, desto bedenklicher ist der Zustand.

Abb. 7.2-7: Puls-Blutdruck-Relation im Schock

7.2.3 Maßnahmen in besonderen Notfallsituationen

Bei den hier aufgeführten Handlungsanweisungen handelt es sich um elementare Maßnahmen der ersten Hilfe. Die weitergehende Hilfe, z. B. die Anwendung von Arzneimitteln, ist dem Arzt vorbehalten und kann nur, wenn für den Patienten Lebensgefahr besteht, auf absolute Notfälle beschränkt von Laien ausgeführt werden; sie erfordert in jedem Einzelfall, dass zwischen unterlassener Hilfeleistung in Notsituationen und der dem Apotheker verbotenen ärztlichen Tätigkeit abgewogen wird.

Notfallsituation bei Diabetikern

Hypoglykämie

Symptome. Erste Anzeichen sind Schweißausbruch, Unruhe, Zittern, Blässe, Heißhunger, Doppeltsehen, Konzentrationsschwäche, Verwirrtheit, die später in Krampfanfälle und Bewusstlosigkeit übergehen können. Der Geruch des Atems ist nicht auffällig.

Ursachen. Zu späte oder zu geringe Zufuhr von Kohlenhydraten, Gabe von zu viel Insulin, außergewöhnliche körperliche Belastung und Alkohol.

Maßnahmen. Ist der Patient ansprechbar, 50 bis 100 g Traubenzucker, z. B. Dextro-Energen oder, wenn nicht zur Hand, Rohrzucker, essen bzw. Glukose-Lösung 20 % (100–200 ml) trinken lassen. Auch bei Bewusstlosen einsetzbar ist das Präparat Jubin®, Fa. Jubin, Bochum. Bei Verschlechterung des Zustandes Notruf und Schocklagerung durchführen. Bewusstlose werden in Seitenlage gebracht.

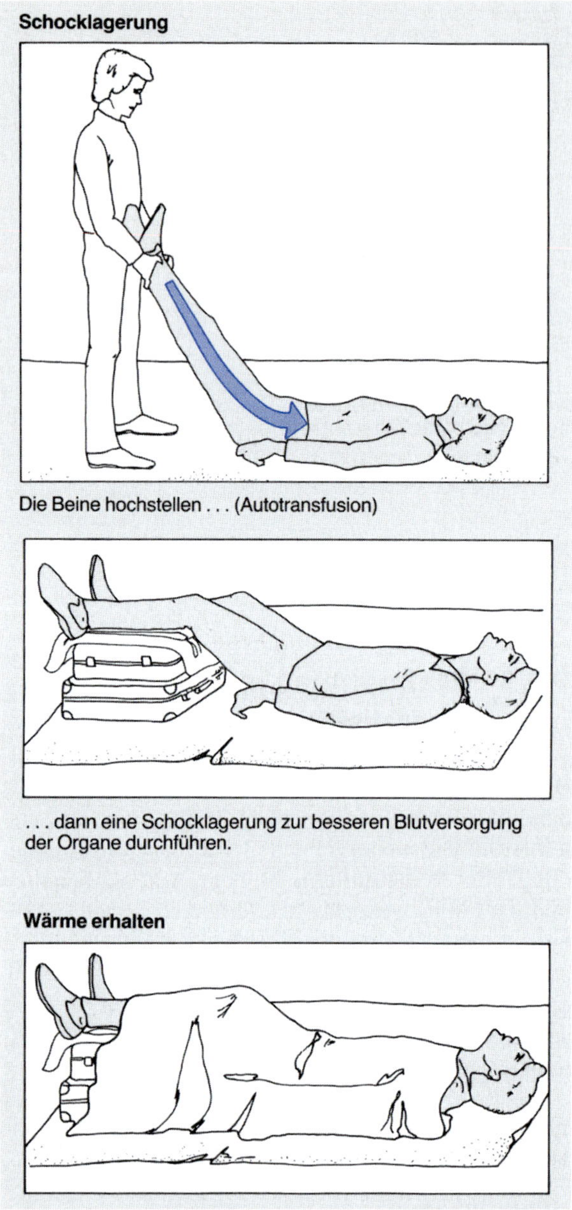

Abb. 7.2-8: Maßnahmen beim Schock (Quelle s. Abb. 7.2-3)

Hyperglykämie

Symptome. Erste Anzeichen sind starker Durst, Somnolenz, die Haut ist trocken, gerötet und warm. Das Coma diabeticum ist geprägt durch Oligurie, Kußmaulsche Atmung (langsam und tief). Der Atem riecht obstartig (Aceton).
Ursache. Insulin-Mangel, -Resistenz, allgemeiner und körperlicher Stress, akute Infektionskrankheiten.
Maßnahmen. Soforteinweisung in ein Krankenhaus veranlassen. Bei Bewusstlosen Seitenlagerung, Herz- und Atemkontrolle, sonst Schocklage.

Epileptische Anfälle

Symptome. Der Betroffene ist „blitzartig zusammengefallen", meist nicht ansprechbar und hat klonisch-tonische Krämpfe an Armen und Beinen, unregelmäßige, gepresste Atmung, Zyanose der Lippen und Fingerspitzen. Gelegentlich tritt, durch Zungenbiss hervorgerufen, schaumiges Blut aus dem Mund. Die Anfälle gehen häufig mit Miktionsstörungen einher. Nach Abklingen der Krämpfe besteht retrograde Amnesie.
Ursache. Häufig nicht richtig eingestellte Epileptiker, Spätschäden nach Schädel-Hirn-Traumen.
Maßnahmen. Den Krampfenden vor äußeren Verletzungen schützen, die Gliedmaßen dürfen nicht festgehalten werden. Nach dem Anfall in Seitenlage bringen (Aspirationsgefahr) und Notruf.

Tetanischer Anfall

Symptome. Der Anfall beginnt mit Schweißausbruch, Unruhe und sehr schmerzhaften Krämpfen in den Gliedmaßen, der Mund ist verkrampft, Kribbeln in Lippen, Fingern und Füßen. Typisch ist die „Pfötchenstellung" der Hände.
Ursache. Meist durch Hyperventilation oder starkes Erbrechen ausgelöst, selten durch echte Tetanie. Die Abnahme der Kohlensäure-Konzentration im Blut (respiratorische Alkalose) und die daraus entstehende Verschiebung des Serum-pH-Wertes führt zum Abfall der Calcium-Konzentration im Blut, der die Symptome des Hyperventilationssyndroms hervorruft.
Maßnahmen. Den Krampfenden in einen Kunststoffbeutel ein- und ausatmen lassen. Tritt keine Besserung auf, Horizontallagerung und versuchen, auf den Verletzten beruhigend einzuwirken, Notruf.

Kreislaufdysregulationen

Ohnmacht

Symptome. „Flau werden", „Schwarz-werden-vor-den-Augen", Bewusstseinsschwund. Der Puls ist schnell und kaum tastbar, die Haut ist blass, der Blutdruck ist nur wenig erniedrigt.
Ursache. Kurzzeitige Mangeldurchblutung des Gehirns, Sauerstoff-Mangel.
Maßnahmen. Beengende Kleidungsstücke lockern und den Ohnmächtigen, soweit möglich, an die frische Luft bringen, Schocklagerung. Tritt das Bewusstsein nach etwa 2 min nicht wieder ein, den Betroffenen wie einen Bewusstlosen lagern (Seitenlagerung) und Notruf.

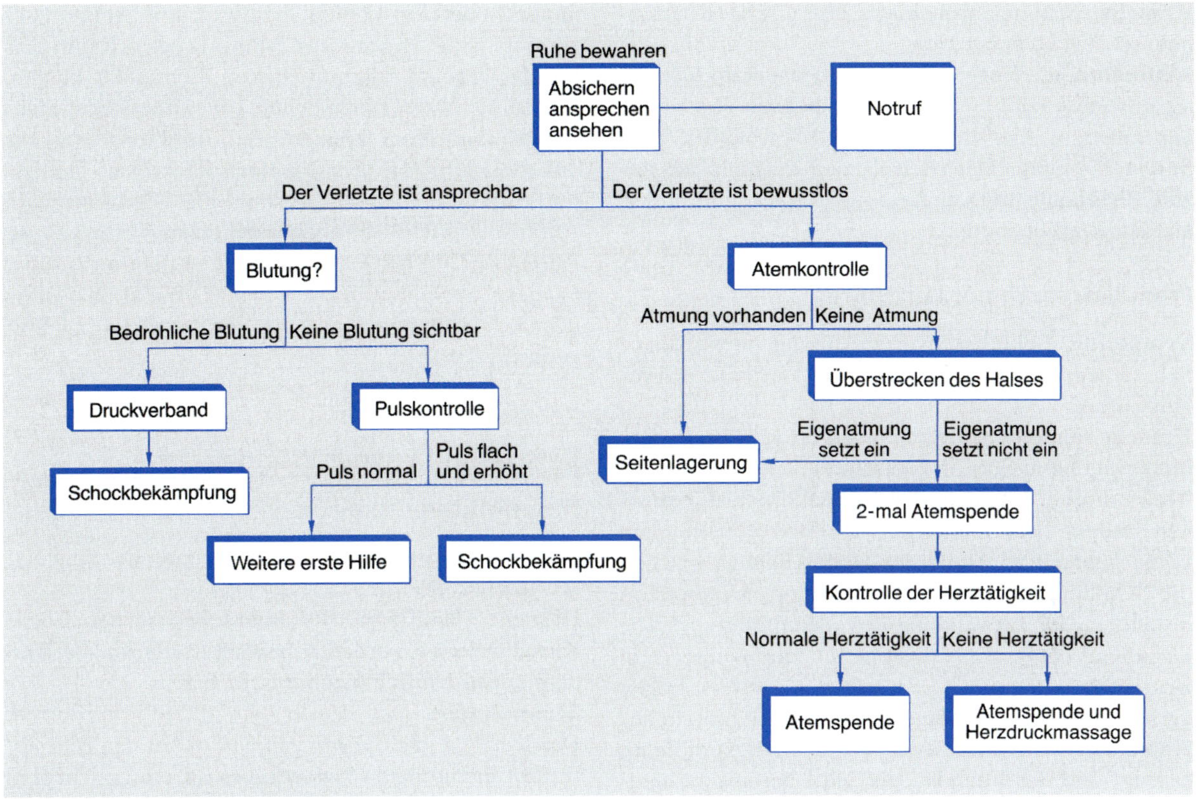

Abb. 7.2-9: Erste-Hilfe-Schema

Kollaps

Symptome. Beginnt meistens mit Übelkeit, Frieren, Tachykardie und blasser, feuchter Haut. Der systolische Blutdruck ist deutlich unter 100 mm Hg, schließlich plötzlicher Kreislaufzusammenbruch.
Ursache. Durch Schmerz, Peritoneal- oder Vagusreizung fällt schlagartig die Kreislaufregulation aus. Der Unterschied zum Schock besteht im Überwiegen der vagalen Reaktionen und in der kürzeren Dauer; Sauerstoff-Unterversorgung und deren Folgeschäden sind nicht zu erwarten.
Maßnahmen. Den Betroffenen sofort hinlegen und in Schocklage bringen. Beruhigend auf ihn einwirken und zu regelmäßiger, tiefer Atmung anhalten. Tritt innerhalb von 5 min keine Besserung ein, Notruf.

Hypovolämischer Schock

Symptome. Starke sympathiko-adrenerge Reaktionen, wie Tachykardie, Schwitzen, Verwirrtheit und kalte, blasse Haut, stehen im Vordergrund. Meist bedrohliche äußere oder innere Blutungen.
Ursache. Durch Volumenmangel ausgelöstes Missverhältnis zwischen Sauerstoff-Angebot und -Bedarf mit Herabsetzung der Organblutung (Kreislaufzentralisation).
Maßnahmen. Den Verletzten hinlegen, Beine hochlagern (Autotransfusion). Anschließend Schocklagerung und wenn notwendig, blutstillende Maßnahmen durchführen. Notruf.

Schmerzen im Thorax und Atemnot

Angina-pectoris-Anfall

Symptome. Heftiger, meist drückender, zusammenschnürender oder brennender, bisweilen auch stechender Schmerz in der Brust mit Ausstrahlung in Arm und Kopf.
Ursache. Minderversorgung des Herzmuskels.
Maßnahmen. Notruf, den Betroffenen sitzend lagern und beruhigen. Nach Rücksprache mit dem Arzt Nitrolingual®-Spray oder -Kapseln (zwei Stück zerbeißen lassen). Bei Stillstand des Kreislaufs sofort mit Herz-Lungen-Wiederbelebung beginnen.

Asthmaanfall

Symptome. Hustenreiz, begleitet von zunehmender Atemnot. Deutlich hörbare, pfeifende Atemgeräusche (in- und exspiratorischer Stridor).

Häufig Blaufärbung der Lippen, der Ohrläppchen und der Fingerspitzen. Die Atemfrequenz ist erhöht, der Puls steigt auf über 120 Schläge/min.

Ursache. Asthma bronchiale, allergische Reaktionen, spastische Bronchitis.
Maßnahmen. Wegen akuter Lebensgefahr (Status asthmaticus) sofort Notruf und nur nach Rücksprache mit dem Arzt Beta-2-Sympathomimetika, z. B. Sultanol®-Spray. Den Betroffenen aufrecht hinsetzen, die Hände stützen den Oberkörper nach hinten ab, den Kopf überstrecken lassen.

Fremdkörper in der Luftröhre

Symptome. Behinderung der Atmung, meist starke Schmerzen, Erstickungsanfall mit Atemnot, starker Hustenreiz.
Ursache. Durch Aspiration eines Fremdkörpers Behinderung beim Ein- und Ausatmen.
Maßnahmen. Versuch, den Fremdkörper zu entfernen, indem der Oberkörper des Betroffenen nach vorne gebeugt wird und der Helfer leicht zwischen die Schulterblätter klopft. Eine weitere Möglichkeit besteht in der Anwendung des „Heimlich-Griffes". Dazu wird der Verletzte von hinten knapp unter dem Brustkorb umfasst. Die Hände des Helfers liegen verschränkt über der Magengrube. Durch plötzliches Anpressen wird im Brustkorb eine Druckerhöhung erzeugt und der Fremdkörper wird herausgeschleudert (Sektkorkeneffekt). Der Versuch bei Kleinkindern, den Fremdkörper in Kopf-Hängelage herauszuschütteln, ist nur unmittelbar im Augenblick der Aspiration sinnvoll. Später besteht die Gefahr, dass der Fremdkörper die Trachea verschließt. Bei Erfolglosigkeit der Maßnahmen, Notruf, Transport in Hals-Nasen-Ohren-Klinik.

Fremdkörper in der Speiseröhre

Symptome. Schluckvermögen behindert, starke Schmerzen, teilweise mit Atemnot einhergehend.
Ursache. Beim Essen bleibt etwas „im Halse stecken".
Maßnahmen. Zum Würgen und Erbrechen reizen. Auf keinen Fall versuchen, durch Essenlassen, z. B. von Kartoffeln, den Fremdkörper in den Magen zu bringen (Perforationsgefahr). Führt das Erbrechen (s. S. 662) zu keinem Erfolg, Notruf.

Insektenstiche

Symptome. Nach dem Stich von Bienen, Hornissen und Wespen tritt stechender Schmerz auf. Die Stichstelle ist stark geschwollen und gerötet. Es kann zu starken Kreislaufstörungen und Atemnot kommen (allergische Reaktionen), Schock.
Maßnahmen. Stachel, wenn möglich, vorsichtig mit Pinzette entfernen (Achtung: Giftdrüse kann am Stachel hängen). Anschließend mit Alkohol-Verdünnungen oder Eis kühlen; betupfen mit Ammoniak-Lösung. Bei Stichen im Mund-Rachen-Raum Eis lutschen lassen oder mit kalten Getränken kühlen. Unbedingt Arzt hinzuziehen, da allergische Spätschäden auftreten können. Bei Insektenallergikern unverzüglich Notruf und je nach Reaktionen **Sofortmaßnahmen:** Cortison-Lösung, z. B. Celestamine®; Antihistaminika, Epinephrin-Lösung s. c., z. B. Adrenalin 1 : 1000 Jenapharm Injektionslösung, Fastjekt®, Suprarenin® 1 : 1000 Injektionslösung oder InfektoKrupp Inhal® (1 Sprühstoß = 4 mg Epinephrin).

Versorgung kleiner Wunden

Nasenbluten

Symptome. Blutung aus der Nase und/oder dem Nasen-Rachen-Raum.
Ursache. Häufigste Blutungsstelle ist der Locus Kieselbachi im vorderen Septumabschnitt; die Blutung entsteht durch mechanische Reize.
Maßnahmen. Den Verletzten aufrecht hinsetzen. Der Kopf ist nach vorne geneigt, damit das Blut abfließen kann. Beide Nasenflügel für einige Minuten fest zusammenpressen bzw. kalte Umschläge im Nacken. Falls diese Maßnahmen ohne Erfolg sind, Notruf. Solange der Betroffene ansprechbar ist, muss er mit vorgebeugtem Kopf aufrecht sitzen. Auf keinen Fall blutstillende Watte verwenden, da es hierdurch zu diffusen Verätzungen der Schleimhaut kommen kann.

Verletzungen der Haut

Jede Wunde wird nur mit einer sterilen Wundauflage versorgt. Es dürfen weder Fremdkörper aus der Wunde entfernt noch die Wunde ausgewaschen oder desinfiziert werden. Bei stärker blutenden Wunden wird ein Druckverband, z. B. mit einem Verbandpäckchen, angelegt (Achtung: nicht bei Fremdkörpern in der Wunde). Unbedingt Hinweis auf ärztliche Weiterversorgung geben (Tetanusschutzimpfung).

Verbrennungen und Verbrühungen

Maßnahmen. Sofort, notfalls in der Kleidung, unter kaltem fließenden Wasser mindestens 10 min kühlen. Dabei die Kleidung von den verbrannten bzw. verbrühten Stellen ohne Gewalteinwirkung lösen. Bei großflächigen Schädigungen den Verletzten danach in Schocklage bringen und bei Ansprechbarkeit Wasser zu trinken geben. Notruf. Dann erst die Brandwunden mit einem Brandwundenverbandtuch bedecken.

Verätzungen

Am Auge

Symptome. Heftiger Schmerz und Brennen. Die Augen sind häufig stark gerötet und tränen.

Maßnahmen. Dazu mit beiden Händen das Auge weit aufhalten und mindestens 20 min unter fließendem, körperwarmen Wasser oder besser mit einer Augenspülflasche spülen. Dabei muss darauf geachtet werden, dass der Strahl nicht direkt ins Auge, sondern auf die Nasenwand zielt und das Wasser seitlich abfließt, um Folgeschäden auf der Haut zu vermeiden (Abb. 7.2-10). Bei Verätzungen mit Säuren oder Laugen nach dem Spülen Isogutt®-Augentropfen eintropfen. Den Verletzten unverzüglich zum Arzt schicken. Für den Transport beide Augen verbinden, um Bewegungen der Augäpfel durch Umherschauen zu verhindern; das verletzte Auge mit einer sterilen Wundauflage abdecken.

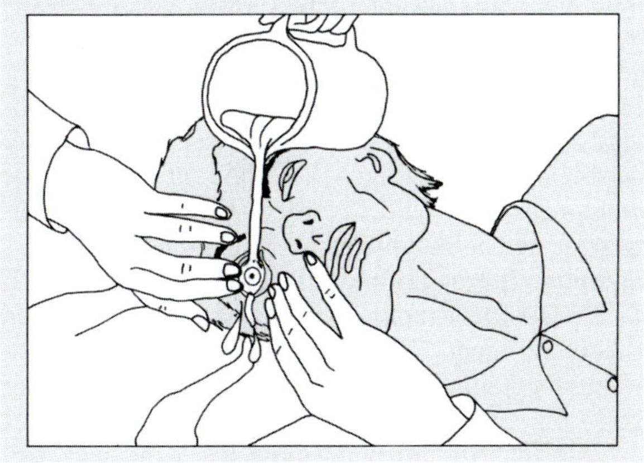

Abb. 7.2-10: Durchführung einer Augenspülung (Quelle s. Abb. 7.2-3).

Am Körper

Symptome. Veränderungen der Hautfarbe, starke Schmerzen, Ätzwunden.

Maßnahmen. Die von der Verätzung betroffene Kleidung sofort entfernen (Achtung: an den eigenen Schutz denken). Wunden mit viel Wasser ausspülen. Bei fettlöslichen Stoffen, bei Säuren und Laugen kann auch mit Polyethylenglykol 400 (Macrogol 400: Rotaclean®) statt Wasser gespült werden. Keine Neutralisationsversuche unternehmen (Wärmeentwicklung). Die verätzten Hautstellen werden keimfrei abgedeckt. Bei großflächigen Verätzungen an Schock denken. Notruf.

In Mund-Magen-Darm

Symptome. Starke Schmerzen und Anschwellen der verätzten Schleimhäute.

Maßnahmen. Sofort viel Wasser oder jedes andere Getränk außer Alkohol zu trinken geben. Da Verätzungen innerhalb von Sekunden auftreten, sollte keine Zeit mit der Herstellung von „Eier-Milch“ vertan werden. Nicht vorsätzlich Erbrechen herbeiführen, da hierbei erneut Verätzungen der Speiseröhre auftreten können. Tritt das Erbrechen spontan auf, den Betroffenen so lagern, dass der Kopf zur tiefsten Stelle wird und der Mageninhalt nicht in die Luftröhre gelangen kann. Notruf.

7.2.4 Vergiftungen

Allgemeine Maßnahmen

Der zeitliche Ablauf der Hilfe bei Vergiftungen wird nach Daunderer eingeteilt in

☐ Vitaltherapie:	Notruf Elementarhilfe nach der ABC-Regel (s. S. 653)
☐ Vergiftungstherapie:	Diagnose Entgiftung Antidottherapie Fürsorge
☐ Recht:	Verpflichtung zur Hilfe Sicherstellung von Giftresten Unfallprotokoll

Ohne jede Einschränkung kann nach dem **Notruf** bei unbekannten Giften nur die **Vitaltherapie** durchgeführt werden. Dazu muss der Vergiftete genau beobachtet und ggf. befragt werden, um dann die geeigneten Maßnahmen der ersten Hilfe einleiten zu können. Gerade bei Vergiftungen muss unbedingt an den Schutz der eigenen Person gedacht werden. So ist beispielsweise die Atemspende bei Vergiftungen mit organischen Phosphorsäureestern, wie z. B. E 605®, nur mit Beatmungsgeräten möglich.

Ist der Vergiftete ansprechbar, sollten vor dem Anruf einer Vergiftungszentrale folgende Fragen gestellt werden:

- ☐ **Welches Gift** wurde eingenommen?
- ☐ **Wann** geschah die Vergiftung?
- ☐ **Welche Menge** wurde eingenommen?
- ☐ **Welche Symptome** zeigen sich?

In Zusammenarbeit mit der Vergiftungszentrale (s. Aushang in der Apotheke) kann dann bis zum Eintreffen des Notarztes die Therapie eingeleitet werden. Über das Unfallgeschehen muss ein **Protokoll** angefertigt werden. Aus dem Protokoll sollten hervorgehen:

- ☐ Name des Vergifteten
- ☐ Alter
- ☐ Art und Menge des Giftes
- ☐ Symptome
- ☐ Eingeleitete Maßnahmen
- ☐ Name und Anschrift des Helfers

Eine Kopie des Protokolls sollte dem Vergifteten auf dem Transport mitgegeben werden, damit sich die weiterbehandelnden Ärzte im Krankenhaus über die eingeleiteten Maßnahmen orientieren können. Bei telefonischen Anrufen zu einem Vergiftungsfall ist Folgendes zu beachten:

- ☐ Redeschwall des meist aufgeregten Anrufers unterbrechen und beruhigend einwirken
- ☐ Sofort nach Telefonnummer und Adresse fragen bzw. bei Anrufen aus einer Telefonzelle nach dem Standort. Hierdurch ist es auch nach Abbruch der Verbindung möglich, Hilfe herbeizuholen
- ☐ Fragen, ob der Notarzt verständigt ist
- ☐ Die 4-W-Fragen (Was, Wann, Wie viel, Welche) stellen
- ☐ Protokoll über das Telefongespräch mit Uhrzeit anfertigen

Nach Beantwortung dieser Fragen ist es möglich, den Umfang der einzuleitenden Maßnahmen festzulegen und ggf. Anweisungen zur ersten Hilfe zu geben.

Sofortmaßnahmen zur Verminderung der Giftresorption

Orale Giftaufnahme

Bei oraler Giftaufnahme steht, auch noch Stunden nach Ingestination, die sofortige Magenentleerung bzw. die Gabe von Kohlepulver an erster Stelle. Das Erbrochene muss für Diagnostik und Giftidentifizierung sichergestellt werden. Für die Verminderung der Resorption stehen folgende Methoden zur Verfügung:

1. Provoziertes Erbrechen

Der Vorteil des provozierten Erbrechens ist die leichte und schnelle Durchführbarkeit der Maßnahme auch durch Laien. Nachteil der Methode ist, dass auch unter optimalen Bedingungen nicht mehr als 10 bis 30 % der aufgenommenen Giftmenge auf diesem Wege entfernt werden können.

Absolute Kontraindikationen für Erbrechen sind

- ☐ Waschmittelvergiftungen (Gefahr der Aspiration mit anschließendem Lungenödem)
- ☐ Vergiftungen mit Psychopharmaka, Alkohol, Opiaten, Antihistaminika und Sedativa (Lähmung des Brechzentrums)
- ☐ Säure-Lauge-Vergiftungen (erneute Verätzung)
- ☐ Lösungsmittelvergiftungen (Gefahr eines Lungenödems)
- ☐ Bewusstlosigkeit (Gefahr der Aspiration)

Für die Auslösung des Erbrechens stehen folgende Methoden zur Verfügung:

Reizung der Rachenwand. Man lässt den Vergifteten zunächst 1 bis 2 l Flüssigkeit trinken (keine Milch, kein Alkohol) und führt durch Reizung der Rachenhinterwand Erbrechen herbei. Damit das Erbrochene nicht in die Luftröhre gelangt, muss der Kopf hierbei tiefer als der übrige Körper hängen. Kinder werden dazu über das Knie gelegt, Erwachsene legt man quer über einen Tisch. Nach dem Erbrechen muss unbedingt Kohlepulver gegeben werden.

Salzwassermethode. Wegen der Gefahr der erhöhten Natrium-Resorption mit Folgeerscheinungen bei Ausbleiben des Erbrechens sollte diese Methode *nicht* mehr angewendet werden. Absolut kontraindiziert ist sie bei Säuglingen und Kleinkindern.

Sirupus Ipecacuanhae *(Sirupus emeticus NRF 19.1).* Die Gabe von Sirup. Ipecacuanhae löst den Brechreiz nicht sicher aus. Die Anwendung ist, wenn überhaupt, nur bei Kindern angezeigt: Kinder von 1 bis 2 Jahren erhalten 1 Esslöffel, ältere Kinder 2 Esslöffel. Anschließend muss das Kind viel trinken. Da es frühestens nach 20 bis 40 min erbricht, ist die Anwendung medizinisch umstritten; denn innerhalb dieser Zeitspanne kann das Kind bereits stationär behandelt werden. Tritt kein Erbrechen auf, muss eine Magenspülung durchgeführt werden. Die Haltbarkeit des Sirups beträgt drei Monate.

Apomorphinhydrochlorid. Die Gabe von 0,1 mg/kg Körpergewicht Apomorphin i. m. löst innerhalb von 5 min sicher Erbrechen aus. Wegen der vagalen Reaktionen (starke Hypotonie) muss unbedingt Etilefrin (Effortil®) zusätzlich injiziert werden. Apomorphin darf bei Säuglingen und Kleinkindern nicht angewendet werden (Atemlähmung). Der häufig auftretende „Nachschlaf" erschwert die Vergiftungsdiagnostik.

2. Medizinische Kohle

Die sofortige Gabe von medizinischer Kohle in Suspension (10 g Pulver bei Erwachsenen, 5 g bei Kindern) bindet innerhalb von wenigen Minuten fast alle Gifte. Da es keine Kontraindikationen gibt, ist medizinische Kohle das ideale Antidot. Um das nur ungefähr 24 Stunden stabile Kohle-Giftstoff-Adsorbat möglichst schnell aus dem Körper zu entfernen, ist die zusätzliche Gabe von Glaubersalz (Natriumsulfat) zu erwägen. Auch nach provoziertem Erbrechen muss zur Bindung der Giftreste anschließend medizinische Kohle gegeben werden.

3. Magenspülung

Optimales Verfahren der Resorptionsverminderung ist die Magenspülung. Da der Arzt für die Durchführung dieser Maßnahme ein bis zwei Helfer benötigt, sei das Verfahren kurz beschrieben. Der Patient wird in Bauchlage auf eine schräge, harte Unterlage gelegt, der Kopf liegt unten. Bewusstlose Patienten werden intubiert. Man markiert die Schlauchlänge (Abstand Stirn bis Rippenbogen plus ca. 15 cm) und führt einen weichen Gummischlauch (Durchmesser bei Erwachsenen 19 mm) mit Trichter bis zur Markierung ein. Die Spülung erfolgt unter geringem Druck durch Heben und Senken des Trichters. Dem letzten Spülwasser (ca. 150 ml) wird eine Einschwemmung von medizinischer Kohle und Glaubersalz hinzugefügt. Kontraindikationen für eine Magenspülung sind Vergiftungen mit Säuren oder Laugen wegen der Perforationsgefahr.

Perkutane Giftaufnahme

Sofortige Entfernung der Kleidung. Die Haut wird gründlich mit Wasser und Seife gewaschen. An den Schutz der eigenen Person denken (Gummihandschuhe). Viele mit Wasser nicht abwaschbare Stoffe lassen sich mit Polyethylenglykol 400 (Macrogol 400) sicher entfernen.

Pulmonale Giftaufnahme

Den Betroffenen sofort aus der Gefahrenzone entfernen, an den Schutz der eigenen Person denken. Universal-Lungen-Antidot ist ein Beclometason-Spray, z. B. Ventolair®-Dosieraerosol, von dem fünf Hübe alle 10 min bis zum Sistieren der Beschwerden oder einmalig fünf Hübe gegeben werden. Danach Kleiderwechsel und Reinigung der Haut. Notruf.

Antidottherapie

Nach Anlage 3 der ApBetrO müssen in der Apotheke bestimmte Notfallarzneimittel vorrätig gehalten werden (s. S. 891).

Der Apotheker sollte sich mit diesen Notfallmedikamenten vertraut machen, da in der Anlage erstmalig Indikationen und nicht Präparate angegeben sind.

Antidote bei Opiatvergiftungen

Für die Antidottherapie bei Intoxikationen vom Opiattyp steht zur Zeit nur Naloxonhydrochlorid, z. B. Narcanti® oder Naloxon-ratiopharm® Ampullen, als Antagonist zur Verfügung. Die Behandlung wird mit einer Ampulle i. v. eingeleitet und bei erneutem Auftreten der Symptome wiederholt. Bei Drogenabhängigen muss mit einem Entzugssyndrom gerechnet werden.

Bei Vergiftungen mit Buprenorphin (Temgesic®) ist Naloxon als Antidot nur teilweise geeignet. Die Behandlung wird besser mit Doxapram (Dopram®) durchgeführt.

Antidote bei Vergiftungen mit Cholinesterase-Hemmer

Bei Vergiftungen mit Phosphorsäureestern und Carbamaten wird als Antidot hochdosiertes Atropinsulfat (Atropinsulfat-Ampullen 100 mg, Fa. Köhler) angewandt. Die Therapie wird bis zum Verschwinden der Symptome (starker bronchialer Sekretfluss, Bradykardie, Miosis) mit Atropinsulfat i. v. (5–50 mg) eingeleitet. Antidot einer Atropin-Intoxikation ist Physostigmin (Anticholium® Injektionslösung, Fa. Köhler). Dieses Antidot ist derzeit in der ApBetrO nicht vorgeschrieben.

Die Gabe von Obidoxim (Toxogonin® Ampullen) als Acetylcholinesterase-Reaktivator bei Alkylphosphat-Intoxikationen wird wegen der unerwünschten Nebenwirkungen, z. B. Kammerflimmern und evtl. Verschlimmerung der Vergiftung, sehr kritisch gesehen. Es muss daher nicht mehr in der Apotheke vorrätig gehalten werden.

Antidote bei Cyanidvergiftungen

Antidote sind 4-Dimethylaminophenol (4-DMAP-Ampullen, Fa. Köhler) und Natriumthiosulfat (Natriumthiosulfat 10 %-Ampullen, Fa. Köhler).

Bei leichten bis mittleren Intoxikationen (der Patient ist ansprechbar) wird Natriumthiosulfat in einer Dosis von 50–100 mg/kg Körpergewicht i. v. appliziert.

Nur bei schweren Vergiftungen mit Bewusstseinsverlust wird zusätzlich 4-DMAP in einer Dosis von 3–4 mg/kg i. v. angewendet.

Antidote bei Vergiftungen mit Methämoglobinbildnern

Bei Vergiftungen mit Nitraten, Nitriten, aromatischen Aminen und bei Überdosierung von 4-DMAP wird der Redox-Farbstoff Toloniumchlorid (Toluidinblau Ampullen, Fa. Köhler) als Antidot eingesetzt. Die Dosierung beträgt 1 bis 2 mg/kg Körpergewicht. Nach einer Stunde kann die Gabe wiederholt werden.

Emetika

S. „provoziertes Erbrechen“ S. 662.

Corticoid

Angewandt werden hoch dosierte, lösliche Glukocorticoide. Die erforderliche Dosierung richtet sich nach der Schwere des Krankheitsbildes. Wegen des langsamen Wirkungseintrittes sind Kristallsuspensionen ungeeignet. Beispiele für Handelspräparate sind Solu-Decortin® H 250 (Prednisolon) oder Urbason® solubile forte 250 mg (Methylprednisolon) oder Volon® A (Triamcinolonacetonid) Ampullen.

Mittel zur Behandlung von Rauchgasvergiftungen

Zur Akuttherapie bei Rauchgasvergiftungen oder bei der Inhalation giftiger oder reizender Stoffe werden inhalative Glukocorticoide angewandt. Wegen des Verbotes FCKW-haltiger Sprays haben derzeit nur Ventolair® 100 µg Autohaler bzw. Dosieraerosol und Junik® Dosieraerosol eine Zulassung zur Behandlung der Rauchgasvergiftungen. Beide enthalten Beclometason-17,21-dipropionat als Wirkstoff. Bei Lungenreizsymptomen 5 Hübe alle 10 Minuten bis zum Abklingen der Beschwerden.

Antischaummittel

Antidot bei Vergiftungen mit Tensiden und Schaumbildnern ist Dimeticon (Sab simplex® Suspension). Bei Bedarf erhalten Kinder 2 Kaffeelöffel, Erwachsene 2 Esslöffel. Es gibt keine Kontraindikationen.

Medizinische Kohle

Sie ist das Universalantidot und kann bei allen oralen Vergiftungen unbedenklich gegeben werden. Es empfiehlt sich Kohlepulver, z. B. Kohle-Pulvis® 10 g der Fa. Köhler, Ultracarbon®, vorrätig zu halten, da es im Gegensatz zu den Kohle-Compretten schneller aufgeschwemmt werden kann. Die Dosierung beträgt bei Erwachsenen in der Regel 1 g/kg Körpergewicht. Im Anschluss an die Behandlung sollte ein salinisches Abführmittel, z. B. Natriumsulfat, gegeben werden.

Literatur

Erste Hilfe – leicht gemacht (1992): 13. Aufl., Fachpublika Wehner, Ottobrunn

Pfaff, K. (2001): Ersthelfer in Apotheken. In Roth, H. J.: Pharmazeutisches Ring-Taschenbuch. Wissenschaftliche Verlagsgesellschaft, Stuttgart

Rossi, R. (1992): Notfall-Fibel für die Apotheke. Deutscher Apotheker Verlag, Stuttgart

8 Tätigkeitsfelder des Apothekers

8.1 Aufgaben des Apothekers in der Krankenhausapotheke

Michael Baehr

8.1.1 Die Krankenhausapotheke

Die Krankenhausapotheke ist eine eigenständige Organisationseinheit des Krankenhauses. Ihre Hauptfunktion besteht in der Sicherstellung einer rationalen, d.h. wissenschaftlich und ökonomisch begründeten Arzneimitteltherapie im Krankenhaus. Als zentraler Dienstleister ist sie nicht nur für den Einkauf und die Arzneimittellogistik verantwortlich, sondern bietet eine Reihe **pharmazeutisch-klinischer Dienstleistungen** für Patienten, Ärzte und Pflegepersonal an. Hierzu zählen z.B. die Herstellung krankenhausspezifischer Arzneimittel, die patientenorientierte Zubereitung von Zytostatika und Lösungen zur totalen parenteralen Ernährung, therapeutisches Drug-monitoring und die Beratung der Ärzte und Pflegekräfte in allen pharmazeutischen Fragen.

Im Krankenhaus werden eine Reihe spezifischer Arzneimittel benötigt, die im niedergelassenen Bereich selten vorkommen. In der Regel sind parenteral applizierbare Antibiotika, Infusionslösungen, Narkotika, Zytostatika, Gerinnungsfaktoren und Immunglobuline ein Schwerpunkt im Arzneimittelsortiment der Krankenhausapotheke. Viele Krankenhausapotheken bewirtschaften zusätzlich Warengruppen des übrigen medizinischen Sachbedarfs, wie z.B. Medizinprodukte, Chemikalien, Diagnostika, Radioaktiva, Dialyse- und Desinfektionsmittel. Die Wertschöpfung der Krankenhausapotheke erstreckt sich daher nicht nur auf die Erzielung günstiger Einkaufspreise, sondern auch auf die Qualitätssicherung und -verbesserung der Arzneimitteltherapie. Die Apothekenbetriebsordnung widmet der Krankenhausapotheke einen gesonderten Abschnitt und würdigt damit die Besonderheit der Arzneimittelversorgung im Krankenhaus und die Stellung des Krankenhausapothekers.

8.1.2 Aufgaben des Krankenhausapothekers

Das Tätigkeitsfeld des Krankenhausapothekers ist sehr vielfältig und wesentlich von der Größe und vom Leistungsangebot des jeweiligen Krankenhauses und der Krankenhausapotheke abhängig. Während in einem kleinen Betrieb der Generalist gefragt ist, der das gesamte Leistungsspektrum des Betriebes abdecken kann, sind größere Apotheken in Abteilungen gegliedert, die von spezialisierten Apothekern geleitet werden. Einige dieser Arbeitsgebiete werden im Folgenden beschrieben.

Der leitende Krankenhausapotheker

Der leitende Krankenhausapotheker ist wie seine Mitarbeiter Angestellter des Krankenhauses. Die Apothekenbetriebsordnung schreibt jedoch seine **persönliche Verantwortung** für den Betrieb der Krankenhausapotheke, den Einsatz des Personals und seine fachliche Unabhängigkeit fest. Der leitende Krankenhausapotheker hat folgerichtig keinen Fachvorgesetzten und ist in seinen pharmazeutischen Entscheidungen frei. Disziplinarisch ist er dem Ärztlichen oder dem Kaufmännischen Direktor des Krankenhauses unterstellt. Aufgrund dieser Stellung ist er ein Mittler und **unabhängiges Korrektiv** im Spannungsfeld der unterschiedlichen Interessen von Ärzten, Verwaltung und Industrie. Kommunikationsfähigkeit, Verhandlungsgeschick, betriebswirtschaftliche Grundlagen und Kenntnisse moderner Managementmethoden sind für den leitenden Krankenhausapotheker ebenso wichtig wie die pharmazeutische Qualifikation. In der Regel wird bei der Neubesetzung einer Leiterposition eine abgeschlossene Weiterbildung und/oder Promotion vorausgesetzt.

Seine Aufgabe ist es, den ordnungsgemäßen Betrieb der Krankenhausapotheke sicherzustellen und die Arzneimitteltherapie im Krankenhaus zu optimieren. Mit zunehmender Größe der Krankenhausapotheke ist er weniger operativ tätig. Schwerpunkte seiner Arbeit sind dann die Weiterentwicklung der Aufbau- und Ablauforganisation, Personalentwicklung und -management, Marketing, Qualitätsmanagement, Budgetberatung und -controlling.

Der leitende Krankenhausapotheker ist Vorsitzender oder Geschäftsführer der **Arzneimittelkommission** und Mitglied anderer Kommissionen des Krankenhauses, in denen pharmazeutischer Sachverstand gefragt ist, z. B. der Hygienekommission, der Medizinproduktekommission oder der Transfusionskommission. Er führt die Einkaufsverhandlungen mit der pharmazeutischen Industrie, legt die Vergabeverfahren fest und entscheidet über die Produktauswahl im Generikasortiment.

Er ist neben der Belieferung mit Arzneimitteln auch für die Kontrolle der Arzneimittelvorräte auf den Stationen und sonstigen Teileinheiten des Krankenhauses verantwortlich und zur Beratung der Ärzte und des Pflegepersonals verpflichtet.

Beschaffung

Die Einrichtung der Apotheken in der Trägerschaft der Krankenhäuser geschah vor 1983 praktisch nur aufgrund wirtschaftlicher Überlegungen. Dabei war und ist auch heute noch entscheidend, dass die Arzneimittelpreisverordnung im Krankenhaus nicht gilt. Die pharmazeutischen Hersteller können die Arzneimittelpreise frei kalkulieren, so dass im Krankenhausgeschäft ein freier Markt für Arzneimittel besteht. Der Vertriebsweg über den pharmazeutischen Großhandel spielt daher in der Krankenhausapotheke eine untergeordnete Rolle. Der Krankenhausapotheker kann diesen Markt durch Konzentration auf wenige Präparate und Lieferanten und damit Mengenrabatten im Einkauf nutzen. Seine Instrumente sind die Arzneimittelkommission und die Festschreibung des Sortiments in der **Arzneimittelliste** sowie überregionale Kooperationen und Nutzung von e-Procurement-Systemen.

Die **Arzneimittelkommission** ist ein interdisziplinär zusammengesetztes Gremium, an dem Ärzte der verschiedenen Fachdisziplinen, der klinische Pharmakologe und der Krankenhausapotheker beteiligt sind. Sie ist das entscheidende Gremium für die Auswahl und Anwendung der Arzneimittel im Krankenhaus; sie arbeitet mit dem Ziel, die Arzneimitteltherapie unter fachlich-wissenschaftlichen und ökonomischen Aspekten zu optimieren. Der Apotheker hat dabei als Vorsitzender oder Geschäftsführer bedeutende Funktionen. Er hat die Aufgabe, Veränderungen in der Therapie mit Arzneimitteln zu erkennen, zu analysieren, mit dem verantwortlichen Arzt zu erörtern und sie ggf. einer Entscheidung durch die Arzneimittelkommission zuzuführen.

Ihm obliegt es, die wissenschaftlichen Qualitätskriterien zur Beurteilung der Wirkstoffe und Fertigarzeimittel so aufzuarbeiten, dass eine für alle Mitglieder der Kommission tragfähige Entscheidung getroffen werden kann. Eine auf das jeweilige Problem exakt abgestellte Zusammenstellung schriftlicher Unterlagen und vorbereitende Gespräche mit den Kommissionsmitgliedern bieten dazu gute Voraussetzungen. Die Arbeit der Arzneimittelkommission sollte sich nur auf Wirkstoffe beziehen, während Entscheidungen zu wirkstoffgleichen Präparaten in die Fachkompetenz des Apothekers fallen. Die Ergebnisse der Verhandlungen werden in der Arzneimittelliste zusammengestellt und allen Ärzten im Krankenhaus zugänglich gemacht.

Da die Therapiefreiheit der Ärzte von den Maßnahmen der Arzneimittelkommission grundsätzlich unberührt bleibt, ist immer darauf zu achten, dass ihre Entscheidungen so umgesetzt werden können, dass die Verbindlichkeit der Arzneimittelliste gewährleistet werden kann. In bestimmten Fällen kann es notwendig sein, abweichend von der Liste Arzneimittel für eine besondere Indikation zu beschaffen. Für diesen Fall ist ein besonderes Verschreibungsverfahren festzulegen, z. B. Chef- oder Oberarztunterschrift erforderlich. So gehört der Einkauf von Präparaten für innovative Therapien, die noch nicht in Deutschland zugelassen sind, zur Routineaufgabe der Krankenhausapotheke.

Die Entscheidungen der Arzneimittelkommission werden vom Krankenhausapotheker in der ausschließlich zum internen Hausgebrauch bestimmten Arzneimittelliste systematisch zusammengestellt und allen Ärzten und Stationen des Krankenhauses zur Verfügung gestellt. Sie sollte ein Register der Handelsnamen und INN-Bezeichungen enthalten. Es ist zweckmäßig, von der Arzneimittelkommission verabschiedete Therapierichtlinien, Hinweise für Vergiftungsfälle und das Arzneimittel betreffende Dienstanweisungen mit aufzunehmen. Die Arzneimittelliste ist Aushängeschild und Marketinginstrument der Krankenhausapotheke. In einem krankenhausinternen Informationssystem kann sie online stets aktuell zur Verfügung gestellt werden und zusätzlich als Grundlage für papierlose Bestellvorgänge genutzt werden.

Qualitätsmanagement

Qualitätssicherung muss von allen Mitarbeitern der Krankenhausapotheke aktiv betrieben werden. Die Einführung eines Qualitätsmanagementsystems ist Aufgabe der Apothekenleitung. Im Bereich der Arzneimittelproduktion hat die Umsetzung der GMP-Richtlinien zu einem einheitlichen Qualitätsstandard in Krankenhausapotheken geführt. Die Dokumentation aller Herstellungsschritte und Prüfungen sowie der Umgang mit Fehlern sind bereits institutionalisiert. Darüber hinaus ist es heute wichtig, alle für die Dienstleistungen der Krankenhausapotheke qualitätsbestimmenden Prozesse zu dokumentieren und sie mit einem Qualitätsmanagementsystem ständig zu verbessern. Im Rahmen einer umfassenden Qualitätssicherung ist die eindeutige Definition der Schnittstellen zur Klinik wichtig. So sollten z. B. in einer Dienstanweisung für den Verkehr mit Arzneimitteln bzw. entsprechenden Verfahrensanleitungen folgende Punkte geregelt werden:

- ☐ Beschaffung und Entsorgung der Arzneimittel im Krankenhaus
- ☐ Bestellverfahren von der Bedarfsstelle zur Apotheke
- ☐ Anlieferungsverfahren von der Apotheke zur Bedarfsstelle
- ☐ Lagerung der Arzneimittel auf der Bedarfsstelle
- ☐ Handhabung der Arzneimittel durch Ärzte und Pflegepersonal
- ☐ Regelung der Verantwortungsbereiche für die Aufsicht
- ☐ Umgang mit Betäubungsmitteln
- ☐ Dokumentation der Chargenbezeichnungen von Blut- und Plasmapräparaten
- ☐ Beschaffung sonstiger Artikel des medizinischen Sachbedarfs
- ☐ Umgang mit Arzneimitteln, die für die Klinische Prüfung bestimmt sind
- ☐ Beschaffungszuständigkeit der Apotheke auch für solche Arzneimittel, die als Gegenstände nach § 2 Abs. 2 und als Arzneimittel nach § 47 des Arzneimittelgesetzes vom Vertriebsweg über die Apotheke ausgenommen sind, z. B. Blut- und Plasmapräparate und Infusionslösungen
- ☐ Abgabe von Arzneimittelmustern
- ☐ Überprüfung der Lagerbestände von Arzneimitteln und Medizinprodukten auf den Stationen

Arzneimittellogistik

Im Krankenhaus werden Arzneimittel in der Regel nicht direkt an den Patienten, sondern zu Händen des Stationspersonals abgegeben. Das gilt auch, wenn die Apotheke die Arzneimittel patientenorientiert im **Unit-dose-Verfahren** abgibt. Für die Abgabe gelten jedoch die gleichen rechtlichen Bedingungen wie in der öffentlichen Apotheke. Der Schwerpunkt der pharmazeutischen Tätigkeit in der Arzneimittellogistik ist die Prüfung der Anforderungen auf Plausibilität, die Abgabe und Dokumentation der Betäubungsmittel, die Chargendokumentation der Blut- und Plasmapräparate und die Beratung der Ärzte zur Austauschbarkeit der Präparate, die nicht in der Arzneimittelliste enthalten sind. Die Kommunikation zwischen Arzt und Apotheker verläuft im Krankenhaus direkt ohne Beteiligung des Patienten und ohne dass das Vertrauensverhältnis Arzt-Patient gestört wird. Die Zusammenarbeit ist daher vertrauensvoll, unkompliziert und kollegial.

Da jede Krankenhausapotheke mit einem **EDV-Materialwirtschaftssystem** arbeitet und vielerorts weitergehende EDV-Systeme installiert sind, z. B. zur Übermittlung der Anforderungen von den Stationen in die Apotheke oder zur Steuerung automatischer **Kommissioniersysteme**, sind EDV-Kenntnisse in diesem wie auch allen anderen Arbeitsgebieten der Krankenhausapotheke notwendig.

Obwohl der Großteil der Belieferungen im Routinebetrieb geschieht, muss der Krankenhausapotheker für Notfälle, z. B. über eine **Rufbereitschaft**, ständig erreichbar sein.

Arzneimittelproduktion

Die Arzneimittelherstellung in der Krankenhausapotheke hat auch heute noch einen hohen Stellenwert. Sie ist ein typisch pharmazeutisches Leistungsangebot und führt in vielen Fällen zur Kostenminimierung. Gleichzeitig eröffnen sich Möglichkeiten einer auf den Patienten abgestellten individuellen Darreichung der Arzneimittel. Dies gilt insbesondere für die Therapie bei Kindern, bei denen die auf das Körpergewicht bezogene Dosierung eine andere Konzentration der Wirkstoffe erfordert, als das im Handel befindliche Fertigarzneimittel bietet. Auch in der Augenheilkunde, der Dermatologie, der Anästhesiologie und der Transplantationschirurgie werden häufig spezielle Zubereitungen benötigt, die der Krankenhausapotheker nach den Wünschen von Arzt und Pflegepersonal entwickeln muss.

Grundsätzlich ist Eigenherstellung der Arzneimittel immer dann geboten, wenn

- Therapievorstellungen eines Arztes nicht anders realisiert werden können,
- für bewährte Therapiekonzepte der Bedarf so gering ist, dass das Arzneimittel industriell noch nicht oder nicht mehr verfügbar ist,
- Arzneimittel für die klinische Prüfung verblindet werden müssen,
- Wirtschaftlichkeit der Eigenproduktion zu einer Senkung der Arzneimittelkosten führt.

Die bevorzugte Darreichungsform der Arzneimittel, die im Krankenhaus hergestellt werden, ist das parenteral zu verabreichende Medikament. Davon nehmen Infusionslösungen eine herausragende Position ein. Die Anforderungen der GMP-Richtlinien (s. S. 431) sind erheblich und machen neben den vorgeschriebenen Apothekenbetriebsräumen die Einrichtung einer Sterilabteilung erforderlich. Solche Sterilabteilungen müssen aus Rentabilitätsgründen täglich betrieben werden; neben der Produktion krankenhausspezifischer Lösungen, wie z. B. kardioplegische Lösungen, organkonservierende Lösungen etc., kann die Produktion von hochkalorischen Kohlenhydrat- und Aminosäure-Lösungen zur Rentabilität der Einrichtung beitragen.

Abbildung 8.1-1 vermittelt einen Eindruck der Vielfältigkeit krankenhausspezifischer Parenteralia. Neben der Abfüllung in Glasflaschen können Kunststoffcontainer verwendet werden, die mit einer einfachen Abfüllmaschine sehr flexibel in verschiedenen Größen hergestellt werden können. Abbildung 8.1-2 zeigt ein abgabefertiges Applikationssystem mit einer opiathaltigen Lösung. Der Beutel wird vom Patienten am Körper getragen und durch eine Pumpe zur Behandlung der Tumorschmerzen direkt in das Rückenmark appliziert.

Die Anfertigung der **Mischinfusionen** und **Zytostatikazubereitungen** (s. S. 422) ist eine patientenorientierte Arzneimittelherstellung. Sie unterscheidet sich qualitativ von der Zubereitung auf der Station durch validierte aseptische Verfahren, die die Produktion auf Vorrat zulassen. Der Krankenhausapotheker übernimmt in diesem Bereich einen wesentlichen Teil der Qualitätssicherung. Anhand der angegebenen Patientendaten, wie Gewicht, Körperoberfläche, Alter, Geschlecht etc., verifiziert er die angeforderte Dosierung und Zusammensetzung, kontrolliert das Therapieschema und diskutiert mit den Ärzten evtl. Abweichungen.

Die Apothekenbetriebsordnung fordert, dass eine ausreichende **Prüfung der Arzneimittel** durchgeführt wird. Hierzu zählt nicht nur die Eingangskontrolle der in der Apotheke verwendeten Ausgangsstoffe und ihre Dokumentation, sondern auch **Inprozess- und Endkontrollen**, die während der Herstellung vorzunehmen sind, um die Qualität der selbst produzierten Arzneimittel belegen zu können. Besonderes Augenmerk wird auf den Qualitätsplanungsprozess für neue Zubereitungen gelegt, in dem der pharmazeutisch-analytisch ausgebildete Apotheker Spezifikationen festlegt und Analyseverfahren erarbeitet.

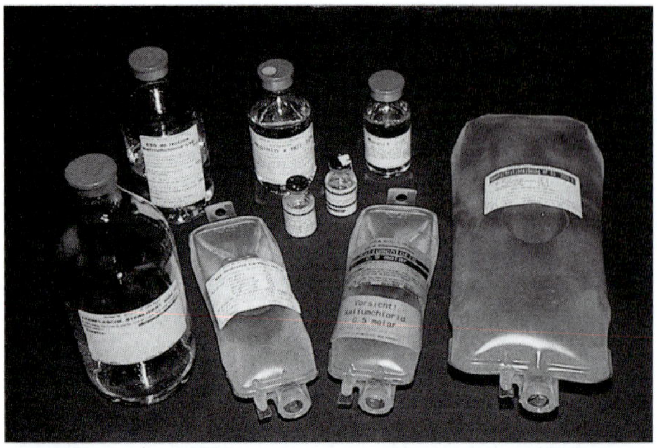

Abb. 8.1-1: Krankenhausspezifische Parenteralia aus der Eigenfertigung in Glas- und Kunststoffbehältnissen

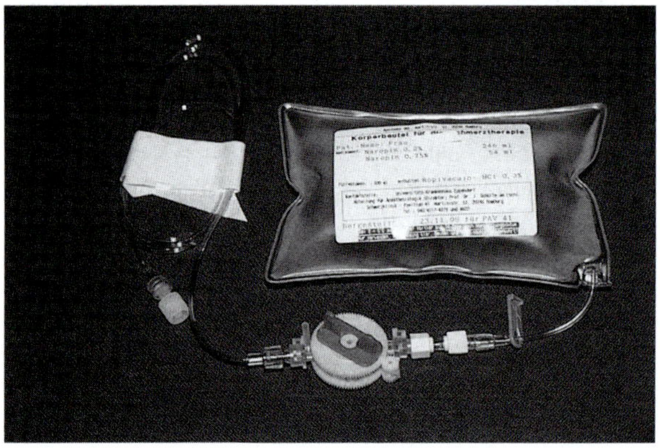

Abb. 8.1-2: Abgabefertiges Applikationssystem aus der Eigenfertigung zur Behandlung von Tumorschmerzen

In manchen Krankenhausapotheken werden neben pharmazeutischer Analytik zusätzlich toxikologische Untersuchungen betrieben.

Arzneimittelinformation und Beratung

Die Krankenhausapotheke ist das Arzneimittel-Informationszentrum im Krankenhaus. Zur Bewältigung der Beratungsleistung werden neben der einschlägigen Fachliteratur EDV-Datenbanken und Online-Dienste genutzt. Darüber hinaus gibt es zahlreiche krankenhausspezifische Probleme, die nur mit spezieller Literatur bzw. speziellen Datenbanken bearbeitet werden können. Die Weitergabe der Informationen sollte wie die Abgabe der Arzneimittel einem Qualitätsmanagement unterliegen, das den gesamten Prozess von der Aufnahme der Anfrage, über die Dokumentation der Ergebnisse bis zur Art und Form der Weitergabe umfasst.

Die besonderen Beratungsfunktionen des Krankenhausapothekers können wie folgt beschrieben werden (s. S. 162):

- ☐ Vorbereitung und Veröffentlichung der Entscheidungen der Arzneimittelkommission des Krankenhauses
- ☐ Erstellung und Fortschreibung der Arzneimittelliste nach medizinischen und wirtschaftlichen Gesichtspunkten entsprechend den Beschlüssen der Arzneimittelkommission
- ☐ Berichte über unerwünschte Arzneimittelwirkungen und Einleitung und Dokumentation entsprechender Gegenmaßnahmen
- ☐ Aufbau und laufende Ergänzung einer umfassenden Arzneimittelinformation und -dokumentation, die sich mindestens auf die in der Arzneimittelliste des Krankenhauses enthaltenen Arzneimittel erstreckt
- ☐ Beratung der im Krankenhaus tätigen Ärzte in Angelegenheiten der Anwendung und des Verbrauchs von Arzneimitteln, insbesondere in Hinblick auf das im fünften Sozialgesetzbuch (SGB V) geforderte Wirtschaftlichkeitsgebot
- ☐ Vermittlung pharmazeutischer Grundinformationen an nichtärztliche Mitarbeiter, insbesondere Pflegepersonen
- ☐ Erfassung und Auswertung der Daten des Arzneimittelverbrauchs zu Zwecken der medizinischen, pharmazeutischen und ökonomischen Dokumentation
- ☐ Formulierung der Empfehlungen an die Leitung des Krankenhauses bzw. die Arzneimittelkommission zur Planung, Organisation und Überwachung des Arzneimittelverkehrs, zu Veränderungen und Ergänzungen der Arzneimittelliste sowie zur Vorratshaltung der Arzneimittel auf den Stationen und anderen Teileinheiten des Krankenhauses aufgrund der Erkenntnisse aus der Arzneimitteldokumentation

Der Krankenhausapotheker auf der Station

Die optimale Pharmakotherapie, bei der das unter wissenschaftlichen und ökonomischen Aspekten richtige Arzneimittel in der richtigen Dosierung zur richtigen Zeit eingesetzt wird, kann nur mit einem ganzheitlichen Ansatz erreicht werden, der den Apotheker mit in das Behandlungsteam einbezieht. Es gibt eine Reihe innovativer Projekte, in denen Krankenhausapotheker **klinisch-pharmazeutische Leistungen** auf der Station erbringen. Die Dienstleistungen reichen von der Teilnahme an Visiten, der Erhebung der Arzneimittelanamnese, dem therapeutischen Drug-monitoring über die Ernährungsberatung bis hin zur patientenorientierten Versorgung aus einer Satellitenapotheke vor Ort. Obwohl es international anerkannt ist, dass ein Apotheker auf Station Kosten spart, ist diese Erkenntnis in Deutschland noch lange nicht umgesetzt worden.

Ein Ansatzpunkt für die Stationsarbeit ist die nach der Apothekenbetriebsordnung gesetzlich vorgeschriebene Kontrolle der Arzneimittelvorräte auf den Stationen. Der Apotheker hat dafür zu sorgen, dass die einwandfreie Aufbewahrung der Medikamente auf den Stationen gewährleistet ist. Er kann diese Verpflichtung nutzen, indem er sich vor Ort als fachlich qualifizierter Berater und nicht als Kontrolleur ausweist. Wenn die **Stationskontrolle** zu einer Stationsbegehung erhoben wird, bei der z. B. Hinweise zur Lagerung gegeben, Probleme im Umgang mit Arzneimitteln diskutiert und Verbrauchsstatistiken analysiert werden, ist der Apotheker ein willkommener Gesprächspartner. Die Ergebnisse der Begehung müssen dokumentiert werden und können z. B. nach dem Muster des Kommentars zur Apothekenbetriebsordnung (s. S. 900) angefertigt werden.

Über die Teilnahme an Pflegedienstkonferenzen und Stationsbesprechungen sollte der Krankenhausapotheker die Kundennähe suchen, um Sensibilität für die Probleme, die andere Berufsgruppen im Umgang mit Arzneimitteln und Medizinprodukten haben, zu erfahren und daraus Konsequenzen für seine Arbeit ableiten.

Der Krankenhausapotheker als Fachcontroller

Über das zentrale Materialwirtschaftssystem werden im Krankenhaus alle Materialbewegungen dokumentiert. Die Abgabe in der Krankenhausapotheke führt zur Belastung der Stationen mit den Arzneimittelkosten. Auf diese Weise kommen unzählige Buchungssätze pro Jahr zustande, die vom zentralen Controlling des Krankenhauses aufbereitet und zur Planung der Budgets benutzt werden. Ein Abteilungsbudget setzt sich aus vielen Komponenten zusammen, so dass eine detaillierte und fachkompetente Bewertung der Arzneimittelkosten vom zentralen Controlling nicht geleistet werden kann.

Zusätzlich zu den Berichten des zentralen Controllings sollte der Krankenhausapotheker den für ihr Budget verantwortlichen Ärzten Analysen des Arzneimittelverbrauchs auf Artikelebene zur Verfügung stellen.

Diese bieten für den Apotheker die Möglichkeit, bei Budgetüberschreitungen mit dem Arzt über Korrekturmaßnahmen und Therapiealternativen zu diskutieren. Auch auf diese Weise kann die interdisziplinäre Zusammenarbeit im Krankenhaus gefördert, die Arzneimitteltherapie auf eine wirtschaftlich solide Grundlage gestellt und die Grundsätze einer optimalen Arzneiversorgung der Patienten gestaltet werden.

Diagnostika- und Medizinprodukteversorgung

Das Aufgabengebiet des Krankenhausapothekers erstreckt sich nicht nur auf Arzneimittel, sondern auch auf verwandte Produktgruppen, wie Diagnostika, Chemikalien und Medizinprodukte.

Diagnostika

Im Gegensatz zu Arzneimitteln sind Verbrauchsmaterialien für klinische und forschende Laboratorien schwer zu standardisieren, weil einerseits eine große Vielfalt verschiedener Substanzen in unterschiedlichen Mengen für die Forschung gebraucht wird, andererseits klinische Routineuntersuchungen heute fast ausschließlich mit Automaten abgearbeitet werden, die gerätespezifische Diagnostika benötigen.

Der Apotheker in der Diagnostikaversorgung muss ein gutes klinisch-chemisches Fachwissen und entsprechenden Marktüberblick haben, um die Anwender über neue Produkte, Analyseverfahren und Preise informieren zu können. Er ist die Schnittstelle zwischen Ärzten, Naturwissenschaftlern, Krankenhausverwaltung und Industrie. Mit Medizintechnikern und Laborpersonal sollte er am Einkauf der Analysegeräte beteiligt sein, um Folgekosten im Verbrauchsmaterial zu kalkulieren. Er ist Mitglied der **Diagnostikakommission**, wenn eine solche Kommission im Hause besteht.

Medizinprodukte

Seit 1995 werden Gegenstände, mit denen auf physikalischem Wege Krankheiten geheilt, gelindert, erkannt oder verhütet werden können, als Medizinprodukte (s. S. 562) definiert. Das Medizinproduktegesetz stellt hohe Anforderungen an den Umgang mit Medizinprodukten. In vielen Fällen sind daher Krankenhausapotheken außer für Arzneimittel auch für die Versorgung mit Medizinprodukten zuständig und bewirtschaften diese Warengruppe analog zu den Arzneimitteln.

Die Medizinprodukteversorgung aus der Krankenhausapotheke ist aus folgenden Gründen sinnvoll:

- ☐ Der Krankenhausapotheker kann den Vorgaben des Medizinproduktegesetzes (MPG) zur Risikobewertung, Erfassung und Weiterleitung der Fachinformationen an die Anwender schnell gerecht werden, weil analoge Verfahren zur Abwehr der Arzneimittelrisiken bereits durch die ApBetrO vorgeschrieben sind. So ist z. B. die Behandlung der Chargenrückrufe in der Krankenhausapotheke institutionalisiert.
- ☐ Der Umgang mit modernen Informationsquellen, wie die vom MPG vorgeschriebenen DIMDI-Datenbanken, erfordert spezielle Fachkenntnisse und ist für Apotheker im Bereich der Arzneimittelinformation gängige Praxis.
- ☐ Der Krankenhausapotheker verfügt über spezielles Know-how zur sachgerechten Lagerung empfindlicher Produkte und hat Erfahrung mit der Erkennung von Qualitätsmängeln, der Beachtung der Verfallsdaten etc.
- ☐ Aufgrund seiner fachlichen Qualifikation genießt der Apotheker eine große Akzeptanz bei Ärzten und Pflegekräften und verfügt daher über ein hohes Durchsetzungsvermögen in Diskussionen über artikelspezifische Fragen.
- ☐ Eine Reihe Anbieter stellt sowohl Arzneimittel als auch Medizinprodukte her. In der Krankenhausapotheke können Auftragsvolumina gebündelt werden, um bessere Konditionen zu erreichen.

8.1.3 Zukunft des Berufsbildes

In den letzten Jahren wurde die Finanzierung des Krankenhauses in verschiedenen Stufen vom Prinzip des tagesgleichen Pflegesatzes schrittweise auf eine leistungsorientierte Finanzierung umgestellt. Mit der Einführung des Diagnose-orientierten Fallpauschalensystems (DRG) für Krankenhäuser durch das Fallpauschalengesetz erhalten fast alle Krankenhausleistungen einen einheitlichen und damit vergleichbaren Preis, der sich an Haupt- und Nebendiagnosen bemisst (Diagnosis-Related-Groups-System). Krankenhäuser mit einer guten Infrastruktur und einem klar definierten, abgegrenzten Leistungsspektrum können von diesem System profitieren, während Häusern der Maximalversorgung mit einem hohen Anteil an multimorbiden Patienten finanzielle Probleme drohen. Die Sachkosten bilden als variable Kosten einen Managementrahmen, den der Krankenhausapotheker aktiv mitgestalten kann. Sein Verhandlungsgeschick in Bezug auf die Arzneimittelpreise ist dabei genau so wichtig wie die ganzheitliche Betrachtung der Prozesse im Rahmen **pharmakoökonomischer Berechnungen**, um die optimalen Kosten pro Fall heraus zu arbeiten. Der Krankenhausapotheker wird sich daher in Zukunft noch stärker als Manager und Controller der immer enger werdenden Arzneimittelbudgets beweisen müssen.

Mit der Einführung des Begriffes „integrierte Versorgung“ in das Sozialgesetzbuch V öffnet der Gesetzgeber die Möglichkeit zur stärkeren Verzahnung zwischen dem stationären und ambulanten Bereich. Diesem Gedanken wurde 2002 u.a. durch Änderung des Apothekengesetzes Rechnung getragen. Danach darf die Krankenhausapotheke nun auch Arzneimittel an ermächtigte Ambulanzen des Krankenhauses zur unmittelbaren Anwendung abgeben. Die Betreuung vor- und nachstationärer Patienten, so wie die Einstellung auf die Bedürfnisse der Patienten, die im Rahmen der integrierten Versorgung behandelt werden, ist eine Herausforderung sowohl für Krankenhaus- als auch für Offizinapotheker.

Der Krankenhausapotheker muss sich in einem sich wandelnden Gesundheitswesen behaupten, das der ambulanten gegenüber der stationären Therapie den Vorrang gibt. Wenn Krankenhäuser sich zu Gesundheitszentren entwickeln, in denen ambulant operiert und therapiert wird, muss die Versorgung dieser Patienten durch die Krankenhausapotheke sichergestellt werden. Der Krankenhausapotheker wird in Zukunft die Schnittstelle vom stationären zum ambulanten Patienten fachlich mitbetreuen müssen. Seine Aufgaben werden sich insgesamt aus der Apotheke heraus an das Krankenbett und zum Patienten hin verlagern. Es ist denkbar, dass der Krankenhausapotheker zukünftig vermehrt in stationsnahen **Satellitenapotheken** arbeiten und Mitglied eines interdisziplinären, therapeutischen Teams sein wird. Er wird dazu neben einer soliden pharmazeutischen Ausbildung intensive klinische Kenntnisse und soziale Kompetenz benötigen.

8.2 Der Apotheker in der pharmazeutischen Industrie

Fritz Stanislaus

Fragt man Unternehmensberater danach, warum Apotheker gesuchte Arbeitskräfte in der pharmazeutischen Industrie sind, so bekommt man oftmals plakativ drei Gründe genannt:

- ☐ Die Breite der pharmazeutischen Ausbildung gewährleistet einen im Vergleich zu anderen naturwissenschaftlichen Ausbildungen universellen Einsatz.
- ☐ Aufgrund der Studieninhalte aller Gebiete der Pharmazie sind die Apotheker oft praktisch begabt.
- ☐ Durch seine Ausbildung und die Tätigkeit in der Apotheke hat der Apotheker gelernt, kostenbewusst zu handeln.

Unterstellt man, dass diese Eigenschaften dem Apotheker wirklich zu Eigen sind, so muss man andererseits fragen, ob damit die Tätigkeitsgebiete des Apothekers in der pharmazeutischen Industrie bereits abgedeckt sind.

Um dies zu beantworten, werden die Arbeitsbereiche nachfolgend kurz beschrieben. Dabei wird sowohl darauf eingegangen, welche der drei, dem Apotheker zugeschriebenen Eigenschaften besonders erwünscht sein könnten, als auch, welche sonstigen Eigenschaften den Apotheker außerdem für seine Tätigkeit in der Industrie prädestinieren könnten.

8.2.1 Pharmazeutische Technologie

Die gegenwärtige Situation in der pharmazeutischen Technologie ist dadurch gekennzeichnet, dass viele Arzneimittelhersteller die galenischen Entwicklungsabteilungen in den letzten Jahren konsequent ausgebaut haben oder noch ausbauen, so dass auch die Zahl der akademischen Mitarbeiter erhöht worden ist. Ein wesentlicher Grund dürfte die immer aufwendigere Forschung bei geringer werdender Anzahl neuer Wirkstoffe mit hohem therapeutischen und wirtschaftlichen Nutzen sein.

Andererseits hat in den vergangenen zehn Jahren eine Reihe umsatzstarker Präparate den Patentschutz verloren mit der Folge, dass es Anbietern von Generika ermöglicht wurde, mit neuen, teilweise innovativen Darreichungsformen neue Möglichkeiten zu erschließen, um dem Arzt qualitativ hochwertige Arzneimittel anzubieten.

Viele Erstanbieter haben hierzu frühzeitig entsprechende Entwicklungen im Rahmen der „Life-cycle-management-Aktivitäten" für ihre Präparate begonnen. Dies ist von Vorteil, da Entwicklungsarbeiten mit Substanzen durchgeführt werden können, deren physikalisch-chemische Eigenschaften, Wirk- und Nebenwirkungsprofile, Stabilitätsverhalten usw.

seit Jahrzehnten in der jeweiligen pharmazeutischen Firma als internes „Know-how“ vorhanden sind. Teilweise wurden hierzu auch hochspezialisierte Abteilungen, z.B. so genannte „Departments for new drug delivery systems“, mit bisweilen mehr als 50 Mitarbeitern gegründet.

Durch diese Entwicklung entstand ein erhöhter Bedarf an akademischen Mitarbeitern, dem auf der Angebotsseite allerdings auch heute noch zu wenig qualifizierte Bewerber gegenüberstehen. Qualifiziert heißt, dass der Bewerber promoviert sein sollte, entweder in einem pharmazeutischen oder aber in einem anderen naturwissenschaftlichen Fach, sofern er nicht neben dem Pharmaziestudium ein weiteres naturwissenschaftliches Studium absolviert hat.

Nicht zwangsläufig muss der Bewerber für eine Tätigkeit in der Industrie eine Dissertation angefertigt haben. So vertreten vor allem Personalmanager, die in größeren Firmen zusammen mit den Leitern mitarbeiterstarker Entwicklungsabteilungen für Einstellungen verantwortlich sind, den Standpunkt, dass bei dem Bewerber u.a. der erbrachte Nachweis der Fähigkeit zu naturwissenschaftlichem Arbeiten genügt. Die Tätigkeitsfelder der einzelnen Positionen sind nämlich in diesen Fällen derart speziell, dass sie ohnehin eine intensive, auf die besonderen Probleme ausgerichtete Einarbeitung erfordern.

Hier gibt es Bereiche, innerhalb derer der promovierte Apotheker zusammen mit zwei bis drei technischen Mitarbeitern z.B. ausschließlich das Feld nasale Arzneiformen mit sechs bis acht Einzelprojekten verantwortlich als Projektgruppenleiter bearbeitet. Hat er im Rahmen seiner Dissertation bereits auf diesem Gebiet gearbeitet, so ist er für diese Tätigkeit natürlich besonders prädestiniert.

Anders ist das Anforderungsprofil, das an die Bewerber für seine Position innerhalb der galenischen Entwicklungsabteilung eines mittelständischen Unternehmens gestellt wird. Ist dieser doch später zusammen mit zwei bis drei anderen Apothekern und z.B. zehn bis fünfzehn Mitarbeitern oft für die gesamte galenische Ausrichtung des Unternehmens verantwortlich.

Hier wird vom Apotheker breites galenisches Wissen oder besser Erfahrung gefordert, die er nur im Rahmen einer Dissertation in pharmazeutischer Technologie erwerben kann. Neben dem Thema der Dissertation spielt die Betreuung der Studenten in den Praktika eine ausschlaggebende Rolle, da der Doktorand auf diese Weise Erfahrungen mit den wichtigsten Arzneiformen sammeln kann. Dem wird an verschiedenen Lehrstühlen für pharmazeutische Technologie entsprochen, indem der betreuende Assistent in den Praktika etwa jährlich seinen Verantwortungsbereich wechselt.

Die intensive Studentenbetreuung legt den Grundstein für die Erfahrung, die der Galeniker braucht, um das Machbare in der pharmazeutischen Technologie abzuschätzen. Dies gibt ihm die Chance, jedem Akademiker mit anderer naturwissenschaftlicher Ausbildung, der diese Erfahrung nicht hat, überlegen zu sein. Denn alle Versuche, galenische Entwicklung ausschließlich über theoretische Überlegungen und Berechnungen von der Erfahrung „loszulösen“, sind, da in der Technologie Vielstoffgemische verarbeitet werden, als gescheitert anzusehen, denn schon geringe Änderungen können große Auswirkungen auf die Verfahrenstechnik haben.

Zusammenfassend lässt sich also sagen, dass die pharmazeutische Technologie das besondere Arbeitsgebiet des Apothekers in der pharmazeutischen Industrie ist. Dabei kommen ihm alle drei eingangs beschriebenen Eigenschaften in Verbindung mit einer Dissertation besonders zugute.

Aber auch für den nicht promovierten Apotheker bieten sich in Randgebieten der galenischen Entwicklung Beschäftigungschancen, z.B. als Leiter einer Arbeitsgruppe, die Arzneiformen für klinische und pharmakologische Prüfungen herstellt. Schließlich sei auf die Berufsmöglichkeiten in nichtpharmazeutischen Betrieben mit Herstellungstechnologien, wie z.B. Lebensmittelindustrie, Kosmetikindustrie oder Bereiche der chemischen Industrie, hingewiesen, die hohes technologisches „Know-how“ benötigen, z.B. im Pflanzenschutz, und auch für Pharmazeuten eventuell mit lebensmittelchemischer Zusatzausbildung sowohl mit, aber auch ohne Promotion Arbeitsplätze bieten.

8.2.2 Pharmafertigung

An die Beschreibung der Tätigkeit in der galenischen Entwicklungsabteilung schließt sich nahtlos die Beschreibung der Anforderungen an den Apotheker in der Pharmafertigung an, z.B. als Verantwortlicher für eine Herstellungslinie oder aber als Mitarbeiter der vor allem in größeren Pharmabetrieben vorhandenen „Pilot“-Abteilungen, die in die Pharmafertigung integriert sind. Letztere haben in der Übertragung galenischer Entwicklungen Produktionsequipment zu gewährleisten. Ein weiteres Betätigungsfeld hat der Apotheker auch in der Umsetzung der GMP-Richtlinien in die Praxis und der Validierung pharmazeutischer Verfahrensprozesse.

Für diese Tätigkeiten ist ein Apotheker sehr geeignet, der über pharmazeutisch-technologische Erfahrungen verfügt, unabhängig davon, ob er diese in der galenischen Entwicklungsabteilung derselben Firma oder extern erworben hat. Die Tätigkeit als in einem Herstellungsbereich verantwortlicher Apotheker setzt neben fundiertem pharmazeutischen Wissen Sinn für Sorgfalt und Termineinhaltung, Freude an der Führung von Mitarbeitern, Durchsetzungsvermögen, vertiefte Kenntnisse im arzneimittelrechtlichen Bereich und technisches Verständnis als auch die Bereitschaft voraus, hohe administrative Belastung zu übernehmen. Spezielle fachliche Kenntnisse oder Zusatzqualifikationen können hierbei erst in zweiter Linie gefragt sein. Denn sowohl in der Großindustrie als auch in mittelständischen Pharmaunternehmen gibt es eine Reihe verantwortlicher Herstellungs- oder Produktionsleiter, die nicht promoviert sind.

Teilweise werden Apotheker in Großfirmen auf eine Tätigkeit in der Pharmafertigung auch folgendermaßen vorbereitet: Zunächst arbeiten sie eine gewisse Zeit in anderen Abteilungen, z. B. der galenischen Entwicklungsabteilung, sei es zur Persönlichkeitsbildung, zum besseren Kennenlernen interner Strukturen und zur Mitarbeiterführung oder sei es, um über die Produkte Erfahrung zu gewinnen. Der Weg an die Spitze der Herstellungsverantwortung führt in größeren Pharmabetrieben oftmals über längere Aufenthalte in ausländischen Tochtergesellschaften, z. B. als Assistent des verantwortlichen Produktionsleiters.

Von den eingangs erwähnten Eigenschaften wird besonders die Fähigkeit zu rationellem und damit wirtschaftlichem Handeln im Produktionsbereich sehr geschätzt. Denn die Herstellung von Arzneimitteln soll hinsichtlich Ausbeute an Fertigware, also Rohstoffeinsatz, Energieverbrauch und Personal möglichst effizient und kostengünstig sein.

8.2.3 Pharmazeutische Analytik

Im Vergleich zu den beiden zuvor geschilderten Tätigkeitsbereichen ist die pharmazeutische Analytik, betrieben in der **Qualitätskontrolle** oder in der „Analytischen Entwicklung und Forschung", keine Domäne des Apothekers mehr. Je nach Firmenphilosophie werden pharmazeutisch-analytische Arbeiten auch von Chemikern oder von Akademikern ausgeführt, die ein chemisch-pharmazeutisches Doppelstudium absolviert haben. Damit gehört der erfolgreiche Abschluss einer Dissertation, möglichst mit Schwerpunkt Analytik, zum Anforderungsprofil an den Stellenbewerber.

Dass die leitende Tätigkeit in der pharmazeutischen Analytik für den promovierten Apotheker zu Beginn seiner Anstellung in der pharmazeutischen Industrie ein Sonderfall ist, hat verschiedene Gründe: Einerseits werden die pharmazeutisch-analytischen Lerninhalte an den meisten Universitäten den Erfordernissen der pharmazeutischen Industrie, insbesondere unter dem Gesichtspunkt der modernen instrumentellen Analytik nur unzureichend gerecht, andererseits befassen sich nur wenige Dissertationen vornehmlich mit der pharmazeutischen Analytik. In diesem Zusammenhang muss auch das große Potential an Chemikern gesehen werden, die in diese Tätigkeitsbereiche drängen und neben größeren chemischen Allgemeinkenntnissen in der Regel auch hier bereits besondere Erfahrungen haben.

8.2.4 Biopharmazie und Pharmakokinetik

Die Tätigkeit des Apothekers in der Biopharmazie und Pharmakokinetik ist in Analogie zur pharmazeutischen Analytik wiederum ein Sonderfall, da auch hier der erfolgreiche Abschluss einer Dissertation Voraussetzung für eine leitende Tätigkeit ist. Dabei kommt dem Apotheker zugute, dass es keinen einheitlichen Studiengang der Biopharmazie gibt, sondern neben Apothekern auch Biologen, Chemiker, Mathematiker oder Mediziner innerhalb dieser Fachrichtung wissenschaftlich tätig sind.

Die Biopharmazie und Pharmakokinetik erfordern ähnlich wie die pharmazeutische Analytik eine gewisse Erfahrung, da mit sehr spezifischen, hochtechnischen Methoden Wirkstoff- oder Metabolitenkonzentrationen in biologischem Material quantitativ zu bestimmen oder spezielle mathematische Modellvorstellungen mit biologischen Gegebenheiten zu verknüpfen sind.

Diese Erfahrung ermöglicht es, z. B. bei einem Wirkstoffmolekül, die entsprechenden Resorptions-, Verteilungs-, Metabolisierungs- und Eliminationsvorgänge abzuschätzen oder aber einen Weg zu weisen, mit dessen Hilfe die analytische Bestimmung von Wirkstoff und Metaboliten in biologischem Material möglich ist. Insbesondere bei der Planung, Durchführung und Auswertung pharmakokinetischer Untersuchungen am Tier oder Menschen sind diese Kenntnisse wichtig.

Hier liegen auch die Einstiegsmöglichkeiten für den Apotheker, wenn er in einer Dissertation besondere Kenntnisse oder Erfahrungen auf diesem Gebiet gesammelt hat. Auch ein Doppelstudium in Chemie/Biochemie und Pharmazie oder in Pharmazie und Medizin kann für die Tätigkeit in der Pharmakokinetik von großem Nutzen sein.

8.2.5 Chemische Forschung

In den letzten 20 Jahren hat der promovierte Chemiker den Apotheker in zunehmendem Maße aus diesem Tätigkeitsbereich verdrängt. Trotzdem hat der in pharmazeutischer Chemie promovierte Apotheker dann reelle Berufschancen, wenn er zusätzlich ein Chemiestudium absolviert hat oder sich intensiv mit Struktur-Wirkungs-Beziehungen auf der Basis pharmakologischer Screening-Methoden beschäftigt hat. Ebenso chancenreich ist eine Spezialisierung z. B. auf dem Gebiet der stereospezifischen Synthese.

8.2.6 Zulassung und Registrierung

Neben der pharmazeutischen Technologie und Pharmafertigung ist die Zulassung und Registrierung von Arzneimitteln eine weitere Domäne der Tätigkeit des Apothekers in der Industrie. Befriedigung in dieser Tätigkeit wird aber nur derjenige finden, der Freude an der Umsetzung und Interpretation des Arzneimittelrechts hat, kontaktfreudig ist, eine Veranlagung für administrativ verwaltende Arbeiten hat und dem bewusst ist, dass er sich damit von jeglicher Laboratoriumsarbeit verabschiedet: Meist ist dann die Rückkehr in die Welt des Laboratoriums nicht mehr möglich.

Erfolgreiche Tätigkeit auf diesem Gebiet setzt eine gewisse Berufserfahrung voraus, die darin besteht, die verschiedenen Dossiers naturwissenschaftlicher und medizinischer Dokumentation zulassungsreif zu erstellen; Erfahrung deshalb, weil die nationalen und internationalen Zulassungsbehörden nicht alle Anforderungen explizit darlegen, sondern ein gewisser Ermessungsspielraum gegeben ist. Seine Ausnutzung nach unten kann die Versagung der Zulassung und nach oben die teilweise unnötige Vergeudung von Mitarbeiterkapazitäten im eigenen Unternehmen oder Kapital zur Finanzierung externer Arbeiten zur Folge haben. Letzteres ist unter Umständen auch mit wirtschaftlichen Nachteilen für das Unternehmen verbunden, denn jede Verzögerung in der Erstellung von Unterlagen für einen Zulassungsantrag kann die verzögerte Einführung in den Markt und damit eine Umsatz- und Erlöseinbuße nach sich ziehen.

Neben den bereits geschilderten Eigenschaften, die nicht unbedingt das typische Tätigkeitsfeld des Apothekers sind, ist neben der schon erwähnten Kontaktfreudigkeit auch Zuverlässigkeit und Durchsetzungsvermögen gefordert, da die Aufgabe darin besteht, den entsprechenden Fachabteilungen termingerecht Zulassungsunterlagen abzufordern. Dies ist im naturwissenschaftlichen Bereich bisweilen deshalb nicht ganz einfach, da den naturwissenschaftlich tätigen Mitarbeitern die oben angesprochene administrative Neigung manchmal fehlt. Angemerkt sei, dass in dem unter dieser Überschrift geschilderten Tätigkeitsgebiet auch der Apotheker ohne Promotion eine Chance hat.

8.2.7 Medizinisch-wissenschaftliche Information

Für diese Tätigkeit bringt der Apotheker durch die Breite seiner Ausbildung, insbesondere hinsichtlich seines pharmakologischen Wissens, gute Voraussetzungen mit. Die Aufgabe besteht darin, Ärzten und Apothekern Fertigarzneimittel vorzustellen und deren therapeutische Qualität darzulegen. Dazu werden entsprechende wissenschaftliche Produktinformationen erarbeitet, Vorträge, Symposien, Kongresse vor interessierten Zuhörern gehalten und die Pharmareferenten geschult.

Auch ist der Mitarbeiter für die Qualifikation klinischer Studien verantwortlich, die nach der Markteinführung zusammen mit klinischen Prüfern in besonderen Prüfzentren duchgeführt werden [Postmarketing-surveillance (PMS)]. Ziel dieser Studien ist es, Nutzen und Risiken der bereits im Markt befindlichen Arzneimittel zu erfassen und zu beurteilen. Nach Arzneimittelgesetz und der Betriebsverordnung für pharmazeutische Unternehmer kann der Leiter der medizinisch-wissenschaftlichen Abteilung auch Stufenplanbeauftragter sein. In dieser Funktion trägt er Verantwortung in der Erfassung und Meldung berichteter Nebenwirkungen von Arzneimitteln an das Bundesinstitut für Arzneimittel und Medizinprodukte.

Alle diese Tätigkeiten erfordern große Kontaktfreudigkeit, sicheres Auftreten, verbunden mit gewissen rhetorischen Eigenschaften sowie nach Möglichkeit auch den erfolgreichen Abschluss einer Dissertation. Hilfreich kann eine Dissertation mit einem pharmakologischen Thema sein. Nicht selten werden Personen mit einer medizinischen Ausbildung bessere Berufschancen als Naturwissenschaftlern eingeräumt, weil unterstellt wird, dass letztere einen schwereren Zugang zum Mediziner in Klinik oder Praxis als Ansprechpartner haben. Hier zeichnen sich auch besondere Möglichkeiten für denjenigen ab, der ein Doppelstudium in Medizin und Pharmazie absolviert hat. Darüber hinaus werden Apotheker auch Möglichkeiten im nichtpharmazeutischen Bereich in der wissenschaftlichen Information geboten, so z. B. in der Kosmetikindustrie oder bei Herstellern von Verbandmitteln oder Diätetika.

8.2.8 Klinische Forschung

Obwohl hier der Mediziner sein Hauptarbeitsgebiet hat, bleibt dem Apotheker eine Tätigkeit in der klinischen Forschung nicht verschlossen. Schwerpunkt der klinischen Forschung ist es, in besonderen Prüfzentren die Parameter Verträglichkeit, Wirksamkeit und Dosierung neuer Wirkstoffe/Präparate oftmals im Vergleich zur Standardtherapie abzuklären (Klinische Prüfung Phase I bis IV). Diese Tätigkeit setzt in hohem Maße naturwissenschaftlich-medizinisches Können und Freude an koordinierender Tätigkeit voraus, die insbesondere hinsichtlich Studienvorbereitung und Auswertung anfällt. Auch hier kann der Einstieg in eine derartige Tätigkeit durch eine Dissertation mit einem pharmakologischen Thema erleichtert werden.

8.2.9 Stabsfunktionen

Diese Tätigkeitsgebiete können sehr verschiedenartig sein und erfordern die typischen „Apothekereigenschaften", daneben jedoch fast immer den Nachweis der Fähigkeit zu wissenschaftlichem Arbeiten, erbracht durch den erfolgreichen Abschluss einer Dissertation. Die Stabsfunktionen können allgemeiner Art sein oder in den Bereichen Produktinnovation, Projektkoordination und F&E-Controlling liegen.

Das Thema der Dissertation ist hier eher von sekundärer Bedeutung. In größeren Pharmafirmen sind die oben beschriebenen Tätigkeitsbereiche oft für den Führungsnachwuchs vorgesehen, der nach Ausübung einer längerfristigen Linienfunktion, z. B. als Mitarbeiter in einer pharmazeutischen Entwicklungsabteilung, nun für drei bis vier Jahre Stabsfunktionen ausübt. Dabei kann er als Assistent eines verantwortlichen Entwicklungsleiters oder Spartenleiters eingesetzt werden.

Für diese Arbeit kommt es weniger auf vertiefte spezielle Fachkenntnisse als vielmehr darauf an, auch in fremden Fachbereichen Probleme rasch zu erkennen, Lösungsmodelle koordinieren sowie Mitarbeiter verschiedener Gebiete führen und motivieren zu können. In pharmazeutischen Großbetrieben gibt es eine Reihe von Apothekern, die eine derartige Ausbildung in solchen Schlüsselfunktionen durchlaufen haben. Die Gebiete Produktinnovation, Projektkoordination und F&E-Controlling enthalten die Aufbereitung neuer Produktvorschläge, damit die Entscheidungsgremien über deren Ablehnung oder Annahme befinden können, aber auch die Abstimmung der entsprechenden Aktivitäten unter den Fachabteilungen und die Kontrolle der Projektkosten, z. B. für im eigenen Unternehmen verbrauchte Mitarbeitertage oder Kosten für externe Leistungen, durchgeführt werden können.

Alle diese Tätigkeiten werden stark von der Persönlichkeit des Ausführenden geprägt, insbesondere durch Eigenschaften, wie Kontaktfreudigkeit, zielgerichtetes Arbeiten mit Blick für das Wesentliche, Eigenschaften, die oft weit über das zu früheren Zeiten Erlernte hinausgehen müssen.

Die Chance des Apothekers liegt hier sowohl in der Breite seiner Ausbildung als auch in dem, was eingangs mit praktischer Veranlagung beschrieben wurde. Dies hat insbesondere dann Bedeutung, wenn es gilt, theoretische Vorstellungen in das pragmatisch Machbare umzusetzen.

8.2.10 Marketing

Marketing in pharmazeutischen Betrieben ist ein Gebiet, dessen Grundbegriffe dem Apotheker weder im Studium noch im Rahmen einer Dissertation vermittelt werden, da es zwischen Marketing und Pharmazie, das heißt, einer betriebswirtschaftlichen Orientierung und der naturwissenschaftlichen Betrachtung des Arzneimittels, scheinbar wenig Berührungspunkte gibt.

Diese Tätigkeit umfasst die Analyse und Bewertung der Marktchancen für neue Produkte, Aufteilung der entsprechenden Werbeaufwendungen auf die verschiedenen Präparate sowie die Mithilfe bei der Gestaltung von Informationsbroschüren.

Demjenigen Apotheker, der ein Doppelstudium in Pharmazie und Betriebswirtschaftslehre oder ein Aufbaustudium in diesem Fach absolviert hat, wird hier – auch ohne Anfertigung einer Dissertation – eine gute Berufschance eingeräumt.

Aber auch der Nichtpromovierte hat aufgrund seiner Ausbildung und Kenntnisse, beispielsweise in der Marktforschung oder im Produktmanagement, durchaus reelle Berufschancen.

8.2.11 Industrieverwandte Bereiche

Schließlich seien noch die industrieverwandten Bereiche genannt, in denen der Apotheker Tätigkeitsfelder finden kann. Hierzu gehören die Interessenverbände der pharmazeutischen Industrie, wie z. B. der Verband forschender Arzneimittelhersteller (VFA), der Bundesverband der pharmazeutischen Industrie (BPI) oder der Bundesfachverband der Arzneimittelhersteller (BAH). Aufgrund der Breite seiner Ausbildung ist der Apotheker dazu prädestiniert, beispielsweise die vielfältigen Interessenslagen meinungsbildend zu vereinigen oder gesundheitspolitische Maßnahmen in ihren Auswirkungen auf die Interessen der die Verbände tragenden Mitglieder hin zu überprüfen, entsprechende Stellungnahmen zu erarbeiten, die diese Maßnahmen unterstützen oder ablehnen, und schließlich im Interesse der Mitglieder politisch tätig zu werden. Neben dem erfolgreichen Abschluss einer Dissertation steht bei dieser Tätigkeit auch hier wieder die Persönlichkeit des Ausübenden im Vordergrund. Letztendlich sei noch die Mitarbeit in marktwirtschaftlich orientierten Instituten erwähnt, die sich gegen Honorierung die Fortbildung der Industrieapotheker zum Ziel gesetzt haben.

8.2.12 Zusammenfassung und Ausblick

Die Tätigkeitsfelder des Apothekers in der Industrie (pharmazeutisch und pharmazieverwandt) sind sehr vielfältig. Dafür ist oftmals eine Zusatzausbildung in Form eines weiteren Studienganges oder einer Dissertation sinnvoll. Durch kluge Auswahl des Themas und des Lehrstuhls kann der Apotheker dann später Tätigkeitsbereiche finden, die mehr als die klischeehaften Eigenschaften des breit ausgebildeten, praktisch und wirtschaftlich veranlagten Akademikers erfordern. Kritisch muss angemerkt werden, dass der Apotheker ohne Dissertation oftmals deshalb nur schwer Zugang zur Industrie hat, da er zu wenig auf deren Belange hin ausgebildet worden ist. Eine realitätsbezogene Anpassung der Studieninhalte und das 8. Studiensemester haben hoffentlich zur Änderung dieser Situation beigetragen. Unter dem Aspekt steigender Anforderungen und dem Konkurrenzdruck anderer Berufsgruppen ist es geboten, der Ausbildung, Fortbildung und Weiterbildung größte Aufmerksamkeit zu schenken, um unsere Wettbewerbsfähigkeit als Pharmazeuten/Naturwissenschaftler zu erhalten.

8.3 Aufgaben des Apothekers in der Verwaltung

Franz-Josef Schulte-Löbbert

8.3.1 Einführung

Die moderne Arzneimittelforschung und die hochentwickelte Arzneimitteltechnologie bringen immer wieder neue Arzneimittel auf den Markt, die einerseits große Möglichkeiten zur wirksamen Bekämpfung und Linderung der Krankheiten und Beschwerden schaffen, andererseits aber das therapeutische Risiko erhöhen können. Das Produkt Arzneimittel beschäftigt daher zunehmend auch die Öffentlichkeit. Es geht hierbei im Wesentlichen um die Kernfrage: Wie sicher sind unsere Arzneimittel? Arzt und Patient müssen nach dem Arzneimittelgesetz auf die Qualität, Wirksamkeit und Unbedenklichkeit der im Verkehr zugelassenen Arzneimittel vertrauen können. Der Sicherung dieser Parameter eines Arzneimittels vom Hersteller bis zum Verbraucher kommt daher besondere gesundheitspolitische Bedeutung zu. Aus diesem Grunde hat der Gesetzgeber die staatliche Überwachung des gesamten Arzneimittelverkehrs auch dem Apotheker als dem Arzneimittelfachmann übertragen. Demnach liegt hier auch der Schwerpunkt der Aufgaben des Apothekers in den Behörden der Gesundheitsverwaltung des Bundes und der Länder sowie in den Körperschaften des Öffentlichen Rechts (Tab. 8.3-1). Hierzu benötigt er neben pharmazeutischem Fachwissen besondere Kenntnisse auf dem Gebiet der öffentlichen Verwaltung, insbesondere der Gesundheitsverwaltung.

Tab. 8.3-1: Übersicht über die Behörden, Dienststellen und Anstellungsverhältnisse der Apotheker in der Verwaltung.

Behörde	Dienststellung	Anstellungsverhältnis
Gesundheitsbehörden der Länder oder des Bundes	(Regierungs-) Pharmazierat, Oberpharmazierat, Pharmaziedirektor, leitender Pharmaziedirektor, Ministerialrat, wissenschaftlicher Direktor und Professor	Beamtet oder angestellt
Sozialversicherungsträger (Krankenkasse oder Krankenkassenverband), Landesversicherungsanstalt	Apotheker, Pharmazierat, Oberpharmazierat, Pharmaziedirektor	Beamtet oder angestellt
Apothekerkammer	Geschäftsführer Sachgebietsleiter	Angestellt Angestellt

8.3.2 Aufgaben auf Bundesebene

Bundesministerium für Gesundheit

Hier arbeitet der Apotheker insbesondere bei der Vorbereitung der Gesetze und Rechtsverordnungen des Arzneimittel-, Betäubungsmittel-, Medizinprodukte-, Apotheken- und Heilmittelwerberechts sowie bei der Gestaltung des Berufsausbildungsrechts der Apotheker und Pharmazeutisch-technischen Assistenten mit. Im Hinblick auf die internationalen Verflechtungen des Gesundheitsrechts, vor allem mit den Mitgliedstaaten der Europäischen Union, sind entsprechende Kenntnisse der englischen oder französischen Sprache notwendig.

Bundesinstitut für Arzneimittel und Medizinprodukte

Hier ist der Apotheker vor allem im Bereich der Zulassung und Registrierung von Fertigarzneimitteln sowie der Erfassung und Auswertung von Arzneimittelrisiken tätig (s. Kap. „Zulassung und Registrierung der Arzneimittel“, S. 477 „Arzneimittelrisiken und Stufenplan“, S. 486). Diese Aufgaben erfordern umfassende wissenschaftliche Kenntnisse in den pharmazeutischen und medizinischen Wissenschaften, die stets auf dem neuesten Stand gehalten werden müssen, um die laufenden Verhandlungen mit Fachvertretern der pharmazeutischen Industrie und den Mitgliedern der einzelnen Sachverständigenkommissionen führen zu können. Auch hier sind entsprechende Sprachkenntnisse (insbesondere der englischen Sprache) erforderlich, um die internationale Fachliteratur auswerten zu können. Darüber hinaus wird der Apotheker in dieser Behörde auch auf dem Gebiet des Verkehrs mit Betäubungsmitteln eingesetzt.

8.3.3 Aufgaben auf Landesebene

Oberste Landesgesundheitsbehörde – ministerielle Ebene

Die wesentlichen Aufgaben des Apothekers auf dieser Verwaltungsebene liegen im Bereich der Beobachtung, Begutachtung und Wahrung der Belange der Bevölkerung des Landes zur Sicherstellung der ordnungsgemäßen Arzneimittelversorgung sowie der Beratung der Träger öffentlicher Aufgaben in Grundsatzfragen des Arzneimittel- und Apothekenwesens.

Er koordiniert und überwacht insbesondere den Vollzug der gesetzlichen Regelungen des Arzneimittel-, Medizinprodukte-, Apotheken- und Heilmittelwerberechts sowie des Berufsausbildungsrechts der Apotheker und des übrigen Apothekenpersonals durch die zuständigen Behörden des Landes und erlässt hierzu Durchführungsbestimmungen. Im Rahmen fachlicher Stellungnahmen ist er auch an der Gesetzgebung des Bundes und der Länder in den genannten Gebieten beteiligt.

Höhere Landesgesundheitsbehörde – Ebene der Regierungsbezirke

Hier liegt der Schwerpunkt und das gesundheitspolitisch bedeutsamste Tätigkeitsfeld des Apothekers in der Verwaltung, denn diese Verwaltungsebene ist in der Regel zuständige Behörde für die gesamte Überwachung des Arzneimittelverkehrs vor Ort. Dazu gehören insbesondere die Erteilung von Betriebserlaubnissen für Arzneimittelherstellerbetriebe nach dem Arzneimittelgesetz und für Apotheken nach dem Apothekengesetz sowie die laufende amtliche Überwachung dieser Betriebe aufgrund der einschlägigen gesetzlichen Bestimmungen. Allerdings streben die Bundesländer an, zahlreiche Aufgaben, insbesondere im Apothekenbereich, an die Selbstverwaltungsorgane der Heilberufe zu übertragen. Ziel der Überwachungsmaßnahmen ist es, die Arzneimittelsicherheit im Interesse der Volksgesundheit zu gewährleisten. Der Apotheker wird hier vielseitig gefordert. Er muss in der Lage sein, rechtswidrige Zustände und Handlungen zu erkennen und auch die Fähigkeit haben, um in Zweifelsfällen Abgrenzungen gegen benachbarte Rechtsgebiete (Lebensmittel, Bedarfsgegenstände, Kosmetika, Futtermittel) vornehmen, die erforderlichen Maßnahmen einleiten und durchsetzen sowie Gutachten gegenüber den Rechtspflegeorganen oder anderen Verwaltungsstellen abgeben zu können. Dies setzt voraus, dass der Apotheker neben umfassendem Fachwissen auch über ausreichende Grundkenntnisse des Verwaltungsrechts, des Ordnungswidrigkeitenrechts und des Gerichtsverfassungs- und Verfahrensrechts verfügen muss; denn nur so kann er die unterschiedlichen fachbezogenen Verwaltungsaufgaben sachgerecht und verantwortlich wahrnehmen.

Des Weiteren hat er Zuständigkeiten im Rahmen der Bundesapothekerordnung, des Gesetzes über den Beruf des Pharmazeutisch-technischen Assistenten sowie der dazugehörigen Ausbildungs- und Prüfungsordnung wahrzunehmen. Darüber hinaus werden ihm zunehmend Aufgaben im Bereich des Umweltschutzes übertragen.

8.3.4 Aufgaben bei den gesetzlichen Versicherungsträgern und Apothekerkammern

Bei den gesetzlichen Versicherungsträgern arbeitet der Apotheker als „Vertrauensapotheker", dem die Überprüfung der Arzneimittelrechnungen der öffentlichen Apotheken und des Verordnungsverhaltens der Ärzte übertragen ist.

Vermehrt werden so genannte „Pharmazeutische Beratungsstellen" bei den Verbänden der gesetzlichen Krankenkassen errichtet, deren Leitung Apothekern übertragen ist. Aufgabe ist es hier insbesondere, die niedergelassenen Ärzte im Zusammenwirken mit den Prüfärzten der Kassenärztlichen Vereinigungen zu beraten mit dem Ziel, eine wirtschaftliche Verordnungsweise zu erreichen.

Den Landesapothekerkammern sind aufgrund der ländereigenen Kammergesetze für die Heilberufe neben den allgemeinen auch staatliche Aufgaben, insbesondere auf dem Gebiet des Apothekenwesens übertragen worden. Mit deren Wahrnehmung sind ebenfalls Apotheker beauftragt (s. Kap. „Berufsorganisationen der Apothekerschaft", S. 844).

8.4 Aufgaben des Apothekers in der Bundeswehr

Michael Krohn

8.4.1 Der Sanitätsoffizier Apotheker

Auftrag des Sanitätsdienstes der Bundeswehr ist es, die Gesundheit der Soldaten und zivilen Angehörigen zu erhalten, zu fördern oder wiederherzustellen. Neben der Aufgabenwahrnehmung im Inland stehen sanitätsdienstliche Leistungen bei Auslandseinsätzen der Bundeswehr im Rahmen der Mandate durch die Vereinten Nationen, des NATO-Bündnisses oder auch rein humanitäre Einsätze im Vordergrund.

Die Apothekerinnen und Apotheker tragen als Sanitätsoffiziere hierbei Verantwortung für die Wehrpharmazie als integraler Bestandteil des Sanitätsdienstes der Bundeswehr. Die Wehrpharmazie umfasst definitionsgemäß alle für das Sanitäts- und Gesundheitswesen der Streitkräfte bedeutsamen Teilbereiche der wissenschaftlichen und praktischen Pharmazie, der Lebensmittelchemie sowie die Sanitätsmaterialwirtschaft.

Voraussetzung für die Tätigkeit als Sanitätsoffizier Apotheker ist grundsätzlich die Approbation als Apotheker. Ein erfolgreich abgeschlossenes Zweitstudium der Lebensmittelchemie wird jedoch von den Sanitätsoffizieranwärtern, die auf Kosten der Bundeswehr studieren, gefordert. Weiterbildungsmöglichkeiten zum Fachapotheker sind sowohl in wehrpharmazeutischen Einrichtungen des Sanitätsdienstes der Bundeswehr als auch teilweise in Einrichtungen des zivilen Bereichs gegeben. Weitere umfassende Aus- bzw. Fortbildungsmöglichkeiten, insbesondere in Organisationswissenschaften, Gesundheitsökonomie sowie relevanten Teilgebieten der Medizingerätetechnik, werden angeboten.

8.4.2 Wehrpharmazie

Auf der Grundlage der vorgegebenen Definition stellt die Wehrpharmazie im Rahmen ihres sanitätsdienstlichen Auftrages unter Berücksichtigung einschlägiger gesetzlicher Bestimmungen, der geforderten Ergebnisqualität der sanitätsdienstlichen Versorgung und des vorbeugenden Gesundheitsschutzes die

- ☐ Versorgung mit Sanitätsmaterial und die Wahrnehmung weiterer Aufgaben der Sanitätsmaterialwirtschaft,
- ☐ Überwachung des Verkehrs mit Arznei- und Betäubungsmitteln sowie Medizinprodukten,
- ☐ Überwachung der Bundeswehrapotheken und der anderen Arzneimittel, z. B. Blut und Blutzubereitungen, herstellenden Einrichtungen in der Bundeswehr,
- ☐ Überwachung und Kontrolle des Verkehrs mit Lebensmitteln, Bedarfsgegenständen und (Trink-)Wasser, insbesondere hinsichtlich des vorbeugenden Gesundheitsschutzes und die
- ☐ Wahrnehmung spezieller Aufgaben auf den Gebieten der wissenschaftlichen und praktischen Pharmazie, Lebensmittel-, Öko-, Radio- und Kampfstoffchemie

im Inland und im Einsatz sicher.

Im Rahmen der Neuordnung der Bundeswehr sind auch im Sanitätsdienst neue Aufgabenstrukturen entwickelt worden. Neben ihren originären Tätigkeitsfeldern müssen Sanitätsoffiziere aller Approbationen (Apotheker, Ärzte, Zahnärzte, Tierärzte) daher zunehmend auch (Führungs-)Aufgaben in den klassischen Bereichen Personal, militärische Sicherheit, Organisation und Logistik übernehmen. In diesen Aufgabengebieten steht nicht die jeweilige heilberufliche Qualifikation, sondern die allgemeine militärische Eignung, Leistung und Befähigung des jeweiligen Sanitätsoffiziers im Vordergrund.

8.4.3 Tätigkeit als Sanitätsoffizier Apotheker

Neben traditionellen wehrpharmazeutischen Tätigkeiten in den Teilbereichen der Pharmazie, der Lebensmittelchemie sowie der Sanitätsmaterialwirtschaft können und werden Sanitätsoffiziere Apotheker auch in vielfältigen, allgemeinen Aufgaben des Sanitätsdienstes eingesetzt. Die Tätigkeitsfelder sind in Abhängigkeit von persönlichen Neigungen und dienstlichen Erfordernissen grundsätzlich untereinander „durchlässig". Nachfolgend werden Beispiele von Tätigkeitsfeldern der Sanitätsoffiziere Apotheker aufgeführt:

- ☐ Versorgung der Angehörigen der Bundeswehr mit Sanitätsmaterial über Bundeswehrapotheken
- ☐ Mitwirkung bei der Auswahl, Entwicklung, Herstellung, Beschaffung, Prüfung, Lagerung und Instandhaltung des Sanitätsmaterials
- ☐ Arzneimittelqualitätskontrolle
- ☐ Arzneimittelherstellung
- ☐ Überwachung der materiellen Einsatzbereitschaft des Sanitätsdienstes der Bundeswehr, der Sicherheit im Verkehr mit Arzneimitteln sowie der Qualität der Verpflegung und des Trinkwassers durch Kontrollen und Untersuchungen
- ☐ Vollzug des Lebensmittel- und Bedarfsgegenständegesetzes bei der Überwachung des Verkehrs mit Lebensmitteln und Bedarfsgegenständen als lebensmittelchemische Sachverständige der Bundeswehr
- ☐ Vollzug des Arzneimittelgesetzes im Bereich der Bundeswehr
- ☐ Vollzug des Medizinproduktegesetzes im Bereich der Bundeswehr
- ☐ Wahrnehmung der wehrpharmazeutisch-fachlichen Administration im Rahmen der einschlägigen Rechts- und Dienstvorschriften
- ☐ Mitwirkung bei wehrpharmazeutisch-fachlichen Forschungs- und Ausbildungsvorhaben
- ☐ Wahrnehmung der Aufgaben in den Tätigkeitsbereichen Apotheke, Krankenhaus, Arzneimittelprüfung, Lebensmitteluntersuchung, Trinkwasseruntersuchung, Verwaltung oder Lehramt entsprechend der jeweiligen dienstlichen Verwendung
- ☐ Konzeptionelle Planung, Organisation und Führung der Wehrpharmazie im Ministerium, in Ämtern und Stäben
- ☐ Wahrnehmung von Aufgaben in den militärischen Führungsgrundgebieten des Sanitätsdienstes der Bundeswehr (Personalangelegenheiten, Organisation, Logistik)

Die Verwendungsmöglichkeiten und Aufgaben, die in den jeweiligen Kommandobehörden, Dienststellen und Einrichtungen wahrgenommen werden können, sind in Tab. 8.4-1 aufgeführt.

8.4.4 Laufbahn als Sanitätsoffizier Apotheker

Für Abiturienten besteht die Möglichkeit, sich als Sanitätsoffizieranwärter/in zu bewerben. Bei einer Gesamtverpflichtungszeit von 17 Jahren als Soldat auf Zeit stellt die Bundeswehr für die obligaten Studiengänge Pharmazie und Lebensmittelchemie einen Studienplatz zur Verfügung und zahlt während des Studiums ein so genanntes Ausbildungsgeld. Zum Stabsapotheker können die Sanitätsoffizieranwärter erst nach der Approbation als Apotheker und der Anerkennung als staatlich geprüfter Lebensmittelchemiker befördert werden. Als Sanitätsoffizier Apotheker mit dem Dienstgrad Stabsapotheker können Apotheker/innen auch nach der Approbation eingestellt werden (sog. „Seiteneinsteiger"). Ein weiteres Studium wird in diesem Fall nicht mehr gefordert. Neben der Einstellung als Stabsapotheker kann als Oberstabsapotheker eingestellt werden, wer nach Erfüllung der Voraussetzungen zur Einstellung als Stabsapotheker zusätzlich eine Anerkennung als Fachapothekerin oder Fachapotheker mit mindestens sechsjähriger Berufserfahrung besitzt.

Das anfangs bestehende Dienstverhältnis eines Soldaten auf Zeit kann auf Antrag frühestens nach drei Dienstjahren als Sanitätsoffizier in das Dienstverhältnis eines Berufssoldaten umgewandelt werden (vergleichbar mit dem Beamten auf Lebenszeit). Voraussetzung hierfür sind die entsprechende persönliche Eignung und Leistung sowie der gegebene dienstliche Bedarf.

Das Dienstverhältnis eines Soldaten auf Zeit kann bis zu 20 Jahre betragen; dabei wird die Ausbildungszeit als Sanitätsoffizieranwärter eingerechnet. Sanitätsoffiziere Apotheker im Dienstverhältnis eines Berufssoldaten werden derzeit nach Vollendung des 62. Lebensjahres in den Ruhestand versetzt. Das

Tab. 8.4-1: Verwendungen und Aufgaben der Sanitätsoffiziere Apotheker in der Bundeswehr

Tätigkeitsbereich	Hauptaufgaben	Führungsaufgaben
Sanitätshauptdepots	Bevorratung und Abgabe von Sanitätsmaterial Qualitätskontrollen Labortätigkeit Instandsetzung des Sanitätsgeräts	Leitung des Depots
Bundeswehrapotheken sog. Sanitätsmaterialkompanie	Bevorratung und Abgabe von Sanitätsmaterial Qualitätskontrollen Versorgung eines Regionalbereiches und der Einsatzkontingente Bewirtschaftung des Sanitätsmaterials (DV-gestützt) Herstellung von Arzneimitteln (Rezepturmaßstab) Labortätigkeit Beratung und Information des Versorgungsbereiches Ausbildung von Soldaten in der Versorgung mit Sanitätsmaterial Instandsetzung des Sanitätsgeräts	Leitung der Bundeswehrapotheke
Bundeswehrkrankenhausapotheken	Bevorratung und Abgabe von Sanitätsmaterial Labortätigkeit Versorgung des regionalen Bereiches und des Krankenhauses Arzneimittelherstellung von Rezeptur bis zur Großherstellung Beratung und Information des Versorgungsbereiches Bewirtschaftung des Sanitätsmaterials (DV-gestützt) Stationsbegehungen Ausbildung von PKA, PTA und Pharmaziepraktikanten	Leitung der Bundeswehrkrankenhausapotheke Weiterbildung: Klinische Pharmazie Pharmazeutische Technologie
Zentrale Institute des Sanitätsdienstes	Qualitätskontrolle der Arzneimittel und nichtaktiven Medizinprodukte Stabilitätsuntersuchungen und Entwicklung spezieller Verfahren Untersuchung der Lebensmittel, Bedarfsgegenstände und Trinkwasser Ökochemische Untersuchungen Radiochemische Untersuchungen Chemische und pharmazeutische Toxikologie Entwicklung spezifischer, wehrmedizinisch relevanter Arzneimittel Ausbildung für den Einsatz	Leitung des Instituts Leitung der Laborabteilung bzw. -gruppe Weiterbildung: Toxikologie und Ökologie Pharmazeutische Analytik
Akademie des Sanitäts- und Gesundheitswesens	Lehrtätigkeit im Bereich Wehrpharmazie und allgemeiner Sanitätsdienst Logistik Entwicklung und Erprobung von Sanitätsmaterial Erstellung des fachlichen Unterrichtsmaterials und der Dienstvorschriften	Führung von Lehrgruppen Führung im Akademiestab Fachlehrer

Ruhegehalt wird nach den Bestimmungen des Soldatenversorgungsgesetzes berechnet.

Sanitätsoffiziere Apotheker erhalten Bezüge nach dem Bundesbesoldungsgesetz (Einstiegsbesoldung A 13), vom Stabsapotheker wird man üblicherweise nach drei bis sechs Dienstjahren zum Oberstabsapotheker (A 14) befördert. Die Beförderung zum Oberfeldapotheker (A 15) ist frühestens nach fünf Dienst-

Tab. 8.4-1: Verwendungen und Aufgaben der Sanitätsoffiziere Apotheker in der Bundeswehr (Fortsetzung)

Tätigkeitsbereich	Hauptaufgaben	Führungsaufgaben
Kommandobehörden Teilstreitkraftämter Sanitätsamt	Planung, Organisation, Führung und Überwachung der Wehrpharmazie im Zuständigkeitsbereich Ausbildungssteuerung Erstellung der Materialgrundlagen Beschaffungssteuerung Zentrale Arzneimittelkommission der Bundeswehr Aufsichtsbehördliche Aufgaben Aufgaben der Logistik und Rüstung	Leitung der Dezernate Leitung der Abteilungen Leitung der Kommandostäbe Weiterbildung: Arzneimittelinformation Öffentliches Gesundheitswesen
Bundesministerium der Verteidigung	Grundsätze der Wehrpharmazie Planung Personalplanung und -führung Mitwirkung bei der Gesetz- und Verordnungsgebung Umsetzung von Gesetzen und Verordnungen Aufgaben einer obersten Fachaufsichtsbehörde Steuerung der Sanitätsmaterialwirtschaft und der Logistik im Sanitätsdienst Bewirtschaftung der Haushaltsmittel für die Beschaffung der Arzneimittel und Medizinprodukte	Leitung der Referate

jahren als Sanitätsoffizier möglich. Weitere Beförderungen in die Spitzenpositionen als Oberstapotheker (A 16/B 3) oder zum Generalapotheker (B 6) sind in Einzelfällen möglich.

8.4.5 Weiterführende Informationen und Ansprechpartner

Für die Einstellung als Sanitätsoffizier ist zuständig:

Personalamt der Bundeswehr
Abteilung IV
Kölner Straße 262
51140 Köln
E-Mail: PersABwAbtIVSanMilMus@Bundeswehr.org

Für Bewerbungen als Sanitätsoffizieranwärter ist zuständig:

Personalamt der Bundeswehr
Offizierbewerberprüfzentrale, Dezernat 3
Kölner Straße 262
51140 Köln
E-Mail: PersABw OPZDezBewerbung@Bundeswehr.org

Im Personalamt können weitere Informationen hinsichtlich der Bewerbung, Besoldung sowie sozialer Leistungen usw. eingeholt werden.

Für die Beantwortung rein fachlicher wehrpharmazeutischer Fragen ist das Referat Wehrpharmazie/Lebensmittelchemie im Bundesministerium der Verteidigung zuständig:

Bundesministerium der Verteidigung
Referat Fü San I 5
Postfach 1328
53003 Bonn
E-Mail: BMVgFueSanI5@Bundeswehr.org

Weiterführende Informationen können auch im Internet erhalten werden unter

www.sanitaetsdienst-bundeswehr.de

Betriebswirtschaft und Steuerrecht

9 Betriebswirtschaftliche Grundlagen des Apothekenbetriebes

Wolfram von Rhein

9.1 Rechtlicher Rahmen der Apotheke

9.1.1 Die Apotheke – ein Gewerbebetrieb

Der Apotheker ist Angehöriger eines approbierten Heilberufes. Als Pharmazeut und Naturwissenschaftler zählt er zu den Freien Berufen. Im Gegensatz zum freiberuflich tätigen Rechtsanwalt, Notar oder Arzt wird die Apotheke aber rechtlich als Gewerbebetrieb mit weitreichenden steuerlichen Konsequenzen behandelt. So unterliegt sie auch der Gewerbesteuerpflicht. Neben dem Gewerbe- und Steuerrecht muss der Apotheker strenge berufsspezifische Bestimmungen beachten. Besondere persönliche und sachliche apothekenspezifische Anforderungen sind zu erfüllen. Sie sind Folge des staatlichen Auftrages, die ordnungsgemäße Arzneimittelversorgung der Bevölkerung sicherzustellen (Abb. 9.1-1).

Die berufsrechtlichen Bestimmungen schränken die Freiheitsgrade des Unternehmers Apotheker teilweise deutlich ein, wodurch sich für ihn im Wettbewerb mit anderen Vertriebstypen (Drogerie, Kaufhäuser etc.) in bestimmten Sortimentsbereichen kostenwirksame Nachteile ergeben. Dies ist allerdings nur vertretbar, solange der Gesetzgeber den Apotheken eine entsprechende Monopolstellung bei Arzneimitteln sichert und insgesamt Verdienstmöglichkeiten zulässt, die dem gesundheitspolitischen

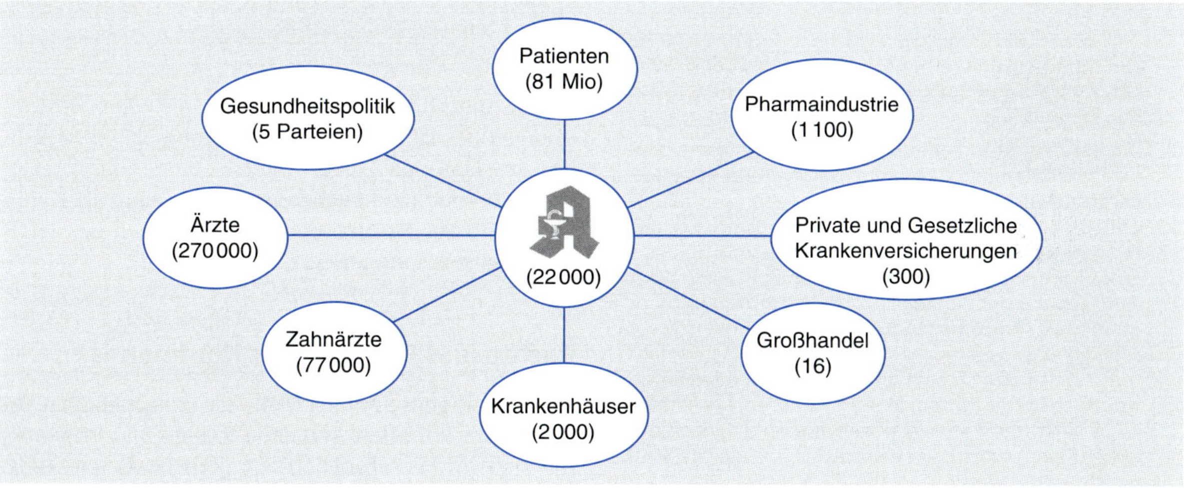

Abb. 9.1-1: Die Apotheke im Spannungsfeld des Gesundheitssektors (In Klammern die Anzahl der jeweiligen Marktteilnehmer)

Auftrag und der Ausbildung des Apothekers Rechnung tragen. Das Gesetz zur Modernisierung der Gesetzlichen Krankenversicherung (GMG) schränkt die Monopolstellung bereits ein und reduziert die Verdienstmöglichkeiten deutlich.

Beispiele berufsspezifischer Verpflichtungen für das Betreiben einer Apotheke:

- Approbation (Studium von mindestens vier Jahren, praktisches Jahr, drei Prüfungsabschnitte).
- Nur pharmazeutisches Personal darf pharmazeutische Tätigkeiten ausführen (§ 3 ApBetrO).
- Raumgröße der Apotheke beträgt mindestens 110 m^2 (§ 4 Abs. 2 ApBetrO).
- Raumeinheit (§ 4 ApBetrO).
- Vorratshaltung des Arzneimittelbedarfes für mindestens 1 Woche (§ 15 ApBetrO).
- Aut-simile-Verbot: Der Apotheker hat sich außer im Nacht-, Sonntagsdienst exakt an die Verschreibung des Arztes zu halten (§ 17 ApBetrO), sofern dieser nicht nur den Wirkstoff verschreibt bzw. auf dem Rezept ausdrücklich „aut idem" zulässt.
- Neben Arzneimitteln dürfen nur Artikel abgegeben werden, die in § 25 ApBetrO als apothekenübliche Waren definiert sind.
- Einhaltung der Arzneimittelpreisverordnung: Preisunabhängiger Zuschlag bei verschreibungspflichtiger Arzneimitteln von 8,10 € zzgl. 3 % des Apothekeneinkaufspreises (den Gesetzlichen Krankenversicherungen ist ein Abschlag von 2 € zu gewähren).
- Verpflichtung zum Nacht-, Sonn- und Feiertagsdienst.
- Einschränkungen hinsichtlich der Einzelwerbung (Verbot übertriebener und marktschreierischer Werbung); selbst bei den nichtapothekenpflichtigen Waren hat der Apotheker – standespolitisch bedingt – im Vergleich zu anderen Vertriebskanälen keine vergleichbaren Freiheiten in der Werbung.
- Verkaufsförderungsmaßnahmen, wie Schütten vor der Apotheke, sind nach einem Urteil des Bayerischen Landesberufsgerichtes für die Heilberufe berufsordnungsrechtlich unzulässig.
- Die strikte Trennung der Apothekenbetriebsräume von anderen Gewerbeflächen schränkt den Wirkungsgrad der Apotheken in Einkaufszentren und Kaufhäusern ein.
- Die Berufsordnung erlaubt nur die kostenlose Abgabe eines Kalenders zum Jahreswechsel und mit einer Beratung verbundene Proben von nicht apothekenpflichtigen Arzneimitteln. Dem Apotheker ist es untersagt, Gegenstände des täglichen Gebrauchs von erheblichem Genusswert zu verschenken. Auch nach Abschaffung der Zugabeverordnung dürfen nur eindeutig als Reklamegegenstände gekennzeichnete Kleinigkeiten verschenkt werden, die nicht in unlauterer Weise den Absatz zu Gunsten der jeweiligen Apotheke beeinflussen. Nur im Nebensortimentsbereich wird der Apotheker den anderen Einzelhandelsstufen wettbewerbsrechtlich weitgehend gleichgestellt werden.
- Ein Apotheker mit einer Betriebserlaubnis kann bis zu 3 zusätzliche Filialen eröffnen. Sie müssen aber zwingend alle im selben oder angrenzenden Kreis liegen. Die Hauptapotheke muss der Inhaber persönlich führen.

Das Apothekenrecht und die Berufsordnung reglementieren also in erheblichem Maße die unternehmerischen Freiheitsgrade des Apothekers. Dieser Konflikt verstärkt sich gerade in Zeiten sinkender Erträge. Durch gesetzgeberische Eingriffe, wie das Beitragssatzsicherungsgesetz (BSSichG) und GKV-Modernisierungsgesetz (GMG) besteht die Gefahr, dass das einheitliche Apothekensystem mit hervorragenden Akzeptanzwerten in der Bevölkerung durch ein rein wettbewerbsorientiertes System, das sich kaum mehr von anderen Vertriebskanälen unterscheidet, abgelöst wird. Es wird sich außerdem zeigen, ob sich die Berufsordnung auch im europäischen Binnenmarkt zu behaupten vermag.

9.1.2 Der Apotheker als Vollkaufmann

Zum rechtlichen Rahmen des Apothekenbetriebs zählen neben der apothekenspezifischen Gesetzgebung auch die generell für alle anderen Rechtssubjekte maßgeblichen Bestimmungen des Bürgerlichen Gesetzbuches (BGB) bzw. Handelsgesetzbuches (HGB).

§ 1 HGB weist den Apotheker als Voll-(Ist-)kaufmann aus.

- Kaufmann im Sinne dieses Gesetzbuches ist, wer ein Handelsgewerbe betreibt.
- Als Handelsgewerbe gilt jeder Gewerbebetrieb, es sei denn das Unternehmen erfordert keinen nach Art und Umfang in kaufmännischer Weise eingerichteten Geschäftsbetrieb.

Damit unterliegt er uneingeschränkt den Bestimmungen des HGB. Der für eine Apotheke notwendige, in kaufmännischer Weise eingerichtete Geschäftsbetrieb lässt auch keine Einordnung als Kannkaufmann zu, für den die Bestimmungen des HGB nur eingeschränkt gelten.

Rechte und Pflichten des Kaufmanns

In seiner Eigenschaft als Voll-(Ist-)kaufmann hat der Apotheker vor allem folgende Rechte und Pflichten, die sich im Wesentlichen aus dem HGB und BGB ableiten.

Er muss im **Handelsregister** eingetragen sein (§§ 8 bis 16 HGB). Das Handelsregister ist ein öffentliches Verzeichnis aller Vollkaufleute beim jeweiligen Amtsgericht. Eintragungen in das Handelsregister, die auch im Bundesanzeiger und einer örtlichen Tageszeitung publiziert werden, genießen öffentlichen Glauben. Sie gelten rechtlich als bekannt.

Der Apotheker muss sein Unternehmen bei der Eröffnung oder Übernahme bei folgenden Institutionen anmelden:

- ☐ Kreisverwaltungsbehörde oder Ordnungsamt einer kreisfreien Stadt
- ☐ Finanzamt
- ☐ Apothekerkammer
- ☐ Amtsgericht (Handelsregister)
- ☐ Industrie- und Handelskammer
- ☐ zuständige Berufsgenossenschaft
- ☐ Träger der Sozialversicherung

Er besitzt ein **Firmenrecht** (§§ 17 bis 37 HGB). Die Firma des Apothekers ist der Name, unter dem er im Handel seine Geschäfte betreibt und seine Unterschrift leistet. Die Firmenbezeichnung muss einen Hinweis auf den Eintrag als Kaufmann/Kauffrau enthalten, z. B. e. Kfm., e. Kfr. oder das neutrale e. K. (§ 19 HGB). Zusätze, die zur Unterscheidung der Person oder des Geschäfts von anderen Firmen dienen, sind gestattet bzw. bei gleichem Nach- und Vornamen Pflicht [§ 30 (2) HGB].

Dies ist in der Apothekenpraxis kein Problem, da sich üblicherweise bei identischen Apothekennamen die Inhabernamen unterscheiden. Zwei Apotheker mit dem gleichen Namen „Hugo Müller" eröffnen eine Apotheke im selben Ort. Während der progressive Kollege als Name „Feng-Shui-Apotheke" wählt, firmiert der eher konservative Hugo Müller unter „Apotheke zum Güldenen Schwan".

Allerdings darf keine Bezeichnung beigefügt werden, die über Art oder Umfang des Geschäftes, z. B. „Wunder-Apotheke", oder die Verhältnisse des Geschäftsinhabers täuscht (§ 18 HGB). Der Firmenname ist durch das HGB, BGB und Wettbewerbsrecht geschützt.

Als Vollkaufmann unterliegt der Apotheker nach dem HGB (§§ 238 ff.) der **Buchführungspflicht**. Aus der handelsrechtlichen leitet sich die steuerrechtliche Buchführungspflicht gemäß Abgabenordnung (AO) ab. Die Abgabenordnung ist ein steuerrechtliches Grundlagengesetz (s. auch S. 794).

Verjährungsfristen (§ 194 ff. BGB). Durch die Schuldrechtsreform wurde das Verjährungsrecht neu geordnet (s. S. 689). Die regelmäßige Verjährungsfrist beträgt nach § 195 BGB nur noch 3 Jahre ab Fälligkeit und Kenntnis. Beginn der Verjährung ist das Ende des Jahres, in dem der Anspruch fällig wurde. Diese Frist kann sich auf 10 Jahre erhöhen, wenn der Gläubiger erst später Kenntnis von seinem Anspruch erlangt (Fahrlässigkeit darf hierbei nicht vorliegen).

So verjährt die Kaufpreisforderung eines Einrichters für den am 15. Juni 2003 abgeschlossenen Einbau neuer Regale am 31. Dezember 2006, die Kaufpreisforderung eines Apothekers vom 5. März 2003 an einen Kunden am 31. Dezember 2006. Die Frist aus Rechten an einem Grundstück verjährt nach 10 Jahren.

Verschafft sich der Gläubiger einen rechtswirksamen Titel (rechtskräftiger Vollstreckungsbescheid bzw. Gerichtstitel) verlängert sich die Frist auf 30 Jahre, sofern der Schuldner im Augenblick nicht zahlungsfähig ist.

Haftung für Mitarbeiter. Der Apothekenleiter haftet für ein Verschulden seiner Erfüllungsgehilfen im Rahmen des Unternehmens genauso wie für eigenes Verschulden (§ 278 BGB). Er haftet nicht bei unerlaubten Handlungen der Mitarbeiter, sofern er nachweisen kann, dass er bei der Auswahl seiner Gehilfen mit der im Geschäftsverkehr notwendigen Sorgfalt vorgegangen ist. Immer dann, wenn die Mitarbeiter Tätigkeiten ausführen, die der Apotheker ohne Erfüllungsgehilfen selbst hätte erledigen müssen und die zum allgemein üblichen Apothekenablauf zählen, trägt der Unternehmer auch die Haftung.

9.1.3 Zulässige Rechtsformen der Apotheke

Die besondere Verantwortung des Apothekeninhabers und die Verpflichtung zur persönlichen Leitung der Apotheke schränken die rechtlichen Möglichkeiten, unterschiedliche Gesellschaftsformen zu wählen, erheblich ein. Neben dem **Einzelunternehmen** lässt das Apothekenrecht nur noch die OHG zu.

Offene Handelsgesellschaft (OHG) (§§ 105 bis 160 HGB). Zwei oder mehrere Apothekeninhaber, die gesamtschuldnerisch mit ihrem Privatvermögen für die Schulden der Apotheke haften (also nicht nur mit ihrem Geschäftsguthaben), führen gleichberechtigt die Apotheke. Dabei ist die Höhe des Kapitaleinsatzes für den Grad der Verantwortung jedes Beteiligten im Außenverhältnis unerheblich. Alle Gesellschafter werden im Handelsregister eingetragen. Ist ein Apotheker Gesellschafter einer OHG, kann er (zusammen mit seinen Partnern) insgesamt maximal 4 Apotheken im selben Kreis oder Nachbarkreis betreiben. Die OHG bringt im Vergleich zum Einzelunternehmen für die Gesellschafter einige gesellschafts- und steuerrechtliche Nachteile mit sich, so dass bei der Abfassung des Gesellschaftsvertrages unbedingt Spezialisten hinzugezogen werden sollten. Zum 31.12.2001 gab es im Bundesgebiet nur 325 Apotheken-OHGs.

9.1.4 Nicht zulässige Rechtsformen

Stille Gesellschaft. Diese Rechtsform ist bereits zum 1. Januar 1986 abgeschafft worden, da durch missbräuchliche Vertragsgestaltungen in vielfältiger Weise in die Unabhängigkeit und Eigenverantwortlichkeit des Apothekenleiters eingegriffen werden konnte. Der stille Gesellschafter ist je nach Ausgestaltung des Vertrages nur am Gewinn bzw. am Verlust maximal in Höhe der Einlage (typische stille Gesellschaft), bei einer Vereinbarung der anteiligen Verlustübernahme über die Einlage hinaus sogar am Geschäftswert und an der Unternehmenspolitik (atypische stille Gesellschaft) beteiligt.

Kommanditgesellschaft (KG). Durch die Ausgestaltung der Rechtsform vollhaftende Komplementäre einerseits, auf die Einlage beschränkt haftende Kommanditisten andererseits entsteht eine den Zielen des Apothekenrechts ebenfalls nicht entsprechende Rechtskonstruktion. Denn schließlich haftet der Apotheker bei den zulässigen Rechtsformen immer mit seinem Privatvermögen. Das Gleiche gilt für die steuer- und haftungsrechtlich interessante Personengesellschaft in der Rechtsform der „GmbH & Co. KG". Hier liegt eine noch weitergehende Haftungsbeschränkung vor, indem die Gesellschaft mit beschränkter Haftung die Funktion des Komplementärs übernimmt.

Analog gewährleisten **Kapitalgesellschaften**, wie GmbH und Aktiengesellschaft, nicht mehr die Eigenverantwortlichkeit des Apothekers und sind als Rechtsformen für den Betrieb einer Apotheke unzulässig.

Die Rechtsformfrage bekäme allerdings eine grundlegende Wendung, wenn sich die Gruppierungen durchsetzen würden, die eine Abschaffung des Fremdbesitzverbotes fordern. Im Rahmen der aktuellen gesetzgeberischen Regelung und der europäischen Anpassungsbestrebungen bleibt die Gefahr latent vorhanden.

9.1.5 Vertragsrecht

In der Apotheke überwiegen zweiseitige Vertragsbeziehungen, die nur dann zu einem Vertragsabschluss führen, wenn die Vertragsparteien übereinstimmende Willenserklärungen gemäß BGB abgeben. Verträge unterliegen grundsätzlich keinerlei Formvorschriften (Vertragsfreiheit). Sie kommen also durch Angebot und Annahme zustande (§§ 145 ff.), gleichgültig ob schriftlich, z. B. Mietverträge, mündlich, z. B. Kaufverträge, oder auch durch schlüssiges Handeln. Immer, wenn wichtige Verträge geschlossen werden, sollte sich der Apotheker unbedingt der Schriftform bedienen. Schweigen gilt im Übrigen grundsätzlich als Annahme eines Verkaufsangebotes (schlüssiges Handeln), wenn die beiden Vertragspartner Kaufleute sind und in enger Geschäftsbeziehung zueinander stehen (§ 362 HGB).

In einzelnen Fällen schreibt das Gesetz für die Gültigkeit des Vertragsabschlusses eine bestimmte Form vor. So verlangen z. B.:

- ☐ Mietverträge für Räume auf länger als 1 Jahr die Schriftform
- ☐ Grundstückskäufe die notarielle Beurkundung

Die notarielle Beurkundung erleichtert generell die Beweissicherung und erschwert Vertragsfälschungen.

Besonderen Stellenwert erhalten neben den Arbeits-, Miet-, Pacht- und Darlehensverträgen die Kaufverträge in der Apotheke. Da gerade Kaufverträge oft formlos abgeschlossen werden, ist es notwendig, die wichtigsten rechtlichen Grundlagen zu kennen. Die übrigen Vertragstypen werden an geeigneter Stelle in diesem Beitrag behandelt.

Kaufverträge

Durch den Kaufvertrag (§§ 433 bis 480 BGB) wird der Verkäufer verpflichtet, dem Käufer das Eigentum an einer mangelfreien Sache zu verschaffen, der Käufer muss dafür dem Verkäufer den vereinbarten Kaufpreis zahlen und die gekaufte Sache abnehmen (§ 433 BGB).

Mangelhafte Ware

Ist eine gekaufte Ware mit Fehlern behaftet, muss der Käufer den Mangel unverzüglich anzeigen, das heißt, sobald er die Ware erhalten hat. Bei versteckten Fehlern hat die Mängelrüge sofort nach der Entdeckung zu erfolgen. Der Käufer kann die Mängel dem Verkäufer mündlich oder schriftlich mitteilen. Für eine unerhebliche Minderung des Wertes oder der Tauglichkeit der Ware haftet der Verkäufer nicht, z. B. für eine leichte Druckstelle in der Arzneimittelpackung. Mit der Mängelrüge kann der Käufer alternativ folgende Rechte geltend machen:

- ☐ Nacherfüllung (§ 439 BGB). Der Käufer kann die Beseitigung des Mangels oder die Lieferung einer mängelfreien Sache verlangen (Umtausch).
- ☐ Rücktritt vom Vertrag (§§ 323, 326, 440 BGB); dabei muss zuvor eine angemessene Frist zur Leistung oder Nacherfüllung gesetzt werden (Ausnahmen: § 323 Abs. 2 BGB).
- ☐ Kaufpreisminderung (§ 441 BGB).
- ☐ Schadensersatz (§§ 280 f., 283, 311 a, 440 BGB). Die schadensersatzrechtlichen Folgen treten im Sinne einer Beschaffungsgarantie an die Stelle der bisherigen Haftung für Arglist und das Fehlen einer zugesicherten Eigenschaft.

Im Wesentlichen ist im Rahmen des neuen Schuldrechtsreformgesetzes die Beschränkung der Rechte des Käufers lediglich auf Wandlung des Kaufvertrags und Minderung abgeschafft. Seine rechtlichen Forderungen wurden dadurch um einen Nacherfüllungsanspruch erweitert. Er setzt bei mangelhafter Sache dem Verkäufer eine angemessene Frist zur Fehlerbeseitigung (Nachbesserung) oder Lieferung einer mängelfreien Sache (Nachlieferung). Verstreicht die Frist, kann der Käufer vom Kaufvertrag zurücktreten und auch Schadensersatz verlangen. Schadensersatz ist immer dann möglich, wenn ein Rücktritt die Vermögenseinbuße des Käufers nicht ausgleicht. Wichtig ist in diesem Zusammenhang, wie im Kaufvertrag die vereinbarte Beschaffenheit der Lieferung definiert wurde.

Der Verkäufer kann die Schadensersatzpflicht weder durch AGB (s. S. 689) noch durch einzelvertragliche Regelungen ausschließen. Er hat allerdings im Rahmen der Produkthaftung einen gesetzlichen und nicht abdingbaren Rückgriffsanspruch auf seinen Vorlieferanten/Hersteller. Gerade Letzteres ist für den Handel und damit die Apotheke von größter Bedeutung.

Die Mängelansprüche beim Kauf verjähren früher als die allgemeinen Verjährungsregeln (s. S. 687). Sofern der Verkäufer einen Mangel nicht arglistig verschwiegen hat, verjährt nach § 438 BGB der Gewährleistungsanspruch des Käufers bei beweglichen Sachen in 2 Jahren und bei Grundstücken in 10 Jahren nach Übergabe. Die Verjährungsfrist kann durch Vertrag verlängert werden (s. Tab. 9.1-1).

Eigentumsvorbehalt

Durch die Übergabe erlangt der Käufer in der Regel auch das Eigentum an der gekauften Ware. Solange er allerdings die Ware noch nicht vollständig bezahlt hat, kann sie der Verkäufer durch einen Eigentumsvorbehalt vertraglich sichern. Der Verkäufer bleibt dann Eigentümer und der Käufer nur Besitzer der Ware, bis die vereinbarte Gegenleistung erbracht worden ist. Der Verkäufer kann die abgegebene Ware zurückverlangen, wenn der Käufer mit der Zahlung in Verzug gerät. Der Eigentumsvorbehalt, als einfachstes rechtliches Sicherungsinstrument, bietet aber nur geringen Schutz. Er wird in seiner praktischen Bedeutung durch die Möglichkeit des gutgläubigen Erwerbs der Ware durch einen Dritten (§ 366 HGB, § 932 BGB) erheblich eingeschränkt. Der Verkäufer hat keinerlei rechtliche Möglichkeiten, eine mit einem Eigentumsvorbehalt behaftete Ware zurückzuverlangen, wenn sie inzwischen von einem gutgläubigen Dritten erworben wurde. Er kann lediglich Schadensersatzansprüche gegenüber dem Käufer, nicht aber gegenüber dem Dritten geltend machen.

Die geringe Sicherheit des Eigentumsvorbehaltes führt z. B. dazu, dass die Großhandelsunternehmen mit den Apothekern ausschließlich den **verlängerten Eigentumsvorbehalt** vereinbaren. Der Apotheker muss sich bewusst sein, wenn er seine Warenrechnung nicht bezahlt, dass seine Forderung an die Krankenkassen gemäß den Vereinbarungen des verlängerten Eigentumsvorbehaltes automatisch an den Großhandel abgetreten werden (Forderungszession). Diese Form des Eigentumsvorbehaltes hat dabei Vorrang vor Forderungsabtretungen an Dritte. Hat der Apotheker seine Forderungen an die Krankenkassen neben einem bestehenden verlängerten Eigentumsvorbehalt des Großhandels außerdem an seine Bank abgetreten, muss sich die Bank z. B. im Konkursfalle des Apothekers aufgrund des vorrangigen Zugriffsrechtes des Großhandels mit der um den Krankenkassenrabatt gekürzten Spanne des Apothekers begnügen. Der Großhandel hat nämlich nur einen Anspruch auf den Einkaufsgegenwert der Ware.

Selbstverständlich erhält der Apotheker den die Verbindlichkeiten übersteigenden Betrag überwiesen.

Tab. 9.1-1: Verjährungsfristen

	Verjährung	
	Allgemein § 438 BGB	**Mängelansprüche bei Kauf §§ 195 ff. BGB**
Generelle Fristen	3 Jahre	2 Jahre
Spezielle Fristen	10 Jahre bei Übertragung von Grundstücken	5 Jahre bei Bauwerken oder Baustoffen
Beginn	Fälligkeit + Kenntnis + Jahresende	Abgabe

Allgemeine Geschäftsbedingungen

Während sich Kaufverträge auf der Absatzseite mit Kunden der Apotheke in der Regel durch die genannten Paragraphen des BGB regeln lassen, muss der Apotheker im Geschäftsverkehr mit anderen Kaufleuten, insbesondere Banken, Lieferanten, Versicherungen etc., neben den Bestimmungen des HGB noch zusätzliche, für die jeweilige Branche entwickelte Geschäftsbedingungen (AGB) zur Kenntnis nehmen. Die „Allgemeinen Geschäftsbedingungen" befinden sich entweder auf einem gesonderten Formblatt oder auf dem Lieferschein bzw. der Rechnung des Lieferanten.

Widerspricht der Apotheker diesen nicht, so akzeptiert er damit auch die AGB als Vertragsinhalt. Die AGB verlieren auch nicht dadurch ihre Gültigkeit, dass der Apotheker geltend macht, sie nicht zu kennen. Als Unternehmer müssen dem Apotheker die im Geschäftsverkehr üblichen Usancen vertraut sein. Während der Privatmann durch strenge Anforderungen an die Abfassung der AGB weitgehend vor branchenunüblichen Abweichungen geschützt ist, kommt der Kaufmann nicht umhin, sich gründlich mit den AGB zu befassen und ggf. Änderungswünsche deutlich zu machen, wenn er mit den AGB nicht einverstanden ist, z. B. durch Streichen einer unerwünschten Bedingung. Da die AGB Vertragsbestandteil sind, steht es dem Geschäftspartner seinerseits wiederum frei, den Kaufvertrag unter den abgeänderten Bedingungen zu akzeptieren. Auch hier kommt es also auf zwei sich deckende Willenserklärungen für die Gültigkeit der Vertragsbeziehungen an.

9.2 Der kalkulierbare Weg in die Selbstständigkeit

9.2.1 Einführung

Der junge Apotheker muss heute sehr genau abwägen, ob er das Wagnis einer Selbstständigkeit in Anbetracht der politischen Eingriffe im Arzneimittelsektor eingehen oder nicht besser ein Angestelltenverhältnis vorziehen soll. 13 000 Studenten der Pharmazie, rund 1800 Approbationen im Jahr bei einem echten Ersatzbedarf von jährlich höchstens 300 Leitern betriebswirtschaftlich erfolgreichen Apotheken (viele weniger erfolgreiche Apothekenleiter sind durch das GMG ernstlich in ihrer Existenz bedroht!) sowie über 1500 arbeitslose Apotheker verdeutlichen die Schwierigkeit auf dem Weg in die Selbstständigkeit. Die so genannten weißen Flecken, das heißt, betriebswirtschaftlich interessante Standorte für Neugründungen, gibt es so gut wie nicht mehr, weder in den alten noch in den neuen Bundesländern. Stattdessen finden viele Apotheken mit unterdurchschnittlichen Umsätzen zurzeit keine Käufer. Sogar dann nicht, wenn nur das Warenlager vom Käufer finanziell abgelöst werden soll. Entfielen 2002 auf die einzelne Apotheke in Deutschland durchschnittlich 3840 Einwohner (1970 waren es über 5500), liegt das Potenzial inzwischen beispielsweise im saarländischen Raum (größte Apothekendichte bezogen auf Einwohnerzahl) durchschnittlich nur noch bei weniger als 3000 Einwohnern pro Apotheke. Zahlreiche Landapotheken müssen sogar von noch weniger Einwohnern leben. In den neuen Bundesländern kommen im Durchschnitt noch knapp 4700 Einwohner auf eine Apotheke (Abb. 9.2-1, Tab. 9.2-1). Die Situation gleicht sich dem Westen weiter an.

Die Häufigkeitsverteilung der bundesdeutschen Apotheken, gemessen am Umsatz, ergibt sich aus Abbildung 9.2-2.

Die **branchentypische** Apotheke liegt in der Umsatzklasse, in der sich die meisten Apotheken befinden, und weist einen Umsatz zwischen 1,0 und 1,25 Mio. € im Jahr 2002 aus. Der durchschnittliche Umsatz (Gesamtumsatz der Apotheken dividiert durch die Anzahl der öffentlichen Apotheken) liegt dagegen 2002 bei 1,444 Mio. €. Der Durchschnittsumsatz je Apotheke erreicht in den neuen Bundesländern mit 1,549 Mio. € einen um 17 % höheren Wert als im Westen mit 1,319 Mio. €. Die Häufigkeitsverteilung nach Umsatzklassen gibt uns Aufschluss, dass über die Hälfte aller Apotheken den durchschnittlichen Umsatz nicht erreicht haben.

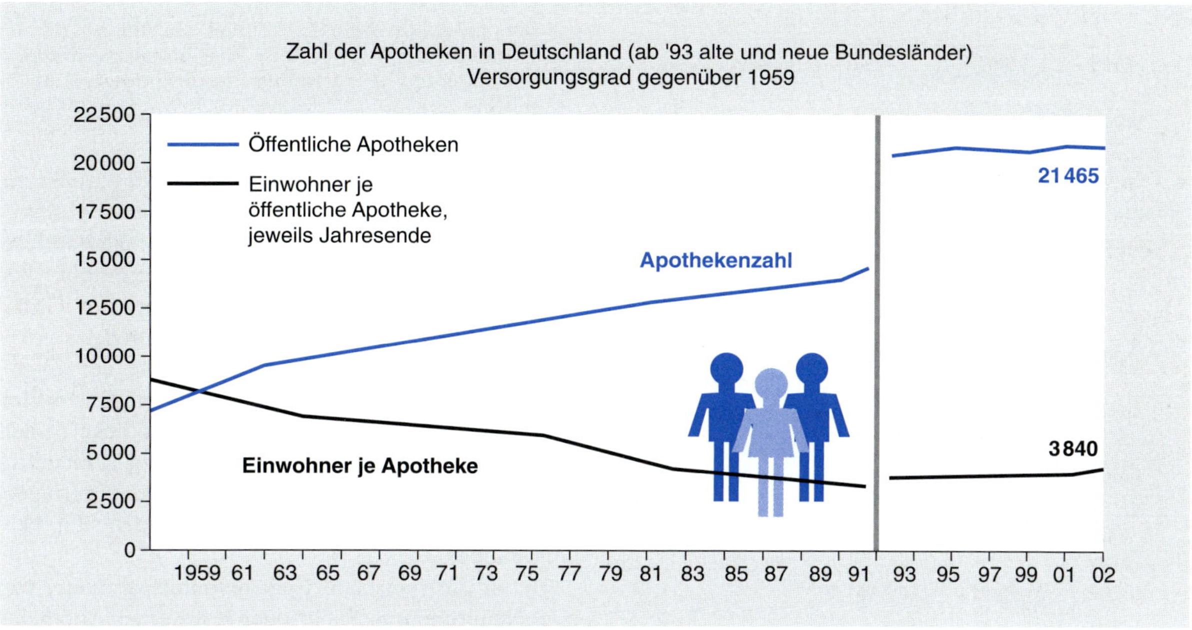

Abb. 9.2-1: Apothekendichte (Quelle: ABDA, Die Apotheke – Daten, Zahlen, Fakten 2002)

Tab. 9.2-1: Apothekendichte (2002) in den Ländern

Bundesland	Öffentliche Apotheken 2002	Einwohner je Apotheke
Baden-Württemberg	2795	3890
Bayern	3401	3630
Berlin	872	3890
Brandenburg	521	4980
Bremen	177	3730
Hamburg	459	3760
Hessen	1632	3720
Meckenburg-Vorpommern	389	4520
Niedersachsen	2107	3780
Nordrhein	2528	3780
Westfalen-Lippe	2248	3770
Rheinland-Pfalz	1184	3420
Saarland	357	2990
Sachsen	936	4680
Sachsen-Anhalt	594	4350
Schleswig-Holstein	723	3880
Thüringen	542	4450
Insgesamt	21465	3840

Angaben jeweils Jahresende (Quelle: ABDA Zahlen, Daten, Fakten 2002)

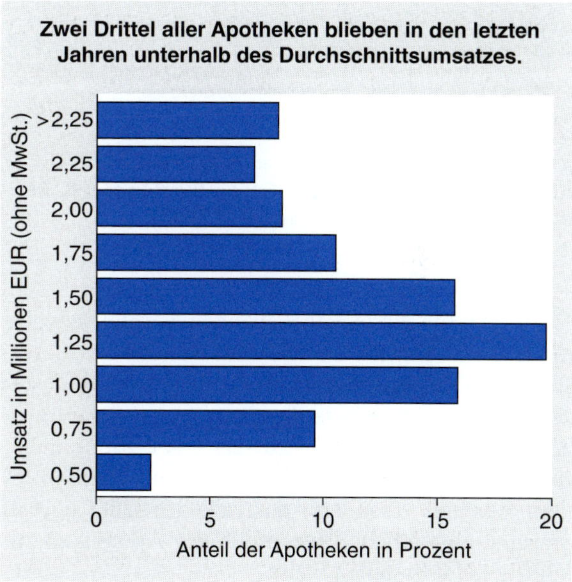

Abb. 9.2-2: Umsatzverteilung (Quelle: ABDA – Jahresbericht 2004)

Die Handelsspannen und die Renditen der Apotheken sind in den letzten zwanzig Jahren stetig zurückgegangen und erreichten 2002 wieder das Niveau Mitte der 90er Jahre (Abb. 9.2-3).

Lohnt sich nach Einführung des GMG zum 1. 1. 2004 für einen approbierten Apotheker noch der Weg in die Selbstständigkeit? Kann ein Praxis orientiertes Lehrbuch eine sichere Navigation auf dem betriebswirtschaftlichen Erfolgspfad beisteuern?

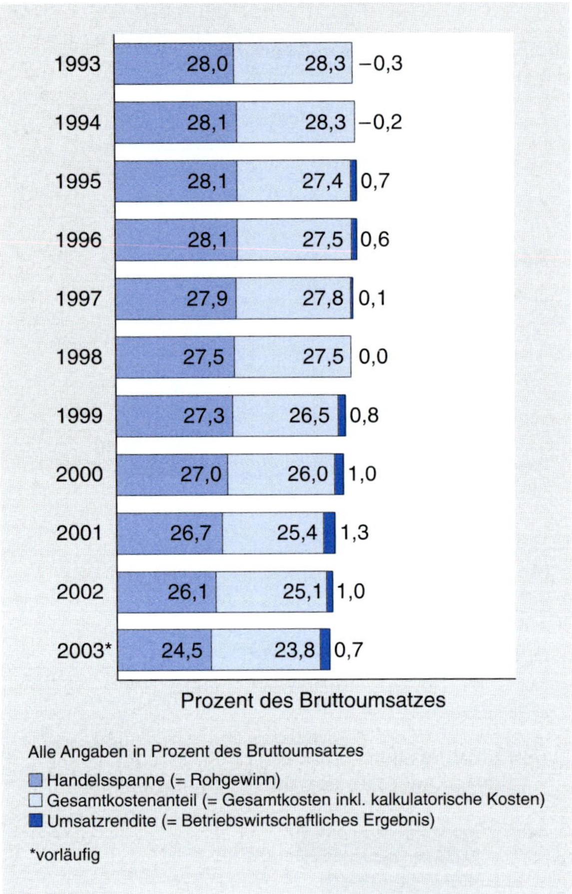

Abb. 9.2-3: Handelsspanne, Gesamtkostenanteil, Rendite (Quelle: ABDA – Jahresbericht 2004)

Nach den für die Apotheken noch vergleichsweise moderaten Einflüssen des Gesundheitsstruktur- (GSG) und Arzneimittelausgabenbegrenzungsgesetzes (AAGB) veränderte das Beitragssatzsicherungsgesetz (BSSichG) und wird das GKV-Modernisierungsgesetz (GMG) die Apothekenlandschaft in einem Ausmaß verändern, dass das vertraute überall präsente einheitliche Gesamtbild der Apotheken zukünftig nicht bestehen bleibt.

Es wird sich zeigen, welche Auswirkungen die komplizierten gesetzlichen Neuregelungen insbesondere auf den Rohertrag der Apotheke haben:

- □ das neue Kombimodell bei verschreibungspflichtigen Arzneimitteln,
- □ die zwar nicht verschreibungspflichtigen, aber noch erstattungsfähigen verschriebenen Arzneimittel, für die weiterhin die Spannenregelung der AMPreisV von 1998 gilt,
- □ das Rabatt- und Skontoverhalten des Großhandels nach Halbierung der Großhandelsspanne,
- □ die Freigabe der Preise bei OTC-Produkten, die der Kunde vollständig selbst zu bezahlen hat,
- □ der erheblich höhere 10 %ige Zuzahlungsanteil (mindestens 5 €, höchstens 10 € pro Arzneimittel) der Patienten bei verschreibungspflichtigen Arzneimitteln,

um nur die wichtigsten gesetzlichen Direktiven zu nennen. Dank eines apothekenfreundlichen Kombimodells weisen Hochrechnungen für Einkaufspreise bei verschreibungspflichtigen Arzneimitteln bis 23,82 € einen höheren Rohgewinn als vor GMG aus, bei teuren Produkten einen niedrigeren.

Da gleichzeitig die bisherige Spanne des Großhandels halbiert wird, werden Kürzungen, wenn nicht gar Streichungen der für die Apotheke bisher oft existenziellen GH-Rabatte zukünftig schmerzliche Einbußen bescheren, Apotheken mit geringen Umsätzen sogar den verbliebenen spärlichen Gewinn rauben.

Bevor die typischen Entscheidungsparameter für eine Neugründung, Pacht oder Kauf einer Apotheke aufgeführt werden, gilt es, die voraussichtlichen Auswirkungen der gesetzlich vorgegebenen Strukturveränderungen vorab aufzuzeigen. Die folgenden zehn Kriterien prägen den zukünftigen Apothekenmarkt und nehmen damit entscheidenden Einfluss auf die Erfolgschancen jeder Selbständigkeit als Apotheker.

1. **Langfristige politische Konsequenzen**

a) Es ist zu erwarten, dass der Gesetzgeber immer wieder beim Arzneimittelmarkt vorrangig Kosten senken wird, um die Finanzierbarkeit der Gesetzlichen Krankenversicherungen zu sichern. Damit gefährdet er zwangsläufig die Existenz vieler und das Einkommen aller Apotheken. Es bleibt sehr fraglich, ob die Anspruchshaltung der Versicherten und betroffenen Patienten an das Gesundheitssystem die staatlichen Deckungslücken durch die aktuell vorgegebenen Eigenleistungen kompensieren werden.

b) Die Apotheken werden folglich einen großen Beitrag zum Sanierungskonzept des mit homöopathischen Dosen nicht mehr finanzierbaren Gesundheitssystems tragen. Der Arzneimittelmarkt dient der Politik, wie schon in der Vergangenheit, als bevorzugtes und transparentestes Steuerungselement.

c) Die Bedeutung des Gesundheitssektors wird wegen der Überalterung der Bevölkerung (Abb. 9.2-4) hoch bleiben. Auch die Ausgabenentwicklung dürfte deshalb kaum wesentlich einbrechen (Abb. 9.2-5). In diesem Umfeld muss sich die Apotheke als unentbehrliche Beratungsstelle für die Versorgung der Bevölkerung mit Arzneimitteln behaupten.

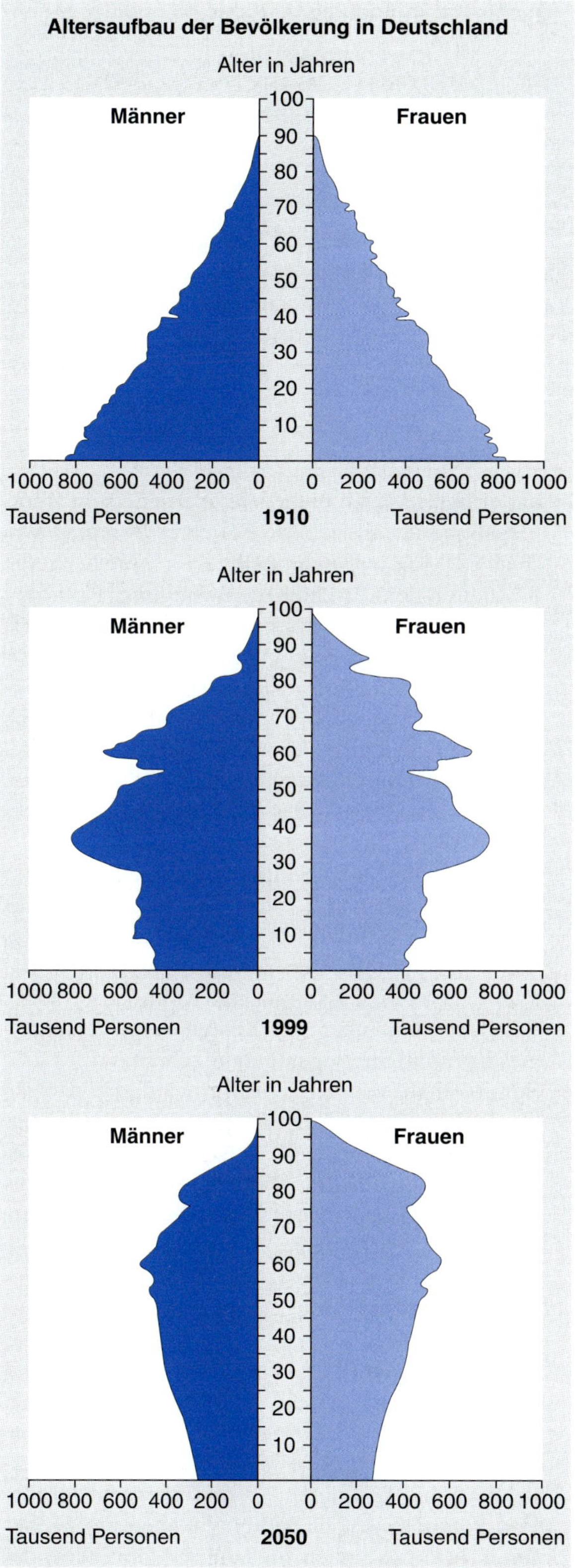

Abb. 9.2-4: Altersaufbau der Bevölkerung (Quelle: AOK Magazin Praxis aktuell, 4/2003)

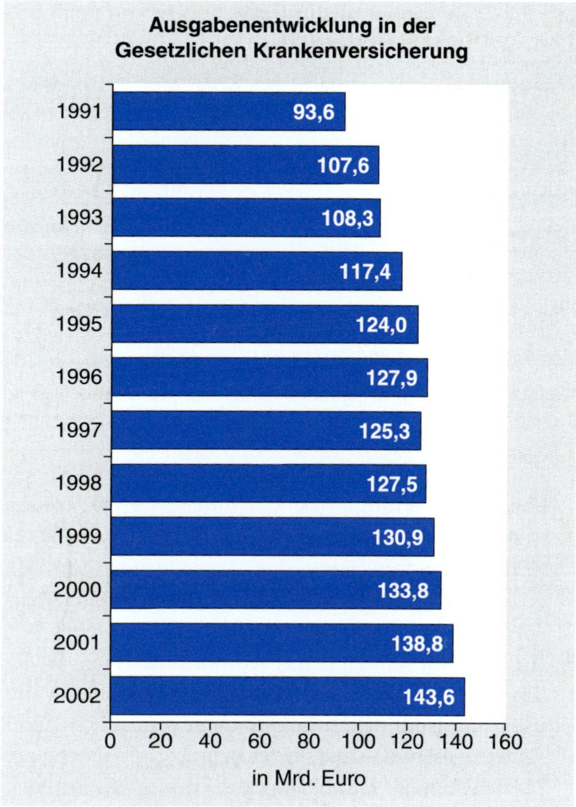

Abb. 9.2-5: Ausgabenentwicklung in der GKV (Quelle: AOK Magazin Praxis aktuell, 4/2003)

2. **Auswirkungen auf das Einkommen des Apothekenleiters**

a) Es werden viele Apotheken aus dem Markt mittelfristig ausscheiden, da sich die politisch verordneten Rohertragsverluste nicht mehr durch andere Einkommensquellen oder Kostenreduzierungen kompensieren lassen.

b) Es sind zwar die zweistelligen Rabatte an die GKV, die das BSSichG von den Apotheken abverlangt hat, ab 1. Januar 2004 durch das GMG aufgehoben worden, nach Berechnungen der Treuhand Hannover Steuerberatungsgesellschaft für die branchentypische Apotheke hat das BSSichG die folgende geschätzte Gewinnsituation ergeben (s. Tab. 9.2-2).

Danach musste der Apotheker allein aus dem Apotheken- und (weiter gegebenen) Großhandelsabschlag in Form von drastischen bis 100 %igen Rabattkürzungen existenzbedrohende Verluste von 42,2 % des verfügbaren Einkommens hinnehmen. Der ab 1. Januar 2004 verminderte GKV-Rabatt für verschreibungspflichtige Arzneimittel verbessert das Ergebnis aber nur geringfügig, denn die halbierte Spanne des Großhandels bei verschreibungspflichtigen Arzneimitteln lässt keine Rabatterwartungen im Stile vergangener Jahre für die Apotheken mehr zu.

Tab. 9.2-2: Gewinnermittlung der Apotheken nach BSSichG (Quelle: Hasan-Boehme U., Kahlschlagpolitik gegenüber Apotheken, AWA 2/03)

Typische Apotheke	2002 in €	Anteil in %	2003	Anteil in %	Änderung	in %
HV-Umsatz	300 000	30	300 000	31,1	0	0
GKV-Umsatz	700 000	70	665 500	68,9	−34 500	−4,9
Gesamtumsatz	1 000 000	100	965 500	100	−34 500	−3,5
Rohgewinn	303 000	30,3	268 500	27,8	−34 500	−11,4
Gewinn vor Steuern	80 000	8	45 000*	4,7	−34 450*	−43,1
Verfügbares Einkommen (ca.)	42 800		23 900		−18 900	−42,2

* Vernachlässigung der Gewerbesteuerentlastung wegen Minderung des Anrechnungsbetrages

Mit dem verminderten verfügbaren Einkommen muss der Apotheker nicht nur seinen Lebensunterhalt, sondern auch die Absicherung für den Krankheitsfall, Berufsunfähigkeit und Altersvorsorge bestreiten.

Im Übrigen reduziert das Kombimodell des GMG das verfügbare Einkommen bei Apotheken mit überdurchschnittlich hohem Anteil an GKV-Umsätzen erheblich. Dies trifft primär die Apotheken in den neuen Bundesländern sowie Ärztehaus- und Land-Apotheken.

Auch ohne die hohen Zwangsrabatte des BSSichG wird einer 1-Mio.-€-Umsatz-Apotheke kaum mehr ein höheres zu versteuerndes Einkommen als ca. 35 000 € verbleiben.

3. **Der enge Erfolgspfad des Kombimodells**

Für jedes auf Rezept abgegebene, verschreibungspflichtige Arzneimittel erhält der Apotheker nach dem GMG ab 1. 1. 2004 8,10 € Festaufschlag (Handlungskostenpauschale) zuzüglich 3 % des Apothekeneinkaufspreises des jeweiligen Artikels. Der Apothekenverkaufspreis erhöht sich um die 16 %ige Mehrwertsteuer. Von diesem Betrag hat der Apotheker einen Zwangsrabatt von 2 € an die GKV zu leisten. Exklusive MwSt. beträgt der Kassenrabatt folglich 1,72 €. Damit verbleiben dem Apotheker 6,38 € und der 3 %ige Aufschlag auf den AEK pro verschreibungspflichtiges Arzneimittel zur Deckung der Kosten und anteiligen Gewinnerzielung.

Es geht hier bei der Kalkulation des Apothekenrohertrags um aktuell rund 70 % des Apothekenumsatzes. Nach Berechnungen von Müller-Bohn (Dtsch. Apoth. Ztg. 2003: 65 ff. und Folgeserie ebenda in 2004) muss der Apotheker als variable, direkt zurechenbare Kosten durchschnittlich 2 € Personalkosten kalkulieren, eine schnelle, problemlose Abgabe unterstellt. Versucht der Apotheker im Rahmen seiner Beratungspflicht, seine Kunden durch eine intensive Beratung zu binden, hat er bereits nach einer Viertelstunde sein Beratungshonorar aufgezehrt: Bei einer Beratung von rund 15 Minuten, unterstellt, dass weitere knapp 5 Minuten dem Produkt bei Bestellung, Kommissionierung, Auszeichnung, Warenhandling im Ein- und Verkauf gewidmet werden, ist der Festzuschlag von 6,38 € restlos verbraucht. Die warenspezifischen Aufwendungen sind hier noch nicht berücksichtigt, wie z. B. Verfall der Ware, Dauer der Lagerhaltung (Zinskosten), Finanzierungskosten, Kosten des Zahlungsverkehrs (Kreditkarten).

Inwieweit das taxpflichtige Sortiment noch zur Deckung der fixen Kosten beiträgt, hängt stark von den Konditionen des Großhandels ab (Rabatte und Skonti). Den 3 %igen Zuschlag würde allein schon eine Zahlung mit Kreditkarte (außer EC-Karte) mit über 3 %-Kosten beim verschreigungspflichtigen Sortiment aufzehren.

Somit erhält von einer Reform auf die nächste das bisher unter Ertragsaspekten weniger beachtete OTC-Sortiment die entscheidende Einkommensfunktion für die Apotheke. Herzog (s. Herzog, R.: Agieren in der Krise, in Dtsch. Apoth. Ztg. 2003: 56 ff.) kalkuliert bei einer Apotheke mit 1,5 Mio. € Umsatz den Erfolgsbeitrag des OTC-Sortiments trotz Umsatzanteils von nur 25 % mit 50 %.

Dieses Sortiment muss folglich den größten Teil der Fixkosten (Miete, Apothekeneinrichtung, EDV, Finanzierungszinsen, Abschreibungen, etc.) decken und dem Apotheker seinen Unternehmerlohn bescheren. Wenn hier ein großer Preiskampf entstehen sollte, wie über eine Frankfurter Apotheke noch im Jahr vor Gültigkeit des GMG angedeutet (s. Abb. 9.2-6), kommen viele Apotheken betriebswirtschaftlich nicht mehr über die Runden. Ob die Preisführer dabei gewinnen, ist mehr als fraglich, da hohe zweistellige Zuwächse der verkauften Packungen (Mengenkom-

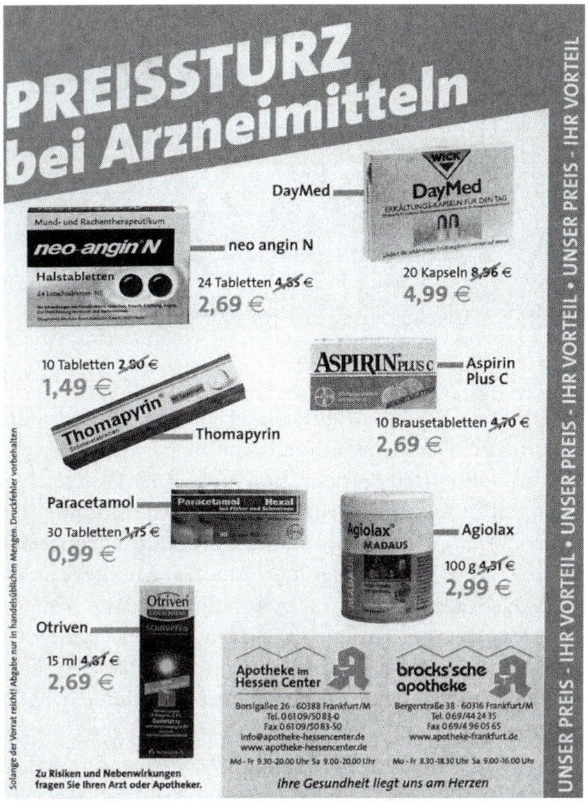

Abb. 9.2-6: Preiskampf bei OTC-Arzneimitteln

ponente) auch bei diesen Apotheken die Regel sein muss, um unter den GMG-Bedingungen ihre Umsatzposition (Wertkomponente) zu behaupten oder zu verbessern. Es muss ein Mehrfaches der prozentualen Preissenkung von diesem Produkt verkauft werden, um lediglich den bisherigen Ertrag erzielen (s. Tabelle 9.2-3 und auch S. 769 f.). Gerade in Apotheken sind derartige Nachfrageschübe preispolitisch nicht herbeizuführen, da die Kunden unter normalen Bedingungen Arzneimittel nicht auf Vorrat kaufen.

4. **Auswirkungen auf die Motivation des Apothekenleiters**
   Der Arbeitseinsatz des Apothekenleiters wird aufgrund einer betriebswirtschaftlich notwendigen dünneren Personaldecke den eines angestellten Apothekers deutlich übertreffen. Seine Motivation ist aber entscheidend für das Engagement seiner Mitarbeiter und die Attraktivität der Apotheke für die Kunden.
5. **Die Logistik im Verkauf gewinnt an Bedeutung**
   Da der Absatz, d. h. die verkaufte Packungsmenge durch das Kombimodell (8,10 € Fixhonorar zzgl. 3 % vom Apothekeneinkaufspreis minus 2 € Kassenrabatt) zukünftig in den Vordergrund rückt, wird es für die Höhe des verfügbaren Einkommens zukünftig besonders wichtig sein, wie schnell die Verpackungen den Weg in die Einkaufstüten der Kunden finden.

Tab. 9.2-3: Wie stark muss der Absatz gesteigert werden, um bei reduziertem Verkaufspreis den gleichen Bruttoertrag zu erzielen?
Eine Beispielrechnung mit nicht wertgerechten Aktionspreisen zeigt, wie erheblich die Wertschöpfung bei Preisreduktionen unter Druck gerät. Die aufgezeigten Aktionspreise orientieren sich an Handzetteln, die vereinzelt im Markt vorgefunden wurden.
Ertragsorientierte Kalkulation anhand meridol Mundspül-Lösung

Beispiel Apotheke	Regelpreis	Nichtwertgerechte Vermarktung	
		Aktionspreis 1	Aktionspreis 2
Endverbraucherpreis inkl. MwSt./Stück	**5,59 €**	**4,50 €**	**4,00 €**
Endverbraucherpreis ohne MwSt./Stück	4,82 €	3,88 €	3,45 €
Einkaufspreis ohne MwSt.	3,46 €	3,40 €	3,40 €
Stücknutzen netto	1,36 €	0,48 €	0,05 €
Netto-Handelsspanne	**28 %**	**12 %**	**1 %**
Ø Verkauf in Stück pro Monat (ohne Aktion)	**48**		
Bruttonutzen pro Monat (ohne Aktion)	65,28 €		
Absatzmenge, die die Beispiel-Apotheke erreichen muss, um den gleichen Bruttonutzen wie vor der Aktion zu erzielen		136	1306
Notwendige Steigerung der Absatzmenge in % zur Erreichung des bisherigen Bruttonutzen		**183 %**	**2621 %**
Die Kalkulation berücksichtigt noch nicht die zusätzlichen Werbekosten, die durch Aktionen mit Handzetteln entstehen.			

Quelle: Schmitt C., Wertgerechte Preise, in Dtsch. Apoth. Ztg. 51/52, 18.12.2003, S. 119/120

Tab. 9.2-4: Geschäftswerte von Apotheken, gegliedert nach Umsatzklassen, vor und nach BSSichG (Quelle: Herzog, R., Beitragssatzsicherungsgesetz, Dtsch. Apoth. Ztg. 1/2, 2003, S. 74 und eigene Berechnungen)

Umsatzklasse von ... bis ... Mio. Euro p.a.	% Apotheken in Klasse ca. (ges.: 21 500)	Geschäftswert in Umsatz-% ca. (vor Reform)	Geschäftswert absolut (vor Reform)	Geschäftswert in Umsatz-% ca. (nach Reform)	Geschäftswert absolut (nach Reform)
0–0,50	20 %	0 %	0 Euro	0 %	0 Euro
>0,50–0,75	20 %	10 %	≤75 T Euro	0 %	0 Euro
>0,75–1,00	22,5 %	15 %	≤150 T Euro	5 %	≤50 T Euro
>1,00–1,50	22,5 %	20 %	≤300 T Euro	10 %	≤150 T Euro
>1,50–2,50	17,5 %	27,5 %	≤688 T Euro	17,5 %	≤438 T Euro

Ohne zufriedene, gut beratene Kunden gibt es allerdings auch keine Absatzsteigerungen. Es versteht sich von selbst, dass die Beratung keinesfalls darunter leiden darf, andererseits ist ein optimales logistisches Kostenmanagement angesagt.

6. **Auswirkungen auf den Geschäftswert der Apotheke**

   a) Neben den Einbußen beim Gewinn werden vor allem die Geschäftswerte der Apotheken dramatisch einbrechen. Die Schwelle der Verkäuflichkeit sinkt nach Herzog auf über 0,75 Mio. € Umsatz. Seinen Berechnungen zufolge, allerdings auf den Vorgaben des BSSichG beruhend, wird der Geschäftswert unter 1,25 Mio. € halbiert, größere Objekte verlieren 30–40 %.

   Apotheken mit einem Umsatz unter 1 Million € werden nach GMG schwer vermittelbar sein. Nur außergewöhnliche individuelle Strukturvorteile rechtfertigen noch eine nähere betriebswirtschaftliche Prüfung einer Apotheke in dieser Umsatzkategorie (Tab. 9.2-4).

   b) Bedenkt man allein, wie viele Apotheker keinen Verkaufs- oder Pachterlös für ihre zu umsatzschwachen und damit unverkäuflichen Apotheken erzielen und damit einen wichtigen Teil ihrer einkalkulierten Altersversorgung verlieren, wird das zukünftig unternehmerische Risiko des Apothekenleiters in kleineren Apotheken überdeutlich.

   Das heißt logischerweise, dass der Erwerb einer Apotheke, die keine realistische wirtschaftlichen Überlebenschancen bietet, für den Käufer zu einem Totalverlust seiner investierten Mittel führen kann. Mehr denn je gilt es, Objektangebote mit größter Sorgfalt und Kompetenz auf ihre Erfolgschancen zu überprüfen.

7. **Zwang zur Kooperation für Apotheker**

   a) Die Zusammenarbeit mit den Marktpartnern (Großhandel, Gesetzliche und Private Krankenversicherung – z. B. Barmer Service Apotheke –, Abrechnungsstellen, Einrichter, DV-Anbieter) wird zukünftig stärker von Rationalisierungs- als Beziehungsmaßnahmen geprägt sein.

   b) Die 4fache Mehrbesitzerlaubnis zwingt den einzelnen selbstständigen Apotheker sich intensiv mit sinnvollen Kooperationsmöglichkeiten zu beschäftigen, um Kostendegressionsmöglichkeiten und eine stärkere kooperative Einkaufsmacht nutzen zu können. Die individuelle Apotheke, der klassische Einzelhändler scheint wie der frühere Tante Emma-Laden ein Kapitel der Vergangenheit zu sein. Bevor sich der Apotheker bei Kooperationspartnern, wie „kleine Apotheke", „Vivesco", „Parmapharm", „MVDA", „Linda" oder dgl. bindet, sollte er den Nutzen der Angebote für seine Apotheke sorgfältig prüfen.

8. **Auswirkungen auf die Bonität der Apotheken**

   Die Branchenkrise raubt vielen Apotheken den Nimbus des bonitätsstarken Mittelständlers. Nur noch die Branchenvertreter mit einem Jahresumsatz, deutlich jenseits von 1,5 Mio. €, werden für Banken attraktive Kunden darstellen. Aber gerade die Umsatzelite wird unter der Spannenverschlechterung höherpreisiger verschreibungspflichtiger Arzneimittel überproportional leiden.

9. **Risiken durch neue Vertriebskonzepte**

   a) Die Chancen für einen einzelnen Apotheker, auf der überregionalen Versandschiene via Internet erfolgreich mitzumischen, werden sehr gering sein. Erfolgreiche Internetapotheker haben mindestens fünf Jahre investiert, um das Medium effektiv nutzen zu können. Die Kosten (täglicher Zeitaufwand für die Pflege der Seiten) sind erheblich und ohne entsprechendes EDV-Knowhow und professionelles Internet-Management ist die Apotheke chancenlos.

   Häufig verfügt sie auch nicht über das notwendige Kapital sowie ausreichende Distributions- und Kommunikationsvoraussetzungen (Werbung im Internet und in klassischen Medien), um ertragreiche Umsätze im Wettbewerbsumfeld in der notwendigen Größenordnung generieren und abwickeln zu können. Die Versuchung wird für viele Apotheker groß sein, ist es doch die vermeintlich einzige Chance, im OTC-Bereich herausragende Mengeneffekte zu erzielen.

Was das verschreibungspflichtige Sortiment betrifft, dürfte der Versandhandel-Anreiz unter der gesetzlichen Vorgabe (AMPreisV) gering sein. Lediglich im Ausland operierende Versandhändler, wie Doc Morris, versprechen sich Marktvorteile durch die in einzelnen Ländern rechtlich zulässige Freistellung der in Deutschland vorgeschriebenen Zuzahlung bei Versendung aus eben diesen Ländern. Bei vermutlich deutlich weniger als 5 € Ertragsvorteil (Lieferkosten) und klaren Nachteilen in der Versorgungsqualität (Schnelligkeit und fehlende Beratung) ist es äußerst fraglich, ob dieser Vorteil bemerkenswerte Umsatzsprünge zu generieren vermag. Außerdem hat die ABDA mit aponet.de eine wirkungsvolle Antwort gegeben, die dem Bedarf der Verbraucher, bequem und schnell mit Arzneimitteln versorgt zu werden, Rechnung trägt.

b) Für den Versandhandel sind die Nachteile des einheitlichen Zuschlages anstelle der bisherigen degressiven Taxe gravierend. Dieser beendet die bisherige einträgliche Rosinenpickerei bei hochpreisigen Artikeln. So wird der Wettbewerb hier zukünftig auf der OTC-Schiene ausgetragen werden. Die größte Gefahr droht der Branche durch Preiskriege bei nichtverschreibungspflichtigen Arzneimitteln. Aus den bereits genannten Gründen wird sich bei diesem Sortiment die Zukunft insbesondere der zahlreichen Apotheken mit einem Umsatz unter 1,25 Mio. € entscheiden.

c) Die Mehrbesitzapotheke erhöht zwar das Potenzial auf dem lokalen/regionalen Markt und bietet die Chance interessanter Synergien in Einkauf, Marketing, EDV-Service und Logistik, andererseits erfordert sie in jeder Apotheke einen Filialleiter und entsprechendes pharmazeutisches Personal. Gerade kleine Apotheken zehren mit den zu leistenden Personalkosten neben dem Miet- und Sachaufwand ihren Rohertrag auf. Eine Kooperation mit einem der zahlreichen Verbundsysteme scheint hier oft die bessere Alternative zu sein, um z. B. an günstigere Einkaufskonditionen oder Marketingkonzepte heranzukommen. Es stellt sich im Übrigen auch die Frage, ob bei der Begrenzung des regionalen Umfeldes für den Mehrbesitz ausreichend interessante Apotheken bzw. Standorte zur Verfügung stehen. Jeder Standort ist wie die Hauptapotheke auf ihre Chance und rechtlichen Verpflichtungen hin sorgfältig zu prüfen. Eine Mehrbesitzapotheke kann sich keine einzige Niete im Vierverbund leisten. Die besten Chance wird wohl auch in Zukunft die Familienapotheke haben; sie konnte bereits zuvor bei vielen Approbationen innerhalb einer Familie rechtlich unstrittig quasi als Mehrbesitzapotheke geführt werden.

10. **Chancen für erfolgreiche Apotheken**
 a) Inwieweit eine gesetzlich initiierte Marktbereinigung, die durchaus 20–30 % der heute noch existenten Apotheken betreffen kann, zu entsprechenden Umsatzsteigerungen bei den verbliebenen Apotheken führt, lässt sich schwer prognostizieren.
 b) Disease-Management, Hausapotheken-Modell, Integrierte Versorgung bieten wiederum Chancen, Kunden zu binden und Nutzen aus Kooperationen zu ziehen.

Beim Kauf einer Apotheke, bei der Vereinbarung des Pachtzinses oder einer Neugründungsentscheidung ist es daher wichtig, die folgenden 3 Fragen zu klären:

- ☐ Überschreitet der Umsatz einen Wert, der ein verfügbares Einkommen nach Steuern von mindestens 40 000 € auch längerfristig wahrscheinlich macht? Ansonsten lassen sich der zu erwartende hohe persönliche Einsatz und das unternehmerische Risiko des Apothekenleiters nicht mehr rechtfertigen.
- ☐ Kann sich die Apotheke genug qualifiziertes Personal leisten, um den Versorgungsauftrag im Sinne der Kundenerwartungen ausführen zu können?
- ☐ Besteht bei vorsichtiger Einschätzung der Lage genug nachhaltige Motivation für den Weg in die Selbstständigkeit? Das Engagement des Inhabers bleibt der wichtigste Parameter für den Erfolg der Apotheke bei den Kunden.

Um die erste Frage beantworten zu können, werden im Folgenden die einzelnen typischen Kostenarten der Apotheke näher untersucht, die besonders sorgfältig geplant und überwacht werden müssen.

9.2.2 Die Neugründung

Der Apotheker, der den Weg in die Selbstständigkeit wählen möchte, wird sich zunächst besonders intensiv mit dem Standort auseinandersetzen. Sehr sorgfältig sind Angebote von Maklern, Herstellergemeinschaften und Architekten zu prüfen. Durch sie werden immer wieder für eine Apotheke ungeeignete Standorte angepriesen. Gelegentlich findet sich auch schon eine nicht optimale Apothekeneinrichtung in diesen Räumen, deren Preis viel zu hoch ist.

Versprechungen, vor allem was die Zahl der später im Gebäude vorausgesagten praktizierenden Ärzte betrifft, werden oft zur Illusion.

Der Neugründer sollte sich zunächst bei der Beurteilung des Standortes neben den eingangs genannten branchenspezifischen Einflussfaktoren ganz auf den realen Zustand des Objektes konzentrieren:

- ☐ Erfüllen die Räumlichkeiten die gesetzlichen Mindestanforderungen gemäß ApBetrO?
- ☐ Lässt sich die gesetzlich vorgeschriebene Beratungsecke problemlos einrichten?
- ☐ Wie viele Einwohner zählen zu dem Einzugsbereich der geplanten Apotheke?
- ☐ Kaufkraft und Arbeitslosigkeit in diesem Gebiet.
- ☐ Zahl der bestehenden Apotheken und relative Lage des Objektes.
- ☐ Wie viele Ärzte zählen zum unmittelbaren Einzugsgebiet?
- ☐ Fachrichtungen der Ärzte.
- ☐ Profilierungsgrad der Konkurrenzapotheken, insbesonders Mehrbesitzapotheken.
- ☐ Geschätzte Frequenz aufgrund der Lauf- und Fahrgewohnheiten der Bevölkerung.
- ☐ Unmittelbar in der Nähe gelegene Geschäfte, Haltestellen und Behörden.
- ☐ Parkmöglichkeiten.
- ☐ Sind größere Bauvorhaben im Einzugsbereich geplant?
- ☐ Möglichkeit von Konkurrenzgründungen.
- ☐ Nähe der Arzneimittellieferanten.
- ☐ Zu erwartender GKV-Anteil aufgrund der Bevölkerungsstruktur.

Derartige Einschätzungen sollte der Apotheker am besten selbst vornehmen, indem er den Standort gründlich untersucht und auch Gespräche mit Ansässigen, Passanten und mit Ärzten führt. Apothekenfachberater und Großhandelsunternehmen können ihn bei seiner Lagebeurteilung unterstützen. Insbesondere der Großhandel, der den Markt seit Jahrzehnten kennt, kann eine ziemlich genaue Einschätzung über die Chancen des jeweiligen Objektes geben (Tab. 9.2-5).

Rezeptumsätze der Ärzte

Die Fachrichtung des Arztes entscheidet wesentlich über die Zahl der Rezepte pro Jahr und damit über den Umsatz der Apotheken. Tabelle 9.2-6 und Abbildung 9.2-7 geben das Verschreibungsverhalten der Facharztgruppen wieder. Sie zeigen Durchschnittswerte des Verschreibungsvolumens pro Jahr, die regional abweichen. In Gebieten mit überdurchschnittlicher Ärztekonzentration können die Umsatzwerte pro Arzt reduziert sein. In ländlichen Gebieten liegen sie oftmals höher. Der Rezeptdurchschnitt sinkt auch vom Norden nach Süden. Der durchschnittliche Bruttorezeptwert lag 2001 bei 29 €. Dieser Wert wurde von Urologen (61 €), Nervenärzten (56 €) und Internisten (38 €) deutlich überschritten. Der größte Teil der Verordnungen entfällt auf Allgemeinmediziner (55 %) und Internisten (16 %). Aufgrund des Kombimodells des GMG profitieren Apotheker vor allem von Ärzten, die preiswerte Arzneimittel verschreiben. Das Verhältnis Hausärzte zu Fachärzten liegt z.Zt. bei 40:60, nicht unproblematisch in Anbetracht der Bemühungen der Politik, die Patienten grundsätzlich über den Hausarzt zu steuern. Es beinhaltet die Selbstbeteiligung der Patienten. Analysiert man die GKV-Ausgaben näher, fällt vor allem auf, dass die Rentner für fast 60 % der GKV-Ausgaben verantwortlich sind, obwohl sie nur einen Anteil von 30 % an der Versichertenzahl ausmachen. In Anbetracht der zu erwartenden Veränderungen der Altersstruktur unserer Bevölkerung sind ohne Zweifel entscheidende Veränderungen gefordert, die unser Gesundheitssystem auch in Zukunft finanzierbar machen. Letztlich geht kein Weg an einer grundlegenden Neuregelung vorbei: Leistungsbegrenzungen, Selbstbeteiligung sowie differenzierte Versicherungsangebote sind hier sinnvolle Ansatzpunkte, die der individuellen Inanspruchnahme des Gesundheitssystems und der Risikobereitschaft der Bürger Rechnung tragen. Es wäre aber fatal, wenn das weltweit einzigartige Versorgungssystem der Apotheken durch zu einseitige Sparmaßnahmen gemäß BSSichG und GMG gefährdet würde. Die Bedeutung der Apotheke als wichtiger Leistungsträger des sozialen Systems in Deutschland kann nicht genug betont werden. Dazu kommt, dass der Weltmarkt für Arzneimittel stetig weiter wächst (s. Abb. 9.2-8). Vergleicht man die Verhältnisse nur mit den USA, zeigt sich der Arzneimittelmarkt in Deutschland – mit einem Gesamtanteil von rund 16 % an den Ausgaben des GKV – in allen wesentlichen Bereichen kostengünstiger (s. Abb. 9.2-9).

Personalkosten

Der größte Block sind zweifelsohne die Personalkosten, allein die Lohnnebenkosten betragen über 20 % der Summe der Gehälter. Bei Apotheken mit einem Umsatz über 0,75 Mio. € ist ein approbierter Mitarbeiter zwingend erforderlich, um der Informations- und Beratungsverpflichtung gemäß ApBetrO nachkommen zu können. Wenn der Apotheker eine 50- bis 60-Stunden-Woche auf sich nimmt, außerdem Nacht- und Notdienste überwiegend selbst bestreitet, kann er ersatzweise mit einer Ganztags-PTA und einer approbierten Vertretung für lediglich 50 Tage im Jahr den Gewinn nach Steuern um 7500 bis 10 000 € erhöhen.

Je nach Öffnungszeiten, Personalausstattung und Umsatz der Apotheke schwankt der Personalkostensatz zwischen 10 und 20 % vom Umsatz. Bei einer Handelspanne von rd. 27 % haben aufgrund des

Tab. 9.2-5: Der kalkulierbare Weg vom Bruttoumsatz zum entnahmefähigen Gewinn

	Neugründung	Kauf		Pacht
		Gemietete	Eigene Räume	
Bruttoumsatz				
– 16% Mehrwertsteuer				
= Nettoumsatz				
– Wareneinsatz				
Warenrechnungswert ohne MwSt.				
Rabatte				
Skonti				
Warenbezugskosten				
= Rohertrag				
– Betrieblicher Aufwand gesamt				
Personalaufwand				
13 Gehälter				
Sozialaufwand (Renten-, Kranken-, Arbeitslosen-, Pflegeversicherung)				
Gehaltsausgleichkasse (nur für Approbierte)				
Berufsgenossenschaft (Unfallversicherung)				
Konkursausfallversicherung				
Urlaubsvertretung				
Miet-, Pachtaufwand				
niedrigere Quadratmeterpreise für Keller- und Dunkelräume			hier nicht relevant	
Nebenkosten (Strom, Wasser, Heizung, Müllbeseitigung etc.)			hier nicht relevant	
Beiträge und Versicherungen				
IHK, Apothekerkammer				
Apothekerverband				
Haftpflichtversicherungen				
Steuerberatung				
Kfz-Aufwand				
Leasingrate				
Werkstattkosten				
Benzin, Öl, Waschanlage				
Steuer, Versicherung				
TÜV, Abgastest				
Werbe-, Reiseaufwand, Bewirtung				
Schaufensterdeko				
Ärzteinfos				
Kundengeschenke				
Anzeigen				
Fortbildungsreisen				
Kundenveranstaltungen				
Bewirtung von Beratern, Mitarbeitern etc.				
Telefon, Fax, Internet				
Rezeptabrechnung				
(Rezeptumsatz ./. Zuzahlungen ./. KV-Rabatt ./. GH-Rabatt) × Abrechnungsfaktor der Verrechnungsstelle, z. B. VSA in 2003 0,23%				
Aufwand für Warenabgabe				
Abschreibungen (sofern kein Leasing)				
Firmenwert (15 Jahre Abschreibungszeitraum)	hier nicht relevant			hier nicht relevant
Gebäude (50 Jahre)		hier nicht relevant		hier nicht relevant
Einrichtung (10 Jahre)				hier nicht relevant
Kfz (5 Jahre)				
Datenverarbeitung (4 Jahre)				
steuerpolitische Sonderabschreibungen		hier nicht relevant		hier nicht relevant
Fremdkapitalzinsen, Bankgebühren (sofern kein Leasing)				
Finanzierungshilfen Bund/Länder für neue Bundesländer beachten		hier nicht relevant		
Bürobedarf, Porto				
Zeitschriften, Bücher, Kopien				
Instandhaltungsreparaturen				
Gewerbeertragsteuer				
{Gewinn (ohne Gewerbesteuerabzug) + 50 % Dauerschuldzinsen ./. 24 000 € (Freibetrag)} × Steuermesszahl (1, 2, 3, 4, 5 % in 12 T €-Schritten steigend, ab 48 000 € gleichbleibend 5 %)				
= Gewerbesteuerertrag × Hebesatz der Gemeinde				
= Gewerbesteuerschuld}				
Sonstige Aufwendungen				
= Gewinn vor Einkommensteuer				
– Einkommensteuer unter Berücksichtigung der Sonderausgaben				
= Gewinn nach Steuern (verfügbares Einkommen)				
– Beiträge Apothekerversorgung (Anteil, der Vorsorgepauschale nach § 10 EStG übersteigt)				
– Beiträge Krankenversicherung				
– Kalkulatorische Eigenkapitalzinsen				
= Entnahmefähiger Gewinn (disponierbarer Unternehmerlohn)				

Tab. 9.2-6: Arzneiverordnungen, Umsätze und definierte Tagesdosen je Arzt 2001, aufgeführt nach Facharztgruppen (Quelle: Nink, K., Schröder, H. in Schwabe U., Paffrath D. (Hrsg.) (2003) Arzneiverordnungsreport 2002, Springer, Berlin)

Arztgruppe	Zahl der Ärzte	Verordnungen je Arzt	Umsatz je Arzt (Tsd. €)	DDD je Arzt (Tsd. DDD)
Allgemeinmediziner und Praktische Ärzte	44326	9118	239	367
Internisten	19667	6181	241	293
Kinderärzte	6740	8041	94	152
Gynäkologen	10794	3052	77	156
HNO-Ärzte	4138	3493	49	66
Augenärzte	5414	3354	50	177
Chirurgen	5497	1244	27	28
Orthopäden	5383	2681	42	59
Urologen	2816	2886	176	116
Hautärzte	3499	5133	104	134
Nervenärzte/Psychotherapeuten	9635	2241	126	76
Sonstige	10603	2603	152	105
Alle Ärzte	128512	5774	166	226

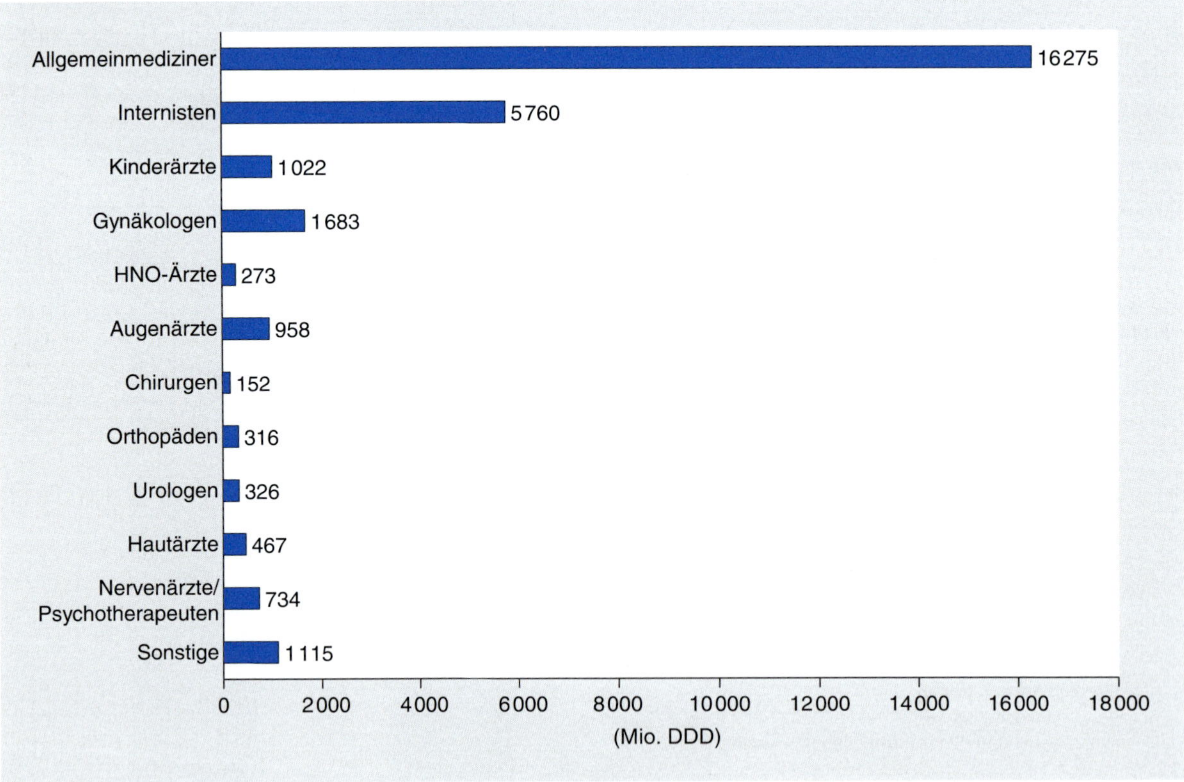

Abb. 9.2-7: Arzneimittelverordnungen einzelner Arztgruppen 2001

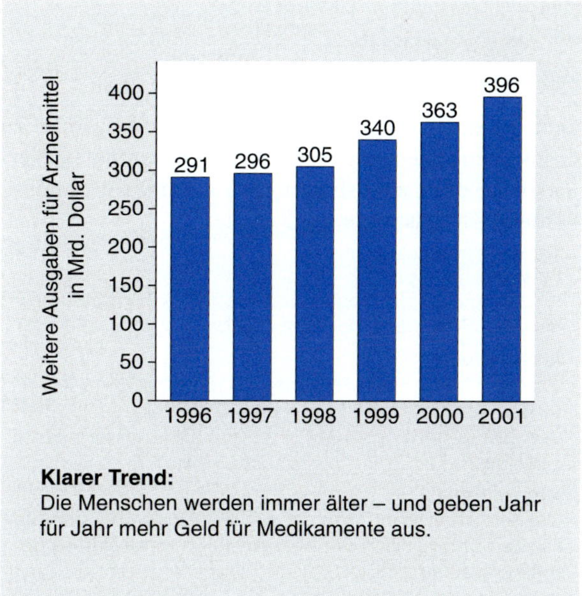

Abb. 9.2-8: Der Weltmarkt wächst (Quelle: Focus 11/2003)

GMG nur Apotheker mit einem Personalkostenanteil von weniger als 13 % eine langfristige Überlebensdauer.

Beiträge und Versicherungen

Addiert man nur die Beiträge für Geschäfts- und Haftpflichtversicherungen, berufsspezifische Beiträge und Steuerberatungskosten, ergibt sich bereits ein jährlicher Liquiditätsabfluss von rund 10 000 €. Diese Kosten sind im betriebswirtschaftlichen Sinne als unproduktiv zu bezeichnen, das heißt, sie tragen nichts zum eigentlichen Ertrag der Apotheke bei. Kann der Apotheker diese Anforderungen immerhin noch als Betriebsausgaben steuerlich geltend machen, muss er seine Beiträge an die Apothekerversorgung sowie Krankenkasse aus dem versteuerten Gewinn begleichen.

Mietkosten

Besondere Beachtung muss der Neugründer vor allem Personal- (ohne Unternehmerlohn) und Mietkosten schenken, da sie zusammen bereits einen Anteil von über 50 % der Aufwendungen ausmachen. Wie bereits vermerkt, könnte sich der Apothekenleiter anfänglich auch ohne einen approbierten Mitarbeiter behelfen. Dadurch verbessert sich zwar die Gewinnsituation; vergleicht man das Nettoeinkommen des Apothekers mit dem eines angestellten Apothekers, ist aber in jedem Fall zu berücksichtigen, dass der selbstständige Apotheker erheblich mehr Arbeitszeit aufwendet.

Bei der Auswahl der Räumlichkeiten sind die Erfordernisse der ApBetrO (Mindestgröße, Raumeinheit) und die Zukunftsvorstellungen des Apothekers, z. B. Freiwahlfläche, Potential für spätere Kapazitätserweiterung, zu berücksichtigen. Umgekehrt gäbe es z. B. bei einer Einführung der Positivliste oder weiteren spannenkürzenden Maßnahmen der Politik einen geringeren Lagerplatzbedarf, so dass sich die Mietfläche als zu groß herausstellen und unproduktive Kosten verursachen würde. Wenn die Apotheke günstig liegt und die zu zahlende Miete vertretbar ist, sollte in der Regel ein langfristiger Mietvertrag angestrebt werden, der auf mindestens zehn Jahre geschlossen wird. Sinnvollerweise lässt sich der Apotheker dabei ein einseitiges Optionsrecht einräumen, den Mietvertrag noch zweimal für weitere zehn Jahre verlängern zu dürfen. Andererseits empfiehlt es sich – sofern möglich – eine Ausstiegsklausel für

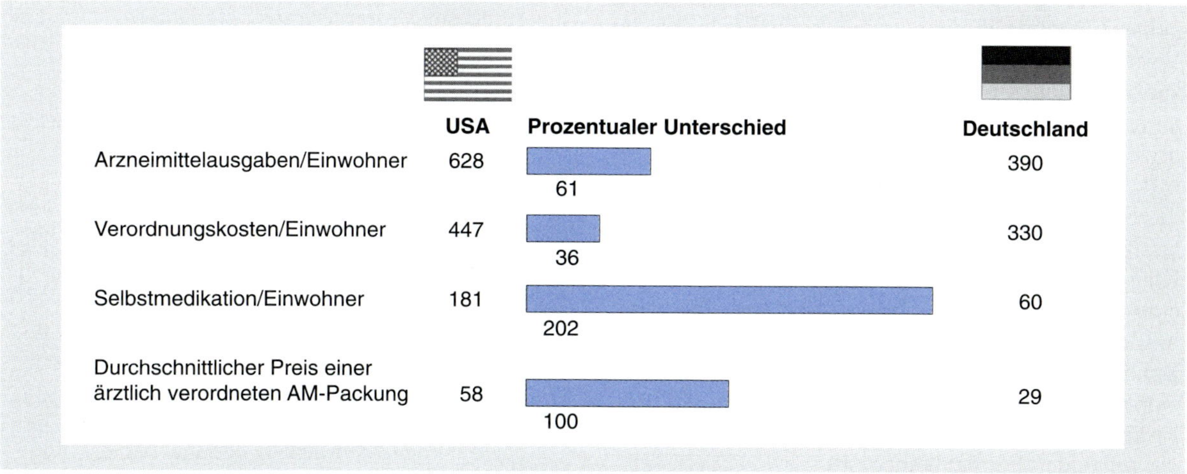

Abb. 9.2-9: Vergleich Arzneimittelmarkt USA und Deutschland (Quelle: HCFA, Kaiser Family Foundation, ABDA)

den Apotheker zu vereinbaren, falls die wirtschaftliche Situation eine Fortführung der Apotheke unmöglich macht. Für den Fall, dass er berufsunfähig wird, sollte das Recht zur Untervermietung schriftlich vereinbart werden, damit der Lebensunterhalt über eine Verpachtung gesichert werden kann.

In diesem Zusammenhang sei auf die **Statthalter-Apotheke** hingewiesen. Stirbt der Apotheker und besitzt keines der Familienmitglieder zu dieser Zeit die Approbation als Apotheker, kann durch ein gesondert vereinbartes Rückkaufsrecht sichergestellt werden, dass z. B. Tochter oder Sohn des Verstorbenen mit Erlangung der Approbation die elterliche Apotheke vom zwischenzeitlichen Käufer zurückerwerben darf. Wenn nämlich kein Familienmitglied spätestens nach einem Jahr (Verwaltervertrag möglich) in der Lage ist, die Voraussetzungen für die Erteilung einer Betriebserlaubnis zu erfüllen, muss die Apotheke verkauft werden.

Ein besonderes Problem ist der überhöhte Mietzins: Gerade in den neuen Bundesländern und in Berlin erleben wir zur Zeit drastische Preiseinbrüche für gewerblichen Mietraum. Es wäre bitter, wenn ein Apotheker zehn Jahre an den Mietzins gebunden wäre, der schon kurz nach Vertragsabschluss weit über dem Wert der ortsüblichen Miete liegt.

Ist die Miete speziell wegen der verkehrsgünstigen Lage und einer hohen Kundenfrequenz sehr hoch, sollte im Vertrag festgehalten werden, dass bei sich verändernden Bedingungen, z. B. Verlegung der Bushaltestelle, Verkehrsberuhigung etc. die Miete entsprechend nach unten korrigiert werden kann. Als Maßstab für eine etwaige Mietsenkung eignet sich die Umsatzentwicklung.

Als kalkulierbare und faire Berechnungsbasis für Mieterhöhungen bietet sich eine **Wertsicherungsklausel** mit automatischer Anpassung an. Die im Vorfeld der Euro-Umstellung erlassene Preisklausel-VO ist am 1. 1. 1999 in Kraft getreten. In der Verordnung wird geregelt, dass Mietanpassungsklauseln keiner Einzelgenehmigung mehr bedürfen, wenn der Vermieter für mindestens zehn Jahre auf das Recht zur ordentlichen Kündigung verzichtet oder der Mieter das Recht hat, die Laufzeit des Vertrags auf mindestens zehn Jahre zu verlängern und die Klausel z. B. auf den Preisindex für die Gesamtlebenshaltung des Statistischen Bundesamtes, als eine von drei zulässigen Bezugsgrößen, abstellt. Maßstab für die Klausel kann auch der Lebenshaltungskostenindex eines Vier-Personen-Arbeitnehmerhaushaltes mit mittlerem Einkommen sein, der vom Statistischen Bundesamt in Wiesbaden veröffentlicht wird. Es empfiehlt sich für den Mieter eine prozentuale Steigerungsrate im Vertrag zu vereinbaren, die sich nach der folgenden Formel bemisst:

☐ $\text{Mietsteigerung (\%)} = \frac{\text{Index neu ./. Index alt}}{\text{Index alt}} \cdot 100$

Den Vorteil, eine prozentuale Steigerungsrate zu Grunde zu legen, die sich an der prozentualen Veränderung des Lebenshaltungskostenindexes bemisst, verdeutlicht das folgende Beispiel.

Beispiel:
Angenommen der Lebenshaltungsindex für das Jahr 2 beträgt 130 € nach 120 € im 1. Jahr.

Alternative A:
Wird die Miete nach Prozentpunkten gesteigert, könnte der Vermieter die Miete um 10 % erhöhen, da sich der Lebenshaltungsindex um zehn Punkte fortentwickelt hat.

Alternative B:
Die Mietsteigerung beträgt nur 8,33 %, wenn sich die Mieterhöhung nach der prozentualen Entwicklung gemäß Formel errechnet.

Entwickelt sich die neugegründete Apotheke erfolgreich, so baut der Apotheker auch einen entsprechenden originären, das heißt, selbstgeschaffenen Firmenwert auf, den er im Falle eines Verkaufes realisieren könnte. Betreibt er die Apotheke in gemieteten Räumen, wird der Firmenwert wertlos, wenn er mit dem Vermieter nicht vorher vertraglich geregelt hat, dass sich bei Verkauf die Rechte und Pflichten aus dem Mietvertrag automatisch auf den neuen Mieter übertragen. Das Recht zur Übertragung der Vertragsverhältnisse sowie das Recht zur Verpachtung sind im Vertrag unbedingt zu fixieren. Läuft der Mietvertrag in Kürze aus und bemüht sich der Apotheker nicht rechtzeitig um eine Verlängerung, gefährdet er den Firmenwert.

Wichtige Bestandteile eines Mietvertrages

Vor Abschluss eines Mietvertrages gilt es, einige Punkte zu beachten. Nachfolgend sind wichtige Bestandteile eines Mietvertrags aufgelistet.

- ☐ Bezeichnung der Mieträume
- ☐ Dauer des Vertrages
- ☐ Einseitiges Optionsrecht zur Verlängerung
- ☐ Kündigungsfristen
- ☐ Mietzins
- ☐ Wertsicherungsklausel
- ☐ Nebenkosten
- ☐ Recht zur Untervermietung und Verpachtung
- ☐ Übertragung der Vertragsverhältnisse auf den Käufer
- ☐ Instandhaltungsverpflichtungen
- ☐ Ausstiegsklausel bei Apothekenaufgabe (nur denkbar bei günstigem „Mietermarkt" = Nachfrage nach gewerblichen Mieträumen geringer als das Angebot)

Im Vergleich zum Einkommen eines angestellten Apothekers nach Steuern und Sozialabgaben realisiert der selbstständige Apotheker oft nicht mehr. Das trifft vor allem für Apotheken zu, deren Umsatz weniger als 0,75 Mio. € beträgt. Mittlerweile erhält der Selbstständige für die größere Verantwortung und sein unternehmerisches Risiko gegenüber dem angestellten Apotheker in der Regel bei Verkauf der Apotheke für den Firmenwert nur dann noch ein beträchtliches Zusatzeinkommen, wenn der Umsatz über 1,5 Mio. € liegt. In diesem Fall könnte der verkaufsbereite Apotheker maximal 300 000 € für den Firmenwert erzielen, deutlich weniger als vor einigen Jahren. Die Unsicherheit über die Zukunft der deutschen Apotheken lässt z. Zt. keinen größeren Verkaufserlös realistisch sein.

Der Neugründer muss sich bewusst sein, dass in der Regel aufgrund der Abschreibungen und hohen Belastungen in den ersten 10 Jahren nur ein niedriger Bilanzgewinn erzielt wird. Den Erfolg seiner Tätigkeit kann er bei entsprechendem Umsatz erst wieder durch den Verkauf der Apotheke realisieren.

Eine Neugründung bedarf einer sorgfältigen Planung. Zu groß sind die Einbußen der Apotheken in den vergangenen Jahren und die Risiken weiterer zukünftiger Einschränkungen. Die Gefahr einer Fehlinvestition steigt bei nicht optimalen Gegebenheiten, z. B. Umfeld, Konkurrenzsituation, Kaufkraft, politischer Aktionismus, erheblich.

Wichtig: Der angehende Unternehmer sollte sich, angesichts der politischen Lage und der vermutlich mittelfristig kritischen konjunkturellen Situation, den Schritt in die Selbstständigkeit genau überlegen. Engagierte Apotheker mit Kompetenz und Ausstrahlung, die Menschen überzeugen und hervorragend motivieren können, die ihren Beruf mit Leidenschaft betreiben und sich bewusst sind, dass viel Einsatz notwendig ist, einen Kundenstamm aufzubauen und zu erhalten, werden aber auch in Zukunft gute Chancen haben. Kooperationsmodelle, Mehrbesitzapotheken und die Tatsache des anstehenden Generationswechsels erfordern in jedem Fall Führungsnachwuchs.

9.2.3 Die Pachtapotheke

Im Gegensatz zur Miete überlässt der Verpächter nicht nur die Geschäftsräume, sondern die vollständige Apotheke, inklusive Einrichtung, Laboratorium und Kundenstamm, dem Pächter. Als Entgelt zahlt der Pächter in der Regel einen Pachtzins, inklusive Miete zwischen 4 % und 8 % des Nettoumsatzes. Der Verpächter erwartet einen Pachtzins, der die Kosten, wie z. B. Miete, abdeckt, und eine subjektiv angemessene Umsatzbeteiligung. Der Pächter verspricht sich mindestens neben dem Approbiertengehalt einen entsprechenden Risikozuschlag. Der Pachtzins wird häufig in Staffelform geregelt: z. B. bis 1 Mio. € Umsatz 5 %, danach 3 %. Der Pachtzins hatte 2002 nach Angaben der Treuhand Hannover eine Spannbreite von 4,3 % bis 6,1 % vom Umsatz; dabei dominieren Pachtabschlüsse für Apotheken mit einem Umsatz von über 1 Mio. €. Das GSG und BSSichG haben gerade bei Apotheken mit einem Umsatz von unter 0,75 Mio. € eine starke Absenkung des Pachtzinses herbeigeführt. Unrentable Pachtapotheken finden selbst bei niedrigstem Pachtzins keine Pächter mehr.

Das Anlagevermögen bilanziert der Verpächter, der Pächter mindert seinen steuerpflichtigen Gewinn um die Pachtzinszahlungen. Da das Inventar bis auf das Warenlager im Eigentum des Verpächters verbleibt, benötigt der Pächter nur sehr wenig Kapital. Dafür profitiert er auch nicht bei Beendigung der Pacht von einem möglichen Verkaufserlös des Firmenwertes. Der Verpächter partizipiert durch die Bindung des Pachtzinses an den Nettoumsatz am Markterfolg des Pächters.

Wichtige Bestandteile eines Pachtvertrages

Wichtige Bestandteile eines Pachtvertrages sind:

- ☐ Pachtgegenstand
- ☐ Pachtbemessungsgrundlage
- ☐ Höhe des Pachtzinses
- ☐ Pachtdauer
- ☐ Mietvertrag
- ☐ Kündigungsmöglichkeiten
- ☐ Vorkaufsrecht für die Apotheke
- ☐ Übergabe des Warenlagers zu Beginn der Pacht und nach Pachtende
- ☐ Behandlung von Neuanschaffungen durch den Pächter
- ☐ Pflege der Räume und der Pachtgegenstände
- ☐ Wettbewerbverzichtsklausel
- ☐ Eventuell Schiedsvertrag als eigener Vertragsbestandteil

Umsatzbestandteile, die besonders ertragsschwach sind, sollten von der Pachtbemessungsgrundlage ausgenommen werden; z. B. Eigenverbrauch des Pächters, Verkäufe an das Apothekenpersonal und an den Verpächter, Umsätze durch Versorgungsverträge nach § 14 Apothekengesetz sowie Umsätze, die mit einem Rohgewinnaufschlag von nicht mehr als z. B. 10 von 100 des Einkaufspreises getätigt werden. Maßgeblich für die Höhe der Pacht sind

Tab. 9.2-7: Gegenüberstellung einiger Apothekentypen im Hinblick auf ihre Lage vor und nach dem BSSichG. Die allgemeinen Betriebskosten umfassen Sachkosten, Marketing, Beiträge, Abrechnungskosten usw. Die Raumkosten umfassen auch Heizung, Licht, Wasser, Nebenkosten. Bei allen Apotheken wird unterstellt, dass sie sich einige Jahre in der Hand der Inhaber befinden und erst zur Hälfte entschuldet sind. Nicht wenige Apotheken haben hingegen noch wesentlich höhere Kapitalverpflichtungen. Die Werte sind modellhaft und können im Einzelfall erheblich abweichen (Quelle: Herzog R. (2003), Beitragssicherungsgesetz, Dtsch. Apoth. Ztg.: 1/2, 71)

		Kleinere Apotheke Wert alt/neu	Durchschnitts-apotheke Wert alt/neu	Ärztehaus-Apotheke Wert alt/neu	Center-Apotheke Wert alt/neu
Nettoumsatz	[Mio. Euro]	0,75/0,72	1,36/1,32	2,00/1,94	1,75/1,72
Nettospanne	[%]	30,0/26,5	30,2/27,0	28,5/24,25	33,0/31,25
Personalkosten	[%]	10,0	11,0	10,5	11,5
Allg. Betriebskosten	[%]	5,0	4,5	4,25	5,5
Raumkosten	[%]	3,0	3,0	3,0	4,0
Zinskosten	[%]	1,2	1,2	1,75	1,0
AfA	[%]	1,5	1,5	2,25	1,5
Zu verst. Einkommen	[Tsd. Euro]	54/26	95/55	104/29	129/99
Netto-Einkommen mtl.	[Euro]	3450/1700	6250/3900	6700/2150	7850/6350
Cashflow	[Umsatz-%]	10,8/7,3	10,5/7,3	9,0/4,75	11,0/9,25

auch hier die Standortfaktoren. Sinkt der Umsatz bzw. Rohertrag um einen bestimmten Prozentsatz aus Gründen, die der Pächter nicht zu vertreten hat, empfiehlt es sich, vertraglich neue Verhandlungen über die Pachtzinsrate vorzusehen. Gerade die aktuellen gesundheitspolitischen Ereignisse zeigen, wie wertvoll eine solche Vereinbarung ist.

Bevor der Apotheker den Pachtvertrag unterschreibt, sollte er sich über die Zusammensetzung und Qualität des Personals informieren. Gemäß § 613 a BGB ist er verpflichtet, in die bestehenden Arbeitsverhältnisse einzutreten, sofern der bisherige Arbeitgeber nicht rechtskräftig vor Betriebsübergabe den Mitarbeitern gekündigt hatte. Wird die Apotheke in gemieteten Räumen betrieben, so kann der Pachtvertrag nur realisiert werden, wenn der Vermieter dem Verpächter die Genehmigung zur Untervermietung der Räume an den Pächter gegeben hat und der Mietvertrag noch mindestens eine Restlaufzeit von fünf Jahren hat.

Im Juli 2002 existieren nur noch knapp 2000 Pachtapotheken in Deutschland; davon befinden sich rund 98 % in den alten Bundesländern. Dort werden 12 % der öffentlichen Apotheken von Pächtern geführt. Die Pachtapotheke erwirtschaftet in der Regel den höchsten entnahmefähigen Unternehmerlohn in den alten Bundesländern, sofern der Umsatz der Apotheke deutlich über 1 Mio. € liegt. Die fehlende Chance, einen eigenen Firmenwert als Zukunftskapital zu entwickeln, dürfte bei der heutigen Marktsituation letztendlich kein allzu großer Nachteil sein.

9.2.4 Die gekaufte Apotheke

Neben der Finanzierung der Apothekenräume ist der Kaufpreis für den immateriellen Firmenwert der größte Kostenfaktor. Sein Wert bemisst sich hauptsächlich nur noch nach den in Zukunft realisierbaren Handelsspannen- und Ertragsmöglichkeiten. Umsatz-, Ertragshöhe und damit Firmenwert sind Ausdruck der Standortbedingungen, des Images, der Apothekenorganisation, der Qualität der Mitarbeiter und vor allem des Kundenstamms der Apotheke. In der vorherigen Auflage befand sich an dieser Stelle eine Tabelle mit unterschiedlichen marktüblichen Verkaufspreisen von Apotheken. Die Unvorhersehbarkeit der weiteren Entwicklung des Gesundheits- und Apothekenmarktes macht z. Zt. jegliche Verallgemeinerung unmöglich. Als Tipp erscheint daher nur folgende Sicherheitsstrategie opportun: Zahlen Sie für eine Apotheke nur so viel, wie Sie mühelos verschmerzen können. Sollte sich die Investition nicht rentieren, darf keinesfalls Ihre Existenz auf dem Spiel stehen. Gehen Sie davon aus, dass die meisten Objekte, die insbesondere zwischen 2003 und 2005 angeboten werden, einer äußerst kritischen Analyse ihrer wirtschaftlichen Zukunft bedürfen.

Der klassische Verkäufermarkt der 80er Jahre gilt nur noch für Apotheken mit attraktiven Umsatz- und Erfolgschancen. Komplizierte Ertrags- und Sachwertverfahren zur rechnerischen Ermittlung eines angemessenen Firmenwertes gewinnen zwar an Bedeutung, noch größeren Einfluss haben aber z. Zt. die wirtschaftlichen Auswirkungen der dirigistischen

Reformaktivitäten der Regierung auf die Apothekenbranche. Wurden im Durchschnitt die Gewinne der letzten drei Jahre vor Steuern, multipliziert mit maximal dem Zweifachen dieses Wertes, als Verhandlungsbasis für den Firmenwert zugrunde gelegt, wirken sich aktuell weit stärker die Gewinnprognosen der Zukunft auf den Kaufpreis aus. Läuft der Mietvertrag in wenigen Jahren aus und besteht keine Verlängerungsmöglichkeit, ist der Firmenwert in jedem Fall mit Null anzusetzen.

Tab. 9.2-7 zeigt den Ertrags- und Cash-Flow-Verfall für verschiedene käuflich erworbene Apothekentypen noch auf Basis einer Hochrechnung der Auswirkungen des BSSichG. Bis auf die Center-Apotheke war die Prognose der Ertragsentwicklung der durchschnittlichen Apotheke katastrophal, auch mit entsprechenden Konsequenzen für den Firmenwert.

Die Zinsbelastung des Apothekers ist vor allem in den ersten Jahren (Abschreibungsphase) sehr hoch. Die Möglichkeit, den derivativen, das heißt käuflich erworbenen Firmenwert über 15 Jahre abschreiben zu dürfen, bewirkt zwar eine erhebliche Steuerersparnis, andererseits benötigt der Apotheker diese Abschreibung – sofern über Verkäufe verdient – zur Tilgung der aufgenommenen Verbindlichkeiten. Dazu kommt, dass der Käufer eines derartigen Projektes mit dem Risiko leben muss, dass die Konkurrenz (Neugründung, Mehrbesitzapotheke) seinen Umsatz schmälert, was den bezahlten Firmenwert entwertet. Das GMG verringert in jedem Fall den Firmenwert der Apotheken; dies betrifft vor allem diejenigen Apotheker, die vor 10 Jahren eine Apotheke teuer gekauft haben.

Kalkulatorische Kosten

Kalkulatorische Kosten führen zwar zu keinem Abfluss an Liquidität, dennoch muss der Unternehmer auch diese Kosten unter Renditegesichtspunkten berücksichtigen. Denn der Kauf einer Apotheke lohnt sich nur, wenn der Kapitaleinsatz zu einer entsprechenden Rendite des Eigenkapitals führt. Andernfalls könnte der Apotheker sein Eigenkapital risikoloser und sicherer auf dem Kapitalmarkt anlegen. Bei seiner Kalkulation sollte der Apotheker daher stets nach dem folgenden verkürzten Schema (s. auch Tab. 9.2-5) vorgehen, um zu prüfen, ob sich der Weg in die Selbstständigkeit für ihn lohnt.

Warenumsatz (netto)
./. Wareneinsatz (abzüglich Rabatte, Skonti, Boni)
= **Rohertrag**
./. betrieblicher Gesamtaufwand
= **Gewinn vor Steuern**
./. Einkommensteuer
= **Gewinn nach Steuern**
./. kalkulatorische Kosten
- erzielbare Eigenkapitalverzinsung (nach Steuern)
- erzielbare Miete in eigenen Räumen (nach Steuern)
- angestrebter Unternehmerlohn (nach Steuern)

= **betriebswirtschaftliches Ergebnis**

Bruttoumsatz	100,00 EUR
– MwSt.	13,80 EUR
= Nettoumsatz	86,20 EUR
– Wareneinsatz	61,70 EUR
= Rohertrag	24,50 EUR
– steuerlich abzugsfähige Kosten	17,80 EUR
= steuerliches Betriebsergebnis	6,70 EUR
– kalkulatorische Kosten	6,00 EUR
= betriebswirtschaftliches Ergebnis	0,70 EUR

Abb. 9.2-10: Was bleibt vom Nettoumsatz übrig? (Quelle: ABDA-Jahresbericht 2004)

Im Jahr 2002 konnte die deutsche Apotheke durchschnittlich nur noch 0,50 € pro 100 € als betriebswirtschaftliches Ergebnis verbuchen (s. Abb. 9.2-10). Bei einem branchendurchschnittlichen Gewinn von 1,4 Mio. € verbleibt der Apotheke folglich nur ein betriebswirtschaftlicher Gewinn von 7000 €.

Ist das betriebswirtschaftliche Ergebnis, der Apothekenreingewinn, nach diesem Schema gleich oder größer 0, lässt sich das Objekt befürworten; diese Rechnung ist für alle drei Alternativen im Beispiel gleichermaßen zu vollziehen. Es empfiehlt sich dabei aus kaufmännischer Vorsicht, die einzelnen Aufwandsarten höher und den Rohertrag niedriger anzusetzen. Eine Rechnung, die offensichtlich seit vielen Jahren mindestens 30 % der deutschen Apotheken nicht anstellen, die betriebswirtschaftlich rote Zahlen schreiben. Dies sollte aber nicht so weit gehen, dass der Apotheker eine der wenigen Chancen, die ihm der Markt noch bietet, aus zu großer Vorsicht an sich vorbeigehen lässt. Natürlich muss er auch zumindest in einer Nebenrechnung den Firmenwert mitberücksichtigen, der durch seine Tätigkeit entsteht. Da es sich dabei um einen nicht realisierten Gewinn handelt, ist eine am regionalen Markt orientierte, realistische Einschätzung vorzunehmen. Selbstverständlich gilt es auch hier, die wirtschaftlichen Auswirkungen des GMG zu berücksichtigen.

9.3 Rechnungswesen

9.3.1 Aufgaben des Rechnungswesens

Das betriebliche Rechnungswesen spiegelt das betriebliche Geschehen zahlenmäßig und objektiv wider. Das Rechnungswesen ist die lückenlose, systematische Erfassung und Auswertung sämtlicher betrieblicher Vorgänge, soweit sie quantifizierbar sind.

Je nach Zielsetzung werden die Daten des Rechnungswesens unterschiedlich verarbeitet. Wir unterscheiden vier Bereiche des Rechnungswesens:

- ☐ Geschäftsbuchhaltung
- ☐ Kostenrechnung
- ☐ Betriebswirtschaftliche Statistik
- ☐ Monatliche Ergebnisrechnung

Welche Aufgaben diese Bereiche schwerpunktmäßig abdecken, zeigt Tabelle 9.3-1.

Geschäftsbuchhaltung

Die wichtigsten Teile der Geschäftsbuchhaltung sind die Bilanz und die Gewinn- und Verlustrechnung. Die Bilanz erfasst die Vermögens- und Kapitalstruktur, die Gewinn- und Verlustrechnung, die Aufwendungen und Erträge. Dadurch wird deutlich, wie der Gewinn oder Verlust entstanden ist.

Tab. 9.3-1: Organisationsschema des Rechnungswesens.

	Geschäftsbuchhaltung	Kostenrechnung	Statistik	Monatsrechnung
Erfüllung der gesetzlichen Aufgaben	•			
Datenerfassung	•	•		
Kontrollinstrument	(•)	•	•	•
Planungsinstrument		•	•	•

Kostenrechnung

Die Kostenrechnung (Kalkulation) dient der Kontrolle der Wirtschaftlichkeit des Betriebsprozesses. Neben tatsächlich angefallenen Kosten fließen auch kalkulatorische Kosten in die Kostenrechnung mit ein. Der kostenmäßige Input wird mit dem Output, den Erlösen der Apotheke, verglichen.

Mit einer sorgfältig geführten Kostenrechnung, die ihr Zahlenmaterial überwiegend aus der Geschäftsbuchhaltung erhält, kann der Apotheker außerdem die zukünftige Entwicklung seiner Apotheke planen. Durch kontinuierlichen Soll-Ist-Vergleich ermittelt er eine aktuelle Übersicht über die einzelnen Kostenarten und kann die Planungsgenauigkeit überprüfen. Dabei werden einzelne Kostenarten – wie z. B. Personal-, Fuhrpark-, Raumkosten, Kosten des Ergänzungssortiments – aufgeschlüsselt und, vor allem im Falle negativer Tendenzen, betriebliche Veränderungen veranlasst.

Durch die staatliche Preisreglementierung hat die Kostenrechnung für die Apotheke im Gegensatz zu einem Produktionsbetrieb als Preiskalkulationsgrundlage (Vollkosten-, Teilkosten-, Deckungsbeitragsrechnung) jedoch nur untergeordnete Bedeutung.

Eine selbstbestimmte Preiskalkulation und -fixierung kann der Apotheker nur im OTC- und Ergänzungssortiment vornehmen. Das Konkurrenzverhalten, vor allem die Preisaktivität anderer Vertriebskanäle, verhindern auch hier eine vollständig autonome, an den Kosten ausgerichtete Preisgestaltung. Dies ist nur im Bereich der apothekenexklusiven Waren, die nicht der AMPreisV unterliegen, möglich.

Betriebswirtschaftliche Statistik

Die Statistik stellt ebenfalls auf die Kontrolle der Wirtschaftlichkeit des Unternehmens ab. Sie ist ein wichtiges Hilfsinstrument, um Schwachstellen im Unternehmen aufzufinden. Durch statistische Untersuchungen kann das Betriebsgeschehen quantitativ durchleuchtet und ausgewertet werden (interne, externe Betriebsvergleiche). Insbesondere durch aussagekräftige Kennziffern lassen sich die einzelnen Betriebsbereiche analysieren und mit anderen Unternehmen vergleichen.

Größtenteils bezieht die betriebliche Statistik ihr Zahlenmaterial aus der Buchführung. Sie ist zusätzlich eine wichtige Grundlage für die Unternehmensplanung.

Wichtige Kennziffern eines internen Betriebsvergleichs:

Kostenkennzahlen
- ☐ Kostenarten in % vom Umsatz
- ☐ Anteil bestimmter Kostenarten an den Gesamtkosten

Rentabilitätskennzahlen
- ☐ Umsatzrentabilität (Gewinn: Umsatz)
- ☐ Kapitalrentabilität (Gewinn: Umsatz)
  - ⇒ Eigenkapitalrentabilität
  - ⇒ Gesamtkapitalrentabilität

Finanzierungskennzahlen
- ☐ Verschuldungsgrad (Fremdkapital: Eigenkapital)
- ☐ Eigenkapital und Fremdkapital jeweils in % vom Gesamtkapital
- ☐ Liquiditätsgrad (liquide Mittel: kurzfristige Verbindlichkeiten)

Ware
- ☐ Wareneinsatzkennziffer (Wareneinsatz: Umsatz)
- ☐ Lagerumschlag (Umsatz: Wareneinsatz)

Personal
- ☐ Umsatz je beschäftigte Person

Ein statistischer Vergleich mit anderen Apotheken oder den Durchschnittswerten einer Gruppe von Apotheken ist nur sinnvoll, wenn bei den zu vergleichenden Apotheken zumindest *ähnliche* Voraussetzungen vorliegen. Eine 0,75-Mio-Umsatz-Apotheke ist mit einer Großapotheke von 2 Mio. € Umsatz im Jahr ebensowenig vergleichbar wie eine Pachtapotheke mit einer Nichtpachtapotheke. Der Betriebsvergleich des Instituts für Handelsforschung an der Universität in Köln unterscheidet nach diesen Kriterien.

Voraussetzung für einen sinnvollen externen Betriebsvergleich:
- ☐ vergleichbare Betriebsgröße (Beschäftigtenzahl, -struktur, qm-Größe, Umsatz)
- ☐ vergleichbare Standortbedingungen
- ☐ vergleichbarer Sortimentsumfang
- ☐ vergleichbare rechtliche Vertragsgestaltung

Bei externen Betriebsvergleichen ist die zeitliche Verzögerung, mit der der Apotheker das Vergleichsmaterial erhält, der größte Nachteil. Dennoch geben Betriebsvergleiche wertvolle Hinweise auf tendenzielle Stärken und Schwächen der Apotheke. Die Betriebsvergleiche dienen auch dazu, das betriebswirtschaftliche Risiko zu verdeutlichen, das bei zu geringen Umsatzchancen besteht. Denn letztlich müssen sich der Arbeitseinsatz des Apothekeninhabers und der Einsatz seines Eigenkapitals rentieren; andernfalls sollte der Weg in die Selbstständigkeit nicht beschritten werden.

Einen detaillierten Betriebsvergleich erstellt alljährlich auch die ABDA. Er wird Ende Mai regelmäßig in der Pharmazeutischen Zeitung abgedruckt (Tab. 9.3-2).

Monatliche Ergebnisrechnung

Um rechtzeitig auf betriebliche und marktbedingte Entwicklungen reagieren zu können, bedienen sich die meisten Apotheker der monatlichen „betriebswirtschaftlichen Auswertungen". Sie werden in der Regel von der Nürnberger Datev geliefert und sind das wichtigste Steuerungsinstrument der Apotheke. Nicht steuerliche Werte stehen im Mittelpunkt, sondern die tatsächlichen, erfolgswirksamen Ergebnisse.

Deshalb gilt es hier, den exakten monatlichen Rohertrag zu ermitteln. Die Handelsspanne ist schließlich entscheidend für den Spielraum möglicher Investitionen und Entnahmen. In der Monatsrechnung werden deshalb auch (Jahres-)Abschreibungen und Jahres-(Quartals-)Verpflichtungen anteilig berücksichtigt.

Vergleiche mit dem Vormonat oder Vorjahr (einzelne Monate, aufgelaufene kumulierte Werte) geben wertvolle Aufschlüsse über Veränderungen und Handlungsnotwendigkeiten.

9.3.2 Grundlagen der Bilanzierung

Die rechtlichen Grundlagen finden sich im Wesentlichen im Handelsgesetzbuch (§§ 238 ff. HGB), Aktiengesetz (AktG), Einkommensteuergesetz (EstG) und in der Abgabenordnung (AO).

Nach § 238 HGB muss die Buchführung so beschaffen sein, dass sie einem sachverständigen Dritten innerhalb angemessener Zeit einen Überblick über die Geschäftsvorfälle und über die Lage des Unternehmens vermitteln kann. Die Geschäftsvorfälle müssen sich in ihrer Entstehung und Abwicklung verfolgen lassen. Dieser Paragraph wird durch die Grundsätze ordnungsmäßiger Buchführung (GOB), die zwingend zu beachten sind, konkretisiert (Abb. 9.3-1, 9.3-2). Werden die GOB nicht beachtet, kann die Buchführung vom Finanzamt für nichtig erklärt werden.

Tab. 9.3-2: Betriebsvergleichsergebnisse der Apotheken (1991–2000) **(Quelle: Pharm. Ztg. (2002) 147, 47)**

Lfd. Nr.	Auswertungspositionen	1991	1992	1993	1994	1995	1996	1997	1998	1999	2000
1	Zahl der Berichtsbetriebe	633	623	621	666	642	631	585	536	523	452
2	Zahl der beschäftigten Personen je Betrieb	6,0	6,1	6,2	5,9	6,0	6,0	6,0	5,8	5,9	5,9
3	Zahl der qm Geschäftsraum je Betrieb	165	166	164	165	165	164	166	164	164	164
4	Umsatz (einschl. Mehrwertsteuer) je Betrieb in Tausend DM	2250	2414	2233	2252	2426	2527	2543	2559	2754	2829
5	Aufgliederung des Umsatzes nach Warengruppe in %										
	a) Arzneimittel	93	93	93	93	93	93	91	91	91	91
	b) Drogen und Chemikalien	1	1	1	1	1	1	1	1	1	1
	c) Verbandsstoffe, Pflaster und Krankenpflegeartikel***	2	2	2	2	2	2	3	3	3	3
	d) Kosmetika und Körperpflegemittel*	2	2	2	2	2	2	3	3	3	3
	e) Diätetische Lebensmittel, Nähr- und Kräftigungsmittel*	1	1	1	1	1	1	1	1	1	1
	f) Kindernahrung	1	1	1	1	1	1	–	–	–	–
	g) Sonstige Waren	–	–	–	–	–	–	–	1	1	1
6	Aufgliederung des Umsatzes nach Umsatzwegen in %										
	a) Umsatz an private Barzahler	30	30	31	33	32	34	36	37	35	37
	b) Umsatz an Kassenmitglieder	68	69	67	66	66	64	62	61	63	62
	c) Umsatz an gewerbliche Verwender	1	1	1	1	1	1	1	1	1	–
	d) Umsatz an Krankenanstalten	1	–	1	–	–	1	1	1	1	1
7	Kreditverläufe in % des Umsatzes	70,8	71,9	67,0	65,8	66,3	63,8	61,6	60,6	62,5	62,8
8	Außenstände am Ende des Geschäftsjahres in % des Umsatzes	6,1	6,4	5,9	5,9	5,7	5,3	5,4	5,6	5,3	5,4
9	Wertmäßige Umsatzentwicklung (Vorjahr = 100)	110	107	92	104	106	103	100	105	104	104
10	Verkaufspreisentwicklung (Vorjahr = 100)	101,1	102,3	98,4	99,6	100,7	100,2	100,2	100,0	99,6	100,7
11	Preisbereinigte Umsatzentwicklung (Vorjahr = 100)	108,8	104,6	93,5	104,4	105,3	102,8	99,8	105,0	104,4	103,3
12	Umsatz je beschäftigte Person in Tausend DM	378,6	400,8	362,2	386,2	406,2	421,5	421,7	445,0	469,1	485,4
13	Umsatz je Kassenrezept in DM	54,90	57,40	55,60	55,50	54,40	55,90	57,40	61,10	65,10	67,70
14	Umsatz je qm Geschäftsraum in DM	13550	14290	13620	13710	14570	15390	15360	15530	16130	16410
15	Zahl der qm Geschäftsraum je beschäftigte Person	28	28	27	28	28	27	27	29	29	30
16	Beschaffungsentwicklung (Vorjahr = 100)	110	106	92	104	106	103	99	105	105	104
17	Aufgliederung der Beschaffung nach Bezugswegen in %										
	a) Direktbezug von Herstellern	12	12	14	14	14	14	14	15	14	13
	b) Bezug von Großhändlern	88	88	86	86	86	86	86	85	85	86
	c) Bezug aus eigener Erzeugung	–	–	–	–	–	–	–	–	–	1
18	Lagerumschlag**	8,0	8,5	7,9	7,3	8,3	8,5	8,2	8,6	8,9	9,1
19	Durchschnittl. Lagerbestand*** je beschäftigte Person in DM	28700	28500	27500	29200	29400	30500	31200	31300	32000	32500
20	Durchschnittl. Lagerbestand*** je qm Geschäftsraum in DM	1010	1020	1030	1020	1050	1100	1130	1080	1080	1090
21	Lagerentwicklung (Endbestand in % des Anfangsbestand)	107	97	101	103	106	102	101	102	103	104
	In % des Umsatzes										
22	Personalkosten einschl. Unternehmerlohn	16,6	16,6	18,3	18,3	17,7	17,6	17,9	17,5	16,8	16,6
23	Miete oder Mietwert	1,8	1,8	2,0	2,1	1,9	2,0	2,0	2,0	1,9	1,8
24	Apothekenpacht****	0,6	0,5	0,5	0,5	0,5	0,4	0,3	0,3	0,3	0,3
25	Sachkosten für Geschäftsräume	0,6	0,6	0,6	0,6	0,5	0,6	0,6	0,6	0,6	0,5
26	Kosten für Werbung	0,6	0,6	0,6	0,6	0,6	0,5	0,6	0,7	0,7	0,7
27	Gewerbesteuer	1,2	1,2	0,7	0,6	0,6	0,7	0,6	0,7	0,7	0,7
28	Kraftfahrzeugkosten	0,4	0,4	0,4	0,5	0,5	0,4	0,4	0,4	0,4	0,4
29	Zinsen für Fremdkapital	0,8	0,8	1	0,9	0,8	0,8	0,8	0,8	0,7	0,7
30	Zinsen für Eigenkapital	0,4	0,4	0,4	0,3	0,4	0,4	0,4	0,4	0,4	0,4
31	Abschreibungen	1,1	1,1	1,1	1,1	1,1	1,2	1,2	1,2	1,1	1,2
32	Alle übrigen Kosten	2,5	2,5	2,7	2,8	2,8	2,9	3,0	2,9	2,9	2,7
33	Ges. Handlungskosten (Nr. 22 bis 32)	26,6	26,5	28,3	28,3	27,4	27,5	27,8	27,5	26,5	26,0
34	Betriebshandelsspanne (ohne MwSt.)	28,7	28,3	28,0	28,1	28,1	28,1	27,9	27,5	27,3	27,0
35	Betriebswirtschaftliches Betriebsergebnis (34 minus 33)	2,1	1,8	–0,3	–0,2	0,7	0,6	0,1	–	0,8	1,0
36	Mehrwertsteuer-Inkasso	12,2	12,2	12,9	12,9	12,9	12,8	12,8	13,2	13,5	13,5

* Ermittelt vom Statistischen Bundesamt. – ** Jahresumsatz zu Einstandspreisen dividiert durch den durchschnittlichen Lagerbestand zu Inventurwerten, d. h., zu Einstandspreisen ohne Abzug der aussortierten (zu vernichtenden Waren) und den Abschreibungen für schwer verkäufliche Waren. Den übrigen Lagervergleichszahlen liegen die Lagerbestände zu Bilanzwerten zugrunde. – *** Lageranfangsbestand plus Lagerendbestand dividiert durch 2. – **** Im Durchschnitt aller Berichtsbetriebe (Pachtapotheke und Nichtpachtapotheken). Nur im Durchschnitt der Pachtapotheken: 1991 = 4,3 %, 1992 = 3,8 %, 1993 = 3,7 %, 1994 = 3,7 %, 1995 = 3,4 %, 1996 = 3,2 %, 1997 = 3,0 %, 1998 = 3,0 %, 1999 = 2,7 %, 2000 = 3,0 %

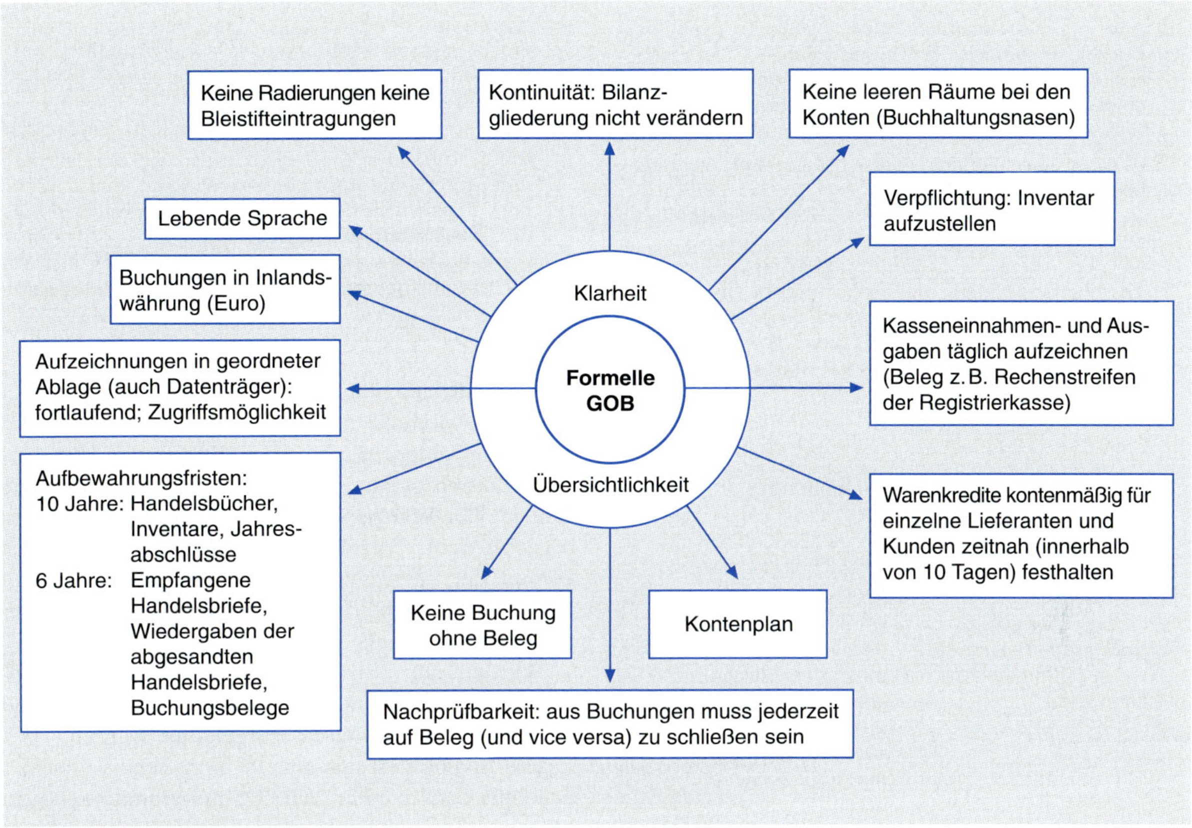

Abb. 9.3-1: Formelle Grundsätze ordnungsmäßiger Buchführung

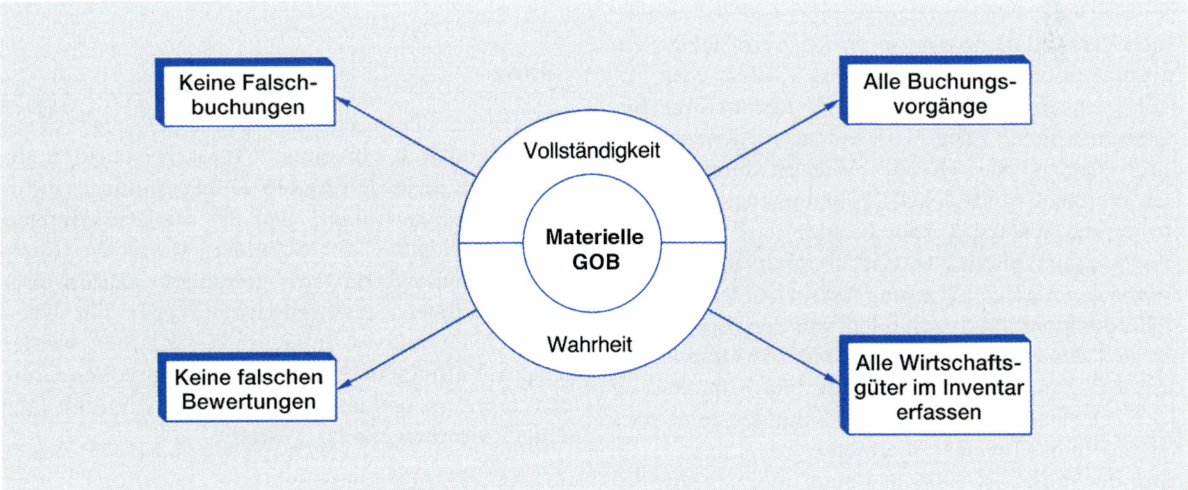

Abb. 9.3-2: Materielle Grundsätze ordnungsmäßiger Buchführung

In den §§ 239 ff. HGB sind die wichtigsten GOB kodifiziert. Man unterscheidet dabei zwischen den **formellen** GOB, die auf Bilanzklarheit, -stetigkeit und -übersichtlichkeit abzielen, und den **materiellen** GOB, die für Vollständigkeit und Wahrheit der Buchführung sorgen.

Aufbewahrungsfristen

Nach Ablauf des Jahres 2004 können folgende Buchführungsunterlagen vernichtet werden, soweit sie nicht ausnahmsweise für die Besteuerung noch von Bedeutung sind:

- Alle bis **einschließlich 1994** geführten Handelsbücher, Inventare, Eröffnungsbilanzen, Jahresabschlüsse sowie die zu ihrem Verständnis erforderlichen Arbeitsanweisungen und sonstigen Organisationsunterlagen (Aufbewahrungsfrist 10 Jahre)
- Alle bis **einschließlich 1998** empfangenen Handelsbriefe, Wiedergaben der abgesandten Handelsbriefe, Buchungsbelege (Aufbewahrungsfrist sechs Jahre)
  Mit Ausnahme der Eröffnungsbilanzen und Jahresabschlüsse können die aufgeführten Unterlagen auch auf einem Bildträger oder auf anderen Datenträgern aufbewahrt werden, wenn die Grundsätze ordnungsmäßiger Buchführung erfüllt sind.

Bestandsaufnahme

Körperlich	**Buchmäßig**
Für alle betrieblichen Vermögensgegenstände, die man zählen, messen, wiegen kann	Für alle betrieblichen Vermögensgegenstände, die man nicht wie körperliche Wirtschaftsgüter sehen oder greifen kann, sondern die sich nur aus Belegen und Buchführungsaufzeichnungen ablesen lassen

Inventar

Nach § 240 HGB ist der Apotheker verpflichtet, ein Inventar aufzustellen. Zu diesem Zweck wird zunächst eine Inventur, d. h., eine mengenmäßige Bestandsaufnahme aller vorhandenen Gegenstände durch Zählen, Messen oder Wiegen durchgeführt. Bei Waren, Grundstücken, Fahrzeugen, Schränken etc. ergibt sich dabei kein Problem; bei Forderungen, Schulden, die § 240 HGB ebenfalls aufzählt, ist die mengenmäßige Erfassung nicht erforderlich.

Forderungen und Schulden müssen buchmäßig aus den Unterlagen des Kaufmannes ermittelt werden; z. B. kann der Apotheker aus dem Kontoauszug der Bank seinen Guthaben- oder Schuldenstand ersehen und in das Inventar übertragen.

In der Praxis ist es nicht immer möglich, die Inventur direkt am Bilanzstichtag durchzuführen. § 241 HGB gewährt dem Kaufmann zwei Alternativen:

- **Permanente Inventur.** Dokumentiert der Kaufmann alle Warenbewegungen permanent über EDV, kann er die Bestände am Bilanzstichtag durch diese Unterlagen ermitteln. Allerdings muss der Kaufmann einmal im Jahr für jede einzelne Lagernummer eine körperliche Bestandsaufnahme der Artikel durchführen und den ermittelten Wert mit dem buchmäßigen Bestand abstimmen. Die Inventur lässt sich auch sukzessive über das ganze Jahr verteilt in ruhigeren Geschäftszeiten durchführen.
- **Vor- und nachgelagerte Stichtagsinventur.** Die Bestandsaufnahme kann noch innerhalb der letzten drei Monate vor oder der ersten zwei Monate nach dem Bilanzstichtag durchgeführt werden. Wie bei der permanenten Inventur muss der aufgenommene Bestand wertmäßig ebenfalls auf den Bilanzstichtag fortgeschrieben oder zurückgerechnet werden.

Es versteht sich von selbst, dass zum Gewerbebetrieb der Apotheke nur Vermögensgegenstände und Schulden zählen, die in einer Beziehung zum Gewerbebetrieb stehen. Das Privatgrundstück, private Gelder oder Wertpapiere etc. zählen niemals zu den betrieblichen Vermögensgegenständen. Folglich kommt der Abgrenzung der betrieblichen von der privaten Sphäre bei Betriebsprüfungen ein besonderer Stellenwert zu (s. auch 799).

Wurden alle Wirtschaftsgüter vollständig **mengenmäßig** erfasst, müssen sie auch noch zutreffend bewertet, d. h., wertmäßig festgehalten werden.

Das Inventar ist das genaue Verzeichnis über das Ergebnis der Inventur. Alle positiven und negativen Vermögensgegenstände werden einander gegenübergestellt. Das Inventar ist zu Beginn der gewerblichen Tätigkeit und in den Folgejahren jeweils zum Ende des Wirtschaftsjahres zu erstellen.

Bilanz

Die Bilanz übernimmt die Vermögensgegenstände und Schulden des Inventars. Ansatzvorschriften gibt uns das HGB in den §§ 246 ff. Insbesondere sind in der Bilanz das Anlage- und das Umlaufvermögen, das Eigenkapital, die Schulden sowie die Rechnungsabgrenzungsposten gesondert auszuweisen und hinreichend aufzugliedern. Wegen der Übersichtlichkeit und im Interesse der Klarheit werden gleiche Vermögensgegenstände zu sinnvollen Gruppen zusammengefasst, z. B. alle Arzneimittel unter dem Gliederungspunkt „Waren“.

Anlagevermögen

Hier werden alle Wirtschaftsgüter erfasst, die dazu bestimmt sind, dem Betrieb auf Dauer, d. h., zumindest bis über den nächsten Bilanzstichtag hinaus zu dienen. Sie sind nicht für den apothekentypischen Verkauf bestimmt (Grundstücke, Pkw etc.).

Umlaufvermögen

Hier werden alle Wirtschaftsgüter erfasst, die nicht dazu bestimmt sind, dem Betrieb bis zum nächsten Bilanzstichtag zu dienen, sondern möglichst schnell umgesetzt werden sollen (Waren, Kundenforderungen etc.). Auf die tatsächliche Dauer der Zugehörigkeit des Wirtschaftsgutes kommt es nicht an, vielmehr auf die grundlegende Bestimmung im Apothekenbetrieb. Denn kein Apotheker kauft Waren mit der Absicht, sie drei Jahre lang liegen zu lassen; derartige Ladenhüter sind Ausdruck einer falschen Bestellpolitik bzw. Bedarfseinschätzung.

Verbindlichkeiten

Auf der Passivseite wird dargestellt, in welchem Umfang die Wirtschaftsgüter des Anlage- und Umlaufvermögens mit Fremdkapital finanziert sind. Die aufgenommenen Bankkredite und Schulden gegenüber dem Großhandel werden dabei in kurz- und langfristige Verbindlichkeiten getrennt.

Der Differenzbetrag zwischen Vermögen und Schulden ergibt das **Eigenkapital**.

Die Bilanz wird in Kontenform erstellt:

- ☐ Auf der **linken** Seite (=Aktivseite) befinden sich die Vermögensgegenstände. Die Aktivseite gibt Aufschluss über die Zusammensetzung des Vermögens und damit über die Mittelverwendung.
- ☐ Auf der **rechten** Seite (=Passivseite) befinden sich die Schulden und das Eigenkapital. Die Passivseite gibt die Herkunft der Mittel an, mit denen die Aktiva finanziert wurden.
- ☐ Die Summe der Aktiva ist stets gleich der Summe aller Passiva. Die Bilanz ist daher betragsmäßig ausgeglichen.

Vergleicht der Unternehmer die Bilanz des gerade abgeschlossenen Geschäftsjahres mit der des vorangegangenen, kann er den Erfolg, d.h., den Gewinn oder Verlust aus seiner Tätigkeit ablesen. Er schlägt sich in einer Mehrung oder Minderung des Eigenkapitals nieder. Der nicht entnommene Gewinn einer Periode erhöht also das Eigenkapital des Unternehmens.

Bestandskonten

Die Bilanz ist nur eine Momentaufnahme. Sie wird zu einem bestimmten Zeitpunkt erstellt (in der Regel zum 31. Dezember) und hat somit statistischen Charakter. Die Bilanz fasst Vermögen und Schulden, wie sie sich am Bilanzstichtag darstellen, zahlenmäßig zusammen.

In der Apotheke ist das **Kassenbuch** das wichtigste Grundbuch. Die Tageseinnahmen werden in der Regel durch den Belegausdruck der Registrierkasse erfasst. Der Kassenbestand wird durch „Kassensturz" ermittelt. Beleglose Entnahmen und Einlagen dürfen nicht erfasst werden. Ein Eigenbeleg mit allen benötigten Angaben genügt aber den Bestimmungen der GOB.

	Kassenbestand laut Kassenaufnahme
./.	Kassenendbestand des Vortages
+	Geschäftsausgaben (betrieblich bedingte Entnahmen)
./.	Privateinlagen
+	Privatentnahmen aus der Kasse
=	Tageseinnahmen

Bei dieser Rechnung sind auch alle Schecks zu erfassen. Wenn der Apotheker seinen Tagesumsatz exakt ermitteln möchte (Mehrwertsteuer außer Acht gelassen), muss er noch den Rezeptumsatz mit den gesetzlichen Krankenkassen hinzurechnen.

Um die Bilanz erstellen zu können, bedarf es über das Jahr gesehen der ständig fortlaufenden Aufzeichnung des betrieblichen Geschehens. Zunächst werden die Geschäftsvorfälle im **Grundbuch** chronologisch aufgezeichnet. Für jede einzelne Position der Bilanz wird dann im **Hauptbuch** ein eigenes Konto, das sich aus dem Kontenrahmen ergibt, angelegt. Das Hauptbuch systematisiert die im Grundbuch verzeichneten Geschäftsvorfälle.

Schließlich führt der Apotheker noch das so genannte Geschäftsfreundebuch, in dem alle Forderungen und Verbindlichkeiten personen-/bezugsgerecht strukturiert werden.

Kontenrahmen

Der Kontenrahmen ist normalerweise nach dem dekadischen System in 10 Kontenklassen eingeteilt:

☐ Klasse 0	Anlage- und Kapitalkonten
☐ Klasse 1	Finanzkonten (Kasse, Bank, Forderungen, Verbindlichkeiten)
☐ Klasse 2	Aufwendungen und Erträge, Zinsaufwendungen, Zinserträge
☐ Klasse 3	Wareneinkaufskonten
☐ Klasse 4 bis Klasse 7	Aufwandskonten
☐ Klasse 8	Warenverkaufskonten
☐ Klasse 9	Abschlusskonten (Bilanz, G+V)

Eine weitere Unterteilung in Subkonten ist in einer beliebigen Tiefe möglich, z.B. Konto 4.1.8.2, soweit Klarheit und Übersichtlichkeit gewahrt sind. Eine abweichende Systematik ist möglich. Sie muss aber dann konsequent beibehalten werden (Grundsatz der Kontinuität).

Nur zu Abschlusszwecken überträgt man am 31. Dezember den Saldo eines jeden Kontos in das Jahressaldenkonto (=Bilanz). In der Bilanz werden nur Bestände erfasst. Man unterscheidet zwischen aktiven Bestandskonten, deren Saldo auf die linke Seite der Bilanz übertragen wird, und passiven Bestandskonten auf der rechten Seite der Bilanz. Die linke Seite eines Bestandskontos wird mit „Soll", die rechte Seite mit „Haben" gekennzeichnet. Die Begriffe „Soll" und „Haben" sind historisch bedingt und wenig plausibel.

Bilanz

Aktiva	Passiva
Aktive Bestandskonten	Passive Bestandskonten
...	
BGA	Verbindlichkeiten
...	...
Summe	Summe

Bestandskonten
z. B.

Konto Betriebs- u. Geschäftsausstattung (BGA)

Soll	Haben
x	

Konto Verbindlichkeiten

Soll	Haben
	x

In das jeweilige Bestandskonto wird der Anfangsbestand (AB) auf der gleichen Seite eingetragen, auf der er in der Bilanz vermerkt ist (das heißt BGA= Aktivkonto; daraus folgt Konto BGA: AB im Soll).

Nach dem System der doppelten Buchführung ruft jeder buchungsfähige Geschäftsvorfall Veränderungen auf zwei Konten hervor. Dabei stehen sich jeweils eine Soll- und eine Habenbuchung gegenüber. Erfolgt nämlich auf einem Konto ein Werteingang, ergibt sich automatisch auf einem anderen Konto ein Wertausgang in betragsmäßig gleicher Höhe.

Die Tatsache lässt sich in dem sprachlich stark verkürzten Buchungssatz ausdrücken:

Soll	an	**Haben**
(Werteingang)		(Wertausgang)

Beispiel:

Ein Apotheker kauft für 5000 € Waren vom Großhandel gegen Banküberweisung.

Das Wareneinkaufskonto vermehrt sich um Waren für 5000 € (Sollbuchung), das Bankkonto vermindert sich um den gleichen Betrag (Habenbuchung). Die Summe aller Sollbuchungen muss betragsmäßig gleich sein mit der Summe aller Habenbuchungen.

Logischerweise erfolgt eine spiegelbildliche Behandlung auch bei den Passivkonten. Hier bedingt der Zugang bei einer Habenbuchung den Abgang bei einer Sollbuchung.

Um die Bilanz zu erstellen, wird zum Ende des Geschäftsjahres jedes Konto abgeschlossen, d. h., die Soll- und Habenseite durch Saldenbildung gleichnamig gemacht. Der Saldo ist der Unterschiedsbetrag zwischen Soll- und Habenseite. Bei Aktivkonten ergibt sich in der Regel der Saldo auf der rechten Seite, bei Passivkonten auf der linken Seite.

Erfolgskonten

Das Eigenkapitalkonto ist zwar ein Bestandskonto; es wird aber von einer Vielzahl Erfolgskonten beeinflusst. Um die laufenden betrieblichen Kapitalveränderungen so zu erfassen, dass bei der Fülle der täglichen Buchungen der Überblick nicht verloren geht, führt man als Unterkonten die so genannten Aufwands- und Ertragskonten ein, deren Salden im Gewinn- und Verlustrechnungskonto gesammelt werden. Die Gewinn- und Verlustrechnung dient dazu, genauen Aufschluss über die Aufwands- und Ertragskomponenten der Apotheke zu geben.

Nach § 246 HGB sind im Jahresabschluss nicht nur sämtliche Vermögensgegenstände, Schulden und Rechnungsabgrenzungsposten auszuweisen, sondern auch alle Aufwendungen und Erträge des Berichtsjahres.

Aufwandskonten enthalten alle den Gewinn der Apotheke mindernden Geschäftsvorfälle, z. B. Gehälter, Miete, Steuern.

Ertragskonten geben Auskunft über alle den Gewinn erhöhenden Geschäftsvorfälle, z. B. Warenverkäufe, Zinserträge.

Damit das System der doppelten Buchführung aufgeht und die Ankoppelung der Erfolgskonten an die Bestandskonten überhaupt funktioniert, müssen alle Aufwandskonten im Soll und alle Ertragskonten im Haben gebucht werden.

In Abbildung 9.3-3 ist noch einmal das System der doppelten Buchführung übersichtlich zusammengefasst. Der Saldo, der den Unterschiedsbetrag zwischen Erträgen und Aufwendungen aufzeigt, ist der Gewinn oder Verlust und wird in der Bilanz vom Kapitalkonto übernommen, d. h., nur durch diese Größe werden indirekt die Bestandskonten der Bilanz und die Erfolgskonten der Gewinn- und Verlustrechnung vermischt.

Es versteht sich von selbst, dass das Prinzip der doppelten Buchführung den Ausgleich jedes Kontos durch Saldenbildung verlangt, um sicherzustellen, dass am Ende der Saldo der Bilanz und der Saldo

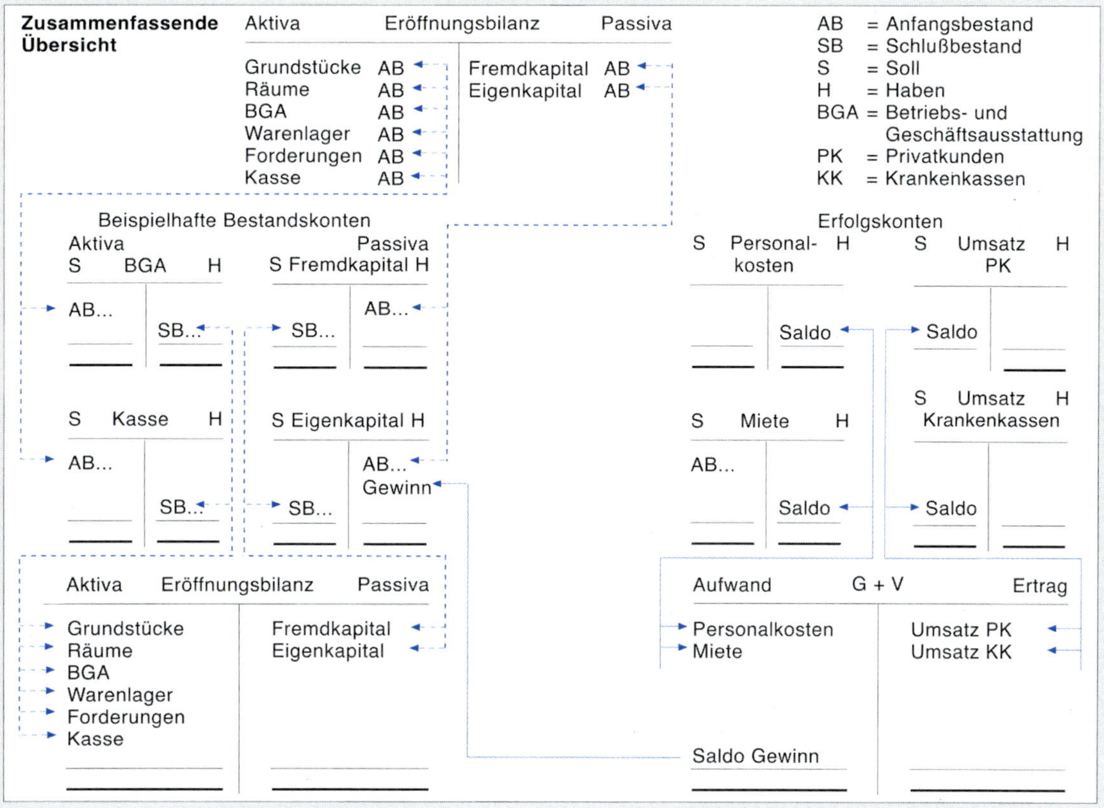

Abb. 9.3-3: System der doppelten Buchführung

der Gewinn- und Verlustrechnung gleich groß sind (Abb. 9.3-4).

Der Gewinn- und Verlustrechnung (G+V) wird nicht zuletzt deshalb ein besonderes Augenmerk geschenkt, weil sie dem Apotheker genaue Auskunft darüber gibt, wie sein Gewinn zustande kommt, denn die Bilanz kann für die Gewinnentstehung keine Erklärung liefern. Letztlich sind der Gewinn und damit das durch den Gewinn beeinflusste Eigenkapital die maßgeblichen Größen für jeden Unternehmer. Insofern interessieren primär die Auswirkungen der Geschäftsvorfälle auf das Eigenkapital.

Geschäftsvorfälle, die das **Eigenkapital** ändern, sind entweder

- ☐ erfolgswirksame Aufwendungen oder Erträge oder
- ☐ erfolgsneutrale Privatentnahmen und Privateinlagen.

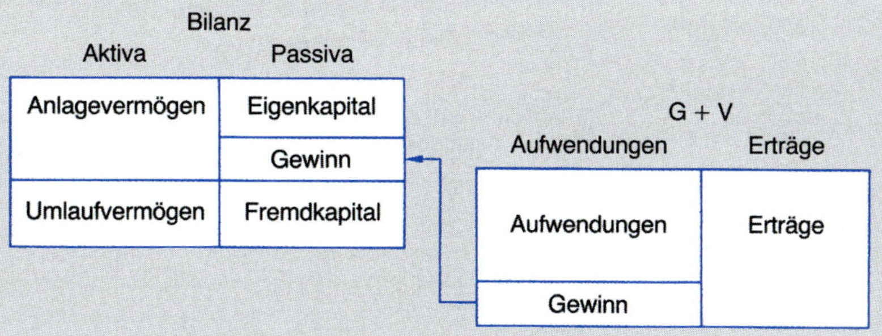

Abb. 9.3-4: Verknüpfung von Bilanz sowie Gewinn- und Verlustrechnung

Wichtig: Die Umsatzsteuer darf in keiner Position in der Gewinn- und Verlustrechnung mehr enthalten sein.

Privatkonto

Durch das Privatkonto werden die wertmäßigen Transaktionen des Apothekers zwischen dem betrieblichen und privaten Bereich offensichtlich. Man trennt das Privatkonto aus Gründen der Übersichtlichkeit meist in die Konten „Privateinlagen" und „Privatentnahmen".

Privatentnahmen

Der Apotheker hebt Geld vom Firmenkonto zur Bezahlung seiner Urlaubsreise ab.

Durch die Entnahme verringert sich das Bankguthaben und zugleich das Eigenkapital (Abgang beim Passivkonto Eigenkapital). Die Gewinn- und Verlustrechnung wird durch den Vorgang nicht betroffen. Es entsteht kein betrieblich bedingter Aufwand. Der Gewinn ist entsprechend zu erhöhen, wenn Privatentnahmen fälschlicherweise als Aufwand gebucht wurden.

Privateinlage

Durch die Einlage vermehrt sich das Eigenkapital (Zugang beim Passivkonto Eigenkapital). Sie beruht nicht auf einer betrieblichen Leistung, sondern stammt aus privatem, in der Regel bereits einkommenversteuertem Vermögen. Der Gewinn ist entsprechend zu reduzieren, wenn Privateinlagen fälschlicherweise zuvor als Ertrag gebucht wurden.

Nichtigkeit der Buchführung

Bei formellen oder materiellen Mängeln ist die Buchführung nicht mehr als ordnungsmäßig zu bezeichnen. Allerdings führen kleinere formelle Mängel nicht zur Verwerfung der Buchführung, wenn das sachliche Ergebnis nicht beeinflusst wurde. Im Falle der Nichtigkeit der Buchführung wird der steuerpflichtige Gewinn durch die Steuerbehörde geschätzt. Der Steuerpflichtige muss dann beweisen, dass die durch das Finanzamt angesetzte Besteuerung nicht zutreffend ist. Ein Unternehmer, der sich in wirtschaftlichen Schwierigkeiten befindet und deshalb keine ordnungsmäßige Buchführung vorlegt, macht sich durch die Nichtbeachtung der GOB strafbar (Konkursvergehen).

9.3.3 Spezielle Bilanzierungs- und Bewertungsvorschriften

Der Gesetzgeber schreibt für die Bewertung der einzelnen Wirtschaftsgüter grundsätzlich die Anschaffungs- und Herstellungskosten ohne Mehrwertsteuer vor. Abb. 9.3-5 zeigt die Anschaffungskosten wie sie nach § 255 HGB definiert werden.

Bei der Ermittlung der Anschaffungsnebenkosten bleiben Lagerkosten, vom Betrieb selbst erbrachte Leistungen sowie Finanzierungskosten außer Ansatz.

Anschaffungswert- und Nominalwertprinzip

Die fortgeschriebenen, d. h., um die planmäßigen Abschreibungen verminderten Anschaffungskosten dürfen bei späteren Wertsteigerungen des Wirtschaftsgutes **nicht** überschritten werden. Damit bleibt dem Apotheker eine Bewertung zu Wiederbeschaffungskosten (Inflationsausgleich) verwehrt.

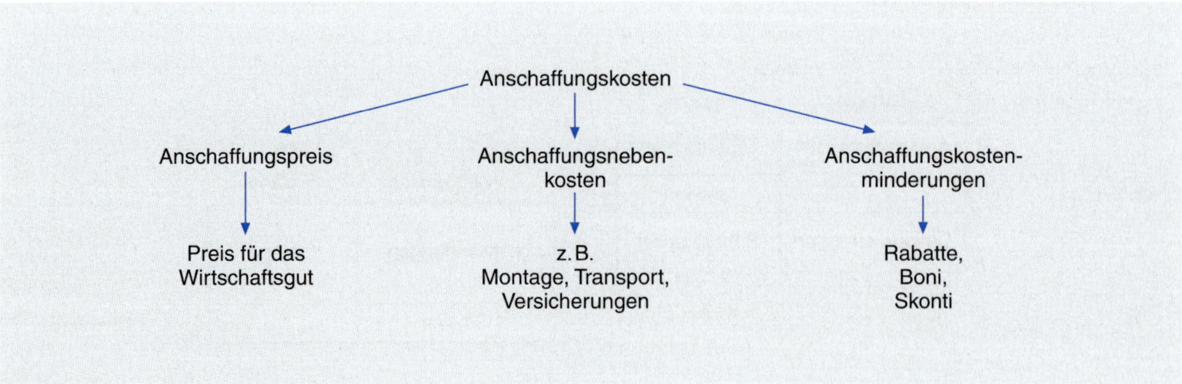

Abb. 9.3-5: Anschaffungskosten

Vorsichtsprinzip

Das Vorsichtsprinzip gestattet dem Apotheker nur dann einen **niedrigeren** Wertansatz als die Anschaffungs- oder Herstellungskosten in der Bilanz, wenn

- ☐ der Wert des abnutzbaren Anlagevermögens um die planmäßigen Abschreibungen gekürzt wird,
- ☐ außerordentliche Wertminderungen im Anlagevermögen und Umlaufvermögen vorliegen, z. B. außerordentlicher technischer, witterungsbedingter Verschleiß, Feuer, Explosion,
- ☐ der Marktwert oder der steuerliche **Teilwert** niedriger als die Anschaffungs- oder Herstellungskosten ist.

Das Prinzip der Vorsicht (GOB) ist wesentliche Grundlage für die handels- und steuerrechtlichen Bewertungsvorschriften. Es drückt sich in der Ungleichbehandlung von nicht realisierten Gewinnen und Verlusten aus (Imparitätsprinzip).

Während Ertragsantizipationen unzulässig sind (der vorsichtige Kaufmann weiß ja nicht, ob die günstigere Entwicklung im Zeitpunkt der Realisation noch bestehen wird), müssen oder dürfen noch nicht realisierte Verluste berücksichtigt werden, z. B. der Computer in der Apotheke, dessen Marktpreis deutlich gefallen ist und bei dem der Wertverfall durch Verkauf noch nicht realisiert wurde. Tritt bei späterem Verkauf wider Erwarten kein Verlust auf, wird die Gewinn- und Verlustrechnung im Realisationszeitpunkt mit einem „sonstigen betrieblichen Ertrag" korrigiert.

In welchen Fällen nicht realisierte Verluste berücksichtigt werden müssen oder dürfen, bestimmt das **Niederstwertprinzip** (NWP). Es besagt, dass von zwei möglichen Wertansätzen – z. B. den Anschaffungs- oder Herstellungskosten einerseits und dem Marktpreis oder Teilwert andererseits – der jeweils niedrigere angesetzt werden muss (strenges NWP) oder darf (gemildertes NWP).

Das strenge NWP gilt für die Vermögensgegenstände des Umlaufvermögens, insbesondere Waren, Forderungen etc. Das gemilderte NWP wird beim Anlagevermögen angewandt; sollte die Wertminderung aber dauerhaft sein, muss auch hier der niedrigere Wert angesetzt werden.

Abschreibungen

Planmäßige Abschreibungen

Die Gegenstände des **abnutzbaren Anlagevermögens** dienen dem Unternehmer über mehrere Perioden und unterliegen einer kontinuierlichen Abnutzung. Aus diesem Grund kann der Unternehmer das abnutzbare Anlagevermögen auch nicht im Jahr der Anschaffung oder Herstellung vollständig als Aufwand absetzen, sondern muss die Anschaffungskosten planmäßig entsprechend der Abnutzung des Wirtschaftsgutes über die gesamte Nutzungsdauer verteilen. In der Regel kann der Apotheker nur linear oder degressiv oder nach der Leistung (Nachweis!) abschreiben.

Tab. 9.3-3: Wechsel von degressiver zu linearer Abschreibung (Computer: 6000 €, Nutzungsdauer: 5 Jahre)

Abschreibungszeit	Degressive Abschreibung*		Lineare Abschreibung (beruhend auf Restwert der degressiven Abschreibung)
Jahr	Abschreibungsbetrag pro Jahr (€)	Restbuchwert (€)	Abschreibungsbetrag pro Jahr (€)
1.	1200	4800	
2.	960**	3840	960**
3.	768**	3072	960**
4.	614	2458	960**
5.	491	1967	960**
6.	1967***	0	960**

* Abschreibungssatz vom jeweiligen Restbuchwert des Vorjahres (das 2fache der linearen AfA, maximal 20 %)
** Optimaler Zeitpunkt zum Wechsel von der degressiven zur linearen Abschreibung wäre im Beispiel bereits im 2. und 3. Jahr
*** Entweder wird der hohe Restwert bei vollständiger degressiver Abschreibung im letzten Jahr abgeschrieben oder, sofern der Computer weiter im Apothekenbetrieb genutzt wird, auf die noch geplante Nutzungsdauer verteilt und linear abgeschrieben

Bei der degressiven Abschreibung wird jährlich derselbe Abschreibungssatz auf den jeweiligen Restwert angewendet. Bei der linearen AfA sind dagegen Prozentsatz und AfA-Betrag jedes Jahr gleich hoch. Abschreibungen dürfen nur dann nachgeholt werden, wenn ihr Ansatz nachweislich versehentlich vergessen wurde.

Bei gleichmäßiger Nutzung des Wirtschaftsgutes bewirkt der Ansatz der degressiven Abschreibung eine Aufwandsvorverlagerung.

Der Kaufmann darf innerhalb seines Abschreibungsplanes von der degressiven zur linearen Abschreibung wechseln (Tab. 9.3-3).

Die degressive und die leistungsabhängige AfA (Abschreibung für Abnutzung) dürfen nur bei **beweglichen Wirtschaftsgütern** des Anlagevermögens angewendet werden.

Nach § 7 (2) Satz 2 EStG begrenzt die Absetzung für Abnutzung die degressive Abschreibung auf das Zweifache der jeweiligen linearen AfA bzw. auf höchstens 20 %. Tabelle 9.3-4 zeigt den AfA-Satz je nach betriebsgewöhnlicher Nutzungsdauer. Zur Zeit

Tab. 9.3-4: Maximale AfA (Abschreibung für Abnutzung) nach betriebsgewöhnlicher Nutzungsdauer

Betriebsgewöhnliche Nutzungsdauer (Jahre)	Degressive AfA (v. H. des Buchwerts) bei Anschaffung oder Herstellung
bis 10	20,00
11	18,18
12	16,67
13	15,38
14	14,29
15	13,33
20	10,00
25	8,00

ist die Abschaffung der degressiven Abschreibung zur Gegenfinanzierung der geplanten Unternehmenssteuerreform in der Diskussion.

Problematisch ist die Schätzung der Nutzungsdauer eines Gegenstandes des abnutzbaren Anlagevermögens. Das Steuerrecht gibt zwar detaillierte Anhaltspunkte für eine vom Finanzamt anerkannte Nutzungsdauer bestimmter Wirtschaftsgüter (AfA-Liste). Der Apotheker kann jedoch den Nachweis erbringen, dass eine von diesen Tabellen abweichende Nutzungsdauer angebracht ist. Diese Regelung bleibt auch dann bestehen, wenn der Gesetzgeber aus steuerpolitischen Gründen die Nutzungsdauer der verschiedenen Wirtschaftsgüter grundsätzlich verlängert.

Bei *beweglichen* Wirtschaftsgütern ist grundsätzlich nur eine monatsgenaue Abschreibung (AFA) möglich.

Beispiel:

Die Apothekenwaage wurde am 25. Juni angeschafft. Damit dürfen einschließlich Juni für dieses Jahr 6 Monate AfA anteilig geltend gemacht werden

Die Apothekenwaage wurde am 3. Juli angeschafft. Damit kann der Apotheker die Hälfte der jahresüblichen AfA ansetzen.

Nach Maßgabe der Leistung abzuschreiben, ist nur möglich, wenn die Leistung des Wirtschaftsgutes in den einzelnen Nutzungsjahren nachweislich erheblich schwankt.

Keinesfalls darf unbewegliches, nicht abnutzbares Anlagevermögen, wie z. B. Grundstücke, planmäßig abgeschrieben werden.

Zins- bzw. Liquiditätseffekt der Abschreibungen

Ein erhöhtes Abschreibungsvolumen in den Anfangsjahren, z. B. durch die Wahl der degressiven AfA, führt also zur Vorverlagerung der Aufwendungen und sorgt für einen positiven Zins- bzw. Liquiditätseffekt.

Steuersatzeffekt

Sinkt der Steuersatz des Apothekers in den Folgejahren, kann sich sogar eine Steuerersparnis ergeben. Besonders vorteilhaft ist es, Abschreibungen vorzuziehen, wenn eine Verpachtung oder Veräußerung der Apotheke geplant ist.

Plant der Apotheker, nur noch wenige Jahre aktiv zu sein, kann er zunächst durch eine grundlegende Modernisierung seiner Apotheke die höheren degressiven Abschreibungsraten nutzen. Die Modernisierung steigert den Verkaufspreis der Einrichtung. Wenn der Apotheker 55 Jahre oder älter ist, kann er einen erhöhten Freibetrag geltend machen.

Darüber hinaus besteht die Möglichkeit, einen Zinseffekt zu realisieren, wenn er die Apotheke an seine Ehefrau verkauft. Sie darf die degressiven Abschreibungen in diesem Fall von neuem auf Basis des Kaufpreises ansetzen.

Verpachtet er die Apotheke in der Phase, in der nur noch verminderte Abschreibungen nach dem degressiven AfA-Plan anfallen, erlangt der Apotheker ebenfalls einen Steuersatzeffekt, wenn er wegen der geringeren Gesamteinkünfte aus Vermietung und Verpachtung in der Regel nur noch einen niedrigeren Steuersatz hat.

Auch hier gilt es aber, alle steuerpolitischen Überlegungen mit den Risiken der gesetzgeberischen Eingriffe abzuwägen.

Außerplanmäßige Abschreibungen

Neben einer planmäßigen Abschreibung dürfen sowohl Gegenstände des Anlagevermögens als auch des Umlaufvermögens außerplanmäßig ganz oder teilweise abgeschrieben werden, sofern die Umstände dies rechtfertigen. Maßgeblich ist hierfür das Niederstwertprinzip.

Anlässe einer außerordentlichen Abschreibung sind u. a. Preissenkungen des jeweiligen Vermögensgegenstandes auf dem Markt, Schäden durch Wasser, Feuer.

Im Gegensatz zu Wirtschaftsgütern des Anlagevermögens besteht bei Waren keine Möglichkeit, einen Wert zwischen Marktpreis (unter Berücksichtigung des Niederstwertprinzipes) und 0 anzusetzen. Arzneimittel werden entweder zu ihren Apothekeneinkaufspreisen bei der Inventur erfasst oder bei Unverkäuflichkeit mit 0 € bewertet.

Im Zusammenhang mit einer außerplanmäßigen Abschreibung kann es zu einer Verkürzung der Nutzungsdauer und damit Erhöhung der restlichen Abschreibungsraten des abnutzbaren Anlagevermögens kommen. Ansonsten vermindert sich **nach Abzug** der außerplanmäßigen Abschreibungen nur der jährliche planmäßige Abschreibungsbetrag entsprechend.

Beispiel:

Anschaffungskosten der Apothekenwaage: 1200 €, Nutzungsdauer: 4 Jahre.

Im 2. Jahr kommt es zu einer außergewöhnlichen Abschreibung von 150 € (entspricht Preissenkung bei diesem Produkt).

	Abschreibungen (€)	Außergewöhnliche Abschreibung (€)	Restwert (€)
1. Jahr	300	–	900
2. Jahr	250	150	500
3. Jahr	250	–	250
4. Jahr	250	–	–

Tab. 9.3-5: Apothekenbilanz

Aktivseite	Passivseite
I Anlagevermögen – Grundstücke – Apothekenräume – Betriebs- und Geschäftsausstattung – geringwertige Wirtschaftsgüter – Kraftfahrzeug – Beteiligungen – langfristige Forderungen – Firmenwert	**I Eigenkapital** **II Rückstellungen** **III Langfristige Verbindlichkeiten** – Bankdarlehen – Versicherungsdarlehen **IV Kurzfristige Verbindlichkeiten** – Verbindlichkeiten aus Lieferungen und Leistungen – Schuldwechsel – Verbindlichkeiten gegenüber Kreditinstituten – sonstige Verbindlichkeiten
II Umlaufvermögen – Waren – Forderungen aus Lieferungen und Leistungen – sonstige Forderungen – Bankguthaben – Postscheck – Kasse	**V Rechnungsabgrenzungsposten**
III Rechnungsabgrenzungsposten	**VI Gewinn**

9.3.4 Bilanzpositionen und bilanzpolitische Spielräume

Tabelle 9.3-5 gibt die typischen Positionen an, aus denen sich eine Apothekenbilanz zusammensetzt. Der Apotheker ist nicht zur Veröffentlichung seiner Bilanz verpflichtet. Deshalb erstellt er auch in der Regel nur eine Steuerbilanz und keine Handelsbilanz. Folglich bestimmt das Steuerrecht im Wesentlichen seine bilanzpolitischen Spielräume.

Aktivseite

Im Anlagevermögen

Grundstücke

Das Grundstück zählt zum nicht abnutzbaren Anlagevermögen, so dass der Kaufpreis nicht planmäßig abgeschrieben werden darf. Das Anschaffungskostenprinzip verhindert andererseits eine Höherbewertung, die die Anpassung an den Marktpreis ermöglichen würde. Aus diesem Grund finden sich heute in vielen Apothekenbilanzen Wertansätze, die weit unterhalb des Verkehrswertes liegen. Im Falle der Veräußerung der Apotheke ist die Differenz zwischen Verkaufspreis und Buchwert zu versteuern. Es empfiehlt sich daher, sofern mit einer Wertsteigerung des Objektes zu rechnen ist, nach Möglichkeit Grundstück und Gebäude im Privatvermögen zu halten, da hier Wertzuwächse – von Spekulationsgewinnen abgesehen – steuerfrei vereinnahmt werden können.

Der Apothekeninhaber mietet in diesem Fall die Räume von seinem Ehepartner, der allerdings alleiniger Eigentümer des Objektes sein muss.

Betriebs- und Geschäftsausstattung

Diese Position enthält in erster Linie die Einrichtung. Der Apotheker kann hier zwischen der degressiven und linearen Abschreibung wählen. Von besonderer bilanzpolitischer Bedeutung ist die Nutzungsdauer; sie entscheidet maßgeblich über die Höhe der jährlichen Abschreibungsbeträge. In der Regel ist es vorteilhaft, die Nutzungsdauer – abweichend von den branchenüblichen AfA-Tabellen – kürzer anzusetzen. Der Apotheker muss allerdings nachweisen, dass die Art der Einrichtung und das Kundenverhalten einen rascheren Wechsel der Einrichtung in der Apotheke verlangen. Das Finanzamt hat die betriebsgewöhnliche Nutzungsdauer der Einrichtung in den AfA-Listen mit 10 Jahren festgelegt. Der Apotheker sollte die Ausgaben primär an der Funktionalität der einzelnen Bausteine bemessen. Mahagoni, Messing, Porzellan sind Baustoffe, die die Kosten erheblich in die Höhe treiben, aber keinerlei Produktivitätswirkung bieten. Es gibt genug Beispiele der Apothekeneinrichter, die belegen, dass man sich auch relativ preisgünstig eine funktionale und optisch schöne Einrichtung schaffen kann.

Zur Betriebs- und Geschäftsausstattung zählen auch die Einrichtungsgegenstände des Laboratoriums, des Büros, Nachtdienstzimmers, die Messgeräte für die Beratung der Kunden usw. Ein abgeschriebenes Wirtschaftsgut, das weiterhin in der Apotheke genutzt wird, erhält einen bilanziellen Erinnerungswert von 1 €.

Geringwertige Wirtschaftsgüter

Sofern der Einkaufspreis für ein abnutzbares Wirtschaftsgut des Anlagevermögens unter 410 € netto liegt (geringwertiges Wirtschaftsgut), hat der Apotheker ein Wahlrecht, die Ausgaben für das jeweilige Wirtschaftsgut auf die Nutzungsdauer zu verteilen oder sofort im Jahr der Anschaffung abzuschreiben. Die sofortige Abschreibung hat vor allem dann Vorteile, wenn die Ertragslage der Apotheke gut ist, d. h., die Abschreibungen über den Markt verdient werden und sich die Steuerbelastung des Apothekers im progressiven Bereich des Einkommensteuertarifes befindet. Über den Markt verdienen heißt, dass den in der G + V angesetzten Aufwendungen inklusive Abschreibungen entsprechende Erträge gegenüberstehen. Ist die Ertragslage unbefriedigend oder sogar negativ, sollte der Apotheker besser die Ausgaben für das Wirtschaftsgut aktivieren, d. h., planmäßig auf die Nutzungsdauer verteilen. Wirtschaftsgüter, die über 475,60 € inkl. 16 % MwSt. kosten, müssen aktiviert werden.

Kraftfahrzeug

Nutzt der Apotheker sein Kraftfahrzeug teils betrieblich, teils privat, und hält er das Fahrzeug im Betriebsvermögen, muss er sich die private Nutzung als erfolgsneutrale Privatentnahme anrechnen lassen. Alle Anschaffungs- und sonstigen Betriebskosten des Pkw erhöhen anteilig zur betrieblichen Nutzung den berücksichtigungsfähigen Kraftfahrzeugaufwand. Ein späterer Verkaufsgewinn wird nur steuerfrei vereinnahmt, wenn sich der Pkw im Privatvermögen befindet. Allerdings verliert der Apotheker dadurch die Abzugsfähigkeit der MwSt. und kann lediglich für jeden betrieblich gefahrenen Kilometer 0,30 € berechnen. Ob der Pkw besser als Betriebs- oder Privatvermögen eingestuft (gewillkürt) wird, sofern aufgrund der Nutzungsbestimmung überhaupt Entscheidungsfreiheit besteht, entscheidet jeweils der Einzelfall.

Beim Kauf eines Pkw sollte alternativ auch ein Leasingvertrag ins Kalkül gezogen werden. Da Leasing absolut gesehen immer teurer ist als der fremdfinanzierte Kauf des Pkw, ergeben sich nur dann Vorteile für den Apotheker, wenn sich entsprechende steuerliche Effekte bzw. steuerfreie Gewinne aus der späteren Veräußerung des Pkw erzielen lassen (Leasingvertrag mit Kaufoption). Beim geleasten Fahrzeug erscheint der Pkw nicht in der Bilanz des Apothekers, sondern in der Bilanz des Leasinggebers. Der Apotheker kann die Leasingrate mit gewerbesteuerrechtlichen Vorteilen als Aufwand absetzen.

Beteiligungen

Branchenfremde Beteiligungen dürfen nicht im Betriebsvermögen gehalten werden und damit auch nicht in der Bilanz erscheinen. Der Gesetzgeber möchte damit verhindern, dass das Risiko von Spekulationsgeschäften auf die Betriebssphäre übertragen wird. So kommen regelmäßig nur Beteiligungen an apothekereigenen Unternehmen und -einrichtungen infrage, deren Mitgliedschaft sich für den Geschäftsbetrieb der Apotheke als sinnvoll oder notwendig erweist. Wenn die Kurse dieser Anteile fallen, kann der Apotheker den niedrigeren Wert ansetzen (gemildertes Niederstwertprinzip), sofern die Wertminderung nicht von Dauer ist.

Langfristige Forderungen

Eine Wertberichtigung kann hier nur vorgenommen werden, wenn eine Forderung zweifelhaft oder gar uneinbringlich geworden ist. Je nachdem wird die Forderung teilweise oder ganz wertberichtigt. Der Begriff Abschreibung eignet sich hier nicht, da Forderungen keine abnutzbaren Gegenstände des Anlagevermögens sind. Die Wertberichtigung ist ebenso wie die Abschreibung ein Aufwand.

Firmenwert

Erwirbt ein Apotheker eine Apotheke, muss er in der Regel auch ein Entgelt für den Kundenstamm, für den Ruf der Apotheke, für die Standortfaktoren sowie für die Organisationsstruktur bezahlen. Dieses Know-how des Verkäufers ist ein **immaterieller Wert**, der sich nicht eindeutig quantifizieren lässt, wie etwa das Warenlager oder Anlagevermögen. Folglich entspricht bei Verkauf der Geschäftswert einer Apotheke dem Verkaufspreis abzüglich aller übernommenen quantifizierbaren Wirtschaftsgüter.

Der derivative, d. h., entgeltliche Firmenwert darf bilanziert und auf 15 Jahre verteilt abgeschrieben werden. Der originäre – selbsterstellte Firmenwert – kann weder bilanziert noch abgeschrieben werden, um willkürliche Wertfindungen und bilanzpolitische Maßnahmen des Steuerpflichtigen zu vermeiden.

Im Umlaufvermögen

Waren

Das Warenkonto gilt als die wichtigste Bilanzposition der Apotheke, zeigt es doch die Zu- und Abgänge der Periode, die für den Rohertrag verantwortlich sind, der letztlich alle Kosten abdecken und für den Gewinn des Unternehmens sorgen muss.

Das gemischt genutzte Konto:

- ☐ Immer dann, wenn auf einem Bestandskonto Ein- und Verkäufe zu unterschiedlichen Preisen gebucht werden, ergibt sich zwangsläufig ein Erfolgsbestandteil. Das Warenkonto ist eine Mischung aus Bestands- und Erfolgskomponenten.
- ☐ Weitere gemischte Konten können das Wertpapierkonto, Grundstückskonto oder jedes andere Konto sein, das unterschiedliche Einkaufs- und Verkaufspreise erfasst.
- ☐ Ein gemischtes Konto wird sowohl über die Schlussbilanz als auch über die Gewinn- und Verlustrechnung abgeschlossen.
- ☐ Der Warenbestand wird folglich über die Bilanz abgerechnet, der Erfolgsteil in die Gewinn- und Verlustrechnung übertragen.
- ☐ Das Warenkonto kann sowohl als **einheitliches** Konto als auch aus Gründen der Übersichtlichkeit als **getrenntes** Einkaufs- und Verkaufskonto geführt werden.
- ☐ Durch die Trennung ändert sich aber nicht die Eigenschaft eines gemischten Kontos.

Das getrennte Wareneinkaufs- und Warenverkaufskonto (Tab. 9.3-6):

- ☐ Um das Warenkonto übersichtlicher zu gestalten, ordnet man die Positionen, die zu Einkaufspreisen (EP) bewertet werden, dem Wareneinkaufskonto und die Positionen, die zu Verkaufspreisen (VP) bewertet werden, dem gesonderten Warenverkaufskonto zu.
- ☐ Der Warenendbestand wird zum Bilanzstichtag durch körperliche Bestandsaufnahme (Inventur) ermittelt.
- ☐ Beim getrennten Warenkonto kann folglich der Rohgewinn durch Saldengegenüberstellung des Wareneinkaufs- und Warenverkaufskontos ermittelt werden.

Die bilanzpolitischen Möglichkeiten beruhen insbesondere darauf, alle nicht mehr gängigen Artikel beim Finanzamt als Aufwand durchzusetzen. Der Apotheker muss dem Prüfer glaubwürdig machen, dass Artikel, die länger als x Monate nicht bewegt wurden, nicht mehr veräußert werden können. Dies trifft auch für diejenigen Waren zu, deren Verfallsdatum in Kürze abläuft. In der Praxis lässt sich eine vollständige Aufwandsbuchung bei etwa 30 % der Waren, die über ein Jahr in der Apotheke lagern,

Tab. 9-3-6: Ermittlung von Wareneinsatz und -umsatz (EP = Einkaufspreis; VP = Verkaufspreis, A = Aufwand; E = Ertrag)

S	Wareneinkauf	H
Warenanfangsbestand (EP)		Warenentnahme durch Verderb, Diebstahl, Schwund
Wareneinkauf (EP)		Rücksendungen an Lieferanten (EP)
Warenbezugsaufwendungen		Preisnachlass der Lieferanten (EP) Skontoaufwand Warenendbestand (EP) **Saldo Wareneinsatz**
S	**Warenverkauf**	**H**
Rücksendungen von Kunden (VP)		Warenverkauf (VP) – Krankenkassen – Handverkauf
Preisnachlass an Kunden (VP) Skontoaufwand **Saldo Warenumsatz**		– Krankenhaus – Eigenbedarf – Praxisbedarf
A	**Gewinn- und Verlustrechnung**	**E**
Wareneinsatz		Warenumsatz
A	**Bilanz**	**P**
Warenendbestand		

und bei allen Waren, die über zwei Jahre nicht bewegt wurden, durchsetzen; vor allem dann, wenn aussagekräftige EDV-Auswertungen vorliegen.

Forderungen aus Lieferungen und Leistungen

Den weitaus größten Anteil bilden in der Regel die Forderungen an die gesetzlichen Krankenkassen. Sie sind bereits um den 6–10 %igen Zwangsrabatt, den die Apotheker den Kassen gewähren müssen, reduziert. Diese Forderungen sind dafür bundesgarantiert, so dass keine Kreditausfälle und damit Wertberichtigungen entstehen.

Sonstige Forderungen

Hierbei handelt es sich um einen Sammelposten von sonstigen Forderungen, wie unter anderem die antizipativen Rechnungsabgrenzungsposten (s. S. 721) oder Forderungen an das Finanzamt, wenn z. B. die Vorsteuer die Mehrwertsteuerverbindlichkeiten überwiegen sollte.

Häufig werden die jeweiligen Forderungsarten, vor allem das Umsatzsteuerguthaben, auch unter ihrer genauen Bezeichnung in der Apothekenbilanz aufgeführt.

Umsatzsteuerkonto

Die Umsatzsteuer belastet als indirekte Steuer nicht den Unternehmer, sondern wird vom Endverbraucher getragen. Dennoch geht sie in die Bilanz des Apothekers ein, da zum Jahresende in der Regel das Umsatzsteuerkonto nicht ausgeglichen ist (s. auch S. 807).

Man unterscheidet zwischen dem Aktivkonto „Vorsteuer“ und dem passiven Konto „Mehrwertsteuer“. Das Vorsteuerkonto wird, da es sich um eine Forderung gegen das Finanzamt handelt, immer im Soll belastet, wenn der Apotheker in seiner Eigenschaft als Unternehmer (=Berechtigung zum Vorsteuerabzug) Waren- oder Betriebsmittel kauft. Die beim Verkauf von Vermögensgegenständen eingenommene Mehrwertsteuer wird im Haben des Mehrwertsteuerkontos gebucht, da es sich um eine Verbindlichkeit gegenüber dem Finanzamt handelt (Verpflichtung zur Abführung der berechneten Umsatzsteuer).

Die abzuführende Umsatzsteuer erfasst nur den Mehrwert, der sich aus dem preislichen Unterschied von Ein- und Verkauf ergibt.

Beispiel:

Ein Apotheker kauft Waren vom Großhandel für 100 € + 16 % MwSt. und verkauft sie an Kunden für 130 € + 16 % MwSt.

Buchungssätze:

(1) Waren 100/VSt 16 an Bank 116

(2) Bank 150,80 an Waren 130/MwSt. 20,80

(T1) MwSt. an VSt. (Saldo)

(T2) MwSt. (Saldo) an Bilanz

S	Bank		H
(2)	150,80	(1)	116,00

S	Einheitliches Warenkonto		H
(1)	100	(2)	130

S	Vorsteuer		H
(1)	16,00	(T1)	Saldo 16,00
	16,00		16,00

S	Mehrwertsteuer		H
(T1) Vorsteuer	16,00	(2)	20,80
(T2) Saldo	4,80		
	20,80		20,80

A	Bilanz		P
		(T2) Umsatzsteuer-Verbindlichkeiten	4,80

Im Beispiel wird das Vorsteuerkonto über das Mehrwertsteuerkonto, sofern die Mehrwertsteuerschuld größer ist als die Vorsteuerforderung, das Mehrwertsteuerkonto über die Schlussbilanz abgeschlossen. In der Praxis gibt es sowohl für den Vorsteuer- als auch Mehrwertsteuersaldo eigene Verrechnungskonten.

Vergisst der Apotheker die Umsatzsteuer herauszurechnen, wird die Kalkulation verfälscht. Vor allem bei der Errechnung der Handelsspanne können sich – wie im nächsten Kapitel gezeigt wird – schwerwiegende Fehlinterpretationen ergeben. Immerhin verändert die nichteliminierte Umsatzsteuer das Ergebnis um bis zu 16 %.

Bankguthaben, Postscheck, Kasse (liquide Mittel)

Der Apotheker sollte darauf achten, dass die Beträge zum Jahresabschluss nicht zu hoch sind, um gewerbe- und vermögenssteuerliche Nachteile zu vermeiden.

Passivseite

Eigenkapital

Eine ausreichende Kapitalausstattung ist für jedes Unternehmen nicht nur betriebsnotwendig, sondern sogar für seine langfristige Existenz entscheidend. Bei einem geringeren Anteil des Eigenkapitals von 20 % am Gesamtkapital riskiert der Apotheker Probleme mit seiner Bank. Die Situation verschärft sich bei geringerer Bonitätseinschätzung und Kreditwürdigkeit vieler Apotheken durch die Bank aufgrund des GKV-Modernisierungsgesetzes. Die Bedeutung des Eigenkapitals wird bei den Bilanzrelationen später noch erläutert.

Rückstellungen

Begriff und Abgrenzung

Während Verbindlichkeiten sowohl dem Grund nach als auch der Höhe und dem Zeitpunkt nach eindeutig feststehen, z. B. Einrichtungsdarlehen von 100 000 €, Rückzahlung am 31. Dezember 2005, liegt bei einer Rückstellung nur der Grund für eine **wahrscheinliche** zukünftige Inanspruchnahme vor. Die Rückstellung darf nur gebildet werden, wenn der Unternehmer ernsthaft mit einer künftigen Belastung zu rechnen hat, hingegen in der Regel die **Höhe** und der **Eintrittszeitpunkt** des Aufwandes noch nicht feststehen.

Ebenso wie Rechnungsabgrenzungsposten werden die Rückstellungen bereits dann gebildet, wenn sie wirtschaftlich (ursächlich) entstanden sind; es kommt auf den Aufwand bzw. Ertrag an, nicht auf den Zahlungszeitpunkt. Rechnungsabgrenzungsposten grenzen dagegen zeitlich und betragsmäßig eindeutig feststehende Zahlungsverpflichtungen bzw. Forderungen ab.

Folgende Arten von Rückstellungen sind möglich:

- ☐ Rückstellungen für ungewisse Verbindlichkeiten
- ☐ Rückstellungen für Gewerbesteuer
- ☐ Rückstellungen für Prozesskosten
- ☐ Garantierückstellungen
- ☐ Pensionsrückstellungen
- ☐ Rückstellungen für drohende Verluste aus schwebenden Geschäften (der Kaufvertrag ist bereits abgeschlossen, das Wirtschaftsgut wurde noch nicht geliefert); sie werden aber steuerlich nicht anerkannt
- ☐ Rückstellungen für unterlassene Aufwendungen für Instandhaltung (sofern im folgenden Geschäftsjahr innerhalb von drei Monaten nachgeholt)

Die größte Bedeutung hat für den Apotheker in der Regel die Gewerbesteuerrückstellung. Die Vorauszahlungen auf die Gewerbesteuer beruhen auf der Gewinnsituation vor einigen Jahren. Meistens bezieht sich der letzte Gewerbesteuerbescheid auf ein 3 Jahre zurückliegendes Geschäftsjahr. Hat sich die Ertragslage der Apotheke zwischenzeitlich verbessert, sind Nachzahlungen für das aktuelle Geschäftsjahr einzukalkulieren. Dazu kommt es auch, wenn die Fremdfinanzierung zwischenzeitlich deutlich erhöht wurde, denn Dauerschulden und Dauerschuldzinsen werden bei der Gewerbesteuer zur Hälfte hinzugerechnet. Liegt der rechtsgültige Gewerbesteuerbescheid der Gemeinde vor, wird die Rückstellung nach Begleichung der Nachzahlung aufgelöst. Ist mehr zu zahlen als ursprünglich zurückgestellt wurde, ergibt sich im Wirtschaftsjahr der Zahlung ein zusätzlicher Aufwand.

Lang- und kurzfristige Verbindlichkeiten

Hier werden die Schulden der Apotheke nach den folgenden Merkmalen gegliedert:

- ☐ Gläubigergruppen (Bank, Großhandel, Versicherung etc.)
- ☐ Kreditarten (Bank-, Versicherungsdarlehen)
- ☐ Laufzeiten (lang-, kurzfristig)

Die Position „sonstige Verbindlichkeiten" enthält insbesondere die Mehrwertsteuerverbindlichkeit zum 31. Dezember, sofern die Position nicht eigens ausgewiesen ist, sowie die passiven antizipativen Rechnungsabgrenzungsposten.

Transitorische Rechnungsabgrenzungsposten

Der Jahresabschluss stellt auf Aufwendungen und Erträge, nicht aber auf Ausgaben und Einnahmen ab. Der Gewinn muss nach dem Handels- und Steuerrecht periodengerecht ermittelt werden, d. h., nur Aufwendungen und Erträge des entsprechenden Jahres sind bei der Gewinnermittlung zu berücksichtigen. Folglich bucht man erfolgsneutral in Rechnungsabgrenzungsposten (RAP) diejenigen Ausgaben und Einnahmen, die in einer späteren Periode zu Aufwendungen bzw. Erträgen führen.

Unterschied Ausgabe – Aufwand

Betriebsausgaben beziehen sich auf den Zeitpunkt der Zahlung, unabhängig davon, ob sie der betrachteten Wirtschaftsperiode zuzurechnen sind oder nicht. Die Erfolgsermittlung in der Gewinn- und Verlustrechnung stellt aber nicht auf den Zeitpunkt der Zahlungsein- und -ausgänge ab, sondern auf den periodengerechten Ertrag und Aufwand.

Aufwendungen und Erträge sind daher stets dem Wirtschaftsjahr zuzurechnen, in dem sie verursacht werden. Bei fehlender Übereinstimmung mit dem Zahlungsvorgang ist eine Abgrenzung erforderlich. Entstehen Ausgaben zeitlich vor den jeweiligen Aufwendungen bzw. Einnahmen vor den Erträgen, werden Rechnungsabgrenzungsposten notwendig.

Im Falle Ausgabe vor Aufwand, z. B. vorausbezahlte Miete, wird ein aktiver RAP gebildet, um die Erfolgsrechnung der laufenden Periode nicht mit dem (Miet-)Aufwand der nächsten Periode zu belasten. Im aktiven RAP ist auch das im Zusammenhang mit einem Bankkredit eingeräumte aktivierungspflichtige Disagio enthalten, das auf die Laufzeit des Darlehens verteilt werden muss. Im Falle Einnahme vor Ertrag ist ein passiver RAP zu bilden, z. B. Mietvorauszahlung eines Kunden. Der Zufluss liquider Mittel wird erfolgsneutral in einem passiven RAP „geparkt", bis der Ertrag tatsächlich realisiert, d. h., der Mietgegenstand dem Mieter tatsächlich überlassen worden ist.

Buchungsbeispiele:
a Ausgabe jetzt – Aufwand später
Apotheker bezahlt die Miete in Höhe von 6000 € am 1. Oktober **01** für 1/2 Jahr im Voraus per Banküberweisung.

Buchung im Jahr **01**
(1) Mietaufwand an Bank 6000
(2) akt. RAP an Mietaufwand 3000
(3) Bilanz an Saldo RAP 3000

Tab. 9.3-7: Transitorische Rechnungsabgrenzungsposten und antizipative Vorgänge

Zahlung	Laufendes Jahr	Nächstes Jahr	Vorgang	Aktiv-/Passivkonto
Im Voraus bezahlt	Ausgabe	Aufwand	Transitorisch	Aktive RAP
Im Voraus erhalten	Einnahme	Ertrag	Transitorisch	Passive RAP
Noch zu bezahlen	Aufwand	Ausgabe	Antizipativ	Passiv: sonstige Verbindlichkeiten
Noch zu erhalten	Ertrag	Einnahme	Antizipativ	Aktiv: sonstige Forderungen

S	Mietaufwendungen		H
(1)	6000	(2)	3000

S	Bankkonto		H
		(1)	6000

S	Aktive RAP		H
(2)	3000	(3)	3000

A	Schlussbilanzkonto		P
(3)	3000		

Buchung im Jahr **02**
(4) Mietaufwand an akt. RAP 3000

S	Aktive RAP		H
AB 1.1.	3000	(4)	3000

S	Mietaufwendungen		H
(4)	3000		

b Einnahme jetzt – Ertrag später
Apotheker erhält die Miete in Höhe von 12 000 € am 1. Juni **01** für 1 Jahr im Voraus durch die Bank überwiesen.

Buchung im Jahr **01**
(1) Bank an Mietertrag 12 000
(2) Mietertrag an passiv. RAP 6000
(3) Saldo passiv. RAP an Schlussbilanz

S	Mieterträge		H
(2)	6000	(1)	12 000

S	Bankkonto		H
(1)	12 000		

S	passive RAP		H
(3) Saldo	6000	(2)	6000

A	Schlussbilanzkonto		P
		(3)	6000

Buchung im Jahr **02**
(4) passiv. RAP an Mietertrag 6000

S	passive RAP		H
(4) Saldo	6000	AB 1.1.	6000

S	Mieterträge		H
		(4)	6000

Durch die Rechnungsabgrenzung wird die jeweilige Erfolgsrechnung periodengerecht ent- bzw. belastet. Nur wenn eine Ausgabe oder Einnahme erst in einem späteren Wirtschaftsjahr einen Aufwand oder Ertrag nach sich zieht, werden die in der Bilanz vorgesehenen Rechnungsabgrenzungsposten gebucht (transitorische RAP). Nicht zu den Rechnungsabgrenzungsposten zählen die antizipativen Vorgänge (Tab. 9.3-7).

Tab. 9.3-8: Gewinn- und Verlustrechnung

Aufwendungen	Erträge
Wareneinsatz	**Warenumsatz**
(=Wareneinkauf	
+/– Bestandsveränderungen)	Durch Zuzahlungen
Löhne, Gehälter	Über Krankenkassen
Soziale Aufwendungen	Durch Handverkauf
Mietaufwendungen/Pacht	Mit Krankenhäusern
Raumaufwendungen	Beteiligungserträge
EDV-Aufwendungen	Sonstige Erträge
Versicherungen und Beiträge	
Abschreibungen auf das Anlagevermögen	
Instandhaltungsaufwendungen	
Betriebssteuern	
Reise- und Werbeaufwendungen	
Fahrzeugaufwendungen	
Aufwendungen der Warenabgabe	
Kosten der Rezeptabrechnung	
Verwaltungsaufwendungen	
Fremdkapitalzinsen	
Rechts- und Beratungskosten	
Sonstige Aufwendungen	

9.3.5 Gewinn- und Verlustrechnung

Die Bilanz gibt keine Auskunft, wie der Gewinn im Einzelnen zustande gekommen ist. Aus diesem Grund zählt zum Jahresabschluss auch die Gewinn- und Verlustrechnung, die der Apotheker dem Finanzamt vorlegen muss (Tab. 9.3-8).

Die Position „Wareneinsatz“ bildet den Saldo aus dem Wareneinsatzkonto, der „Warenumsatz“ den Saldo aus dem Warenverkaufskonto. Die verschiedenen Umsatzquellen werden aber zumindest für interne Zwecke weiter aufgeschlüsselt, um die Umsatzstruktur und die unterschiedlichen Spannen aus den einzelnen Geschäftsbereichen besser erkennen zu können, z. B. Eigen-, Praxisbedarf, Sichtwahl, Ergänzungssortiment. Bei den Erträgen enthält die Position „Handverkauf“ neben den Umsätzen auf Privatrezept auch die Zuzahlungen bei Artikeln mit Festbeträgen und Rezeptgebühren, die die Patienten der gesetzlichen Krankenversicherung unmittelbar an die Apotheke entrichten müssen. Alle Umsatzerträge sind um die Mehrwertsteuer zu kürzen.

9.4 Handelsspanne

Die Handelsspanne ist die Wertschöpfung der Apotheke. Sie ist die wichtigste Ertragsgröße zur Abdeckung der Aufwendungen und kalkulatorischen Kosten, insbesondere Unternehmerlohn, Eigenkapitalzinsen und ggf. Miete in eigenen Räumen. In den letzten Jahren ist die Handelsspanne der bundesdeutschen Apotheke konstant gesunken und betrug Ende 2002 nur noch durchschnittlich 26,1 % vom Umsatz.

Rohgewinn = Warenumsatz ./. Wareneinsatz

$$\text{Handelsspanne} = \frac{\text{Rohgewinn}}{\text{Umsatz}} \cdot 100$$

Die degressiv gestaffelte AMPreisV, das veränderte Verschreibungsverhalten und das BSSichG haben wesentlich dazu beigetragen, dass die durchschnittliche Spanne für taxpflichtige Fertigarzneimittel deutlich gefallen ist. Dieser unerfreulichen Entwicklung kann der Apotheker aber mit betriebswirtschaftlichem Können entgegenwirken. Die Qualität der Unternehmensführung drückt sich auch in der eigenen Spanne aus:

- ☐ Wie kundenorientiert führt der Apotheker sein Warenlager?
- ☐ In welchem Maße fördert er das apothekenexklusive Sortiment mit höheren Spannen?
- ☐ Ist er bereit, Sortimentsschwerpunkte zu bilden mit dem Mut zur gelegentlichen Lücke, die sein Lager entlastet?

Sortimentsauswahl, Umschlagshäufigkeit, indikationsbezogene Sichtwahl, apothekenexklusive Freiwahl sind wichtige Bausteine für eine überdurchschnittliche Spanne und damit für einen höheren Unternehmerlohn. Neben dem Umsatz sind der Einkauf und die Lagerhaltung der einzelnen Sortimentsbereiche sorgfältig zu analysieren.

Abbildung 9.4-1 zeigt die Handelsspannen anderer Vertriebskanäle.

9.4.1 Die falsche Spanne

Damit der Apotheker seine Spanne auch richtig interpretieren kann, muss sichergestellt sein, dass sich keine Buchungs- und Bewertungsfehler bei ihrer Ermittlung eingeschlichen haben. Auch der Kaufinteressent einer Apotheke sollte sich von der exakten Berechnung der Spanne überzeugen, wenn er nicht einen ungerechtfertigten, überhöhten Kaufpreis riskieren will. In der Praxis treten hauptsächlich folgende Fehler auf, bei denen der Rohertrag einen zu hohen Wert aufweist.

Ist der Warenendbestand (WEB) zu hoch, verringert sich der Saldo „Wareneinsatz“ entsprechend. Dieser Fall tritt immer dann auf, wenn

- ☐ der WEB zu Verkaufspreisen und nicht zu Einkaufspreisen gerechnet wurde,
- ☐ der WEB einschließlich Umsatzsteuer in der Bilanz erscheint,
- ☐ die Verfallartikel bzw. nichtgängigen Artikel nicht aus dem WEB eliminiert worden sind,
- ☐ Rabatte und Skonti versehentlich beim WEB nicht herausgerechnet wurden.

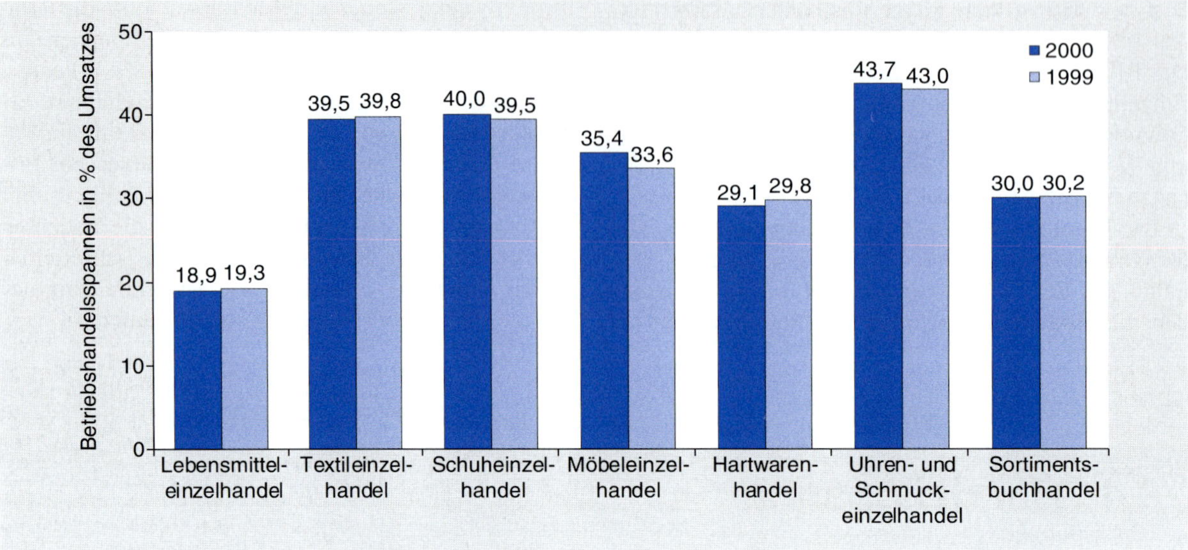

Abb. 9.4-1: Durchschnittliche Betriebshandelsspannen

Die Warenzugänge sind zu gering, wenn die Rechnungen für Waren, die kurz vor Jahreswechsel geliefert wurden, erst im nächsten Jahr eintreffen, und der Apotheker die Waren aus diesem Grund beim Wareneingang nicht erfasst hat (es erfolgte kein Buchungssatz „Waren an Verbindlichkeiten").

Der Warenumsatz ist zu hoch ausgewiesen, wenn

- ☐ die Mehrwertsteuer beim Warenverkauf im Gegensatz zum Wareneinkauf nicht herausgerechnet wurde und
- ☐ die Rabatte, z. B. an die Krankenhäuser oder an den Arzt (PC-Bedarf), nicht eliminiert worden sind.

In allen Fällen ist die Differenz zwischen Warenumsatz und -einsatz zu hoch, so dass der Rohertrag und damit das zu versteuernde Einkommen steigen. Für den Käufer einer Apotheke haben derartige Erfassungsfehler unter Umständen kostspielige Konsequenzen. Ist der Warenumsatz zu hoch ausgewiesen, zahlt er zuviel für den umsatzabhängigen Firmenwert. Stimmt der Wareneinsatz nicht, zahlt der Käufer zuviel für das Warenlager (wenn der WEB zu hoch ausgewiesen ist). Würde der Gewinn als Basis gewählt, wäre der Preis für den Firmenwert in jedem Fall zu hoch.

9.4.2 Im Einkauf liegt der Gewinn

Neben den Möglichkeiten, den Umsatz der Apotheke durch geeignete Marketingmaßnahmen und bessere Beratung zu erhöhen, muss sich der Apotheker intensiv mit Einkauf und Lagerhaltung befassen. Der Einkauf stellt die Weichen für einen Erfolg versprechenden Umsatz.

95 %ige Lieferfähigkeit

Keine Apotheke kann es sich aus Raum- und Kostengründen leisten, jeden Kundenwunsch zu erfüllen. Je genauer der Apotheker den Markt analysiert (soziodemographisch, Rezept- und Wettbewerbsanalyse), um so gezielter ist es ihm möglich, sich mit eingeschränktem Einkauf und verminderter Lagerhaltung auf die Kunden einzustellen.

Gerade der Anfänger, dem die Erfahrungen noch fehlen, muss den Grad seiner Lieferfähigkeit permanent überprüfen. Setzt er die Defekte (Kundennachfrage, aber kein Apothekenangebot) ins Verhältnis zu den getätigten Verkäufen, erhält er seine Defektquote. Als Richtwert dürfte ein Wert von 5 % für eine Apotheke mit Laufkundschaft noch zu vertreten sein. Für eine Apotheke mit überwiegender Stammkundschaft ist dieser Wert vermutlich zu hoch. Die Lieferfähigkeit ist eine Gratwanderung. Liegt die Defektquote zu hoch, gefährdet der Apotheker möglicherweise seinen Kundenstamm. Baut er den Service zu stark aus, erhöhen sich die Lagerkosten überproportional. Der Warenumschlag ist daher ein Indiz für die richtige Auswahl und Menge der eingekauften Artikel. Als aussagekräftige Kennziffer eignet sich der Wareneinsatz:

$$\text{Wareneinsatzkennziffer} = \frac{\text{Wareneinsatz}}{\text{Warenumsatz}} \cdot 100$$

Der Wareneinsatz lässt sich in Staffelform wie folgt ermitteln (s. auch Warenkonto, S. 719):

Warenanfangsbestand zum 1. Januar
+ Wareneinkäufe des Jahres laut Wareneingangsbuch (abzüglich Rabatte, Skonti)
+ Nebenkosten der Beschaffung
./. Warenendbestand zum 31. Dezember
= Wareneinsatz der Periode

Einflussfaktoren auf die Wareneinsatzkennziffer

- □ § 15 ApBetrO: Der Apotheker muss einen Mindestvorrat an Arzneimitteln für 1 Woche führen
- □ Umsatzstruktur
  - □ überwiegend Umsätze mit den gesetzlichen Krankenkassen führen wegen des Zwangsrabattes zu einer schlechteren Spanne als überwiegend Umsätze mit Privatrezepten, die keinem Kassenrabatt unterliegen.
  - □ Umsätze mit apothekenexklusiven Produkten sorgen für höhere Spannen als der Verkauf von Indikatorartikeln.
  - □ Umsätze in der Sichtwahl bringen dem Apotheker ebenfalls noch (!) höhere Spannen als Umsätze im Freiwahlbereich (positive Ausnahme: Kosmetika, die apothekenexklusiv ein hervorragendes Preis-/Leistungsverhältnis für die Kunden und eine überdurchschnittliche Spanne für die Apotheke bietet).
- □ Angestrebter Servicegrad (Zahl der Langsamdreher in Relation zu Schnelldrehern).
- □ Einkaufskonditionen beim Großhandel, im Direktgeschäft mit der Pharmaindustrie.
- □ Privatentnahmen durch Apothekenleiter.
- □ Bruch, Diebstahl, Schwund.
- □ Verfallartikel, nicht gängige Artikel.
- □ Warenlagerwertverluste durch Festbeträge (Neufestsetzungen und Anpassungen).
- □ Umfang der Lieferungen an Krankenhäuser (niedrigere Spannen).
- □ Verbilligter Verkauf an Personal, sofern keine taxpflichtigen Arzneimittel.

In die Gewinn- und Verlustrechnung geht nur der Wareneinsatz ein, der in der jeweiligen Periode auch zu entsprechenden Warenverkäufen geführt hat bzw. durch Schwund oder Verfall unverkäuflich geworden ist. Wareneinkäufe, denen keine Verkäufe in derselben Periode gegenüberstehen, steigern die Lagerkosten, gehen aber nicht in die Gewinn- und Verlustrechnung ein. In den aktuellen Betriebsvergleichen weist die prozentuale Wareneinsatzkennziffer bezogen auf den Bruttoumsatz der Durchschnittsapotheke (s. oben) einen Wert von rd. 73 % aus.

9.4.3 Direktgeschäft mit der pharmazeutischen Industrie

Über 10 % des Bedarfs bestellt die Apotheke direkt beim pharmazeutischen Hersteller. Die georderten Waren sind in der Mehrzahl nicht verschreibungspflichtige Artikel, denn die Apotheke erwirbt insbesondere Vitamin- und Erkältungspräparate direkt bei der Industrie. Um günstigere Konditionen als beim Großhandel zu erreichen, muss der Apotheker seine Bestellungen in der Regel Monate im Voraus abgeben und erheblich größere Mengen abnehmen. Bleibt er auf seinen Beständen sitzen oder ist die Lagerzeit sehr lang, verringert sich der Vorteil des Direkteinkaufes bzw. verwandelt er sich in einen Nachteil (zur Berechnung s. S. 730). Nicht verschreibungspflichtige und besonders umsatzstarke Artikel einzelner pharmazeutischer Unternehmen werden aus ertragsmäßigen Gründen auf einer eigenen Logistikschiene an die Apotheke direkt geliefert, z. B. einzelne Produkte der Bayer AG.

2001 produzierte die pharmazeutische Industrie in Deutschland Waren für 22,5 Mrd. €. Nach den USA, Frankreich, Japan und Großbritannien ist die Bundesrepublik der fünftgrößte Pharmaproduzent der Welt. Im Export hält sie noch immer die Weltspitze: 17,5 Mrd. US-$ des Produktionswertes wanderten ins Ausland (Abb. 9.4-2 bis 9.4-3).

Fusionen und Übernahmen bestimmten zuletzt den Pharmaweltmarkt. Sie dienen der Ausrichtung entweder auf den forschungsintensiven verschreibungspflichtigen Arzneimittelmarkt oder einer attraktiven Erweiterung des Generikaprogrammes, zum Teil auch, um umsatzstarke OTC-Marken zu erlangen. 2000 investierte die Pharmaindustrie in Deutschland 3,4 Mrd. € in Forschung und Entwicklung neuer Arzneimittel.

Damit liegt Deutschland ebenfalls auf dem 5. Platz weltweit (Abb. 9.4-4). Im internationalen Vergleich hat die Bundesrepublik den höchsten Generikaanteil am Arzneimittelmarkt (Abb. 9.4-5).

Die deutsche Pharmaindustrie ist von einer mittelständischen Struktur geprägt. 71 % der Unternehmen haben weniger als 99 Mitarbeiter (Abb. 9.4-6).

Ein beträchtlicher Teil der Preissteigerungen im Arzneimittelmarkt geht nach Ermittlungen des Wissenschaftlichen Instituts der Ortskrankenkassen (WIDO) auf die von der Pharmaindustrie beeinflusste Strukturkomponente zurück. Im Vergleich zum Jahr 2000 ist im 1. Quartal 2003 der Durchschnittspreis einer Packung um 25,80 € auf 30,01 € gestiegen (s. Dtsch. Apoth. Ztg. 10.07.03, S. 18).

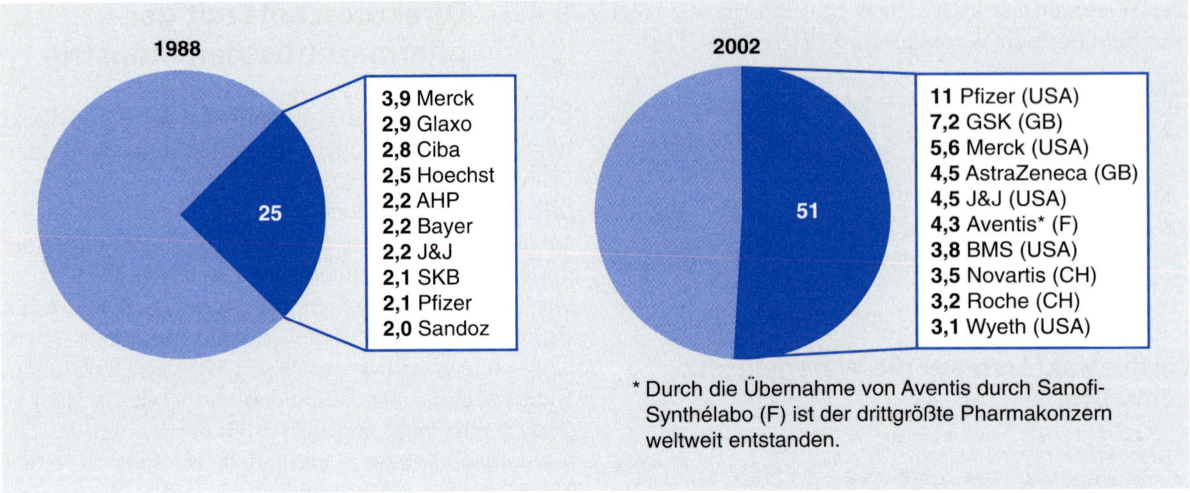

Abb. 9.4-2: Marktanteil der zehn größten Pharmaunternehmen in % (Quelle: Financial Times Deutschland vom 29. 07. 2002)

	Medikament*	Beschwerden	Hersteller	Sitz	Umsatz in Mrd. Euro
1	Sortis	Erhöhter Cholesterinspiegel	Pfizer	USA	6,67
2	Antra Mups	Magengeschwüre	AstraZeneca	GB	5,83
3	Zocor	Erhöhter Cholesterinspiegel	Merck & Co.	USA	4,91
4	Norvasc	Bluthochdruck, Angina Pectoris	Pfizer	USA	3,82
5	Zyprexa	Schizophrenie	Eli Lilly	USA	3,50
6	Agopton/Lanzor	Magengeschwüre	Abbott Lab.	USA	3,34
7	Erypo	Blutarmut (bei Dialyse, Krebs)	Johnson & Johnson	USA	3,18
8	Celebrex	Arthrose, Arthritis	Monsanto	USA	3,00
9	Seroxat	Depressionen, Angststörungen	GlaxoSmithKline	GB	2,97
10	Epogen**	Blutarmut (bei Dialyse, Krebs)	Amgen	USA	2,77
19	Ciprobay	Bakterielle Infektionen	Bayer	D	1,91
30	Telfast	Heuschnupfen	Aventis	D/F	1,38

* Produktname in Deutschland, ** in Deutschland nicht auf dem Markt (Quellen: IMS Health, VFA)

Abb. 9.4-3: Rangliste der umsatzstärksten Medikamente der Welt

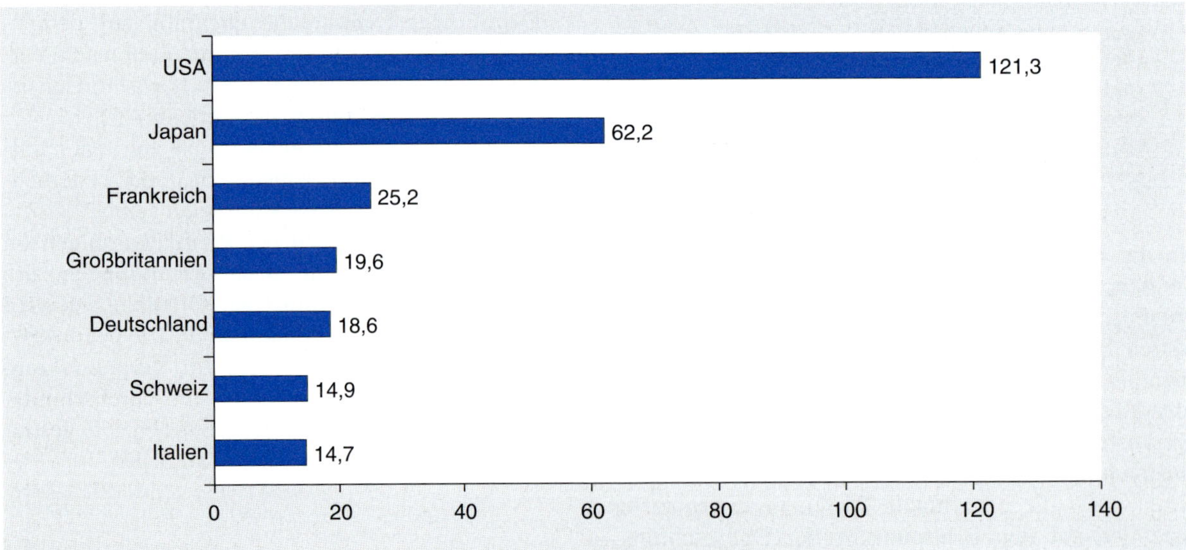

Abb. 9.4-4: Pharmaproduktion in USA, Japan, Europa (Quelle: VFA, Statistics 2002)

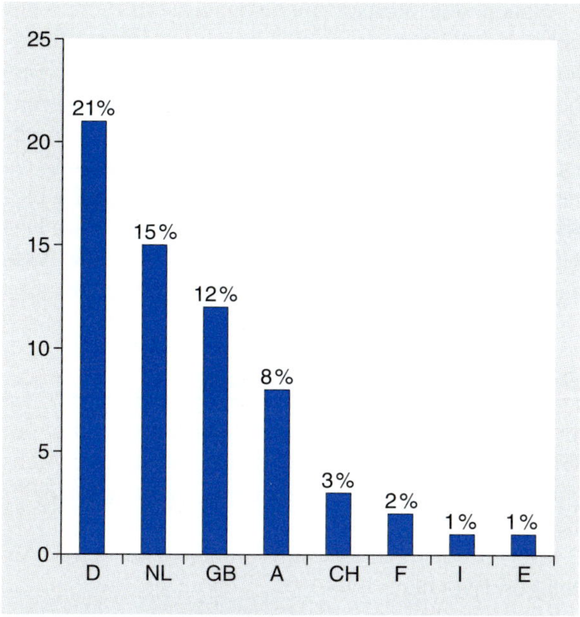

Abb. 9.4-5: Generika-Anteil im Arzneimittelmarkt (Quelle: VFA, Statistics 2002)

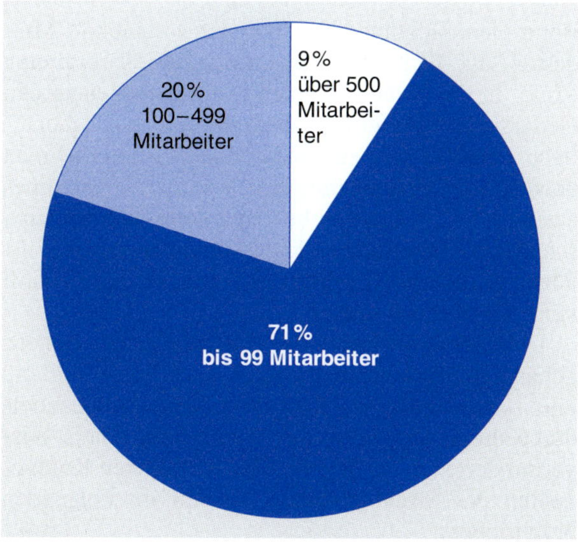

Abb. 9.4-6: Struktur der deutschen Pharmaindustrie (Quelle: Statistisches Bundesamt, Statistik des verarbeitenden Gewerbes und Statistik industrieller Kleinbetriebe im verarbeitenden Gewerbe, 2001)

9.4.4 Partner mit der halben Spanne

Über die Höhe der Handelsspanne entscheiden auch die Einkaufskonditionen der Apotheke. Im Durchschnitt wickelt die Apotheke über 90% ihres Einkaufs über den pharmazeutischen Großhandel ab. Einkaufsvolumen und auch die Art der Bestellweise sind primär verantwortlich für die Höhe der Konditionen des Apothekers.

Pharmazeutischer Großhandelsmarkt

Der Großhandel setzte 2002 Waren im Wert von 19,6 Mrd. € um. Der Umsatz verteilte sich auf 16 Unternehmen mit insgesamt 106 Betriebsstätten. Dazu zählen auch zwei Unternehmen, die sich vollständig bzw. überwiegend im Eigentum von Apothekern befinden und die mit 19 Niederlassungen einen Marktanteil von 21% auf sich vereinen (Abb. 9.4-7).

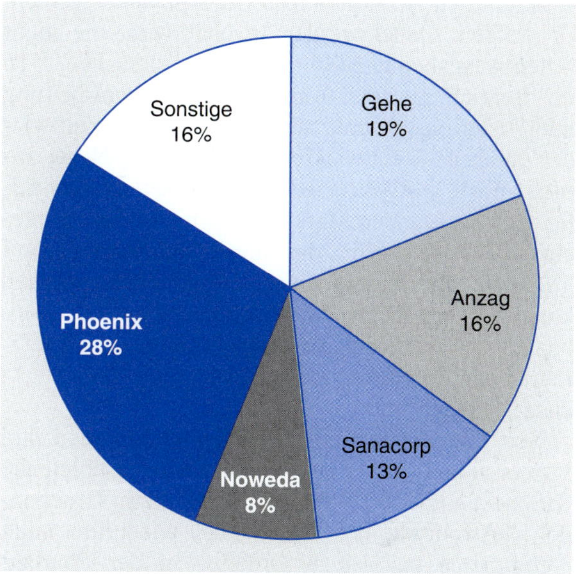

Abb. 9.4-7: Marktanteile im Pharmagroßhandel 2002

Der pharmazeutische Großhandelsmarkt wird bestimmt von Vollsortimentern, das sind Großhandelsunternehmen, die nahezu alle Produkte von über 1100 Herstellern lagern. Gerade bei Artikeln, die nur selten nachgefragt werden, tragen die Großhandelsunternehmen aufgrund der Mindestbestellmengen durch die Industrie häufig ein beträchtliches Lagerrisiko (s. auch S. 730).

Die wirtschaftliche Situation der Großhandelsbranche hat sich in den letzten Jahren, nicht zuletzt aufgrund des harten Wettbewerbs und dirigistischer Eingriffe (GMG) deutlich verschlechtert. So hatte der Konkurrenzkampf auf der Großhandelsstufe immer wieder für Rabatteskalationen auf dem Markt gesorgt, die die einzelnen Unternehmen oft nicht mehr durch die ihnen zur Verfügung stehende Spanne auffangen konnten. Da der Großhandel nur mit der halben Spanne der Apotheke auskommen musste, die nun nach dem GMG noch einmal im Rahmen der AMPreisV für verschreibungspflichtige Arzneimittel halbiert wird, ist sein Rabattspielraum weitgehend aufgebraucht. Dazu kommt, dass die degressive Wirkung der Arzneimittelpreisverordnung die Handelsspanne des Großhandels stark vermindert hat. Bedingt durch die teilweise massiven Preissteigerungen innerhalb des vergangenen Jahrzehnts, die die Pharmaindustrie zu verantworten hat, sank die Großhandelsspanne in 2002 auf nur noch 12,69 % vom Umsatz (bei Einführung der AMPreisV 1978: 15,6 %).

Von seiner Spanne muss der Großhandel aber nicht nur die Rabatte an Apotheken bestreiten, sondern neben Personal- und Sachkosten auch erhebliche Rationalisierungsinvestitionen, die notwendig sind, um den Anforderungen der Apotheker gerecht zu werden. Dabei werden Investitionen, die nicht selten Ausgaben in Millionenhöhe verursachen, z. B. im Bereich der elektronischen Datenverarbeitung und Steuerungstechnik, bereits nach kurzer Zeit wieder durch neue Entwicklungen entwertet. Neue, zumeist noch kostspieligere Investitionen werden fällig. Der Zwang, den Markterfordernissen zu entsprechen, hat dazu geführt, dass der Kostendruck nur mit größeren Betriebseinheiten aufgefangen werden kann und deshalb die Mehrzahl der über 100 Großhandelsunternehmen, die 1960 noch zu den Lieferanten der Apotheken zählten, heute aus dem Markt ausgeschieden ist.

Seit Jahren rationalisieren die Unternehmen ihre Prozessabläufe maximal. Mittlerweile bestellen die Apotheken über 90 % ihrer Einkäufe beim Großhandel elektronisch; der Großhandel wiederum nutzt e-commerce bei seinen Orders von der Pharmaindustrie mit einem Anteil von 70 %. Nach der Wiedervereinigung haben alle national tätigen Unternehmen Investitionen in zweistelliger Millionenhöhe in den neuen Bundesländern getätigt. Der „return on investment" ist durch das GMG gefährdet.

Von seiner Spanne muss der Großhandel schließlich auch den vielfältigen und aufwendigen Zusatzservice bezahlen, den er seinen Kunden bietet (Warenbewirtschaftungssysteme, Marketing, Beratungskonzepte, Seminare etc.).

Wie die Apotheke wird auch der Großhandel durch die Reformgesetze der Regierung wirtschaftlich stark beeinträchtigt. Neben den Auswirkungen der Spannenkürzung ist beim Großhandel durch die Ausweitung des Direktgeschäftes der Industrie, durch ein erhöhtes Debitorenrisiko bei nicht rentablen Apotheken sowie durch Lagerwertabschreibungen bei Festbetragsartikeln mit einem weiteren Rückgang bei Umsatz und Ertrag rechnen.

Es versteht sich von selbst, dass dem pharmazeutischen Großhandel aufgrund der Summe dieser Faktoren, abgesehen vom OTC-Sortiment, kein Rabattspielraum mehr verbleibt. Leistungseinschränkungen des Pharmagroßhandels für die Apotheken, wie z. B. Reduzierung der Lieferhäufigkeit, sind abzusehen.

Neben den Vollsortimentshandel profitieren zunehmend Reimportunternehmen und Internethändler, wie Kohlpharma und DocMorris, von den Sparbemühungen der Gesetzlichen Krankenversicherungen. So erzielte Kohlpharma als größter europäischer Reimporteur mit einem Zuwachs von 77 % einen Umsatz von 514 Mio. € in 2002. Natürlich bieten beide Vertriebskanäle nur Schnelldreher an. Das GMG verbietet allerdings ab 1. 1. 2004 allen Versandhändlern, von der AMPreisV abzuweichen.

Der bestellabhängige Rabatt

Im Mittelpunkt der Einkaufskonditionen, die der Großhandel gewährt, steht neben günstigeren Zahlungszielen und der Möglichkeit, Skonto abzuziehen, der Rabatt.

Der Großhandel gewährt grundsätzlich zwei Arten von Rabatten:

- ☐ Generalrabatte
- ☐ Strukturrabatte (bestellabhängiger Rabatt)

Beim Generalrabatt spielt nur der vereinbarte Mindestumsatz, nicht aber die Art der Bestellweise eine Rolle. In der Regel kommen nur Apotheken in den Genuss eines Generalrabattes, die sehr hohe monatliche Umsätze mit einem Großhandelsunternehmen abwickeln. Der Generalrabatt war Auswuchs eines ausufernden Wettbewerbes und kein betriebswirtschaftlich begründetes Marketinginstrument. Er dürfte angesichts der Marktsituation in der Zukunft keine Rolle mehr spielen.

Üblicherweise bietet der Großhandel nur bestellabhängige Strukturrabatte an. Je nach Bestellumfang und kostenmäßiger Belastung des Großhandels durch die Bestellweise des Apothekers erhöht oder vermindert sich der Rabatt. Die wichtigsten Komponenten des Strukturrabattes werden im Folgenden beschrieben.

Jahres- und Monatsumsatz

Es versteht sich von selbst, dass der Apotheker in der Regel den Rabatt nur optimieren kann, wenn er den Einkauf auf wenige Großhandelspartner beschränkt. Andernfalls reicht die Größenordnung des Umsatzes pro Großhandelspartner für die Rabattgewährung nicht aus; die Geschäftsbeziehung verursacht zu hohe Kosten.

Umsatzstruktur

Nicht alle Sortimentsbestandteile werden vom Großhandel rabattiert. Kauft der Apotheker z. B. viele Artikel des Ergänzungssortiments, erhält er dafür in der Regel keinen Rabatt, weil diese Angebote (so genannte Nettoartikel) vom Großhandel besonders günstig kalkuliert werden und keinen Spielraum mehr für Rabatte bieten.

Auftragswert

Je größer der Auftragswert, um so höher ist auch der Deckungsbeitrag für die Kosten, die dem Großhandel bei der Auftragsausführung entstehen (Auftragsannahme, Kommissionierung, Auslieferung).

Umfang der Direktbestellungen bei der Industrie

Die Apotheke kann zwar durch Direktbestellungen bei der Industrie zuweilen den Kaufpreis für einzelne Produkte vermindern, muss dafür aber auch entsprechende Warenmengen abnehmen (Lagerkosten und Verfallrisiko steigen). Ferner beeinträchtigt der Apotheker dadurch seine Rabattchancen beim Großhandel. Unter Umständen erreicht er nämlich deshalb einen mit dem Großhandel vereinbarten Bestellwert (Schwellenwert) nicht und muss entsprechende Rabatteinbußen hinnehmen.

Zahl der Anrufe durch den Großhandel

Der Großhandel zahlt jährlich viele Mio. € Telefonkosten, die durch den Anrufservice für die Kunden anfallen. Je häufiger ein Apotheker angerufen werden möchte, und je geringer seine Einzelaufträge sind, desto niedriger ist auch sein Rabatt.

Zeitpunkt der Anrufe durch den Großhandel

Besteht die Möglichkeit, Bestellungen auch außerhalb der Hauptarbeitszeiten (11.30 bis 13.00 Uhr und 17.00 bis 19.00 Uhr) des Großhandels durchzugeben, trägt dies zur Entflechtung des Arbeitsanfalles und damit zur besseren Kapazitätsverteilung in der Auftragsannahme beim Großhandel bei. Eine wesentliche Entlastung erfuhr der Großhandel durch den Einsatz einer computergesteuerten, seriellen Auftragsannahme (über Modem in der Apotheke). Diese Entwicklung erhöhte die Qualität der Auftragsbearbeitung und senkte den Bedarf an Kundenbetreuerinnen im Bereich der Auftragsannahme.

Stapel- und Zeitaufträge

Der Apotheker beeinflusst den Strukturrabatt ebenfalls positiv, wenn er es dem Großhandel überlässt, den Auftrag in ruhigeren Betriebszeiten abzuwickeln. Gerade für Stapelaufträge, die zur Lageraufstockung bei Schnelldrehern und saisonalen Artikeln vorgenommen werden, empfiehlt sich ein derartiges Verfahren.

Größere Bestellmengen pro Artikel (Fünfer, Zehner etc.) steigern den Rabatt des Apothekers. Die Kosten der Auftragsabwicklung haben den Großhandel in der Vergangenheit gelegentlich gezwungen, Mindermengen unter einem bestimmten Einkaufswert von der Rabattierung auszuschließen.

Zeilenwert

Neben den bestellten Stückzahlen pro Artikel nehmen auch die Zeilenwerte Einfluss auf die Höhe des Strukturrabattes. Unterschreitet der durchschnittliche Zeilenwert den vereinbarten €-Betrag, kann es zu einer entsprechenden Rabattkorrektur kommen, sofern die Bestellmengen insbesondere bei den Artikeln nicht erhöht werden, deren Einkaufspreise unterhalb dieses Schwellenwertes liegen.

Häufigkeit der Belieferung

Nicht jede Apotheke liegt in unmittelbarer Nähe eines Großhandelsunternehmens. Für manche Apotheken muss sogar eine gesonderte Tour eingerichtet bzw. eine bestehende entsprechend verlängert werden. Verlangt der Apotheker eine häufigere Belieferung, hat er bei betriebswirtschaftlicher Betrachtungsweise dafür auch Rabatteinbußen in Kauf zu nehmen.

Datenfernübertragung (DAFÜ) und phonetische Auftragsermittlung

Alle Großhandlungen verfügen heute über einen Telefoncomputer, der die mit DAFÜ-Geräten übermittelten Aufträge automatisch annimmt. Die Telefonistin wird bei diesem Prinzip nur noch benötigt, um die Defekte durchzugeben. Dies führt im Gegensatz zur phonetischen, d.h., mündlichen Bestelldurchgabe, zu einer Kostenentlastung in der Auftragsannahme beim Großhandel. Mittlerweile ist es grundsätzlich Standard, dass der Großhandelscomputer mit dem Apothekencomputer direkt auf serieller Übertragungsbasis der Daten kommuniziert.

Rabattkorrektur

Bei der Rabattvereinbarung mit dem Apotheker kennt das Großhandelsunternehmen noch nicht die exakte Spanne, die sich bei den zu bestellenden Produkten ergibt. Deshalb wird dem vereinbarten Rabatt eine empirische Durchschnittsspanne zugrunde gelegt. Stellt sich bei der monatlichen Nachkalkulation heraus, dass die effektive Spanne der von der Apotheke bezogenen Produkte niedriger als die angenommene Durchschnittsspanne ist, wird der zu gewährende Rabatt um die Differenz korrigiert.

Sonstige Serviceleistungen

Wünscht der Apotheker spezielle Serviceleistungen, wie Eilbote, Schaufenstergestaltung, Einrichtung des Warenlagers, Computer, Merchandising-Beratung etc., nimmt dies zwangsläufig Einfluss auf seine Rabatthöhe, sofern er diese Leistungen nicht gesondert bezahlt.

9.4.5 Einkaufsoptimierung

Kauft der Apotheker primär unter Rabattgesichtspunkten ein, läuft er Gefahr, das Warenlager zu sehr zu vergrößern. Dadurch steigt das Risiko, dass Ware verfällt bzw. überaltert. Außerdem wächst die Zinsbelastung durch die Kapitalbindung im Lager. Er sollte daher sorgfältig prüfen, ob das geplante Einkaufsvolumen auch entsprechend zeitnah zu verkaufen ist. Besonders kritisch ist in diesem Zusammenhang die Wertigkeit von Rabattstaffeln zu betrachten. Was nützt ein Naturalrabatt von 20+5, wenn sich vielleicht gerade der „Rabatt" verkaufen lässt, der „Rest" aber in der Schublade verfällt.

Die Umrechnung eines Naturalrabattes in einen prozentualen Wert ist denkbar einfach:

□ $\text{Naturalrabatt (\%)} = \frac{\text{Menge Naturalrabatt}}{\text{zu bezahlende Menge}} \cdot 100$

Beispiel:
20+5 ergibt nach obiger Formel einen Rabatt von 25 % (Umrechnung in Barrabatt, s. Tab. 9.4-1).

Auch bei zu erwartenden Preissteigerungen durch die Industrie ist eine Vorverlagerung durch erhöhte Einkäufe nicht sinnvoll, wenn der Einkaufsvorteil durch zu lange Lagerzeiten oder Nichtverkäuflichkeit der Ware überkompensiert wird. Der Apotheker muss sich bewusst sein, dass er erst mit dem letzten, aus dem Einkauf mit Naturalrabatt stammenden Stück den vollen Rabatt realisiert. Unverkäufliche Ware mangels Aktualität oder Nachfrage macht den Rabatt schnell zunichte.

Tab. 9.4-1: Umrechnungstabelle: Naturalrabatt – Barrabatt

Naturalrabatt	Barrabatt
10 %	9,09 %
15 %	13,04 %
20 %	16,67 %
25 %	20 %
30 %	23,08 %
33,3 %	25 %
35 %	25,93 %
40 %	28,57 %
45 %	31,03 %
50 %	33,3 %
55 %	35,48 %
60 %	37,5 %

Mit der folgenden Formel bzw. Tabelle 9.4-2 kann man die Zahl der Monate ermitteln, in denen spätestens die rabattbegünstigten bzw. inzwischen im Preis gestiegenen Waren verkauft sein müssen, damit sich höhere Einkaufsvolumina per Naturalrabatt lohnen:

$$m = \frac{12 \cdot r}{i + l} \text{ oder } m = \frac{12 \cdot p}{i + l}$$

m Zahl der Monate, in denen rabattierte bzw. vor Preissteigerung gekaufte Waren umgesetzt sein müssen
p Preissteigerung (%)
r Rabatt (%)
i Zinssatz (%)
l Kosten der Lagerbewirtschaftung (%), z. B. zusätzliche Regalfläche, Beschriftung, Personaleinsatz bei Umbau, Beschickung und Betreuung

Beispiel:
Rabatt: 20 %, Zinssatz 8 %, Lagerbewirtschaftungskosten: 10 %.

$$m = \frac{12\,\text{Monate} \cdot 20\,\%}{8\,\% + 10\,\%} = \mathbf{13{,}3\ Monate}$$

Tab. 9.4-2: Einkaufs- und Lageroptimierung (Lagerbewirtschaftungskosten: 10 %)

Rabatt (%)	Zinssatz (%)								
	5	6	7	8	9	10	11	12	13
4	3,2	3	2,8	2,7	2,5	2,4	2,3	2,2	2,1
5	4	3,7	3,5	3,3	3,2	3	2,9	2,7	2,6
6	4,8	4,5	4,2	4	3,8	3,6	3,4	3,3	3,1
7	5,6	5,2	4,9	4,7	4,4	4,2	4	3,8	3,7
8	6,4	6	5,6	5,3	5,1	4,8	4,6	4,4	4,2
9	7,2	6,7	6,4	6	5,7	5,4	5,1	4,9	4,7
10	8	7,5	7,1	6,7	6,3	6	5,7	5,5	5,2
15	12	11,2	10,6	10	9,5	9	8,6	8,2	7,8
20	16	15	14,1	13,3	12,6	12	11,4	10,9	10,4

Tabelle 9.4-2 zeigt die nach dieser Formel errechneten Ergebnisse bei unterschiedlichen Rabatt- und Zinssatzkonstellationen.

Die Zeit, in der der Warenumschlag aus Rentabilitätsgesichtspunkten erfolgt sein muss, verkürzt sich, wenn die Kosten der Lagerbewirtschaftung im Beispiel über 10 % steigen bzw. umgekehrt.

Kennt der Apotheker die Umschlagshäufigkeit des jeweiligen Produkts bzw. Sortiments, kann er die tatsächliche Lagerdauer nach der folgenden Formel ermitteln:

$$\text{Lagerdauer (Monate)} = \frac{12}{\text{Umschlagshäufigkeit}}$$

Ist die Lagerdauer niedriger als der entsprechende Monatswert in der Tabelle, lohnt sich der rabattierte Einkauf bzw. die Vorverlagerung des Einkaufs.

Hat der Apotheker die Lagerdauer ermittelt, lässt sich auch der effektive Zinsaufwand für die Kapitalbindung in dem Produkt bzw. Sortiment errechnen:

$$Z_e = \frac{M \cdot i}{12}$$

Z_e Effektiver Zinsaufwand (%)
M Durchschnittliche Lagerdauer (Monate)
i Zinssatz (%)

Dieses Rechenmodell (ohne MwSt.) kann weiter verfeinert werden, wenn die tatsächlichen Einkaufskosten eines rabattierten Angebotes berechnet und dann den entsprechenden Erträgen gegenübergestellt wird. Entweder unterstellt man für die Berechnung der Vorteilshaftigkeit des Angebots dabei von vornherein eine geplante Abverkaufszeit oder errechnet mit der tatsächlich realisierten Abverkaufszeit im Nachhinein die echte Spanne aus dem Wareneinkauf.

Näherungsweise geht man davon aus, dass die gekaufte Ware gleichmäßig abverkauft wird; Restbestände erhöhen die Kosten. Valuta und Skonto sowie Zinserträge, die durch vorzeitigen Abverkauf ermöglicht werden, mindern sie.

$$\text{ELK} = B\left\{\left(1-\frac{r}{100}\right)\left(1-\frac{s}{100}\right)\left(1+\frac{l}{100}\right)\left[1+\frac{(L-V)\cdot i}{72000}\right]\right\} - B_R\left(1+\frac{A}{100}\right)\frac{V \cdot i}{72000}$$

ELK Einkaufs- und Lagerkosten (€)
B Bezugswert (€)
B_R Bezugswert reduziert um ggf. nicht abverkaufte Ware
r Rabatt (%)
s Skonto (%)
L Lagerdauer bis zum letzten Stück, das verkauft werden kann (Tage)
l Kosten der Lagerbewirtschaftung (%)
V Valuta (Tage)
i Zins (%)
A Aufschlagsatz (%)
E Verkaufserlös

Beispiel:

B = 10 000 € B_R = 9500 € r = 20% s = 2%
L = 480 Tage l = 10% V = 60 Tage i = 9% A = 30%

$$\text{ELK} = 10000\left\{\left(1-\frac{20}{100}\right)\left(1-\frac{2}{100}\right)\left(1+\frac{10}{100}\right)\cdot\left[1+\frac{(480-60)\cdot 9}{72000}\right]\right\} - 9500\left(1+\frac{30}{100}\right)\frac{60\cdot 9}{72000}$$

$$= 8335{,}76$$

Zum Vergleich der Ertrag aus dem Verkauf der Ware, sofern – wie im Beispiel unterstellt – hier im Einkaufswert von 500 € nicht mehr verkauft werden kann:

$B_R \cdot A \quad = E$

$9500 \cdot 1{,}3 = 12\,350$ €

Gewinn:
12 350 € – 8335,76 € = 4014,24 €

Damit haben die Einkaufs- und Lagerkosten von 480 Tagen den ursprünglich geplanten Veräußerungserlös [13 000 € – (10 000 € – 20 % – 2 %)]= 13 000 € – 7840 € = 5160 €, um 1145,76 € gemindert.

Bei der Disposition der Bestellmengen sind insbesondere folgende Kriterien zu berücksichtigen:

- ☐ Verfügbarer Platz in Lager und Offizin
- ☐ Wird Valuta gewährt und für welchen Zeitraum?
- ☐ Ist mit einer Wiederholung des Angebotes zu rechnen?
- ☐ Finanzielle Möglichkeiten des Apothekers
- ☐ Volumen des Artikels (Babywindeln, Kondome)
- ☐ Qualität des Artikels (Markenartikel, Neueinführung)
- ☐ Haltbarkeit (Impfstoffe, Ampullen)

9.4.6 Warenbewirtschaftungssysteme

Nach Einführung des ABDA-Kärtchensystems und der Datenfernübertragung vollzog die Apotheke mit der Warenbewirtschaftung durch EDV den zweiten

Tab. 9.4-3: Kostenstruktur einer EDV-Anlage

Einmalige Kosten	Laufende Kosten
☐ Anschaffung für Hard- und Software	☐ Wartung
☐ Installation	☐ Preisänderungsdienst
☐ Schulung	☐ Softwareänderungsdienst
☐ Veränderungen organisatorischer und räumlicher Art, z. B. Stromanschluss, Klimaanlage, Mobiliar	☐ Kapital (Miete oder Zinsen)
	☐ Material, z. B. Papier, Etiketten, Farbband für Drucker
	☐ Energie
	☐ Personal

Tab. 9.4-4: Messbarer und nicht messbarer Nutzen einer EDV-Anlage

Messbarer Nutzen	Nicht messbarer Nutzen
☐ Steigerung der Lieferfähigkeit (bessere Kundenbindung)	☐ Ermöglicht den Überblick über das wirtschaftliche Geschehen in der Apotheke (Transparenz)
☐ Optimierung der Bestellvorgänge	☐ Möglichkeit der Steigerung der Produktivität und Rentabilität des Apothenbetriebes durch die Verfügbarkeit aktueller, exakter Auswertungen und Statistiken für unternehmerische Entscheidungen
☐ Wegfall oder Verringerung manuell zu erledigender Aufgaben (Inventurerfassung, Preisänderung)	☐ Durch programmierte Arbeitsabläufe und deren Systematik wird ein „einheitliches Handling" erreicht
☐ Kosteneinsparungen durch Verfall- oder Ladenhüterkontrolle	☐ Imageverbesserung beim Kunden
☐ Es müssen keine Listen und Statistiken, z. B. Personaleinkauf, GH-Bezüge manuell erstellt werden	☐ Mitarbeitermotivation
☐ Bei Mehrbesitzapotheken können Filialen über die EDV der Hauptapotheke gesteuert werden	

großen Rationalisierungsschub. Fast alle Apotheken in der Bundesrepublik haben inzwischen ein EDV-System installiert; dabei verfügt weit über die Hälfte über ein Mehrplatzsystem. Im Markt werden rund 50 Systemvarianten angeboten. Neben dem Hard- und Softwarevertrag muss sich der Apotheker vor Einstieg in die EDV gründlich mit den vertraglichen Wartungs- und Servicevereinbarungen befassen. Die Frage, ob das Preis-Leistungs-Verhältnis bei einem Warenbewirtschaftungssystem stimmt, ist nur individuell zu beantworten. Andererseits hat die EDV bereits die Apothekenorganisation erheblich verändert, analog zur früheren Akzeptanz und Verwendung des ABDA-Lochkartensystems bzw. der Datenfernübertragung. Bei inzwischen erreichter Qualität der Hard- und Software sowie bei weiter sinkenden Anschaffungs- und Mietkosten ist der Einzug der Datenverarbeitung in die Apotheke auf breiter Basis vollzogen. Über die zur Verfügung stehenden EDV-Systeme und die damit verbundenen Möglichkeiten s. „EDV in der Apotheke", S. 455.

Kosten der EDV

Die Kosten für ein Warenbewirtschaftungssystem werden in der Praxis meist unterschätzt, da üblicherweise Nebenkosten in beträchtlicher Höhe anfallen. Dabei ist zwischen den einmaligen Kosten der Systemeinführung in der Apotheke und den laufenden Kosten zu unterscheiden (Tab. 9.4-3).

Nutzen der EDV

Der Vorteil der EDV in der Apotheke liegt vor allem in der Optimierung des Warenlagers und der Rationalisierung des Arbeitsablaufes. Insgesamt führt eine EDV-Anlage in einer gut organisierten Apotheke zu Arbeitserleichterungen, die häufige Freiräume für andere Tätigkeiten schaffen. Nicht jeder Nutzen ist aber messbar (Tab. 9.4-4). Auch wenn die Preise in der Vergangenheit gefallen sind und sich das Preis-/Leistungsverhältnis erheblich verbessert hat, sind die EDV-Kosten in der Summe beachtlich. Für die Frage, ob sich insbesondere die Anschaffung eines sehr aufwendigen, leistungsstarken Warenbewirtschaftungssystems lohnt, ist die Höhe des Gewinns und nicht des Umsatzes entscheidend. Andererseits lässt sich in Anbetracht der vielfältigen Verwaltungs- und Steueraufgaben eine Apotheke ohne DV kaum noch optimal organisieren. Apotheken, bei denen die Gewinnerwartung kein Warenbewirtschaftungssystem erlaubt, müssen als wirtschaftlich gefährdet angesehen werden. In der Regel amortisiert sich ein EDV-System aufgrund seiner Vorteile für den Apothekenablauf schnell.

9.5 Größter Kostenblock: Personalaufwand

Wie aus Tab. 9.5-2 ersichtlich, dominieren die Personalkosten im Aufwandsblock des Apothekers. Insbesondere bei langjährigen Beschäftigungsverhältnissen sind Löhne, Gehälter und Lohnnebenkosten Fixkosten. Kurzfristige Personalveränderungen lassen sich kaum vornehmen, denn der Kündigungsschutz für Arbeitnehmer ist zu beachten. Knapp 20 % der im Erwerbsleben stehenden Apotheker sind älter als 55 Jahre. Relativ wenige Mitarbeiter scheiden aus Altersgründen aus. Auch wenn die Apotheke weniger als 10 Arbeitnehmer beschäftigt – erst ab dieser Zahl gilt das Kündigungsschutzgesetz –, sind die gesetzlichen Kündigungsfristen einzuhalten (§ 23 KSchG). Die Frist verlängert sich bei über zwölfjähriger Betriebszugehörigkeit des Mitarbeiters (erst ab dem 25. Lebensjahr gerechnet) auf sechs Monate zum Quartalsende. Um so wichtiger ist es, den neuen Mitarbeiter innerhalb der Probezeit intensiv auf seine Eignung hin zu testen. Qualifizierte Mitarbeiter tragen durch ihre Leistungsfähigkeit und -bereitschaft maßgeblich zum Erfolg der Apotheke bei.

9.5.1 Einfluss der apothekenrechtlichen Vorschriften

Nach § 3 ApBetrO zählt die Entwicklung, Herstellung, Prüfung und Abgabe von Arzneimitteln sowie die Information und Beratung über Arzneimittel zu den pharmazeutischen Tätigkeiten. Sie dürfen von pharmazeutischem Personal ausgeübt werden.

Für Apothekerassistenten ist stets der Apothekenleiter verantwortlich. Pharmazeutisch-technische Assistenten und Pharmaziepraktikanten müssen dagegen von einem Apotheker beaufsichtigt werden. Nicht zum pharmazeutischen Personal gehören die Apothekenhelferinnen und pharmazeutisch-kaufmännischen Angestellten (rund 40 % aller in der Apotheke beschäftigten Mitarbeiter). Sie leisten bei der Arzneimittelabgabe nur Hilfsdienste. In größeren Apotheken stehen gelegentlich auch kaufmännische Fachkräfte in einem Anstellungsverhältnis. Über 75 % der angestellten Apotheker sind Frauen, viele davon in einem Teilzeitarbeitsverhältnis; dies entlastet den zur Zeit sehr angespannten Arbeitsmarkt in erwähnenswerter Weise.

9.5.2 Arbeitsrechtliche Grundlagen

Das Arbeitsrecht besteht aus einer Vielzahl von Einzelbestimmungen und -gesetzen. Es wurde primär zum Schutz des Arbeitnehmers geschaffen. Ein Arbeitsgesetzbuch, das alle Einzelgesetze integriert, befindet sich in Vorbereitung.

Im Augenblick zählen zu den wichtigsten arbeitsrechtlichen Vorschriften das Bürgerliche Gesetzbuch, das Handelsgesetzbuch, die Gewerbeordnung und der Bundesrahmentarifvertrag.

Das Bürgerliche Gesetzbuch (BGB)

Die §§ 611 bis 651 enthalten Regelungen über den Dienst- und Werkvertrag; Dienstverträge gelten für alle Angestelltenverhältnisse.

Arbeits- und Dienstverträge definieren die Ausgestaltung entgeltlicher Arbeits- und Dienstverpflichtungen auf Zeit. Während beim **Dienstvertrag** primär die Arbeitsleistung an sich geschuldet wird, stellen **Werkverträge** auf den Erfolg einer Tätigkeit ab. Da es sich in der Apotheke in der Regel um langfristige Beschäftigungsverhältnisse oder Vertretungen im Sinne von Dienstverträgen handelt, erlangen die §§ 611 bis 630 BGB in Verbindung mit den apothekenspezifischen Bestimmungen, z. B. Bundesrahmentarifvertrag für Apothekenmitarbeiter, besondere Bedeutung.

Das Handelsgesetzbuch (HGB)

Für kaufmännisches Personal sind die §§ 59 ff. maßgeblich (Handlungsgehilfen des Handelsgewerbes „Apotheke"). Kaufmännische Mitarbeiter sind höchstens in sehr großen und umsatzstarken Apotheken anzutreffen, die meist nebenbei noch eine eigene Herstellungs- und Vertriebsabteilung haben.

Gewerbeordnung (GewO)

Bei gewerblichen Arbeitnehmern (Reinigungspersonal) werden die §§ 105 ff. angewandt.

Bundesrahmentarifvertrag (BRTV)

Der Bundesrahmentarifvertrag wird nur dann angewandt, wenn

- der Mitarbeiter Mitglied des Bundesverbandes der Angestellten in Apotheken (ADEXA) bzw. der Apothekenleiter Mitglied (über die Ländergemeinschaft) der Tarifgemeinschaft der Apothekenleiter im Bundesgebiet (ADA) ist
= **Tarifbindung**,
- im Einzelarbeitsvertrag ausdrücklich auf den gesamten Tarifvertrag oder einzelne Bestimmungen daraus Bezug genommen wird
= **Tarifunterstellung**.

Dort werden im Einzelnen geregelt:

- Arbeitszeit
- Probezeit
- Notdienstbereitschaft
- Gehalt
- Vergütungen der Notdienstbereitschaft, Nacht-, Sonntags- und Feiertagsarbeit
- Erholungs- und Bildungsurlaub
- Dienstbefreiungen bei außerordentlichen Anlässen
- Beendigung des Arbeitsverhältnisses
- Besondere vertragliche Vereinbarungen, wie das Wettbewerbsverbot. Der Apotheker verpflichtet hiermit den Arbeitnehmer, dass dieser nach Beendigung des Dienstverhältnisses maximal zwei Jahre nicht im Einzugsbereich der Apotheke als Angestellter oder Selbstständiger arbeiten darf. Als Gegenleistung erhält der ehemalige Angestellte 50 % seiner zuletzt erhaltenen Bruttobezüge für diese Zeit (Karenzzeit). Entgelte, die er aufgrund des Wettbewerbsverbotes im Rahmen anderer Beschäftigungsverhältnisse zwischenzeitlich bezieht, mindern diese Zahlungsverpflichtung (Tab. 9.5-1).

Der Aufwand, der durch ein Wettbewerbsverbot entstehen kann, ist beträchtlich. Andererseits möchte der Apotheker natürlich verhindern, dass sein Mitarbeiter plötzlich zu einem Konkurrenten vor Ort wird. Jeder Apothekenleiter muss daher für sich selbst abwägen, ob er das Wettbewerbsverbot in den Vertrag aufnehmen möchte oder nicht.

Im Arbeitsvertrag sollten in jedem Fall das Aufgabengebiet, die Kompetenzen und die hierarchische Einordnung in der Apotheke zweifelsfrei geregelt sein. Dadurch werden Missverständnisse von vornherein beseitigt. Zu beachten ist auch, dass keine Ungleichgewichte entstehen, d.h., ein Mitarbeiter Aufgaben zu erledigen hat, die anderen Mitarbeitern mit gleicher Ausbildung erspart bleiben. Dies würde sehr schnell das Betriebsklima nachhaltig stören.

Tab. 9.5-1: Anrechenbare Entgelte während des Wettbewerbsverbotes (aus A. Kortüm (1987), Dtsch. Apoth. Ztg. 127, 817–818)

Berechnungsschema für eine Karenzentschädigung	
1.	Berechnung der Karenzentschädigung 50 % des letzten Jahresgehalts
2.	Berücksichtigung anderweitigen Verdienstes
a	das letzte Jahresgehalt + 10 % (+ 25 % bei Ortswechsel), abzüglich der unter 1. berechneten Karenzentschädigung ergibt die nicht anrechenbare Vergütung
b	das neue Jahreseinkommen abzüglich der nicht anrechenbaren Vergütung (2a) ergibt die anrechenbare Vergütung
c	die unter 1. berechnete Karenzentschädigung abzüglich der unter 2b errechneten anrechenbaren Vergütung ergibt die zahlbare Karenzentschädigung

9.5.3 Gehalt und Personalnebenkosten

Das Gehalt wird nach den Gehaltstafeln des Bundesrahmentarifvertrages ermittelt, die von den Tarifvertragsparteien regelmäßig neu abgeschlossen werden. Die Vergütungssätze sind Mindestsätze (Tab. 9.5-2). Beratungsqualität erhöht die Personalkosten des Apothekers.

Bei einer Apotheke mit einem Umsatz von 1,25 Mio. € ergeben sich Personalnebenkosten von rund 20 %. Rechnet man aber noch die Urlaubs-, Krankheitstage sowie die freiwilligen Leistungen dazu, liegt man bei effektiven Kosten, die leicht 50 % der Löhne und Gehälter übersteigen. Personalnebenkosten entstehen im Einzelnen aus bestimmten Verpflichtungen und freiwilligen Leistungen (Abb. 9.5-1).

Die aktuelle wirtschaftliche Situation lässt den Apotheken wenig Spielraum für übertarifliche Gehälter und freiwillige Leistungen. Andererseits rechtfertigt der Wert eines leistungsstarken, kundenorientierten Mitarbeiters ein Gehalt mit einem Aufschlag auf den Tarifsatz.

Motivierte, aktive Mitarbeiter sorgen gerade in einem kleinen Team für die existenzielle Kundenbindung und verbessern die Existenzchancen der Apotheke maßgeblich.

Rentenversicherungsbeiträge

Der Arbeitgeber muss die Hälfte der Rentenversicherungsbeiträge tragen (2005: 19,5 % des Bruttogehaltes, Beitragsbemessungsgrenze West: 5200 €/ Ost: 4400 €).

Tab. 9.5-2: Gehaltstarif gültig ab 1. Januar 2005

I. Gehälter		Spalte 1 €	Spalte 2a u. 2b €	Spalte 3 €
1. Approbierte				
1.	Berufsjahr	2742,87	56,14	168,42
2.–5.	Berufsjahr	2828,68	57,90	173,69
6.–10.	Berufsjahr	3043,22	62,29	186,86
ab 11.	Berufsjahr	3412,76	69,85	209,56
2. Apothekerassistenten				
bis 11.	Berufsjahr	2245,14	45,95	137,86
12.–14.	Berufsjahr	2343,29	47,96	143,89
ab 15.	Berufsjahr	2478,99	50,74	152,22
3a. Pharmazie-Ingenieure (West)				
1.–2.	Berufsjahr	2050,98	41,98	125,94
3.–5.	Berufsjahr	2118,56	43,36	130,09
6.–11.	Berufsjahr	2219,94	45,44	136,31
12.–14.	Berufsjahr	2343,29	47,96	143,89
ab 15.	Berufsjahr	2478,99	50,74	152,22
3b. Pharmazie-Ingenieure (Ost) ab 1. 1. 2003				
1.–2.	Berufsjahr	1927,93	39,46	118,38
3.–5.	Berufsjahr	1991,45	40,76	122,28
6.–8.	Berufsjahr	2128,76	43,57	130,71
9.–14.	Berufsjahr	2202,69	45,08	135,25
ab 15.	Berufsjahr	2330,25	47,70	143,09
4. Pharmazeutisch-technische Assistenten				
1.–2.	Berufsjahr	1612,25		
3.–5.	Berufsjahr	1694,85		
6.–8.	Berufsjahr	1921,73		
9.–14.	Berufsjahr	2075,12		
ab 15.	Berufsjahr	2141,09		
5. Apothekerassistenten alle Berufsjahre		2141,63		
6. Apothekenhelfer, Apothekenfacharbeiter, pharmazeutisch-kaufmännische Angestellte und pharmazeutische Assistenten				
1.–2.	Berufsjahr	1386,99		
3.–6.	Berufsjahr	1403,61		
7.–9.	Berufsjahr	1429,36		
10.–13.	Berufsjahr	1606,35		
ab 14.	Berufsjahr	1758,68		

Spalte 1: Brutto-Monatsgehalt

Spalte 2a: bzw. Spalte 2b: Vergütungsbetrag für Notdienstbereitschaft in der Nacht entsprechend § 6 Abs. 1 BRTV, sofern nicht § 6 Abs. 5 anzuwenden ist.

Spalte 3: Vergütungsbetrag für Notdienstbereitschaft an Sonn- und Feiertagen entsprechend § 6 Abs. 2 BRTV, sofern nicht § 6 Abs. 5 anzuwenden ist.

II. Ausbildungsvergütungen (Brutto)

1. **Pharmazie-Praktikanten** erhalten während ihrer Ausbildungszeit in öffentlichen Apotheken eine Ausbildungsvergütung, die seit 1. 1. 2005 in den ersten 6 Monaten € 580,86 und danach € 813,64 beträgt.

2. **PTA-Praktikanten** erhalten während ihrer sechsmonatigen Ausbildungszeit in öffentlichen Apotheken seit 1. 1. 2002 eine Ausbildungsvergütung von € 493,97 monatlich.

3. **Apothekenhelfer und pharmazeutisch-kaufmännische Angestellte in Ausbildung** erhalten monatlich ab 1. 1. 2002

im 1. Ausbildungsjahr	493,97
im 2. Ausbildungsjahr	552,43
im 3. Ausbildungsjahr	610,36

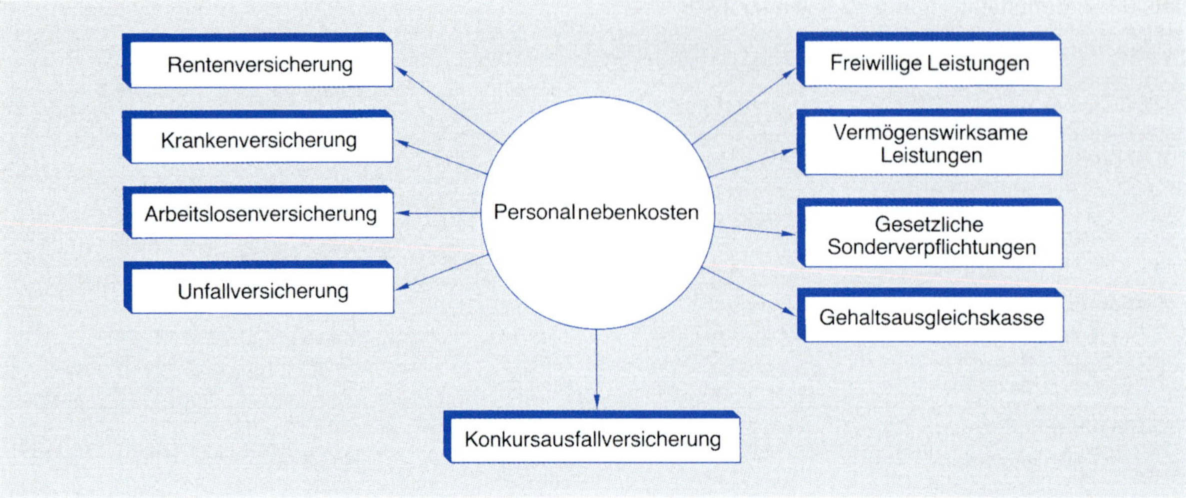

Abb. 9.5-1: Zusammensetzung der Personalnebenkosten

Krankenversicherung

Die Beitragsbemessungsgrenze beträgt 2005 einheitlich 3525,– €. Wer weniger verdient, ist zwangsweise Mitglied einer gesetzlichen Krankenversicherung, die ab 1. April 2004 14,5 % des Bruttoeinkommens einzieht. Wer ein Einkommen von mehr als 3525,– € monatlich erzielt, hat die Wahl, einer – sofern Einzelperson –, meist deutlich kostengünstigeren und erheblich leistungsstärkeren privaten Krankenversicherung beizutreten. Der Arbeitgeber muss die Hälfte des Krankenversicherungsbeitrages übernehmen, maximal die Hälfte des gesetzlichen Versicherungsbeitrages. Dies trifft auch für die Pflegeversicherung zu, die 1,7 % des Bruttoeinkommens (max. Beitragsbemessungsgrenze wie bei Krankenversicherung) bzw. 1,95 % bei Kinderlosen beträgt.

Arbeitslosenversicherung

Sie beträgt 6,5 % des Nettoarbeitslohnes; ebenfalls die Hälfte, also 3,25 % trägt der Arbeitgeber (Beitragsbemessungsgrenze: 5200 €/4400 €).

Geringverdiener

Bei Arbeitnehmern, die 2005 monatlich unter 400 € verdienen, bleibt der Verdienst steuerfrei. Der Arbeitgeber hat lediglich eine pauschale Abgabe von 25 % zu entrichten. Bei einem Verdienst über 400 € und bis 800 € unterliegt das Einkommen für den Arbeitnehmer nur zu einem Teil der Sozialversicherungspflicht. Ab 801 € ist es wie üblich zu versteuern und es fallen sämtliche Sozialangaben an.

Unfallversicherung

Der Apotheker wird mit der Eröffnung seines Unternehmens Pflichtmitglied bei der Berufsgenossenschaft für Gesundheitsdienst und Wohlfahrtspflege. Wichtigste Aufgabe dieser Institution ist die Unfallversicherung. Der Apotheker muss die Beträge für seine Beschäftigten in voller Höhe allein aufbringen.

Konkursausfallversicherung

Sie zahlt auf Antrag beim zuständigen Arbeitsamt im Falle des Konkurses der Apotheke den betroffenen Arbeitnehmern einen Ausgleich für das ausgefallene Arbeitsentgelt. Der Beitrag ist an die Berufsgenossenschaft abzuführen.

Gehaltsausgleichskasse

In einigen Bundesländern besteht bei der zuständigen Gehaltsausgleichskasse (GAK) die Anmeldepflicht für approbierte Mitarbeiter und Apothekerassistenten. Der Apothekenleiter entrichtet die Beiträge an die Landesapothekerkammer. Die Leistungen aus der GAK sind: Verheirateten-, Kinder-, Dienstalterzulagen etc. Leistungen werden von der GAK erst erbracht, wenn Beiträge über mindestens 15 Jahre entrichtet wurden.

Gesetzliche Sonderverpflichtungen

Sechs Wochen vor und acht Wochen nach der Entbindung muss der Arbeitgeber die fehlende Differenz zwischen dem **Mutterschaftsgeld** der Krankenversicherung und dem Nettoarbeitsentgelt der Ar-

Tab. 9.5-3: **Personalzusatzkosten 2003 (Quelle: Treuhand Hannover GmbH – Steuerberatungsgesellschaft – 4/2003)**

Name/Position	Lisa Müller, angestellte Apothekerin		
Stunden/Woche	38,5		
Bezugsbasis	€ 2900 pro Monat		
Erläuterung	13 Gehälter im Jahr		
1 Bruttolohn/-gehalt monatlich			€ 2 900,00
2 Bruttolohn/-gehalt jährlich			€ 34 800,00
3 Weihnachtsgeld			€ 2 900,00
4 Zusätzliches Urlaubsgeld			
Summe 2 bis 4			€ 37 700,00
Personalzusatzkosten			
5 Sozialversicherung/Arbeitgeberanteile			
a) Rentenversicherung	(bis € 5100)	9,75 %	€ 3 675,75
b) Arbeitslosenversicherung	(bis € 5100)	3,25 %	€ 1 225,25
c) Krankenversicherung	(bis € 3450)	ca. 7,25 %	€ 2 733,25
d) Pflegeversicherung	(bis € 3450)	0,85 %	€ 320,45
6 Beiträge zur Berufsgenossenschaft			
a) Gesetzl. Unfallversicherung			€ 149,63
b) Insolvenzgeld 0,309 % BLS			€ 116,49
7 Lohnfortzahlungsversicherung (Arbeiter, Auszubildende)	€ ...	% BLS	€ 0,00
8 Umlagekasse für Mutterschutz ca. 0,05 % BLS			€ 18,85
9 Freiwillige Sozialleistungen			
a) Essensgeld			€ 0,00
b) Fahrgeld für Pkw € 300,00 + pauschale LSt. 15 %			€ 345,00
c) ...			
10 Sonstige Personalnebenkosten			
a) Betriebsausflug			€ 110,00
b) Gehaltsabrechnung			€ 128,00
Summe 5 bis 10 € 8822,67	entspr.: 23,4 % bzgl. Summe 2 bis 4		
Summe 3 bis 10 € 11 722,67	entspr.: 33,7 % bzgl. Summe 2		
(BLS = Bruttolohnsumme)			

beitnehmerin leisten, Gehaltsfortzahlung bis zu sechs Wochen im **Krankheitsfalle** der Arbeitnehmerin.

Vermögenswirksame Leistungen

Zu diesen Leistungen gehören:

- ☐ Riester-Förderung.
- ☐ Investmentsparen
- ☐ Direktversicherung nach § 406 EStG 1752 €

Im Rahmen der Steuerreform 2003/04 ist hier mit Streichungen zu rechnen.

Freiwillige Leistungen

Freiwillige Leistungen sind beispielsweise:

- ☐ Urlaubsgeld
- ☐ Fahrgeld
- ☐ Essensgeld

Tab. 9.5-3 zeigt ein Beispiel für eine angestellte Apothekerin in 2003 (inklusive aller typischen Personalzusatzkosten)

9.5.4 Personalkennziffern

Bereits einfache Leistungskennzahlen vermitteln aussagekräftige Informationen. Durch interne und externe Betriebsvergleiche können notwendige Änderungsmaßnahmen angeregt werden. Als Messkriterien eignen sich vor allem folgende Kennzahlen:

Umsatz pro beschäftigter Mitarbeiter

$$= \frac{\text{Jahresumsatz}}{\text{Anzahl der Mitarbeiter}}$$

Diese Kennzahl gibt Auskunft über die Kapazitätsauslastung und die Effizienz der Mitarbeiter. 2002 betrug der Umsatz je beschäftigter Person inklusive Apothekenleiter durchschnittlich rund 234 000 € in den alten Bundesländern (245 000 € im Osten).

Für die innerbetriebliche Kalkulation ist es besonders wichtig, den Personalkostensatz zu kennen. Ein überproportionaler Anstieg dieser Größe liegt vor, wenn die Kosten stärker als der Umsatz gestiegen sind bzw. der Umsatz rückläufig ist.

Personalkosten

$$= \frac{\text{Gesamte jährliche Personalkosten*}}{\text{Jahresumsatz}} \cdot 100$$

* ohne Unternehmerlohn

Mit steigenden Umsätzen sollte bei den Kosten ein Degressionseffekt eintreten und der Wert der Kennziffer sinken.

Für eine ungünstige Personalkostenkonstellation sind in der Regel folgende Ursachen verantwortlich:

- ☐ Mitarbeiter erhalten zu hohe Gehälter in Relation zu ihrer Leistung.
- ☐ Umsatzleistung der Mitarbeiter ist zu gering.
- ☐ Personalkosten fallen zu hoch aus, weil die Mitarbeiter aufgrund ihrer Berufsjahre die höchsten Tarifgehälter beziehen, der Apothekenleiter außerdem überdurchschnittlich häufig Nachtdienst-, Sonntags- und Feiertagszuschläge sowie hohe freiwillige Leistungen zahlt.
- ☐ Mitarbeiter werden falsch eingesetzt.

9.6 Finanzierung der Apotheke

Investition und Finanzierung stehen in unmittelbarem Zusammenhang. Es kann keine Investition ohne entsprechende Finanzierung geben; umgekehrt ergibt auch eine Finanzierung ohne Investition keinen Sinn. Die Bilanz macht den Zusammenhang deutlich. Das Anlage- und Umlaufvermögen der Aktivseite, d. h., die Kapitalverwendung, beruhen auf den Finanzmitteln des Eigen- und Fremdkapitals, dargestellt auf der Passivseite.

Neben der Mittelzuführung von außen durch Fremd- und Eigenkapital finanziert sich das Unternehmen auch permanent durch Desinvestitionen: Wirtschaftsgüter, die vorzeitig veräußert werden sowie plan- und außerplanmäßige Abschreibungsgegenwerte, **sofern über den Markt verdient**, führen dem Unternehmen Liquidität zu, die sich für neue Investitionen verwenden lässt.

9.6.1 Liquiditäts- und Finanzplanung

Nicht nur der junge Apotheker, der sich selbstständig zu machen wünscht, sollte sich gründlich mit der Liquiditäts- und Finanzplanung befassen. Als Einzelhandelskaufmann haftet der Apotheker unbeschränkt, also auch mit seinem Privatvermögen. Mit einer kontinuierlichen Liquiditäts- und Finanzplanung lassen sich plötzlich auftretende Zahlungsengpässe vermeiden. Durch vorausschauende Betrachtung und Kontrolle der Zahlungsein- und -ausgänge kann der Apotheker rechtzeitig Vorbereitungen treffen, um der Zahlungsunfähigkeit zu begegnen. Außerdem erhält er ein sicheres Gefühl für seine Zahlungsströme, wenn er alle denkbaren Aufwendungen und Kosten im Auge behält. Es empfiehlt sich anfangs mit einer optimistischen und einer pessimistischen Planung zu arbeiten. Im Laufe der Zeit werden die Sicherheitszu- und -abschläge geringer und damit viele variable Aufwandsarten in der Einschätzung des planenden Apothekers berechenbarer.

Das detaillierte Schaubild (Tab. 9.6-1) **Finanz- und Liquiditätsplanung** gibt dem Apotheker die

Tab. 9.6-1: Finanz- und Liquiditätsplan

	Für Monat:				
	$Plan_{opt.}$	./. Sicherheitsabschläge	= $Plan_{pess.}$	Ist	Abweichung
Kassenbestand					
+ Bankguthaben 1					
+ Bankguthaben 2					
+ Postscheckguthaben					
+ Kreditlimit Kontokorrent Bank 1					
– Kreditinanspruchnahme Kontokorrent Bank 1					
+ Kreditlimit Kontokorrent Bank 2					
– Kreditinanspruchnahme Kontokorrent Bank 2					
I Vorhandene betriebliche Liquidität					
+ Bareinnahmen					
+ Krankenkassenüberweisungen					
+ Forderungseingänge					
+ Provisionseinnahmen					
+ Anlagenverkäufe					
+ Mieteinnahmen					
+ Steuererstattungen					
II Summe Betriebseinnahmen o. MwSt.					
Bauvorhaben					
Einrichtungen					
Geräte					
Geringwertige Wirtschaftsgüter					
Wareneinkauf Großhandel 1 – Arzneimittel – Drogen – Medizinprodukte – Chemikalien – Kosmetika – Diätetische Lebensmittel – Kindernahrung – andere Wareneinkauf Großhandel 2					
Personal					
Miete					
Instandhaltung					
Energie					

Tab. 9.6-1: Finanz- und Liquiditätsplan (Fortsetzung)

	Für Monat:				
	$Plan_{opt.}$	./. Sicherheits-abschläge	= $Plan_{pess.}$	Ist	Abwei-chung
Versicherungsbeiträge					
Gebühren, sonstige Beiträge und Abgaben					
Gewerbesteuer					
Werbung					
Steuerberatung					
Reise					
Bewirtung, Geschenke					
Telefon, Internet, Telefax					
Porto					
Kfz					
Bürobedarf					
Fortbildung					
Verrechnungsstelle					
Warenabgabe, Verkaufsförderung					
Zinsen					
Wechselgebühren					
Diskontaufwendungen					
Tilgung Kredit					
MwSt.-Verbindlichkeiten					
III Summe Ausgaben o. MwSt.					
./. Unternehmerlohn					
./. Privatentnahmen					
+ Privateinlagen					
IV Summe Privattransaktionen					
I + II ./. III ± IV = Überschuss					
V Ausgleichsdispositionen im Falle eines Defizits					
Flüssige Mittel durch zusätzliche Privateinlagen					
Ohne Sicherheiten { Akzepthergaben (Wechsel), Zusätzliche Bankkredite, Erweiterung der Kreditlinien, Desinvestition, Verschiebung von Ausgaben, Vorverlegung von Einnahmen Mit Sicherheiten { Zusätzliche Bankkredite, Erweiterung der Kreditlinien					

Möglichkeit, alle die Apotheke betreffenden Ertrags- und Aufwandsarten systematisch zu erfassen und zu kalkulieren. Durch eine optimistische (Plan opt.) sowie eine kaufmännisch sehr vorsichtige Einschätzung (Plan pess.) tastet sich der Anwender dieses Finanzplanes zunächst näherungsweise an die tatsächlichen Werte heran. Mit zunehmender Erfahrung als Apothekenleiter wird die Prognose immer realistischer und die Höhe der Liquiditätsreserven kann entsprechend verringert werden.

Das Postulat der Liquidität, seinen Zahlungsverpflichtungen jederzeit fristgerecht nachkommen zu können, wird natürlich um so leichter zu erfüllen sein, wenn der aus dem Umsatz resultierende Ertrag der Apotheke die Periodenaufwendungen deutlich übersteigt. Reicht die Liquidität zu einem bestimmten Zeitpunkt nicht aus, um die anfallenden Ausgaben abzudecken, sind Ausgleichsdispositionen erforderlich, die ebenfalls aus dem Schaubild ersichtlich sind.

Besonderes Augenmerk muss auf alle Aufwandsarten gerichtet werden, die nicht monatlich, sondern halbjährlich oder gar jährlich anfallen. Im Rahmen der Einkommensteuer sind vierteljährliche Vorauszahlungen zu leisten. Da aber die Vorauszahlungen meist auf Basis eines mindestens zwei Jahre zurückliegenden zu versteuernden Einkommens und damit auf einer niedrigeren Steuerbelastung beruhen, muss man sich bei einer entsprechenden Gewinnentwicklung vor Steuern auf Nachzahlungen einstellen. Das Gleiche trifft auch auf die Gewerbesteuer zu, die vor allem immer dann zu beträchtlichen Nachzahlungen führt, wenn neben Gewinnsteigerungen die Dauerschulden stark gestiegen sind. Tilgungen und Zinszahlungen, die nur viertel- oder halbjährlich zu leisten sind, müssen entsprechend vorausgeplant und in der Monatsrechnung kalkulatorisch berücksichtigt werden.

9.6.2 Finanzstruktur

Die Finanzierung der Apotheke sollte sich an betriebswirtschaftlichen Strukturregeln orientieren. Neben einer angemessenen Eigenkapitalausstattung legen vor allem Banken Wert auf eine fristgerechte Finanzierung. Die Laufzeit der Finanzierung muss der Nutzungsdauer des jeweiligen Vermögensgegenstandes entsprechen.

Langfristig gebundenes Vermögen sollte nur mit langfristigem Kapital (Eigen- und Fremdkapital) finanziert werden. Zum langfristig gebundenen Vermögen zählen aber nicht nur die Positionen des Anlagevermögens, sondern auch ein Teil des Umlaufvermögens. Erfahrungswerte zeigen, dass es empfehlenswert ist, einen bestimmten Bodensatz des Warenlagers langfristig zu finanzieren. Als Näherungsregel hat sich dabei für die Apotheke die folgende Finanzierungsweise bewährt: Das Anlagevermögen und 30 bis 50 % des Warenlagers sollten mit Eigenkapital und langfristigem Fremdkapital, 50 bis 70 % des Warenlagers sowie das restliche Umlaufvermögen können mit kurzfristigem Fremdkapital finanziert werden:

Aktiva	Passiva
Anlagevermögen 30–50 % Warenlager	Eigenkapital Langfristiges Fremdkapital
50–70 % Warenlager Sonstiges Umlaufvermögen	Kurzfristiges Fremdkapital

9.6.3 Prinzip der deckungsgleichen Finanzierung

Das Kapital steht in der Bilanz dem Vermögen en bloc gegenüber. Es ist also nicht ersichtlich, welcher Vermögensgegenstand mit welchen Finanzierungsmitteln beschafft wurde. Selbst aus der internen Finanzplanung lässt sich dies nur selten so exakt erkennen, wie z. B. bei einem Grundstückskauf durch ein langfristiges Darlehen.

Der Apotheker entspricht aber stets automatisch der horizontalen Finanzierungsregel, wenn er sich an das Prinzip der deckungsgleichen Finanzierung hält. Stimmt die Laufzeit der aufgenommenen Finanzmittel mit der wirtschaftlichen Nutzungsdauer der Investition (abnutzbares Anlagevermögen) überein, können die am Markt verdienten Abschreibungen auch die Tilgungsverpflichtungen fristgerecht abdecken. Aus diesem Grunde sollten die jährlich zu leistenden Tilgungsraten den steuerlich anerkannten Abschreibungsaufwand betragsmäßig keinesfalls übersteigen. Ansonsten muss der Apotheker zusätzliche Finanzmittel zur Bedienung seiner Verbindlichkeiten bereitstellen.

Beispiel:

Die folgenden Vermögensgegenstände sind mit Fremdkapital finanziert.

Aktiva	Bilanzausschnitt		Passiva
Einrichtung	100 000 €		
Kfz	30 000 €		
Sonstige Betriebs- und Geschäfts-ausstattung	8 000 €	Fremd-kapital	138 000 €

9 Betriebswirtschaftliche Grundlagen

Die steuerlich zulässigen jährlichen Abschreibungsraten (bei linearer Abschreibungswahl) betragen in der Summe 17 600 €, aufgegliedert in

- ☐ Einrichtung (Nutzungsdauer: 10 Jahre) 10 000 €
- ☐ Kfz (Nutzungsdauer: 5 Jahre) 6 000 €
- ☐ BGA (Nutzungsdauer: 5 Jahre) 1 600 €

Damit ergibt sich ein Tilgungsvolumen, das 17 600 € pro Jahr nicht überschreiten darf, wenn der Einsatz zusätzlicher finanzieller Mittel (über die verdienten Abschreibungen hinaus) zur fristgerechten Kreditrückzahlung vermieden werden soll.

9.6.4 Liquidität vor Rentabilität

Der Kapitalbedarf lässt sich aber nicht nur anhand der geplanten Investitionen bzw. vorhersehbaren, immer wieder anfallenden Ausgaben ermessen. Der Apotheker benötigt auch Liquiditätsreserven für unvorhergesehene Ausgaben bzw. Finanzierungsengpässe. Mit einem detaillierten Liquiditäts- und Finanzplan (s. S. 739) kann er die Höhe der Liquiditätsreserven begrenzen. Andererseits verhindern selbst kurzfristige Finanzpläne in der Praxis spätere Planabweichungen nicht. Liquiditätsreserven widersprechen aber dem Rentabilitätsziel, da sie zumeist keinen Zinsertrag erwirtschaften. Da das Postulat der Liquidität für die Existenz der Apotheke bedeutsam ist und vorrangig vor dem Gewinnziel steht, muss der Unternehmer geeignete Liquiditätsreserven suchen, die möglichst keine Ertragsausfälle bewirken. Eine besonders kostengünstige Liquiditätsreserve ist eine entsprechende Kreditlinie im Rahmen eines Kontokorrentkredits.

Für diesen vertraglich zugestandenen, aber nicht ausgenützten Kreditspielraum fällt normalerweise höchstens eine geringfügige Bereitstellungsprovision an. Kreditlinien sind aber stets kurzfristig und können von den Banken jederzeit gekündigt werden, wenn sich die Kreditwürdigkeit des Apothekers verschlechtert.

Mit einer vorausschauenden Finanzplanung kann der Unternehmer mögliche zukünftige Liquiditätsengpässe besser erkennen und in Ruhe geeignete Maßnahmen treffen, so dass die Banken keinen Anlass erhalten, die Kreditwürdigkeit des Apothekers geringer zu beurteilen. Um sich ein Bild vom Liquiditätsgrad einer Unternehmung zu verschaffen, gibt es eine Reihe von Liquiditätskennziffern:

Liquidität 1. Grades:

$$\frac{\text{Barliquidität (Kasse, Bank-, Postscheckguthaben)}}{\text{Kurzfristige Verbindlichkeiten}} \cdot 100 \leq 100\,\%$$

Beispiel:

Berechnung der Liquidität 1. Grades

Kasse	5 000 €
Bank	10 000 €
Postscheck	1 000 €
Barliquidität	16 000 €
Kurzfristige Verbindlichkeiten	10 000 €

Die Liquidität 1. Grades beträgt **160 %**

Für Apotheken ist eine Liquiditätsziffer höheren Grades aussagekräftiger:

$$\frac{\text{Barliquidität} + \text{kurzfr. Forderungen} + \frac{1}{2}\,\text{Warenlager}}{\text{Kurzfristige Verbindlichkeiten}} \cdot 100 \geq 100\,\%$$

Weist der Bruch einen Wert kleiner als 100 % auf, besteht keine optimale Liquiditätsrelation. Man muss aber einschränkend feststellen, dass ein Unternehmen mit einer Liquiditätsziffer deutlich unter 100 % liquider sein kann als ein anderes mit über 100 %, wenn ersteres Unternehmen über höhere, nicht ausgenutzte Kreditlinien der Bank verfügt.

Problematisch ist auch der statische Charakter der Liquiditätskennziffern, da eine Stichtagskennziffer mit Vergangenheitsbezug nur sehr wenige Anhaltspunkte für zukünftige Entwicklungen bietet. Dazu kommt, dass Kennziffern meist keinen Aufschluss über die tatsächlichen Fälligkeiten der Verbindlichkeiten geben. Trotz eines Liquiditätsgrades von 160 % kann ein Unternehmen in drei Tagen illiquide sein, weil in dieser Zeit ausgerechnet auch ein großer Teil der langfristigen Verbindlichkeiten zurückzuzahlen ist, aber zu diesem Zeitpunkt eine ausreichende finanzielle Deckung nicht zu beschaffen ist.

Da der Apotheker mit seinem gesamten Privatvermögen haftet, kann sich die Liquidität auch außerhalb der betrieblichen Sphäre befinden. Im Gegensatz zu einer Kapitalgesellschaft ist die Überschuldung (= Schulden sind größer als die Summe der Aktivseite) beim Einzelkaufmann kein Konkursgrund. Vor allem im Falle eines privaten Hausbaus weisen viele Apothekenbilanzen in der größten finanziellen Anspannungsphase ein negatives Eigenkapital aus.

Eine der aussagekräftigsten Kennziffern für die Selbstfinanzierungskraft eines Unternehmens ist der **Cashflow**. Er errechnet sich für die Apotheke wie folgt:

Brutto-Cashflow = Jahresgewinn vor Steuern + Abschreibungen.

Beim Netto-Cashflow ist der Jahresgewinn nach Steuern zugrunde zu legen. Je höher der Cashflow, um so weniger muss die Apotheke in der Regel auf Fremdkapital zurückgreifen bzw. kann sie relativ zügig ihre Verbindlichkeiten abbauen. Trotz guter Ertragslage sollte der Anteil des Eigenkapitals am Gesamtkapital einen Wert von 30 % nicht unterschreiten. Andernfalls läuft die Apotheke Gefahr, dass ihr Eigenkapital bei einer vorübergehenden Krise mit entsprechenden Ertragseinbrüchen schnell aufgezehrt wird und ein Insolvenzverfahren aufgrund der Finanzierungsengpässe droht.

9.6.5 Finanzierungsarten

Die für den Apotheker infrage kommenden Finanzierungsarten lassen sich nach der Rechtsstellung der Kapitalgeber systematisieren (Abb. 9.6-1).

Eigenfinanzierung

Die Finanzierung mit eigenen Mitteln hat gegenüber der Fremdfinanzierung wesentliche Vorteile:

- Eigenkapital steht dem Unternehmen theoretisch zeitlich unbegrenzt zur Verfügung.
- Es fallen keine Zinszahlungen und Tilgungen an.
- Es bestehen keine Mitspracherechte von außen.
- Stellung der Sicherheiten entfällt.
- Eigenkapital ist Voraussetzung für die Finanzierung mit Fremdkapital. Ausreichendes Fremdkapital, vor allem zu günstigen Konditionen, hängt von den Sicherheiten und damit im Wesentlichen vom Eigenkapital ab.

Das Eigenkapital bildet das entscheidende Sicherheitspotential für die Existenz des Unternehmens. Nur mit einer ausreichenden Grundausstattung durch Eigenkapital kann die Apotheke gerade in der Gründungsphase ungünstige wirtschaftliche Entwicklungen überleben. Folglich kommt bei Apothekengründungen der **Einlagenfinanzierung** eine große Bedeutung zu. Es handelt sich dabei um betriebliche Eigenmittel, die sich aus Ersparnissen des Apothekers oder aus finanziellen Zuschüssen von Verwandten zusammensetzen. Dazu zählen auch Sacheinlagen, z. B. Grundstück, Gebäude, Einrichtungsgegenstände.

Die Eigenkapitalrentabilität der Apotheke ist mit Renditen zu vergleichen, die der Unternehmer aus anderen Vermögensanlagen hätte erzielen können:

$$\frac{\text{Gewinn}}{\text{Eigenkapital}} \cdot 100 > \text{Kapitalmarktrendite in \%}$$

Die **Selbstfinanzierung** erfolgt durch Einbehaltung der Gewinne im Unternehmen. Allerdings kann der Apotheker seine Eigenmittel nur stärken, wenn die Entnahmen geringer sind als der Gewinn nach Steuern. Eine Besonderheit ist die stille Selbstfinanzierung. Durch Ausnutzung von Bilanzierungs- und Bewertungswahlrechten verlagert der Unternehmer Aufwendungen zeitlich vor. Die stillen Reserven werden der Steuer in der Regel allerdings meist nur für ein bis zwei Jahre bis zu ihrer Auflösung entzogen, so dass für diese Zeit lediglich ein zinsloser Kredit des Finanzamtes vorliegt.

Die Finanzierung aus **Vermögensumschichtung** (Finanzierung aus Kapitalfreisetzung) zählt sowohl zur Fremd- als auch zur Eigenfinanzierung, da nicht eindeutig ersichtlich ist, ob fremd- oder eigenfinanziertes Vermögen umgeschichtet wird. Das Kapital der Passivseite steht dem Vermögen auf der Aktivseite global gegenüber, so dass nicht erkennbar ist, ob das einzelne Wirtschaftsgut mit Eigen- oder Fremdkapital finanziert wurde. Lediglich Banken erstellen eine Schichtenbilanz, um die Fristenkongruenz von aufgenommenen und ausgeglichenen Mitteln sicherzustellen.

Solange das Anlagevermögen Nutzungen abgibt, werden die über die Absatzpreise verdienten Abschreibungen für das jeweilige Investitionsobjekt nicht zur Ersatzinvestition benötigt und sind statt

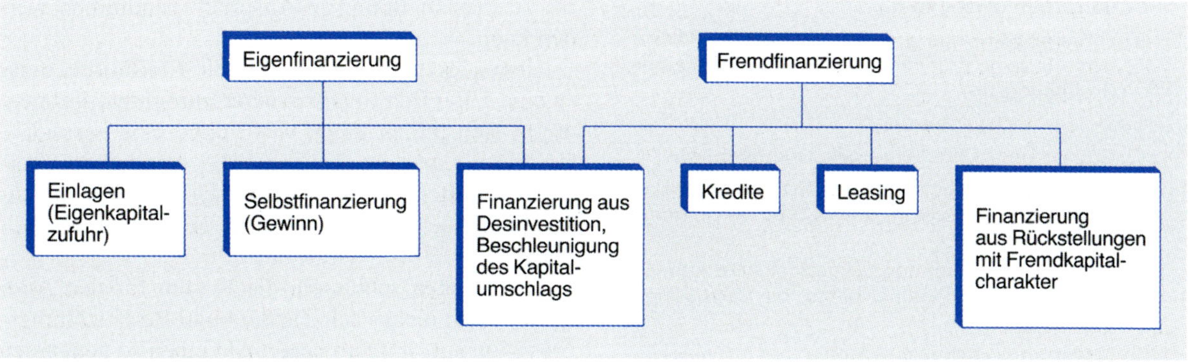

Abb. 9.6-1: Finanzierungsarten

dessen für andere Finanzierungszwecke verwendbar.

Beispiel:

Eine EDV-Anlage hat eine Nutzungsdauer von 5 Jahren; sie kostet 10000 €. Es ergibt sich eine lineare Abschreibung pro Jahr von 2000 €.

Es wird unterstellt, dass die EDV-Anlage 5 Jahre lang gleichmäßige Leistungen abgibt. Damit kann der Unternehmer im Jahr 1 die im Absatzpreis verrechneten und verdienten Abschreibungen in Höhe von 2000 € noch 4 Jahre für andere Zwecke, im Jahre 2 die nächsten 2000 € für 3 Jahre usw. verwenden.

Bei der Finanzierung durch die Beschleunigung des **Kapitalumschlages** werden keine zusätzlichen Finanzierungsmittel beschafft. Der Apotheker setzt seine im Warenlager gebundenen Mittel für weitere Neuanschaffungen schneller wieder frei.

Fremdfinanzierung

Neben der Eigenfinanzierung ist die Kreditfinanzierung die wichtigste Finanzierungsart. Wenngleich die Unterkapitalisierung der deutschen Wirtschaft in diesem Ausmaß für den Berufsstand der Apotheker nicht typisch ist, sind immer mehr junge Apotheker, die nicht traditionsgemäß die Familienapotheke fortführen, bei Neugründungen auf beträchtliche Kreditfinanzierungen angewiesen. Man kann die Arten der Fremdfinanzierung nach den folgenden Kriterien systematisieren:

Nach der Herkunft des Kapitals in

- ☐ Bankkredite,
- ☐ Lieferantenkredite,
- ☐ Kredite von Privatpersonen,
- ☐ Kredite von Versicherungen,
- ☐ öffentliche Kreditprogramme.

Nach der rechtlichen Sicherung in

- ☐ Schuldrechtliche Sicherung
  - ☐ Bürgschaft (Avalkredite).
  - ☐ Forderungsabtretung (Zession). (Der Apotheker tritt z. B. seine Krankenkassenforderung an einen Großhandel ab).
- ☐ Sachenrechtliche Sicherung
  - ☐ Grundpfandrechte (Hypothek, Grundschuld).
  - ☐ Pfandrechte an beweglichen Sachen (Apotheker verliert die Verfügungsgewalt über verpfändete Wirtschaftgüter).
  - ☐ Sicherungsübereignung (Gläubiger wird zum Eigentümer, der Schuldner behält die Verfügungsgewalt)
  - ☐ Eigentumsvorbehalt (s. S. 689).

Nach der Dauer der Kapitalüberlassung in

- ☐ kurzfristige Kredite bis zu einem Jahr,
- ☐ mittelfristige Kredite bis zu vier Jahren,
- ☐ langfristige Kredite über vier Jahre.

Kurzfristige Kreditfinanzierung

Kontokorrentkredit

Diese Kreditart dient dem Apotheker in der Regel zur Überbrückung von kurzfristigen, meist saisonal bedingten Finanzierungsengpässen. Dazu zählt z. B. die Zwischenfinanzierung der Wareneinkäufe für den Zeitraum „letztmögliche Frist für einen Skontoabzug gegenüber dem Großhandel“ bis zur „Realisierung des Umsatzerlöses durch Warenverkauf“. Aber auch unvorhergesehene Geschäftsvorfälle, die des sofortigen Kapitaleinsatzes bedürfen, z. B. dringend notwendige Reparaturen, lassen sich durch einen Kontokorrentkredit abdecken.

Wie bereits an anderer Stelle erläutert, eignet sich die Kontokorrentlinie, sofern nicht zu knapp bemessen, auch als kostengünstige Liquiditätsreserve. Das Kontokorrentkonto ist das klassische Geschäftskonto des Unternehmers.

Der große Vorteil des Kontokorrentkredits ist die Zinsbelastung nach der Inanspruchnahme des Kontokorrents. Die Bank räumt dem Apotheker im Rahmen einer besonderen **Kreditvereinbarung** eine Kreditlinie ein, bis zu der er jederzeit verfügen kann. Sobald der Apotheker wieder liquide ist, kann er den Kredit ganz oder teilweise zurückzahlen. Die Zinsbelastung vermindert sich entsprechend. Daher auch der Begriff „Kontokorrent“, der als Kredit in „laufender Rechnung“ zu übersetzen ist. Sollte sich einmal ein Haben-Saldo, d. h., eine Forderung an die Bank im Rahmen des Kontokorrents ergeben, verzinst die Bank sogar diesen Betrag, wenn auch zu einem sehr niedrigen Satz.

Für die Kreditlinie verlangt die Bank in Einzelfällen eine **Bereitstellungsprovision**. Die Bank begründet diese Zusatzkosten damit, dass sie jederzeit bis zu diesem Betrag in Anspruch genommen werden kann.

Überschreitet der Apotheker die Kreditlinie, muss er eine **Überziehungsprovision** entrichten. Letztere ergibt sich immer dann, wenn ohne eine besondere Kreditvereinbarung das Konto des Apothekers überzogen wurde; der Kostenunterschied zwischen einem Überziehungs- und einem Kontokorrentkredit liegt bei ca. 3 bis 5 % pro Jahr.

Die Banken schlüsseln die Kosten für den Apotheker nicht mehr nach Zinssatz und Bereitstellungsprovision auf, sondern berechnen einen so genannten „Nettozinssatz“. Er wird durch Bonität und Verhandlungsgeschick des Apothekers beeinflusst und kann je nach Bank und Bankkunden bis zu 3 % variieren. Der Zinssatz ist Verhandlungssache. Insbesondere bei rückläufigen Marktzinsen sollte der Apotheker von sich aus auf eine entsprechende Reduktion der Zinsbelastung hinwirken. Der Kontokorrentkredit kann sogar deutliche Kostenvorteile gegenüber anderen Kreditalternativen haben.

Beispiel:
Ein Apotheker nimmt jeweils am 10. eines Monats einen Kontokorrentkredit mit einer Nettoverzinsung von 9 % pro Jahr in Anspruch, um die Großhandelslieferung zum ersten Skontotermin zu bezahlen. Am 15. des Monats gehen die Umsatzerlöse in der Apotheke durch Überweisung der Rezeptabrechnungsstelle ein. Damit beträgt die jährliche Gesamtbelastung aus dem Kontokorrent (zur Vereinfachung wird ein Nettozinssatz unterstellt): 9 % : 6 (Inanspruchnahme nur 1/6 in jedem Monat) = 1,5 % pro Jahr.

Die Quartalsabrechnung für einen Kontokorrentkredit über 40 000 € sieht bei einem Sollzinssatz von 6 % pro Jahr wie folgt aus:

Sollzinsen	600 €
Kreditprovision	200 €
Umsatzprovision	100 €
Gesamtkreditkosten	900 €

Der Effektivzins lässt sich mit nachstehender Formel errechnen:

$$\text{Effektivzins} = \frac{\text{Gesamtkreditkosten (€)}}{\text{Sollzinsen (€)}} \cdot \text{Sollzinssatz}$$

$$= \frac{900\,€}{600\,€} \cdot 6\,\% = \mathbf{9{,}0\,\%}$$

Lieferantenkredit

Im Gegensatz zu Bankkrediten wird der Lieferantenkredit in der Regel nicht zwischen den Geschäftspartnern gesondert vereinbart. Er entsteht dadurch, dass der Käufer einer gelieferten Ware den auf der Rechnung vermerkten Skontotermin verstreichen lässt. Durch „schlüssiges Handeln“, d. h., durch die Unterlassung der Zahlung des geschuldeten Geldbetrages zum Skontotermin, verliert der Schuldner die Berechtigung, seine Verbindlichkeit um den Skontobetrag vermindern zu dürfen. Er erkauft sich diesen Nachteil durch den vermeintlichen Vorteil, erst zu einem späteren, auf der Rechnung ebenfalls vermerkten Zeitpunkt (meist nach zwei weiteren Wochen) zahlen zu müssen.

Die pharmazeutischen Großhandelsunternehmen bieten den Apothekern sehr günstige Zahlungsbedingungen (Abb. 9.6-2): Z. B. Zahlung bis zum 15. des Folgemonats 1,5 % Skonto, Zahlungsziel netto bis zum 30. des Folgemonats. Da der Großhandel in der Regel Monatsrechnungen stellt, ergibt sich folglich, dass dem Apotheker für eine am 1. eines Monats bestellte Ware ein zinsloser Kredit von 45 Tagen (bis zum Skontotermin) eingeräumt wird, für die am Monatsultimo bestellte Ware immer noch eine Valuta von 15 Tagen. Für diese kostenlose Kreditierung verlangt der Großhandel zur Rationalisierung und Erleichterung der Zahlungsabwicklung lediglich von seinen Kunden Bankeinzug.

Nachteilig wird allerdings die Kostensituation für den Apotheker, wenn er den Skontotermin verstreichen lässt. Der Skonto ist ein Anreiz für die pünktliche Zahlungsweise. Im Falle der Nichtausnutzung dieses finanziellen Anreizes zählt der Lieferantenkredit zu den teuersten Kreditarten überhaupt. Der Skontosatz ist nämlich kein Jahreszinssatz, sondern bezieht sich nur auf den in der Regel sehr kurzen Zeitraum zwischen letztmöglicher Skontofrist und Zahlungsziel am Monatsende. Der Mehraufwand bei Nichtinanspruchnahme des Skontoabzuges errechnet sich z. B. wie folgt:

$$\text{Effektive Kostenbelastung} = \frac{1{,}5\,\% \cdot 360\,\text{Tage}}{30\,\text{Tage} - 15\,\text{Tage}} = \mathbf{36\,\%}$$

Je höher der Skonto, um so kürzer das Lieferantenziel, um so lohnender ist es, den Skonto auszunutzen. Durch Inanspruchnahme eines Kontokorrent-

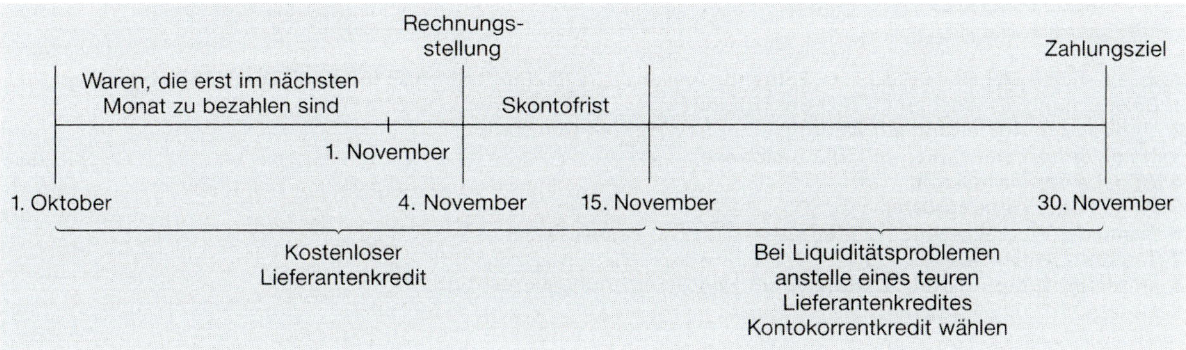

Abb. 9.6.2: Ablauf eines Lieferantenkredites

kredits als Zwischenfinanzierung spart der Apotheker je nach Skontofrist erhebliche Zinsaufwendungen.

Wechselkredit

Nur eine geringe Bedeutung hat als Finanzierungsinstrument der Wechselkredit. Aufgrund der besonderen Haftungsproblematik für alle Wechselbeteiligten kommt er lediglich für Kreditnehmer erster Bonität in Frage. Mit Abschaffung der Rediskontkontingente und des Rediskontsatzes der Deutschen Bundesbank eignet sich der Wechselkredit nur noch als kurzfristiges Sicherheitsinstrument für den Gläubiger. Insbesondere erhält er einen schnellen Rechtstitel bei einem säumigen Schuldner.

Grundlage einer Kreditaufnahme ist üblicherweise ein Handelsgeschäft, wie z. B. die Grundausstattung des Warenlagers bei Apothekeneröffnung. Der Wechselkredit kommt durch die Zahlungsanweisung eines Gläubigers (Wechselaussteller) an seinen Schuldner (Wechselbezogener) zustande, zu einem bestimmten Termin (in der Regel 90 bis 180 Tage) bei Vorlage des Wechselpapiers die geschuldete Summe zu entrichten (Abb. 9.6-3). Bis zur Annahme durch den Schuldner bezeichnet man den Wechsel als Tratte, danach als Akzept. Die Annahme erfolgt durch Unterschrift, quer links auf die Vorderseite des Wechselpapiers (Abb. 9.6-4). Durch

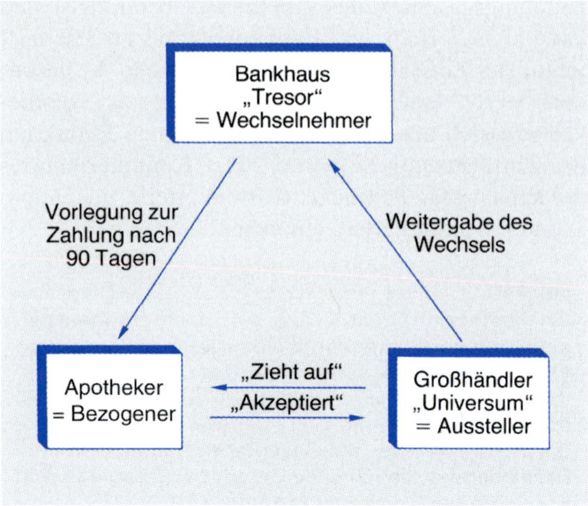

Abb. 9.6-3: Die am Wechselkredit Beteiligten

seine Unterschrift übernimmt der Apotheker, sofern Wechselschuldner, eine wechselrechtliche Zahlungsverpflichtung.

Zentralbankfähiger Wechsel

Der Aussteller, der den Wechsel nach Akzept vom Bezogenen anstelle einer Zahlung zurückerhält, hat insgesamt drei Möglichkeiten, mit dem Wechsel zu verfahren:

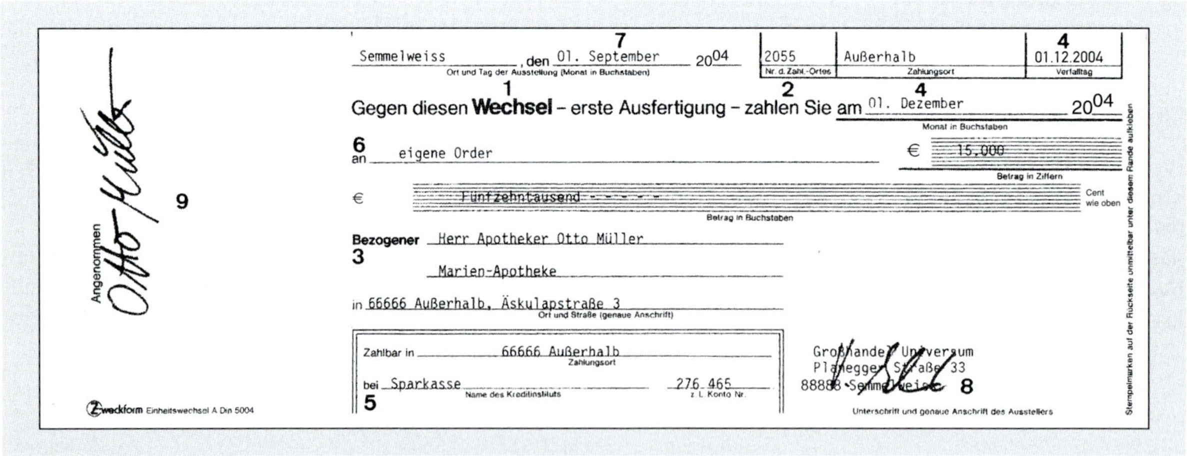

Abb. 9.6-4: Beispiel eines Wechsels. Folgende wesentliche Bestandteile sind für einen Wechsel notwendig:

1 Bezeichnung als Wechsel im Text der Urkunde
2 Unbedingte Anweisung zur Zahlung einer bestimmten Geldsumme
3 Name dessen, der zahlen soll (der Bezogene)
4 Angabe der Verfallszeit
5 Angabe des Zahlungsortes
6 Name des Wechselnehmers* (Remittent) oder an eigene Order
7 Tag und Ort der Ausstellung
8 Unterschrift des Ausstellers (Adresse und Unterzeichnungsberechtigte**)
9 Unterschrift des Akzeptanten.

* Wenn „an Order" ausgestellt, wird der Wechselnehmer, z. B. Bankhaus Tresor, auf der Rückseite des Wechselpapiers vermerkt.
** Bei allen Kapitalgesellschaften zwei zeichnungsberechtigte Unterschriften.

- ☐ Er kann den Wechsel bis zum Fälligkeitstag als Forderungsurkunde in seinem Portefeuille halten („an eigene Order").
- ☐ Er kann ihn zur Begleichung seiner eigenen Verbindlichkeiten an einen Dritten, z.B. die Industrie, weiterreichen („an Order Firma XY").
- ☐ Er kann ihn seiner Bank als Europäische-Zentralbankfähige Sicherheit (Pfand) weiterleiten. Der EZB-Kredit wird den Kreditinstituten nur noch zu geldmarktnahen Sätzen zur Verfügung gestellt.

Die Europäische Zentralbank nimmt Wechsel nur entgegen, wenn folgende Voraussetzungen erfüllt sind:

- ☐ Handelswechsel
- ☐ Zwei erstklassige Unterschriften, z.B. erfolgreicher Großhandel, erfolgreiche Apotheke, Bank, die die Kreditwürdigkeit der Beteiligten garantieren
- ☐ Restlaufzeit maximal 180 Tage

Der Gedanke, den Handelswechsel gegenüber dem Finanzierungswechsel als Finanzierungsinstrument zu bevorzugen, liegt darin begründet, dass ein an ein Warengeschäft gekoppelter Wechsel für die Rückzahlung des Kredits ein größeres Maß an Sicherheit gewährleistet. Denn normalerweise dient der Handelswechsel als Finanzierungsinstrument nur zur Überbrückung der Zeit vom Wareneinkauf bis zum Umsatz. Finanzierungswechsel wurden dagegen in der Vergangenheit des öftern zu unkontrollierbaren, künstlichen Finanztransaktionen missbraucht.

Wechselübertragung

Den Wechsel kann der Gläubiger an einen Dritten, den Wechselnehmer (üblicherweise eine Bank), weiterverkaufen. Die Wechselübertragung wird durch ein Übertragungsvermerk, das so genannte „Indossament", auf der Rückseite des Wechsels vollzogen. Der Wechsel kann bis zum Verfallstag beliebig oft weitergereicht werden. Der letzte Inhaber präsentiert den Wechsel dem Bezogenen am Verfalltag. Wechselschulden sind „Holschulden". Zur Zahlung muss der Wechsel grundsätzlich beim Bezogenen vorgelegt werden. In der Regel wird allerdings die Hausbank des Schuldners als Zahlungsstelle angegeben.

Wechselprolongation

Der Aussteller oder Wechselnehmer kann den Wechsel bei Bedarf auch prolongieren, d.h., die Laufzeit des Wechsels wird verlängert. In der Regel stellt man dabei einen neuen Wechsel mit 180-tägiger Laufzeit aus, um die Zentralbankfähigkeit des Wertpapiers zu erhalten.

Wechselprotest

Löst der Bezogene den Wechsel nicht auf Vorlage am Verfallstag ein und wurde keine Prolongation vereinbart, geht der Wechsel zu Protest. Da alle Indossanten als Gesamtschuldner zusammen mit dem Wechselaussteller dem Wechselinhaber haften, kann der Wechselinhaber von jedem der vor ihm aufgeführten Verpflichteten die Wechselsumme verlangen. Zahlt dieser nicht, so hat der Wechselnehmer die Möglichkeit, „Wechselklage" zu erheben. Sie wird in einem verkürzten (ein bis sieben Tage, je nachdem, ob der Beklagte am Ort des Gerichtes ansässig ist) und vereinfachten Verfahren abgewickelt. Hierin liegt heute noch die herausragende Bedeutung für den Handelswechsel. Der Beklagte kann nur in beschränktem Umfang gerichtliche Einreden geltend machen; sie müssen ausschließlich auf formellen Gründen beruhen. Die Wechselforderung ist von dem zugrunde liegenden Rechtsgeschäft losgelöst. Deshalb scheidet bei der Wechselklage das zugrunde liegende Handelsgeschäft auch als Gegenstand möglicher Einreden aus. Nur die Nichteinhaltung der strengen Formvorschriften, die an das abstrakte Wechselpapier gestellt werden, kann die Zahlungsverpflichtung verhindern. Die unbedingte Haftung jedes Wechselinhabers sowie das spezielle Verfahren der Wechselklage bezeichnet man als „Wechselstrenge", die die besondere Sicherungsfunktion des Wechsels deutlich macht (Abb. 9.6-5).

Für den Wechselverpflichteten empfiehlt es sich, unbedingt zum Fälligkeitstag für die Bereitstellung des Wechselbetrages bei seiner Hausbank (Zahlungsstelle) zu sorgen, da andernfalls die sofortige Zwangsvollstreckung vom Wechselinhaber in die Wege geleitet werden kann. Ein zu Protest gegangener Wechsel schädigt die Kreditwürdigkeit des Akzeptanten auf Jahre hinaus und verschlechtert die Finanzierungsmöglichkeiten drastisch. Der Vorfall wird auch bei allen Kreditauskunfteien, die von den Banken eingerichtet wurden, registriert.

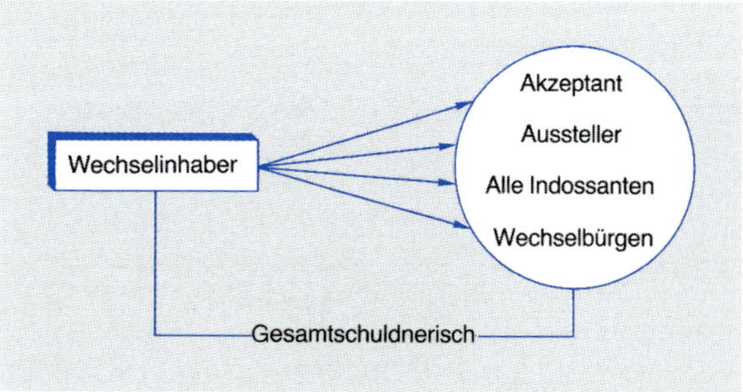

Abb. 9.6-5: Haftung der Wechselverpflichteten gegenüber dem Wechselinhaber

Diskont

Der Aussteller reicht den Wechsel, dessen Wechselsumme über den Warengegenwert lautet, üblicherweise an seine Bank weiter. Als Gegenwert erhält er von der Bank sofort den abgezinsten (diskontierten) Betrag (Warenwert) ausbezahlt. Die Höhe des Wechseldiskonts richtet sich nach den aktuellen Bankzinssätzen. Zusammen mit dem Diskontbetrag des Apothekers erhält der Wechselaussteller vom Apotheker den vollständigen Rechnungswert seiner Lieferung (Abb. 9.6-6).

Beispiel:

Wechselsumme 15 000 €, Diskontsatz inkl. Bankenmarge 8 % pro Jahr; Laufzeit des Wechsels bis zur Fälligkeit 90 Tage.

$$B = W\left(1 - \frac{i}{m \times 100}\right)$$

B Auszahlungsbetrag

W Wechselsumme (= später fälliger Zahlungsbetrag)

i Diskontsatz (%)

$$m = \frac{360}{\text{Laufzeit}}$$

Da der Wechselverpflichtete die Zinsen auf einen höheren Betrag zahlen muss, als er erhalten hat, verteuert sich die Effektivverzinsung wie folgt:

$$i_e = \frac{i_n \cdot W}{B}$$

i_e = Effektivverzinsung in % pro Jahr

i_n = Nominalzinssatz in % pro Jahr

$$i_e = \frac{8\% \times 15000\,€}{14700\,€}$$

i_e = **8,16 %** pro Jahr

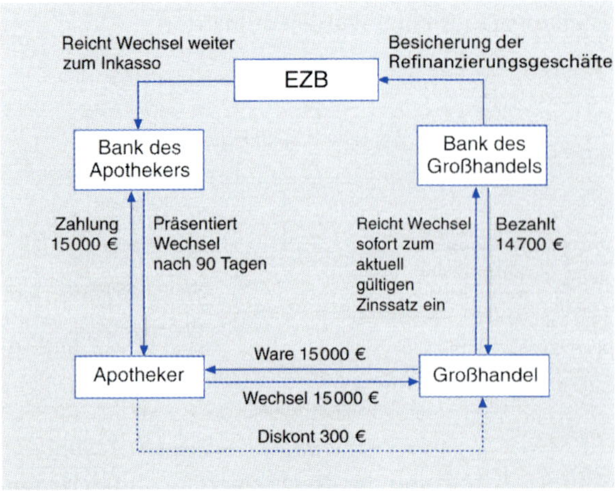

Abb. 9.6-6: Zahlungstechnische Abwicklung eines Wechsels.

Bei dieser Rechnung ist unterstellt worden, dass der Wechselkredit immer wieder zu gleichen Konditionen verlängert (prolongiert) wird. Außerdem verteuert sich der Diskontkredit dadurch, dass die „Zinsen" im Voraus gezahlt werden müssen.

Langfristige Finanzierung

Langfristig im Betrieb gebundenes Vermögen sollte nur mit Kapital finanziert werden, das auch langfristig zur Verfügung steht. Langfristige Kredite haben eine Laufzeit von mindestens 4 Jahren. Da bei dieser Art der Fremdfinanzierung das Risiko für den Kreditgeber besonders hoch ist, werden die Kredite nur gegen entsprechende Sicherheiten vergeben. Im Folgenden wird daher zwischen den geeigneten Finanzierungsalternativen und den Sicherheiten unterschieden (Abb. 9.6-7).

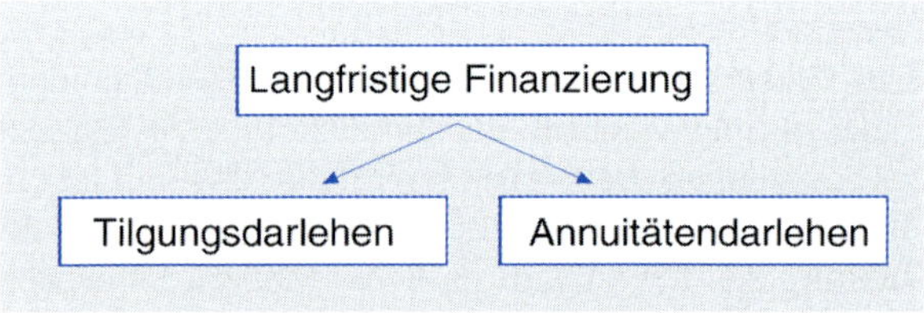

Abb. 9.6-7: Rückzahlungsalternativen

Tilgungsdarlehen

Beim Tilgungsdarlehen (Tab. 9.6-2) bleibt die Tilgungsrate über die gesamte Laufzeit gleich. Die Zinsbelastung nimmt analog zur Tilgung ab. Tilgungsraten, Gesamtbelastung und Laufzeit des Kredits errechnen sich wie folgt:

$$T = \frac{K}{n}$$

$$B = \frac{K + T}{200} \cdot i \cdot n + K$$

T Tilgungsrate (€)

K Darlehenssumme (€)

A_{min} Mindestbetrag der Annuität (€)

A Annuität

n Kreditlaufzeit (Jahre)

B Gesamtbelastung (€)

i Zins (%)

Laufzeit bei gegebener Tilgungsrate:

$$n = \frac{\log\left(\frac{i}{T} + 1\right)}{\log r}$$

$$r = 1 + \frac{i}{100}$$

Tab. 9.6-2: Tilgungsdarlehen

Darlehensbetrag:	200 000,00 €
Zinssatz:	8 % pro Jahr
Laufzeit:	12 Jahre
Tilgungssatz:	16 666,67 €
Verrechnung der Zins- und Tilgungszahlungen	31.12. p. a.

Jahr	Darlehens-betrag (€)	Tilgung (€)	Zinsen (€)	Jahresrate (€)
1.	200 000,00	16 666,67	16 000,00	32 666,67
2.	183 333,33	16 666,67	14 666,66	31 333,33
3.	166 666,67	16 666,67	13 333,34	30 000,00
4.	150 000,00	16 666,67	12 000,00	28 666,67
5.	133 333,33	16 666,67	10 666,66	27 333,34
6.	116 666,67	16 666,67	9 333,33	26 000,00
7.	100 000,00	16 666,67	8 000,00	24 666,67
8.	83 333,33	16 666,67	6 666,67	23 333,34
9.	66 666,67	16 666,67	5 333,33	22 000,00
10.	50 000,00	16 666,67	4 000,00	20 666,66
11.	33 333,33	16 666,67	2 666,67	19 333,34
12.	16 666,67	16 666,67	1 333,33	18 000,00
Gesamt		200 000,00	104 000,00	304 000,00

Tab. 9-6-3: Annuitätendarlehen

Darlehensbetrag:	200 000,00 €
Zinssatz:	8 % pro Jahr
Laufzeit:	12 Jahre
Annuität:	26 539,00 €
Zins- und Tilgungsverrechnung jeweils 31.12. p. a.	

Jahr	Darlehens-betrag (€)	Tilgung (€)	Zinsen (€)	Jahresrate (€)
1.	200 000,00	10 539,00	16 000,00	26 539,00
2.	189 461,00	11 382,12	15 156,88	26 539,00
3.	178 078,88	12 292,69	14 246,31	26 539,00
4.	165 786,19	13 276,11	13 262,89	26 539,00
5.	152 510,08	14 338,19	12 200,81	26 539,00
6.	138 171,89	15 485,25	11 053,75	26 539,00
7.	122 686,64	16 724,07	9 814,93	26 539,00
8.	105 962,57	18 061,99	8 477,01	26 539,00
9.	87 900,58	19 506,95	7 032,05	26 539,00
10.	68 393,63	21 067,51	5 471,49	26 539,00
11.	47 326,12	22 752,91	3 786,09	26 539,00
12.	24 573,09	24 573,15	1 965,85	26 539,00
Gesamt		200 000,00	118 468,00	318 468,00

Annuitätendarlehen

Die Tilgungs- und Zinsbelastung ergibt für jeden Zahlungszeitpunkt eine konstante Summe, d. h., die Annuität (Tab. 9.6-3) ist über die gesamte Darlehenslaufzeit unverändert hoch. Am Anfang überwiegt der Zinsanteil die Tilgungsrate deutlich, am Ende vice versa. Im gleichen Maße, wie die Zinsbelastung fällt, steigen die Tilgungsbeträge. Mit den folgenden Formeln können alle wichtigen Entscheidungsdaten eines Annuitätendarlehens berechnet werden.

$$B = K \cdot n \cdot \frac{i \cdot r^n}{100 \cdot (r^n - 1)}$$

$$A = \frac{K \cdot i \cdot r^n}{100 \cdot (r^n - 1)}$$

$$A_{min} > K \cdot \frac{i}{100}$$

Laufzeit bei gegebener Annuität:

$$n = \frac{\log \dfrac{A}{A - K(r-1)}}{\log r}$$

Kann der Apotheker jährlich nur 20 000 € für den Schuldendienst bereitstellen, sind 20,9 Jahre für die Rückzahlung auf der Basis dieser neuen Annuität notwendig.

Die Gesamtbelastung ist nur deswegen höher, da wegen der anfänglich geringeren Tilgung das Darlehen im Durchschnitt länger zur Verfügung steht.

Je nach Stand der Steuergesetzgebung können auch andere Möglichkeiten vorteilhaft sein, z. B. die Finanzierung über eine Versicherung.

Individueller Tilgungsplan

Der kreditsuchende Unternehmer sollte stets rechtzeitig mit verschiedenen Banken nicht nur über die Effektivverzinsung verhandeln, sondern sich auch einen auf seine Verhältnisse exakt zugeschnittenen Tilgungsplan aufstellen lassen. So kann es vor allem in den ersten Jahren der Selbstständigkeit günstiger sein, Tilgungsfreijahre einzubauen oder zwischenzeitlich verminderte oder verstärkte Tilgungen vorzunehmen.

Staatliche Finanzierungshilfen

Der Apotheker hat, insbesondere in den neuen Bundesländern, die Möglichkeit, auf öffentliche Finanzierungshilfen zuzugreifen, wenn er bestimmte persönliche und sachliche Voraussetzungen erfüllt. So ist z. B. der Verwendungszweck genau vorgeschrieben. Auch sind Finanzierungshilfen der Kreditanstalt für Wiederaufbau, Lastenausgleichsbank, ERP-Kredite etc. nur als Ergänzung erhältlich; der überwiegende Teil der Finanzierung muss bereits anderweitig sichergestellt sein. Banken, über die die Kredite laufen, geben über die aktuellen Kreditprogramme jederzeit detailliert Auskunft.

Grundpfandrechtliche Sicherheiten

Der Kreditnehmer erhält ein langfristiges Darlehen nur, wenn er das Eigentum an einem bebauten oder unbebauten Grundstück besitzt und die grundpfandrechtlichen Belastungsmöglichkeiten noch ausreichend sind.

Grundpfandrechte geben dem Gläubiger der gesicherten Forderung die Möglichkeit, sich Befriedigung aus dem Grundstück zu verschaffen, wenn der Kreditnehmer nicht termingerecht oder vollständig den Kredit zuzüglich Zinsen zurückzahlt. Für die Entstehung eines Grundpfandrechts ist die Eintragung in das Grundbuch beim zuständigen Grundbuchamt erforderlich. Das Grundbuch genießt öffentlichen Glauben; auf eine Eintragung im Grundbuch kann sich jeder berufen, der im guten Glauben auf die Richtigkeit des Grundbuches ein Recht an einem Grundstück erwirbt (§ 873 ff. BGB).

Es gibt zwei grundsätzliche Möglichkeiten grundpfandrechtlicher Sicherung:

- ☐ Die „Hypothek" (§ 1113 ff. BGB) hat streng akzessorischen Charakter, d. h., sie ist vom Bestand der persönlichen Geldforderung abhängig. Sie verwandelt sich automatisch in Höhe des getilgten Darlehens in eine Eigentümergrundschuld. Eine Hypothek kann nicht wiederaufleben; sie steht immer nur mit dem Betrag zu Buche, der dem noch zu tilgenden Darlehenswert entspricht. Die mangelnde Flexibilität bewirkt, dass die Hypothek heute als Sicherheit kaum mehr verwendet wird.
- ☐ Die „Grundschuld" (§ 1191 ff. BGB) ist dagegen nicht an eine bestimmte Forderung gebunden. Als abstraktes Sicherungsmittel bleibt sie auch dann als Sicherheit in voller Höhe erhalten, wenn der Kredit teilweise oder ganz zurückgezahlt wird. Die Grundschuld bietet sich vor allem dann an, wenn immer wieder neue langfristige Kredite eine dauerhafte Sicherheit erfordern. Die Grundschuld erspart in diesem Fall dem Schuldner beträchtliche Gebühren, die wegen der notwendigen Grundbuchänderungen bei einer Hypothek anfallen würden.
  Eine Grundschuld kann auch vom Eigentümer des Grundstückes für sich selbst eingetragen werden (§ 1196 BGB). Die so genannte „Eigentümergrundschuld" wird dann zur Sicherung von Krediten an den Gläubiger abgetreten. Die Bestellung einer Eigentümergrundschuld hat den Vorteil, dass aus dem Grundbuch nicht ersichtlich ist, ob überhaupt, und wenn, bei wem der Kredit aufgenommen wurde. Außerdem vereinfacht dies den Wechsel zu einer anderen Bank.

Beleihungsgrenzen

Die Banken beleihen in der Regel nur einen bestimmten Prozentsatz des beleihungsfähigen Wertes; dieser Wert beträgt in der Regel höchstens 80 % des Objektwertes.

Beispiel:
Die Anschaffungskosten für die Apothekenräume betragen 200 000 €. Die Banken legen als Beleihungswert 80 % von 200 000 € = 160 000 € zugrunde. Aufgrund des Alters der Räume, der Lage und des Gebäudezustandes lautet das Kreditangebot wegen dieser Mängel nur auf 70 % des Beleihungswertes 112 000 €.

Natürlich hängt die Beleihungsgrenze auch von der Rangstelle im Grundbuch ab. Banken sind primär an der ersten Rangstelle und nur, wenn die erste Rangstelle noch ausreichenden Spielraum lässt, an der zweiten Position interessiert. Außerdem zahlt der Kreditnehmer für die zweite Stelle bereits höhere Zinsen.

Effektivverzinsung

Zwei Einflussfaktoren bestimmen grundsätzlich die Effektivverzinsung bei langfristigen Krediten:

- ☐ Eine vom Kreditnehmer mit den Banken gesondert vereinbarte Ausgestaltung der Auszahlung, die üblicherweise aus steuerlichen Gründen vorgenommen wird. Dazu zählt vor allem das Disagio.
- ☐ Die von den Banken verrechneten Gebühren und bestimmte Zeitaspekte in der banktechnischen Abwicklung, die nicht in den unterschiedlichen „anfänglichen effektiven Jahreszins" eingehen, den die Banken ausweisen müssen. Diese Angabe ist zwar gegenüber Vollkaufleuten nicht zwingend notwendig, der Apotheker sollte aber darauf bestehen. Zuvor hatte der Zeitpunkt der Zinszahlung und der Tilgungsverrechnung oft die Vergleichbarkeit der Kreditangebote erschwert und Kreditnehmer auf effektiv teurere Kredite mit optisch günstigem Nominalzins gelenkt.

Nach wie vor können aber Bearbeitungs-, Kreditvermittlungsgebühren, Schätzkosten, Bereitstellungszinsen sowie Teilauszahlungszuschläge den Kredit verteuern, wenn der Apotheker sein Darlehen dem Bedarf entsprechend erst nach und nach abruft (siehe „Im Effektivzins nicht enthalten"). Es ist darauf zu achten, dass die Bank den tatsächlichen Effektivzinssatz nicht dadurch verfälscht, indem sie ein so genanntes Disagiosplitting vornimmt. Hier verrechnet die Bank das Disagio zwar korrekt innerhalb der Zeit der Zinsbindung, verteilt aber die zu Beginn anfallenden Gebühren auf die Gesamtlaufzeit des Kredits, bei Hypothekendarlehen bis zu 30 Jahren.

Im Effektivzins nicht enthalten:

Schätzkosten: Diese werden von den meisten Geldinstituten für die Ermittlung des Beleihungswertes einer Immobilie berechnet. Verlangt werden zwischen 0,1 und 0,5 Prozent der Darlehenssumme.

Bereitstellungszinsen: Sie fallen an, wenn ein zugesagtes Darlehen von der Bank bereitgestellt, aber vom Kunden mit Verzögerung oder nach und nach in Teilbeträgen abgerufen wird. Manche Banken berechnen Bereitstellungszinsen unmittelbar nach der Darlehenszusage, andere erst nach einer Frist von beispielsweise drei oder sechs Monaten. Die Zinsen liegen zwischen 0,1 und 0,3 Prozent pro Monat auf den noch nicht in Anspruch genommenen Kreditbetrag.

Teilauszahlungszuschläge: Solange ein Darlehen noch nicht vollständig ausgezahlt ist, verlangt ein Teil der Geldinstitute für den bereits ausgezahlten Darlehensbetrag einen Zinszuschlag bis zu 1,5 Prozentpunkten.

Kontoführungsgebühren: Bis zu 25 € im Jahr werden für die Führung des Kreditkontos verlangt.

Nichtabnahmegebühren: Wenn der Kunde das Darlehen nach Vertragsschluss nicht in Anspruch nimmt, fordern Geldinstitute oft eine pauschale Entschädigung bis zu drei Prozent der Darlehenssumme. Nach der Rechtsprechung des Bundesgerichtshofes kann der Kunde nur für Schäden zur Kasse gebeten werden, die der Bank durch die Nichtabnahme tatsächlich entstanden sind.

Notar- und Grundbuchkosten: Sie fallen für die Eintragung der Grundschuld in das Grundbuch als Banksicherheit an.

Vorfälligkeitsentschädigung: Sie berechnet die Bank, wenn das Darlehen vor Ablauf der Zinsbindung zurückgezahlt wird.

Zeitpunkt der Zinszahlungen

Mit zunehmender Häufigkeit der Zinszahlungen steigt der Effektivzins.

$$i_e = i_n\left(1 + \frac{i_n \cdot (v-1)}{200 \cdot v}\right)$$

i_e = Effektivzins (%)
i_n = Nominalzinssatz pro Jahr (%)
v = Anzahl der jährlichen Verzinsungsperioden

Bei einem Nominalzinssatz von 8 % (jährliche Zahlungsweise) erhöht sich folglich der Effektivzins bei

- □ halbjährlicher Zahlungsweise um 0,16 %,
- □ vierteljährlicher Zahlungsweise um 0,24 % und
- □ monatlicher Zahlungsweise um 0,32 %.

Mit steigendem Nominalzins wirken sich die Zuschläge stärker aus. Der Effektivzins erhöht sich zusätzlich, wenn die Zinsen nicht zum Ende der jeweiligen Periode, sondern vorschüssig, d.h. vorab, zu zahlen sind.

Disagio

Liegt die Summe der Kreditauszahlung unter dem Rückzahlungsbetrag, handelt es sich um ein Disagio. Ohne Zinsausgleich nimmt die Effektivverzinsung beträchtlich zu, da der Kreditnehmer Zinsen auf eine Kreditsumme zahlen muss, die er gar nicht erhalten hat.

$$i_e = \left(i_n + \frac{\text{Disagio}}{\text{Laufzeit}}\right) \cdot \frac{100}{\text{Auszahlung}}$$

Nehmen wir das Beispiel unseres Tilgungsdarlehens: Zins 8 %, Laufzeit und Zinsfestschreibung: 12 Jahre. Berücksichtigen wir dazu ein Disagio von 9 %, so ergibt sich eine Auszahlung von 91 %.

$$i_e = \left(8 + \frac{9}{12}\right) \cdot \frac{100}{91} = 9{,}62\,\%$$

Je höher das Disagio und je kürzer die Laufzeit und Zinsbindung, um so mehr übersteigt der Effektivzins den Nominalzins. Das Disagio muss allerdings im Rahmen der Betriebsausgaben auf die Kreditlaufzeit verteilt abgeschrieben werden.

Die Bank egalisiert in der Regel den Nachteil der höheren Effektivverzinsung durch eine entsprechende Senkung des Nominalzinssatzes. Dadurch erhält der Apotheker für die Zinsfestschreibungszeit eine niedrigere Zinsbelastung. Im Beispiel beträgt der Nominalzins für die Zeit der Zinsfestschreibung nur noch 6,53 %, wenn der effektive, vereinbarte Zinssatz 8 % betragen soll.

$$i_n = i_e \cdot \frac{\text{Auszahlung}}{100} - \frac{\text{Disagio}}{\text{Laufzeit}}$$

$$i_n = 8 \cdot \frac{91}{100} - \frac{9}{12} = 6{,}53$$

Es lohnt sich in der Regel nicht, insbesondere bei einer relativ kurzfristigen Dauer der Zeit der Zinsfestschreibung, einen „Disagiokredit" vorzeitig zurückzuzahlen; dies würde die Kosten des Kredits drastisch erhöhen, da man den erkauften Zinsvorteil verschenkt. Nur, wenn der Marktzins inzwischen so stark gefallen ist, dass er unterhalb der ermäßigten Kreditzinsen liegt, kann sich eine vorzeitige Rückzahlung lohnen. Dabei muss aber die Vorfälligkeitsentschädigung berücksichtigt werden, die üblicherweise anfällt, wenn dem Kreditnehmer eine vorzeitige Kündigung vertraglich eingeräumt wurde. Bei langfristigen Krediten der Hypothekenbanken und Sparkassen ist die vorzeitige Kündigung ausgeschlossen.

Tilgungsverrechnung

Erfolgen die Tilgungsverrechnung nur jährlich, die Zins- und Tilgungszahlungen aber vierteljährlich oder sogar monatlich, erhöht sich ebenfalls die Effektivverzinsung, denn der Kreditnehmer muss noch Zinsen bis zum Jahresende auf einen Betrag zahlen, den er zum Teil bereits während des Jahres getilgt hat (Tab. 9.6-4).

Tab. 9.6-4: Vergleich des Aufwandes bei unterschiedlicher Tilgungsverrechnung

Monatliche Tilgungsverrechnung				Jährliche Tilgungsverrechnung		
Rate	Zins (€)	Tilgung (€)	Restschuld (€)	Zins (€)	Tilgung (€)	Restschuld (€)
1.	2250,00	250,00	299750,00	2250,00	250,00	299750,00
2.	2231,25	268,75	299481,25	2250,00	250,00	299500,00
3.	2212,50	287,50	299193,75	2250,00	250,00	299250,00
4.	2193,75	306,25	298887,50	2250,00	250,00	299000,00
5.	2175,00	325,00	298562,50	2250,00	250,00	298750,00
6.	2156,25	343,75	298218,75	2250,00	250,00	298500,00
7.	2137,50	362,50	297856,25	2250,00	250,00	298250,00
8.	2118,75	381,25	297475,00	2250,00	250,00	298000,00
9.	2100,00	400,00	297075,00	2250,00	250,00	297750,00
10.	2081,25	418,75	296656,25	2250,00	250,00	297500,00
11.	2062,50	437,50	296218,75	2250,00	250,00	297250,00
12.	2043,75	456,25	295762,50	2250,00	250,00	297000,00
Jahres-abschluss	25762,50	4237,50	295762,50	27000,00	3000,00	297000,00

Beispiel:

Beträgt der Kredit 300000 €, die jährliche Tilgungsrate 1 % (+ersparte Zinsen) und der Zinssatz 9 %, unterscheiden sich bei monatlicher Zahlungsweise die korrekte Tilgungsverrechnung und die nicht akzeptable jährliche Tilgungsverrechnung bereits nach dem 1. Jahr (Tab. 9.6-4). Bereits im ersten Jahr konnten im Fall der monatlichen Tilgungsverrechnung 1237,50 € mehr getilgt werden. Bei einer Kreditlaufzeit von 23 Jahren würde die Berechnungsmethode der nicht akzeptablen Lösung zu einer Verlängerung der Kreditlaufzeit von 4 Jahren führen und dadurch eine Zinsmehrbelastung von 10670 € bewirken.

Ein Vergleich des Effektivzinses zwischen verschiedenen Banken macht nur unter gleichen Ausgangsbedingungen Sinn, d. h. gleiche Laufzeit, Disagio, Zins- und Tilgungsverrechnung, Berücksichtigung der Zusatzkosten etc. Dies ist in der Praxis oft nicht möglich. Dennoch sollte der Apotheker die Einflussfaktoren auf seine Zinsbelastung kennen, um in jedem Fall ein günstiges Angebot der von ihm befragten Banken zu erlangen (Tab. 9.6-5).

Avalkredit

Der Avalkredit ist eine Kreditleihe. Ein Avalkredit liegt vor, wenn in der Regel ein Kreditinstitut für die Verbindlichkeiten eines Kunden eine Bürgschaft übernimmt. Der Bürge setzt keine finanziellen Mittel ein, sondern stellt lediglich seine Bonität dem Schuldner zur Verfügung. Die Bürgschaft ist vom Bestehen und Umfang der Hauptschuld abhängig. Der Bürgschaftsvertrag wird zwischen dem Gläubiger und dem Bürgen geschlossen.

Die Bürgschaft wird in der Regel „selbstschuldnerisch“ und als Höchstbetragsbürgschaft vereinbart, d. h., dem Bürgen steht keine Einrede der Vorausklage (§ 349 HGB) zu: Der Avalbegünstigte (Kreditgeber) kann sich bei Zahlungsverzug des Schuldners (Avalkreditnehmer) sofort an den Bürgen wenden, ohne zuvor Klage gegen den Hauptschuldner erhe-

Tab. 9-6-5: Gleiche Kreditkonditionen – unterschiedliche Effektivzinsen

Posten	Bank A	Bank B	Bank C	Bank D
Darlehensbetrag	100000 €	100000 €	100000 €	100000 €
Disagio	3 %	2,5 %	1,5 %	0,5 %
Bearbeitungsgebühr	keine	keine	1,0 %	2,0 %
Schätzkosten	keine	0,5 %	0,5 %	0,5 %
Auszahlungsbetrag nach Abzug aller Kosten	97000 €	97000 €	97000 €	97000 €
Nominalzins	7 %	7 %	7 %	7 %
Tilgung	2 %	2 %	2 %	2 %
Ratenhöhe pro Monat	750 €	750 €	750 €	750 €
Zinsbindung	3 Jahre	3 Jahre	3 Jahre	3 Jahre
Restschuld am Ende der Zinsbindung	93345 €	93345 €	93345 €	93345 €
Effektivzins*	8,48 %	8,27 %	7,96 %**	7,65 %**

* Effektivzins laut Preisangabenverordnung bei monatlicher Zins- und Tilgungsverrechnung.
** Bei Verrechnung der Bearbeitungsgebühr proportional zur Restschuld über die Gesamtlaufzeit von 22 Jahren und 7 Monaten. Wird die Bearbeitungsgebühr bis zum Ende der Zinsbindung verrechnet, beträgt der Effektivzins wie bei Bank B 8,27 Prozent.

ben zu müssen. Es empfiehlt sich, die Bürgschaftsvereinbarung aus Beweisgründen schriftlich zu treffen, obwohl nach § 350 HGB für Kaufleute auch die mündliche Bürgschaft zulässig ist. Für die Kreditleihe berechnet die Bank eine Avalprovision, deren Höhe vom Bürgschaftsbetrag, von sonstigen Kreditsicherheiten, von der Laufzeit und Bonität des Avalkreditnehmers abhängt. Sie schwankt in der Regel zwischen 0,5 und 2,0 % pro Jahr.

Leasing, eine Finanzierungsalternative

Rund 18 % des Investitionsvolumens in Deutschland finanzieren heute Leasinggesellschaften. Insbesondere die steuerlichen Vorteile des Leasings und die kundenoptionale Ausgestaltungsmöglichkeiten eines Leasingvertrages haben dieser Finanzierungsalternative inzwischen einen gewichtigen Stellenwert im Finanzinstrumentarium verschafft.

Leasinggesellschaften sind Finanzierungsinstitute, die einzelne Wirtschaftsgüter des Anlagevermögens, wie z. B. Schreibtische, Pkw, EDV-Anlagen, Berufskleidung bis hin zu kompletten Produktionsanlagen und Gebäuden, gegen eine monatliche „Miete", die Leasingrate, zur Verfügung stellen. An einigen der rund 800 Leasinggesellschaften sind auch Banken beteiligt.

Ob sich Leasing allerdings für die Apotheke lohnt, hängt davon ab, wie die betriebswirtschaftlichen und steuerlichen Effekte, die durch die vollständige Abzugsfähigkeit der Leasingrate entstehen, die Nachteile der höheren Kosten kompensieren können. Bei Leasing fällt keine Gewerbesteuer an. Während nämlich die Dauerschuldzinsen einer herkömmlichen Finanzierung zu 50 % beim Gewerbeertrag wieder hinzugerechnet werden müssen, ist dies beim Leasing nicht der Fall.

Nach dem Verpflichtungscharakter des Leasingvertrages lassen sich zwei grundsätzliche Ausgestaltungsformen unterscheiden:

- ☐ Operating-Leasing
- ☐ Financial-Leasing

Im Rahmen des **Operating-Leasings** können die Verträge von den Vertragspartnern jederzeit nach Einhaltung gewisser Grundmietzeiten gekündigt werden. Bei den Operating-Leasingverträgen handelt es sich um normale Mietverträge im Sinne des BGB. Die Leasinggesellschaft trägt beim Operating-Leasing das Investitionsrisiko; der „Vermieter" verantwortet also das Risiko des zufälligen Untergangs und der Entwertung durch technischen Fortschritt.

Die Leasinggesellschaft muss sich in der Regel bemühen, das Objekt mehrmals zu vermieten, bis sich die Anschaffungskosten amortisiert haben. Folglich kommen beim Operating-Leasing auch nur allgemein verwendbare Wirtschaftsgüter infrage, nicht etwa Spezialanfertigungen für einen einzelnen Kunden.

Beim Operating-Leasing kann sich der Leasingnehmer das entsprechende Investitionsobjekt vom Leasinggeber nach Ablauf der Grundmietzeit durch ein technisch moderneres Wirtschaftsgut austauschen lassen. Für die Apotheke bietet sich das Operating-Leasing bei hochwertigen technischen Anlagen, z. B. EDV-Ausstattung und beim Firmenwagen an.

Pkw-Leasing zählt zu den gefragten Finanzierungsmethoden beim Operating-Leasing (Anteil ca. 40 % am gesamten Leasingvolumen). Allerdings muss der Leasingnehmer eine Vollkaskoversicherung abschließen, eine Sonderzahlung (entspricht der üblichen Entwertung bei Neufahrzeugen), die Kfz-Steuer entrichten und sämtliche vom Hersteller vorgeschriebenen Inspektionen vornehmen lassen. Er muss sich auch selbst um die Garantieansprüche beim Vertragshändler des Autoherstellers kümmern. Kann der Wagen wegen einer nicht fremdverschuldeten Reparatur, z. B. Herstellerfehler, nicht genutzt werden, darf der Leasingnehmer die Leasingrate nicht kürzen.

Ob Leasing für die Apotheke infrage kommt, wird vor allem über den Preis entschieden. Häufig zeigt sich Leasing gegenüber den herkömmlichen Finanzierungsformen als teurer. Betriebswirtschaftlich erweist sich die Leasingfinanzierung trotzdem als vorteilhaft, wenn

- ☐ ein Unternehmer nicht über eine ausreichende Liquidität zur Finanzierung einer anstehenden Investition verfügt und deshalb eine höhere Gesamtbelastung vorzieht, die sich aber auf mehrere Jahre verteilt,
- ☐ die Leasinggebühr auf Basis eines langfristig niedrigen Zinssatzes und aufgrund eines marktgerechten Restwertes kalkuliert wird, z. B. Wiederverkaufswert des Kfz,
- ☐ steuerliche Vorteile voll genutzt werden können (keine zusätzlichen Dauerschuldzinsen, so dass keine zusätzliche Gewerbesteuer anfällt).

Während der Vertragsdauer von 40 % bis 90 % der steuerlichen Nutzungsdauer hat der Leasingnehmer grundsätzlich kein Kündigungsrecht, der Leasinggeber dagegen dann sogar fristlos, sobald der Kunde mit zwei Raten in Verzug gerät. Ist der Leasingnehmer am Ende der Vertragszeit weniger Kilometer gefahren als vertraglich zugestanden, erhält er deutlich weniger pro nicht genutzten Kilometern gutgeschrieben als er bei Überschreitung pro km nachzahlen muss. In der Regel lohnt sich Leasing vor allem im Fall des so genannten Null-Leasing (Sonderzahlung + Leasingraten + Restwert = Anschaffungspreis), das zumeist nur bei Fahrzeugen angeboten wird, die unter Absatzproblemen leiden bzw. wenn die monatliche Belastung bei alternativen Finanzierungskosten zu hoch ist.

Beim **Financial-Leasing** muss der Leasingnehmer das Investitionsrisiko selbst tragen. Neben den Reparatur- und Instandhaltungskosten entfallen auf ihn auch die Risiken des Untergangs oder der Verschlechterung des Leasinggegenstandes. Außerdem wird eine feste, in der Regel langfristige Grundmietzeit vereinbart, innerhalb der der Vertrag unkündbar ist. In dieser Zeit amortisiert sich das finanzierte Objekt für die Leasinggesellschaft vollständig. Das Financial-Leasing eignet sich z. B. zur Finanzierung einer Apothekeneinrichtung.

Für den Leasingnehmer sind die gezahlten Leasingraten abzugsfähiger Aufwand. Bilanziert wird das geleaste Vermögen in der Bilanz der Leasinggesellschaft. Nach Ablauf des Vertrages besteht die Möglichkeit, die geleaste Anlage zu einem vorher vereinbarten Preis vom Leasinggeber zu übernehmen oder weiter zu „mieten" (Option auf Kauf- oder Mietverlängerung).

Die Vertragstypen

Der Vollamortisationsvertrag. Bei einem Vollamortisationsvertrag bezahlt der Leasingnehmer während der Vertragsdauer mit seinen Mietraten die Anschaffungskosten des Objektes zuzüglich der vom Leasinggeber kalkulierten Kosten. Dazu gehören neben den Zinsen alle durch das Leasing entstehenden Nebenkosten und der Gewinn. Während der Vertragslaufzeit ist der Vollamortisationsvertrag grundsätzlich unkündbar.

Die Vertragslaufzeit muss aus steuerlichen Gründen zwischen 40 und 90 Prozent der betrieblichen Nutzungsdauer des Leasingobjektes betragen: Nur bei diesem Vertragstyp kann die Leasinggesellschaft dem Leasingnehmer eine Kaufoption einräumen. Dabei darf der Kaufpreis nicht unter dem Restbuchwert liegen, es sei denn, der Marktwert ist niedriger.

Der Teilamortisationsvertrag. Die Vertragsbedingungen des Teilamortisationsvertrages sehen vor, dass der Leasingnehmer während der unkündbaren Grundmietzeit nicht die gesamten Kosten des Leasinggebers deckt, sondern nur einen Teil davon. Indessen zeigt die Erfahrung: Meist sichern sich die Leasinggesellschaften vertraglich so ab, dass der Leasingnehmer das Verwertungsrisiko allein trägt. Dies ist in der Regel dann der Fall, wenn das Mietobjekt nicht leicht verwertbar ist.

Auch beim Teilamortisationsvertrag muss die Mindestvertragsdauer 40 Prozent der betrieblichen Nutzungsdauer des Mietobjektes betragen. Die Obergrenze liegt bei 90 Prozent der Abschreibungsdauer der durch die AfA-Tabelle bestimmten Nutzungsdauer.

Der gleiche Vertragstyp kann hier zu unterschiedlichen wirtschaftlichen Ergebnissen führen, die jeweils vom Verwertungsrisiko abhängen. Deshalb unterscheidet man:

- ☐ **Vertrag mit fixem Restwert und Rückgabepflicht:** Hier trägt die Leasinggesellschaft das volle Restwertrisiko. Dieser Vertrag schafft dem Leasingnehmer eine zuverlässige Kalkulationsgrundlage. Allerdings setzt der Leasinggeber auf der anderen Seite so niedrige Restwerte fest, dass er kaum ein Risiko übernimmt und am Vertragsende seinen Profit sicherstellen kann.
- ☐ **Vertrag mit offenem Restwert:** Hier trägt der Leasingnehmer das Verwertungsrisiko. Der Leasingnehmer muss im Falle, dass das Objekt, z. B. bei Kfz-Leasing, nur einen geringeren Verkaufswert erzielt als ursprünglich vereinbart wurde, die vollständige Differenz zahlen. Ist der Erlös größer, bekommt er andererseits nur 75 % erstattet.

9.6.6 Modalitäten des Zahlungsverkehrs

Beeinflusst wird die Höhe des Kapitalbedarfs auch von den Zahlungsmodalitäten. Je nach Zahlungsform lässt sich der Zahlungszeitpunkt mehr oder weniger autonom bestimmen. Während eine Überweisung dann erfolgt, wenn sie der Zahlungspflichtige ausführt, bestimmt bei der Einzugsermächtigung der Einziehende den Zahlungszeitpunkt. Im bargeldlosen Zahlungsverkehr haben die Banken Verfahren entwickelt, die die Kunden organisatorisch entlasten und Ertragsbestandteile, z. B. Skonto, sichern helfen. Im Folgenden werden die zu bestimmten Zeitpunkten regelmäßig wiederkehrenden Zahlungsverpflichtungen und die dafür geschaffenen banküblichen Zahlungsweisen vorgestellt.

Dauerauftrag

Handelt es sich um zu bestimmten Zeitpunkten wiederkehrende Zahlungen in „gleichbleibender" Höhe, z. B. Miete, Gehälter, Versicherungsbeiträge, kann der Apotheker sein Kreditinstitut schriftlich beauftragen, die vereinbarten Beträge zu zahlen. Er muss nun nicht mehr monatlich die Zahlungen eigens veranlassen. Erst bei Änderung des Zahlungsbetrages bzw. -zeitpunktes wird ein neuer Dauerauftrag eingerichtet.

Lastschriftverfahren

Wenn die Zahlungen „nicht" in gleichbleibender Höhe wiederkehren, z. B. Lieferantenrechnungen, alle Rechnungen, die sich nach Verbrauch und Inanspruchnahme bemessen, wie Wasser, Strom, Telefon, bietet sich das Lastschriftverfahren unter Mitwirkung eines Kreditinstitutes an. Entweder beauftragt der Zahlungspflichtige den Zahlungsempfänger durch Erteilung einer **Einzugsermächtigung**, den Betrag von seinem Bankkonto einzuziehen, oder er weist seine Hausbank durch **Abbuchungsauftrag** an, die vom Zahlungsempfänger ausgestellten Lastschriften abzubuchen. Sowohl die Einzugsermächtigung als auch der Abbuchungsauftrag werden schriftlich und widerruflich erteilt. Das Bestehen der Einzugsermächtigung belegt der Zahlungsempfänger auf der eingereichten Lastschrift lediglich durch die Aufschrift „Die Einzugsermächtigung des Zahlungspflichtigen liegt dem Zahlungsempfänger vor". Die beiden Verfahren eröffnen den Beteiligten unterschiedliche Handlungsspielräume. Stellt nämlich der Apotheker, sofern Zahlungspflichtiger, fest, dass der eingezogene Betrag nicht den vertraglichen Vereinbarungen entspricht, dann kann er die Belastung ohne Angabe von Gründen gegenüber der Bank innerhalb von 6 Wochen widerrufen. Damit hat der Apotheker ausreichend Zeit, den eingezogenen Betrag zu kontrollieren. Beim Abbuchungsauftrag besteht dagegen nach Belastung keine derart vereinfachte Regressmöglichkeit. Sobald die Bank aufgrund einer Lastschrift dem Zahlungsempfänger den Betrag gutgeschrieben hat, besteht keine Widerrufsmöglichkeit mehr durch den Zahlungspflichtigen. Er kann nur analog zum Scheckverfahren unmittelbar vor Eintreffen der Lastschrift bei der Bank eine „Lastschriftsperre" veranlassen. Der Abbuchungsauftrag eignet sich daher vor allem für langjährige Geschäftspartner.

Der Zahlungsempfänger erlangt bei diesen Zahlungsweisen liquiditätsmäßige Vorteile, sofern der Zahlungspflichtige darauf achtet, dass sein Konto zum Zahlungszeitpunkt gedeckt ist. Die organisatorischen Vorteile haben Dauerauftrag und Lastschrift zu stark nachgefragten Bankleistungen, gerade im unternehmerischen Finanzbereich, werden lassen.

9.6.7 Mahnverfahren

Zahlt der Schuldner den vereinbarten Betrag nicht fristgerecht, so kann der Gläubiger zunächst versuchen, über das **außergerichtliche** Mahnverfahren zu seinem Geld zu kommen. Üblicherweise schickt er zunächst nur ein allgemein gehaltenes Erinnerungsschreiben. In Verzug gerät der Schuldner erst durch eine rechtswirksame Mahnung. Sie muss bestimmt und eindeutig sein und erkennen lassen, dass das Ausbleiben der Leistung rechtliche Konsequenzen haben wird. Zahlt der Schuldner nicht zur gesetzten Frist, kann der Gläubiger vom Schuldner Ersatz für entstandene Mahnkosten sowie Verzugszinsen verlangen. § 288 BGB legt bei Vertragsbeziehungen zwischen Kaufleuten die Höhe der Vorzugszinsen mit 5 % pro Jahr über dem Basiszinssatz fest. Der Basiszinssatz wird am 1. 1. und 1. 7. zweimal pro Jahr neu festgelegt nach den aktuellen Refinanzierungssätzen der Europäischen Zentralbank (Zinsrechner: www.basiszinssatz.info). Der Gläubiger wird aber immer dann höhere Zinsen in Rechnung stellen, wenn er entsprechende Kreditkosten nachweisen kann, die ihm durch den Zahlungsverzug entstanden sind (Abb. 9.6-8).

Erst nach erfolglosen außergerichtlichen Bemühungen wird der Gläubiger ein gerichtliches Mahnverfahren einleiten. Er wendet sich bei Geldfragen an das für ihn zuständige Amtsgericht. Aus Kostengründen empfiehlt sich zunächst der **Mahnbescheid** (Abb. 9.6-9). Er ist nicht nur um die Hälfte billiger als die gerichtliche Klageerhebung, sondern führt auch in über 80 % der Fälle in der Praxis mangels Widerspruch zu einem rechtskräftigen Titel.

Leistet der Schuldner aufgrund des gerichtlichen Mahnbescheides immer noch nicht, kann der Gläubiger innerhalb von sechs Monaten einen **Vollstreckungsbescheid** beantragen. Sowohl beim Mahn- als auch beim Vollstreckungsbescheid hat der Schuldner eine gesetzliche Widerspruchsfrist von 14 Tagen. Im Falle eines Widerspruchs beginnt ein Zivilprozess, wenn der Gläubiger Klage erhebt. Es wird dann die volle Gerichtsgebühr fällig.

Zuständige Vollstreckungsorgane sind der Gerichtsvollzieher (zuständig für körperliche Sachen) und das Amtsgericht (zuständig für Forderungen und Vermögensrechte). Es erweist sich unter Umständen als ratsam, beim Amtsgericht auch einen Pfändungs- und Überweisungsbeschluss der Lohn- und Gehaltsforderungen des Schuldners gegenüber seinem Arbeitgeber zu beantragen. Im Falle eines Schuldners, der im Angestelltenverhältnis arbeitet, erhält der Gläubiger damit Zugriff auf die häufig einzige Geldquelle. Ein gesetzlich bestimmter Teil des Lohns und Gehalts ist aber je nach Familienstand und Kinderzahl nicht pfändbar (Existenzminimum).

Der rechtskräftige Vollstreckungsbescheid verjährt erst nach 30 Jahren. In diesem Zeitraum kann der nicht vollständig befriedigte Gläubiger erneut die Zwangsvollstreckung einleiten, wenn sich die wirtschaftlichen Verhältnisse des Schuldners gebessert haben.

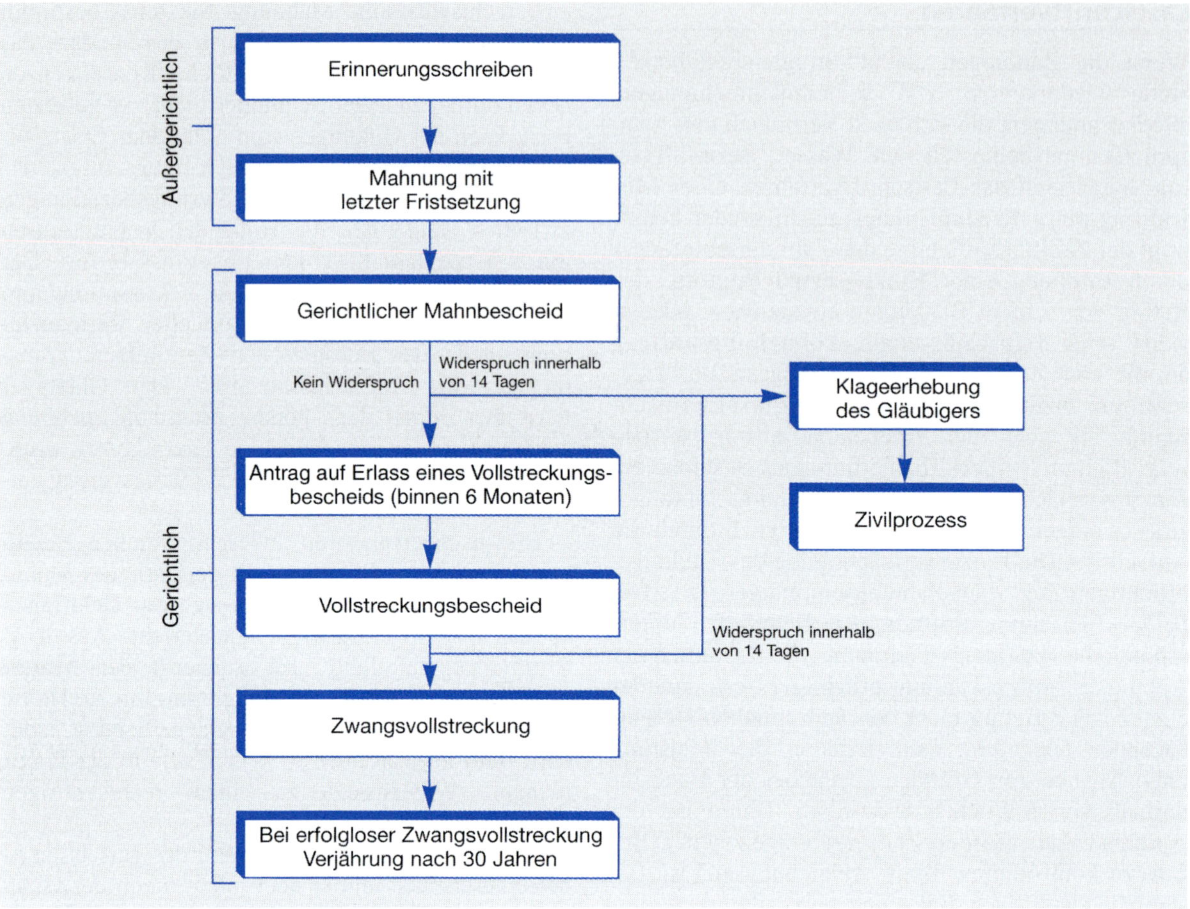

Abb. 9.6-8: Stufen eines Mahnverfahrens

Bei einem außergerichtlichen Mahnverfahren verjährt die Forderung bei Beteiligung von Privatpersonen nach zwei Jahren, zwischen Kaufleuten nach vier Jahren.

9.6.8 Insolvenzordnung

Zum 1.1.1999 wurde das bisherige Konkurs- und Vergleichsrecht durch die **Insolvenzordnung** abgelöst. Ab sofort gibt es nur noch ein einziges Insolvenzverfahren, das entweder als Verbraucher- oder als Unternehmensinsolvenzverfahren abläuft. Ziel ist jeweils eine bestmögliche Befriedigung der Gläubigeransprüche.

Ablauf des Verfahrens bei Unternehmensinsolvenzen:

- ☐ Das Verfahren wird auf Antrag des Schuldners oder eines Gläubigers bei Zahlungsunfähigkeit des Schuldners eröffnet. Bei juristischen Personen ist auch die Überschuldung Eröffnungsgrund.
- ☐ Bei der Eröffnung wird in der Regel ein Insolvenzverwalter bestellt. Das Gericht kann aber auch den Schuldner verfügungsbefugt lassen; der Schuldner wird dann unter die Aufsicht eines Sachwalters gestellt.
- ☐ Spätestens drei Monate nach der Verfahrenseröffnung entscheidet die Gläubigerversammlung auf der Grundlage eines Berichts des Insolvenzverwalters, ob das Unternehmen liquidiert oder mit dem Ziel einer Sanierung fortgeführt wird.
- ☐ Für die Sanierung des Schuldners steht das neue Rechtsinstitut des „Insolvenzplans" zur Verfügung. Der Insolvenzplan kann vom Schuldner oder vom Insolvenzverwalter vorgelegt werden; die Gläubiger stimmen in Gruppen über den Plan ab.
- ☐ Unter Eigentumsvorbehalt gelieferte bewegliche Sachen dürfen während des ersten Verfahrensabschnitts nicht aus dem Unternehmen abgezogen werden. Zur Sicherung übereignete bewegliche Sachen werden vom Insolvenzverwalter verwertet; aus dem Verwertungserlös entnimmt der Verwalter die Kosten der Feststellung der Sicherheiten, die Verwertungskosten und die Umsatzsteuer.

Amtsgericht

Plz, Ort

Geschäftsnummer des Amtsgerichts
Bei Schreiben an das Gericht stets angeben

Mahnbescheid

← Datum des Mahnbescheids

Antragsteller, ges. Vertreter, Prozeßbevollmächtigte(r); Bankverbindung

macht gegen –Sie–

☐ **als Gesamtschuldner**

folgenden Anspruch geltend:

Geschäftszeichen des Antragstellers: ....

Hauptforderung €	Zinsen				
Vorgerichtliche Kosten €	☐ seit dem Tage der Zustellung dieses Mahnbescheids				
Kosten dieses Verfahrens (Summe [1] bis [5]) €	[1] Gerichtskosten €	[2] Auslagen d. Antragst. €	[3] Gebühr d. Prozeßbev. €	[4] Auslagen d. Prozeßbev. €	[5] MWSt. d. Prozeßbev. €
Gesamtbetrag €	**zuzügl. der Zinsen**	Der Anspruch ist nach Erklärung des Antragstellers von einer Gegenleistung ☐ nicht abhängig. ☐ abhängig; diese ist aber bereits erbracht.			

Das Gericht hat nicht geprüft, ob dem Antragsteller der Anspruch zusteht. Es fordert Sie hiermit auf, innerhalb von zwei Wochen seit der Zustellung dieses Bescheids entweder die vorstehend bezeichneten Beträge, soweit Sie den geltend gemachten Anspruch als begründet ansehen, zu begleichen oder dem (oben bezeichneten) **Gericht auf einem Vordruck der beigefügten Art** (s. Hinweis dazu auf der Rückseite) **mitzuteilen, ob und in welchem Umfang Sie dem Anspruch widersprechen.**

Werden die geforderten Beträge nicht beglichen und wird auch nicht Widerspruch erhoben, kann der Antragsteller nach Ablauf der Frist einen Vollstreckungsbescheid erwirken, aus dem er die Zwangsvollstreckung betreiben kann. Ein streitiges Verfahren in Ihrem allgemeinen Gerichtsstand wäre nach Angabe des Antragstellers durchzuführen vor dem

☐ Amtsgericht ☐ Landgericht ☐ Landgericht -Kammer für Handelssachen- in Plz, Ort

An dieses Gericht, dem eine Prüfung seiner Zuständigkeit vorbehalten bleibt, wird die Sache im Falle Ihres Widerspruchs abgegeben.

Ausgefertigt

gez. .... Rechtspfleger

.... Urkundsbeamter der Geschäftsstelle

Form.-Nr. M 510 Mahnbescheid (9537 – III/84)

Beachten Sie bitte die Hinweise auf der Rückseite

Blatt 2: Ausfertigung für Antragsgegner

Abb. 9.6-9: Mahnbescheidformular

- ☐ Im Falle der Liquidation des insolventen Unternehmens werden alle Gläubiger mit der gleichen Quote befriedigt. Die Konkursvorrechte des früheren Rechts entfallen. Die Arbeitnehmer bleiben durch das Insolvenzgeld geschützt, das Lohnausfälle für drei Monate abdeckt. Außerdem müssen die Arbeitnehmer bei einer Betriebsstilllegung regelmäßig Abfindungsleistungen erhalten („Sozialplan").

Das Verbraucherinsolvenzverfahren:

Das Verbraucherinsolvenzverfahren verläuft in drei Stufen:

1. Der Schuldner hat zunächst zu versuchen, innerhalb von 6 Monaten eine außergerichtliche Einigung mit seinen Gläubigern zu erreichen. Unterstützt wird er dabei von einer Schuldnerberatungsstelle, einem Rechtsanwalt, Notar, Steuerberater oder einer vergleichbar geeigneten Person.
2. Misslingt dieser Einigungsversuch, ist innerhalb von 6 Monaten ein Antrag auf Durchführung eines Insolvenzverfahrens und Restschuldbefreiung beim zuständigen Gericht zu stellen. In einem ersten Abschnitt versucht das Gericht nochmals, auf der Grundlage eines vom Schuldner vorgelegten Schuldenbereinigungsplans eine Einigung zwischen Gläubigern und Schuldnern herbeizuführen. Dabei hat es auch die Möglichkeit, die Zustimmung einzelner Gläubiger unter bestimmten Voraussetzungen zu ersetzen, wenn der Plan inhaltlich angemessen ist.
3. Kommt auch der Schuldenbereinigungsplan nicht zustande, wird ein vereinfachtes Insolvenzverfahren durchgeführt. Ein vom Gericht bestellter Treuhändler stellt die Schulden dem noch vorhandenen Vermögen gegenüber. Das Vermögen wird nach eingehender Prüfung auf die berechtigten Gläubiger verteilt. Wenn der Schuldner seine Gläubiger in den folgenden sieben Jahren mit pfändbarem Vermögen bestmöglich befriedigt, wird er von seinen restlichen Verbindlichkeiten befreit.

9.7 Apothekenmarketing

9.7.1 Einführung

Noch bis Ende der 60er Jahre gab es für die Apotheke wenig Anlass, sich intensiver mit Marketingstrategien zu befassen. Das Abgabemonopol für Arzneimittel lenkte den Kundenstrom automatisch in die zumeist konkurrenzlosen Apotheken. Verbrauchermärkte und Drogerieketten hatten ihre Wachstumsphase erst noch vor sich. Die gute Gewinnsituation veranlasste die Apotheker, mehr über einen guten Steuerberater als über Apothekenmarketing nachzudenken.

Durch die Zunahme der Apotheken nach Einführung der Niederlassungsfreiheit im Jahre 1958, durch die Spannenbegrenzung der Arzneimittelpreisverordnung im Jahre 1978, die andauernden Kostendämpfungsmaßnahmen bis hin zum Gesundheitsstrukturgesetz und dem GKV-Modernisierungsgesetz 2003 hat sich die wirtschaftliche Situation für viele Apotheken dramatisch geändert. Sie müssen sich heute mehr denn je um ihre Kundschaft bemühen, um im Markt erfolgreich zu bestehen. Marketing zählt inzwischen zu einem der am häufigsten angebotenen Themen in der Apothekerfortbildung.

Das Marketing liefert aber keine Patentrezepte, die einmal angewendet, die Apotheke auf Erfolgskurs trimmen. Es ersetzt auch nicht das für die Beratung und Überzeugung der Kunden notwendige Fachwissen des Apothekers. Marketing ist vielmehr eine Managementphilosophie, die sich konsequent an den evidenten Erfordernissen und Bedürfnissen der Kunden ausrichtet. Ziel ist es, beim Kunden Präferenzen zu schaffen und durch den gezielten Einsatz der Marketinginstrumente Wettbewerbsvorteile zu erringen. Die Kundenbedürfnisse müssen im Mittelpunkt aller Überlegungen und Aktivitäten stehen, wenn sich der Apotheker seine Stammkundschaft sichern möchte.

3,2 Mio. Patienten pro Tag in den deutschen Apotheken bedeuten pro Jahr über 1 Milliarde Kundenkontakte. Marketing ist deshalb nicht nur etwas für diejenigen Apotheker, die sich mit der Freiwahl in-

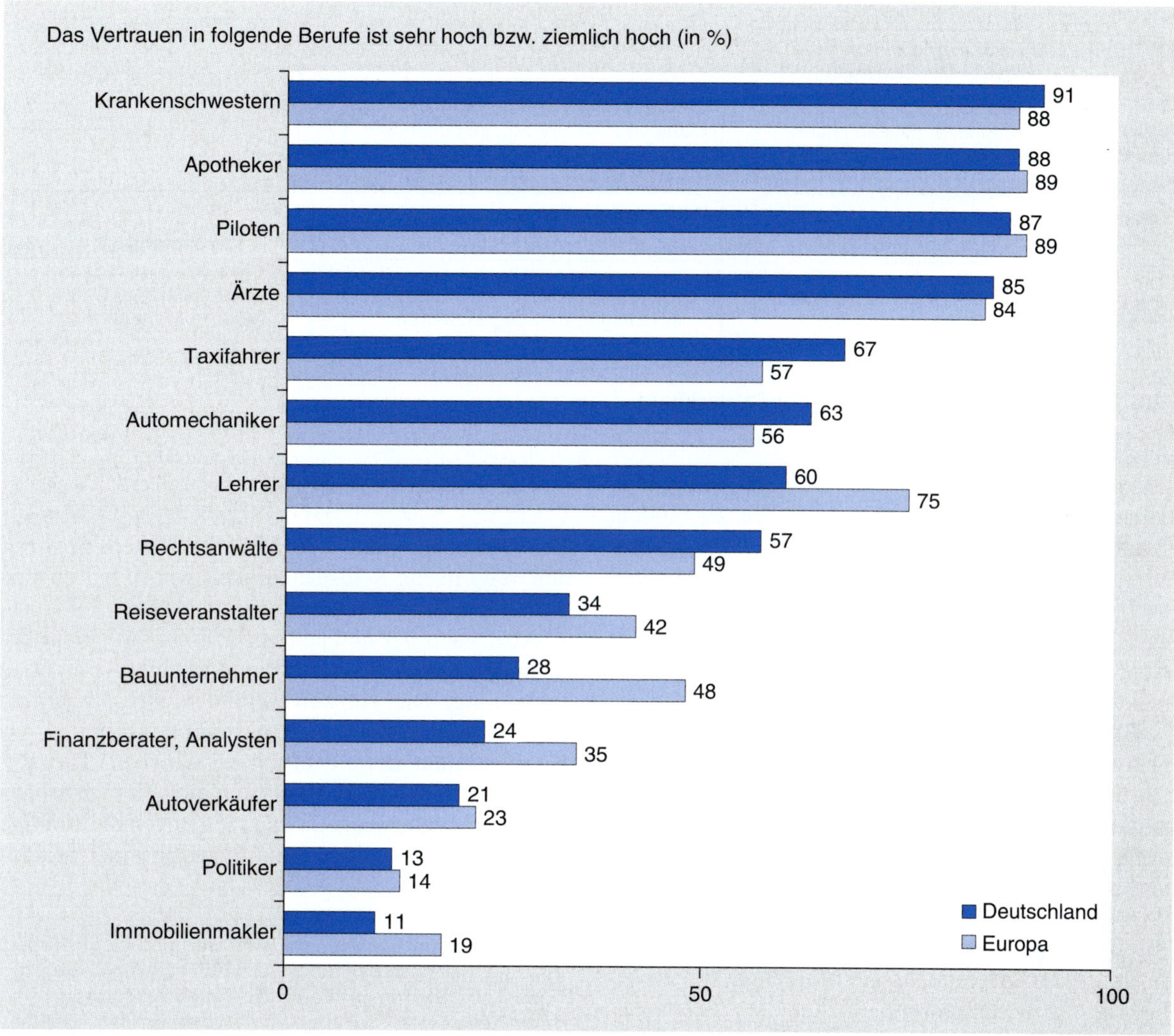

Abb. 9.7-1: Die Apotheke im Beliebtheitsgrad verglichen mit anderen Berufen (Quelle: Reader's Digest European Trusted Brand 2002)

tensiver befassen. Um erfolgreich zu sein, bedarf es vielmehr einer generellen Marktorientierung, die vom Schaufenster bis zum Mitarbeiterverhalten erkennbar ist. Da die Marketinginstrumente auch dazu dienen sollen, sich gegenüber der Konkurrenz zu profilieren, lassen sich nur sehr wenige „Kochrezepte" vermitteln. Jeder Kaufmann muss sein eigenes Profil, sein eigenes Marketing betreiben, um die Kunden an seine Apotheke zu binden.

Das positive Image, das der Apotheker bei der Bevölkerung genießt, sollte er als Rückenwind bei seiner unternehmerischen Tätigkeit nutzen (Abb. 9.7-1). Dieses Bild unterstreicht auch die große Apothekenkundenbefragung von Professor Riegl, Augsburg in 2001/02. 94 Prozent der Teilnehmer sind demnach mit ihrer Apotheke zufrieden, 65 Prozent sogar sehr zufrieden. Auf einer Skala von 1 bis 5 (sehr zufrieden bis mangelhaft) erhielten die deutschen Apotheken einen hervorragenden Durchschnittswert von 1,4. „Menschlichkeit" und „persönliche pharmazeutische Beratung" wurden sogar mit 1,2 bewertet (Quelle: Dtsch. Apoth. Ztg. 35 (2002): 28).

Es versteht sich von selbst, dass sich der Apotheker bei der Wahl seiner Marketinginstrumente an den **gesetzlichen** und **berufspolitischen Bestimmungen** zu orientieren hat (Abb. 9.7-2).

Der bisherige Patientennutzen, qualitativ hochwertige Arzneimittel auf Wunsch zuverlässig in der Apotheke bereitzuhalten, reicht nicht mehr aus. Insbesondere im Kampf um die politische Positionierung im vom Gesetzgeber und der Selbstverwaltung entscheidend geprägten Gesundheitssystem gilt es, die Bedeutung der Apotheke zur Sicherstellung einer kontrollierten, bedarfsgerechten Verteilung und der richtigen Anwendung der Arzneimittel herauszustel-

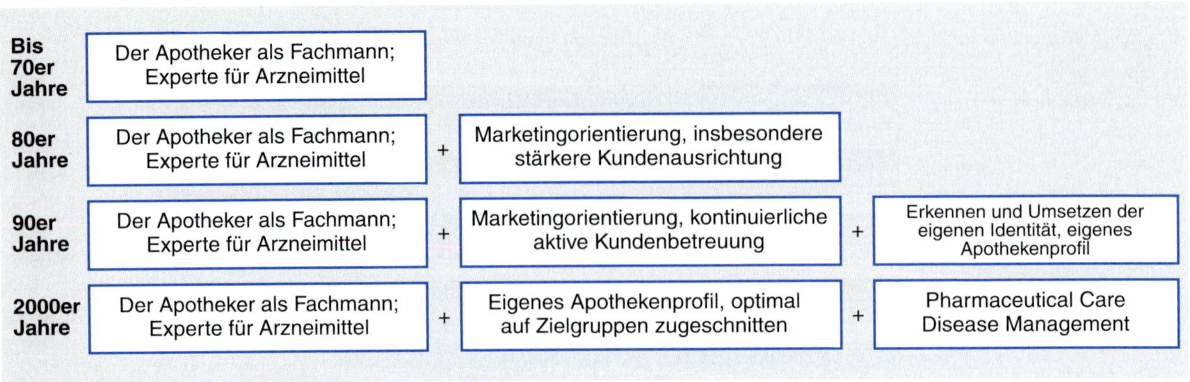

Abb. 9.7-2: Das Apothekenprofil in der Entwicklung

len, neue Servicequalitäten für die Kunden zu erarbeiten und sie damit an die Apotheke zu binden. „Pharmazeutische Betreuung“ gehört dazu ebenso wie aktive Marketingkonzepte in den zunehmend wichtigeren Bereichen OTC-Sortiment und Selbstmedikation. Durch das GMG wird das OTC-Sortiment im nichtverschreibungsfähigen Bereich zum Schlüsselsortiment für den Erfolg der Apotheke.

Ein effizientes Marketing beruht vor allem auf planvollen Strategien und systematischem Handeln. Ob der Apotheker seine individuellen Marketinginstrumente richtig einsetzt, lässt sich sowohl am betriebswirtschaftlichen Ergebnis als auch am Kundenverhalten ablesen. Um kostspielige und zeitraubende Aktivitäten von vornherein zu vermeiden, die an der Kundschaft vorbeigehen, haben deshalb Marktanalyse und abschließende Marketingerfolgskontrolle einen wichtigen Stellenwert.

Die Apotheke mit Zukunft

- ☐ Sie befreit sich von der reinen Krankheitsorientierung.
- ☐ Sie ist gesundheitsorientiert und angebotsorientiert.
- ☐ Sie schafft immer mehr Anlässe als nur das Rezept des Arztes, um sie aufzusuchen.
- ☐ Sie ist leistungs- und erfolgsorientiert. Sie hat eine Philosophie, ein ganzheitliches Konzept für die Einrichtung, die Warenpräsentation, die Personalschulung, für die Beratung und für den Verkauf.
- ☐ Sie hat ein Leitbild, das in der Apotheke auch tatsächlich gelebt wird.
- ☐ Sie ist im lokalen Markt ein Markenartikel.
- ☐ Sie hat ein eigenes Profil und unterscheidet sich charakteristisch vom Mitbewerber.
- ☐ Sie hat ein in Bezug auf Kompetenz und Motivation exzellentes Personal.

9.7.2 Marktanalyse

Der Apotheker sollte seinen Markt kennen. Bevor er den Weg in die Selbstständigkeit wählt, hat er eine gründliche Standortanalyse vorzunehmen.

Aber auch bei langjähriger Präsenz an einem bestimmten Standort verliert die Marktanalyse nicht an Bedeutung. Die Umwelt verändert sich; innerhalb eines Jahres können sich die Kundenstruktur, das Kaufverhalten usw. deutlich verschieben. Die Rezept- und Wettbewerbsanalyse bieten einfach erhältliche und brauchbare Informationen für die richtige Wahl oder notwendige Modifizierung einer Marketingstrategie.

Auch Studien, wie die von Prof. Gerhard Riegl, Augsburg (Quelle Dtsch. Apoth. Ztg. (2002) 35, S. 28), liefern den Apothekern repräsentative Hinweise. So besuchen über zwei Drittel Frauen die Apotheke. Das Durchschnittsalter liegt im Jahr 2002 bei 58 Jahren (Altersdurchschnitt der Gesamtbevölkerung: 42 Jahre). Nur 5 % sind jünger als 30 Jahre, 64 % der Kunden sind nicht erwerbstätig. 41 % der Kunden gaben an, Laufkunden zu sein. Es verbleiben mit 56 % weit weniger Stammkunden, als die Apotheker glauben. 14 % der 60 000 befragten Apothekenkunden sind Selbstmedikationskunden, 12 % lockt die Freiwahl an.

Rezeptanalyse

Mit der einfachen und bewährten Rezeptanalyse erlangt der Apotheker aktuelle und schnell auswertbare Daten über seine Kunden (Abb. 9.7-3).

Der Apotheker erhält Aufschluss über die

- ☐ Altersstruktur,
- ☐ Krankheiten seiner Kunden und
- ☐ Verschreibungsgewohnheiten der Ärzte.

Er kann sein Sicht- und Freiwahlsortiment damit komplementär und zielgruppenbezogen gestalten. Darüber hinaus weiß er, wo seine Beratungsschwer-

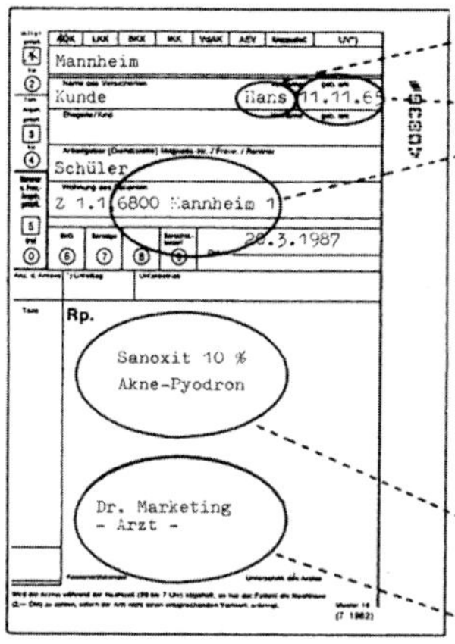

REZEPTSTATISTIK für den Zeitraum vom ______ bis ______ 2 ______

Kunden-Merkmale		Strichliste	Summe		%
Geschlecht	männlich	卌 卌 卌 (1)	16	50	32
	weiblich	卌 卌 卌 卌 卌 卌 ||||	34		68
Wohnort	Innenstadt	卌 卌 卌 卌 卌 (1)	26	50	52
	Vorort	卌 卌 卌 卌	20		40
	auswärtig	||||	4		8
Alter	bis 15 J.	卌 |	6	50	12
	15–40 J.	卌 卌 卌 (1)	16		32
	40–65 J.	卌 卌 卌 卌 |	21		42
	über 65 J.	卌 ||	7		14
Indikationsgebiet (Mehrfachzählung möglich)	Herz + Kreislauf	卌 卌 ||||	14	60	23,3
	Erkältung, Atemwege	卌 卌 卌 卌 |||	23		38,3
	Skelett, Muskeln, Bindegewebe (z.B. Rheuma)	卌	5		8,3
	Blut, Blutfette		0		0,0
	Magen, Leber, Galle		0		0,0
	Mangelerscheinungen		0		0,0
	Verdauung	||	2		3,3
	Nerven	||	2		3,3
	Schmerzen	卌	5		8,3
	Nieren, Harnwege		0		0,0
	Empfängnisverhütung	||||	4		6,7
	Zähne, Zahnfleisch		0		0,0
	Augen, Ohren	|	1		1,7
	Haut	(1)	1		1,7
	Sonstige	|||	3		5,0
Arzt	Dr. Marketing	卌 卌 (1)	11	50	22
	Dr. X	卌 卌 ||||	14		28
	Dr. Y	卌 卌 卌	15		30
	Dr. Z	卌 |||	8		16
	Dr. A		-		0
	Sonstige Ärzte	||	2		4

Zuerst werden die Kundendaten aus dem Rezept in eine Strichliste übertragen. Dann werden die Striche in jeder Zeile addiert. Anhand der Zeilensummen lassen sich schließlich die Anteile in Prozent berechnen. Dadurch werden Vergleiche der Kundenstruktur mit Bevölkerungs-, Morbiditäts- oder anderen Statistiken möglich; so kann man strukturelle Besonderheiten der eigenen Kundschaft erkennen.

Abb. 9.7-3: So kann man eine Rezeptanalyse führen (aus Kassen, M. (1987): Marketing für Apotheker, Deutscher Apotheker Verlag, Stuttgart)

punkte liegen und welche Informationen noch beschafft werden müssen. Im Marketingkonzept des Deutschen Apothekerverbandes wird empfohlen, die Rezeptanalyse in einer normalen Woche außerhalb jeder Saison und Urlaubszeiten durchzuführen.

Die Erhebungsbasis sollte mindestens 500 Rezepte betragen. Je häufiger diese wöchentliche Stichprobe wiederholt wird, um so sicherer kann das Angebot – vor allem im Sichtwahlbereich – auf die konkreten Bedürfnisse der Apothekenkunden abgestellt werden. Durch das GMG erhält das Selbstmedikationssortiment eine immer größere Bedeutung, so dass auch hier die Kundennachfrage systematisch aufgezeichnet werden sollte.

Wettbewerbsanalyse

Ohne die Stärken und Schwächen der Konkurrenz zu kennen, wird die Profilierung der eigenen Apotheke nur schwer zu verwirklichen sein. Hat der Apotheker das Nachfragepotenzial seiner Kunden analysiert und ein kundenadäquates Sortiment festgelegt, gilt es zu prüfen, welche Sortimentsschwerpunkte und Produkte die Konkurrenten (Drogerie-, Verbrauchermärkte, Apotheken etc.) zu welchen Preisen anbieten. Immer wenn es sich um Sortimentsbereiche handelt, für die ein ausreichendes Marktpotenzial vorhanden ist, auf die sich aber noch nicht andere Apotheken vor Ort spezialisiert haben, kann die Apotheke durchaus noch einen zweiten

Tab. 9.7-1: Die am meisten gefragten Arzneimittel in der Selbstmedikation (Quelle: BBE (Betriebswirtschaftl. Beratungsdienste des Einzelhandels 1997), Typologie der Wünsche)

„Gegen Schmerzen verwende ich persönlich:" (Angaben in %, zwei Nennungen möglich)	
Alte Bundesländer	**Neue Bundesländer**
Aspirin (57,1)	Aspirin (50,7)
Spalt (31,4)	Spalt (46,2)
Thomapyrin (24,3)	Neuralgin (16)
ASS + C-ratiopharm (16,8)	Dolormin (12,9)
Togal (15,2)	Vivimed (12,3)
Vivimed (12,6)	Togal (12,2)
Dolormin (9,4)	Thomapyrin (9,7)
Neuralgin (7,6)	ASS + C-ratiopharm (8,7)
Buscopan (4,2)	Aktren (2,4)
Aktren (2,4)	Buscopan (1,7)

„Gegen Husten, Erkältung verwende ich persönlich:" (Angaben in %, zwei Nennungen möglich)	
Alte Bundesländer	**Neue Bundesländer**
Nasivin (23,4)	Otriven (25,9)
Bronchicum (22,7)	Nasivin (25,2)
Otriven (20,3)	Wick MediNait (22,6)
Wick MediNait (18,7)	Bronchicum (22,0)
Echinacin (15,4)	Wick VapoRub (16)
Wick VapoRub (13,6)	Wick Formel 44 Plus (12,6)
JHP Rödler (12)	neo-angin (12,5)
Contac (11,3)	Wick Day Med (11,4)
Hexoral (11,2)	Contac (10,6)
Frubienzym (10,7)	Echinacin (9,3)

Schwerpunkt auf dem regionalen Markt bilden. Ist z. B. die Kosmetikabteilung der benachbarten Drogerie stark frequentiert, hat die Apotheke mit einem zusätzlichen Angebot apothekenexklusiver Kosmetika eine ausgezeichnete Chance, ebenfalls an dem Nachfragepotenzial zu partizipieren. Dies um so mehr, als Kosmetika dem Apotheker die höchsten Spannen bieten. Sortimentsstrategien der Konkurrenzapotheken sollten nach Möglichkeit nicht kopiert werden.

In jedem Fall gilt es, den Vorteil des Sichtwahlsortiments im Vergleich zu anderen Vertriebskanälen zu behaupten. Nach einer Studie der „Typologie der Wünsche" (TdW) mit mehr als 10 000 Befragten (1996/97) schneidet die Apotheke gerade durch ein immer noch in vielen Bereichen konkurrenzloses Sortiment in der Selbstmedikation am besten ab. Deshalb wäre es für sie verheerend, wenn die OTC-Preise grundlos deutlich gesenkt würden. Tabelle 9.7-1 dient als Anhaltspunkt, welche Produkte aus Kundensicht durchschnittlich am meisten nachgefragt werden. Rezeptanalyse, entsprechende Kundenbefragungen und DV-gestützte Nachfragestatistiken können den individuellen Weg aufzeigen, welche Indikationsbereiche für die Apotheke besonders relevant sind, und welche Produkte die Kunden in den Selbstmedikations-Bereichen bevorzugen.

Kundenbefragung

Liefert die Rezeptanalyse lediglich objektive Anhaltspunkte für eine kundenorientierte Beratung, lernt der Apotheker mit einer Kundenbefragung auch das Image, die subjektive Beurteilung seiner Apotheke durch die Kunden, kennen. Die Befragung in der Offizin ist von der Abwicklung her unproblematisch. Der Apotheker übergibt dem Kunden einen kurzgehaltenen Fragebogen. Durch einige erläuternde Begleitworte beeinflusst er positiv die Rücklaufquote (Abb. 9.7-4). Bereits die Durchführung einer Meinungsumfrage verbessert häufig das Image der

Liebe Kundin, lieber Kunde,

wir bemühen uns ständig, unsere Leistungen Ihren Wünschen und Bedürfnissen anzupassen. Dies gelingt uns aber nur, wenn Sie uns dabei unterstützen.

Bitte helfen Sie uns, indem Sie die folgenden Fragen beantworten. Es bleibt selbstverständlich Ihnen überlassen, ob Sie Ihren Namen angeben oder nicht.

Warum haben Sie unsere Apotheke heute besucht?
○ Rezept eingelöst
○ Beraten lassen
○ Arzneimittel selbst gekauft
○ Sonstige Artikel gekauft

Kommen Sie regelmäßig in unsere Apotheke?
○ Ja, ich bin Stammkunde bei Ihnen
○ Nein, ich komme zufällig zu Ihnen

Wie sind Sie mit unseren Leistungen zufrieden?
Bitte geben Sie uns Schulnoten von ***1*** *(sehr gut) bis* ***5*** *(mangelhaft)*

	1	*2*	*3*	*4*	*5*
Fachliche Beratung	○	○	○	○	○
Freundlichkeit in der Bedienung	○	○	○	○	○
Lieferbarkeit bei Arzneimitteln	○	○	○	○	○
Angebot an sonstigen Waren	○	○	○	○	○
Öffnungszeiten	○	○	○	○	○
Schaufenstergestaltung	○	○	○	○	○
Einrichtung der Apotheke	○	○	○	○	○

Was vermissen Sie in unserer Apotheke?

Haben Sie Verbesserungsvorschläge für uns?

Was gefällt Ihnen besonders gut?

Vielen Dank für Ihre Hilfe.
Ihr Apothekenteam

Abb. 9.7-4: Muster eines Fragebogens (aus MGDA, DAV-Marketingkonzept, 1986, modifiziert)

Apotheke. Wer sich um die Meinung seiner Kunden bemüht und berechtigte Kritik auch umsetzt, wird bei seinen Kunden auf positive Resonanz stoßen.

Eine externe Befragung erfordert nicht nur Fingerspitzengefühl bei der Auswahl der Interviewer, sie kostet auch wesentlich mehr Geld. Ob eine derartige Fremdanalyse durchgeführt werden sollte, bleibt dahingestellt. Solange der Apotheker imstande ist, sich mit kostengünstigen „bordeigenen“ Mitteln ein Bild über seinen Kundenstamm und sein Image zu machen, kann er sich darauf beschränken.

Bei internen mündlichen Befragungen ist möglicherweise eine opportunistische Tendenz der Auswertung zu berücksichtigen, d. h., dass sich einige Kunden nicht trauen, in Gegenwart des Apothekers oder seiner Mitarbeiter kritische Aussagen zu machen. Bei externen mündlichen Befragungen empfiehlt es sich in jedem Fall, ein unabhängiges und erfahrenes Beratungsunternehmen einzuschalten.

9.7.3 Marketinginstrumente

Die für die Apotheke wichtigsten Marketinginstrumente werden in folgender Reihenfolge behandelt:

- ☐ Produkt- und Sortimentsauswahl
- ☐ Preisgestaltung
- ☐ Preisstrategien
  - ☐ Erfolgskalkulation (und -kontrolle)
  - ☐ Mischkalkulation
  - ☐ Bruttonutzenziffer
  - ☐ Deckungsbeitrag
- ☐ Verkaufsförderung
  - ☐ Mitarbeiterverhalten
  - ☐ Verkaufspsychologie
  - ☐ Warenpräsentation
  - ☐ Gestaltung von Schaufenster, Fassade und Offizin
  - ☐ Werbung
  - ☐ Kundenservice
- ☐ Beratung

Produkt- und Sortimentsauswahl

Neben Arzneimitteln (Monopol der Apotheke nach § 43 AMG) dürfen nur die so genannten apothekenüblichen Waren nach § 25 ApBetrO angeboten werden (Abb. 9.7-5, 9.7-6).

In der Regel lagert die Durchschnittsapotheke zwischen 8000 und 12 000 Arzneimittelpackungen. Der Apotheker kann nur auf einen geringen Prozentsatz seines Umsatzes aktiv Einfluss nehmen. Über 80 % seines Absatzes beschränken sich auf Arzneimittel, deren Nachfrage von der Bevölkerungszahl, -struktur und den Verschreibungsgewohnheiten der Ärzte abhängig ist.

Auch wenn der Apotheker bei dem größten Teil seines Sortimentes keine aktive Nachfrage stimulieren kann, hat er im Bereich der Sicht- und Freiwahl die Möglichkeit, durch überzeugende Beratung Kun-

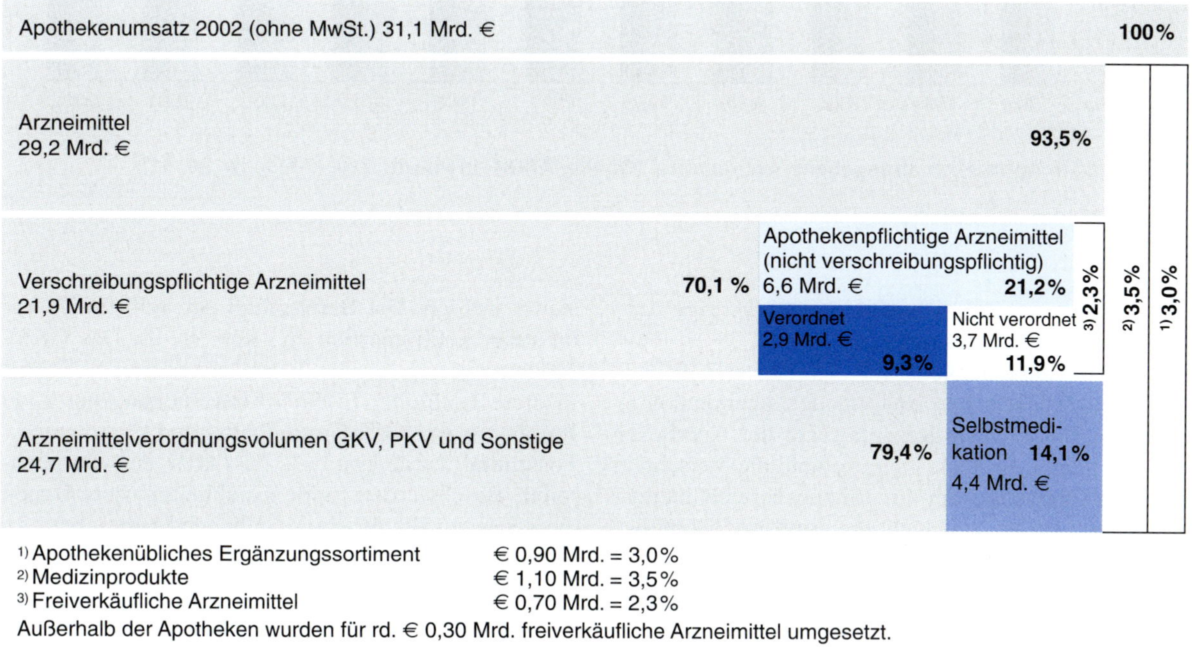

Abb. 9.7-5: Sortiment der Apotheken

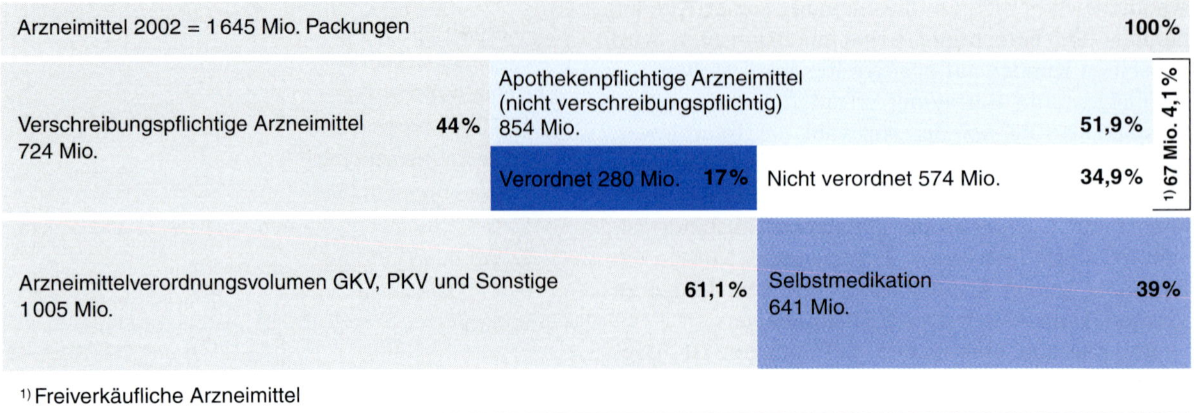

Abb. 9.7-6: Umsatzstruktur der öffentlichen Apotheke, gemessen in Umsatzwerten und Packungszahlen (Quelle: ABDA – Die Apotheke – Zahlen, Daten, Fakten 2002)

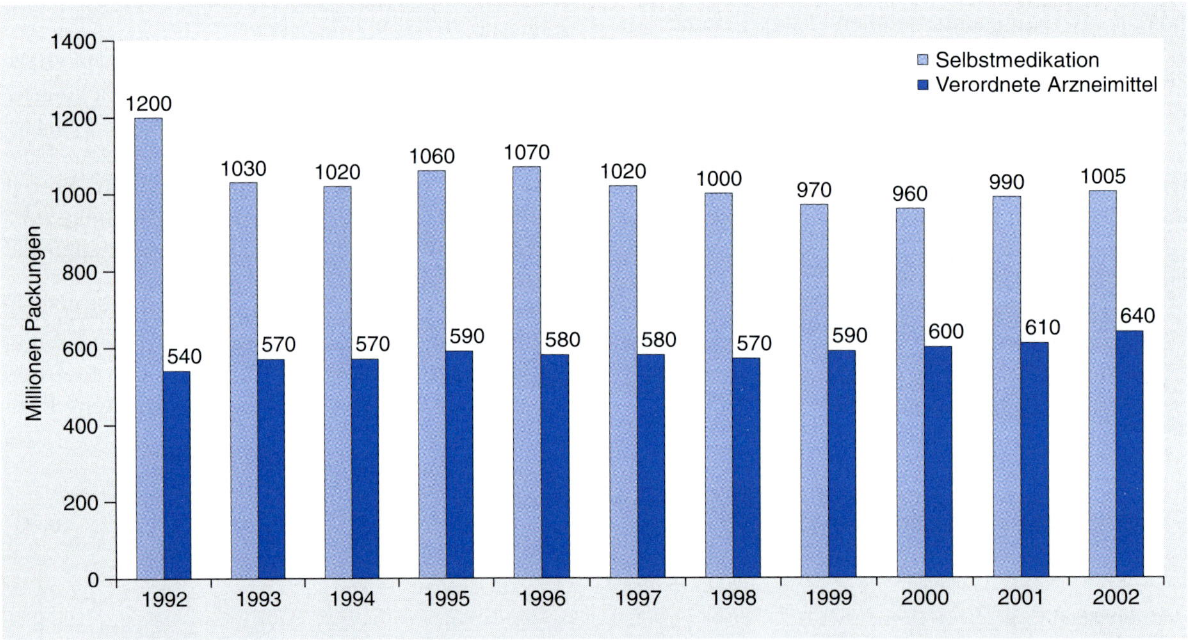

Abb. 9.7-7: In Apotheken abgegebene Arzneimittel (Quelle: ABDA, in Pharm. Ztg. (2003): Nr. 20, 51).

denanfragen auf nicht verschreibungspflichtige Arzneimittel oder apothekenübliche Waren durch seine Empfehlung umzulenken (Abb. 9.7-7 bis 9.7-9).

Ausgehend von der Analyse der soziodemographischen Daten sowie Rezepte plant der Apotheker sein Sortiment. Er deckt dabei sowohl die Verschreibungsgewohnheiten der im Einzugsbereich niedergelassenen Ärzte als auch die Selbstmedikationswünsche seiner Kundschaft ab.

Die steigende Selbstmedikation fordert den Apotheker in besonderem Maße. Es ist inzwischen vorgeschrieben, dass nicht verschreibungspflichtige Arzneimittel überhaupt nicht mehr von der GKV erstattet werden. Die Bereitschaft zur Selbstmedikation steigt kontinuierlich an (Abb. 9.7-9). Das GKV-Modernisierungsgesetz ist ein erster großer Schritt in diese Richtung. In einer Untersuchung der J+G Infratest sowie GfK Gesundheits- und Pharmamarkt Forschung wurde ermittelt, dass 40 % der von leichteren Beschwerden und Krankheiten betroffenen erwachsenen Bevölkerung Selbstmedikation betreibt (s. auch May, U. (2002): Selbstmedikation in Deutschland, Wissenschaftl. Verlagsgesellschaft, Stuttgart). Dabei erwarben die Verbraucher am häufigsten nicht verschreibungspflichtige Arzneimittel für folgende Beschwerden:

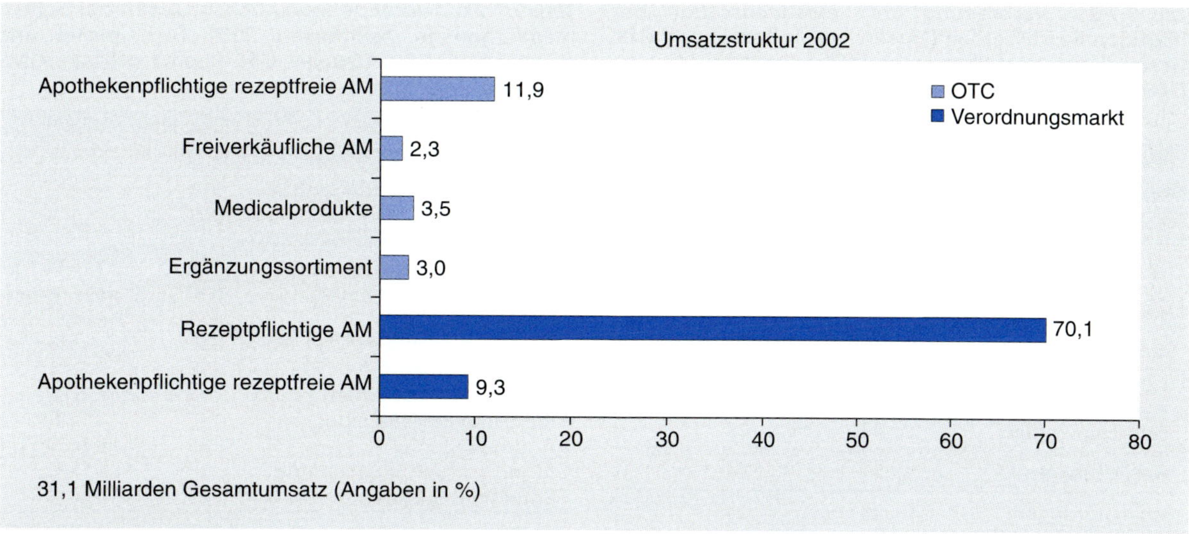

Abb. 9.7-8: Umsatzstruktur der abgegebenen Packungen. Von den 1,645 Milliarden Packungseinheiten sind 61 Prozent eine ärztliche Verordnung für Versicherte der GKV, PKV oder anderer Kostenträger zurückzuführen. Die Selbstmedikation macht insgesamt 39 Prozent der Packungsmenge aus, davon entfallen 34,9 Prozent auf die Selbstmedikation mit apothekenpflichtigen rezeptfreien Arzneimitteln und 2,3 Prozent auf die Selbstmedikation mit freiverkäuflichen Arzneimitteln (Quelle: Pharm. Ztg. v. 2003, 15. 5, 50)

Grippale Infekte (90 %)
Pilzerkrankungen (82 %)
Rheumatische Beschwerden (81 %)
Venenerkrankungen (79 %)
Hämorrhoidale Beschwerden (77 %)
Leichte Herz-Kreislauf-Beschwerden (75 %)
Magenbeschwerden (74 %)
Kopfschmerzen (74 %)

Misst man die Verbreitung der Selbstmedikation bei häufigen Beschwerden, suchen die Verbraucher vor allem bei Erkältungskrankheiten und Kopfschmerzen medikamentöse Hilfe (Tab. 9.7-2 a und 9.7-2 b). Je älter die Patienten werden, umso stärker nimmt der Anteil der Selbstmedikation in den Indikationsbereichen Tonika/Geriatrika, Herz/Kreislauf, Rheuma, Schlafstörungen zu (Abb. 9.7-7 bis 9.7-10).

Das nicht verschreibungspflichtige OTC-Angebot steht in einer komplementären Beziehung zu den verschriebenen Arzneimitteln. Viele Defekte und daraus resultierende Neuaufnahmen von selten nachgefragten Langsamdrehern werden vermieden, wenn der Apotheker gegenüber den Kunden sein patientenorientiertes, sorgfältig ausgewähltes Sortimentsangebot auch entsprechend in der Beratung vertritt (Tab. 9.7-3). Durch das GKV-Modernisierungsgesetz wird die Selbstmedikation in den nächsten Jahren deutlich steigen. 84 % der GKV-Versicherten befürworteten ausdrücklich, bei leichten Gesundheitsstörungen rezeptfreie Arzneimittel selbst zu kaufen (Emnid/GPI Kommunikationsforschung). In einer Befragung der Ärztekammer ergab sich, dass 86 % der Patienten bei der Beratung die Lösungsvorschläge des Apotheks annehmen. Dieses Ergebnis sollte durch eine sortimentsspezifische und apothekergestützte Selbstmedikation gefördert werden.

Nicht die Marke eines bestimmten OTC- oder Freiwahlproduktes darf bei einer beratungsintensiven Apotheke für den Abverkauf entscheidend sein,

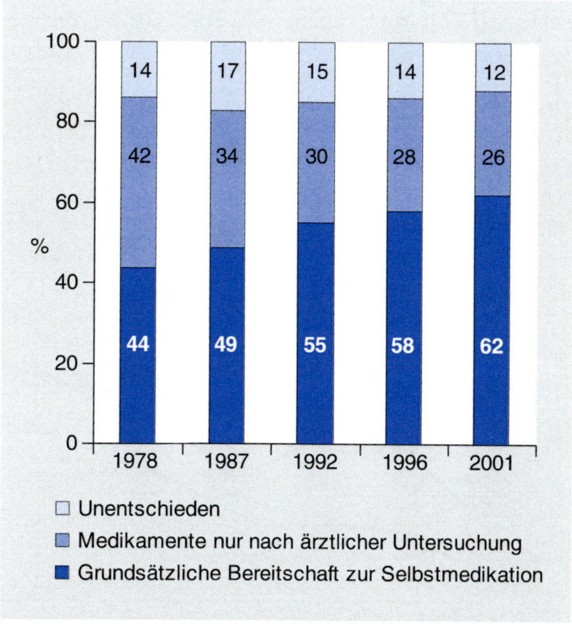

Abb. 9.7-9: Verhalten der Bevölkerung bei Befindlichkeitsstörungen und leichteren Erkrankungen. Ergebnisse repräsentativer Befragungen von 1978 bis 2001 (Quelle: Allensbacher Markt- und Werbeträger-Analysen (AWA), 2002)

Tab. 9.7-2 a: Verbreitung der Selbstmedikation bei häufigen Beschwerden (Quelle: I+G Infratest und GfK Gesundheits- und Pharmamarktforschung in: May, U. (2002): Selbstmedikation in Deutschland, Wissenschaftl. Verlagsgesellschaft, Stuttgart)

Beschwerde	Selbstmedikation in % der Betroffenen	
	West	Ost
Kopfschmerzen	69	61
Schnupfen	50	38
Husten	47	33
Erkältungskrankheiten	47	24
Halsbeschwerden	46	23
Wetterfühligkeit	31	44
Schlafstörungen	28	25
Nervosität/Unruhe	18	29
Muskel/Gelenk/Rücken	14	9
Herz-, Kreislauf (leicht)	4	1

Tab. 9.7-2 b: Führende Indikationsgruppen der Selbstmedikation in Apotheken 2001 (Arneimittel und Nichtarzneimittel) (Quelle: OTC-Report off-take/GMS off-take)

Indikationsgruppen	Umsatz in Mio. €	in % z. Vj.
Husten- und Erkältungsmittel	914	+ 2%
Schmerzmittel/Muskel/Gelenke	863	+ 5%
Vitamine/Mineralstoffe/ Nahrungsergänzung	594	+ 6%
Präparate für Verdauung	550	+ 2%
Hautmittel	353	+ 7%
Herz- und Kreislaufmittel	333	+ 6%
Tonika/Geriatrika	198	− 2%
Beruhigung und Schlaf	171	− 7%
Blase und Fortpflanzung	127	+12%
Augenpräparate	83	+14%
Mund und Zahnbehandlung	36	+ 2%
Entwöhnungsmittel	25	+20%
Gesamt	4398	+ 4%

sondern die Problemstellung des Kunden. In der Regel kann der Apotheker immer Alternativen zu einem bestimmten nachgefragten und nicht vorrätigen Produkt bieten. Gute Argumente in der Beratung können dazu beitragen, die Lagerkosten zu reduzieren.

In der Freiwahl haben vor allem die Sortimente der pflegenden Kosmetik, Mund- und Zahnpflege, Pflaster, Haar- und Körperpflege und des Sonnenschutzes Vorrang (Tab. 9.7-4). Hier gilt es, die geeigneten Produkte auszuwählen und dem Kunden nutzenorientiert und attraktiv zu präsentieren.

In 2001 wählten die Verbraucher für rund 750 Mio. € freiverkäufliche Arzneimittel aus; davon bestreiten die Apotheken rund 53% des Umsatzes (Tab. 9.7-5). Dies entspricht interessanterweise auch dem Anteil der Absatzstätten (Tab. 9.7-6). Rechnet man aber den gesamten Markt der Selbstmedikation (frei verkäufliche und nicht verordnete Arzneimittel, sowie Freiwahlprodukte der einzelnen Vertriebskanäle), so hat die Apotheke nach Umsatz gerechnet in 2001 einen Marktanteil von 84%, nach verkauften Einheiten von 62% (Quelle MGDA 2002).

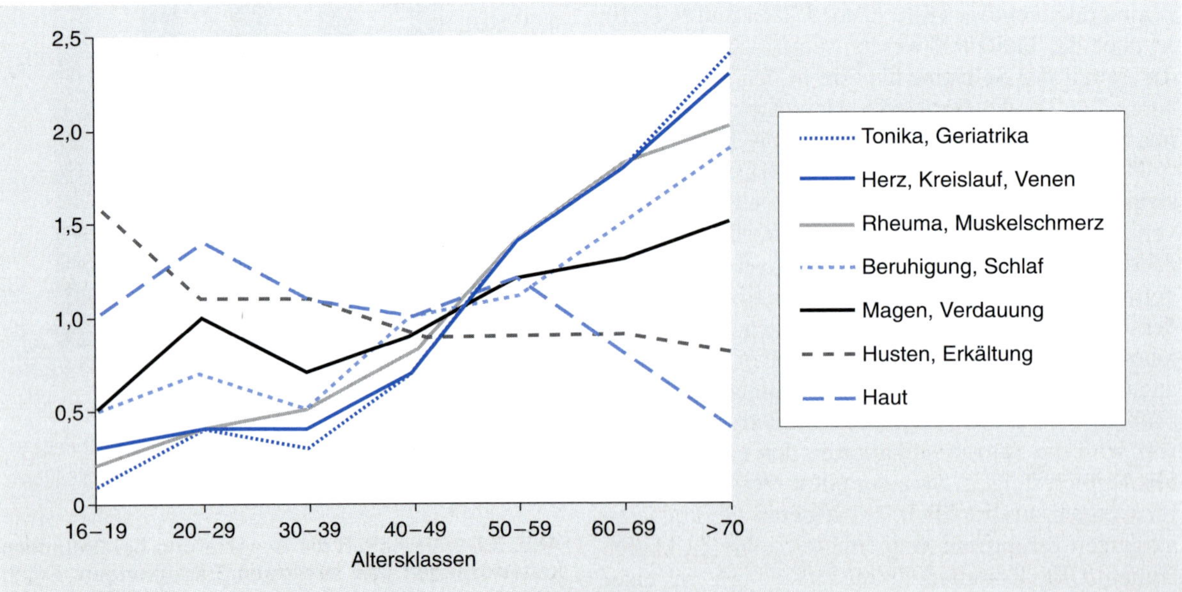

Abb. 9.7-10: Altersstrukturkoeffizienten für Indikationsgruppen der Selbstmedikation (Quelle: May, U. (2002): Selbstmedikation in Deutschland, Wissenschaftl. Verlagsgesellschaft, Stuttgart)

Tab. 9.7-3: Wenige Arzneimittel (ca. 2000) bestimmen den Markt

Arzneimittel			Umsatzanteil (%)
Die	500	umsatzstärksten	66
Die	1000	umsatzstärksten	81
Die	2000	umsatzstärksten	93,5
Über	70000		6,5

Tab. 9.7-4: Die wichtigsten Freiwahl-Sortimente

Pflegende Kosmetik
Zahn- und Mundpflege
Pflaster
Seifen + Körperpflege
Haarpflege
Sonnenschutzmittel
Schlankheitskost
Diabetikerkost
Heil- und Spezialnahrung
Fußpflege
Stärkungsmittel
Babypflege

Tab. 9.7-5: Frei verkäufliche Arzneimittel nach Absatzkanälen zu Endverbraucherpreisen 2001 (Quelle: IMS Health/BAH)

	Mio. EUR	± % gg. Vj.
Apotheken	395	– 2
Drogeriemärkte	237	–11
Verbrauchermärkte	115	– 2
Gesamt	747	– 5

Tab. 9.7-6: Absatzstätten für Arzneimittel 2001 (Quelle: ABDA IMS Health neuform VDR eG)

	Absatzstätten insgesamt
Apotheken	21659
Drogerien	6050
Drogeriemärkte	12610
Verbrauchermärkte	7380
Reformhäuser	2290
Gesamt	49989

Natürlich dürfen im Sortiment die Produkte der Marktführer nicht fehlen; der Kunde muss zunächst von der Aktualität des Warenangebotes überzeugt sein. Dazu zählen zwangsläufig die Produkte, die er aus der Medienwerbung kennt.

Im Freiwahlbereich, in dem sich der Apotheker angebotsorientiert verhalten kann (Tab. 9.7-7), sollte die Apotheke nach Möglichkeit neben den Produkten der Marktführer primär **apothekenexklusive** Artikel in der Beratung anbieten. Zum einen entzieht sie sich damit dem Preiswettbewerb mit anderen Vertriebskanälen (die in der Regel nur sehr preiswerte Produkte anbieten, wie Tab. 9.7-8 zeigt), zum anderen eignen sich die heterogenen, in der Regel auch qualitativ besseren Produkte mehr für die Marketingstrategie des Apothekers. Indikatorprodukte dienen bestenfalls preisorientierten Kunden als Anreiz, die Apotheke aufzusuchen. Die gewählte Sorti-

Tab. 9.7-7: Sortimentsalternativen in der Freiwahl

Indikationsgruppen

- ☐ Körperpflege
  - ☐ Hygiene
  - ☐ Zahnpflege und Mundhygiene
  - ☐ Gesichtspflege
  - ☐ Fußpflege
  - ☐ Kosmetik
  - ☐ Haarpflege
  - ☐ Nagelpflege
  - ☐ Rasurpflege
  - ☐ Sonnenpflege
  - ☐ Kinderpflege
- ☐ Kindernahrung
- ☐ Diätetische Produkte
- ☐ Naturprodukte
- ☐ Schlankheit
- ☐ Wellness-Produkte
- ☐ Tee
- ☐ Tonika
- ☐ Geriatrika
- ☐ Verbandstoffe, Pflaster, Krankenpflege
- ☐ Inkontinenz
- ☐ Home Care
- ☐ Medizinische Geräte
- ☐ Vitamine, Mineralstoffe
- ☐ Pflegemittel für Kontaktlinsen
- ☐ Tierarzneimittel
- ☐ Pflanzenschutz

Tab. 9.7-8: Durchschnittspreise für Arzneimittel zu Endverbraucherpreisen 2001 (Quelle IMS Health, BAH)

	EUR/Packung	± % gg. Vj.
Rezeptpflichtige Arzneimittel	33,43	+10
Rezeptfreie Arzneimittel gesamt	8,16	+ 4
Im Wege der Selbsmedikation		
Abgegebene Arzneimittel in Apotheken	6,70	+ 2
Freiverkäufliche Arzneimittel in Drogerie- und Verbrauchermärkten	3,81	– 1

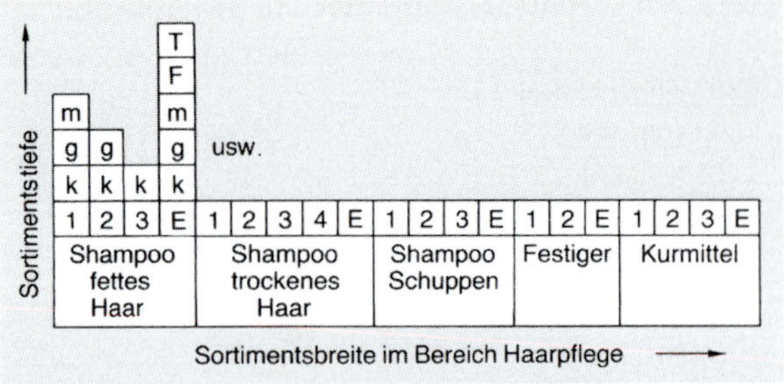

Abb. 9.7-11: Sortimentstiefe und -breite am Beispiel Haarpflegeprodukte: T = Tube, F = Flasche; k, m, g = Packungsgrößen (klein, mittel, groß); 1, 2, 3, 4 Markenpräparate; E = apothekenexklusives Sortiment

mentstiefe und -breite, Angebotsschwerpunkte wie auch -lücken sollten Ausdruck der individuellen Apothekenstrategie sein. Die Sortiments**breite** bezeichnet die Vielfalt der unterschiedlichen Indikationsbereiche oder der verschiedenen Problemlösungen innerhalb eines Indikationsgebietes, die Sortiments**tiefe** die Auswahl der Marken, Packungsgrößen und Darreichungsformen innerhalb der einzelnen Indikationsbereiche (Abb. 9.7-11).

Die Bedeutung des Ergänzungssortimentes für die Apotheke darf aufgrund ihres Umsatzanteils nicht überschätzt werden. Andererseits fördert sie das Bestreben des Apothekers, Haus der Gesundheit zu sein und rundet – sofern genügend räumliche Kapazität – das Angebot der Apotheke ab. Ein kundenorientiertes Ergänzungssortiment sorgt nicht nur für Ertrag, sondern lockt auch zusätzlich Rezepte und die Selbstmedikation der Kunden an. Der Apotheker sollte nach Möglichkeit vor allem besonders ertragreiche Sortimente, wie z.B. Kosmetik, führen und auf sehr platzaufwendige und in anderen Vertriebskanälen zu Niederstpreisen gehandelte Sortimentsbereiche verzichten. Natürlich gibt es in manchen Gebieten gewisse Sortimente, die sein müssen, betriebswirtschaftlich aber nicht rentabel sind, z.B. Babypflege, -nahrung. Tabelle 9.7-4 gibt einen Überblick über die wichtigsten Freiwahlsortimente in der Apotheke.

Der marketingorientierte Apotheker beobachtet sorgfältig Trendentwicklungen, die erhebliche Konsequenzen für Einkauf und Lagerhaltung haben. Wenn zukünftig der Gewinn der Apotheke nicht nur aus den Privatrezepten, sondern aus den nicht (mehr) verschreibungsfähigen OTC-Produkten und dem Ergänzungssortiment kommen soll, hat sich der Apotheker auf diese Bereiche ganz besonders intensiv einzustellen.

Bei den dominanten Indikationsbereichen „Erkältungskrankheit, Husten" – im Durchschnitt leidet jeder Mensch in seinem Leben an über 200 Erkältungen –, „Magen- und Verdauungsproblemen" sowie „Haut- und Schleimhauterkrankungen" kann sich der Apotheker ebenso gut mit einer überzeugenden Arzneimittelauswahl profilieren wie bei Schmerzmitteln, Tonika, Geriatrika und natürlich Vitaminen und Mineralstoffen. Entscheidend ist hier allerdings eine problemorientierte und patientengerechte Preisgestaltung.

Preisgestaltung

Für verschreibungspflichtige Arzneimittel erhalten Apotheker nach der neuen AMPreisV einen preisunabhängigen Zuschlag von 8,10 € zuzüglich 3 % des Apothekeneinkaufpreises. Der GKV ist ein Abschlag von 2 € (einschl. MwSt.) pauschal zu gewähren.

Seit 1.1.2004 gilt die bisherige AMPreisV nur noch für verschreibungsfähige OTC-Produkte, die sich nicht auf der Negativliste befinden (Kinder bis 12 Jahre, Jugendliche bis 18 Jahre mit Entwicklungsstörungen, OTC-Positivliste bei ernsthaften Erkrankungen). Die Taxe ist degressiv angelegt, d.h., während bei niedrigeren Preisen für Fertigarzneimittel (bis 1,22 €) noch Aufschläge bis zu 68 % auf den Nettoeinkaufspreis vorgegeben sind, dürfen bei teuren Arzneimitteln (über 35,95 €) maximal nur noch 23,1 % hinzugerechnet werden.

Ab einem Abgabepreis von 543,92 € erhalten die Apotheken nur noch 8,263 % und eine Festpauschale von 118,24 €.

Der **Festzuschlag** beträgt nach AMPreisV bei einem Großhandelsabgabepreis (bzw. bei einem Herstellerabgabepreis, sofern nur vom Hersteller direkt beziehbar):

- Bis 1,22 €
  68 Prozent (Spanne 40,5 Prozent)
- Von 1,35 € bis 3,88 €
  62 Prozent (Spanne 38,3 Prozent)
- Von 4,23 € bis 7,30 €
  57 Prozent (Spanne 36,3 Prozent)
- Von 8,68 € bis 12,14 €
  48 Prozent (Spanne 32,4 Prozent)
- Von 13,56 € bis 19,42 €
  43 Prozent (Spanne 30,1 Prozent)
- Von 22,58 € bis 29,14 €
  37 Prozent (Spanne 27,0 Prozent)
- Von 35,95 € bis 543,91 €
  30 Prozent (Spanne 23,1 Prozent)
- Ab 543,92 €
  8,263 Prozent zuzüglich 118,24 €

Bei einem Apothekenumsatz von 100 € verblieb 2002 ein betriebswirtschaftlicher Gewinn von 0,50 €, nur noch die Hälfte des Ergebnisses von 1985.

Preisstrategien

Im nicht-taxpflichtigen Bereich (inklusive den nicht verordneten OTC-Arzneimitteln) der Sicht- und Freiwahl kann der Apotheker die Preise selbstständig kalkulieren. Grundsätzlich lassen sich hier drei Preisstrategien unterscheiden.

Spannenorientierte Kalkulation

Der Apotheker legt eine bestimmte Spanne fest, die er mit einzelnen Produkten erzielen möchte. Dabei muss sichergestellt sein, dass eine Konkurrenzapotheke die empfohlenen Verkaufspreise nicht unterbietet. Gerade im Bereich der Indikatorprodukte, das sind durch die Industrie besonders beworbene, überall erhältliche Marken des Ergänzungssortiments, kann der Apotheker seine Vorstellungen über die Spanne nicht verwirklichen. Er riskiert bei zu hohen Aufschlägen, Kunden und Rezeptumsatz an preisagressivere Konkurrenten zu verlieren. Was das OTC-Sortiment betrifft, sollte unbedingt eine Spanne über 40 % angestrebt werden, um die Gesamtkosten decken und einen ausreichenden Unternehmerlohn erzielen zu können.

Wettbewerbsorientierte Kalkulation

Der Apotheker kalkuliert seine Preise nach den Gegebenheiten im Wettbewerb. Er riskiert dabei, trotz Umsatzzuwachs immer weniger Erträge zu erzielen. Gerade im OTC-Sortiment und bei apothekenexklusiven Produkten sollte von keiner Apotheke der Preis als Wettbewerbsparameter gegen die Nachbarapotheke eingesetzt werden; der Apotheker verdirbt sich dadurch nicht nur überlebensnotwendige Ertragschancen, sondern auch das Image der Apotheke.

Schon geringfügige Preissenkungen erfordern erhebliche Mehrverkäufe bei einem Artikel, um den bisherigen Rohertrag zu halten.

Notwendige Margensteigung (X_N) nach Preissenkung:

$$X_N = \frac{(AVK_{alt} - AEK) \cdot X_{alt}}{AVK_{neu} - AEK}$$

Bsp. $AVK_{alt} = 100\,€$ $\quad AVK_{neu} = 90\,€$
$AEK = 70\,€$
$X_{alt} = 10$ Stück

$$X_N = \frac{(100 - 70) \cdot 10}{90 - 70} = \frac{300}{20} = 15 \text{ Stück}$$

Die Apotheke muss bei einer Preissenkung von nur 10 % von diesem Artikel 50 % mehr verkaufen, will sie ceteris paribus die gleiche Spanne realisieren. Bei einer Preisreduktion von 20 % wäre sogar ein Mehrabsatz von 200 % notwendig.

Es wäre folglich für die Apotheke fatal, käme es bei OTC-Produkten zu einem Preiswettbewerb wie schon zuvor bei manchen apothekenexklusiven Artikeln, z. B. frei Öl®. Die Apotheker müssen lernen, dass sie letztlich nur durch Beratung und kompetente Dienstleistungen Kunden gewinnen und binden, aber nicht durch unvertretbare Preiszugeständnisse oder beratungsunabhängige Zugaben.

Kompensationskalkulation

Indikatorartikel sollten letztlich nur dem Kunden zeigen, dass die vorverkauften Artikel auch preisgünstig in der Apotheke erhältlich sind. Aktionen und saisonale Angebote unterstützen den preisaktiven Eindruck. Neben diesen Anreizen für die preisorientierte Kundschaft (max. 10–15 % Anteil der Kunden) versucht der Kompensator, den Kunden auf beratungsintensive Sortimente mit höheren Spannen hinzulenken. Die Erfolgskontrolle bei dieser Kalkulationsart ergibt sich dann nicht mehr aus der Fragestellung „Wie viel Rohertrag bringt das einzelne Produkt“, sondern „Wie viel Rohertrag erwirtschafte ich pro Regalmeter oder Indikation“.

Erfolgskalkulation und -kontrolle

Rentabilität

Wer mit Marketing auf Erfolgskurs geht, überwacht seine Aktivitäten sorgfältig. Das setzt grundlegende Vorbereitungen in der Personalführung und eine konsequente Sortimentskontrolle voraus. Da professionelles Marketing für die einzelnen Dienstleistungen und Sortimente der Apotheke sehr arbeits- und damit kostenintensiv ist, sollten Fehlentscheidungen flexibel korrigiert werden können. Daher eine wichtige Erkenntnis auf dem Erfolgspfad: Wohlüberlegte und standortbedingt Erfolg versprechende Marketingaktivitäten in die Tat umsetzen, aber gleichzeitig für eine sorgfältige Kontrolle der Erreichung des Ziels sorgen.

In der Regel ist ein wenig Geduld notwendig: Jedes neue Produkt hat, wie jede Serviceleistung, eine Lebenszykluskurve, die zunächst mit niedrigem Pulsschlag beginnt.

Der branchenspezifische Orientierungspfad der Rentabilität lässt sich anhand einer Kennziffernhierarchie darstellen. Der Schwerpunkt liegt in den Astenden des Hierarchiebaumes, denn hier befinden sich die eigentlichen Erfolgsfaktoren für das Ergebnis des Apothekers. Aus den Verästelungen der Abbildung 9.7-12 kann man ersehen, welche Möglichkeiten man hat, bis in das Regal hinein den Erfolgsbeitrag der Bemühungen zu kontrollieren. Voraussetzung ist aber eine sorgfältige Aufbereitung und Schlüsselung der Daten im Rechnungswesen, um auch im Detail die Rendite messen zu können.

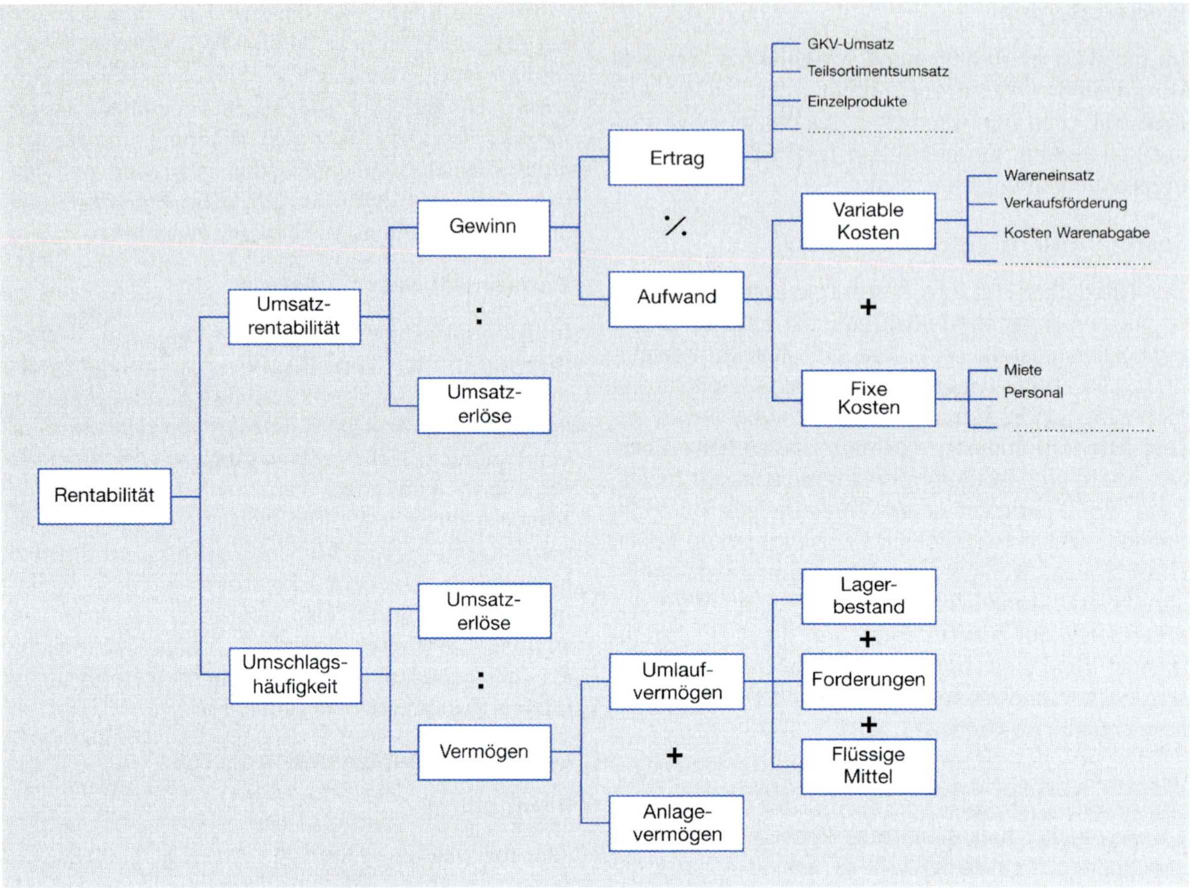

Abb. 9.7-12: Rentabilitätskennziffern

Unter Rentabilität versteht man in einer „Stamm"-Definition den Erfolg eines Geschäftsjahres im Verhältnis zum eingesetzten Kapital. Die Kennziffer zeigt, wie sich das eingesetzte Kapital im vergangenen Zeitraum verzinst hat. Niemand wird eine Apotheke betreiben wollen, die unter dem Strich weniger bringt als eine alternative risikolose Anlage der investierten Mittel am Geld- oder Kapitalmarkt.

$$\text{Rentabilität} = \frac{\text{Erfolg}}{\text{Kapital}} \cdot 100$$

Da der Erfolg üblicherweise sowohl aus Fremd- als auch aus Eigenkapital erzielt wird, sind zur Ermittlung der Gesamtrentabilität neben dem Gewinn die Fremdkapitalzinsen einzubeziehen. Schließlich steckt im Nenner auch das Fremdkapital.

$$\text{Gesamtrentabilität} = \frac{\text{Gewinn} + \text{Fremdkapitalzinsen}}{\text{Kapital}} \cdot 100$$

Eine Veränderung des Zinsniveaus nimmt Einfluss auf die Kennziffer. Eine Erhöhung der Fremdkapitalzinsen steigert aber die Rentabilität nicht zum Vorteil. Deshalb interessiert vielmehr die Eigenkapitalrentabilität.

$$\text{Eigenkapitalrentabilität} = \frac{\text{Gewinn}}{\text{Eigenkapital}} \cdot 100$$

Die kapitalbezogene Rentabilität zeigt nicht die Ursachen des Erfolges an. Daher ist es sinnvoll, obigen Zähler auf den Nettoumsatz der Apotheke zu beziehen.

$$\text{Umsatzrentabilität} = \frac{\text{Gewinn}}{\text{Umsatz}} \cdot 100$$

Umsatzrentabilität lässt sich für jedes Sortiment, sogar für jeden Artikel berechnen. Es obliegt dem Apotheker zu entscheiden, welche Detaillierung er seiner Erfolgskontrolle zugrunde legen will. Sind die Erträge in der Regel noch einigermaßen genau zu ermitteln, bedürfen die Aufwendungen einer sorgfältigen Analyse. Um zum Beispiel den Erfolg des Körperpflegesortiments zu errechnen, sind die Aufwendungen zunächst in fixe und variable Kosten aufzugliedern. Zu den variablen Kosten zählen der Wareneinsatz in diesem Bereich, der dem Absatz der betrachteten Periode entspricht. Dazu kommen etwa die Aufwendungen für Verkaufsförderungsmaßnahmen dieses Sortiments, Warenproben und die Kosten für ein Seminar zum Thema. Wünscht man eine Rentabilitätsrechnung auf Vollkostenbasis, sind auch die anteiligen Fixkosten, wie Personalaufwand, Miete, Abschreibungen bis hin zur Gewerbesteuer, von den Erträgen abzuziehen.

Spanne und Aufschlag

Um den Erfolgsbeitrag bestimmter Produkte bzw. Sortimente zu ermitteln, ist zunächst der Rohertrag zu errechnen. Die MwSt. darf dabei nicht berücksichtigt werden, da sie Spanne und Aufschlag verfälschen würde.

$$\text{Spanne}\,(\%) = \frac{\text{Rohgewinn}}{\text{Umsatz}} \cdot 100$$

Während sich die Handelsspanne auf den gesamten Rohgewinn und Umsatz der Apotheke bezieht, spiegelt die Spanne einzelner Produkte bzw. Sortimente nur den anteiligen Beitrag wider. Um eine vorgegebene Spanne (Spannenkalkulation) erwirtschaften zu können, muss zunächst ein entsprechender Preisaufschlag auf den Einkaufswert vorgenommen werden.

$$\text{Aufschlag}\,(\%) = \frac{100 \cdot \text{Spanne}}{100 - \text{Spanne}}$$

Möchte der Apotheker bei vorgegebener Spanne sofort den Verkaufspreis (Aufschlag und MwSt.) errechnen, hat er wie folgt vorzugehen (Tab. 9.7-9):

$$\text{AVK} = \text{AEK} \cdot \left(1 + \frac{\text{Spanne}}{100 - \text{Spanne}}\right) 1{,}16 \text{ (bzw. } 1{,}07)$$

AVK Apothekenverkaufspreis
AEK Apothekeneinkaufspreis

Aus dieser Gleichung ergeben sich die jeweiligen Multiplikatoren in Tabelle 9.7-10.

Beispiel:
Der Apotheker plant ein Kosmetikprodukt mit einer Spanne von 35 % zu verkaufen. Die MwSt. beträgt bei Kosmetika 16 %. Das Produkt kostet im Einkauf 20 €:
AVK = 20 € · 1,7846 = 35,69 €

Mischkalkulation

Senkt der Apotheker den Preis eines Produkts, ist in der Regel eine im Vergleich zur Preissenkung weit überproportionale Umsatzsteigerung bei diesem Produkt notwendig, um die alte Spanne zu erhalten:

$$\text{Erforderlicher Mehrumsatz}\,(\%) = \frac{\text{Preissenkung}\,(\%) \cdot 100}{\text{Spanne} - \text{Preissenkung}\,(\%)}$$

Rechnet man mit dieser Formel, ergeben sich die Werte aus Tabelle 9.7-11.

Tab. 9.7-9: Umrechnungstabelle

Aufschlag	Handelsspanne
10 %	9,09 %
20 %	16,67 %
22 %	18,03 %
24 %	19,35 %
26 %	20,60 %
28 %	21,86 %
30 %	23,07 %
32 %	24,24 %
34 %	25,37 %
36 %	26,47 %
38 %	27,53 %
40 %	28,57 %
45 %	31,03 %
50 %	33,33 %

Tab. 9.7-10: Multiplikatoren für die Errechnung des Verkaufspreises

Geplante Spanne (%)	Faktor für den AEK bei 16 % MwSt.	Faktor für den AEK bei 7 % MwSt.
10	1,2889	1,1889
15	1,3647	1,2588
20	1,4500	1,3375
25	1,5467	1,4267
30	1,6571	1,5286
35	1,7846	1,6462
40	1,9333	1,7833

Eine derart isolierte Betrachtung hat aber nur geringen praktischen Wert. Der Apotheker strebt realistischerweise mit Preissenkungen bei einzelnen Indikatorprodukten in der Regel keinen gleichbleibenden oder gar höheren Gewinnbeitrag für dieses Produkt an, sondern Mehrumsatz und eine Rohertragssteigerung im gesamten Regal- bzw. Indikationsbereich. Er hofft daneben auch auf höheren Rezeptumsatz. Sogar ein Verlust, der bei einem bestimmten Produkt durch eine Preissenkung in Kauf genommen wird, kann, bezogen auf das gesamte Sortiment, ein besseres Ergebnis herbeiführen. Die partielle Verlustkalkulation sollte aber unter Risikoaspekten äußerst begrenzt und die absolute Ausnahme bleiben. Hat sich der Apotheker auf die Preisaktion entsprechend eingestellt, versucht er die Kunden, die das Billigprodukt zu kaufen wünschen, für das im Regal folgende, höherwertige und spannengünstigere apothekenexklusive Produkt zu gewinnen.

Im Rahmen der Mischkalkulation muss der Apotheker also bestrebt sein, besonders niedrige Span-

Tab. 9.7-11: Notwendiger Mehrumsatz in % bei Billigaktionen

Senkung des Produktionspreises (%)	Handelsspanne des Produktes 5 %	10 %	15 %	20 %	25 %	30 %	35 %	40 %
1	25,00	11,1	7,1	5,3	4,2	3,4	2,9	2,6
2	66,6	25,0	15,4	11,1	8,7	7,1	6,1	5,3
3	150,00	42,8	25,0	17,6	13,6	11,1	9,4	8,1
4	400,0	66,8	36,4	25,0	19,0	15,4	12,9	11,1
5	–	100,0	50,0	33,3	25,0	20,0	16,7	14,3
6	–	150,0	66,7	42,9	31,6	25,0	20,0	17,6
7	–	233,3	87,5	53,8	36,9	30,4	25,0	21,2
8	–	400,0	114,3	66,7	47,1	36,4	29,6	25,0
9	–	900,0	150,0	81,8	56,3	42,9	34,6	29,0
10	–	–	200,0	100,0	66,7	50,0	40,0	33,3
11	–	–	275,0	122,2	78,6	57,9	45,8	37,9
12	–	–	400,0	150,0	92,3	66,7	52,2	42,9
13	–	–	650,0	185,7	106,3	76,5	59,1	48,1
14	–	–	1400,0	233,3	127,3	87,5	66,7	53,8
15	–	–	–	300,0	150,0	100,0	75,0	60,0
16	–	–	–	400,0	177,8	114,3	84,2	66,7
17	–	–	–	566,7	212,5	130,8	94,4	73,9
18	–	–	–	900,0	257,1	150,0	105,9	81,8
19	–	–	–	1900,0	316,7	172,7	118,8	90,5
20	–	–	–	–	400,0	200,0	133,3	100,6
21	–	–	–	–	525,0	233,3	150,0	110,5
22	–	–	–	–	733,3	275,0	169,2	122,2
23	–	–	–	–	1115,0	328,6	191,7	135,3
24	–	–	–	–	2400,0	400,0	218,2	150,0
25	–	–	–	–	–	500,0	250,0	166,7

nen bei einzelnen Produkten durch höhere Aufschläge bei anderen Produkten im Regal- bzw. Indikationsbereich auszugleichen. Die Mischkalkulation mildert automatisch ceteris paribus den Einfluss der Preissenkung bei einem Produkt auf die Spanne des gesamten Regal- bzw. Indikationsangebotes. Erweitert man obige Formel daher um komplementäre Umsatzanteile, gewichtet also den Umsatz des preisreduzierten Artikels und der in umsatzmäßiger Abhängigkeit stehenden übrigen Regalprodukte, ergibt sich folgende Gleichung:

$$\text{Spanne (neu)} = \frac{\text{Regalumsatz} \cdot \text{Spanne (alt)} - \text{Preissenkung}^{*}\,(€) \cdot 100}{\text{Regalumsatz} - \text{Preissenkung}^{*}\,(€)}$$

Beispiel:

Regalumsatz 500 €, Spanne (alt): 30 %, Indikatorartikelumsatz (alt): 100 €. Der Preis des Indikatorprodukts wird um 25 % von 2 € auf 1,50 € gesenkt. 100 € : 2 = 50 Stck. (Indikatorabsatz alt).

Einnahmeausfall durch Preissenkung = 50 Stück · 0,50 € = 25 €, Spanne (neu) = 26,32 %.

Bei isolierter Betrachtung des preisreduzierten Artikels wäre bei einer Spanne von 30 % ein Mehrumsatz bei diesem Artikel in Höhe von 500 % erforderlich (Tab. 9.7-11), um den bisherigen Rohertrag dieses Artikels zu gewährleisten.

Der erforderliche Regalumsatz, um den Spannenverlust auszugleichen, errechnet sich wie folgt:

$$\text{Erforderlicher Regalumsatz (€)} = \frac{U_R \cdot S \cdot \left(U_R - \frac{U_J \cdot PS}{100}\right)}{U_R \cdot S - U_J \cdot PS}$$

U_R Regalumsatz vor Preissenkung

U_J Indikatorartikelumsatz vor Preissenkung

S Spanne (%) vor Preissenkung

PS Preissenkungssatz (%) für U_J.

Wird die Preissenkung des Artikels über die Spanne durch das Regalangebot aufgefangen, ist eine Umsatzsteigerung der Regalartikel von insgesamt 70 € oder 14 % notwendig.

Nutzenkennziffer

Die Spanne allein reicht für die Erfolgsbetrachtung des Sortiments nicht aus. Auch die Umschlagshäufigkeit ist in die Kalkulation und Kontrolle einzubeziehen. Verwendet man bei ihrer Ermittlung €-Beträge, ist darauf zu achten, dass nur Nettoeinkaufspreise (ohne MwSt.) in Ansatz gebracht werden.

* Summe der durch die Preissenkung des jeweiligen Indikatorartikels entgangenen Einnahmen.

Tab. 9.7-12: Produkttypen und Nutzenkennziffer

Produkttypen	Aufschlag	Umschlag	Nutzenkennziffer
Gute Nachfrage, starke Exklusivmarken, nur in einzelnen Apotheken zu finden	Hoch	Hoch	Hoch
Umsätze unbedeutend, Langsamdreher	Eher gering	Gering	Gering
Interessante, apothekenexklusive Artikel, bei guter Beratung Chance auf gute Umsätze	Hoch	Gering bis hoch	Mittel bis hoch
Indikatorartikel, Umsatzträger, durch Industrie vorverkauft, hohe Preiselastizität	Gering	Hoch	Mittel

$$\text{Umschlagshäufigkeit} = \frac{\text{Abverkauf zu Nettoeinstandspreisen}}{\text{durchschnittlicher Lagerbestandswert}}$$

$$\text{Durchschnittlicher Lagerbestandswert} = \frac{\text{Anfangsbestand} + \text{Endbestand}}{2}$$

Die Artikel, bei denen das Produkt aus Umschlagshäufigkeit und Aufschlagssatz am höchsten ist, sind unter Ertragsgesichtspunkten zu bevorzugen.

$$\text{Nutzenkennziffer} = \text{Umschlagshäufigkeit} \cdot \text{Aufschlagssatz}$$

Je nach Produktqualität ergeben sich für die Apotheke unterschiedliche Nutzenkennziffern (Tab. 9.7-12).

Berechnungsbeispiel für ein Freiwahlregal:
Jahresumsatz zu Nettoverkaufspreisen 10 000 €,
Wareneinsatz vom Umsatz: 70 %, Spanne 30 %,
Jahresumsatz zu Einstandspreisen:
10 000 € · 70 % = 7000 €,
Lageranfangsbestand zu Einstandspreisen: 1600 €,
Lagerendbestand zu Einstandspreisen: 1200 €,
Zinssatz: 8 %.

Aufschlag

$$= \frac{100 \cdot 30}{100 - 30} = 42{,}86\,\%$$

Durchschnittlicher Lagerbestand

$$= \frac{1600\,€ + 1200\,€}{2} = 1400\,€$$

Umschlaghäufigkeit

$$= \frac{7000}{1400} = 5 \times$$

Nutzenkennziffer

$$= 5 \cdot 42{,}86 = 214{,}3$$

Die Nutzenkennziffer hat natürlich nur im Sortimentsvergleich Aussagekraft. Sie eignet sich daher besonders bei der Entscheidung, welches Sortiment ausgebaut oder aber reduziert bzw. abgeschafft werden soll.

Erfolgsbeitrag einiger Artikel gleich testen

Die Nutzenkennziffer ist ein einfaches, dennoch vorzügliches internes Kontrollinstrument zur Rentabilitätsbetrachtung, weil man im Vergleich mit anderen Artikeln den renditestärksten auswählen kann. Die Zahl in unserem Beispiel sagt, für sich betrachtet, natürlich nichts aus. Das System funktioniert nur, wenn damit eine Rangfolge der angebotenen Artikel dargestellt wird.

Gerade die Nutzenkennziffer sollte helfen, innerhalb der einzelnen Sortimentsbereiche eine Auswahl von maximal vier bis fünf Artikeln pro Indikation zu treffen. Ein breiteres Sortiment bringt in der Regel nur eine Verschlechterung der Spanne und schwächt die Beratungsstärke. Man setzt sich eine Mindest-Nutzenkennziffer, die ein Produkt erreichen muss, damit es im Angebot bleibt.

Auf Indikatorartikel wird man natürlich nicht verzichten können. Deshalb gilt hier die berühmte Ausnahme von der Regel. Bei hohem Umschlag, aber geringer Spanne ermittelt man bestenfalls einen mittleren Nutzenkennzifferwert. Ausgewählte Indikatorartikel sind in der Rangliste deshalb sicherheitshalber fettgedruckt auszuweisen, um zu verhindern, dass sie sich nicht „qualifizieren".

Testen Sie den Erfolgsbeitrag einiger Artikel innerhalb einer Sortimentsgruppe nach obiger Formel. Sie werden überrascht sein, wie viele „Leichen" in bester Regalposition stehen und weit besseren Erfolgsprodukten den Platz stehlen.

Deckungsbeitrag

In der Regel sind die Spannen in der Freiwahl niedriger als die des Arzneimittelsortiments. Es wird deshalb häufig argumentiert, dass das Arzneimittelsortiment das Freiwahlangebot „subventioniere" (Tab. 9.7-13).

Tab. 9.7-13: Vergleich des Rohertrages eines Arzneimittels mit einem Freiwahlprodukt

	Verkaufspreis (€)	Absatzmenge (Stück)	Absatzerlöse (€)	Spanne (%)	Rohertrag (€)	Durchschnittliche Spanne (%)
Arzneimittel	5	10	50	36,3	18,15	16,58
Freiwahlprodukt	5	30	150	10	15	

Ein höherer Umsatz mit Freiwahlprodukten bewirkt in der Regel, dass wegen der niedrigeren Spanne in der Freiwahl die Durchschnittsspanne sinkt. Solange das Freiwahlprodukt aber noch positive Deckungsbeiträge liefert, d.h., die direkt zurechenbaren Einzelkosten (Einstandspreise, Regal-, Lager-, Verpackungskosten, Werbematerial, Kosten der Preisauszeichnung, etwaige Fremdkapitalzinsen, anteilige Gewerbesteuer) abdeckt und für die Gemeinkosten einen Beitrag leistet, verbessert der Erlös für das Freiwahlprodukt das Gesamtergebnis der Apotheke. Legt der Apotheker dagegen eine Vollkostenrechnung zugrunde, müsste er häufig unter rein betriebswirtschaftlichen Gesichtspunkten Freiwahlprodukte aus seinem Angebot nehmen, obwohl sie das Gesamtergebnis positiv beeinflussen. Die Vollkostenrechnung stellt dem Sortimentsertrag anteilig alle in der Apotheke anfallenden Kosten gegenüber.

	Umsatzerlöse Freiwahl ohne MwSt.	100 %
–	direkt zurechenbare Einzelkosten (Einstandspreis, Lagerkosten, Kosten der Preisauszeichnung etc.)	90 %
=	Deckungsbeitrag 1	10 %
–	nicht direkt zurechenbare Gemeinkosten nach Vollkostenrechnung	25 %
=	negativer Deckungsbeitrag 2 nach Vollkostenrechnung	–15 %

Hier ist nicht berücksichtigt der kalkulierte Unternehmerlohn, dessen Ansatz nach Deckungsbeitrag 2 zu Deckungsbeitrag 3 führen würde.

Legt man obiges Schema zugrunde, ergibt sich bei der beispielhaften Spanne von 10 % für das Freiwahlangebot ein negativer Deckungsbeitrag. Der Rohgewinn reicht nicht aus, um die umsatzanteiligen Gesamtkosten zu decken. Die Spanne aus dem Freiwahlverkauf müsste mindestens 25 % (durchschnittlicher Aufschlagsatz: 33,33 %) betragen, um zu keinem negativen Deckungsbeitrag zu führen. Viele Kostenarten, wie Miete und Personalkosten, Abschreibung etc., würden aber auch ohne Existenz einer Freiwahl in gleicher Höhe anfallen. Aus diesem Grund empfiehlt es sich, bei der Frage nach der Rentabilität der Freiwahl zunächst nur die direkt zurechenbaren, variablen Kosten zu berücksichtigen, die, um Verluste zu vermeiden, in jedem Fall abgedeckt werden müssen.

Bei der Berechnung der Preisuntergrenze ist daher die Teilkostenrechnung zugrunde zu legen. Die Spanne wird zu den variablen Kosten der Freiwahl in Beziehung gesetzt.

Beispiel:

Umsatzerlöse aus der Freiwahl ohne MwSt.

vom Freiwahlumsatz:	100 %
Wareneinsatz:	90 %
Spanne:	10 %
variable Kosten der Freiwahl:	7,5 %
Gewinnbeitrag vor Steuern:	2,5 %

Der Gewinn vor Steuern von 2,5 %, der nach Abzug der variablen Kosten übrig bleibt, steuert bereits einen positiven Beitrag zur Abdeckung der fixen Kosten der Apotheke bei.

In der Regel wird der Apotheker die Freiwahlspanne im Sinne einer Mischkalkulation festlegen. Im apothekenexklusiven Bereich wird er höhere Aufschläge am Markt durchsetzen können als im Bereich der von der Industrie vorverkauften, nicht apothekengebundenen Indikatorartikel. Der Deckungsbeitrag lässt sich pro Sortiment, Indikation, Regalmeter oder Produkt errechnen. Wenngleich sich der Apotheker davor hüten sollte, durch Absatzmethoden anderer Vertriebskanäle das Erscheinungsbild der Apotheke zu verfälschen, hat er doch eine gute Chance, mit einer ausgewählten OTC- und Freiwahlstrategie seine Ertragssituation zu verbessern. Allerdings sind die Kosten genau im Auge zu behalten; sehr schnell ergeben sich nämlich sprungfixe Kosten, die die Teilkostenrechnung und Preiskalkulation bei der Freiwahl verändern. Entschließt sich der Apotheker, eine Mitarbeiterin, die sich im Freiwahlverkauf bewährt hat, generell für diesen Bereich einzusetzen und stellt er zur Erledigung der bisher von ihr ausgeführten pharmazeutischen Tätigkeiten eine zusätzliche Kraft ein, muss der Deckungsbeitrag des Freiwahlsortiments um das Gehalt inklusive Nebenkosten der nun gänzlich damit befassten Mitarbeiterin steigen.

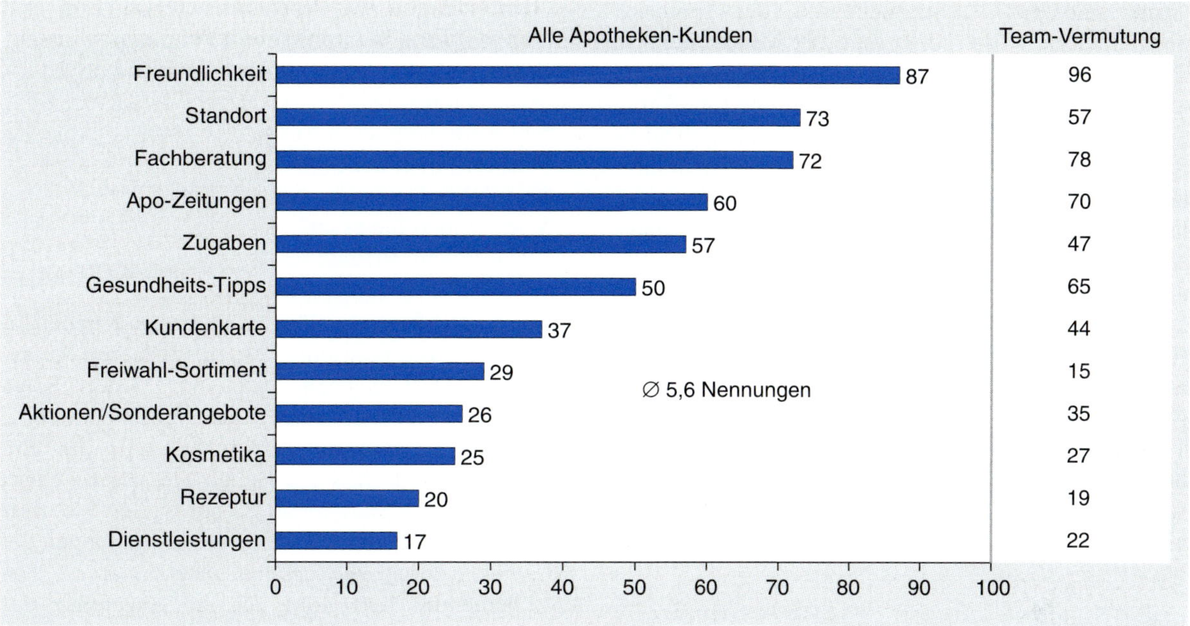

Abb. 9.7-13: Was Patienten veranlasst, eine Apotheke zu bevorzugen (in %) (Quelle: Studie Prof. G. Riegl (2002): in Pharm. Ztg. Nr. 35, 28)

Selbstverständlich sollte das Freiwahlsortiment auch die Attraktivität der Apotheke steigern; dies um so mehr, je ausgeprägter es eine moderne, transparente Ausprägung der Apotheke unterstützt.

Verkaufsförderung

Alle Marketingmaßnahmen, die darauf abzielen, den Umsatz und die Kundenfrequenz zu erhöhen bzw. die Sortiments- und Preispolitik zu unterstützen, lassen sich unter dem Oberbegriff Verkaufsförderung der Apotheke subsumieren. Die Verkaufsförderung wird durch gezielte Kundenorientierung geprägt.

Mitarbeiterverhalten und Verkaufspsychologie

Die Motivation und Leistungsfähigkeit der Mitarbeiter entscheiden wesentlich über den Erfolg der Apotheke. Der Apothekenleiter hat die Aufgabe, die Talente und das Können seiner Angestellten richtig zu steuern und einzusetzen. Der Kunde muss stets mit kompetenten Gesprächspartnern zu tun haben. Jeder Mitarbeiter sollte daher sein Aufgabengebiet, seine Verantwortung und Kompetenzen genau kennen. Führt und informiert der Apotheker sein Team richtig, erreicht er auch die für den Erfolg notwendige Identifikation der Mitarbeiter mit der Apotheke.

Grundsätzlich schätzen Apothekenteams die Kundenwünsche recht gut ein. Lediglich die Bedeutung von Standort und Sortiment für die Kunden werden unterschätzt, Kundenzeitung und Gesundheitstipps überschätzt (Abb. 9.7-13).

Besonders bewährt hat sich eine indikationsbezogene Arbeitsteilung in der Apotheke. Gerade die Aufteilung der Indikationsbereiche auf verschiedene Mitarbeiter schafft nicht nur Motivation, sondern erhöht die Kompetenz des gesamten Teams in der Beratung erheblich. Der jeweilige „Produktmanager" muss seine Kollegen einschließlich Chef stets auf dem Laufenden halten. Er kümmert sich um die Verkaufsförderung und Schaufenstergestaltung, wenn sein Indikationsthema als Aktionsprogramm „dran" ist. Erfahrungsgemäß sind die teamorientierten Apothekenleiter deutlich erfolgreicher als diejenigen Apotheker, bei denen die Mitarbeiter die allgemeinen Abgabe- und Beratungsaufgaben übernehmen. Wichtige Führungsregeln sind vor allem:

- ☐ Die Mitarbeiter müssen sich akzeptiert fühlen.
- ☐ Zu erfüllende Aufgaben müssen überwiegend anspruchsvoll und für die Apotheke bedeutsam sein.
- ☐ Gleichbehandlungsprinzip.
- ☐ Förderung der Stärken der Mitarbeiter; die Mitarbeiter sind effektiv einzusetzen.
- ☐ Gute Bezahlung für gute Mitarbeiter.
- ☐ Lob für gute Leistungen, Tadel nur sachbezogen unter vier Augen bei Fehlern.
- ☐ Fortbildung für Verantwortungsbereich fördern.
- ☐ Kleine Incentives für gute Ideen und Hinweise.
- ☐ Freundliches, produktives Betriebsklima.
- ☐ Physische und psychische Arbeitsbedingungen müssen stimmen.

Größe und Grad der Spezialisierung der Apotheke bestimmen die notwendige Zahl der Mitarbeiter. Ist die Offizin unterbesetzt, führt dies zu längeren Wartezeiten und gestressten Angestellten, die ihre Beratungsaufgabe nicht richtig erfüllen können. Durch Strichlisten, die die Kundenfrequenz in jeder Stunde des Tages mindestens eine Woche lang aufzeigen, lässt sich der aktuelle Personalbedarf präzise messen. Andererseits können Leerzeiten problemlos überbrückt werden, wenn „ranghöhere“, nicht ausgelastete Mitarbeiter einfachere Tätigkeiten mit ausführen. Die Mitarbeiter müssen durch Argumente in einer verständlichen Sprache den Kunden überzeugen können.

Bedenkt man, dass der Mensch zu über 90 % mit dem Gefühl und nicht einmal zu 10 % mit dem Verstand entscheidet, wird der Stellenwert der Verkaufspsychologie deutlich. Nachdem der Mensch nur

- ☐ 20 % von dem, was er hört,
- ☐ 30 % von dem, was er sieht, aber
- ☐ 70 % von dem, was er fühlt,

im Gedächtnis behält, sollten die Mitarbeiter dem Kunden die Ware durchaus auch bereits vor dem Kauf in die Hand geben sowie den Nutzen kundenorientiert und anschaulich darstellen.

Entscheidende Bedeutung kommt der Fragetechnik zu. Dabei sind Bevormundungen ebenso zu vermeiden, wie das Gefühl beim Kunden, man frage ihn zu sehr aus. Diese Ängste dürfen aber keineswegs den Apotheker daran hindern, den Patienten zielgerichtet zu befragen und ihm seine notwendigen Zusatzinformationen zu vermitteln. Eine ausgezeichnete Hilfe könnte hierfür das Pseudo-Customer-Konzept sein (Näheres in Pharm. Ztg. 9.10.2003, S. 32ff. oder direkt bei Apothekerin Karin Berger, ZAPP (ABDA) unter E-Mail: k.berger@abda.aponet.de). Hier bietet ihnen die ABDA einen Testkauf, mit anschließender Besprechung und Optimierung des Beratungsverhaltens.

Besonders wichtig sind die klassischen W-Fragen, offene hilfreiche Fragen zum Thema Krankheitssymptom (Fragenliste [1]) und zum Thema konkreter Präparatewunsch (Fragenliste [2]).

[1] Hinterfragen der Eigendiagnose des Patienten
- Welche Beschwerden liegen vor?
- Seit wann treten die Beschwerden auf?
- Wie häufig treten die Beschwerden auf?
- Wann treten die Beschwerden auf?
- Was haben Sie bisher gegen die Beschwerden unternommen?

[2] Hinterfragen der Arzneimittelerfahrung und -anwendung bei konkretem Präparatewunsch
- Was wissen Sie bereits über das Arzneimittel?
- Wogegen nehmen Sie es?
- Seit wann nehmen Sie es?
- Wie vertragen Sie es?
- In welcher Dosierung nehmen Sie es?
- Wie wenden Sie es an?
- Mit welchem Erfolg?

Nach der Rezepteinlösung darf das Kundengespräch nicht mit phrasenhaften, inhaltsleeren Aussagen wie: „Darf es noch etwas sein?“ oder „Sonst noch einen Wunsch?“ abgewürgt werden. Interesse weckt man vielmehr mit Äußerungen wie: „Es wird Sie interessieren, dass …! Haben Sie schon gehört, dass …? Testen Sie einmal! Sicher wissen Sie, dass …!“ „Ich“ „Wir“ sollten in den Redewendungen der Mitarbeiter durch „Sie“ „Ihnen“ ersetzt werden. Von entscheidender Bedeutung für die Akzeptanz des Apothekers und damit seiner Beratung ist aus der Sicht des Kunden die soziale Interaktion. Ein sportlicher jüngerer Kunde wird bei der Sporternährungsberatung zweifelsohne der Empfehlung eines ebenso sportlichen jüngeren Apothekers mehr Glauben schenken als beispielsweise einer sportlich ungeübten, beleibteren Apothekenmitarbeiterin. Die Mitarbeiter müssen dem Kunden Geltung im Gespräch verschaffen. Besonders freundlich ist dabei die Technik, stets eine Kundenanfrage mit einem Lob zu beantworten: z. B. „Das ist eine interessante Frage …“ oder „Sie wissen gut Bescheid …“.

Glaubwürdigkeit und Sympathie lassen sich ohne Blickkontakt nicht vermitteln. Der Apotheker gewinnt beim Kunden nur Akzeptanz und Vertrauen, wenn er ihm bei seinen Empfehlungen auch in die Augen sehen kann.

Zwar darf es in der Apotheke keinen Umsatz um jeden Preis geben; die besondere Verantwortung, die der Apotheker für seine Kunden hat, verhindert ein primär pekuniäres Denken. Ist der Apotheker von bestimmten Produkten aber besonders überzeugt, wird es ihm nicht schwer fallen, den Nutzen des von ihm präferierten Produktes für den Kunden deutlich zu machen. Je überzeugender die Mitarbeiter in der Apotheke argumentativ sind, je mehr sie die Sortimentsstrategie und Kundenorientierung des Apothekeninhabers unterstützen, desto mehr werden sie auch zur Bindung der Kunden an die Apotheke beitragen und desto mehr wird auch das Preisargument in den Hintergrund treten.

Oft befindet sich die Angst vor hohen Preisen nicht vor dem Fremdverkaufstisch, sondern dahinter. Auf eine überzeugende Beratung folgt nicht selten ein unsicherer Hinweis auf den hohen Preis. Verteidigen Sie das Preis/Leistungsverhältnis bezogen auf den Nutzen für den Kunden. Niemand möchte etwas billiges, sondern etwas „preiswertes“ in der Apotheke erwerben. Den Wert vermittelt der Apotheker durch die Beratung.

Warenpräsentation

Für die marketinggerechte Gestaltung der Sicht- und Freiwahl sind die Erkenntnisse der Handelsforschung, die individuellen räumlichen Gegebenheiten der Apotheke sowie das Kundenverhalten maßgeblich.

Empirische Untersuchungen haben zu so genannten Merchandising-Regeln geführt, bei deren Beachtung die Apotheke durch eine marketinggerechte Warenpräsentation Umsatzsteigerungen erreicht. Die wichtigsten Erkenntnisse, die dabei gewonnen wurden, sind:

- ☐ Laufweg der Kunden:
  - ☐ Kunden haben einen Rechtsdrall.
  - ☐ Sie bewegen sich entgegen dem Uhrzeigersinn an den Regalen entlang.
  - ☐ Sie blicken und greifen bevorzugt nach rechts.
  - ☐ Zurückliegende Ecken werden wenig beachtet.
  - ☐ Anziehungspunkte sind Wandmitte und Kopfenden, auf die der Kunde zusteuert.
- ☐ Ware im Regal:
  - ☐ Produkte in Sichthöhe (120 bis 160 cm) und Griffhöhe (80 bis 120 cm) sind die Hauptumsatzträger. In der Reck- (über 160 cm) und Bückzone (unter 80 cm) ergeben sich regelmäßig signifikant niedrigere Umsatzzahlen als bei einer Platzierung im Sicht- und Griffbereich.
  - ☐ Regale sollten nutzenorientiert beschriftet sein (nicht nur „Magen, Darm“, sondern z. B. „natürliche Abführpräparate“).
  - ☐ Keine ABDA-Lochkarten an den Regalböden.
  - ☐ Regale müssen sauber sein.
  - ☐ Produktalternativen horizontal platzieren, damit der Verbraucher zwischen den Alternativen besser wählen kann.
  - ☐ Höchstens vier bis sechs verschiedene Produkte nebeneinander in das einzelne Regal einordnen.
  - ☐ Keine Einzelpackungen platzieren, sondern vor allem bei den vom Apotheker präferierten Produkten „Masse“ zeigen; neben den Indikatorartikeln (Marktführerprodukten) sollte nach Möglichkeit bei jeder Indikation das vom Apotheker bevorzugte apothekenexklusive Produkt stehen.
  - ☐ Besondere saisonale Artikel sollten eine Zweitplatzierung, z. B. in Gondeln, Schütten, erhalten.
  - ☐ Regale sollten vor allem in der Breite gut gefüllt sein und zwischen den Artikeln Grifflücken übrig lassen.
  - ☐ Regale und Waren müssen gut beleuchtet sein.
  - ☐ Ware sollte an jedem Punkt im Regal gut erreichbar sein, d. h., die Regale sollten ergonomisch gestaltet sein (Abb. 9.7-14).
  - ☐ Preisetiketten sind deutlich sichtbar und möglichst in gleicher Höhe anzubringen.

Die Warenpräsentation der Apotheke gibt auch darüber Auskunft, ob die Apotheke ein eigenes Sortimentskonzept hat. Themenschwerpunkte und die Ausrichtung auf saisonale, aktuelle Angebote sprechen die Kunden besonders an.

In Anbetracht seines Raumbedarfs muss sich der Apotheker in der Regel für bestimmte Sortimentsschwerpunkte im Bereich der Sicht- und Freiwahl entscheiden. Im Gegensatz zum verschreibungspflichtigen Arzneimittelsortiment kann er bei der Sicht- und Freiwahl das Angebot begrenzen. Die Profilierung durch Beratungsqualität sollte vor kostenwirksamer Warenquantität stehen. Bei Sortimentsbestandteilen, die sowohl vom Umsatz als auch vom Ertrag her uninteressant sind bzw. bei Konkurrenten in der Umgebung schwerpunktmäßig geführt werden, empfiehlt es sich, nach Möglichkeit auf eine lukrativere Sortimentsalternative zurückzugreifen.

Auch wenn der Servicegedanke in der Apotheke einen hohen Stellenwert einnimmt, erweist sich das Bestreben, alles zu haben, betriebswirtschaftlich nicht als sinnvoll. Die Verkaufsförderung vermag in diesem Fall wenig auszurichten, da aufgrund der vollständigen Nachfrageorientierung keine apothekenspezifischen Gestaltungs- und Beratungsschwerpunkte bestehen.

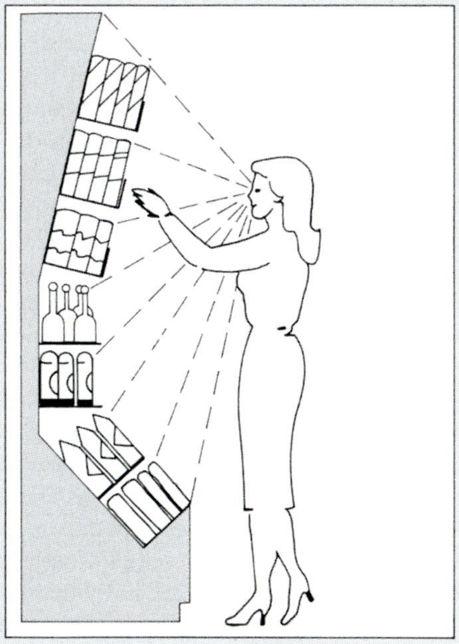

Abb. 9.7-14: Ergonomische Gestaltung eines Regals (Quelle: Zürn, Apothekeneinrichtung)

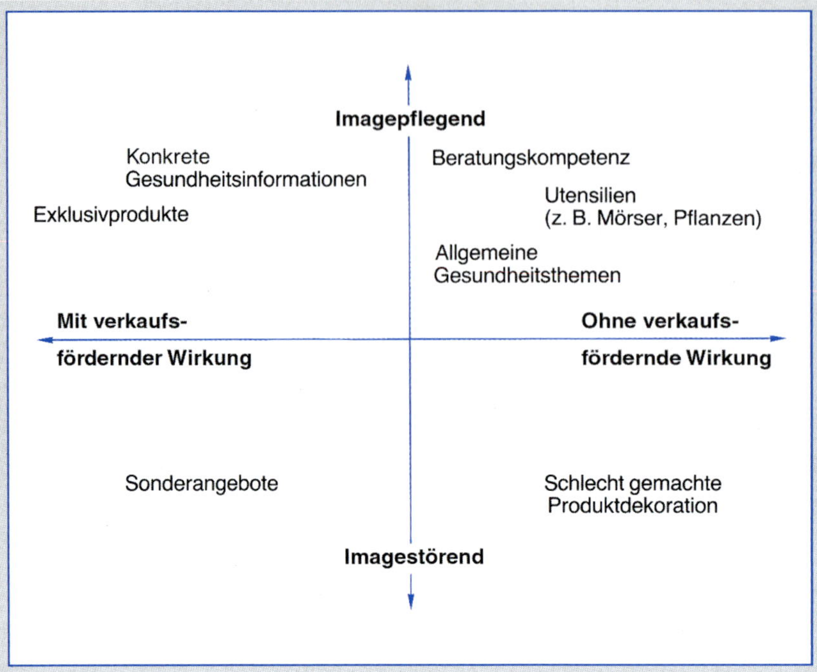

Abb. 9.7-15: Schaufenster im Spannungsfeld (aus Vortrag Prof. W. Scheele, Baden-Baden 1984)

Gestaltung des Schaufensters

Das Schaufenster ist die Visitenkarte der Apotheke. Dennoch überlässt der Apotheker eines seiner wichtigsten Verkaufsförderungsmittel oft freiwillig den Dekofirmen der Industrie. Die häufig überdimensionalen, unpassenden Pappaufsteller kosten nichts und sind für die Industrie eine vergleichsweise billige Werbung. Die Apotheke taucht dahinter im wahrsten Sinne des Wortes unter. Die Fremdproduktwerbung ist für sie denkbar ungeeignet, erwartet der Kunde doch vielmehr einen objektiven Berater in der Apotheke und keinen verlängerten Arm der Industrie. So misst der Bürger in der Selbstmedikation der Empfehlung des Apothekers mehr Bedeutung bei als der Pharmawerbung (Ergebnis einer Untersuchung der GfK Gesundheitsforschung, Nürnberg 1987).

Das Schaufenster muss den Patienten neugierig machen, den Wunsch wecken, den Rat gerade dieses Apothekers oder seiner Mitarbeiter einzuholen. Dies gelingt aber nur, wenn die Kundenorientierung bereits in dieser ersten Kommunikationsebene verwirklicht wird, d. h., dass das Schaufenster einerseits aktuell, andererseits den Bedürfnissen der Zielgruppe entsprechend gestaltet sein muss. Die Themen ergeben sich aus der Rezept- und Kundenanalyse sowie aus jahreszeitlichen, saisonalen Überlegungen. Das Schaufenster sollte stets die individuelle Profilierungsstrategie der Apotheke zur Geltung bringen (Fachmann für Homöopathie, Heilkräuter, Stomaversorgung etc.). Die Aussagen der Apotheke müssen optisch interessant präsentiert werden.

Individuelle Ideen sollten möglichst professionell in Zusammenarbeit mit geeigneten Dekorateuren in die Tat umgesetzt werden (Abb. 9.7-15, 9.7-16). Die Apothekerverbände stellen ihren Mitgliedern gegen Gebühr ebenfalls eine große Auswahl an Displays und sonstigen Dekomaterialien zur Verfügung.

Für das Apothekenschaufenster lassen sich als wichtige Erfolgsregeln aufführen:

- ☐ Blickfang muss originell und fesselnd sein und den Passanten spontan zum Stehenbleiben veranlassen.
- ☐ Die Schaufensterbotschaft sollte in maximal 15 Sekunden erfassbar sein.
- ☐ Nach Möglichkeit Bewegung einbauen (Heilkräutereisenbahn, Seilbahn mit Sonnenschutzmittel etc.). Blickfang nach Möglichkeit von Produkten trennen.
- ☐ Schriften gut lesbar und knapp halten (der Kunde widmet den Texten im Vorbeigehen nur wenige Sekunden).
- ☐ Präzise, zielgruppenorientierte Aussagen zu Gesundheits- und Arzneimittelfragen.
- ☐ Dekoration muss sauber, frei von Staub und Ablagerungen sein.
- ☐ Dekoration alle drei bis vier Wochen auswechseln.
- ☐ Gute Beleuchtung erhöht den Blickfang.
- ☐ Farben und Formen sollten abwechslungsreich sein und harmonieren.

Das Schaufenster sollte werblich den Apotheker als vertrauensvollen und fachkundigen Partner und Problemlöser herausstellen. In jedem Fall gilt es, den einzigen, individuell nutzbaren Freiraum des

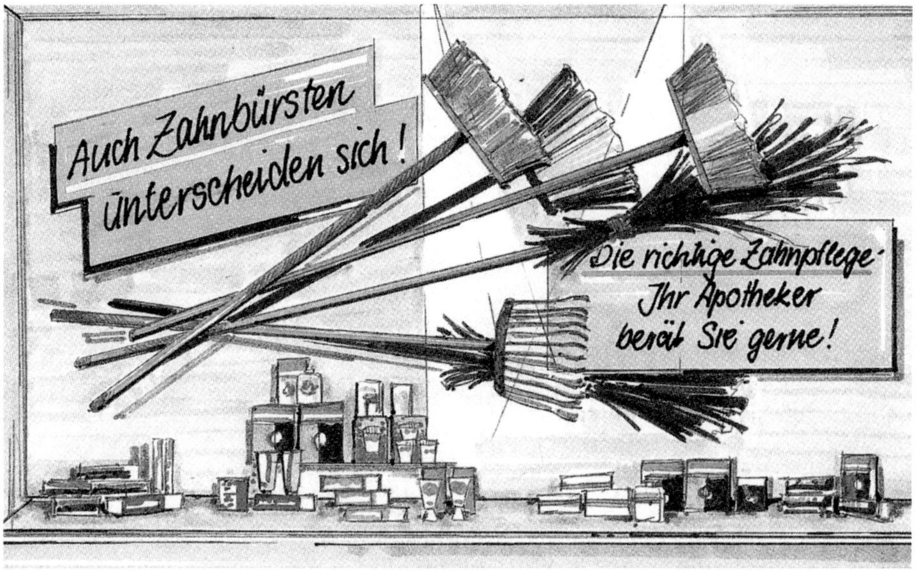
Auch Zahnbürsten unterscheiden sich!
Die richtige Zahnpflege · Jhr Apotheker berät Sie gerne!

Abb. 9.7-16: Gerade durch originelle, provokative und assoziationsstarke Dekorationen wird die Aufmerksamkeit der Kunden in besonderem Maße geweckt. Die Idee des Autors dieses Beitrages trug während des Aktionsmonats „Zahnpflege" in einer Apotheke zum höchsten bisher dort erzielten Umsatz bei Zahnbürsten und zu einem weit überdurchschnittlichen Themenumsatz bei. Die Aktion war allerdings durchgängig bestens in der Apotheke vorbereitet

Apothekers im Rahmen der berufspolitisch geprägten Werberichtlinien zu nutzen. Mit vergleichsweise wenigen Mitteln kann er große Wirkung erzielen. Es gibt genug aktuelle und immer wieder variierbare Themen, die die Kunden ansprechen. Der Mediaplan, der sich an den Werbeaktivitäten der Industrie ausrichtet und auch für die Sortimentsplanung wichtig ist, enthält zahlreiche Anregungen für die Wahl der Themen im Schaufenster (Tab. 9.7-14).

Gestaltung der Fassade

Die Apotheke muss von außen eindeutig und schnell identifiziert werden können. Das rote, gotische Apothekenzeichen zusammen mit der Buchstabenfolge „Apotheke" bilden das entscheidende Erkennungsmerkmal, an dem unbedingt festzuhalten ist. Fahrradständer, Beleuchtungskörper, die ebenfalls mit dem Apothekenkennzeichen versehen sind, unterstützen das Erscheinungsbild. Es empfiehlt sich im übrigen, die Elemente an den architektonischen Stil des Gebäudes und seiner Umgebung anzupassen. Renoviert der Apotheker im Zusammenhang mit der Einrichtung seines Unternehmens stilvoll das Gebäude, wird dadurch bei den Passanten die Aufmerksamkeit besonders erhöht. Krasse Stilbrüche werden dagegen von den Einwohnern als Wichtigtuerei und Geltungssucht beurteilt.

Gestaltung der Offizin

Die Einrichtung in der Offizin sollte zweckmäßig, kundenfreundlich und hell gestaltet werden. Wenn sich der Kunde in der Apotheke nicht wohl fühlt, weil die Atmosphäre nicht stimmt, wird er sie nach Möglichkeit meiden. Der Kundenfluss muss selbst bei starker Besucherfrequenz gewährleistet sein. Der Kunde sollte sich auch dann noch schnell zurechtfinden und vor allem alle Regale der Freiwahl erreichen können. Auch die Mitarbeiter dürfen nicht durch lange Wege zu viel Zeit verlieren. Es ist von Vorteil, wenn sich der bedienende Mitarbeiter stets im Blickfeld des Kunden bewegt.

Bevor eine neue Apotheke bzw. eine bestehende umgebaut wird, empfiehlt es sich, auf Apotheken spezialisierte Einrichter einzuschalten. Andernfalls besteht die Gefahr, dass nicht mit der Apotheke vertraute Architekten zwar eine optisch interessante Apotheke planen, aber wichtige Raum- und Einrichtungsaspekte übersehen. Apothekeneinrichter verfügen über jahrelange Erfahrung, die vor allem den noch unerfahrenen Neugründern zugute kommt.

Durch Umbaumaßnahmen lässt sich häufig der Betriebsablauf erheblich verbessern (Abb. 9.7-17). Gerade unter Marketinggesichtspunkten ist die Anpassung an zeitgemäßere Organisationsformen gelegentlich sogar unerlässlich. Die „historische Apotheke" vom Laboratorium bis zur Offizin vermag bestenfalls noch Touristen und Pharmaziehistoriker in Begeisterung zu versetzen. Ein Apotheker, der in 2003 seine Apotheke vollständig modernisiert und

Tab. 9.7-14: Mediaplan der Schaufenstergestaltung (aus Noweda Marketing und Corporate Design 1986)

Schwerpunktwerbung der Industrie (Fernsehen – Rundfunk – Zeitschriften)	
Januar Gesunde Ernährung: Diät nach den Feiertagen Stärkung der Abwehrkraft: Vitamine, Tonika, Roboranzien, Ginseng **Februar** Medizinische Hautpflege: Feste und flüssige Syndets Akne: Mittel gegen Akne **März** Frühjahrskur: Schlankheit und Diät, Süßstoffe, Ballaststoffe, Saftkur **April** Sportlich und fit: Hygiene, vorbeugen und fitmachen, Sportverletzung, Sportlernahrung, Blutdruckmessgeräte, Schlankheitskost **Mai** Kosmetik aus der Apotheke: Schützen, nähren, reinigen, pflegen Muttertag: Geschenke aus der Apotheke Heuschnupfen: Prophylaxe und Therapie **Juni** Reiseapotheke: Übelkeit, nervöse Störung, Verstopfung, Allergie, Diarrhö, Schmerzmittel, Sonnenschutz	**Juli** Sommer und Sonne: Lichtschutz-, Aprèscreme Sonnenschutz und Sonnenallergie: Schutz vor Sonnenbrand, Ausschläge Insektenstiche: Vorbeugende Mittel, Behandlung Müde Füße: Erfrischung, Durchblutungsförderung Schwitzen: Mittel gegen übermäßige Schweißbildung, Deodorants **August** Körperpflege: Haarpflege, Reinigung, Intimpflege, Fußpflege **September** Mund- und Zahnpflege: Zahncreme, -bürsten, -ersatz, Mundwasser, -duschen, -geruch **Oktober** Gesund im Herbst und Winter: Schutz vor Erkältungen, Schnupfen und Grippe, Vitamine, Stärkung der Abwehrkraft **November** Erhaltung und Steigerung der Leistungsfähigkeit: Tonika, Hausmittel, Geriatrika, Ginseng **Dezember** Tee aus der Apotheke: Urologika, Laxanzien, Erkältung Völlerei schadet dem Magen: Magen, Darm, Galle, Sodbrennen Weihnachtsgeschenke aus der Apotheke: Alles für die Gesundheit

dabei sogar Feng-Shui-Aspekte berücksichtigt hat, verzeichnete Umsatzzuwächse von über 30 %. Andererseits kann eine moderne Apotheke durchaus teilweise um antike Einrichtungsgegenstände bereichert werden; entscheidende Parameter für die Beurteilung der optimalen Planung ist die Zweckmäßigkeit aller funktionalen Elemente; jedoch muss die Apotheke als solche immer erkennbar sein.

Nur mit einer entsprechenden Umsatz- und vor allem Ertragssteigerung werden sich die Umbaukosten amortisieren. Die Apotheke benötigt folgenden Mehrumsatz, um die zusätzlich entstehenden Umbaukosten abzudecken:

$$\text{Erforderlicher Mehrumsatz} = \frac{\text{Zusatzkosten (€)} \cdot 100}{\text{Spanne}}$$

An einem Beispiel soll die Berechnung verdeutlicht werden:

Apothekenumsatz:	1 000 000 €
Umbauinvestition:	100 000 €
Nutzungsdauer:	10 Jahre
Spanne:	30 %
Erwarteter Umsatzanstieg durch Investition:	15 %

Zunächst gilt es, die Investition auf eine jährliche Kostenbelastung umzurechnen. Lineare Abschreibung unterstellt, fällt ein Abschreibungsaufwand von 10 000 € für das Investitionsjahr an, dazu kommen Zinsen, z. B. 6 % von 100 000 €, in Höhe von 6000 €, Personalzusatzkosten durch Einsatz einer PTA als Halbtagskraft in Höhe von 9000 € und sonstige Sachkosten, z. B. Werbung, in Höhe von 1000 €. Damit ergeben sich Umbaukosten in Höhe von 27 000 € pro Jahr.

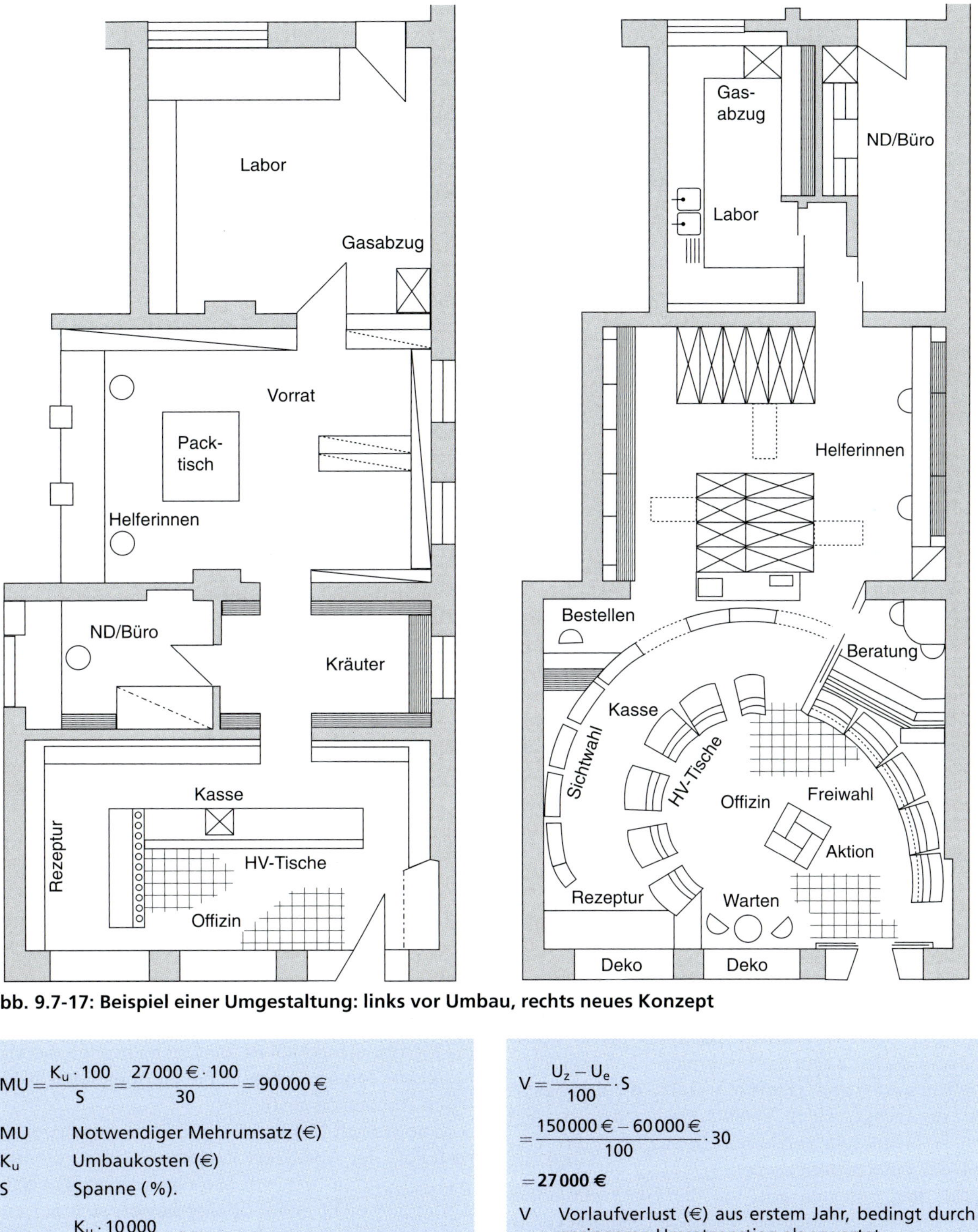

Abb. 9.7-17: Beispiel einer Umgestaltung: links vor Umbau, rechts neues Konzept

$$MU = \frac{K_u \cdot 100}{S} = \frac{27\,000\,€ \cdot 100}{30} = 90\,000\,€$$

MU Notwendiger Mehrumsatz (€)
K_u Umbaukosten (€)
S Spanne (%).

$$MU_{(\%)} = \frac{K_u \cdot 10\,000}{S \cdot U} = 9\,\%$$

U Bisheriger Umsatz der Apotheke (€)
$MU_{(\%)}$ Erforderlicher Mehrumsatz (%)

Erzielt der Apotheker (entgegen seiner Erwartung) **im ersten Jahr** nur einen Mehrumsatz von 6 %, entsteht bedingt durch die Investition ein Anlaufverlust von:

$$V = \frac{U_z - U_e}{100} \cdot S$$

$$= \frac{150\,000\,€ - 60\,000\,€}{100} \cdot 30$$

$$= \mathbf{27\,000\,€}$$

V Vorlaufverlust (€) aus erstem Jahr, bedingt durch geringeren Umsatzanstieg als erwartet
U_z Erwarteter Umsatzanstieg (€)
U_e Effektiv erreichter Umsatz (€)

Erreicht der Apotheker **in den nächsten Jahren** sein Ziel von 15 % Umsatzzuwachs, benötigt er aufgrund seines Vorlaufverlustes entsprechend länger, um seinen Return on Investment (ROI) zu erreichen:

$$G_z = \frac{U_z - MU}{100} \cdot S$$

$$= \frac{150\,000\,€ - 90\,000\,€}{100} \cdot 30$$

$$= \mathbf{18\,000\,€}$$

G_z Zusatzgewinn (€) über MU hinaus

$$ROI = \frac{V}{G_z} + 1 = \mathbf{2{,}5\ Jahre}$$

Die Ermittlung von V, G_Z, ROI erübrigt sich, wenn der Apotheker schon im ersten Jahr den erforderlichen Mehrumsatz von 9 % erreicht.

Werbung

Werbung soll auf die Apotheke bzw. deren Angebote aufmerksam machen und den Kunden zum Kauf anregen. Das Heilmittelwerbegesetz (HWG) verbietet für Arzneimittel Werbeaktivitäten der Apotheke (§ 10 HWG). Im Falle der Eröffnung, Verlegung, Übernahme und bei besonderen Jubiläen ist nach den Berufsordnungen der Apothekerkammern eine öffentliche Ankündigung in der lokalen Tagespresse gestattet.

Das Bundesverfassungsgericht hat für den Bereich des Nebensortiments die berufsordnungsrechtlichen Werbebeschränkungen für nichtig erklärt. Der Apotheker kann aber auch hier nur Werbung betreiben, soweit sie nicht unlauter, irreführend oder übertrieben ist und dem gesetzlichen Auftrag der Apotheke nicht widerspricht.

Für die Öffentlichkeitsarbeit der Apotheke sorgen ABDA und Landesapothekerverbände. Zu ihren Aufgaben zählt, die Fachkompetenz des Apothekers für Arzneimittel der Bevölkerung bewusst zu machen.

Auch die Schaufenstergestaltung unterliegt den strengen berufsrechtlichen Bestimmungen. Insbesondere dürfen keine marktschreierischen und übertriebenen Aussagen gemacht werden, die die Sicherheit der fachgerechten Versorgung der Bevölkerung mit Arzneimitteln gefährden. Wenngleich das Verbot der marktschreierischen Werbung auch für die Sicht- und Freiwahl gilt, um die Glaubwürdigkeit der Apotheke zu wahren, haben die Apotheker in den vergangenen Jahren beachtliche Freiheiten erstritten. Aufgrund einiger spektakulärer Urteile ist das Außenwerbeverbot für apothekenübliche Waren mittlerweile gelockert worden. Auch die Aufhebung des Rabattgesetzes und der Zugabeverordnung sorgten für größere Freiheiten des Apothekers.

Aufgrund der besonderen Stellung der Apotheke ist die Abgabe von Arzneimittelproben sowie Gegenständen des täglichen Gebrauchs von erheblichem Genusswert (Honig, Tee, Lebkuchen) aber nach wie vor verboten.

Der Apotheker sollte sich bei seinen Werbeaktivitäten bewusst sein, dass er zur Verteidigung des Apothekenmonopols für Arzneimittel wesentlich durch sein Verhalten beiträgt. Je mehr er sich von der Linie des Berufsstandes entfernt und das Apothekensymbol nur noch als farblichen Fassadenblickpunkt betrachtet, um so mehr gefährdet er – trotz vielleicht vorübergehender finanzieller Vorteile – langfristig seine Existenz. Die Konstellationen unserer Nachbarländer zeigen, wohin der Weg geht, wenn die Apotheke ihren einheitlichen Charakter verliert. Sicherlich kann der Einzelne dann noch Geld verdienen, aber nicht mehr als Apotheker, sondern nur noch als klassischer Einzelhändler.

Der Apotheker muss mit dem Marketinginstrument Werbung behutsam umgehen. Die Vergangenheit hat gezeigt, dass die Restriktionen des Berufsstandes in diesem Bereich der rechtlich geschützten Institution „Apotheke" weit mehr genützt als geschadet haben. Letztlich wird die Apotheke im Preiswettbewerb gegen jede andere Vertriebsform verlieren. Der Erfolgsweg läuft allein über eine überzeugende fachliche Beratung und maximale Nutzenorientierung für die Kunden in allen Gesundheitsfragen.

Kundenservice

Mit einem zielgruppenorientierten Kundendienst kann die Apotheke nicht nur die Stammkundschaft enger an sich binden. Ein guter Service spricht sich schnell herum und bringt neue Kunden in die Apotheke. Allerdings sollte der Apotheker unter Kostengesichtspunkten die einzelnen Maßnahmen sorgfältig auswählen. So bewährt sich ein umfangreicher Tagesbotendienst kaum, wenn dadurch in der Zeit, in der die Kundenfrequenz in der Apotheke am größten ist, ein wichtiger Mitarbeiter fehlt. Gerade für Mehrbesitzapotheken kann sich ein Lieferservice besonders lohnen, wenn er die Aufträge aller beteiligten Apotheken ausführt.

Eine Kosten-Nutzen-Analyse ist zwar schwer anzustellen, der Apotheker kommt aber, um im harten Wettbewerb zu bestehen, um einen adäquaten Kundenservice nicht herum. Es ist besser, sich auf einzelne Maßnahmen zu beschränken und die Kunden dabei voll und ganz zufrieden zu stellen, als die gesamte Palette des Kundendienstes anzubieten, ohne die Voraussetzungen dafür zu haben. Insbesondere sollten alle beteiligten Mitarbeiter die Servicemaßnahmen fachlich und engagiert mittragen.

Kundenservice in der Apotheke:

- ☐ Diagnostische Maßnahmen und Umwelttests (Teststäbchen Diabetes, Boden-, Wasseruntersuchungen)
- ☐ Erläuterung von elektrischen Milchpumpen, automatischen Insulinspritzen
- ☐ Blutdruckmessung
- ☐ Stomaversorgung
- ☐ Messen des Körpergewichts durch elektronische Waage
- ☐ Fachgerechtes Anmessen von Kompressionsstrümpfen
- ☐ Kontrolle und Auslese von Hausapotheken
- ☐ Beseitigung von Altarzneimitteln
- ☐ Sofortige Medikation ermöglichen (ein Glas mit frischem Wasser zur Selbstbedienung bereitstellen)
- ☐ Rezeptsammelstelle (§ 24 ApBetrO)
- ☐ Computergestützte Arzneimittelinformationen durch ABDA-Datenbank
- ☐ Abgabe von Pollen-, Menstruationskalender, Nährwerttabellen
- ☐ Abgabe von Fremdbroschüren zu aktuellen Themen und von Kopien verständlicher Zeitungsbeiträge etc. zu Fragen, die für Patienten von allgemeinem oder speziellem Interesse sind
- ☐ Kundenzeitschriften, die sich allgemein mit dem Thema Gesundheit und Krankheit befassen, z. B. Neue Apotheken Illustrierte, Familienmagazin
- ☐ Kundenzeitschriften, die die Profilierungsbemühungen des Apothekers unterstützen, z. B. Teejournal zu apothekeneigenem Teekonzept für Rezepturen
- ☐ Broschüren (gegen Schutzgebühr)
- ☐ Eigene Informationsblätter zu kundenspezifischen Problembereichen
- ☐ Eigene Homepage im Internet mit zusätzlichen Informationen
- ☐ Durchgehende Öffnungszeiten
- ☐ Notdiensthinweise, vor allem der eigenen Apotheke
- ☐ Automatische Eingangstüre
- ☐ Rollstuhlgeeigneter Eingang
- ☐ Beratungsecke
- ☐ Kinderecke mit Spielzeug
- ☐ Sitzecke mit ausgewählter Fachliteratur
- ☐ Fremdsprachenkenntnisse
- ☐ Einkaufstüten

Kundenservice außerhalb der Apotheke:

- ☐ Vorträge an Volkshochschulen, Eltern-, Gemeindeabenden, vor Pflegevereinen, Selbsthilfegruppen, Frauenbund etc.; die ABDA stellt aktiven Apothekern Manuskripte zur Verfügung. Die bereits ausgearbeiteten Vorträge erleichtern die Arbeit erheblich
- ☐ Telefonservice für Kunden
- ☐ Verleih von Milchpumpen und Babywaagen
- ☐ Parkplätze
- ☐ Fahrradständer

Der Apotheker sollte aber nur diejenigen Serviceleistungen seinen Kunden bieten, in denen er und sein Team tatsächlich kompetent sind. Andernfalls schadet er seinem Image erheblich, mit entsprechend negativen Auswirkungen auf den Rezeptumsatz. Die verlorenen Kunden sind kaum mehr zurückzuholen. Es empfiehlt sich, die Servicestärken deutlich herauszustellen, zumindest sollte der Passant bereits im Schaufenster darauf hingewiesen werden. Aufgrund der demographischen Entwicklung wird in Zukunft vor allem die Betreuung pflegebedürftiger älterer Menschen eine große Rolle spielen. Dieser Aufgabe wird sich auch die Apotheke stellen müssen; allerdings werden nur spezialisierte Apotheken davon nachhaltig profitieren.

Beratung

Sie erfährt zweifelsohne den höchsten Stellenwert in der Apotheke (Abb. 9.7-18). Der Gesetzgeber hat dieser Tatsache Rechnung getragen und die Informations- und Beratungspflicht im § 20 ApBetrO verankert. Unabhängig von der neuen AMPreisV, derzufolge der Apotheker mit 8,10 € ein beratungsorientiertes Entgelt begleitend zur Warenabgabe erhält, ist die Qualität der Beratung für den wirtschaftlichen Erfolg oder Misserfolg einer Apotheke mit entscheidend. Der Kunde sucht, wie zahlreiche Umfragen ergeben haben, eindeutig den Rat des Apothekers in Gesundheits- bzw. Krankheitsfragen. Er will beraten und nicht nur bedient werden. Zahlreiche Untersuchungen unabhängiger Testzeitschriften haben ergeben, dass sich viele Apotheker hier noch verbessern können und müssen. Gute Beratungsnoten erhielten in der Regel die Apotheken, die ausreichend mit pharmazeutischem Personal besetzt waren. Nach Angaben der ABDA praktizieren aber nur in knapp 40 % der bundesdeutschen Apotheken neben dem Inhaber noch ein oder mehrere Approbierte als Vollzeitkräfte. Die Reformgesetze lassen den Apothekern nur wenig Qualifizierungsspielraum bei den Personalkosten.

Grundvoraussetzung ist neben ausreichendem Personal die entsprechende Fachkenntnis sowie praktische Erfahrung in der Apotheke. Der Versuch, das Arzneimittelwissen bereits beim Studenten durch Umgestaltung des Studiums zu erhöhen, geht zweifelsohne in die richtige Richtung. Ein umfassendes Fortbildungsangebot durch die Apothekerkammern, -verbände, Industrie sowie Großhandelsunternehmen sorgt für vielfältige, praktische Informationsmöglichkeiten und Anregungen, die der Beratung der Kunden dienen können.

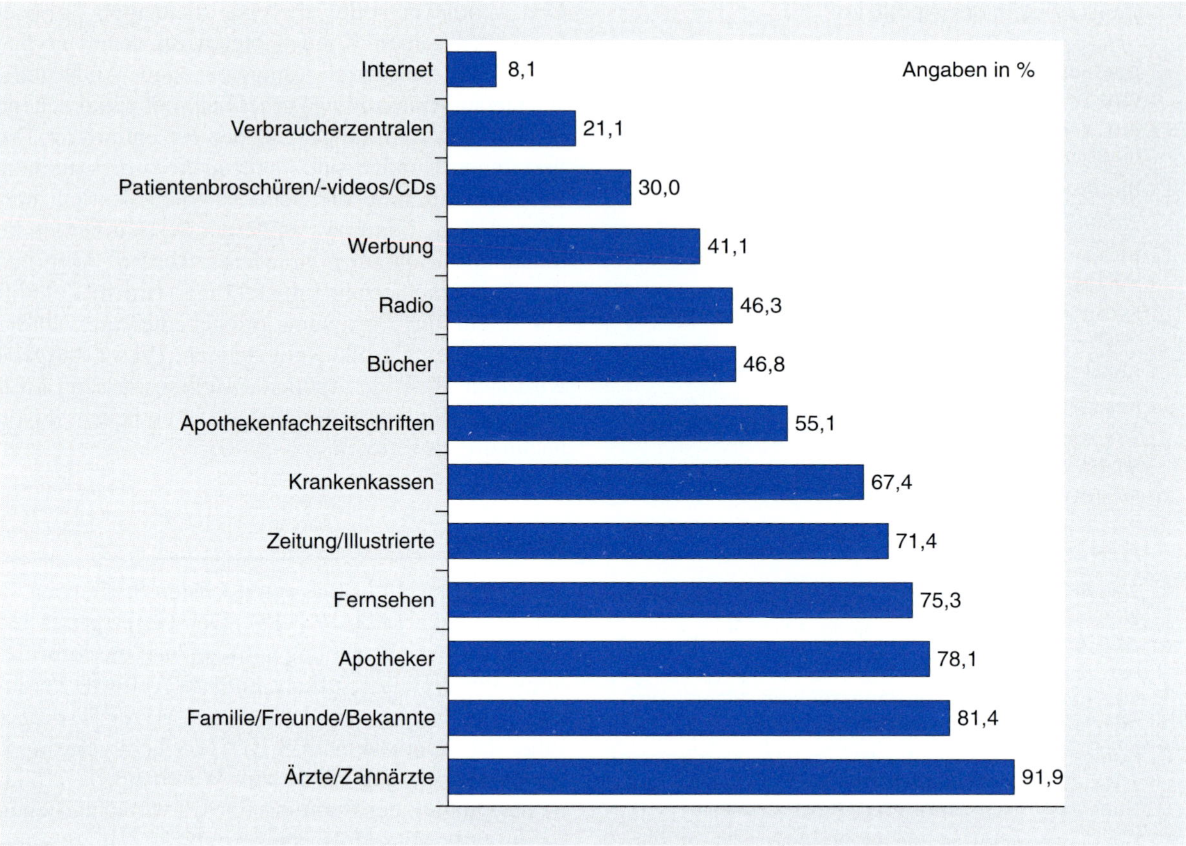

Abb. 9.7-18: Informationsbedürfnisse der deutschen Bevölkerung zum Gesundheitswesen (Quelle: Studie I+G Gesundheitsforschung (2500 Personen befragt) Pharm. Ztg. 16 (2000))

Keinesfalls darf das Internet auch nach der Freigabe der OTC-Preise überschätzt werden. Lediglich 12 Prozent bestellen zurzeit Produkte via Internet oder betreiben Online-Marketing.

Wenngleich in gewissen Bereichen, z. B. bei Laxanzien, Appetitzüglern, die Beratung nur wenig fruchtet, sollte der Apotheker nicht die Kunden sich selbst überlassen. Durch Fragen wie „Wissen Sie, wie Sie das Medikament einnehmen müssen?" oder „Sind Sie sich der möglichen Probleme bei Dauereinnahme bewusst?" wird schnell geklärt, ob der Kunde mit dem Produkt vertraut ist. Sollte der Apotheker einmal nicht Bescheid wissen, greift er entweder in Gegenwart des Kunden auf seine Literatur/elektronische Infosysteme (Apotheker-Computer) zurück oder er vertröstet den Ratsuchenden auf den nächsten Tag, um speziell für ihn das Problem gründlich zwischenzeitlich beleuchten zu können (Tab. 9.7-15).

Wie kann der Apotheker für den Patienten die Angst vor Nebenwirkungen objektivieren?

Ziel: Therapie des Arztes bzw. Selbstmedikation bestmöglich unterstützen.

Voraussetzung für Motivation des Patienten, Arzneimittel nach Vorschrift einzunehmen: Apotheker muss selbst von der Wirkung des Arzneimittels überzeugt sein.

Argumente für Arzneimittel:

- ☐ Zulassung von staatlicher Seite erfolgt nur nach gründlicher Risikoprüfung.
- ☐ Positive Nutzen-Risikobewertung als Grundlage für Zulassung.

Tab. 9.7-15: Beratungsprozess

Begrüßung	Informationsphase	Empfehlung
Muss dem Kunden das Gefühl vermitteln, willkommen zu sein	Bedarf und Problem des Kunden erfassen, zuhören und Verständnis zeigen	Einen Lösungsvorschlag anbieten und begründen, Fachkompetenz zeigen und verständlich vermitteln

- ☐ Arzneimittel und ihre Wechselwirkungen werden laufend beobachtet (Arzneimittelkommission).
- ☐ Bei rezeptfreien Arzneimitteln schwere Nebenwirkungen sehr selten (ansonsten rezeptpflichtig).
- ☐ Übliche Nebenwirkungen meist nur zu Anwendungsbeginn.
- ☐ Klinische Relevanz der Nebenwirkungen sehr gering.
- ☐ Eigene Erfahrungen des Apothekers bzw. die der Apotheken-Kunden beschreiben.
- ☐ Hinweis, dass es Arzt XY verschrieben hat oder es empfiehlt.
- ☐ Erläutern, an welchen Zeichen Nebenwirkungen erkannt werden können, welche Nebenwirkungen schwerwiegender oder leichter Natur sind.
- ☐ Aufklären, wie lange Selbstmedikation sinnvoll ist und ab wann bei fehlender Besserung des Zustandes Arztbesuch angeraten ist.
- ☐ Gewöhnungsproblematik ansprechen.

Der Kunde, der in der Apotheke gut beraten wird, kommt mit Sicherheit wieder. In der Information des Kunden, im Kundengespräch steckt bei vielen Apotheken noch ein großes Potenzial. Das zeigen auch Untersuchungen, in denen der Prozentsatz der Kunden zu hoch war, die sich über das Desinteresse der Mitarbeiter in der Apotheke beklagt haben.

9.8 Corporate Identity

9.8.1 Einführung

„Wenn die Idee den Menschen innerlich berührt, wird sie zu einer der mächtigsten Waffen, weil sie Begeisterung und Hingabe weckt, die menschliche Energie stärkt und in bestimmte Bahnen lenkt.“ (Erich Fromm, Revolution der Hoffnung)

Antoine de Saint Exupéry verdeutlicht dies in einer besonders bildhaften und positiven Weise:

„Wenn Du ein Schiff bauen willst, dann trommle nicht Männer zusammen, um Holz zu beschaffen, Aufgaben zu vergeben und die Arbeit einzuteilen, sondern lehre sie die Sehnsucht nach dem weiten endlosen Meer.“

Jeder wird begeistert mit dem Kopf nicken, wenn er diese wunderbare Motivationslehre liest, aber gleichzeitig darauf verweisen, dass dies im Apothekenalltag nicht funktioniere, da in der Realität nur ein Meer von wirtschaftlichen Dirigismen und organisatorischen Problemen herrschen würde.

Neben der organisatorischen „Hardware“, einer rationalen, logischen und konsequenten Aufbau- und Ablauforganisation, ist die emotionale „Software“, Motivation und Identifikation, von mindestens gleicher Bedeutung für den Erfolg einer Apotheke. Erst die Harmonie von rationaler und emotionaler Führung machen eine Apotheke stark. Erstaunlicherweise vernachlässigen die meisten Unternehmen aber ihre „Mitarbeiter-Software“.

Psychologische Untersuchungen über Arbeitszufriedenheit zeigen, dass „nur“ eine gute Bezahlung und angenehme psychologische Arbeitsbedingungen bestenfalls dazu führen, dass der Mitarbeiter nicht unzufrieden ist. Diese Merkmale reichen aber in den seltensten Fällen zur Arbeitszufriedenheit aus, mit der gewünschten Motivation und Identifikation des Mitarbeiters für die Apotheke. Vielmehr sucht jeder eine interessante und fordernde Aufgabe in seinem Beruf, Akzeptanz und Anerkennung bei Chef, Kollegen und Kunden.

Wenn ein Apothekenleiter selbst wenig Freude an seinem Beruf hat, wird die Motivation und das Engagement der Mitarbeiter automatisch entsprechend niedrig sein. Das Gleiche gilt für den misstrauischen Chef, der seine Mitarbeiter als unmündige Gehilfen betrachtet. Auch der durch Abwesenheit glänzende Apothekenleiter wird keine Erfolg versprechende Corporate Identity entwickeln können.

Es gibt für eine starke Ausstrahlung einer Apotheke, die viele Kunden anlockt und bindet, keine Patentrezepte, aber einen Wegweiser, der mit dem oft falsch interpretierten Modewort „Corporate Identity“ (CI) beschriftet werden kann. Der Weg dorthin ist unbestritten hart, zeitintensiv und häufig von Rückschlägen bedroht, aber er lohnt sich fast immer.

Der Apotheker, der wirklich Klima und Engagement in der Apotheke grundlegend ändern will, muss sich zunächst folgende Fragen stellen:

1. Bin ich bereit, mich selbst positiv für meine Apotheke zu motivieren und zu engagieren?
2. Will ich meiner Apotheke ein klares Profil vermitteln und ihr ein schlüssiges, kundenorientiertes Marketingkleid verpassen?
3. Bin ich bereit, Verantwortung und Kompetenzen auf meine Mitarbeiter zu übertragen? Besitze ich die Fähigkeit, ein Team zu führen und zu motivieren?
4. Unsere angestrebte Corporate Identity kostet, wie das erfolgsorientierte Training einer Sportart, viel Zeit, Geduld und auch Geld. Will ich diese Investition aufbringen?
5. Kann ich mich langfristig auf diese Herausforderung als eine meiner Hauptaufgaben konzentrieren?

Nur wer diese Voraussetzungen erfüllt, sollte sich näher mit Corporate-Identity-Konzepten befassen. Das CI-Programm ist eine hundertprozentige Führungsaufgabe, die keinesfalls delegiert werden kann. Grundinitiative und Kontrolle müssen Chefsache sein.

Wer ein eigenes CI-Konzept entwickelt, muss nicht nur für einen entsprechenden professionellen optischen Auftritt der Apotheke sorgen, sondern auch Eigenschaften, Wert- und Qualitätsnormen der Apotheke nach innen wie außen vermitteln.

Corporate Identity ist die Übereinstimmung von Erscheinung, Worten und Taten einer Apotheke mit seinem formulierten Selbstverständnis und seinen angestrebten Verhaltensweisen.

Selbstverständnis und Verhaltensweisen werden in einem Leitbild schriftlich niedergelegt. Ein von allen Mitarbeitern gelebtes, marktgerechtes Leitbild verändert die Unternehmenskultur positiv. Eine positive Unternehmenskultur wird aber nur dann magnetische Anziehungskraft auf die Kunden ausüben, wenn das Bemühen des Apothekenteams nachhaltig und von Dauer ist und gezielt dem Leitbild folgt. Auch hier gilt: Der Apothekenleiter muss das Leitbild überzeugend vorleben, andernfalls ist die Mühe, ein Leitbild zu entwickeln, Zeitverschwendung. Mit einer starken CI erreicht die Apotheke die stärkste Werbung vor Ort und relativ schnell ein gutes Image beim Kunden. Corporate Identity verschafft der Apotheke durch widerspruchsfreies Denken, Handeln und Erscheinungsbild mittelfristig klare Wettbewerbsvorteile. Folglich ist bei einer professionellen CI nur ein ganzheitliches Apothekenkonzept denkbar. Der Apotheker muss konsequent dafür sorgen, dass die Bestandteile des Apothekenprofils stets als Ausdrucksformen ein und derselben Unternehmenspersönlichkeit wahrgenommen werden.

9.8.2 Nutzen, Gestaltung und Ziele

Wann ist ein CI-Programm sinnvoll?

Ein solches Programm ist dann sinnvoll,

- ☐ wenn die Abläufe im Unternehmen nicht koordiniert sind, im Erscheinungsbild Wildwuchs, in der Personalpolitik Aktionismus herrscht und die Mitarbeiter über ihre „Pflichtaufgaben" hinaus keine Impulse für die Apotheke beisteuern,
- ☐ wenn lediglich kurzfristiges Umsatz- und Ertragsdenken dominiert,
- ☐ wenn die Apotheke von der Öffentlichkeit zu wenig wahrgenommen wird, weil sie nur eine passive Rolle einnimmt und keine Dynamik ausstrahlt.

In mehreren Umfragen in Apotheken wurde deutlich, dass die Bedeutung einer Beratung durch den Apothekenleiter gegenüber jener durch den Mitarbeiter überschätzt wird. Die meisten Kunden lassen sich auch gerne von einem(r) angestellten Apotheker(in) bzw. einer PTA beraten, wenn diese sich kompetent und selbstbewusst ihrer Probleme annehmen. Der Apothekenleiter sollte deshalb Verantwortung und Selbstbewusstsein seiner Mitarbeiter stärken und so viele Aufgaben wie vertretbar delegieren, um seinen Freiraum für echte, nicht delegierbare Führungsaufgaben zu nutzen.

Wer ist für ein CI-Programm verantwortlich?

CI-Konzepte sind zwar Chefsache, aber sie dürfen nicht den Mitarbeitern als endgültiges Ergebnis präsentiert werden. Das Leitbild erfährt weit größere Akzeptanz, wenn es vom Team gemeinsam entwickelt wurde. Schließlich soll es von den Mitarbeitern verwirklicht werden. Alle für einen, einer für alle, ist das entscheidende Motto, ohne das die Bemühungen, eine bessere Unternehmenskultur zu schaffen, scheitern werden.

Möchten auch Sie nicht gerne in einem Unternehmen arbeiten, in dem Sie selbst an der Strategie, am Verhaltenskonzept mitgewirkt haben? Nicht delegationsfähig ist die Chefkoordination. Der Apothekenleiter steuert den gruppendynamischen Prozess und versucht bei Disharmonien die individuellen Werthaltungen und Einstellungen, Sympathien und Antipathien im Rahmen der Apothekenstrategie und des Leitbildes in Übereinstimmung zu bringen.

Empfehlenswert ist es, wenn der Apothekenleiter zumindest zu Beginn einen externen Berater zur Unterstützung hinzuzieht. Dieser sollte über praktische Erfahrungen verfügen, möglichst auch Referenzapotheken benennen können.

Ist der Erfolg von CI-Konzepten messbar?

Für ein CI-Konzept lässt sich kein Break-Even-Point wie bei einer Sachinvestition errechnen. Wenn auch ein zurechenbarer messbarer Nutzen schwer zu ermitteln ist, können die positiven Effekte eindeutig abgeleitet werden:

- ☐ Der Rationalisierungseffekt der CI-geregelten Abläufe und Corporate-Design-Elemente sorgt für Kosteneinsparungen.
- ☐ Die funktionierende innerbetriebliche Kommunikation verhindert Reibungsverluste und liefert Marktvorteile.
- ☐ Das Image der Apotheke steigert sich und führt ihr neue Kunden zu. Nach einer amerikanischen Untersuchung werden positive wie negative Erfahrungen eines Kunden mit einem Handelsgeschäft an drei bis zehn Personen weiterberichtet.
- ☐ Eine hohe Motivation der Mitarbeiter trägt den größten Anteil zur Erfolgsverbesserung bei.

Da der Beitrag der CI zum Erfolg der Apotheke nicht quantifizierbar ist, sollte in Verbindung mit dem CI-Vorhaben die Strategie neu überdacht und formuliert werden. Dann können die CI-Elemente als Akzeleratoren, wenn nicht gar als entscheidende Voraussetzungen, genutzt werden, ein bestimmtes Ziel überhaupt zu erreichen. CI-Prozesse sind niemals revolutionäre, sondern stets evolutionäre Verfahren. Deshalb braucht ein CI-Konzept auch eine Reifezeit, die in der Apotheke realistischerweise mindestens ein bis zwei Jahre dauert (Abb. 9.8-1).

Wohlgemerkt gilt dieser Zeitraum nur, wenn die Apotheke erhebliche Anstrengungen unternimmt.

Vom Leitbild zum Image

Die Basis des CI-Konzeptes der Apotheke ist das Leitbild. Bevor es zusammen mit dem Team schriftlich formuliert wird, müssen aber zunächst die Ziele

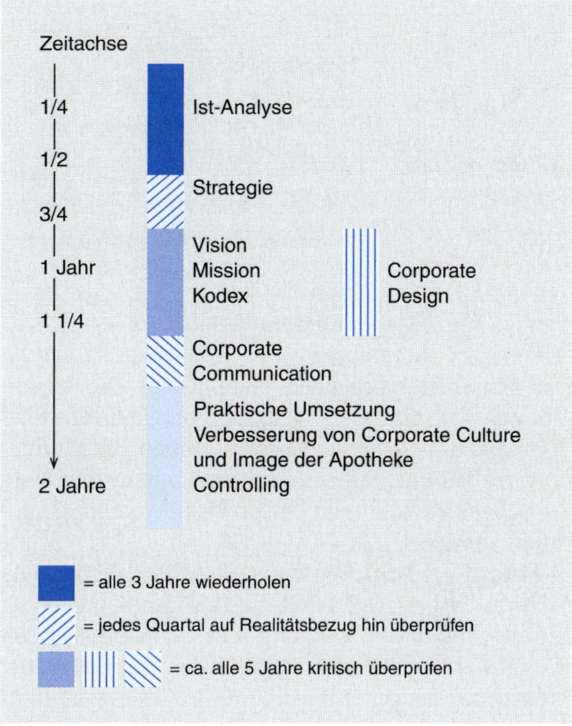

Abb. 9.8-1. Zeitlicher Ablauf für die Entwicklung eines CI-Konzeptes

der Apotheke – ebenfalls möglichst gemeinsam – festgelegt werden. Eine gründliche Situationsanalyse (Tab. 9.8-1) und Abwägung der Sinnhaftigkeit bestimmte Sortimentsbereiche, Produkte und Dienstleistungen, vorzuziehen, sind zwingende Voraussetzungen für Strategieplanung und Umsetzung des Leitbildes. Realistischerweise sollte für die Ist-Analyse ein halbes Jahr gerechnet werden.

Das Leitbild stellt den grundlegenden Rahmen für das Apothekenteam auf, in dem Vision, Mission, Verhaltensnormen, Stil und Werte der Apotheke eindeutig definiert sind:

Tab. 9.8-1: Situationsanalyse

Standortanalyse der Apotheke	Kundenanalyse	Ärzteanalyse	Wettbewerbsanalyse
Geschäftsumfeld (Banken, Post, Geschäfte des täglichen Bedarfs, Behörden etc.) Verkehrslage (Passantenstrom, Straßenverlauf, Parkplätze, öffentliche Verkehrsmittel) Passantenfrequenz	Kundenwohnort Einzugsgebiet der Apotheke Kundentyp Lauf-, Stammkunde, Alter, Geschlecht, Einkommen, GVK/Privat Kundenverhalten Rezeptkunden, Selbstmedikation, Freiwahl, Informationssuchende	Standorte der Ärzte Fachrichtungen Verschreibungsverhalten Kommunikationsverhalten mit Apotheke	Apothekenkonkurrenz Andere Fachgeschäfte Märkte, Warenhäuser, Versandhandel

Ergebnis:	Corporate Image + Corporate Culture
CI-Elemente:	Corporate Design + Corporate Communication
Grundkonzept:	Leitbild ☐ Vision ☐ Mission ☐ Kodex (Werte, Stil, Normen) + Strategien

Corporate-Identity-Konzept

Die Mitarbeiter brauchen klare Ziele. Die Vision gibt den Kurs an. Wo will das Apothekenteam hin? Wenngleich langfristig angelegt, sollten zur Motivation realistische, kurzfristige und quantifizierbare Zwischenziele und eine entsprechende Strategie definiert werden.

Mitarbeiter brauchen das Gefühl der Stärke. Die Mission erklärt, welche Rolle das Team und jeder Einzelne beitragen will und was die Apotheke im Wettbewerb einzigartig macht oder machen kann. Mitarbeiter suchen Sinn und Orientierung in ihrer Tätigkeit. Jedes zielorientierte Handeln benötigt Regeln.

Wie alle in der Apotheke zukünftig vorgehen, erläutert der **Kodex**. Er regelt, welches verbindliche Auftreten und Verhalten die Apotheke und das Team zeigen.

Ein Leitbild muss im Inhalt

- ☐ glaubwürdig sein und Authentizität vermitteln,
- ☐ für Kunden, aber auch Mitarbeiter vorteilhaft sein,
- ☐ jedem Mitarbeiter eine wichtige Rolle als Teammitglied mit eindeutig definierten Aufgaben und Zuständigkeiten vermitteln,
- ☐ sowohl die Bedeutung eines überdurchschnittlichen persönlichen Einsatzes der Mitarbeiter für den Erfolg der Apotheke und damit des Teams als auch das Erfolgserlebnis bei Verwirklichung der Ziele als emotionalen Bestandteil verankern,
- ☐ für eine klare Differenzierung vom Wettbewerb sorgen,
- ☐ von evolutionären Entwicklungen abgesehen langfristige Gültigkeit haben.

Es muss in der Ausgestaltung

- ☐ einfach und leicht begreifbar,
- ☐ kurz und prägnant,
- ☐ frei von Phrasen und Leerformeln sein,
- ☐ viele emotionale Elemente beinhalten,
- ☐ ohne Abstriche glaubhaft sein.

Ein Beispiel für ein gelebtes Leitbild einer sehr erfolgreichen Apotheke finden Sie in der Abb. 9.8-2.

Das Leitbild enthält keine operativen betriebswirtschaftlichen Ziele, wie zum Beispiel konkrete Sortimentsaktionen. Letzteres ist Angelegenheit der vertriebsorientierten Apothekenstrategie.

Das Leitbild muss bei der Frage nach dem „Wie" folglich zwingend um realisierbare und transparente Apothekenstrategien ergänzt werden. Man legt die Leitinstrumente fest, die der Apotheke Profil geben sollen, z. B. herausragende Beratung in mehreren Sortimentsbereichen, Schaufenster, über die man spricht (Tab. 9.8-2). Daraus leiten sich wiederum die Marketinginstrumente, die kurzfristig variablen Aktivitäten der Apotheke ab, exakt den strategischen Vorgaben folgend (Kundenaktionen, Sortiment, Verkaufsförderung, Dienstleistungen, Öffentlichkeitsarbeit). Während das Leitbild langfristig ausgelegt ist, müssen die Strategien und Instrumente immer wieder flexibel an die Marktsituation angepasst werden.

Tab. 9.8-2: Bedeutung und Beitrag des Leitbildes zum CI-Konzept

CI-Element		Inhalte		Ziel
	→	Information und Kommunikation	→	
	→	Partizipation der Mitarbeiter	→	
Leitbild	→	Symbole zur Identifikation	→	Wir-Gefühl
	→	Persönliche Nähe und Wertschätzung		
	→	Optimale Betreuung der Kunden	→	
	→	Marktmacht, Einfluss	→	

Corporate Design (CD) drückt sich in einem unverwechselbaren, konsequenten Erscheinungsbild aus, das mit Zielen und Leitbild der Apotheke bestmöglich harmoniert.

Von der Fassade bis zum Preisschild auf der Arzneimittelpackung muss die Apotheke durch eine durchgängige einheitliche CD geprägt sein.

CD-Elemente im Einzelnen:

- ☐ Fassadengestaltung
- ☐ Apothekenzeichen und -schriftzug
- ☐ Briefpapier (Briefbogen, -umschlag, Kurzmitteilungen, Faxpapier)
- ☐ Visitenkarten (auch für Mitarbeiter!)
- ☐ Namensschilder
- ☐ Aufkleber
- ☐ Preisschilder
- ☐ Rezepthülle
- ☐ Einnahmehinweise
- ☐ Quittung
- ☐ Rechnungsformular
- ☐ Tragetasche/Papiertüte
- ☐ Stempel

Altstadt Apotheke

am Albrecht-Dürer-Platz in Nürnberg

Altstadt Apotheke · Albrecht-Dürer-Platz 11 · 8500 Nürnberg 1 Apotheker Jochen Schreier

Unsere Unternehmensidentität

Da alle Apotheken im Prinzip der gleichen Aufgabe unterworfen sind, nämlich „die Versorgung der Bevölkerung mit Arzneimitteln", wollen wir uns bemühen, unsere Arbeit qualitativ so zu gestalten, daß der Kunde unsere Apotheke bewußt und/oder unbewußt als „die Apotheke seiner ersten Wahl" betrachtet. Wir erheben somit einen vielfältigen Anspruch, „besser" zu sein als andere. Dieses Ziel verpflichtet uns zu kontinuierlicher Leistung im Rahmen folgender Grundsätze:

1) Als Apotheke sind wir in erster Linie den gesundheitlichen Bedürfnissen unserer Kunden verpflichtet, dies muß um unserer Glaubwürdigkeit willen immer wieder die oberste Maxime sein.
2) Als Unternehmen sind wir aber auch verpflichtet, erfolgreich zu arbeiten, d.h. unser Handeln in allen Bereichen wirtschaftlich sinnvoll zu steuern. Nur unter dieser Voraussetzung erwirbt diese Apotheke und damit jeder von uns an seinem Arbeitsplatz seine persönliche Daseinsberechtigung.

Aus beidem geht hervor, daß wir – Mitarbeiter und Vorgesetzte unserer Apotheke – unsere Produktivität nicht zufallsorientiert, sondern strategisch gezielt einer gemeinschaftlichen Aufgabe zur Verfügung stellen.

Durch die erfolgreiche Gestaltung unserer persönlichen Arbeit erreichen wir als oberstes Ziel den Beweis der Anerkennung durch unsere Kunden. Dies führt – über den wirtschaftlichen Erfolg – zur Bestätigung unserer Leistung und somit auch zur Befriedigung der persönlichen Bedürfnisse (Mitarbeiter und Vorgesetzte).

Dies ist unser berufliches Selbstverständnis.

Leitsätze zu unserer Unternehmensidentität

Um diese Vorsätze wirksam werden zu lassen, können wir einige Leitsätze formulieren, die uns helfen, unser berufliches Selbstverständnis zu verwirklichen.

1) Die Ansprüche an unsere Leistung sind nicht durchschnittlich, sie sind hoch. Nur durch echte Leistung erreichen wir die Anerkennung der Kollegen und letztlich, am wichtigsten, die unserer Kunden.
2) Im Vordergrund unserer erzielten Politik steht unser Angebot an medizinisch-pharmazeutischer Information. Hierbei nützen wir die Möglichkeiten der Fortbildung und der Datenverarbeitung gleichermaßen. Wir verpflichten uns, pharmazeutische Beratung zum Wesensmerkmal unserer Tätigkeit in den Offizin werden zu lassen. Diese Beratung hat sich an der Persönlichkeit des Kunden zu orientieren, sie ist bei Verschreibungen compliancefördernd (Diagnose und Therapie), bei der Selbstmedikation bedarfsgerecht.
3) Wir schaffen den größtmöglichen Nutzen für uns alle (Kunde, Mitarbeiter, Apotheke), wenn wir unsere engagierte Arbeit ständig unter Beweis stellen. Die anerkannten und jedem vorliegenden Regeln für die erfolgreiche Kundenbehandlung sind für uns Verpflichtung, die namenslose 08/15-Behandlung eines Kunden lehnen wir als letztlich unternehmensfeindlich und damit als gegen unsere Interessen gerichtet ab.
4) Auch Leistungen anderer Art sind wichtige Medien, um Kunden zu erhalten oder neu zu gewinnen, die gezielt, adäquat und bestimmungsgemäß eingesetzt werden müssen. (Zugaben, Kundenzeitschriften, Broschüren, Serviceleistungen, Patientengruppenbetreuungen, Referate usw.)
5) Innerbetrieblich bestimmt die Nützlichkeit die Priorität unseres Handelns. Absatzorientierte Aufgaben (Kunde) stehen vor ordnungspolitischen Maßnahmen (Verwaltung).
6) Äußerlichkeiten, wie Auftreten und Aussehen von Mitarbeitern und Vorgesetzten, gehören wohl mit zu den wichtigsten Faktoren aus Kundensicht. Wir bemühen uns deshalb auch um gepflegte, moderne Bekleidung. Wer ohne weißen Kittel auskommen möchte, sollte besonders gepflegt und besonders betont in Weiß arbeiten, dann bitte keine Jeans oder andere Freizeitkleidung. Namensschilder tragen wir alle, um einen besseren gegenseitigen Kontakt herstellen zu können. Durch den Versuch der Annäherung an eine optimale Kundenbetreuung erreichen wir, daß der Kunde prinzipiell gut versorgt wird. Alles entscheidend ist deshalb der positive Eindruck, den der Kunde aus unserer Apotheke mitnimmt. Weniger wichtig ist, wer diesen positiven Eindruck vermittelt.
7) Unternehmenspolitik ist ohne positiv denkende Menschen unvorstellbar. Wir wünschen uns deshalb in der Gemeinschaft kooperative Harmonie, um unsere Ziele nicht durch vermeidbare zwischenmenschliche Krisen in Frage zu stellen. Wir erreichen dieses Ziel am ehesten durch innere Bereitschaft zur Teamarbeit, Einsatzfreude, Ehrlichkeit, Fairneß, Selbstkritik und Übernahme von Verantwortung und natürlich durch Anerkennung der gemeinschaftlichen Zielvorgabe zum gegenseitigen Nutzen.
8) Wir möchten alle entsprechend unserer Qualifikation und Begabung eine persönlich befriedigende Beschäftigung im Rahmen einer entsprechenden Würdigung ausüben. Nur wenn unsere Apotheke im Marktgeschehen erfolgreich arbeitet (wenn wir wirklich besser sind als andere), können die Voraussetzungen hierfür geschaffen werden.
9) Die pure Formulierung von Zielen ist sinnlos, erst die Umsetzung in die Praxis ist der entscheidende Schritt. Dies ist mit dem Willen zur Veränderung (Einsicht) und mit Arbeit (Leistung) verbunden.
10) Diese Leitsätze sind wegweisend für unser Handeln in der täglichen beruflichen Praxis. Sie verpflichten Mitarbeiter wie Apothekenleitung in gleicher Weise.

Unsere Unternehmensidentität und die dazugehörigen Leitsätze werden Teil Ihrer Anstellungsunterlagen. Sie sind ausschließlich für den persönlichen Gebrauch unserer Mitarbeiter bestimmt und dürfen Dritten nicht zugänglich gemacht werden.

Abb. 9.8-2: Als Beispiel für ein Apothekenleitbild wurde das der Altstadt-Apotheke in Nürnberg ausgewählt, die von einem Pharmagroßhandel 1988 zur Marketingapotheke des Jahres gewählt wurde (veröffentlicht mit freundlicher Genehmigung von Apotheker Jochen Schreier, der heute Vorstand der Euromed-Klinik in Nürnberg ist).

- ☐ Plakate
- ☐ Dias
- ☐ Fensterdisplays
- ☐ Kalender
- ☐ Orientierungssystem und Piktogramme
- ☐ Regalstopper
- ☐ Thekenaufsteller
- ☐ Folien für Vorträge
- ☐ Fahrradständer
- ☐ Aktionsschilder
- ☐ Türschild
- ☐ Auslieferungsfahrzeug
- ☐ Homepage der Apotheke

Bei der Entwicklung des CD ist professionelle Hilfe dringend angeraten. Gerade durch die langfristige Anwendung des Erscheinungsbildes ist hier auf größte Qualität zu achten. Jedes Corporate Design wird durch vier Elemente geprägt:

- ☐ Den Namen der Apotheke
- ☐ Ein zur Apotheke passendes Bild bzw. Signet
- ☐ Farbe(n)
- ☐ Designkonzept

Diese Elemente müssen sich zu einer idealen Synthese verbinden, die Ziel und gewolltes Erscheinungsbild der Apotheke nach innen wie außen transparent macht.

Im Rahmen der **Corporate Communication** (CC) werden die Medien festgelegt, mit denen die Apotheke mit den Kunden und untereinander im Apothekenteam kommuniziert. Das Erscheinungsbild der Medien entspricht dem vorgegebenen Design; formelle wie materielle Aspekte sind von Strategie und Leitbild geprägt. Auch die Sprache der Apothekenmitarbeiter findet Beachtung im Konzept. Welche Art der Gesprächsführung erscheint der CC angemessen? Wie soll die Gesprächsführung üblicherweise ablaufen, damit die Kunden optimal beraten werden und Vertrauen zu dieser Apotheke gewinnen.

CC-Mittel nach innen sind:

- ☐ Regelmäßige Teamsitzungen
- ☐ Sortiments-, Produktbesprechungen
- ☐ Informationen durch den Apothekenleiter
- ☐ Literaturkonzept für Beratung
- ☐ Alle aufbereiteten Servicematerialien zu den einzelnen Sortimentsbereichen bzw. Dienstleistungen
- ☐ Gemeinsame Feiern etc.

CC-Mittel nach außen sind:

- ☐ Eigene Kundenzeitung
- ☐ Handzettel
- ☐ Fotokopien für Beratung
- ☐ Beratungsstil, -verhalten
- ☐ Vorträge Volkshochschule, Altenheime
- ☐ Schaufensterinhalte
- ☐ Ärzteinfos
- ☐ Jubiläumsveranstaltungen
- ☐ Aktionswochen
- ☐ Öffentlichkeitsarbeit Lokalpresse
- ☐ Informationsvermittler, wie z. B. Reisebüros (Broschüren, Hinweis auf Impfplanservice)
- ☐ Internetinformationen

Um die Unternehmenskultur nicht nur vorübergehend zu verbessern, sondern dauerhaft zu fördern, damit sie zu den gewünschten Imageeffekten führt und eine starke CI implementiert, ist viel Arbeit und Motivation notwendig. Die Ausführungen zeigen, dass ein schönes CD keinesfalls ausreicht. Der Kunde erkennt sehr schnell die leere Hülle.

Selbst wenn alle motiviert und begeistert mitmachen: Fehler passieren immer wieder. Mancher benötigt etwas mehr Zeit, bis er neue Abläufe verinnerlicht hat. Deshalb ist ein **Corporate-Identity-Controlling** sehr wichtig. Der Apothekenleiter sorgt für die fortgesetzte Einhaltung des gemeinsam verabschiedeten CI-Konzeptes. Vielleicht gelingt es, dies auf spielerische Weise einzuführen. „Vergehen" werden z. B. mit einem kleinen Beitrag in die Kaffeekasse „geahndet" oder alle engagierten Mitarbeiter erhalten die Chance, kleine Incentives zu gewinnen. Manchmal lässt sich aber auf dem Erfolgsweg Härte nicht vermeiden. Wer die gemeinsame Linie nicht unterstützen will, sollte das Vorhaben nicht behindern und einem engagierten neuen Kollegen Platz machen.

Eine erstklassige CI wird seine Wirkungen verfehlen, wenn zwar die emotionellen Faktoren stimmen, aber keine Inhalte vorhanden sind. Deshalb wurden in diesem Beitrag ausdrücklich Strategien in das CI-Konzept integriert. Am Schluss soll das ganzheitliche kundenorientierte Marketing als Aushängeschild aller erfolgreichen und CI-starken Apotheken stehen.

Zu einem ganzheitlichen Marketingkonzept gehören vor allem:

1. Eine exzellente Ausbildung der Mitarbeiter

Am besten gelingt dies, indem jeweils ein Mitarbeiter für eine(n) oder mehrere Sortimentsbereiche bzw. Dienstleistungen als Projektmanager bestimmt wird und dafür sorgt, dass die Kollegen die wichtigen Informationen komprimiert und gut strukturiert erhalten. Spätestens nach ein bis zwei Jahren ist jeder Kollege auf über ein Dutzend maßgeblicher Beratungsgebiete fit und sein Wissen bedarf hier in Zukunft nur einer (halb)jährlichen Aktualisierung.

2. Die Organisation der Maßnahmen für eine Sortimentsaktion

Dazu zählen insbesondere:

- ☐ Fachliche Inhalte und Schulung der Kollegen zum Thema
- ☐ Aufbereitung der Fragen und passenden Antworten, die im Zusammenhang mit der Aktion von den Kunden geäußert werden könnten
- ☐ Produktauswahl (inklusive Argumenten der Sinnhaftigkeit des Vorziehens)
- ☐ Schaufensterdekoration
- ☐ Vortrag, z. B. für den Bürgerverein „Gesünder leben"
- ☐ Inhalt Handzettel
- ☐ Aktueller Teil für Kundenzeitung in entsprechendem Monat
- ☐ Zusätzliche Aktionsideen (Dekoration, Industrieunterstützung durch Broschüren etc., Videofilm im Fenster, Zahnbürstenprägemaschine, sofern Thema Zahnpflege)
- ☐ Preisschilder, HV-Deko, Zweitplatzierung von Aktionsprodukten, gezielte Warenprobenverteilung bei Beratungsgespräch
- ☐ Kundentest, z. B. Blutdruck, wenn aktuelles Thema, Leihgeräte
- ☐ Problembewusstsein in der Bevölkerung durch Artikel in der lokalen Presse wecken
- ☐ Gemeinsame Veranstaltung mit Arzt zu Aktionsthema organisieren
- ☐ Alle relevanten Ärzte im Umkreis über Thema und Aktion informieren
- ☐ Neue Trend-Themen, wie z. B. Wellness, aufgreifen

3. Die Verantwortlichen

Im Team müssen die Aufgaben optimal verteilt werden. Damit die Vorbereitung professionell abläuft, ist ihr Verlauf zu kontrollieren. Z. B. beim Jour Fixe berichtet der jeweilige Mitarbeiter über den Entwicklungsstand und die Probleme bei der Vorbereitung, um sich eventuell Anregungen bei seinen Kollegen zu holen.

4. Ein exakter Terminplan

Ziele können nur erreicht werden, wenn sie operationalisiert und in strategischen Teilschritten angegangen werden. Dabei müssen unvorhergesehene Ereignisse ebenso berücksichtigt werden, wie Urlaub, Belastung der Mitarbeiter und besondere Apothekenerfordernisse. Im Zweifel sind weniger Aktionen Erfolg versprechender als zu viele, die mangels ausreichender Kapazität nicht professionell umgesetzt werden können.

5. Der Apothekenleiter als Promotor und Motivator

Ohne das herausragende Engagement des Apothekenleiters, der es immer wieder versteht, den Nutzen der Marketing- und CI-Aktivitäten auch für die Mitarbeiter zu vermitteln, lässt sich die beabsichtigte Kundenresonanz kaum erzielen.

6. Eine professionelle CI

Erst ein individuelles Profil löst die Apotheke aus dem stereotypen Rahmen, vermittelt dem Kunden das Gefühl, nicht eine beliebig auswechselbare Apotheke betreten zu haben. Er sucht den Rat der Mitarbeiter gerade dieser Apotheke. Je mehr sich die Apotheke dabei durch Spezialisierung profiliert, um so stärker kann sie auch ihre Corporate Identity ausbauen. Die erfolgreiche Apotheke braucht Mitarbeiter, die sich mit der Philosophie der Apotheke identifizieren. Dadurch dienen sie in idealer Weise der individuellen Unternehmenspersönlichkeit und dem Image der Apotheke. Der Anteil der Stammkunden ist ein guter Indikator für den Wirkungsgrad der Corporate Identity.

Literatur

Herbst, D. (1998): Corporate Identity, Cornelsen Verlag, Bern

Herzog, R. (2004): Erfolgsfaktor Standort, Deutscher Apotheker Verlag, Stuttgart

Herzog, R. (2004): CheckAp Kennzahlen in der Apotheke. Deutscher Apotheker Verlag, Stuttgart

Keserü, M., Lang, H., von Rhein, W., Strieder, T., Trabold, W. (2002): Betriebswirtschaftliche und steuerrechtliche Grundlagen für Pharmaziepraktikanten, Sanacorp, Planegg

Leetsch, W. (1994): Wirtschaftshandbuch für die Apotheke, (Loseblattsammlg.) Govi-Verlag Pharmaz. Verlag, Eschborn

Kotler, P., Bliemel, F. (2001): Marketing-Management, 10. Aufl., Schäffer-Poeschel, Stuttgart

May, U. (2002): Selbstmedikation in Deutschland, Wissenschaftl. Verlagsgesellschaft Stuttgart

Meffert, H. (2000): Marketing, 9. Aufl., Gabler-Verlag, Wiesbaden

Witte, A., Zur Mühlen, D. (2004): Apothekenmanagement. Deutscher Apotheker Verlag, Stuttgart

Wöhe, G. (2002): Einführung in die Allgemeine Betriebswirtschaftslehre, 21. Aufl., Vahlen, München

10 Steuerliche Grundlagen des Apothekenbetriebes

Axel Witte

10.1 Einführung

Steuern sind Geldleistungen, die von Bund, Ländern und Gemeinden sowie Kirchenbehörden allen Steuerpflichtigen auferlegt werden, bei denen ein bestimmter Tatbestand im Sinne der Steuergesetze zutrifft, z.B. Apotheker erzielt Einkünfte im Rahmen seines Gewerbebetriebes oder aus Kapitalvermögen. Welche Tatbestände dies sind, ist in den Einzelsteuergesetzen festgelegt.

Neben den Gesetzen sind als weitere Quellen des Steuerrechts die Rechtsverordnungen als Durchführungs-, Ergänzungs- und Ausführungsverordnungen und insbesondere die Rechtsprechung der Finanzgerichte (Finanzgerichte der Länder, Bundesfinanzhof) zu beachten. Dagegen kommt den Verwaltungsanweisungen (Richtlinien, Erlasse und Verfügungen) keine materielle Gesetzeskraft zu. Sie binden nur die Finanzverwaltung.

Tab. 10.1-1: Steuersystematik

Besitzsteuern	Verkehrsteuern	Verbrauchsteuern
Personensteuern: Einkommensteuer Lohnsteuer Aufsichtsratsteuer Kapitalertragsteuer Körperschaftsteuer Erbschaftsteuer Vergnügungsteuer Biersteuer Solidaritätszuschlag **Realsteuern:** Gewerbesteuer Grundsteuer Hundesteuer	Umsatzsteuer Versicherungssteuer Straßengüterverkehrsteuer Kraftfahrzeugsteuer Grunderwerbsteuer Lotteriesteuer Rennwettsteuer Feuerschutzsteuer	Branntweinsteuer Kaffeesteuer Mineralölsteuer Getränkesteuer Schaumweinsteuer Tabaksteuer Kirchensteuer Schankerlaubnissteuer Jagd- und Fischereisteuer Einfuhrumsatzsteuer Zölle

Eine Systematisierung nach dem Steuerobjekt führt zu der Einteilung **Besitz-, Verkehr- und Verbrauchsteuern**. Bei den Besitzsteuern ist zu unterscheiden zwischen **Realsteuern** und **Personensteuern**. Letztere erfassen den Besitz bestimmter Personen und sollen sich nach deren Leistungsfähigkeit bemessen. Dazu gehören die Einkommensteuer sowie die Erbschaftsteuer. Demgegenüber lasten die Realsteuern auf einzelnen Gegenständen, wie z.B. Grundstücken und Gewerbebetrieben. Die Verkehrsteuern knüpfen an einen wirtschaftlichen Vorgang oder an die Vornahme eines Rechtsgeschäfts an. Demgegenüber wird bei den Verbrauchsteuern die Verwendung des Einkommens für bestimmte Konsumartikel belastet.

Tab. 10.1-1 zeigt, welche Steuern zu den Besitz-, Verkehr- oder Verbrauchsteuern zählen, und gibt einen Überblick über die Steuersystematik in der Bundesrepublik Deutschland für das Jahr 2003.

10.1.1 Große und kleine Geldbringer

Der Gesetzgeber hat sich im Laufe der Jahre einiges an Steuern einfallen lassen, um die Staatskassen zu füllen: Kinosteuer, Getränkesteuer, Zweitwohnungsteuer, Kaffeesteuer, Versicherungsteuer oder Tabaksteuer sind nur eine kleine Auswahl der Möglichkeiten, mit denen den Bürgern mehr oder weniger direkt in die Tasche gegriffen wird. Die großen Geldbringer sind allerdings andere Steuerarten: Auf mehr als 250 Milliarden Euro summierten sich allein

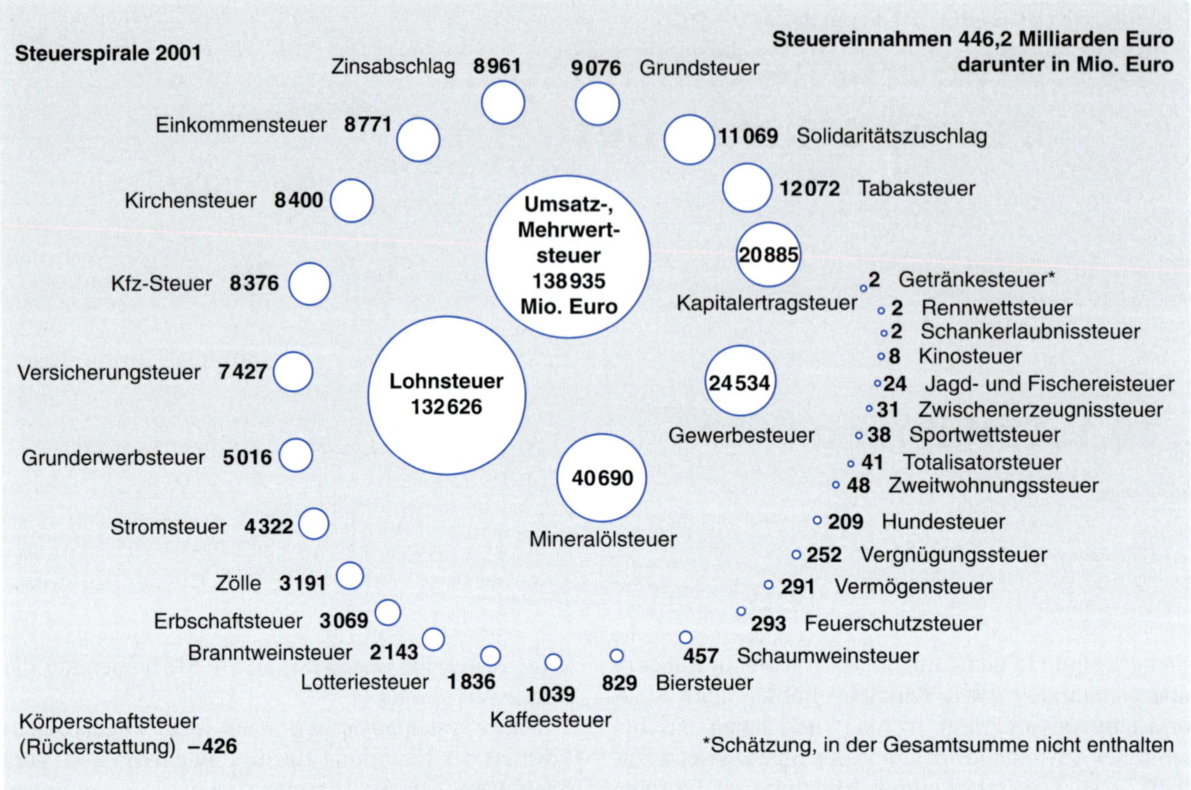

Abb. 10.1-1: Anteile der Einzelsteuern am Gesamtsteueraufkommen 2001 (Quelle: Globus. Statistische Angaben: Statistisches Bundesamt, Bundesfinanzministerium)

Lohnsteuer und Umsatz-/Mehrwertsteuer 2001. Werden noch die drei nächstgrößten Steuerquellen (Mineralölsteuer, Gewerbesteuer und Körperschaftsteuer) hinzugerechnet, so sind schon vier Fünftel der insgesamt 450 Milliarden Euro Steuereinnahmen 2001 beisammen (Abb. 10.1-1).

10.2 Abgabenordnung

10.2.1 Kurzcharakteristik

Die Abgabenordnung (AO) ist ähnlich wie das Bewertungsgesetz ein steuerliches Grundlagengesetz. Alles, was der Gesetzgeber für jede Steuerart gleichermaßen geregelt haben möchte, fasst er in der AO zusammen. Aus der AO ergeben sich keine unmittelbaren Steuerpflichten.

Die AO regelt u. a. die Zuständigkeit der Finanzbehörden (§§ 16 bis 29 AO), die Rechte und Pflichten der Steuerpflichtigen im Besteuerungsverfahren und die Möglichkeiten des Steuerpflichtigen, im außergerichtlichen Rechtsbehelfsverfahren gegen Verwaltungsakte der Finanzbehörden vorgehen zu können (§§ 110, 222, 347, 348, 361 AO).

10.2.2 Pflichten im Besteuerungsverfahren

Abgabe der Steuererklärungen

Die Einzelsteuergesetze bestimmen, wer zur Abgabe einer Steuererklärung verpflichtet ist und wann sie abgegeben werden muss. Zur Abgabe einer Steuererklärung ist auch verpflichtet, wer hierzu von der Finanzbehörde aufgefordert wird (§ 149 AO). Der Steuerpflichtige hat in der Steuererklärung die Steuer selbst zu berechnen, soweit dies gesetzlich vorgeschrieben ist (sog. Steueranmeldung, § 150 Abs. 1 AO). Dies gilt insbesondere für die

- ☐ Umsatzsteuer (Voranmeldung und Jahresmeldung, § 18 UStG),
- ☐ Lohnsteuer (§ 41a EStG) und
- ☐ Kapitalertragsteuer (§ 44 EStG).

Aufzeichnungspflichten

Apotheker als Gewerbetreibende sind nach § 1 HGB (Handelsgesetzbuch) in Verbindung mit § 238 HGB zur Buchführung verpflichtet und müssen gemäß § 140 AO dieser Verpflichtung auch für die Besteuerung nachkommen. Somit ist nicht mehr entscheidend, ob sie als Istkaufleute in das Handelsregister eingetragen sind oder eine der für die Buchführungspflicht maßgebenden Einkommens- oder Gewinngrenzen überschreiten.

Zu den **Buchführungsvorschriften** gehören die Aufzeichnungen des Warenein- und Warenausgangs. Ein gesondert geführtes Wareneingangs- und Warenausgangsbuch ist jedoch nicht erforderlich. Die Buchführung muss so beschaffen sein, dass sich ein sachverständiger Dritter innerhalb angemessener Zeit einen Überblick über die Geschäftsvorfälle und über die Lage des Unternehmens verschaffen kann. Gravierende Mängel in der Buchführung können zur Schätzung des Gewinnes durch das Finanzamt führen.

Mitwirkungspflichten

Neben der Verpflichtung zur Abgabe der Steuererklärungen und den Aufzeichnungspflichten hat der Steuerpflichtige ganz allgemein bei der Ermittlung eines steuerrechtlich relevanten Sachverhaltes mitzuwirken (§ 90 AO). Im Einzelnen trifft ihn die **Auskunftspflicht** (§ 93 AO), die Pflicht zur Anzeige der Aufnahme einer betrieblichen Tätigkeit (§ 138 AO) und die sog. **Vorlagepflicht** (§§ 97 und 100 AO). Unter Vorlagepflicht ist zu verstehen, dass die Finanzbehörde vom Steuerpflichtigen die Einsicht in Bücher, Geschäftspapiere, Urkunden etc. verlangen kann.

10.2.3 Steuerfestsetzung und Steuerbescheid

Steuerfestsetzung durch Steuerbescheid

Anhand der vom Steuerpflichtigen abgegebenen Steuererklärung werden die Besteuerungsgrundlagen, z. B. das zu versteuernde Einkommen, ermittelt und die Steuer festgesetzt. Dies geschieht in der Regel durch einen Steuerbescheid (§ 155 Abs. 1 AO).

Die Steuerfestsetzung sowie ihre Aufhebung oder Änderung ist nur innerhalb der Festsetzungsfrist möglich. Sie beträgt für die meisten Steuerarten vier Jahre und beginnt mit Ablauf des Kalenderjahres, in dem die Steuer entstanden ist.

Bei den Veranlagungssteuern (ESt, GewSt und USt) beginnt die Festsetzungsfrist erst in dem Jahr, in dem die Steuererklärung abgegeben wird.

Für den Beginn der Festsetzungsfristen gibt es in Eizelfällen so genannte Anlaufhemmungen.

Abweichende Festsetzungsfristen (§ 169 AO):

- ☐ 1 Jahr für Zölle, Verbrauchsteuern, Zollvergütungen, Verbrauchsteuervergütungen
- ☐ 5 Jahre für alle leichtfertig verkürzten Steuern
- ☐ 10 Jahre für alle hinterzogenen Steuern

Steuerfestsetzung unter dem Vorbehalt der Nachprüfung (§ 164 AO)

Solange ein Steuerfall nicht abschließend geprüft ist, können die Steuern unter dem Vorbehalt der Nachprüfung festgesetzt werden, ohne dass es einer Begründung bedarf. Durch diese Bestimmung wird der Finanzverwaltung die Möglichkeit eröffnet, die Steuer ohne abschließende Nachprüfung des Sachverhaltes schneller festzusetzen. Solange der Nachprüfungsvorbehalt besteht, wird der Steuerbescheid nicht endgültig bestandskräftig; die Steuerfestsetzung kann also aufgehoben oder beliebig geändert werden, und zwar von der Finanzverwaltung oder auf Antrag des Steuerpflichtigen. Der Nachprüfungsvorbehalt entfällt mit Ablauf der Festsetzungsfrist.

Vorläufige Steuerfestsetzung

Herrscht Ungewissheit darüber, ob die Voraussetzungen für die Entstehung der Steuer auch tatsächlich vorliegen, kann eine Steuer auch vorläufig festgesetzt werden (§ 165 AO).

Beispiel: Ein Apotheker erwirbt ein Grundstück. Neben der Zahlung des Kaufpreises übernimmt der Apotheker die Verpflichtung des Verkäufers, die in der Höhe noch nicht feststehenden Straßenanliegerbeiträge an die Gemeinde zu entrichten. Da die Summe der Beiträge ebenso wie der Kaufpreis in die Bemessungsgrundlage für die Grunderwerbsteuer miteinzubeziehen ist, kann die Grunderwerbsteuer (GrESt) lediglich **vorläufig** festgesetzt werden.

Nur wenn die Steuer vorläufig festgesetzt worden ist, kann die Finanzbehörde die Festsetzung aufheben oder ändern. Die Steuerfestsetzung ist zu ändern, aufzuheben oder für endgültig zu erklären, wenn die Ungewissheit beseitigt ist.

Umfang der Änderung von Steuerbescheiden

Bestandskräftige Steuerbescheide können nur aufgrund neuer Tatsachen oder Beweismittel (§ 173 AO) geändert werden. Die Änderung bezieht sich ausschließlich auf diese neuen Erkenntnisse. Es erfolgt also keine Prüfung des gesamten Sachverhaltes. Eine neue Rechtsauffassung zum Nachteil des Steuerpflichtigen darf nicht berücksichtigt werden (Vertrauensschutz, § 176 AO).

10.2.4 Rechte des Steuerpflichtigen im außergerichtlichen Rechtsbehelfsverfahren

Das außergerichtliche Rechtsbehelfsverfahren ist ein dem gerichtlichen Verfahren bei den Finanzgerichten vorgeschaltetes Verwaltungsverfahren der Finanzbehörde (Finanzamt). Es hat die Funktion einer Selbstkontrolle der Verwaltung. Als außergerichtlicher Rechtsbehelf steht der Einspruch zur Verfügung. Er kann vom Steuerpflichtigen eingelegt werden, wenn er sich durch die Finanzverwaltung ungerecht behandelt fühlt, z. B. durch zu hohe Steuerfestsetzung.

Einspruch

Mit dem Einspruch (§§ 347 ff. AO) sind Steuer-, Feststellungs-, Steuermess-, Vorauszahlungsbescheide und die übrigen in der genannten Bestimmung aufgezählten Verwaltungsakte anfechtbar. Über den Einspruch entscheidet die Finanzbehörde, die den Verwaltungsakt erlassen hat (§ 367 AO); in der Regel ist dies das Finanzamt. Die **Rechtsbehelfsfrist** gegen einen Verwaltungsakt beträgt 1 Monat nach Bekanntgabe des Verwaltungsaktes, d. h., der Einspruch muss spätestens einen Monat nach Bekanntgabe des Verwaltungsaktes eingelegt worden sein (§ 355 AO).

Wiedereinsetzung in den vorigen Stand

Wurde die Frist zur Einlegung eines Rechtsbehelfs unverschuldet versäumt, kann ein Antrag auf Wiedereinsetzung in den vorigen Stand gestellt werden (§ 110 AO). Weist der Steuerpflichtige den Grund, der die Einhaltung der Frist verhindert hat, glaubhaft nach, wird er so gestellt, als hätte er die ursprüngliche Rechtsbehelfsfrist nicht versäumt. Legt der Steuerpflichtige einen Rechtsbehelf ein, so bleibt der Verwaltungsakt zunächst gültig.

Aussetzung der Vollziehung

Bestehen ernsthafte Zweifel an der Rechtmäßigkeit des angefochtenen Verwaltungsaktes oder ist der Vollzug für den Steuerpflichtigen eine unbillige Härte, kann die Vollziehung durch die Finanzbehörde unterbleiben. Der Steuerpflichtige muss dies beantragen, z. B. wenn das Finanzamt der Begründung einer Ansparabschreibung bei der Apothekeneinrichtung nicht gefolgt ist. Im Einspruchsverfahren muss der Apotheker glaubhaft die Rechtmäßigkeit der Abschreibung begründen und die Aussetzung der Vollziehung (§ 361 AO) beantragen. Bis zu Klärung des Tatbestandes gibt das Finanzamt dem Antrag in der Regel statt.

Steuererhebung

Grundlage für die Verwirklichung der Steueransprüche sind Steuerbescheide. Diesen sind Steueranmeldungen, z. B. Umsatzsteuervoranmeldung, gleichgestellt. Die Fälligkeit der Ansprüche ergibt sich aus den Einzelsteuergesetzen. Die Zahlungen sind an die Finanzbehörden grundsätzlich innerhalb bestimmter Fristen, die sich nach den Vorschriften der einzelnen Steuergesetze ergeben, zu richten.

Säumniszuschläge

Wird eine Steuerzahlung nicht bis zum Ablauf des Fälligkeitstages entrichtet, so ist für jeden angefangenen Monat ein Säumniszuschlag von 1 Prozent des rückständigen Betrages zu zahlen. Bei einer Säumnis von bis zu 5 Tagen wird der Zuschlag nicht erhoben (§ 240 AO). Dies gilt jedoch nicht für Bareinzahlungen.

Beispiel: Ein Apotheker entrichtet seine Einkommensteuer-Vorauszahlung in Höhe von 2000 € für das 2. Quartal, fällig am 10. Juni, erst am 18. August. Er hat Säumniszuschläge für 2 volle Monate und einen angefangenen Monat zu entrichten. Der Zuschlag beträgt insgesamt 2000 € × 3 % = 60 €.

10.3 Ertragsteuern

10.3.1 Einkommensteuer

Kurzcharakteristik

Die Einkommensteuer (ESt) ist eine Subjektsteuer. Steuersubjekte der ESt sind ausschließlich einzelne natürliche Personen. Bei Personenmehrheiten (Ehegatten, Familien, Erbengemeinschaften, Personengesellschaften) sind nur die einzelnen Gesellschafter mit den ihnen zuzurechnenden Anteilen am einheitlich für die Gemeinschaft ermittelten Gewinn einkommensteuerpflichtig. Hierin unterscheidet sich die Einkommensteuer von der Körperschaftsteuer, der juristische Personen (AG, GmbH) unterliegen. Die juristische Person selbst ist Steuersubjekt. Im Rahmen der ESt wird individuell die Leistungsfähigkeit des Steuersubjektes, z. B. durch Abzug von Sonderausgaben und außergewöhnlichen Belastungen, berücksichtigt.

Steuerpflicht

Unbeschränkt einkommensteuerpflichtig, d. h., mit ihren gesamten positiven und negativen in- und ausländischen Einkünften (= Welteinkünften), sind natürliche Personen, die im Inland einen Wohnsitz (§ 8 AO) oder ihren gewöhnlichen Aufenthalt (§ 9 AO) haben (§ 1 Abs. 1 EStG).

Verzinsung der Steuernachforderungen und Steuererstattungen

Führt die Festsetzung der Einkommen-, der Umsatzsteuer sowie einiger anderer Steuerarten zu einer Steuernachforderung oder -erstattung, so sind diese 15 Monate nach Ablauf des Kalenderjahres zu verzinsen, in dem sie entstanden sind (§ 233 a AO). Maßgebend für die Zinsberechnung ist die Differenz zwischen der festgesetzten Steuer und den Vorauszahlungen einerseits sowie der Steuerabzugsbeträge andererseits. Der Zinssatz beträgt 0,5 Prozent und ist nur für volle Monate zu bezahlen.

Beispiel: Ein Apotheker erhält seinen Einkommensteuerbescheid 2001 am 20. Juni 2003. Er hat eine Nachzahlung von € 10 000,00 zu leisten. Für die Monate April und Juni ist eine Nachzahlung mit jeweils 0,5 Prozent zu verzinsen, d. h. neben der Steuernachforderung hat er noch Zinsen in Höhe von € 100,00 zu entrichten.

Beschränkt einkommensteuerpflichtig, d. h. nur mit ihren inländischen Einkünften i. S. d. § 49 EStG, sind natürliche Personen, die weder einen Wohnsitz noch ihren gewöhnlichen Aufenthalt im Inland haben (§ 1 Abs. 4 EStG).

Hinweis

Die vielfältigen Bestimmungen der AO sind selbst für Fachleute hoch kompliziert und bedürfen zu ihrer Anwendung eines profunden Fachwissens. Vorstehende Ausführungen sollen nur die Grundzüge allgemein darstellen. Jeder Einzelfall muss später vom Steuerberater individuell gelöst werden.

Umfang der Besteuerung

Steuerpflichtig ist das Einkommen eines Kalenderjahres, das sich aus den sieben in § 2 Abs. 1 EStG aufgeführten Einkunftsarten zusammensetzt.

Betriebliche Einkunftsarten = Gewinn-Einkunftsarten

- ☐ Land- und Forstwirtschaft
- ☐ Gewerbebetrieb
- ☐ Selbstständige Arbeit

Überschuss-Einkunftsarten

- ☐ Nichtselbstständige Arbeit
- ☐ Kapitalvermögen
- ☐ Vermietung und Verpachtung
- ☐ Sonstige Einkünfte i. S. d. §22 EStG (Leibrenten, Unterhaltszahlungen, private Veräußerungsgeschäfte)

Für den Apotheker steht regelmäßig die Erzielung von Einkünften aus Gewerbebetrieb im Vordergrund. Er wird entweder als Einzelunternehmer oder im Rahmen einer Personengesellschaft (in der Regel OHG) im Zusammenwirken mit anderen Personen gewerblich tätig. Daneben kann er auch Einkünfte aus Kapitalvermögen in Form von Zinsen aus Schuldverschreibungen oder aus Vermietung und Verpachtung sowie Dividenden aus Aktien erwirtschaften. Er kann sogar zusätzliche Einkünfte aus nichtselbstständiger Tätigkeit erzielen, wenn er sich während oder vor der Aufnahme seiner gewerblichen Tätigkeit in einem Angestelltenverhältnis befindet oder befunden hat. Sämtliche Einkünfte aus den genannten Einkunftsarten sind in der Einkommensteuererklärung anzugeben, da Grundlage der Ermittlung der Einkommensteuerschuld des Steuerpflichtigen die Summe der Einkünfte ist.

Ermittlung des zu versteuernden Einkommens

Bemessungsgrundlage für die ESt ist aber nicht die Summe der Einkünfte, sondern das zu versteuernde Einkommen, das nach folgendem Schema (Abschn. 3 EStR) zu ermitteln ist:

Summe der Einkünfte aus den 7 Einkunftsarten
./. Altersentlastungsbetrag (§24 a EStG)
= **Gesamtbetrag der Einkünfte (§2 Abs. 3 EStG)**
./. Sonderausgaben (§§10 bis 10c EStG)
./. außergewöhnliche Belastungen (§33 bis 33c EStG)
./. Verlustabzug (§10d EStG)
./. Steuerbegünstigung der zu eigenen Wohnzwecken genutzten Wohnung/Haus (§10e EStG) (für Altfälle bis max. 2003)
= **Einkommen (§2 Abs. 4 EStG)**
./. Kinderfreibetrag (§32 Abs. 6 EStG)
./. Betreuungsfreibetrag (§32 Abs. 6 EStG)
./. Haushaltsfreibetrag (§32 Abs. 7 EStG)
= zu versteuerndes Einkommen (§2 Abs. 5 EStG).

Im Folgenden werden in der Reihenfolge dieses Schemas die einzelnen Schritte bis zur Ermittlung des zu versteuernden Einkommens dargestellt.

Zunächst ist also die Frage zu klären, wie sich die Summe der Einkünfte errechnet.

10.3.2 Betriebliche Einkunftsarten

Gewinnermittlung durch Bilanz

Die beiden wichtigsten Methoden der Gewinnermittlung sind die Einnahmen-Ausgaben-Rechnung und der Vermögensvergleich. Bei der Einnahmen-Ausgaben-Rechnung ist der Gewinn der Überschuss der Betriebseinnahmen über die Betriebsausgaben (§4 Abs. 3 EStG). Beim Vermögensvergleich wird der Gewinn mit Hilfe einer Bilanz als Unterschiedsbetrag zwischen dem Betriebsvermögen am Schluss des betrachteten Wirtschaftsjahres und dem Betriebsvermögen am Schluss des vorangegangenen Wirtschaftsjahres, vermehrt um den Wert der Entnahmen und vermindert um den Wert der Einlagen (§4 Abs. 1 EStG), ermittelt. Entnahmen sind alle Wirtschaftsgüter (Barentnahmen, Waren, Erzeugnisse, Nutzungen und Leistungen), die der Steuerpflichtige dem Betrieb für sich, für seinen Haushalt oder für andere betriebsfremde Zwecke im Laufe des Wirtschaftsjahres entnommen hat (§4 Abs. 1 EStG). Einlagen sind demnach alle Wirtschaftsgüter, die der Steuerpflichtige dem Betriebsvermögen im Laufe dieses Zeitraumes zugeführt hat. Die Differenz zwischen Eigenkapital am Ende und am Anfang des Wirtschaftsjahres, korrigiert um Entnahmen und Einlagen, ist der Gewinn bzw. Verlust.

Beispiel:

	Betriebsvermögen am 31.12. des Jahres	300 000 €
./.	Betriebsvermögen am 31.12. des Vorjahres	150 000 €
	Vermögensmehrung des Jahres	150 000 €
+	Privatentnahmen des Jahres	60 000 €
		210 000 €
./.	Privateinlagen des Jahres	10 000 €
=	Gewinn des Jahres	200 000 €

Grundlagen der Bilanzierung

Für Apotheker kommt nach dem Einkommensteuergesetz nur der Vermögensvergleich, nicht aber die einfachere Einnahmen-Ausgaben-Rechnung in Betracht. Da Apotheker schon nach handelsrechtlichen Vorschriften verpflichtet sind, Bücher zu führen, haben sie beim Vermögensvergleich zusätzlich die handelsrechtlichen **Grundsätze ordnungsmäßiger Buchführung** (GOB) zu beachten (§5 Abs. 1 EStG). Die GOB entwickeln sich nach Handelsbrauch, Rechtsprechung und Erkenntnissen der Wirtschaft. Die wichtigsten, zum Teil kodifizierten Grundsätze (vgl. §252 HGB) sind

- ☐ Bilanzklarheit,
- ☐ Bilanzwahrheit,
- ☐ Bilanzidentität und
- ☐ Bilanzkontinuität und Vorsichtsprinzip (Realisations-Imparitätsprinzip).

Abgrenzung zwischen Betriebs- und Privatvermögen

Die Abgrenzung zwischen Betriebs- und Privatvermögen hat steuerlich besondere Bedeutung, weil Gewinne aus der Veräußerung betrieblicher Wirtschaftsgüter immer steuerpflichtig sind, während Gewinne aus der Veräußerung privater Wirtschaftsgüter grundsätzlich steuerfrei sind (Ausnahmen: private Veräußerungsgeschäfte (§23 EStG), Gewinne aus der Veräußerung einer wesentlichen Beteiligung an einer Kapitalgesellschaft (§17 EStG)).

Alle Wirtschaftsgüter, die wirtschaftliches Eigentum des Betriebsinhabers sind und die ihrer Natur nach bestimmt und geeignet sind, ausschließlich und unmittelbar dem Betrieb zu dienen, bilden **notwendiges Betriebsvermögen**.

Notwendiges Privatvermögen sind diejenigen Wirtschaftsgüter, die privaten, d.h., außerbetrieblichen Zwecken dienen und nur in geringem Umfang (weniger als 10%) betrieblich genutzt werden. Beispiele der Rechtsprechung des Bundesfinanzhofes für notwendiges Privatvermögen sind

- ☐ das selbstbewohnte Einfamilienhaus,
- ☐ das für private Zwecke gewährte Darlehen und
- ☐ persönlicher Schmuck, der zu geschäftlicher Repräsentation getragen wird.

Wirtschaftsgüter, die ihrer Natur nach sowohl zum Betriebs- als auch zum Privatvermögen gehören, können zum Betriebs- oder Privatvermögen **gewillkürt** werden. Grundstücke sollten, sofern möglich, grundsätzlich dem Privatvermögen zugeordnet werden, um eine spätere Versteuerung der eingetretenen Wertsteigerung zu vermeiden (gewillkürtes Privatvermögen). Gewillkürtes Betriebsvermögen muss auch buchmäßig dokumentiert werden.

Bewertung des Betriebsvermögens

Jedes zum Betriebsvermögen gehörende Wirtschaftsgut ist grundsätzlich einzeln zu bewerten (Prinzip der Einzelbewertung). Maßgeblich sind die Verhältnisse am Bilanzstichtag. Wertbildende Umstände, die vor dem Bilanzstichtag verursacht waren, aber erst nach dem Bilanzstichtag, jedoch noch vor Bilanzerstellung bekannt werden, müssen bei der Bilanzierung berücksichtigt werden (Wertaufhellungstheorie).

Alle Wirtschaftsgüter sind grundsätzlich mit ihren **Anschaffungs- oder Herstellungskosten** (AHK) zu bilanzieren. Bei den abnutzbaren Wirtschaftsgütern des Anlagevermögens müssen planmäßige Abschreibungen (Absetzungen für Abnutzung, AfA) vorgenommen werden. Die um die AfA verminderten AHK werden als fortgeführte AHK bezeichnet. Bei den nicht abnutzbaren Wirtschaftsgütern des Anlagevermögens (Grund und Boden, Finanzanlagevermögen) und beim Umlaufvermögen gibt es keine planmäßigen Abschreibungen.

Liegt der **Teilwert** eines Wirtschaftsgutes (Anlagevermögen) am Bilanzstichtag unter den (fortgeführten) AHK, kann der niedrigere Teilwert nur angesetzt werden, wenn die Wertminderung voraussichtlich von Dauer sein wird. Der Ansatz des niedrigeren Teilwerts führt zu einer außerplanmäßigen Abschreibung (Teilwertabschreibung). Teilwert ist der Betrag, den ein Erwerber des ganzen Betriebes im Rahmen des Gesamtkaufpreises für das einzelne Wirtschaftsgut ansetzen würde; dabei ist davon auszugehen, dass der Erwerber den Betrieb fortführt (§6 Abs. 1 Nr. 1 EStG, §10 BewG). Da der Teilwert nach dieser Definition oft nicht zu ermitteln ist, dient üblicherweise der Verkehrswert ersatzweise als Grundlage. Mit Wirkung ab 1999 wurde das bislang bestehende steuerliche Wertbeibehaltungswahlrecht nach Abschreibungen auf den niedrigeren Teilwert aufgehoben und ein striktes Wertaufholungsgebot eingeführt. Hat sich demnach der Wert eines Wirtschaftsgutes nach einer vorangegangenen Teilwertabschreibung wieder erhöht, so wird diese Vermehrung des Betriebsvermögens bis zum Erreichen der Bewertungsobergrenze steuerlich erfasst.

Liegt der Teilwert über den fortgeführten AHK, z.B. durch Wertsteigerungen, dürfen höchstens die fortgeführten AHK angesetzt werden (Anschaffungskostenprinzip). Der Gesetzgeber behandelt noch nicht realisierte Verluste und Gewinne gezielt ungleichgewichtig (Imparitätsprinzip). Aus Vorsichtsgründen dürfen nur erstere aufwandswirksam geltend gemacht werden.

Geringwertige Wirtschaftsgüter, d.h. abnutzbare bewegliche Wirtschaftsgüter, die selbstständig nutzungsfähig sind und deren Anschaffungskosten 410 € (ohne Mehrwertsteuer) nicht übersteigen, können im Jahr der Anschaffung oder Herstellung in vollem Umfang als Betriebsausgabe abgesetzt werden (§ 6 Abs. 2 EStG).

Die nach § 5 EStG bilanzierenden Steuerpflichtigen müssen die handelsrechtlichen Grundsätze ordnungsmäßiger Bilanzierung beachten (Maßgeblichkeitsprinzip). Auswirkungen auf die Bewertung ergeben sich insbesondere durch das **Niederstwertprinzip**, welches Ausfluss des Vorsichtsprinzips ist. Je nach Vermögensart muss oder kann der niedrigere Teilwert angesetzt werden.

Beim **Anlagevermögen** darf der niedrigere Teilwert nur angesetzt werden, wenn die Wertminderung voraussichtlich dauerhaft ist. Eine vorübergehende Wertminderung darf nicht berücksichtigt werden (gemildertes Niederstwertprinzip).

Beim **Umlaufvermögen** muss der niedrigere Teilwert in jedem Fall angesetzt werden (strenges Niederstwertprinzip).

Der Apotheker erhält im Zusammenhang mit der Erstellung des Jahresabschlusses eine Bilanz und ei-

Tab. 10.3-1: Bilanz für Apotheke X auf den 31. Dezember 2003

AKTIVA	€	Geschäftsjahr €	PASSIVA	€	Geschäftsjahr €
A. Anlagevermögen			**A. Kapital**		
I. Sachanlagen			1. Anfangskapital	55411,84	
			2. Einlagen	705,29	
1. andere Anlagen, Betriebs- und Geschäftsausstattung		13742,00	3. Entnahmen	89291,55	
			4. Gewinn	111845,64	78671,22
II. Finanzanlagen			**B. Rückstellungen**		
1. Beteiligungen		4000,00	1. Steuerrückstellungen	0,00	
			2. sonstige Rückstellungen	3000,00	3000,00
B. Umlaufvermögen			**C. Verbindlichkeiten**		
I. Vorräte			1. kurzfristige Verbindlichkeiten gegenüber Kreditinstituten	14049,71	
1. fertige Erzeugnisse und Waren		87940,30	2. Mittelfristige Verbindlichkeiten gegenüber Kreditinstituten	2477,49	
II. Forderungen und sonstige Vermögensgegenstände			3. Kurzfristige Verbindlichkeiten aus Lieferungen und Leistungen	56189,59	
1. kurzfristige Forderungen aus Lieferungen und Leistungen	64384,14		4. Kurzfristige sonstige Verbindlichkeiten	21811,59	
2. kurzfristige sonstige Vermögensgegenstände	3926,30	68310,44	5. Umsatzsteuerverbindlichkeit	512,20	95040,58
III. Flüssige Mittel					
1. Kassenbestand, Bundesbank-und Postgiroguthaben	1414,87				
2. Guthaben bei Kreditinstituten	865,58	2280,45			
C. Rechnungsabgrenzungsposten		498,61			
		176771,80			176771,80

ne Gewinn- und Verlust-Rechnung. Die Ergebnisse beider Rechnungen decken sich. Die Bilanz, die nach den oben kurz skizzierten Grundsätzen erstellt wird, ist eine Zeitpunktrechnung auf einen bestimmten Stichtag (Vermögen minus Schulden am 31.12.). Die Differenz ist das Eigenkapital zu diesem Stichtag. Die Gewinn- und Verlustrechnung ist eine Zeitraumrechnung und zeigt Umsätze abzüglich Kosten für den Zeitraum z.B. vom 1.1. bis 31.12. eines Jahres. Diese Rechnung ist für den Apotheker leichter nachvollziehbar. Nachfolgend ein Beispiel für eine typische Apothekenbilanz und Gewinn- und Verlust-Rechnung (vgl. Tab. 10.3-1 und 10.3-2).

Die Analyse der Bilanz und der Gewinn- und Verlust-Rechnung lässt die Struktur der Apotheke erkennen. Zur Analyse der Bilanz siehe Franzen, Nettesheim, Schaub, Witte: „Apothekenbetriebslehre“ 3. Aufl. 1995, Dtsch. Apotheker Verlag, Textziffer 124 ff. und Textziffer 566 ff.

10.3.3 Überschusseinkunftsarten

Die Überschusseinkünfte werden als Überschuss der Einnahmen über die Werbungskosten ermittelt.

Einnahmen sind alle Güter, die in Geld oder Geldeswert bestehen und dem Steuerpflichtigen im Rahmen einer der Überschusseinkunftsarten zufließen (§ 8 Abs. 1 EStG). Nicht in Geld bestehende Einnahmen (Sachbezüge: z.B. Wohnung, Kost, Waren) sind mit den üblichen Marktpreisen anzusetzen.

Werbungskosten sind Aufwendungen, die dem Erwerb, der Sicherung und Erhaltung der Einnahmen dienen. Sie können sogar geltend gemacht werden, wenn sie die Einnahmen übersteigen, es also zur Entstehung negativer Einkünfte (= Verlust) kommt. Werden jedoch für die Werbungskosten nur die steuerlich zulässigen Pauschalbeträge geltend gemacht und keine tatsächlichen Werbungskosten nachgewiesen, darf kein Verlust entstehen. Im Fol-

Tab. 10.3-2: Apotheke X. Gewinn- und Verlustrechnung für die Zeit vom 1. 1.–31. 12. 2003

	€	Geschäftsjahr €	%
1. Umsatzerlöse		1 242 729,36	100,0
2. sonstige betriebliche Erträge		2 425,63	
3. Materialaufwand Aufwendungen für Roh-, Hilfs- und Betriebsstoffe und für bezogene Waren		861 211,63	69,3*
4. Personalaufwand		142 913,87	11,5
5. Abschreibungen auf immaterielle Vermögensgegenstände des Anlagevermögens und Sachanlagen		6 213,64	0,5
6. sonstige betriebliche Aufwendungen			
a) ordentliche betriebliche Aufwendungen			
aa) Raumkosten	43 495,52		
ab) Versicherungen, Beiträge und Abgaben	3 765,29		
ac) Reparaturen und Instandhaltungen	1 408,92		
ad) Fahrzeugkosten	2 169,31		
ae) Werbe- und Reisekosten	12 427,29		
af) Kosten der Warenabgabe	1 019,92		
ag) verschiedene betriebliche Kosten	43 213,00		
b) sonstige Aufwendungen im Rahmen der gewöhnlichen Geschäftstätigkeit	0,00	107 499,25	8,65
7. Erträge aus Beteiligungen		423,80	
8. sonstige Zinsen und ähnliche Erträge		53,22	
9. Zinsen und ähnliche Aufwendungen		946,98	
10. Ergebnis der gewöhnlichen Geschäftstätigkeit		126 846,64	10,2
11. Steuern vom Einkommen, Ertrag und Vermögen**	14 913,00		
12. sonstige Steuern	88,00	15 001,00	
		111 845,64	9,0***

* Nach dem Beitragssatzsicherungsgesetz dürfte sich für 2003 ein deutlich höherer Materialaufwand einstellen.
** Gemeint ist die Gewerbesteuer.
*** Nach dem Beitragssatzsicherungsgesetz ist mit einem Gewinnrückgang auf 5–6 % vom Umsatz zu rechnen.

genden werden einige typische Werbungskostenarten und -pauschbeträge, die sich je nach Einkunftsart unterscheiden, dargestellt.

Werbungskosten

Werbungskosten bei Einkunftsarten aus nichtselbstständiger Arbeit (§§ 9, 9 a EStG)

- ☐ Ohne Nachweis tatsächlicher Einzelaufwendungen: 1044 €, sog. Arbeitnehmerpauschbetrag
- ☐ Nachgewiesene Einzelaufwendungen, z. B. für Fahrten zwischen Wohnung/Arbeitsstätte (Pkw: pro Tag 0,36 € für die ersten 10 km, darüber hinaus 0,40 €/ km einfache Entfernung)
- ☐ Doppelte Haushaltsführung
- ☐ Arbeitsmittel
- ☐ Beiträge zu Berufsverbänden
- ☐ Häusliches Arbeitszimmer (Raumkosten), wenn zu mehr als 50 % der beruflichen Tätigkeit dienend (1250 € Höchstbetrag); nur bei nahezu ausschließlicher Nutzung ist ein Ansatz der tatsächlichen Aufwendungen in voller Höhe wie bisher möglich.

Werbungskosten bei Einkünften aus Kapitalvermögen (§ 20 EStG)

- ☐ Ohne Nachweis tatsächlicher Aufwendungen 51 € bzw. bei zusammenveranlagten Ehegatten 102 € (§ 9 a Nr. 2 EStG)
- ☐ Nachgewiesene Aufwendungen, z. B. für Bankspesen, Depotgebühren
- ☐ Schuldzinsen

Von den Einnahmen wird noch der Sparerfreibetrag in Höhe von 1550 € bzw. 3100 € bei zusammenveranlagten Ehegatten (§ 20 Abs. 4 EStG) abgezogen.

Werbungskosten bei den Einkünften aus Vermietung und Verpachtung (§ 21 EStG)

Bei dieser Einkunftsart gibt es seit dem Jahr 1999 keinen Werbungskostenpauschbetrag mehr. Abzugsfähig sind nur tatsächliche Aufwendungen, z. B. für

- ☐ Schuldzinsen, Grundsteuer, Versicherungen,
- ☐ Abschreibung,
- ☐ Erhaltungsaufwendungen und
- ☐ Verwaltungskosten.

Werbungskosten bei sonstigen Einkünften (§ 22 EStG)

- ☐ Ohne Nachweis tatsächlicher Aufwendungen 102 € (§ 9 a Nr. 3 EStG)
- ☐ Nachgewiesene Einzelaufwendungen in tatsächlicher Höhe

Keine Werbungskosten sind z. B. Kredittilgungen. Diese sind ebenso wie die Kredithergabe erfolgsneutral zu behandeln.

Altersentlastungsbetrag

Der Altersentlastungsbetrag wird gewährt, wenn der Steuerpflichtige das 64. Lebensjahr vollendet hat. Er beträgt 40 v. H. des Arbeitslohnes und der positiven Summe der übrigen Einkünfte. Außer Betracht bleiben Leibrenten und Versorgungsbezüge. Der Altersentlastungsbetrag ist nach oben auf einen Betrag von höchstens 1908 € pro Kalenderjahr begrenzt.

10.3.4 Abzüge vom Gesamtbetrag der Einkünfte

Vom Gesamtbetrag der Einkünfte sind Sonderausgaben, außergewöhnliche Belastungen und Verlustvorträge abzuziehen.

Sonderausgaben sind Aufwendungen der privaten Lebensführung, die aus besonderen Gründen steuerlich begünstigt werden können. Es können nur tatsächlich gezahlte Sonderausgaben geltend gemacht werden.

Unbeschränkt abzugsfähig:

- ☐ Gezahlte Kirchensteuer (§ 10 Abs. 1 Nr. 4 EStG)
- ☐ Steuerberatungskosten, soweit sie nicht Betriebsausgaben oder Werbungskosten sind (§ 10 Abs. 1 Nr. 6 EStG)
- ☐ Renten und dauernde Lasten (§ 10 Abs. 1 Nr. 1 a EStG)

Beschränkt abzugsfähig:

- ☐ Unterhaltsleistungen an geschiedene oder dauernd getrennt lebende Ehegatten (§ 10 Abs. 1 Nr. 1 EStG)
- ☐ Spenden für bestimmte steuerbegünstigte Zwecke (§ 10 b EStG)
- ☐ Aufwendungen für die eigene Berufsausbildung (§ 10 Abs. 1 Nr. 7 EStG)
- ☐ Seit 2003: Aufwendungen für ein hauswirtschaftliches Beschäftigungsverhältnis, auch für Mini-Jobs

Sofern keine tatsächlichen Aufwendungen nachgewiesen werden, wird für Sonderausgaben, die keine Vorsorgeaufwendungen sind, ein Sonderausgabenpauschbetrag in Höhe von 36 € für Ledige bzw. 72 € für Zusammenveranlagte abgezogen.

Zu den Vorsorgeaufwendungen (§ 10 Abs. 1 Nr. 2 und 3 EStG) gehören Beiträge zur Kranken-, Unfall-, Kfz- und Privathaftpflichtversicherung, zur gesetzlichen Rentenversicherung, zu bestimmten Lebensversicherungen.

Ohne Nachweis wird bei Arbeitnehmern, die sozialversicherungspflichtig sind (Renten-, Kranken- und Arbeitslosenversicherung), mindestens die so genannte Vorsorgepauschale berücksichtigt. Sie beträgt 20 % des Arbeitslohnes, höchstens aber € 3068 abzüglich 16 % des Arbeitslohnes. Von der restlichen, nicht verbrauchten Vorsorgepauschale sind höchstens € 1334 abzuziehen, vom verbleibenden Rest weitere 50 % bis zu maximal € 667. Wichtig bei der Berechnung: Nur der niedrigere Betrag ist jeweils anzusetzen.

Vorsorgeaufwendungen sind aber auch bei Nachweis nur bis zu den Höchstbeträgen abziehbar.

1. Vorwegabzug für Versicherungsbeiträge:

- ☐ Alleinstehende bis zu € 3068
- ☐ Zusammen veranlagte Ehegatten bis zu € 6136 (Die Beträge müssen jeweils um 16 % des Arbeitslohnes gekürzt werden.)

2. Grundhöchstbetrag:

- ☐ Alleinstehende bis zu € 1334
- ☐ Zusammen veranlagte Ehegatten bis zu € 2668

3. Erweiterter Grundhöchstbetrag (die Hälfte der durch 1 und 2 noch nicht abgedeckten nachweislich entrichteten Versicherungsbeiträge, höchstens jedoch 50 % der zu 2 genannten Höchstbeiträge), d. h.

- ☐ Alleinstehende bis zu € 667
- ☐ Zusammen veranlagte Ehegatten bis zu € 1334

Beispiel (bei Nachweis tatsächlicher Aufwendungen):
Ein selbstständiger Apotheker und seine als Arbeitnehmerin berufstätige Ehefrau (Bruttogehalt € 15 000) haben im Jahr 2005 Vorsorgeaufwendungen in Höhe von € 9000.

1. Vorwegabzug	€ 6136	
./. 16 % des Arbeitslohnes	€ 2400	€ 3736
2. Grundhöchstbetrag für Ehegatten		€ 2668
3. Erweiteter Grundhöchstbetrag 50 % von (€ 9 000 ./. € 3 736 ./. € 2 668) € 2 596, max. € 1 334		€ 1334
		€ 7738

Statt der tatsächlichen Vorsorgeaufwendungen von € 9000 sind nur € 7738 als Sonderausgaben abzugsfähig.

10.3.5 Außergewöhnliche Belastungen

Kosten der privaten Lebensführung sind grundsätzlich steuerlich nicht abzugsfähig. Eine Ausnahme von diesem Grundsatz sind die außergewöhnlichen Belastungen (§ 33 EStG).

Merkmale

Außergewöhnliche Belastungen müssen, um als solche anerkannt zu werden, bestimmte Voraussetzungen erfüllen:

- ☐ Aufwendungen müssen tatsächlich entstanden sein.
- ☐ Aufwendungen dürfen weder Betriebsausgaben oder Werbungskosten noch Sonderausgaben sein.
- ☐ Aufwendungen müssen zwangsläufig entstanden sein, d. h., es bestand eine tatsächliche, rechtliche oder sittliche Verpflichtung.
- ☐ Aufwendungen müssen außergewöhnlich sein, d. h., sie liegen höher als bei der überwiegenden Mehrzahl der übrigen Steuerpflichtigen.
- ☐ Aufwendungen müssen den Steuerpflichtigen tatsächlich belasten, d. h., sie dürfen z. B. nicht von einer Versicherung erstattet werden.

Arten

Es lassen sich zwei Arten von außergewöhnlichen Belastungen unterscheiden:

- ☐ Im Gesetz exakt definierte außergewöhnliche Belastungen sind im Rahmen bestimmter Höchstbeträge abzugsfähig, z. B. Ausbildungsfreibeträge, Freibeträge bei Körperbehinderung (§§ 33a und 33b EStG).
- ☐ Andere außergewöhnliche Belastungen sind nur abzugsfähig, wenn die Aufwendungen die zumutbare Eigenbelastung übersteigen (§ 33 EStG). Hierzu zählen u. a. Krankheitskosten und Aufwendungen im Todesfall von Angehörigen.

Die zumutbare Eigenbelastung liegt bei Steuerpflichtigen ohne Kinder zwischen 4 % und 7 % und mit Kindern zwischen 1 % und 4 % des Gesamtbetrages der Einkünfte je nach Einkunftshöhe.

10.3.6 Einkommensteuerberechnung

Verlustausgleich und Verlustabzug

Besteuert wird grundsätzlich nur die Differenz zwischen Einnahmen und damit zusammenhängenden Ausgaben (Nettoprinzip). Innerhalb einer Einkunftsart erzielte positive und negative Einkünfte sind unbeschränkt miteinander saldierbar (horizontaler Verlustausgleich), zwischen den einzelnen Einkunftsarten ist der Verlustausgleich seit dem Veranlagungszeitraum 1999 jedoch auf insgesamt € 51 500 (bei Zusammenveranlagung der Ehegatten € 103 000) zuzüglich der Hälfte der verbleibenden Summe der positiven Einkünfte beschränkt (§ 2 Abs. 3 EStG n. F., Mindestbesteuerung).

Ausnahme: Verluste aus privaten Veräußerungsgeschäften können nicht mit positiven Einkünften anderer Einkunftsarten verrechnet werden; sie dürfen jedoch im Rahmen des Verlustrücktrages in dem vorangegangenen Jahr oder im Rahmen des Verlustvortrages in den folgenden Veranlagungszeiträumen mit Gewinnen aus privaten Veräußerungsgeschäften des Steuerpflichtigen verrechnet werden.

Ist der Gesamtbetrag der Einkünfte trotz horizontalen und vertikalen Verlustausgleiches negativ, kann dieser Verlust bis zur Höhe von maximal € 511 500 mit positiven Einkünften des unmittelbar vorangegangenen (Verlustrücktrag) und der folgenden Kalenderjahre (Verlustvortrag) verrechnet werden (Verlustabzug, § 10 d EStG). Durch den Verlustrücktrag kommt es zur Erstattung der im Rücktragsjahr gezahlten Einkommensteuer. Die vorgetragenen Verluste werden wie Sonderausgaben vom Gesamtbetrag der Einkünfte abgezogen.

Abzüge vom Einkommen

Das Einkommen, vermindert um die Kinderfreibeträge und den Haushaltsfreibetrag, ergibt das zu versteuernde Einkommen. Dieses bildet die Bemessungsgrundlage für die tarifliche Einkommensteuer.

Abbildung 10.3-1 zeigt die wichtigsten Steuersätze für Ledige.

Entstehung und Tilgung der Steuerschuld

Grundsätzlich entsteht die Einkommensteuer mit Ablauf des Veranlagungszeitraumes (§ 36 Abs. 1 EStG). Vorab hat der Steuerpflichtige jedoch am 10. März, 10. Juni, 10. September und 10. Dezember des Jahres bereits Vorauszahlungen auf die Einkommensteuer zu leisten (§ 37 EStG), die dann auf die endgültige, durch die Jahresveranlagung festgesetzte Einkommensteuer angerechnet werden (§ 36 Abs. 2 Nr. 1 EStG).

Auf die Einkommensteuerschuld angerechnet werden auch die Lohnsteuer, die anrechenbare Körperschaftsteuer und die Kapitalertragsteuer. Sie sind keine eigenständigen Steuerarten, sondern lediglich besondere Formen der Erhebung der Einkommensteuer. Erhoben wird die Einkommensteuer in diesen Fällen nämlich an der Quelle, d. h., bei Auszahlung steuerpflichtiger Einnahmen.

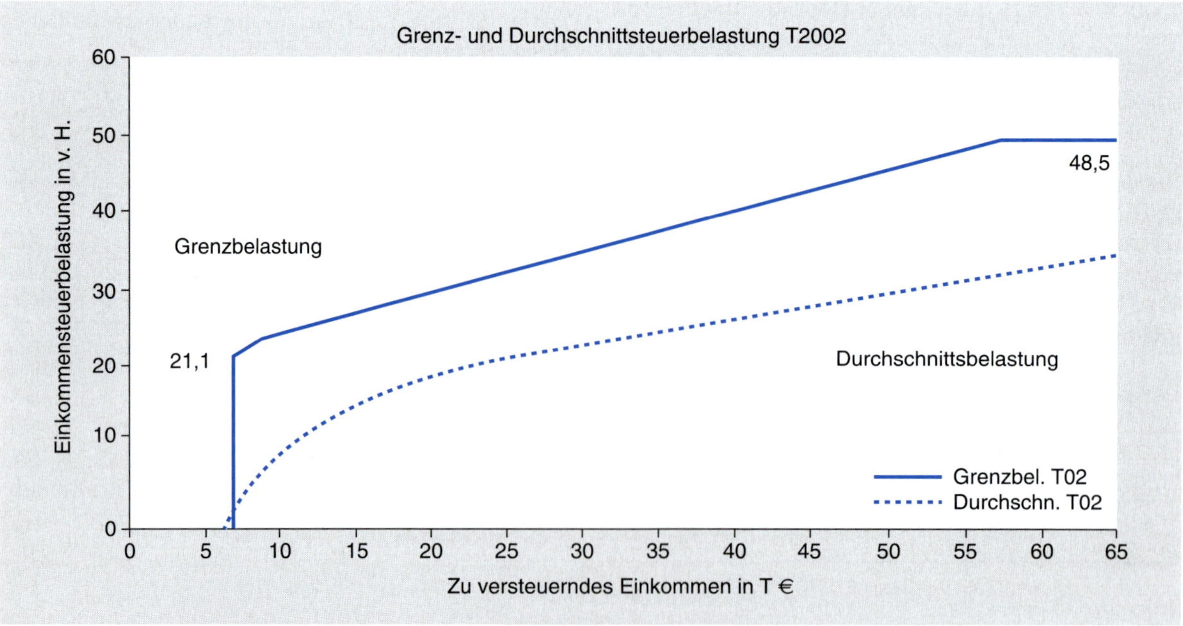

Abb. 10.3-1: Zu versteuerndes Einkommen und Steuersätze für Ledige

Dem Lohnsteuerabzug unterliegen Einkünfte aus unselbstständiger Tätigkeit; der Kapitalertragsteuer sind u.a. Gewinnausschüttungen der Kapitalgesellschaften unterworfen. Die Verpflichtung zum Einbehalt und zur Abführung der Lohnsteuer an das Finanzamt trifft den Arbeitgeber (§ 38 Abs. 3 EStG), die Kapitalertragsteuer muss vom Schuldner der Kapitalerträge, z.B. Dividende ausschüttende Aktiengesellschaft, einbehalten und abgeführt werden (§43 Abs. 1 EStG).

Darüber hinaus wird von der Einkommensteuer seit 1.1.2001 der 1,8fache **Gewerbesteuermessbetrag** gekürzt, um eine Entlastung von der Gewerbesteuer zu erreichen. Die Entlastungswirkung ist allerdings bei niedrigen Gewinnen und hohen Gewerbesteuer-Hebesätzen sehr niedrig.

Steuerbegünstigte Veräußerungsgewinne

Zu den einkommensteuerpflichtigen Einkünften gehören nicht nur die laufenden Einkünfte, sondern auch bestimmte (einmalige) Veräußerungsgewinne. Diese Gewinne sind gesondert zu ermitteln und unterliegen einem begünstigten Steuersatz.

Zu den begünstigten Veräußerungsvorgängen zählen:

- ☐ Veräußerung eines Betriebes oder Teilbetriebes im Ganzen
- ☐ Veräußerung einer Beteiligung an einer Personengesellschaft (Mitunternehmerschaft)
- ☐ Veräußerung sämtlicher Anteile an einer Kapitalgesellschaft
- ☐ Betriebsaufgabe (keine allmähliche Liquidation)
- ☐ Gesamtbetriebsverpachtung mit ausdrücklicher Erklärung der Betriebsaufgabe.

	Der Veräußerungserlös ohne MwSt. (bzw. Teilwert bei Betriebsaufgabe)
./.	(Buchwert der Aktiva ./. Schulden)
./.	Veräußerungskosten
=	Veräußerungsgewinn

Die Begünstigung des Veräußerungsgewinnes besteht zum Einen in der Gewährung eines Steuerfreibetrages (§ 16 Abs. 4 EStG). Dieser beträgt bei Steuerpflichtigen, die nach der Vollendung ihres 55. Lebensjahres oder wegen dauernder Berufsunfähigkeit ihren Gewerbebetrieb aufgeben oder veräußern, € 51 200 und verringert sich um den Betrag, um den der Veräußerungsgewinn € 154 000 übersteigt. Der Veräußerungsfreibetrag wird jedem Steuerpflichtigen nur einmal gewährt.

Die andere Vergünstigung für Veräußerungsgewinne besteht unter den gleichen Voraussetzungen des Freibetrages bisher in der ermäßigten Besteuerung zum halben durchschnittlichen Steuersatz, mindestens aber 19,9 % (§34 Abs. 3 EStG). Sind die Voraussetzungen für den Freibetrag und den halben Steuersatz nicht erfüllt, wird der Veräußerungsgewinn nach der „Fünftelungs-Regelung" besteuert.

Die Steuer auf außerordentliche Einkünfte beträgt danach das Fünffache der Differenz der Steuer auf das zu versteuernde Einkommen ohne die außerordentlichen Einkünfte und der Steuer auf das zu versteuernde Einkommen, in dem ein Fünftel der außerordentlichen Einkünfte enthalten ist. Berechnungen haben ergeben, dass die Neuregelung bei Steuerpflichtigen, die auch nach der Veräußerung hohe Einkünfte zu versteuern haben, nur zu minimalen Steuerminderungen führt.

10.3.7 Gewerbesteuer

Kurzcharakteristik

Die Gewerbesteuer (GewSt) ist eine **Gemeindesteuer** (§ 1 GewStG). Sie ist die bedeutendste Einnahmequelle der Gemeinden. An ihrem Aufkommen sind aber nicht nur diese, sondern im Wege einer Umlage auch der Bund und die Länder beteiligt. Das Wesen der GewSt als Gemeindesteuer zeigt sich beispielsweise auch daran, dass der Gemeinde die Beschlussfassung über die Festsetzung und Änderung des Hebesatzes, die Stundung, Erlass und die Anpassung der Vorauszahlungen auf die Steuer obliegt (§§16 Abs. 3, 19 Abs. 3 GewStG; Abschn. 6 a Abs. 1 GewStR).

Die GewSt ist eine **Objektsteuer**, d.h., es wird nicht die Leistungsfähigkeit einer bestimmten natürlichen oder juristischen Person, sondern der Gewerbebetrieb besteuert. Eine Besonderheit der GewSt ist, dass bestimmte individuelle Merkmale des Betriebes bei der Besteuerung unberücksichtigt bleiben, so z.B. die Art der Finanzierung. Hierbei wird unterstellt, dass der Betrieb sich langfristig durch Eigenkapital finanziert. Bestimmte Zinsen (Dauerschuldzinsen) sind deshalb bei der Ermittlung des Gewerbeertrages nur zur Hälfte als Betriebsausgabe abzugsfähig. Da bei der Ermittlung des Gewerbeertrages vom einkommensteuerlich ermittelten Gewinn ausgegangen wird, bei dem die Dauerschuldzinsen vollständig als Betriebsausgabe berücksichtigt worden sind, müssen letztere bei der Ermittlung des Gewerbeertrages zur Hälfte wieder hinzugerechnet werden.

Die GewSt ist eine **Aufwandsteuer**, d.h., sie ist bei der Ermittlung der Einkommensteuer als Betriebsausgabe zu berücksichtigen. Andererseits knüpft die Ermittlung der GewSt an den einkommensteuerpflichtigen Gewinn an. Die GewSt kann erst ermittelt werden, wenn die ESt ermittelt worden ist. Die GewSt ist also sozusagen bei sich selbst abzugsfähig; dies erfordert eine komplizierte Rückrechnung.

Seit 2001 ist außerdem der 1,8fache Gewerbesteuermessbetrag als Kürzung bei der Einkommensteuer zu berücksichtigen, um eine Entlastung von der Gewerbesteuer zu erreichen (vgl. 10.3.6, Entstehung und Tilgung der Steuerschuld).

Steuergegenstand

Objekt der GewSt ist jeder stehende Gewerbebetrieb, soweit er im Inland betrieben wird. Unter Gewerbebetrieb ist ein gewerbliches Unternehmen i. S. d. EStG zu verstehen (§ 2 Abs. 1 GewStG). Ein gewerbliches Unternehmen ist ein Unternehmen, welches entweder eine gewerbliche Tätigkeit ausübt oder aufgrund einer bestimmten Rechtsform automatisch als Gewerbebetrieb behandelt wird, auch wenn keine gewerbliche Tätigkeit ausgeübt wird.

Die Apotheke ist kraft ihrer gewerblichen Tätigkeit als Gewerbebetrieb einzustufen. Die Kriterien Selbstständigkeit, Nachhaltigkeit, Beteiligung am allgemeinen wirtschaftlichen Verkehr und Gewinnerzielungsabsicht sind erfüllt.

Beginn und Ende der Gewerbesteuerpflicht

Sachliche Gewerbesteuerpflicht

Bei Gewerbebetrieben **kraft gewerblicher Betätigung** beginnt die Gewerbesteuerpflicht mit Aufnahme der betrieblichen Tätigkeit und endet mit ihrer völligen Einstellung. Vorbereitungshandlungen begründen die Gewerbesteuerpflicht noch nicht. Ebensowenig gehört die Liquidation des Betriebs, sofern sie in einem einheitlichen, zeitlich begrenzten Vorgang erfolgt (Betriebsaufgabe i. S. d. § 16 EStG), zur betrieblichen Tätigkeit.

Bei Unternehmerwechsel geht ein Gewerbebetrieb im Ganzen auf einen anderen Unternehmer über; damit gilt der Gewerbebetrieb durch den bisherigen Unternehmer als eingestellt und durch den anderen Unternehmer als neu gegründet (§ 2 Abs. 5 GewStG). Im Erhebungszeitraum des Unternehmerwechsels sind also zwei selbstständige Gewerbebetriebe vorhanden, von denen jeder für sich zur GewSt herangezogen wird.

Persönliche Gewerbesteuerpflicht

Der GewSt unterliegt zwar das Objekt „Gewerbebetrieb“, dieses kann jedoch für die Abgabe der Steuererklärungen und die Bezahlung der Steuer nicht haftbar gemacht werden. Das Gesetz bestimmt daher, wer diese Pflichten zu erfüllen hat. Steuerschuldner ist der Unternehmer (§ 5 Abs. 1 GewStG).

Unternehmer ist derjenige, der das Unternehmerrisiko trägt, d. h., für dessen Rechnung und auf dessen Gefahr der Gewerbebetrieb betrieben wird. Bei Übergang eines Gewerbebetriebs im Ganzen ist der bisherige Unternehmer bis zum Zeitpunkt des Übergangs, der neue Unternehmer von diesem Zeitpunkt an Steuerschuldner (§ 5 Abs. 2 GewStG).

Beim Erwerb eines Betriebes ist zu beachten, dass der Käufer unter bestimmten Voraussetzungen (§ 75 AO) für die GewSt-Schulden seines Vorgängers haftet. Sein Haftungsrisiko kann er dadurch reduzieren, dass er der Gemeinde (wegen der GewSt) bzw. dem Finanzamt (wegen USt) unverzüglich von dem Eigentumswechsel Mitteilung macht. Ein vertraglicher Haftungsausschluss zwischen Erwerber und Veräußerer ist gegenüber der Gemeinde bzw. dem Finanzamt wirkungslos. Mit der Verpachtung eines Gewerbebetriebs im Ganzen erlischt regelmäßig nur die persönliche Gewerbesteuerpflicht des Verpächters, d. h., der Pächter wird Steuerschuldner. Die sachliche Steuerpflicht des Gewerbebetriebes bleibt unberührt.

Besteuerungsgrundlagen

Besteuerungsgrundlage für die GewSt ist der Gewerbeertrag (§ 6 GewStG).

Der Gewerbeertrag ist das Einkommen des Objekts „Gewerbebetrieb“. Ausgangspunkt für die Ermittlung des Gewerbeertrags ist der nach den Vorschriften des EStG ermittelte Gewinn (§ 7 GewStG). Dieser Gewinn ist um bestimmte Hinzurechnungen (§ 8 GewStG) und Kürzungen (§ 9 GewStG) zu korrigieren.

Hinzuzurechnen sind Beträge, die den einkommensteuerlichen Gewinn als Betriebsausgaben gekürzt haben, aber aufgrund des Objektsteuercharakters der GewSt den Gewerbeertrag nicht kürzen dürfen. Zugrunde gelegt wird dieser Überlegung ein Standardgewerbebetrieb, der weitgehend mit Eigenkapital sowie eigenen sachlichen Betriebsmitteln arbeitet.

Der einkommensteuerliche Gewinn ist um Beträge zu kürzen, die bereits in einem anderen Betrieb der GewSt unterlegen haben bzw. überhaupt nicht der GewSt unterliegen, z. B. ausländische Erträge. Ferner muss der Gewinn um 1,2 % des Einheitswertes des zum Betriebsvermögen gehörenden Grundbesitzes gekürzt werden, da das Grundvermögen bereits durch die Grundsteuer erfasst wird. Es ergibt sich das folgende vereinfachte Schema zur Ermittlung des maßgebenden Gewerbeertrages:

11.2.3 Weitere Verarbeitung im Apothekenrechenzentrum

Scannen

Im Anschluss an den Empfang der Rezepte gelangen diese zu den mit Kameras ausgestatteten Hochgeschwindigkeitsbeleglesern. Beim ersten Durchlauf (= Scannen) erzeugen diese von jedem Rezept ein digitales Abbild, das so genannte Image. Um die Rezepte maschinenlesbar zu gestalten, wurden standardisierte Formblätter im Querformat eingeführt. Diese werden von den Ärzten mit den Daten der Krankenversichertenkarte bedruckt. Der Apotheker hat darüber hinaus die Pharmazentralnummer, den Faktor, den Einzeltaxbetrag, den Zuzahlungsbetrag und den Gesamtbruttobetrag in maschinenlesbarer Form auf das Rezept aufzubringen.

Zeichenerkennung

Nach dem Scannen erfolgt als nächster Arbeitsschritt die Zeichenerkennung (=Interpretation) der Rezeptdaten durch eine sehr komplexe Software. Die Quote, wieviele Daten maschinell gelesen werden können (=Erkennungsrate), hängt von mehreren Faktoren ab:

Sowohl der Arzt als auch der Apotheker haben wesentlichen Einfluss auf die Erkennungsrate. An erster Stelle ist hier zu nennen, welcher Anteil der Daten gedruckt und welcher handschriftlich aufgebracht wird: Die Erkennungsrate bei gedruckten Daten ist ca. um den Faktor 10 höher als bei handgeschriebenen Daten.

In der Regel verwendet der Arzt zur Ausfüllung des Versichertenfeldes die Krankenversichertenkarte und druckt die darauf enthaltenen Versichertendaten auf das Rezept. Aus verschiedenen Gründen (Hausbesuche, Patient hat Karte vergessen) wird aber nach wie vor ein Teil der Rezepte von Hand ausgefüllt. In den Apotheken liegt die Bedruckungsrate meist noch höher, doch natürlich werden auch von Apotheken handbeschriftete Rezepte eingereicht. Ebenso wichtig für eine hohe Erkennungsrate sind die möglichst waagerechte Bedruckung der Rezepte sowie der rechtzeitige Austausch der Farbbänder. Handschriftliche Eintragungen sollten in Blockschrift geschrieben werden.

Alle Daten, die nicht maschinell erkannt werden, müssen manuell korrigiert bzw. ergänzt werden. Hierzu werden die Images an Bildschirmarbeitsplätze geschickt, an denen Datentypistinnen die fehlenden bzw. abgewiesenen Zeichen über die Eingabetastatur ergänzen.

Rechnungserstellung und Versand der Abrechnungsunterlagen

Mit Fertigstellung der Datenkorrektur steht der gesamte Datenbestand zur Verfügung und wird in den Rechenzentren der Verrechnungsstellen weiterverarbeitet. Dort werden die Daten von Zentralrechnern zusammengeführt, selektiert und nach bestimmten Kriterien geordnet.

Während des gesamten Verarbeitungsprozesses sorgen mehrere hundert Plausibilitätsprüfungen für die fehlerfreie Ermittlung der Rezeptdaten. Damit ist sichergestellt, dass die Apotheken eine fehlerfreie Abrechnung erhalten.

Die Endprodukte, die Rechnungen und Listen für Apotheken und Krankenkassen, setzen die exakte Sortierung der gespeicherten Daten nach Krankenkassen- und Apothekennummern voraus. Für die Rechnungsschreibung werden zwei Datenbestände erstellt. Der erste Datenbestand (für die Kassenabrechnung) ist nach Kassennummern und innerhalb dieser nach Apothekennummern sortiert. Der zweite Datenbestand (für die Apothekenabrechnung) ist nach Apothekennummern und innerhalb dieser nach Kassennummern geordnet.

Nach Abschluss der EDV-Arbeiten werden jeweils innerhalb eines Tages die Abrechnungsunterlagen an die Apotheken und die Rechnungen an die Krankenkassen versandt. Diese Arbeiten werden von hochmodernen Poststraßensystemen vorgenommen. Mit Hilfe dieser Systeme ist sichergestellt, dass keine Versandfehler auftreten.

Die Kostenträger erhalten eine Rechnung für jede Apotheke sowie eine Zusammenfassung dieser Rechnungen als Sammelrechnung.

Die Apothekenabrechnungsunterlagen bestehen ebenfalls aus zwei Teilen: Teil 1 ist eine Sammelrechnung über die den Krankenkassen in Rechnung gestellten Rezeptsummen. Pro Kasse ist die Anzahl der Rezepte, Bruttobetrag, Rabatt, Zuzahlung und Nettobetrag ausgewiesen. Teil 2 ist die Monatsabrechnung, in der die Abrechnungssumme laut Sammelrechnung, die Zu- und Absetzungen der Krankenkassen, die Abrechnungsgebühr und der Zahlbetrag aufgeführt sind. Die Werte werden so aufbereitet, dass die Verbuchung in der Apotheke bzw. beim Steuerberater ohne Probleme vorgenommen werden kann.

Zu- und Absetzungen

Bei den Zu- und Absetzungen handelt es sich um sachliche oder rechnerische Beanstandungen durch die Kostenträger, die den Rechenzentren von diesen mitgeteilt werden. Die Rechenzentren sind verpflichtet, diese Beträge in der nächstmöglichen Abrechnung mit den Apotheken zu verrechnen.

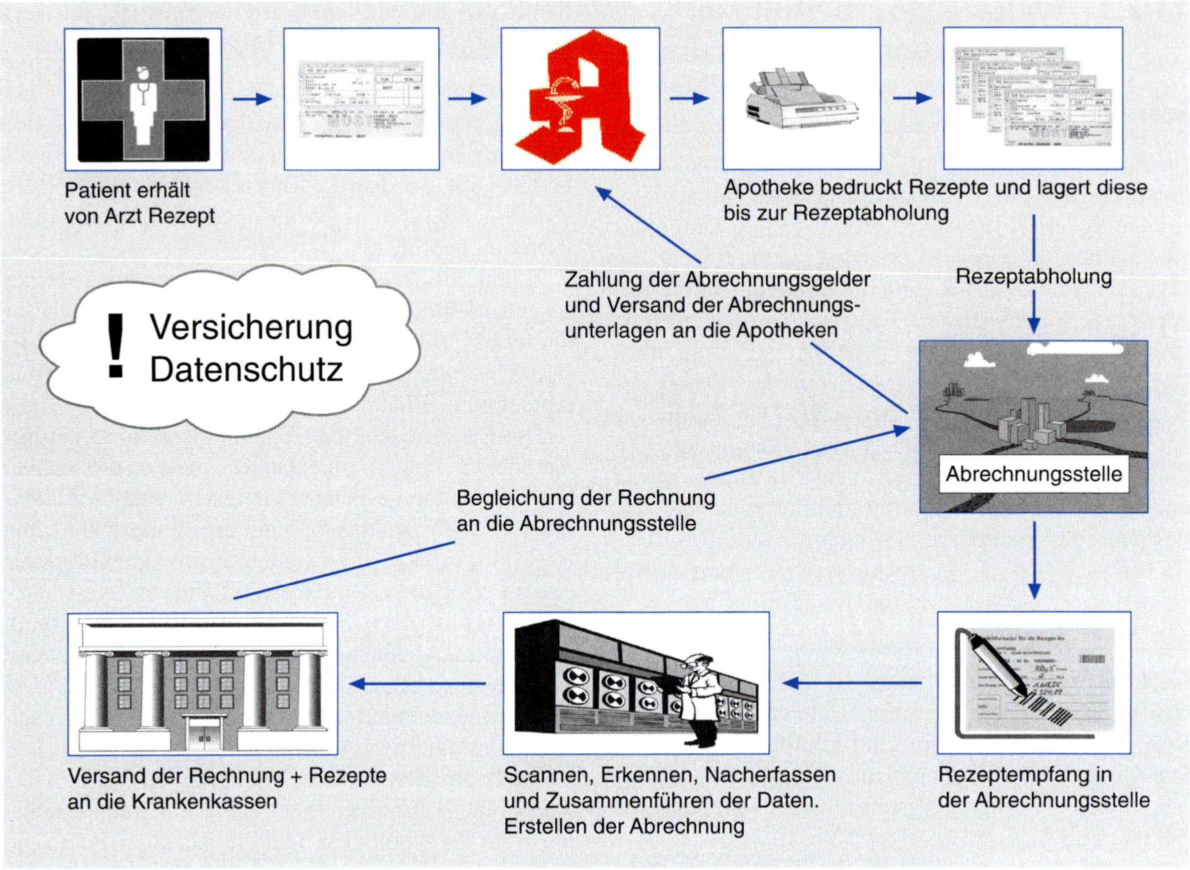

Abb. 11.2-4: Ablauforganisation des Abrechnungsverkehrs über eine Abrechnungsstelle

Gemäß Arzneiliefervertrag hat die Apotheke Anspruch auf Einsichtnahme der beanstandeten Rezepte bzw. auf Übersendung von Rezeptkopien. Die Handhabung der Übersendung von Rezepten bzw. Rezeptkopien ist von Kostenträger zu Kostenträger unterschiedlich. Die meisten Kostenträger versenden jedoch mittlerweile die beanstandeten Verordnungsblätter automatisch an die Apotheken, in Einzelfällen müssen die Rezepte von den Apotheken angefordert werden. Nach Einsichtnahme der beanstandeten Rezepte kann der Apotheker ggf. Einspruch gegen eine Absetzung einlegen. Hierbei sind bestimmte, in den Arzneilieferverträgen und dem BGB festgelegte Fristen einzuhalten.

Rezeptversand

Die letzte Tätigkeit eines Abrechnungszeitraumes ist der Rezeptversand an die Kostenträger in der vertraglich vorgeschriebenen Sortierung. Hierzu werden wieder die Beleglesesysteme eingesetzt, die neben dem Scannen auch die Rezepte gemäß den in den Arzneilieferverträgen genannten Kriterien sortieren.

Die Rezeptsendungen werden den Krankenkassen, je nach Entfernung, per Post oder Spedition zugestellt. Es ist davon auszugehen, dass über kurz oder lang die Krankenkassen auf die physischen Rezepte verzichten und auf das Image zugreifen, zumal die Rezepte kassenintern auch anhand des Rezeptimages geprüft werden können.

Zum besseren Verständnis sind in Abbildung 11.2-4 die einzelnen Stationen der Ablauforganisation noch einmal zusammengefasst.

Andere Serviceleistungen

Apotheken- und Ärztestatistik

Neben der monatlichen Abrechnung erhalten die Apotheken auf Wunsch eine **Apotheken- und Ärztestatistik**. Diese Statistik ermöglicht den Vergleich des aktuellen Abrechnungsmonats mit den entsprechenden Werten des Vorjahresmonats sowie der im laufenden Jahr erzielten Werte mit denen des Vorjahreszeitraumes. Darüber hinaus werden die Apothekenwerte den Durchschnittswerten aller Apotheken des jeweiligen Regierungsbezirkes, Bundeslandes und Landkreises gegenübergestellt. Außerdem zeigt die Statistik, wie sich Zahl und Wert der Rezepte auf die 20 umsatzstärksten Ärzte verteilen. Mit all diesen Informationen ist die Apotheken-/Ärztestatistik ein wichtiges Instrument für den Apothekenleiter zur betriebswirtschaftlichen Führung der Apotheke.

Rezeptimages auf CD-ROM oder per Online

Die fortschreitende Entwicklung auf dem EDV-Sektor hat sich auch auf das Service-Angebot der Apothekenrechenzentrum ausgewirkt. So bieten einige Apothekenrechenzentren den Apotheken die Übersendung aller abgerechneten Rezepte pro Abrechnungsmonat auf CD-ROM an. Damit kann der Apotheker nicht nur seine Rezeptdaten, sondern gleichzeitig auch die Rezeptimages nach vielfältigen Selektionskriterien abrufen und ggf. ausdrucken. Noch schnelleren Zugriff auf die Rezeptimages ermöglichen Online-Verbindungungen zum jeweiligen Rechenzentrum. Der Apotheker kann sich hier direkt in den Rezeptbestand des Rechenzentrums einwählen und seine Rezepte – ebenfalls nach verschiedenen Selektionskriterien – einsehen bzw. sich einen Überblick über die aktuellen Rezepteinlieferungsdaten und den Stand der Bearbeitung verschaffen.

Abschließend sollen noch zwei Punkte angeführt werden, die bei allen Arbeitsschritten von übergeordneter Bedeutung sind: der **Versicherungsschutz** und der **Datenschutz**.

Versicherungsschutz

Als zusätzliche Leistung bieten die Rechenzentren einen umfangreichen Versicherungsschutz für die Rezepte. Dieser beginnt bereits bei der Entgegennahme des Rezeptes vom Patienten und endet erst mit der ordnungsgemäßen Bezahlung durch den Kostenträger. Die Rezepte sind also auf allen Stationen (Apotheke, Abholdienst, Rechenzentrum) ausreichend versichert, so dass im Schadensfalle finanzielle Nachteile für den Apotheker vermieden werden können.

Datenschutz

Eine ganz wesentliche Bedeutung kommt natürlich dem Datenschutz zu. Die Rechenzentren sind sich ihrer großen Verantwortung hinsichtlich der hochsensiblen Abrechnungsdaten bewusst. Durch vielfache Sicherheitsvorkehrungen programmtechnischer (codewortgesicherte Programme, nur wenig autorisierte Mitarbeiter) und baulicher (Eingangskontrollen) Art ist sichergestellt, dass unbefugte Dritte keinen Zugang zu den Apothekenabrechnungsdaten haben.

Fazit: Die Zahl der noch selbst mit den Kostenträgern abrechnenden Apotheken ist mittlerweile verschwindend gering. Der enorme Rationalisierungseffekt, die hohe Abrechnungssicherheit und natürlich auch die geringen Abrechnungsgebühren sind im Wesentlichen die Gründe, warum sich fast alle Apothekenleiter einem Apothekenrechenzentrum angeschlossen haben.

12 Preisbildung in der Apotheke

Ute Lange

Nach § 1 des Apothekengesetzes obliegt den Apotheken die im öffentlichen Interesse gebotene Arzneimittelversorgung der Bevölkerung, also die Abgabe von Arneimitteln. Daneben dürfen entsprechend § 25 der Verordnung über den Betrieb der Apotheken (ApBetrO) andere Warengruppen – die so genannten „apothekenüblichen Waren" – in Verkehr gebracht werden. Zu diesen apothekenüblichen Waren gehören z. B. Mittel sowie Gegenstände und Informationsträger, die der Gesundheit von Menschen und Tieren dienen, Medizinprodukte, Prüfmittel, Chemikalien, Schädlingsbekämpfungsmittel (s. S. 631 f. und S. 897).

Abbildung 12.1-1 zeigt, dass auch der Bereich „Arzneimittel" noch zu differenzieren ist.

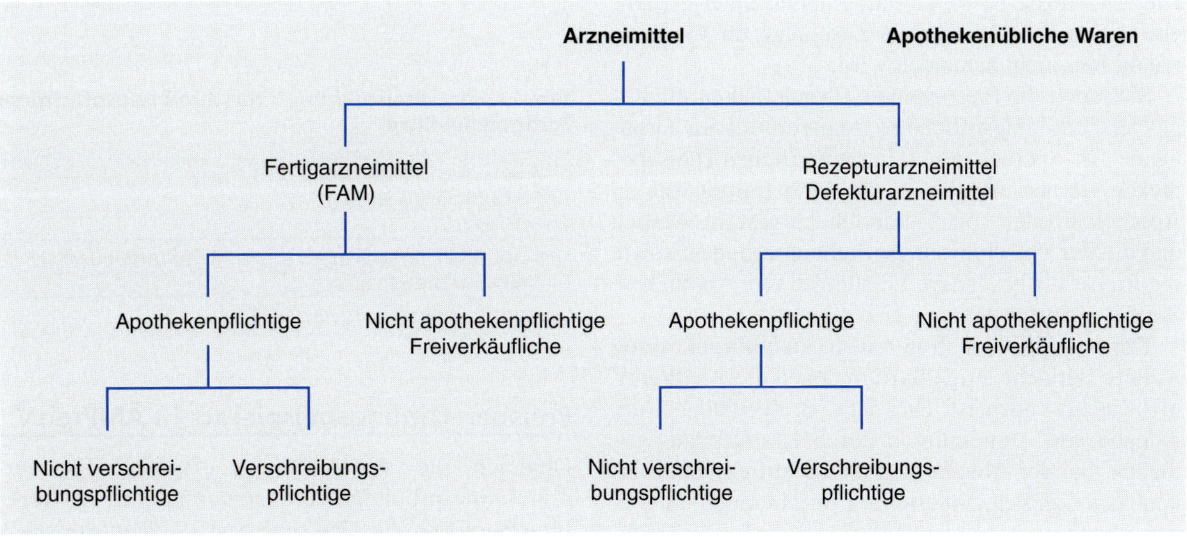

Abb. 12.1-1: Warengruppen in der Apotheke

12.1 Arzneimittelpreisverordnung

Die Arzneimittelpreisverordnung (AMPreisV) wurde auf der Grundlage des § 78 Arzneimittelgesetz (AMG) erlassen. Dort ist bestimmt, dass sie den berechtigten Interessen der Arzneimittelverbraucher, der Tierärzte, der Apotheken und der Großhandlungen Rechnung zu tragen und einen einheitlichen Apothekenabgabepreis für Arzneimittel, die vom Verkehr außerhalb der Apotheken ausgeschlossen sind, zu gewährleisten hat. Es wird gleichzeitig klargestellt, dass dieser nur für verschreibungspflichtige und nur soweit für nicht verschreibungspflichtige Arzneimittel gilt, wie diese zu Lasten der gesetzlichen Krankenversicherung abgegeben werden. Mit dem Inkrafttreten des Gesetzes zur Modernisierung der gesetzlichen Krankenversicherung am 1. Januar 2004 wurde die Arzneimittelpreisverordnung (AMPreisV), die bis dahin einen einheitlichen Abgabepreis für alle apothekenpflichtigen Arzneimittel gewährleistete, grundlegend geändert. Sie gilt in dieser neuen Fassung nur noch für verschreibungspflichtige Arzneimittel. Die Preisbindung von apothekenpflichtigen, nicht verschreibungspflichtigen Arzneimitteln wurde aufgehoben. Diese Arzneimittel dürfen nunmehr im Handverkauf wie apothekenübliche Waren frei kalkuliert werden. Gleichzeitig wurde jedoch festgeschrieben, dass diese Arzneimittel dann noch nach der bis zum 31. Dezember 2003 gültigen Arzneimittelpreisverordnung zu berechnen sind, wenn diese zu Lasten einer gesetzlichen Krankenversicherung abgegeben werden dürfen. Mit einer ärztlichen Verordnung zu Lasten einer gesetzlichen Krankenkasse gilt somit die Preisbindung wieder. Die AMPreisV ist in 12 Paragraphen untergliedert, von denen der § 10, der die Zuschläge für Tierärzte regelt, hier nicht behandelt wird.

Sie regelt die Preisspannen für apothekenpflichtige verschreibungspflichtige Arzneimittel im Großhandel, in Apotheken und in tierärztlichen Hausapotheken, ferner die Preise für Arzneimittel, die in Apotheken oder von Tierärzten hergestellt werden und die der Verschreibungspflicht unterliegen, sowie die Preise für besondere Leistungen der Apotheken. Sie gilt nicht für Ärzte.

Darüber hinaus sind in einem **Ausnahmekatalog** weitere Bereiche aufgeführt, in denen die AMPreisV nicht anzuwenden ist. Dies ist z. B. der Fall bei der Abgabe von Arzneimitteln durch Krankenhausapotheken, bei der Abgabe von Arzneimitteln an Krankenhäuser und gleichgestellte Einrichtungen und bei der Abgabe von Impfstoffen für öffentlich empfohlene Schutzimpfungen an Ärzte, Krankenhäuser und Gesundheitsämter. Diese Impfstoffe sind nach Änderung des § 47 AMG apothekenpflichtig, so dass die Direktlieferung durch die Hersteller nicht mehr gestattet ist. Außerdem dürfen nach § 47 AMG pharmazeutische Unternehmer oder Großhändler bestimmte apothekenpflichtige Arzneimittel (radioaktive Arzneimittel, Blutersatzflüssigkeiten, Blutkonserven usw.) direkt an Krankenhäuser oder Ärzte abgeben; die Preisbildung ist ebenfalls nicht an die AMPreisV gebunden.

Dieser Ausnahmekatalog setzt die Apotheken gegenüber den nicht an die AMPreisV gebundenen Arzneimittelherstellern in die gleiche Wettbewerbssituation.

12.1.1 Preisbildung der verschreibungspflichtigen Fertigarzneimittel

In den §§ 2 und 3 AMPreisV ist die Preisbildung verschreibungspflichtiger Fertigarzneimittel geregelt (Tab. 12.1-1). Grundlage für die Preisbildung bei Arzneimitteln ist der Apothekeneinkaufspreis (AEK, EK). Bei Arzneimitteln, die direkt vom Hersteller bezogen werden, ist dies der Herstellerabgabepreis an die Apotheke ohne Mehrwertsteuer (MwSt.) und bei solchen, die vom Großhandel zu beziehen sind, der Herstellerabgabepreis an den Großhandel zuzüglich des Großhandelszuschlages nach § 2 AMPreisV, ebenfalls ohne Mehrwertsteuer. Auf diesen Apothekeneinkaufspreis erhebt die Apotheke einen Festzuschlag von 3 % und addiert einen Betrag von 8,10 € hinzu. Die Summe aus Apothekeneinkaufspreis, Festzuschlag, festem Betrag zuzüglich Mehrwertsteuer ergibt den Apothekenverkaufspreis (AVK, VK).

Tab. 12.1-1: Preisbildung verschreibungspflichtiger Fertigarzneimittel

Apothekeneinkaufspreis (EK) + Festzuschlag 3 % + 8,10 €
= Apothekenverkaufspreis (ohne Mehrwertsteuer) + Mehrwertsteuer
= Apothekenverkaufspreis (VK)

Preisberechnungsbeispiel zu § 3 AMPreisV

Obgleich die Apothekenverkaufspreise für verschreibungspflichtige Fertigarzneimittel in der Regel Preislisten (Große Deutsche Spezialitätentaxe, Herstellpreislisten) oder den Lieferantenrechnungen entnommen werden können, ist zur Verdeutlichung nachfolgend ein Berechnungsbeispiel aufgeführt.

ABC-Suspension 100 ml

15,56 €	EK
+ 0,47 €	Festzuschlag
+ 8,10 €	Festbetrag
24,13 €	VK o. MwSt.
+ 3,86 €	MwSt.
27,99 €	VK

Bei der Berechnung jeder Position ist mathematisch auf ganze Cent zu runden, d. h.,

bis 0,0049 € wird abgerundet und

ab 0,0050 € wird aufgerundet.

Diese Regelung gilt für den gesamten Anwendungsbereich der AMPreisV. Zu beachten ist, dass der AVK niemals auf 0 oder 5 Cent gerundet wird.

Ist die abzugebende Menge in der Verschreibung nicht vorgeschrieben, so ist die kleinste im Handel befindliche Packung abzugeben und zu berechnen.

Nach § 9 AMPreisV ist bei Fertigarzneimitteln auf der Verschreibung nur der AVK – die AMPreisV bezeichnet diesen Preis als Apothekenabgabepreis – sowie eine ggf. zusätzlich zu berechnende Gebühr, z. B. Betäubungsmittelgebühr anzugeben. Bei der Verordnung mehrerer Fertigarzneimittel ist auch die Summe der Einzelpreise auf dem Verordnungsblatt zu vermerken.

12.1.2 Preisbildung der apothekenpflichtigen, nicht verschreibungspflichtigen Fertigarzneimitteln

Die Preisbildung apothekenpflichtiger, nicht verschreibungspflichtiger Fertigarzneimittel wird durch die Arzneimittelpreisverordnung in der bis zum 31. Dezember 2003 gültigen Fassung geregelt, wenn das Rezept des Arztes zu Lasten einer gesetzlichen Krankenkasse beliefert werden darf (Tab. 12.1-2). Grundlage für die Preisberechnung ist der Abgabepreis des pharmazeutischen Unternehmens ohne MwSt. Kann ein apothekenpflichtiges Fertigarzneimittel nur vom Hersteller bezogen werden, so ist der Herstellerabgabepreis ohne MwSt. identisch mit dem **Apothekeneinkaufspreis** (AEK).

Tab. 12.1-2: Preisbildung der apothekenpflichtigen Fertigarzneimittel

Lieferung über den Großhändler	Lieferung direkt vom Hersteller
Herstellerabgabepreis ohne MwSt. + Großhandelshöchstzuschlag	Einkaufspreis der Lauer-Taxe, ohne MwSt.
= AEK	= AEK
+ Apothekenfestzuschlag	+ Apothekenfestzuschlag
= AVK ohne MwSt.	= AVK ohne MwSt.
+ 16 % MwSt.	+ 16 % MwSt.
= AVK	= AVK

In den meisten Fällen wird das Fertigarzneimittel vom Hersteller jedoch zunächst an den Großhandel geliefert, der auf den Herstellerabgabepreis ohne MwSt. den Großhandelshöchstzuschlag aufschlägt. Dann ergibt die Summe dieser beiden Preise den AEK. Herstellerabgabepreis, AEK und AVK sind dem ABDA-Artikelstammsatz (Lauertaxe) zu entnehmen.

Die Apotheke erhebt auf diesen AEK einen Festzuschlag. Die Summe aus AEK und Festzuschlag ergibt den AVK ohne MwSt., nach Addition der MwSt. (16 %) entsteht der Apothekenverkaufspreis (AVK).

Die Festzuschläge der Apotheke sind **degressiv** gestaffelt, d. h., mit steigendem Einkaufspreis verringert sich der prozentuale Zuschlag. Nach § 3 Abs. 2 und 3 AMPreisV sind die Zuschläge bis zu einem Betrag

		bis	1,22 Euro	68 Prozent (Spanne 40,5 Prozent),
von	1,35 Euro	bis	3,88 Euro	62 Prozent (Spanne 38,3 Prozent),
von	4,23 Euro	bis	7,30 Euro	57 Prozent (Spanne 36,3 Prozent),
von	8,68 Euro	bis	12,14 Euro	48 Prozent (Spanne 32,4 Prozent),
von	13,56 Euro	bis	19,42 Euro	43 Prozent (Spanne 30,1 Prozent),
von	22,58 Euro	bis	29,14 Euro	37 Prozent (Spanne 27,0 Prozent),
von	35,95 Euro	bis	543,91 Euro	30 Prozent (Spanne 23,1 Prozent),
ab	543,92 Euro			8,263 Prozent zuzüglich 118,24 Euro
und				
von	1,23 Euro	bis	1,34 Euro	0,83 Euro,
von	3,89 Euro	bis	4,22 Euro	2,41 Euro,
von	7,31 Euro	bis	8,67 Euro	4,16 Euro,
von	12,15 Euro	bis	13,55 Euro	5,83 Euro,
von	19,43 Euro	bis	22,57 Euro	8,35 Euro,
von	29,15 Euro	bis	35,94 Euro	10,78 Euro.

Die degressive Staffelung wurde bereits in der Deutschen Arzneitaxe, dem Vorgänger der AMPreisV, angewendet.

Berechnungsbeispiel zu § 3 AMPreisV

ABC-Suspension 100 ml

15,00 € AEK
\+ 6,45 € 43 % Festzuschlag

21,45 €
\+ 3,43 € 16 % MwSt.

24,88 € AVK

12.1.3 Preisbildung für Stoffe, die in unverändertem Zustand abgegeben werden

§ 4 der AMPreisV regelt die Preisbildung bei der Abgabe eines Stoffes oder einer Zubereitung, die in der Apotheke in unverändertem Zustand umgefüllt, abgefüllt, abgepackt oder gekennzeichnet werden. Bei diesen Stoffen, die weder einer Be- noch einer Verarbeitung unterworfen werden, beträgt der Festzuschlag 100 %, entsprechend einer Spanne von 50 % (Berechnungsbeispiele). Hierzu gehören auch die „Sine-confectione"-Verordnungen.

Diese Preisberechnung gilt nur für verschreibungspflichtige Stoffe und deren Zubereitungen. Sie kann ebenfalls angewandt werden für apothekenpflichtige, nicht verschreibungspflichtige Stoffe, sofern diese zu Lasten der gesetzlichen Krankenkassen ärztlich verordnet und abgegeben werden. Bei Verordnungen nicht zu Lasten gesetzlicher Krankenkassen oder gleichgestellter Kostenträger bleibt es jeder Apotheke unbenommen, sich insoweit an diese Preisregelung zu halten.

Vor der Erläuterung der Berechnungsbeispiele zu § 4 AMPreisV wird zunächst auf die einschlägigen Listen und Tabellen der Hilfstaxe sowie deren Vorspann eingegangen.

Basispreise

Für erfahrungsgemäß häufig in Apotheken verordnete Stoffe ermittelt eine gemeinsame Technische Kommission der Krankenkassenverbände und des Deutschen Apotheker-Verbandes e. V. die aktuellen AEK, indem von der am häufigsten in Apotheken verwendeten Packungsgröße ein Durchschnittspreis mehrerer Großhandlungen zugrunde gelegt wird. Dieser AEK ist als Basispreis in die Liste der Arzneimittelpreise aufgenommen und durch ein Sternchen (*) als solcher gekennzeichnet (Tab. 12.1-3). Die Basispreise sind unabhängig vom individuellen AEK der Apotheke bei allen Krankenkassen und sonstigen Kostenträgern, z. B. Sozialhilfe, Berufsgenossenschaften, verbindlich.

Tab. 12.1-3: Beispiele aus der Preistabelle

Bezeichnung			90%	100%
* Acetonum	(F)	100 g	2,01	2,12
Aceton				
Ph. Eur. 1000 ml 8,39				
D = 0.792 1000 g 10,59				
Acid. aceticum dilut. 30 %	(F)	10 g	0,25	0,26
Essigsäure 30 %				
Ph. Helv 250 ml 3,48				
D = 1.037 250 g 3,36				
* Acid. benzoicum	(B)	10 g	0,67	0,70
Benzoesäure				
Ph. Eur. 100 g 3,48				
Acid. boric. fein-crist.	(B)	10 g	0,34	0,36
Acidum boricum				
Borsäure				
Ph. Eur. 250 g 4,60				

Unverbindliche Apothekeneinkaufspreise, vorwiegend für den Handverkauf

Für diejenigen Stoffe, die üblicherweise vorwiegend im HV abgegeben werden, ist in der Hilfstaxe ebenfalls der AEK der üblichen Abpackung angegeben. Er wurde in der gleichen Weise ermittelt wie der Basispreis. Da HV-Artikel, sofern sie nicht apothekenpflichtig sind, frei kalkulierbar sind, kann – muss jedoch nicht – dieser AEK im Handverkauf für die Preisbildung selbstverständlich unabhängig vom tatsächlichen AEK zugrundegelegt werden. Handelt es sich bei der Berechnung jedoch um eine ärztliche Verschreibung, so muss in diesem Fall vom Einkaufspreis ausgegangen werden, den die Apotheke tatsächlich bezahlt hat.

In der ersten Tabellenspalte ist der Stoffname in alphabetischer Reihenfolge der alten lateinischen Bezeichnungen mit der jeweiligen Arzneibuchangabe aufgeführt. Ein in Klammern hinter dem Stoff angegebener Buchstabe bezeichnet die Verpackungsart bei Einzelabgabe. So steht T für Tropfflasche, K für Kruke, B für Beutel, F für Flasche usw. Bei Flüssigkeiten ist zusätzlich die relative Dichte (in später folgenden Berechnungen wurde wegen der für Taxationen zu vernachlässigenden Abweichungen auf die Umrechnung von relativer Dichte d_{20}^{20} in absolute Dichte ϱ_{20} verzichtet) angegeben sowie neben dem AEK der üblichen Abpackung in g zusätzlich der AEK für ml, so dass je nach Verordnung in g oder ml vom jeweils entsprechenden AEK ausgegangen werden kann.

Die bei den Berechnungsbeispielen angegebenen Preise beziehen sich auf die „Hilfstaxe für Apotheken" mit Stand vom 1. 1. 2002 und vom 1. 1. 2004. Die Preise für Fertigarzneimittel sind nach dem Stand vom 1. 2. 2004 angegeben. Soweit der AEK für die Berechnung erforderlich war, ist er ebenfalls in Klammern hinter der jeweiligen Position vermerkt.

Bei der Verordnung eines nicht bearbeiteten Stoffes in einer Menge, die der gebräuchlichsten Gewichtsstufe entspricht, kann der Stoffpreis unmittelbar aus der 100 %-Spalte abgelesen werden, allerdings muss bei allen (in diesem Fall von 100 g) abweichenden Mengen vom Basispreis ausgehend der Abgabepreis neu berechnet werden.

Tab. 12.1-4: Preisangaben für Oleum Arachidis

Bezeichnung			90%	100%	10 200	20 250	30 300	50 500	100 1000
* Ol. Arachidis Arachidis oleum Erdnussöl Ph. Eur. 1000 ml 4,50 D=0.916 1000 g 4,91	(F)	100 g	0,93	0,98	0,67 3,32	0,79 3,94	0,97 4,64	1,37 7,35	1,95 13,22

Bei proportionaler Umrechnung des in der Hilfstaxe ausgeworfenen 100-g-Preises der 100 %-Spalte könnte sich ein abweichender Stoffpreis ergeben, da Aufrundung bzw. Abrundung zu Differenzen führen können.

Berechnung, ausgehend vom Basispreis (AEK der üblichen Abpackung):

$$\frac{\text{AEK} \cdot \text{verordnete g (bzw. ml)}}{\text{übliche Abpackung (bzw. ml)}} = \ldots \text{ (Rundung auf Cent} \cdot 2)$$

Oleum Arachidis 300 g (Tab. 12.1-4)
Basispreis: 1000 g 4,91 €

$$\frac{4{,}91 \cdot 300\text{ g}}{1000\text{ g}} =$$

1,47 €	nach mathematischer Rundung von 1,473 auf ganze Cent
+ 1,47 €	100 % Festzuschlag
2,94 €	Stoffpreis mit 100 % Festzuschlag

100 g Oleum Arachidis (Tab. 12.1-4)
0,98 € Stoffpreis mit 100 % Festzuschlag

Verkaufspreise der Hilfstaxe

In der Hilfstaxe folgen fünf weitere Spalten, aus denen die Verkaufspreise einschließlich Verpackung und MwSt. für zehn verschiedene Mengen zwischen 10 und 1000 g abgelesen werden können. Die Preise gelten nur für die in der Mengenspalte angegebenen Gewichtsstufen. Alle hiervon abweichenden Mengen sind auf der Grundlage der vereinbarten Basispreise zu errechnen. Zu beachten ist hier jedoch, dass es sich bei Flüssigkeiten um die Preise für ml handelt.

Unguentum Zinci 100 g (Tab. 12.1-5)
5,52 € AVK

Der Spalte „100“ ist der Preis von 5,52 € zu entnehmen. Es handelt sich bei diesem Preis um den Verkaufspreis, d. h., den Preis inkl. Verpackung und MwSt. Wie aus der ersten Spalte zu ersehen ist, ist bei der Berechnung von der Verwendung einer Kruke (K) ausgegangen worden.

Benzinum Petrolei 500 ml (Tab. 12.1-5)
5,99 € AVK

Bei der Abgabe von Flüssigkeiten werden diese erfahrungsgemäß nicht gewogen, sondern in Flaschen mit vorgegebenem Volumen eingefüllt. Daher beziehen sich die Verkaufspreise für Flüssigkeiten auf ml. Der Preis für 500 ml kann also unmittelbar aus der Spalte 500 (hier ml!) entnommen werden. Er beträgt inkl. Flasche (F) und MwSt. 5,99 €.

Liste der Gefäße

Bei Gefäßen gelten sinngemäß die gleichen Bestimmungen wie bei Stoffen. Auch hier sind die Basispreise verbindlich. Bei Gefäßen, die zur Beschriftung ein Etikett benötigen, ist der Etikettenpreis bereits in den Gefäßpreis integriert (kenntlich gemacht durch ein + in der Mengenspalte). Es darf also

Tab. 12.1-5: Preisangaben für Unguentum Zinci und Benzinum Petrolei

Bezeichnung			90%	100%	10 200	20 250	30 300	50 500	100 1000
* Ungt. Zinci Zinci unguentum Zinksalbe DAB 250 g 5,22	(K)	10 g	0,40	0,42	0,86 10,67	1,37 13,22	1,88 15,80	2,90 26,77	5,52 52,27
* Benzinum Petrolei Benzinum Benzin DAB 5000 ml 16,62 D=0.649 5000 g 25,61	(F)	100 g	0,97	1,02	0,63 2,76	0,74 3,25	0,88 3,83	1,23 5,99	1,67 10,49

grundsätzlich kein Etikett zusätzlich berechnet werden.

Auch in der Liste der Gefäße ist neben dem AEK der Gefäßpreis mit einem Festzuschlag von 90 und 100 % aufgeführt.

Die AMPreisV selbst macht über die zu verwendenden Gefäße keine speziellen Angaben, so dass jeweils das tatsächlich verwendete oder das von der Hilfstaxe vorgegebene Gefäß berechnet wird.

Benzinum Petrolei 500 g (Tab. 12.1-5)

25,61 €: 10 = 2,56 €

2,56 € · 2 = 5,12 €.

5,12 €	
+ 2,40 € 1000 ml Gewindeflasche	(1000 ml: 2,40 €)
7,52 €	
+ 1,20 € MwSt.	
8,72 €	

Für Flüssigkeiten mit einer Dichte unter 1 g/ml muss häufig ein größeres Gefäß verwendet werden. So haben z. B. 500 g Benzin ein Volumen von 770 ml (V = m/ϱ; V = 500 g = 0,649 g/ml), so dass eine Gewindeflasche Gl 28 mit 1000 ml zu berechnen ist.

Berechnung nicht in der Hilfstaxe aufgeführter Stoffe und Gefäße

Ist ein Stoff oder ein Gefäß nicht in der Hilfstaxe aufgeführt, so wird der individuelle AEK zugrunde gelegt. Bei Stoffen wird vom AEK der üblichen Abpackung ausgegangen; aus diesem wird der anteilige AEK der benötigten Menge errechnet. Dieser Preis wird – wie üblich – mathematisch auf ganze Cent gerundet, anschließend wird der Festzuschlag von 90 (· 1,9) bzw. 100 % (· 2) aufgeschlagen. Bei Gefäßen ist sinngemäß zu verfahren.

Indometacin

25 g 6,39 € (individueller AEK)

Menge	Preis mit 90 % Festzuschlag	Preis mit 100 % Festzuschlag
10 g	4,86 €	5,12 €
100 g	48,56 €	51,12 €

oder

Dosierlöffel

5 ml 0,12 € (individueller AEK)

Menge	Preis mit 90 % Festzuschlag	Preis mit 100 % Festzuschlag
1	0,23 €	0,24 €

Berechnungsbeispiele zu § 4 AMPreisV

Alcohol isopropylicus 100 ml

0,24 € · 2 = 0,48 € (5000 ml : 11,93 €)

0,48 €	
+ 0,78 € Gewindeflasche	(100 ml : 0,39 €)
1,26 €	
+ 0,20 € MwSt.	
1,46 €	

Bei der Verordnung von ml wird vom AEK für ml ausgegangen.

Eucerinum anhydricum 200 g

$$\frac{15{,}69\,€ \cdot 200}{1000\,g} = 3{,}14\,€\ (\cdot 2 = 6{,}28\,€)$$

6,28 €	(1000 g: 15,69 €)
+ 0,84 € Kruke	(200 g: 0,42 €)
7,12 €	
+ 1,14 € MwSt.	
8,26 €	

Wie das nachfolgende Beispiel zeigt, bezieht sich der § 4 AMPreisV jedoch nicht nur auf Stoffe, sondern darüber hinaus auf **Zubereitungen**, die in der Liste der Arzneimittel aufgeführt sind.

Unguentum Alcoholum Lanae 250 g

$$\frac{8{,}28\,€ \cdot 250}{1000\,g} = 2{,}07\,€\ (\cdot 2 = 4{,}14\,€)$$

4,14 €	(1000 g: 8,28 €)
+ 0,96 € Kruke	(250 g: 0,48 €)
5,10 €	
+ 0,82 € MwSt.	
5,92 €	

Diese Art der Berechnung ist auch dann anzuwenden, wenn die Salbe in der Apotheke hergestellt wird. Entscheidend ist die Frage, ob eine Zubereitung mit einem Basispreis in die Hilfstaxe aufgenommen worden ist – folglich auch über den Großhandel zu beziehen ist – oder nicht. Wird eine solche Zubereitung mit Basispreis in der Apotheke nicht weiter be- bzw. verarbeitet, so ist ihr Preis nach § 4 AMPreisV zu berechnen.

Berechnung der „Sine-confectione"-Verordnungen

Der § 4 AMPreisV regelt auch die Berechnung der „Sine-confectione"-Verordnungen. Hier wird das Fertigarzneimittel in ein neutrales Gefäß umgefüllt und nach § 14 ApBetrO beschriftet. Es liegt also der zu obigen Beispielen analoge Fall vor.

AEK des Fertigarzneimittels	mit 100 % Festzuschlag
+ Gefäß	mit 100 % Festzuschlag
Zwischensumme	
+ MwSt.	
AVK	

FAM Drg. Nr. 50
sine confectione
AEK 39,00 €
AVK 55,99 €

39,00 €		
+ 39,00 €	100 % Festzuschlag	
+ 0,74 €	Pulverschachtel Gr. 4	(1 St.: 0,37 €)
78,74 €		
+ 12,60 €	MwSt.	
91,34 €		

Der „Sine-confectione"-Preis von 91,34 € (100 % Festzuschlag) liegt also erheblich über dem Preis von 55,99 €, der für die Handelspackung erhoben werden darf. Er muss regelmäßig den AVK der Handelspackung übersteigen, da bei Fertigarzneimitteln mit einem Festzuschlag von 3% und einem festen Betrag von 8,10 € berechnet wird.

12.1.4 Preisbildung bei der Abgabe einer Zubereitung aus einem oder mehreren Stoffen

Der § 5 regelt die Preisbildung bei der Abgabe einer Zubereitung aus einem oder mehreren Stoffen. Hier beträgt der Festzuschlag 90 %. Hinzu kommt ein Rezepturzuschlag in unterschiedlicher Höhe, gestaffelt nach Schwierigkeitsgrad und Menge der Rezeptur.

Auch diese Preisberechnung gilt nur für verschreibungspflichtige Stoffe und Zubereitungen. Sie kann ebenfalls angewandt werden für apothekenpflichtige, nicht verschreibungspflichtige Stoffe und Zubereitungen, sofern diese zu Lasten der gesetzlichen Krankenkasse ärztlich verordnet und abgegeben werden. Bei Verordnungen nicht zu Lasten gesetzlicher Krankenkassen oder gleichgestellter Kostenträger bleibt es jeder Apotheke unbenommen, sich insoweit an diese Preisregelung zu halten.

Berechnung:

Stoff bzw. Stoffe	mit 90 % Festzuschlag
+ Gefäß	mit 90 % Festzuschlag
+ Rezepturzuschlag	
Zwischensummme	
+ MwSt.	
AVK	

Rezepturzuschläge

Der Rezepturzuschlag beträgt je nach Tätigkeitsmerkmal für die angegebene Grundmenge 2,50, 5,00 bzw. 6,00 €. Fallen bei der Herstellung einer Rezeptur mehrere Tätigkeitsmerkmale an, so darf jeweils nur ein Rezepturzuschlag erhoben werden, und zwar der höchste. Die Rezepturzuschläge sind in der Hilfstaxe in einer Tabelle übersichtlich zusammengefasst und bis zu einer bestimmten Menge abzulesen. Sind größere Mengen vorgeschrieben als in der Tabelle aufgeführt, so müssen die Rezepturzuschläge nach folgender Regelung berechnet werden: Für jede über die Grundmenge hinausgehende kleinere bis gleich große Menge erhöht sich der Rezepturzuschlag um 50 % des Grundpreises.

Rezepturzuschlag für 2 kg Salbe

Grundmenge 200 g	Grundpreis	5,00 €
9 · 200 g	(9 · 2,50 €)	+ 22,50 €
	Rezepturzuschlag	27,50 €

Ist das Tätigkeitsmerkmal in der AMPreisV nicht aufgeführt, so gilt folgende Regelung: Der Rezepturzuschlag beträgt für die Herstellung eines Arzneimittels durch Zubereitung aus einem Stoff oder aus mehreren Stoffen bis zur Grundmenge von 500 g 2,50 €.

Leinsamen, frisch geschrotet, 100 g

Ausgehend von der mittelkörnigen Qualität und einem Leinsamenbeutel mit einem AEK von 0,17 € lautet die Berechnung:

0,38 €		(1000 g: 2,02 €)
+ 0,32 €	Leinsamenbeutel	(AEK · 1,9)
+ 2,50 €	Rezepturzuschlag	
3,20 €		
+ 0,51 €	MwSt.	
3,71 €		

Rezepturzuschlag für 750 g Semen Lini contusum

Grundmenge 500 g	Grundpreis	2,50 €
1 · 250 g	(1 · 1,25 €)	+ 1,25 €
	Rezepturzuschlag	3,75 €

50 % des Grundpreises sind also nicht nur für jede erreichte neue Grundmenge zu berechnen, sondern auch für jede über die Grundmenge hinausgehende kleinere Menge.

Berechnungsbeispiele zu § 5 AMPreisV

Tätigkeitsfeld

1. Anfertigung eines gemischten Tees, Herstellung einer Lösung ohne Anwendung von Wärme, Mischen von Flüssigkeiten			
bis 300 g	**600 g**	**900 g**	**1200 g**
€ 2,50	3,75	5,00	6,25

Haloperidol	0,2
Milchsäure	0,2
Propylenglycol	10,0
Gereinigtes Wasser	89,6

S. 2- bis 3-mal tgl. 10–30 Tropfen einnehmen

1,75 €		(1 g: 4,60 €)
+0,02 €		(250 g: 5,45 €)
+0,42 €		(100 g: 2,17 €)
+0,13 €		(1000 g: 0,80 €)
+1,46 €	Qualitätszuschlag	
+0,68 €	Tropfglas	(100 ml: 0,36 €)
+0,19 €	Tropfenmontur	(1 St. 0,10 €)
+2,50 €	Rezepturzuschlag	
7,15 €		
+1,14 €	MwSt.	
8,29 €		

Die Stoffe werden in der Liste der Arzneimittel unter ihrer alten lateinischen Nomenklatur aufgefunden. Ihre Namen sind im Zweifelsfall im Synonymverzeichnis nachzuschlagen. Da das Arzneibuch bei allen wasserhaltigen Rezepturen die Verwendung von keimarmem Wasser vorschreibt, wurde für die Taxation von Wasser ein Qualitätszuschlag von 1,46 € (0,77 € + 90 %) eingeführt. Dieser Qualitätszuschlag ist zusätzlich zum Preis für Aqua purificata bei jeder wasserhaltigen Rezeptur zu berechnen. Für mehrere Wasserpositionen in einer Rezeptur darf der Qualitätszuschlag nur einmal erhoben werden.

Das zu verwendende und damit auch zu berechnende Gefäß ergibt sich häufig aus der Gebrauchsanweisung; in diesem Fall ist ein Tropfglas mit Tropfeinsatz zu verwenden.

Tinctura Ipecacuanhae	7,0
Liquor Ammonii anisatus	5,0
Sirupus Thymi	20,0
Aqua purificata	ad 200,0 (168)

S. 3-mal tgl. 1 Dosierlöffel voll einnehmen

1,16 €		(100 g: 8,65 €)
+0,59 €		(100 g: 6,16 €)
+1,10 €		(100 g: 2,90 €)
+0,25 €		(1000 g: 0,80 €)
+1,46 €	Qualitätszuschlag	
+1,01 €	Gewindeflasche	(200 ml: 0,53 €)
+0,23 €	Dosierlöffel	(5 ml: 0,12 €)
+2,50 €	Rezepturzuschlag	
8,30 €		
1,33 €	MwSt.	
9,63 €		

Die Gebrauchsanweisung lautet auf Dosierlöffel, daher ist ein Medizinglas zu verwenden und zu berechnen. Obgleich die Mischung zwei Flüssigkeiten mit einer Dichte unter 1 g/ml enthält (Tinctura Ipecacuanhae und Liquor Ammonii anisatus), lässt sie sich auf Grund der hohen Dichte des Thymiansirups ohne weiteres in ein 200-ml-Gefäß einfüllen

Tätigkeitsfeld

2. Anfertigung von Pudern, ungeteilten Pulvern, Salben, Pasten, Suspensionen und Emulsionen				
bis 200 g	**400 g**	**600 g**	**800 g**	**1000 g**
€ 5,00	7,50	10,00	12,50	15,00

Ammonii bituminosulfonas	100,0
Aqua purificata	90,0
Lanae alcoholum unguentum	ad 1000,0 (810)

Misce fiat unguentum (m. f. ungt.)
pro communitate

14,14 €		(100 g: 7,44 €)
+ 0,13 €		(1000 g: 0,80 €)
+ 1,46 €	Qualitätszuschlag	
+14,95 €		(1000 g: 9,71 €)
+15,00 €	Rezepturzuschlag	
45,68 €		
+ 7,31 €	MwSt.	
52,99 €		

Die Stoffe sind unter der alten lateinischen Bezeichnung Ammonium bituminosulfonicum und Unguentum Alcoholum Lanae zu finden. Der Rezepturzuschlag ist für 1000 g Salbe nicht mehr in der Tabelle enthalten und daher, wie weiter oben bereits beschrieben, zu ermitteln. Für Sprechstundenbedarfsverordnungen darf kein Gefäß berechnet werden.

Rezepturzuschlag für 1000 g Salbe

Grundmenge 200 g	Grundpreis	5,00 €
4 · 200 g	(4 · 2,50 €)	+10,00 €
	Rezepturzuschlag	15,00 €

Herzustellende Menge: Grundmenge = … (ggf. Aufrundung auf ganze Zahl)
(Ergebnis + 1) · $^1/_2$ Grundpreis = Rezepturzuschlag

1000 g : 200 g = 5
(5 + 1) · 2,50 € = 15,00 €

Tätigkeitsfeld

3. Anfertigung von Lösungen unter Anwendung von Wärme, Mazerationen, Aufgüssen und Abkochungen			
bis 300 g	**600 g**	**900 g**	**1200 g**
€ 5,00	7,50	10,00	12,50

Radix Valerianae concisa	20,0
Aqua purificata	197,0
Sirupus Rubi Idaei	ad 250,0 (53)

Misce fiat infusum (m.f. inf.)
S. abends 2 Messlöffel voll einnehmen

0,80 €		(250 g: 5,20 €)
+ 0,30 €		(1000 g: 0,80 €)
+ 1,46 €	Qualitätszuschlag	
+ 0,40 €		(1000 g: 3,99 €)
+ 1,08 €	Gewindeflasche	(250 ml: 0,57 €)
+ 0,23 €	Dosierlöffel	(5 ml: 0,12 €)
+ 5,00 €	Rezepturzuschlag	
9,24 €		
+ 1,48 €	MwSt.	
10,72 €		

Der Rezepturzuschlag von 5,00 € ist hier im Gegensatz zum Tätigkeitsfeld Puder, Pulver, Salben, Pasten etc. auf eine Grundmenge von 300 g zu beziehen, so dass für 250 g eines wässrigen Drogenauszuges der Grundpreis von 5,00 € noch gilt. Bei wässrigen Drogenauszügen (Infuse, Dekokte und Mazerate) ist darauf zu achten, dass die Droge vor der Fertigstellung der Zubereitung durch Kolieren entfernt wird. Folgende Berechnung wäre also falsch:

Radix Valerianae	20,0
Aqua purificata	197,0
Sirupus Rubi Idaei	33,0

Nach Entfernung der Droge würde die Endmasse statt 250 g nur 230 g betragen.

Natrium phosphoricum cristallisatum	7,5
Natrium dihydrogenphosphoricum	20,0
Methylium p-oxibenzoicum	0,0625
Aqua purificata	ad 125,0 (97,4375)

S. Lösung als Einzeldosis in den Darm applizieren

0,27 €	(250 g: 4,70 €)
+ 1,52 €	(100 g: 4,01 €)
+ 0,02 €	(25 g: 2,56 €)
+ 0,15 €	(1000 g: 0,80 €)
+ 1,46 € Qualitätszuschlag	
+ 1,82 € Klysmenflasche	(125 g: 0,96 €)
+ 5,00 € Rezepturzuschlag	
10,24 €	
+ 1,64 € MwSt.	
11,88 €	

Bei dieser Rezeptur handelt es sich um die „Anfertigung einer Lösung unter Anwendung von Wärme". Neben p-Hydroxybenzosäureestern können z. B. Gelatine, Saccharose und Sorbinsäure nur unter Anwendung von Wärme in Wasser gelöst werden.

Tätigkeitsfeld

4. Anfertigung von Pillen, Tabletten und Pastillen		
bis 50 St	100 St	150 St
€ 7,00	10,50	14,00

Acidi acetylsalicylici compressi 0,25 Nr. LX

Acidum acetylosalicylicum	15,0
Amylum Solani	2,5
Talcum albissimum pulvis subtilis	1,6
Aerosil Typ 200	0,4

Misce fiant tabulettae Nr. LX (m. f. tabl. Nr. LX)
S. bei Schmerzen bis zu 3-mal tgl. 2 Tabletten einnehmen

0,80 €	(250 g: 6,98 €)
+ 0,04 €	(250 g: 2,35 €)
+ 0,02 €	(1000 g: 3,04 €)
+ 0,10 €	(100 g: 13,00 €)
+ 1,16 € Weithalsglas	(100 ml: 0,61 €)
+ 10,50 € Rezepturzuschlag	
12,62 €	
+ 2,02 € MwSt.	
14,64 €	

Gelegentlich ergeben sich bei der Ermittlung des anteiligen AEK Beträge, die unter Centbeträgen liegen. In solchen Fällen gilt die Regelung, dass der Mindesteinkaufspreis 0,01 Cent beträgt, wodurch der Mindestverkaufspreis eines Stoffes sowohl bei 90 als auch bei 100 % Festzuschlag bei 0,02 Cent liegt.

z. B. 0,1 g Talcum albissimum pulvis subtilis:
3,04 € : 1000 · 0,1 = 0,000304 €
Mindesteinkaufspreis: 0,01 Cent
Mindestverkaufspreis: 0,02 Cent

Tätigkeitsfeld

5. Anfertigung von abgeteilten Pulvern, Zäpfchen, Vaginal-Kugeln und für das Füllen von Kapseln				
bis 12 St	24 St	36 St	48 St	60 St
€ 7,00	10,50	14,00	17,50	21,00

		Nr. X
Codeinum phosphoricum	0,02	0,2
Paracetamolum	0,5	5,0
Adeps solidus	q. s.	14,8

Misce fiat suppositorium
dentur tales doses Nr. X
(m. f. supp. d. tal. dos. Nr. X)

1,20 €	(5 g: 15,80 €)
+ 0,51 €	(100 g: 5,47 €)
+ 0,65 €	(250 g: 5,68 €)
+ 3,02 € Supp.kästchen f. 12. St.	(1 St.: 1,59 €)
+ 7,00 € Rezepturzuschlag	
12,38 €	
+ 1,98 € MwSt.	
14,36 €	

Bei **einzeln dosierten Arzneiformen** (abgeteilten Pulvern, Suppositorien usw.) ist aus der Arbeitsanweisung des Arztes zu entnehmen, ob die angegebenen Mengen für **eine** abgeteilte Arzneiform oder für die Gesamtstückzahl verordnet sind. Der Satz „dentur tales doses Nr. …" (solche Mengen sollen … mal hergestellt werden) signalisiert, dass die vom Arzt verordneten Mengen noch mit der verordneten Stückzahl zu multiplizieren sind.

Bei der Angabe q. s. (so viel, wie nötig ist) empfiehlt es sich, die tatsächlich verwendete Stoffmenge auf dem Verordnungsblatt zu vermerken. Sicherheitszuschläge, wie sie bei der exakten Dosierung der Suppositorien üblich sind, können nicht in Rechnung gestellt werden. Der Eichwert der Suppositorienform und die Verdrängungsfaktoren sind bei der Taxation zu vernachlässigen. Die Hartfettmenge berechnet sich demnach wie folgt:

Stückzahl · 2 (Zäpfchenmasse für einen Erwachsenen) abzüglich der Summe der Wirkstoffmassen: Im oben aufgeführten Beispiel: 20 g – 5,2 g = 14,8 g.

Suppositorien können auch in Aluminiumfolie und Kruke oder in Gießfolie verpackt werden.

Coffeinum	1,0
Acidum acetylosalicylicum	5,0

Misce fiant pulveres Nr. XX (m. f. plv. Nr. XX)
Da ad capsulas amylaceas
S. bis 3-mal tgl. 1 Oblatenkapsel einnehmen

0,36 €	(25 g: 4,68 €)
+ 0,27 €	(250 g: 6,98 €)
+ 0,70 € Pulverschachtel Gr. 4	(1 St.: 0,37 €)
+ 0,13 € Oblatenkapseln Gr. 0,5	(1 St.: 0,07 €)
+ 10,50 € Rezepturzuschlag	
11,96 €	
+ 1,91 € MwSt.	
13,87 €	

Im Unterschied zu der zuvor aufgeführten Zäpfchenrezeptur geht aus der Arbeitsanweisung (misce fiant pulveres Nr. …" (mische, dass … Pulver entstehen) hervor, dass in dieser Pulverrezeptur bereits die abzuwiegenden Mengen angegeben worden sind. Die fertiggestellte Pulvermischung ist in 20 Einzeldosen zu unterteilen.

Tätigkeitsfeld

6. Anfertigung von Arzneimitteln mit Durchführung einer Sterilisation, Sterilfiltration oder aseptischer Zubereitung			
bis 300 g	600 g	900 g	1200 g
€ 7,00	10,50	14,00	17,50

Pilocarpinum hydrochloricum	0,1
Natrium chloratum	0,066
Borax	0,002
Phenylhydrargyrum boricum	0,0002
Aqua ad iniect. für Augentropfen	ad 10,0 (9,8318)

Misce fiant guttae ophthalmicae (m. f. gtt. ophth.)
S. 2-mal tgl. 1 bis 2 Tr. in den Bindehautsack einträufeln

2,55 €	(1 g: 13,42 €)
+ 0,02 €	(250 g: 1,87 €)
+ 0,02 €	(250 g: 3,25 €)
+ 0,02 €	(5 g: 8,03 €)
+ 0,08 €	(1000 g: 4,35 €)
+ 4,20 € Augentropfen steril	(10 ml: 2,12 €)
+ 7,00 € Rezepturzuschlag	
13,89 €	
+ 2,22 € MwSt.	
16,11 €	

Bei wässrigen Augentropfen sind in der Regel ein Konservierungsmittel und ein tonisierender Zusatz zu verwenden und zu berechnen, als Lösungsmittel dient Aqua ad iniectabilia, für das kein Qualitätszuschlag berechnet werden darf.

Carbachol-Augentropfen 1 % 20 g

Bei einer Verordnung in dieser Form müssen zunächst der erforderliche tonisierende Zusatz sowie das Konservierungsmittel ermittelt werden, z. B. durch Vergleich mit DAC- bzw. NRF-Vorschriften oder ggf. über die Anlagen A und B des DAC. Die komplette Vorschrift müsste dann lauten:

Carbachol	0,2
Borsäure	0,23
Benzalkoniumchlorid	0,002
Wasser für Injektion	19,568

Misce fiant oculoguttae

3,44 €	(25 g: 226,35 €)
+ 0,02 €	(250 g: 4,60 €)
+ 0,02 €	(25 g: 8,76 €)
+ 0,17 €	(1 g: 4,35 €)
+ 8,40 € 2 Augentropfgläser steril	(10 ml: 2,21 €)
+ 7,00 € Rezepturzuschlag	
19,05 €	
+ 3,05 € MwSt.	
22,10 €	

Zubereitungen zur Anwendung am Auge dürfen maximal 10 g enthalten, Augensalben maximal 5 g: Bei der Taxation sind daher für 20 g Augentropfen 2 sterile Augentropfgläser zu berechnen. Der Rezepturzuschlag darf allerdings nur einmal erhoben werden, da mit ihm die Grundmenge von 300 g abgedeckt wird.

Tätigkeitsfeld

7. Zuschmelzen von Ampullen			
bis 6 St	12 St	18 St	24 St
€ 7,00	10,50	14,00	17,50

Hier soll noch einmal an einem Beispiel der Rezepturzuschlag für eine in der Hilfstaxe nicht aufgeführte Stückzahl nachvollzogen werden.

Zuschmelzen von 100 Ampullen

Grundmenge 6 St.	Grundpreis	7,00 €
15 · 6 St.	(15 · 3,50)	52,50 €
1 · 4 St.	(1 · 3,50)	3,50 €
	Rezepturzuschlag	63,00 €

nach der Berechnungsformel (s. S. 826)
100 : 6 = 16,6, gerundet 17
(17 + 1) · 3,50 € = 63,00 €

Taxhilfen

Für eine Reihe Zubereitungen sind in der Hilfstaxe unter dem Stichwort „Taxhilfen" Preistabellen ausgearbeitet worden, die für die betreffenden Zubereitungen Stoffpreise mit einem Festzuschlag von 90 % enthalten. Bei diesen Zubereitungen sind grundsätzlich noch der Gefäßpreis mit einem Festzuschlag von 90 %, der Rezepturzuschlag, ggf. der Qualitätszuschlag und die MwSt. hinzuzurechnen. Für die folgende Salbe ist in der Tabelle „Taxhilfen" der Stoffpreis von 1,36 € angegeben.

Unguentum emulsificans aquosum 100 g

1,36 €	
+ 1,46 € Qualitätszuschlag	
+ 1,35 € Tube	(1 St.: 0,71 €)
+ 5,00 € Rezepturzuschlag	
9,17 €	
+ 1,47 € MwSt.	
10,64 €	

In der „Liste der Arzneimittel" sind alle Zubereitungen, für die in den Taxhilfen ausgearbeitete Tabellen vorliegen, mit dem Symbol „#" gekennzeichnet. Für Flüssigkeiten mit Dichten unter bzw. über 1 liegen Tabellen in g und in ml vor. Bei Spiritus 90 % und 70 % (v/v) sind Preise für Rezepturen angegeben, die mit unversteuertem Spiritus hergestellt werden dürfen, sowie für Ethanol-Wasser-Gemische, die mit versteuertem Spiritus hergestellt werden müssen.

Auch bei den mit # gekennzeichneten Zubereitungen kann der Handverkaufspreis für übliche Mengen direkt den rechten Tabellenspalten entnommen werden. Bei den unter den „Taxhilfen" aufgeführten Zubereitungen handelt es sich um:

☐ Alcohol isopropylicus 70 % in g und ml
☐ Hydrogenium peroxidatum solutum 3 %
☐ Liquor Ammonii caustici in g und ml
☐ Pasta Zinci mollis
☐ Sirupus simplex in g und ml
☐ Spiritus 90 % in g und ml, jeweils versteuert und unversteuert
☐ Spiritus 70 % in g und ml, jeweils versteuert und unversteuert
☐ Unguentum emulsificans aquosum

Alcohol isopropylicus 70 % 250 g

1,04 €		
+1,46 €	Qualitätszuschlag	
+1,24 €	Gewindeflasche	(300 ml: 0,65 €)
+2,50 €	Rezepturzuschlag	
6,24 €		
+1,00 €	MwSt.	
7,24 €		

Bei Alcohol isopropylicus 70 %, Spiritus 70 % und 90 %, Liquor Ammonii caustici sowie bei Sirupus simplex ist bei Verordnung von g die entsprechende g-Tabelle und bei Verordnung von ml die ml-Tabelle zu benutzen. Der dort angegebene Stoffpreis ist der Preis für alle enthaltenen Stoffe (im oben aufgeführten Beispiel für Isopropylalkohol 100 % und Wasser) mit einem Festzuschlag von 90 %. Da 250 g Isopropylalkohol 70 % mit der Dichte 0,8765 g/ml (ebenfalls der Taxhilfe zu entnehmen) einem Volumen von 285 ml ($V = m/\varrho$; $V = 250\ g : 0{,}8765\ g/ml$) entsprechen, ist ein passendes Gefäß (Gewindeflasche 300 ml) zu berechnen. Der Rezepturzuschlag und der Qualitätszuschlag werden hinzugerechnet, die Zwischensumme gebildet und die MwSt. addiert. Hier kann der Abgabepreis nicht der „Liste der Arzneimittelpreise" entnommen werden, da sich der Abgabepreis für Flüssigkeiten auf ml bezieht.

Spiritus 90 % 1000 ml

26,86 €		
+ 1,46 €	Qualitätszuschlag	
+ 2,28 €	Gewindeflasche	(1000 ml: 1,20 €)
+ 5,00 €	Rezepturzuschlag	
35,60 €		
+ 5,70 €	MwSt.	
41,30 €		

Bei diesem Berechnungsbeispiel ist der Stoffpreis der ml-Tabelle (versteuert) zu entnehmen. Der Gefäßpreis kann unmittelbar der Gefäßpreistabelle mit einem Festzuschlag von 90 % entnommen werden (ml-Preise). Bei der Ermittlung des Rezepturzuschlages ist jedoch zu beachten, dass der Rezepturzuschlag nach g gestaffelt ist. Da 1000 ml einer Flüssigkeit mit der Dichte 0,8305 g/ml nur einer Masse von 830 g entsprechen ($m = V \cdot \varrho$; $m = 1000\ ml \cdot 0{,}8305\ g/ml$), beträgt der Rezepturzuschlag nicht 6,25 €, sondern nur 5,00 €.

Tinctura Ipecacuanhae	7,0
Liquor Ammonii anisatus	5,0
Sirupus simplex	20,0
Aqua purificata	ad 200,0 (168)

S. 3-mal tgl. 1 Dosierlöffel voll einnehmen

1,16 €		(100 g: 8,65 €)
+ 0,59 €		(100 g: 6,16 €)
+ 0,17 €	Taxhilfe	
+ 1,46 €	Qualitätszuschlag	
+ 0,25 €		(1000 g: 0,80 €)
+ 1,01 €	Gewindeflasche	(200 ml: 0,53 €)
+ 0,23 €	Dosierlöffel	(5 ml: 0,12 €)
+ 5,00 €	Rezepturzuschlag	
9,87 €		
+ 1,58 €	MwSt.	
11,45 €		

Bei Vergleich dieser Zubereitung mit einer ganz ähnlich zusammengesetzten im Tätigkeitsfeld „Mischen von Flüssigkeiten" (s. S. 825) fällt auf, dass hier der Rezepturzuschlag von 5,00 € angesetzt wird. Dies hat seine Begründung darin, dass Zuckersirup unter Anwendung von Wärme hergestellt wird. Da der Rezepturzuschlag für diese Tätigkeit höher liegt als der für Mischen von Flüssigkeiten, ist bei zuckersiruphaltigen Zubereitungen bis zur Grundmenge von 300 g der Grundpreis von 5,00 € anzusetzen.

Glycerinum	29,5
Spiritus 70 % (V/V)	20,5

0,29 €		(1000 g: 4,97 €)
+0,50 €	Taxhilfe unversteuert	
+1,46 €	Qualitätszuschlag	
+1,05 €	Rundflasche	(50 ml: 0,55 €)
+2,50 €	Rezepturzuschlag	
5,80 €		
+0,93 €	MwSt.	
6,73 €		

Im Gegensatz zur Taxation von Spiritus 90 % (V/V), einem Ethanol-Wasser-Gemisch des Arzneibuches, wird bei dieser Zubereitung, einer echten Rezeptur, unversteuerter Spiritus verwendet und berechnet.

Verarbeitung von Fertigarzneimitteln in Rezepturen

Der § 5 AMPreisV regelt jedoch nicht nur die Preisbildung von be- bzw. verarbeiteten Stoffen, sondern ebenfalls die von solchen Fertigarzneimitteln, die in Rezepturen verarbeitet werden.

Hier ist der AEK der **erforderlichen Packungsgröße(n)** zugrunde zu legen. Auf diese ist ein Festzuschlag von 90 % aufzuschlagen. Dabei ist es für die Berechnung gleichgültig, ob das Fertigarzneimittel nur mit einer Teilmenge oder als komplette Handelspackung in der Rezeptur verarbeitet wird. Diese Regelung gilt auch für Privatverordnungen und die Berechnung homöopathischer Fertigarzneimittel in einer Rezeptur.

Celestan-V Salbe		10,0
Unguentum Alcoholum Lanae		ad 35,0 (25)
9,58 €	(Handelspackung 20 g: 5,04 €)	
+ 0,46 €	(1000 g: 9,71 €)	
+ 0,84 € Tube	(35 ml: 0,44 €)	
+ 5,00 € Rezepturzuschlag		
15,88 €		
+ 2,54 € MwSt.		
18,42 €		

Durch Multiplikation des AEK der Handelspackung mit 1,9 (5,04 € · 1,9) ergibt sich der in die Berechnung einzusetzende Preis für das verarbeitete Fertigarzneimittel mit einem Festzuschlag von 90 %. Bei der Verordnung größerer Mengen sind ggf. die preisgünstigsten Handelspackungen zu verwenden.

Tonoftal Creme		60,0
Unguentum emulsificans		ad 100,0 (40)
Misce fiat unguentum		
31,29 €	(Handelspackung 20 g: 5,49 €)	
+ 1,67 €	(250 g: 5,52 €)	
+ 1,35 € Tube	(120 ml: 0,71 €)	
+ 5,00 Rezepturzuschlag		
39,31 €		
+ 6,29 € MwSt.		
45,60 €		

Dieser Berechnungsmodus ist auch dann anzuwenden, wenn zwei homöopathische Dilutionen lediglich gemischt werden.

DHU – Dilution D 2	
DHU – Dilution D 3 $\overline{aa}$ 20 ml	
S. 3-mal tgl. 20 bis 25 Tr. einnehmen	
11,15 €	(Handelspackung 20 ml: 5,87)
+ 11,15 €	(Handelspackung 20 ml: 5,87)
+ 0,57 € Tropfglas	(50 ml: 0,30 €)
+ 2,50 € Rezepturzuschlag	
25,37 €	
+ 4,06 € MwSt.	
29,43 €	

Zu beachten ist jedoch, dass seit dem 1. September 1985 für die Gesetzlichen Krankenkassen eine bundeseinheitliche Vereinbarung über Fertigarzneimittel getroffen wurde. Bei diesen wird – abweichend von der Regelung des § 5 Abs. 2 AMPreisV – nur die **tatsächlich verwendete Teilmenge** mit einem Festzuschlag von 90 % berechnet. Es handelt sich bei diesen Fertigarzneimitteln um solche, die nach einer repräsentativen Umfrage häufig in Rezepturen verordnet werden. Diese Fertigarzneimittel sind, alphabetisch geordnet, in die Liste der Stoffe aufgenommen worden. Wie auch bei den Stoffen hat sich die Technische Kommission auf eine „übliche" Abpackung geeinigt und für diese einen aktuellen AEK festgelegt, der bei der Berechnung zu verwenden ist. Bei Preisänderungen gelten jeweils die Preise der Großen Deutschen Spezialitätentaxe.

Ultralan Creme		10,0
Unguentum Alcoholum Lanae		ad 50,0 (40)
Misce fiat unguentum (m. f. ungt.)		
4,37 €	(30 g: 6,90 €)	
+ 0,74 €	(1000 g: 9,71 €)	
+ 0,97 € Tube	(50 ml: 0,51 €)	
+ 5,00 € Rezepturzuschlag		
11,08 €		
+ 1,77 € MwSt.		
12,85 €		

Die Ausnahmeregelung gilt nur für die aufgenommenen Fertigarzneimittel. So gilt der Berechnungsmodus für Carbamid Creme, jedoch nicht für Carbamid + VAS Creme.

Rezepturabpackungen im Handel befindlicher Zubereitungen, wie Lotio Cordes®, Unguentum Cordes®, Pasta Cordes®, Lygal®-Salbengrundlage usw., sind nicht als Fertigarzneimittel aufzufassen. Sie sind in der Liste der Arzneimittel aufgeführt und dementsprechend unter Zugrundelegung des anteiligen AEK zu berechnen.

Solutio Acidi citrici 0,5 %				30,0
Glycerinum				15,0
Unguentum Cordes				ad 100,0 (55)
Misce fiat unguentum (m. f. ungt.)				
0,02 €	0,15 g	Acidum citricum anhydricum cristallisatum	(250 g: 2,89 €)	
+ 0,04 €	29,85 g	Aqua purificata	(100 g: 0,80 €)	
+ 1,46 €		Qualitätszuschlag		
+ 0,13 €			(1000 g: 4,97 €)	
+ 2,89 €			(1000 g: 27,60 €)	
+ 1,35 €		Tube	(120 ml: 0,71 €)	
+ 5,00 €		Rezepturzuschlag		
10,89 €				
+ 1,74 €		MwSt.		
12,63 €				

Häufig wird die proportionale Umrechnung der in der Hilfstaxe angegebenen Preise der 90- bzw. 100 %-Spalte praktiziert. Diese Preisberechnung ist zwar um einen Rechenschritt kürzer als diejenige über den anteiligen AEK, kann aber – verglichen mit dem exakt nach dem Berechnungsmodus der AMPreisV ermittelten Preis – zu Abweichungen sowohl nach oben als auch nach unten führen.

Zusätzliche Gebühren

Notdienstgebühr

Bei der Inanspruchnahme der Apotheke außerhalb der üblichen Öffnungszeiten können Apotheken nach § 6 AMPreisV einen zusätzlichen Betrag von 2,50 € berechnen. Dieser Betrag enthält bereits die MwSt.

§ 9 AMPreisV schreibt vor, dass die Zeit der Inanspruchnahme der Apotheke auf dem Verordnungsblatt zu vermerken ist. Bei der Erhebung der Notdienstgebühr sind die einschlägigen Arzneilieferverträge zu beachten, denen zu entnehmen ist, ob die

Krankenkasse diese Gebühr übernimmt oder ob das Entgelt, z. B. bei fehlendem Dringlichkeitsvermerk wie noctu, durch den Patienten zu entrichten ist.

Betäubungsmittelgebühr

Auch in der Zusatzgebühr von 0,26 € nach § 7 AMPreisV ist die Mehrwertsteuer bereits enthalten. Diese Gebühr darf bei der Abgabe von Betäubungsmitteln (BtM), deren Verbleib nach § 9 Betäubungsmittel-Verschreibungsverordnung (BtMVV) nachzuweisen ist, berechnet werden. Dieses Entgelt wird der Bruttosumme der Verordnungen zugeschlagen.

BtM Zäpfchen 100 mg Nr. 5 (fünf)
S. bei Schmerzen bis 2-mal tgl. 1 Zäpfchen einführen

14,00 €	AVK
+ 0,26 €	BtM
14,26 €	

12.2 Freie Kalkulation

Der gesamte Bereich der apothekenüblichen Waren, der frei verkäuflichen und der apothekenpflichtigen, nicht verschreibungspflichtigen Arzneimittel, soweit sie nicht zu Lasten einer gesetzlichen Krankenkasse abgegeben werden (Fertigarzneimittel und Rezepturarzneimittel) ist frei kalkulierbar, d. h., es kann der vom Hersteller empfohlene Abgabepreis oder der Apothekenabgabepreis nach der Arzneimittelpreisverordnung (AMPreisV) berechnet werden, z. B. bei Artikeln, von denen nur der Apothekeneinkaufspreis bekannt ist. Sowohl der vom Hersteller empfohlene als auch der nach der AMPreisV ermittelte Abgabepreis dürfen über- bzw. unterschritten werden. Durch diese freie Kalkulation wird die Apotheke gegenüber anderen Anbietern wettbewerbsfähig gemacht. Frei verkäufliche Rezepturarzneimittel können also im so genannten **Handverkauf** (HV) zum gleichen Preis abgeben werden, wie er sich nach der AMPreisV errechnet. Die Hilfstaxe enthält – allerdings mit dem ausdrücklichen Vorbehalt, dass diese Preise nicht als Preisempfehlung aufzufassen sind – Spalten, aus denen die Preise für derartige HV-Artikel, z. B. 100 ml Benzin, inkl. Verpackung und Mehrwertsteuer (MwSt.) abgelesen werden können. Bei der Berechnung der frei verkäuflichen Fertigarzneimittel und Verbandstoffe etc. aufgrund einer ärztlichen Verschreibung sind die vertraglichen Regelungen der Arzneilieferverträge zu beachten.

12.3 Arzneilieferverträge

Die Rechtsbestimmungen – wie AMG, BtMVV, AMPreisV und ApBetrO – enthalten keine lückenlosen Regelungen zur Belieferung kassenärztlicher und kassenzahnärztlicher Verordnungen durch öffentliche Apotheken. Daher ist es notwendig, Arzneilieferverträge (ALV) abzuschließen.

Diese ALV werden einerseits – bundesweit geltend – zwischen dem Deutschen Apothekerverband, Berlin (handelnd für die Landesapothekerverbände), und den jeweiligen Krankenkassen oder Kostenträgern abgeschlossen oder aber andererseits – nur regional geltend – zwischen dem jeweiligen Landesapothekerverband und dem Landesverband der betreffenden Krankenkasse oder den Landesverbänden der Krankenkassen bzw. des betreffenden Kostenträgers.

Bundesweit gelten ALV mit:

- ☐ Ersatzkassen, z. B. BEK, DAK, TK
- ☐ Berufsgenossenschaften
- ☐ Postbeamten-Krankenkasse (für A-Mitglieder)
- ☐ Bundeswehr
- ☐ Zivilem Ersatzdienst
- ☐ Bundesgrenzschutz

Die ALV mit den Orts-, Betriebs-, Innungs- und landwirtschaftlichen Krankenkassen, mit der Bundesknappschaft sowie mit den Trägern der Sozialhilfe gelten nur regional.

In den folgenden Ausführungen wird neben dem bundesweit geltenden ALV mit den Ersatzkassen – beispielhaft für andere nur regional anwendbare ALV – der Arzneilieferungsvertrag für Nordrhein-Westfalen (ALV NRW) erläutert, um einerseits die Übereinstimmung in den wichtigsten Rahmenbestimmungen, andererseits aber auch diverse Abweichungen darzulegen.

In den ALV werden folgende Sachverhalte geregelt:

- ☐ Teilnahme am Vertrag
- ☐ Abgabebestimmungen
- ☐ Preisberechnung
- ☐ Zuzahlung
- ☐ Gewährung von Abschlägen
- ☐ Rechnungsstellung, -begleichung
- ☐ Taxbeanstandungen

12.3.1 Teilnahme am Vertrag und Abgabebestimmungen

Die ALV gelten für alle Apothekenleiter, die Mitglied eines vertragschließenden Apothekerverbandes sind, darüber hinaus nach Abgabe einer Beitrittserklärung aber auch für alle anderen Leiter einer öffentlichen Apotheke.

Die Krankenkassen bezahlen nur ordnungsgemäß ausgestellte Verordnungen. Die im Ärztefeld erforderlichen Patientenangaben (s. S. 814) werden in der Arztpraxis von der Krankenversichertenkarte auf das Rezept, das Formblatt 16, übertragen. Primärkassenrezepte sind üblicherweise einen Monat ab Ausstellungsdatum gültig, Ersatzkassenrezepte ebenfalls. Der zuständige Kostenträger ist im linken oberen Feld anzukreuzen und ggf. näher zu bezeichnen, z. B. AOK Westfalen-Lippe. Der Apotheker ist zur Überprüfung der Kassenzugehörigkeit nicht verpflichtet, wohl aber gehalten, offensichtliche Fälschungen zurückzuweisen. Die Qualität der gelieferten Waren muss der Apothekenbetriebsordnung, z. B. Kennzeichnung, dem Arzneibuch, dem Deutschen Arzneimittelcodex (DAC) oder ggf. den DIN-Vorschriften, z. B. Verbandstoffe, entsprechen.

Fehlt die **Mengenangabe,** so ist die kleinste Handelspackung abzugeben.

Sind die Angaben zur Darreichungsform (Zäpfchen, Tabletten u. Ä.) ungenau oder unvollständig, ist der Apotheker, wenn der Arzt nicht erreichbar ist, berechtigt, diejenige Arzneiform abzugeben, die er nach pflichtgemäßen Ermessen für die richtige hält. Die Verordnung ist entsprechend zu ergänzen und mit Namenszeichen zu versehen.

Handelt es sich bei unleserlichen, mangelhaften oder unvollständigen Angaben um die Dosierung (1/4 mg, 1/8 mg), so ist das Arzneimittel nach § 17 ApBetrO nicht abzugeben, bevor die Unklarheit beseitigt ist. Der Apotheker hat jede Veränderung auf dem Rezept zu vermerken.

12.3.2 Preisberechnung

Apothekenpflichtige Fertigarzneimittel (hierzu zählen auch Verbandstoffspezialitäten, wie z. B. Fucidine® Gaze) und Arzneimittel, die in der Apotheke zur Abgabe hergerichtet werden, sind nach der AMPreisV zu berechnen.

Bei der Einzelverordnung von **Verbandsstoffen** und **Pflastern** werden unterschiedliche Zuschläge erhoben, die der folgenden Aufstellung zu entnehmen sind:

Zuschlag 45 %	ALV mit den Ersatzkassen mit der Einschränkung, dass Verbandstoffe und Pflaster ab einem AEK von 15,34 € nach AMPreisV (alt) zu berechnen sind.
Zuschlag 28,25 %	Arzneilieferungsvertrag für NRW.

Für **Hilfsmittel** gilt bei den Ersatzkassen ein Lieferungvertrag. Für alle in der Anlage 4 dieses Vertrages aufgeführten Hilfsmittel gilt der

Vertragspreis, Festbetrag	sofern nicht ein niedrigerer festgesetzt ist. Ist kein Vertragspreis vereinbart und kein Festbetrag festgesetzt, so beträgt der Zuschlag 20 %.

Die Regelungen für die Abgabe und Berechnung der Hilfsmittel zu Lasten der Primärkassen sind bundesweit sehr unterschiedlich gefasst. In einigen Bundesländern gibt es, wie mit den Ersatzkassen, Lieferverträge für Hilfsmittel, in anderen Ländern sind Regelungen in die ALV aufgenommen worden. Dies ist beispielsweise in Nordrhein-Westfalen der Fall. Dieser ALV listet in der Anlage 3 die Hilfsmittel auf, die zu Lasten der Primärkassen abgegeben werden dürfen. Es handelt sich hierbei um die Zulassungsbestimmungen für die Zulassung der Apothekenleiter nach § 126 SGB V. In der Anlage 4 (Preisvereinbarung Hilfsmittel) sind dann Preisvereinbarungen festgelegt. Diese enthalten sowohl prozentuale Zuschläge zwischen 5 % und 25 % auf den AEK als auch feste Höchstpreisvereinbarungen in Form von Vertragspreisen.

Hilfsmittel sollen auf getrennten Verordnungsblättern verschrieben werden. Auf diesen Verordnungsblättern ist die Ziffer 7 zu markieren. Die zentralen Verrechnungsstellen rechnen die so gekennzeichneten Rezeptblätter bei den Ersatzkassen getrennt ab.

Aufgrund der niedrigen Aufschlagsätze ist sowohl in dem ALV mit den Ersatzkassen als auch in einigen ALV mit Primärkassen vereinbart worden, dass die Apotheker auf Hilfsmittel keinen Kassenrabatt gewähren.

Verbandstoffe und Pflaster werden bei Verordnungen für den **Sprechstundenbedarf** häufig mit anderen Zuschlägen taxiert als bei Einzelverordnung.

Verbandstoffe, Pflaster:

Zuschlag 20 %	Ersatzkassen, soweit die Mittel nicht in der vereinbarten Preisliste (Anlage 4) aufgeführt sind
Zuschlag 9,25 %	Primärkassen in NRW.

Besondere Regelungen gelten auch bei der Verordnung der **Impfstoffe** im Sprechstundenbedarf. Während bei Einzelverordnung – von wenigen Ausnahmen abgesehen – die AMPreisV anzuwenden ist, sind die Zuschläge im Sprechstundenbedarf z.T. niedriger. Für die Ersatzkassen gelten z. B. bei der Abgabe der Impfstoffe für öffentlich empfohlene Schutzimpfungen, z. B. Diphtherie, Virusgrippe usw., folgende Zuschläge:

Dosis	1 bis 5	40 %
Dosis	6 bis 49	25 %
Dosis	50 und mehr	15 %

Bei der Verordnung der Impfstoffe ist Statusfeld 8 zu kennzeichnen.

Zur Vereinfachung der Preisberechnung existieren **regional gültige Preislisten,** aus denen die Abgabepreise den entsprechenden Spalten zu entnehmen sind. Bei Markenartikeln bezieht sich der Einkaufspreis auf den Listeneinkaufspreis des jeweiligen Herstellers, bei Artikeln ohne Hersteller- oder Warennamen, z. B. Verbandmull, ist ein gemittelter Einkaufspreis zugrunde gelegt. Der Abgabepreis enthält außer den oben aufgeführten Zuschlägen die MwSt.

Die ALV sehen ferner vor, dass bei allen Artikeln, die nicht in der Großen Deutschen Spezialitätentaxe aufgeführt sind, auf dem Verordnungsblatt Hersteller und Herstellerabgabepreis vermerkt werden.

Nicht abgeholte Arzneimittel – mit Ausnahme der rezepturmäßig hergestellten –, Verbandstoffe sowie Hilfsmittel werden nach den Bestimmungen der ALV von den Kostenträgern nicht erstattet. Das Verordnungsblatt ist mit dem Vermerk „nicht abgeholt" zu versehen.

Die nach der AMPreisV vorgesehene Notdienstgebühr wird von den Krankenkassen grundsätzlich übernommen, wenn der Arzt auf dem Rezeptformular das Feld „noctu" angekreuzt hat, anderenfalls hat der Abholer die Gebühr zu zahlen. Bei der Vorlage mehrerer Verordnungsblätter darf die Gebühr jedoch nur einmal in Rechnung gestellt werden.

Auf den Rezeptformularen wird die Notdienstgebühr nicht einzeln ausgewiesen, sondern dem Bruttobetrag hinzuaddiert.

Beschaffungskosten – wie unvermeidbare Porti, Fernsprechgebühren, Zölle etc. – für Fertigarzneimittel, die üblicherweise weder in Apotheken noch Großhandel vorrätig gehalten werden, können nach dem ALV mit den Ersatzkassen in Rechnung gestellt werden. Dagegen werden Gebühren, die wegen ungenauer Verordnung des Arztes anfallen, nicht erstattet. Übersteigen die Beschaffungskosten 5,11 €, so ist nach dem ALV mit den Ersatzkassen die Zustimmung der Vertragskasse erforderlich. Bei den Ersatzkassen und bei den Primärkassen sind die Einzelbeträge der Beschaffungskosten auf dem Verordnungsblatt anzugeben. Die Gesamtbruttosumme wird um die Beschaffungskosten einschl. der MwSt. erhöht.

Berechnung:

5,00 € Beschaffungskosten
+0,80 € MwSt.
5,80 €

Die Preisvereinbarungen sind auch bei Verordnungen für Kostenträger, die ihren Sitz außerhalb des jeweiligen Geltungsbereichs haben, anzuwenden. Ferner ist festgelegt, dass die Apotheke von den Anspruchsberechtigten die Zuzahlung einzuziehen hat.

Nach § 130 SGB V haben die Apotheken den Primär- und Ersatzkassen einen Abschlag von (Krankenkassenrabatt) zu gewähren. Der Abschlag beträgt für verschreibungspflichtige Fertigarzneimittel 2,00 € je Arzneimittel, für andere Arzneimittel, z. B. Rezepturen, 5 v. H. auf den für den Versicherten maßgeblichen Abgabepreis. Im Gesetz ist festgelegt,

Tab. 12.3-1: Zuzahlungen bei Abgabe von Arzneimitteln, Verbandstoffen, Hilfsmitteln, Medizinprodukten etc. auf Kassenrezept

Abgabe von	Zuzahlung
Fertigarzneimittel, die mit N1, N2 und N3 gekennzeichnet sind: ≤ Festbetrag ≥ Festbetrag	 ⇒ 10 v. H., mindestens € 5,00, höchstens € 10,00 je Packung ⇒ 10 v. H., mindestens € 5,00, höchstens € 10,00 je Packung zuzüglich Mehrkosten Ist der Apothekenverkaufspreis (AVK) geringer als die Zuzahlung, so ist nur der AVK vom Versicherten zu zahlen
Fertigarzneimittel, die nicht mit N1, N2 und N3 gekennzeichnet sind. (Die Hersteller der Arzneimittel sind nach der Verordnung über die Kennzeichnung von Packungsgrößen verpflichtet, die Fertigarzneimittel auf der Verpackung mit N1, N2 oder N3 zu kennzeichnen)	Keine Abgabe zu Lasten der GKV. Versicherter hat AVK selbst zu tragen
Fertigarzneimittel, die mindestens 2 Arzneimittel mit unterschiedlicher Darreichungsform enthalten (Kombipackung)	Zuzahlung ist für die Kombipackung zu erheben
Abgabe mehrerer Packungen um verordnete Menge zu erreichen. Verordnung von 100 Kapseln (Packungsgröße 30 Stück)	 ⇒ Abgabe von 3 Packungen à 30 Stück = 3 × entsprechende Zuzahlung
Antstaltspackung/Großpackung/Jumbopackung	Keine Abgabe zu Lasten der GKV Ausnahme: Sprechstundenbedarf
Arzneimittel und Hilfsmittel der Negativlisten (§ 34 SGB V)	Keine Abgabe zu Lasten der GKV
Einzelimporte nach § 73 AMG	Zuzahlung 10 v. H., mindestens € 5,00, höchstens € 10,00 je Packung, jedoch nicht mehr als die Kosten des Mittels
Rezepturen, auch Sonderrezepturen, z. B. parenterale Lösungen	Zuzahlung 10 v. H., mindestens € 5,00, höchstens € 10,00, jedoch nicht mehr als die Kosten des Mittels Bei Sonderrezepturen ist der Zeilenwert maßgeblich
Verbandmittel	Zuzahlung 10 v. H., mindestens € 5,00, höchstens € 10,00 je Mittel, jedoch nicht mehr als die Kosten des Mittels. Die Zuzahlung richtet sich nach der Verordnung und nicht nach der Anzahl der Packungen. Maßgeblich ist somit der Zeilenwert
Apothekenpflichtige Medizinprodukte	Zuzahlung 10 v. H., mindestens € 5,00, höchstens € 10,00, je Packung, jedoch nicht mehr als die Kosten des Mittels
Diätetika	Zuzahlung 10 v. H., mindestens € 5,00, höchstens € 10,00 je Mittel, jedoch nicht mehr als die Kosten des Mittels. Die Zuzahlung richtet sich nach der Verordnung und nicht nach der Anzahl der Packungen. Maßgeblich ist somit der Zeilenwert
Hilfsmittel	Zuzahlung 10 v. H., mindestens € 5,00, höchstens € 10,00, je Packung, jedoch nicht mehr als die Kosten des Mittels
Zum Verbrauch bestimmte Hilfsmittel	Zuzahlung 10 v. H. je Packung, höchstens jedoch € 10,00 für den Monatsbedarf je Indikation. Von einer Indikation ist auszugehen, wenn Artikel einer Produktgruppe des Hilfsmittelverzeichnisses abgegeben werden, z. B. Inkontinenzhilfen der Produktgruppe 15.
Harn- und Blutteststreifen	Keine Zuzahlung

dass dieser Rabattanspruch nur besteht, wenn die Rechnungen innerhalb zehn Tagen von den Kostenträgern beglichen werden. Auf die ferner in die ALV aufgenommenen Bestimmungen zur Rechnungslegung und deren Begleichung sowie der Taxbeanstandungen wird im Kapitel „Abrechnungsverkehr mit den Krankenkassen" (s. S. 811) näher eingegangen. Schließlich befassen sich die ALV noch mit Maßnahmen, die neben der zusätzlichen Verpflichtung zum Schadensersatz bei schuldhaften Verstößen verhängt werden können. Diese können über Verwarnung und Geldbuße bis zum Ausschluss von der Teilnahme am Vertrag führen.

Zusammenfassend ist festzustellen, dass die einzelnen ALV nur vom Gesamtkonzept her vergleichbar sind, aber nicht in Bezug auf bestimmte Details.

12.3.3 Berechnung der Zuzahlungen

Nach §§ 31 und 33 SGB V in Verbindung mit § 61 SGB V haben Versicherte der Primär- und Ersatzkassen, die das 18. Lebensjahr vollendet haben, eine Zuzahlung zu jedem verordneten Arzneimittel, Verbandmittel, Medizinprodukt und verordnungsfähigen Diätetikum sowie Hilfsmittel zu leisten, und zwar 10 v. H. des Abgabepreises, mindestens jedoch 5,00 € und höchstens 10,00 €, jedoch nicht mehr als die Kosten des Mittels. Für zum Verbrauch bestimmte Hilfsmittel beträgt die Zuzahlung nach § 33 Abs. 2 SGB V 10 v. H. je Packung, höchstens jedoch 10,00 € für den Monatsbedarf je Indikation. Danach ergibt sich für die Zuzahlung folgendes Bild (Tab. 12.3-1).

Die Summe der Zuzahlungen wird als Euro-Betrag in die Zuzahlungsspalte eingesetzt. Sie wird bei der Rezeptabrechnung von den Krankenkassen vom Rechnungsbetrag abgezogen (Abb. 12.3-1).

Folgende Personengruppen haben keine Zuzahlung zu leisten, da §§ 31 und 33 i. V. m. § 61 SGB V auf sie nicht angewandt wird:

- ☐ Kinder und Jugendliche unter 18 Jahren, und zwar unabhängig davon, ob sie mitversichert oder selbstversichert sind.
- ☐ Weibliche Versicherte und anspruchsberechtigte weibliche Familienangehörige eines Versicherten für Verschreibungen im Rahmen der Mutterschaftshilfe bei Schwangerschaftsbeschwerden und im Zusammenhang mit der Entbindung (§ 196 Abs. 2 RVO).
- ☐ Personen, die einen im Jahr 2004 ausgestellten Befreiungsbescheid ihrer Krankenkasse oder ihres Kostenträgers vorlegen.

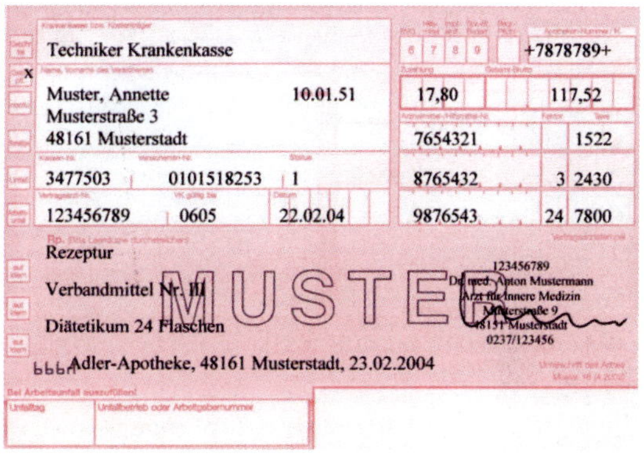

Techniker Krankenkasse
6 7 8 9 +7878789+
Muster, Annette 10.01.51
Musterstraße 3
48161 Musterstadt
17,80 117,52
7654321 1522
3477503 0101518253 1
8765432 3 2430
123456789 0605 22.02.04
9876543 24 7800
Rezeptur
Verbandmittel Nr. III
Diätetikum 24 Flaschen
MUSTER
123456789 Dr. med. Anton Mustermann Arzt für Innere Medizin Musterstraße 9 48151 Musterstadt 0237/123456
Adler-Apotheke, 48161 Musterstadt, 23.02.2004

Zuzahlung Rezeptur	5,00 €	AVK	15,22 €
Zuzahlung Verbandmittel	5,00 €	AVK 3×	8,10 €
Zuzahlung Diätetikum	7,80 €	AVK 24×	3,25 €
Summe	17,80 €		

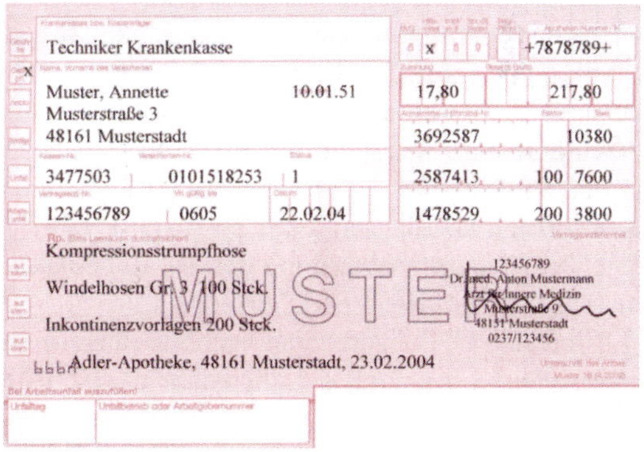

Techniker Krankenkasse
x 8 9 +7878789+
Muster, Annette 10.01.51
Musterstraße 3
48161 Musterstadt
17,80 217,80
3692587 10380
3477503 0101518253 1
2587413 100 7600
123456789 0605 22.02.04
1478529 200 3800
Kompressionsstrumpfhose
Windelhosen Gr. 3 100 Stck.
Inkontinenzvorlagen 200 Stck.
MUSTER
123456789 Dr. med. Anton Mustermann Arzt für Innere Medizin Musterstraße 9 48151 Musterstadt 0237/123456
Adler-Apotheke, 48161 Musterstadt, 23.02.2004

Zuzahlung Kompressionsstrumpfhose	10,00 €	AVK	103,80 €
Zuzahlung Windelhosen Gr. 3	7,60 €	AVK 100×	0,76 €*
Zuzahlung Inkontinenzvorlagen	2,40 €	AVK 200×	0,19 €*
Summe	17,80 €		

* Windelhosen und Inkontinenzvorlagen gehören der Produktgruppe 15. an und gelten als zum Verbrauch bestimmte Hilfsmittel. Die Zuzahlung hierfür ist auf 10,00 € je Indikation begrenzt. Daher zahlt der Versicherte für beide Artikel zusammen nur 10,00 € und nicht 10 v. H. für jeden dieser beiden Artikel.

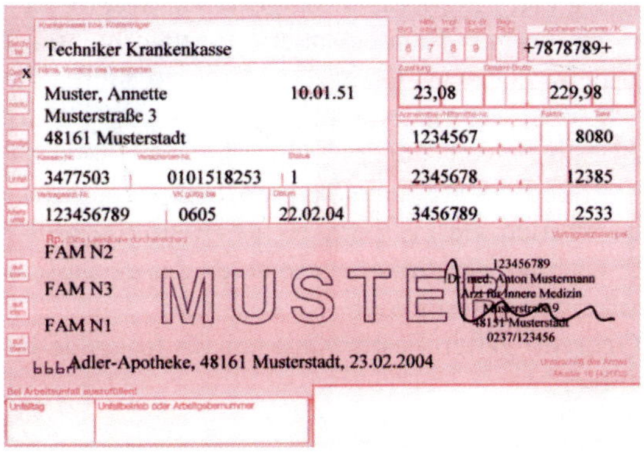

Techniker Krankenkasse
6 7 8 9 +7878789+
Muster, Annette 10.01.51
Musterstraße 3
48161 Musterstadt
23,08 229,98
1234567 8080
3477503 0101518253 1
2345678 12385
123456789 0605 22.02.04
3456789 2533
FAM N2
FAM N3
FAM N1
MUSTER
123456789 Dr. med. Anton Mustermann Arzt für Innere Medizin Musterstraße 9 48151 Musterstadt 0237/123456
Adler-Apotheke, 48161 Musterstadt, 23.02.2004

Zuzahlung FAM N2	8,08 €	AVK	80,80 €
Zuzahlung FAM N3	10,00 €	AVK	123,85 €
Zuzahlung FAM N1	5,00 €	AVK	25,33 €
Summe	23,08 €		

Abb. 12.3-1: Zuzahlungsbeispiele

Für alle Personen, die zur Leistung von Zuzahlungen verpflichtet sind, gilt für alle Zuzahlungen gleichermaßen eine Belastungsgrenze von 2 v.H. (für chronisch Kranke 1 v.H.) des jährlichen Bruttoeinkommens. Wird diese Belastungsgrenze innerhalb eines Kalenderjahres erreicht, hat die Krankenkasse oder der Kostenträger eine Bescheinigung darüber zu erteilen, dass für den Rest eines Kalenderjahres keine Zuzahlungen mehr zu leisten sind (§62 SGB V). Der Versicherte behält einen solchen Befreiungsbescheid seiner Krankenkasse oder seines Kostenträgers in seinen Händen, um ihn jeweils in der Apotheke vorzulegen. Die Vorlage eines Schwerbehindertenausweises hat keine Befreiung von der Zuzahlung zur Folge.

- ☐ Anspruchsberechtigte nach dem Bundesversorgungsgesetz (BVG).
- ☐ Berufsgenossenschaften
- ☐ Bundeswehr
- ☐ Ziviler Ersatzdienst
- ☐ Freie Heilfürsorge der Polizei
- ☐ Landesversicherungsanstalten

Asylbewerber und Sozialhilfeempfänger sind, soweit sie über eine gesetzliche Krankenkasse betreut werden, verpflichtet, entsprechende Zuzahlungsbeträge für solche Mittel zu leisten (Tab. 12.3-1). Versicherte der Postbeamtenkrankenkasse und die Anspruchsberechtigten des Bundesgrenzschutzes müssen Zuzahlungen für Arzneimittel, Verbandmittel, Medizinprodukte und Diätetika entrichten, nicht aber für Hilfsmittel.

Mehraufwendungen, die im Zusammenhang mit der Aufzahlung auf den Festbetrag anfallen, sind in jeden Fall vom Versicherten selbst zu zahlen, auch von Kindern und Versicherten, die von der Zuzahlung befreit sind.

Kontrazeptiva, die seit dem 5. August 1992 für Versicherte bis zur Vollendung des 20. Lebensjahres (dem Tag, an dem die Versicherte 20 Jahre alt wird) zu Lasten der GKV verordnet werden dürfen, sind für Versicherte, die das 18. Lebensjahr überschritten haben, zuzahlungspflichtig.

Mit der Umstellung auf das Rezeptformular (Muster 16) gibt es nur noch vier versichertenbezogene Statusgruppen:

- ☐ Mitglieder (1)
- ☐ Familienangehörige (3)
- ☐ Rentner einschließlich deren Familienangehörigen (5)
- ☐ Bundesversorgungsgesetz (BVG) (6)

Der auf dem Rezept aufgedruckte Status wird durch die erste Ziffer (1, 3 oder 5) gekennzeichnet. Ist der Patient nicht zuzahlungspflichtig, so hat der Arzt das Feld „Gebühr frei" zu kennzeichnen, die Apotheke trägt in das Zuzahlungsfeld die Ziffer 0 ein. Ist der Patient zuzahlungspflichtig, kreuzt der Arzt das Feld „Gebührenpflichtig" an.

12.3.4 Festbeträge

Nach §35 SGB V können durch den Gemeinsamen Bundesausschuss aus folgenden Bereichen Arzneimittelgruppen bestimmt werden. Für diese können Spitzenverbände der Gesetzlichen Krankenversicherung (GKV) auf der Grundlage von Vergleichsgrößen, z.B. von rechnerischen mittleren Tages- oder Einzeldosen Festbeträge für alle Darreichungsformen, Dosierungen und Packungsgrößen festlegen:

- ☐ Arzneimittel mit denselben Wirkstoffen
- ☐ Arzneimittel mit pharmakologisch-therapeutisch vergleichbaren Wirkstoffen, insbesondere mit chemisch verwandten Stoffen
- ☐ Arzneimittel mit therapeutisch vergleichbarer Wirkung, insbesondere Arzneimittelkombinationen

Unterschiedliche Bioverfügbarkeiten wirkstoffgleicher Arzneimittel sind zu berücksichtigen, sofern sie für die Therapie bedeutsam sind. Es können auch Festbetragsgruppen für Arzneimittel mit patentgeschützten Wirkstoffen mit mindestens drei Fertig-Arzneimitteln gebildet werden. Ausgenommen von diesen Gruppenbildungen sind patentgeschützte Wirkstoffe, deren Wirkungsweise neuartig ist und die eine therapeutische Verbesserung, auch wegen geringerer Nebenwirkungen, sind.

Die ersten Festbeträge wurden zum 1. September 1989 festgesetzt. Sie werden im Bundesanzeiger bekannt gegeben und in geeigneten Zeitabständen der veränderten Marktlage angepasst.

Auch für Verbandstoffe und Hilfsmittel ist die Bildung von Festbeträgen vorgesehen. So gibt es bereits in einigen Bundesländern Festbeträge für Inkontinenzprodukte, Kompressions- und Stoma-Artikel. Festbeträge für Hilfsmittel waren also bis 2003 nicht bundesweit, sondern über die jeweiligen Landesverbände der Krankenkassen festgelegt. Erst ab 2004 wurden die Festbeträge für Hilsmittel bundesweit von dem der Spitzenverbänden der gesetzlichen Krankenkasse festgelegt.

Generell gelten Festbeträge nur für folgende Kostenträger:

- ☐ Primärkassen
- ☐ Ersatzkassen
- ☐ Träger der Sozialhilfe
- ☐ Krankenversicherung nach dem Bundesversorgungs- und Bundesvertriebenengesetz
- ☐ Berufsgenossenschaften

Festbetragsarzneimittel sind in der Lauertaxe besonders gekennzeichnet. Liegt der AVK eines Fertigarzneimittels über dem Festbetrag, so hat der bei den oben genannten Kostenträgern versicherte Patient die Differenz zwischen Festbetrag und AVK selbst zu bezahlen. Dem Kassenzettel der Scannerkassen ist sowohl die Höhe der Zuzahlung als auch ggf. der Mehrkosten bei Festbetragsartikeln zu entnehmen. In den letzten Jahren haben viele Arzneimittelhersteller ihre AVK auf Festbetragsniveau gesenkt. Die Versicherten haben daher nur in wenigen Fällen solche Mehrkosten zu zahlen.

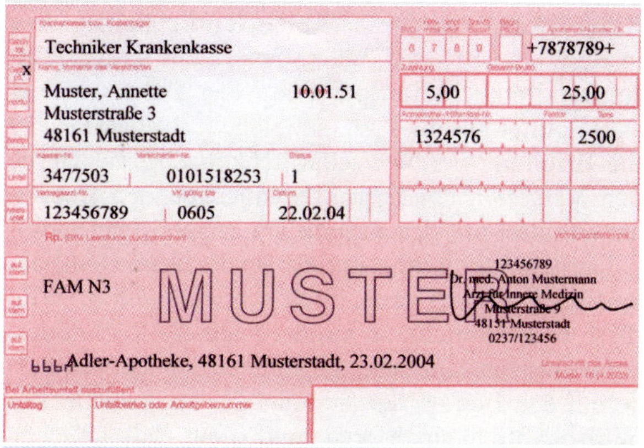

AVK FAM N3	€ 32,60
Festbetrag	€ 25,00
Patient zahlt:	
Mehrkosten	€ 7,60
Zuzahlung	€ 5,00
Summe	€ 12,60

Abb. 12.3-2: Zuzahlung und Mehrkosten

Grundsätzlich müssen Mehrkosten von allen Versicherten bezahlt werden, auch von denen, die keine Zuzahlung zu entrichten haben (Kinder, Personen mit Befreiungsbescheid). Obgleich diese Mehrkosten häufig nur Cents betragen, darf aus gesetzlich zwingenden Gründen (Festzuschlag nach der AMPreisV) nicht auf die Zahlung dieser Mehrkosten verzichtet werden (Abb. 12.3-2).

Für Privatpatienten und folgende Kostenträger gelten die Festbeträge nicht:

- ☐ Postbeamtenkrankenkasse
- ☐ Bundeswehr
- ☐ Ziviler Ersatzdienst
- ☐ Bundesgrenzschutz
- ☐ Freie Heilfürsorge der Polizei
- ☐ Landesversicherungsanstalten

Da in diesen Fällen die AVK der verordneten Arzneimittel in Rechnung gestellt werden dürfen, fallen auch keine Mehrkosten an.

12.3.5 Rahmenvertrag über die Arzneimittelversorgung

Der Rahmenvertrag nach § 129 Abs. 2 SGB V wurde nach Entscheidung der Schiedsstelle zwischen den Spitzenverbänden der Krankenkassen und dem Deutschen Apothekerverband e. V. (DAV), Berlin, abgeschlossen. Der Rahmenvertrag hat Rechtswirkung für öffentliche Apotheken, wenn deren Leiter einem Mitgliedsverband des DAV angehört oder dem Rahmenvertrag beitritt. Der Rahmenvertrag regelt folgende Sachverhalte:

Auswahl preisgünstiger Arzneimittel

Die Regelungen des Rahmenvertrages konkretisieren die Gesetzesregelung, die vorschreibt, dass immer dann ein preisgünstiges Arzneimittel abzugeben ist, wenn der Arzt ein Arzneimittel nur unter seiner Wirkstoffbezeichnung verordnet und die Ersetzung des Arzneimittels durch ein wirkstoffgleiches nicht ausgeschlossen hat. Gleichzeitig wird im Gesetz vorgegeben, dass das abzugebende Arzneimittel mit dem verordneten in Wirkstärke und Packungsgröße identisch sowie für den gleichen Indikationsbereich zugelassen ist und ferner die gleiche oder austauschbare Darreichungsform hat. Zudem muss der Gemeinsame Bundesausschuss Hinweise zur Austauschbarkeit der Darreichungsformen unter Berücksichtigung ihrer therapeutischen Vergleichbarkeit veröffentlichen. Der Rahmenvertrag legt fest, welche preisgünstigen Arzneimitel dem Apotheker zur Auswahl zur Verfügung stehen. Bei einer Wirkstoffverordnung des Vertragsarztes – d. h. die Verordnung eines Arzneimittels ohne Bezugnahme auf einen bestimmten Hersteller und ohne Nennung eines bestimmten Handelsnamens unter Angabe seines Wirkstoffes oder seiner Wirkstoffe – darf der Apotheker unter den drei preisgünstigsten Arzneimitteln auswählen. Das bedeutet, dass der Auswahlbereich der drei preisgünstigsten Arzneimittel von der Anzahl der Arzneimittel der niedrigsten Preisstufe gebildet wird sowie ggf. von der Anzahl der Arzneimittel weiterer preisgünstigster Preisstufen: Befindet sich in der niedrigsten Preisstufe nur ein einziges Arzneimittel, vergrößert sich der Auswahlbereich um die Arzneimittel der zweitniedrigsten Preisstufe, auch wenn es sich um mehr als zwei Arzneimittel handeln sollte, sowie um die Arzneimittel der drittniedrigsten Preisstufe, wenn in der zweitniedrigsten Preisstufe nur ein einziges Arzneimittel zur Verfügung steht.

Hat der Arzt die Ersetzung eines unter seinem Produktnamen verordneten Fertigarzneimittels durch ein wirkstoffgleiches nicht ausgeschlossen, so kann der Apotheker wählen, ob er das verordnete Arzneimittel abgibt oder das verordnete Arzneimittel durch eines der drei preisgünstigsten Arzneimittel ersetzt. Der Apotheker ist also zur Substitution berechtigt, jedoch nicht verpflichtet.

Beispiele

Der Arzneimittelgruppe gehören an:
3 Arzneimittel à 20,00 €
3 Arzneimittel à 21,00 €
3 Arzneimittel à 22,00 €
Zur Auswahl stehen die drei Arzneimittel à 20,00 €.

Der Arzneimittelgruppe gehören an:
1 Arzneimittel à 20,00 €
4 Arzneimittel à 21,00 €
3 Arzneimittel à 22,00 €
Zur Auswahl stehen das Arzneimittel à 20,00 € sowie die 4 Arzneimittel à 21,00 €

Der Arzneimittelgruppe gehören an:
1 Arzneimittel à 20,00 €
1 Arzneimittel à 21,00 €
4 Arzneimittel à 22,00 €
Zur Auswahl stehen das Arzneimittel à 20,00 €, das Arzneimittel à 21,00 € sowie die 4 Arzneimittel à 22,00 €.

Diese Aut-idem-Regelung lässt sich in der Praxis nur durch entsprechende Hinweise in der Lauer-Taxe und eine gute Software umsetzen. In der Lauer-Taxe werden Präparate, die oberhalb der Preislinie liegen, entsprechend gekennzeichnet, so dass man bereits hierdurch erkennen kann, ob eine Auswahl vorzunehmen ist oder nicht. Mit einer Auswahlfunktion werden die Präparate angezeigt, unter denen eine Auswahl möglich ist. Sofern hierbei die Indikationsbereiche unberücksichtigt bleiben, wird ausdrücklich hierauf hingewiesen. Dann müssen in der Apotheke bei der Auswahl noch die Indikationsbereiche überprüft werden.

Abgabe importierter Arzneimittel

Die Verpflichtung zur Abgabe von Importarzneimitteln richtet sich seit dem 1. April 2002 nach einer Quote. Seit dem 1. Juni 2004 beträgt diese Quote 5 % des Fertigarzneimittelumsatzes der Apotheke. Sie ist pro Krankenkasse zu berechnen. Aufgrund der Fassung des § 129 Abs. 1 SGB V werden nur solche importierten Arzneimittel als Importe i. S. des Rahmenvertrages angesehen, deren Apothekenabgabepreis mindestens 15 % oder 15,00 € niedriger ist als der des deutschen Bezugsarzneimittels. Importarzneimittel, die diesen Preisabstand nicht haben, dürfen weiterhin abgegeben werden, werden aber nicht in die Importberechnung einbezogen. Hat die Apotheke beispielsweise einen monatlichen Umsatz mit einer Krankenkasse in Höhe von 20 000,00 €, so müssen an Versicherte dieser Krankenkasse Importarzneimittel in einem Umfang von 1000,00 € abgegeben werden. Im Hinblick auf die Ersparnis der Krankenkasse wird eine Wirtschaftlichkeitsreserve in Höhe von 10 % angesetzt. Unter dem Strich ist also grundsätzlich ein Sparbetrag von 5% des Fertigarzneimittelumsatzes zu erzielen. Entscheidend ist die Erfüllung der Wirtschaftlichkeitsreserve. Durch den Vergleich der Preise der abgegebenen Importarzneimittel mit den Preisen der zugehörigen Originalarzneimittel wird ermittelt, ob die Wirtschaftlichkeitsreserve auch tatsächlich erreicht wurde. Wird diese nicht erreicht, so mindert sich die Rechnungsforderung der Apotheke gegenüber der Krankenkasse um den Betrag, der sich aus der zu erreichenden Wirtschaftlichkeitsreserve und dem tatsächlichen Sparbetrag ergibt. Ist die tatsächliche Wirtschaftlichkeitsreserve höher als die zu erzielende, so erhält die Apotheke einen Gutschriftbetrag, der ihr jedoch nicht ausgezahlt, sondern mit zukünftigen Unterschreitungen verrechnet wird (Tab. 12.3-2).

Tab. 12.3-2: Berechnung der Wirtschaftlichkeitsreserve

	Beispiel 1	Beispiel 2
	Kasse X	Kasse Y
Fertigarzneimittelumsatz	50 000 €	10 000 €
Soll-Umsatz mit Importarzneimitteln (Quote 5 %)	2 500 €	500 €
Zu erzielende Wirtschaftlichkeitsreserve (10 %)	250 €	50 €
Tatsächlich erzielte Wirtschaftlichkeitsreserve	200 €	100 €
Tatsächliche Wirtschaftlichkeitsreserve minus zu erzielende Wirtschaftlichkeitsreserve Kürzungsbetrag (–) bzw. Gutschrift (+)	–50 €	+50 €

Die Quote kann sich vermindern, wenn der Umsatzanteil an importfähigen Arzneimitteln der Apotheke unterdurchschnittlich ist. In diesen Fällen sieht der Vertrag eine Senkung der Quote in Abhängigkeit vom importfähigen Umsatz vor.

Abgabe wirtschaftlicher Einzelmengen

Versicherte haben nach § 31 SGB V Anspruch auf die Versorgung mit Arzneimitteln, soweit diese verordnungsfähig sind. Die Verordnung über die Packungsgrößen verpflichtet die pharmazeutischen Hersteller, für diese verordnungsfähigen Präparate die entsprechenden Messzahlen zu ermitteln und ihre Fertigarzneimittel mit den Bezeichnungen N1, N2 und N3 auf den Behältnissen oder den äußeren Umhüllungen zu kennzeichnen. Sofern ein Arzneimittel nicht entsprechend gekennzeichnet ist, darf es nicht zu Lasten der gesetzlichen Krankenversicherung abgegeben werden.

Bei der Verordnung der Fertigarzneimittel wird die abzugebende Menge vom Arzt entweder numerisch oder mit den Kurzbezeichnungen N1, N2 oder N3 bestimmt. Die Kurzbezeichnungen werden in den Anlagen zur Verordnung über Packungsgrößen definiert. Sie umfassen stets Bandbreiten. So gibt die Anlage 1 – abgeteilte orale Darreichungen (Stückzahl) – für Aldosteron-Antagonisten für N1 20, für N2 50 und für N3 100 Stück vor. Dies bedeutet, dass der Hersteller beispielsweise alle Packungen mit Inhalten zwischen 1 und 20 Stück mit N1 zu kennzeichnen hat. Dabei kann es vorkommen, dass es zwei oder mehrere Packungen mit derselben Kurzbezeichnung gibt. Sofern der Arzt bei seiner Verordnung die Kurzbezeichnungen ohne weitere Angaben verwendet, kann in den Fällen, in denen es mehrere Packungen mit dieser Bezeichnung gibt, nur die Packung mit der kleinsten Stückzahl abgegeben werden.

Verordnet der Arzt eine Menge, die keiner im Handel befindlichen Packungsgröße entspricht, so ist im Hinblick auf die Abgabe zunächst zu unterscheiden, ob es sich um ein verschreibungspflichtiges oder um ein nicht verschreibungspflichtiges Arzneimittel handelt. Bei verschreibungspflichtigen Arzneimitteln darf nach wirtschaftlicher Auswahl bis zur verordneten Menge abgegeben werden. Verordnet der Arzt beispielsweise von dem verschreibungspflichtigen Präparat YXZ 90 Tabletten und es gibt von diesem Präparat Packungen mit 20 (N1), 50 (N2) und 100 (N3) Tabletten, so können zwei Packungen mit 20 und eine mit 50 Tabletten abgegeben werden. Bei nicht verschreibungspflichtigen Arzneimitteln darf nur eine Packung abgegeben werden, und zwar die, die der verordneten Menge am nächsten kommt. Verordnet der Arzt beispielsweise 70 Tabletten und es gibt von diesem Präparat Packungen mit 20 (N1), 50 (N2) und 100 (N3) Tabletten, so darf nur eine Packung mit 50 Tabletten abgegeben werden.

Im Weiteren ist festgehalten, dass nicht mehr als die größte – mit einer Kurzbezeichnung gekennzeichnete – Packung abgegeben werden darf. Hierbei handelt es sich überwiegend um die mit N3 gekennzeichneten Packungen. Wenn der Arzt für den Patienten eine Menge wünscht, die über die größte nach den Messzahlen gekennzeichnete Packung hinausgeht, so muss er dies ausdrücklich auf der Verordnung vermerken. Trägt die Verordnung einen entsprechenden Hinweis, darf ein Vielfaches der größten Packung abgegeben werden, jedoch nicht mehr als die verordnete Menge. Der Arzt verordnet 200 Tabletten mit dem Hinweis „exakte Menge“. Es gibt eine Packung mit 100 (N3) Tabletten. In diesem Fall dürfen zwei Packungen à 100 Tabletten abgegeben werden.

Preisangabe

Die Apotheken sind bei der Abgabe verordneter Fertigarzneimittel an Versicherte verpflichtet, den Apothekenabgabepreis auf der Arzneimittelpackung anzubringen. Der Kassenbon der Scannerkasse ersetzt die Preisangabe auf dem Fertigarzneimittel.

Auftragung der Pharmazentralnummer

Nach § 300 Abs. 1 SGB V sind die Apotheken seit 1. Januar 1995 verpflichtet, das bundeseinheitliche Kennzeichen für Arzneimittel, Verbandmittel/Pflaster und Hilfsmittel maschinenlesbar (saubere Blockschrift oder maschinelle Auftragung) in die vorgesehene Feldbegrenzung des Verordnungsblatts zu übertragen.

Als bundeseinheitliches Kennzeichen ist die Pharmazentralnummer (PZN) als Schlüssel zu Handelsname, Hersteller, Darreichungsform, Wirkstoffstärke und Packungsgröße vereinbart. Diese wird von der IfA (Informationsstelle für Arzneispezialitäten) auf Antrag der pharmazeutischen Unternehmer vergeben. Diese sind verpflichtet, dieses Kennzeichen auf den äußeren Umhüllungen der Arzneimittel in einer für Apotheken maschinell erfassbaren bundeseinheitlichen Form anzugeben.

Angaben auf dem Verordnungsblatt

Folgende Angaben müssen im Ärztefeld zwingend vorhanden sein:

- ☐ Bezeichnung der Krankenkasse (bzw. Krankenkassennummer)
- ☐ Name, Vorname, Geburtsdatum des Versicherten (bzw. Versichertennummer)
- ☐ Ausstellungdatum
- ☐ Status des Versicherten mit Kennzeichnung für den Risikostrukturausgleich
- ☐ Unterschrift des Vertragsarztes
- ☐ Vertragsarztstempel (bzw. entsprechender Aufdruck)

Formfehler können in Einzelfällen vom Apotheker geheilt werden, Änderungen sind vom Apotheker abzuzeichnen.

Im Apothekenfeld müssen folgende Angaben aufgetragen werden:

- ☐ PZN bzw. Sonderkennzeichen, z. B. für Rezepturen, Hilfsmittel und Verbandmittel/Pflaster ohne Pharmazentralnummer. Auch bei erlaubter Stückelung mit unterschiedlichen Packungsgrößen gilt ein siebenstelliges Sonderzeichen. Bei Hilfsmitteln mit Hilfsmittelnummer (10-stellige Positionsnummer des Hilfsmittelverzeichnisses) wird diese übertragen.
- ☐ (Mengen)faktor (nur erforderlich bei Abgabe mehrerer gleicher Packungsgrößen).
- ☐ Bruttopreis je verordnetem Mittel.
- ☐ Gesamtbruttopreis (BtM-Gebühr, Noctu-Gebühr und Beschaffungskosten werden in diesem Feld der Summe der Abgabepreise zugeschlagen).
- ☐ Gesamtbetrag der Zuzahlung.
- ☐ Institutionskennzeichen (IK) der Apotheke.
- ☐ Abgabedatum.
- ☐ Belegnummer des Verordnungsblattes (wird in den Rechenzentren aufgebracht).

13 Organisationsformen im Gesundheitswesen

13.1 Aufgaben und Organisation der Gesundheitsverwaltung

Franz-Josef Schulte-Löbbert

Zur Erarbeitung der Gesetze und Verordnungen (Legislative) und zu deren Durchführung (Exekutive) bedarf es öffentlicher Verwaltungen. Die Gesundheitsverwaltung ist organisatorisch wie folgt aufgebaut (s. Abb. 13.1-1):

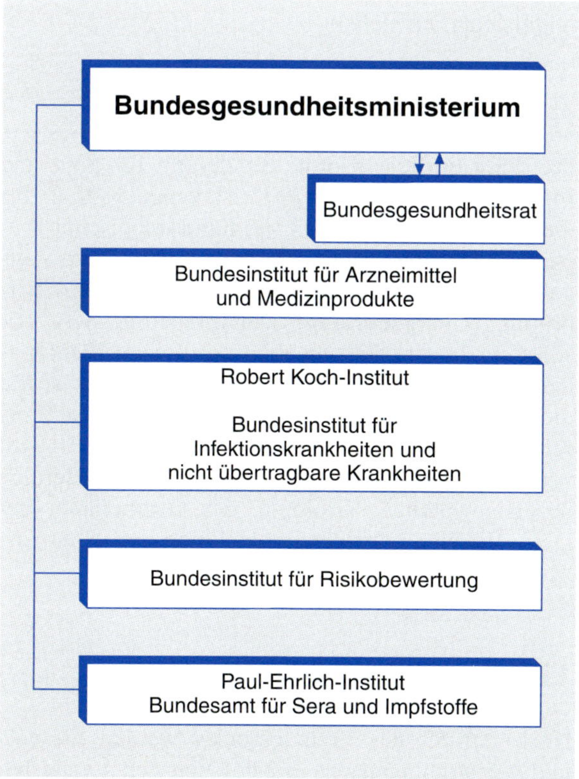

Abb. 13.1-1: Gesundheitsverwaltung auf Bundesebene

13.1.1 Bundesebene

Bundesgesundheitsministerium

Das Bundesgesundheitsministerium, nunmehr „Bundesministerium für Gesundheit und Soziale Sicherung" hat die folgenden Aufgaben (verkürzt dargestellt)

Zuständig für alle Angelegenheiten des Gesundheitswesens auf Bundesebene. Erarbeitung der Gesetze und Verordnungen auf den Gebieten

- ☐ Humanmedizin
- ☐ Arzneimittel- und Apothekenwesen
- ☐ Betäubungsmittelwesen
- ☐ Lebensmittelwesen
- ☐ Veterinärmedizin
- ☐ Bundesapothekerordnung
- ☐ Approbationsordnung für Apotheker/innen

Bundesgesundheitsrat

Der Bundesgesundheitsrat hat die Aufgabe, die Bundesregierung in Fragen des Gesundheitswesens und bei der Vorbereitung der Gesundheitsgesetzgebung zu beraten. In dieses Sachverständigengremium werden geeignete Persönlichkeiten der am Gesundheitsdienst beteiligten Berufsgruppen, Verbände, Fachwissenschaftler sowie Einzelpersonen auf Vorschlag des Bundesgesundheitsministeriums für jeweils eine Legislaturperiode des Deutschen Bundestages berufen. Aus seiner Mitte werden Fachausschüsse gebildet.

Zentrale Einrichtungen des Gesundheitswesens

Durch das Gesetz über die Neuordnung zentraler Einrichtungen des Gesundheitswesens vom 24. Juni 1994 wurde das Bundesgesundheitsamt aufgelöst und in vier voneinander unabhängige Bereiche überführt. Drei bleiben im Geschäftsbereich des Bundesgesundheitsministeriums, und zwar

- das Bundesinstitut für Arzneimittel und Medizinprodukte,
- das Robert-Koch-Institut (zuständig für Krankheitsbekämpfung, AIDS und Gentechnik) und
- das Bundesinstitut für Risikobewertung

Das Institut für Wasser-, Boden- und Lufthygiene ist dem Umweltbundesamt zugeordnet worden.

Das Bundesinstitut für Arzneimittel und Medizinprodukte in Bonn hat insbesondere folgende Aufgaben:

Die Zulassung der Arzneimittel, die Registrierung der homöopathischen Arzneimittel, die Risikobewertung der Arzneimittel und Medizinprodukte (etwa Herzschrittmacher, Computertomographen, Implantate) sowie die Überwachung des legalen Verkehrs mit Betäubungsmitteln und Grundstoffen.

Robert Koch-Institut (RKI)

Das Robert-Koch-Institut in Berlin ist die zentrale Einrichtung des Bundes im Bereich der Öffentlichen Gesundheit zur Erkennung, Verhütung und Bekämpfung von Krankheiten. Es bewertet, analysiert und erforscht dabei Krankheiten von hoher Gefährlichkeit, weitem Verbreitungsgrad oder großer öffentlicher oder gesundheitspolitischer Bedeutung, z. B. HIV/AIDS, Krebs, Allergien und Infektionskrankheiten. Bei diesem Institut ist die Ständige Impfkommission (STIKO) angesiedelt, die Impfempfehlungen erarbeitet. Außerdem ist es verantwortlich für die inhaltliche Bearbeitung und Koordinierung der Gesundheitsberichterstattung des Bundes. Vom RKI werden auch gesetzliche und wissenschaftliche Aufgaben auf den Gebieten Gentechnik und biologische Sicherheit wahrgenommen.

Bundesinstitut für Risikobewertung

Das neue Bundesinstitut für Risikobewertung (BfR) in Berlin ist die wissenschaftliche Einrichtung der Bundesrepublik Deutschland, die auf der Grundlage international anerkannter wissenschaftlicher Bewertungskriterien Gutachten und Stellungnahmen zu Fragen der Lebensmittelsicherheit und des gesundheitlichen Verbraucherschutzes erarbeitet. Es formuliert, beruhend auf der Analyse der Risiken, Handlungsoptionen zur Risikominderung. Das Institut nimmt hiermit eine wichtige Aufgabe bei der Verbesserung des Verbraucherschutzes und der Lebensmittelsicherheit wahr. Die Bewertungen sollen für Öffentlichkeit, Wissenschaft und andere beteiligte oder interessierte Kreise transparent dargestellt und nachvollziehbar sein. Die Bewertungsergebnisse werden – unter Wahrung der Vertraulichkeit geschützter Daten – grundsätzlich öffentlich zugänglich gemacht.

Zu den Aufgaben des Bundesinstituts für Risikobewertung gehört die wissenschaftliche Beratung der beteiligten Bundesministerien sowie des Bundesamtes für Verbraucherschutz und Lebensmittelsicherheit.

Das Bundesinstitut arbeitet wissenschaftlich mit anderen internationalen Einrichtungen und Organisationen sowie mit den Institutionen anderer Staaten zusammen, die im gesundheitlichen Verbraucherschutz und der Lebensmittelsicherheit tätig sind. Ein Schwerpunkt wird die Zusammenarbeit mit der Europäischen Behörde für Lebensmittelsicherheit sein.

Das Bundesinstitut für Risikobewertung betreibt eigene Forschung zu Themen, die in engem Zusammenhang mit seinen Bewertungsaufgaben im gesundheitlichen Verbraucherschutz und der Lebensmittelsicherheit stehen.

Paul-Ehrlich-Institut (PEI)

Das Paul-Ehrlich-Institut, Bundesamt für Sera und Impfstoffe, in Langen (PEI) ist verantwortlich für die Arzneimittelsicherheit (immun)biologischer Präparate im Human- und Veterinärbereich. Diese Aufgabe umfasst die Zulassung und regelmäßige Überprüfung (Chargenprüfung) der Impfstoffe, Sera, bestimmter In-vitro-Diagnostika mit hohem Risikopotential, Immundiagnostika und Blutprodukte sowie die damit verbundene prüfungsbegleitende Forschung. In einigen Aufgabengebieten des PEI wird vertieft Forschung betrieben, wie etwa im Bereich der angewandten Virologie, der Gentherapie, der DNA-Vakzine oder der Entwicklung von Alternativen zum Tierversuch.

13.1.2 Landesebene

Nach Art. 83 des Grundgesetzes werden Gesetze und Verordnungen des Bundes von den Landesbehörden ausgeführt. Daher liegt der Schwerpunkt der Gesundheitsverwaltung auch bei den Landesbehörden. In der Mehrzahl der Länder – außer Berlin, Bremen, Hamburg, Saarland und Schleswig-Holstein – ist die Landesverwaltung und damit auch die Gesundheitsverwaltung dreistufig aufgebaut (s. Abb. 13.1-2).

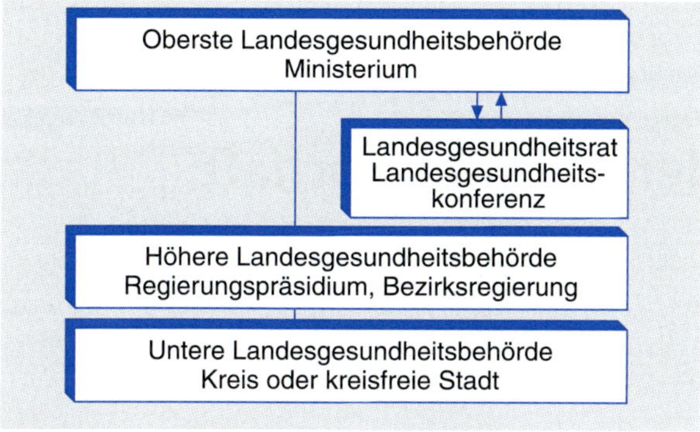

Abb. 13.1-2: Gesundheitsverwaltung auf Landesebene

Oberste Landesgesundheitsbehörde

Sie ist nach Landesrecht unterschiedlich einem Ministerium zugeordnet.

Aufgaben

Die oberste Landesgesundheitsbehörde hat folgende Aufgaben zu erfüllen:

- ☐ Erarbeitung der Landesgesetze und Verordnungen auf dem Gebiet des Gesundheitswesens, z. B. Kammergesetz der Heilberufe
- ☐ Grundsatzfragen, die das Gesundheitswesen des Landes betreffen, z. B. Richtlinien für die einheitliche Überwachung der Apotheken
- ☐ Zusammenarbeit mit dem Bundesgesundheitsministerium und anderen Dienststellen des Bundes und der anderen Länder in überregionalen Fragen des Gesundheitswesens
- ☐ Fachaufsicht über die nachgeordneten Gesundheitsbehörden des Landes und die Heilberufskammern

Höhere Gesundheitsbehörde

Sie ist den Bezirksregierungen (Regierungspräsidien) zugeordnet, in der Regel als eigenständige Abteilung oder Hauptdezernat. Sie ist zuständige Behörde – außer bei den Stadtstaaten, Saarland und Schleswig-Holstein – für alle Erstentscheidungen auf dem Gebiet des Gesundheitswesens, die ihr gesetzlich übertragen sind, so z. B. das Arzneimittel- und Apothekenwesen, das Berufsrecht der Pharmazeutisch-technischen Assistenten und den damit verbundenen Überwachungsaufgaben, insbesondere die

- ☐ Erteilung der Erlaubnis zum Betrieb einer Apotheke,
- ☐ Erteilung der Erlaubnis zur Herstellung von Arzneimitteln,
- ☐ Erteilung der Erlaubnis zur Ausübung des Berufs als pharmazeutisch-technischer Assistent und Aufsicht über Pharmazeutische Herstellerbetriebe, pharmazeutischen Großhandel und Apotheken sowie Prüfungskommissionen der Heilhilfsberufe.

Um Verwaltungskosten zu sparen, wird von einigen Bundesländern angestrebt, die Bezirksregierungen aufzulösen oder erheblich zu verschlanken. Ihre Aufgaben sollen auf die Selbstverwaltungsorgane der Heilberufe oder auf Landesverwaltungsämter übertragen werden.

13.1.3 Untere Gesundheitsbehörde auf Gemeindeebene

Sie ist die Verwaltung der Kreise und kreisfreien Städte zugeordnet. Es sind die „Gesundheitsämter“, die je nach Landesrecht staatliche oder kommunale Einrichtungen sind. Auf dem Gebiet des Arzneimittel- und Apothekenwesens haben sie insbesondere als Aufgabe die Überwachung des Verkehrs mit Arzneimitteln außerhalb der Apotheken, in einigen Ländern aber auch die Apothekenüberwachung durchzuführen. So ist in Nordrhein-Westfalen die Überwachung der Apotheken sowie die Erteilung der Betriebserlaubnis und der Berufserlaubnis für Pharmazeutisch-technische Assistenten bei den Kreisen und kreisfreien Städten hauptamtlichen Amtsapothekern übertragen. Auch in Bayern werden einige dieser Aufgaben von den Landratsämtern wahrgenommen.

13.1.4 Sonderbehörden

In den Ländern gibt es einige Sonderbehörden, die sich gleichfalls mit Fragen des Gesundheitswesens befassen.

Medizinaluntersuchungsämter befassen sich vor allem mit Untersuchungen auf dem Gebiet der allgemeinen Hygiene (Trinkwasser, Seuchenhygiene, Lebensmittel auf pathologische Erreger).

Chemische Untersuchungsämter befassen sich vor allem mit der Untersuchung der Lebensmittel und Bedarfsgegenstände. Diesen Ämtern sind häufig auch die Arzneimitteluntersuchungsstellen der Länder angeschlossen, sofern sie nicht selbstständige Einrichtungen sind.

[1] Nur in Bayern, Hamburg, Hessen, Rheinland-Pfalz und Schleswig-Holstein

Veterinäruntersuchungsämter befassen sich mit der Untersuchung tierischer Lebensmittel, Tierseuchenbekämpfung, Schlachttierbeschau u. a.

Das **Landesprüfungsamt** für Studierende der Medizin, Pharmazie, Zahnmedizin und teilweise auch der Psychotherapie ist für die Durchführung entsprechender Prüfungen zuständig und erteilt in einigen Ländern auch die berufsbezogenen Approbationen.

13.2 Berufsorganisationen der Apothekerschaft

Hermann Vogel

13.2.1 Selbstverwaltung und Interessenvertretung

Selbstverwaltung und Selbstkontrolle sind der lebendigste und kräftigste Ausdruck von Demokratie. Dies gilt auf der politischen Ebene, z. B. Gemeinden, im Bereich der Wissenschaft, z. B. Hochschulen, oder der Kultur, z. B. Rundfunkwesen, und ebenso im berufsständischen Bereich (Kammern der freien Berufe). Bei gleichzeitiger Wahrnehmung berufspolitischer Belange und der Erfüllung gesetzlich zugewiesener Aufgaben im Gesundheitswesen, wie es beispielsweise bei den Landesapothekerkammern der Fall ist, können zwar scheinbare und tatsächliche Interessenkonflikte auftreten. Unverzichtbar lebt aber jede Selbstverwaltung in allen Bereichen vom Engagement der Berufsangehörigen und der Bereitschaft zur Übernahme zahlreicher Ehrenämter. Deren Aufgaben sind entsprechend den Zielsetzungen der im Folgenden dargestellten Berufsorganisationen sehr umfangreich und vielseitig.

Berufsorganisationen der Apotheker finden sich

- in der berufsständischen Selbstverwaltung
  Den Apothekerkammern ist die Wahrnehmung der beruflichen Belange in Selbstverwaltung übertragen. Im Rahmen der Gesetze können die Apotheker ihre **beruflichen** Angelegenheiten weitestgehend selbst regeln. Der Apothekerberuf ist ein Freier Beruf. Zur Erfüllung seiner Aufgaben bedient sich der Apotheker eines Gewerbebetriebes. Wie auch bei den anderen Freien Berufen, z. B. Ärzten, Rechtsanwälten, Architekten, sind die Berufsangehörigen Pflichtmitglieder ihrer Kammer.
- als Teil der Gesundheitsverwaltung
  Apotheken- und arzneimittelrechtliche Bestimmungen werden durch die Gesundheitsverwaltung vollzogen (s. S. 841). Zu dieser gehören
  - die staatliche Bundesverwaltung, die mit dem Bundesministerium für Gesundheit und soziale Sicherung (BMGS) einstufig, also ohne nachgeordnete Behörden, gegliedert ist,
  - die ebenfalls staatliche Landesverwaltung, die dreistufig gegliedert ist, in: Oberste Landesgesundheitsbehörde im jeweils zuständigen Landesministerium, Gesundheitsabteilungen auf Regierungsbezirksebene und Gesundheitsämter sowie
  - die Selbstverwaltungseinrichtungen. Wie in anderen Bereichen, z. B. Gemeinden, Hochschulen, Rundfunkanstalten, erfüllen auch im Gesundheitswesen neben den staatlichen Behörden öffentlich-rechtliche und mit Hoheitsrechten ausgestattete Körperschaften als dritte wichtige Säule öffentliche Aufgaben in eigener Verantwortung. Zu nennen sind hier Krankenhausträger, Einrichtungen der Sozialversicherung, insbesondere Kranken- und Unfallversicherung, und nicht zuletzt die Berufsvertretungen der Ärzte, Zahnärzte, Tierärzte und Apotheker. Die Apotheker üben, obwohl sie Gewerbetreibende sind, wie Ärzte, Zahnärzte und Tierärzte einen Heilberuf aus. Den Landesapothekerkammern sind **gesetzliche** Aufgaben im Rahmen des Gesundheitswesens zugewiesen.
- als Organisationen und Einrichtungen mit freiwilliger Mitgliedschaft
  Die bedeutendsten Interessenvertretungen mit freiwilliger Mitgliedschaft sind die Landesapothekerverbände. Sie nehmen die wirtschaftlichen Belange ihrer Mitglieder wahr. Daneben vertreten wissenschaftliche und andere Vereinigungen und Organisationen pharmazeutische Belange und berufliche Interessen der Apotheker.

13.2.2 Organisationen und Einrichtungen auf Landesebene

Apothekerkammern

Nachfolgend sind sämtliche deutschen Apothekerkammern mit ihrem jeweiligen Sitz aufgeführt:

- ☐ Landesapothekerkammer Baden-Württemberg, Villastraße 1, 70190 Stuttgart
- ☐ Bayerische Landesapothekerkammer, Maria-Theresia-Straße 28, 81675 München
- ☐ Apothekerkammer Berlin, Kantstraße 44/45, 10625 Berlin
- ☐ Landesapothekerkammer Brandenburg, Am Buchhorst 18, 14478 Potsdam
- ☐ Apothekerkammer Bremen, Bürgermeister-Smidt-Straße 16, 28195 Bremen
- ☐ Apothekerkammer Hamburg, Alte Rabenstraße 11 a, 20148 Hamburg
- ☐ Landesapothekerkammer Hessen, Am Leonhardsbrunn 5, 60487 Frankfurt
- ☐ Apothekerkammer Mecklenburg-Vorpommern, Wismarsche Straße 304, 19055 Schwerin
- ☐ Apotherkammer Niedersachsen, An der Markuskirche 4, 30163 Hannover
- ☐ Apothekerkammer Nordrhein, Poststraße 4, 40213 Düsseldorf
- ☐ Landesapothekerkammer Rheinland-Pfalz, Am Gautor 15, 55131 Mainz
- ☐ Apothekerkammer des Saarlandes, Zähringer Straße 5, 66119 Saarbrücken
- ☐ Apothekerkammer Sachsen-Anhalt, Doctor-Eisenbart-Ring 2, 39120 Magdeburg
- ☐ Sächsische Landesapothekerkammer, Pillnitzer Landstraße 10, 01326 Dresden
- ☐ Apothekerkammer Schleswig-Holstein, Düsternbrooker Weg 75, 24105 Kiel
- ☐ Landesapothekerkammer Thüringen, Thälmannstraße 6, 99085 Erfurt
- ☐ Apothekerkammer Westfalen-Lippe, Bismarckallee 25, 48151 Münster

Gesetzliche Grundlage sind die in den einzelnen Bundesländern bestehenden Kammergesetze, die zumeist zusammengefasst, die Rechtsverhältnisse der Berufsvertretungen für Ärzte, Zahnärzte, Tierärzte und Apotheker, regeln. Die Kammergesetze beschränken sich, dem Wesen der Selbstverwaltung entsprechend, auf grundsätzliche Vorgaben durch sog. statusbildende Normen, während die Regelung der sich daraus ergebenden Einzelheiten zur Mitgliedschaft, zu Organen, Aufgaben, Tätigkeiten und Einrichtungen u. Ä., den von den Kammerversammlungen zu erlassenden Satzungen vorbehalten bleibt.

Die Apothekerkammern als wichtigste Standesorganisationen sollen hier am Beispiel der Bayerischen Landesapothekerkammer dargestellt werden. In den Grundzügen stimmen die gesetzlichen Grundlagen und Einzelheiten der Organisation und Aufgaben in allen Bundesländern weitgehend überein. Als Besonderheit ist zu erwähnen, dass das Bundesland Nordrhein-Westfalen schon immer in zwei Kammerbezirke, die Apothekerkammer Nordrhein und die Apothekerkammer Westfalen-Lippe, aufgeteilt ist.

Die Bayerische Landesapothekerkammer beruht auf dem „Gesetz über die Berufsausübung, die Berufsvertretungen und die Berufsgerichtsbarkeit der Ärzte, Zahnärzte, Tierärzte und Apotheker (Heilberufe-Kammergesetz)“.

Die **Mitgliedschaft** ist Pflicht kraft Gesetzes. Sie ist demnach nicht von einer Beitritts- oder sonstigen Willenserklärung abhängig, sondern kommt zustande, wenn die gesetzlichen Voraussetzungen gegeben sind. Die Pflichtmitgliedschaft in den Berufskammern ist verfassungsrechtlich anerkannt. Kammermitglieder sind gleichermaßen Apothekerinnen und Apotheker in selbstständiger Stellung wie in nichtselbstständiger Stellung in öffentlichen Apotheken, Krankenhausapotheken, Industrie, Hochschulen, PTA- und Berufsschulen, Verwaltung und Bundeswehr sowie auch Apothekerinnen und Apotheker, die nicht in ihrem Beruf tätig sind, aber in Bayern ihre Hauptwohnung haben.

Nach dem Bayerischen Heilberufe-Kammergesetz hat die Landesapothekerkammer folgende **Kammeraufgaben**:

- ☐ Wahrnehmung der beruflichen Belange im Rahmen der Gesetze
- ☐ Erlass einer Berufsordnung und Überwachung der Erfüllung der darin normierten Berufspflichten der Mitglieder
- ☐ Förderung der Fortbildung
- ☐ Erlass einer Weiterbildungsordnung zum Erwerb von Fachgebietsbezeichnungen, (s. hierzu S. 876 f.)
- ☐ Schaffung sozialer Einrichtungen für Apotheker und deren Angehörige
- ☐ Mitwirkung in der öffentlichen Gesundheitspflege
- ☐ Erstattung von Gutachten für Behörden

Die **Satzung** der Bayerischen Landesapothekerkammer konkretisiert diesen allgemein gehaltenen Aufgabenkatalog noch weiter:

- ☐ Sorge für ein gedeihliches Verhältnis der Apotheker untereinander
- ☐ Eintreten für die Wahrung des Ansehens des Berufsstandes
- ☐ Regelung der Grundfragen der Berufsausübung im Rahmen des Selbstverwaltungsrechts
- ☐ Beratung und Betreuung der Berufsangehörigen sowie im Rahmen der Wahrung der Belange des Berufsstandes die Betreuung des gesamten nichtapothekerlichen Personals

Des Weiteren obliegt es nach dem Heilberufe-Kammergesetz der Landesapothekerkammer, bei Streitigkeiten zwischen Apothekern sowie zwischen Apothekern und Nicht-Apothekern zu vermitteln. Bei entsprechender Vereinbarung können die Beteiligten wegen privatrechtlicher Streitigkeiten ein von der Kammer zu bildendes Schiedsgericht anrufen, das anstelle eines ordentlichen Gerichts über den Zivilstreit nach der Schiedsordnung der Kammer abschließend entscheidet. Derartige Schiedsvereinbarungen werden üblicherweise insbesondere beim Abschluss von Pachtverträgen getroffen.

In allen Bundesländern ist der Landesapothekerkammer aufgrund entsprechender Ermächtigung im Kammergesetz durch Verordnung übertragen:

- ☐ Die Regelung des wechselnden Notdienstes der Apotheken nach dem Ladenschlussgesetz
- ☐ Die Befreiung von der Verpflichtung zur Dienstbereitschaft nach § 23 ApBetrO
- ☐ Die Erlaubnis zum Betrieb einer Rezeptsammelstelle nach § 24 ApBetrO

Nach dem Berufsbildungsgesetz sind die Landesapothekerkammern auch zuständige Stelle für die Führung des Verzeichnisses der Ausbildungsverhältnisse, die Überwachung der Ausbildung der pharmazeutisch-kaufmännischen Angestellten (PKA) und für die Abnahme der Prüfung. Schließlich ist die Ausrichtung der begleitenden Unterrichtsveranstaltungen für Pharmaziepraktikanten nach der Approbationsordnung durch entsprechende landesrechtliche Regelung jeweils auf die Kammer übertragen.

Über diese Pflichtaufgaben hinaus kann die Kammer weitere Aufgaben freiwillig übernehmen, wie z. B. die Fortbildung der pharmazeutisch-technischen Assistenten oder der PKA.

Die Bayerische Landesapothekerkammer hat zur Durchführung ihrer Aufgaben zwei **Kammerorgane**, die Delegiertenversammlung und den Vorstand.

Delegiertenversammlung

Die Delegierten bilden die gesetzgebende Kammerversammlung. Sie werden in der vorgeschriebenen Zahl von den Kammermitgliedern alle 4 Jahre nach Maßgabe des Kammergesetzes und der Wahlordnung gewählt. Die Delegiertenversammlung ist das berufene Organ für grundlegende Beschlüsse zu allen beruflichen Belangen, ihre Aufgabe besteht insbesondere in der Beschlussfassung über die Kammersatzung, Berufs-, Beitrags-, Wahl-, Weiterbildungs-, Haushalts-, Kassen-, Schieds- und Geschäftsordnung, über die Satzung zur Einführung des Qualitätsmanagementsystems in den Apotheken, über den Haushaltsplan, die Jahresrechnung sowie über die Einsetzung und personelle Besetzung der Ausschüsse. Sie wählt aus ihrer Mitte den Kammervorstand.

Soweit in den Kammergesetzen und in der Satzung vorgesehen, erlässt die Delegiertenversammlung auch die Satzungen für die Versorgungswerke (s. S. 850), die Fürsorgeeinrichtungen und besetzt die dafür gebildeten Ausschüsse. Daneben gibt es satzungsgemäß vorgesehene und ad hoc von der Delegiertenversammlung zur Aufbereitung besonderer Aufgaben eingesetzte Ausschüsse.

Kammervorstand

Der Vorstand hat die laufenden Geschäfte der Kammer zu führen. Er ist für alle Aufgaben zuständig, die nicht ausdrücklich der Delegiertenversammlung vorbehalten sind. Er bereitet die Delegiertenversammlung, z. B. durch Vorberatung des Haushalts, vor und stellt das leitende Personal der Geschäftsstelle ein. Er entscheidet über Maßnahmen bei Verstößen der Kammermitglieder gegen die Berufsordnung, erarbeitet Grundsätze oder Richtlinien für die Regelung des Notdienstes sowie für die Erlaubniserteilung zum Betrieb der Rezeptsammelstellen und beschließt im Übrigen über alle wesentlichen Geschäftsvorfälle. Er wirkt mit bei der Berufung der Pharmazieräte als Sachverständige der staatlichen Vollzugsbehörden, bei der Ernennung der ehrenamtlichen Beisitzer bei den Berufsgerichten durch die Justizbehörden und bei der Berufung der Berufsvertreter in die Organe der Versorgungswerke. Er kann für seine Aufgaben ebenfalls Ausschüsse bilden. Der Kammerpräsident, bei seiner Verhinderung der Vizepräsident, vertritt die Kammer nach außen im gerichtlichen und außergerichtlichen Bereich. Er leitet mit Hilfe der Geschäftsstelle die Geschäfte für den Vorstand.

Rechtsform der Apothekerkammern

Als Körperschaften des öffentlichen Rechts, mit Hoheitsrechten ausgestattet, haben die Apothekerkammern das Recht, ihre Angelegenheiten in eigener Verantwortung und nach eigenem Ermessen durch Satzungen bzw. Beschlüsse für ihre Mitglieder verbindlich zu regeln. Die Kammern sind im Rahmen ihres autonomen Satzungsgebungsrechts (nur) an die bestehenden Gesetze gebunden. Sie können ihre Maßnahmen gegenüber den Kammermitgliedern zwangsweise durchsetzen und haben das Recht, von diesen Beiträge zu erheben, um die finanziellen Mittel zur Erfüllung ihrer Aufgaben aufzubringen. Diese Pflichtbeiträge werden jeweils von der Delegiertenversammlung beschlossen und haben den Charakter öffentlicher Abgaben. Die Beiträge der Apothekenleiter orientieren sich in ihrer Höhe am Vorjahresumsatz der Apotheke; Mitglieder, die in nichtselbstständiger Stellung tätig sind oder den Apothekerberuf nicht ausüben, zahlen einen festen

Beitrag, der nach Beschäftigungsumfang gestaffelt ist.

Meldepflicht

Nach dem Kammergesetz sind die Mitglieder verpflichtet, sich bei der Kammer zu melden, Beginn und Beendigung ihrer Berufsausübung unverzüglich anzuzeigen und bei Aufnahme der Berufsausübung die Anschrift der Apotheke oder der Beschäftigungsstelle anzugeben sowie die Berechtigung zur Ausübung des Berufes nachzuweisen. In vielen Kammern hat darüber hinaus der Apothekenleiter das in seinem Betrieb beschäftigte Personal an- und abzumelden. Die meisten Kammergesetze ermächtigen die Kammer zum Erlass einer Meldeordnung.

Staatliche Aufsicht

Ebenso wie alle anderen Selbstverwaltungseinrichtungen unterliegen auch die Landesapothekerkammern der staatlichen Aufsicht. Aufsichtsbehörde ist das für das Gesundheitswesen zuständige Fachministerium eines Landes, in Bayern das Staatsministerium für Umwelt, Gesundheit und Verbraucherschutz. Die Aufsicht beschränkt sich darauf, ob Beschlüsse der Kammerorgane höherrangige Gesetze oder Verfassungsgrundsätze verletzen. Daher müssen Satzungen und Beschlüsse durch das Aufsichtsministerium genehmigt werden, bevor sie in Kraft treten können. Die Aufsicht ist somit eine reine *Rechts*aufsicht. Lediglich bei den übertragenen Aufgaben des Vollzugs der Bundesgesetze außerhalb des Selbstverwaltungsbereichs, wie z.B. bei der Notdienstregelung und der Erlaubnis für Rezeptsammelstellen, besteht auch eine mit Weisungsbefugnis verbundene *Fach*aufsicht, die nicht nur die Rechtmäßigkeit, sondern auch die Zweckmäßigkeit von Kammerentscheidungen überprüfen und beanstanden kann.

Schlichtungs- und Schiedswesen

Besonderer Ausdruck der Selbstverwaltung ist das eigenständige Schlichtungs- und Schiedswesen, das aus langer Tradition entstanden ist. Es ist Ausfluss der allgemeinen Kammeraufgabe „Wahrnehmung beruflicher Belange", nach außen das Ansehen des Berufsstandes und nach innen den Standesfrieden zu wahren. Streitigkeiten zwischen Apothekern oder zwischen Apothekern und Nicht-Apotheken, z.B. Kunden, Ärzten, beizulegen, sind Schlichtungssachen. Vermögensrechtliche Streitigkeiten zwischen Apothekern, z.B. in Pachtangelegenheiten, gehören zu den Schiedssachen.

Berufsordnung

Wesensmerkmal der in Kammern zusammengeschlossenen freien Berufe ist ein eigener Standescodex. Die Berufsordnungen enthalten die gewachsene Standesauffassung der Apotheker über die Art und Weise einer gebotenen Berufsausübung und daher die **verbindlichen Standespflichten**, die neben den Berufspflichten bestehen, wie sie sich aus den das Apotheken- und Arzneimittelwesen regelnden Gesetzen und Verordnungen ergeben.

Aus rechtsstaatlichen Gründen muss dieser Codex von der Delegiertenversammlung als Satzungsrecht in der Berufsordnung für Apotheker formuliert und beschlossen werden. Das Kammergesetz liefert hierzu die Ermächtigung und die wesentlichen Vorgaben. Die Berufsordnung bedarf der rechtsaufsichtlichen Genehmigung. Damit werden diese Standesauffassungen in die Rechtsordnung mit einbezogen. Berufsordnungen sind also Satzungen mit verbindlichen Rechtsnormen, die aufgrund des föderalistischen Prinzips für einzelne Länder auch unterschiedliche Auffassungen wiedergeben können. Sie entsprechen sich jedoch in den wesentlichen Teilen weitgehend, nicht zuletzt deswegen, weil der Deutsche Apothekertag 1973 eine Musterberufsordnung beschlossen hatte und wesentliche Anpassungen in der Bundesapothekerkammer abgestimmt werden.

Die wichtigsten Standespflichten sind:

- ☐ Der Apotheker ist zum Dienst in der Gesundheitspflege berufen. Ihm obliegt die ordnungsgemäße Versorgung der Bevölkerung mit Arzneimitteln. Dadurch erfüllt er eine öffentliche Aufgabe.
- ☐ Der Apotheker ist verpflichtet, seinen Beruf gewissenhaft auszuüben und dem ihm im Zusammenhang mit dem Beruf entgegengebrachten Vertrauen zu entsprechen.
- ☐ Der Apotheker ist zur Fortbildung verpflichtet.
- ☐ Der Apotheker ist zur Verschwiegenheit über alle Vorkommnisse verpflichtet, die ihm in Ausübung seines Berufes bekannt werden. Er hat als Leiter einer Apotheke alle in seiner Apotheke tätigen Personen – auch die, die nicht der Berufsordnung unterliegen – zur Verschwiegenheit anzuhalten.
- ☐ Der Apotheker ist verpflichtet, die für die Ausübung seines Berufes geltenden Rechtsvorschriften, das Satzungsrecht der Kammer sowie darauf gegründete Maßnahmen zu beachten.
- ☐ Der Apotheker ist zur Mitwirkung bei der Erfassung der Arzneimittelrisiken, zur Mitteilung entsprechender Feststellungen an die zuständigen Stellen und zur unverzüglichen Erfüllung der Aufgaben aus dem Maßnahmenplan zur Abwehr der Arzneimittelrisiken verpflichtet.
- ☐ Der Apotheker ist verpflichtet, sich gegenüber den Angehörigen seines Berufes kollegial zu verhalten.
- ☐ Der Apotheker hat die Interessen und das Ansehen der Apotheke, in der er tätig ist, zu wahren.

- ☐ Der Apotheker ist verpflichtet, zum Wohl der Patienten und Kunden mit allen in der Gesundheitspflege tätigen Personen zusammenzuarbeiten. Unzulässig ist jedoch eine Zusammenarbeit mit diesen Personen, die unlauteren geschäftlichen Interessen dient oder die Einschränkung der bestehenden Wahlfreiheit in der Gesundheitspflege zur Folge hat, wie z.B. Handlungen, die die Zuführung von Patienten oder die Zuweisung von Verschreibungen zum Gegenstand haben.
- ☐ Der Apotheker darf keine Heilkunde an Menschen und Tieren ausüben.
- ☐ Dem Apotheker ist jede Maßnahme, die den Zweck verfolgt, den Absatz in unlauterer Weise zugunsten der eigenen Apotheke zu beeinflussen, verboten.
- ☐ Der Apotheker darf nur in angemessener Form werben.

Werbebeschränkungen

Werbebeschränkungen sind Wesensmerkmal der Freien Berufe. Die Dienstleistungen der freien Berufe und ihre Qualität dienen dem Allgemeinwohl und sollen daher nicht kommerzialisiert werden. Weil es sich um Dienstleistungen „höherer Art“ handelt, sollen die Freien Berufe in ihrer Berufsausübung einer ethischen Bindung unterworfen sein. Dies bedeutet eine Einschränkung der in Art. 12 GG garantierten Berufsfreiheit, die nur aus Gründen des Gemeinwohls gerechtfertigt ist.

Wegen der Einschränkung der grundgesetzlich geschützten Berufsfreiheit stehen die Berufsordnungen immer wieder auf dem Prüfstand.

Das Bundesverfassungsgericht hat mit Beschluss vom 22. Mai 1996 grundsätzlich zur Vereinbarkeit von Werbeverboten mit der Berufsfreiheit der Apotheker Stellung bezogen. Es stellte fest, dass gegen die Beschränkung der grundgesetzlich geschützten Berufsausübungsfreiheit durch Satzungen der Apothekerkammern grundsätzlich keine verfassungsrechtlichen Bedenken bestehen. Auch der Zweck sei nicht zu beanstanden, durch Werbebeschränkungen und Werbeverbote in den Berufsordnungen die gesetzlich vorgegebene Sicherstellung einer ordnungsgemäßen Arzneimittelversorgung der Bevölkerung zu erfüllen sowie das berufliche Verantwortungsgefühl und das Vertrauen der Bevölkerung in den Berufsstand zu stärken.

Dazu seien geeignet, erforderlich und damit zulässig Verbote in den Berufsordnungen über

- ☐ unlautere Werbung, auch soweit allgemeines Wettbewerbsrecht, wie das Heilmittelwerbegesetz oder das Gesetz gegen unlauteren Wettbewerb in der Berufsordnung an Besonderheiten des Apothekenwesens angepasst werden,
- ☐ Verleitung zu übermäßigem Arzneimittelverbrauch,
- ☐ Werbung, die nach Form, Inhalt oder Häufigkeit übertrieben wirkt.

Auch die in der Berufsordnung für die Apotheker in Bayern enthaltende Generalklausel, dass der Apotheker angemessen werben darf, unangemessene Werbung also verboten ist, hat das Bundesverfassungsgericht als rechtens gewertet. Es hat jedoch darauf hingewiesen, dass für die Würdigung, was als übertrieben oder unangemessen anzusehen sei, die Gesamtumstände des konkreten Einzelfalles heranzuziehen seien. Dies sei Aufgabe der Berufsgerichte. Auch seien bei der Frage, welche Werbeformen und welche Häufigkeit der Werbung unangemessen oder übertrieben seien, zeitbedingte Veränderungen im Werbeverhalten des Handels zu berücksichtigen. Schließlich betont das Gericht, dass der Apotheker nicht nur Angehöriger eines Freien Berufes, sondern zugleich Kaufmann sei, der hinsichtlich der frei verkäuflichen Arzneimittel und des Randsortiments im allgemeinen Wettbewerb stehe und werbend auf sich aufmerksam machen dürfe. In diesem Bereich verlören Erwägungen zum Berufsbild an Gewicht.

Das Gericht zieht aus diesen Feststellungen u.a. die Schlussfolgerung, dass die Benutzung eines bestimmten Werbeträgers, dessen sich andere Vertreiber des nichtapothekenpflichtigen Sortiments bedienten, oder z.B. allein das Überschreiten einer vorgegebenen Größe eines Zeitungsinserats für sich genommen noch nicht übertrieben sein könnten. Das Gericht macht deutlich, dass Apotheken auch ihre Produkte, mit denen sie im Wettbewerb mit anderen Vertreibern stehen, bewerben dürften und bringt dabei zum Ausdruck, dass alle Anbieter in diesem Sortiment Belange der Volksgesundheit berücksichtigen und daher mit gesteigerter Seriosität um Vertrauen in der Bevölkerung werben müssten.

Berufsgerichtsbarkeit

Die Berufsgerichtsbarkeit ist eine besondere, neben den **staatlichen Strafgerichten** bestehende Gerichtsbarkeit. Während die allgemeinen Strafgerichte den staatlichen Strafanspruch bei Verletzung allgemeiner staatlicher Normen verwirklichen sollen, sind die **Berufsgerichte** dazu da, dem Standescodex Geltung zu verschaffen. Verstöße gegen die Berufsordnung werden daher durch die Berufsgerichte geahndet.

Häufig werden durch ein und dieselbe Handlung Strafvorschriften verletzt, z.B. bei Verstoß gegen die Abgabevorschriften oder gegen das Betäubungsmittelgesetz, oder eine Ordnungswidrigkeit begangen, z.B. wegen verbotener Rezeptsammlung oder

Beschäftigung nichtpharmazeutischen Personals mit pharmazeutischen Tätigkeiten, und zugleich gegen die Berufsordnung verstoßen (fehlende Gesetzestreue, Vernachlässigung der Gewissenhaftigkeit, Unkollegialität u. Ä.). Dem staatlichen Strafverfahren ist Vorrang eingeräumt. Während eines Strafverfahrens wird ein berufsgerichtliches Verfahren wegen derselben Tat ausgesetzt. Auch bei Ordnungswidrigkeiten wird in aller Regel das entsprechende Bußgeldverfahren abgewartet. Die tatsächlichen Feststellungen im Straf- oder Bußgeldverfahren sind für das Berufsgerichtsverfahren im Allgemeinen bindend. Andererseits hindert die im Strafverfahren ausgesprochene Strafe nicht die Verhängung einer Maßnahme im Berufsgerichtsverfahren. Es liegt hier keine Doppelbestrafung vor. Berufsgerichte verhängen keine Strafen, sondern sprechen Maßnahmen disziplinarrechtlicher Art wegen Verstoßes gegen das Standesrecht aus. Dementsprechend bemisst sich die Maßnahme nach Art, z. B. Verweis oder Geldbuße, und Höhe, z. B. niedere oder höhere Geldbuße, allein nach dem so genannten **berufsrechtlichen Überhang**, der unter Berücksichtigung der bereits ausgesprochenen staatlichen Strafe noch verbleibt. Die Schwere eines Vergehens kann die Unzuverlässigkeit des Apothekers zur Leitung einer Apotheke oder gar zu Ausübung des Apothekerberufs begründen. Dies führt zum Widerruf der Betriebserlaubnis oder zum Widerruf der Approbation. Wird die Betriebserlaubnis widerrufen, ist weiterhin auch Raum für ein Berufsgerichtsverfahren; dabei ist der dadurch zu erfassende berufsrechtliche Überhang dann sowohl an einer vorangegangenen Strafe durch die staatliche Justiz als auch am Verlust der Betriebserlaubnis zu messen. Wird die Approbation entzogen, entfallen berufsgerichtliche Maßnahmen, weil der Betroffene nicht mehr Kammermitglied ist.

Aufbau der Berufsgerichte

Das Kammergesetz regelt die Gerichtsverfassung und das Verfahren bei den Berufsgerichten. Die für den Apotheker zuständigen Berufsgerichte sind in aller Regel bei den staatlichen Gerichten angesiedelt, in Bayern z. B. bei den Strafsenaten der Oberlandesgerichte, in den meisten Ländern bei den Verwaltungsgerichten. In Niedersachsen und Baden-Württemberg sind sie selbstständig.

In Bayern sind als erste Instanz Berufsgerichte bei den Oberlandesgerichten München und Nürnberg errichtet. Jedes dieser Gerichte ist mit einem hauptamtlichen Richter als Vorsitzendem und zwei Apothekern als ehrenamtlichen Beisitzern besetzt. Berufungsinstanz ist das Landesberufsgericht beim Bayerischen Obersten Landesgericht mit drei Berufsrichtern und zwei Apothekern als ehrenamtlichen Richtern (Stand 2004). Es gilt der Grundsatz, dass der Vorsitzende ein Berufsrichter ist oder zumindest die Voraussetzung für die Ausübung des Richteramtes erfüllen muss, während die Beisitzer Angehörige des Berufsstandes sind. Hauptamtliche wie ehrenamtliche Richter der Berufsgerichte sind unterschiedslos unabhängig und nur Recht und Gesetz unterworfen. Sie sind bei jeder Entscheidung gleichgewichtig stimmberechtigt. Die Ansiedlung der zweiten Instanz und die Besetzung mit haupt- und ehrenamtlichen Richtern ist in den Bundesländern unterschiedlich geregelt.

Berufsgerichtliche Maßnahmen

Nach dem bayerischen Kammergesetz kann das Berufsgericht folgende Maßnahmen, zum Teil auch nebeneinander, aussprechen:

- ☐ Verweis
- ☐ Geldbuße bis zu fünfzigtausend Euro
- ☐ Entziehung der Mitgliedschaft in Organen der Berufsvertretung
- ☐ Entziehung der Wählbarkeit in Organe der Berufsvertretung bis zur Dauer von fünf Jahren
- ☐ Ausschluss aus der Berufsvertretung, wenn die Mitgliedschaft freiwillig ist

In manchen Bundesländern kann das Berufsgericht als weitestgehende Maßnahme die Unwürdigkeit zur Berufsausübung feststellen. Diese Feststellung hat zur Folge, dass die Aufsichtsbehörde zu prüfen hat, ob die Approbation entzogen werden muss.

Verfahren vor Einleitung eines Berufsgerichtsverfahrens

Das berufsgerichtliche Verfahren wird in aller Regel durch die Landesapothekerkammer eingeleitet. In Bayern kann dies auch die Bezirksregierung beantragen bzw. ein Kammermitglied gegen sich selbst. In einigen Bundesländern, wie z. B. in Baden-Württemberg oder Berlin, besteht ein eigener Kammeranwalt, der ähnlich einem Staatsanwalt den Sachverhalt für die Entscheidung zu ermitteln hat, ob Anklage vor dem Berufsgericht zu erheben ist oder nicht.

In den meisten Bundesländern entscheidet der Kammervorstand, ob Antrag auf ein berufsgerichtliches Verfahren gestellt wird. Bei geringer Schuld und wenn ein berufsgerichtliches Verfahren nicht erforderlich ist, kann in einigen Bundesländern der Kammervorstand statt der Einleitung eines derartigen Verfahrens eine Rüge aussprechen, die in einigen Kammern mit einem Ordnungsgeld verbunden sein kann. Sie ist die geringste berufsrechtliche Maßnahme. Das Mitglied kann gegen die Rüge Einspruch einlegen, über den ein eigener Ausschuss der Delegiertenversammlung oder der Vorstand entscheidet. Weisen diese den Einspruch ganz oder teilweise zurück, so kann das Mitglied Antrag auf Entscheidung durch das Berufsgericht stellen. Ähnlich kann in Baden-Württemberg der Kammeranwalt bei geringer Schuld Entscheidungen im nicht-förmlichen Verfahren beantragen, die das Berufsgericht dann ohne mündliche Verhandlung fällt. Dagegen kann der Beteiligte Antrag auf Durchführung einer Hauptverhandlung stellen.

Berufsgerichtsverfahren

Der Vorsitzende des Berufsgerichts kann zunächst den Antrag auf Durchführung des berufsgerichtlichen Verfahrens zurückweisen, wenn er unzulässig oder offensichtlich unbegründet ist. Dagegen kann der Antragsteller die Beschlussfassung durch das gesamte Gericht verlangen. Hält das Berufsgericht weitere Ermittlungen für erforderlich, so beauftragt es einen Untersuchungsführer mit der Durchführung eines Untersuchungsverfahrens. Liegt eine Verletzung der Berufspflichten nicht nachweisbar vor, so stellt das Gericht das Verfahren ein. Bei hinreichenden Anhaltspunkten für eine Berufspflichtverletzung eröffnet es das Verfahren durch Eröffnungsbeschluss und führt eine Hauptverhandlung durch. Bei leichteren Fällen kann es in einigen Bundesländern auch ohne Eröffnungsbeschluss und ohne Hauptverhandlung auf Verweis oder Geldbuße in begrenzter Höhe im abgekürzten Verfahren erkennen oder – wie z. B. in Bayern – das Verfahren gegen Auflage einer Geldzahlung, u. U. auch in beträchtlicher Höhe, zugunsten soziale Einrichtungen der Kammer einstellen. Eine Hauptverhandlung endet mit der Verkündung des Urteils. Dagegen ist die Berufung zum Landesberufsgericht zulässig, das in zweiter und letzter Instanz entscheidet. Ein Beschuldigter kann sich in jeder Lage des Verfahrens eines Rechtsanwaltes oder eines Mitgliedes der Delegiertenversammlung als Verteidiger bzw. Beistand bedienen.

Apothekerversorgungswerke

Wichtiges Element der Selbstverwaltung der freien Berufe sind die berufsständischen Versorgungswerke (die Versorgungswerke sind im Allgemeinen über die Apothekerkammern zu erreichen, s. S. 845; einzige Ausnahme: Bayerische Apothekerversorgung, Arabellastraße 31, 81925 München), die mittlerweile bei jeder Apothekerkammer bestehen. Sie übernehmen hier anstelle des Staates unter Bildung von Solidargemeinschaften die soziale Absicherung für Invalidität und Alter der Berufsangehörigen sowie die Versorgung ihrer Hinterbliebenen.

Für die Versorgungswerke gilt Mitglieds- und Beitragspflicht. Der jeweilige Landesgesetzgeber hat dazu die gesetzliche Grundlage geschaffen. In den meisten Ländern findet sich die entsprechende Ermächtigung im Kammergesetz. Im süddeutschen Raum gilt eine Besonderheit:

Die Bayerische Apothekerversorgung beruht auf einem eigenen Gesetz, dem Bayerischen Versorgungsgesetz. Der Bayerischen Apothekerversorgung haben sich die Länder Rheinland-Pfalz, Baden-Württemberg und Saarland angeschlossen. Dazu wurden zwischen den Landesregierungen Staatsverträge abgeschlossen, die Gesetzescharakter haben. Für diese Länder besteht also ein einheitliches Versorgungswerk, das wie zahlreiche weitere berufsständische Versorgungswerke anderer Freier Berufe von der Bayerischen Versorgungskammer verwaltet wird. Eine ähnliche Verbindung besteht zwischen Niedersachsen, Hamburg und Sachsen-Anhalt. Dort sind die Berufsangehörigen der Apothekerkammern Hamburg und Sachsen-Anhalt in das Versorgungswerk der Apothekerkammer Niedersachsen aufgenommen worden. Die Apothekerkammern der Länder Sachsen und Thüringen haben aufgrund entsprechender Ermächtigungen in den Kammergesetzen ein gemeinsames Sächsisch-Thüringisches Apothekerversorgungswerk geschaffen. Die Mitglieder der Apothekerkammer Bremen gehören dem Versorgungswerk Westfalen-Lippe an, die Mitglieder der Apothekerkammer Brandenburg dem Versorgungswerk der Apothekerkammer Berlin.

Der Bundesgesetzgeber hat den Angehörigen der Freien Berufe im Angestelltenverhältnis die Möglichkeit eingeräumt, sich von der Angestelltenversicherung zugunsten ihres berufsständischen Versorgungswerkes befreien zu lassen. Anstelle der Angestelltenversicherung gehören die nichtselbstständigen Apotheker, später dann auch als Selbstständige, der Apothekerversorgung als Mitglied an. Diese wird jedoch dadurch nicht Teil der staatlichen Sozialversicherung, sondern bleibt eine berufsständische, selbstverwaltete Einrichtung eigener Art im gegliederten System der sozialen Sicherung in der Bundesrepublik Deutschland.

Mitglieds-, Beitrags- und Leistungsrecht regeln die Satzungen der Apothekerversorgungswerke, die durch die mit Apothekern besetzten Organe des Versorgungswerkes erlassen werden. In diesen Satzungen können die spezifischen Belange des Berufsstandes berücksichtigt und dadurch Sachnähe, interessengerechte Flexibilität und Effektivität erreicht werden. Die Versorgungswerke haben untereinander Abkommen getroffen, die für das einzelne Mitglied Kontinuität beim Aufbau seiner Versorgungsanwartschaft auch dann sicherstellen, wenn er seine Berufstätigkeit von einem in das andere Bundesland verlegt. Gemeinsames Beratungsgremium ist die **„Ständige Konferenz der Apothekerversorgungswerke“** (Geschäftsstelle bei der Bayerischen Apothekerversorgung, Anschrift s. o., zur berufs- und länderübergreifenden Organisation der Arbeitsgemeinschaft berufsständischer Versorgungswerke s. S. 862).

Apothekerverbände

Die Anschriften sämtlicher Apothekerverbände sind nachstehend aufgelistet:

- ☐ Landesapothekerverband Baden-Württemberg e. V., Hölderlinstraße 12, 70174 Stuttgart,
- ☐ BAV Bayerischer Apothekerverband e. V., Maria-Theresia-Straße 28, 81675 München,
- ☐ Berliner Apotheker-Verein/ Apotheker-Verband Berlin (BAV) e. V., Carmerstraße 3, 10623 Berlin,
- ☐ Apothekerverband Brandenburg e. V., Am Buchhorst 18, 14478 Potsdam,
- ☐ Bremer Apothekerverein e. V., Bürgermeister-Smidt-Straße 16, 28195 Bremen,
- ☐ Hamburger Apothekerverein e. V., Alte Rabenstraße 11 a, 20148 Hamburg,
- ☐ Hessischer Apothekerverband e. V., Am Leonhardsbrunn 13, 60487 Frankfurt,
- ☐ Apothekerverband Mecklenburg-Vorpommern e. V., Wismarsche Straße 304, 19055 Schwerin,
- ☐ Landesapothekerverband Niedersachsen e. V., Rendsburger Straße 24, 30659 Hannover,
- ☐ Apothekerverband Nordrhein e. V., Tersteegenstr. 12, 40474 Düsseldorf,
- ☐ Apothekerverband Rheinland-Pfalz e. V., Weißliliengasse 3, 55116 Mainz,
- ☐ Saarländischer Apothekerverein e. V., Zähringer Straße 5, 66119 Saarbrücken,
- ☐ Landesapothekerverein Sachsen-Anhalt e. V., Doctor-Eisenbart-Ring 2, 39120 Magdeburg,
- ☐ Sächsischer Apothekerverband e. V., Thomaskirchhof 12, 04109 Leipzig,
- ☐ Apothekerverein Schleswig-Holstein e. V., Steekberg 11, 24107 Kiel,
- ☐ Thüringer Apothekerverband e. V., Thälmannstraße 6, 99085 Erfurt,
- ☐ Apothekerverband Westfalen-Lippe e. V., Bismarckallee 25, 48151 Münster.

Die Landesapothekerverbände sind freiwillige Zusammenschlüsse von Apothekern, die sich ihre Aufgaben selbst stellen. Die Rechtsverhältnisse der Vereinsmitglieder zueinander und nach außen richten sich nach dem allgemeinen Vereinsrecht. Es gibt 17 Landesapothekerverbände, denen die weit überwiegende Mehrheit der Apothekenleiter der Bundesrepublik Deutschland angehört. Die Verbandsversammlungen sind ein wichtiges Forum der fachlichen oder berufspolitischen Willensbildung der Berufsangehörigen.

Aufgaben der Landesapothekerverbände

Die Landesapothekerverbände verfolgen in erster Linie die Aufgaben:

- ☐ Förderung der wirtschaftlichen Belange des Apothekerstandes
- ☐ Betriebswirtschaftliche Beratung
- ☐ Abschlüsse der Arzneilieferverträge mit den Verbänden der gesetzlichen Krankenkassen (s. S. 831)
- ☐ Öffentlichkeitsarbeit
- ☐ Beratung und Vertretung der Mitglieder in tarif- und arbeitsrechtlichen Fragen
- ☐ Ggf. Mitwirkung beim Abschluss des Tarifvertrages
- ☐ Wirtschaftliche Fortbildung

Andere Zusammenschlüsse in Vereinsform

Neben den Landesapothekerverbänden gibt es andere vereinsmäßig organisierte Apothekergruppen, die sich zum Teil umfassende verbandspolitische Aufgaben gegeben haben, zum Teil nur bestimmte, z. B. auf spezifische Interessenlage bezogene Ziele verfolgen. Hierzu gehören z. B. der BVDA (Bundesverband Deutscher Apotheker e. V.), das Forum Leipzig, der Verband demokratischer Apothekerinnen und Apotheker, der Verband der Pharmazeutinnen, BAA (Bundesverband Aktiver Apotheker). Zu weiteren Organisationen, wie ADEXA Bundesverband der Angestellten in Apotheken, ADKA – Bundesverband Deutscher Krankenhausapotheken e. V., s. S. 861.

13.2.3 Organisationen und Einrichtungen auf Bundesebene

Apothekerkammern haben ihren gesetzlich vorgegebenen, auf die Landesebene begrenzten Auftrag. Zusammenschlüsse derartiger Körperschaften des öffentlichen Rechts auf Bundesebene sind mit entsprechender Ermächtigung im Kammergesetz möglich. Der entsprechende Passus im bayerischen Kammergesetz lautet: „Zur Wahrnehmung der die deutsche Apothekerschaft berührenden gemeinsamen Berufs- und Standesfragen ist die Landesapothekerkammer berechtigt, sich mit den außerbayerischen Landesorganisationen der Apotheker zu Arbeitsgemeinschaften zusammenzuschließen“.

Spitzenorganisation der deutschen Apotheken ist die **ABDA – Bundesvereinigung Deutscher Apo-**

thekerverbände. Ihre Mitglieder sind die 34 Landesorganisationen Kammern und Verbände. Innerhalb der ABDA haben sich die 17 Kammern und 17 Verbände je zu einer Organisation, der **Bundesapothekerkammer** und dem **Deutschen Apothekerverband**, zusammengeschlossen.

Bundesapothekerkammer

Die 17 Landesapothekerkammern haben sich zur **Arbeitsgemeinschaft deutscher Apothekerkammern – Bundesapothekerkammer (BAK)** zusammengeschlossen. Aufgabe der BAK ist es, den Erfahrungs- und Meinungsaustausch unter den Apothekerkammern zu pflegen, einheitliche Grundsätze für den Aufgaben- und Arbeitsbereich der Apothekerkammern zu entwickeln sowie in allen Angelegenheiten von allgemeiner, über den Bereich einer Apothekerkammer hinausgehender Bedeutung mit anderen staatlichen und nichtstaatlichen Stellen und Verbänden Verbindung zu halten. Weitere wichtige Aufgabe der BAK ist die Organisation internationaler und bundesweiter Fortbildungsveranstaltungen, wie die internationalen Kongresse in Meran und Davos. Die wissenschaftliche Organisation dieser Kongresse liegt in Händen des „Wissenschaftlichen Beirates der Bundesapothekerkammer".

Rechtlich ist die BAK ein Gebilde des bürgerlichen Rechts, also ohne Mitwirkung des Staates. Diesem Charakter entsprechend hat sie auch gegenüber den einzelnen Landesapothekerkammern keine Weisungsbefugnis. Organe der BAK sind die Mitgliederversammlung, deren Stimmverteilung der Mitgliederstärke der Apothekerkammern entspricht, sowie ein fünfköpfiger Vorstand. Dieser Vorstand gehört darüber hinaus dem Geschäftsführenden Vorstand der ABDA an.

Für besondere Verdienste um die Pharmazie, insbesondere auf dem Gebiet der Aus-, Fort- und Weiterbildung, wird von den Präsidenten der Apothekerkammern die 1949 zu Ehren von Pharmazierat Max Lesmüller, München, gestiftete Lesmüller-Medaille verliehen.

Deutscher Apothekerverband

Mitglieder des Deutschen Apothekerverbandes (DAV) sind wie bei der Bundesapothekerkammer nicht einzelne Apotheker, sondern die 17 Landesapothekerverbände.

Wie die einzelnen Landesapothekerverbände hat der DAV die Aufgabe, die wirtschaftlichen und gesellschaftlichen Interessen der Apothekerschaft, insbesondere der öffentlichen Apotheken zu wahren und zu fördern. Der DAV schließt bundeseinheitliche Arzneilieferverträge mit den entsprechenden Krankenkassenverbänden und sonstige Vereinbarungen ab, nach dem Fünften Buch Sozialgesetzbuch (SGB V) ist er die maßgebliche Spitzenorganisation der Apothekerschaft und Vertragspartner beim Abschluss der sog. Rahmenverträge. Der DAV führt Maßnahmen auf den Gebieten der Gemeinschaftswerbung und Öffentlichkeitsarbeit durch, fördert die betriebliche Rationalisierung und betriebswirtschaftliche Beratung der öffentlichen Apotheken. Im Sinne dieser allgemeinen Aufgaben wird vom DAV jährlich eine Wirtschaftstagung organisiert.

Organe des DAV sind die Mitgliederversammlung, deren Stimmenverteilung neben Grundstimmen der Mitgliederstärke der Apothekerverbände entspricht, sowie der Vorstand, der aus allen 17 Vorsitzenden der Landesapothekerverbände bzw. -vereine besteht. Darüber hinaus wählt die Mitgliederversammlung des DAV aus dem Kreis der Vorstandsmitglieder der Mitgliedsorganisationen den Vorsitzenden, den stellvertretenden Vorsitzenden und drei Beisitzer als fünfköpfigen Geschäftsführenden DAV-Vorstand, der darüber hinaus dem Geschäftsführenden Vorstand der ABDA angehört.

Der DAV ist Inhaber des „Apotheken-A", das als Verbandszeichen im Sinne eines Warenzeichens eingetragen ist (Abb. 13.2-1). Dieses **Wahrzeichen** der deutschen Apotheke hat sich zu einem der bekanntesten Markenzeichen entwickelt. Es muss in der eingetragenen, geschützten Form verwendet werden. Es darf von allen Apothekern, die Mitglied eines Landesapothekerverbandes sind, darüber hinaus nur mit Genehmigung des DAV genutzt werden.

Abb. 13.2-1: Verbandszeichen des Deutschen Apothekerverbandes (DAV)

ABDA – Bundesvereinigung Deutscher Apothekerverbände

Die ABDA – Bundesvereinigung Deutscher Apothekerverbände ist die Spitzenorganisation der deutschen Apothekerschaft (Abb. 13.2-2). Sie wurde 1950 ursprünglich unter der Bezeichnung „Arbeitsgemeinschaft der Berufsvertretungen Deutscher Apotheker" gegründet. Auch aus der neuen Namensgebung wird deutlich, dass es sich um einen Verband der Verbände handelt, also keine Mitgliedschaften einzelner Apotheker bestehen. Ihre demokratische Legitimation erhält die ABDA durch die direkten Wahlen in den Ländern zu den jeweiligen Kammer- bzw. Verbandsorganen. Die ABDA hat, ebenso wie die BAK und der DAV und andere Apothekerorganisationen, ihren Sitz im Deutschen Apothekerhaus, Jägerstraße 49/50, 10117 Berlin, Postfach 08 04 63, 10004 Berlin.

Aufgabe der ABDA ist es, die gemeinsamen Interessen der in ihr zusammengeschlossenen Apothekerkammern und -verbände zu wahren und zu fördern. Die jeweils eigene Zuständigkeit der Apothekerkammern und -verbände sowie diejenigen der BAK und der DAV werden durch die Zugehörigkeit zur ABDA nicht beschränkt.

Zur Erreichung ihrer Ziele übernimmt es die ABDA, insbesondere im Rahmen bestehender Gesetze

- ☐ das Zusammengehörigkeitsgefühl aller deutschen Apotheker wachzuhalten und zu pflegen,
- ☐ den Meinungs- und Erfahrungsaustausch zwischen den Mitgliedsorganisationen zu vermitteln, sie zu beraten und über alle für den Apotheker wichtigen Vorgänge auf dem Gebiet des Gesundheitswesens, des Arzneimittelwesens, des wirtschaftlichen und sozialen Lebens zu unterrichten,
- ☐ auf möglichst einheitliche Grundsätze für die Tätigkeit des Apothekers, das Apothekenwesen und den Arzneimittelverkehr sowie für die Beziehungen der Apotheken zu den Trägern der Sozialversicherung hinzuwirken,
- ☐ in allen Angelegenheiten von allgemeiner, über den Bereich einer Mitgliedsorganisation hinausgehender Bedeutung mit Behörden, Körperschaften, Vereinigungen, Einrichtungen und sonstigen Stellen, welche mit Fragen der Arzneimittelversorgung zu tun haben, zu verhandeln,
- ☐ Beziehungen zur wissenschaftlichen Pharmazie und zu pharmazeutischen Organisationen des Auslands herzustellen und zu pflegen und
- ☐ den Deutschen Apothekertag vorzubereiten und durchzuführen.

Alle verbandspolitischen und sonstigen Aktivitäten der ABDA sowie der BAK und des DAV sind aus den jährlichen umfangreichen ABDA-Berichten ersichtlich, die in der Pharmazeutischen Zeitung veröffentlicht werden. Dieser Bericht verdeutlicht vor allem auch das weite Arbeitsspektrum an Sach- und Fachaufgaben, das laufend von gewählten Apothekerinnen und Apothekern in den Kommissionen und Ausschüssen der ABDA, z. B. Haushaltsausschuss, PR-Ausschuss, Arzneimittelkommission der Deutschen Apotheker, Deutscher Arzneimittel Codex, der BAK, z. B. Wissenschaftlicher Beirat, Arbeitsgruppe Weiterbildung, mit Fachkommissionen Offizin-Pharmazie, Klinische Pharmazie, Pharmazeutische Technologie, Pharmazeutische Analytik, Arzneimittelinformation, Toxikologie und Ökologie, Arbeitsgruppe Qualitätssicherung oder des DAV, z. B. Vertragsausschuss, Verhandlungs-, Technische Kommissionen zu Rahmenverträgen, Hilfstaxe, Hilfsmittelpreisen, Arbeitsgemeinschaft DAV/Apothekenrechenzentren, in Zusammenarbeit mit der ABDA-Geschäftsführung bewältigt wird.

Die **Organe der ABDA** sind

- ☐ die Hauptversammlung,
- ☐ die Mitgliederversammlung,
- ☐ der Gesamtvorstand und
- ☐ der Geschäftsführende Vorstand.

Die **ABDA-Hauptversammlung** der deutschen Apothekerinnen und Apotheker dient der berufspolitischen Willensbildung. Ihre Beschlüsse sind für das Handeln der ABDA und ihrer Organe verpflichtend, soweit nicht die ausschließliche Zuständigkeit der Mitgliederversammlung gegeben ist. An jedem Apothekertag findet eine Hauptversammlung statt, die vom ABDA-Präsidenten einberufen wird. Die Beschlussfassung obliegt den Delegierten, die von den Mitgliedsorganisationen in eigener Zuständigkeit bestellt werden. Auf je 200 Mitglieder innerhalb eines Kammerbereichs entfällt ein Delegierter. Apothekerkammer und -verband teilen die zu entsendenden Delegierten wiederum in eigener Zuständigkeit auf. Die Häfte der Delegierten der Apothekerkammern sollen nichtselbstständige Apothekerinnen oder Apotheker sein.

Die **Mitgliederversammlung** entscheidet als das oberste ABDA-Organ in allen wichtigen Fragen. Insbesondere berät und beschließt sie über die Satzung, die Geschäftsordnung der Mitglieder- und Hauptversammlung, über die Wahl, Entlastung und Abberufung von Mitgliedern des Geschäftsführenden Vorstandes und den von der ABDA-Mitgliederversammlung gewählten Mitgliedern des Gesamtvorstandes, über den Haushaltsplan sowie über rechtsgeschäftliche und sonstige rechtliche Verpflichtungen der ABDA, soweit diese nicht in die Zuständigkeit des Gesamtvorstandes oder des Geschäftsführenden Vorstandes fallen. Die Stimmverteilung in der Mitgliederversammlung sieht neben Grundstimmen für jede Mitgliedsorganisation weitere Stimmen je Kammerbereich entsprechend der Mitgliederstärke der jeweiligen Landesapothekerkammern vor.

Der **ABDA-Gesamtvorstand** berät und entscheidet in allen berufspolitischen Angelegenheiten, soweit sie nicht der Mitgliederversammlung vorbehalten sind oder diese im Einzelfall anders entscheidet. Er beschließt insbesondere die Ziele und die Richtlinien der verbandspolitischen Arbeit. Dem Gesamtvorstand gehören die Präsidenten der 17 Landesapothekerkammern, die Vorsitzenden der 17 Landesapothekerverbände sowie die Mitglieder des Geschäftsführenden Vorstandes an. Dazu wählt die Mitgliederversammlung zwei weitere nichtselbstständig tätige Apotheker als Mitglieder in den Gesamtvorstand, von denen jeweils einer als Krankenhausapotheker bzw. als Industrieapotheker tätig sein soll.

Der **Geschäftsführende Vorstand** führt die Geschäfte des ABDA. Er bedient sich dabei der Geschäftsstelle nach Maßgabe einer Geschäftsanweisung. Seine Aufgabe ist es insbesondere, die Beschlüsse der anderen Organe durchzuführen sowie den Apothekertag zu organisieren. Der Geschäftsführende Vorstand besteht aus 13 Personen. Ihm gehören an der ABDA-Präsident, der Vizepräsident sowie ein weiteres Mitglied, das den Apothekerberuf in nichtselbstständiger Stellung ausübt. Diese drei Mitglieder werden von der Mitgliederversammlung gewählt; der Vizepräsident, sofern der ABDA-Präsident von den Kammern gestellt wird, ist als Vertreter der Verbände zu wählen und umgekehrt. Darüber hinaus gehören dem Geschäftsführenden Vorstand die Mitglieder des Vorstandes der Bundesapothekerkammer und des Geschäftsführenden Vorstandes des Deutschen Apothekerverbandes e. V. an.

Für besondere Verdienste um die Apothekerschaft verleiht der ABDA-Vorstand die Ehrenmedaille der Deutschen Apotheker Hans-Meyer-Medaille sowie die Ehrennadel der Deutschen Apotheker.

Die **Geschäftsstelle** der ABDA wird von einem Hauptgeschäftsführer geleitet und ist in fünf Geschäftsbereiche gegliedert, denen jeweils ein Geschäftsführer vorsteht.

- ☐ Pharmazie
- ☐ Wirtschaft und Soziales
- ☐ Apotheken-, Arzneimittel- und Berufsrecht
- ☐ Wirtschafts- und Vertragsrecht, Personalangelegenheiten
- ☐ Finanzen, Personalverwaltung, Verwaltung

Wissenschaftliche Institutionen der Apotheker

Zentrum für Arzneimittelinformation und Pharmazeutische Praxis

Das Zentrum für Arzneimittelinformation und Pharmazeutische Praxis (ZAPP) der ABDA wurde mit der Aufgabe eingerichtet, wissenschaftlich vergleichende und für die Praxis verwertbare unabhängige Arzneimittelinformationen zu dokumentieren, aufzubereiten und zu erstellen. In zahlreichen Publikationen in der Fachpresse (Pharmazeutische Zeitung u. a.) werden (neue) Arzneistoffe monographieartig vorgestellt und bewertet. Das ZAPP verfügt über eine im Laufe von 15 Jahren auf mehr als 70 000 Artikel angewachsene Literaturdatenbank. Ein besonderes Interesse im Aufgabenbereich des ZAPP obliegt der Beratungsfunktion des Apothekers. Dem Apotheker soll über Fortbildungs- und Weiterbildungsveranstaltungen, an denen sich das ZAPP beteiligt, aber vor allem auch anhand der erarbeiteten „Materialien", wie z. B. Publikationen, Bücher, Gutachten, Stellungnahmen, das Handwerkszeug zur optimalen therapiebegleitenden Betreuung und Beratung des Patienten vermittelt werden. Das ZAPP ist auf Bundesebene verantwortlich für Projekte sowie Aktivitäten im Bereich „Pharmazeutische Betreuung" (Pharmaceutical Care) sowie Kooperation Arzt/Apotheker.

Arzneimittelkommission der Deutschen Apotheker

Die Arzneimittelkommission der Deutschen Apotheker (AMK) ist als Kommission der ABDA eingerichtet, sie hat ihren Sitz im Apothekerhaus (Carl-Mannich-Straße 26, 65760 Eschborn, Postfach 57 22, 65732 Eschborn, E-Mail: amk@abda.aponet.de. Ihre ehrenamtlich tätigen Mitglieder werden aus den wichtigsten pharmazeutischen Fachgebieten durch die ABDA berufen. Die Apothekerschaft hat sich mit der AMK eine Einrichtung geschaffen, die weitgehend in Eigeninitiative einen Beitrag zur Sicherung der Qualität und Unbedenklichkeit der Arzneimittel leistet.

Aufgrund seines Berufsbildes sowie der ihm zugewiesenen öffentlichen Aufgabe, die Bevölkerung

Abb. 13.2-2: Übersicht über den satzungsgemäßen Aufbau der ADBA – Bundesvereinigung Deutscher Apothekerverbände, der gesetzlichen Bundesvertretungen (Apothekerkammern) und der auf freiwilliger Mitgliedschaft beruhenden Landesapothekerverbände. ▶

[1] Der Geschäftsführende Vorstand besteht aus 13 Personen; 3 (△) Vorstandsmitglieder werden von der ABDA-Mitgliederversammlung gewählt; ferner gehören dem Vorstand die (☐) BAK-Vorstandsmitglieder und die (○) Mitglieder des Geschäftsführenden DAV-Vorstandes an.

[2] Bestehend aus den 17 Verbandsvorsitzenden, aus deren Kreis die 5 (○) geschäftsführenden Vorstandsmitglieder gewählt werden.

[3] Dem Gesamtvorstand gehören noch zwei weitere, von der Mitgliederversammlung gewählte, nicht selbstständig tätige Apotheker als Mitglieder an, von denen jeweils einer als Krankenhaus- bzw. als Industrieapotheker tätig sein soll.

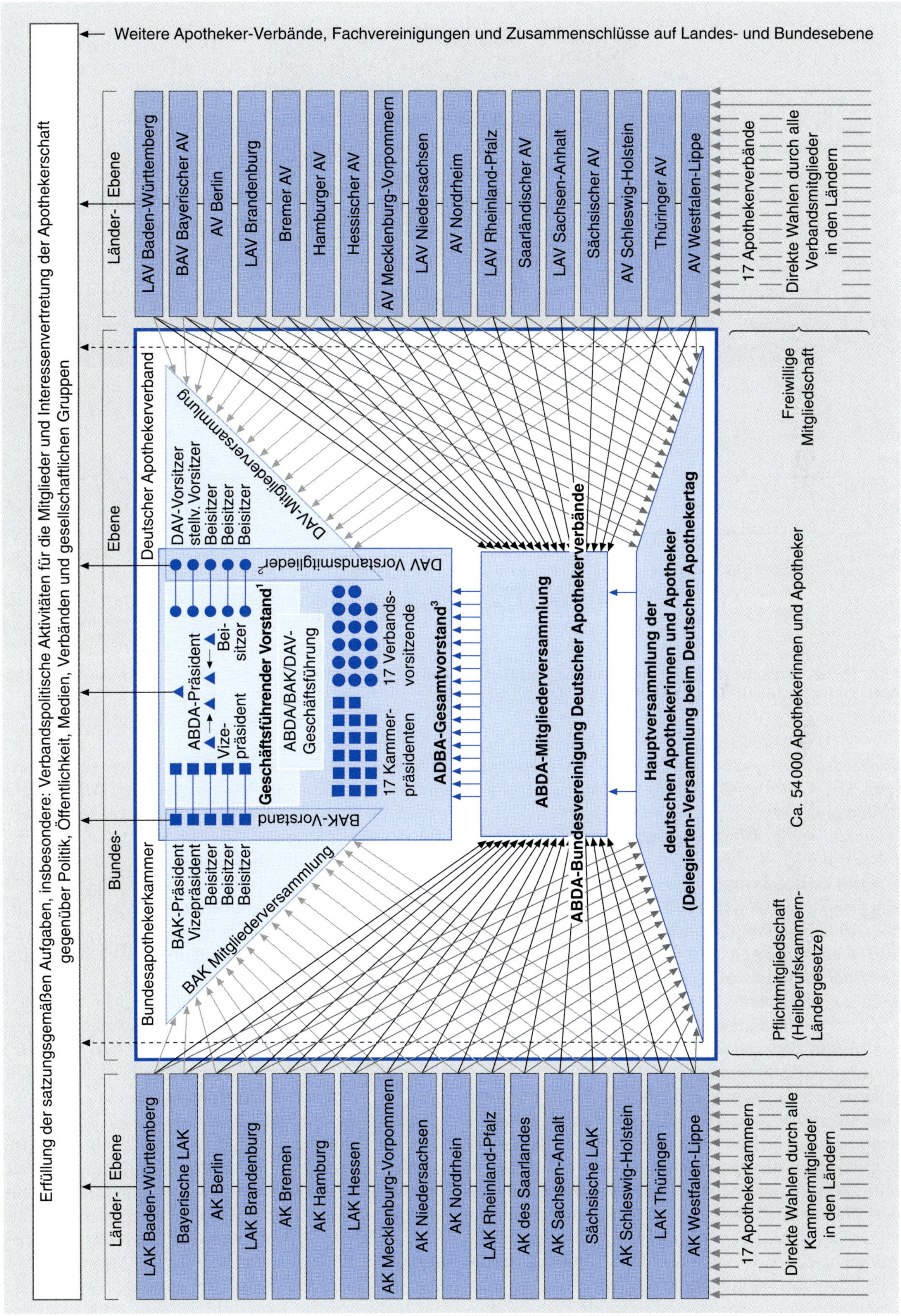

Erfüllung der satzungsgemäßen Aufgaben, insbesondere: Verbandspolitische Aktivitäten für die Mitglieder und Interessenvertretung der Apothekerschaft gegenüber Politik, Öffentlichkeit, Medien, Verbänden und gesellschaftlichen Gruppen
Weitere Apotheker-Verbände, Fachvereinigungen und Zusammenschlüsse auf Landes- und Bundesebene
Länder- Ebene
Bundes- Ebene
Länder- Ebene
LAK Baden-Württemberg
Bayerische LAK
AK Berlin
LAK Brandenburg
AK Bremen
AK Hamburg
LAK Hessen
AK Mecklenburg-Vorpommern
AK Niedersachsen
AK Nordrhein
LAK Rheinland-Pfalz
AK des Saarlandes
AK Sachsen-Anhalt
Sächsische LAK
AK Schleswig-Holstein
LAK Thüringen
AK Westfalen-Lippe
LAV Baden-Württemberg
BAV Bayerischer AV
AV Berlin
LAV Brandenburg
Bremer AV
Hamburger AV
Hessischer AV
AV Mecklenburg-Vorpommern
LAV Niedersachsen
AV Nordrheim
LAV Rheinland-Pfalz
Saarländischer AV
LAV Sachsen-Anhalt
Sächsischer AV
AV Schleswig-Holstein
Thüringer AV
AV Westfalen-Lippe
Bundesapothekerkammer
BAK-Präsident
Vizepräsident
Beisitzer
Beisitzer
Beisitzer
BAK Mitgliederversammlung
BAK-Vorstand
Deutscher Apothekerverband
DAV-Vorsitzer
stellv. Vorsitzer
Beisitzer
Beisitzer
Beisitzer
DAV-Mitgliederversammlung
DAV Vorstandsmitglieder²
ABDA-Präsident
Vize-präsident
Bei-sitzer
Geschäftsführender Vorstand¹
ABDA/BAK/DAV-Geschäftsführung
17 Kammer-präsidenten
17 Verbands-vorsitzende
ADBA-Gesamtvorstand³
ABDA-Mitgliederversammlung
ABDA-Bundesvereinigung Deutscher Apothekerverbände
Hauptversammlung der deutschen Apothekerinnen und Apotheker
(Delegierten-Versammlung beim Deutschen Apothekertag
17 Apothekerkammern
Direkte Wahlen durch alle Kammermitglieder in den Ländern
Pflichtmitgliedschaft (Heilberufskammern-Ländergesetze)
Ca. 54 000 Apothekerinnen und Apotheker
Freiwillige Mitgliedschaft
17 Apothekerverbände
Direkte Wahlen durch alle Verbandsmitglieder in den Ländern

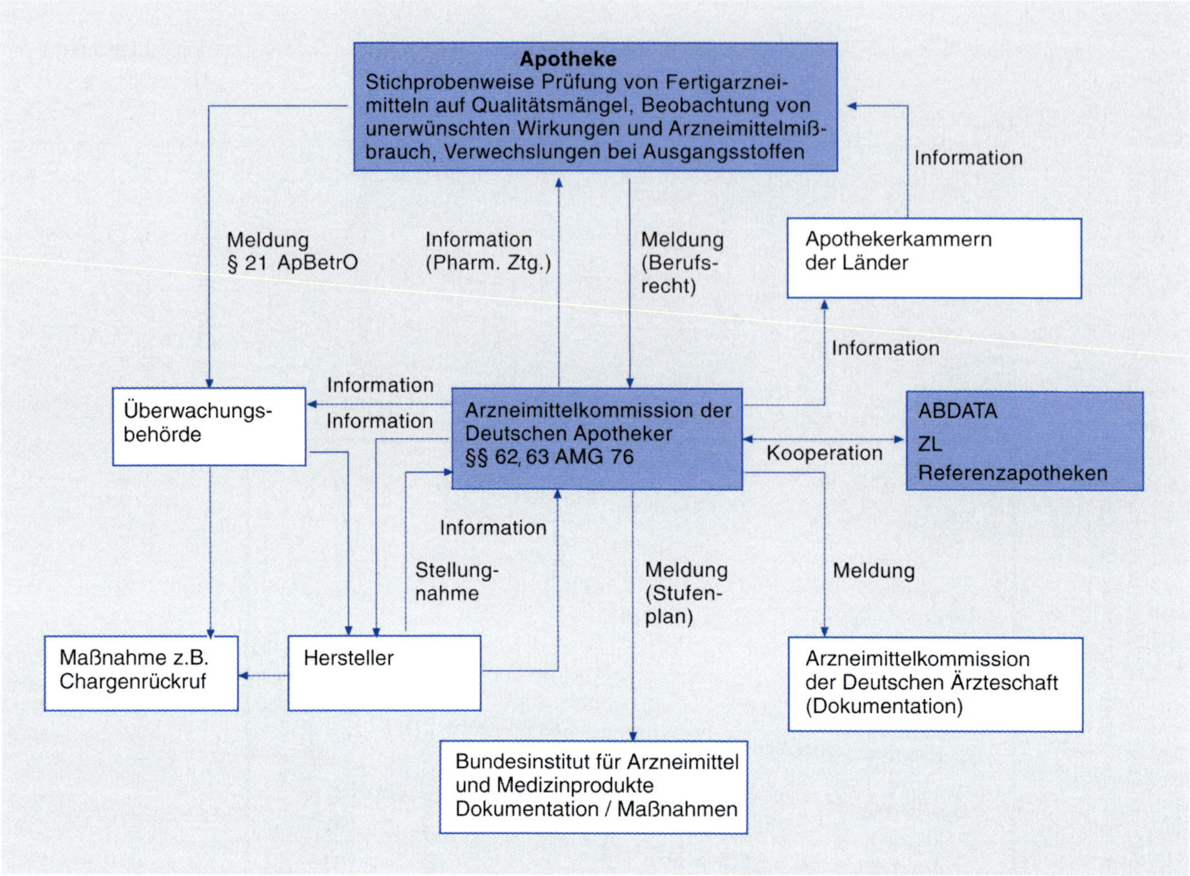

Abb. 13.2-3: Arzneimittelsicherheit und Stufenplan: Informationsübermittlung zwischen Apotheken und der AMK zu Behörden und Herstellern

ordnungsgemäß mit Arzneimitteln zu versorgen (§§ 1 BApO u. ApoG, § 21 ApBetrO), ist der Apothekenleiter berufs- und apothekenrechtlich verpflichtet, bei der Ermittlung von Arzneimittelrisiken mitzuwirken.

Vom Bundesinstitut für Arzneimittel und Medizinprodukte in Bonn (BfArM) sind insbesondere Nebenwirkungen, Wechselwirkungen mit anderen Mitteln, Gegenanzeigen und Verfälschungen der Arzneimittel zentral zu erfassen, auszuwerten sowie die nach dem (Gefahren-)Stufenplan (s. S. 486) zu ergreifenden Maßnahmen zu koordinieren. Dabei hat das Institut auch mit den Arzneimittelkommissionen der Heilberufe zusammenzuarbeiten.

Seit ihrer Gründung 1975 ist die AMK und ihre Geschäftsstelle innerhalb der Apothekerorganisationen zuständig für alle Fragen der Arzneimittelsicherheit und für die entsprechende Informationsübermittlung zwischen Behörden und Apotheken in beiden Richtungen (Abb. 13.2-3). Diese im Arzneimittelgesetz (§§ 62, 63) und im Stufenplan festgelegten Aufgaben der AMK umfassen die Sammlung, Dokumentation und Weiterleitung der Berichte über Arzneimittelrisiken sowie die Information der Apothekerschaft über behördliche Maßnahmen zur Arzneimittelsicherheit. Der Vorsitzende der AMK wirkt daher auch als so genannter „Stufenplanbeteiligter" bei der Ermittlung und Abwehr der Arzneimittelrisiken mit und nimmt in dieser Eigenschaft mehrmals im Jahr an den entsprechenden Sitzungen im BfArM teil. Darüber hinaus vertritt er die Apothekerschaft in einer Reihe weiterer Sachverständigenkommissionen, die mittelbar oder unmittelbar mit dem „Risikomanagement" zu tun haben.

Die AMK stellt den Apotheken einen speziellen Berichtsbogen zur Weitergabe beobachteter Arzneimittelrisiken zur Verfügung (s. S. 491, 501). Der Berichtsbogen kann aus dem Internet heruntergeladen werden: www.arzneimittelkommission.info. Es handelt sich um eine pdf-Datei, sodass der Berichtsbogen am Bildschirm online auch ausgefüllt und versandt werden kann. Hierdurch wird dem Apotheker seine berufliche Meldepflicht erleichtert. Unbeschadet der grundsätzlichen Meldepflicht an die zuständige Behörde, z. B. Landratsamt oder Bezirksregierung, ggf. Polizei, gem. § 21 Nr. 3 ApBetrO wirkt die AMK in der Regel als primäre Anlaufstelle („Clearing-Stelle") für alle in den Apotheken erkannten Verdachtsfälle; die AMK veranlasst weitere Untersuchungen im Zentrallaboratorium Deutscher Apotheker e. V. In allen begründeten Verdachtsfällen werden die zuständigen Behörden von der AMK unverzüglich benachrichtigt. Die AMK gibt an das BfArM auch Meldungen aus den Apotheken über vermuteten Arzneimittelmissbrauch weiter. Hierzu führt sie regelmäßig Befragungen bei Referenz-Apotheken durch. Die AMK hat auch die Aufgabe, alle Sicherheitsmaßnahmen und Verfügungen des BfArM auf schnellstem Wege in die Apotheken zu bringen. Dies geschieht regelmäßig über die Pharmazeutische Zeitung und die Deutsche Apotheker Zeitung sowie in besonders eiligen Fällen über ein Schnellinformationssystem mit Hilfe des pharmazeutischen Großhandels und der Apothekerkammern. Solche Meldungen müssen in den Apotheken dokumentiert werden (§ 22 ApBetrO).

Neben den im Arzneimittelgesetz (AMG) und Stufenplan definierten Arbeitsbereichen hat die AMK weitere Aufgaben übernommen, wie z. B. die Unterstützung und wissenschaftliche Beratung des Zentrallaboratoriums Deutscher Apotheker bei der Bearbeitung des **„Neuen Rezeptur-Formulariums (NRF)“.**

Eine wichtige, zusätzlich neue Aufgabe der AMK ist die Aufarbeitung pharmazeutisch-ethischer Grundfragen des Berufsstandes **(„Ethik-Kommission“)**. Hierzu gehören Problemkreise, wie die biotechnische Herstellung von Arzneimitteln, der Vielverbrauch, Missbrauch und die Abhängigkeit von Arzneimitteln, die Problematik der „Pille danach“, Fragen der Drogenpolitik, Substitution oder auch der Tierversuche sowie Grundfragen der Werbung für Arzneimittel. Hervorzuheben ist eine 1996 erarbeitete Stellungnahme „Bedenkliche Arzneimittel“, die mit der Bundesoberbehörde und der Arzneimittelkommission der deutschen Ärzteschaft abgestimmt wurde. Als „Ethik-Kommission“ wird es der AMK sicherlich nicht in allen Fällen möglich sein, für den Berufsstand allgemein akzeptable Richtlinien zu erarbeiten. Jedoch sollte es möglich sein, die wissenschaftlichen Grundlagen soweit transparent aufzuarbeiten, dass der (die) einzelne Apotheker(in) auf dieser Basis sich eine eigene Meinung bilden und verantwortungsvoll entscheiden kann.

Zentrallaboratorium Deutscher Apotheker e. V.

Das Zentrallaboratorium Deutscher Apotheker (ZL) (Carl-Mannich-Straße 20, 65760 Eschborn, Postfach 1369, 65743 Eschborn) wurde als apothekereigenes Unternehmen für Untersuchungen gegründet, die unter Verantwortung des Apothekenleiters auch außerhalb der Apotheke durchgeführt werden können. Die am 1. Juli 1987 in Kraft getretene Apothekenbetriebsordnung eröffnete dem Apotheker nunmehr die Möglichkeit, sich bei der Prüfung der Ausgangsstoffe und Arzneimittel, deren Qualität durch ein Prüfzertifikat nachgewiesen ist, unter Bezug auf diese Analysendaten auf die Feststellung der Identität zu beschränken (§§ 6 und 11 ApBetrO). Unbeschadet dessen verbleibt die Haftung für die Qualität des geprüften Arzneimittels beim Apotheker. Bei der wichtigen Aufgabe einer stichprobenartigen Überprüfung der Prüfzertifikate der Hersteller wird der Apotheker durch das ZL und ZL-Referenzapotheken, diese sind nach regionalen und statistischen Kriterien ausgewählte Apotheken, die für Prüfungsaufgaben mit dem ZL zusammenarbeiten, unterstützt.

Neben der Untersuchung der Fertigarzneimittel, die aus Apotheken bei der AMK beanstandet worden sind, werden auch Untersuchungen der in Apotheken selbst hergestellten Arzneimittel vorgenommen. Laufende ZL-Expertentreffen befassen sich mit aktuellen Spezialproblemen, z. B. der Kontrolle von Arzneidrogen auf Pestizid-Rückstände oder Schwermetallspuren, vergleichende In-vitro-Reihenuntersuchungen, Haltbarkeit von Galenika sowie Defektur- und Rezepturarzneimitteln.

Über die Arbeiten und Tätigkeiten des ZL wird in der Pharmazeutischen Zeitung jeweils in ausführlicher Form berichtet. Die grundlegenden Untersuchungen des ZL zur Bioäquivalenz wirkstoffidentischer Fertigarzneimittel („Generika“) haben weit über den Berufsstand hinaus Beachtung gefunden und werden als unabhängige wissenschaftliche Veröffentlichungen anerkannt. Das ZL trägt damit in einem sehr bedeutenden Maße zum Ansehen des ganzen Apothekerstandes bei. Dem Verein Zentrallaboratorium Deutscher Apotheker e. V. gehören als Mitglieder die Apothekerkammern an. Die Geschäfte führt ein vierköpfiger Vorstand in Zusammenarbeit mit dem Leiter des ZL.

Deutsches Arzneiprüfungsinstitut

Das Deutsche Arzneiprüfungsinstitut (DAPI) wurde im Jahre 1952 unter Federführung der Apothekerschaft, ursprünglich zusammen mit den anderen Heilberufen und dem Bundesverband der Pharmazeutischen Industrie mit Sitz in München gegründet, um Qualitätskontrollen im Arzneimittelmarkt durchzuführen. Diese Gründung, ein Jahrzehnt vor dem ersten Arzneimittelgesetz, wirkte sehr erfolgreich Auswüchsen der Arzneimittelwerbung, der Verbreitung von Schwindelpräparaten sowie der unsachgemäßen Arzneimittelherstellung in Waschküchenbetrieben entgegen. Es war insofern ein herausragendes Beispiel für Selbsthilfe und verantwortungsvolle Selbstverwaltung der Apothekerschaft.

Träger des Instituts ist der Verein Deutsches Arzneiprüfungsinstitut e. V. mit Sitz in Eschborn. Derzeit werden alle ursprünglichen Aufgaben des Deutschen Arzneiprüfungsinstituts vom ZL durchgeführt. Durch eine Änderung der Satzung im Jahre 2000 hat das DAPI neue, im Interesse der Apothekerschaft liegende Aufgaben übernommen. Ihm obliegen nunmehr die wissenschaftliche Bearbeitung aller mit der Prüfung und Bewertung von Arznei- und Gesundheitsmitteln im Zusammenhang stehenden Fragen, Auswertung der Verordnungsdaten, die Unterstützung der Gesundheitsbehörden/Institutionen im Gesundheitswesen auf dem Gebiet der Arzneimittelversorgung und insbesondere die Durchführung von Untersuchungen und Erstellung von Gutachten.

Kommission Deutscher Arzneimittel Codex (DAC)

Seit dem DAB 3 (1891) gibt die Apothekerschaft in eigener Verantwortung so genannte Ergänzungsbücher zum jeweiligen amtlichen Arzneibuch heraus. Hierbei werden wissenschaftliche Regeln für Arzneimittel normiert, die für den Apothekenbetrieb von Bedeutung sind, aber im Arzneibuch keine Aufnahme gefunden haben. Dem Ergänzungsbuch 6. Ausgabe folgte 1972 der DAC, der seither laufend in Ergänzungslieferungen von der ABDA herausgegeben wird und als wissenschaftliches Hilfsmittel nach § 5 ApBetrO in jeder Apotheke vorhanden sein muss. Der DAC wird von den Mitgliedern einer Kommission wissenschaftlich betreut, die durch die ABDA berufen werden.

Förderinitiative Pharmazeutische Betreuung e. V.

Die im Jahr 1997 gegründete Förderinitiative Pharmazeutische Betreuung e. V. (FI) (Carl-Mannich-Straße 26, 65760 Eschborn), ein gemeinnütziger Verein, hat sich zum Ziel gesetzt, die Erarbeitung der wissenschaftlichen Grundlagen und praktischen Umsetzung der Pharmazeutischen Betreuung zu unterstützen, Modellprojekte und Untersuchungen zur Effizienz der Pharmazeutischen Betreuung zu fördern und die Öffentlichkeit für die Pharmazeutische Betreuung zu sensibilisieren. Die Förderinitiative unterstützt entsprechende Projekte und Studien in zweifacher Weise: durch finanzielle Zuwendung oder durch beratende Tätigkeiten und Begutachtung von Projekten, die nicht von der Förderinitiative finanziell unterstützt werden können. Mitglieder der Förderinitiative können sowohl Einzelpersonen als auch Institutionen sein.

Deutsches Apotheken-Museum

Träger des Deutschen Apotheken-Museums ist die 1937 gegründete „Deutsche Apotheken-Museum-Stiftung“ mit Sitz in Berlin. Der Stiftungsvorstand wird von der ABDA berufen. Das Museum befand sich seit 1938 in München; nach Kriegsschäden und einer provisorischen Unterbringung von 1948 an in Bamberg ist es seit 1957 im Ottheinrichsbau des Heidelberger Schlosses untergebracht und in seiner Art einmalig in Deutschland (Museum und Geschäftsstelle: Schloßhof 1, 69117 Heidelberg). Das Museum zeigt neben alten Apothekeneinrichtungen umfangreiche Sammlungen alter Drogen und Arzneibuchpräparate. Es veranschaulicht die Entwicklung der Arzneiversorgung sowie der Funktionen des Apothekerberufes bis zur Gegenwart, zählt inzwischen zu den meist besuchten Privatmuseen in Deutschland und ist ein herausragender Aktivposten der Öffentlichkeitsarbeit der Deutschen Apothekerschaft.

Gesellschaft Deutsches Apotheken-Museum

Zweck und Ziel der Gesellschaft Deutsches Apotheken-Museum e. V. (Maria-Theresia-Straße 28, 81675 München) ist die Förderung der Volksbildung durch Unterstützung bei der Unterhaltung und weiteren Ausgestaltung des Deutschen Apotheken-Museums in Heidelberg. Die Mitgliederversammlung wird vom Vorstand als pharmaziehistorische Tagung alle zwei Jahre veranstaltet. Die Gesellschaft verleiht für besondere Verdienste um das Deutsche Apotheken-Museum die Fritz-Ferchl-Medaille.

Deutsche Pharmazeutische Zentralbibliothek

In der Deutschen Pharmazeutischen Zentralbibliothek sind umfangreiche Bibliotheksbestände der Internationalen Gesellschaft für Geschichte der Pharmazie, der Deutschen Pharmazeutischen Gesellschaft, des Deutschen Apothekerverbandes e. V. und der Deutschen Apotheken-Museum-Stiftung zusammengefasst und katalogisiert. Sie ist in den Räumen der Württembergischen Landesbibliothek (Konrad-Adenauer-Straße 8, 70173 Stuttgart) untergebracht, sammelt laufend pharmazeutisches Schriftgut und steht in Stuttgart oder im Wege des Leihverkehrs für pharmazeutische Arbeiten zur Verfügung.

Deutsche Apotheker-Stiftung

Die Deutsche Apotheker-Stiftung ist als gemeinnützig anerkannt und wurde 1977 mit Sitz in Berlin gegründet zur Förderung von Forschung und Lehre sowie von Aus-, Fort-, und Weiterbildung auf allen Gebieten des Gesundheitswesens, insbesondere der

Pharmazie. Im Vorstand der Stiftung ist die ABDA vertreten.

Dr. August und Dr. Anni Lesmüller-Stiftung

Die gemeinnützige Stiftung hat ihren Sitz im Bayerischen Apothekerhaus, Maria-Theresia-Straße 28, 81675 München. Sie wurde 1997 gegründet „zur Förderung der pharmazeutischen Wissenschaft unter besonderer Berücksichtigung des Arzneimittels und der Aufgabenstellung des Apothekers in Vergangenheit und Gegenwart“.

ABDA-verbundene Unternehmen

Die ABDA ist Trägerin mehrerer Einrichtungen, die im wirtschaftlichen oder informativen Interesse des gesamten Berufsstandes unterhalten werden. ABDA-eigene Unternehmen im Publikationsbereich sind der Govi-Verlag – Pharmazeutischer Verlag GmbH und die Werbe- und Vertriebsgesellschaft Deutscher Apotheker mbH. Im Govi-Verlag Pharmazeutischer Verlag GmbH erscheinen neben pharmazeutischer Fachliteratur zahlreiche Veröffentlichungen zur Apothekenbetriebsführung, Rezepturformularien, Apothekensoftware und die von der ABDA herausgegebene Apothekenkundenzeitschrift „Neue Apotheken-Illustrierte/Gesundheit“ sowie die „Pharmazeutische Zeitung“ im 149. Jahrgang (2004); sie ist das Zentralorgan für die Apotheker der Bundesrepublik Deutschland. Daneben werden als wissenschaftliche Zeitschrift „Die Pharmazie“ und die Weiterbildungszeitschrift „Prisma“ verlegt.

Werbe- und Vertriebsgesellschaft Deutscher Apotheker mbH

Die **ABDATA Pharma-Daten-Service** ist ein Geschäftsbereich der Werbe- und Vertriebsgesellschaft Deutscher Apotheker mbH (WuV), der sich mit der Entwicklung und Produktion von Arzneimitteldaten für Apotheken und weiteren Bereichen des Gesundheitswesens beschäftigt. Zur Verfügung gestellt werden standardisierte Datenbestände. Die Anwender – z.B. die Apotheken – werden mit entsprechenden Programmen durch Systemanbieter der Warenwirtschafts- und pharmazeutischen Informationsprogramme beliefert.

Datenbestände sind z.B. die ABDA-Datenbank, der ABDA-Artikelstamm und sein Zusatzmodul Plus V („Verbandstoffdatenbank“) sowie ABDAMED Arzneimitteldaten für Ärzte.

Neben dem Artikelstamm, der die Basisdaten für jede Apotheken-EDV liefert, ist die ABDA-Datenbank, eine Arzneimittel-Faktendatenbank, eine wichtige Informationsquelle für die Beratung in der Apotheke. Inhalte sind Informationen zu in- und ausländischen Fertigarzneimitteln, deren Wirkung, Anwendung und Risiken, ihren Inhaltsstoffen und Wechselwirkungen.

Messen und Kongresse: Die WuV veranstaltet im Auftrag der ABDA – Bundesvereinigung Deutscher Apothekerverbände, der Bundesapothekerkammer und des Deutschen Apothekerverbandes e. V. folgende Kongresse und Tagungen:

- PHARMACON – Internationale Pharmazeutische Fortbildungswoche der Bundesapothekerkammer, jährlich im Januar
- Wirtschaftsforum des Deutschen Apothekerverbandes e. V., jährlich im Frühjahr
- PHARMACON – Internationaler Fortbildungskurs für praktische und wissenschaftliche Pharmazie der Bundesapothekerkammer, jährlich im Juni
- Deutscher Apothekertag, jährlich im September/Oktober
- Expopharm – Internationale Pharmazeutische Fachmesse, orts- und zeitgleich mit dem Deutschen Apothekertag
- Symposien und Workshops zur Pharmazeutischen Betreuung

Marketing-Gesellschaft Deutscher Apotheker

Die Marketing-Gesellschaft Deutscher Apotheker (MGDA) (Carl-Mannich-Straße 26, 65760 Eschborn) unterstützt den Vertriebsweg Apotheke. Sie setzt sich für die Sicherung und Stärkung der Selbstmedikation in Apotheken ein. Dazu gehört die Herausstellung der Beratungskompetenz in Apotheken. Dieses Ziel wird gemeinsam mit der Industrie realisiert.

Die MGDA, ein Tochterunternehmen des Deutschen Apothekerverbandes e. V. (DAV), fördert mit Mitteln der Werbung Aktionen in den Apotheken und durch Pressearbeit die Dienstleistungsmarke „Apotheke“.

Zielgruppen der MGDA sind die Endverbraucher, aber auch Apotheken und ihre Mitarbeiter sowie die Industrie. Alle für die Selbstmedikation geeigneten

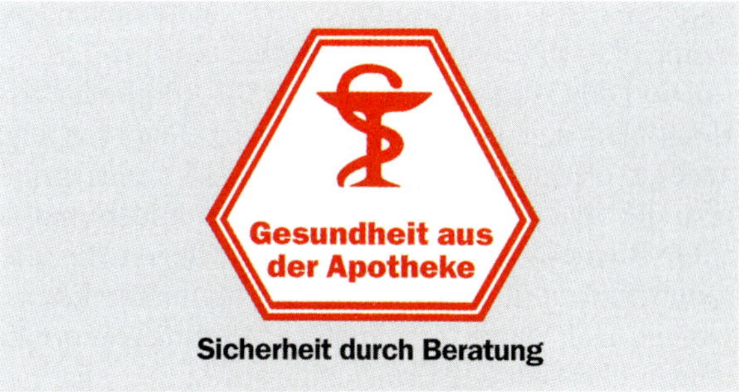

Abb. 13.2-4: Warenzeichen der MGDA

Präparate und Produkte (Ausnahme verschreibungspflichtige Präparate) können mit dem MGDA-Zeichen „Gesundheit aus der Apotheke – Sicherheit durch Beratung“ oder „Nur in der Apotheke – Sicherheit durch Beratung“ (Abb. 13.2-4) (apothekenexklusive Produkte) werben, nachdem die Lizenzvereinbarung unterzeichnet wurde. Die Partner-Firmen, Verbände und Dienstleistungsunternehmen können mit dem MGDA-Zeichen „Partner der MGDA“ ebenfalls die Apotheke als Vertriebsweg fördern.

Informationstelle für Arzneimittel (IfA GmbH)

Sie wird neben der ABDA von den Verbänden der pharmazeutischen Industrie und des pharmazeutischen Großhandels getragen. Von der IfA wird die Pharmazentralnummer als einheitliche Identifikationsnummer für jede Packungsgröße eines Arzneimittels bzw. eines apothekenüblichen Artikels vergeben. Dieses Kennzeichen ist Voraussetzung für die EDV-Erfassung des Arzneimittelmarktes sowie aller apothekenüblichen Waren und damit nicht nur des rationellen Bestellverkehrs zwischen Apotheken und pharmazeutischem Großhandel, sondern nunmehr auch für den nach dem SGB V vorgeschriebenen differenzierten Abrechnungsverkehr mit der GKV.

Wissenschaftliche, wirtschaftliche und sonstige Organisationen

Deutsche Pharmazeutische Gesellschaft

Die Deutsche Pharmazeutische Gesellschaft (DPhG) (Geschäftsstelle: Postfach 900440, 60444 Frankfurt/Main) wurde am 6. November 1890 von Hermann Thoms zusammen mit einigen anderen Apothekern in Berlin gegründet. Nach der Vereinigung der beiden deutschen Staaten gelang 1990 der Zusammenschluss mit der Pharmazeutischen Gesellschaft der ehemaligen DDR.

Die DPhG ist die wissenschaftliche Gesellschaft der deutschen Pharmazie, sie befasst sich mit allen Aspekten des Arzneimittels. Als anerkannter gemeinnütziger Verein ist sie selbstlos tätig.

Die DPhG hat derzeit etwa 6000 Mitglieder aus Hochschulen, Apotheken, Industrie, Behörden und anderen öffentlichen Einrichtungen. 15 Landesgruppen, die zum Teil noch Untergruppen bilden und in allen Bundesländern präsent sind, pflegen die Zusammenarbeit ihrer Mitglieder auf regionaler Ebene, vornehmlich durch regelmäßige Vortragsveranstaltungen über aktuelle Entwicklungen in den pharmazeutischen Wissenschaften.

Neun Fachgruppen (FG) stellen einen effektiven Gedanken- und Erfahrungsaustausch sowie einen optimalen Wissenstransfer in speziellen Disziplinen der Pharmazie sicher: FG Allgemeinpharmazie, FG Arzneimittelkontrolle/Arzneimittelanalytik, FG Pharmazeutische Biologie, FG Pharmazeutische Chemie, FG Geschichte der Pharmazie, FG Pharmakologie und Toxikologie, FG Pharmazeutische Technologie, FG Klinische Pharmazie, FG Industriepharmazie. Die Fachgruppen verstehen sich auch als Bindeglied zwischen der pharmazeutischen Wissenschaft und der Praxis. Für den interdisziplinären Gedankenaustausch besteht die Möglichkeit, auch in Arbeitsgemeinschaften mitzuwirken: Arbeitsgemeinschaft für Arzneimittelepidemiologie, für Bioäquivalenz/Bioverfügbarkeit, für Phytopharmaka und für Radiopharmazie.

Zu den Aufgaben und Zielen der DPhG gehört die Förderung aller wissenschaftlichen Aktivitäten der deutschen Pharmazie unter fächerübergreifenden Aspekten und die Pflege der Zusammenarbeit mit anderen wissenschaftlichen Gesellschaften auf nationaler und internationaler Ebene.

Die DPhG äußert sich zu pharmazierelevanten, auch gesundheitspolitischen Themen, vertritt die wissenschaftlichen Interessen der Apotheker in der Öffentlichkeit und unterstützt die Umsetzung wissenschaftlicher Erkenntnisse in der Praxis. Sie veranstaltet regionale, nationale und internationale Tagungen, Symposien und Kongresse und ermöglicht Vermittlung und Austausch wissenschaftlicher Ergebnisse sowie den unmittelbaren Kontakt zum wissenschaftlichen Fortschritt. Für ihre Mitglieder gibt die DPhG die Zeitschrift „Pharmazie in unserer Zeit“ heraus, als wissenschaftliche Publikation das „Archiv der Pharmazie“.

Zur Förderung des wissenschaftlichen Nachwuchses in der Pharmazie hält die DPhG Förderhilfen für Studenten, Doktoranden und Habilitanden bereit; dazu hat sie eine eigene Stiftung gegründet, außerdem vergibt sie den Johann-Wolfgang-Döbereiner-Preis und den Carl-Wilhelm-Scheele-Preis.

Für besondere Verdienste um die Pharmazie verleiht die DPhG die Carl-Mannich-Medaille, die Hermann-Thoms-Medaille und die Ferdinand-Schlemmer-Medaille.

Deutsche Gesellschaft für Geschichte der Pharmazie

Die Deutsche Gesellschaft für Geschichte der Pharmazie (DGGP) (von-Nagel-Straße 5, 59302 Oelde, Tel. 02522/961585, Fax: 02522/961587) ist eine wissenschaftliche Gesellschaft zur Förderung und Pflege der Pharmaziegeschichte. Ihre Aufgabe ist die Erforschung der Geschichte des Apotheken- und

Arzneimittelwesens sowie der pharmazeutischen Wissenschaften, die Organisation von Kongressen, die Herausgabe wissenschaftlicher Publikationen (u. a. „Geschichte der Pharmazie" (Beilage zur Deutschen Apotheker Zeitung, vtlj.), „Pharmaziehistorische Bibliographie" (Beilage zur Pharmazeutischen Zeitung, jhrl.)) sowie die Förderung des wissenschaftlichen Nachwuchses und des Faches Pharmaziegeschichte an den Hochschulen. Die DGGP ist in Regionalgruppen untergliedert, von denen in unregelmäßiger Folge Vortragsveranstaltungen abgehalten werden.

In zweijährigem Rhythmus finden Vortragsveranstaltungen („Biennalen") statt, die sich in Einzelvorträgen einem zentralen Oberthema unterordnen. Für Verdienste zur Förderung der Pharmaziegeschichte wird die „Hans-Valentin-Medaille" verliehen.

Die DGGP ist Mitglied der Internationalen Gesellschaft für Geschichte der Pharmazie – IGGP.

Apotheken-Rechenzentren

Schon seit langer Zeit übernehmen mehrere regionale Rechenzentren als Dienstleistungsunternehmen den arbeitsaufwändigen Abrechnungsverkehr der Apotheken mit den verschiedenen Krankenkassen. (s. S. 812). Neben einigen privaten Abrechnungsstellen arbeiten heute in Deutschland vier große Apotheken-Rechenzentren, die von Trägervereinen der Apotheker unterhalten werden (Verrechnungsstelle der Süddeutschen Apotheken GmbH – VSA, Tomannweg 6, 81673 München; Apotheken-Rechenzentrum (ARZ) Darmstadt, Schottener Weg 5, 64289 Darmstadt; Norddeutsches Apotheken-Rechenzentrum e. V. – NARZ, Bauerland 3, 28243 Bremen; ARZ Rechenzentrum nordrhein-westfälischer Apotheken GmbH, Landstraße 39–41, 42781 Haan).

Die Möglichkeiten der elektronischen Datenverarbeitung (EDV) bei der Rezeptabrechnung wurden seit 1967 weltweit erstmalig im Bereich der VSA genutzt. Weit über 90 % der Apotheken Bayerns, Baden-Württembergs, Sachsens und Teilen Sachsen-Anhalts sind Mitglieder der VSA. Die EDV-Kapazitäten der Rechenzentren werden auch seit jeher im Rahmen abgeschlossener Verträge (Ärzte-, Kassen-, Apothekerverbände und Rechenzentren) für Arzneikostenstatistiken nutzbar gemacht. Darüber hinaus müssen die Rezepte in den Apotheken mit den Pharmazentralnummern bedruckt werden, deren Erfassung durch Image-Processing in den Rechenzentren dort die Datenmengen und deren Auswertbarkeit stark erhöhte; dies ist auch von großer berufspolitischer Bedeutung.

Apotheker-Einkaufsgenossenschaften

Als apothekereigene Unternehmen arbeiten im Bundesgebiet die Großhandels- und Einkaufsgenossenschaften Sanacorp eG und NOWEDA. Die Aufsichtsratsmandate und teilweise auch die Vorstandspositionen dieser Genossenschaften werden von Apothekern eingenommen. Die Genossenschaften verstehen sich als Regulativ zu den Firmen des übrigen Großhandels, mit denen sie im Wettbewerb stehen. Sie sind Mitglied des Bundesverbandes des Pharmazeutischen Großhandels PHAGRO.

STADA Arzneimittel AG

Stada war früher eine Apothekergenossenschaft (Standardpräparate Deutscher Apotheker) zur Forcierung der Arzneimittelherstellung im Apothekenlaboratorium. Heute liegt das Schwergewicht des Produktionsprogramms bei der industriellen Arzneimittelherstellung, insbesondere im Generikabereich. STADA Arzneimittel AG ist ein den Apothekern nahestehendes Unternehmen. Die vinkulierte Namensaktie kann nur mit Zustimmung des Vorstandes übertragen werden (80 % sind Apotheker, ca. 10 % der Aktionäre sind Ärzte, Stand 1998).

Tarifpartner

Tarifpartner im Bereich der öffentlichen Apotheken sind der Bundesverband der Angestellten in Apotheken – ADEXA (Deichstraße 19, 20459 Hamburg) und der Arbeitgeberverband Deutscher Apotheken – ADA (Bismarckallee 25, 48151 Münster). ADEXA ist eine Gewerkschaft und vertritt als solche die Interessen der Apothekenmitarbeiter als Arbeitnehmer. Der ADA ist eine Dachorganisation der Arbeitgeberverbände, dem die Landesapothekerverbände bzw. die Arbeitgeberverbände auf Länderebene angehören; er nimmt die Interessen der Apothekenleiter als Arbeitgeber wahr. Beide Organisationen verhandeln den Bundesrahmentarifvertrag (BRTV) und den Gehaltstarifvertrag für Apothekenmitarbeiter. Sie beraten auch ihre Mitglieder in arbeits- und tarifrechtlichen Angelegenheiten.

Andere Verbände und Fachgruppen

Der **Bundesverband Deutscher Krankenhausapotheker – ADKA** (Geschäftsstelle: Apotheke des Krankenhauses rechts der Isar, Ismaningerstr. 22, 81675 München) verfolgt die Wahrnehmung fachlicher und beruflicher Interessen der Krankenhausapotheker sowie die Fortentwicklung der klinischen Pharmazie. Die ADKA ist in Landesgruppen untergliedert.

Der **Bundesverband klinik- und heimversorgender Apotheker – BVKA** (Daimlerstraße 35,

89079 Ulm) vertritt die Apothekenleiter, die gemäß § 14 Apothekengesetz einen Versorgungsvertrag mit einem Krankenhaus bzw. gemäß § 12a Apothekengesetz mit einem Heim abgeschlossen haben.

Fachgruppe Apotheker in Wissenschaft, Industrie und Verwaltung. Zur Wahrnehmung ihrer Interessen haben sich in Wissenschaft, Industrie und Verwaltung tätige Apotheker (WIV-Apotheker, c/o E. Merck, Frankfurter Straße 250, 64293 Darmstadt) zusammengeschlossen.

Der Bundesverband der Apotheker im Öffentlichen Dienst – BApÖD (Postfach 200225, 47422 Moers) wurde 1981 gegründet und vertritt die Interessen der Apothekerinnen und Apotheker, die z. B. bei Bundes-, Landesbehörden oder Arzneimitteluntersuchungsstellen ihren Beruf ausüben.

Der **Bundesverband der Pharmaziestudierenden in Deutschland (BPhD)** ist der Zusammenschluss der Fachschaften an den pharmazeutischen Hochschulinstituten in Deutschland. Ziele des BPhD sind insbesondere die Koordinierung der Fachschaftsarbeit, die Mitarbeit bei Reformen der Ausbildungsordnung für Apotheker, die Mitarbeit an der Lösung allgemeiner gesundheits- und hochschulpolitischer Aufgaben sowie die Förderung der Kommunikation, Abstimmung und Zusammenarbeit der Pharmaziestudierenden auch im internationalen Bereich, z. B. durch Schaffung und Vermittlung von Studien- und Praktikumsaustauschmöglichkeiten. Der BPhD ist Mitglied der European Students' Federation (EPSF) (s. S. 864).

Berufsübergreifende Organisationen

Die **Deutsche Apotheker- und Ärztebank** eG, die Bank der Heilberufe mit Hauptsitz in Düsseldorf, ist ein Beispiel für eine Genossenschaft, deren Mitglieder neben Apothekern auch Ärzte, Zahnärzte und Tierärzte sind.

Das Beispiel einer Arbeitsgemeinschaft, in der die Heilberufe mit den anderen Freien Berufen (Rechtsanwälte, Architekten u. a.) zusammen vertreten sind, ist die **Arbeitsgemeinschaft berufsständischer Versorgungseinrichtungen e. V. (ABV)** (Marienburgerstraße 2, 50968 Köln). Sie vertritt die Interessen der nach Länderrecht tätigen Versorgungswerke der freien Berufe gegenüber dem Bundesgesetzgeber in Bonn sowie den europäischen Gremien in Brüssel und Straßburg.

Der **Berufsgenossenschaft für Gesundheitsdienst und Wohlfahrtspflege (BGW)** (Postfach 760224, 22052 Hamburg) muss jeder Apothekenleiter als Mitglied angehören. Sie erlässt, um Unfälle zu verhüten, bindende Vorschriften. Aus den an der Lohnsumme der Apotheken ausgerichteten Pflichtbeiträgen wird allen Apothekenmitarbeitern bei Berufskrankheiten und -unfällen innerhalb der Apotheke und auf dem Weg von oder zur Arbeitsstätte Versicherungsschutz gewährt. Im Aufsichtsgremium der Berufsgenossenschaft sind auch Apotheker vertreten.

13.2.4 Organisationen und Einrichtungen auf internationaler Ebene

Neben nationalen Einrichtungen und Organisationen, die sich seit vielen Jahrzehnten auf internationaler Ebene für die Interessen der Apotheker einsetzen, treten für das nationale Apotheken- und Arzneimittelwesen immer wichtiger werdende übernationale Entscheidungsgremien.

Weltgesundheitsorganisation (WHO)

Die WHO (World Health Organisation) ist eine Sonderorganisation der UNO und hat ihren Sitz in Genf. Ihr Ziel weltweit ist die Bekämpfung der Volkskrankheiten und die Förderung der Volksgesundheit, insbesondere in der Dritten Welt. Der von der WHO definierte (nicht unumstrittene) Begriff „Gesundheit" ist „der Zustand des völligen körperlichen, geistigen und sozialen Wohlbefindens", also nicht nur das Freisein von Krankheit und Gebrechen.

Beispielsweise zur Arzneimittelherstellung hat die WHO die GMP-(Good Manufacturing Practices-)Richtlinien beschlossen, die in die Vorschriften des Arzneimittelgesetzes 1976 und der Apothekenbetriebsordnung vom 1. Juli 1987 Eingang gefunden haben.

Europäische Union (EU)

Die Staaten Belgien, Bundesrepublik Deutschland, Frankreich, Italien, Luxemburg und Niederlande haben 1958 durch den Vertrag in Rom die EWG begründet. Sie gewann durch die Beitritte Dänemarks, Großbritanniens und Irlands im Jahre 1973, Griechenlands 1981 sowie Portugals und Spaniens 1987 ihre heutige politische Bedeutung. Am 1. 11. 1993 begann mit dem Inkrafttreten des Vertrags von Maastricht die Europäische Union. 1994/95 traten die Staaten Österreich, Finnland und Schweden der EU bei. 2004 ist die EU mit dem Beitritt der Staaten Estland, Lettland, Litauen, Malta, Polen, Slowakei, Slowenien, Tschechien, Ungarn, Zypern auf 25 Mitglieder angewachsen.

Das institutionelle Gefüge der EU umfasst

- ☐ die Kommission (Regierung) der EU mit Sitz in Brüssel,
- ☐ das Europäische Parlament (direkt gewählt, Haushalts- und Kontrollbefugnisse) mit Sitz in Straßburg,
- ☐ den Wirtschafts- und Sozialausschuss (beratende Funktion, zusammengesetzt aus Vertretern der verschiedenen Gruppen des wirtschaftlichen und sozialen Lebens),
- ☐ den (Minister-)Rat (Entscheidungsgremium über die Vorschläge der Kommission; einstimmige Beschlüsse über Richtlinien zur Angleichung von Rechts- und Verwaltungsvorschriften der Mitgliedstaaten; für Beschlüsse zur Errichtung des europäischen Binnenmarktes 1992 genügt eine qualifizierte Mehrheit, dabei hat die Bundesrepublik Deutschland 10 von 76 Stimmen) und
- ☐ den Europäischen Gerichtshof mit Sitz in Luxemburg.

Groupement Pharmaceutique de la Union Européenne

Der **Zusammenschluss der Apotheker in der Europäischen Union (ZAEU)** ist in Präsidium, Exekutivausschuss und Generalversammlung gegliedert, die sich aus Delegationen der offiziellen Apothekerverbände der Mitgliedstaaten der EU zusammensetzen. Assoziierte Mitglieder sind nach Norwegen und der Schweiz nunmehr auch die baltischen Staaten, Polen, Malta, Ungarn, Tschechien, Slowenien, Zypern und die Slowakei. Das Generalsekretariat befindet sich in Brüssel beim Sitz der Europäischen Kommission. Dort und bei allen anderen europäischen Stellen arbeitet das Groupement für die Verwirklichung seiner Ziele, der Schaffung eines gemeinschaftlichen europäischen Apotheken- und Arzneimittelwesens.

Im Jahre 1987 ist die gegenseitige Anerkennung der Diplome für die Apotheker wirksam geworden. Die Niederlassungsbedingungen innerhalb der EU weisen nach wie vor große nationale Unterschiede auf. Die Ausbildungsdauer ist erst 1989 vereinheitlicht worden. Die geltenden und die geplanten Arzneimittelrichtlinien, beispielsweise freier Verkehr mit Arzneispezialitäten, Vereinheitlichung der Zulassungspraxis, Bildung der Arzneimittelpreise, Apothekenpflicht und Abgabevorschriften bis hin zur Absicherung des für die deutschen Apotheken bestehenden Rechts, Arzneimittel im Defekturmaßstab herzustellen, stellen die deutsche Delegation laufend vor die nicht einfache Aufgabe, die deutschen Vorstellungen im Groupement und den europäischen Entscheidungsgremien mit Nachdruck zu vertreten.

Neben dem Groupement nehmen auch europäische Interessenverbände, z. B. der Krankenhausapotheker, Industrieapotheker, Pharmaziestudenten berufsständische Interessen wahr.

Wissenschaftliche und sonstige Organisationen

EuroPharm Forum

Das im Jahr 1992 gegründete EuroPharm Forum ist eine Gemeinschaftsinitiative von derzeit 32 nationalen Apothekervereinigungen Europas und der Weltgesundheitsorganisation (WHO), Regionalbüro Europa. Die Ziele des EuroPharm Forums sind:

- ☐ Weiterentwicklung pharmazeutischer Dienstleistungen
- ☐ Umsetzung von Projekten auf nationaler Ebene, die den Beitrag des Apothekers zur Verbesserung des Gesundheitszustandes der Patienten dokumentieren
- ☐ Integration geeigneter Aspekte der WHO-Strategie „Health for all" (Gesundheit für alle) in Aus-, Fort- und Weiterbildung
- ☐ Meinungsbildung zu Gesundheitszielen

In Verfolgung dieser Ziele hat das EuroPharm Forum eine Reihe Projekte initiiert, wie z. B. die Pharmazeutische Betreuung von Asthma-Patienten, von Diabetikern und Bluthochdruck-Patienten, zur Raucherentwöhnung oder zur Motivation der Patienten, sich verstärkt über die von ihnen anzuwendenden Arzneimittel zu informieren. Es pflegt gute Kontakte zu anderen internationalen Vereinigungen und arbeitet z.T. auch mit diesen zusammen.

Arbeitsgemeinschaft für pharmazeutische Informationen

Die ABDA, die Österreichische Apothekerkammer und der Schweizerische Apothekerverein haben die Arbeitsgemeinschaft für pharmazeutische Informationen (API) gebildet zur Herausgabe wissenschaftlicher Dokumentationen. Unter Federführung der ABDA erscheint das Loseblattwerk „Arzneistoff-Profile", unter Federführung der ABDATA die Interaktionsdatei.

Fédération Internationale Pharmaceutique

Aufgabe der Fédération Internationale Pharmaceutique (FIP) (Andries Bicker Weg 5, NL – 2517 JP Den Haag) ist die weltweite Vertretung der Pharmazie als Beruf und angewandte Wissenschaft. Ihr gehören pharmazeutische und pharmazeutisch-wissenschaftliche Verbände aus etwa 80 Ländern an. Sie veranstaltet den jährlichen Weltapothekertag, einen wissenschaftlichen und berufsbezogenen Kongress mit mehreren tausend Teilnehmern und Symposien zu speziellen Themen in aller Welt.

Die FIP ist offiziell akkreditiertes Mitglied der WHO und formuliert ihre Politik durch Resolutionen, die weltweite Anerkennung finden, z. B. Good Pharmacy Practice – GPP gemeinsam mit WHO.

Arbeitsgruppen der FIP sind Sektionen, z. B. Offizinapotheker, Krankenhausapotheker, Industrieapotheker usw. Die FIP gibt das „International Pharmaceutical Journal" heraus.

Arbeitsgemeinschaft für Pharmazeutische Verfahrenstechnik

Die Arbeitsgemeinschaft für Pharmazeutische Verfahrenstechnik (APV) (Kurfürstenstraße 59, 55118 Mainz) wurde 1954 von technologisch interessierten Pharmazeuten aus Apotheke und Industrie gegründet. Damals war die pharmazeutische Technologie in Forschung und Lehre an den Hochschulen noch äußerst unzureichend etabliert. Als selbstgestellte Aufgabe veranstaltet die APV wissenschaftliche Jahreskongresse sowie laufend Fortbildungskurse, konzipiert durch die Fachgruppen (Feste Arzneiformen, Flüssige Arzneiformen, Dermatika, Qualitätssicherung, Verpackung, Informationstechnologie, Drug Regulatory Affairs, Pharmatechnik, Biopharmazie und Apothekenpraxis, Arzneimittelinformation). Der Fachbereich Apotheke kümmert sich um apothekenrelevante Themen, von der EDV-Qualitätssicherung bis zu botanischen Exkursionen. Organ dieser heute weltweit anerkannten wissenschaftlichen Fachgesellschaft ist das European Journal of Pharmaceutics and Biopharmaceutics.

Gesellschaft für Arzneipflanzenforschung

Die Gesellschaft wurde zur wissenschaftlichen Förderung der Arzneipflanzenforschung und Arzneipflanzenanwendung gegründet. Organ der Gesellschaft ist die Zeitschrift „Planta Medica". Ziele der Gesellschaft sind wissenschaftliche Arbeiten auf den Gebieten: Anbau und Züchtung von Arzneipflanzen, Standardisierung von Drogen, Phytochemie, Chemotaxonomie, Biochemie, Biotechnologie und Pharmakologie von Naturstoffen und Phytotherapie. Für besondere wissenschaftliche Verdienste im Gebiet der Pharmazeutischen Biologie (Pharmakognosie) verleiht die Gesellschaft für Arzneipflanzenforschung die Egon-Stahl-Medaille in Bronze, Silber und Gold.

Internationale Gesellschaft für Geschichte der Pharmazie

Die Internationale Gesellschaft für Geschichte der Pharmazie (IGGP) (Graf-Moltkestraße 46, 28211 Bremen) wurde 1926 zur Förderung der Pharmaziegeschichte gegründet. Ihre Aufgaben sind die Erforschung der Geschichte des Apotheken- und Arzneimittelwesens sowie der pharmazeutischen Wissenschaften. Die IGGP ist Herausgeberin der Schriftenreihe „Veröffentlichungen der Internationalen Gesellschaft für Geschichte der Pharmazie, Neue Folge". Die IGGP führt zweijährlich internationale Kongresse durch. Für besondere Verdienste auf pharmaziegeschichtlichem Gebiet wird die „Schelenz-Plakette", für Verdienst um die Gesellschaft die „Ludwig-Winkler-Plakette" verliehen.

International Pharmaceutical Students' Federation

Die International Pharmaceutical Students' Federation (IPSF) (Andries Bicker Weg 5, NL – 2517 JP Den Haag) bemüht sich um internationale Verständigung unter dem Berufsnachwuchs und organisiert den Austausch von Pharmaziestudenten.

European Students' Association

Die European Students' Association (EPSA) (c/o Pharmaceutical Group of the European Community, Sq. Ambiorix 13, B-1040 Brussels) hat insbesondere die Kontaktförderung und den Informationsaustausch zwischen den Pharmaziestudenten auf europäischer Ebene zum Ziel. Darüber hinaus setzt sie sich auch für eine weitestgehende Harmonisierung der Apothekerausbildungen auf qualitativ höchstmöglichem Standard ein.

Spezielle Rechtsgebiete für Pharmazeuten

14 Pharmazeutisches Recht

Franz-Josef Schulte-Löbbert

Die in diesem Teil behandelten Rechtsgebiete sind im Wesentlichen auch Gegenstand der begleitenden Unterrichtsveranstaltungen im Dritten Ausbildungsabschnitt. Die einzelnen Kapitel sind deshalb auch so angelegt, dass sie dem Praktikanten als Vorbereitung auf den Unterricht dienen können und dem ausbildenden Apotheker eine Hilfe während der zwölfmonatigen praktischen Ausbildung des Pharmaziepraktikanten sind.

Es ist bewusst auf den Gesetzestext der einzelnen Rechtsgebiete zurückgegriffen worden. Auf diese Weise kann der Praktikant den begleitenden Unterrichtsveranstaltungen, die vornehmlich kommentierenden Charakter haben, besser folgen und Zusammenhänge erkennen. Es erübrigt sich also die Anschaffung einer Textsammlung über die einzelnen Gesetze und Verordnungen. Gleichwohl ist in jeder Apotheke eine Rechtssammlung vorhanden, die im Zweifel zur Klärung herangezogen werden kann.

14.1 Allgemeine Rechtsbegriffe

14.1.1 Einführung

Der Apotheker muss sich im Rahmen seiner Berufsausübung auch mit „Rechtsfragen“ befassen. Daher ist es notwendig, einige Grundbegriffe des Rechts zu erläutern. Recht im objektiven Sinne ist die Rechtsordnung, das heißt, die Gesamtheit der Rechtsvorschriften (Rechtsnormen), durch die das Zusammenleben der Menschen zueinander und zu oder zwischen den übergeordneten Hoheitsträgern (Staat, Gemeinde) geregelt ist. Die Rechtsordnung wird eingeteilt in privates Recht und öffentliches Recht.

Privates Recht

Das private Recht regelt die Rechtsbeziehungen der einzelnen Partner zueinander. Es gilt der Grundsatz der Gleichordnung der Partner und der Gleichwertigkeit ihrer Interessen bei ihren gegenseitigen Rechtsbeziehungen. Zum Privatrecht gehören insbesondere das bürgerliche Recht und Handelsrecht.

Bürgerliches Recht

Das bürgerliche Recht ist das Recht des täglichen Lebens, das jeden in seinen privatrechtlichen Beziehungen zur Umwelt betrifft (Miete, Kauf, Darlehen, Hypotheken, Ehe); Rechtsgrundlage: das Bürgerliche Gesetzbuch (BGB).

Handelsrecht

Das Handelsrecht ist das Sonderrecht des Kaufmanns. Es regelt die Handelsgeschäfte zwischen den Kaufleuten; Rechtsgrundlage: das Handelsgesetzbuch (HGB).

Da der Apotheker als Inhaber einer Apotheke auch Kaufmann ist, unterliegen seine Rechts- und Handelsgeschäfte, die er mit anderen Kaufleuten vornimmt (Großhandlungen, Banken), den Bestimmungen des Handelsrechts. Streitigkeiten werden vor den Zivilgerichten ausgetragen: Amts-, Land-, Oberlandesgerichte, sofern nicht die Zuständigkeit besonderer Gerichte (Arbeits-, Sozial-, Finanzgerichte) gegeben ist.

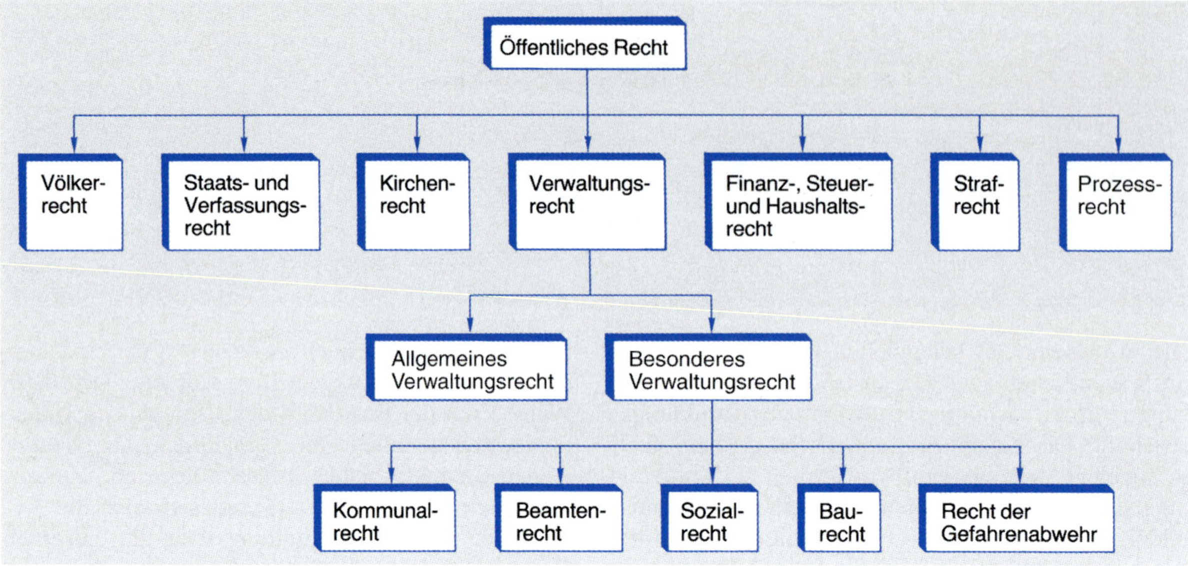

Abb. 14.1-1: Öffentliches Recht und seine Bereiche

Öffentliches Recht

Das öffentliche Recht regelt die Rechtsbeziehungen des Einzelnen zum Staat und den übrigen Trägern öffentlicher Gewalt (Gemeinden, Körperschaften des öffentlichen Rechts). Es gilt der Grundsatz, dass die Interessen des Staates denen des Einzelnen übergeordnet sind. Diese Ungleichheit findet ihre Rechtfertigung darin, dass sich hier die Interessen der Allgemeinheit und eines Einzelnen gegenüberstehen und die Interessen der Allgemeinheit von größerem Gewicht sind als die des Einzelnen. Dementsprechend gehört auch das Arzneimittel- und Apothekenrecht zum öffentlichen Recht. Abbildung 14.1-1 stellt die verschiedenen Bereiche des öffentlichen Rechts dar.

Verwaltungsrecht

Das Verwaltungsrecht regelt die Tätigkeiten der öffentlichen Verwaltung. Die öffentliche Verwaltung ist hinsichtlich der Wahrnehmung ihrer Aufgaben und Befugnisse streng an gesetzliche Bestimmungen gebunden. Ein Ermessensspielraum steht ihr nur dann zu, wenn dies in den gesetzlichen Bestimmungen ausdrücklich festgelegt ist.

Das Arzneimittel- und Apothekenrecht ist überwiegend Verwaltungsrecht und zählt innerhalb des Verwaltungsrechts zum *Sicherheitsrecht*, denn es handelt sich hier im Wesentlichen um zwingende Rechtsnormen, deren Nichtbeachtung eine Gefährdung von Gesundheit und Leben der Bürger zur Folge haben kann.

Strafrecht

Das Strafrecht legt die Voraussetzungen der Strafbarkeit und deren Rechtsfolgen fest; Rechtsgrundlage: das Strafgesetzbuch (StGB).

Das allgemeine Strafrecht teilt die strafbaren Handlungen in zwei Gruppen ein:

- ☐ Verbrechen. Darunter versteht man eine rechtswidrige Tat, die mit einer Freiheitsstrafe von mindestens einem Jahr bedroht ist.
- ☐ Vergehen. Darunter versteht man eine rechtswidrige Tat, die mit einer Freiheitsstrafe von weniger als einem Jahr oder mit einer Geldstrafe bedroht ist. Davon abzugrenzen sind Ordnungswidrigkeiten, die zwar ebenfalls ein Verstoß gegen das Gesetz sind, jedoch keinen kriminellen Gehalt haben und daher nicht mit Strafe, sondern als „Verwaltungsunrecht" mit einer Geldbuße geahndet werden, die zwischen 5 € und höchstens 1000 € beträgt, sofern in einem Gesetz nichts anderes bestimmt ist.

Verstöße gegen arzneimittel- und apothekenrechtliche Vorschriften werden je nach Schwere als Vergehen (Betreiben einer Apotheke ohne Erlaubnis, bedenkliche Arzneimittel in Verkehr bringen) oder als Ordnungswidrigkeiten geahndet. Ordnungswidrigkeiten nach dem Arzneimittelgesetz können mit einer Geldbuße bis zu 25 000 € belegt werden. Vergehen werden durch die Strafgerichte und Ordnungswidrigkeiten durch die jeweils zuständige Behörde geahndet.

Staatsrecht

Das Staatsrecht befasst sich mit der rechtlichen Gestaltung des Staates, insbesondere mit seinen Grundlagen (Staatsform, Staatsangehörigkeit), mit der Rechtsstellung der Bürger (Grundrechte), mit der Organisation des Staates (bundesstaatliche Gliederung, Abgrenzung von Zuständigkeiten) und dem Aufbau und den Funktionen der Staatsorgane. Staatsrecht ist gleichbedeutend mit Verfassungsrecht.

Die Verfassung der Bundesrepublik Deutschland beruht auf dem Grundgesetz (GG), welches 1949 erlassen wurde. Danach ist die Bundesrepublik Deutschland ein Staat mit einer freiheitlichen demokratischen und sozialen Grundordnung. Die vom Volk ausgehende Staatsgewalt wird nach Art. 20 Abs. 2 GG organisatorisch in drei Grundformen ausgeübt:

- Gesetzgebung (Legislative) wird durch die verfassungsmäßig hierzu berufenen Organe wahrgenommen (Bundestag, Landtage).
- Vollziehende Gewalt (Exekutive) obliegt der öffentlichen Verwaltung, z. B. staatliche Behörden (Bezirksregierungen) und kommunale Behörden (Städte, Landkreise).
- Rechtsprechung (Judikative) wird von den unabhängigen Gerichten, z. B. Amts-, Land-, Oberlandes-, Bundesgerichten, ausgeübt.

14.1.2 Rechtliche Grundbegriffe

Gesetz

Der Begriff Gesetz hat doppelte Bedeutung:

- Gesetz im **materiellen** Sinne ist jede Rechtsnorm, jede hoheitliche Anordnung, die für eine unbestimmte Vielzahl von Personen allgemein verbindliche Regelungen enthält.
- Gesetz im **formellen** Sinne ist jeder Beschluss, der im verfassungsmäßig vorgesehenen förmlichen Gesetzgebungsverfahren durch die zur Gesetzgebung zuständigen Organe ergangen ist (Abb. 14.1-2).

Die meisten formellen Gesetze sind zugleich auch materielle Gesetze (Ausnahme: Haushaltsgesetz). Ein Gesetz hat in der Rangfolge nach der Verfassung den höchsten Rechtsrang; es steht daher über allen anderen Arten von Rechtsvorschriften. Bundesgesetze werden im Bundesgesetzblatt, Landesgesetze in den entsprechenden Verkündungsorganen der Länder bekannt gemacht.

Rechtsverordnung

Die Rechtsverordnung ist eine allgemeine, verbindliche Anordnung für eine bestimmte Anzahl von Personen. Sie unterliegt keinem förmlichen Gesetzgebungsverfahren und wird aufgrund einer Ermächtigung – dabei müssen Inhalt, Zweck und Ausmaß der erteilten Ermächtigung im förmlichen Gesetz bestimmt sein – von Organen der vollziehenden Gewalt (Bundes-, Landesregierung, staatliche Verwaltungsbehörden, Selbstverwaltungskörperschaften) erlassen. Sie dient in der Regel der Ausführung und Durchführung der Gesetze, hat die gleiche Rechtsverbindlichkeit wie Gesetze und ist dementsprechend wie ein Gesetz auch strafbewehrt.

Rechtsverordnungen aufgrund von Gesetzen, die der Zustimmung des Bundesrates bedürfen oder die von den Ländern im Auftrag des Bundes oder als eigene Angelegenheiten ausgeführt werden, bedürfen der Zustimmung des Bundesrates.

Beispiele

Das Arzneimittelgesetz enthält eine Ermächtigung für den Bundesgesundheitsminister zum Erlass von Betriebsordnungen (Betriebsordnung für pharmazeutische Unternehmer).

Die Bundesapothekerordnung ist ein Gesetz und enthält eine Ermächtigung für den Bundesgesundheitsminister zum Erlass einer Approbationsordnung für Apotheker.

Das Betäubungsmittelgesetz enthält eine Ermächtigung für den Bundesgesundheitsminister zum Erlass einer Betäubungsmittel-Verschreibungsverordnung.

Das Apothekengesetz enthält eine Ermächtigung für den Bundesgesundheitsminister zum Erlass einer Apothekenbetriebsordnung.

Erlass

Der Erlass gehört zu den Verwaltungsvorschriften und ist eine Anordnung der vorgesetzten gegenüber der nachgeordneten Behörde für den internen Dienstbetrieb. Er soll die richtige, zweckmäßige und einheitliche Ausübung der Verwaltungstätigkeit sicherstellen. Ein Erlass hat für Außenstehende, den Bürger, keine Verbindlichkeit.

Beispiel

Erlass über die Durchführung der amtlichen Besichtigung der Apotheken.

Satzung

Die Satzung ist das von einer Körperschaft des öffentlichen Rechts „gesetzte Recht" zur Regelung der eigenen Angelegenheiten im Rahmen ihrer Zuständigkeit. In bestimmten Fällen bedarf die Satzung der Genehmigung durch die Aufsichtsbehörde.

Die Gesetzesinitiative kann von der Bundesregierung, vom Bundesrat oder von Mitgliedern des Bundestages ausgehen. In der größten Zahl der Fälle werden Gesetzentwürfe von der **Bundesregierung** vorgelegt. Regierungsvorlagen werden von den Referenten in den Ministerien ausgearbeitet, zusammen mit einer Begründung über den federführenden Minister dem Kabinett unterbreitet und von diesem beraten. Im Falle der Billigung legt die Bundesregierung sie dem **Bundesrat** vor, der in diesem sog. „Ersten Durchgang" dazu Stellung nehmen und Änderungsvorschläge machen kann. Zusammen mit diesen reicht der Bundesrat die Vorlage über die Bundesregierung, die gegebenenfalls zu diesen Änderungsvorschlägen ihrerseits begründete Stellung nimmt, an den **Bundestag** weiter, der in drei Lesungen über die Vorlage berät. Der Bundestag kann die Vorlage zur Vorbereitung seiner Beratungen auch an einen oder mehrere Ausschüsse verweisen. In jeder Lesung wird über die Vorlage abgestimmt. Bei einfacher Mehrheit und in Ausnahmefällen bei Zweidrittelmehrheit ist das Gesetz angenommen und wird nunmehr wiederum dem **Bundesrat** vorgelegt. Der weitere Gang des parlamentarischen Verfahrens ist abhängig von der Frage, ob es sich handelt um

zustimmungsbedürftige Gesetze oder um **nicht zustimmungsbedürftige Gesetze**

zustimmungsbedürftige Gesetze		**nicht zustimmungsbedürftige Gesetze**	
Stimmt der Bundesrat nicht ausdrücklich zu, so ist das Gesetz **gescheitert**	Stimmt der Bundesrat dem Gesetz zu, so wird es nach Gegenzeichnung durch den für die Vorlage zuständigen Ressortminister oder den Kanzler vom **Bundespräsidenten** ausgefertigt und im **Bundesgesetzblatt** verkündet	Verzichtet der Bundesrat auf Anrufung des Vermittlungsausschusses, so wird der Entwurf nach Gegenzeichnung durch den Ressortminister oder Kanzler vom **Bundespräsidenten** ausgefertigt und im **Bundesgesetzblatt** verkündet	Ruft der Bundesrat den **Vermittlungsausschuss** an und erzielt dieser keine Einigung, kann der Bundesrat Einspruch einlegen, den der Bundestag mit absol. Mehrheit zurückweisen kann (mit ⅔-Mehrheit, wenn Einspruch mit dieser beschlossen)

Abb. 14.1-2: Weg der Gesetzgebung

Beispiel

Berufsordnung der Apothekerkammer, einer Körperschaft des öffentlichen Rechts, bedarf der Genehmigung durch die oberste Landesgesundheitsbehörde.

14.1.3 Rechtsschutz

Die öffentliche Verwaltung ist als Teil der „vollziehenden Gewalt" in ihrem Verwaltungshandeln strikt an Gesetz und Recht gebunden. Jeder Bürger, der durch eine Verwaltungsmaßnahme betroffen wird, hat die Möglichkeit, die Rechtmäßigkeit einer Maßnahme überprüfen zu lassen. Der Bürger genießt also umfassenden Schutz gegen rechtswidriges Verwaltungshandeln. Ihm stehen hierzu die formlosen und förmlichen Rechtsbehelfe zur Verfügung.

Formlose Rechtsbehelfe

Hier unterscheidet man Gegenvorstellung, Aufsichts- und Dienstaufsichtsbeschwerde.

Gegenvorstellung. Mit diesem Rechtsbehelf wendet sich der Bürger an die Behörde, die eine bestimmte Verwaltungsmaßnahme getroffen hat mit der Bitte, diese nochmals auf ihre Rechtmäßigkeit zu überprüfen.

Aufsichtsbeschwerde. Mit diesem Rechtsbehelf wendet sich der Bürger an die übergeordnete Behörde mit dem Ziel, eine bestimmte Verwaltungsmaßnahme der nachgeordneten Behörde auf ihre Rechtmäßigkeit zu überprüfen, z. B. die Anrufung der obersten Landesgesundheitsbehörde wegen Verweigerung einer Apothekenbetriebserlaubnis durch den zuständigen Regierungspräsidenten.

Dienstaufsichtsbeschwerde. Mit diesem Rechtsbehelf wendet sich der Bürger an den Dienstvorgesetzten eines Bediensteten, um dessen persönliches Verhalten im Zusammenhang mit einer von ihm getroffenen Verwaltungsmaßnahme auf Rechtmäßigkeit überprüfen zu lassen.

Formlose Rechtsbehelfe sind weder an eine Form noch an eine Frist gebunden. Sie haben keine „aufschiebende Wirkung“ bezüglich der getroffenen Verwaltungsmaßnahme.

Förmliche Rechtsbehelfe

Förmliche Rechtsbehelfe müssen in der Regel in einer bestimmten Form innerhalb bestimmter Fristen und können nur von dem Betroffenen, gegen den ein belastender Verwaltungsakt ergangen ist, eingelegt werden. Förmliche Rechtsbehelfe haben meist aufschiebende Wirkung.

Widerspruch

Mit diesem Rechtsbehelf wendet sich der Bürger an diejenige Behörde, die gegen ihn einen belastenden Verwaltungsakt erlassen hat mit dem Ziel, die Verwaltungsbehörde selbst zu veranlassen, ihre Entscheidung hinsichtlich der zu beachtenden Rechts- und Ermessensfragen nochmals zu überprüfen, z. B. die Versagung der Genehmigung eines Versorgungsvertrages nach § 14 Abs. 5 ApoG.

Dabei ist zu beachten:

- ☐ Widerspruch ist vom Betroffenen innerhalb eines Monats nach Bekanntgabe des Verwaltungsaktes einzulegen.
- ☐ Widerspruch ist bei der Behörde zu erheben, die den Verwaltungsakt erlassen hat.
- ☐ Widerspruch muss als so genanntes „Vorverfahren“ regelmäßig vor Erhebung einer Klage beim Verwaltungsgericht eingelegt werden.

Hilft die Behörde dem Widerspruch ab, findet die Angelegenheit damit ihre Erledigung. Wird dem Widerspruch nicht stattgegeben, kann sich der Betroffene nunmehr an das Verwaltungsgericht mit einer Klage wenden.

Anfechtungsklage

Hier begehrt der Kläger die Aufhebung eines belastenden Verwaltungsaktes, z. B. die Verweigerung der Herstellungserlaubnis von Arzneimitteln nach § 13 AMG.

Verpflichtungsklage

Hier begehrt der Kläger die Behörde zu verurteilen, einen an ihn ergangenen belastenden Verwaltungsakt aufzuheben und durch einen für ihn günstigen Verwaltungsakt zu ersetzen, z. B. die Versagung der Betriebserlaubnis für eine Zweigapotheke nach § 16 ApoG.

Die Klage muss schriftlich innerhalb eines Monats erhoben werden nach Bekanntgabe der Ablehnung des Widerspruchs. Die Erhebung der Klage hat grundsätzlich aufschiebende Wirkung.

14.2 Berufsrecht

14.2.1 Bundes-Apothekerordnung

Die Bundes-Apothekerordnung, gültig in der Fassung vom 15. Dezember 2004, regelt

- ☐ die Aufgabe des Apothekers,
- ☐ den Schutz der Berufsbezeichnung „Apotheker/in“,
- ☐ die Voraussetzungen zur Erteilung der Approbation,
- ☐ die Rücknahme, den Widerruf, das Ruhen der Approbation sowie den Verzicht darauf,
- ☐ den Rahmen zum Erlass einer „Approbationsordnung für Apotheker“ durch Rechtsverordnung und
- ☐ die Erlaubnis zur vorübergehenden Ausübung des Apothekerberufs.

Aufgabe des Apothekers

So heißt es in § 1 des Gesetzes:

„Der Apotheker ist berufen, die Bevölkerung ordnungsgemäß mit Arzneimitteln zu versorgen. Er dient damit der Gesundheit des einzelnen Menschen und des gesamten Volkes". Diese Vorschrift macht den Apotheker zum Angehörigen eines Freien Berufes. Zur Erfüllung seiner Auftrages bedient er sich eines Gewerbebetriebes.

Schutz der Berufsbezeichnung „Apotheker/in"

So heißt es in § 3 des Gesetzes:

„Die Berufsbezeichnung ‚Apotheker' oder ‚Apothekerin' darf nur führen, wer als Apotheker approbiert oder zur vorübergehenden Ausübung des Apothekerberufs befugt ist."

Voraussetzungen zur Erteilung der Approbation

Wer den Apothekerberuf ausüben will, bedarf der Approbation als Apotheker. So heißt es in § 2 des Gesetzes:

„Ausübung des Apothekerberufs ist die Ausübung einer pharmazeutischen Tätigkeit, insbesondere die Entwicklung, Herstellung, Prüfung oder Abgabe von Arzneimitteln […]."

Die Approbation ist durch die zuständige Behörde auf Antrag zu erteilen, wenn der Antragsteller

- ☐ Deutscher im Sinne des Art. 116 des Grundgesetzes, Staatsangehöriger eines der übrigen Mitgliedstaaten der Europäischen Gemeinschaften oder eines anderen Vertragsstaates des Abkommens über den Europäischen Wirtschaftsraum oder heimatloser Ausländer im Sinne des Gesetzes über die Rechtstellung heimatloser Ausländer ist;
- ☐ sich nicht eines Verhaltens schuldig gemacht hat, aus dem sich seine Unwürdigkeit oder Unzuverlässigkeit zur Ausübung des Apothekerberufs ergibt. Die Begriffe „Unwürdigkeit" und „Unzuverlässigkeit" sind grundsätzlich berufsbezogen zu verstehen. Nach höchstrichterlicher Rechtsprechung können sie sich aber auch aus einem allgemeinem Hang zu „Rechtsverletzungen" ableiten. Dies wird immer dann der Fall sein, wenn eine Strafliste mit vielen Eintragungen vorliegt. Daher ist ein polizeiliches Führungszeugnis bei der Antragstellung vorzulegen;
- ☐ nicht in gesundheitlicher Hinsicht zur Ausübung des Berufes ungeeignet ist;
- ☐ nach einer Gesamtausbildungszeit von fünf Jahren, von denen 12 Monate auf die praktische Ausbildung entfallen müssen, die pharmazeutische Prüfung im Geltungsbereich dieses Gesetzes bestanden hat.

Eine in den Ausbildungsstätten in der Deutschen Demokratischen Republik oder in Berlin (Ost) erworbene abgeschlossene Ausbildung für die Ausübung des Apothekerberufs gilt als Ausbildung im Sinne des Gesetzes.

Außerdem wird bestimmt, dass eine in einem der übrigen Mitgliedstaaten der Europäischen Gemeinschaften oder eines anderen Vertragsstaates des Abkommens über den Europäischen Wirtschaftsraum abgeschlossene pharmazeutische Ausbildung als Ausbildung im Sinne des Gesetzes gilt, wenn sie der diesbezüglichen EG-Richtlinie 85/432 entspricht und durch Vorlage eines in der Anlage der Bundes-Apothekerordnung aufgeführten Diploms, Prüfungszeugnisses oder sonstigen Befähigungsnachweises des betreffenden Mitgliedstaates nachgewiesen worden ist.

Sind die hier genannten Voraussetzungen erfüllt, hat der Antragsteller einen Rechtsanspruch auf Erteilung der Approbation. Sie wird auf Lebenszeit erteilt. In bestimmten Fällen muss oder kann die zuständige Behörde die Rücknahme, den Widerruf oder das Ruhen der Approbation anordnen.

Unter besonderen, im Gesetz näher beschriebenen Umständen kann die Approbation als Apotheker auch bei Fehlen der vorgenannten Voraussetzungen erteilt werden.

Eine in der ehemaligen DDR geltende eingeschränkte Approbation für eine pharmazeutische Tätigkeit auf experimentell pharmakologisch-toxikologischem und chemisch-analytischem Gebiet gilt als unbefristete Erlaubnis zur Ausübung des Apothekerberufs unter der Bezeichnung „Apotheker/in für experimentelle Pharmakologie und Toxikologie".

Rücknahme, Widerruf und Ruhen der Approbation

Die Rücknahme erfolgt, wenn bei der Erteilung der Approbation eine der im Gesetz beschriebenen Voraussetzungen nicht vorgelegen hat, z. B. die berufliche Zuverlässigkeit.

Der Widerruf erfolgt, wenn eine der gesetzlichen Voraussetzungen zur Erteilung der Approbation **nachträglich** weggefallen ist, z. B. berufliche Zuverlässigkeit.

Das Ruhen wird angeordnet, wenn gegen den Apotheker ein Strafverfahren eingeleitet ist, aus dem sich seine berufliche Unwürdigkeit oder Unzuverlässigkeit ergeben kann, oder wenn Zweifel bestehen, ob die körperliche Leistungsfähigkeit noch gegeben ist, und der Apotheker sich weigert, sich einer von der zuständigen Behörde angeordneten amts- oder fachärztlichen Untersuchung zu unterziehen. Im Fall des Ruhens der Approbation bleibt der Apotheker jedoch im Besitz der Approbation, er darf von ihr jedoch keinen Gebrauch machen, das heißt, den Apothekerberuf nicht ausüben.

Ein Apotheker kann durch schriftliche Erklärung gegenüber der zuständigen Behörde auf seine Approbation verzichten.

Die Bundes-Apothekerordnung ist auch die Rechtsgrundlage für den Erlass der „Approbationsordnung für Apotheker" durch den Bundesgesundheitsminister. In dieser Rechtsverordnung sind u. a. die Mindestanforderungen an das Studium der Pharmazie, die Famulatur und die praktische Ausbildung sowie das Nähere über die pharmazeutischen Prüfungen geregelt.

Die vorübergehende Ausübung des Apothekerberufs ist auch aufgrund einer Erlaubnis durch die zuständige Behörde möglich, wenn der Antragsteller eine „abgeschlossene Ausbildung für den Apothekerberuf" nachweisen kann. Die Erlaubnis kann auf bestimmte Tätigkeiten und Beschäftigungsstellen beschränkt werden. Sie darf nur widerruflich und befristet bis zu einer Gesamtdauer von höchstens vier Jahren erteilt oder verlängert werden. Eine Verlängerung ist in bestimmten Fällen möglich, z. B. bei Personen, die unanfechtbar als Asylberechtigte anerkannt sind.

14.2.2 Approbationsordnung

Die Approbationsordnung für Apotheker vom 19. Juli 1989, gültig in der Fassung vom 27. April 2002, regelt insbesondere die

- ☐ pharmazeutische Ausbildung, gegliedert in
  - ein Studium der Pharmazie von 4 Jahren an einer Universität,
  - eine Famulatur von 8 Wochen,
  - eine praktische Ausbildung von 12 Monaten,
  - die Pharmazeutische Prüfung, die in drei Prüfungsabschnitten abzulegen ist,
- ☐ formellen Prüfungsvorschriften,
- ☐ Prüfungsfächer der vorgeschriebenen Prüfungsabschnitte,
- ☐ Antragsformalitäten zum Erwerb der Approbation,
- ☐ Anrechnung von Prüfungen, die außerhalb des Geltungsbereiches abgelegt worden sind.

Die Famulatur ist während der lehrveranstaltungsfreien Zeiten des Studiums vor der Meldung zum 1. Abschnitt der Pharmazeutischen Prüfung ganztägig abzuleisten, und zwar mindestens vier Wochen in einer öffentlichen Apotheke, die keine Zweigapotheke ist. Die übrige Zeit kann wahlweise in einer Krankenhaus- oder Bundeswehrapotheke, in der pharmazeutischen Industrie oder einer Arzneimitteluntersuchungsstelle abgeleistet werden. Zur Hälfte der vorgeschriebenen Zeit kann sie auch in einer vergleichbaren Einrichtung eines der übrigen Mitgliedstaaten der Europäischen Gemeinschaften oder in einem anderen Vertragsstaat des Abkommens über den Europäischen Wirtschaftsraum absolviert werden.

Von der Famulatur befreit sind Apothekerassistenten, Pharmazieingenieure, pharmazeutisch-technische Assistenten und Apothekenassistenten.

Durch die Famulatur soll der Auszubildende frühzeitig mit dem Berufsalltag vertraut gemacht werden, um auf diese Weise seine Berufswahl besser überprüfen zu können. So soll er während dieser Zeit insbesondere Einblick in die pharmazeutischen Tätigkeiten und die organisatorischen Betriebsabläufe erhalten.

Die praktische Ausbildung beginnt nach dem Bestehen des Zweiten Prüfungsabschnittes. Sie gliedert sich in eine Ausbildung von

- ☐ sechs Monaten in einer Apotheke, die keine Krankenhaus- oder Zweigapotheke ist und
- ☐ weiteren sechs Monaten, die wahlweise in einer Apotheke, Krankenhausapotheke, der pharmazeutischen Industrie, in einem Hochschulinstitut oder in anderen geeigneten staatlichen Institutionen, einer Arzneimitteluntersuchungsstelle oder einer vergleichbaren Einrichtung einschließlich solcher der Bundeswehr abzuleisten sind.

Durch die praktische Ausbildung sollen die im Studium erworbenen pharmazeutischen Kenntnisse vertieft, erweitert und praktisch angewendet werden. Zur Ausbildung gehören insbesondere die Entwicklung, Herstellung, Prüfung, Beurteilung und Abgabe von Arzneimitteln, die Sammlung, Bewertung und Vermittlung von Informationen, insbesondere über Arzneimittelrisiken, und die Beratung über Arzneimittel. Während der Ausbildung in einer Apotheke zählen die Auszubildenden (Pharmaziepraktikanten) zum pharmazeutischen Personal und dürfen nur entsprechend ihrer Ausbildung und Kenntnissen eingesetzt werden (§ 3 Abs. 1 ApBetrO). Der Auszubildende ist von einem Apotheker zu beaufsichtigen (§ 3 Abs. 5 ApBetrO).

Während der praktischen Ausbildung hat der Auszubildende an begleitenden Unterrichtsveranstaltungen, die länderunterschiedlich von verschiedenen Stellen, meistens von den Apothekerkammern durchgeführt werden, zu besuchen.

Über die Zulassung zu den einzelnen Prüfungsabschnitten entscheidet das Landesprüfungsamt.

Im Ersten Abschnitt der Pharmazeutischen Prüfung wird schriftlich, im Zweiten und Dritten Abschnitt der Pharmazeutischen Prüfung mündlich geprüft. Die einzelnen Prüfungsleistungen werden benotet. Der Prüfungsstoff für die einzelnen Prüfungsabschnitte ist in entsprechenden Anlagen zur Approbationsordnung aufgeführt.

Antragsformalitäten zum Erwerb der Approbation

Der Antrag auf Erteilung der Approbation als Apotheker ist an die zuständige Behörde des Landes zu richten, in dem der Antragsteller den Dritten Prüfungsabschnitt bestanden hat.

Dem Antrag sind beizufügen:

- ☐ Lückenloser, kurzgefasster Lebenslauf
- ☐ Geburtsurkunde, ggf. auch Heiratsurkunde
- ☐ Nachweis über die Staatsangehörigkeit
- ☐ Amtliches Führungszeugnis, das nicht früher als einen Monat vor der Vorlage ausgestellt sein darf
- ☐ Erklärung des Antragstellers darüber, ob gegen ihn ein gerichtliches Strafverfahren oder ein staatsanwaltliches Ermittlungsverfahren anhängig ist
- ☐ Ärztliche Bescheinigung, die nicht älter als 1 Monat sein darf, aus der hervorgeht, dass der Antragsteller nicht in gesundheitlicher Hinsicht zur Ausübung des Berufes ungeeignet ist
- ☐ Zeugnis über das Bestehen der Pharmazeutischen Prüfung

14.2.3 Apothekerassistent

Unter dieser Berufsbezeichnung dürfen nur solche Personen eine Tätigkeit ausüben, die die pharmazeutische Vorprüfung nach der Prüfungsordnung für Apotheker vom 8. Dezember 1934 bestanden haben. Rechtsgrundlage ist das Gesetz über die Rechtsstellung vorgeprüfter Apothekeranwärter vom 4. Dezember 1973 in der Fassung vom 27. April 2002.

Der Apothekerassistent ist befugt, pharmazeutische Tätigkeiten nach Maßgabe der Apothekenbetriebsordnung in der Apotheke unter **Verantwortung** eines Apothekers auszuüben. Apothekerassistenten dürfen unter bestimmten Voraussetzungen auch einen Apothekenleiter bis zu insgesamt vier Wochen im Kalenderjahr vertreten, sofern sie hinsichtlich ihrer Kenntnisse und Fähigkeiten dafür geeignet sind und im Jahre vor dem Vertretungsbeginn mindestens sechs Monate hauptberuflich in einer öffentlichen Apotheke oder Krankenhausapotheke beschäftigt waren. Dies gilt jedoch nicht für die Vertretung des Leiters einer Krankenhausapotheke oder des Leiters einer Hauptapotheke. Dieser darf sich gem. §§ 2 Abs. 6 und 27 Abs. 3 der Apothekenbetriebsordnung **nur** von einem Apotheker vertreten lassen.

Der mit der Vertretung beauftragte Apothekerassistent hat während der Dauer der Vertretung die Pflichten des Apothekenleiters. Apothekerassistenten erfüllen auch die Voraussetzungen, um eine Tätigkeit als Pharmaberater ausüben zu können (§ 75 AMG).

14.2.4 Pharmazeutisch-technische Assistentin

Rechtsgrundlagen sind das

- ☐ Gesetz über den Beruf der pharmazeutisch-technischen Assistentin (PTA) und die
- ☐ Ausbildungs- und Prüfungsordnung für pharmazeutisch-technische Assistentinnen.

in der Fassung vom 27. April 2002 bzw. 23. September 1997.

Wer eine Tätigkeit unter der Berufsbezeichnung „Pharmazeutisch-technische Assistentin" ausüben will, bedarf der Erlaubnis durch die zuständige Behörde. Die Erlaubnis wird auf Antrag erteilt, wenn die Antragstellerin

- ☐ das 18. Lebensjahr vollendet hat,
- ☐ sich nicht eines Verhaltens schuldig gemacht hat, aus dem sich die Unzuverlässigkeit zur Ausübung des Berufs ergibt,
- ☐ nicht in gesundheitlicher Hinsicht zur Ausübung des Berufs ungeeignet ist,
- ☐ nach einem zweijährigen Lehrgang und einer halbjährigen praktischen Ausbildung die staatliche Prüfung für pharmazeutisch-technische Assistenten bestanden hat.

Eine außerhalb des Geltungsbereiches dieses Gesetzes erworbene abgeschlossene Ausbildung für die Ausübung des Berufs der pharmazeutisch-technischen Assistentin kann unter bestimmten Voraussetzungen als gleichwertig anerkannt werden. Einzelheiten hierzu sind in diesem Gesetz aufgeführt (§ 2 Abs. 2).

Der Lehrgang wird an einer Lehranstalt durchgeführt, die als zur Ausbildung geeignet staatlich anerkannt ist. Zum Lehrgang wird zugelassen, wer die Sekundarstufe I erfolgreich abgeschlossen hat oder eine andere gleichwertige Ausbildung nachweisen kann. Der zweijährige Lehrgang umfasst eine theoretische und praktische Ausbildung an einer Lehranstalt, die halbjährige praktische Ausbildung erfolgt in einer Apotheke.

Die staatliche Prüfung wird in zwei Abschnitten abgelegt:

- ☐ Eine schriftliche, mündliche und praktische Prüfung nach Abschluss des Lehrgangs
- ☐ Eine mündliche Prüfung nach Abschluss der praktischen Ausbildung in der Apotheke

Alles weitere ist in der Ausbildungs- und Prüfungsordnung für pharmazeutisch-technische Assistenten geregelt.

Die pharmazeutisch-technische Assistentin ist befugt, in der Apotheke **unter Aufsicht** eines Apothekers pharmazeutische Tätigkeiten nach Maßgabe der Apothekenbetriebsordnung auszuüben, insbesondere auch Verschreibungen bei der Abgabe von Arzneimitteln abzuzeichnen, wenn der Apothekenleiter eine Ermächtigung hierzu gegeben hat (§ 17 Abs. 6 ApBetrO). Zur Vertretung der Leitung einer Apotheke und zur Ausübung des Notdienstes ist die pharmazeutisch-technische Assistentin nicht befugt.

14.2.5 Pharmazeutisch-kaufmännische Angestellte

Pharmazeutisch-kaufmännische Angestellte (PKA) und die Apothekenhelferin, wie sie früher hieß, gehören nach der Apothekenbetriebsordnung zum Apothekenpersonal und hier wiederum zum nichtpharmazeutischen Personal. Es handelt sich um einen staatlich anerkannten Ausbildungsberuf. Rechtsgrundlagen sind das Berufsbildungsgesetz und die Verordnung über die Berufsausbildung zur pharmazeutisch-kaufmännischen Angestellten. Die Ausbildungsdauer beträgt 36 Monate und endet mit einer Abschlussprüfung, über die ein Zeugnis ausgestellt wird.

Gegenstand der Berufsausbildung sind mindestens die folgenden Fertigkeiten und Kenntnisse:

- ☐ Unterstützende Tätigkeiten für das pharmazeutische Personal im Rahmen der Apothekenbetriebsordnung
- ☐ Ausführung von Bestellungen sowie Kontrolle des Wareneingangs und der Lagerhaltung
- ☐ Kenntnisse über den Apothekenbetrieb (Betriebskunde)
- ☐ Kenntnisse über die Grundlagen der Berufsausübung (Berufskunde)
- ☐ Einfache Kenntnisse über Arzneimittel
- ☐ Kenntnisse über sonstige apothekenübliche Waren, hier insbesondere den Bereich der Körperpflegemittel
- ☐ Kenntnisse in kaufmännischen Arbeiten einschließlich EDV
- ☐ Kenntnisse in der werbenden Gestaltung
- ☐ Kenntnisse des Arbeitsschutzes und der Unfallverhütung

Die Tätigkeiten der pharmazeutisch-kaufmännischen Angestellten und der anderen Personen des nichtpharmazeutischen Personals in der Apotheke sind in § 3 Abs. 3 der Apothekenbetriebsordnung wie folgt beschrieben:

> Im Rahmen der pharmazeutischen Tätigkeiten unterstützen sie das pharmazeutische Personal bei der Herstellung und Prüfung der Arzneimittel sowie durch Bedienung, Pflege und Instandhaltung der Arbeitsgeräte und beim Abfüllen, Abpacken und bei der Vorbereitung der Arzneimittel zur Abgabe. Darüber hinaus gehört zu seinen Aufgaben: Ausführen von Bestellungen, Kontrolle des Wareneingangs und des Warenlagers sowie kaufmännische Arbeiten.

Da das Berufsbild der Apothekenhelferin nicht mehr den veränderten Erfordernissen eines heutigen Apothekenbetriebes entspricht, wurde zum 1. August 1993 die seit 20 Jahren gültige Ausbildungsordnung für Apothekenhelferinnen ersetzt durch die Verordnung über die Berufsausbildung zur pharmazeutisch-kaufmännischen Angestellten mit der neuen Berufsbezeichnung pharmazeutisch-kaufmännische(r) Angestellte(r).

Dieser Ausbildungsberuf ist staatlich anerkannt. Die Ausbildung dauert drei Jahre und schließt mit einer schriftlichen und praktischen Prüfung ab. In einem Ausbildungsrahmenplan, der Gegenstand der Verordnung ist, werden die während der Ausbildung zu vermittelnden Kenntnisse und Fertigkeiten sachlich und zeitlich beschrieben. Die neuen Schwerpunkte der Ausbildung sind:

- ☐ Bürowirtschaft und Statistik. Hier werden Aspekte der Büroorganisation, der Umgang mit Informations- und Kommunikations-Systemen sowie der Textverarbeitung vermittelt.
- ☐ Marketing in der Apotheke. Ausbildungsinhalte sind Fragen der Sortimentsgestaltung, der Warenpräsentation und der Werbung.

Daraus ergibt sich auch die erweiterte Berufsausübung in der Apotheke, nämlich im kaufmännisch-organisatorischen Bereich. Unverändert sind die Tätigkeiten im apothekenspezifischen Bereich nach der Apothekenbetriebsordnung.

Die pharmazeutisch-kaufmännische Angestellte gehört wie die Apothekenhelferin zum nichtpharmazeutischen Personal. Sie darf keine Arzneimittel in der Apotheke abgeben.

Mit der Ausbildung wird gleichzeitig auch der Sachkundenachweis für die Abgabe von frei verkäuflichen Arzneimitteln außerhalb der Apotheke und der eingeschränkte Sachkundenachweis für die Abgabe von Pflanzenschutzmitteln erworben. Eingeschränkt heißt hier, dass die Abgabe der Pflanzenschutzmittel, die T^+- oder T-Gefahrstoffe enthalten, diesem Personenkreis nicht gestattet ist.

Durch das Gesetz „über die Herstellung der Einheit Deutschlands" zwischen der Bundesrepublik Deutschland und der Deutschen Demokratischen Republik mussten einige Berufsgruppen des pharmazeutischen und nichtpharmazeutischen Personals der ehemaligen DDR „übernommen" werden und zwar unter dem Gesichtspunkt der Besitzstandswahrung und des Vertrauensschutzes. Sie sind in Kapitel 14.2.6 zusammengefasst.

14.2.6 Berufsgruppen der ehemaligen DDR

Pharmazieingenieure

Das Studium dauerte als Direktstudium drei Jahre, als Fernstudium viereinhalb Jahre an der Ingenieurschule für Pharmazie in Leipzig. Studiumsvoraussetzung war der Abschluss der 10-klassigen Polytechnischen Oberschule und der Berufsausbildung als Apothekenfacharbeiter oder Abitur. Der Studiengang ist 1991 letztmalig als Fernstudium angelaufen.

Die Ausbildung bezog sich insbesondere auf die Herstellung und Abgabe von Arzneimitteln. Der Pharmazieingenieur arbeitete eigenverantwortlich und konnte den Apotheker vertreten und in Ausnahmefällen auch eine Arzneimittelausgabestelle (kleine Apotheke) leiten.

Er ist dem Apothekerassistenten gleichgestellt und darf, wie dieser, alle pharmazeutischen Tätigkeiten unter Verantwortung eines Apothekers ausüben. In bestimmten Fällen darf er auch einen Apothekenleiter vertreten.

Apothekenassistenten

Das Studium dauerte zwei Jahre an der Ingenieurschule für Pharmazie in Leipzig. Studiumsvoraussetzung war der Schulabschluss der 10. Klasse und Berufsausbildung als Apothekenfacharbeiter.

Sie sind den pharmazeutisch-technischen Assistenten gleichgestellt worden und dürfen alle pharmazeutischen Tätigkeiten unter der Aufsicht eines Apothekers ausüben.

Pharmazeutische Assistenten

Das Studium dauerte drei Jahre an einer medizinischen Fachschule mit praktischer Ausbildung in Lehrkabinetten und Apotheken.

Sie dürfen pharmazeutische Tätigkeiten unter der Aufsicht eines Apothekers ausüben, jedoch keine Arzneimittel abgeben.

Apothekenfacharbeiter

Dabei handelte es sich um einen Lehrberuf, der den erfolgreichen Abschluss der 10. Klasse der Polytechnischen Oberschule voraussetzt. Die Ausbildung ist 1990 ausgelaufen.

Er ist dem(r) Apothekerhelfer/in gleichgestellt und gehört damit zum nichtpharmazeutischen Personal.

14.3 Weiterbildung zum Fachapotheker

Nach Abschluss des Pharmaziestudiums können Kammerangehörige neben ihrer Berufsbezeichnung weitere Bezeichnungen führen, die auf besondere Kenntnisse in einem beruflichen Gebiet (Gebietsbezeichnung) oder Teilgebiet (Teilgebietsbezeichnung) oder auf andere zusätzlich erworbene Kenntnisse (Zusatzbezeichnung, Bereichsbezeichnung) hinweisen. Dies geschieht nach Maßgabe der Weiterbildung, die als Aufgabe der Apothekerkammern in den Kammergesetzen für Heilberufe festgelegt ist. Auf dieser Grundlage beschließen die Kammern eine Weiterbildungsordnung, in der die zeitlichen und inhaltlichen Abläufe der Weiterbildung geregelt sind.

In folgenden Gebieten kann sich der Apotheker weiterbilden:

- ☐ Offizin-Pharmazie
- ☐ Klinische Pharmazie
- ☐ Pharmazeutische Technologie
- ☐ Pharmazeutische Analytik
- ☐ Toxikologie und Ökologie
- ☐ Arzneimittelinformation
- ☐ Klinische Chemie*
- ☐ Theoretische und praktische Ausbildung*
- ☐ Öffentliches Gesundheitswesen*

Für die Bereiche „Gesundheitsberatung", „Ernährungsberatung" „Onkologische Pharmazie", „Naturheilmittel und Homöopathie" sowie „Pflegeversorgung"** können Zusatzbezeichnungen erworben werden.

Die Weiterbildung in den Gebieten ist grundsätzlich ganztägig und in hauptberuflicher Stellung innerhalb von 36 bzw. 48 Monaten in einer dazu ermächtigten Weiterbildungsstätte durchzuführen. Sie muss von einem dazu ermächtigten Apotheker verantwortlich geleitet werden. Am 14. November 2002 ist die Musterweiterbildungsordnung dahingehend geändert worden, dass sich auch Apothekenleiter weiterbilden können. Zur Umsetzung durch die Landesapothekerkammer bedarf es in der Regel einer Änderung der Heilberufgesetze. Die Weiterbildung Selbstständiger wird in den Bundesländern derzeit durch Anpassung der Weiterbildungsordnungen zügig umgesetzt. Die Weiterbildungsakademie der Bundesapothekerkammer kündigt in den Fachzeitschriften die Durchführung der Seminare an, deren Teilnahme für die Weiterzubildenden verpflichtend ist. Die Weiterbildung schließt ab mit einer Prüfung vor der zuständigen Apothekerkammer. Mit der Ausstellung einer Urkunde wird die Erlaubnis zur Führung der entsprechenden Gebietsbezeichnung erteilt.

Ziel der Weiterbildung ist es, den Apotheker an die wissenschaftliche Praxis heranzuführen, damit er den wachsenden Anforderungen an Herstellung, Prüfung, Information und Beratung über Arzneimittel entsprechen kann. Insofern sind die Weiterbildungsinhalte an die sich ändernden Gegebenheiten anzupassen, d. h. die Weiterbildung ist eine sich fortentwickelnde Eigenleistung der Apothekerschaft und steht in einer engen Wechselbeziehung zur Ausbildung und beruflichen Fortbildung.

* Wird nicht von jeder Apothekerkammer angeboten.
** Nur in Nordrhein und Westfalen-Lippe.

Die Begriffsdefinition „Weiterbildung" führt zu folgender Abgrenzung:

Ausbildung ist der Erwerb der für eine allgemeine Berufsausübung erforderlichen theoretischen und praktischen Kenntnisse und Fähigkeiten.

Fortbildung ist die Erhaltung des Ausbildungszustandes auf einem Niveau, das dem jeweiligen Stand der (pharmazeutischen) Erkenntnisse entspricht.

Weiterbildung ist das systematische Erlernen der Umsetzung der wissenschaftlichen Erkenntnisse und Methoden in spezielle Bereiche der praktischen Berufsausübung.

Die Weiterbildung hat darüber hinaus für die Apotheker neue Tätigkeitsfelder zu erschließen. Dies gilt insbesondere für die Gesundheitsvorsorgemaßnahmen, die zukünftig als Teil der Sozialpharmazie dem Ausbildungsgang zugeordnet werden sollten.

Die Zuständigkeit für die praktische Durchführung der Weiterbildung ist im Wesentlichen zwei Institutionen zugeordnet:

1. Apothekerkammern

- ☐ Zulassung der Weiterbildungsstätten (fällt teilweise in die Zuständigkeit einer Landesbehörde)
- ☐ Erteilung der Ermächtigungen
- ☐ Durchführung der Seminare
- ☐ Durchführung der Prüfungen
- ☐ Ausstellung der Urkunden

2. Weiterbildungsstätten, zur Weiterbildung ermächtigte Apotheker

Vermittlung von Kenntnissen und Fähigkeiten über einen Zeitraum von 36 Monaten an den Weiterzubildenden, die diesen dazu befähigen, das in der Weiterbildungsordnung vorgesehene Ziel zu erreichen.

Daraus wird deutlich, dass die Hauptaufgabe der Weiterbildung den zugelassenen Weiterbildungsstätten zugeordnet ist. Die Fortentwicklung des Berufsstandes ist somit in besonderem Maße an das Engagement des Apothekerstandes zur Weiterbildung gebunden. Dies entspricht der Entscheidungsgrundlage der Bundesapothekerkammer von 1984, als sie den Landesapothekerkammern die Einführung der Weiterbildung empfohlen hatte.

14.4 Apothekenrecht

14.4.1 Gesetz über das Apothekenwesen

Das Apothekengesetz, gültig in der Fassung vom 15. Oktober 1980, zuletzt geändert am 25. November 2003, ist die Grundlage für ein bundeseinheitliches Apothekenrecht und Apothekenbetriebsrecht.

Vorgeschichte

Mit Urteil vom 11. Juni 1958 erklärte das Bundesverfassungsgericht die Niederlassungsfreiheit für Apotheker als allein mit dem Grundgesetz vereinbar.

Der Leitsatz des Urteils lautet:

Auf dem Gebiet des Apothekenrechts entspricht der Verfassungslage allein die Niederlassungsfreiheit.

Damit verloren die bisherigen Apothekenbetriebsrechte, Privilegien, Real-, Personalkonzessionen und Lizenzen ihre apothekenrechtliche und wirtschaftliche Bedeutung sowohl hinsichtlich ihrer Vorteile als auch ihrer Nachteile.

Privileg war eine von einem Landesherren oder einer Kommune an einen Apotheker verliehenes Apothekenbetriebsrecht, das in der Regel auch an ein bestimmtes Grundstück gebunden war. Es war vererblich und verkäuflich.

Realkonzession war ein vom Staat verliehenes, an die Person eines Apothekers gebundenes Apothekenbetriebsrecht. Der Erlaubnisinhaber konnte bei seinem Ausscheiden seinen Nachfolger selbst bestimmen und dem Staat präsentieren.

Personalkonzession war ein vom Staat verliehenes, an die Person eines Apothekers gebundenes Apothekenbetriebsrecht. Es war weder vererblich noch verkäuflich, sondern fiel nach Ausscheiden des Erlaubnisinhabers wieder an den Staat zurück, der es im Rahmen eines Ausschreibungsverfahrens neu verlieh.

Lizenz war ein nach der Währungsreform von der Militärregierung der US-Zone (Bayern, Bremen, Württemberg, Hessen) eingeführtes Apothekenbetriebsrecht. Es war an die Person eines Apothekers gebunden und verfiel nach dessen Ausscheiden.

Das Urteil hatte zur Folge, dass die bundeseinheitliche Regelung des Apothekenrechts beschleunigt wurde. So erarbeitete der Apothekerstand in der so genannten „Hamburger Kommission“ den Entwurf eines Apothekengesetzes, der Grundlage war für das Gesetz über das Apothekenwesen (ApoG) vom 20. August 1960, welches am 1. Oktober 1960 in Kraft trat.

Aufgrund der Rechtsprechung des Europäischen Gerichtshofes zu den Römischen Verträgen musste das Apothekengesetz im Jahre 1988 grundlegend geändert werden. So können nunmehr neben Deutschen im Sinne des Art. 116 des Grundgesetzes auch Angehörige eines der übrigen Mitgliedstaaten der Europäischen Gemeinschaften oder eines anderen Vertragsstaates des Abkommens über den Europäischen Wirtschaftsraum oder heimatlose Ausländer im Sinne des Gesetzes über die Rechtsstellung heimatloser Ausländer eine Apothekenbetriebserlaubnis in der Bundesrepublik Deutschland unter den im Apothekengesetz genannten Voraussetzungen erwerben.

Gliederung und Inhalt des Gesetzes

Das Apothekengesetz gliedert sich in 5 Abschnitte, die im Wesentlichen Folgendes regeln.

1. Abschnitt: Die Erlaubnis

Drei Leitsätze stehen den Regelungen des Gesetzes voran und charakterisieren die gesundheitspolitische Bedeutung der Rechtsmaterie:

- ☐ Den Apotheken obliegt die im öffentlichen Interesse gebotene Sicherstellung einer ordnungsgemäßen Arzneimittelversorgung der Bevölkerung.
- ☐ Wer eine Apotheke betreiben will, bedarf der Erlaubnis der zuständigen Behörde.
- ☐ Die Erlaubnis gilt nur für den Apotheker, dem sie erteilt ist, und für die in der Erlaubnisurkunde bezeichneten Räume.

Wird eine Apotheke in andere Räume verlegt, so ist eine neue Erlaubnis erforderlich.

Erteilung der Erlaubnis

Die Erlaubnis ist förmlich bei der zuständigen Behörde zu beantragen. Sie ist zu erteilen, wenn der Antragsteller folgende Voraussetzungen erfüllt hat (vereinfacht dargestellt):

- ☐ Er ist Deutscher im Sinne des Artikels 116 des Grundgesetzes, Angehöriger eines der übrigen Mitgliedstaaten der Europäischen Gemeinschaften oder eines anderen Vertragsstaates des Abkommens über den Europäischen Wirtschaftsraum oder heimatloser Ausländer im Sinne des Gesetzes über die Rechtsstellung heimatloser Ausländer.
- ☐ Ein Angehöriger eines der übrigen Mitgliedstaaten der Europäischen Gemeinschaften oder eines anderen Vertragsstaates des Abkommens über den Europäischen Wirtschaftsraum kann jedoch eine Erlaubnis nur dann erhalten, wenn er eine anerkannte abgeschlossene pharmazeutische Ausbildung nachweist (eine Aufstellung der möglichen Nachweise ist als Anlage dem Apothekengesetz beigefügt) und auch nur für eine Apotheke, die bereits seit drei Jahren betrieben wird.
- ☐ Er ist voll geschäftsfähig.
- ☐ Er besitzt die deutsche Approbation als Apotheker.
- ☐ Er hat die für den Betrieb einer Apotheke erforderliche Zuverlässigkeit. Diese Zuverlässigkeit ist nicht gegeben, wenn insbesondere Tatsachen vorliegen, die ihn für die Leitung einer Apotheke ungeeignet erscheinen lassen (strafrechtliche oder schwere sittliche Verfehlungen, gröbliche oder beharrliche Zuwiderhandlungen gegen arzneimittel- oder apothekenrechtliche Bestimmungen).
- ☐ Er muss mitteilen, ob und ggf. an welchem Ort er in einem anderen Mitgliedstaat der Europäischen Gemeinschaften oder in einem anderen Vertragsstaat des Abkommens über den Europäischen Wirtschaftsraum eine oder mehrere Apotheken betreibt.
- ☐ Er muss die eidesstattliche Versicherung abgeben, dass er fachlich unabhängig ist, z.B. keine unerlaubte Beteiligung Dritter (Vermieter), keine Absprachen mit Ärzten (Zuführung von Patienten, Zuweisung von Rezepten) getroffen hat.
- ☐ Er muss nachweisen, dass er im Falle der Erteilung der Erlaubnis über die nach der Apothekenbetriebsordnung vorgeschriebenen Räume verfügt. Der Nachweis ist zu erbringen durch Vorlage eines Mietvertrages, Grundstückkaufsvertrages oder dergleichen.
- ☐ Er darf nicht in gesundheitlicher Hinsicht ungeeignet sein, eine Apotheke ordnungsgemäß zu leiten.

Darüber hinaus ist bestimmt, dass einem Apotheker, der nach seiner Approbation mehr als zwei Jahre lang ununterbrochen keine pharmazeutische Berufstätigkeit ausgeübt hat, die Erlaubnis nur dann erteilt werden kann, wenn er im letzten Jahr vor der Antragsstellung eine solche Tätigkeit mindestens sechs Monate lang wieder in einer in einem Mitgliedstaat der Europäischen Union gelegenen Apotheke oder Krankenhausapotheke ausgeübt hat.

Die Erlaubnis zum Betrieb mehrerer öffentlicher Apotheken ist auf Antrag zu erteilen, wenn der Antragsteller

- ☐ die o.a. Voraussetzungen für jede der beantragten Apotheken erfüllt,
- ☐ die von im zu betreibende Apotheke und die von ihm zu betreibenden Filialapotheken (höchstens drei) innerhalb desselben Kreises oder derselben kreisfreien Stadt oder in einander benachbarten Kreisen oder kreisfreien Städten liegen.

Für den Betrieb mehrerer öffentlicher Apotheken gelten die Vorschriften des Apothekengesetzes mit folgender Maßgaben entsprechend:

- ☐ Der Betreiber hat eine der Apotheken (Hauptapotheke) persönlich zu führen.
- ☐ Für jede weitere Apotheke (Filialapotheke) hat der Betreiber schriftlich einen Apotheker als Verantwortlichen zu benennen, der die Verpflichtungen zu erfüllen hat, wie sie in diesem Gesetz und in der Apothekenbetriebsordnung für Apothekenleiter festgelegt sind. Soll die Person des Verantwortlichen geändert werden, so ist dies der Behörde von dem Betreiber eine Woche vor der Änderung schriftlich anzuzeigen.

Erlöschen der Erlaubnis

Die Erlaubnis erlischt

- ☐ durch Tod,
- ☐ durch Verzicht,
- ☐ durch Rücknahme oder Widerruf der Approbation als Apotheker oder auf deren Verzicht (s. S. 872),
- ☐ wenn der Erlaubnisinhaber ein Jahr lang von der Erlaubnis keinen Gebrauch gemacht hat (damit soll erreicht werden, dass die blockierende Wirkung einer Betriebserlaubnis auf andere Apotheker, die ggf. auch an der Errichtung einer Apotheke in dem betreffenden Gebiet interessiert sind, aufgehoben wird) und
- ☐ wenn dem Erlaubnisinhaber im Geltungsbereich dieses Gesetzes die Erlaubnis zum Betrieb einer anderen Apotheke, die keine Zweigapotheke oder Filialapotheke ist, erteilt wird.

Rücknahme und Widerruf der Erlaubnis

Die Erlaubnis ist durch die zuständige Behörde

- ☐ zurückzunehmen, wenn bei ihrer Erteilung eine der Erlaubnisvoraussetzungen nicht vorgelegen hat und
- ☐ zu widerrufen, wenn nachträglich eine der subjektiven Erlaubnisvoraussetzungen weggefallen ist.

Betreiben der Apotheke

Folgende Grundsätze sind im Gesetz verankert:

- ☐ Wird eine Apotheke ohne Erlaubnis betrieben, so hat die zuständige Behörde die Apotheke zu schließen.
- ☐ Eine Apotheke darf erst eröffnet werden, nachdem die zuständige Behörde bescheinigt hat, dass die Apotheke den gesetzlichen Anforderungen entspricht (Abnahme). Hierzu führt die zuständige Behörde eine „Abnahmebesichtigung" durch.
- ☐ Die Erlaubnis verpflichtet zur persönlichen Leitung der Apotheke in eigener Verantwortung durch den Erlaubnisinhaber. Die persönliche Leitung einer Krankenhausapotheke obliegt dem angestellten Apotheker. „Persönliche Leitung" bedeutet, dass der Apothekenleiter alle wesentlichen Betriebsvorgänge durch eigenes Tätigwerden bestimmt und überwacht. Zu den Leitungsgeschäften gehören auch betriebswirtschaftliche, also nicht nur pharmazeutische Sachverhalte. Der Apothekenleiter trägt damit gegenüber der Öffentlichkeit und gegenüber den Apothekenüberwachungsbehörden die alleinige Verantwortung für den gesamten Apothekenbetrieb.
- ☐ Die Apotheke kann von mehreren Personen zusammen nur in der Rechtsform einer offenen Handelsgesellschaft betrieben werden; hier muss jedoch jeder „Gesellschafter" eine eigene Betriebserlaubnis haben. Verboten ist die Rechtsform der „Stillen Gesellschaft".
- ☐ Der Erlaubnisinhaber darf sich nicht verpflichten, bestimmte Arzneimittel ausschließlich oder bevorzugt anzubieten oder abzugeben oder anderweitig die Auswahl der von ihm abzugebenden Arzneimittel auf das Angebot bestimmter Hersteller oder Händler oder Gruppen von solchen zu beschränken.
- ☐ Der Erlaubnisinhaber und das Personal von Apotheken dürfen mit Ärzten oder anderen Personen, die sich mit der Behandlung von Krankheiten befassen, keine Rechtsgeschäfte vornehmen oder Absprachen treffen, die eine bevorzugte Lieferung bestimmter Arzneimittel, die Zuführung von Patienten, die Zuweisung von Verschreibungen oder die Fertigung von Arzneimitteln ohne volle Angabe der Zusammensetzung zum Gegenstand haben.
- ☐ Abweichend von diesem Grundsatz darf der Inhaber einer Erlaubnis zum Betrieb einer öffentlichen Apotheke auf Grund einer Absprache anwendungsfertige Zytostatikazubereitungen, die im Rahmen des übliche Apothekenbetriebes hergestellt worden sind, unmittelbar an den anwendenden Arzt abgeben
- ☐ Der Inhaber einer Erlaubnis zum Betrieb einer Krankenhausapotheke darf auf Anforderung des Inhabers einer Erlaubnis zum Betrieb einer öffentlichen Apotheke die im Rahmen seiner Apotheke hergestellten anwendungsfertigen Zytostatikazubereitungen an diese öffentliche Apotheke oder auf Anforderung des Inhabers einer Erlaubnis zum Betrieb einer anderen Krankenhausapotheke an diese Krankenhausapotheke abgeben. Dies gilt entsprechend für den Inhaber einer Erlaubnis zum Betrieb einer öffentlichen Apotheke für die Abgabe der in Satz 1 genannten Arzneimittel an eine Krankenhausapotheke oder an eine andere öffentliche Apotheke. Eines Vertrages nach § 14 Abs. 5 bedarf es nicht.

Versorgung der Bewohner in Heimen

Die Änderung des Apothekengesetzes vom 21. August 2002 hat die Versorgung der Bewohner von Heimen grundsätzlich neu geregelt. Die folgenden Bestimmungen und am 21. August 2003 in Kraft getreten:

Der Inhaber einer Erlaubnis zum Betrieb einer öffentlichen Apotheke ist verpflichtet, zur Versorgung der Bewohner in Heimen im Sinne des § 1 des Heimgesetzes mit Arzneimitteln und apothekenpflichtigen Medizinprodukten mit dem Träger der Heime einen schriftlichen Vertrag zu schließen. Der Vertrag bedarf zu seiner Rechtswirksamkeit der Genehmigung der zuständigen Behörde. Die Genehmigung ist zu erteilen, wenn

- ☐ die öffentliche Apotheke und die zu versorgenden Heime innerhalb desselben Kreises oder derselben kreisfreien Stadt oder in einander benachbarten Kreisen oder kreisfreien Städten liegen,
- ☐ die ordnungsgemäße Arzneimittelversorgung gewährleistet ist, insbesondere Art und Umfang der Versorgung, das Zutrittsrecht zum Heim sowie die Pflichten zur Überprüfung der ordnungsgemäßen, bewohnerbezogenen Aufbewahrung der von ihm gelieferten Produkte durch pharmazeutisches Personal der Apotheke sowie die Dokumentation dieser Versorgung vertraglich festgelegt sind,
- ☐ die Pflichten des Apothekers zur Information und Beratung der Heimbewohner und des für die Verabreichung oder Anwendung der gelieferten Produkte Verantwortlichen festgelegt sind, soweit die Information und Beratung zur Sicherheit der Heimbewohner oder der Beschäftigten des Heimes erforderlich sind,
- ☐ der Vertrag die freie Apothekenwahl der Heimbewohner nicht einschränkt und
- ☐ der Vertrag keine Ausschließlichkeitsbindung zugunsten einer Apotheke enthält und die Zuständigkeitsbereiche mehrerer an der Versorgung beteiligter Apotheken klar abgrenzt.

Nachträgliche Änderungen oder Ergänzungen des Vertrages sind der zuständigen Behörde unverzüglich anzuzeigen. Auch die Versorgung ist vor Aufnahme der Tätigkeit der zuständigen Behörde anzuzeigen.

Soweit Bewohner in Heimen sich selbst mit Arzneimitteln und apothekenpflichtigen Medizinprodukten aus öffentlichen Apotheken versorgen, bedarf es keines Vertrages.

Verpachtung der Apotheke

Die Verpachtung einer Apotheke ist in bestimmten Fällen, die im Gesetz abschließend geregelt sind, zulässig, und zwar,

- ☐ wenn der Erlaubnisinhaber seine Apotheke aus einem in seiner Person liegenden wichtigen Grund nicht selbst betreiben kann, z. B. hohes Alter, nicht nur vorübergehende Erkrankung, öffentliches Amt,
- ☐ nach dem Tod des Erlaubnisinhabers durch seine erbberechtigten Kinder bis zu dem Zeitpunkt, in dem das jüngste der Kinder das 23. Lebensjahr vollendet hat; es sei denn, dass eines der Kinder vor diesem Zeitpunkt den Apothekerberuf ergriffen hat, so kann die Frist verlängert werden, bis es in seiner Person die Voraussetzungen für die Erteilung der Erlaubnis erfüllen kann,
- ☐ nach dem Tode des Erlaubnisinhabers durch den überlebenden, erbberechtigten Ehegatten bis zu dem Zeitpunkt der Wiederverheiratung, sofern er nicht selbst eine Apotheke betreibt oder eine Erlaubnis erhält.

Verpachtungsgegenstand ist in allen Fällen die Apotheke als Gewerbebetrieb, nicht jedoch die Betriebserlaubnis. So bedarf auch der Pächter immer einer Erlaubnis durch die zuständige Behörde.

In den Fällen, in denen der Verpächter vor Ablauf der vereinbarten Pachtzeit stirbt, kann die zuständige Behörde zur Vermeidung unbilliger Härten für den Pächter zulassen, dass das Pachtverhältnis zwischen dem Pächter und dem Erben für die Dauer von höchstens zwölf Monaten fortgesetzt wird.

Verwaltung der Apotheke

Nach dem Tode des Erlaubnisinhabers dürfen die Erben die Apotheke für längstens zwölf Monate durch einen Apotheker verwalten lassen. Stirbt der Pächter einer Apotheke vor Ablauf der vereinbarten Pachtzeit, so kann die zuständige Behörde zur Vermeidung unbilliger Härten für den Verpächter zulassen, dass dieser die Apotheke für die Dauer von höchstens zwölf Monaten durch einen Apotheker verwalten lässt. Der Verwalter bedarf für die Zeit der Verwaltung einer Genehmigung durch die zuständige Behörde.

Verwaltung bedeutet, dass der Verwalter im Namen und für Rechnung der Erben die Apotheke führt; er steht im Angestelltenverhältnis zu den Erben. Er ist jedoch fachlich selbstständig und trägt die Verantwortung für die Beachtung der apotheken- und arzneimittelrechtlichen Vorschriften. Dies beinhaltet, dass er auch die wesentlichen betriebswirtschaftlichen Sachverhalte zu regeln hat, beispielsweise den Einkauf der Arzneimittel, nicht jedoch die Einstellung und Kündigung von Mitarbeitern.

2. Abschnitt: Krankenhaus-, Zweig- und Notapotheken, Bundeswehrapotheken

Errichtung einer Krankenhausapotheke

Dem Träger eines Krankenhauses ist die Erlaubnis zum Betrieb einer Krankenhausapotheke auf Antrag zu erteilen, wenn er die Anstellung eines Apothekers nachweist und die für die Krankenhausapotheken vorgeschriebenen Vorschriften nach der Apothekenbetriebsordnung erfüllt. Im Rahmen der Novellierung des Apothekengesetzes im Jahre 1980 wurde die Versorgung der Krankenhäuser ohne eigene Apotheke mit Arzneimitteln neu geregelt. Diese können sich nunmehr mit Arzneimitteln versorgen lassen durch eine

- ☐ Krankenhausapotheke des gleichen Trägers,
- ☐ Krankenhausapotheke eines anderen Trägers oder
- ☐ öffentliche Apotheke (im Folgenden krankenhausversorgende Apotheke genannt).

Im ersten Fall bedarf es hierzu lediglich einer behördlichen Genehmigung, in den beiden anderen Fällen ist ein schriftlicher Versorgungsvertrag zwischen dem Krankenhausträger und der Versorgungsapotheke abzuschließen, der zu seiner Rechtswirksamkeit der Genehmigung durch die zuständige Behörde bedarf.

- ☐ Die Behörde hat den Versorgungsvertrag zu genehmigen, wenn die
  - Krankenhausapotheke/krankenhausversorgende Apotheke und die zu versorgenden Krankenhäuser innerhalb desselben Kreises oder derselben kreisfreien Stadt oder in einander benachbarten Kreisen oder kreisfreien Städten liegen und
  - die ordnungsgemäße Arzneimittelversorgung gewährleistet ist, insbesondere wenn die nach der Apothekenbetriebsordnung erforderlichen Räume, Einrichtungen sowie das notwendige Personal in der Krankenhausapotheke/krankenhausversorgenden Apotheke vorhanden sind, so dass die Überprüfung der Arzneimittelvorräte des Krankenhauses gewährleistet werden kann.

Die Krankenhausapotheke darf nur solche Krankenhäuser mit Arzneimitteln versorgen, mit denen rechtswirksame Verträge bestehen oder für deren Versorgung eine Genehmigung erteilt worden ist. Arzneimittel dürfen von der Krankenhausapotheke nur an die einzelnen Stationen und andere Teileinheiten zur Versorgung der Personen, die in dem Krankenhaus vollstationär, teilstationär, vor- oder nachstationär behandelt, ambulant operiert oder im Rahmen sonstiger stationsersetzender Eingriffe versorgt werden sowie an Personen abgegeben werden, die im Krankenhaus beschäftigt sind. Abweichend davon dürfen Arzneimittel von der Krankenhausapotheke auch an ermächtigte Ambulanzen des Krankenhauses, insbesondere an Polikliniken, an psychiatrische Institutsambulanzen, an Sozialpädiatrische Zentren und an ermächtigte Krankenhausärzte sowie an Patienten im Rahmen der ambulanten Behandlung im Krankenhaus, wenn das Krankenhaus hierzu ermächtigt oder vertraglich zur ambulanten Versorgung dieser Patienten berechtigt ist, zur unmittelbaren Anwendung abgegeben werden. Bei der Entlassung von Personen nach stationärer oder ambulanter Behandlung im Krankenhaus darf die zur Überbrückung benötigte Menge an Arzneimitteln aus Beständen der Krankenhausapotheke mitgegeben werden, sofern im unmittelbaren Anschluss an die Behandlung ein Wochenende oder ein Feiertag folgt.

Der Leiter der Krankenhausapotheke/krankenhausversorgenden Apotheke oder ein von ihm beauftragter Apotheker hat die Arzneimittelvorräte der zu versorgenden Krankenhäuser nach Maßgabe der Apothekenbetriebsordnung auf deren einwandfreie Beschaffenheit und ordnungsgemäße Aufbewahrung zu achten. Zur Beseitigung festgestellter Mängel hat er eine angemessene Frist zu setzen und deren Nichteinhaltung der für die Apothekenaufsicht zuständigen Behörde anzuzeigen (s. auch S. 898 f.).

Der Leiter der Krankenhausapotheke/krankenhausversorgenden Apotheke oder ein von ihm beauftragter Apotheker hat die Ärzte des Krankenhauses über Arzneimittel zu informieren und zu beraten, insbesondere im Hinblick auf das verankerte Wirtschaftlichkeitsgebot. Dies gilt auch insoweit, als die ambulante Versorgung berührt ist.

Krankenhäuser im Sinne dieses Gesetzes sind Einrichtungen nach § 2 Nr. 1 des Krankenhausfinanzierungsgesetzes in der Fassung der Bekanntmachung vom 10. April 1991. Diesen stehen hinsichtlich der Arzneimittelversorgung gleich:

- ☐ Die nach Landesrecht bestimmten Träger und Durchführenden des Rettungsdienstes
- ☐ Kur- und Sozialeinrichtungen, die der Gesundheitsvorsorge oder der medizinischen oder beruflichen Rehabilitation dienen, sofern sie
  - Behandlung oder Pflege sowie Unterkunft und Verpflegung gewähren,
  - unter ständiger hauptberuflicher ärztlicher Leitung stehen und
  - insgesamt mindestens 40 vom Hundert der jährlichen Leistung für Patienten öffentlich-rechtlicher Leistungsträger oder für Selbstzahler abrechnen, die keine höheren als die den öffentlich-rechtlichen Leistungsträgern berechneten Entgelte zahlen

Die nach Landesrecht bestimmten Träger und Durchführenden des Rettungsdienstes sowie Kur- und Spezialeinrichtungen sind als eine Station eines Krankenhauses anzusehen, es sei denn, dass sie in Stationen oder andere Teileinheiten mit unterschiedlichem Versorgungszweck unterteilt sind. Dem Träger einer oben genannten Einrichtung darf für diese eine Erlaubnis nicht erteilt werden.

Errichtung einer Zweigapotheke

Tritt, weil eine Apotheke fehlt, in der Arzneimittelversorgung ein Notstand auf, kann die zuständige Behörde dem Inhaber einer nahegelegenen Apotheke auf Antrag die Erlaubnis zum Betrieb einer Zweigapotheke erteilen, wenn dieser die dafür vorgeschriebenen Räume nachweist.

Die Zweigapotheke ist eine von einer öffentlichen Vollapotheke betrieblich abhängige und nicht voll ausgestattete Apotheke. So ist ein Laboratorium nicht erforderlich. Eine Zweigapotheke muss von einem Apotheker verwaltet werden. Die Erlaubnis zum Betrieb einer Zweigapotheke wird für einen Zeitraum von fünf Jahren erteilt; sie kann erneut erteilt werden.

Errichtung einer Notapotheke

Ergibt sich sechs Monate nach öffentlicher Bekanntmachung eines Notstandes in der Arzneimittelversorgung der Bevölkerung, dass ein Antrag weder auf Betrieb einer Apotheke noch einer Zweigapotheke gestellt worden ist, so kann die zuständige Behörde einer Gemeinde oder einem Gemeindeverband die Erlaubnis zum Betrieb einer Apotheke unter Leitung eines von ihr anzustellenden Apothekers erteilen, wenn diese die nach diesem Gesetz vorgeschriebenen Räume und Einrichtungen nachweisen. Diese Bestimmung hat jedoch keine praktische Bedeutung mehr.

Bundeswehrapotheken

Die Versorgung der Angehörigen der Bundeswehr obliegt Bundeswehrapotheken. Der Bundesminister der Verteidigung regelt in Dienstvorschriften die Errichtung der Bundeswehrapotheken sowie Einrichtung und Betrieb.

3. Abschnitt: Apothekenbetriebsordnung

Der Bundesgesundheitsminister wird ermächtigt, durch Rechtsverordnung mit Zustimmung des Bundesrates eine Apothekenbetriebsordnung zu erlassen, um den ordnungsgemäßen Betrieb der Apotheken, Zweigapotheken und Krankenhausapotheken zu gewährleisten und um die Qualität der dort herzustellenden und abzugebenden Arzneimittel sicherzustellen. Hierbei sind die von der Weltgesundheitsorganisation aufgestellten Grundregeln für die Herstellung von Arzneimitteln und die Sicherung ihrer Qualität (s. S. 431), die Vorschriften des Arzneibuches und die allgemein anerkannten Regeln der pharmazeutischen Wissenschaft zu berücksichtigen.

Mit Zustimmung des Bundesrates können durch die Apothekenbetriebsordnung Regelungen über die Organisation, Ausstattung und Mitwirkung von Apotheken bei der Durchführung von nach dem Fünften Buch Sozialgesetzbuch (SGB V) vereinbarten Versorgungsformen erlassen werden. Weiterhin wird das Bundesministerium ermächtigt, durch Rechtsverordnung mit Zustimmung des Bundesrates Regelungen insbesondere zur Gestaltung einschließlich des Betreibens und der Qualitätssicherung von Informationen in elektronische Medien, die in Verbindung mit den elektronischen Handel mit Arzneimitteln verwendet werden, zu treffen.

4. Abschnitt: Straf- und Bußgeldbestimmungen

Wer beispielsweise vorsätzlich oder fahrlässig ohne die erforderliche Erlaubnis oder Genehmigung eine Apotheke, Krankenhausapotheke oder Zweigapotheke betreibt oder verwaltet, wird mit Freiheitsstrafe bis zu sechs Monaten oder mit Geldstrafe bis zu 180 Tagessätzen bestraft.

14.4.2 Verordnung über den Betrieb von Apotheken

Eine Neufassung der Apothekenbetriebsordnung* von 1968 wurde zwingend notwendig, weil insbesondere das Apothekengesetz von 1980 eine wesentliche Änderung erfahren hat in

- § 14: Besondere Regelungen des Betriebes der Krankenhausapotheken und öffentlichen Apotheken, die Krankenhäuser mit Arzneimitteln versorgen.
- § 21: Erhebliche Erweiterung des Inhaltes der Ermächtigung zum Erlass einer Apothekenbetriebsordnung.

Leitgedanke der Verordnung bleibt § 1 Abs. 1 des Gesetzes über das Apothekenwesen, der den Apotheken die ordnungsgemäße Sicherstellung der Arzneimittelversorgung der Bevölkerung überträgt sowie seine verfassungsgerichtliche Interpretation (Urteil des Bundesverfassungsgerichts vom 13. Februar 1964, BVerfGE 17, 202):

„Die geordnete Versorgung der Bevölkerung mit Arzneimitteln ist die erste Aufgabe des Apothekerberufs ... es sind ihm Dienste höherer Art aufgetragen, hinter die das Streben nach Gewinn, wie es sonst der gewerblichen Wirtschaft eignet, zurücktritt." Infolgedessen muss die Funktion der Apotheke als zentraler Abgabestelle für Arzneimittel gestärkt und ihrer Kommerzialisierung entgegengewirkt werden.

In der derzeit gültigen Fassung der Apothekenbetriebsordnung sind die bewährten Vorschriften der Apothekenbetriebsordnung von 1968 soweit wie möglich übernommen worden. Darüber hinaus sind wesentliche Vorschriften neu, die sich aus dem Verhältnis Hauptapotheke zu den Filialapotheken ergeben sowie Vorschriften, die den Versandhandel mit apothekenpflichtigen Arzneimitteln regeln. Die Ergänzungen und Erweiterungen beziehen sich insbesondere auf

- Großherstellung von Arzneimitteln, das heißt, über den Defekturumfang des üblichen Apothekenbetriebs hinaus,
- Prüfung der Ausgangsstoffe und Arzneimittel auch außerhalb der Apotheken,
- Dokumentation und Maßnahmen bei Arzneimittelrisiken,
- Einsatz von nichtpharmazeutischem Personal bei pharmazeutischen Tätigkeiten,
- Informations- und Beratungspflicht des Apothekers gegenüber Patienten und Ärzten,
- Sondervorschriften für Krankenhausapotheken und krankenhausversorgende Apotheken,
- Betriebsräume zur Herstellung anwendungsfertiger Zytostatikazubereitungen
- Betriebsräume für den Versandhandel und
- Inverkehrbringen der Arzneimittel durch Boten oder Versandhandel.

Für den Erlass der Apothekenbetriebsordnung ist Rechtsgrundlage der § 21 des Apothekengesetzes. Er lautet:

(1) Der Bundesminister für Gesundheit wird ermächtigt, durch Rechtsverordnung mit Zustimmung des Bundesrates eine Apothekenbetriebsordnung zu erlassen, um einen ordnungsgemäßen Betrieb der Apotheken, Zweigapotheken und Krankenhausapotheken zu gewährleisten und um die Qualität der dort herzustellenden und abzugebenden Arzneimittel sicherzustellen. Hierbei sind die von der Weltgesundheitsorganisation aufgestellten Grundregeln für die Herstellung von Arzneimitteln und die Sicherung ihrer Qualität, die Vorschriften des Arzneibuches und die allgemein anerkannten Regeln der pharmazeutischen Wissenschaft zu berücksichtigen. Mit Zustimmung des Bundesrates können durch die Apothekenbetriebsordnung Regelungen über die Organi-

* siehe auch: W. Cyran, C. Rotta (2004): Apothekenbetriebsordnung, Kommentar. Deutscher Apotheker Verlag, Stuttgart. D. Pfeil, J. Pieck, H. Blume (2005): Apothekenbetriebsordnung, Kommentar zur Textsammlung, Govi-Verlag Pharmaz. Verlag, Eschborn

sation, Ausstattung und Mitwirkung von Apotheken bei der Durchführung nach dem SGB V vereinbarten Versorgungsformen erlassen werden. Außerdem wird das Bundesministerium ermächtigt, durch Rechtsverordnung mit Zustimmung des Bundesrates Regelungen insbesondere zur Gestaltung einschließlich des Betreibens und der Qualitätssicherung von Informationen in elektronischen Medien, die in Verbindung mit dem elektronischen Handel mit Arzneimitteln verwendet werden, zu treffen.

(2) In der Apothekenbetriebsordnung nach Absatz 1 können Regelungen getroffen werden über

1. das Entwickeln, Herstellen, Erwerben, Prüfen, Ab- und Umfüllen, Verpacken und Abpacken, Lagern, Feilhalten, Abgeben und die Kennzeichnung von Arzneimitteln sowie die Absonderung oder Vernichtung nicht verkehrsfähiger Arzneimittel und über sonstige Betriebsvorgänge,

1a. die Anforderungen an den Versand, an den elektronischen Handel einschließlich Versand, an die Beratung und Information in Verbindung mit diesem Arzneimittelhandel und Sicherstellung der ordnungsgemäßen Aushändigung dieser Arzneimittel an den Endverbraucher, an Dokumentationspflichten sowie zur Bestimmung von Arzneimitteln oder Arzneimittelgruppen, deren Abgabe auf den Wege des Versandhandels aus Gründen der Arzneimittelsicherheit oder des Verbraucherschutzes nicht zulässig ist, soweit nicht mit angemessenen Mitteln die Arzneimittelsicherheit und den Verbraucherschutz gewährleistet werden können und die Annahme der Risiken unverhältnismäßig sind,

2. die Führung und Aufbewahrung von Nachweisen über die in Nummer 1 genannten Betriebsvorgänge,

3. die besonderen Versuchsbedingungen und die Kontrolle der bei der Entwicklung, Herstellung und Prüfung von Arzneimitteln verwendeten Tiere sowie die Führung und Aufbewahrung von Nachweisen darüber; die Vorschriften des Tierschutzgesetzes und der aufgrund des Tierschutzgesetzes erlassenen Rechtsverordnungen bleiben unberührt,

4. die Anforderungen an das Apothekenpersonal und dessen Einsatz sowie der sonstigen Räume, die den Versand und den elektronischen Handel einschließlich Versand mit Arzneimitteln sowie die Beratung und Information in Verbindung mit diesem Handel betreffen,

5. die Vertretung des Apothekenleiters,

6. die Größe, Beschaffenheit, Ausstattung und Einrichtung der Apothekenbetriebsräume,

7. die Beschaffenheit und die Kennzeichnung der Behältnisse in der Apotheke,

8. die apothekenüblichen Waren, die Nebengeschäfte, die Dienstbereitschaft und das Warenlager der Apotheken sowie die Arzneimittelabgabe innerhalb und außerhalb der Apothekenbetriebsräume,

9. die Voraussetzungen der Erlaubniserteilung für die Errichtung von Rezeptsammelstellen und das dabei zu beachtende Verfahren sowie die Voraussetzungen der Schließung von Rezeptsammelstellen und die Anforderungen an ihren Betrieb,

10. die Benennung und den Verantwortungsbereich von Kontrolleitern in Apotheken,

11. die Zurückstellung von Chargenproben sowie deren Umfang und Lagerungsdauer,

12. die Anforderungen an die Hygiene in den Apotheken und

13. die Überprüfung der Arzneimittelvorräte in Krankenhäusern sowie die Führung und Aufbewahrung von Nachweisen darüber.

(3) In der Rechtsverordnung nach Absatz 1 Satz 4 können insbesondere folgende Regelungen zur Gestaltung einschließlich des Betreibens und der Qualitätssicherung von Informationen in elektronischen Medien getroffen werden, die in Verbindung mit dem elektronischen Handel mit Arzneimitteln verwendet werden:

1. Darbietung und Anwendungssicherheit,
2. Bestellformular und dort aufgeführte Angaben,
3. Fragebogen zu für die Arzneimitteltherapie relevanten Angaben, soweit diese aus Gründen der Arzneimittelsicherheit erforderlich sein können,
4. Informationen zur Arzneimittelsicherheit,
5. Vermittlungsart und -qualität der Information,
6. Qualitätssicherung, Qualitätskontrolle und Qualitätsbestätigung,
7. Zielgruppenorientierung,
8. Transparenz,
9. Urheberschaft der Webseite und der Informationen,
10. Geheimhaltung und Datenschutz,
11. Aktualisierung von Informationen,
12. Verantwortlichkeit und Ansprechpartner für Rückmeldungen,
13. Zugreifbarkeit auf gesundheits- oder arzneimittelbezogene Daten oder Inhalte,
14. Verlinkung zu anderer Webseiten und sonstigen Informationsträgern,
15. Einrichtungen zur Erkennung und Überprüfung des Status der Überwachung oder Überprüfung der Apotheke und der Webseite sowie deren Grundlagen.

(4) Soweit Apotheken eine Erlaubnis zur Herstellung von Arzneimitteln nach den Vorschriften des Arzneimittelgesetzes haben, gelten für den Apothekenbetrieb die Apothekenbetriebsordnung, für den Herstellungsbetrieb die entsprechenden Vorschriften des Arzneimittelrechts.

Rechtsmaterie

Die Verordnung regelt den Betrieb der öffentlichen Apotheken einschließlich der Filial-, Zweig-, Not- und der Krankenhausapotheken. Soweit Apotheken einer Erlaubnis zur Herstellung nach § 13 AMG oder zur Einfuhr von Arzneimitteln nach § 72 AMG bedürfen, gelten für sie die Vorschriften der Betriebsordnung für pharmazeutische Unternehmer.

Gliederung der Verordnung

Die Verordnung ist in vier Abschnitte gegliedert.

Der erste Abschnitt „Allgemeine Bestimmungen" betrifft den Anwendungsbereich der Verordnung.

Der zweite Abschnitt „Der Betrieb von öffentlichen Apotheken" regelt den personellen und sachlichen Teil des Betriebes einer öffentlichen Apotheke; hierzu gehört auch die krankenhausversorgende öffentliche Apotheke.

Der dritte Abschnitt „Der Betrieb der Krankenhausapotheke" regelt den personellen und sachlichen Teil des Betriebes einer Krankenhausapotheke.

Der vierte Abschnitt „Ordnungswidrigkeiten, Übergangs- und Schlussvorschriften" regelt die Ahndung von Verstößen gegen die Verordnung, Fristen der Anpassung für bestehende Apotheken an die Bestimmungen der Verordnung.

Einzelbestimmungen der Verordnung

Anwendungsbereich

Die Verordnung findet Anwendung (§ 1) auf den Betrieb und die Einrichtung der öffentlichen Apotheken (Haupt- und Filialapotheken) einschließlich krankenhausversorgender Apotheken, Krankenhaus-, Zweig- und Notapotheken.

Apothekenleiter

Der Apothekenleiter (§ 2) hat die Apotheke persönlich zu leiten, denn er ist allein dafür verantwortlich, dass die Apotheke unter Beachtung der geltenden Vorschriften betrieben wird. Er kann sich vertreten lassen durch einen Apotheker für den Zeitraum von insgesamt drei Monaten im Jahr oder, sofern er keinen Apotheker als Vertreter findet, von einem Apothekerassistenten oder Pharmazieingenieur für einen Zeitraum von insgesamt vier Wochen jährlich, sofern dieser hinsichtlich seiner Kenntnisse und Fähigkeiten dazu geeignet ist. Der mit der Vertretung beauftragte Apotheker oder Apothekerassistent oder Pharmazieingenieur hat während der Dauer der Vertretung die Pflichten eines Apothekenleiters. Der Leiter einer Hauptapotheke und einer krankenhausversorgenden Apotheke darf sich jedoch nur von einem Apotheker vertreten lassen, da an die Arzneimittelversorgung der Krankenhäuser höhere wissenschaftliche Anforderungen gestellt werden. Eine weitere Forderung ist, dass der Apothekenleiter die in § 25 der Verordnung genannten „apothekenüblichen Waren" in der Apotheke nur in einem Umfang anbieten oder feilhalten darf, der den ordnungsgemäßen Betrieb der Apotheke und den Vorrang des Arzneimittelversorgungsauftrages nicht beeinträchtigt. Die amtliche Begründung sagt hierzu, dass der Apothekenleiter den Handel mit apothekenüblichen Waren dem Arzneimittelversorgungsauftrag unterzuordnen hat, denn die Apotheke soll nicht den Charakter eines „drugstore" annehmen.

Der Apothekenleiter hat jede berufliche Tätigkeit, die er neben seiner Tätigkeit als Apothekenleiter ausübt, vor ihrer Aufnahme der zuständigen Behörde anzuzeigen. Dies gilt auch für den Betrieb einer weiteren Apotheke in einem anderen Mitgliedstaat der Europäischen Gemeinschaften oder in einem anderen Vertragsstaat des Abkommens über den Europäischen Wirtschaftsraum.

Apothekenleiter ist bei einer Hauptapotheke der Inhaber der Erlaubnis, bei einer Filialapotheke der vom Betreiber benannt verantwortliche Apotheker.

Apothekenpersonal

Das Apothekenpersonal (§ 3) besteht aus pharmazeutischem und nichtpharmazeutischem Personal. Es darf nur entsprechend seiner Ausbildung und seinen Kenntnissen eingesetzt werden.

Zur Gewährleistung eines ordnungsgemäßen Betriebs der Apotheke muss das notwendige **pharmazeutische** Personal vorhanden sein. Das zur Versorgung eines Krankenhauses zusätzlich erforderliche Personal ergibt sich aus Art und Umfang einer medizinisch zweckmäßigen und ausreichenden Versorgung des Krankenhauses mit Arzneimitteln unter Berücksichtigung von Größe, Art und Leistungsstruktur des Krankenhauses.

Das **pharmazeutische Personal** umfasst

- ☐ Apotheker
- ☐ Personen, die sich in der Ausbildung zum Apothekerberuf befinden
- ☐ Pharmazeutisch-technische Assistenten/innen

- ☐ Personen, die sich in der Ausbildung zum Beruf des(r) pharmazeutisch-technischen Assistenten/in befinden
- ☐ Apothekerassistenten
- ☐ Pharmazieingenieure
- ☐ Apothekenassistenten
- ☐ Pharmazeutische Assistenten

Zum **nichtpharmazeutischen Personal** gehören insbesondere die Apothekenhelferin, die pharmazeutisch-kaufmännischen Angestellten und Apothekenfacharbeiter; im Rahmen der pharmazeutischen Tätigkeiten unterstützen sie das pharmazeutische Personal bei der Herstellung und Prüfung der Arzneimittel sowie durch Bedienung, Pflege und Instandhaltung der Arbeitsgeräte und beim Abfüllen, Abpacken und bei der Vorbereitung der Arzneimittel zur Abgabe. Die pharmazeutisch-kaufmännischen Angestellten werden darüber hinaus im kaufmännisch-organisatorischen Bereich der Apotheke eingesetzt.

Pharmazeutische Tätigkeiten im Sinne dieser Verordnung sind die Entwicklung, Herstellung, Prüfung und Abgabe von Arzneimitteln, die Information und Beratung über Arzneimittel sowie die Überprüfung der Arzneimittelvorräte in Krankenhäusern.

Pharmazeutische Tätigkeiten dürfen nur von pharmazeutischem Personal ausgeführt werden, soweit in dieser Verordnung nicht anderes bestimmt ist. Derartige Tätigkeiten, wenn sie von Nicht-Apothekern ausgeführt werden dürfen, sind von einem Apotheker zu beaufsichtigen.

Pharmazeutische Assistenten dürfen keine Arzneimittel abgeben.

Beschaffenheit, Größe und Einrichtung der Apothekenbetriebsräume

Die Betriebsräume (§ 4) müssen nach Art, Größe, Zahl, Lage und Einrichtung geeignet sein, einen ordnungsgemäßen Apothekenbetrieb, insbesondere die einwandfreie Entwicklung, Herstellung, Prüfung, Lagerung, Verpackung sowie eine ordnungsgemäße Abgabe der Arzneimittel und die Information und Beratung über Arzneimittel, auch durch Einrichtungen der Telekommunikation, zu gewährleisten. Soweit eine Apotheke Arzneimittel versendet oder elektronischen Handel betreibt, gelten die gleichen Vorschriften. Die Räume sind in einwandfreiem hygienischen Zustand zu halten.

Eine Apotheke muss mindestens aus einer Offizin, einem Laboratorium, ausreichendem Lagerraum und einem Nachtdienstzimmer bestehen. Die Offizin muss einen Zugang zu öffentlichen Verkehrsflächen haben; sie muss so eingerichtet sein, dass die Vertraulichkeit der Beratung gewahrt werden kann, also einen mithörsicheren Beratungsplatz enthalten. Das Laboratorium muss mit einem Abzug mit Absaugvorrichtung oder mit einer entsprechenden Einrichtung, die die gleiche Funktion erfüllt, ausgestattet sein. Die qualitätsgerechte Herstellung der genannten Darreichungsformen sowie die Lagerhaltung unterhalb einer Temperatur von 20 °C müssen möglich sein. Die Grundfläche der o. a. Apothekenbetriebsräume muss insgesamt mindestens 110 m^2 betragen.

Eine **Zweigapotheke** muss mindestens aus einer Offizin, ausreichendem Lagerraum und einem Nachtdienstzimmer bestehen.

Die Betriebsräume müssen von anderweitig gewerblich oder freiberuflich genutzten Räumen sowie von öffentlichen Verkehrsflächen und Ladenstraßen durch Wände oder Türen abgetrennt sein, z. B. bei einer der Apotheke angeschlossenen Drogerie oder in einem Kaufhaus. Ferner sollen sie so angeordnet sein, dass jeder Raum ohne Verlassen der Apotheke zugänglich ist. Dies gilt nicht für das Nachtdienstzimmer, für Betriebsräume, die ausschließlich der Arzneimittelversorgung von Krankenhäusern dienen oder in denen anwendungsfertige Zytostatikazubereitungen hergestellt werden oder die den Versand und den elektronischen Handel mit Arzneimitteln sowie die Beratung und Information in Verbindung mit diesem Versandhandel einschließlich dem elektronischen Handel betreffen. Diese Räume müssen jedoch in angemessener Nähe zu den übrigen Betriebsräumen liegen.

Die **Geräteausstattung** zur Herstellung der Arzneimittel muss derart sein, dass Arzneimittel in den Darreichungsformen Kapseln, Salben, Pulver, Drogenmischungen, Lösungen, Suspensionen, Emulsionen, Extrakte, Tinkturen, Suppositorien und Ovula ordnungsgemäß hergestellt werden können. Ebenso muss die Herstellung von sterilen Arzneimitteln und von Wasser für Injektionszwecke möglich sein.

Die Ausstattung mit Geräten und Prüfmitteln zur Prüfung von Arzneimitteln ergibt sich aus der Anlage 1 der Verordnung. Die dort aufgeführten Geräte und Prüfmittel müssen vorhanden sein, die Ausstattung nach Arzneibuch kann auch durch andere Geräte und Prüfmittel ersetzt werden, sofern damit die gleichen Ergebnisse erzielt werden.

Wissenschaftliche Hilfsmittel

In der Apotheke müssen vorhanden sein (§ 5):

- ☐ Wissenschaftliche Hilfsmittel, die zur Herstellung und Prüfung der Arzneimittel und Ausgangsstoffe notwendig sind, z. B. Arzneibuch, Deutscher Arzneimittel-Codex, Synonym-Verzeichnis
- ☐ Wissenschaftliche Hilfsmittel, die zur Information und Beratung des Kunden über Arzneimittel notwendig sind

- ☐ Wissenschaftliche Hilfsmittel, die zur Information und Beratung der zur Ausübung der Heil-, Zahn- oder Tierheilkunde berechtigten Personen über Arzneimittel erforderlich sind
- ☐ Texte der geltenden Vorschriften des Apotheken-, Arzneimittel-, Betäubungsmittel-, Heilmittelwerbe- und Chemikalienrechts

Als wissenschaftliche Hilfsmittel sind auch Aufzeichnungen auf Bild- oder Datenträgern anzusehen, sofern diese unverzüglich lesbar gemacht werden können.

Allgemeine Vorschriften über die Herstellung und Prüfung

Diese allgemeinen Vorschriften gelten für die Rezeptur, die Defektur und die Großherstellung in der Apotheke (§ 6). Sie lassen sich wie folgt in Leitsätzen darstellen. Arzneimittel, die in der Apotheke hergestellt werden, müssen

- ☐ die nach der pharmazeutischen Wissenschaft erforderliche Qualität haben (s. auch S. 431 f.),
- ☐ nach den anerkannten pharmazeutischen Regeln hergestellt und geprüft werden; enthält das Arzneibuch entsprechende Regeln, sind diese verpflichtend. Dabei können für die Prüfung auch andere Methoden angewandt und andere Geräte benutzt werden, als im Arzneibuch beschrieben sind, unter der Voraussetzung, dass die gleichen Ergebnisse wie mit den beschriebenen Methoden und Geräten erzielt werden,
- ☐ vorsorglich so behandelt werden, dass eine gegenseitige nachteilige Beeinflussung sowie Verwechslungen der Arzneimittel einschließlich des Verpackungs- und Kennzeichnungsmaterials vermieden werden.

Aus Gründen der Arbeits- und Kostenerleichterung kann die Prüfung der Arzneimittel auch unter Verantwortung des Apothekenleiters in einem Betrieb oder von einem Sachverständigen durchgeführt werden, die hierzu die Voraussetzungen, insbesondere des Arzneimittelgesetzes, erfüllen (§§ 13 und 65 AMG). In diesen Fällen ist ein „Prüfzertifikat“ anzufertigen, aus dem hervorgeht, dass das Arzneimittel nach den anerkannten pharmazeutischen Regeln geprüft worden ist und die erforderliche Qualität aufweist. Unabhängig davon sind wegen der gebotenen Arzneimittelsicherheit mindestens die Identität des Arzneimittels in der Apotheke festzustellen und darüber Aufzeichnungen zu machen. Das Umfüllen, Abfüllen, Abpacken sowie Kennzeichnen von Arzneimitteln darf unter Aufsicht eines Apothekers auch von nichtpharmazeutischem Personal ausgeführt werden.

Rezeptur

Unter Rezeptur (§ 7) versteht man die Herstellung der Arzneimittel in der Apotheke auf ärztliche Verschreibung oder Kundenwunsch für eine einzelne Person.

Arzneimittel, die auf Verschreibung der Personen, die zur Ausübung der Heil-, Zahnheilkunde oder Tierheilkunde berechtigt sind, hergestellt werden, müssen der Verschreibung entsprechen, es sei denn, der Verschreibende hat seine Zustimmung zu einer Änderung durch den Apotheker gegeben, z. B. Änderung der Zusammensetzung wegen Unverträglichkeit zweier Arzneistoffe. Dies gilt nicht für Bestandteile, die keine eigene arzneiliche Wirkung haben und die arzneiliche Wirkung nicht nachteilig beeinflussen, z. B. Antioxydantien, Konservierungsstoffe, Stabilisatoren. Enthält eine Verschreibung einen erkennbaren Irrtum, z. B. eine Überdosierung, unklare Mengenverhältnisse der verschriebenen Arzneistoffe, ist sie unleserlich oder ergeben sich sonstige Bedenken, z. B. eine Rezeptfälschung, so darf das Arzneimittel erst hergestellt werden, wenn die Unklarheit beseitigt ist.

Bei einer Rezeptur kann von einer Prüfung abgesehen werden, sofern die Qualität des Arzneimittels durch das Herstellungsverfahren gewährleistet ist.

Defektur

Unter Defektur (§ 8) versteht man die Herstellung von Arzneimitteln auf Vorrat in der Apotheke (s. auch S. 373 und S. 431):

Arzneimittel, die im Voraus in Chargengrößen bis zu 100 abgabefertigen Packungen oder in einer dieser entsprechenden Menge an einem Tag hergestellt werden, müssen „protokolliert“ werden. In dem Herstellungsprotokoll müssen mindestens folgende Angaben gemacht werden:

- ☐ Bezeichnung und Darreichungsform
- ☐ Art, Menge, Qualität, Chargenbezeichnung oder Prüfnummer der verwendeten Ausgangsstoffe
- ☐ Die dem Arzneimittel zugrundeliegenden Herstellungsvorschriften
- ☐ Herstellungsdatum oder die Chargenbezeichnung
- ☐ Verfallsdatum
- ☐ Namenszeichen des für die Herstellung verantwortlichen Apothekers

Darüber hinaus sind in einem Prüfprotokoll das Verfahren, Umfang, Ergebnis und Datum der Prüfung festzuhalten. Der Apotheker, der die Prüfung durchführt oder beaufsichtigt, hat zu bestätigen, dass das Arzneimittel geprüft worden ist und die erforderliche Qualität hat. Von der Prüfung des Arzneimittels kann abgesehen werden, soweit die Qualität durch das Herstellungsverfahren validiert ist. In diesem Fall ist ein entsprechender Vermerk im Herstellungsprotokoll zu machen. Unter „Validierung" versteht man in der Defektur die Herstellung eines Arzneimittels nach einer anerkannten Vorschrift durch Fachpersonal mit Ausgangsstoffen, deren Qualität durch eine Prüfung belegt ist.

Großherstellung

Überschreitet die Arzneimittelherstellung in der Apotheke den Umfang der Defektur, ist es aus Gründen der Qualitätssicherung erforderlich, dass sie nach den Grundsätzen der industriellen Herstellung (§ 9) von Arzneimitteln erfolgt, da das Risiko für die Verbraucher mit der Menge der hergestellten und in Verkehr gebrachten Arzneimittel wächst. Insbesondere finden die von der Weltgesundheitsorganisation aufgestellten Grundregeln für die Herstellung der Arzneimittel und die Sicherung ihrer Qualität (GMP-Richtlinie) Anwendung.

Werden Arzneimittel im Rahmen der Großherstellung hergestellt, so ist ein Apotheker für die Herstellung zu bestellen, der dafür verantwortlich ist, dass die Arzneimittel nach den gesetzlichen Vorschriften hergestellt, gelagert, gekennzeichnet und mit der vorgeschriebenen Packungsbeilage versehen werden. Er darf nicht zugleich für die Prüfung der hergestellten Arzneimittel verantwortlich sein, es sei denn, dass es sich ausschließlich um das Umfüllen einschließlich Abfüllen, Abpacken oder Kennzeichnen der Arzneimittel handelt.

Die Arzneimittel dürfen nur anhand einer schriftlichen **Herstellungsanweisung** des für die Herstellung verantwortlichen Apothekers hergestellt und gelagert werden; sie muss vor der Herstellung schriftlich angefertigt werden und mindestens folgende Angaben enthalten:

- ☐ Bezeichnung und Darreichungsform
- ☐ Art, Menge und Qualität der Ausgangsstoffe
- ☐ Verfahren zur ordnungsgemäßen Herstellung
- ☐ Kennzeichnung des Arzneimittels in den einzelnen Herstellungsstufen
- ☐ Die bei der Herstellung zu verwendenden Geräte, die zur laufenden Kontrolle während der Herstellung (Inprozesskontrolle) zu verwendenden Verfahren und Geräte sowie die zulässigen Grenzwerte über die Herstellung
- ☐ Art der zu verwendenden Abgabebehältnisse, der äußeren Umhüllung sowie des Kennzeichnungs- und Verpackungsmaterials
- ☐ Den Wortlaut der für das Abgabebehältnis, die äußere Umhüllung und die Packungsbeilage vorgesehenen Angaben
- ☐ Verfahren und den Umfang der Probenziehung zur Inprozesskontrolle
- ☐ Den Zeitpunkt, von dem an nach dieser Anweisung herzustellen ist

Die Herstellungsanweisung muss bei zugelassenen oder registrierten Arzneimitteln den Zulassungs- oder Registrierunterlagen entsprechen. Bei Arzneimitteln, die von der Zulassung oder Registrierung freigestellt sind, muss die Herstellungsanweisung der Verordnung über Standardzulassungen (s. S. 381, 482) oder der Verordnung über Standardregistrierungen entsprechen. Dabei sind die zur Herstellung angewandten Verfahren und Geräte nach dem jeweiligen Stand der Technik zu validieren; die Ergebnisse sind zu dokumentieren.

Validierung ist ein wichtiger Bestandteil der GMP und wichtiges Element zur Gewährleistung der Arzneimittelsicherheit. Die Validierung umfasst die systematische und vollständig kontrollierte Überprüfung der wesentlichen Arbeitsschritte und Einrichtungen in Entwicklung und Produktion einschließlich der Kontrolle pharmazeutischer Produkte mit dem Ziel sicherzustellen, dass die Produkte bei Innehaltung der festgelegten Produktions- und Kontrollverfahren zuverlässig und reproduzierbar in der gewünschten Qualität hergestellt werden.

Bei der Herstellung der Arzneimittel, unabhängig ob in Chargen oder nicht, sind Aufzeichnungen mit Datumsangabe über die Herkunft der Ausgangsstoffe und vollständige Angaben über das Herstellungsverfahren anzufertigen. Das **Herstellungsprotokoll** muss mindestens folgende Angaben enthalten:

- ☐ Bezeichnung und Darreichungsform
- ☐ Chargenbezeichnung oder Prüfnummer der verwendeten Ausgangsstoffe
- ☐ Herstellungsdatum und die Chargenbezeichnung
- ☐ Angaben über die Menge des in einem Herstellungsgang hergestellten Arzneimittels und dessen Zusammensetzung in den einzelnen Herstellungsstufen
- ☐ Ergebnisse der Inprozesskontrolle
- ☐ Bestätigung der ordnungsgemäßen Herstellung entsprechend der Herstellungsanweisung durch Namenszeichen der für die einzelnen Herstellungsstufen beauftragten Personen
- ☐ Besondere Beobachtungen während der Herstellung
- ☐ Angaben über die Art der verwendeten Abgabebehältnisse, der äußeren Umhüllungen und des sonstigen Verpackungsmaterials
- ☐ Angaben über die Art und Anzahl der Chargenproben

Der für die Herstellung verantwortliche Apotheker hat im Herstellungsprotokoll mit Datum und eigenhändiger Unterschrift zu bestätigen, dass das Arzneimittel entsprechend der Herstellungsanweisung hergestellt und mit der vorgeschriebenen Packungsbeilage versehen worden ist. Bei kurzfristiger Verhinderung, z.B. Krankheit oder Urlaub, kann anstelle dieses Apothekers ein Beauftragter, der über ausreichende Ausbildung und Kenntnisse verfügt, das Herstellungsprotokoll unterzeichnen. Es ist dem für die Herstellung verantwortlichen Apotheker nach seiner Rückkehr unverzüglich zur Bestätigung vorzulegen.

Sofern einzelne Herstellungsstufen außerhalb der Apotheke angefertigt werden müssen, ist dies nur in Betrieben möglich, denen die Erlaubnis zur Herstellung von Arzneimitteln nach § 13 des Arzneimittelgesetzes erteilt worden ist.

Prüfung und Freigabe bei der Großherstellung

Für die Prüfung der im Rahmen der Großherstellung (§ 10) hergestellten Arzneimittel ist ein Apotheker zu bestellen, der dafür verantwortlich ist, dass die Arzneimittel nach den gesetzlichen Vorschriften auf die erforderliche Qualität geprüft werden. Er darf nicht zugleich für die Herstellung verantwortlich sein, es sei denn, es handelt sich ausschließlich um das Umfüllen einschließlich Abfüllen, Abpacken oder Kennzeichnen der Arzneimittel.

Die Prüfung ist anhand einer schriftlichen **Prüfanweisung** des hierfür verantwortlichen Apothekers durchzuführen. Sie muss vor der Prüfung schriftlich festgelegt werden und mindestens folgende Angaben enthalten:

- ☐ Bezeichnung und Darreichungsform
- ☐ Anforderungen an die erforderliche Qualität der Ausgangsstoffe und des Arzneimittels in den einzelnen Herstellungsstufen
- ☐ Verfahren und den Umfang der Prüfung des Arzneimittels in den einzelnen Herstellungsstufen und der Chargenproben
- ☐ Verfahren und den Umfang der Probeziehung
- ☐ Den Zeitpunkt, von dem an nach dieser Prüfanweisung zu prüfen ist

Die Prüfanweisung muss bei zugelassenen oder registrierten Arzneimitteln den Zulassungs- oder Registrierungsunterlagen entsprechen. Bei Arzneimitteln, die von der Zulassung oder Registrierung freigestellt sind, muss die Prüfanweisung der Verordnung über Standardzulassungen oder der Verordnung über Standardregistrierungen entsprechen. Dabei sind die zur Prüfung angewandten Verfahren und Geräte nach dem jeweiligen Stand der Technik zu validieren (s. S. 888), die Ergebnisse sind zu dokumentieren.

Bei der Prüfung der Arzneimittel, unabhängig ob in Chargen hergestellt oder nicht, sind über den Ablauf und die Ergebnisse der Prüfung schriftliche Aufzeichnungen mit Datumsangabe anzufertigen.

Das **Prüfprotokoll** muss mindestens folgende Angaben enthalten:

- ☐ Bezeichnung und Darreichungsform
- ☐ Herstellungsdatum und die Chargenbezeichnung
- ☐ Ergebnisse der Prüfung des Arzneimittels in den einzelnen Herstellungsstufen
- ☐ Bestätigung der ordnungsgemäßen Prüfung entsprechend der Prüfanweisung durch Namenszeichen der für die einzelnen Prüfungen beauftragten Personen
- ☐ Besondere Beobachtungen während der Prüfung

Der für die Prüfung verantwortliche Apotheker hat im Prüfprotokoll mit Datum und eigenhändiger Unterschrift zu bestätigen, dass das Arzneimittel entsprechend der Prüfanweisung geprüft worden ist und die erforderliche Qualität (Identität, Reinheit und Gehalt) hat. In Fällen kurzfristiger Verhinderung, z.B. Krankheit oder Urlaub, kann anstelle dieses Apothekers ein Beauftragter, der über ausreichende Ausbildung und Kenntnisse verfügen muss, das Prüfprotokoll unterzeichnen. Es ist dem für die Prüfung verantwortlichen Apotheker nach seiner Rückkehr unverzüglich zur Bestätigung vorzulegen.

Die Prüfung der Arzneimittel kann teilweise auch außerhalb der Apotheke nach einer einheitlichen Prüfanweisung in Betrieben durchgeführt werden, denen eine Erlaubnis zur Herstellung von Arzneimitteln nach § 13 des Arzneimittelgesetzes erteilt worden ist.

Wenn die erforderliche Qualität festgestellt ist, so sind die Arzneimittel entsprechend kenntlich zu machen sowie das Verfallsdatum anzugeben. Sie dürfen erst als freigegeben kenntlich gemacht werden (Freigabe), wenn Herstellungs- und Prüfprotokoll ordnungsgemäß unterzeichnet sind, und dürfen erst in Verkehr gebracht werden, wenn sie freigegeben sind.

Ausgangsstoffe

Für die Qualität eines Arzneimittels sind deren Ausgangsstoffe (§ 11) von entscheidender Bedeutung. Aus diesem Grunde müssen die in der Apotheke zur Arzneimittelherstellung verwendeten Ausgangsstoffe nach den GMP-Richtlinien auf ihre ordnungsgemäße Qualität geprüft werden. Ausgangsstoffe, deren ordnungsgemäße Qualität nicht festgestellt wurde, sind als solche kenntlich zu machen und abzusondern.

Zur Erleichterung des üblichen Apothekenbetriebes können jedoch zur Qualitätsbeurteilung auch Prüfzertifikate geeigneter Betriebe oder Sachverständiger herangezogen werden, jedoch muss aus Gründen der Arzneimittelsicherheit in jedem Fall eine Identitätsprüfung in der Apotheke durchgeführt werden. Die Verantwortung des Apothekenleiters für die ordnungsgemäße Qualität der Ausgangsstoffe bleibt unberührt. Über die in der Apotheke durchgeführten Prüfungen sind Aufzeichnungen mit Namenszeichen des prüfenden oder die Prüfung beaufsichtigenden Apothekers zu machen.

Prüfung der nicht in der Apotheke hergestellten Fertigarzneimittel

Fertigarzneimittel, die nicht in der Apotheke hergestellt worden sind, sind stichprobenweise zu prüfen (§ 12). Dabei reicht eine Sinnesprüfung aus, wenn sich keine Anhaltspunkte auf Qualitätsmängel ergeben haben. Über diese Prüfungen ist ein Protokoll zu führen, das mindestens folgende Angaben erhalten muss:

- ☐ Name oder Firma des pharmazeutischen Unternehmers
- ☐ Bezeichnung und Darreichungsform des Arzneimittels
- ☐ Chargenbezeichnung oder das Herstellungsdatum
- ☐ Datum und Ergebnisse der Prüfung
- ☐ Namenszeichen des prüfenden oder die Prüfung beaufsichtigenden Apothekers

Ergibt sich bei der Prüfung ein begründeter Verdacht auf einen Qualitätsmangel, der vom Hersteller verursacht ist, so sind die Maßnahmen einzuleiten, wie sie in § 21 ApBetrO gefordert sind, insbesondere sind auch unverzüglich die zuständige Behörde und die Arzneimittelkommission der Deutschen Apotheker zu benachrichtigen.

Behältnisse

In der Apotheke hergestellte Arzneimittel dürfen nur in Behältnissen (§ 13) in Verkehr gebracht werden, die gewährleisten, dass die Qualität des Arzneimittels nicht mehr als unvermeidbar beeinträchtigt wird.

Kennzeichnung

Die in der Apotheke hergestellten Arzneimittel, die zur Anwendung an Menschen oder Tieren, die nicht der Gewinnung von Lebensmitteln dienen und keine Fertigarzneimittel sind, dürfen nur abgegeben werden, wenn auf den Behältnissen und soweit verwendet, den äußeren Umhüllungen in gut lesbarer Schrift, auf dauerhafte Weise in deutscher Sprache angegeben sind (s. auch S. 384):

- ☐ Name oder Firma des Inhabers der Apotheke und deren Anschrift
- ☐ Inhalt nach Gewicht (Masse), Rauminhalt oder Stückzahl
- ☐ Art der Anwendung und ggf. die in der Verschreibung angegebene Gebrauchsanweisung
- ☐ Wirksame Bestandteile nach Art und Menge
- ☐ Herstellungsdatum
- ☐ Hinweis auf die begrenzte Haltbarkeit

Die Angabe auf begrenzte Haltbarkeit ist zu machen, weil Einzelrezepturen stets zum alsbaldigen Verbrauch bestimmt sind und haltbarkeitsverbessernde Zusätze in der Regel entfallen (s. S. 390, 447).

Soweit es sich um Teilmengen von Fertigarzneimitteln handelt, sind auf den Behältnissen und, soweit verwendet, auf den äußeren Umhüllungen die Angaben der Kennzeichnung des Fertigarzneimittels mit Name und Anschrift der Apotheke anzugeben und außerdem eine Ablichtung der Packungsbeilage beizufügen.

Fertigarzneimittel, die Arzneimittel im Sinne des § 2 Abs. 2 Nr. 2 AMG sind, also Gegenstände, die dauernd oder vorübergehend in den menschlichen oder tierischen Körper eingebracht werden und in der Apotheke hergestellt werden, dürfen nur in Verkehr gebracht werden, wenn die Behältnisse und äußeren Umhüllungen nach den Bestimmungen des § 10 AMG (s. S. 905) gekennzeichnet sind. Die Angaben über die Darreichungsform, die wirksamen Bestandteile und die Wartezeit können entfallen. Bei diesen Arzneimitteln sind auf dem Behältnis oder, falls verwendet, auf der äußeren Umhüllung oder in einer Packungsbeilage, soweit bekannt, zusätzlich folgende Angaben zu machen:

- ☐ Anwendungsgebiete
- ☐ Gegenanzeigen
- ☐ Nebenwirkungen
- ☐ Wechselwirkungen mit anderen Mitteln

Fertigarzneimittel, die Arzneimittel im Sinne des § 2 Abs. 2 Nr. 4 AMG sind, also Stoffe oder Zubereitungen aus Stoffen, die dazu bestimmt sind, **ohne** am oder im tierischen Körper angewendet zu werden, die Beschaffenheit, den Zustand oder die Funktionen des tierischen Körpers erkennen zu lassen oder der Erkennung von Krankheitserregern dienen sowie Krankheitserreger oder Parasiten zu bekämpfen, und in der Apotheke hergestellt werden, dürfen nur in Verkehr gebracht werden, wenn die Behältnisse und äußeren Umhüllungen nach den Bestimmungen des § 10 AMG gekennzeichnet sind. Hier können Angaben über die Darreichungsform entfallen.

In der Apotheke hergestellte Arzneimittel, die keine Fertigarzneimittel sind und zur Anwendung an Tieren, die der Gewinnung von Lebensmitteln dienen, bestimmt sind, dürfen nur in Verkehr gebracht werden, wenn die Behältnisse und, soweit verwendet, die äußeren Umhüllungen mit den Angaben entsprechend den §§ 10 und 11 AMG (s. S. 905 f.) versehen sind.

Arzneimittel mit gefährlichen physikalischen Eigenschaften, die keine Fertigarzneimittel sind, sind nach der Gefahrstoffverordnung mit einem Gefahrensymbol, der Gefahrenbezeichnung, den Hinweisen auf die besonderen Gefahren und ihren Sicherheitsratschlägen zu kennzeichnen. Es handelt sich insbesondere um Arzneimittel, die feuergefährliche Stoffe enthalten (s. S. 631 f.).

Vorratshaltung

Zur Sicherstellung einer ordnungsgemäßen Arzneimittelversorgung der Bevölkerung haben die öffentlichen Apotheken die notwendigen Arzneimittel der nachstehenden Arzneimittelgruppen sowie Verbandstoffe, Einwegspritzen und Einwegkanülen mindestens für den Durchschnittsbedarf einer Woche vorrätig zu halten (§ 15, Anlage 2):

- ☐ Analgetika/Betäubungsmittel
- ☐ Antiarrhythmika
- ☐ Antibiotika/Chemotherapeutika
- ☐ Antidiabetika
- ☐ Antiemetika
- ☐ Antihistaminika
- ☐ Antihypertonika
- ☐ Antihypotonika
- ☐ Antikoagulanzien
- ☐ Antipyretika
- ☐ Antitussiva/Expektorantia
- ☐ Beta-Rezeptorenblocker
- ☐ Bronchospasmolytika/Antiasthmatika
- ☐ Corticoide
- ☐ Desinfizienzien
- ☐ Diuretika
- ☐ Hämostyptika
- ☐ Kardiaka
- ☐ Koronarmittel
- ☐ Magen-Darm-Therapeutika
- ☐ Ophthalmika/Glaukommittel
- ☐ Rhinologika
- ☐ Vaginaltherapeutika

Ebenso müssen die folgenden Arzneimittel in einer Darreichungsform, die eine parenterale Anwendung (ausgenommen medizinische Kohle und Antischaum-Mittel) ermöglicht (§ 15, Anlage 3, Tab. 14.4-1) vorrätig gehalten werden:

- ☐ Antidote gegen Intoxikationen und Überdosierungen mit
  - Opiaten
  - Cholinesterase-Hemmern
  - Cyaniden
  - Methämoglobinbildnern
- ☐ Emetika
- ☐ Corticoid, hochdosiert, zur Injektion
- ☐ Mittel zur Behandlung von Rauchgasvergiftungen
- ☐ Antischaum-Mittel zur Behandlung von Tensid-Intoxikationen
- ☐ Medizinische Kohle
- ☐ Tetanus-Impfstoff
- ☐ Tetanus-Hyperimmunglobulin 250 I. E.

Die nachstehenden Arzneimittel müssen entweder in der Apotheke vorrätig gehalten werden oder es muss sichergestellt sein, dass sie kurzfristig beschafft werden können (§ 15, Anlage 4):

- ☐ Botulismus-Antitoxin vom Pferd
- ☐ Diphtherie-Antitoxin vom Pferd
- ☐ Schlangengift-Immunserum, polyvalent, Europa
- ☐ Tollwut-Impfstoff
- ☐ Tollwut-Immunglobulin
- ☐ Tetanus-Immunglobulin 2500 I. E.
- ☐ Prothrombinkonzentrat (PPSB)
- ☐ Polyvalentes Immunglobulin
- ☐ Röteln-Immunglobulin
- ☐ Varizella-Zoster-Immunglobulin
- ☐ Hepatitis-B-Immunglobulin

Die Landesapothekerkammern haben flächendeckend Notfalldepots eingerichtet, in denen sich die vorgeschriebenen Arzneimittel befinden.

Die krankenhausversorgenden Apotheken müssen die notwendigen Arzneimittel in einer Menge vorrätig halten, die wenigstens dem Durchschnittsbedarf von zwei Wochen entspricht; sie müssen aufgelistet werden.

Lagerung

Arzneimittel, Ausgangsstoffe, apothekenübliche Waren und Prüfmittel sind übersichtlich so zu lagern (§ 16), dass ihre Qualität nicht nachteilig beeinflusst und Verwechslungen vermieden werden. Dies gilt auch für Behältnisse, äußere Umhüllungen, Kennzeichnungsmaterial, Packungsbeilagen und Packmit-

Tab. 14.4-1: Anlage 3 zu § 15 Apothekenbetriebsordnung

Nr. Antidot	Arzneistoff	Beispiele für Handelspräparate	Wirkung	Anmerkungen
1.1 Gegen Intoxikationen und Überdosierungen mit Opiaten	Naloxon	Narcanti® oder Naloxon-ratiopharm oder Naloxon Curamed 0,4 mg 3 bzw. 5 Amp. zu 1 ml	Opiatrezeptor-Antagonist bindet mit höherer Affinität als die meisten Opiate an μ-, δ- und κ-Rezeptoren ohne intrinsische Aktivität, Affinität von Buprenorphin jedoch höher	Applikationsfrequenz von Naloxon wegen längerer HWZ der Opiate beachten. Bei Intoxikationen mit Buprenorphin wird das unspezifische Atemstimulanz Doxapram (Dopram®) gegeben. Doxapram muss nicht vorrätig gehalten werden
1.2 Gegen Intoxikationen und Überdosierungen mit Cholinesterase-Hemmern	Atropin	Atropinsulfat 100 mg antidot. 5 Amp. zu 10 ml	Muscarinischer Acetylcholin-Antagonist, antagonisiert Acetylcholin, das wegen Hemmung der Esterase länger wirkt	Bei Intoxikationen mit Phosphorsäureestern (Alkylphosphaten) und Carbamaten wird Atropin in hohen Dosen eingesetzt
1.3 Gegen Intoxikationen mit Cyanid(en)	1.4-Dimethylaminophenol (DMAP), anschließend 2. Natriumthiosulfat	4-DMAP 1 Amp. zu 5 ml Natriumthiosulfat 10 % 5 Amp. zu 10 ml oder 25 % 1 Fl. zu 100 ml	Methämoglobildner bildet Fe(III) aus Fe(II) fängt Cyanid ab, so dass es nicht mehr an Fe(III) in der Atmungskette bindet. So wird „innere Erstickung" verhindert Schwefeldonator fördert Thiocyanatbildung via Rhodanid-Synthetase	Zunächst Gabe von 4-DMAP, anschließend Natriumthiosulfat
1.4 Gegen Intoxikationen und Überdosierungen mit Methämoglobinbildern	Tolonium-chlorid	Toluidinblau antidot 1 Amp. zu 10 ml	Redoxfarbstoff reduziert durch Methämoglobinbildner oxidiertes dreiwertiges Eisen in Erythrozyten, die dadurch wieder Sauerstoff transportieren können	Bei Intoxikationen zum Beispiel mit Nitraten, Nitriten, aromatischen Aminen oder nach Überdosierung von 4-DMAP
2. Emetika	Apomorphin	Apomorphin-Teclapharm 10 Amp. zu 1 ml	Emetikum stimuliert durch Dopamin-2-Agonismus das zentrale Brechzentrum	Für die Routineanwendung und für Kinder unter 6 Jahren nicht indiziert. Bei Bedarf kann (auch Erwachsenen) Ipecacuanha-Sirup gegeben werden
3. Corticoid, hoch dosiert zur Injektion	Glukocorticoid (zum Beispiel Prednisolon, Methylprednisolon)	Solu-Decotin®-H 250 1 St oder Urbason® soluble forte 250 mg 1 St. oder anderes	Antiphlogistikum senkt toxisch-induzierte Ödeme und Entzündungen	Bei allen Vergiftungen, besonders wenn antiinflammatorische, antipruriginöse oder antiödematöse Eigenschaften genutzt werden sollen
4. Mittel zur Behandlung von Rauchgasvergiftungen	Inhalatives Glukocorticoid	1 St. Ventolair®, Junik® Dosier-Aerosol (DA) oder 1 St. anderes DA, wie zum Beispiel Flutide® N forte 250	Antiphlogistikum reduziert rauchgasinduzierte Lungenödeme und Atemnot	Unmittelbar nach Rauchgasexposition 4 Hübe/Sprühstöße Ventolair oder Junik, Wdh. möglich. Nach Ablauf von weiteren 2 Stunden erneut 4 Sprühstöße. Bei weiterhin auftretenden Symptomen (Husten, Dyspnoe) Fortsetzung der Therapie mit 4 Sprühstößen alle 2 Stunden bis zum Abklingen der Beschwerden

Tab. 14.4-1: Anlage 3 zu § 15 Apothekenbetriebsordnung (Fortsetzung)

Nr. Antidot	Arzneistoff	Beispiele für Handelspräparate	Wirkung	Anmerkungen
5. Antischaum-Mittel zur Behandlung von Tensid-Intoxikationen	Dimeticon	Elugan® Tropfen 1 × 30 ml oder Lefax Pump liquid Suspension 1 × 200 ml oder Lefax Tropfen Suspension 1 × 50 ml oder Sab simplex Suspension 1 × 30 ml	Entschäumer entfernt durch Antitensidwirkung physikalisch Schaum	Nach Ingestion von Tensiden 0,5–1 g für Erwachsene, Kinder 10–20 mg/kg KG; in flüssiger Darreichungsform
6. Medizinische Kohle	Carbo activatus DAB 10	1 × NRF 19.4. oder 1 × Ultracarbon® (oder Kohle Pulvis 1 × 50 g oder entsprechende Menge Kohle-Tabletten)	Adsorbens: Viele Substanzen werden unspezifisch adsorbiert; Gabe ggf. auch nach länger zurückliegender Intoxikation, z. B. bei enterohepatischem Kreislauf sinnvoll	Bei oraler Vergiftung sollte sofort Kohle, 0,5–1 g/kg KG, gegeben werden. Anschließend sollte ein Laxans, z.B. Natriumsulfat-Decahydrat DAB (ca. 20 g) gegeben werden (entfällt bei NRF 19.4 mit Sorbitol)
7. Tetanus Impfstoff		Tetanol pur® 1 Fertigspritze	Impfstoff zur aktiven Tetanus-Immunisierung	
8. Tetanus-Hyperimmunglobulin 250 I.E.		Tetagam® N1 Amp. oder Tetanobulin®	Immunglobulin zur passiven Tetanus-Immunisierung	Zur Prophylaxe bei nicht oder unvollständig immunisierten Frischverletzten sowie zur Therapie des klinisch manifesten Tetanus

Die angegebenen Arzneimittel sind Beispiele, die ein Kompromiss zwischen Notwendigkeit und Praktikabilität bezüglich Menge, Packungsgröße und Lagerstabilität für die öffentliche Apotheke sind.

Zentrum für Arzneimittelinformation und Pharmazeutische Praxis (ZAPP), ABDA – Bundesvereinigung Deutscher Apothekerverbände, Berlin (Stand März 2003)

tel. Für die Vorratsbehältnisse von Arzneimitteln gilt:

- ☐ Sie müssen so beschaffen sein, dass die Qualität des Inhalts nicht beeinträchtigt wird.
- ☐ Sie müssen mit gut lesbaren und dauerhaften Aufschriften versehen sein, die den Inhalt eindeutig bezeichnen.
- ☐ Es ist eine gebräuchliche wissenschaftliche Bezeichnung zu verwenden.
- ☐ Aufschriften für Arzneimittel, die ihrer Zusammensetzung oder Wirkung nach „vorsichtig" oder „sehr vorsichtig" zu lagern sind, insbesondere Mittel, die der Verschreibungspflicht unterliegen, sind in roter Schrift auf weißem Grund (Separanda) beziehungsweise in weißer Schrift auf schwarzem Grund (Venena) auszuführen. Die Angaben dafür sind in der Ph. Eur. nicht mehr vorhanden. Sie sind in eine Tabelle des DAC aufgenommen worden.

Die Lagerungsdauer der in dieser Verordnung vorgeschriebenen Chargenproben der Arzneimittel, soweit sie für die Herstellung in der Apotheke vorgeschrieben sind, ist unterschiedlich und wie folgt festgelegt:

- ☐ Arzneimittel, die ein Verfallsdatum tragen, müssen mindestens ein Jahr nach Ablauf des Verfallsdatums gelagert werden.
- ☐ Arzneimittel, deren Dauer der Haltbarkeit weniger als ein Jahr beträgt, müssen mindestens ein halbes Jahr nach Ablauf des Verfallsdatums gelagert werden.
- ☐ Arzneimittel ohne Verfallsdatum sind mindestens fünf Jahre nach Freigabe der Charge zu lagern.

Inverkehrbringen der Arzneimittel und apothekenüblichen Waren

Für die Abgabe der Arzneimittel in der Apotheke gelten folgende Leitsätze:

- ☐ Arzneimittel dürfen, außer im Fall des § 11 a ApoG und des § 17 Abs. 2 a (Versandhandel) nur **in** den Apothekenbetriebsräumen in den Verkehr gebracht werden und nur durch pharmazeutisches Personal ausgehändigt werden.
- ☐ Die Zustellung durch Boten der Apotheke ist im Einzelfall ohne Erlaubnis nach § 11 a ApoG zulässig; dabei sind die Arzneimittel für jeden Empfänger getrennt zu verpacken und jeweils mit dessen Namen

und Anschrift zu versehen. Bei Zustellung durch Boten ist dafür Sorge zu tragen, dass die Arzneimittel dem Empfänger in zuverlässiger Weise ausgeliefert werden.

☐ Bei dem nach § 11 a ApoG erlaubten Versand hat der Apothekenleiter sicherzustellen, dass

1. das Arzneimittel so verpackt, transportiert und ausgeliefert wird, dass seine Qualität und Wirksamkeit erhalten bleibt,
2. das Arzneimittel entsprechend den Angaben des Auftraggebers ausgeliefert und gegebenenfalls die Auslieferung schriftlich bestätigt wird. Der Apotheker kann in begründeten Fällen entgegen der Angabe des Auftraggebers, insbesondere wegen der Eigenart des Arzneimittels, verfügen, dass das Arzneimittel nur gegen schriftliche Empfangsbestätigung ausgelierfert wird,
3. der Besteller in geeigneter Weise davon unterrichtet wird, wann erkennbar ist, dass die Versendung des bestellten Arzneimittels nicht innerhalb der in § 11 a Nr. 3 Buchstabe a ApoG genannten Frist erfolgen kann,
4. alle bestellten Arzneimittel, soweit sie im Geltungsbereich des Arzneimittelgesetzes in den Verkehr gebracht werden dürfen und verfügbar sind, geliefert werden,
5. für den Fall von bekannt gewordenen Risiken bei Arzneimitteln dem Kunden Möglichkeiten zur Meldung solcher Risiken zur Verfügung stehen, der Kunde über ihn betreffende Risiken informiert wird und zur Abwehr von Risiken bei Arzneimitteln innerbetriebliche Abwehrmaßnahmen durchgeführt werden,
6. die behandelte Person darauf hingewiesen wird, dass sie mit der behandelnden Ärztin oder dem behandelnden Arzt Kontakt aufnehmen soll, sofern Probleme bei der Anwendung des Arzneimittels auftreten,
7. die behandelte Person darauf hingewiesen wird, dass ihr die Beratung durch pharmazeutisches Personal auch mittels Einrichtungen der Telekommunikation zur Verfügung steht; die Möglichkeiten und Zeiten der Beratung sind ihnen mitzuteilen,
8. eine kostenfreie Zweitzustellung veranlasst wird und
9. ein System zur Sendungsverfolgung unterhalten wird.

Die Versandung darf nicht erfolgen, wenn zur sicheren Anwendung des Arzneimittels ein Informations- oder Beratungsbedarf besteht, der auf einem anderen Wege als einer persönlichen Information oder Beratung durch einen Apotheker nicht erfolgen kann.

☐ Der Apothekenleiter darf apothekenpflichtige Arzneimittel nicht im Wege der Selbstbedienung in Verkehr bringen.

☐ Verschreibungen von Personen, die zu Ausübung der Heil-, Zahnheil- oder Tierheilkunde berechtigt sind, sind in einer der Verschreibung angemessenen Zeit auszuführen.

☐ Die abgegebenen Arzneimittel müssen den Verschreibungen und den damit verbundenen Vorschriften des SGB V zur Arzneimittelversorgung entsprechen. Der Apotheker darf bei der Dienstbereitschaft während der allgemeinen Ladenschlusszeiten ein anderes, mit dem verschriebenen Arzneimittel nach Anwendungsgebiet und nach Art und Menge der wirksamen Bestandteile identisches sowie in der Darreichungsform und pharmazeutischen Qualität vergleichbares Arzneimittel abgeben, wenn das verschriebene Arzneimittel nicht verfügbar ist und ein dringender Fall vorliegt, der die unverzügliche Anwendung des Arzneimittels erforderlich macht (aut idem). Enthält eine Verschreibung einen für den Abgebenden erkennbaren Irrtum, ist sie unleserlich oder ergeben sich sonstige Bedenken, so darf das Arzneimittel nicht abgegeben werden, bevor die Unklarheit beseitigt ist. Der Apotheker hat jede Änderung auf der Verschreibung zu vermerken. Die Vorschriften der Betäubungsmittel-Verschreibungsverordnung sind zu beachten.

Im Rahmen der „aut-idem-Regelung“ (aut idem: oder das Gleiche, nicht zu verwechseln mit „aut simile“: oder Ähnliches) im Notdienst sind von interessierter Seite immer wieder gesundheitspolitische Bedenken gegen die Auswahlfunktion des Apothekers geäußert worden, insbesondere dass sich die Haftung vom Arzt auf den Apotheker verlagere. Es bleibt jedoch uneingeschränkt bei der schon seit langem festgeschriebenen Haftungsverteilung im Verhältnis Arzt und Apotheker auch bei einer aut-idem-Verordnung. In jedem Fall kommt es darauf an, Schäden auf ihre konkreten Ursachen zurückzuverfolgen. Der Hersteller haftet für die Qualität des Produktes, der Arzt für die therapeutische Verordnung und der Apotheker für die genaue Erfüllung der ärztlichen Vorgaben auf dem Rezept. Diese drei Haftungsbereiche stehen nicht unbedingt in Zusammenhang, sondern können auch als verschiedene, voneinander unabhängige Tatbestände zum Zuge kommen. Es ist allgemeiner Rechtsgrundsatz, dass jeder für eigenes Fehlverhalten, d. h. für das, was er falsch macht oder schuldhaft zu tun unterlässt, haftet. Wenn der Apotheker nach den Vorschriften der Apothekenbetriebsordnung aut idem auswählt, ist es natürlich möglich, dass er Fehler macht, die ihm bei buchstabengetreuem Ausführen einer ärztlichen Verordnung nicht unterlaufen wären. Insofern können Haftungsfälle häufiger auftreten als sonst. Die bisher bestehenden Betriebshaftpflichtversicherungen decken jedoch auch die Zunahme der Risiken durch die aut-idem-Auswahl ab.

☐ Bei der Abgabe der Arzneimittel sind auf der Verschreibung anzugeben:

- Name oder Firma des Inhabers der Apotheke und deren Anschrift,

- Namenszeichen des Apothekers, des Apothekerassistenten, des Pharmazieingenieurs, des Apothekenassistenten, der das Arzneimittel abgegeben, oder des Apothekers, der die Abgabe beaufsichtigt hat,
- Datum der Abgabe,
- Preis des Arzneimittels.

☐ Der Apothekenleiter kann die Befugnis zur Abzeichnung der Verschreibungen auf pharmazeutisch-technische Assistenten übertragen. Dies wird er jedoch nur dann tun, wenn der pharmazeutisch-technische Assistent sich als ausreichend zuverlässig erwiesen hat. Der pharmazeutisch-technische Assistent hat Verschreibungen, die einen erkennbaren Irrtum enthalten, unleserlich sind oder bei denen sonstige Bedenken bestehen, **vor** der Abgabe einem Apotheker vorzulegen, soweit die Verschreibungen nicht in der Apotheke verbleiben, in allen übrigen Fällen unverzüglich **nach** der Abgabe.

☐ Das pharmazeutische Personal hat einem erkennbaren Arzneimittelmissbrauch in geeigneter Weise entgegenzutreten. Bei begründetem Verdacht auf Missbrauch ist die Abgabe zu verweigern.

Einfuhr von Arzneimitteln

Werden in der Bundesrepublik nicht zugelassene Fertigarzneimittel für eine einzelne Person importiert (§ 73 Abs. 3 AMG, § 18 ApBetrO), so sind folgende Aufzeichnungen zu machen:

☐ Bezeichnung des eingeführten Arzneimittels

☐ Name oder Firma und Anschrift des pharmazeutischen Unternehmers

☐ Menge des Arzneimittels und Darreichungsform

☐ Name oder Firma und Anschrift des Lieferanten

☐ Name und Anschrift der Person, für die das Arzneimittel bestimmt ist

☐ Name und Anschrift des verschreibenden Arztes

☐ Datum der Bestellung und der Abgabe

☐ Namenszeichen des Apothekers, der das Arzneimittel abgegeben oder die Abgabe beaufsichtigt hat

Wird das Arzneimittel aus einem EU-Staat importiert, bedarf es einer ärztlichen Verschreibung nur, wenn es einen verschreibungspflichtigen Stoff enthält. Wird das Arzneimittel aus einem Staat importiert, der nicht zur EU gehört, bedarf es in jedem Fall einer ärztlichen Verordnung. Das Arzneimittel muss sich im Herkunftsland ordnungsgemäß als Arzneimittel im Verkehr befinden, andernfalls darf es nicht importiert werden.

Soweit aus Gründen der Arzneimittelsicherheit besondere Hinweise geboten sind, insbesondere dass für die Qualität und die Wirkung keine Verantwortung übernommen werden kann, sind diese bei der Abgabe mitzuteilen. Diese Mitteilung ist aufzuzeichnen.

Werden Arzneimittel über diesen Umfang hinaus aus einem Mitgliedstaat der Europäischen Gemeinschaften importiert, so dürfen sie von einer Apotheke erst abgegeben werden, wenn sie geprüft sind und die erforderliche Qualität bestätigt ist. Von der Prüfung kann allerdings abgesehen werden, wenn die Arzneimittel in dem Mitgliedstaat geprüft sind und ein Prüfprotokoll vorliegt.

Erwerb und Abgabe verschreibungspflichtiger Tierarzneimittel

Weil im Verkehr mit verschreibungspflichtigen Tierarzneimitteln erhebliche Missstände festgestellt worden sind, hat der Bundesrat gefordert, dass nicht nur für den Tierarzt, sondern auch für Apotheken eine Nachweisverpflichtung über den Erwerb und die Abgabe von verschreibungspflichtigen Tierarzneimitteln (§ 19) vorgeschrieben wird. Daher ist Folgendes bestimmt:

☐ Über den Erwerb verschreibungspflichtiger Arzneimittel, die zur Anwendung an Tieren bestimmt sind, sind Nachweise zu führen. Als ausreichender Nachweis ist die geordnete Zusammenstellung der Lieferscheine, Rechnungen oder Warenbegleitscheine, aus denen sich Lieferant, Art und Menge der Arzneimittel ergeben müssen, anzusehen.

☐ Verschreibungspflichtige Arzneimittel, die zur Anwendung an Tieren, die der **Gewinnung von Lebensmitteln** dienen, bestimmt sind, dürfen nur auf eine Verschreibung, die in zweifacher Ausfertigung vorgelegt wird, abgegeben werden. Das Original der Verschreibung ist für den Tierhalter bestimmt, die Durchschrift verbleibt in der Apotheke.

☐ Die zuständige Behörde kann anordnen, dass der Apothekenleiter gesondert für jedes verschreibungspflichtige Arzneimittel, das zur Anwendung an Tieren bestimmt ist, weitergehende Nachweise zu führen hat, wenn
- ihr Tatsachen bekannt sind, die darauf schließen lassen, dass Vorschriften über den Verkehr mit Arzneimitteln nicht beachtet worden sind, oder
- die von der Apotheke vorgelegte Dokumentation den Nachweis über den ordnungsgemäßen Bezug und den Verbleib der Arzneimittel nicht erlaubt.

Information und Beratung

Die ordnungsgemäße Arzneimittelversorgung der Bevölkerung erfordert auch eine sachgerechte Information und Beratung (§ 20) der Kunden und der zur Ausübung der Heilkunde, Zahnheilkunde oder Tierheilkunde berechtigten Personen durch den Arzneimittelsachverständigen Apotheker. Siehe auch S. 8. Danach ist dem Apotheker folgende Verpflichtung auferlegt:

- Der Apotheker hat Kunden und die zur Ausübung der Heilkunde, Zahnheilkunde oder Tierheilkunde berechtigten Personen zu informieren und zu beraten, soweit dies aus Gründen der Arzneimittelsicherheit erforderlich ist. Durch die Information und Beratung der Kunden darf die Therapie der zur Ausübung der Heilkunde, Zahnheilkunde oder Tierheilkunde berechtigten Personen nicht beeinträchtigt werden. Soweit Arzneimittel ohne Verschreibung abgegeben werden, hat der Apotheker dem Kunden die zur sachgerechten Anwendung erforderlichen Informationen zu geben.
- Dem Leiter einer krankenhausversorgenden Apotheke oder dem von ihm beauftragten Apotheker obliegt die Information und Beratung der Ärzte des Krankenhauses über Arzneimittel. Er ist Mitglied der Arzneimittelkommission des Krankenhauses.

Da bei der Beratung u.U. zwischen Patient und Apotheker auch Dinge erörtert werden, die dem Intimbereich des Patienten zuzuordnen sind oder die aus anderen Gründen von Dritten nicht mitgehört werden sollen, ist in der Offizin ein mithörsicherer Beratungsplatz vorgeschrieben. Dieser muss in der Offizin direkt erreichbar sein, d.h. ein abseits gelegenes Büro oder anderer Raum sind nicht zulässig. Der Beratungsplatz kann in der Offizin eine durch die Einrichtung abgeteilte Ecke sein oder auch ein Raum, der von ihr unmittelbar zugänglich ist.

Arzneimittelrisiken, Behandlung nicht verkehrsfähiger Arzneimittel

Die Apotheken haben im System der Beobachtung, Sammlung und Auswertung von Arzneimittelrisiken (§ 21) eine große Verantwortung. Aus diesem Grunde hat der Apothekenleiter dafür Sorge zu tragen, dass bei Arzneimittelrisiken und nicht verkehrsfähigen Arzneimitteln die folgenden Maßnahmen getroffen werden (s. auch S. 484f.):

- Alle Informationen über Beanstandungen bei Arzneimitteln, insbesondere über Arzneimittelrisiken, wie Qualitäts- und Verpackungsmängel, Mängel der Kennzeichnung und Packungsbeilage, Nebenwirkungen, Wechselwirkungen mit anderen Arzneimitteln, Gegenanzeigen und missbräuchliche Anwendung, sind ihm oder dem von ihm beauftragten Apotheker unverzüglich mitzuteilen.
- Er oder der von ihm beauftragte Apotheker hat die Information zu überprüfen und die erforderlichen Maßnahmen zur Gefahrenabwehr zu veranlassen.
- Ist bei Arzneimitteln oder Ausgangsstoffen, die die Apotheke bezogen hat, die Annahme gerechtfertigt, dass Qualitätsmängel vorliegen, die vom Hersteller verursacht sind, ist die zuständige Behörde unverzüglich zu benachrichtigen.
- Bei Rückruf von Arzneimitteln, die in der Apotheke hergestellt worden sind, ist die zuständige Behörde unter Angabe des Grundes unverzüglich zu benachrichtigen.
- Über Arzneimittelrisiken, die in der Apotheke festgestellt werden, sowie über die daraufhin veranlassten Überprüfungen, Maßnahmen und Benachrichtigungen sind Aufzeichnungen zu machen.
- Bei krankenhausversorgenden Apotheken sind unbeschadet der obigen Maßnahmen die dem Apotheker bekannt gewordenen Arzneimittelrisiken unverzüglich den leitenden Ärzten und der Arzneimittelkommission des Krankenhauses mitzuteilen.
- Arzneimittel oder Ausgangsstoffe, die nicht verkehrsfähig sind oder für die eine Aufforderung zur Rückgabe vorliegt, sind umzuarbeiten, zurückzugeben oder zu vernichten; sofern sie nicht sofort umgearbeitet, zurückgegeben oder vernichtet werden können, sind sie als solche kenntlich zu machen und abzusondern. Über die Maßnahmen sind Aufzeichnungen zu machen.

Dokumentation

Aus Gründen der Arzneimittelsicherheit ist es notwendig, alle wichtigen Vorgänge und Abläufe in der Apotheke zu dokumentieren (§ 22), damit die Überwachungsbehörden die Möglichkeit haben, eine lückenlose Überprüfung vornehmen zu können. Aus diesem Grunde sind alle Aufzeichnungen über die Herstellung, Prüfung, Überprüfung der Arzneimittel im Krankenhaus, Lagerung, Einfuhr, das Inverkehrbringen, den Rückruf, die Rückgabe der Arzneimittel aufgrund des Rückrufes sowie die Bescheinigungen aufgrund der Auftragsprüfungen (Prüfzertifikate) und die Nachweise über den Erwerb und die Abgabe verschreibungspflichtiger Tierarzneimittel vollständig und mindestens bis ein Jahr nach Ablauf des Verfallsdatums, jedoch nicht weniger als drei Jahre lang, aufzubewahren. Der ursprüngliche Inhalt einer Eintragung darf nicht unkenntlich gemacht werden. Es dürfen keine Veränderungen vorgenommen werden, die nicht erkennen lassen, ob sie bei oder nach der ursprünglichen Eintragung vorgenommen worden sind.

Durch das Transfusionsgesetz sind ab 1. Juli 1998 auch der Erwerb und die Abgabe der Sera, Blutzubereitungen aus menschlichem Blut und gentechnisch hergestellten Plasmaproteinen zur Behandlung der Hämostasestörungen zu dokumentieren. Die Nachweise müssen 15 Jahre aufbewahrt werden, damit bei durch diese Arzneimittel verursachten Schäden Herstellung und Erwerb zurückverfolgt werden können. Es sind aufzuzeichnen die Bezeichnung des Arzneimittels, seine Chargenbezeichnung, das Datum der Abgabe, Name und Anschrift des verschreibenden Arztes sowie der Name, Vorname, Geburtsdatum und Adresse des Patienten bzw. Name und Anschrift der Praxis, an die das Arzneimittel abgegeben worden ist.

Aufzeichnungen können auch auf Bild- oder Datenträgern aufbewahrt werden. Hierbei muss sichergestellt sein, dass die Daten während der Aufbewahrungsfrist verfügbar sind und innerhalb einer angemessenen Frist lesbar gemacht werden können. Die Aufzeichnungen und Nachweise sind der zuständigen Behörde auf Verlangen vorzulegen.

Dienstbereitschaft

Hinsichtlich der Dienstbereitschaft (§ 23) der Apotheke gelten folgende Bestimmungen:

- ☐ Die Apotheke muss außer zu den Zeiten, in denen sie aufgrund einer Anordnung nach § 4 Abs. 2 des Ladenschlussgesetzes (s. S. 944) geschlossen zu halten ist, ständig dienstbereit sein.
- ☐ Die von einer Anordnung betroffene Apotheke ist zu folgenden Zeiten von der Verpflichtung zur Dienstbereitschaft befreit:
  Montags bis samstags von 6 Uhr bis 8 Uhr
  Montags bis freitags von 18.30 Uhr bis 20 Uhr
  Samstags von 14 Uhr bis 20 Uhr
- ☐ Von der Verpflichtung zur Dienstbereitschaft kann die zuständige Behörde (die Zuständigkeit ist in den Bundesländern unterschiedlich geregelt: Bezirksregierungen, Apothekerkammern, Kreisbehörden) für die Dauer der ortsüblichen Schließzeiten, der Mittwochnachmittage, Sonnabende oder der Betriebsferien und, sofern ein berechtigter Grund vorliegt, auch außerhalb dieser Zeiten befreien, wenn die Arzneimittelversorgung in dieser Zeit durch eine andere Apotheke, die sich auch in einer anderen Gemeinde befinden kann, sichergestellt ist.
- ☐ Die zuständige Behörde kann eine Apotheke, die keiner Anordnung nach § 4 Abs. 2 des Ladenschlussgesetzes unterliegt, für bestimmte Stunden oder für Sonn- und Feiertage von der Dienstbereitschaft befreien.
- ☐ Während der allgemeinen Ladenschlusszeiten genügt es zur Gewährleistung der Dienstbereitschaft, wenn sich der Apothekenleiter oder eine vertretungsberechtigte Person in unmittelbarer Nachbarschaft zu den Apothekenbetriebsräumen aufhält und jederzeit erreichbar ist. Die zuständige Behörde kann in begründeten Einzelfällen einen Apothekenleiter auf Antrag von der Verpflichtung zur Dienstbereitschaft befreien, wenn der Apothekenleiter oder eine vertretungsberechtigte Person jederzeit erreichbar und die Arzneimittelversorgung in einer für den Kunden zumutbaren Weise sichergestellt ist.
- ☐ Am Eingang der nicht dienstbereiten Apotheken ist an sichtbarer Stelle ein gut lesbarer Hinweis auf die nächstgelegenen dienstbereiten Apotheken (mindestens zwei) anzubringen.
- ☐ Apotheken, die Krankenhäuser mit Arzneimitteln versorgen, haben unbeschadet dieser Möglichkeiten mit dem Träger des Krankenhauses eine Dienstbereitschaftsregelung zu treffen, die die ordnungsgemäße Arzneimittelversorgung des Krankenhauses gewährleistet.

Rezeptsammelstellen

Die Einrichtung und Unterhaltung der Rezeptsammelstellen (§ 24) ist eine Ausnahme von dem Grundsatz der persönlichen Abgabe des Arzneimittels an den Patienten in der Apotheke, denn die Beratungsfunktion des Apothekers kann hier nicht voll zur Geltung kommen, da es an dem persönlichen Kontakt zwischen Patient und Apotheker fehlt. Daher müssen strenge Maßstäbe an die Erlaubniserteilung durch die zuständige Behörde angelegt werden. Im Einzelnen ist bestimmt:

- ☐ Einrichtungen zum Sammeln von Verschreibungen (Rezeptsammelstellen) dürfen nur mit Erlaubnis der zuständigen Behörde (die Zuständigkeit ist in den Bundesländern unterschiedlich geregelt: Bezirksregierungen, Apothekerkammern, Kreisbehörden) unterhalten werden. Die Erlaubnis ist dem Inhaber einer Apotheke auf Antrag zu erteilen, wenn zur ordnungsgemäßen Arzneimittelversorgung abgelegener Orte oder Ortsteile ohne Apotheke eine Rezeptsammelstelle erforderlich ist. Die Erlaubnis ist zu befristen und darf die Dauer von 3 Jahren nicht überschreiten. Eine wiederholte Erteilung ist zulässig.
- ☐ Rezeptsammelstellen dürfen nicht in Gewerbebetrieben oder bei Angehörigen der Heilberufe unterhalten werden.
- ☐ Die Verschreibungen müssen in einem verschlossenen Behälter gesammelt werden. Auf dem Behälter müssen deutlich sichtbar der Name und die Anschrift der Apotheke sowie die Abholzeiten angegeben werden. Ferner ist auf oder unmittelbar neben dem Behälter ein deutlicher Hinweis darauf anzubringen, dass die Verschreibung mit Name, Vorname, Wohnort, Straße und Hausnummer des Empfängers zu versehen ist. Der Behälter muss zu den auf ihm angegebenen Zeiten durch einen Boten, der zum Personal der Apotheke gehören muss, geleert oder abgeholt werden.
- ☐ Die Arzneimittel sind in der Apotheke für jeden Empfänger getrennt zu verpacken und jeweils mit dessen Namen und Anschrift zu versehen. Sie sind, sofern sie nicht abgeholt werden, dem Empfänger in zuverlässiger Weise auszuliefern.

Apothekenübliche Waren

Die Apotheke ist die zentrale Abgabestelle für Arzneimittel. Dieser Hauptaufgabe hat sie sich in erster Linie zu widmen. Es ist daher gerechtfertigt, ihre Verkaufsbefugnis für Waren, die keine Arzneimittel sind, einzuschränken. Andernfalls müsste befürchtet werden, dass sie ihre Hauptaufgabe hintanstellt und sich anderen einträglicheren Geschäften zuwendet. Es liegt nicht im gesundheitlichen Interesse, dass sich die Apotheke zu einem „drugstore“ entwickelt. Es dürfen daher in der Apotheke neben Arzneimitteln nur abgegeben werden (§ 25):

- ☐ Medizinprodukte, soweit sie nicht der Apothekenpflicht unterliegen
- ☐ Mittel und Gegenstände sowie Informationsträger, die der Gesundheit von Menschen und Tieren mittelbar oder unmittelbar dienen oder diese fördern
- ☐ Prüfmittel, Chemikalien, Reagenzien und Laboratoriumsbedarf
- ☐ Schädlingsbekämpfungs- und Pflanzenschutzmittel
- ☐ Mittel zur Aufzucht von Tieren

Der Betrieb von Krankenhausapotheken

Die Versorgung der Krankenhäuser mit Arzneimitteln (§§ 26 bis 32) ist in § 14 des Apothekengesetzes (s. S. 881 f.) abschließend geregelt. Danach können sie entweder durch eine eigene Apotheke (Krankenhausapotheke) oder durch andere Krankenhausapotheken oder durch öffentliche Apotheken (krankenhausversorgende Apotheken) unter bestimmten Voraussetzungen versorgt werden.

Für die Krankenhausapotheke gelten einerseits die für öffentliche Apotheken getroffenen grundsätzlichen Regelungen; entsprechende Querverweise sind im Verordnungstext aufgenommen. Andererseits gelten die spezifisch getroffenen Regelungen für Krankenhausapotheken auch für öffentliche Apotheken, die ein Krankenhaus mit Arzneimitteln versorgen.

Begriffsbestimmungen, anzuwendende Vorschriften

Die Krankenhausapotheke (§ 26) ist die Funktionseinheit eines Krankenhauses, der die Sicherstellung der ordnungsgemäßen Versorgung von einem oder mehreren Krankenhäusern mit Arzneimitteln obliegt (s. auch S. 665).

Leiter der Krankenhausapotheke

Leiter der Krankenhausapotheke (§ 27) ist der vom Träger des Krankenhauses angestellte und mit der Leitung beauftragte Apotheker. Er ist dafür verantwortlich, dass die Apotheke nach den geltenden Vorschriften betrieben wird. Ihm obliegt die Information und Beratung der Ärzte des Krankenhauses über Arzneimittel; daher ist er auch Mitglied der Arzneimittelkommission des Krankenhauses.

Der Leiter einer Krankenhausapotheke kann im Gegensatz zu einer öffentlichen Apotheke nur von einem Apotheker vertreten werden, da die Erfüllung der im Krankenhaus anfallenden Aufgaben eine wissenschaftliche Ausbildung unerlässlich voraussetzen.

Personal der Krankenhausapotheke

Die Einteilung des Apothekenpersonals (§ 28) in pharmazeutisches und nichtpharmazeutisches Personal sowie deren Tätigkeitsbefugnisse entsprechen den Regelungen für öffentliche Apotheken; dabei muss das für den ordnungsgemäßen Betrieb der Krankenhausapotheke **notwendige** pharmazeutische Personal vorhanden sein. Dieser Bedarf richtet sich einerseits nach Art und Umfang der medizinisch zweckmäßigen und ausreichenden Versorgung des Krankenhauses mit Arzneimitteln und andererseits nach der Größe, Art und Leistungsstruktur (Fachabteilungen) des Krankenhauses. Für den Einsatz des Apothekenpersonals ist der Leiter der Krankenhausapotheke verantwortlich.

Räume und Einrichtung der Krankenhausapotheke

Die notwendigen Räume (§ 29) sind nach Art, Beschaffenheit, Größe und Anzahl an den Maßstäben auszurichten, wie sie beim Personal der Krankenhausapotheke genannt werden. Das Gleiche gilt für die Einrichtung. Die Krankenhausapotheke soll jedoch mindestens aus einer Offizin, zwei Laboratorien (Herstellungs- und Prüflaboratorium), einem Geschäftsraum und einem Nebenraum bestehen und über genügend Lagerraum verfügen. Die Grundfläche dieser Betriebsräume muss insgesamt wenigstens 200 m^2 betragen. Die Anforderungen an das Laboratorium sowie an einen Lagerraum sind identisch mit denen der öffentlichen Apotheke.

Art und Anzahl der Geräte zur Herstellung, Prüfung und Bestimmung der Ausgangsstoffe und Arzneimittel sowie Art und Anzahl der Prüfmittel haben sich an Größe, Art und Leistungsstruktur des Krankenhauses auszurichten und sind im Übrigen ebenfalls identisch mit den Anforderungen für die öffentliche Apotheke.

Vorratshaltung der Arzneimittel in der Krankenhausapotheke

Es ist mindestens der durchschnittliche Bedarf für zwei Wochen der notwendigen Arzneimittel vorzuhalten (§ 30). Diese Arzneimittel sind aufzulisten. Es genügt auch, wenn sich die Liste auf die Bezeichnung der Indikationsgruppen oder der Wirkstoffe beschränkt, soweit dies zur Sicherstellung ordnungsgemäßer Arzneimittelversorgung ausreicht.

Abgabe der Arzneimittel in der Krankenhausapotheke

Arzneimittel dürfen an Stationen oder andere Teileinheiten des Krankenhauses nur aufgrund einer Verschreibung im Einzelfall oder aufgrund einer schriftlichen Anforderung abgegeben werden (§ 31). Dabei sind die Vorschriften der Verordnung über verschreibungspflichtige Arzneimittel (s. S. 910) bzw. BtM-Verschreibungsverordnung (s. S. 927) zu beachten. Damit wird sichergestellt, dass die Verantwortung für die Anwendung der Arzneimittel auf den Stationen oder in anderen Teileinheiten des Krankenhauses bei den dort zuständigen Ärzten liegt.

Bei der Abgabe an Stationen und andere Teileinheiten des Krankenhauses sind die Arzneimittel vor dem Zugriff Unbefugter zu schützen. Sie müssen daher in einem geeigneten, verschlossenen Behälter abgegeben werden, auf dem die Apotheke und der Empfänger anzugeben sind.

Teilmengen von Arzneimitteln, die an Patienten im Zusammenhang mit einer vor- oder nachstationären Behandlung oder einer ambulanten Operation zur Anwendung außerhalb des Krankenhauses ausgehändigt werden sollen, sind zu kennzeichnen und mit einer Packungsbeilage zu versehen.

Aus Gründen der Wirtschaftlichkeit dürfen Arzneimittel im Krankenhaus auch „ausgeeinzelt" werden. Dabei ist zu beachten, dass Arzneimittel aus zur Abgabe an den Verbraucher bestimmten Packungen nur dann ohne äußere Umhüllung abgegeben werden dürfen, wenn auf dem Behältnis die Bezeichnung des Arzneimittels, die Chargenbezeichnung und, soweit für das Arzneimittel vorgeschrieben, das Verfallsdatum sowie Aufbewahrungshinweise angegeben sind und die Packungsbeilage hinzugefügt wird.

Überprüfung der Arzneimittelvorräte auf den Stationen

Aus Gründen der Arzneimittelsicherheit sind alle Arzneimittelvorräte auf den Stationen und in den anderen Teileinheiten des Krankenhauses mindestens halbjährlich zu überprüfen (§ 32), unabhängig davon, ob sie aus der Krankenhausapotheke bezogen worden sind. Dazu gehören auch Arzneimittel, die direkt vom Hersteller bezogen werden oder Arzneimittel, die zur klinischen Prüfung bestimmt sind, sowie die so genannten Ärztemuster, sofern diese Arzneimittel mit den übrigen Stationsvorräten aufbewahrt werden. Ausgeschlossen sind die Arzneimittel, die sich in der alleinigen Verfügungsgewalt eines Arztes befinden und separat gelagert sind.

Die Überprüfung der Arzneimittelvorräte ist Aufgabe des Leiters der Krankenhausapotheke oder der von ihm beauftragten Apotheker. Zur Ausübung dieser Verpflichtung sind sie befugt, die Räume zu betreten, die der Arzneimittelversorgung dienen. Die Krankenhausleitung und das übrige Krankenhauspersonal haben die Durchführung der Überprüfung zu unterstützen.

Über jede Überprüfung ist ein Protokoll in dreifacher Ausfertigung anzufertigen. Eine Ausfertigung erhält die Krankenhausleitung, eine weitere der für die Arzneimittelversorgung auf der Station oder anderen Teileinheiten zuständige Arzt und die dritte ist in der Apotheke aufzubewahren. Das Protokoll muss mindestens enthalten (Abb. 14.4-1):

- ☐ Datum der Überprüfung
- ☐ Bezeichnung der Station oder der anderen Teileinheit des Krankenhauses
- ☐ Name des Apothekers und der anderen an der Überprüfung beteiligten Personen
- ☐ Art und Umfang der Überprüfung, insbesondere bezüglich der
  - allgemeinen Lagerungs- und Aufbewahrungsbedingungen
  - Lagerung und Aufbewahrung der Arzneimittel nach den anerkannten pharmazeutischen Regeln
  - Beschaffenheit einschließlich der Kennzeichnung der Arzneimittel
  - Verfallsdaten
- ☐ Festgestellte Mängel
- ☐ Zur Beseitigung der Mängel veranlasste Maßnahmen
- ☐ Zur Beseitigung der Mängel gesetzter Termin
- ☐ Angaben über die Beseitigung früher festgestellter Mängel
- ☐ Unterschrift und Datum des für die Überprüfung verantwortlichen Apothekers

Dienstbereitschaft der Krankenhausapotheke

Zur Sicherstellung einer ordnungsgemäßen Arzneimittelversorgung des Krankenhauses ist eine dementsprechende Dienstbereitschaft der Krankenhausapotheke durch den Krankenhausträger zu treffen (§ 33).

Stempel der Apotheke

Bericht über die Besichtigung der Arzneimittelbestände gemäß § 14 Apothekengesetz

Station/Teileinheit: ______________________

Verantwortlicher Arzt: ______________________

Verantwortliche Pflegekraft: ______________________

Bei der dieser Besichtigung vorausgehenden Kontrolle der Arzneimittelbestände am ________ wurden Mängel bei folgenden Positionen der Checkliste festgestellt:

____

Bei der Prüfung sind die Vorschriften der ApoBO einschließlich des Arzneibuches zu berücksichtigen

	ordnungsgemäß	nicht zu klären	nicht ordnungsgemäß
1. Ist die Arzneimittelliste in der gültigen Fassung vorhanden?	○	○	○
2. Werden im Arzneimittelkühlschrank ausschließlich Arzneimittel gelagert?	○	○	○
3. Werden die vorgeschriebenen Lagerbedingungen eingehalten (kühl, Lichtschutz, Feuchtigkeit, Betäubungsmittel)?	○	○	○
4. Werden Arzneimittel ausschließlich in verschlossenen Behältnissen vorrätig gehalten?	○	○	○
5. Werden Arzneimittel aus Originalbehältnissen umgefüllt oder umetikettiert?	○	○	○
6. Verbleiben die Gebrauchsinformationen (Beipackzettel) bei den Originalpackungen? Wenn nein, wo? ______	○	○	○
7. Werden Augentropfen nach der Erstentnahme mit Erstentnahme-/Aufbrauchsdatum versehen?	○	○	○
8. Werden nur solche Augentropfen vorrätig gehalten, die gemäß Aufbrauchsdatum noch verbrauchsfähig sind? (Konservierte: innerhalb eines Monats nach Erstentnahme; nicht konservierte: nur zum Einmalgebrauch)	○	○	○

	ordnungsgemäß	nicht zu klären	nicht ordnungsgemäß
9. Werden Parenteralia in Behältnissen zur Mehrfachentnahme nach der Erstentnahme			
■ im Kühlschrank gelagert	○	○	○
■ mit dem Erstentnahme-/Aufbrauchsdatum versehen?	○	○	○
10. Sind die Parenteralia nach 9. gemäß Aufbrauchsdatum noch verbrauchsfähig? (Konservierte: innerhalb 3 Tagen nach Erstentnahme; nicht konservierte: innerhalb eines Tages nach Erstentnahme)	○	○	○
11. Sind Lösungen instabiler Arzneimittel (z.B. Antibiotika) mit dem Herstellungsdatum versehen und gemäß angegebener Aufbrauchsfrist noch verbrauchsfähig?	○	○	○
12. Werden ansonsten Arzneimittel, die verfallen oder aus anderen Gründen unbrauchbar sind, vorrätig gehalten? (ggf. s. Anlage)	○	○	○
13. Werden die am längsten lagernden Arzneimittel zuerst zum Verbrauch bereitgehalten („first in - first out")?	○	○	○
14. Ist von einem Arzneimittel jeweils nur ein Anbruch im Gebrauch?	○	○	○

Deutscher Apotheker Verlag Stuttgart, F 4300/543

Ausfertigung für die Station

Abb. 14.4-1: Bericht über die Besichtigung der Arzneimittelbestände im Krankenhaus

15. Anzahl der vorrätigen Arzneimittel (inkl. Ärztemuster), die nicht in der Arzneimittelliste aufgeführt sind — ca. ____

16. Wird von einem Arzneimittel nur jeweils ein Handelspräparat vorrätig gehalten? Ja ○ Nein ○

17. Werden nicht zugelassene/nicht registrierte Arzneimittel zur klinischen Erprobung vorrätig gehalten? Ja ○ Nein ○

Wenn ja, welche? ____________________

____

____

____

____

Wer ist der für die Prüfung verantwortliche Arzt ? ____________________

Werden diese Arzneimittel unter dem Namen des Arztes und auch sonst deutlich gesondert gelagert? Ja ○ Nein ○

Ist die klinische Prüfung noch im Gange? Ja ○ Nein ○

Wenn nein, wie werden die Restbestände beseitigt? ____________________

____

18. Der Umfang der Arzneimittelbestände erscheint

angemessen ○

zu gering ○

zu groß ○

19. Das Lagerungssystem der Arzneimittel ist

übersichtlich ○

nur zum Teil übersichtlich ○

nicht übersichtlich ○

20. Die unter ______ genannten Mängel wurden schon bei der Besichtigung am

____________________ festgestellt.

21. Die unter ____________________

____________________ genannten Mängel wurden während der Besichtigung behoben.

22. Die Tatsache der Beseitigung der Mängel unter ______ ist der Apotheke bis

____________________ mitzuteilen.

Eine eventuelle Nichteinhaltung der Frist zur Mängelbeseitigung muß die Apotheke gemäß Apothekengesetz der zuständigen Behörde anzeigen.

23. Sonstige Beanstandungen, Hinweise: ____________________

____

____

____

24. Die Arzneimittelbestände in folgenden Räumen (z.B. Schwesternstützpunkt, Vorbereitungszimmer, Arztzimmer) und Einrichtungen (z.B. Verbandwagen, Anästhesie-Notfallkoffer) wurden kontrolliert (ggf. Raumnummer und Anzahl eintragen)

____

____

____

____

____

____

____

____

____

____

Es wird bestätigt, daß alle Arzneimittelbestände vorgewiesen wurden.

____________ Für die Station: ____________________
Datum Unterschrift

____________ Für die Apotheke: ____________________
Datum Unterschrift

Abb. 14.4-1: Bericht über die Besichtigung der Arzneimittelbestände im Krankenhaus (Fortsetzung)

14.5 Arzneimittelrecht

14.5.1 Arzneimittelgesetz

Das erste bundeseinheitlich erlassene „Gesetz über den Verkehr mit Arzneimitteln“ vom 16. Mai 1961, das heute als „AMG 61“ zitiert wird, hatte den Arzneimittelbegriff allgemeinverbindlich festgelegt, die industrielle Herstellung der Arzneimittel von einer behördlichen Erlaubnis abhängig gemacht und ihre „Registrierung“ einer Eintragung in ein amtliches „Spezialitätenregister“, welches beim Bundesgesundheitsamt eingerichtet wurde, unterworfen. Ferner wurde eine klare Abgrenzung zwischen apothekenpflichtigen, verschreibungspflichtigen und freiverkäuflichen Arzneimitteln vorgenommen.

Im Laufe der Jahre hat das Arzneimittelwesen jedoch weltweit eine äußerst dynamische Entwicklung erfahren. Einige folgenschwere Fälle von Arzneimittelschäden, insbesondere die Contergan-Katastrophe, und das sich wandelnde Verbraucherverhalten auf dem Arzneimittelsektor – der Arzneimittelverbrauch war seit 1961 um 400 % gestiegen – hatten deutlich gemacht, dass das Arzneimittelrecht in der Bundesrepublik Deutschland im Interesse einer Verbesserung der Arzneimittelsicherheit neu gestaltet werden musste (zu Arzneimittelrecht s. A. Kloesel, W. Cyran: Arzneimittelrecht mit Kommentar. Deutscher Apotheker Verlag, Stuttgart).

So kam es im Jahre 1976 zur Neuordnung des Arzneimittelrechts. Kernstück ist das Gesetz über den Verkehr mit Arzneimitteln (Arzneimittelgesetz) i.d.F. der Bekanntmachung vom 11. Dezember 1998, das das Arzneimittelgesetz von 1961 abgelöst hat, nunmehr gültig in der Fassung vom 26. Juli 1999 mit zahlreichen späteren Änderungen. Zentrales Ziel des Gesetzes ist es, die Arzneimittelsicherheit optimal zu verwirklichen. So heißt es in § 1:

„Es ist der Zweck dieses Gesetzes, im Interesse einer ordnungsgemäßen Arzneimittelversorgung von Mensch und Tier für die Sicherheit im Verkehr mit Arzneimitteln, insbesondere für die Qualität, Wirksamkeit und Unbedenklichkeit der Arzneimittel nach Maßgabe der folgenden Vorschriften zu sorgen.“

Die inhaltlichen Schwerpunkte sind u. a. folgende:

- ☐ Der Begriff „Arzneimittelspezialität“ wird durch den Begriff „Fertigarzneimittel“ abgelöst; dies sind Arzneimittel, die im Voraus hergestellt und in einer zur Abgabe an den Verbraucher bestimmten Packung in Verkehr gebracht werden.
- ☐ An Stelle des „Registrierungsverfahrens für Arzneispezialitäten“ tritt das „Zulassungsverfahren für Fertigarzneimittel“; die Zulassung ist abhängig vom Nachweis der Qualität, Wirksamkeit und Unbedenklichkeit des Fertigarzneimittels, die Anforderungen an die Herstellung der Arzneimittel werden den internationalen Standards angeglichen, wie z. B. den pharmazeutischen EG-Richtlinien und den Grundregeln der Weltgesundheitsorganisation (WHO) für die Herstellung von Arzneimitteln und die Sicherung ihrer Qualität (s. S. 431 f.).
- ☐ Die Anforderungen an die Kennzeichnung der Fertigarzneimittel und die Packungsbeilagen werden erweitert.
- ☐ Der Vertrieb und die Abgabe der Arzneimittel werden strenger geregelt.
- ☐ Der Schutz des Menschen bei der klinischen Prüfung der Arzneimittel (Probandenversicherung) wird verbessert.
- ☐ Der Aufbau eines Informationssystems für Arzneimittelrisiken (Stufenplan).
- ☐ Die Haftung bei Arzneimittelschäden.
- ☐ Die Überwachung des Arzneimittelverkehrs.

Seit 1976 ist das Arzneimittelgesetz mehrfach geändert worden. Dies war beispielsweise 1981 der Fall, um die Überwachung des Verkehrs mit Tierarzneimitteln zu erleichtern und damit dem Arzneimittelmissbrauch bei Tieren wirkungsvoller begegnen zu können, insbesondere bei Tieren, die zur Lebensmittelgewinnung bestimmt sind.

Mit der Änderung von 1986 ist die Arzneimittelsicherheit in bestimmten Bereichen weiter erhöht worden. Diese Änderungen beziehen sich vor allem auf folgende Punkte:

- ☐ Das Verfallsdatum muss unverschlüsselt angegeben werden, außer bei Tierarzneimitteln.
- ☐ Neben der Packungsbeilage ist den Fachkreisen eine Fachinformation auf Anforderung durch den pharmazeutischen Unternehmer zur Verfügung zu stellen.

- ☐ Das Zulassungsverfahren wird erweitert, eine Transparenzkommission wird beim Bundesgesundheitsamt (nunmehr Bundesinstitut für Arzneimittel und Medizinprodukte) errichtet.
- ☐ Der pharmazeutische Unternehmer hat einen Stufenplanbeauftragten für die Risikoerfassung zu bestellen.
- ☐ Die klinische Prüfung der Arzneimittel wird der amtlichen Überwachung unterstellt.
- ☐ Die Abgabe der Muster eines Fertigarzneimittels wird neu geregelt.
- ☐ Tierversuche werden eingeengt.
- ☐ Einzeleinfuhren von Arzneimitteln werden eingeschränkt.

Mit den weiteren Folgeänderungen wurden neben erweiterten Regelungen im Bereich der Zulassung der Arzneimittel auch der Export der Arzneimittel unter die arzneimittelrechtlichen Schutzvorschriften gestellt sowie Überleitungsvorschriften geschaffen, die durch den Beitritt der DDR zur Bundesrepublik Deutschland notwendig wurden, denn auch hier gilt der Grundsatz:

Das Arzneimittelgesetz der Bundesrepublik Deutschland gilt mit einigen Übergangsregelungen auch für den Verkehr mit Arzneimitteln in der ehemaligen DDR.

Die EU-Rechtsüberleitungsverordnung enthält weitere arzneimittelrechtliche Übergangsbestimmungen, die sicherstellen, dass das Recht der Europäischen Gemeinschaften unmittelbar auch in der ehemaligen DDR gilt.

Mit der Fünften Arzneimittelgesetz-Novelle, die am 17. August 1994 in Kraft getreten ist, werden neben der Übernahme von insgesamt 11 Richtlinien der Europäischen Gemeinschaft in deutsches Recht zusätzliche neue Regelungen getroffen, die sich als Konsequenz aus neuesten Erfahrungen mit der Anwendung des Arzneimittelgesetzes ergeben haben. Es sind dies insbesondere:

- ☐ Verbesserungen der Kennzeichnung, Packungsbeilage und Fachinformation.
- ☐ Anpassung der Arzneimittelzulassung an das europäische Zulassungsverfahren.
- ☐ Erhöhung der Haftungssumme bei klinischer Prüfung und Gefährdungshaftung.
- ☐ Vertriebsweg für Blutbestandteile.
- ☐ Rückführung der Impfstoffe für öffentlich empfohlene Schutzimpfungen in die Apothekenpflicht.
- ☐ Änderung des Rechtscharakters des Arzneibuchs
  Das Arzneibuch wird nicht länger durch Rechtsverordnungen erlassen, sondern wird zu einer amtlichen Sammlung von Qualitätsnormen umgestaltet. Damit wird eine raschere Umsetzung der Monographien des Europäischen Arzneibuches ermöglicht.
- ☐ Erleichterungen für die Einfuhr der Arzneimittel zum persönlichen Gebrauch als auch deren Beschaffung durch Apotheken.
- ☐ Einführung eines Informationsbeauftragten beim pharmazeutischen Unternehmer.

Im Rahmen weiterer Novellierungen des Arzneimittelgesetzes wurde 1998 ein Verbot zur Anwendung von Arzneimitteln zu Dopingzwecken im Sport ausgesprochen. Danach dürfen Arzneimittel zu Dopingzwecken im Sport nicht in den Verkehr gebracht, verschrieben oder bei anderen angewendet werden.

Grundbegriffe

Das Arzneimittelgesetz hat einige „Legaldefinitionen" – Erläuterungen eines Rechtsbegriffs – vorgenommen, damit sein Vollzug auf der Grundlage einheitlicher Begriffsbestimmungen vorgenommen werden kann. So ist in § 2 Abs. 1 festgelegt, was unter einem Arzneimittel zu verstehen ist. Danach sind Arzneimittel Stoffe und Zubereitungen aus Stoffen, die dazu bestimmt sind, durch Anwendung am oder im menschlichen oder tierischen Körper

1 Krankheiten, Leiden, Körperschäden oder krankhafte Beschwerden zu heilen, zu lindern, zu verhüten oder zu erkennen; das sind alle Arten von Arzneimitteln,

2 die Beschaffenheit, den Zustand oder die Funktionen des Körpers oder seelische Zustände erkennen zu lassen, z. B. Röntgenkontrastmittel, Tuberkulinsalbe,

3 vom menschlichen oder tierischen Körper erzeugte Wirkstoffe oder Körperflüssigkeiten zu ersetzen, z. B. Blut-Serumkonserven, Plasmaersatzmittel, Enzym- und Hormonpräparate,

4 Krankheitserreger, Parasiten oder körperfremde Stoffe abzuwehren, zu beseitigen oder unschädlich zu machen, z. B. Antibiotika, Sulfonamide, Wurmmittel, Desinfektionsmittel der Hände und der Mundhöhle, Mittel zur Beseitigung von Kopfläusen oder Pilzen,

5 die Beschaffenheit, den Zustand oder die Funktionen des Körpers oder seelische Zustände zu beeinflussen, z. B. chemische Schwangerschaftsverhütungsmittel, Entfettungsmittel, Mittel zur Entwöhnung von Tabak und Alkohol, Mittel zur geistigen und körperlichen Leistungssteigerung.

Diese Gruppen der Arzneimittel werden auch als Arzneimittel im engeren Sinne bezeichnet. Dem gegenüber stehen Stoffe und Zubereitungen aus Stoffen sowie Gegenstände des Abs. 2, die auch als **fiktive** Arzneimittel bezeichnet werden, so genannte „Geltungsarzneimittel". Als Arzneimittel **gelten**

1 Gegenstände, die ein Arzneimittel nach Abs. 1 enthalten oder auf die ein Arzneimittel nach Abs. 1 aufgebracht ist und die dazu bestimmt sind, dauernd oder vorübergehend mit dem menschlichen oder tierischen Körper in Berührung gebracht zu werden, z.B. blutstillende Watte, Hühneraugenpflaster, imprägnierte Tamponaden, Zinkleimbinden,

1 a tierärztliche Instrumente, soweit sie zur einmaligen Anwendung bestimmt sind und aus der Kennzeichnung hervorgeht, dass sie einem Verfahren zur Verminderung der Keimzahl unterzogen worden sind,

2 Gegenstände, die ohne Gegenstände nach Nr. 1 oder 1 a zu sein, dazu bestimmt sind, zu den in Abs. 1 Nr. 2 oder 5 bezeichneten Zwecken in den tierischen Körper dauernd oder vorübergehend eingebracht zu werden, ausgenommen tierärztliche Instrumente,

3 Verbandstoffe und chirurgische Nahtmaterialien, soweit sie zur Anwendung am oder im tierischen Körper bestimmt und nicht Gegenstände der Nummern 1, 1 a oder 2 sind,

4 Stoffe und Zubereitungen aus Stoffen, die auch im Zusammenwirken mit anderen Stoffen oder Zubereitungen aus Stoffen dazu bestimmt sind, **ohne** am tierischen Körper angewendet zu werden, die Beschaffenheit, den Zustand oder die Funktionen des tierischen Körpers erkennen zu lassen oder der Erkennung von Krankheitserregern bei Tieren zu dienen.

Arzneimittel sind **nicht**

1 Lebensmittel im Sinne des § 1 des Lebensmittel- und Bedarfsgegenständegesetzes,

2 Tabakerzeugnisse im Sinne des § 3 des Lebensmittel- und Bedarfsgegenständegesetzes,

3 kosmetische Mittel im Sinne des § 4 des Lebensmittel- und Bedarfsgegenständegesetzes,

4 Stoffe oder Zubereitungen aus Stoffen, die ausschließlich dazu bestimmt sind, äußerlich am Tier zur Reinigung oder Pflege oder zur Beeinflussung des Aussehens oder des Körpergeruchs angewendet zu werden, soweit ihnen keine Stoffe oder Zubereitungen aus Stoffen zugesetzt sind, die vom Verkehr außerhalb der Apotheken ausgeschlossen sind,

5 Futtermittel, Zusatzstoffe und Vormischungen im Sinne des § 2 Abs. 1 Nr. 1 bis 3 des Futtermittelgesetzes,

6 Medizinprodukte und Zubehör für Medizinprodukte im Sinne des § 3 des Medizinproduktegesetzes, es sei denn, es handelt sich um Arzneimittel im Sinne des § 2 Abs. 1 Nr. 2,

7 die in § 9 Satz 1 des Transplantationsgesetzes genannten Organe und Augenhornhäute, wenn sie zur Übertragung auf andere Menschen bestimmt sind.

Stoffe im Sinne des Arzneimittelgesetzes sind

1 Chemische Elemente und Verbindungen sowie deren natürlich vorkommende Gemische und Lösungen,

2 Pflanzen, Pflanzenteile und -bestandteile in bearbeitetem oder unbearbeitetem Zustand,

3 Tierkörper, auch lebender Tiere, sowie Körperteile, -bestandteile und Stoffwechselprodukte von Mensch oder Tier in bearbeitetem oder unbearbeitetem Zustand,

4 Mikroorganismen einschließlich Viren sowie deren Bestandteile oder Stoffwechselprodukte.

Anforderungen an Arzneimittel

Um die optimale Arzneimittelsicherheit für den Verbraucher zu gewährleisten, werden vom Arzneimittelgesetz an die Arzneimittel bestimmte Anforderungen gestellt.

Es dürfen nur Arzneimittel in Verkehr gebracht werden, die die erforderliche Qualität haben. **Qualität** im Sinne des AMG ist die Beschaffenheit eines Arzneimittels, die nach Identität, Gehalt, Reinheit, sonstigen chemischen, physikalischen, biologischen Eigenschaften oder durch das Herstellungsverfahren bestimmt wird. Rechtsgrundlage für die Qualität ist das Arzneibuch. Das **Arzneibuch** ist eine Sammlung anerkannter pharmazeutischer Regeln über die Qualität, Prüfung, Lagerung, Abgabe und die Bezeichnung der Arzneimittel sowie über Anforderungen an die Beschaffenheit der Behältnisse und Umhüllungen.

So dürfen Arzneimittel nach § 55 Abs. 8 AMG nur hergestellt und zur Abgabe an den Verbraucher in Verkehr gebracht werden, wenn die in ihnen enthaltenen Stoffe und ihre Darreichungsformen den für sie geltenden Regeln des Arzneibuches entsprechen. Gleiches gilt für Behältnisse und Umhüllungen, die mit Arzneimitteln in Berührung kommen.

Inverkehrbringen ist das Vorrätighalten zum Verkauf oder zur sonstigen Abgabe, das Feilhalten, das Feilbieten und die Abgabe an andere.

Es dürfen nur Arzneimittel in Verkehr gebracht werden, die die erforderliche Wirksamkeit haben. **Wirksamkeit** im Sinne des AMG ist die Summe aller erwünschten Wirkungen eines Arzneimittels im Hinblick auf ein bestimmtes Anwendungsgebiet.

Es dürfen nur Arzneimittel in Verkehr gebracht werden, die **unbedenklich** sind. Bedenklich sind Arzneimittel, bei denen nach dem jeweiligen Stand der wissenschaftlichen Erkenntnisse der begründete Verdacht besteht, dass sie bei bestimmungsgemäßen Gebrauch schädliche Wirkungen haben, die über ein nach den Erkenntnissen der medizinischen Wissenschaft vertretbares Maß hinausgehen.

So bestimmt § 5 AMG, dass es verboten ist, bedenkliche Arzneimittel in den Verkehr zu bringen. Verstöße werden als Vergehen mit Freiheitsstrafe bis zu drei Jahren oder mit Geldstrafe bestraft (§ 95 Abs. 1 Nr. 1 AMG). Der Entscheidung über die Bedenklichkeit eines Arzneimittels hat eine Nutzen-Risiko-Abwägung des Arzneimittels vorauszugehen, da unerwünschte Wirkungen (Nebenwirkungen) bei keinem Arzneimittel auszuschließen sind. Entscheidend ist, dass der therapeutische Wert des Arzneimittels überwiegt. Das Bundesinstitut für Arzneimittel und Medizinprodukte (BfArM) legt fest, welche Arzneistoffe bedenklich sind und nicht mehr abgegeben werden dürfen. Dies wirkt sich jedoch nur auf die Zulassung der Fertigarzneimittel aus. Deshalb hat die Arzneimittelkommission der Deutschen Apotheker in einer Verlautbarung erläutert, was unter bedenklichen Arzneistoffen und damit auch Arzneimitteln zu verstehen ist (Pharm. Ztg. (2004) 149, 1800).

Es dürfen keine Arzneimittel in Verkehr gebracht werden, die mit radioaktiven und mit ionisierenden Strahlen behandelt worden sind, es sei denn, dass dies durch Rechtsverordnung ausdrücklich erlaubt wird und nach dem jeweiligen Stand der wissenschaftlichen Erkenntnisse zu medizinischen Zwecken geboten sowie für die Gesundheit von Mensch und Tier unbedenklich ist (§ 7 AMG).

Radioaktive Arzneimittel sind Arzneimittel, die radioaktive Stoffe sind oder enthalten und ionisierende Strahlen spontan aussenden und die dazu bestimmt sind, wegen dieser Eigenschaften angewendet zu werden.

Es dürfen keine Arzneimittel in den Verkehr gebracht werden, die mit irreführender Bezeichnung, Angabe oder Aufmachung versehen sind oder deren **Verfallsdatum** abgelaufen ist (§ 8 AMG).

Irreführung liegt insbesondere dann vor, wenn Arzneimitteln eine therapeutische Wirksamkeit oder Wirkungen beigelegt werden, die sie nicht haben, oder fälschlich der Eindruck erweckt wird, dass ein Erfolg mit Sicherheit erwartet werden kann (s. S. 916) oder dass nach bestimmungsgemäßem oder längerem Gebrauch keine schädlichen Wirkungen eintreten oder wenn zur Täuschung über die Qualität geeignete Bezeichnungen, Angaben oder Aufmachungen verwendet werden, die für die Bewertung des Arzneimittels mitbestimmend sind.

Es dürfen nur Arzneimittel in Verkehr gebracht werden, die den Namen oder die Firma und Anschrift des pharmazeutischen Unternehmers tragen und der seinen Sitz im Geltungsbereich des AMG oder in einem anderen Mitgliedstaat der Europäischen Gemeinschaften oder in einem anderen Vertragsstaat des Abkommens über den Europäischen Wirtschaftsraum hat (§ 9 AMG).

Pharmazeutischer Unternehmer im Sinne des AMG ist, wer Arzneimittel unter seinem Namen in den Verkehr bringt.

Kennzeichnung

Es dürfen nur Fertigarzneimittel in den Verkehr gebracht werden, wenn auf den Behältnissen, und soweit verwendet, auf den äußeren Umhüllungen, in gut lesbarer Schrift, allgemeinverständlich in deutscher Sprache und auf dauerhafte Weise nachstehende Angaben angebracht sind:

- ☐ Name oder Firma und Anschrift des pharmazeutischen Unternehmers.
- ☐ Bezeichnung des Arzneimittels. Sofern das Arzneimittel unter gleicher Bezeichnung in mehreren Darreichungsformen oder Stärken in den Verkehr gebracht wird, muss dieser Bezeichnung die Angabe der Darreichungsform, der Stärke oder der Personengruppe, für die das Arzneimittel bestimmt ist, folgen, es sei denn, dass diese Angaben bereits in der Bezeichnung enthalten sind.
- ☐ Bei Arzneimitteln, die nur einen arzneilich wirksamen Bestandteil enthalten, muss zusätzlich der Hinweis „Wirkstoff" folgen (§ 10 Abs. 1 a AMG).
- ☐ Zulassungsnummer mit der Abkürzung „Zul.-Nr.".
- ☐ Chargenbezeichnung, soweit das Arzneimittel in Chargen in den Verkehr gebracht, mit der Abkürzung „Ch.-B.", soweit es nicht in Chargen in den Verkehr gebracht werden kann, das Herstellungsdatum.
- ☐ Darreichungsform, z.B. Dragee, Kapsel, Zäpfchen, Salbe, Inhalt nach Gewicht, Rauminhalt oder Stückzahl.
- ☐ Art der Anwendung, z.B. Einnehmen, Einreiben, Injektion – intravenös/intramuskulär –.
- ☐ Die arzneilich wirksamen Bestandteile nach Art und Menge und weitere Bestandteile nach der Art, soweit dies durch Auflage der zuständigen Bundesoberbehörde nach § 28 Abs. 1 angeordnet oder durch Rechtsverordnung nach § 12 Abs. 1 Nr. 4 oder durch § 36 Abs. 1 vorgeschrieben ist; bei Arzneimitteln zur parenteralen oder zur topischen Anwendung einschließlich der Anwendung am Auge alle Bestandteile nach der Art.
- ☐ Bei gentechnisch gewonnenen Arzneimitteln der Wirkstoff und die Bezeichnung des bei der Herstellung verwendeten gentechnisch veränderten Mikroorganismus oder die Zelllinie.
- ☐ Verfallsdatum mit dem Hinweis „Verwendbar bis ...".
- ☐ Bei Arzneimitteln, die nur auf ärztliche, zahnärztliche oder tierärztliche Verschreibung abgegeben werden dürfen, der Hinweis „Verschreibungspflichtig", bei sonstigen Arzneimitteln, die nur in Apotheken an Verbraucher abgegeben werden dürfen, der Hinweis „Apothekenpflichtig".
- ☐ Bei Mustern der Hinweis „Unverkäufliches Muster" Hier handelt es sich um so genannte Ärztemuster, deren Abgabe in § 47 Abs. 3 geregelt ist.

- ☐ Der Hinweis, dass Arzneimittel unzugänglich für Kinder aufbewahrt werden sollen, es sei denn, es handelt sich um Heilwässer.
- ☐ Soweit erforderlich, besondere Vorsichtsmaßnahmen für die Beseitigung von nicht verwendeten Arzneimitteln oder sonstige besondere Vorsichtsmaßnahmen, um Gefahren für die Umwelt zu vermeiden.

Zusätzliche Kennzeichnungen sind vorgeschrieben für

- ☐ Sera und Impfstoffe:
  Bei Sera die Art des Lebewesens, aus dem sie gewonnen sind, bei Virusimpfstoffen das Wirtsystem, das zur Virusvermehrung gedient hat.
- ☐ Arzneimittel, die in das Register für homöopathische Arzneimittel eingetragen sind:
  Hier muss die Bezeichnung „Homöopathisches Arzneimittel" angegeben sein. Bei diesen Arzneimitteln dürfen Angaben über Anwendungsgebiete nicht gemacht werden. Anstelle einer „Zulassungsnummer" tritt eine „Registriernummer" mit der Abkürzung „Reg.-Nr.". Bei Arzneimitteln, die zur Anwendung am Menschen bestimmt sind, ist der Hinweis an den Anwender, „bei während der Anwendung des Arzneimittels fortdauernden Krankheitssymptomen medizinischen Rat einholen", aufzunehmen.
- ☐ Arzneimittel, die zur Anwendung an Tieren bestimmt sind:
  - der Hinweis „Für Tiere" und die Tierart, an der das Arzneimittel angewendet werden soll,
  - die Wartezeit, soweit es sich um Arzneimittel handelt, die zur Anwendung an Tieren bestimmt sind, die der Gewinnung von Lebensmitteln dienen; ist die Einhaltung einer Wartezeit nicht erforderlich, so ist dies anzugeben,
  - der Hinweis „Nicht bei Tieren anwenden, die der Gewinnung von Lebensmitteln dienen", soweit die Arzneimittel ausschließlich zur Anwendung an Tieren bestimmt sind, die nicht der Gewinnung von Lebensmitteln dienen,
  - der Hinweis „Nur durch den Tierarzt selbst anzuwenden", soweit dies durch Rechtsverordnung nach § 56 AMG vorgeschrieben ist,
  - bei Arzneimittel-Vormischungen der Hinweis „Arzneimittel-Vormischung".
- ☐ Arzneimittel, die zur klinischen Prüfung oder zur Rückstandsprüfung bestimmt sind:
  Hier muss der Hinweis „Zur klinischen Prüfung bestimmt" bzw. „Zur Rückstandsprüfung bestimmt" angebracht werden. Im ersten Fall muss auf die Bezeichnung, unter der das Arzneimittel zugelassen ist, verzichtet werden. Es sind Warnhinweise und für die Fachkreise bestimmte Lagerhinweise anzugeben, sofern dies durch die zuständige Bundesoberbehörde angeordnet oder durch Rechtsverordnung vorgeschrieben ist.

Packungsbeilage

Fertigarzneimittel im Sinne des AMG sind Arzneimittel, die im Voraus hergestellt und in einer zur Abgabe an den Verbraucher bestimmten Packung in den Verkehr gebracht werden. Es dürfen nur Fertigarzneimittel in Verkehr gebracht werden, die eine Packungsbeilage mit der Überschrift „Gebrauchsinformation" enthalten. Folgende Angaben müssen allgemeinverständlich in deutscher Sprache und in gut lesbarer Schrift gemacht werden:

- ☐ Bezeichnung des Arzneimittels
- ☐ Arzneilich wirksame Bestandteile nach Art und Menge und die sonstigen Bestandteile nach der Art
- ☐ Darreichungsform und Inhalt nach Gewicht, Rauminhalt oder Stückzahl
- ☐ Stoff- oder Indikationsgruppe oder die Wirkungsweise
- ☐ Namen oder die Firma und die Anschrift des pharmazeutischen Unternehmers sowie des Herstellers, der das Fertigarzneimittel für das Inverkehrbringen freigegeben hat
- ☐ Anwendungsgebiete
- ☐ Gegenanzeigen
- ☐ Vorsichtsmaßnahmen für die Anwendung, soweit diese nach dem jeweiligen Stand der wissenschaftlichen Erkenntnisse erforderlich sind
- ☐ Wechselwirkungen mit anderen Mitteln, soweit sie die Wirkung des Arzneimittels beeinflussen können
- ☐ Warnhinweise, insbesondere soweit dies durch Auflage der zuständigen Bundesoberbehörde angeordnet oder durch Rechtsverordnung vorgeschrieben ist
- ☐ Dosierungsanleitung mit Art der Anwendung, Einzel- oder Tagesgaben und bei Arzneimitteln, die nur begrenzte Zeit angewendet werden sollen, Dauer der Anwendung
- ☐ Hinweise für den Fall der Überdosierung, der unterlassenen Einnahme oder Hinweise auf die Gefahr von unerwünschten Folgen des Absetzens, soweit erforderlich
- ☐ Nebenwirkungen; zu ergreifende Gegenmaßnahmen sind, soweit dies nach dem jeweiligen Stand der wissenschaftlichen Erkenntnisse erforderlich ist, anzugeben; den Hinweis, dass der Patient aufgefordert werden soll, dem Arzt oder Apotheker jede Nebenwirkung mitzuteilen, die in der Packungsbeilage nicht aufgeführt ist
- ☐ Hinweis, dass das Arzneimittel nach Ablauf des auf Behältnis und äußerer Umhüllung angegebenen Verfallsdatums nicht mehr anzuwenden ist, und, soweit erforderlich, die Angabe der Haltbarkeit nach Öffnung des Behältnisses oder nach Herstellung der gebrauchsfertigen Zubereitung durch den Anwender und die Warnung vor bestimmten sichtbaren Anzeichen dafür, dass das Arzneimittel nicht mehr zu verwenden ist
- ☐ Datum der Fassung der Packungsbeilage
- ☐ Bei Arzneimitteln aus humanem Blutplasma zur Fraktionierung die Angabe des Herkunftslandes des Blutplasmas

Fachinformation

Der pharmazeutische Unternehmer ist verpflichtet, Ärzten, Zahn-, Tierärzten, Apothekern und, soweit es sich nicht um verschreibungspflichtige Arzneimittel handelt, anderen Personen, die die Heil- oder Zahnheilkunde berufsmäßig ausüben, für Fertigarzneimittel, die der Zulassungspflicht unterliegen oder von der Zulassung freigestellt und zur Anwendung am Menschen bestimmt sowie für den Verkehr außerhalb der Apotheken nicht freigegeben sind, auf **Anforderung** eine Fachinformation zur Verfügung zu stellen. Sinn der Fachinformation ist, den Fachkreisen wissenschaftliche Detailinformationen über das Arzneimittel zugängig zu machen, um eine sichere Arzneimitteltherapie zu gewährleisten, z. B. Angaben über die wichtigsten Inkompatibilitäten, Hinweise für Notfallmaßnahmen, Symptome und Gegenmittel, Anwendungshinweise bei bestimmten Patientengruppen. Gleichzeitig wird die Packungsbeilage für den Patienten von wissenschaftlichen Hinweisen entlastet (s. auch S. 490).

Herstellung von Arzneimitteln

Wer Arzneimittel, Testsera, Testantigene oder Wirkstoffe, die menschlicher oder tierischer Herkunft sind oder auf gentechnischem Wege hergestellt werden, gewerbs- oder berufsmäßig zum Zwecke der Abgabe an andere herstellen will, bedarf einer Erlaubnis der zuständigen Behörde (§ 13 Abs. 1 AMG). Das Gleiche gilt für juristische Personen, nicht rechtsfähige Vereine und Gesellschaften des bürgerlichen Rechts, die Arzneimittel zum Zwecke der Abgabe an ihre Mitglieder herstellen. Eine Abgabe an andere liegt vor, wenn die Person, die das Arzneimittel herstellt, eine andere ist als die, die es anwendet. Die Erlaubnis wird dem Hersteller für eine bestimmte Betriebsstätte und für bestimmte Arzneimittel und Arzneiformen erteilt (§ 16 AMG).

Herstellen im Sinne des AMG ist das Gewinnen, Anfertigen, Zubereiten, Be- und Verarbeiten, Umfüllen einschließlich Abfüllen, Abpacken und Kennzeichnen.

Gewerbsmäßig ist eine Tätigkeit, die auf Erzielung von Einnahmen auf bestimmte Zeit ausgerichtet ist.

Berufsmäßig ist eine Tätigkeit, die regelmäßig, auf Dauer und gegen Entgelt ausgeübt wird, ohne gewerbsmäßig zu sein.

Abgabe an andere heißt, dass die Person, die Arzneimittel herstellt, eine andere ist als die, die das Arzneimittel anwendet.

Freigestellt von einer derartigen Erlaubnis (§ 13 Abs. 2 AMG) sind:

- ☐ Inhaber einer Apotheke für die Herstellung von Arzneimitteln im Rahmen des üblichen Apothekenbetriebes
- ☐ Träger eines Krankenhauses, soweit er nach dem Apothekengesetz Arzneimittel abgeben darf
- ☐ Tierärzte für die Herstellung von Arzneimitteln, die sie für die von ihnen behandelten Tiere abgeben
- ☐ Großhändler für das Umfüllen, Abpacken oder Kennzeichnen von Arzneimitteln in unveränderter Form, soweit es sich nicht um zur Abgabe an den Verbraucher bestimmte Packungen handelt
- ☐ Einzelhändler, die den Nachweis der Sachkunde nach der Sachkundeverordnung für den Einzelhandel mit Arzneimitteln besitzen, für das Umfüllen, Abpacken oder Kennzeichnen von Arzneimitteln zur Abgabe in unveränderter Form unmittelbar an den Verbraucher

Voraussetzungen für die Erteilung einer Herstellungserlaubnis

Rechtsgrundlage hierfür ist neben den §§ 13, 14 und 15 AMG die Betriebsverordnung für pharmazeutische Unternehmer. In dieser Verordnung werden die Grundregeln der Weltgesundheitsorganisation (WHO) für die ordnungsgemäße Herstellung der Arzneimittel und die Sicherung ihrer Qualität (GMP-Richtlinie) verbindlich gemacht (s. auch S. 431 f.). Die Prüfung der Arzneimittel kann teilweise auch außerhalb der Betriebsstätte in beauftragten Betrieben durchgeführt werden:

- ☐ Im sachlichen Bereich. Die Betriebsstätte muss über geeignete Räume und Einrichtungen für die beabsichtigte Herstellung, Prüfung und Lagerung von Arzneimitteln verfügen.
- ☐ Im personellen Bereich. Jeder Betrieb, in dem Arzneimittel hergestellt werden, muss folgende Personen benennen: einen Herstellungsleiter, einen Kontrollleiter, einen Vertriebsleiter und ggf. einen Stufenplanbeauftragten.

Der **Herstellungsleiter** ist dafür verantwortlich, dass die Arzneimittel entsprechend den Vorschriften des Arzneimittelgesetzes hergestellt, gelagert und gekennzeichnet werden sowie mit der vorgeschriebenen Packungsbeilage versehen sind.

Der **Kontrollleiter** ist dafür verantwortlich, dass die Arzneimittel entsprechend den Vorschriften des Arzneimittelgesetzes auf die erforderliche Qualität geprüft sind.

Der **Vertriebsleiter** ist dafür verantwortlich, dass die Arzneimittel entsprechend den Vorschriften des Arzneimittelgesetzes in Verkehr gebracht und die Vorschriften des Heilmittelwerbegesetzes beachtet werden.

Der **Stufenplanbeauftragte** muss benannt werden, sofern Fertigarzneimittel hergestellt werden. Er ist verantwortlich für die Erfassung und Bewertung bekannt gewordener Meldungen über Arzneimittelrisiken und die Koordinierung der hieraus erforderlichen Maßnahmen. Der Stufenplanbeauftragte kann gleichzeitig Herstellungs-, Kontroll- oder Vertriebsleiter sein.

Diese Personen müssen über die erforderliche Sachkenntnis und Zuverlässigkeit verfügen und die ihnen übertragene Verantwortung ständig erfüllen können. Das Arzneimittelgesetz enthält hierzu jedoch auch erleichternde Bestimmungen in der Art, dass

- ☐ der Vertriebsleiter zugleich Herstellungsleiter sein kann,
- ☐ in Betrieben, die ausschließlich Heilwässer sowie Bademoore, andere Peloide und Gase für medizinische Zwecke sowie Pflanzen oder Pflanzenteile gewinnen, abfüllen oder kennzeichnen, der Herstellungsleiter gleichzeitig Kontroll- und Vertriebsleiter sein kann,
- ☐ in Betrieben, die ausschließlich die Erlaubnis für das Umfüllen, Abpacken oder Kennzeichnen von Arzneimitteln oder für das Herstellen von Fütterungsarzneimitteln aus Arzneimittel-Vormischungen beantragen, der Herstellungsleiter gleichzeitig Kontroll- und Vertriebsleiter sein kann.

Über den Informationsbeauftragten s. S. 916.

Die **Sachkenntnis** wird erbracht für den Herstellungs- oder Kontrollleiter durch

- ☐ die Approbation als Apotheker oder
- ☐ das Zeugnis über eine nach abgeschlossenem Hochschulstudium der Pharmazie, Chemie, Biologie, Human- oder Veterinärmedizin abgelegte Prüfung

und einer mindestens zweijährigen Tätigkeit in der Arzneimittelherstellung oder -prüfung.

Eine Sonderregelung gilt für die Herstellung der Blutzubereitungen, Sera, Impfstoffe, Testallergene, -sera und -antigene sowie für die Herstellung und Prüfung der Arzneimittel zur Gentherapie und zur In-vivo-Diagnostik mit Markergenen, Transplantaten, radioaktiven Arzneimitteln und Wirkstoffen. Einzelheiten hierzu sind in § 15 Abs. 3, 3 a und 4 AMG abschließend geregelt. Eine praktische Tätigkeit ist nicht erforderlich für die Herstellung von Fütterungsarzneimitteln aus Arzneimittel-Vormischungen.

Der pharmazeutische Unternehmer ist unter bestimmten Voraussetzungen zum Schadensersatz verpflichtet, wenn durch ein von ihm in den Verkehr gebrachtes Fertigarzneimittel der Körper oder die Gesundheit eines Menschen verletzt wird oder der Tod eintritt (Gefährdungshaftung). Um einen solchen Schadensersatz leisten zu können, muss er eine entsprechende Haftpflichtversicherung abschließen (Deckungsvorsorge).

Eine der wichtigsten Neuerungen der am 1. August 2002 in Kraft getretenen Reform des Schadensersatzes ist die geänderte Arzneimittelhaftung. Sie besteht im Wesentlichen aus drei Grundsätzen:

- ☐ Die Beweislast für schädigende Wirkungen von Arzneimitteln wird auf den Hersteller verlagert. Nun muss er beweisen, dass ein Schaden seine Ursache nicht im Bereich der Entwicklung und Herstellung des Arzneimittels hatte.
- ☐ Nunmehr gilt die Vermutung, dass ein Arzneimittel, das unvertretbare Wechsel- und Nebenwirkungen hat, für die Schädigung des Benutzers verantwortlich ist.
- ☐ Der Geschädigte hat von nun an einen Auskunftsanspruch gegenüber dem pharmazeutischen Unternehmer, der ihn auf Anfrage über Wirkungen und Nebenwirkungen des Arzneimittels informieren muss.

Auslöser für diese Reform waren die Schadensfälle, die seit den 80er Jahren im Zusammenhang mit HIV-infizierten Blutprodukten bekannt wurden. Die Geschädigten, meist Bluterkranke, hatten große Schwierigkeiten, einen Zusammenhang zwischen den eingenommenen Arzneimitteln und ihrer Infizierung mit dem HI-Virus nachzuweisen. Nunmehr bestehen ähnliche Probleme nicht mehr, weil grundsätzlich erst einmal das mit Nebenwirkungen behaftete Arzneimittel ursächlich angesehen wird.

Zu Zulassung und Registrierung von Arzneimitteln siehe Seite 477.

Schutz des Menschen bei der klinischen Prüfung

Eine nach dem letzten Stand der wissenschaftlichen Erkenntnisse durchgeführte klinische Prüfung beim Menschen ist im Interesse der Arzneimittelsicherheit unerlässlich. Sie dient vor allem dem Ziel, den Nachweis für die Wirksamkeit eines Arzneimittels zu erbringen und dabei Aufschlüsse über mögliche Nebenwirkungen und Unverträglichkeiten zu erhalten. Das Risiko der klinischen Prüfung darf bei einem Patienten nur eingegangen werden, um sein Leben zu retten, seine Gesundheit wiederherzustellen oder sein Leiden zu erleichtern.

Wie im Einzelnen die klinische Prüfung durchzuführen ist, wird in Arzneimittel-Prüfrichtlinien festgelegt. Zum Schutz des Menschen bei der klinischen Prüfung sind für deren Durchführung im Arzneimittelgesetz „Allgemeine Voraussetzungen" statuiert (§§ 40, 41 AMG).

Es heißt dort im Wesentlichen:

Die klinische Prüfung eines Arzneimittels darf bei Menschen nur durchgeführt werden, wenn und solange

- ☐ die Risiken, die mit ihr für die Person verbunden sind, bei der sie durchgeführt werden soll, gemessen an der voraussichtlichen Bedeutung des Arzneimittels für die Heilkunde ärztlich vertretbar sind,
- ☐ die Person, bei der sie durchgeführt werden soll, ihre Einwilligung hierzu erteilt hat, nachdem sie durch einen Arzt über Wesen, Bedeutung und Tragweite der klinischen Prüfung aufgeklärt worden ist, und mit dieser Einwilligung zugleich erklärt, dass sie mit der im Rahmen der klinischen Prüfung erfolgenden Aufzeichnung der Krankheitsdaten und ihrer Weitergabe zu Überprüfung an den Auftraggeber, an die zuständige Überwachungsbehörde oder die zuständige Bundesoberbehörde einverstanden ist,
- ☐ die Person, bei der sie durchgeführt werden soll, nicht auf gerichtliche oder behördliche Anordnung in einer Anstalt untergebracht ist,
- ☐ die klinische Prüfung von einem Arzt geleitet wird, der mindestens eine zweijährige Erfahrung in der klinischen Prüfung von Arzneimitteln nachweisen kann,
- ☐ eine dem jeweiligen Stand der wissenschaftlichen Erkenntnisse entsprechende pharmakologisch-toxikologische Prüfung durchgeführt worden ist,
- ☐ die Unterlagen über die pharmakologisch-toxikologische Prüfung, der dem jeweiligen Stand der wissenschaftlichen Erkenntnisse entsprechende Prüfplan mit Angabe der Prüfer und Prüforte und das Votum der für den Leiter der klinischen Prüfung zuständigen Ethik-Kommission bei der zuständigen Bundesoberbehörde vorgelegt worden sind,
- ☐ der Leiter der klinischen Prüfung durch einen für die pharmakologisch-toxikologische Prüfung verantwortlichen Wissenschaftler über die Ergebnisse der pharmakologisch-toxikologischen Prüfungen und die voraussichtlich mit der klinischen Prüfung verbundenen Risiken informiert worden ist und
- ☐ für den Fall, dass bei der Durchführung der klinischen Prüfung ein Mensch getötet oder der Körper oder die Gesundheit eines Menschen verletzt wird, eine Versicherung besteht, die auch Leistungen gewährt, wenn kein anderer für den Schaden haftet.

Die klinische Prüfung eines Arzneimittels darf am Menschen nur begonnen werden, wenn diese zuvor von einer nach Landesrecht gebildeten unabhängigen Ethik-Kommission zustimmend bewertet worden ist.

Soweit keine zustimmende Bewertung der Ethik-Kommission vorliegt, darf mit der klinischen Prüfung erst begonnen werden, wenn die zuständige Bundesoberbehörde innerhalb von 60 Tagen nach Eingang der Unterlagen nicht widersprochen hat. Über alle schwerwiegenden oder unerwarteten unerwünschten Ereignisse, die während der Studie auftreten und die die Sicherheit der Studienteilnehmer oder die Durchführung der Studie beeinträchtigen könnten, muss die Ethik-Kommission unterrichtet werden.

Abgabe der Arzneimittel

Versandhandel

Nach der EG-Versandhandelsrichtlinie 97/7 kann ein Mitgliedstaat der EU aus Gründen des Verbraucherschutzes in seinem Hoheitsgebiet die Vermarktung bestimmter Produkte durch Versand, hier Arzneimittel, untersagen. Von dieser Möglichkeit hat der Gesetzgeber in der 8. AMG-Novelle vom 7. September 1998 Gebrauch gemacht und durch Änderung des § 43 Abs. 1 AMG bestimmt, dass apothekenpflichtige Arzneimittel mit Ausnahme der Vorschriften des § 47 (s. unten) grundsätzlich nur in Apotheken und nicht im Wege des Versandes in Verkehr gebracht werden dürfen. Nunmehr ist das Versandhandelsverbot durch erneute Änderung des § 43 zum 1. Januar 2004 aufgehoben worden. Mit behördlicher Genehmigung ist es einer Apotheke gestattet, den Versand von apothekenpflichtigen Arzneimitteln vorzunehmen (s. S. 894).

Vertriebsweg

Pharmazeutische Unternehmer und Großhändler dürfen apothekenpflichtige Arzneimittel nur an Apotheken abgeben, ausgenommen (§ 47):

- ☐ Andere pharmazeutische Unternehmer und Großhändler
- ☐ Krankenhäuser und Ärzte, soweit es sich dabei handelt um
  - aus menschlichem Blut gewonnene Blutzubereitungen oder gentechnologisch hergestellte Blutbestandteile, die, soweit sie Gerinnungsfaktoren enthalten und zur Behandlung von Blutern bestimmt sind, von entsprechend qualifizierten Ärzten an ihre Patienten abgegeben werden dürfen
  - menschliches oder tierisches Gewebe
  - Infusionslösungen in Behältnissen mit mindestens 500 ml, die zum Ersatz oder zur Korrektur von Körperflüssigkeit bestimmt sind, sowie Lösungen zur Hämodialyse und Peritonealdialyse
  - Zubereitungen zur Injektion oder Infusion, die ausschließlich dazu bestimmt sind, den Zustand oder die Funktion des Körpers oder seelische Zustände erkennen zu lassen
  - medizinische Gase, bei denen auch die Abgabe an Heilpraktiker zulässig ist
  - radioaktive Arzneimittel
  - Arzneimittel, die mit dem Hinweis „Zur klinischen Prüfung bestimmt" versehen sind und kostenlos zur Verfügung gestellt werden
- ☐ Krankenhäuser, Gesundheitsämter und Ärzte, soweit es sich um Impfstoffe für eine nach dem Infektionsschutzgesetz unentgeltliche Schutzimpfung handelt oder zur Abwendung einer Seuchen- oder Lebensgefahr
- ☐ Anerkannte Impfzentren, soweit es sich um Gelbfieberimpfstoffe handelt

- ☐ Veterinärbehörden zur Durchführung öffentlich-rechtlicher Maßnahmen zur Bekämpfung von übertragbaren Tierkrankheiten
- ☐ Gesetzlich und behördlich anerkannte zentrale Beschaffungsstellen für Arzneimittel, z.B. Deutsches Rotes Kreuz, Kriegsopferversorgung
- ☐ Tierärzte zur Anwendung an den von ihnen behandelten Tieren und zur Abgabe an deren Halter
- ☐ Zur Ausübung der Zahnheilkunde berechtigte Personen, soweit es sich um Fertigarzneimittel handelt, die ausschließlich in der Zahnheilkunde verwendet und bei der Behandlung am Patienten angewendet werden
- ☐ Einrichtungen der Forschung und Wissenschaft, denen eine Erlaubnis nach § 3 des Betäubungsmittelgesetzes erteilt worden ist, die zum Erwerb des betreffenden Arzneimittels berechtigt
- ☐ Hochschulen, soweit es sich um Arzneimittel handelt, die für die Ausbildung der Studierenden der Pharmazie und der Veterinärmedizin benötigt werden

Pharmazeutische Unternehmer dürfen **Muster** der Fertigarzneimittel nur abgeben oder abgeben lassen an

- ☐ Ärzte, Zahn- oder Tierärzte,
- ☐ andere Personen, die die Heilkunde berufsmäßig ausüben und sofern es sich nicht um verschreibungspflichtige Arzneimittel handelt,
- ☐ an Ausbildungsstätten für die Heilberufe

auf jeweilige schriftliche Anforderung und nur in der kleinsten Packungsgröße und in einem Jahr von einem Fertigarzneimittel nicht mehr als zwei Muster.

Muster dürfen keine Stoffe oder Zubereitungen im Sinne des § 2 des Betäubungsmittelgesetzes enthalten, die als solche in Anlage II oder III des Betäubungsmittelgesetzes aufgeführt sind.

Mit den Mustern ist die Fachinformation, soweit diese vorgeschrieben ist, zu übersenden.

Apothekenpflichtige Arzneimittel

Alle Arzneimittel, die nicht durch Rechtsverordnung für den Verkehr außerhalb der Apotheken freigegeben sind, dürfen im Einzelhandel nur in Apotheken (§ 43) in Verkehr (s. S. 911 f.) gebracht werden. Es handelt sich hier um industriell hergestellte Arzneimittel, die nicht ohne Kontrolle und Beratung durch den Apotheker als dem Arzneimittelfachmann an den Verbraucher abgegeben werden sollen. Es ist also eine Maßnahme zur Arzneimittelsicherheit für den Verbraucher. Das Gleiche gilt auch für Tierarzneimittel. Sie dürfen, sofern sie nicht freigegeben sind, nur in der Apotheke, in der tierärztlichen Hausapotheke oder durch den Tierarzt abgeben werden.

Verschreibungspflichtige Arzneimittel

Unter diesen Begriff fallen bestimmte Arzneimittel, die nur auf Verschreibung eines Arztes, Zahn- oder Tierarztes und nur in der Apotheke abgegeben werden dürfen. Welche Arzneimittel der Verschreibungspflicht (§ 48) unterstellt sind, wird in einer Rechtsverordnung nach Anhörung eines Sachverständigenausschusses durch den Bundesgesundheitsminister bestimmt.

Es handelt sich dabei um Stoffe, Zubereitungen aus Stoffen oder Gegenstände, die

- ☐ auch bei bestimmungsgemäßem Gebrauch die Gesundheit von Mensch oder Tier oder die Umwelt gefährden können, wenn sie ohne ärztliche Überwachung angewendet werden oder
- ☐ häufig in erheblichem Umfange nicht bestimmungsgemäß gebraucht und dadurch die Gesundheit von Mensch und Tier gefährdet werden kann.

Arzneimittel, die aus verschreibungspflichtigen Stoffen und Zubereitungen aus Stoffen nach einer **homöopathischen** Verfahrenstechnik hergestellt worden sind, sind generell von der Verschreibungspflicht ausgenommen, wenn die Endkonzentration der verschreibungspflichtigen Arzneimittel die **vierte Dezimalpotenz** im Endprodukt nicht übersteigt.

Das Bundesministerium für Gesundheit und Soziale Sicherung kann durch Rechtsverordnung nach Anhörung von Sachverständigen vorschreiben, dass ein Arzneimittel nur auf eine Verschreibung von Ärzten eines bestimmten Fachgebietes zur Anwendung in für die Behandlung mit dem Arzneimittel zugelassenen Einrichtungen abgegeben werden darf und über die Verschreibung, Abgabe und Anwendung Nachweise geführt werden müssen (§ 48 Abs. 2, Nummer 3 a). Mit der 9. AMG-Novelle ist die Abgabe der Zubereitungen mit Mifepriston den Apotheken entzogen worden; sie sind vom Hersteller direkt an den die Zubereitung anwendenden Arzt zu liefern (§ 47 a).

Darüber hinaus werden alle Arzneimittel, die Stoffe oder Zubereitungen enthalten, die in der medizinischen Wissenschaft nicht allgemein bekannte Wirkungen besitzen, der automatischen Verschreibungspflicht (§ 49) unterstellt.

Sie werden in einer Rechtsverordnung bestimmt. Die automatische Verschreibungspflicht endet nach Ablauf von fünf Jahren. Sie kann verlängert werden, kann jedoch nach drei Jahren aufgehoben werden, wenn aufgrund der Erfahrung feststeht, dass die Anwendung des Arzneimittels keiner ärztlichen Überwachung bedarf.

Neben der Liste der verschreibungspflichtigen Arzneistoffe sind auch die Abgabemodalitäten der entsprechenden Arzneimittel in der Verordnung über verschreibungspflichtige Arzneimittel geregelt.

Verordnung über verschreibungspflichtige Arzneimittel

Hier wird bestimmt, welche Stoffe oder Zubereitungen aus Stoffen als Arzneimittel verschreibungspflichtig sind; sie sind in einer Anlage zur Verordnung aufgeführt, die laufend auf den neuesten wissenschaftlichen Stand gebracht wird. Außerdem wird bestimmt, welche Angaben die Verschreibung enthalten muss.

Es sind dies:

1 Name, Berufsbezeichnung und Anschrift des verschreibenden Arztes, Zahn- oder Tierarztes
2 Datum der Ausfertigung
3 Name der Person, für die das Arzneimittel bestimmt ist; bei tierärztlichen Verschreibungen Name des Tierhalters und der Tierart, bei der das Arzneimittel angewendet werden soll; ist die Verschreibung für den Praxisbedarf eines Arztes, Zahn-, Tierarztes, für ein Krankenhaus, eine Tierklinik oder einen Zoo bestimmt, so genügt ein entsprechender Vermerk
4 Wartezeit bei Arzneimitteln, die für Tiere bestimmt sind, die der Gewinnung von Lebensmitteln dienen
5 Abzugebende Menge des verschriebenen Arzneimittels; fehlt bei Arzneimitteln in abgabefertigen Packungen die Angabe der Menge des verschriebenen Arzneimittels, so gilt die kleinste Packung als verschrieben
6 Gebrauchsanweisung bei Arzneimitteln, die in der Apotheke hergestellt werden sollen
7 Gültigkeitsdauer der Verschreibung; fehlt die Angabe der Gültigkeitsdauer, so gilt die Verschreibung sechs Monate
8 Eigenhändige Unterschrift des Verschreibenden

Fehlen Angaben nach 2, 4, 6 oder sind nicht vollständig, so kann der Apotheker in dringenden Fällen, wenn eine Rücksprache mit dem Arzt nicht möglich ist, die Verschreibung sachgerecht ergänzen.

Die wiederholte Abgabe eines verschreibungspflichtigen Arzneimittels auf dieselbe Verschreibung über die verschriebene Menge hinaus ist unzulässig.

Verschreibungspflichtige Arzneimittel dürfen ohne Vorlage einer Verschreibung an Ärzte, Zahn-, Tierärzte oder in dringenden Fällen nach fernmündlicher Unterrichtung durch einen Arzt, Zahn- oder Tierarzt auch abgegeben werden, wenn sich der Apotheker Gewissheit über die Person des Arztes, Zahn- oder Tierarztes verschafft hat, z. B. durch Rückruf.

Äußerer Gebrauch im Sinne der Anlage dieser Verordnung ist die Anwendung auf Haut, Haaren oder Nägeln.

Verschreibungspflichtige Arzneimittel dürfen auf Verschreibung eines Dentisten abgegeben werden, soweit die Abgabe in der Anlage zu dieser Verordnung für zulässig erklärt ist.

Tierarzt und Zahnarzt dürfen Arzneimittel nur aus ihrem Aufgabengebiet, das durch die entsprechende Approbationsordnung bestimmt wird, verschreiben. So darf der Tierarzt nur verschreibungspflichtige Arzneimittel zur Anwendung am Tier, der Zahnarzt nur im Rahmen seines Fachgebietes verordnen. Andernfalls handelt es sich um einen Verstoß gegen die Berufsordnung.

Die Abgabe eines verschreibungspflichtigen Arzneimittels ohne Verschreibung ist ein Vergehen, das mit Freiheitsstrafe bis zu einem Jahr oder mit Geldstrafe bedroht ist.

Freiverkäufliche Arzneimittel

Hierunter versteht man Arzneimittel, die zum Verkehr außerhalb der Apotheken zugelassen sind*, das heißt, sie dürfen im Einzelhandel abgegeben werden, sofern der Unternehmer oder die von ihm beauftragten Personen die erforderliche Sachkenntnis haben. In einem Unternehmen mit mehreren Betriebsstellen muss in jeder Betriebsstätte eine Person mit der erforderlichen Sachkenntnis vorhanden sein.

Die erforderliche Sachkenntnis hat, wer Kenntnisse und Fertigkeiten über das ordnungsgemäße Abfüllen, Abpacken, Kennzeichnen, Lagern und Inverkehrbringen von Arzneimitteln, die zum Verkehr außerhalb der Apotheken freigegeben sind, sowie Kenntnisse über die für diese Arzneimittel geltenden Vorschriften nachweist. Die Sachkenntnis ist durch eine Prüfung vor der Industrie- und Handelskammer nachzuweisen. Die erforderliche Sachkenntnis haben die Apothekenhelferin, die pharmazeutisch-kaufmännische Angestellte, Drogistin, Apotheker, Apothekerassistent und pharmazeutisch-technischer Assistent ohne weitere Prüfung.

Aufgrund des „Einigungsvertrages“ haben die erforderliche Sachkenntnis auch Personen, die eine Erlaubnis als Pharmazieingenieur, Apothekenassistent, Pharmazeutischer Assistent oder Apothekenfacharbeiter besitzen.

Man unterscheidet zwei Gruppen von Arzneimitteln, die „frei verkäuflich“, das heißt, also nicht apothekenpflichtig, sind:

Nach dem Arzneimittelgesetz selbst freigegebene Arzneimittel (§ 44)

Hier handelt es sich um:

- ☐ Arzneimittel, die ausschließlich zu anderen Zwecken als zur Beseitigung oder Linderung von Krankhei-

* siehe hierzu: F.E. Reuter (1998): Arzneimittel im Einzelhandel. Kiel Verlag, Ludwigshafen
W. Fresenius, H. Niklas, H. Schilcher (2001): Freiverkäufliche Arzneimittel. Wissenschaftliche Verlagsgesellschaft, Stuttgart

ten, Leiden, Körperschäden oder krankhaften Beschwerden zu dienen bestimmt sind, insbesondere so genannte Vorbeugungsmittel

- Natürliche und künstliche Mineral-, Heil- und Meerwässer sowie deren Salze, auch als Pastillen oder Tabletten, wenn sie in ihrer Zusammensetzung natürlichen Heilwässern entsprechen
- Heilerde, Bademoore und andere Peloide, Zubereitungen zur Herstellung von Bädern, Seifen zum äußeren Gebrauch
- Mit ihren verkehrsüblichen deutschen Namen bezeichnete Pflanzen und Pflanzenteile, auch zerkleinert; Mischungen aus ganzen oder geschnittenen Pflanzen oder Pflanzenteilen als Fertigarzneimittel; Destillate aus Pflanzen und Pflanzenteilen; Presssäfte aus frischen Pflanzen und Pflanzenteilen, sofern sie ohne Lösungsmittel mit Ausnahme von Wasser hergestellt sind
- Ausschließlich oder überwiegend zum äußeren Gebrauch bestimmte Desinfektionsmittel sowie Mund- und Rachendesinfektionsmittel

Die Freigabe gilt nicht für Arzneimittel, die

- nur auf ärztliche, zahn- oder tierärztliche Verschreibung abgegeben werden dürfen oder
- durch Rechtsverordnung vom Verkehr außerhalb der Apotheken ausgeschlossen sind (§46 AMG).

Durch Rechtsverordnung freigegebene Arzneimittel

Sie sind in der **Verordnung über apothekenpflichtige und frei verkäufliche Arzneimittel** zusammengefasst.

Die Verordnung, die nach §§44 bis 46 erlassen wurde und laufend aktualisiert wird, besteht aus dem Abschnitt **Freigabe aus der Apothekenpflicht.** Hier werden diejenigen Arzneimittel bestimmt, die im Einzelhandel auch außerhalb der Apotheken abgegeben werden dürfen. Es handelt sich dabei um Arzneimittel, die ausschließlich als Heil- oder Vorbeugemittel in den Verkehr gebracht werden.

Im Abschnitt **Einbeziehung in die Apothekenpflicht** werden die Arzneimittel aufgeführt, die zum Verkehr außerhalb der Apotheken zwar zugelassen sind, für die jedoch Einschränkungen vorgenommen werden, und zwar wegen ihres Gehaltes an bestimmten Stoffen, zum anderen bei bestimmten Anwendungsgebieten und schließlich wegen bestimmter Darreichungsformen. Der Verordnung sind mehrere Anlagen beigegeben, die im Einzelnen aufführen, welche Arzneimittel und unter welchen Auflagen Arzneimittel von der Apothekenpflicht freigegeben oder in die Apothekenpflicht einbezogen sind.

Die Abgabe von Arzneimitteln im **Reisegewerbe** ist nur unter bestimmten Voraussetzungen erlaubt, und zwar für Fertigarzneimittel, die für den Verkehr außerhalb der Apotheken freigegeben sind und die

- mit ihrem verkehrsüblichen deutschen Namen bezeichnete, in ihren Wirkungen allgemein bekannte Pflanzen oder Pflanzenteile oder Presssäfte aus frischen Pflanzen oder Pflanzenteilen sind, sofern diese mit keinem anderen Lösungsmittel als Wasser hergestellt wurden, oder
- Heilwässer und deren Salze in ihrem natürlichen Mischungsverhältnis oder ihre Nachbildungen sind.

Sicherung und Kontrolle der Qualität

Unter Qualität eines Arzneimittels versteht man seine Beschaffenheit, die nach Identität, Gehalt, Reinheit, sonstigen chemischen, physikalischen, biologischen Eigenschaften oder durch das Herstellungsverfahren bestimmt wird. Das Arzneimittelgesetz hat Regelungen getroffen, um die Qualität aller Arzneimittel zu sichern und zu kontrollieren, bis sie an die Verbraucher gelangen.

Arzneibuch

Das Arzneibuch ist eine vom Bundesministerium für Gesundheit und Soziale Sicherung bekannt gemachte Sammlung anerkannter pharmazeutischer Regeln über die Qualität, Prüfung, Lagerung, Abgabe und Bezeichnung der Arzneimittel und den bei ihrer Herstellung verwendeten Stoffen. Das Arzneibuch enthält auch Regeln für die Beschaffenheit der Behältnisse und Umhüllungen.

Arzneimittel dürfen nur hergestellt und zur Abgabe an den Verbraucher im Geltungsbereich dieses Gesetzes in den Verkehr gebracht werden, wenn die in ihnen enthaltenen Stoffe und Darreichungsformen den anerkannten pharmazeutischen Regeln entsprechen. Arzneimittel dürfen ferner zur Abgabe an den Verbraucher im Geltungsbereich dieses Gesetzes nur in Verkehr gebracht werden, wenn ihre Behältnisse und Umhüllungen, soweit sie mit den Arzneimitteln in Berührung kommen, den anerkannten pharmazeutischen Regeln entsprechen.

Das Arzneibuch – es ist der Oberbegriff – besteht aus:

- Dem **Europäischen Arzneibuch (Ph. Eur.)**
- Dem **Deutschen Arzneibuch (DAB)**

Die bisherige Integration der **Ph. Eur.** im **DAB** wurde aufgegeben und eine Trennung vollzogen zwischen den Vorschriften, die über Deutschland hinaus gelten **(Ph. Eur.)** und denjenigen, die nur in Deutschland gelten **(DAB)**.

- Dem **Homöopathischen Arzneibuch**

Die Regeln des Arzneibuchs werden von der Deutschen Arzneibuch-Kommission oder von der Europäischen Arzneibuch-Kommission beschlossen. Die Bekanntmachung der Regeln kann aus rechtlichen oder fachlichen Gründen abgelehnt oder rückgängig gemacht werden.

Die Deutsche Arzneibuch-Kommission und die Homöopathische Arzneibuch-Kommission haben die Aufgabe, über die Regeln des Arzneibuches zu beschließen und das Bundesministerium bei den Arbeiten im Rahmen des Übereinkommens über die Ausarbeitung eines Europäischen Arzneibuches zu unterstützen.

Die Deutsche Arzneibuch-Kommission wird beim Bundesinstitut für Arzneimittel und Medizinprodukte gebildet. Das Bundesministerium beruft die Mitglieder der Deutschen Arzneibuch-Kommissionen aus Sachverständigen der medizinischen und pharmazeutischen Wissenschaft, der Heilberufe, der beteiligten Wirtschaftskreise und der Arzneimittelüberwachung im zahlenmäßig gleichen Verhältnis. Das Bundesministerium bestellt den Vorsitzenden der Kommission und seine Stellvertreter und erlässt nach Anhörung der Kommission eine Geschäftsordnung.

Die Bekanntmachung des Arzneibuches erfolgt im Bundesanzeiger. Sie kann sich darauf beschränken, auf die Bezugsquelle der Fassung des Arzneibuches und den Beginn der Geltung der Neufassung hinzuweisen.

Der **Deutsche Arzneimittel-Codex (DAC)** ist das Ergänzungsbuch (Herausgeber: Bundesvereinigung Deutscher Apothekerverbände – ABDA) zum amtlichen Arzneibuch und enthält Monographien über die Qualität der Arzneimittel, die bisher im Arzneibuch noch nicht aufgeführt sind. Außerdem sind darin spezifische Untersuchungsverfahren beschrieben.

Das **Synonymverzeichnis** zum Arzneibuch ist eine vergleichende Zusammenstellung der Bezeichnungen häufig verwendeter Arzneistoffe, Drogen und ihrer Zubereitungen für Apotheken in der Bundesrepublik Deutschland, Österreich und in der Schweiz.

Betriebsverordnungen

Während durch das Arzneibuch die spezifischen Anforderungen festgelegt werden, die an das einzelne Arzneimittel zu stellen sind, werden in den Betriebsverordnungen* generelle Regelungen für die sachgerechte Herstellung und Prüfung aufgestellt.

So können in einer Betriebsordnung insbesondere Regelungen getroffen werden, die folgendes betreffen:

1. Entwicklung, Herstellung, Prüfung, Lagerung, Verpackung, den Erwerb und das Inverkehrbringen
2. Führung und Aufbewahrung von Nachweisen über die in Ziffer 1 genannten Betriebsvorgänge
3. Haltung und Kontrolle der bei der Herstellung und Prüfung der Arzneimittel verwendeten Tiere und die Nachweise darüber
4. Anforderungen an das Personal
5. Beschaffenheit, Größe und Einrichtung der Räume
6. Anforderungen an die Hygiene
7. Beschaffenheit der Behältnisse
8. Kennzeichnung der Behältnisse, in denen Arzneimittel und deren Ausgangsstoffe vorrätig gehalten werden
9. Dienstbereitschaft für Arzneimittelgroßhandelsbetriebe
10. Rückstellung der Chargenproben sowie deren Umfang und Lagerungsdauer
11. Kennzeichnung, Absonderung oder Vernichtung nicht verkehrsfähiger Arzneimittel
12. Ausübung des tierärztlichen Dispensierrechts (tierärztliche Hausapotheke), insbesondere an die dabei an die Behandlung von Tieren zu stellenden Anforderungen

Mit Erlass der **Betriebsverordnung für pharmazeutische Unternehmer** in der gültigen Fassung wurde die rechtsverbindliche Umsetzung nachfolgender Punkte vorgenommen:

1. Umsetzung der revidierten Grundregeln der Weltgesundheitsorganisation für die Herstellung der Arzneimittel und die Sicherung ihrer Qualität (**GMP** = Good Manufacturing Practices) **sowie** der Richtlinie zur Festlegung der Grundsätze und Leitlinien der Guten Herstellungspraxis für zur Anwendung am Menschen bestimmte Arzneimittel.

   Leitsatz:
   Bei der Herstellung von Arzneimitteln, die möglicherweise lebensrettend oder zur Wiederherstellung bzw. Erhaltung der Gesundheit notwendig sein können, kann kein Arbeitsgang dem Zufall überlassen bleiben. Es ist notwendig, dass alle Hersteller eine wirksame Qualitätssicherung der Herstellungsvorgänge gewährleisten und folglich ein pharmazeutisches Qualitätssicherungssystem einführen und betreiben.
2. Umsetzung der Grundsätze der Mitgliedstaaten der **OECD** – neben der Bundesrepublik Deutschland gehören 13 weitere Europäische Staaten dazu – für eine Gute Laborpraxis (**GLP** = Good Laboratory Practices). Sie werden auf die Prüfung der Stoffe angewandt, um Daten über deren Eigenschaften und deren Unbedenklichkeit für die menschliche Gesundheit oder die Umwelt zu gewinnen.

* siehe auch: W. Oeser, A. Sander (2004): Pharmabetriebsverordnung, Grundregeln für die Herstellung von Arzneimitteln (GMP) und Kommentar. Wissenschaftliche Verlagsgesellschaft, Stuttgart.

3 Umsetzung der Grundregeln und Richtlinien der Pharmazeutischen Inspektions-Convention **(PIC)**, die die gegenseitige Anerkennung der Inspektionen fordert, soweit die Herstellung pharmazeutischer Produkte betroffen ist.

Die Betriebsverordnung ist eine Art „Rahmenvorschrift“. Zu ihrer Ausgestaltung sind noch Richtlinien erlassen worden, z. B. für sterile Produkte, Blut und Blutzubereitungen, Umgang mit Ausgangsstoffen. Die **Betriebsverordnung für Arzneimittelgroßhandelsbetriebe** in der gültigen Fassung wird auf Betriebe angewandt, die Großhandel mit Arzneimitteln betreiben. Ausgenommen ist der Großhandel mit Gasen für medizinische Zwecke und mit Heilwässern. Ziel der Betriebsverordnungen ist es, die Arzneimittelsicherheit vom Hersteller über die Apotheken, tierärztlichen Hausapotheken und den Einzelhandel mit Arzneimitteln außerhalb der Apotheken bis zum Verbraucher auch auf der Ebene des Großhandels sicherzustellen. Hierzu dienen im Wesentlichen folgende Anforderungen:

- ☐ Für jede Betriebsstätte des Arzneimittelgroßhandels ist mindestens eine Person (Betriebsleiter) zu bestellen, die die Verantwortung für den ordnungsgemäßen Betriebsablauf trägt; eine besondere Qualifikation wird an den Betriebsleiter nicht gestellt, jedoch muss er über eine Ausbildung und über Kenntnisse verfügen, die ihn befähigen, seiner Verantwortung gerecht zu werden, z. B. Ausbildung zum Arzneimittelgroßhandelskaufmann.
- ☐ Betriebsräume müssen nach Art, Größe, Zahl, Lage, Zustand und Einrichtung den ordnungsgemäßen Betrieb gewährleisten; dabei darf insbesondere auch die Qualität der gelagerten Arzneimittel nicht durch klimatische Verhältnisse beeinträchtigt werden.
- ☐ Umfüllen, Abpacken und Kennzeichnen der Arzneimittel darf nur unter Beachtung der einschlägigen Bestimmungen des Arzneimittelgesetzes durchgeführt werden.
- ☐ Arzneimittel müssen so gelagert werden, dass keine Qualitätsminderung entstehen kann und Verwechslungen vermieden werden.
- ☐ Alle relevanten betrieblichen Vorgänge müssen dokumentiert werden; so müssen z. B. Aufzeichnungen über den Erwerb, Abgabe, Umfüllen und Abpacken der Arzneimittel geführt werden.
- ☐ Dienstbereitschaft des Arzneimittelgroßhandels kann in Krisenzeiten durch die zuständige Behörde befristet angeordnet werden.
- ☐ Für den Großhandel mit bestimmten Tierarzneimitteln, z. B. die an Tieren angewandt werden, die der Gewinnung von Lebensmitteln dienen, ist eine staatliche Anerkennung durch die zuständige Behörde erforderlich.
- ☐ Wer mit Arzneimitteln Großhandel betreiben will, bedarf einer Erlaubnis.

Zur Beobachtung, Sammlung und Auswertung von Arzneimittelrisiken siehe auch S. 484 ff.

Überwachung des Arzneimittelverkehrs

Im Interesse einer verbesserten Arzneimittelsicherheit wurden im Rahmen der Novellierung des Arzneimittelgesetzes die Maßnahmen zur Überwachung des Verkehrs mit Arzneimitteln verbessert und die Befugnisse der Überwachungsorgane erweitert.

Rechtsgrundlage sind

- ☐ § 64 ff. AMG und
- ☐ allgemeine Verwaltungsvorschrift zur Durchführung des Arzneimittelgesetzes aufgrund des § 82 AMG. Sie enthält insbesondere einzelne Regelungen für die Durchführung der Überwachung, für die Mindestqualifikation der Überwachungsbeamten sowie Art und Umfang der Probennahme und Untersuchung von Arzneimitteln.

Betriebe und Einrichtungen, in denen Arzneimittel hergestellt, geprüft, gelagert, verpackt oder in Verkehr gebracht werden, unterliegen der Überwachung durch die zuständige Behörde. Das Gleiche gilt für Betriebe und Einrichtungen, die Arzneimittel entwickeln, klinisch prüfen, einer Rückstandsprüfung unterziehen oder zur Anwendung bei Tieren bestimmte Arzneimittel erwerben oder anwenden. Die Überwachung selbst ist Angelegenheit der Länder, in der Regel ist die höhere Landesgesundheitsbehörde (Regierungspräsident) zuständig. Die mit der Überwachung beauftragten Personen müssen diese Tätigkeit hauptberuflich ausüben. Es können auch Sachverständige hinzugezogen werden.

Die Überwachungsbehörde hat sich davon zu überzeugen, dass die Vorschriften über den Verkehr mit Arzneimitteln, über die Werbung auf dem Gebiet des Heilwesens und über das Apothekenwesen beachtet werden. Die Besichtigungen der Betriebe und Einrichtungen sollen in der Regel alle 2 Jahre durchgeführt werden; dabei sind Arzneimittelproben zu ziehen und amtlich untersuchen zu lassen. Die Länder verfügen über eigene Untersuchungsstellen. Die mit der Überwachung beauftragten Personen sind befugt

- ☐ Grundstücke, Geschäftsräume, Betriebsräume, Beförderungsmittel und zur Verhütung dringender Gefahr für die öffentliche Sicherheit und Ordnung auch Wohnräume zu den üblichen Geschäftszeiten zu betreten und zu besichtigen. Das Grundrecht des Art. 13 GG auf Unverletzlichkeit der Wohnung wird insoweit eingeschränkt;
- ☐ Unterlagen über Entwicklung, Herstellung, Prüfung, Erwerb, Lagerung, Verpackung, Inverkehrbringen und sonstigen Verbleib der Arzneimittel sowie über

das im Verkehr befindliche Werbematerial und über die erforderliche Deckungsvorsorge einzusehen und hieraus Abschriften oder Ablichtungen anzufertigen. Hiervon ausgenommen sind Herstellungsbeschreibungen, die über die Zulassungsunterlagen hinausgehen;

- ☐ Proben nach ihrer Wahl zum Zwecke der Untersuchung gegen Empfangsbescheinigung zu fordern oder zu entnehmen. Soweit der pharmazeutische Unternehmer nicht ausdrücklich darauf verzichtet, ist ein Teil der Probe oder, sofern die Probe nicht oder ohne Gefährdung des Untersuchungszweckes nicht in Teile von gleicher Qualität teilbar ist, ein zweites Stück der gleichen Art wie das als Probe entnommene (Zweitprobe) zurückzulassen. Zurückgelassene Proben sind amtlich zu verschließen oder zu versiegeln sowie mit dem Datum der Probenahme und des Tages zu versehen, nach dessen Ablauf der Verschluss oder die Versiegelung als aufgehoben gelten. Für Proben, die nicht beim pharmazeutischen Unternehmer entnommen werden, ist eine angemessene Entschädigung zu leisten, soweit nicht ausdrücklich darauf verzichtet wird;
- ☐ Vorläufige Anordnungen auch über die Schließung des Betriebes oder der Einrichtung zu treffen, soweit es zur Verhütung dringender Gefahren für die öffentliche Sicherheit und Ordnung geboten ist. Sie können ferner das Inverkehrbringen der Arzneimittel untersagen, deren Rückruf anordnen und diese sicherstellen, wenn
  - die erforderliche Zulassung oder Registrierung für das Arzneimittel nicht vorliegt oder deren Ruhen angeordnet ist,
  - das Arzneimittel nicht die nach den anerkannten pharmazeutischen Regeln angemessene Qualität hat,
  - dem Arzneimittel die therapeutische Wirksamkeit fehlt,
  - der begründete Verdacht besteht, dass das Arzneimittel bei bestimmungsgemäßem Gebrauch schädliche Wirkungen hat, die über ein nach den Erkenntnissen der medizinischen Wissenschaft vertretbares Maß hinausgehen,
  - die vorgeschriebenen Qualitätskontrollen nicht durchgeführt sind und
  - die erforderliche Erlaubnis für die Herstellung des Arzneimittels nicht vorliegt;
- ☐ Werbematerial sicherstellen, das den Vorschriften über die Werbung auf dem Gebiet des Heilwesens nicht entspricht.

Damit die Überwachungsbehörden ihrem gesetzlichen Auftrag reibungslos nachkommen können, sind die Betriebe und Einrichtungen, die der amtlichen Überwachung nach dem Arzneimittelgesetz unterliegen, verpflichtet, die Überwachungsmaßnahmen zu dulden und die in der Überwachung tätigen Personen bei der Erfüllung ihrer Aufgaben zu unterstützen (Duldungs- und Mitwirkungspflicht). Dies betrifft z. B. Apothekenleiter, Herstellungs-, Kontroll- und Vertriebsleiter sowie deren Vertreter.

Einfuhr von Fertigarzneimitteln

Die Vorschriften über die Einfuhr von Fertigarzneimitteln sollen sicherstellen, dass nur solche Arzneimittel in der Bundesrepublik Deutschland in Verkehr gebracht werden dürfen, die den gleichen Sicherheitsstandards hinsichtlich Herstellung und Prüfung entsprechen wie die in der Bundesrepublik Deutschland hergestellten Arzneimittel. Dies ist einerseits aus Gründen der Arzneimittelsicherheit im Interesse des Verbrauchers notwendig, andererseits soll auf diese Weise auch die Wettbewerbsverzerrung zwischen Inlands- und Auslandsherstellung von Arzneimitteln verhindert werden. Die wichtigsten Bestimmungen sind:

1. Wer Fertigarzneimittel gewerbs- oder berufsmäßig zum Zwecke der Abgabe an andere aus Ländern, die nicht Mitgliedstaaten der Europäischen Gemeinschaften oder andere Vertragsstaaten des Abkommens über den Europäischen Wirtschaftsraum sind, in die Bundesrepublik Deutschland einführen will, bedarf hierzu einer Erlaubnis der zuständigen Behörde, in den meisten Bundesländern der Bezirksregierung.
2. Der Einführer darf Arzneimittel, die zur Anwendung am Menschen bestimmt sind, aus Ländern, die nicht Mitgliedstaaten der Europäischen Gemeinschaften oder andere Vertragsstaaten des Abkommens über den Europäischen Wirtschaftsraum sind, nur importieren, wenn
   - die zuständige Behörde des Herstellungslandes durch ein Zertifikat bestätigt hat, dass die Arzneimittel oder Wirkstoffe entsprechend den anerkannten Grundregeln für die Herstellung und die Sicherung ihrer Qualität, insbesondere nach den Regeln der Weltgesundheitsorganisation oder der Pharmazeutischen Inspektions-Konvention, hergestellt werden und solche Zertifikate für Arzneimittel gegenseitig anerkannt sind,
   - die zuständige Behörde bescheinigt hat, dass die genannten Grundregeln bei der Herstellung der Arzneimittel eingehalten werden oder die Einfuhr im öffentlichen Interesse liegt.
3. Arzneimittel, die in der Bundesrepublik Deutschland der Zulassung oder Registrierung unterliegen, dürfen nur eingeführt werden, wenn sie hier zugelassen oder registriert oder von der Zulassung oder der Registrierung freigestellt sind und
   - der Empfänger im Falle der Einfuhr aus einem Mitgliedstaat der Europäischen Gemeinschaften oder anderer Vertragsstaaten des Abkommens über den Europäischen Wirtschaftsraum pharmazeutischer Unternehmer, Großhändler oder Tierarzt ist oder eine Apotheke betreibt oder
   - der Empfänger im Falle der Einfuhr aus einem Land, das **nicht** Mitgliedstaat der Europäischen Gemeinschaften oder anderer Vertragsstaaten des Abkommens über den Europäischen Wirtschaftsraum ist, eine Erlaubnis nach Ziffer 1 besitzt. Von dieser Bestimmung gibt es eine Vielzahl von Ausnahmen z. B. für Arzneimittel, die

- im Reiseverkehr in einer Menge eingeführt werden, die üblicherweise dem Gebrauch oder Verbrauch während der Reise angemessen ist,
- in Verkehrsmitteln mitgeführt werden und ausschließlich zum Gebrauch oder Verbrauch der durch diese Verkehrsmittel beförderten Personen bestimmt sind,
- als Proben der zuständigen Bundesoberbehörde zum Zwecke der Zulassung oder der staatlichen Chargenprüfung übersandt werden, für den Eigenbedarf der Einrichtungen von Forschung und Wissenschaft bestimmt sind und zu wissenschaftlichen Zwecken benötigt werden,
- von Apotheken bestellt sind; Apotheken dürfen solche Arzneimittel nur in geringen Mengen auf besondere Bestellung einzelner Personen beziehen und nur im Rahmen des üblichen Apothekenbetriebs abgeben. Soweit es sich nicht um Arzneimittel aus Mitgliedstaaten der Europäischen Gemeinschaften oder anderen Vertragsstaaten des Abkommens über den Europäischen Wirtschaftsraum handelt, dürfen solche Arzneimittel nur auf ärztliche, zahnärztliche oder tierärztliche Verschreibung bezogen werden. Soweit solche Arzneimittel nach den apothekenrechtlichen Vorschriften für Notfälle vorrätig gehalten werden oder kurzfristig beschaffbar sein müssen, dürfen Apotheken sie nur beziehen und im Rahmen des üblichen Apothekenbetriebs abgeben, wenn im Geltungsbereich dieses Gesetzes Arzneimittel für das betreffende Anwendungsgebiet nicht zur Verfügung stehen; das Nähere wird in der Apothekenbetriebsordnung geregelt.

4 Ärzte und Tierärzte dürfen bei der Ausübung ihres Berufes im kleinen Grenzverkehr nur Arzneimittel mitführen, die zum Verkehr in der Bundesrepublik Deutschland zugelassen oder registriert oder von der Zulassung oder Registrierung freigestellt sind.

Pharmaberater

Die wissenschaftlichen Ergebnisse der Arzneimittelforschung müssen objektiv an die Angehörigen der Heilberufe vermittelt werden, damit diese eine sachgerechte Anwendung, insbesondere der neu entwickelten Arzneimittel vornehmen können. Für diese Aufgabe steht dem pharmazeutischen Unternehmer der Pharmaberater zur Verfügung. Er hat den Informationsaustausch zwischen Arzneimittelhersteller und Arzneimittelanwender sicherzustellen. Er hat, soweit er Angehörige der Heilberufe über einzelne Arzneimittel fachlich informiert, die Fachinformation auf Anforderung zur Verfügung zu stellen und Mitteilungen von Angehörigen der Heilberufe über Nebenwirkungen und Gegenanzeigen oder sonstige Risiken bei Arzneimitteln schriftlich aufzuzeichnen und dem Auftraggeber schriftlich mitzuteilen.

Im Hinblick auf diese verantwortungsvolle Tätigkeit, die der Gesetzgeber dem Pharmaberater übertragen hat, ist es auch gerechtfertigt, dass die Ausbung dieser Tätigkeit an besondere Sachkenntnis gebunden ist.

Die Sachkenntnis haben:

- ☐ Apotheker oder Personen mit einem Zeugnis über eine nach abgeschlossenem Hochschulstudium der Pharmazie, Chemie, Biologie, Human- oder Veterinärmedizin abgelegte Prüfung
- ☐ Apothekerassistenten sowie Personen mit einer abgeschlossenen Ausbildung als technische Assistenten in der Pharmazie, Chemie, Biologie, Human- oder Veterinärmedizin
- ☐ Personen, die die Prüfung nach der Verordnung über die berufliche Fortbildung zum „Geprüften Pharmareferenten" bestanden haben
- ☐ Aufgrund des „Einigungsvertrages" Pharmazieingenieure, Apothekenassistenten oder Veterinäringenieure mit einer abgeschlossenen Ausbildung

Informationsbeauftragter

Wer als pharmazeutischer Unternehmer Fertigarzneimittel in den Verkehr bringt, muss für seinen Betrieb einen Informationsbeauftragten benennen, der dafür verantwortlich ist, dass die Kennzeichnung, die Packungsbeilage, die Fachinformation und die Werbung mit dem Inhalt der Zulassung, der Registrierung, der Standardzulassung oder Standardregistrierung übereinstimmen.

Der Nachweis der erforderlichen Sachkenntnis als Informationsbeauftragter wird erbracht durch das Zeugnis über eine nach abgeschlossenem Hochschulstudium der Humanmedizin, der Veterinärmedizin, der Pharmazie, der Biologie oder der Chemie abgelegte Prüfung und eine mindestens zweijährige Berufserfahrung oder durch den Nachweis nach § 15 AMG.

Der Informationsbeauftragte kann gleichzeitig Stufenplanbeauftragter, Herstellungs-, Kontroll- oder Vertriebsleiter sein.

14.5.2 Heilmittelwerbung

Ein großer Teil der Arzneimittel und Medizinprodukte enthält Stoffe, deren Wirkungen und Nebenwirkungen von Laien nicht übersehen werden können und die deshalb nur unter ärztlicher Aufsicht angewendet werden sollten. Es ist daher im Interesse der Volksgesundheit nicht vertretbar, dass für solche Mittel außerhalb der Fachkreise geworben werden kann. Darüber hinaus gibt es eine Reihe von Krankheiten, Leiden, Körperschäden oder krankhaften Beschwerden, bei denen jeder Versuch einer Selbstbehandlung, auch mit so genannten harmlosen Mitteln, gefährlich werden kann. Es gilt, den kranken Menschen davor zu bewahren, dass er durch die Werbung zu missbräuchlicher Anwendung der Arzneimittel verleitet wird. Gegenstand des **Gesetzes über die Werbung auf dem Gebiet des Heilwesens** sind Regelungen über die Werbung für Arzneimittel und Medizinprodukte sowie Verfahren, Behandlungen, Gegenstände und kosmetische Mittel, soweit sich die Werbeaussage auf die Erkennung, Beseitigung oder Linderung von Krankheiten, Leiden, Körperschäden oder krankhaften Beschwerden bei Mensch und Tier bezieht.

Es wird zwischen Werbung unterschieden, die sich an Fachkreise oder an Laienpublikum wendet. Fachkreise sind Angehörige der Heilberufe oder des Heilgewerbes, Einrichtungen, die der Gesundheit von Mensch und Tier dienen, oder sonstige Personen, soweit sie mit Arzneimitteln, Medizinprodukten, Verfahren, Behandlungen, Gegenständen oder anderen Mitteln erlaubterweise Handel treiben oder sie in Ausübung ihres Berufes anwenden.

Jede Werbung für Arzneimittel muss bestimmte Angaben enthalten, die im Gesetz im Einzelnen bestimmt sind, insbesondere auch Angaben über Nebenwirkungen, Gegenanzeigen und Warnhinweise, wie sie für die Packungsbeilagen nach dem Arzneimittelgesetz vorgeschrieben sind.

Verboten ist:

- ☐ Jede irreführende Werbung; das Gesetz beschreibt im Einzelnen, wann insbesondere eine irreführende Werbung vorliegt; Zuwiderhandlung wird mit Freiheitsstrafe bis zu einem Jahr oder mit Geldstrafe bestraft.
- ☐ Werbung für homöopathische Arzneimittel unter Angabe der Anwendungsgebiete.
- ☐ Werbung mit Werbegaben außer geringwertigen Kleinigkeiten.
- ☐ Werbung, die darauf hinwirkt, Arzneimittel, deren Abgabe den Apotheken vorbehalten ist, im Wege des Teleshoppings zu beziehen.
- ☐ Werbung mit Gutachten und Zeugnissen ohne Angabe des Namens, Wohnorts und Berufs des Gutachters.
- ☐ Werbung für Arzneimittel, die der Pflicht zur Zulassung unterliegen und die nicht nach den arzneimittelrechtlichen Vorschriften zugelassen sind oder als zugelassen gelten.
- ☐ Werbung mit wissenschaftlichen und fachlichen Veröffentlichungen ohne Angabe des Namens des Verfassers, des Zeitpunktes der Veröffentlichung und der Fundstelle sowie nicht wortgetreue Wiedergabe von aus der Fachliteratur entnommenen Zitaten, Tabellen oder sonstigen Darstellungen.
- ☐ Werbung für die Fernbehandlung bei Mensch und Tier.
- ☐ Werbung für verschreibungspflichtige Arzneimittel beim Laienpublikum.
- ☐ Werbung für Schlafmittel, für Mittel gegen psychische Störungen oder die die Stimmungslage beeinflussen beim Laienpublikum.
- ☐ Werbung außerhalb der Fachkreise, die sich auf die Erkennung, Verhütung, Beseitigung oder Linderung bestimmter Krankheiten bei Mensch und Tier bezieht; das Gesetz hat in einer Anlage die Krankheiten und Leiden, auf die sich die Werbung nicht beziehen darf, abschließend aufgeführt.
- ☐ In der Packungsbeilage eines Arzneimittels für andere Arzneimittel oder andere Mittel zu werben.
- ☐ Werbeangaben für Angehörige der Heilberufe sind nur dann zulässig, wenn sie zur Verwendung in der ärztlichen, tierärztlichen oder pharmazeutischen Praxis bestimmt sind.

In der Laienwerbung (Werbung außerhalb der Fachkreise) darf darüber hinaus nicht geworben werden mit

- ☐ Gutachten, Zeugnissen oder wissenschaftlichen, fachlichen Veröffentlichungen, nicht mit den Formulierungen „ärztlich empfohlen" oder „klinisch erprobt"
- ☐ Der Wiedergabe von Krankengeschichten sowie Hinweisen darauf
- ☐ Der bildlichen Darstellung von Heilpersonen in Berufskleidung
- ☐ Der bildlichen Darstellung von Krankheiten, Leiden oder Körperschäden
- ☐ Der vergleichenden Darstellung des Körperzustandes vor und nach Anwendung eines Mittels
- ☐ Der bildlichen Darstellung des Wirkungsvorganges eines Arzneimittels am menschlichen Körper
- ☐ Fremd- oder fachsprachlichen Bezeichnungen
- ☐ Aussagen, die Angstgefühle hervorrufen können
- ☐ Werbevorträgen, mit denen das Feilbieten oder die Entgegennahme von Anschriften verbunden ist
- ☐ Hauszeitschriften, die nicht eindeutig als Werbeschrift erkennbar sind
- ☐ Selbstbehandlungsschriften oder entsprechenden Anleitungen in audiovisuellen Medien
- ☐ Dank-, Anerkennungs- und Empfehlungsschreiben
- ☐ Werbemaßnahmen, die sich an Kinder unter 14 Jahren wenden
- ☐ Preisausschreiben oder Verlosungen, deren Ergebnisse vom Zufall abhängen
- ☐ Nicht verlangter Abgabe von Mustern oder Proben oder Gutscheine dafür

Krankheiten und Leiden, auf die sich eine Werbung nicht beziehen darf

Krankheiten und Leiden beim Menschen

- ☐ Nach dem Infektionsschutzgesetz meldepflichtige, durch Krankheitserreger verursachte Krankheiten

- ☐ Geschwulstkrankheiten
- ☐ Krankheiten des Stoffwechsels und der inneren Sekretion, ausgenommen Vitamin- und Mineralstoffmangel und alimentäre Fettsucht
- ☐ Krankheiten des Blutes und der blutbildenden Organe, ausgenommen Eisenmangelanämie
- ☐ Organische Krankheiten
  - des Nervensystems
  - der Augen und Ohren
  - des Herzens und der Gefäße, ausgenommen allgemeine Arteriosklerose, Varikose und Frostbeulen
  - der Leber und des Pankreas
  - der Harn- und Geschlechtsorgane
- ☐ Geschwüre des Magens und des Darms
- ☐ Epilepsie
- ☐ Geisteskrankheiten
- ☐ Trunksucht
- ☐ Krankhafte Komplikationen der Schwangerschaft, der Entbindung und des Wochenbetts

Krankheiten und Leiden beim Tier

- ☐ Nach dem Viehseuchengesetz meldepflichtige Krankheiten
- ☐ Ansteckender Scheidenkatarrh der Rinder
- ☐ Fruchtbarkeitsstörungen der Pferde und Rinder
- ☐ Infektiöse Aufzuchtkrankheiten der Tiere
- ☐ Bakterielle Euterkrankheiten bei Kühen, Ziegen und Schafen
- ☐ Kolik bei Pferden und Rindern

14.6 Medizinprodukterecht

Medikalprodukte, medizinische Hilfsmittel und Geräte, medizintechnische Produkte sind Begriffe, die rechtlich nicht definiert sind. Das Gesetz über Medizinprodukte (Medizinproduktegesetz – MPG)* hat für diese den Begriff „Medizinprodukte“ eingeführt. Es liegt in der Neufassung vom 7. August 2002 vor. Gleichzeitig sind die einzelnen EG-Richtlinien auf diesem Gebiet in deutsches Recht überführt worden.

Das Medizinprodukt unterscheidet sich vom Arzneimittel darin, dass seine Hauptwirkung im oder am menschlichen Körper nicht auf pharmakologischem, sondern überwiegend physikalischem Wege erreicht wird. Demzufolge sind u.a. nachstehende Produkte aus dem Arzneimittelgesetz herausgenommen und dem Medizinproduktegesetz zugeordnet worden:

- ☐ Gegenstände, wie Brillen, Katheter, Inhalatoren, Kompressionsstrümpfe, kupferhaltige Intrauterinpessare
- ☐ Ärztliche, zahnärztliche Instrumente, z.B. sterile und unsterile Einmalspritzen, sterile und unsterile Spritzen zum mehrmaligen Gebrauch
- ☐ Infusions- und Bestrahlungsgeräte, Skalpelle, Narkosegeräte
- ☐ Implantate, z.B. künstl. Knochenteile, Gussplomben, Gebissprothesen, Marknägel, Wundkanülen, Augenhaftschalen, Herzklappen oder -schrittmacher
- ☐ Verbandstoffe und chirurgisches Nahtmaterial, z.B. Mullkompressen, Catgut
- ☐ Labordiagnostika, z.B. Testsera, Farbstoffe für mikroskopische Untersuchungen
- ☐ Desinfektionsmittel, z.B. Grobdesinfektionsmittel

Zweck dieses Gesetzes ist es, den Verkehr mit Medizinprodukten zu regeln und dadurch für die Sicherheit, Eignung und Leistung der Medizinprodukte sowie die Gesundheit und den erforderlichen Schutz der Patienten, Anwender und Dritter zu sorgen.

So werden unter Einbeziehung der entsprechenden EG-Richtlinien besondere Anforderungen an das Inverkehrbringen und die Inbetriebnahme dieser Produkte gestellt.

* siehe hierzu: G. Schorn (2002): MPG Medizinproduktegesetz. Wissenschaftliche Verlagsgesellschaft, Stuttgart

Es ist verboten, Medizinprodukte in den Verkehr zu bringen, zu errichten, in Betrieb zu nehmen, zu betreiben oder anzuwenden, wenn

- ☐ der begründete Verdacht besteht, dass sie die Sicherheit und die Gesundheit der Patienten, der Anwender oder Dritter bei sachgemäßer Anwendung, Instandhaltung und ihrer Zweckbestimmung entsprechender Verwendung über ein nach den Erkenntnissen der medizinischen Wissenschaften vertretbares Maß hinausgehend gefährden,
- ☐ ihr Verfallsdatum abgelaufen ist,
- ☐ sie mit irreführender Bezeichnung, Angabe oder Aufmachung versehen sind. Eine Irreführung liegt insbesondere dann vor, wenn
  - Medizinprodukten eine Leistung beigelegt wird, die sie nicht haben,
  - fälschlich der Eindruck erweckt wird, dass ein Erfolg mit Sicherheit erwartet werden kann oder dass nach bestimmungsgemäßen oder längerem Gebrauch keine schädlichen Wirkungen eintreten.

Medizinprodukte dürfen nur in den Verkehr gebracht werden, wenn sie mit dem **CE-Kennzeichen** versehen sind. Mit einer solchen Kennzeichnung dürfen jedoch nur Medizinprodukte versehen werden, wenn sie die „Grundlegenden Anforderungen" erfüllt haben und ein für das jeweilige Medizinprodukt vorgeschriebene Konformitätsbewertungsverfahren durchgeführt worden ist. Einzelheiten der Konformitätsbewertung werden in einer Rechtsverordnung verankert. Medizinprodukte, die ein CE-Kennzeichen erhalten haben, sind in der gesamten EU verkehrsfähig. Dem CE-Kennzeichen ist die Kennnummer der **Benannten Stelle** zuzufügen, die für die Durchführung des Verfahrens zur EG-Konformitätserklärung verantwortlich ist. Benannte Stellen nach dem Medizinproduktegesetz sind im Bundesanzeiger veröffentlicht.

Die Medizinprodukte werden aufgrund des für sie angenommenen Risikopotentials in die vier EG-einheitlichen Klassen I, II a, II b oder III eingeteilt und aufgrund dieser Einteilung speziellen Konformitätsbewertungs- und Meldeverfahren zugewiesen.

z. B. Klasse I:	Zungenspatel, Aderpressen, Armschlingen, Handgelenkriemen, Gipsbinden, Röntgenfilmwechsler, Elektrokardiograph, Fahrradergometer, Handbeatmungsbeutel
z. B. Klasse II a:	Zahnfüllmaterial, Unterfüllungsmaterial, Kanülen, Stiftzähne, Ätzmittel, sterile Einmalspritzen
z. B. Klasse II b:	Knochenersatzstoffe, chirurg. Hochfrequenzhandstück, wirkstofffreie Intrauterinpessare, Verweilkatheter, Kondome
z. B. Klasse III:	Wurzelfüllmaterial, Tamponaden, Wundpflaster, intrakardiale Elektroden

Zur Ausführung des Medizinproduktegesetzes sind bisher neun Verordnungen erlassen worden (s. auch S. 487 f.):

- ☐ Verordnung über Medizinprodukte
- ☐ Verordnung über Verschreibungspflicht von Medizinprodukten
- ☐ Verordnung über das Errichten, Betreiben und Anwenden von Medizinprodukten
- ☐ Verordnung über Vertriebswege für Medizinprodukte
- ☐ Verordnung über die Sicherheit medizinisch-technischer Geräte
- ☐ Verordnung über die Erfassung, Bewertung und Abwehr von Risiken bei Medizinprodukten
- ☐ Verordnung über grundlegende Anforderungen bei Medizinprodukten zum Schutz vor transmissibler, spongiformer Encephalopathie (TSE)
- ☐ Verordnung über grundlegende Anforderungen bei Medizinprodukten zum Schutz vor boviner, spongiformer Encephalophathie (BSE)
- ☐ Verordnung über die Erfassung, Bewertung und Abwehr von Risiken bei Medizinprodukten

14.7 Betäubungsmittelrecht

14.7.1 Betäubungsmittelgesetz

Das Deutsche Reich erließ nach Beitritt zur Haager Konvention von 1912 im Jahre 1920 ein erstes Opiumgesetz, welches aufgrund völkerrechtlicher Veränderungen durch das Opiumgesetz von 1929 abgelöst wurde. Es galt auch nach der Errichtung der Bundesrepublik Deutschland als Bundesgesetz fort. 1971 wurde das Opiumgesetz durch das Gesetz über den Verkehr mit Betäubungsmitteln (Betäubungsmittelgesetz-BtMG)* ersetzt.

In diesem Gesetz fanden zwischenzeitlich erlassene völkerrechtliche Übereinkommen, wie das „Einheits-Übereinkommen über Suchtstoffe von 1961" und das „Übereinkommen über psychotrope Stoffe von 1971" Berücksichtigung. Darüber hinaus wurden besondere Betäubungsmittelrezepte und ein so genanntes, für den Apotheker wichtiges „Erwerbsbelegverfahren" eingeführt sowie die allgemeinen Strafbestimmungen verschärft. Zu einer Neuordnung des gesamten Betäubungsmittelrechts in der Bundesrepublik Deutschland kam es im Jahre 1981.

Das „Einheits-Übereinkommen" ist eine Zusammenfassung aller internationaler Abkommen, die die Bekämpfung des Drogenmissbrauchs auf nationaler und internationaler Ebene zum Gegenstand haben. Diese Abkommen beziehen sich nahezu ausschließlich auf Opium, Morphin, Diacetylmorphin (Heroin), Cocain, deren Salze und Zubereitungen sowie Cannabis, Cannabisharz und deren Zubereitungen.

Das „Übereinkommen über psychotrope Stoffe" dehnt die internationale Kontrolle auch auf Halluzinogene, Amphetamine und mit diesen verwandte Stoffe, Barbitursäure-Derivate und Psychopharmaka aus.

Zweck und Ziel des Gesetzes ist es,

- ☐ dem Schutz der menschlichen Gesundheit zu dienen,
- ☐ den Verkehr mit Betäubungsmitteln so zu regeln, dass
  - dessen Sicherheit und Kontrolle gewährleistet,
  - die notwendige medizinische Versorgung der Bevölkerung sichergestellt und
  - der Missbrauch der Betäubungsmittel sowie die Entstehung oder Erhaltung einer Betäubungsmittelabhängigkeit verhindert wird,
- ☐ die Voraussetzungen für eine angemessene Ahndung auch der besonders gravierenden Rauschgiftdelikte zu schaffen, die nach Zahl und Schwere trotz der Verschärfung der Strafvorschriften durch die Novellierung im Jahre 1971 ständig zugenommen haben,
- ☐ kleine bis mittlere drogenabhängige Straftäter mehr als bisher zur therapeutischen Behandlung zu motivieren, wobei Strafdrohung und Strafvollstreckung nur Hilfsmittel sein können, den erforderlichen „Initialzwang" zur Therapiebereitschaft auszulösen.

* siehe hierzu: Hügel, Junge, Lander, Winckler (2004): Deutsches Betäubungsmittelrecht. Kommentar. Wissenschaftliche Verlagsgesellschaft, Stuttgart

Aufbau des Gesetzes

Das Gesetz gliedert sich in 8 Abschnitte. Der erste Abschnitt „Begriffsbestimmungen" definiert die wesentlichsten Begriffe; dies ist aus Gründen der Rechtssicherheit für alle am Betäubungsmittelverkehr Beteiligten notwendig. Der zweite Abschnitt „Erlaubnis und Erlaubnisverfahren" regelt Einzelheiten der Erlaubnis zum Verkehr mit Betäubungsmitteln. Der dritte Abschnitt „Pflichten im Betäubungsmittelverkehr" regelt die Pflichten der am Betäubungsmittelverkehr teilnehmenden Personen. Der vierte Abschnitt „Überwachung" bestimmt die Maßnahmen und Befugnisse der mit der amtlichen Überwachung des Betäubungsmittelverkehrs beauftragten Behörden. Die folgenden Abschnitte betreffen „Vorschriften für Behörden", „Straftaten und Ordnungswidrigkeiten", „Betäubungsmittelabhängige Straftäter" sowie „Übergangs- und Schlussvorschriften".

Begriffsbestimmungen

Betäubungsmittel (BtM) sind die in den **Anlagen I** bis **III** aufgeführten Stoffe und Zubereitungen.

- ☐ Anlage I nennt die nichtverkehrsfähigen Betäubungsmittel; das sind Betäubungsmittel mit besonders hohem Missbrauchpotential, z. B. Cannabis, Lysergid-LSD. Sie wird regelmäßig um sog. „Designer drugs" erweitert. Das Bundesinstitut für Arzneimittel und Medizinprodukte – Bundesopiumstelle – kann im Einzelfall eine Erlaubnis zum Verkehr für wissenschaftliche Zwecke erteilen.

- ☐ Anlage II nennt die verkehrsfähigen, aber nicht verschreibungsfähigen Betäubungsmittel; das sind Betäubungsmittel, die als Rohstoffe, Grundstoffe, Halbsynthetika oder Zwischenprodukte in der pharmazeutischen Industrie benötigt werden, z. B. Cocablätter, Dextromoramid.
- ☐ Anlage III nennt die verkehrs- und verschreibungsfähigen Betäubungsmittel; hier sind auch die Stoffe der Anhänge III und IV des „Übereinkommens über psychotrope Stoffe" von 1971 aufgenommen, soweit sie in der Bundesrepublik Deutschland zu therapeutischen oder sonstigen Zwecken eingesetzt werden.

Die Anhänge III und IV des Übereinkommens über psychotrope Stoffe enthalten eine ganze Reihe Stoffe, die in Deutschland nur der allgemeinen Verschreibungspflicht unterliegen. Um den entsprechenden Fertigarzneimitteln den Zugang zum Markt zu erhalten, sind für sie Ausnahmen festgelegt worden. In Tab. 14.7-1 ist beispielhaft ein Auszug aus Anlage III des BtM-Gesetzes wiedergegeben. Die Ausnahmen sind immer so formuliert, dass mit ihnen alle Fertigarzneimittel, die sich auf dem Markt befinden, in der allgemeinen Verschreibungspflicht verbleiben können und nicht der BtM-Verschreibungspflicht unterliegen. Auf diese Weise werden bei Verordnung dieser Arzneimittel die sehr aufwändigen Formalien, die mit der Verordnung eines Betäubungsmittels verbunden sind, vermieden. Trotzdem bleiben die Stoffe aber Betäubungsmittel. Immer dann, wenn die Ausnahmen, die meist Dosierungsgrenzen je abgeteilter Einheit sind, überschritten, also beispielsweise in einer Rezeptur, oder in Kombination mit einem zweiten Betäubungsmittel verordnet werden sollen, bedarf es daher eines BtM-Rezeptes (s. S. 931).

Mit der zehnten Verordnung zur Änderung betäubungsmittelrechtlicher Vorschriften vom 20. Januar 1998 wird das Ziel verfolgt,

- ☐ das Verschreiben der Betäubungsmittel, insbesondere für die Schmerztherapie, weiter zu vereinfachen,
- ☐ das zulässige Verschreiben der Substitutionsmittel für Betäubungsmittelabhängige, unabhängig vom Substitutionsmittel, rechtlich einheitlich zu ordnen, um die substitutionsgestützte Behandlung Opiatabhängiger zu verbessern,
- ☐ die Produktion und den Vertrieb neuer Designerdrogen zu verbieten, hierzu sind die Anlagen I bis III des Betäubungsmittelgesetzes sowie die Betäubungsmittel-Außenhandelsverordnung den veränderten Erfahrungen angepasst worden,
- ☐ die Ausfuhr der Betäubungsmittel in Katastrophenfällen zu erleichtern.

Die Bundesregierung ist ermächtigt, nach Anhörung von Sachverständigen, die Anlagen durch Rechtsverordnung zu ändern oder zu ergänzen und somit den neuesten wissenschaftlichen Erkenntnissen kurzfristig anzupassen.

Stoff ist eine Pflanze, ein Pflanzenteil oder ein -bestandteil in bearbeitetem oder unbearbeitetem Zustand sowie eine chemische Verbindung und deren Ester, Ether, Isomere, Molekülverbindungen und Salze – roh oder gereinigt – sowie deren natürlich vorkommende Gemische und Lösungen.

Zubereitung ist ohne Rücksicht auf ihren Aggregatzustand ein Stoffgemisch oder die Lösung eines oder mehrerer Stoffe außer den natürlich vorkommenden Gemischen und Lösungen.

Ausgenommene Zubereitung ist eine in den Anlagen I bis III bezeichnete Zubereitung, die von den betäubungsmittelrechtlichen Vorschriften ganz oder teilweise ausgenommen ist.

Herstellen ist das Gewinnen, Anfertigen, Zubereiten, Be- oder Verarbeiten, Reinigen und Umwandeln.

Erlaubnis zum Verkehr mit Betäubungsmitteln

Wer Betäubungsmittel anbauen, herstellen, mit ihnen Handel treiben, sie, ohne mit ihnen Handel zu treiben, einführen, ausführen, abgeben, veräußern, sonst in den Verkehr bringen und erwerben oder ausgenommene Zubereitungen herstellen will, bedarf einer Erlaubnis durch das Bundesinstitut für Arzneimittel und Medizinprodukte – Bundesopiumstelle – Kurt-Georg-Kiesinger-Allee 3, 53175 Bonn.

Keiner Erlaubnis bedürfen folgende Personen und Institutionen:

- ☐ Öffentliche und Krankenhausapotheken
- ☐ Tierärztliche Hausapotheken im Rahmen ihres Betriebes
- ☐ Arzt-, Zahn-, Tierarzt für Betäubungsmittelverschreibungen im Rahmen ihrer Praxisausübung
- ☐ Arzt, Zahnarzt oder Tierarzt, die im Rahmen des grenzüberschreitenden Dienstleistungsverkehrs oder auf Grund ärztlicher, zahnärztlicher oder tierärztlicher Verschreibung Betäubungsmittel der Anlage III erworben haben und sie als Reisebedarf ausführen oder einführen
- ☐ Wer gewerbsmäßig Betäubungsmittel zwischen befugten Teilnehmern am Betäubungsmittelverkehr lediglich befördert
- ☐ Wer Betäubungsmittel an den Nachfolger im Betrieb einer Apotheke oder tierärztlichen Hausapotheke abgibt

Tab. 14.7-1: Auszug aus Teil III der Anlage zum Betäubungsmittelgesetz

Anlage III (zu § 1 Abs. 1 BtMG) Verkehrsfähige und verschreibungsfähige Betäubungsmittel	
Clotiazepam	5-(2-Chlorphenyl)-7-ethyl-1-methyl-1*H*-thieno[2,3-*e*][1,4]diazepin-2(3*H*)-on – ausgenommen in Zubereitungen, die ohne einen weiteren Stoff der Anlagen I bis III je abgeteilte Form bis zu 20 mg Clotiazepam enthalten –
Cloxazolam	10-Chlor-11b-(2-chlorphenyl)-2,3,7,11b-tetrahydrooxazolo[3,2-*d*][1,4]benzodiazepin-6(5*H*)-on
Cocain	(–)-Methyl-[3β-benzoyloxy-2β(1α*H*,5α*H*)-tropancarboxylat]
Codein	4,5α-Epoxy-3-methoxy-17-methyl-7-morphinen-6α-ol – ausgenommen in Zubereitungen, die ohne einen weiteren Stoff der Anlagen I bis III bis zu 2,5 vom Hundert oder je abgeteilte Form bis zu 100 mg Codein, berechnet als Base, enthalten. Für ausgenommene Zubereitungen, die für betäubungsmittel- oder alkoholabhängige Personen verschrieben werden, gelten jedoch die Vorschriften über das Verschreiben und die Abgabe von Betäubungsmitteln. –
Cyclobarbital	5-(1-Cyclohexenyl)-5-ethylbarbitursäure
Delorazepam	7-Chlor-5-(2-chlorphenyl)-1*H*-1,4-benzodiazepin-2(3*H*)-on
Dexamfetamin	(S)-1-Phenylpropan-2-ylazan
Diazepam	7-Chlor-1-methyl-5-phenyl-1*H*-1,4-benzodiazepin-2(3*H*)-on – ausgenommen in Zubereitungen, die ohne einen weiteren Stoff der Anlagen I bis III bis zu 1 vom Hundert als Sirup oder Tropflösung, jedoch nicht mehr als 250 mg je Packungseinheit, oder je abgeteilte Form bis zu 10 mg Diazepam enthalten –
Dihydrocodein	4,5α-Epoxy-3-methoxy-17-methyl-6α-morphinanol – ausgenommen in Zubereitungen, die ohne einen weiteren Stoff der Anlagen I bis III bis zu 2,5 vom Hundert oder je abgeteilte Form bis zu 100 mg Dihydrocodein, berechnet als Base, enthalten. Für ausgenommene Zubereitungen, die für betäubungsmittel- oder alkoholabhängige Personen verschrieben werden, gelten jedoch die Vorschriften über das Verschreiben und die Abgabe von Betäubungsmitteln. –
Dronabinol	(6a*R*,10a*R*)-6,6,9-Trimethyl-3-pentyl-6a,7,8,10a-tetrahydro-6*H*-benzo[*c*]chromen-1-ol
Estazolam	8-Chlor-6-phenyl-4*H*-[1,2,4]triazolo[4,3-*a*][1,4]benzodiazepin – ausgenommen in Zubereitungen, die ohne einen weiteren Stoff der Anlagen I bis III je abgeteilte Form bis zu 2 mg Estazolam enthalten –
Ethylloflazepat	Ethyl[7-chlor-5-(2-fluorphenyl)-2,3-dihydro-2-oxo-1*H*-1,4-benzodiazepin-3-carboxylat]
Etorphin	4,5α-Epoxy-7α-(1-hydroxy-1-methylbutyl)-6-methoxy-17-methyl-6,14-*endo*-ethenomorphinan-3-ol
Fencamfamin	*N*-Ethyl-3-phenyl-8,9,10-trinorbornan-2-ylamin – ausgenommen in Zubereitungen, die ohne einen weiteren Stoff der Anlagen I bis III je abgeteilte Form bis zu 8,6 mg Fencamfamin, berechnet als Base, enthalten –
Fenetyllin	7-[2-(α-Methylphenethylamino)ethyl]-theophyllin
Fenproporex	3-(α-Methylphenethylamino)propionitril – ausgenommen in Zubereitungen, die ohne einen weiteren Stoff der Anlagen I bis III je abgeteilte Form bis zu 11 mg Fenproporex, berechnet als Base, enthalten –
Fentanyl	*N*-(1-Phenethyl-4-piperidyl)propionanilid
Fludiazepam	7-Chlor-5-(2-fluorphenyl)-1-methyl-1*H*-1,4-benzodiazepin-2(3*H*)-on
Flunitrazepam	5-(2-Fluorphenyl)-1-methyl-7-nitro-1*H*-1,4-benzodiazepin-2(3*H*)-on – ausgenommen in Zubereitungen, die ohne einen weiteren Stoff der Anlagen I bis III je abgeteilte Form bis zu 1 mg Flunitrazepam enthalten. Für ausgenommene Zubereitungen, die für betäubungsmittelabhängige Personen verschrieben werden, gelten jedoch die Vorschriften über das Verschreiben und die Abgabe von Betäubungsmitteln. –
Flurazepam	7-Chlor-1-(2-diethylaminoethyl)-5-(2-fluorphenyl)-1*H*-1,4-benzodiazepin-2(3*H*)-on – ausgenommen in Zubereitungen, die ohne einen weiteren Stoff der Anlagen I bis III je abgeteilte Form bis zu 30 mg Flurazepam enthalten –
Halazepam	7-Chlor-5-phenyl-1-(2,2,2-trifluorethyl)-1*H*-1,4-benzodiazepin-2(3*H*)-on – ausgenommen in Zubereitungen, die ohne einen weiteren Stoff der Anlagen I bis III je abgeteilte Form bis zu 120 mg Halazepam enthalten –
Haloxazolam	10-Brom-11b-(2-fluorphenyl)-2,3,7,11b-tetrahydro[1,3]oxazolo[3,2-*d*]benzodiazepin-6(5*H*)-on
Hydrocodon	4,5α-Epoxy-3-methoxy-17-methyl-6-morphinanon

Will eine Apotheke jedoch Betäubungsmittel verarbeiten, die nicht nur für den eigenen Apothekenbetrieb bestimmt sind, sondern an andere Apotheken abgegeben werden, z. B. Schmerztabletten mit Codein, so bedarf sie hierzu einer Erlaubnis. Apotheken, Krankenhausapotheken und tierärztliche Hausapotheken, die am Betäubungsmittelverkehr teilnehmen wollen, müssen dies der Bundesopiumstelle im Bundesinstitut für Arzneimittel und Medizinprodukte jedoch anzeigen. Näheres hierzu regelt die Betäubungsmittel-Binnenhandelsverordnung.

Voraussetzungen zur Erteilung einer Betäubungsmittelerlaubnis

Leitsatz. Die Erlaubnis ist „personengebunden" und „betriebsgebunden".

Es muss für jede Betriebsstätte eine Person als „Verantwortlicher" bestellt werden, der für die Einhaltung der betäubungsmittelrechtlichen Vorschriften verantwortlich ist.

Der „Verantwortliche" hat die erforderliche Sachkenntnis nachzuweisen und muss zuverlässig sein. Die erforderliche Sachkenntnis wird erbracht für

- ☐ die Herstellung der Betäubungsmittel, die Arzneimittel sind, durch den Nachweis der Sachkenntnis als Herstellungs- oder Kontrollleiter nach den Vorschriften des Arzneimittelgesetzes,
- ☐ die Herstellung der Betäubungsmittel, die keine Arzneimittel sind, z. B. von Roh-, Grund-, Ausgangsstoffen, durch den Nachweis eines erfolgreich abgeschlossenen Hochschulstudiums der Pharmazie, der Human- oder Veterinärmedizin, der Chemie oder der Biologie und einer mindestens einjährigen praktischen Tätigkeit in der Herstellung oder Prüfung von Betäubungsmitteln,
- ☐ den Handel mit Betäubungsmitteln durch eine erfolgreich abgeschlossene Berufsausbildung als Kaufmann im Groß- und Außenhandel in den Fachbereichen Chemie oder Pharma und eine mindestens einjährige praktische Tätigkeit im Betäubungsmittelverkehr.

Das Bundesinstitut für Arzneimittel und Medizinprodukte kann im Einzelfall hiervon Ausnahmen zulassen, wenn die Sicherheit und Kontrolle des Betäubungsmittelverkehrs gewährleistet sind. Darüber hinaus müssen

- ☐ die Betriebsstätte über geeignete Räume, Einrichtungen und Sicherungen gegen die Entnahme der Betäubungsmittel durch unbefugte Personen verfügen,
- ☐ die Art und der Zweck des Betäubungsmittelverkehrs angegeben sein sowie die Art und die voraussichtliche Jahresmenge der herzustellenden oder benötigten Betäubungsmittel,
- ☐ bei Herstellung eine kurzgefasste Beschreibung des Herstellungsganges sowie Angaben über die dabei anfallenden Ausgangs-, Zwischen- und Endprodukte, auch wenn sie keine BtM sind, vorgelegt werden.

Verpflichtungen des Betäubungsmittel-Erlaubnisinhabers

Der Erlaubnisinhaber unterliegt einer Reihe von Verpflichtungen, insbesondere:

- ☐ Betäubungsmittel dürfen nur an Apotheken oder tierärztliche Hausapotheken oder an einen anderen Inhaber einer Betäubungsmittelerlaubnis abgegeben werden.
- ☐ Betäubungsmittel müssen gesondert aufbewahrt und gegen Entnahme durch unbefugte Dritte gesichert werden.
- ☐ Über die Verwendung der Betäubungsmittel müssen genaue Aufzeichnungen gemacht werden; sie sind drei Jahre aufzubewahren.
- ☐ Betäubungsmittel sind unter Verwendung der in den Anlagen aufgeführten Kurzbezeichnungen zu kennzeichnen. Dies gilt nicht für Vorratsbehältnisse in Apotheken und tierärztlichen Hausapotheken. Für die in Anlage I bezeichneten Betäubungsmittel darf nicht geworben werden, für die in Anlage II und III nur in Fachkreisen.
- ☐ Nicht mehr verkehrsfähige oder nicht mehr benötigte Betäubungsmittel dürfen nur in Gegenwart von zwei Zeugen in einer Weise vernichtet werden, die eine auch nur teilweise Wiedergewinnung der Betäubungsmittel ausschließt sowie den Schutz von Mensch und Umwelt vor schädlichen Wirkungen sicherstellt. Über die Vernichtung ist eine Niederschrift zu fertigen. Sie ist drei Jahre aufzubewahren.
- ☐ Dem Bundesinstitut für Arzneimittel und Medizinprodukte sind alle Veränderungen des Betäubungsmittelbestandes auf den hierfür herausgegebenen amtlichen Formblättern und vorgeschriebenen Seiten zu melden.

Überwachung des Betäubungsmittelverkehrs

Die amtliche Überwachung des Betäubungsmittelverkehrs obliegt grundsätzlich dem Bundesinstitut für Arzneimittel und Medizinprodukte. Die Überwachung des Betäubungsmittelverkehrs in Apotheken, bei Ärzten, Zahn- und Tierärzten, Krankenhäusern und Tierkliniken unterliegt den zuständigen Behörden der Länder. Die Überwachungsmaßnahmen, die Befugnisse der mit der Überwachung beauftragten Personen, die Regelungen der Berechtigung zur Probenahme sowie die Duldungs- und Mitwirkungspflicht der am Betäubungsmittelverkehr Beteiligten bei der Überwachung sind weitgehend deckungsgleich mit den diesbezüglichen Regelungen im Arzneimittelgesetz (s. S. 914).

Betäubungsmittel-Binnenhandelsverordnung

Rechtsgrundlage für die Betäubungsmittel-Binnenhandelsverordnung ist § 12 Abs. 4 des Betäubungsmittelgesetzes. Sie regelt den Erwerb und die Abgabe der Betäubungsmittel zwischen den am Betäubungsmittelverkehr berechtigten Teilnehmern, insbesondere die Form, den Inhalt, die Ausgabe und Aufbewahrung der hierfür zu verwendenden Formblätter (Abgabebelegsverfahren). Die nach dem Betäubungsmittelgesetz berechtigten Teilnehmer am Betäubungsmittelverkehr haben für jede einzelne Abgabe eines Betäubungsmittels ein amtliches Formblatt (Abgabebeleg, Abb. 14.7-1 a bis d) auszufertigen.

Erwerb durch die Apotheke und Abgabe durch den Arzneimittelgroßhandel

Erwerb. Die Apotheken bestellen die benötigten Betäubungsmittel wie andere Arzneimittel formlos beim Arzneimittelgroßhandel fernmündlich oder über DaFü (Datenfernübertragung).

Abgabe. Der Arzneimittelgroßhandel liefert die bestellten Betäubungsmittel an die Apotheke aus unter Verwendung eines vierteiligen Formblattsatzes, der aus

- ☐ einer Abgabemeldung (Abb. 14.7-1 a),
- ☐ einer Empfangsbestätigung (Abb. 14.7-1 b),
- ☐ einem Lieferschein (Abb. 14.7-1 c) und
- ☐ einem Lieferscheindoppel (Abb. 14.7-1 d) besteht.

Inhalt und Form des amtlichen Formblattsatzes sind in einer Bekanntmachung zur Betäubungsmittel-Binnenhandelsverordnung bestimmt. Die Formblattsätze sind zu beziehen bei der Bundesanzeiger Verlagsgesellschaft mbH, Postfach 100534, 50445 Köln oder bei den Pharmazeutischen Fachverlagen. Der **Arzneimittelgroßhändler** hat auf allen Teilen des Formblattsatzes folgende Angaben zu machen:

- ☐ Eigene BtM-Nummer und Anschrift.
- ☐ BtM-Nummer und Anschrift des Erwerbers.
- ☐ Für jedes abgegebene Betäubungsmittel
  - die Pharmazentralnummer. Hierbei handelt es sich um ein siebenstelliges numerisches Kennzeichen. Es wird für jede Packungseinheit eines Fertigarzneimittels und eines Betäubungsmittels vom Arzneibüro der Bundesvereinigung Deutscher Apothekerverbände – ABDATA – herausgegeben und in der Lauer-Taxe veröffentlicht,
  - Anzahl der Packungseinheiten,
  - Packungseinheit, bei Stoffen und nicht abgeteilten Zubereitungen die Gewichtsmenge – Masse –, bei abgeteilten Zubereitungen die Stückzahl.
  - Bezeichnung des Betäubungsmittels.
- ☐ Zusätzlich
  - bei abgeteilten Zubereitungen die Darreichungsform und das Gewicht des enthaltenen reinen Stoffes in mg je abgeteilte Form,
  - bei nicht abgeteilten Zubereitungen die Darreichungsform und das Gewicht des enthaltenen reinen Stoffes je Packungseinheit,
  - bei rohen, ungereinigten und nicht abgeteilten Betäubungsmitteln den Gewichtsvomhundertsatz des enthaltenen reinen Stoffes.
- ☐ Abgabedatum.

Der **Lieferschein** und die **Empfangsbestätigung** werden der Apotheke zusammen mit den Betäubungsmitteln übersandt. Die vollzogene Abgabe ist vom Arzneimittelgroßhändler dem Bundesinstitut für Arzneimittel und Medizinprodukte durch Übersendung des Teiles **Abgabemeldung** des Formblattsatzes unverzüglich mitzuteilen.

Das **Lieferscheindoppel** dient dem Arzneimittelgroßhandel als Nachweis der vollzogenen Abgabe und kann nach Vorliegen der Empfangsbestätigung vernichtet werden. Die Empfangsbestätigungen sind drei Jahre aufzubewahren und auf Verlangen der zuständigen Behörde vorzulegen.

Die Apotheke hat nach Überprüfung der Betäubungsmittellieferung die Empfangsbestätigung unverzüglich an den Arzneimittelgroßhändler zurückzusenden, der Lieferschein ist drei Jahre aufzubewahren.

Wenn ein Betäubungsmittel vom Hersteller über den pharmazeutischen Großhandel aus dem Markt zurückgerufen wird, werden

1. die Bestände des pharmazeutischen Großhandels an den Hersteller zurückgesandt unter Wahrung aller Dokumentationspflichten,
2. werden die Bestände in Apotheken vernichtet (s. S. 923),
3. wird auf dem geänderten APG-Formular der Wert der vernichteten Ware dokumentiert und durch eine dem APG-Formular beigefügte Kopie der Vernichtungserklärung sowohl Wert wie auch Vernichtung nachgewiesen,
4. erhält die Apotheke auf der Grundlage dieses speziellen APG-Formulars in Verbindung mit der Kopie der Vernichtungserklärung die Gutschrift im Auftrag des Herstellers,
5. erhält der pharmazeutische Großhandel aufgrund einer Sammelrechnung die verauslagten Gutschriften, Handlinggebühr und eigene Bestände, vom Hersteller erstattet.

Vorgenannte Vereinbarung haben der Bundesverband des pharmazeutischen Großhandels und der Deutsche Apothekerverband gemeinsam mit der ABDA-Bundesvereinigung Deutscher Apotheken bereits getroffen.

a

**Betäubungsmittel-
Abgabebeleg**

Abgabemeldung

Nr. 3236926

BGA-Nr. des Abgebenden

Name oder Firma und Anschrift des Abgebenden

Abgabedatum

Tag | Monat | Jahr

Unterschrift des für die Abgabe Verantwortlichen

Die Abgabemeldung ist dem Bundesgesundheitsamt vom Abgebenden spätestens am nächsten auf die Abgabe folgenden Werktag zu übersenden.

Pharmazentralnummer	Anzahl		Packungseinheit	Maßeinheit kg/g/mg/St.	Bezeichnung des Betäubungsmittels
		×			
		×			
		×			
		×			
		×			

BGA-Nr. des Erwerbers

Name oder Firma und Anschrift des Erwerbers

Nur für Vermerke des Bundesgesundheitsamtes

Bundesdruckerei – Nachdruck verboten

b

**Betäubungsmittel-
Abgabebeleg**

Empfangsbestätigung

Nr. 3236926

BGA-Nr. des Abgebenden

Name oder Firma und Anschrift des Abgebenden

Abgabedatum

Tag | Monat | Jahr

Die Empfangsbestätigung ist dem Erwerber vom Abgebenden zusammen mit den Betäubungsmitteln und dem Teil Lieferschein zu übersenden.
Der Erwerber hat auf ihr den Empfang nach Prüfung mit Datum und Unterschrift zu bestätigen und sie an den Abgebenden spätestens am nächsten auf den Erwerb folgenden Werktag zurückzusenden.
Der Abgebende hat die Empfangsbestätigung drei Jahre aufzubewahren.

Pharmazentralnummer	Anzahl		Packungseinheit	Maßeinheit kg/g/mg/St.	Bezeichnung des Betäubungsmittels
		×			
		×			
		×			
		×			
		×			

BGA-Nr. des Erwerbers

Name oder Firma und Anschrift des Erwerbers

Nur für Berichtigungsvermerke des Erwerbers

Empfangsdatum

Tag | Monat | Jahr

Unterschrift des für den Erwerb Verantwortlichen

Abb. 14.7-1: Abgabebeleg für den Bezug der Betäubungsmittel: a Abgabemeldung, b Empfangsbestätigung

c

Betäubungsmittel-Abgabebeleg

Lieferschein

Nr. 3236926

BGA-Nr. des Abgebenden

Name oder Firma und Anschrift des Abgebenden

Abgabedatum

Tag | Monat | Jahr

Der Lieferschein ist dem Erwerber vom Abgebenden zusammen mit den Betäubungsmitteln und dem Teil Empfangsbestätigung zu übersenden.
Der Erwerber hat auf ihm den Empfang nach Prüfung mit Datum und Unterschrift zu vermerken und ihn drei Jahre aufzubewahren.

Pharmazentralnummer	Anzahl		Packungs-einheit	Maß-einheit kg/g/mg/St.	Bezeichnung des Betäubungsmittels
		×			
		×			
		×			
		×			
		×			

BGA-Nr. des Erwerbers

Name oder Firma und Anschrift des Erwerbers

Nur für Berichtigungsvermerke des Erwerbers

Empfangsdatum

Tag | Monat | Jahr

Unterschrift des für den Erwerb Verantwortlichen

d

Betäubungsmittel-Abgabebeleg

Lieferscheindoppel

Nr. 3236926

BGA-Nr. des Abgebenden

Name oder Firma und Anschrift des Abgebenden

Abgabedatum

Tag | Monat | Jahr

Das Lieferscheindoppel ist vom Abgebenden bis zum Eingang des Teils Empfangsbestätigung aufzubewahren.

Pharmazentralnummer	Anzahl		Packungs-einheit	Maß-einheit kg/g/mg/St.	Bezeichnung des Betäubungsmittels
		×			
		×			
		×			
		×			
		×			

BGA-Nr. des Erwerbers

Name oder Firma und Anschrift des Erwerbers

Nur für Berichtigungsvermerke des Abgebenden

Abb. 14.7-1: Abgabebeleg für den Bezug der Betäubungsmittel: c Lieferschein, d Lieferscheindoppel

Kennzeichnung und Datenerfassung

Als BtM-Nummer des Abgebenden und als BtM-Nummer des Erwerbers sind die den jeweiligen Teilnehmern am Betäubungsmittelverkehr vom Bundesinstitut für Arzneimittel und Medizinprodukte zugewiesenen siebenstelligen Nummern zu verwenden. Als Pharmazentralnummer sind die vom Arzneibüro der Arbeitsgemeinschaft der Berufsvertretungen Deutscher Apotheker (ABDATA) vergebenen Pharmazentralnummern zu verwenden.

14.7.2 Betäubungsmittel-Verschreibungsverordnung

Rechtsgrundlage der Betäubungsmittel-Verschreibungsverordnung (BtMVV) vom 20. Januar 1998, zuletzt geändert am 19. Juni 2001, ist § 13 Abs. 3 des Betäubungsmittelgesetzes. Durch die BtMVV werden insbesondere folgende Bereiche geregelt:

- ☐ Verschreibung der Betäubungsmittel im Rahmen ärztlicher, zahn- oder tierärztlicher Behandlung
- ☐ Verschreibung der Betäubungsmittel für Betäubungsmittelabhängige (Substitution)
- ☐ Verwendung der Betäubungsmittelrezepte
- ☐ Angaben auf den Betäubungsmittelrezepten
- ☐ Verwendung der Betäubungsmittelanforderungsscheine
- ☐ Abgabe der Betäubungsmittel
- ☐ Verschreibung und Abgabe der Betäubungsmittel für die Ausrüstung der Kauffahrtei- und anderer Schiffe
- ☐ Verschreibung und Abgabe der Betäubungsmittel für Einrichtungen des Rettungsdienstes
- ☐ Nachweis über den Verbleib und den Bestand der Betäubungsmittel
- ☐ Strafbewehrung bei Verstößen gegen die BtMVV

Allgemeine Verschreibungsgrundsätze

Für die Verschreibung der Betäubungsmittel gelten folgende Grundsätze:

- ☐ Betäubungsmittel dürfen nur von Ärzten, Zahn- und Tierärzten verschrieben werden, wenn ihre Anwendung ärztlich oder tierärztlich begründet ist und der beabsichtigte Zweck nicht auf andere Weise erreicht werden kann.
- ☐ Betäubungsmittel dürfen nur als Zubereitungen der in der Anlage III des Betäubungsmittelgesetzes bezeichneten Betäubungsmittel verschrieben werden; dies gilt auch für Salze und Molekülverbindungen der Betäubungsmittel, die nach den Erkenntnissen der medizinischen Wissenschaft ärztlich-, zahnärztlich oder tierärztlich angewendet werden. Sofern im Einzelfall nichts anderes bestimmt ist, gilt die für die Betäubungsmittel festgesetzte Höchstmenge auch für deren Salze und Molekülverbindungen.
- ☐ Betäubungsmittel für einen Patienten oder ein Tier und für den Praxisbedarf eines Arztes, Zahnarztes oder Tierarztes dürfen nur nach Vorlage eines ausgefertigten Betäubungsmittelrezeptes (Verschreibung), für den Stationsbedarf nur nach Vorlage eines ausgefertigten Betäubungsmittelanforderungsscheines (Stationsverschreibung), abgegeben werden.
- ☐ Der Verbleib und der Bestand der Betäubungsmittel sind in den Apotheken, den tierärztlichen Hausapotheken, den Praxen der Ärzte, Zahnärzte oder Tierärzte, auf den Stationen der Krankenhäuser oder der Tierkliniken, in den Einrichtungen der Rettungsdienste sowie auf den Kauffahrtei- und anderen Schiffen, die die Bundesflagge führen, lückenlos nachzuweisen.

Verschreibung der Betäubungsmittel im Rahmen ärztlicher, zahn- oder tierärztlicher Behandlung

Die Verschreibung der Betäubungsmittel durch Ärzte, Zahn- oder Tierärzte wird in §§ 2 bis 4 BtMVV geregelt.

Verschreiben durch einen Arzt

(1) Für **einen** Patienten darf der Arzt innerhalb von 30 Tagen verschreiben:

a) bis zu **zwei** der folgenden Betäubungsmittel unter Einhaltung der nachstehend festgesetzten Höchstmengen:

Amfetamin	600 mg
Buprenorphin	150 mg
– als Substitutionsmittel	720 mg
Codein (als Substitutionsmittel)	40 000 mg
Dihydrocodein (als Substitutionsmittel)	40 000 mg
Dronabinol	500 mg
Fenetyllin	2 500 mg
Fentanyl	1 000 mg
Hydrocodon	1 200 mg
Hydromorphon	5 000 mg
Levacetylmethadol	2 000 mg
Levomethadon	1 500 mg
Methadon	3 000 mg
Methylphenidat	2 000 mg
Modafinil	12 000 mg
Morphin	20 000 mg
Opium, eingestelltes	4 000 mg
Opiumextrakt	2 000 mg
Opiumtinktur	40 000 mg
Oxycodon	15 000 mg
Pentazocin	15 000 mg
Pethidin	10 000 mg
Phenmetrazin	600 mg
Piritramid	6 000 mg
Tilidin	18 000 mg

oder

b) eines weiteren der in Anlage III des Betäubungsmittelgesetzes bezeichneten Betäubungsmittel außer Alfentanil, Cocain, Etorphin, Pentobarbital, Remifentanil und Sufentanil (Musterverschreibungen s. S. 939 f.).

(2) In begründeten Einzelfällen und unter Wahrung der erforderlichen Sicherheit des Betäubungsmittelverkehrs darf der Arzt für einen Patienten, der in seiner Dauerbehandlung steht, von den Vorschriften des Absatzes 1 hinsichtlich

- ☐ der Zahl der verschriebenen Betäubungsmittel und
- ☐ der festgesetzten Höchstmengen

abweichen. **Eine solche Verschreibung ist mit dem Buchstaben „A" zu kennzeichnen.**

(3) Für seinen **Praxisbedarf** darf der Arzt die in Absatz 1 aufgeführten Betäubungsmittel sowie Alfentanil, Cocain bei Eingriffen am Kopf als Lösung bis zu einem Gehalt von 20 vom Hundert oder als Salbe bis zu einem Gehalt von 2 vom Hundert, Remifentanil und Sufentanil bis zur Menge seines durchschnittlichen Zweiwochenbedarfs, mindestens jedoch die kleinste Packungseinheit, verschreiben. Die Vorratshaltung soll für jedes Betäubungsmittel den Monatsbedarf des Arztes nicht überschreiten.

(4) Für den **Stationsbedarf** darf nur der Arzt verschreiben, der ein Krankenhaus oder eine Teileinheit eines Krankenhauses leitet oder in Abwesenheit des Leiters beaufsichtigt. Er darf die in Absatz 3 bezeichneten Betäubungsmittel unter Beachtung der dort festgelegten Beschränkungen über Bestimmungszweck, Gehalt und Darreichungsform verschreiben. Die Verschreibungsmenge und die Zahl der Betäubungsmittel sind nicht begrenzt. Dies gilt auch für einen Belegarzt, wenn die ihm zugeteilten Betten räumlich und organisatorisch von anderen Teileinheiten abgegrenzt sind.

Dies bedeutet, dass ein Belegarzt, dessen Patienten auf mehrere Stationen verteilt sind, Betäubungsmittel nicht im Rahmen des Stationsbedarfs, sondern nur als Bedarf für seine Praxis verordnen kann.

Verschreiben durch einen Zahnarzt

(1) Für **einen** Patienten darf der Zahnarzt innerhalb von 30 Tagen verschreiben:

a) **eines** der folgenden Betäubungsmittel unter Einhaltung der nachstehend festgesetzten Höchstmengen:

Buprenorphin	40 mg
Hydrocodon	300 mg
Hydromorphon	1200 mg
Levomethadon	200 mg
Morphin	5000 mg
Oxycodon	4000 mg
Pentazocin	4000 mg
Pethidin	2500 mg
Piritramid	1500 mg
Tilidin	4500 mg

oder

b) eines weiteren der in Anlage III des Betäubungsmittelgesetzes bezeichneten Betäubungsmittel außer Alfentanil, Amfetamin, Cocain, Dronabinol, Etorphin, Fenetyllin, Fentanyl, Levacetylmethadol, Methadon, Methylphenidat, Modafinil, Nabilon, Normethadon, Opium, Papaver somniferum, Pentobarbital, Phenmetrazin, Remifentanil, Secobarbital und Sufentanil (Musterverschreibungen s. S. 939 f.).

Somit darf der Zahnarzt weder von der Zahl der Betäubungsmittel noch von den Verschreibungshöchstmengen abweichen.

(2) Für seinen **Praxisbedarf** darf der Zahnarzt die in Absatz 1 aufgeführten Betäubungsmittel sowie Alfentanil, Fentanyl, Remifentanil und Sufentanil bis zur Menge seines durchschnittlichen Zweiwochenbedarfs, mindestens jedoch die kleinste Packungseinheit, verschreiben. Die Vorratshaltung soll für jedes Betäubungsmittel den Monatsbedarf des Zahnarztes nicht übersteigen.

(3) Für den **Stationsbedarf** darf nur der Zahnarzt verschreiben, der ein Krankenhaus oder eine Teileinheit eines Krankenhauses leitet oder in Abwesenheit des Leiters beaufsichtigt. Er darf die in Absatz 2 bezeichneten Betäubungsmittel unter Beachtung der dort festgelegten Beschränkungen über Bestimmungszweck, Gehalt und Darreichungsform verschreiben. Die Verschreibungshöchstmenge und die Zahl der Betäubungsmittel sind nicht begrenzt. Dies gilt auch für einen Belegzahnarzt, wenn die ihm zugeteilten Betten räumlich und organisatorisch von anderen Teileinheiten abgegrenzt sind.

Verschreiben durch einen Tierarzt

(1) Für **ein** Tier darf der Tierarzt innerhalb von 30 Tagen verschreiben:

a) **eines** der folgenden Betäubungsmittel unter Einhaltung der nachstehend festgesetzten Höchstmengen:

Amfetamin	600 mg
Buprenorphin	150 mg
Hydrocodon	1200 mg
Hydromorphon	5000 mg
Levomethadon	750 mg
Morphin	20000 mg
Opium, eingestelltes	12000 mg
Opiumextrakt	6000 mg

Opiumtinktur	120 000 mg
Pentazocin	15 000 mg
Pethidin	10 000 mg
Piritramid	6 000 mg
Tilidin	18 000 mg

oder

b) eines weiteren der in Anlage III des Betäubungsmittelgesetzes bezeichneten Betäubungsmittel außer Alfentanil, Cocain, Dronabinol, Etorphin, Fenetyllin, Fentanyl, Levacetylmethadol, Methadon, Methaqualon, Methylphenidat, Modafinil, Nabilon, Oxycodon, Papaver somniferum, Pentobarbital, Phenmetrazin, Remifentanil, Secobarbital und Sufentanil (Musterverschreibungen s. S. 939 f.).

(2) In begründeten Einzelfällen und unter Wahrung der erforderlichen Sicherheit des Betäubungsmittelverkehrs darf der Tierarzt in einem besonders schweren Krankheitsfall von den Vorschriften des Absatzes 1 hinsichtlich

- der Zahl der verschriebenen Betäubungsmittel und
- der festgesetzten Höchstmengen

abweichen. **Eine solche Verschreibung ist mit dem Buchstaben „A" zu kennzeichnen.**

(3) Für seinen **Praxisbedarf** darf der Tierarzt die in Absatz 1 aufgeführten Betäubungsmittel sowie Alfentanil, Cocain zur Lokalanästhesie bei Eingriffen am Kopf als Lösung bis zu einem Gehalt von 20 vom Hundert oder als Salbe bis zu einem Gehalt von 2 vom Hundert, Etorphin nur zur Immobilisierung von Tieren, die im Zoo, im Zirkus oder in Wildgehegen gehalten werden, durch eigenhändige oder in Gegenwart des Verschreibenden erfolgende Verabreichung, Fentanyl, Pentobarbital, Remifentanil und Sufentanil bis zur Menge seines durchschnittlichen Zweiwochenbedarfs, mindestens jedoch die kleinste Packungseinheit, verschreiben. Die Vorratshaltung soll für jedes Betäubungsmittel den Monatsbedarf des Tierarztes nicht übersteigen.

(4) Für den **Stationsbedarf** darf nur der Tierarzt verschreiben, der eine Tierklinik oder eine Teileinheit einer Tierklinik leitet oder in Abwesenheit des Leiters beaufsichtigt. Er darf die in Absatz 3 bezeichneten Betäubungsmittel, ausgenommen Etorphin, unter Beachtung der dort festgelegten Beschränkungen über Bestimmungszweck, Gehalt und Darreichungsform verschreiben. Die Verschreibungshöchstmenge und die Zahl der BtM sind nicht begrenzt.

Verschreibung zur Substitution

Die hier getroffenen Regelungen beziehen sich ausschließlich auf die Verschreibung und die Abgabe eines Substitutionsmittels und nur, soweit dies zur Gewährleistung der Sicherheit und Kontrolle des Betäubungsmittelverkehrs erforderlich ist. Für alle weiteren ärztlichen Maßnahmen gelten das allgemeine Arztrecht, insbesondere die Regeln der ärztlichen Kunst (Musterverschreibungen s. S. 939 f.). Der Verordnungsgeber nennt drei Bestimmungszwecke für die Verschreibung eines Substitutionsmittels:

- Die Behandlung der Opiatabhängigkeit mit dem Ziel der schrittweisen Wiederherstellung der Betäubungsmittelabstinenz einschließlich Besserung und Stabilisierung des Gesundheitszustandes.
- Die Unterstützung der Behandlung einer neben der Opiatabhängigkeit schweren Erkrankung.
- Die Verringerung der Risiken einer Opiatabhängigkeit während einer Schwangerschaft und nach der Geburt.

Die medizinischen Mindestvoraussetzungen, unter denen ein Substitutionsmittel verschrieben werden kann, sollen die Einhaltung der Sicherheit und Kontrolle des Verkehrs mit Substitutionsmitteln gewährleisten. Die Verschreibung eines Substitutionsmittels ist zulässig, wenn und solange

- der Substitution keine medizinisch anerkannten Ausschlussgründe entgegenstehen,
- die Behandlung erforderliche psychiatrische, psychotherapeutische oder psychosoziale Behandlungs- und Betreuungsmaßnahmen mit einbezieht,
- der Arzt seinen Meldeverpflichtungen für das Substitutionsregister erfüllt hat,
- die Untersuchungen und Erhebungen des Arztes keine Erkenntnisse ergeben haben, dass der Patient
  - von einem anderen Arzt verschriebene Substitutionsmittel erhält,
  - die vorgenannten erforderlichen Behandlungs- und Betreuungsmaßnahmen dauerhaft nicht in Anspruch nimmt,
  - Stoffe gebraucht, deren Konsum nach Art und Menge den Zusatz der Substitution gefährdet oder
  - das dem Patienten verschriebene Substitutionsmittel nicht bestimmungsgemäß verwendet,
- der Patient im erforderlichen Umfang, in der Regel wöchentlich, den behandelnden Arzt konsultiert und
- der Arzt Mindestanforderungen an eine suchttherapeutische Qualifikation erfüllt, die von den Ärztekammern nach dem allgemein anerkannten Stand der medizinischen Wissenschaft festgelegt werden.

Die Verschreibung über ein Substitutionsmittel ist mit dem Buchstaben **„S"** zu kennzeichnen. Als Substitutionsmittel darf der Arzt für einen Patienten nur Zubereitungen von Buprenorphin, Levacetylmethadol, Levomethadon, Methadon oder ein anderes zur Substitution zugelassenes Arzneimittel oder in begründeten Ausnahmefällen Codein oder Dihydrocodein verschreiben. Im Falle einer **„Take-home-Verschreibung"** ist das Substitutionsmittel in einer zur parenteralen Anwendung nicht verwendbaren gebrauchsfertigen Form zu verschreiben, um dem möglichen Missbrauch durch eine parenterale Anwendung vorzubeugen. Diese kann durch Zusatz von Hydroxyethylcellulose 400 oder 70% Sorbitlösung hergestellt werden.

Der Arzt, der ein Substitutionsmittel für einen Patienten verschreibt, darf die Verschreibung außer im Rahmen einer „Take-home-Verschreibung" dem Patienten nicht aushändigen. Das Rezept darf nur von ihm selbst, seinem ärztlichen Vertreter oder durch das vom Verschreibenden ausdrücklich ermächtigte Personal in der Apotheke eingelöst werden. Bei einer „Take-home-Verschreibung" handelt es sich um das Überlassen eines Substitutionsmittels für einen begrenzten Zeitraum (Mitnahme nach Hause bis zu sieben Tagen) zum unmittelbaren Verbrauch durch den Betäubungsmittelabhängigen. Damit soll die substitutionsgestützte Behandlung und die soziale Integration des Patienten stärker gefördert werden, indem er mit dem Substitutionsmittel nach Vorschrift des Arztes eigenverantwortlich umzugehen lernt mit dem Ziel, die wiedergewonnene Eigenverantwortung für seine weitere Rehabilitation zu nutzen. Der Verordnungsgeber hat dieses Verfahren jedoch an folgende Voraussetzungen geknüpft:

Der Arzt oder sein ärztlicher Vertreter in der Praxis kann dem Patienten eine Verschreibung über die für bis zu 7 Tage benötigte Menge des Substitutionsmittels aushändigen und ihm dessen eigenverantwortliche Einnahme erlauben, wenn und solange

- der Verlauf der Behandlung dies zulässt und dadurch die Sicherheit und Kontrolle des Betäubungsmittelverkehrs nicht beeinträchtigt werden,
- sich aus der Mitgabe des Substitutionsmittels resultierende Risiken oder Selbst- und Fremdgefährdungen so weit wie möglich ausschließen,
- die Untersuchungen und Erhebungen des Arztes keine Erkenntnisse ergeben, dass der Patient
  - Stoffe konsumiert, die ihm zusammen mit der Einnahme des Substitutionsmittels gefährden,
  - unter Berücksichtigung der Toleranzentwicklung noch nicht auf eine stabile Dosis eingestellt worden ist oder
  - Stoffe durch den Patienten missbräuchlich konsumiert werden.

Das Rezept ist dem Patienten durch den Arzt oder seinen ärztlichen Vertreter im Rahmen einer persönlichen ärztlichen Konsultation auszuhändigen.

In der Regel werden Betäubungsmittelabhängige in der Weise versorgt, dass ihnen das Substitutionsmittel zur unmittelbaren Einnahme unter Aufsicht des behandelnden Arztes, seines ärztlichen Vertreters oder des von ihm eingewiesenen und beaufsichtigten Personals überlassen wird. Codein oder Dihydrocodein können dem Patienten ausnahmsweise nach der Überlassung jeweils einer Dosis zum unmittelbaren Verbrauch in der Praxis die für einen Tag zusätzlich benötigte Menge des Substitutionsmittels in abgeteilten Einzeldosen und zur eigenverantwortlichen Einnahme ausgehändigt werden. Codein oder Dihydrocodein müssen für einen BtM-Abhängigen auch auf BtM-Rezept verordnet werden, wenn sie als Antitussivum angewandt werden sollen. Das Gleiche gilt für Zubereitungen des Flunitrazepams, allerdings ohne Verschreibungshöchstmengen.

Das Substitutionsmittel darf dem Patienten nur in der Praxis eines behandelnden Arztes, in einem Krankenhaus, in einer Apotheke oder in einer hierfür von der zuständigen Landesbehörde anerkannten anderen geeigneten Einrichtung, z.B. Einrichtungen der Suchtkrankenhilfe oder, im Falle einer ärztlich bescheinigten Pflegebedürftigkeit, bei einem Hausbesuch verabreicht werden. Der Arzt darf die benötigten Substitutionsmittel in einer der genannten Einrichtungen unter seiner Verantwortung lagern, sofern der Verfügungsberechtigte über die jeweiligen Räume seine Einwilligung hierzu gegeben hat.

Betäubungsmittelabhängigen, die die Praxis des bisher behandelnden Arztes zeitweise oder auf Dauer wechseln, hat der behandelnde Arzt auf einem Betäubungsmittelrezept eine **Substitutionsbescheinigung** nach Vorschrift (§ 5 Abs. 9 BtMVV; wird hier nicht dargestellt) auszustellen, damit die Substitutionsbehandlung bei einem anderen Arzt fortgesetzt werden kann.

Alle zu einer Substitutionsbehandlung erforderlichen Maßnahmen hat der behandelnde Arzt zu dokumentieren und auf Verlangen der zuständigen Behörde vorzulegen.

Substitutionsregister

Seit dem 1. Juli 2002 hat jeder Arzt, der ein Substitutionsmittel für einen Patienten verschreibt, dem Bundesinstitut für Arzneimittel und Medizinprodukte unverzüglich die entsprechenden gesetzlich vorgeschriebenen Angaben zu melden (§ 5a BtMVV).

Das Formular für die Meldungen erhält der Arzt beim Bundesinstitut für Arzneimittel und Medizinprodukte (Abb. 14.7-2).

Für die Apotheke ändert sich an der Belieferung von Substitutionsrezepten nichts.

Verschreiben für Einrichtungen des Rettungsdienstes

Für die Verschreibung des Bedarfs an Betäubungsmitteln für Einrichtungen und Teileinheiten der Einrichtungen des Rettungsdienstes werden die Vorschriften über das Verschreiben für den Stationsbedarf eines Arztes entsprechend angewandt.

Der Träger oder der Durchführende des Rettungsdienstes hat

- ☐ einen Arzt damit zu beauftragen, die benötigten Betäubungsmittel nach den Regelungen für den Stationsbedarf zu verschreiben; die Aufzeichnung des Verbleibs und Bestandes der Betäubungsmittel in den Einrichtungen und Teileinheiten der Einrichtungen des Rettungsdienstes ist durch den jeweils behandelnden Arzt durchzuführen,
- ☐ mit einer Apotheke die Belieferung der Stationsverschreibungen sowie eine mindestens halbjährige Überprüfung der Betäubungsmittelvorräte in den Einrichtungen bzw. Teileinheiten der Einrichtungen des Rettungsdienstes, insbesondere auf deren einwandfreie Beschaffenheit sowie ordnungsgemäße und sichere Aufbewahrung, schriftlich zu vereinbaren. Der unterzeichnende Apotheker zeigt dies der zuständigen Landesbehörde an. Mit der Überprüfung der Betäubungsmittelvorräte ist ein Apotheker der jeweiligen Apotheke zu beauftragen. Es ist ein Protokoll anzufertigen. Zur Beseitigung festgestellter Mängel hat der mit der Überprüfung beauftragte Apotheker dem Träger oder Durchführenden des Rettungsdienstes eine angemessene Frist zu setzen und im Falle der Nichteinhaltung die zuständige Landesbehörde zu unterrichten.

Verschreiben für Kauffahrteischiffe

Für die Ausrüstung der Kauffahrteischiffe oder anderer Schiffe darf nur ein von der zuständigen Behörde beauftragter Arzt Betäubungsmittel verschreiben. Einzelheiten hierzu sind in dem § 7 der Betäubungsmittel-Verschreibungsverordnung abschließend geregelt. Das Verfahren wird hier nicht weiter ausgeführt, da nur sehr begrenzter Bedarf vorliegt.

Das Betäubungsmittelrezept

Betäubungsmittel für Patienten, den Praxisbedarf und Tiere dürfen nur auf einem dreiteiligen amtlichen Formblatt (Betäubungsmittelrezept) verschrieben werden. Das Betäubungsmittelrezept darf für die Verschreibung anderer Arzneimittel nur verwendet werden, wenn sie neben einem Betäubungsmittel angewandt werden sollen. Teil I und II der Verschreibung sind zur Vorlage in einer Apotheke bestimmt, Teil III verbleibt bei dem Arzt, Zahnarzt oder Tierarzt, an den das Betäubungsmittelrezept ausgegeben wurde. Teil II dient der Abrechnung mit dem Kostenträger, bei Privatpatienten wird es quittiert dem Patienten ausgehändigt.

In Notfällen dürfen Betäubungsmittel auch auf einem normalen Rezeptformular verschrieben werden, jedoch nur in einer Menge, die zur Behebung des Notfalles erforderlich ist. Eine derartige Verschreibung ist mit dem Wort **„Notfall-Verschreibung"** zu versehen. Die Apotheke hat den verschreibenden Arzt, Zahnarzt oder Tierarzt unverzüglich nach Vorlage der Notfall-Verschreibung und möglichst vor der Abgabe des Betäubungsmittels über die Belieferung zu informieren. Dieser ist verpflichtet, unverzüglich die Verschreibung auf einem Betäubungsmittelrezept der Apotheke nachzureichen, die die Notfall-Verschreibung beliefert hat. Die Verschreibung ist mit dem Buchstaben **„N"** zu kennzeichnen (Musterverschreibungen s. S. 939 f.). Die Notfall-Verschreibung ist dauerhaft mit dem in der Apotheke verbleibenden Teil der nachgereichten Verschreibung zu verbinden und ebenfalls drei Jahre aufzubewahren.

Auf dem Betäubungsmittelrezept sind für die Verschreibung eines Betäubungsmittels (BtM) folgende Angaben zu machen:

- ☐ Name, Vorname und Anschrift des Patienten, für den das BtM bestimmt ist; bei Verschreibung durch einen Tierarzt die Art des Tieres sowie Name, Vorname und Anschrift des Tierhalters
- ☐ Ausstellungsdatum. Das BtM-Rezept ist nur sieben Tage gültig. Bei dieser Frist ist der Tag der Ausstellung nicht zu berücksichtigen (§ 187 BGB). Die Siebentagefrist gilt nicht für BtM, die nach § 73 Abs. 3 AMG eingeführt werden müssen, da in der Regel die Einfuhr nicht innerhalb sieben Tagen realisiert werden kann.
- ☐ Bezeichnung des BtM. Soweit dadurch eine der nachstehenden Angaben nicht eindeutig bestimmt sind, jeweils zusätzlich Bezeichnung und Gewichtsmenge des enthaltenen BtM je Packungseinheit, bei abgeteilten Zubereitungen je abgeteilter Form, und die Darreichungsform.
  Beispiele: MST retard-Tbl. 30 Nr. XX oder
  Dolantin Tropfen 1 OP oder
  Morphinhydrochlorid sol. 0,1 % 10 g
  Die Angabe der Stückzahl in arabischen Ziffern, ihre Wiederholung in Worten sind nicht mehr vorgeschrieben, der BtM-Gehalt je abgeteilte Einheit nur dann, wenn er aus der Packungsgröße oder Bezeichnung der BtM nicht eindeutig hervorgeht.
- ☐ Homöopathische BtM unterliegen der BtM-Pflicht, soweit sie Papaver somniferum bis einschließlich D_3 oder Opium bis einschließlich D_5 enthalten.

BfArM
Bundesinstitut für Arzneimittel
und Medizinprodukte

Bundesopiumstelle
- Substitutionsregister -
Hotline: 0228 / 207-4321
(Mo. bis Fr.: 9-11 Uhr)

An das
Bundesinstitut für Arzneimittel
und Medizinprodukte
- Bundesopiumstelle / Substitutionsregister -

Kurt-Georg-Kiesinger-Allee 3

53175 Bonn

Nur für Vermerke der BOPST

Meldung gemäß § 5a Abs. 2 BtMVV (Substitutionsregister)

1. Angaben zum Arzt

Name des substituierenden Arztes — Titel

Vorname des substituierenden Arztes — Geburtsdatum

ggf. Name der Klinik, Einrichtung usw.

Straße und Hausnummer (Praxis, Klinik usw.)

Postleitzahl und Ort

Telefonnummer — Fax-Nummer

BtM-Nummer des substituierenden Arztes

zusätzliche Angaben im Falle des Verschreibens nach § 5 Abs. 3 BtMVV:

Name des Konsiliarius — Titel

Vorname des Konsiliarius — Geburtsdatum

ggf. Name der Klinik, Einrichtung usw.

Straße und Hausnummer (Praxis, Klinik usw.)

Postleitzahl und Ort

Telefonnummer — Fax-Nummer

ggf. BtM-Nummer des Konsiliarius

2. Anmeldung

	Patientencode [1]	Datum der ersten Verschreibung			Art des Substitutionsmittels [2]
		Tag	Monat	Jahr	
1					
2					
3					
4					
5					
6					

Bitte auch Seite 2 ausfüllen!

Abb. 14.7-2: Anmeldeformular für das Substitutionsregister

	Patientencode [1]	Datum der ersten Verschreibung (Tag / Monat / Jahr)	Art des Substitutionsmittels [2]
7			
8			
9			
10			
11			
12			
13			
14			

3. Abmeldung

	Patientencode [1]	Datum der letzten Verschreibung (Tag / Monat / Jahr)
1		
2		
3		
4		
5		
6		

Sonstige Anmerkungen des Arztes:

/ /

Datum / Name des substituierenden Arztes (in Druckbuchstaben) / Unterschrift des substituierenden Arztes

1) gemäß § 5a Abs. 2 Satz 2 BtMVV:
1. und 2. Stelle: erster und zweiter Buchstabe des ersten Vornamens
3. und 4. Stelle: erster und zweiter Buchstabe des Familiennamens
Titel wie "Dr." und Namenszusätze wie "von", "de", "van de" etc. sind nicht einzusetzen (Bsp. Dr. von **Sc**hwanstein)
5. Stelle: Geschlecht ("F" für weiblich, "M" für männlich)
6. bis 8. Stelle: jeweils letzte Ziffer von Geburtstag, -monat und -jahr (Bsp. 1**6**.0**7**.196**8**)
Hinweis: Bitte für Patientencode Großbuchstaben verwenden (Ausnahme "ß") und Umlaute **Ä, Ö, Ü** ebenso eintragen.

2) Wirkstoffbezeichnungen gemäß § 5 Abs. 4 Satz 2 BtMVV,
z.B. Buprenorphin, Levomethadon, Methadon, Levacetylmethadol, Codein oder Dihydrocodein

Abb. 14.7-2: Anmeldeformular für das Substitutionsregister (Fortsetzung)

14 Pharmazeutisches Recht

- ☐ Menge des verschriebenen BtM in Gramm oder Milliliter, Stückzahl der abgeteilten Form oder Größe und Anzahl der Packungseinheiten
- ☐ Gebrauchsanweisung mit Einzel- und Tagesgabe oder im Fall, dass dem Patienten eine schriftliche Gebrauchsanweisung mitgegeben worden ist, der Vermerk „gemäß schriftlicher Anweisung", bei Substitution mit BtM die Reichdauer in Tagen, sofern das BtM dem Substituierten mitgegeben wird;

  Beispiel: 3-mal täglich 10 Tropfen

  unzulässig: bei Bedarf 10 Tropfen.

  Wenn aus der Gebrauchsanweisung hervorgeht, dass die verschriebene Stückzahl des BtM für einen längeren Zeitraum als 30 Tage ausreicht, so ist diese Art der Verschreibung zulässig.
- ☐ Bei Überschreitung der Zahl der verschriebenen BtM und der festgesetzten Verschreibungshöchstmengen der Buchstabe „A".
- ☐ Bei Verschreibung eines Substitutionsmittels für einen Abhängigen der Buchstabe „S".
- ☐ Bei Verschreibung eines BtM für ein Schiff der Buchstabe „K".
- ☐ Bei nachträglicher Verschreibung eines BtM aufgrund eines Notfallrezeptes der Buchstabe „N".
- ☐ Name des verschreibenden Arztes, Zahnarztes oder Tierarztes, seine Berufsbezeichnung und Anschrift sowie seine Telefonnummer.
  Der Doktortitel ist keine Berufsbezeichnung, zulässig sind nur „Arzt, Arzt für Allgemeinmedizin, Facharzt für Dermatologie" o.Ä.
- ☐ Soweit es sich um Praxisbedarf handelt, die Angabe „Praxisbedarf".
- ☐ Unterschrift des verschreibenden Arztes, Zahnarztes oder Tierarztes, im Vertretungsfall der Zusatz „i.V.".

Alle Angaben bis auf die Unterschrift können auch maschinell oder durch eine andere Person gemacht werden. Sie müssen auf allen Teilen der Verschreibung übereinstimmend sein. Im Falle einer Änderung der Verschreibung hat der verschreibende Arzt die Änderung auf allen Teilen der BtM-Rezeptur zu vermerken und durch seine Unterschrift zu bestätigen.

Der Betäubungsmittelanforderungsschein

Betäubungsmittel für den Stationsbedarf der Ärzte, Zahnärzte und Tierärzte dürfen nur auf einem Betäubungsmittelanforderungsschein (Abb. 14.7-3) verschrieben werden. Dies sind dreiteilige amtliche Formblätter. Teil I und II des ausgefertigten Betäubungsmittelanforderungsscheines sind zur Vorlage in der Apotheke bestimmt, Teil III verbleibt bei dem verschreibungsberechtigten Arzt, Zahnarzt oder Tierarzt.

Betäubungsmittelanforderungsscheine werden vom Bundesinstitut für Arzneimittel und Medizinprodukte auf Anforderung an den Arzt oder Zahnarzt, der ein Krankenhaus oder eine Krankenhausabteilung leitet, oder den Tierarzt, der eine Tierklinik leitet, ausgegeben. Die nummerierten Betäubungsmittelanforderungsscheine sind nur zur Verwendung in der vom anfordernden Arzt, Zahnarzt oder Tierarzt geleiteten Einrichtung bestimmt. Sie dürfen vom anfordernden Arzt, Zahnarzt oder Tierarzt an die Leiter der Teileinheiten weitergegeben werden. Über die Weitergabe ist ein Nachweis zu führen. Die Nachweisunterlagen sind drei Jahre, von der letzten Eintragung an gerechnet, aufzubewahren und auf Verlangen der nach dem Betäubungsmittelgesetz zuständigen Landesbehörde einzusenden oder Beauftragten dieser Behörden vorzulegen.

Auf dem Betäubungsmittelanforderungsschein sind anzugeben:

- ☐ Name oder die Bezeichnung und die Anschrift der Einrichtung, für die der Stationsbedarf bestimmt ist.
- ☐ Ausstellungsdatum. Die Gültigkeitsfrist der Verschreibung von sieben Tagen ist hier nicht vorgeschrieben.
- ☐ Bezeichnung der verschriebenen Arzneimittel.
- ☐ Menge der verschriebenen Arzneimittel. Die Anzahl der BtM und die Verschreibungshöchstmengen sind nicht begrenzt.
- ☐ Name des verschreibenden Arztes, Zahnarztes oder Tierarztes einschließlich Telefonnummer.
- ☐ Unterschrift des verschreibenden Arztes, Zahnarztes oder Tierarztes, im Vertretungsfall darüber hinaus der Vermerk „i.V.".

Die Angaben sind dauerhaft zu vermerken und müssen auf allen Teilen der Stationsverschreibung übereinstimmend enthalten sein. Alle Angaben bis auf die Unterschrift können auch durch eine andere Person als den Verschreibenden oder maschinell gemacht werden. Im Falle einer Änderung der Stationsverschreibung hat der verschreibende Arzt die Änderung auf allen Teilen des Betäubungsmittelanforderungsscheines zu vermerken und durch seine Unterschrift zu bestätigen.

Teil III der ausgefertigten und Teil I bis III der fehlerhaft ausgefertigten Betäubungsmittelanforderungsscheine sind in der vom anfordernden Arzt, Zahnarzt oder Tierarzt geleiteten Einrichtung drei Jahre aufzubewahren und auf Verlangen der nach dem Betäubungsmittelgesetz zuständigen Landesbehörde einzusenden oder Beauftragten dieser Behörde vorzulegen.

Betäubungsmittel-anforderungsschein **Teil I**

Anfordernde Stelle:

Betäubungsmittelhaltiges Arzneimittel	bestellte Menge	gelieferte Menge

– Leerzeilen bitte streichen! –

Datum | Name des Arztes, Zahnarztes, Tierarztes | Telefon-Nr.

Unterschrift des Arztes, Zahnarztes, Tierarztes

Abb. 14.7-3: Anforderungsschein für Betäubungsmittel durch Stationen eines Krankenhauses

Abgabe der Betäubungsmittel

Betäubungsmittel dürfen **nicht** abgegeben werden

☐ **auf eine Verschreibung,**
- die nach den Vorschriften der BtMVV über die Verschreibung der Betäubungsmittel für den Abgebenden erkennbar nicht ausgefertigt werden durfte (Fälschung!) oder
- bei der Ausfertigung eine Vorschrift der BtMVV hinsichtlich Form und Inhalt nicht beachtet wurde,
- die vor mehr als sieben Tagen ausgefertigt wurde oder
- die mit dem Buchstaben „K" oder „N" gekennzeichnet ist.

☐ **auf eine Take-home-Verschreibung,**
- wenn sie nicht in Einzeldosen und in kindergerechter Verpackung konfektioniert werden sollen.

- ☐ **auf eine Stationsverschreibung,**
  - die nach den Vorschriften der BtMVV über die Ausfertigung der Stationsverschreibungen für den Abgebenden erkennbar nicht ausgefertigt werden durfte (Fälschung!) oder
  - bei deren Ausfertigung eine Vorschrift der BtMVV hinsichtlich Form und Inhalt nicht beachtet wurde.
- ☐ **auf eine Verschreibung im Rahmen eines Notfalls,**
  - die nicht mit dem Wort „Notfall-Verschreibung" gekennzeichnet ist oder
  - die vor mehr als einem Tag ausgefertigt wurde.

Bei Verschreibungen und Stationsverschreibungen, die einen für den Abgebenden erkennbaren Irrtum enthalten, unleserlich sind oder den Vorschriften hinsichtlich der Angaben auf dem Betäubungsmittelrezept oder dem Betäubungsmittelanforderungsschein nicht vollständig entsprechen, ist der Abgebende berechtigt, nach Rücksprache mit dem verschreibenden Arzt, Zahnarzt oder Tierarzt Änderungen vorzunehmen. Angaben zur Person des Patienten, des Tierhalters oder der Art des Tieres, für die das Betäubungsmittel bestimmt ist oder der erforderlichen Angaben der Einrichtung, für die der Stationsbedarf bestimmt ist, können durch den Abgebenden geändert oder ergänzt werden, wenn der Überbringer der Verschreibung oder der Stationsverschreibung diese Angaben nachweist oder glaubhaft versichert oder die Angaben anderweitig ersichtlich sind. Auf Verschreibungen oder Stationsverschreibungen, bei denen eine Änderung nicht möglich ist, dürfen die verschriebenen Betäubungsmittel oder Teilmengen davon abgegeben werden, wenn der Überbringer glaubhaft versichert oder anderweitig ersichtlich ist, dass ein dringender Fall vorliegt, der die unverzügliche Anwendung des Betäubungsmittels erforderlich macht. In diesen Fällen hat der Apothekenleiter den Verschreibenden unverzüglich über die erfolgte Abgabe zu benachrichtigen; die erforderlichen Korrekturen auf der Verschreibung oder der Stationsverschreibung sind unverzüglich vorzunehmen. Änderungen und Ergänzungen, Rücksprachen sowie Abgaben von Teilmengen sind durch den Abgebenden auf den Teilen I und II, durch den Verschreibenden auf Teil III der Verschreibung oder der Stationsverschreibung zu vermerken.

Der Abgebende hat auf Teil I der Verschreibung oder der Stationsverschreibung folgende Angaben dauerhaft zu vermerken:

- ☐ Name und Anschrift der Apotheke
- ☐ Abgabedatum
- ☐ Namenszeichen des Abgebenden

Die Angabe der BtM-Nummer ist demnach weggefallen. Der Apothekenleiter hat Teil I der Verschreibungen oder Stationsverschreibungen nach Abgabedaten oder nach Vorgabe der zuständigen Landesbehörde geordnet drei Jahre aufzubewahren und auf Verlangen dem Bundesinstitut für Arzneimittel und Medizinprodukte oder der nach Betäubungsmittelgesetz zuständigen Landesbehörde einzusenden oder Beauftragten dieser Behörden vorzulegen. Teil II ist zur Verrechnung bestimmt.

Der Tierarzt darf aus seiner Hausapotheke Betäubungsmittel nur zur Anwendung bei einem von ihm behandelten Tier und nur unter Einhaltung der für das Verschreiben geltenden Vorschriften der BtMVV abgeben.

Nachweis über den Verbleib und den Bestand der Betäubungsmittel

Nachweisführung

Der Nachweis des Verbleibs und Bestandes der Betäubungsmittel ist in den Apotheken, den tierärztlichen Hausapotheken, den Praxen der Ärzte, Zahnärzte oder Tierärzte, auf den Stationen der Krankenhäuser oder der Tierkliniken, in den Einrichtungen der Rettungsdienste sowie auf den Schiffen, die die Bundesflagge führen, unverzüglich nach Bestandsänderung auf amtlichem Formblatt zu führen. Es können Karteikarten oder Betäubungsmittelbücher (Abb. 14.7-4) mit fortlaufend nummerierten Seiten verwendet werden. Die Aufzeichnung kann auch durch elektronische Datenverarbeitung erfolgen, sofern jederzeit der Ausdruck der gespeicherten Angaben in der Reihenfolge des amtlichen Formblattes gewährleistet ist. Im Falle der Überlassung eines Substitutionsmittels zum unmittelbaren Verbrauch sind Verbleib und Bestand patientenbezogen nachzuweisen.

Die Eintragungen über Zugänge, Abgänge und Bestände der Betäubungsmittel sowie die Übereinstimmung der Bestände mit den geführten Nachweisen sind

- ☐ von dem Apotheker für die von ihm geleitete Apotheke,
- ☐ von dem Tierarzt für die von ihm geleitete tierärztliche Hausapotheke und
- ☐ von dem verschreibungsberechtigten Arzt, Zahnarzt oder Tierarzt für den Praxis- oder Stationsbedarf,
- ☐ von dem beauftragten Arzt für die Einrichtungen des Rettungsdienstes,
- ☐ vom für die Durchführung der Krankenfürsorge Verantwortlichen für das jeweilige Schiff, das die Bundesflagge führt,
- ☐ vom behandelnden Arzt nach Verabreichung eines Substitutionsmittels

Bezeichnung[1]) des Betäubungsmittels		Nachweispflichtiger Teilnehmer (Name oder Firma und Anschrift der Apotheke bzw. tierärztlichen Hausapotheke, Name und Anschrift – des Arztes, Zahnarztes bzw. Tierarztes, – des Krankenhauses bzw. der Tierklinik und Bezeichnung der Teileinheit)					Lfd. Nr. der Karte (für das bezeichnete Betäubungsmittel)
Datum des Zugangs bzw. des Abgangs	Bei Zugang: Name oder Firma und Anschrift des Lieferers oder sonstige Herkunft Bei Abgang: Name oder Firma und Anschrift des Empfängers oder sonstiger Verbleib	Zugang	Abgang	Bestand	Name und Anschrift des Arztes, Zahnarztes bzw. Tierarztes[2])	Nummer des Betäubungsmittelrezeptes oder -anforderungsscheines[3])	Datum der Prüfung und Namenszeichen des i. S. der BtMVV verantwortlichen Artzes, Zahnarztes, Tierarztes bzw. Apothekers
		in g, mg, ml oder Stück					
		Übertrag ►					
		Übertrag ►					

[1]) Bei Fertigarzneimitteln Arzneimittelbezeichnung, Darreichungsform, Bezeichnung und Gewichtsmenge – bei homöopathischen Arzneimitteln statt dessen Verdünnungsgrad – des enthaltenen Beäubungsmittels je Packungseinheit bzw. je abgeteilte Form.

[2]) Nicht erforderlich, wenn mit der Angabe unter »Nachweispflichtiger Teilnehmer« identisch.
[3]) In Apotheken im Falle der Abgabe auf Verschreibung, in Krankenhäusern und Tierkliniken im Falle des Erwerbs auf Verschreibung.

Bundesdruckerei 02.95

Abb. 14.7-4: Muster einer Karteikarte zum Nachweis über den Verbleib und Bestand der Betäubungsmittel

am Ende eines jeden Kalendermonats zu prüfen und, sofern sich der Bestand geändert hat, durch Namenszeichen und Prüfdatum zu bestätigen. Für den Fall, dass die Nachweisführung durch elektronische Datenverarbeitung erfolgt, ist die Prüfung auf der Grundlage zum Monatsende angefertigter Ausdrucke durchzuführen.

Die Karteikarten, Betäubungsmittelbücher oder EDV-Ausdrucke sind drei Jahre, von der letzten Eintragung an gerechnet, aufzubewahren. Bei einem Wechsel in der Leitung einer (Krankenhaus)apotheke, einer Einrichtung eines Krankenhauses, einer Tierklinik oder eines Rettungsdienstes sind durch die oben angegebenen Personen, das Datum der Übergabe sowie der übergebene Bestand zu vermerken und durch Unterschrift zu bestätigen. Die Karteikarten, die Betäubungsmittelbücher und die EDV-Ausdrucke sind auf Verlangen der nach dem Betäubungsmittelgesetz zuständigen Landesbehörde einzusenden oder Beauftragten dieser Behörde vorzulegen. In der Zwischenzeit sind vorläufige Aufzeichnungen vorzunehmen, die nach Rückgabe der Karteikarten und Betäubungsmittelbücher nachzutragen sind.

Angaben zur Nachweisführung

Beim Nachweis von Verbleib und Bestand der Betäubungsmittel sind für jedes Betäubungsmittel dauerhaft anzugeben:

- ☐ Bezeichnung, bei Arzneimitteln entsprechend § 9 Abs. 1 Nr. 3 (siehe Angaben auf dem Betäubungsmittelrezept)
- ☐ Datum des Zugangs oder des Abgangs
- ☐ Zugegangene oder abgegangene Menge und der sich daraus ergebende Bestand; bei Stoffen und nicht abgeteilten Zubereitungen die Gewichtsmenge in Gramm oder Milligramm, bei abgeteilten Zubereitungen die Stückzahl; bei flüssigen Zubereitungen, die im Rahmen einer Behandlung angewendet werden, die Menge auch in Millilitern
- ☐ Name oder Firma und Anschrift des Lieferers oder des Empfängers oder die sonstige Herkunft oder der sonstige Verbleib
- ☐ In Apotheken im Falle der Abgabe auf Verschreibung, in Krankenhäusern und Tierkliniken im Falle des Erwerbs auf Verschreibung, der Name und die Anschrift des verschreibenden Arztes, Zahnarztes oder Tierarztes und die Nummer des Betäubungsmittelrezeptes oder Betäubungsmittelanforderungsscheines. Bestehen bei den Krankenhäusern, Tierkliniken oder in den Einrichtungen der Rettungsdienste Teileinheiten, sind die Aufzeichnungen in diesen zu führen

Bei der Nachweisführung ist bei flüssigen Zubereitungen die Gewichtsmenge des Betäubungsmittels, die in der aus technischen Gründen erforderlichen Überfüllung des Abgabebehältnisses enthalten ist, nur zu berücksichtigen, wenn dadurch der Abgang höher ist als der Zugang. Die Differenz ist als Zugang mit „Überfüllung" auszuweisen.

Es empfiehlt sich, für jedes Betäubungsmittel nach Packungsgröße und Dosierung der abgeteilten Einheiten eine eigene Karteikarte anzulegen und die Zu- und Abgänge nach Stückzahl der abgeteilten Einheiten und nicht nach Packungseinheiten einzutragen.

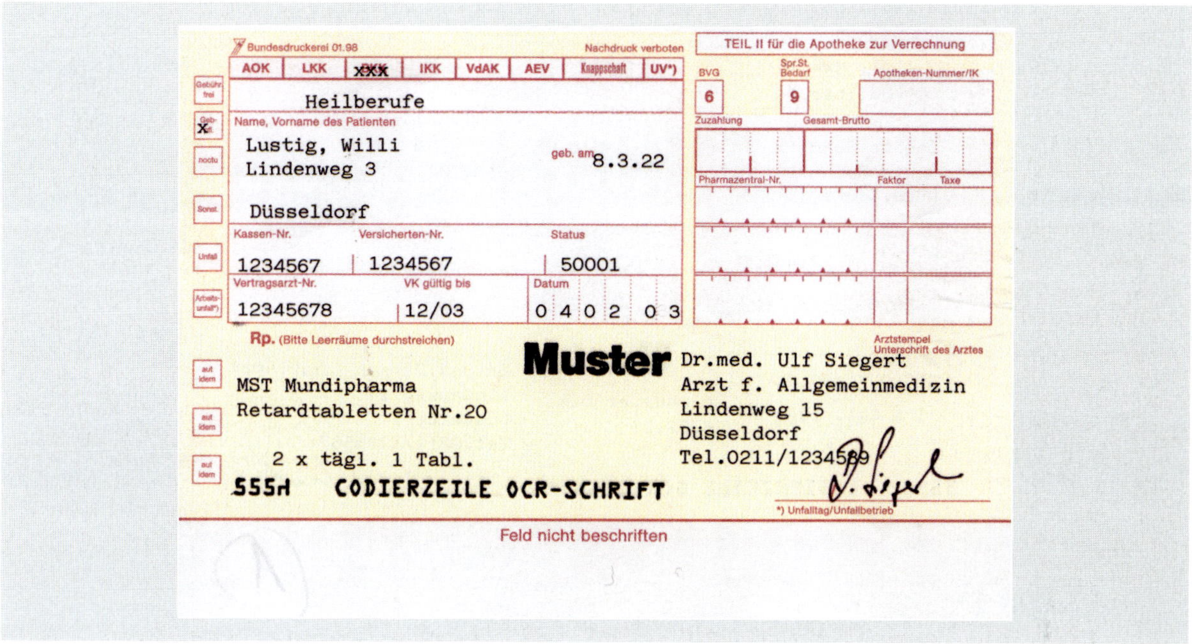
Bundesdruckerei 01.98 — Nachdruck verboten

AOK | LKK | XXX | IKK | VdAK | AEV | Knappschaft | UV*)

Gebühr frei — Geb.-pfl. X — noctu — Sonst. — Unfall — Arbeitsunfall*)

Heilberufe

Name, Vorname des Patienten

Lustig, Willi — geb. am 8.3.22

Lindenweg 3

Düsseldorf

Kassen-Nr.	Versicherten-Nr.	Status
1234567	1234567	50001

Vertragsarzt-Nr.	VK gültig bis	Datum
12345678	12/03	0 4 0 2 0 3

TEIL II für die Apotheke zur Verrechnung

BVG 6 — Spr.St. Bedarf 9 — Apotheken-Nummer/IK

Zuzahlung — Gesamt-Brutto

Pharmazentral-Nr. — Faktor — Taxe

Rp. (Bitte Leerräume durchstreichen)

Muster

aut idem — MST Mundipharma

aut idem — Retardtabletten Nr.20

aut idem — 2 x tägl. 1 Tabl.

Arztstempel Unterschrift des Arztes

Dr.med. Ulf Siegert

Arzt f. Allgemeinmedizin

Lindenweg 15

Düsseldorf

Tel.0211/1234589

555H CODIERZEILE OCR-SCHRIFT

*) Unfalltag/Unfallbetrieb

Feld nicht beschriften

Die Verschreibung darf nicht beliefert werden, weil die Gewichtsmenge des enthaltenen Betäubungsmittels je abgeteilte Form nicht angegeben ist.

Die Verschreibung muss lauten:
MST-Mundipharma 60 mg Retard Tabl. Nr. 20
2 × tgl. 1 Tbl.

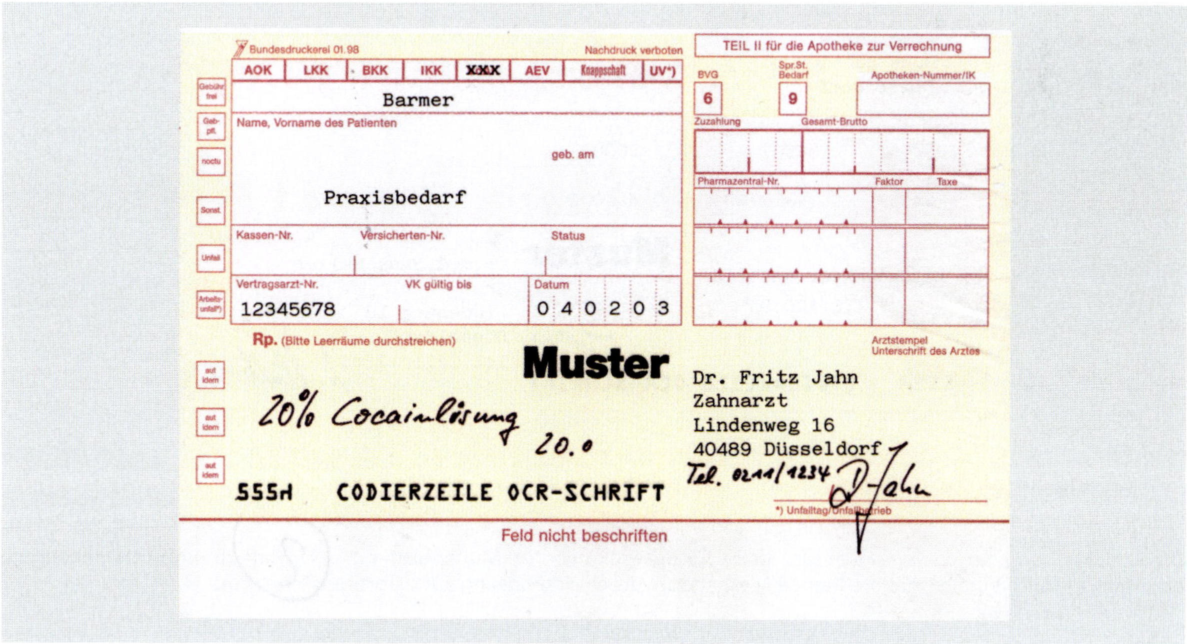
Bundesdruckerei 01.98 — Nachdruck verboten

AOK | LKK | BKK | IKK | XXX | AEV | Knappschaft | UV*)

Gebühr frei — Geb.-pfl. — noctu — Sonst. — Unfall — Arbeitsunfall*)

Barmer

Name, Vorname des Patienten — geb. am

Praxisbedarf

Kassen-Nr.	Versicherten-Nr.	Status

Vertragsarzt-Nr.	VK gültig bis	Datum
12345678		0 4 0 2 0 3

TEIL II für die Apotheke zur Verrechnung

BVG 6 — Spr.St. Bedarf 9 — Apotheken-Nummer/IK

Zuzahlung — Gesamt-Brutto

Pharmazentral-Nr. — Faktor — Taxe

Rp. (Bitte Leerräume durchstreichen)

Muster

20% Cocainlösung 20.0

Arztstempel Unterschrift des Arztes

Dr. Fritz Jahn

Zahnarzt

Lindenweg 16

40489 Düsseldorf

Tel. 0211/1234

555H CODIERZEILE OCR-SCHRIFT

*) Unfalltag/Unfallbetrieb

Feld nicht beschriften

Die Verschreibung darf nicht beliefert werden, weil der Zahnarzt kein Cocain verschreiben darf. Cocain darf nur zu Eingriffen an Auge, Kehlkopf, Nase, Ohr, Rachen oder Kiefer als Lösung bis 20 % oder Salbe bis zu 2 % von einem Arzt oder Tierarzt verschrieben werden.

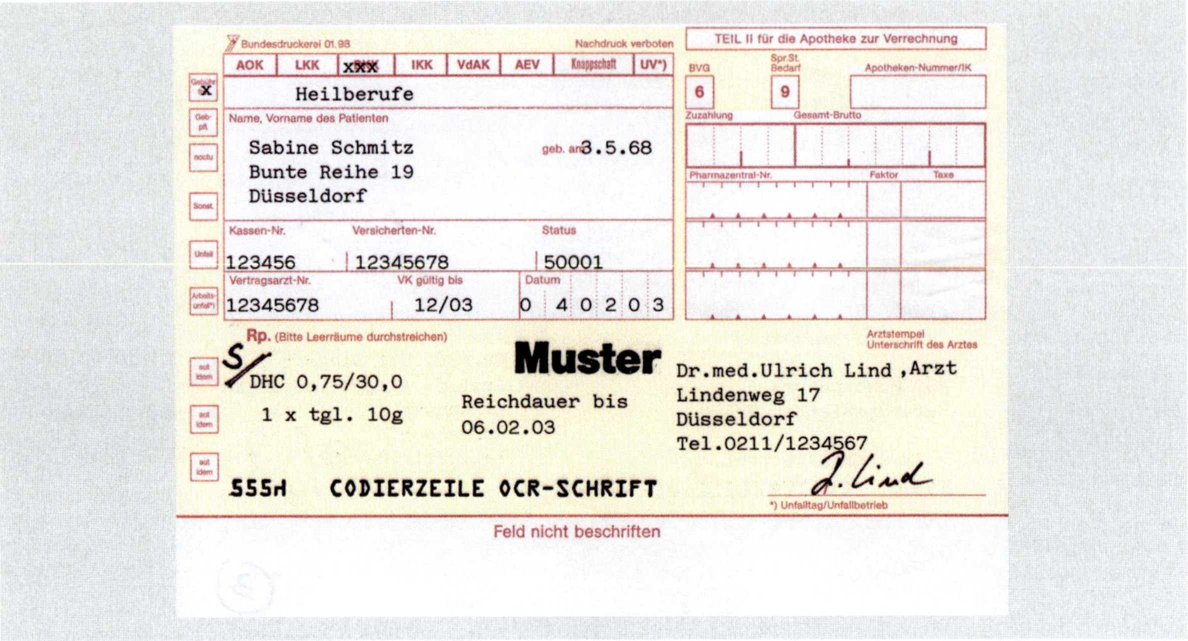

Bundesdruckerei 01.98 Nachdruck verboten

AOK | LKK | xxx | IKK | VdAK | AEV | Knappschaft | UV*)

Gebühr X | Heilberufe

Geb.-pfl. | noctu | Sonst. | Unfall | Arbeits-unfall*)

Name, Vorname des Patienten

Sabine Schmitz
Bunte Reihe 19
Düsseldorf

geb. am 3.5.68

Kassen-Nr.	Versicherten-Nr.	Status
123456	12345678	50001

Vertragsarzt-Nr.	VK gültig bis	Datum
12345678	12/03	0 4 0 2 0 3

TEIL II für die Apotheke zur Verrechnung

BVG 6 | Spr.St. Bedarf 9 | Apotheken-Nummer/IK

Zuzahlung | Gesamt-Brutto

Pharmazentral-Nr. | Faktor | Taxe

Rp. (Bitte Leerräume durchstreichen)

aut idem | aut idem | aut idem

S/
DHC 0,75/30,0
1 x tgl. 10g

Muster

Reichdauer bis
06.02.03

Arztstempel
Unterschrift des Arztes

Dr.med.Ulrich Lind ,Arzt
Lindenweg 17
Düsseldorf
Tel.0211/1234567

U. Lind

555H CODIERZEILE OCR-SCHRIFT

*) Unfalltag/Unfallbetrieb

Feld nicht beschriften

Die Verschreibung darf beliefert werden. Es ist für eine Betäubungsmittelabhängige Dihydrocodeinbitartrat als 2,5 % Lösung und als Bedarf für den 4. Februar bis 6. Februar 2003 verschrieben worden.

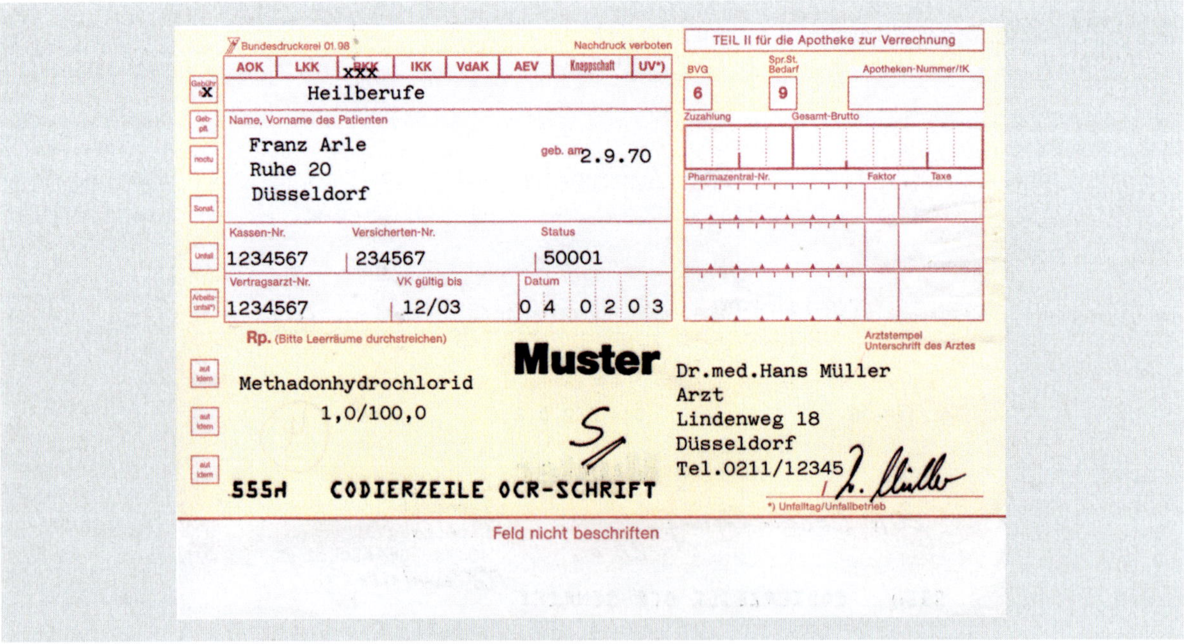

Bundesdruckerei 01.98 Nachdruck verboten

AOK | LKK | xxx | IKK | VdAK | AEV | Knappschaft | UV*)

Gebühr X | Heilberufe

Geb.-pfl. | noctu | Sonst. | Unfall | Arbeits-unfall*)

Name, Vorname des Patienten

Franz Arle
Ruhe 20
Düsseldorf

geb. am 2.9.70

Kassen-Nr.	Versicherten-Nr.	Status
1234567	234567	50001

Vertragsarzt-Nr.	VK gültig bis	Datum
1234567	12/03	0 4 0 2 0 3

TEIL II für die Apotheke zur Verrechnung

BVG 6 | Spr.St. Bedarf 9 | Apotheken-Nummer/IK

Zuzahlung | Gesamt-Brutto

Pharmazentral-Nr. | Faktor | Taxe

Rp. (Bitte Leerräume durchstreichen)

aut idem | aut idem | aut idem

Methadonhydrochlorid
1,0/100,0

Muster

S/

Arztstempel
Unterschrift des Arztes

Dr.med.Hans Müller
Arzt
Lindenweg 18
Düsseldorf
Tel.0211/12345

H. Müller

555H CODIERZEILE OCR-SCHRIFT

*) Unfalltag/Unfallbetrieb

Feld nicht beschriften

Die Verschreibung darf beliefert werden. Sie ist für die Praxis von Dr. Müller bestimmt. Der Betäubungsmittelabhängige erhält dort täglich eine bestimmte Menge Methadonhydrochlorid-Lösung zur sofortigen Einnahme.

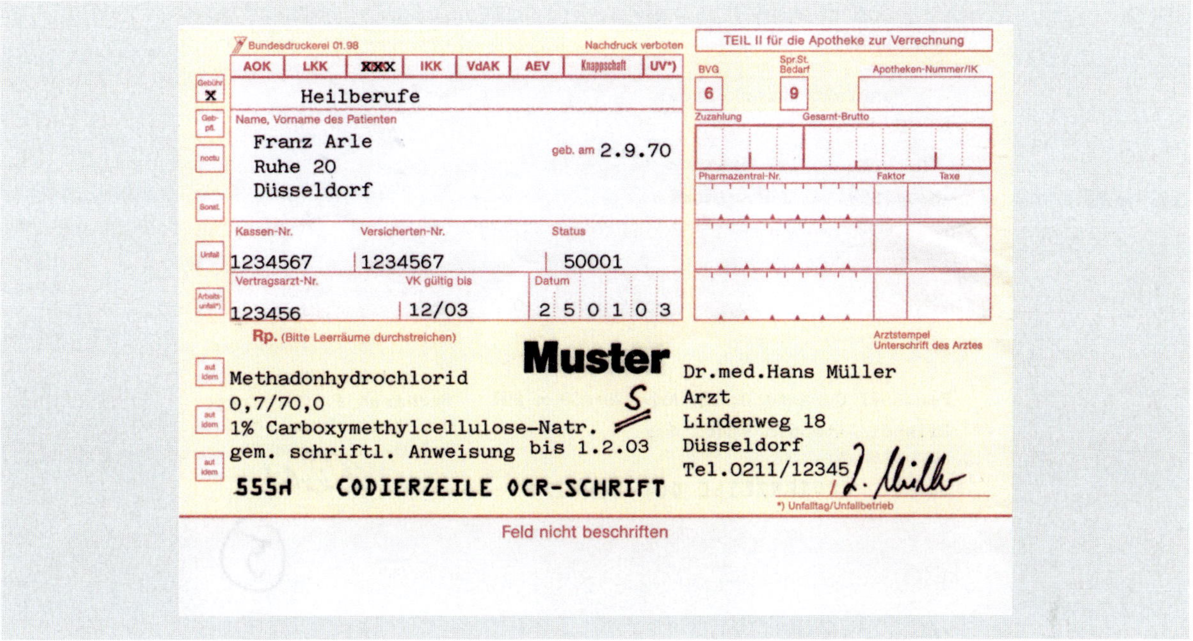

Bundesdruckerei 01.98 Nachdruck verboten

AOK | LKK | XXX | IKK | VdAK | AEV | Knappschaft | UV*)

Gebühr frei X Heilberufe

Geb.-pfl. | noctu | Sonst. | Unfall | Arbeitsunfall*)

Name, Vorname des Patienten

Franz Arle
Ruhe 20
Düsseldorf

geb. am 2.9.70

Kassen-Nr.	Versicherten-Nr.	Status
1234567	1234567	50001

Vertragsarzt-Nr.	VK gültig bis	Datum
123456	12/03	250103

Rp. (Bitte Leerräume durchstreichen)

Muster

aut idem

Methadonhydrochlorid
0,7/70,0
1% Carboxymethylcellulose-Natr.
gem. schriftl. Anweisung bis 1.2.03

S

555H CODIERZEILE OCR-SCHRIFT

TEIL II für die Apotheke zur Verrechnung

BVG 6 | Spr.St. Bedarf 9 | Apotheken-Nummer/IK

Zuzahlung | Gesamt-Brutto

Pharmazentral-Nr. | Faktor | Taxe

Arztstempel Unterschrift des Arztes

Dr.med.Hans Müller
Arzt
Lindenweg 18
Düsseldorf
Tel.0211/12345

*) Unfalltag/Unfallbetrieb

Feld nicht beschriften

Die Verschreibung darf beliefert werden, weil hier die erlaubte Behandlung einer Betäubungsmittelabhängigkeit unter besonderen Voraussetzungen gegeben ist.

Zu beachten:

- ☐ Zusatz, um die parenterale Anwendung zu verhindern.
- ☐ Zeitdauer, für die das Substitutionsmittel reichen soll, muss angegeben werden.
- ☐ Aufteilung in Einzeldosen wird gemäß schriftlicher Anweisung dem Betäubungsmittelabhängigen überlassen.

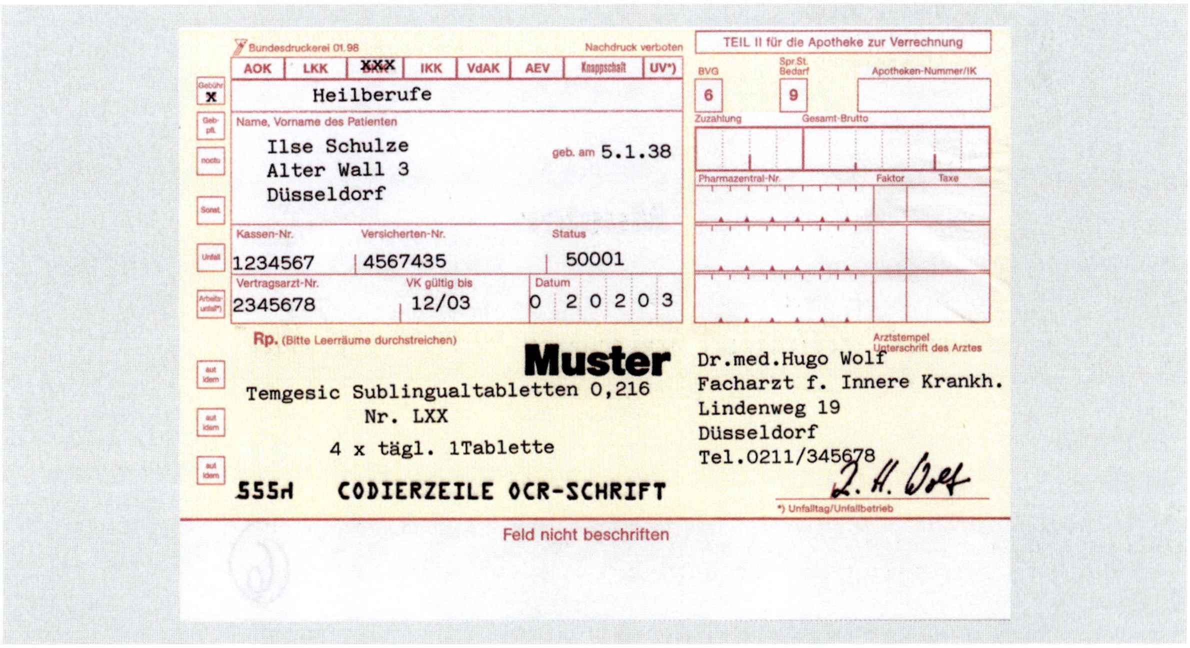

Bundesdruckerei 01.98 Nachdruck verboten

AOK | LKK | XXX | IKK | VdAK | AEV | Knappschaft | UV*)

Gebühr frei X Heilberufe

Geb.-pfl. | noctu | Sonst. | Unfall | Arbeitsunfall*)

Name, Vorname des Patienten

Ilse Schulze
Alter Wall 3
Düsseldorf

geb. am 5.1.38

Kassen-Nr.	Versicherten-Nr.	Status
1234567	4567435	50001

Vertragsarzt-Nr.	VK gültig bis	Datum
2345678	12/03	020203

Rp. (Bitte Leerräume durchstreichen)

Muster

aut idem

Temgesic Sublingualtabletten 0,216
Nr. LXX
4 x tägl. 1Tablette

555H CODIERZEILE OCR-SCHRIFT

TEIL II für die Apotheke zur Verrechnung

BVG 6 | Spr.St. Bedarf 9 | Apotheken-Nummer/IK

Zuzahlung | Gesamt-Brutto

Pharmazentral-Nr. | Faktor | Taxe

Arztstempel Unterschrift des Arztes

Dr.med.Hugo Wolf
Facharzt f. Innere Krankh.
Lindenweg 19
Düsseldorf
Tel.0211/345678

*) Unfalltag/Unfallbetrieb

Feld nicht beschriften

Die Verschreibung darf beliefert werden. Es ist erlaubterweise der Bedarf für weniger als 30 Tage verschrieben worden. Ebenso liegt die verschriebene Menge innerhalb der zulässigen Verschreibungshöchstmenge. Die Überprüfung der Zulässigkeit derartiger Verschreibungen kann nur anhand der Gebrauchsanweisung geschehen. Mit der Angabe „gem. schriftlicher Anweisung" ist dies nicht möglich. Die Verschreibung darf dann trotzdem beliefert werden, da die Verantwortung beim verordnenden Arzt liegt. Falls die Verschreibungshöchstmenge oder die Zahl der Betäubungsmittel überschritten worden wären, hätte auf dem BtM-Rezept ein „A" angegeben werden müssen. Wenn aus der Gebrauchsanweisung hervorgeht, dass die verschriebene Stückzahl des BtM für einen längeren Zeitraum als 30 Tage ausreicht, so ist diese Art der Verschreibung zulässig.

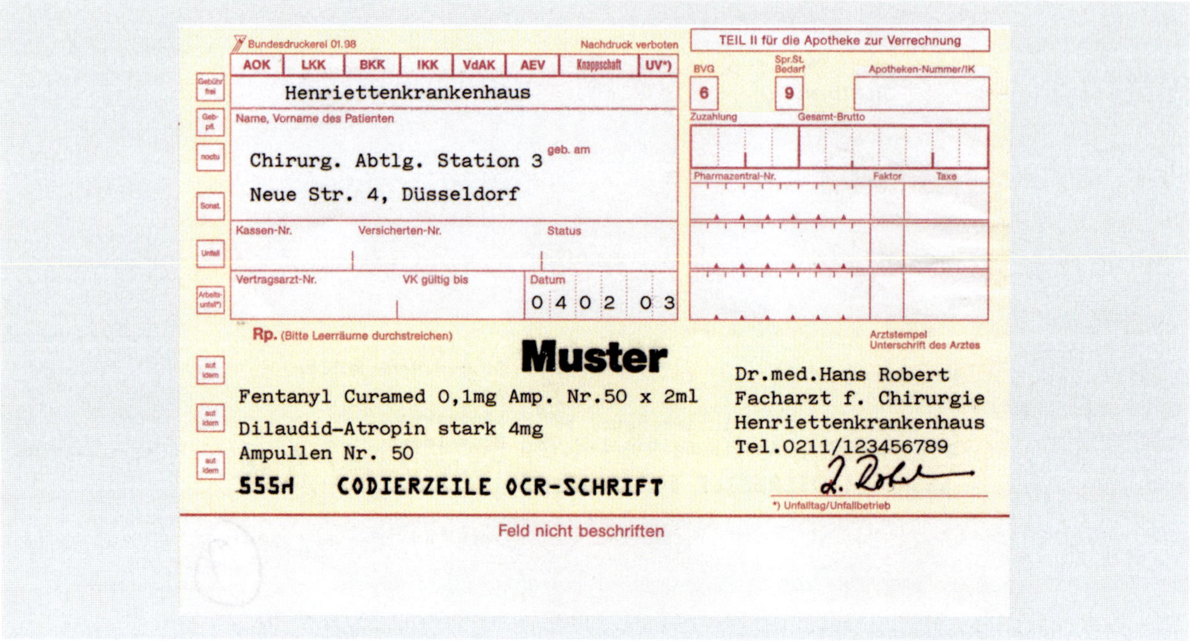
Bundesdruckerei 01.98 Nachdruck verboten
AOK LKK BKK IKK VdAK AEV Knappschaft UV*)
Gebühr frei | Geb.-pfl. | noctu | Sonst. | Unfall | Arbeits-unfall*)
Henriettenkrankenhaus
Name, Vorname des Patienten
Chirurg. Abtlg. Station 3 geb. am
Neue Str. 4, Düsseldorf
Kassen-Nr. Versicherten-Nr. Status
Vertragsarzt-Nr. VK gültig bis Datum 0 4 0 2 0 3
TEIL II für die Apotheke zur Verrechnung
BVG 6 Spr.St. Bedarf 9 Apotheken-Nummer/IK
Zuzahlung Gesamt-Brutto
Pharmazentral-Nr. Faktor Taxe
Rp. (Bitte Leerräume durchstreichen)
Muster
aut idem
Fentanyl Curamed 0,1mg Amp. Nr.50 x 2ml
Dilaudid-Atropin stark 4mg
Ampullen Nr. 50
555H CODIERZEILE OCR-SCHRIFT
Arztstempel Unterschrift des Arztes
Dr.med.Hans Robert
Facharzt f. Chirurgie
Henriettenkrankenhaus
Tel.0211/123456789
*) Unfalltag/Unfallbetrieb
Feld nicht beschriften

Die Verschreibung darf nicht beliefert werden, weil Betäubungsmittel für den Stationsbedarf nur auf hierfür vorgeschriebenen „Betäubungsmittelanforderungsschein" – dreiteilige amtliche Formblätter – verschrieben werden dürfen.

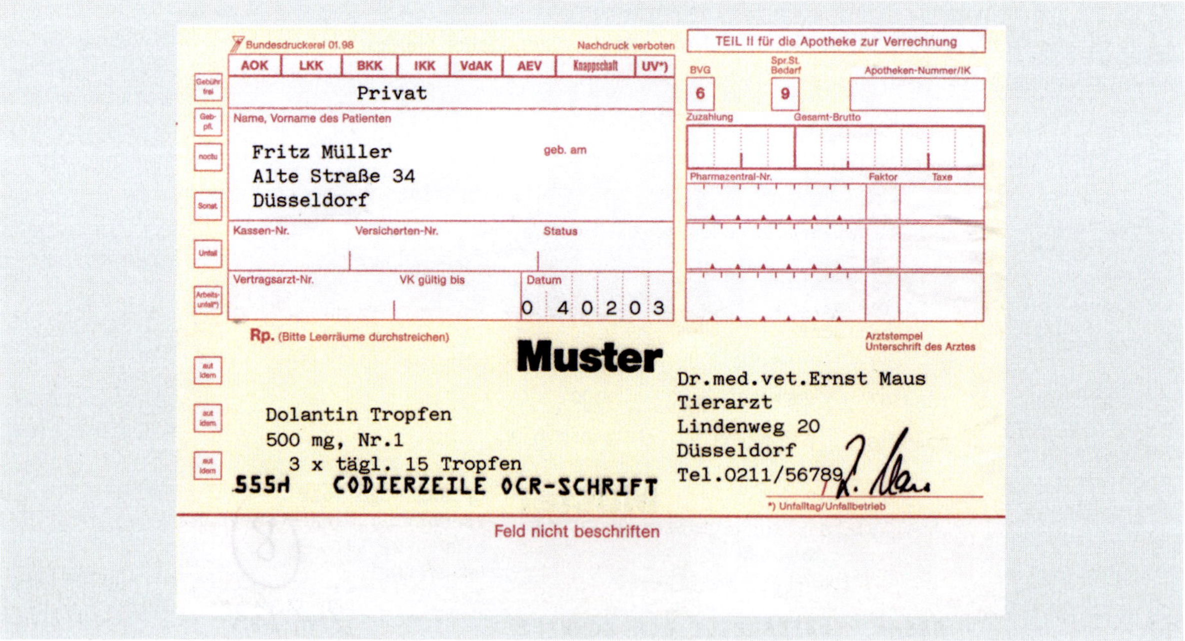
Bundesdruckerei 01.98 Nachdruck verboten
AOK LKK BKK IKK VdAK AEV Knappschaft UV*)
Gebühr frei | Geb.-pfl. | noctu | Sonst. | Unfall | Arbeits-unfall*)
Privat
Name, Vorname des Patienten
Fritz Müller geb. am
Alte Straße 34
Düsseldorf
Kassen-Nr. Versicherten-Nr. Status
Vertragsarzt-Nr. VK gültig bis Datum 0 4 0 2 0 3
TEIL II für die Apotheke zur Verrechnung
BVG 6 Spr.St. Bedarf 9 Apotheken-Nummer/IK
Zuzahlung Gesamt-Brutto
Pharmazentral-Nr. Faktor Taxe
Rp. (Bitte Leerräume durchstreichen)
Muster
aut idem
Dolantin Tropfen
500 mg, Nr.1
3 x tägl. 15 Tropfen
555H CODIERZEILE OCR-SCHRIFT
Arztstempel Unterschrift des Arztes
Dr.med.vet.Ernst Maus
Tierarzt
Lindenweg 20
Düsseldorf
Tel.0211/56789
*) Unfalltag/Unfallbetrieb
Feld nicht beschriften

Die Verschreibung darf nicht beliefert werden, weil die Art des Tieres, z. B. Hund, Katze, nicht angegeben ist.

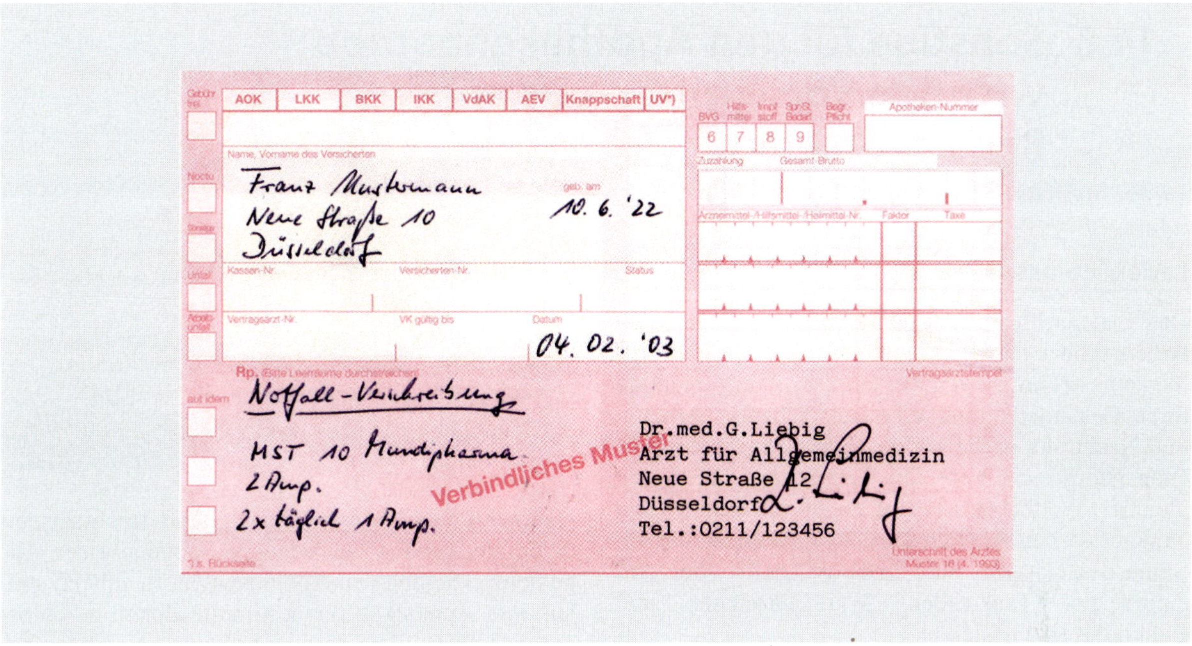

AOK | LKK | BKK | IKK | VdAK | AEV | Knappschaft | UV*)

Name, Vorname des Versicherten

Franz Mustermann geb. am 10. 6. '22

Neue Straße 10

Düsseldorf

Kassen-Nr. Versicherten-Nr. Status

Vertragsarzt-Nr. VK gültig bis Datum 04. 02. '03

Rp. (Bitte Leerräume durchstreichen)

Notfall-Verschreibung

MST 10 Mundipharma

2 Amp.

2x täglich 1 Amp.

Verbindliches Muster

Dr.med.G.Liebig

Arzt für Allgemeinmedizin

Neue Straße 12

Düsseldorf

Tel.:0211/123456

Unterschrift des Arztes

Muster 16 (4. 1993)

Die Notfallverschreibung darf beliefert werden. Der Arzt muss am kommenden Tag ein ordnungsgemäß ausgestelltes BtM-Rezept (siehe unten) der Apotheke übersenden.

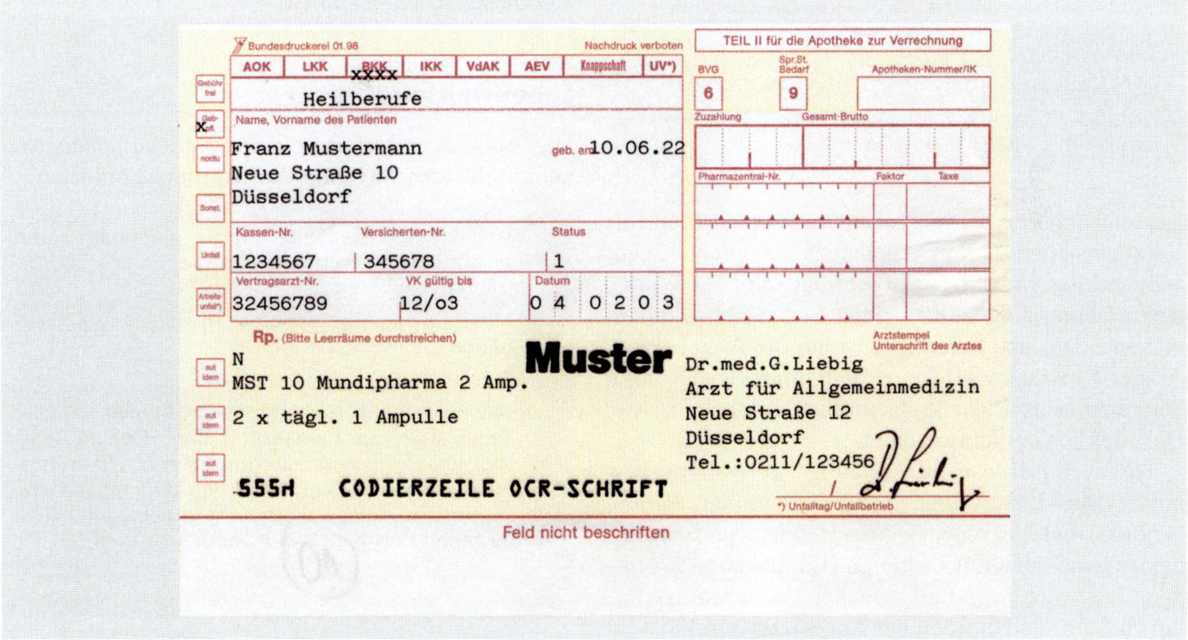

Bundesdruckerei 01.98 Nachdruck verboten

TEIL II für die Apotheke zur Verrechnung

AOK | LKK | BKK | IKK | VdAK | AEV | Knappschaft | UV*)

BVG 6 Spr.St. Bedarf 9 Apotheken-Nummer/IK

xxxx

Heilberufe

Name, Vorname des Patienten

Franz Mustermann geb. am 10.06.22

Neue Straße 10

Düsseldorf

Kassen-Nr. 1234567 Versicherten-Nr. 345678 Status 1

Vertragsarzt-Nr. 32456789 VK gültig bis 12/o3 Datum 04 02 03

Rp. (Bitte Leerräume durchstreichen)

N

MST 10 Mundipharma 2 Amp.

2 x tägl. 1 Ampulle

Muster

Dr.med.G.Liebig

Arzt für Allgemeinmedizin

Neue Straße 12

Düsseldorf

Tel.:0211/123456

Arztstempel Unterschrift des Arztes

555H CODIERZEILE OCR-SCHRIFT

*) Unfalltag/Unfallbetrieb

Feld nicht beschriften

Notfall-BtM-Rezept.

14.8 Sonstige für den Apothekenbetrieb wichtige Vorschriften aus anderen Rechtsgebieten

Ladenschlussgesetz

Das Ladenschlussgesetz dient in erster Linie dem Arbeitsschutz des „Verkaufspersonals". Den in den Verkaufsstellen tätigen Personen soll im Interesse ihrer Gesunderhaltung eine ausreichende Arbeits- und Nachtruhe sowie ein zusammenhängendes Wochenende gesichert werden. In zweiter Linie sollen gleiche Wettbewerbsbedingungen zwischen den Verkaufsstellen erhalten werden. Verkaufsstellen im Sinne des Gesetzes sind Ladengeschäfte aller Art, Apotheken, Tankstellen, Warenautomaten und Bahnhofsverkaufsstellen.

Verkaufsstellen müssen zu folgenden Zeiten für den geschäftlichen Verkehr mit den Kunden geschlossen sein; die beim Ladenschluss anwesenden Kunden dürfen noch bedient werden:

- ☐ An Sonn- und Feiertagen
- ☐ Montags bis samstags bis 6 Uhr und ab 20.00 Uhr
- ☐ Am 24. Dezember, wenn dieser Tag auf einen Werktag fällt, bis 6 Uhr und ab 14 Uhr

Abweichend von den vorgenannten Vorschriften für Verkaufsstellen dürfen Apotheken an allen Tagen während des ganzen Tages geöffnet sein. An Werktagen während der allgemeinen Ladenschlusszeiten und an Sonn- und Feiertagen ist nur die Abgabe von Arznei-, Krankenpflege-, Säuglingspflege- und Säuglingsnährmitteln, hygienischen Artikeln sowie Desinfektionsmitteln gestattet.

Die nach Landesrecht zuständige Verwaltungsbehörde (Bezirksregierung, Apothekerkammer, Kreisbehörde) hat für eine Gemeinde oder für benachbarte Gemeinden mit mehreren Apotheken anzuordnen, dass während der allgemeinen Ladenschlusszeiten abwechselnd ein Teil der Apotheken geschlossen sein muss. An den geschlossenen Apotheken ist an sichtbarer Stelle ein Aushang anzubringen, der die zur Zeit offenen Apotheken (mindestens zwei Apotheken) bekannt gibt.

Das Ladenschlussgesetz korrespondiert mit § 23 Apothekenbetriebsordnung. Danach muss die Apotheke außer zu den Zeiten, in denen sie aufgrund einer Anordnung nach dem Ladenschlussgesetz geschlossen zu halten ist, ständig dienstbereit sein. Die von einer Anordnung betroffene Apotheke ist zu folgenden Zeiten von der Verpflichtung zu Dienstbereitschaft befreit:

- ☐ Montags bis samstags von 6.00 Uhr bis 8.00 Uhr
- ☐ Montags bis freitags von 18.30 Uhr bis 20 Uhr
- ☐ Samstags von 14.00 Uhr bis 20.00 Uhr

Darüber hinaus können die nach Landesrecht zuständigen Verwaltungsbehörden im Rahmen einer Allgemeinverfügung den Apothekenleitern anheim stellen, ihre Apotheken für bestimmte Zeiten geschlossen zu halten, ohne dass es besonderer Anträge bedarf. Von dieser Möglichkeit kann allerdings nur dann Gebrauch gemacht werden, wenn die Arzneimittelversorgung in dieser Zeit durch eine andere Apotheke sichergestellt ist.

Lebensmittelrecht

Der Apotheker darf in seiner Apotheke neben Arzneimitteln auch folgende Warengruppen anbieten:

- ☐ Mittel und Gegenstände, die der Gesundheit von Menschen und Tieren mittelbar dienen oder sie fördern. Dazu gehören z. B.:
  - Mittel und Gegenstände der Hygiene und Körperpflege
  - Diätetische Lebensmittel
  - Gewürze, Honig, Hustenbonbons, Mineral-, Quell-, Tafelwässer, Spezialnahrung für Hochleistungssportler, Stoffe und Zubereitungen zur Nahrungsergänzung (s. S. 246) sowie Tee und teeähnliche Erzeugnisse, soweit diese nicht überwiegend dazu bestimmt sind, zum Genuss verzehrt zu werden

Diese Warengruppen fallen unter das Lebensmittel- und Bedarfsgegenständegesetz (LMBG). Das Gesetz nimmt eine eindeutige Abgrenzung gegenüber der Gruppe der Arzneimittel vor. Danach ist jeder Stoff, der dazu bestimmt ist, in unverändertem, zubereitetem oder verarbeitetem Zustand von Menschen verzehrt zu werden, ein Lebensmittel; ausgenommen sind die Stoffe, die überwiegend dazu bestimmt sind, zu anderen Zwecken als zur Ernährung oder zum Genuss verzehrt zu werden (§ 1 LMBG).

Bei der Frage also, ob ein Produkt ein Lebensmittel oder Arzneimittel ist, kommt es im Wesentlichen auf die **überwiegende Zweckbestimmung** an, unter der das Produkt in Verkehr gebracht wird. So ist eine Packung Pfefferminzblätter zur Zubereitung von Tee ohne Angabe einer weiteren Zweckbestimmung ein Lebensmittel, da Pfefferminztee als erfrischendes Getränk verwendet wird. Die gleiche Packung, jedoch mit dem Hinweis der Anwendung bei krankhaften Erscheinungen, wie Magenbeschwerden, versehen, ist als Arzneimittel einzuordnen.

Nachstehend einige Begriffsbestimmungen, die in diesem Zusammenhang für den Apotheker wichtig sind.

Diätetische Lebensmittel

Diätetische Lebensmittel sind Lebensmittel, die dazu bestimmt sind, einem besonderen Ernährungszweck dadurch zu dienen, dass sie die Zufuhr bestimmter Nährstoffe oder anderer ernährungsphysiologisch wirkender Stoffe steigern oder sich aufgrund ihrer besonderen Zusammensetzung oder eines besonderen Herstellungsverfahrens deutlich von Lebensmitteln des allgemeinen Verzehrs unterscheiden. Dies ist der Fall, wenn sie bei Krankheiten, Mangelerscheinungen, Funktionsanomalien, Überempfindlichkeit gegen einzelne Lebensmittel oder während der Schwangerschaft und der Stillzeit sowie beim Säugling und Kleinkind dazu dienen, den besonderen Ernährungserfordernissen gerecht zu werden (s. auch S. 247). Kochsalzersatz, Zuckeraustauschstoffe, wie z. B. Fructose, Mannit, Sorbit, Xylit, und Süßstoffe, wie z. B. Cyclamat, Saccharin, gehören ebenfalls zu den diätetischen Lebensmitteln. Je nach Indikationsgebiet können Aussagen über ihren Verwendungszweck auf der Verpackung gemacht werden. Weitere Hinweise zur Diätetik und zu diätetischen Lebensmitteln siehe Seite 229 ff.

Zusatzstoffe

Zusatzstoffe (§ 2 LMBG) sind Stoffe, die dazu bestimmt sind, Lebensmittel zur Beeinflussung ihrer Beschaffenheit oder zur Erzielung bestimmter Eigenschaften oder Wirkungen zugesetzt zu werden. Dabei handelt es sich im Wesentlichen um Konservierungs- und Farbstoffe. Zusatzstoffe sind keine Arzneimittel, es sei denn, dass sie überwiegend zu anderen Zwecken als zur Ernährung oder dem Genuß bestimmt sind. Einzelheiten sind in der Zusatzstoff-Zulassungsverordnung geregelt.

Kosmetische Mittel

Kosmetische Mittel (§ 4 LMBG) im Sinne des Gesetzes sind Stoffe oder Zubereitungen aus Stoffen, die dazu bestimmt sind, äußerlich am Menschen oder in seiner Mundhöhle zur Reinigung, Pflege oder zur Beeinflussung des Aussehens oder des Körpergeruchs oder zur Vermittlung von Geruchseindrücken angewendet zu werden, es sei denn, dass sie überwiegend dazu bestimmt sind, Krankheiten, Leiden, Körperschäden oder krankhafte Beschwerden zu lindern oder zu beseitigen. Den kosmetischen Mitteln stehen Stoffe oder Zubereitungen aus Stoffen zur Reinigung oder Pflege des Zahnersatzes gleich. Als kosmetische Mittel gelten nicht Stoffe oder Zubereitungen aus Stoffen, die zur Beeinflussung der Körperformen bestimmt sind. Weitere Einzelheiten sind in der Kosmetikverordnung geregelt (s. S. 257).

Bedarfsgegenstände

Hierunter (§ 5 LMBG) fallen insbesondere:

- ☐ Gegenstände, die mit Lebensmitteln in Berührung kommen oder auf diese einwirken, z. B. Geschirr, Bestecke, Verpackungen.
- ☐ Packungen, Behältnisse oder sonstige Umhüllungen, die dazu bestimmt sind, mit kosmetischen Mitteln oder mit Tabakerzeugnissen in Berührung zu kommen, z. B. Puderdose, Tabakpfeife.
- ☐ Gegenstände, die dazu bestimmt sind, mit den Schleimhäuten des Mundes in Berührung zu kommen, ausgenommen ärztliche oder zahnärztliche Instrumente, z. B. Zahnbürste, Zahnstocher.
- ☐ Gegenstände, die zur Körperpflege bestimmt sind, es sei denn, dass sie überwiegend dazu bestimmt sind, Krankheiten, Leiden, Körperschäden oder krankhafte Beschwerden zu lindern oder zu beseitigen, z. B. Kämme, Bürsten, Nagelscheren, Schwämme.
- ☐ Spielwaren und Scherzartikel.
- ☐ Gegenstände, die dazu bestimmt sind, nicht nur vorübergehend mit dem menschlichen Körper in Berührung zu kommen, wie Bekleidungsgegenstände, Bettwäsche, Masken, Perücken, Haarteile, künstliche Wimpern, Armbänder.
- ☐ Reinigungs- und Pflegemittel.
- ☐ Mittel und Gegenstände zur Geruchsverbesserung oder zur Insektenvertilgung in Räumen, die zum Aufenthalt von Menschen bestimmt sind, ausgenommen Mittel, die ausschließlich als Pflanzenschutzmittel im Sinne des Pflanzenschutzgesetzes in den Verkehr gebracht werden.

Verbote

Das Lebensmittel- und Bedarfsgegenständegesetz enthält des Weiteren eine Vielzahl von Verboten, insbesondere:

- ☐ Lebensmittel dürfen nicht die Gesundheit schädigen.
- ☐ Lebensmittel dürfen nicht mit nicht zugelassenen ultravioletten oder ionisierenden Strahlen bestrahlt werden.
- ☐ Auf Lebensmitteln dürfen keine unzulässig hohen Mengen von Pflanzenschutzmitteln vorhanden sein.
- ☐ Lebensmittel tierischer Herkunft dürfen keine pharmakologisch wirksamen Stoffe enthalten.
- ☐ Lebensmittel dürfen nicht unter irreführender Aufmachung in Verkehr gebracht werden.
- ☐ Für Lebensmittel ist eine gesundheitsbezogene Werbung verboten.

Mess- und Eichwesen

Das Mess- und Eichwesen ist in der Bundesrepublik Deutschland staatlich geregelt. Es dient im Wesentlichen dem Schutz des Verbrauchers beim Erwerb messbarer Güter und Dienstleistungen. Es liegt im Interesse eines lauteren Handelsverkehrs, die Voraussetzungen für richtiges Messen im geschäftlichen Verkehr zu schaffen.

Oberste Eichbehörde ist die „Physikalisch-technische Bundesanstalt“ in Braunschweig. **Eichung** ist die allgemeine Bezeichnung für den Vergleich der im öffentlichen Verkehr zu verwendenden Maße (Gewichte, Volumen- und Längenmaße u. dgl.) und Messgeräte (Waagen, Mengenzähler) mit den im Besitz der Eichbehörden befindlichen „Normalen“.

Rechtsgrundlagen

Die Rechtsgrundlagen für das Mess- und Eichwesen bilden das Gesetz über das Mess- und Eichwesen (EichG) und die Eichordnung (EO).

Eichpflicht

Messgeräte zur Bestimmung der Masse (Waagen und Gewichtstücke), des Volumens, des Drucks, der Temperatur, der Dichte oder des Gehaltes bei der Herstellung von Arzneimitteln in Apotheken dürfen nur geeicht verwendet werden oder bereitgehalten werden.

Nichtselbsttätige Waagen zur Bestimmung des Körpergewichts bei der Ausübung der Heilkunde aus Gründen der ärztlichen Überwachung, Untersuchung und Behandlung müssen gültig geeicht sein, wenn sie in Betrieb genommen, verwendet oder bereitgehalten werden. Sind Waagen/Geräte zu Dekorations- und/oder Demonstrationszwecken in der Apotheke vorhanden, sind sie deutlich als ungeeicht zu kennzeichnen.

Der Messgerätebesitzer oder -anwender ist selbst dafür verantwortlich, dass die Messgeräte gültig geeicht sind. Die Eichung muss rechtzeitig vor Ablauf der Eichfrist beim zuständigen Eichamt beantragt werden.

Kennzeichnung der Eichung

Die Messgeräte werden von der Eichbehörde mit dem Hauptstempel als geeicht gekennzeichnet. Dieser Hauptstempel besteht aus zwei Zeichen, dem Eichzeichen und dem Jahreszeichen. Das Jahreszeichen gibt an, in welchem Jahr zum 31. Dezember die Gültigkeit der Eichung erlischt. Zur Kennzeichnung der unbefristeten Eichung enthält der Hauptstempel an Stelle des Jahreszeichens die Jahresbezeichnung. Das allein stehende Eichzeichen wird zum Stempeln von Zusatzeinrichtungen und als Sicherungsstempel zum Verschließen des Zuganges zu messtechnisch wichtigen Stellen verwendet.

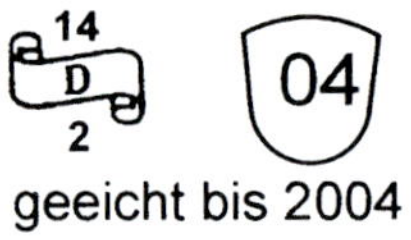

Hauptstempel für befristete Eichung (Feinwaagen)

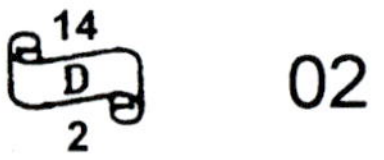

Hauptstempel für unbefristete Eichung (Labormessgeräte)

Geeichte Waagen mit innerstaatlicher Bauartzulassung und geeichte Gewichte sind mit einem ebensolchen Hauptstempel gekennzeichnet. Waagen mit EG-Bauartzulassung erhalten bei der **Nacheichung** die gleiche Kennzeichnung.

Bei Waagen mit EG-Bauartzulassung kann die **Ersteichung** durch den Hersteller der Waage, sofern dieser über ein von einer Benannten Stelle der EG anerkanntes und überwachtes Qualitätssicherungssystem verfügt, oder von einer Benannten Stelle selbst durchgeführt werden.

Waagen, die die EG-Eichung durch eine Benannte Stelle oder durch den Hersteller erhalten haben, müssen neben der CE-Kennzeichnung (Konformität) die Nummer der Benannten Stelle, die den Hersteller überwacht bzw. die Eichung durchgeführt hat, enthalten. Über das Ergebnis der EG-Eichung muss eine Konformitätsbescheinigung ausgestellt sein.

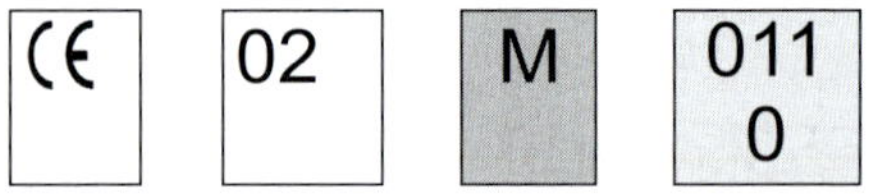

Beispiel der Kennzeichnung von EG-geeichten Waagen (0110 ist die Nummer der Eichbehörde des Landes Mecklenburg-Vorpommern als Benannte Stelle)

Bauarten von Waagen, die nur zur innerstaatlichen Eichung zugelassen sind, dürfen ebenfalls von Herstellern **erstgeeicht** werden, wenn diese über ein anerkanntes und überwachtes Qualitätssicherungssystem verfügen. An Stelle des Eichzeichens der Eichbehörde haben diese Waagen das Konformitätszeichen mit eingetragenem Hersteller und Jahr seiner Anbringung. Beispiele für die Kennzeichnungsschilder der vom Hersteller erstgeeichten Waagen s. S. 444.

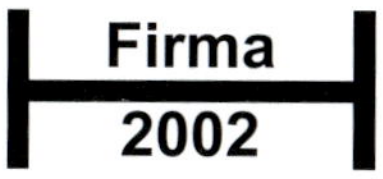

Instandsetzung

Bei der Reparatur der Waagen ist nach einem messtechnisch relevanten Eingriff die Eichung der Waage erloschen. Diese Waage darf nicht im eichpflichtigen Verkehr verwendet oder bereitgehalten werden. Dies ist eine Ordnungswidrigkeit für den Anwender. Wenn aber ein anerkannter Instandsetzer an gültig geeichten Waagen Reparaturen vornimmt, kann durch das Anbringen eines Instandsetzerzeichens die Waage bis zur umgehenden Nacheichung durch die Eichbehörde weiter verwendet werden.

Nach jedem messtechnisch relevanten Eingriff ist die erneute Nacheichung fällig. Die Meldung über die durchgeführte Instandsetzung ist durch den Instandsetzer bzw. durch den Messgerätebesitzer dem zuständigen Eichamt mitzuteilen.

Beispiel eines Instandsetzerzeichens:

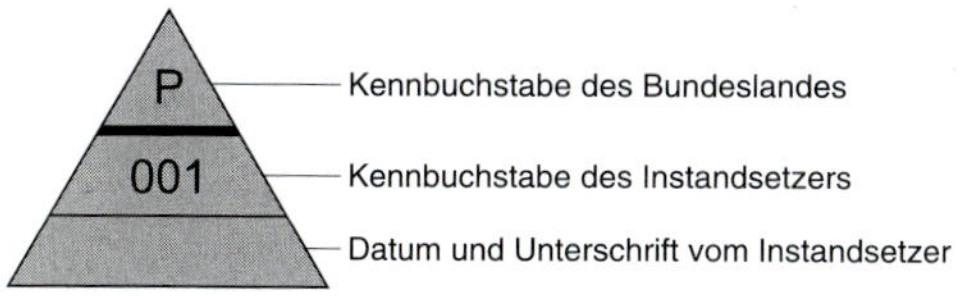

Kennbuchstabe des Bundeslandes
Kennnummer des Instandsetzers
Daten und Unterschrift vom Instandsetzer

Eichgültigkeiten

Die Gültigkeitsdauer der Eichung ist, von der Bauart der Messgeräte abhängig, unterschiedlich befristet (Tab. 14.8-1).

Pflichten der Messgerätebesitzer

Messgeräte sind für die Eichung zu reinigen und ordnungsgemäß herzurichten. Wenn erforderlich, hat der Antragsteller für die Eichung der Messgeräte am Gebrauchsort Arbeitshilfen und Arbeitsräume zur Verfügung zu stellen.

Tab. 14.8-1: Eichgültigkeiten für verschiedene Messgeräte

Messgerät	Gültigkeitsdauer
Flüssigkeits-Glasthermometer ab dem 01.09.2000	15 Jahre
In Aräometern oder Pyknometern eingebaute Thermometer	Unbefristet
Pyknometer aus Glas	Unbefristet
Dichte- und Gehaltsmessgeräte aus Glas	Unbefristet
Thermoelemente, Zeigerthermometer und tragbare Elektrothermometer	2 Jahre
Gewichtstücke	4 Jahre
Nichtselbsteinspielende Fein- und Präzisionswaagen	4 Jahre
Nichtselbsteinspielende Handelswaagen mit Höchstlast $<$ 50 kg	4 Jahre
Feinwaagen Klasse I	2 Jahre
Präzisionswaagen Klasse II	2 Jahre
Handelswaagen Klasse III	2 Jahre

Gebühren

Für die Eichung der Messgeräte werden Gebühren nach der Eichkostenverordnung (EKV) erhoben.

Ordnungswidrigkeiten

Wer vorsätzlich oder fahrlässig gegen die gesetzlichen Vorschriften verstößt, handelt ordnungswidrig. Dies kann mit einer Verwarnung oder einem Bußgeld geahndet werden.

Medizinprodukte mit Messfunktion

Medizinprodukte müssen für Patienten und Anwender hochgradigen Schutz bieten und die vom Hersteller angegebenen Leistungen zu jedem Zeitpunkt erreichen. Die Aufrechterhaltung des in den Mitgliedstaaten der Europäischen Union erreichten Schutzniveaus ist daher vorrangiges Ziel der Richtlinie über Medizinprodukte. Rechtliche Grundlage für die Behandlung der Medizinprodukte ist in Deutschland das Medizinproduktegesetz (MPG). In ihm sind die Anforderungen an notwendigen staatlichen Überwachungsmaßnahmen geregelt. Medizinprodukte mit Messfunktion unterliegen während ihrer Verwendung dem Verschleiß und müssen daher regelmäßig kontrolliert werden. Anforderungen hierzu sind in der Medizinprodukte-Betreiberverordnung (MPBetreibV) enthalten.

Ersteichung der Medizinprodukte mit Messfunktion

In der Vergangenheit wurden bestimmte medizinische Messgeräte mit einem Zulassungszeichen und der Eichmarke der Eichbehörde verkauft.

14 D 2 04

geeicht bis 2004

Bereits seit 1995 dürfen Medizinprodukte mit Messfunktion bei Erfüllung der grundlegenden Anforderungen entsprechend EG-Richtlinie vom Hersteller ohne Ersteichung verkauft werden. Diese Geräte haben eine CE-Kennzeichnung, bestehend aus dem CE-Zeichen und einer vierstelligen Kennnummer einer verantwortlichen (Benannten) Stelle, z. B.:

CE 0104

Ab 14. Juni 1998 dürfen europaweit nur noch solche CE-gekennzeichneten Medizinprodukte **erstmalig** in den Handel gelangen. Bereits an den Zwischenhandel ausgelieferte und somit bereits erstmalig in Verkehr gebrachte Geräte mit Eichmarke durften noch bis 30. Juni 2001 abverkauft werden.

Ersatz der Nacheichung durch messtechnische Kontrollen

Für die aufgeführten Medizinprodukte mit Messfunktion wird die bisherige Nacheichung nach der Eichordnung abgelöst durch eine messtechnische Kontrolle nach § 11 der Medizinprodukte-Betreiberverordnung (Tab. 14.8-2).

Andere Medizinprodukte mit Messfunktion, für die der Hersteller eine messtechnische Kontrolle vorgeschrieben hat, sind ebenfalls messtechnisch zu kontrollieren.

Wer ist verpflichtet, eine messtechnische Kontrolle durchzuführen?

Die Betreiber eines der in Tab. 14.8-2 angegebenen Medizinprodukte, insbesondere Ärzte und Krankenhäuser, haben messtechnische Kontrollen durchzuführen oder durch geeignete Personen oder die Eichbehörde durchführen zu lassen. Für Medizinprodukte zur Selbstanwendung ist eine messtechnische Kontrolle nicht vorgeschrieben, wird jedoch aus fachlicher Sicht empfohlen.

Wer führt messtechnische Kontrollen durch?

Fachkundige Personen, die die Voraussetzungen nach § 6 Abs. 4 MPBetreibV erfüllen oder zuständige Behörden dürfen messtechnische Kontrollen

Tab. 14.8-2 Nachprüffrist für Medizinprodukte mit Messfunktion

Medizinprodukt	Nachprüffrist in Jahren, sofern vom Hersteller nicht anders angegeben
Ton- und Sprachaudiometer	1
Medizinprodukte zur Bestimmung der Körpertemperatur – Medizinische Elektrothermometer – Mit austauschbaren Temperaturfühlern – Infrarot-Strahlungsthermometer	 2 2 1
Medizinprodukte zur nichtinvasiven Blutdruckmessung	2
Medizinprodukte zur Bestimmung des Augeninnendrucks – Allgemein – Zur Grenzwertprüfung	 2 5
Tretkurbelergometer zur definierten physikalischen und reproduzierbaren Belastung von Patienten	2
Therapiedosimeter bei der Behandlung von Patienten von außen mit Photonenstrahlung im Energiebereich bis 1,33 MeV – Allgemein – Mit geeigneter Kontrollvorrichtung, wenn der Betreiber in jedem Messbereich des Dosimeters mindestens halbjährlich Kontrollmessungen ausführt, ihre Ergebnisse aufzeichnet und die bestehenden Anforderungen erfüllt werden	 2 6
Mit Photonenstrahlung im Energiebereich ab 1,33 MeV und mit Elektronenstrahlung aus Beschleunigern mit messtechnischer Kontrolle als Vergleichsmessungen mit Photonenstrahlung aus Co-60-Bestrahlungsanlagen	2
Diagnostikdosimeter zur Durchführung von Mess- und Prüfaufgaben, sofern sie nicht § 2 Abs. 1 Nr. 3 der Eichordnung unterliegen	2

durchführen. Fachkundige Personen müssen gegenüber dem Betreiber weisungsungebunden sein und dies vor Aufnahme ihrer Tätigkeit der zuständigen Behörde anzeigen. Der Fachkundige hat geeignete Messmittel vorzuhalten, die auf national oder international Normale rückgeführt sind.

Wie sieht die Kennzeichnung nach einer messtechnischen Kontrolle aus?

Die Marke der Eichbehörden Mecklenburg-Vorpommern – Messtechnische Kontrolle – sieht wie folgt aus:

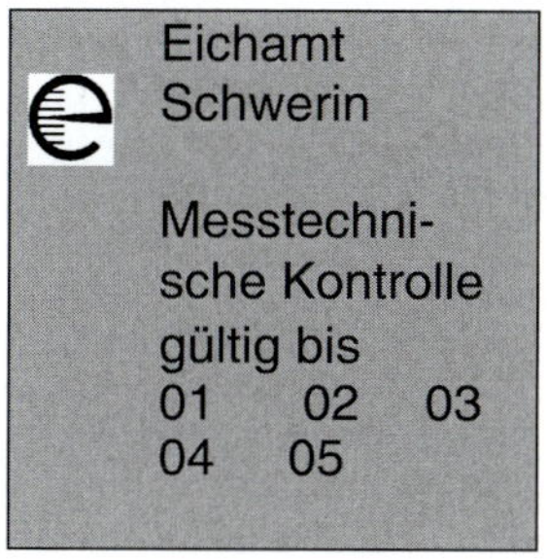

Entsprechend der Medizinprodukte-Betreiberverordnung muss für die meisten Medizinprodukte mit Messfunktion ein Medizinproduktebuch geführt werden. Die durchgeführten messtechnischen Kontrollen müssen dort eingetragen werden.

Für folgende einfache Medizinprodukte mit Messfunktion ist die Eintragung **nicht** erforderlich:

- ☐ Quecksilber- oder Aneroidmanometer (auch Federmanometer) zur nichtinvasiven Blutdruckmessung

Elektronische Fieberthermometer als Kompaktthermometer (Stabthermometer) müssen nur in das Bestandsverzeichnis eingetragen werden. Medizinproduktebuch und Bestandsverzeichnis können auch als Einheit geführt werden.

Medizinische Personenwaagen

Unter medizinischen Personenwaagen werden hier alle nichtselbsttätigen Waagen verstanden, die zur Bestimmung des Körpergewichts im Bereich der Heilkunde verwendet werden, also z. B. Patienten-, Säuglings-, Stuhl- und Bettenwaagen. Diese Waagen unterliegen der europäischen Richtlinie 90/384/EWG zur Angleichung der Rechtsvorschriften der Europäischen Mitgliedsstaaten über nichtselbsttätige Waagen. Medizinische Personenwaagen gehören aber auch zur breiten Palette der Medizinprodukte, die nach der europäischen Richtlinie 93/42/EWG in den Verkehr gebracht werden können. Die Anwendung dieser beiden europäischen Richtlinien auf medizinische Personenwaagen und mögliche Überschneidungen sind europaweit bisher nicht endgültig geregelt. Hiermit befasst sich zur Zeit noch eine Arbeitsgruppe der Europäischen Kommission.

In Deutschland gilt bis auf weiteres die Regelung, dass für medizinische Personenwaagen grundsätzlich beide Richtlinien anzuwenden sind. So werden Inkubatorwaagen, Waagen in Dialysestationen und ähnlich verwendete Waagen nach der Richtlinie 93/42/EWG als Medizinprodukte behandelt.

Waagen, deren Hauptbestimmung jedoch der Wägevorgang ist, wie die üblichen Personen-, Betten-, Stuhl-, Säuglings- und Geburtsgewichtswaagen, unterliegen der Waagenrichtlinie 90/384/EWG (Beschluss der Arbeitsgemeinschaft Mess- und Eichwesen, Juni 1996).

Die **Eichgültigkeitsdauer** beträgt für Personenwaagen einschließlich der Säuglingswaagen und der mechanischen Geburtsgewichtswaagen 4 Jahre. Personenwaagen, die nicht in Krankenhäusern aufgestellt sind, müssen nur erstgeeicht werden. Für Betten- und Stuhlwaagen gilt die Eichung 2 Jahre.

Nach der Waagen-Richtlinie dürfen ab dem 1. Januar 2003 europaweit nur noch Waagen in Verkehr gebracht und/oder in Betrieb genommen werden, die eine EG-Bauartzulassung nach Richtlinie 90/384/EWG haben, EG-erstgeeicht sind und alle nachfolgenden Aufschriften haben. Beispiele für die Kennzeichnungsvorschrift der vom Hersteller erstgeeichten Waagen s. S. 947.

- ☐ EG-Konformitätszeichen „CE"
- ☐ Die beiden letzten Stellen der Jahreszahl der EG-Ersteichung
- ☐ Kennzeichen der Benannten Stelle, die die EG-Überwachung oder die EG-Ersteichung durchführt
- ☐ Eine grüne quadratische Marke mit schwarz aufgedrucktem Großbuchstaben „M"
- ☐ Nummer der EG-Bauartzulassung (nicht erforderlich bei best. mechanischen Waagen)
- ☐ Name des Herstellers
- ☐ Genauigkeitsklasse in einem Oval (in Deutschland mindestens Klasse III, für Säuglingswaagen zur Feststellung des Geburtsgewichts mindestens Klasse IIII)
- ☐ Höchstlast mit der Angabe „Max = ...",
- ☐ Mindestlast mit der Angabe „Min = ...",
- ☐ Eichwert(e) mit der Angabe „e = ..." oder „e_1 = ...", „e_2 = ..." ...

Verkehr mit Branntwein

Der Verkehr mit Branntwein ist in der Bundesrepublik Deutschland staatlich geregelt. Die Bundesmonopolverwaltung für Branntwein (Friedrichsring 35, 65069 Offenbach) ist die zuständige Behörde für

- ☐ die Übernahme des in der Bundesrepublik Deutschland hergestellten Branntweins aus den Brennereien,
- ☐ die Einfuhr von Branntwein aus dem Ausland,
- ☐ die Reinigung und Verwertung von Branntwein sowie
- ☐ den Handel mit Branntwein.

Rechtsgrundlage ist das Gesetz über das Branntweinmonopol (Branntweinmonopolgesetz – BranntwMonG) mit den dazu ergangenen Ausführungsbestimmungen, insbesondere der Branntweinverwertungsverordnung.

Die Bundesmonopolverwaltung bestimmt unter Berücksichtigung der zur Verfügung stehenden Branntweinbestände, in welcher Menge, zu welchem Zweck und an wen Branntwein abzugeben ist. Branntwein darf zu anderen Zwecken, als er von der Bundesmonopolverwaltung abgegeben ist, ohne Genehmigung nicht verwendet werden. Die Bundesmonopolverwaltung reinigt den unverarbeiteten Branntwein und verwertet ihn zu festgesetzten Verkaufspreisen, dabei werden nur noch steuerfreier und vollversteuerter Branntwein in Verkehr gebracht. Branntwein darf zu Trinkzwecken und zur Herstellung von Lebensmitteln, Arzneimitteln und kosmetischen Mitteln nur verwendet werden, wenn er aus landwirtschaftlichen Rohstoffen hergestellt ist.

Abgabe und Verwendung von Branntwein in Apotheken

Branntwein kann von Apotheken
- als vollversteuerter Branntwein zum regelmäßigen Verkaufspreis
- als unversteuerter Branntwein einzeln und nebeneinander geführt werden.

Vollversteuerter Branntwein zum regelmäßigen Verkaufspreis

Vollversteuerter Branntwein mit unverändertem Alkoholgehalt kann von Apotheken auch an Privatpersonen abgegeben werden. Die früher einmal festgesetzte Abgabemenge ohne Rezept bis 200 ml ist aufgehoben worden, eine Beschränkung der Abgabemenge gegen Rezept gibt es auch nicht. Es sind keine Aufzeichnungen über die Verwendung zu machen.

Unversteuerter Branntwein

- ☐ Branntwein ist von der Steuer befreit, wenn er in Apotheken zur Herstellung von Arzneimitteln verwendet wird.

  Ausnahme: Zur Herstellung reiner Alkohol-Wasser-Mischungen ist nach § 132 BranntwMonG versteuerter Alkohol zu verwenden. Darunter fällt nicht die Herabsetzung des Monopolsprits auf Gebrauchsstärken gem. Deutschem Arzneibuch, z. B. 90 %iger Alkohol, soweit sich eine Arzneimittelherstellung anschließt.
- ☐ Alkohol darf nur steuerfrei verwendet werden, wenn der Apotheker hierfür eine Erlaubnis des zuständigen Hauptzollamtes nach § 139 BranntwMonG hat.

  Ausnahme: Bezug und Verwendung von vollständig vergälltem Branntwein (Brennspiritus).
- ☐ Einzelheiten der Erlaubniserteilung sind in § 25 ff. Branntwein-Steuerverordnung geregelt:

  Die Erlaubnis wird auf Antrag erteilt. Der Antrag ist schriftlich beim Hauptzollamt zu stellen. Voraussetzung für die Erlaubniserteilung ist, dass der voraussichtliche Jahresbedarf an unvergälltem Branntwein über 50 l liegt. Das Hauptzollamt kann ausnahmsweise auch bei kleineren Mengen eine Erlaubnis erteilen, wenn sich der Antragsteller verpflichtet, den Branntwein in Mengen von mindestens 25 l im Einzelfall zu beziehen.

Aufzeichnungspflichten für versteuerten und unversteuerten Alkohol

Grundsatz:
Wenn unversteuerter Alkohol verwendet wird, ist ein Verwendungsbuch nach vorgeschriebenem Vordruck zu führen. Das Hauptzollamt kann auf Aufzeichnungen verzichten oder andere Aufzeichnungen zulassen. Wenn neben unversteuertem Alkohol auch versteuerter Alkohol bezogen wird, müssen ggf. auch Aufzeichnungen über den Bezug bzw. die Verwendung des versteuerten Alkohols gemacht werden:

a) Verwendungsaufzeichnungen in Apotheken für unversteuerten Alkohol
   (1) Bei Apotheken, die unversteuerten Alkohol zur Arzneimittelherstellung verwenden, wird im Allgemeinen auf Aufzeichnungen verzichtet, wenn sie nicht mehr als 100 l im Jahr beziehen.
   (2) Bei Bezugsmengen über 100 l jährlich sind Aufzeichnungen im Verwendungsbuch zu führen.
   (3) Alkohol, dem mindestens 0,2 kg Campher auf 100 l zugesetzt wird und aus dem Arzneimittel zur äußerlichen Anwendung hergestellt und abgegeben werden, ist ebenfalls steuerfrei. Bei Bezug dieses Alkohols von der Bundesmonopolverwaltung oder anderen Steuerlagern kann auf Aufzeichnungen verzichtet werden, wenn – zusammen mit anderem vergällten Alkohol gerechnet – eine Jahresmenge von 600 l nicht überschritten wird.

b) Verwendungsaufzeichnungen in Apotheken für versteuerten Alkohol, wenn daneben unversteuerter Alkohol geführt wird.

Apotheken, die unversteuerten Alkohol zur Arzneimittelherstellung beziehen und daneben versteuerten Alkohol verwenden, haben beim Bezug und der Verwendung des unversteuerten Alkohols Buchstabe a) Ziffern 1 und 2 zu beachten und zusätzlich über die Verwendung des versteuerten Alkohols Aufzeichnungen zu führen. Es sind 3 Fälle zu unterscheiden.

(1) Werden durch Zugabe von Wasser nach den Vorschriften des Arzneibuches reine Alkohol-Wasser-Mischungen als Fertigprodukte hergestellt (es schließt sich also keine weitere Arzneimittelherstellung an), ist versteuerter Alkohol zu verwenden. In diesen Fällen werden die hierfür nach der Apothekenbetriebsordnung zu führenden Aufzeichnungen im Herstellungsbuch zugleich als steuerliche Verwendungsaufzeichnungen anerkannt. In den Aufzeichnungen muss ersichtlich gemacht werden, dass versteuerter Alkohol verwendet worden ist.

(2) Werden Apotheken als Alkoholhandelsbetriebe mit „loser Ware" tätig, indem sie versteuerten Alkohol nach Abfüllung als Nichtarzneimittel abgeben, z.B. 96% Alkohol zur Trinkbranntweinherstellung durch den Kunden, haben sie über die Verwendung des Alkohols als Handelsware (Verkaufs-)Aufzeichnungen zu führen.

(3) Wird versteuerter Alkohol, gleich welcher Art, in Fertigpackungen bezogen und ebenso abgegeben, brauchen keine Verwendungsaufzeichnungen geführt zu werden.

Sachregister

A

B

C

D

F

G

H

I

J

K

L

M

N

O

P

Q

R

S

T

U

V

W

Z